黄家驷外科学

Huang Jiasi Surgery

第 8 版

下 册

名誉主编	吴阶平	裘法祖	
主　　编	吴孟超	吴在德	
副主编	陈孝平	刘允怡	沈　锋

分编负责人

外科基础	吴在德	吴肇汉	杨　镇
麻　醉	罗爱伦	杨拔贤	
神经外科	周良辅	杨树源	
胸心外科	高尚志	胡盛寿	吴清玉
普通外科	吴孟超	陈孝平	沈　锋
泌尿外科	郭应禄	杨　勇	
骨　科	戴尅戎	安　洪	
血管外科	汪忠镐	王玉琦	
整复外科	李青峰	俞光岩	
战伤外科	王正国	蒋建新	

人民卫生出版社

·北 京·

图书在版编目（CIP）数据

黄家驷外科学 / 吴孟超，吴在德主编 . —8 版 . — 北京：人民卫生出版社，2020.12（2024.1 重印）
ISBN 978-7-117-30167-1

Ⅰ.①黄… Ⅱ.①吴…②吴… Ⅲ.①外科学 Ⅳ.①R6

中国版本图书馆 CIP 数据核字（2020）第 106462 号

| 人卫智网 | www.ipmph.com | 医学教育、学术、考试、健康，购书智慧智能综合服务平台 |
| 人卫官网 | www.pmph.com | 人卫官方资讯发布平台 |

黄家驷外科学
Huang Jiasi Waikexue
（上、中、下册）
第 8 版

主　　编：吴孟超　　吴在德
出版发行：人民卫生出版社（中继线 010-59780011）
地　　址：北京市朝阳区潘家园南里 19 号
邮　　编：100021
E - mail：pmph @ pmph.com
购书热线：010-59787592　010-59787584　010-65264830
印　　刷：人卫印务（北京）有限公司
经　　销：新华书店
开　　本：889×1194　1/16　　总印张：202　　总插页：88
总 字 数：6108 千字
版　　次：1960 年 5 月第 1 版　　2020 年 12 月第 8 版
印　　次：2024 年 1 月第 2 次印刷
标准书号：ISBN 978-7-117-30167-1
定价（上、中、下册）：698.00 元

打击盗版举报电话：010-59787491　E-mail：WQ @ pmph.com
质量问题联系电话：010-59787234　E-mail：zhiliang @ pmph.com

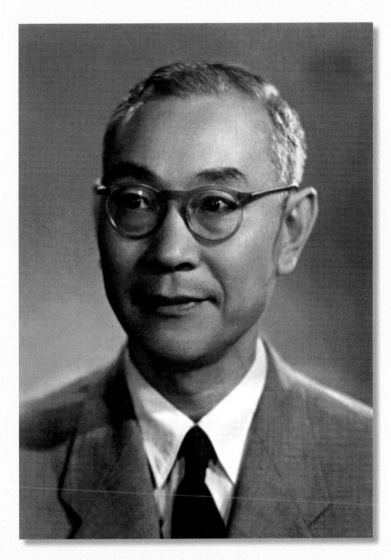

黄家驷(1906—1984)

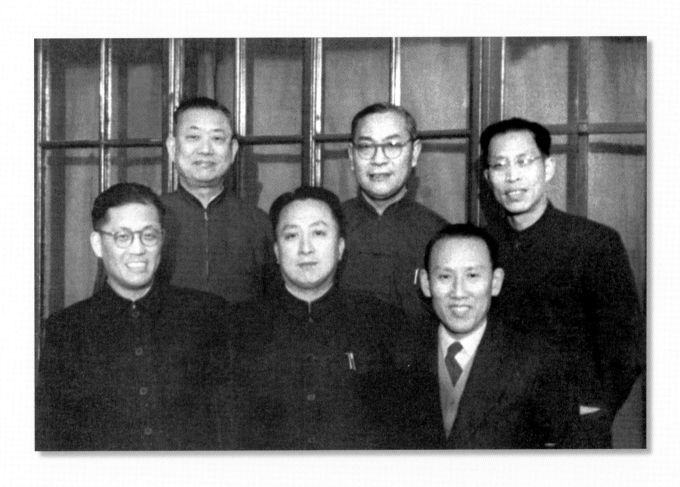

《黄家驷外科学》第 1 版作者 1957 年合影

前排左起：曾宪九　吴阶平　方先之

后排左起：兰锡纯　黄家驷　裘法祖

吴阶平

1917 年 1 月生,江苏常州人。1933 年进入北京协和医学院学习,获理学学士、医学博士学位。1942 年毕业后,先后在原中央医院、原北京大学医学院工作,并赴美国芝加哥大学进修,1948 年归国。新中国成立后,吴阶平同志历任原北京医学院副教授、教授,原北京第二医学院筹备处主任、副院长、院长,中国医学科学院副院长、院长、名誉院长,首都医科大学校长,原中国协和医科大学副校长、校长、名誉校长,原北京医科大学名誉校长,中华医学会会长、名誉会长,中国科学技术协会副主席、名誉主席,欧美同学会会长、名誉会长。九三学社第七届中央委员会委员,第八届中央委员会副主席,第九届、第十届中央委员会主席,第十一届中央委员会名誉主席。第五届、第六届全国政协委员,第七届全国人大代表、全国人大教科文卫委员会委员,第八届、第九届全国人民代表大会常务委员会副委员长,中国科学院、中国工程院两院资深院士。

吴阶平院士是享誉海内外的医学家,新中国泌尿外科事业的创始人。他毕生致力于泌尿外科医学研究,先后撰写学术论文 150 余篇,出版专著 21 部,取得一系列重大研究成果,不仅在国内引起轰动,在国际上也产生了重大影响。他为研究"肾上腺髓质增生"新病种,花费 16 年时间进行深入实验研究和临床验证,国际医学界承认这项创见并给予很高评价。他建立原北京医学院泌尿外科研究所,创办《中华泌尿外科杂志》,建立中华医学会泌尿外科学分会,推动了我国泌尿外科专业理论研究和学术交流工作的发展。1981 年,吴阶平同志光荣当选中国科学院学部委员。1995 年,获国际泌尿外科界公认的最高荣誉——美国泌尿外科学会荣誉会员称号。1997 年获香港中文大学荣誉理学博士,2001 年获香港大学荣誉科学博士。他还先后担任发展中国家科学院院士、美国医师学院荣誉院士、英国爱丁堡皇家外科医师学院荣誉院士、比利时皇家医学科学院国外院士、香港外科医师学院荣誉主席、国际外科学会荣誉会员,为推动我国医学事业国际交流做出了卓越贡献。

获得全国性科学技术奖 7 次,获首届中华人口奖科学奖、北京医科大学首届伯乐奖、何梁何利基金科学与技术进步奖、巴黎红宝石奖、巴黎红宝石最高奖、日本松下泌尿医学奖等。

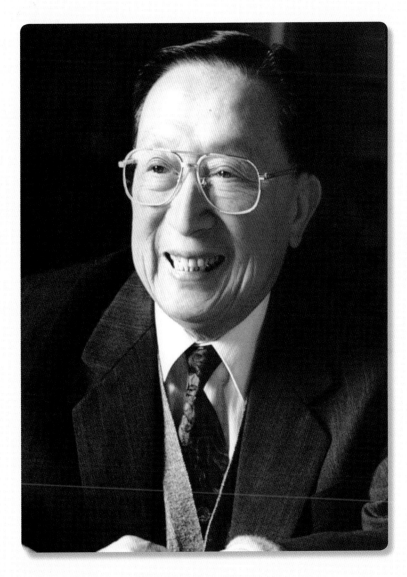

吴阶平（1917—2011）

裘法祖

1914年12月生,浙江杭州人。1939年德国慕尼黑大学医学院毕业,获医学博士学位。中国科学院院士、华中科技大学同济医学院名誉院长、外科学教授、中华医学会外科学分会名誉主任委员、中国医师协会外科医师分会名誉会长、中华医学会武汉分会会长、国际外科学会会员。

从事外科学医疗、教学、科研工作达65年,是推动我国腹部外科和普通外科发展主要开拓者之一,亦是我国器官移植外科主要创始人。20世纪50年代对晚期血吸虫病肝硬化和肝炎后肝硬化引起的门静脉高压症的外科治疗进行了深入研究,创建了"贲门周围血管离断术",有效地控制了门静脉高压引起的上消化道大出血。裘法祖院士对于门静脉高压症外科治疗的研究,获1978年全国科学大会奖。20世纪70年代他在我国最早开展从动物实验到临床实践的肝移植研究,于1980年创建了我国第一所器官移植研究所。他致力于胆道流体力学与胆结石成因的研究;在其指导下,自体外牛胆汁中研制培育出"体外培育牛黄",于2003年获国家技术发明奖二等奖。

主编有全国高等医学院校规划教材《外科学》(第1~4版),大型参考书《黄家驷外科学》(第4~6版),《中国医学百科全书·外科学基础》分卷、《中国医学百科全书·普通外科学》分卷。发表论文240余篇。早在1948年裘法祖院士创办了我国第一本医学科普刊物《大众医学》,担任主编10年之久(1948—1958)。

1982年获联邦德国海德堡大学名誉博士学位,1985年获联邦德国大十字功勋勋章。亚洲血管外科学会名誉委员,同济大学名誉教授,暨南大学名誉教授,香港中文大学外科学系客座教授,香港外科医师学院荣誉院士。2000年被授予中国医学科学院"中国医学科学奖"。2001年获中国医学基金会"医德风范终生奖"。2003年获何梁何利基金科学与技术进步奖。担任第三届全国政协委员,第四~七届全国人大代表。2004年湖北省人民政府授予其"人民医学家"荣誉称号。

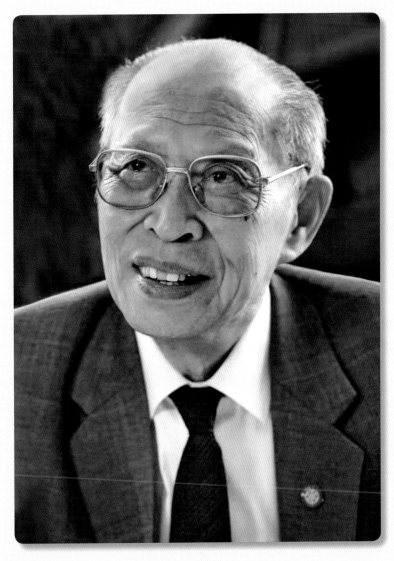

裘法祖(1914—2008)

吴孟超

1922 年 8 月生，福建闽清人。1927 年随母赴马来西亚投奔父亲，1940 年归国求学。1949 年 7 月毕业于上海同济大学医学院。1991 年当选为中国科学院院士，1996 年被中央军委授予"模范医学专家"荣誉称号，2006 年荣获 2005 年度国家最高科学技术奖。

作为中国肝脏外科的开拓者和创始人之一，吴孟超院士自 1956 年以来，为中国肝脏外科的发展做出了重要贡献：翻译出版第一部中文版《肝脏外科入门》专著；制作出第一具完整的肝脏血管铸型标本；成功完成第一例肝脏外科手术；创造了常温下间歇性肝门阻断切肝法和常温下无血切肝法；成功完成世界第一例中肝叶切除术；成功进行世界第一例腹腔镜下的肝癌切除手术；率先提出巨大肝癌先经综合治疗再行手术切除的"二期手术"概念；率先提出"肝癌复发再手术"观点等，他以这些创造性的贡献和成就成为国际肝胆外科界的杰出人物。

1996 年，吴孟超创建了我国第一所肝胆外科专科医院和肝胆外科研究所。建院以来，先后培养博士生导师 16 名，硕士生导师 33 名，中国工程院院士 1 名，18 人次成为国家杰出青年科学基金获得者、长江学者奖励计划特聘教授、"973 计划"项目首席科学家、原中国人民解放军总后勤部优秀科技人才建设伯乐奖、原中国人民解放军总后勤部科技金星、上海市科技精英、上海市曙光学者、上海市科技启明星等。

吴孟超率领团队先后获得国家最高科学技术奖 1 项，国家科学技术进步奖一等奖 1 项，国家自然科学奖二等奖 1 项，国家科学技术进步奖二等奖 3 项，军队和上海市科学技术进步奖、医疗成果二等奖 31 项，还获得何梁何利基金奖 2 项，陈嘉庚科学奖 1 项。先后在国内外期刊上发表学术论文 1 200 余篇，主编专著 21 部。

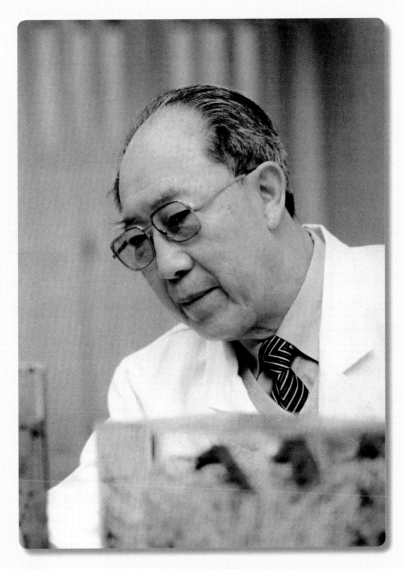

吴孟超

吴在德

1927年12月生,浙江杭州人,教授,原同济医科大学校长。1955年中南同济医学院医学系本科毕业后,即在同济医院外科从事医疗、教学、科研工作至今,主要专长肝胆外科,历任外科副主任,原同济医科大学腹部外科研究室副主任,器官移植研究所副所长。

吴在德教授为我国最先(1958年)尝试开展狗肝移植和最早(1977年)开展临床同种异体原位肝移植者之一。曾主持或参加10余项国家和部、省级科研项目。曾先后获国家科学技术进步奖二等奖1项,教育部科学技术进步奖一等奖1项,卫生部科学技术进步奖甲等奖及中华医学科技奖一等奖各1项,省科学技术进步奖一等奖2项、二等奖2项,教育部全国普通高等学校优秀教材奖一等奖1项,全国高等医药教材建设研究会和卫生部教材办公室评选的全国高等学校医药优秀教材奖一等奖1项。参加编写全国高等医药院校卫生部规划教材《外科学》及《黄家驷外科学》等著作16本,其中主编《黄家驷外科学》(第7、8版)、全国高等医药院校教材《外科学》(第5版)、普通高等教育"十五"国家级规划教材《外科学》(第6版)及普通高等教育"十一五"国家级规划教材《外科学》(第7版)等7本,副主编1本。在国内外学术刊物公开发表论文100余篇。

曾任中德医学协会主席、中华医学会外科学分会和器官移植学分会副主任委员、原中华医学会湖北分会副会长、武汉市科学技术协会副主席等职。现任中华医学会武汉分会副会长、《中华实验外科杂志》名誉总编辑及10余种学术杂志常务编委或编委。1998年获德国联邦医师公会最高荣誉奖章。2004年获国际肝胆胰协会中国分会"突出贡献金质奖章"。2007年获中德医学协会宝隆奖章。

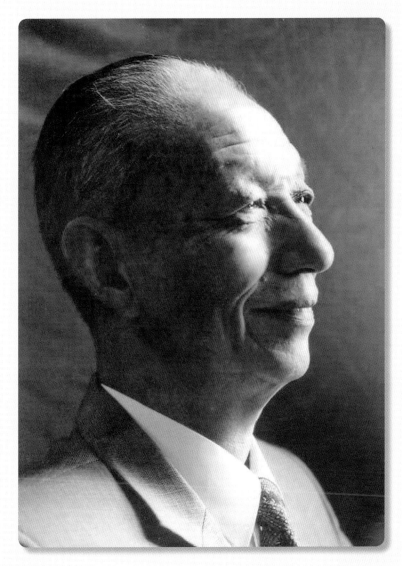

吴在德

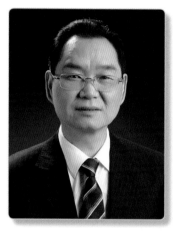

陈孝平

1953年6月生,安徽阜南人。中国科学院院士,教授、博士生导师,中共党员。现任华中科技大学同济医学院附属同济医院外科学系主任、器官移植教育部重点实验室主任、国家卫生健康委员会器官移植重点实验室主任。2011年当选美国外科学会荣誉会员,2013—2015年任亚太区肝胆胰协会主席。

从事外科临床、教学和研究工作40余年。主编"十二五"普通高等教育本科国家级规划教材《外科学》(第8、9版)、全国高等学校7年制及8年制教材《外科学》(第1~3版)。陈孝平同志被评为国家级教学名师,先后获国家科学技术进步奖二等奖、教育部提名国家科学技术进步奖一等奖、中华医学科技奖一等奖和湖北省科学技术进步奖一等奖各1项。2017年获得亚太肝胆胰协会"突出贡献金质奖章"及"全国卫生计生系统先进工作者"荣誉称号。2019年中央宣传部、中国科学技术协会、科技部、中国科学院、中国工程院、国防科工局联合授予陈孝平院士"最美科技工作者"称号。

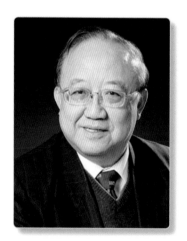

刘允怡

1947年6月生,中国香港人。中国科学院院士,香港中文大学医学院卓敏外科研究教授、和声书院院长。英国爱丁堡皇家外科学院院士(FRCS Edin),英国皇家外科学院荣誉院士(FRCS Eng),英国格拉斯哥皇家外科学院荣誉院士(FRCS Glasg),澳大利亚皇家外科学院荣誉院士(Honorary FRACS),香港外科医学院荣誉院士(Honorary FCSHK),香港医学专科学院外科院士(FHKAM Surgery)。2002—2004年任国际肝胆胰协会主席,2002年任中华医学会外科学分会肝脏外科学组第七届全国外科学组资深委员,2003年入选中国科学院院士,2009—2011年任亚太肝胆胰协会会长。2012年获英国爱丁堡皇家外科学院金章,2013年获香港特别行政区银紫荆星章,2015年获亚太肝胆胰协会特别贡献奖,2017年获国际肝胆胰协会杰出贡献奖。

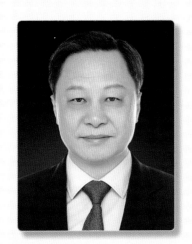

沈　锋

　　1962 年 3 月生，江苏常熟人。现任中国人民解放军海军军医大学第三附属医院（东方肝胆外科医院）主任医师、教授、博士生导师、科室主任。从事肝胆恶性肿瘤的外科治疗和临床研究 33 年，牵头承担国家科技重大专项课题"原发性肝癌外科治疗的规范化、个体化和新策略"；发表 SCI 论文 230 篇；主编《肝癌》，参编包括"十二五"普通高等教育本科国家级规划教材《外科学》等各类教材 10 余部；获国家科学技术进步创新团队奖、国家科学技术进步奖二等奖、上海市科学技术进步奖一等奖等各类科技奖励 16 项；曾担任国际肝胆胰协会（IHPBA）理事，亚太肝胆胰协会（A-PHPBA）理事兼秘书长，国家卫生健康委《原发性肝癌诊疗规范》编写专家委员会副主任委员，中国人民解放军医学科学技术委员会肝胆外科专业委员会主任委员，*Int J Surg* 副主编等；被评为军队高层次科技创新人才工程领军人才、上海市科技精英、上海市领军人才和上海市优秀学科带头人。

版　次	出版日期	主　编
第1版	1960 年 05 月	黄家驷
第 2 版	1964 年 11 月	黄家驷
第 2 版号外版	1972 年 12 月	黄家驷
第 3 版	1979 年 04 月	黄家驷　吴阶平
第 4 版	1986 年 12 月	吴阶平　裘法祖

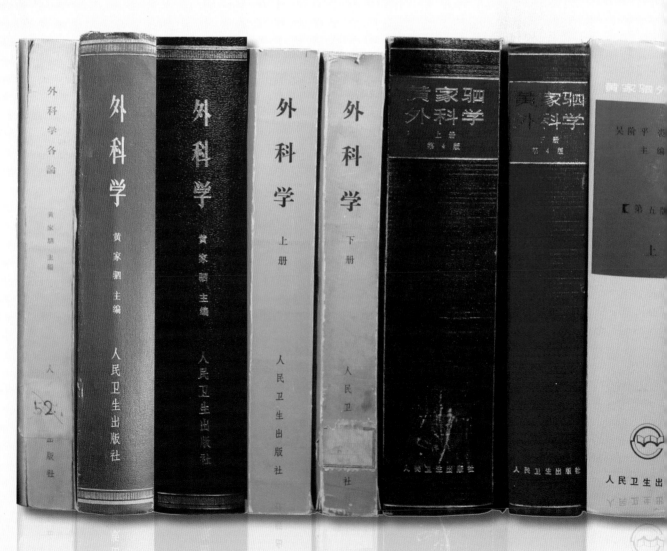

版 次	出版日期	主 编	
第 5 版	1993 年 01 月	吴阶平　裘法祖	
第 6 版	1999 年 12 月	吴阶平　裘法祖	
第 7 版	2008 年 10 月	名誉主编　吴阶平　裘法祖 主　　编　吴孟超　吴在德	
第 8 版	2020 年 12 月	名誉主编　吴阶平　裘法祖 主　　编　吴孟超　吴在德	

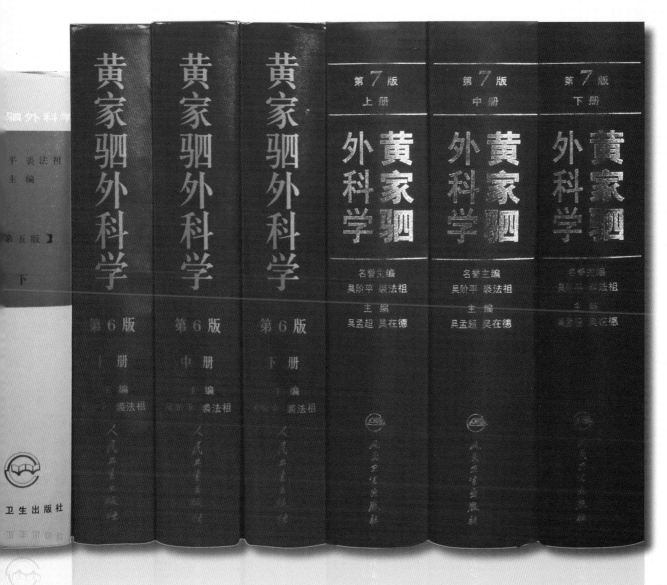

获奖时间	获奖情况
1988年	第四届全国优秀科技图书奖一等奖
1994 年	第一届国家图书奖
1996 年	卫生部科学技术进步奖一等奖
1998 年	国家科学技术进步奖三等奖
1998 年	全国优秀畅销书奖（第十一批）
2000 年	全国优秀畅销书奖（第十三批）

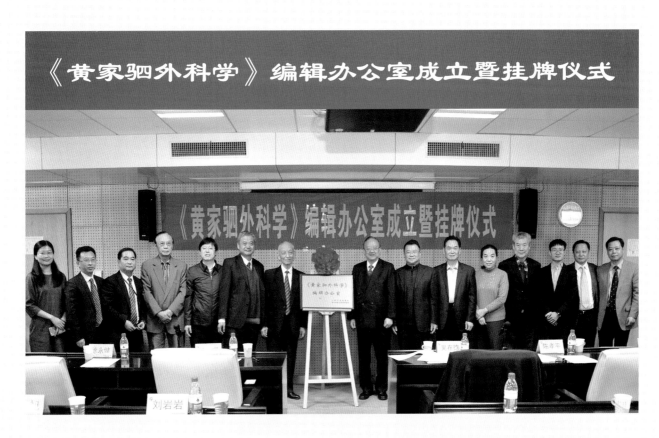

2017 年《黄家驷外科学》编辑办公室成立暨挂牌仪式合影

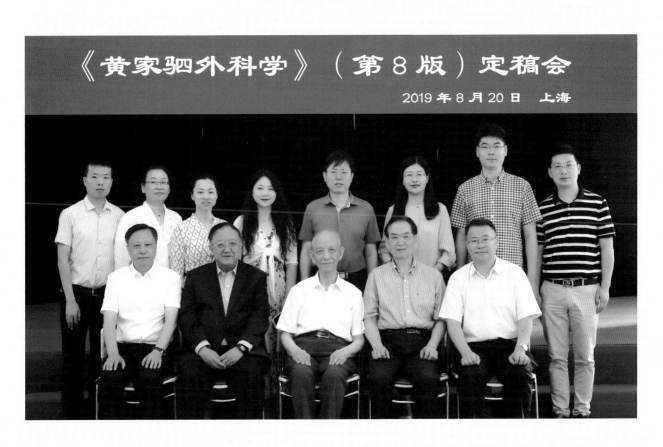

2019 年 8 月 20 日《黄家驷外科学》第 8 版定稿会合影

本书遵照卫生部指示组织编写,作为系统外科学和临床外科学的试用教材,主要读者对象为医学院学生,但也可作为外科住院医生的参考用书。

本书在 1957 年春开始组织编写,1958 年夏脱稿,作为讲义印出,供少数医学院试用,并送全国各医学院系统外科教研组和临床外科教研组征求意见。一年多来,有不少医学院试用,并提出许多宝贵意见。1959 年各编写人进行了一次修改和补充,在 11 月召开编写人会议,进行逐章逐节的集体讨论和修改,并接受了本书评阅人周泽昭院长提供的重要修改意见,然后定稿。

本书编写方法是全面与重点结合。除极罕见的外科疾病外,作比较全面的介绍以保持全书的系统性,但对系统外科学和临床外科学列为必须讲授的疾病,则作较详细的叙述。学生学习时可按教学大纲要求学习,其余部分可作为参考之用。由于本书主要读者对象为医学院学生,故对外科手术只作原则性的叙述,作为专业医生用书显然是不够的。对于一些极其常用的手术,则叙述得比较详细。

为了减轻读者负担,本书一律采用线条图,以减少制图费用。一些 X 线图像是绘图者的精心创作,所费时间很多,特此志谢。另有一些图如骨肿瘤和骨关节结核的 X 线及病理切片图,因不易以线条图表达,暂时删去。

本书编写和修改时,力求贯彻党的教育方针和卫生方针,结合祖国医学的学习,反映解放后、特别是 1958 年大跃进以来我国在外科方面的成就,并介绍苏联的外科成就。然因编写人学习不够,水平有限,在这些方面做得很不够,希望各医学院外科学教师和所有读者直率地提出意见和批评。

有些外科问题,国内外学者意见尚不一致,编写人根据自己经验提出一些看法,并未将各种意见罗列,希望读者本着百家争鸣的精神展开争论。

黄家驷

1960 年 1 月

本书包括外科学总论和各论的内容。总论部分是新写的,各论部分是在原《外科学各论》的基础上修改的。

原《外科学各论》自 1960 年初版以来,经全国各医学院采用,有的教师通过教学实践提出了改进性的意见,有的还系统地写成书评,这对本书编写人是很大的鼓舞,对于本书的修改工作提供了极其有益的资料,我们在此表示衷心的感谢。

本书在各论部分做了较大的修改,有的章节几乎是重写的,但不恰当的地方还是在所难免。总论部分是第一次编写,问题可能更多。希望各医学院的外科学教师、外科界各位同道以及医学院的学生在使用过程中发现缺点和错误时提出批评,以便在再版时加以修改。本书编写人一定把批评性意见作为对他们的鼓励和对本书的支持。

本书除保持《外科学各论》的一些特点外,对于比较次要的部分采用小字编排,使学生学习时知所选择,目的是:既保持本书一定的完整性,又不使学生学习负担过重。当然,由于我国各医学院的学制不同,必读的部分不能强求一律;同时,用大字编排的部分也不应理解为必须在课堂讲授的部分。各医学院讲课的内容仍应以教学大纲和各医学院的具体要求而定。此外,本书对于重要病名和手术名称,均附有英、俄文译名,以帮助学生学习外文名词,培养阅读外文参考书的能力。

本书编写人为原《外科学各论》的编写人。在总论的畸形一章约请上海第二医学院张涤生教授编写;损伤性出血、输血和烧伤三节约请中国医学科学院输血与血液病研究所萧星甫副研究员编写;麻醉一章约请北京医学院谢荣副教授编写。评阅人中增请了上海第一医学院沈克非教授和上海第二医学院叶衍庆教授。三位评阅人在本书编成后都参加定稿会议,提出许多极其宝贵的意见,我们在此一并道谢。

黄家驷

1964 年 2 月

　　根据广大革命医务人员的急需,我们邀请中国医学科学院首都医院外科将这本《外科学》(原高等医药院校试用教科书)稍加修订,重新出版,供医药院校师生、下乡巡回医疗队和一般临床医师作为参考书。此次再版,仅将原书中某些医学名词、术语和个别内容作了删改,主编者又补写了针刺麻醉一节,其余未作大的更动。

人民卫生出版社

一九七二年六月

这本《外科学》是在敬爱的周总理亲切关怀下组织编写的。本书的主要读者对象为县医院、厂矿医院及其他基层医院的外科医生。在编写过程中,我们努力遵循下列原则:

1. 以辩证唯物主义和历史唯物主义为指导思想。坚持实践—理论—实践的认识论,理论联系实际。

2. 预防为主。注意介绍预防工农业损伤、减轻手术创伤、防止伤口感染和手术并发症、癌前期征兆和早期癌诊断等内容。

3. 中西医结合。"古为今用,洋为中用"总结提高运用祖国医学经验,吸收国外先进经验,用中西两法治病。

4. 认真总结经验。总结我国外科经验,特别是新中国成立以来的新成果。

5. 突出重点,全面安排。以我国常见病为重点,要求讲清道理,防治方法具体明确。对罕见病和外科方面新进展扼要地介绍,保持一定的系统性。

1975 年 5 月组成本书编辑委员会,制订编写计划,进行分工。各编写单位在党的领导下,集思广益,由有实践经验者执笔,并按章节指定专人负责。每一部分初稿完成后都在本单位进行了集体讨论修改,重点章节又广泛征求了基层医院外科医生、赤脚医生的意见,然后按专业由编写人员集体审稿,逐章逐节认真讨论,最后由原编写人根据多次讨论意见修改,由审定组审阅定稿。

参加本书编写工作的共 24 家单位,为了尽可能统一规格,在编写过程中,曾商定了编写格式,规定了常用名词的统一名称;但由于本书是多个单位写成,经验不一,也不强求一律。有一些解剖名词、症状、体征、诊断检查方法、手术方法,议定了新的名称。这些新的名称,很可能不够恰当,希望读者提出宝贵意见,将在再版时考虑修改。

由于我们马列主义、毛泽东思想水平不高,业务知识也很局限,缺点和错误在所难免。希望读者随时提出批评和建议,我们将虚心听取意见,不断进行参改。

黄家驷　吴阶平
一九七八年一月

在这部《外科学》第4版即将出版的时候,我们深切怀念这部书的创始人、主编人黄家驷同志。为了纪念他,我们将这部书命名为《黄家驷外科学》。

早在1956年秋,卫生部委托黄家驷同志主持为我国医学院学生编写一本外科学各论教材。当时,我国还没有自己编写的外科学统一教材。黄家驷同志乃于1957年春开始组织编写,参加者有方先之、兰锡纯、吴阶平、曾宪九、黄家驷及裘法祖六人。在编写过程中又邀请李鸿儒同志参加矫形外科学的编写工作,并请周泽昭同志为全书评阅人。1958年夏全书脱稿,先分作四本(基本外科学、胸部外科学、泌尿外科学、矫形外科学)以讲义形式印出,在少数医学院使用,并送全国各医学院外科教研组征求意见。年后按收集意见进行了修改和补充,于1960年5月正式出版,全书107万字,称为《外科学各论》。

第1版出书后,获得各方面的好评,并要求增加外科学总论内容。于1963年春组织编写包括外科学总论在内的外科学,执笔人数增加至13人;除周泽昭同志外,还邀请了沈克非、叶衍庆二位参加评阅。1964年11月第2版问世,全书字数增至150万字,称为《外科学》。

原拟于1968年为第3版开始作修订,但由于"十年动乱"未能实现。直到1975年5月才又组成第3版编辑委员会,吴阶平同志参加了主编。内容大幅度增加,才正式转为参考书,主要读者对象为基层医院的外科医生。1979年4月第3版出书,分上、下两册,共270万字;参加编写单位共24个,编写者达152人。

1984年5月11、12日,黄家驷、吴阶平两位同志在人民卫生出版社召开第4版编写会议,参加者有史玉泉、叶舜宾、兰锡纯、过邦辅、陈中伟(未能出席)、张涤生、柳用墨、曾宪九、裘法祖和黎鳌等共12人。会议结合近年来外科学的迅速发展决定对全书基本进行重写,并详细讨论了编写内容和编写计划;裘法祖同志参加了主编工作。不幸的是,在会议结束的第二天(1984年5月14日)黄家驷同志因心脏病突发逝世,使本书的编写受到了巨大损失。除黄家驷同志外,参加第1版编写的方先之、曾宪九同志亦先后逝世。我们怀着十分悲痛的心情,缅怀他们对我国外科学发展和编写本书所做的贡献,并以最大努力,继续按原定计划进行编写,终于1986年2月底全部脱稿。第4版是一部外科学参考书,主要对象为各医学院校附属医院以及地区、县医院和厂矿医院的高年住院医生、主治医生以及医学院校的研究生。除了个别章节原作者在原稿上作了修改和补充外,极大部分的章节重新编写,并增添了不少新的章节。内容较全面地反映了国内外的外科学新进展,特别是新的理论知识以及新的诊疗技术和治疗措施,目的是帮助读者更新知识,跟上形势发展的需要。

全书编写采取分专业负责,初稿完成后按专业进行了集体审稿,逐章逐节认真讨论。于1985年7月下旬在大连召开了第二次编写会议,又集体进行了审查定稿。

参加本书编写工作的有18个单位的90位作者。编写人根据自己的实践经验提出自己的看法。尽管我们竭尽绵力,但书中一定还存在不少缺点,甚至错误,我们诚恳地希望读者随时提出批评,给予指正。

吴阶平　裘法祖

一九八六年二月

《黄家驷外科学》第 4 版自 1986 年底出版至今已经 4 年。4 年里各方面的反映是良好的；1988 年 8 月国家新闻出版署评此书为第四届全国优秀科技图书,授予一等奖,给予了我们最大的鼓励。我们遵循每 4 年修订一次的原则,于 1989 年初开始修订,1990 年夏完成了此第 5 版修订稿。

全书共 117 章,参加编写者有 30 个单位的 89 位作者。编写仍然采取分专业负责制。有四分之一的章节,由于更换了编写人,是完全重新编写的。其他大部分章节也作了很多修改和补充,增加了不少新的内容,尽量做到较全面地反映国内外外科学的新进展,因而增加了这部书的字数,达 400 万。

鉴于《黄家驷外科学》是一部参考书,其主要对象为各医学院校附属医院及省、市、地区和县医院以及厂矿、部队医院的高年住院医生、主治医生和医学院校的研究生,因此在编写中要求各编写人可以根据自己的理论知识和临床实践写出自己的心得和经验,尽量体现出"百家争鸣"的学风。书中存在有交叉或重复的内容,但都是从自己的专业角度来叙述自己的看法和见解的。我们认为这样组织编写,其参考价值较大,有让读者自己思考和分析的余地。

我们诚恳地恳请读者,一如既往,本着对这部书的爱护和关心,在阅读中发现问题,随时提出批评,不吝赐教。

吴阶平　裘法祖
一九九〇年秋

《黄家驷外科学》第5版自1993年1月出版至今已经6年,6年里各方面的反映是良好的;1994年曾荣获国家颁发的首届国家图书奖;1996年荣获卫生部首届科学技术进步奖一等奖;1998年荣获国家科学技术进步奖三等奖,给予我们极大的鼓舞。按照每4~5年修订一次的原则,1994年11月即着手进行第6版的修订工作。由于近年来医学科学技术的迅速发展,全书内容作了大幅度的充实和更新,篇幅增加了约100万字,执笔人也有了颇大的变动,以致第6版的出版时间比原计划推迟了1年余。

回忆《黄家驷外科学》第1版于1960年5月问世以来,已历经40个春秋,其间除受"文化大革命"的干扰外,在30年内共刊出了五版,也即每5年修订一次,并已先后发行25万余套。据悉,这在我国是一部迄今仅有的连续出版的医学外科专著,表明了这部书的生命力。

本书第6版共120章,参加编写的有50个单位的140位作者,几乎遍及全国,包括香港和台湾两个地区。全书的一半章节是完全重新撰写的,其余一半章节也作了很大的修改和补充,尽量做到较全面地反映国内外外科领域的新理论、新概念以及新的诊断技术和治疗措施。

遵循上一版的原定宗旨,这部书仍然是一部参考书,其主要对象仍然是全国高等医学院校附属医院以及省、市和厂矿、部队医院的高年住院医生、主治医生和研究生、进修生等。作者都根据自己的理论修养和临床实践写出了自己的心得和经验,尽量做到"百家争鸣",其最终目的是力图帮助读者更新知识,以适应形势发展的需要。

在即将进入充满挑战和希望的21世纪的时刻,我们对本书第6版得以以新的面貌问世感到无比欣幸。此时此刻,我们深切缅怀这部书的创始人黄家驷院士和兰锡纯、曾宪九、方先之三位教授,他们虽已离开了我们,但他们对这部书的卓越奉献将永远铭记在我们心中。

最后,我们诚恳地盼望读者能一如既往地爱护和关心这部书,随时对本书提出批评和指正,不吝赐教。

吴阶平　裘法祖
1999年劳动节

巨星陨落,九州恸哀。2008年6月14日,就在《黄家驷外科学》第7版即将面世之际,裘法祖院士不幸仙逝。这是我国医学界无法估量的巨大损失。就在这前一天,他字斟句酌地为改一个字,翻阅了内外科多本专著,才将他为本书所写章节的清样交下,还电话垂询是否改得合适;也是在不久以前,他专为本书写了题为《我所知道的〈黄家驷外科学〉》一文,详细介绍了这本书的由来和发展全过程,谁料这都成了他的绝笔之作。从中我们更深刻地体悟到裘法祖院士对本书深厚的情感和不朽的贡献。只可惜裘老未能看到本书的成书面世,对此我们尤感深切的悲痛和遗憾!

《黄家驷外科学》第6版自1999年12月出版至今已经9年,9年里各方面对本书的反映是良好的:1988年曾荣获第四届全国优秀科技图书奖一等奖;1994年荣获国家颁发的首届国家图书奖;1996年荣获卫生部科学技术进步奖一等奖;1998年荣获国家科学技术进步奖三等奖,享誉我国医学界。

回忆《黄家驷外科学》第1版于1960年5月问世以来,已历经48个春秋,其间除受十年"文化大革命"的干扰外,在30余年间共刊出了六版,约每5年修订1次,并已先后发行了80万套。这是我国一部迄今仅有的连续出版的大型医学外科专著,充分显示了这部书的生命力。

2001年11月我们着手进行第7版的修订工作,鉴于近年来医学科学技术的迅速发展,全书内容作了大幅度的充实和更新,篇幅增加了270余万字,执笔人也有颇大变动,加之副主编、分编负责人各一位及执笔者四位不幸在编写过程中病故等原因,按每5年修订1次的原则,第7版的出版时间比原计划推迟较久。

本书第7版共125章,参加编写的有55个单位162位执笔者,几乎遍及全国,包括香港、台湾地区。全书的一半章节是完全重新撰写的,其余章节也作了很大的修改和增补,尽量做到较全面地反映国内外外科领域的新理论、新概念以及外科疾病诊断技术和治疗措施的新进展。

遵循第3版原定宗旨,这部书仍是一部外科专业参考书,其主要对象仍然是全国高等医学院校和其附属医院以及省、市和部队医院的住院医生、主治医生和研究生、进修生等;也供医学生作参考用。执笔者都根据自己的理论知识和临床实践写出了自己的经验和心得,尽量做到"百家争鸣",力图帮助读者拓宽视野、更新知识,以适应形势发展和专业工作的需要。

在面临当前医学科学日新月异、迅速发展,进入充满希望和挑战的21世纪之际,我们对本书第7版得以以新的面貌问世,感到无比欣幸。此时此刻,我们深切缅怀这部书的创始人黄家驷、裘法祖院士和兰锡纯、曾宪九、方先之教授,将永远铭记他们对这部书的卓越贡献。

值本书新版出版发行之际,我们也深切缅怀第7版副主编陈汉、分编负责人顾方六及执笔者陈中伟、叶舜宾、黄莛庭、金百祥等六位教授，他们为这部书呕心沥血、辛勤奉献直至生命的最后时刻，永远值得我们钦佩。

我们尤其要特别感谢尊敬的前辈、上三版主编吴阶平、裘法祖两位院士为这部书奠定的坚实基础和对第 7 版修编工作的殷切关心、扶持和指点，这是促进本书修订出版最宝贵的动力。

另外，也感谢张志伟和黄志勇教授对本书修编做了大量工作。

最后，我们诚挚地期盼各位读者能一如既往地爱护和关心这部书，不吝赐教，随时对本书提出批评和指正。

2008 年 7 月

60 年前,在黄家驷、吴阶平、裘法祖、兰锡纯、曾宪九和方先之教授等前辈师长的创议和精心培育下,《黄家驷外科学》得以问世。作为我国外科领域的一部经典、高级参考书,之前刊出的七个版本对外科学理论和技术的普及和提高,对外科人才的培养和成长发挥了难以替代的作用。本书第 8 版的出版,对推动我国外科学的持续进步具有十分重要的意义。

参加《黄家驷外科学》第 8 版编写的众多外科同道,在汲取既往各版的学术精华和近十年来外科学进步的基础上,对本书内容进行了较大幅度的充实和更新,旨在良好继承外科学的基本理论、基础知识和基本技能,较全面地反映本领域的新理论、新概念和新技术,以及编写者在长期临床实践中获得的经验和体会。我可喜地看到,本版对外科问题的覆盖范围有了很大的拓展,内容也更加深入,尤其是对循证医学、分子生物学、精准医学等在外科学应用的内容较第 7 版更为充实。

各版《黄家驷外科学》内容更新的依据,来源于通过临床研究建立新的理论和技术,获得新的更可靠的临床证据。尽管既往数十年里外科学发展迅猛,但仍有许多外科临床问题需要解决,唯有通过更深入的研究才能获得可靠的证据,指导外科医生改善临床实践,最终造福于广大病人。本版对外科学各个领域存在的问题进行了较充分的阐述,此外在本书编写过程中外科学诸多方面又有新的进步,希望中青年外科工作者不仅将本书作为学习和工作的参考,而且在其中发现更多亟待解决的临床问题,更加勤于辩证思考,更多勇于实践,开展更多的外科临床研究,使我国外科学不断发展,并推动国家本领域的进步。

饮水思源,在《黄家驷外科学》第 8 版出版之际,我们更加怀念对本书做出开创性贡献的黄家驷院士、吴阶平院士、裘法祖院士等前辈,对本书连续出版付出艰巨努力的众多外科界前辈和专家。

我期望广大读者对本版提出更多的意见和建议,使《黄家驷外科学》青春常在,在我国外科学的创新发展中发挥更大的作用。谨以此共勉。

2020 年 5 月 4 日

《黄家驷外科学》第 1 版于 1960 年 5 月问世至今，已历经 60 个春秋。在 50 余年里共刊出了七版，并已先后发行了 80 余万套。作为我国迄今为止仅有的一部连续出版的大型医学外科专著，本书对我国广大外科工作者的成长起到了重要的指导作用，得到了各方面的良好反映，获得过许多国家级科技奖励，充分显示了这部书的学术生命力。

《黄家驷外科学》第 7 版自 2008 年 10 月出版至今已有 11 年余。自 2011 年 2 月起我们着手进行第 8 版的修订工作。鉴于近 10 余年来医学科学的发展迅猛，外科领域的新理论和新技术不断涌现，我们对第 7 版进行了较大幅度的充实和更新。《黄家驷外科学》第 8 版共 116 章，近一半章节是重新撰写的，其余章节也作了很大程度的修改和增补，尽量做到较全面地反映国内外本领域的新理论、新概念以及外科疾病诊断技术和治疗措施的新进展。按每五六年修订一次的原则，第 8 版的出版时间比原计划推迟较久。

参加《黄家驷外科学》第 8 版编写的有 88 个单位的 230 位外科同道，遍及全国包括香港、台湾地区。编写者力求反映当前的外科理论和临床实践，体现自己的经验和心得，尽量做到百家争鸣，旨在帮助读者拓宽视野，更新知识，以适应时代的发展和专业工作的需求。

遵循第 3 版的原定宗旨，本书仍定位于一部外科专业参考书，其主要对象是全国高等医学院校附属医院以及省、市和部队医院的住院医生、主治医生和研究生、进修生等；也供医学生作参考之用。

在《黄家驷外科学》第 8 版出版之际，我们除了感到无比欣慰之外，更深切缅怀这部书的创始人黄家驷院士、吴阶平院士、裘法祖院士、兰锡纯教授、曾宪九教授和方先之教授，将永远铭记他们对本书的问世所做出的卓越贡献。我们尤其要感谢尊敬的前辈吴阶平院士和裘法祖院士，他们为本书的连续出版奠定了坚实的基础，对第 8 版的修订给予了殷切关心和悉心指导，这是促进本书修订出版最宝贵的动力。

同时，我们深切缅怀对《黄家驷外科学》各版的编写工作做出了重要贡献，但已先后辞世的诸多我国外科领域的前辈和专家，他们为此呕心沥血、辛勤奉献直至生命的最后时刻。他们的精神永远值得我们学习和发扬。

我们也感谢人民卫生出版社对本书修订做出的大量、辛勤工作。

我们诚恳地希望读者能一如既往地爱护和关心《黄家驷外科学》，并随时对本书提出批评和指正。

吴在德

2020 年 1 月

《黄家驷外科学》是新中国成立以来,我国医学科学家自己组织编著、具有自主知识产权的原创学术专著、医学科学经典、外科学代表性巨著。自 1960 年第 1 版出版至今 60 年,共计修订八版,从第 1、2 版黄家驷主编,到第 3 版黄家驷、吴阶平主编,到第 4、5、6 版吴阶平、裘法祖主编,再到第 7、8 版吴孟超、吴在德主编;从第 1 版黄家驷、吴阶平、方先之、兰锡纯、曾宪九及裘法祖六人执笔,到第 8 版全球华人杰出医学科学家、外科学家近 300 人参加编写,《黄家驷外科学》已成为我国乃至国际一部医学科学"圣经"样经典巨著,版版修订、代代相传、人才辈出。历届编委均来自外科学学术鼻祖、学术领袖、学术旗帜或学术引领者;历届编委也通过参加编写《黄家驷外科学》而成为国内外学术翘楚、学术精英和学科领袖,先后有 30 多位编委当选两院院士;《黄家驷外科学》也作为医学生和医生的必学教科书、必备参考书和案头工具书,为新中国培养了一代又一代医务工作者和杰出外科学人才,为人民的健康事业做出了卓越贡献。

1949 年新中国成立后,我国没有自己编写的医学教材。1956 年秋,黄家驷院士(学部委员)受原卫生部委托组织全国知名专家,为我国医学院医学生和医师编写一本外科学各论教材。黄家驷院士于 1957 年春开始组织编写,参加编写的有黄家驷、方先之、曾宪九、吴阶平、兰锡纯及裘法祖六位教授。本书第 1 版于 1958 年夏全书脱稿,1960 年 5 月正式出版,全书 107 万字,称为《外科学各论》。

第 2 版在黄家驷院士主持下于 1963 年春组织启动编写,增加外科学总论内容,执笔人数增加至 13 人,全书字数增至 150 万字,于 1964 年 11 月问世,称为《外科学》。原拟于 1968 年开始修订第 3 版,但由于"文化大革命"未能实现。本书作为这十年间仅有的外科学教材和学术专著,为培养基层医务工作者,满足特殊时代群众的医疗健康所需发挥了重要作用。1972 年 6 月人民卫生出版社根据广大医务工作者急需,请黄家驷院士和中国医学科学院协和医院(时称"首都医院")专家教授对第 2 版稍加修订,作为第 2 版号外版出版,供全国医学院校师生、下乡巡回医疗队和基层医生学习使用。

第 3 版修订工作于 1975 年 5 月启动。在敬爱的周恩来总理亲切关怀下,开始组织编写工作。黄家驷院士、吴阶平院士担任主编,由于内容大幅度增加,《外科学》第 3 版正式成为学术专著。1979 年 4 月出版,分上下两册,共 270 万字;参加编写的单位共 24 个,编写者达 152 人,主要读者对象为基层医院的外科医生。第 3 版出版为改革开放后的医学事业发展、出版事业繁荣和医学人才培养做出了重要历史性贡献,也奠定了本书的历史地位和经典巨著的作用。

第 4 版修订于 1984 年 5 月 11、12 日启动。黄家驷院士、吴阶平院士在人民卫生出版社主持召开了第 4 版编写会议,分编负责人有史玉泉、叶舜宾、兰锡纯、过邦辅、陈中伟(未能出席)、张涤生、柳用墨、曾宪九、裘法祖和黎鳌等,裘法祖院士参加了主编工作。会议结合近年来外科学的迅速发展决定对全书基本进行重写,并详细讨论了编写内容和编写计划。

不幸的是,在会议结束的第二天(1984 年 5 月 14 日)黄家驷院士因心脏病突发逝世,使本书的编写受到了巨大损失。除黄家驷同志外，参加第 1 版编写的方先之、曾宪九教授亦先后逝世。《外科学》第 4 版 1986 年 12 月正式出版，为了纪念黄家驷院士对新中国外科事业发展和《外科学》巨著出版的杰出贡献，正式更名为《黄家驷外科学》，并成为传承新中国外科学发展历史、展示新中国外科学发展成就、展现国际外科学学术成果、前瞻国内外外科学未来发展的一部经典名著，和国际上著名的《克氏外科学》《希氏内科学》等全球学术经典一样享誉海外、蜚声世界。参加本书第 4 版编写工作的有全国 18 个单位的 90 位作者，主要读者对象为各医学院校附属医院以及地区、县医院、厂矿医院的高年住院医生、主治医生以及医学院校的研究生。

第 5 版修订工作于 1989 年启动。在吴阶平院士、裘法祖院士带领下，全国 30 多家单位的 89 位院士和专家参加编写，全书共 117 章，共计 400 多万字。全面反映国内外外科学的新进展，增加了新理论、新技术、新方法。读者对象是各医学院校附属医院及省、市、地区和县医院以及厂矿、部队医院的住院医生、主治医生和医学院校的研究生。

第 6 版修订工作在吴阶平院士、裘法祖院士主编下于 1994 年 11 月启动。中国大陆、中国台湾和中国香港的 140 多位作者参加了编写，涉及 50 多家单位，字数达 500 多万字。由于近年来医学科学技术的迅速发展，全书内容作了大幅度的充实和更新，共 120 章，一半章节是完全重新撰写的，其余一半章节也作了很大的修改和补充，全面地反映国内外外科领域的新理论、新概念以及新的诊断技术和治疗措施。《黄家驷外科学》第 6 版于 1999 年 12 月出版，作为向充满挑战和希望的新世纪献礼的经典巨著，被赋予了更多的历史内涵、现实意义和预示未来的重要价值，也是对这部书的创始人黄家驷院士和兰锡纯、曾宪九、方先之三位教授最好的缅怀和纪念。

第 7 版修订工作在吴阶平院士、裘法祖院士的领导、指导和支持下，于 2001 年 11 月启动。进入耄耋之年的、德高望重的吴阶平院士、裘法祖院士对《黄家驷外科学》未来的发展和这部经典几十年的生命延续做了战略性部署，主动让贤不再担当主编，仅担当《黄家驷外科学》名誉主编，请我国著名的科学家、医学家、教育家吴孟超院士、吴在德校长接班，担任《黄家驷外科学》第 7 版主编。构建起了继往开来、传承创新的《黄家驷外科学》队伍。在吴阶平院士、裘法祖院士的指导下，在吴孟超院士、吴在德校长主编下，有 55 个单位 162 位院士专家教授参加编写，作者遍及全国，包括香港、台湾地区。全书内容作了大幅度的充实和更新，共计 125 章 600 多万字，于 2008 年 10 月出版。

2008 年 6 月 14 日，就在第 7 版《黄家驷外科学》即将面世之际，全国人民无比敬仰的科学家、教育家、医学家、医学泰斗、我国外科学鼻祖、《黄家驷外科学》开篇元勋裘法祖院士不幸仙逝。巨星陨落，九州恸哀，这是我国医学界无法估量的巨大损失。就在他老人家去世前一天，他还字斟句酌地为改一个字，翻阅了内外科多本专著，才将他为本书所写章节的清样交下，还电话垂询是否改得合适；也是在他去世前几天，他专为本书写了题为《我所知道的〈黄家驷外科学〉》一文，详细介绍了这本书的由来和发展全过程，谁料竟成了绝笔之作。从中我们更深刻地体悟到裘法祖院士对本书深厚的情感和不朽的贡献。只可惜裘老未能看到第7版的成书面世，对此我们尤感悲痛和遗憾！

2011年3月2日，全国人民无比敬爱的科学家、教育家、医学家、社会活动家、新中国医学界旗帜、我国外科学鼻祖、《黄家驷外科学》开篇元勋吴阶平院士也不幸仙逝，巨星陨落、天地悲痛、举国哀恸，这是我们科技界、医学界、外科界的巨大损失，更是《黄家驷外科学》的巨大不幸！吴阶平院士是《黄家驷外科学》的缔造者、开篇者和领导者，不仅是学术鼻祖，也是医学旗帜，更是精神领袖！吴老参与了《黄家驷外科学》的首创、第2版编撰、第3版至第6版主编和第7版名誉主编工作。在"文化大革命"时期，《黄家驷外科学》因吴老深得敬爱周总理的信任关心而获得周总理的指导支持才幸得启动第3版修订工作。在第5版修订时，吴老以全球视野观医学科技发展和外科学术进步，以弘扬中华文化精神和传播民族原创成果为己任，提出邀请中国台湾和香港地区优秀医学专家参加《黄家驷外科学》编委队伍和编写工作，被业内赞誉为《黄家驷外科学》率先实现了外科学领域的"祖国统一、民族团结"！在第5版、第6版修订时吴阶平院士因为政务繁忙，多次主动提出不再担当第一主编，请裘法祖院士担当第一主编，展现了老一辈科学家的博大胸襟和天地胸怀；而裘老也多次诚恳推辞，坚决敬请吴老继续担任第一主编。最后以第二主编、副主编、分编主编和全体院士编委共同签字恳请吴老继续担当第一主编的形式，成就了一段"吴老裘老相敬互让，淡泊名利奉献经典"的历史典故和传奇佳话。

第8版自2011年2月启动修订工作。在吴阶平院士、裘法祖院士的鼓舞引领下，吴孟超院士、吴在德校长带领20多位院士、近300位编委，历时十年的精心编写、精心打磨，十年磨一剑，再创盛世典！为了实现吴老、裘老的遗愿和嘱托，为了使《黄家驷外科学》代代相传、版版更新、人才辈出，九十岁高龄鲐背之年的吴孟超院士、吴在德校长从《黄家驷外科学》长远发展着想，提出了陈孝平院士、刘允怡院士、沈锋教授担当第8版《黄家驷外科学》副主编人选和第9版《黄家驷外科学》主编人选的意见；同时，为了高效务实、顺利开展《黄家驷外科学》编委会组织、协调、服务工作，人民卫生出版社在华中科技大学同济医学院专门成立了《黄家驷外科学》编辑办公室，全权负责《黄家驷外科学》的编委会组织、学术联络、稿件管理等工作。

第8版《黄家驷外科学》全面梳理了近10余年来医学科学技术快速发展的成就及其在外科学领域的卓有成效的广泛应用成果，全面展示了外科学领域新理论、新技术和新进展，全面汇聚了外科学大数据的循证证据、经验总结、实践心得、思想升华和百家争鸣，全面展现了国人在外科学领域的创新思想、原创技术和自主知识产权成果。全书近一半章节是重新撰写的，其余章节也作了较大幅度的修改、增补、充实和更新，共计116章，600余万字。

为了适应当前医学日新月异发展的客观形势，内容能全面客观地反映国际外科学新进展，有助于读者更新知识，在本次修订工作遵循了"八字编写原则"。

第一"高"：在《黄家驷外科学》几代医学大家打造的最高外科学术平台上，要继续代表

中国外科学术的最高水平,同时和国际接轨;

第二"精":打造思想精深、内容精准、技术精湛、图文精美、文字精彩、制作精良的"六精"传世学术精品;

第三"尖":涵盖外科学领域最尖端的理论、技术和临床应用;

第四"新":展现国际外科领域的新技术、新理论、新方法、新应用和新成就;

第五"深":不仅对外科相关的常见病、多发病深入解读,而且对外科疑难病、少见病和罕见病深入阐述;

第六"全":涵盖外科领域所有内容,所有外科疾病及相关临床问题均可在本书中查到;

第七"实":突出临床实用精髓、指导临床具体实践、满足基层医疗所需、解决临床实际问题;

第八"典":新时代盛世修典,打造外科学经典,再塑举世盛典。

在本书第 8 版出版之际,我们除了感到无比欣慰之外,更深切缅怀这部书的创始人黄家驷院士、吴阶平院士、裘法祖院士、兰锡纯教授、曾宪九教授和方先之教授,将永远铭记他们对本书的经典传承所做出的卓越贡献。我们尤其要感谢吴阶平院士和裘法祖院士,他们为本书的连续出版奠定了坚实的基础,对第 8 版的修订给予了殷切关心和悉心指导,这是促进本书修订出版最宝贵的动力。

《黄家驷外科学》是新中国首部外科学学术著作,记载了新中国外科学发展的学术历程,见证了新中国几代外科学大家的学术成长历程。自出版以来获得了诸多荣誉和多次表彰。1988 年荣获第四届全国优秀科技图书奖一等奖;1994 年荣获国家颁发的首届国家图书奖;1996 年荣获卫生部科学技术进步奖一等奖;1998 年荣获国家科学技术进步奖三等奖,享誉国内外医学界和出版界。先后发行了 80 余万套。这是我国一部迄今仅有的连续出版的大型医学外科专著,充分显示了这部书的生命力、传播力、影响力和权威力。第 8 版的出版将在继承前人的学术成果基础上,继续为中国外科学事业的创新发展打造学术经典,开创新的未来,创造新的辉煌!

丁　丹　中国人民解放军海军军医大学第一附属医院（长海医院）

丁文祥　上海交通大学附属儿童医学中心

于长隆　中国人民解放军总医院

马建辉　中国医学科学院肿瘤医院

马廉亭　中国人民解放军中部战区总医院

王　龙　中南大学湘雅第三医院

王　平　中国医科大学第四附属医院

王　兴　北京大学口腔医院

王　果　华中科技大学同济医学院附属同济医院

王　岩　中国人民解放军总医院

王　沫　中南大学湘雅二医院

王　群　复旦大学附属中山医院

王　曦　中南大学湘雅二医院

王天佑　首都医科大学附属北京友谊医院

王玉琦　上海复旦大学中山医院

王正义　北京中医药大学第三附属医院

王正国　中国人民解放军陆军军医大学第三附属医院（野战外科研究所）

王永光　北京大学人民医院

王志维　武汉大学人民医院

王利新　复旦大学附属中山医院

王国民　复旦大学附属中山医院

王忠诚　首都医科大学附属北京天坛医院

王春生　复旦大学附属中山医院

王家槐　台北荣民总医院

王祥瑞　上海交通大学医学院附属仁济医院

王满宜　北京积水潭医院

王澍寰　北京积水潭医院

毛　颖　复旦大学上海医学院

毛宾尧　宁波市第一医院

尹　梅　哈尔滨医科大学

邓甬川　浙江大学医学院附属第二医院

左焕琮　清华大学玉泉医院

石应康　四川大学华西医院

龙　村　中国医学科学院阜外医院

卢世璧　中国人民解放军总医院

叶　敏　上海交通大学医学院附属新华医院

田　军　山东大学齐鲁医院

史玉泉	复旦大学附属华山医院	李振东	河北医科大学第二医院
冯 艺	北京大学人民医院	李慧武	上海交通大学医学院附属第九人民医院
朱 预	北京协和医院	杨 军	上海交通大学医学院附属第九人民医院
朱 巍	复旦大学附属华山医院	杨 明	中国人民解放军总医院
朱有华	中国人民解放军海军军医大学第二附属医院（上海长征医院）	杨 勇	北京大学肿瘤医院
		杨 铭	中国人民解放军中部战区总医院
朱贤立	华中科技大学同济医学院附属协和医院	杨 镇	华中科技大学同济医学院附属同济医院
朱洪生	上海交通大学医学院附属仁济医院	杨为民	华中科技大学同济医学院附属同济医院
乔 峻	新疆医科大学第一附属医院	杨拔贤	北京大学人民医院
任建安	中国人民解放军东部战区总医院	杨树源	天津医科大学总医院
任祖渊	北京协和医院	杨晨紫	中南大学湘雅二医院
刘大为	北京协和医院	肖 苒	中国医学科学院整形外科医院
刘中民	上海市东方医院南院	肖光夏	中国人民解放军陆军军医大学第一附属医院（重庆西南医院）
刘允怡	香港中文大学		
刘晓欣	香港中文大学	肖现民	复旦大学附属儿科医院
刘维永	中国人民解放军空军军医大学西京医院	时 德	重庆医科大学附属第一医院
齐 琳	中南大学湘雅医院	吴亚群	华中科技大学同济医学院附属同济医院
关志忱	北京大学深圳医院	吴在德	华中科技大学同济医学院附属同济医院
江澄川	复旦大学附属华东医院 / 复旦大学附属华山医院	吴阶平	北京协和医院
		吴劲松	复旦大学附属华山医院
安 洪	重庆医科大学附属第一医院	吴承远	山东大学齐鲁医院
安佑中	北京大学人民医院	吴孟超	中国人民解放军海军军医大学第三附属医院（东方肝胆外科医院）
孙 宁	首都医科大学附属北京儿童医院		
孙 笛	上海交通大学医学院附属第九人民医院	吴咸中	天津市南开医院
孙大金	上海交通大学医学院附属仁济医院	吴清玉	北京华信医院（清华大学第一附属医院）
孙培吾	中山大学附属第一医院	吴雄飞	武汉大学人民医院
杜 斌	北京协和医院	吴肇汉	复旦大学附属中山医院
李 正	中国医科大学附属盛京医院	邱 剑	中南大学湘雅二医院
李 虹	四川大学华西医院	邱贵兴	北京协和医院
李 蓉	中国人民解放军陆军军医大学	邱海波	东南大学附属中大医院
李汉忠	北京协和医院	何志嵩	北京大学第一医院
李圣利	上海交通大学医学院附属第九人民医院	何梓铭	重庆医科大学附属第一医院
李兵仓	中国人民解放军陆军军医大学第三附属医院（野战外科研究所）	余争平	中国人民解放军陆军军医大学
		辛钟成	北京大学第一医院
李宏军	北京协和医院	汪忠镐	中国人民解放军火箭军特色医学中心
李青峰	上海交通大学医学院附属第九人民医院	沈 锋	中国人民解放军海军军医大学第三附属医院（东方肝胆外科医院）
李泽坚	北京协和医院		

沈彦伟	浙江大学医学院附属第二医院	陈道达	华中科技大学同济医学院附属协和医院
沈镇宙	复旦大学附属肿瘤医院	武正炎	南京医科大学第一附属医院
张　旭	中国人民解放军总医院	林晓曦	上海交通大学医学院附属第九人民医院
张　荣	复旦大学附属华山医院	郁宝铭	上海交通大学医学院附属瑞金医院
张　骞	北京大学第一医院	罗爱伦	北京协和医院
张小东	首都医科大学附属北京朝阳医院	罗爱林	华中科技大学同济医学院附属同济医院
张太平	北京协和医院	季加孚	北京大学肿瘤医院
张心湜	台北荣民总医院	金　杰	北京大学第一医院
张玉琪	清华大学玉泉医院	金士翱	华中科技大学同济医学院附属同济医院
张圣道	上海交通大学医学院附属瑞金医院	金锡御	中国人民解放军陆军军医大学第一附属医院（重庆西南医院）
张光健	复旦大学附属中山医院		
张华军	中国人民解放军总医院	周四维	华中科技大学同济医学院附属同济医院
张志伟	华中科技大学同济医学院附属同济医院	周芳坚	中山大学附属肿瘤医院
张志庸	华中科技大学同济医学院附属协和医院	周良辅	复旦大学附属华山医院
张志超	北京大学第一医院	周建军	复旦大学附属中山医院
张连阳	中国人民解放军陆军军医大学第三附属医院（大坪医院）	周勇刚	中国人民解放军总医院
		周康荣	复旦大学附属中山医院
张金哲	首都医科大学附属北京儿童医院	郑　闪	中国医学科学院肿瘤医院
张学斌	北京协和医院	郑　树	浙江大学医学院附属第二医院
张宝仁	中国人民解放军海军军医大学第一附属医院（长海医院）	郑　哲	中国医学科学院阜外医院
		郑民华	上海交通大学医学院附属瑞金医院
张宗明	北京电力医院	郑成竹	中国人民解放军海军军医大学第一附属医院（长海医院）
张柏根	上海交通大学医学院附属仁济医院		
张钦明	北京和睦家医院	孟荣贵	中国人民解放军海军军医大学第一附属医院（长海医院）
张涤生	上海交通大学医学院附属第九人民医院		
张潍平	首都医科大学附属北京儿童医院	赵　曜	复旦大学附属华山医院
张震康	北京大学口腔医院	赵玉沛	北京协和医院
陆召麟	北京协和医院	赵定麟	上海市东方医院南院
陆廷仁	上海交通大学医学院附属瑞金医院	赵洪洋	华中科技大学同济医学院附属协和医院
陈　忠	华中科技大学同济医学院附属同济医院	胡　亚	北京协和医院
陈　实	华中科技大学同济医学院附属同济医院	胡有谷	青岛大学附属医院
陈　辉	上海交通大学医学院附属第九人民医院	胡廷泽	四川大学华西医院
陈中伟	上海交通大学附属第六人民医院	胡晓晔	浙江大学医学院附属第二医院
陈孝平	华中科技大学同济医学院附属同济医院	胡盛寿	中国医学科学院阜外医院
陈张根	复旦大学附属儿科医院	俞光岩	北京大学口腔医院
陈绍亮	复旦大学附属中山医院	姜洪池	哈尔滨医科大学附属第一医院
陈晓鹏	皖南医学院弋矶山医院	洪光祥	华中科技大学同济医学院附属协和医院

袁 瑛	浙江大学医学院附属第二医院	龚建平	华中科技大学同济医学院附属同济医院
顾玉东	复旦大学附属华山医院	梁丽莉	北京大学第一医院
钱菊英	复旦大学附属中山医院	彭淑牖	浙江大学医学院附属第二医院
徐 勇	天津医科大学第二医院	董兆君	中国人民解放军陆军军医大学
徐万鹏	首都医科大学附属北京世纪坛医院	董其刚	上海交通大学医学院附属新华医院
徐乐天	华中科技大学同济医学院附属协和医院	蒋电明	重庆医科大学附属第一医院
徐志云	中国人民解放军海军军医大学第一附属医院（长海医院）	蒋朱明	北京协和医院
徐志诚	四川大学华西医院	蒋建新	中国人民解放军陆军军医大学第三附属医院（野战外科研究所）
徐峰极	深圳福华中西医结合医院	韩天权	上海交通大学医学院附属瑞金医院
徐家强	香港中文大学	粟永萍	中国人民解放军陆军军医大学
高 振	上海交通大学医学院附属第九人民医院	程天民	中国人民解放军陆军军医大学
高 峰	上海血液中心	舒 畅	中国医学科学院阜外医院 / 中南大学湘雅二医院
高长青	中国人民解放军总医院		
高尚志	武汉大学人民医院	曾炳芳	上海交通大学附属第六人民医院
郭全义	中国人民解放军总医院	詹文华	中山大学附属第一医院
郭应禄	北京大学第一医院	雍宜民	首都医科大学宣武医院
郭媛媛	云南省阜外心血管病医院	廖利民	北京博爱医院
席修明	首都医科大学附属复兴医院	赛 燕	中国人民解放军陆军军医大学
唐天驷	苏州大学附属第一医院	黎介寿	中国人民解放军东部战区总医院
唐孝达	上海第一人民医院	黎沾良	中国人民解放军总医院第四医学中心
黄 杰	武汉大学人民医院	潘 力	复旦大学附属华山医院
黄 健	中山大学孙逸仙纪念医院（中山大学附属第二医院）	潘少川	首都医科大学附属北京儿童医院
黄宇光	北京协和医院	潘翠珍	复旦大学附属中山医院
黄志强	中国人民解放军总医院	穆雄铮	复旦大学附属华山医院
黄澄如	首都医科大学附属北京儿童医院	戴尅戎	上海交通大学医学院附属第九人民医院
梅 骅	中山大学附属肿瘤医院	鞠彦合	北京博爱医院
曹谊林	上海交通大学医学院	魏 峥	台湾振兴医院
龚非力	华中科技大学同济医学院附属同济医院	魏启春	浙江大学医学院附属第二医院

上　册

中 册

下　　册

第六十九章
泌尿外科概述及诊断

第一节　泌尿外科概述

泌尿外科的历史可以追溯到有文字记载之前，在史前埃及古墓中所发现的膀胱结石，据推算距今7000年。希波克拉底（公元前4~3世纪）的著名医德誓言中提到的唯一医学专业是取石术（膀胱结石）。《圣经·旧约》提到了两个手术，一属宗教幻想，一是公元前约2500年被刻在埃及庙宇石上的一个手术图画——包皮环切术。

19世纪初已有学者产生观察尿道、膀胱内部的意图，并在实践中克服种种实际困难，应用当时的许多先进技术，终在19世纪80年代创制出有应用价值的膀胱镜（膀胱尿道内腔镜），其中有良好的光学系统和照明的微型灯泡，而当时电灯尚未普及到家庭。膀胱镜奠定了泌尿外科发展的基础。1895年X线的发现、逆行肾盂输尿管造影剂和后来的排泄性泌尿系造影剂的制成，应用高频电流在水下放火花毁损组织的技术，以及膀胱镜本身和附属器械等的不断改进，使泌尿外科成了一个颇具特色的专业。这一专业的很多病变在膀胱镜中可以看到，一部分病变可在直视下进行治疗，许多原来需要做开放手术的病人可以免去手术切口的创伤，而经膀胱镜完成治疗。泌尿外科这种在诊治方法上的优势持续了约半个世纪。

20世纪的30年代后期我国泌尿外科的开拓者，在几个大城市中开展泌尿外科工作并培养专业人员。中华人民共和国成立之后，这里可以提出北京的谢元甫、吴阶平，上海的王以敬，天津的施锡恩，西安的曹晨涛（开始在上海）作为例子。他们积极支持自己所培养的我国第二代泌尿外科学家建立和发展新中国的泌尿外科学。新中国的泌尿外科是在艰苦环境中创业，首先在北京、天津、上海、武汉、广州等地开始发展，逐渐扩大到全国各省、自治区、直辖市的大城市教学医院和大医院。发展过程一般包括建立科室、提高医疗质量、积累临床资料，了解我国泌尿外科特点，并大力培养专业人员。由于工作繁重，人力、物力都有限制，所开展的研究工作基本是回顾性临床经验总结和方法较简单的动物实验研究。但对提高医疗质量、技术创新和解决当时临床上实际问题等方面都做出了贡献。研究工作的提高可以说直到20世纪80年代初建立学位制度之后才有了质的变化。各单位都很重视专业人才培养工作，多数采用担任住院医师的方法，不仅效果好，而且解决了人员短缺的困难。值得提出的是我国第二代泌尿外科学家始终把发展新中国泌尿外科学为己任，数十年如一日，团结协作，相互支持，在泌尿外科界已经初步成为一种风气。

20世纪50年代起全国主要泌尿外科学家开始编写我国第一部《泌尿外科学》，结束了我国没有泌尿外科专业书籍的历史；20世纪60年代之后除了有大学教材、主要参考书外，专题著作、手术学等均相继出版。为了筹备出版《中华泌尿外科杂志》，1964年京、津、沪、渝四地学者合作，刊出《泌尿外科内部通讯》（季刊）。20世纪60至70年代曾中断了这一刊物，延至1980年《中华泌尿外科杂志》才正式创刊；由季刊逐步改为双月刊、月刊，并配合学术活动出版增刊。作为补充，后来又有《临床泌尿外科杂志》《现代泌尿外科杂志》《中国男科学杂志》等相继出版。

中华医学会泌尿外科学会于1981年成立，由各地推选的委员选出学会的主任委员、副主任委员和常务委员会委员。泌尿外科学会成立之后即将《中华泌尿外科杂志》定为学会的正式刊物。学会每3~4年举行换届选举（结合学术讨论会），其间每1~2年举行一次全国性学术会议。全国省、市、自治区的分会除各自组织学术活动外，又以大区形式（东北、西北、华北、西南、华东、中南）举行学术活动，一般每2年1次。《中华泌尿外科杂志》编辑部亦定期召开专题讨论会和各种培训活动。

前面说到，由于泌尿外科具有膀胱镜这样特殊的诊治工具，在临床医学上占有优势。到20世纪60年代，情况出现了很大变化，临床医学从那时起又进入了一个新时期。这里不谈20世纪50年代生物学、生命科学开始成为发展最快的科学，也暂不谈在20世纪60和70年代的停滞和倒退。下面简单回顾20世纪60年代临床医学的发展。

首先是内镜，包括膀胱镜，出现了质的变化，这是由于20世纪30年代已经出现的光导纤维用到了内镜。光导纤维不仅把外面的光导入腔内，而且可以代替光学镜片或镜柱系统成为体积很小、可弯曲的观察系统。这种软质、直径小、长度基本不受限制的内镜全面解决了原来直径较大的硬质内镜的缺点和限制性。1958年，光导纤维首先应用到食管镜、胃镜、结肠镜，充分显示了这种新型内镜的优越性。很快这种应用光导纤维的内镜也用到了泌尿外科，扩大了泌尿外科诊治的范围和效果，并为教学和会诊创造了有利条件。

在临床医学中另一个重大进展是影像学的出现，应用B型超声、CT、磁共振成像等技术可以使躯体各部位的改变成像，大大提高了诊断的准确性。在影像学的指导下，又通过血管腔或泌尿系腔道开展诊治工作，形成介入性泌尿放射学，进一步减少了开放手术的应用。

20世纪60至80年代初如上所述，国际上泌尿外科正处于迅速发展提高的阶段，我国却处于开展业务工作十分困难的时代。但就在那段时间里我们也开展了新工作，如肾移植术、透析疗法等，并在国际学术组织中介绍了我们的经验和成就。

正当泌尿外科在国际上继续迅速发展的时候，我国确定了以经济建设为中心的基本路线。改革开放的政策，使我们的科学技术工作与其他部门一

样进入了国际合作与竞争的新局面。这就为我国泌尿外科工作者提供了迎头赶上国际先进水平的机遇。在过去的30余年中，我国泌尿外科在每次全国性学术会议上都会展示出新的、可喜的发展，明显超过了以往。我们参加国际会议和出国进修的人员不断增加；国际合作在广度和深度上都是过去所不能想象的。我们通过各种渠道可以获得必要的仪器设备，而且也设计制造高技术水平的新设备并销往国外。1978年即在北京建立了我国第一个集医、教、研、防为一体的泌尿外科研究所。20世纪80年代开始，我国建立了学位制度，培养了大批硕士、博士研究生。在人才培养方面和科学研究水平方面都登上了一个新台阶。在实践过程中开始认识到科学研究成果不与工程商贸结合便不能成为现实生产力，便不能成为商品。科工贸在发展科学上，在为人民健康服务上都是缺一不可的。这种新认识促进了合作，合作带来了社会效益和经济效益。我们科学技术上的发展使中国泌尿外科学术界在国际上的地位日益提高。在我国召集的国际会议，受到国际知名学者的重视，不但纷纷前来参加，发表高水平的论文，而且经常询问何时举行下次会议。我国专家在国际组织中的地位也不断提高，有一些专家获得国际上重要职务和荣誉。我国在国外工作的中青年专家普遍受到好评，有许多人为国际合作，为提高国内科学研究和临床工作水平作出了一定贡献。应该说我国泌尿外科至2010年时已经达到国际水平。

20世纪70年代，体外冲击波碎石开始应用于人体的治疗研究，是应用体外产生的冲击波聚焦击碎体内结石的高科技技术。20世纪80年代初期该项技术在德国应用于临床。我国学者在1982年便组织一定力量对其进行研究，1983年报道了制成的实验用的冲击波聚焦碎石装置，随后多个城市相继开展研究，并有10余个单位投入生产。20世纪80年代后期我国在临床使用的碎石机约400台，其中进口的共12台，96%是国产的，而且国产机外销至东南亚国家，为国家节约了大量外汇。在应用技术上我国亦有自己的见解，并得到德国最早创始人的赞赏。

输尿管镜、经皮肾镜、介入性泌尿放射学等原是我国落后多年的技术，但到20世纪80年代中后期亦迅速赶上。腹腔镜手术是20世纪90年代开始成为一项发展很快的技术，所用均为先进的器械和技术。但更重要的是在观念上打破了过去认为必须采用开放手术的框框，同时又创用了多个小切

口的技术。实行改革开放政策之前,国际上的新观念、新知识、新技术等一般都先传到京、津、沪等大城市的医院,然后再介绍到其他中小城市的医院。近年来的情况却大有不同,中小城市及边远地区也有了直接与国外联系的机会。以腹腔镜近年的开展为例,最早取得经验的却是云南省曲靖地区。这就从另一个侧面说明改革开放政策对我国科技发展的积极意义。目前我国已有很多地区开展了经腹腔镜行肾、肾上腺、盆腔淋巴结、精索静脉、膀胱、隐睾、前列腺,以及治疗乳糜尿等多种类型手术。腹腔镜手术对开放手术是一项重大的补充,成为外科发展方向,但并不表示能完全代替开放手术。应该是相互补充,应由病人病情的需要和手术医师个人的判断及设备条件决定。

前列腺、膀胱病变的经内腔镜手术治疗已有半个世纪以上的历史。过去由于缺少必要的器材,未能广泛开展,现在已成为一项很常用的手术,且已延伸至输尿管和肾内。

前列腺良性增生的多种热疗技术就目前资料判断尚不能完全代替手术治疗(经内腔镜或开放手术),但可有一定程度改善症状的作用。值得提出的是经尿道柱状水囊前列腺扩开术已成为一种治疗前列腺增生的安全、有效、简单、经济的方法,正在推广中。

体外冲击波碎石已经大量减少了手术治疗的需要,结合腔内(或称腔道)泌尿外科的应用和超声、液电、激光等的配合,需要手术治疗的病例越来越少。当然在缺少必要仪器设备的地区,仍需采用开放性手术。

泌尿外科近年的进展已经在很大程度上改变了临床诊治的步骤。过去使用的 X 线平片和泌尿系造影已为简单的 B 型超声扫描和更为精确的多种影像学方法所代替。许多开放性手术则为腔内泌尿外科学和腹腔镜手术所代替。各种实验室诊断也在特异性或准确性方面为新方法、新技术所代替。这些重大变化在泌尿外科方面似比其他学科更为突出。

男科学的进展也很迅速,特别是在生殖医学中已占有重要地位。在男性绝育方面我国在国际上居于领先地位,输精管结扎术不仅在技术上有很大改进,而且也只是输精管绝育法中的一种措施。这方面的发展是在执行我国计划生育基本国策中促成的。这说明了在推行性教育,包括性知识和性道德教育,我国泌尿外科工作者是有贡献的。男科学分会目前已是中华医学会的一个专科学会。

我们为中华人民共和国成立以来泌尿外科所取得的进展高兴,前面已经强调科工贸结合的重要性,我们泌尿外科工作者应该在促进仪器设备的国产化方面作出更大的努力。广大医务工作者要重视,参与医疗器械的设计、制作,逐渐改变目前状况,由跟随向引领过渡,要有所作为。泌尿外科在中西医结合方面取得了一定的成绩。希望通过中西医在临床实际工作中共同努力,并与基础医学的有关专家合作,开始从深层次上进行探讨。

我们高兴地看到海峡两岸泌尿外科工作者的合作开始较早,参与的人数也最多,而且这种合作,包括定期举行学术讨论会,共同编写书籍,共同探讨和支持我国泌尿外科在医教研等方面的发展计划等,正在顺利开展。

2006 年召开了全国科学技术大会,我国泌尿外科也进入创新、跨越的新时代。在人才培训方面,1995 年北京医科大学(现为北京大学医学部)成立泌尿外科培训中心,2000 年院校合并后,学校将培训中心升格为北京大学泌尿外科医师培训学院,负责为全国培训知识面广、工作能力强、素质好并具备创新思维的专业骨干,特别是有两点是值得肯定的:①制定了不同时期的奋斗目标,1998 年提出 2020 年达到国际水平,经过全国同道共同努力,终于在 2010 年提前十年达到目标,2004 年又提出在 21 世纪实现亚洲领先、世界一流的宏伟目标。②启动"将才工程",把有较高水平的主任级医师选送到国外见习临床思维和技能,从而打破出国留学只能学习基础,不能接触临床的障碍,是迅速提高国内泌尿外科整体水平的重要举措,是医学人才培养的创新之举,值得总结。

我国泌尿外科工作者有着强烈的振兴中华、发展泌尿外科的共同愿望;我们有团结合作、相互支持的优良传统;我们在医疗、教学、科研等方面已有一定基础;我们跨世纪的年轻一代已经或正在准备好把我们的事业更快向前推进,并从辩证唯物主义和历史唯物主义的哲学高度要求自己,将以严格的科学态度、高标准的首创精神,使我国泌尿外科在 21 世纪实现亚洲领先、世界一流的宏伟目标。为广大人民群众提供更高水平的医疗服务,为实现中华民族的伟大复兴做贡献。

(吴阶平 郭应禄)

第二节 泌尿男性生殖系统疾病的常见症状及一般检查

【询问病史】

为取得病人的信任感,医师在接诊病人之前,首先要注意自己的仪容,头发是否太乱?胡须是否太长?服装是否整洁?因为这是你的职业,也是对自己职业的尊重。询问病人病史时,对病人要亲切和善,让病人感到舒适自在,要尊重病人,最好坐着询问,避免站着询问。无论多忙,都要让病人感到医师肯花时间来关心他(她)的疾病,语言有障碍时,应请其家人或护士帮忙翻译。询问病史是医师看病最重要的部分,很多状况下,仅凭病史即可诊断或可指出一个方向,绝对不能马虎。询问病史的重点包括:主诉、现病史、既往史、家族史、药物过敏史等。主诉是病人要来看病的原因,一定是跟泌尿科有关;在问现在病史时,要问其严重程度,时间长短,有无周期性,慢慢出现症状或突然出现症状等;过去患过的病常常与现在的病有关,例如糖尿病、高血压、结核病、帕金森病(Parkinsonism)等都可能出现泌尿方面的症状;过去用过治疗其他疾病的药,也可能产生泌尿方面的症状,例如治疗感冒和咳嗽的药会影响排尿,降血压药、降血脂药、胃制酸药、安眠药等会影响性功能。

【常见症状】

泌尿系统常见的症状多为尿路刺激症状、尿路梗阻症状、尿颜色不正常,或有疼痛或肿块。

泌尿系统常见症状有:

1. 尿路刺激症状

(1)尿频(frequency):这是最常见的下泌尿道症状,正常成人每天排尿5、6次,每次约300ml,尿频发生的原因可能是膀胱容量变小,也可能是尿量增加所引起,经常尿量太多,要考虑糖尿病、尿崩症(diabetes insipidus),也有人因饮水量太大而引起,焦虑症也会引起尿频。

(2)夜尿(nocturia):正常成人一夜起床排尿不会超过2次,夜尿发生的原因同尿频。一个人白天尿频,睡着后正常,通常是心因性尿频,与焦虑症有关;如果白天不尿频,却夜尿多,则要考虑是否有充血性心力衰竭(congestive heart failure),或老年人睡觉时肾脏血流增加而尿量增加;有人睡前有大量饮水的习惯,或饮用茶、咖啡及含酒精之饮料而夜尿多;也有人因睡眠质量不佳而多夜尿(白天则正常),因睡得不深,膀胱有胀尿,很容易被胀醒。前列腺增生最常见的症状即为夜尿。

(3)尿急(urgency):突然想小便,忍不住要排出来,通常是下泌尿道病变,焦虑症也会引起尿急。

(4)尿痛(dysuria):小便时尿道痛,多发生于膀胱尿道炎,常伴随尿频及尿急。

当病人出现尿路刺激症状时,也要想到其他疾病的可能,例如抽烟者有膀胱癌之可能,曾有脑卒中者、帕金森病者及糖尿病者也可能出现尿路刺激症状。

2. 尿梗阻症状

(1)排尿犹豫(hesitancy):不能立刻尿出来,要等一会儿才能排出来,又称排尿踌躇,多发生于尿出路阻塞,如前列腺增生或尿道狭窄的病人。

(2)尿线断续(intermittency):尿不能一次排完,多发生于前列腺增生病人。

(3)尿末滴沥(dribbling):小便后仍滴滴答答,以致打湿裤子,为前列腺增生的早期症状。发生的原因是前列腺尿道变长,存留在里面的尿又再滴出来,通常解决的办法是小便后,用手挤压会阴处,用卫生纸擦拭即可,不需治疗。

1992年Barry等引介美国泌尿学会之下泌尿道症状问卷及分数表,共有7个问题问病人:尿频,夜尿,尿线细,排尿犹豫,尿线断续,膀胱排空不完全及尿急,每一个问题0~5分,总共35分,0~7分为轻度、8~19分为中度、20~35分为重度下泌尿道症状;而国际前列腺分数表(international prostate symptom score,I-PSS)除了以上7个问题外,还加上另一因症状引起生活质量的问题,0~6分。

3. 尿失禁(incontinence) 不能控制小便而自动漏出来,由症状可分为4大类:

(1)持续尿失禁(continuous incontinence):又称完全性失禁,尿不自主全部漏出来,多发生于手术后,如前列腺手术后括约肌受损;又如妇科手术后,引起膀胱阴道瘘或输尿管阴道瘘等。无论是站着、坐着或躺着,小便都会漏出来。其治疗方法比较复杂,用药物或手术方法,失败率比较高。先天性疾病,如输尿管异位(ectopic ureter),输尿管之开口处在尿道或女性生殖道,亦可引起持续尿失禁,男性之输尿管异位,不会引起持续尿失禁,因异位在外括约肌之上,于膀胱颈或前列腺尿道。

(2)压力性尿失禁(stress incontinence):因用力而小便漏出来,如咳嗽、爬楼梯、打喷嚏时,大笑时,腹内压力突然增高,超过尿道之阻力,小便被挤压出来,通常发生于生过小孩的女性,施行过前列腺手术的男性也可能发生,特别是根除性前列腺切除术后,伤及外括约肌,常出现压力性尿失禁,用药物或手术治疗。

(3)急迫性尿失禁(urgency incontinence):想要排小便时,不能等,否则会漏出来,多发生于膀胱炎、神经源性膀胱、前列腺增生后期等病人。通常用药物治疗。

(4)充溢性尿失禁(overflow incontinence):亦称paradoxical incontinence。因膀胱胀满尿而溢出来,表示膀胱长期排不干净,残余尿过多,睡着后特别容易漏出来。诊断并不容易,与其他尿失禁不易区分,膀胱长期胀尿时,叩诊容易敲出膀胱的轮廓,特别是肥胖者,以为膀胱没有胀起来,但叩诊时或压下腹时,病人想小便,甚至小便会漏出来,最好的诊断方法是用超声波测量膀胱的残余尿。治疗方法是导尿或膀胱。

4. 遗尿(enuresis) 指睡觉时尿床,清醒时不会发生,多发生于3岁以下的小孩,5岁小孩尿床者仍有15%,15岁小孩有1%会尿床,若6岁以上还尿床,则应检查病人泌尿系统有无问题。若泌尿系统没问题,则应考虑是心理上的问题,是否因引起父母的注意而发生尿床。

5. 疼痛 因泌尿生殖系统疾病而导致的疼痛,大多甚为厉害,无论是炎症或器官突然水肿或器官外之包膜膨胀,或尿道管腔内压力增加,产生的膨胀均可引起疼痛。膨胀的程度愈大,膨胀的速度愈快,疼痛愈剧烈,乃至痛不欲生。炎症的痛通常是持续的痛,而器官外之包膜因突然膨胀引起的痛是强度会变化的痛。

(1)肾痛:即所谓的肾绞痛,是非常厉害的痛,位于第12肋骨下,肋骨与脊椎之三角区,病人无论采取什么姿势均无法减轻痛苦,甚至于满地打滚也无效,多发生于肾结石的病人,结石由肾盂移入输尿管内,因阻塞尿流,肾盂内压力突然增加而引起肾绞痛。痛在腰部、上腹部或脐周,亦可反射至同侧的睾丸或女性阴唇,病人可能同时发生恶心、呕吐的症状。

(2)输尿管痛:输尿管受到结石或血块等阻塞而引起输尿管本身蠕动增加,甚至输尿管平滑肌痉挛。如阻塞的地方在上段输尿管,则引起肾绞痛。如阻塞在右输尿管中段,则痛的部位在右下腹,很像急性阑尾炎的痛;如阻塞在左输尿管中段,则痛在左下腹;痛亦可反射至同侧阴囊(或阴唇)。如阻塞在输尿管的下段,则产生膀胱刺激的症状,有尿频、尿急、下腹不适,这种痛亦可反射至尿道及阴茎。所以仔细问病史,可以知道输尿管阻塞的位置。

(3)膀胱痛:通常由膀胱本身原因引起的痛,是间歇性耻骨上或下腹部痛,若为持续性痛,其原因则不在膀胱。膀胱因炎症引起的痛,在膀胱胀时,痛得比较厉害,同时会有尿频、尿急的症状。膀胱炎病人常常在快排完尿时耻骨上酸痛,亦可反射至尿道痛。

(4)前列腺痛:前列腺因炎症而引起的痛,在会阴部,亦可放射射至腹股沟部、下背部及睾丸,同时也会有排尿刺激的症状。

(5)睾丸痛:睾丸痛可能是其他部位病变反射而来,如肾脏及前列腺。睾丸本身很少会痛,一般病人说睾丸痛,大多是附睾炎所引起,少数病人因睾丸扭转(torsion of testicle)亦可引起痛。精索静脉曲张(varicocele)亦可引起,但这种痛是隐隐作痛或有下坠感。

(6)血尿(hematuria):小便内含血量即使不很大,因扩散作用,看起来会很红,病人通常会很紧张。在高倍显微镜下,出现3个以上红细胞,即便肉眼看不到,也是不正常的。尿内不正常含血,一定要仔细检查,看血尿是从哪里来的。每一位医师看到病人尿血,特别是无痛尿血,脑海内要想到恶性肿瘤的存在,不可大意,50岁以上肉眼可见之尿血者,最常见的原因是膀胱癌。开始排尿时出血,后面的尿没有血,出血点可能在尿道;若尿血在排尿的后段,则出血点可能在膀胱颈或前列腺;如血是整个混在尿内,出血点在膀胱或膀胱以上的泌尿系统。尿血如伴随腰、腹痛,则结石可能性大。

(7)乳糜尿(chyluria):尿像牛奶,或重度浑浊,多是淋巴管与尿路间斑氏丝虫(bancrofti)引起,过去在我国南部丝虫病地区较常见,蚊子为媒介,成虫Wuchereria侵袭淋巴管,引起阻塞。其他原因还有腹腔后肿瘤、结核病及外伤等。验尿检测有乳糜成分,即可诊断。

(8)浑浊尿(cloudy urine):常见于尿路感染、磷酸盐尿(phosphaturia)、脂质尿(lipiduria)、高草酸尿

（hyperoxaluria）、高尿酸尿（hyperuricosuria）、乳糜尿。

男性生殖系统症状：

1. 血精（hemospermia） 精液内带血，常发生于年轻人，但很少是鲜血，多半是巧克力色的陈旧血，常常是精囊炎症所引起，很少是恶性肿瘤所引起，不治疗，几个星期内也会自动痊愈，很少存在有重大泌尿科疾病。不过还是应经过仔细检查，证明没有生殖泌尿系统其他病变才能确定。

2. 无性欲 性欲与男性激素有关，无性欲表示男性激素缺乏，病源在睾丸或脑垂体。首先应检查病人血内之睾酮（testosterone）量，如果不正常，则应检查其血内性腺激素（gonadotropin）及泌乳素（prolactin）量。通常因睾酮缺乏而引起的无性欲，病人也会发生射精的问题，精液量少或射不出精液。其他原因有内科疾病，抑郁症等心理原因。

3. 阳痿（impotence） 这是门诊最常见的男性性功能障碍，询问病史应含：确定是否为阳痿，鉴别心理性与器质性阳痿，有无可致阳痿的疾病，有无可致阳痿的手术或外伤史，有无使用可致阳痿的药物。

病人自称阳痿，可能是早泄，可能是不能维持勃起的硬度，也可能是完全不能勃起，有人换了性伴侣就好了，因此要仔细问清楚。如果阳痿是突然发生的，或发生在特定的时间或特定的对象，都是心理性阳痿，这类病人入睡后或清晨时，阴茎都可以正常的勃起，真正器质性阳痿，都是慢慢逐渐发生的。阴茎动脉血液供应不足是最常见的器质性阳痿，因此任何使阴茎动脉硬化的疾病均可引起阳痿，如：心血管疾病、脑血管病、糖尿病、高血压及高血脂等。尿毒症、抽烟等亦可引起阳痿。某些手术的后遗症也会引起阳痿，例如前列腺手术、膀胱手术及脊髓手术等。药物引起阳痿亦甚为常见，例如降血压的药物、抗忧郁药、治疗消化性溃疡的药，酒精会抑制男性激素分泌，影响性功能。在询问病史时，以上的状况都要问清楚，以便于诊断和治疗。

4. 早泄（premature ejaculation） 早泄是一个比较主观的陈述，多半是心理性的，但也有少数病人确实每次性交不到一分钟就射精，碰到这类病人，应该转诊给精神科医师比较好。

5. 不能射精（failure to ejaculation） 原因如下：男性激素缺乏，交感神经问题，药物引起，或膀胱颈及前列腺手术。男性激素缺乏者，前列腺及储精囊分泌减少，造成无精液可排。交感神经受损，常见于后腹腔淋巴结切除手术后，交感神经受损，前列腺及储精囊不能分泌，性高潮时平滑肌不能收缩，自然不能射精。交感神经阻抗剂造成膀胱颈不能关闭，性高潮时精液逆行排入膀胱内。膀胱颈及前列腺手术后，例如经尿道前列腺切除手术，亦可造成逆行性射精，糖尿病亦可发生同样的情形。

【体格检查】

泌尿科病人之体格检查与其他科大致相同，应该整体来看病人，不外乎视诊、听诊、触诊及叩诊等。检查病人前应向病人简要说明，以免其疑虑，检查异性病人时，应有护士在场，要注意病人之隐私权。

1. 初步观察 很多现象均与泌尿科疾病有关，病人很瘦，气色不好，可能是恶性肿瘤，前列腺癌骨转移，病人移动时会有痛苦的表情。病人很胖，可能有内分泌方面的问题，包括糖尿病、脑垂体疾病、肾上腺疾病及生殖系统疾病等。有高血压者，要想到是否有肾血管病及肾上腺肿瘤所引起之高血压。

2. 肾脏检查 视诊两边侧腹是否对称，如果有一边肾积水或肾肿瘤，会两边不对称，通常触诊是摸不到肾脏的，除非病人很瘦，如果能摸得到，多半是不正常的，很瘦的病人，特别是女性病人，站立时，甚至可以摸到整个肾，此病称为游走肾（floating kidney）。小孩因为肌肉还未发育，可以很容易摸到肾。肾盂肾炎病人，在叩诊其后面脊椎肋骨三角区时，病人会很痛，要轻轻地敲。听诊肾区域时，如果能闻及血流杂音，表示有肾血管狭窄或血管瘤（aneurysm）。

3. 膀胱检查 膀胱若无胀尿，一般是看不见、摸不到的，检查膀胱，常用叩诊的方法，膀胱内有150ml以上存尿，可以叩出其轮廓，用手按压，病人有要小便之感觉。慢性尿潴留之膀胱，虽然可能膀胱已存有1 000ml以上的尿，但叩诊可能叩不出来，特别是比较胖的病人，但用手压下腹时，可能尿从尿道溢出，这种不寻常的情形一定要留意，才不会失察。

4. 男性外生殖器检查 首先视诊整个外观，如毛发之分布，阴茎之外观及大小，包皮之长短，阴茎及龟头之颜色，有无任何瘢痕？或不正常的疹子？尿道口之位置正常否？尿道口有无分泌物？阴囊是否明显地不对称？有无特别肿胀？然后用手触摸阴茎上有无硬块，并试行将包皮退回来，如果包皮不能退回龟头后面则为包茎(phimosis),如果退回来后,不用手不能将包皮还原,则为嵌顿性包茎(paraphimosis),二者均应手术治疗。阴茎检查完后,用手触摸阴囊及其内之睾丸、附睾、输精管及附近之组织,有无硬块或特别肥厚的地方?有无压痛的地方?如果睾丸变大,而且较重,则可能是睾丸肿瘤,可以用手电筒照射(把房间内电灯关掉),如果不透亮则为肿瘤,如果透亮则为阴囊鞘膜积液(hydrocele)。附睾慢性发炎,是很常见的病,触诊时可在附睾上摸到硬块,而且有压痛,通常两边都有,很少见单边附睾炎的。附睾结核现在已不常见了,偶尔还可以见到,其特征是附睾上有硬块,但没有压痛,硬块比一般附睾的硬块大,另外还有一个特征是输精管上有一粒粒的,触及像念珠。有一种病称精索静脉曲张(varicocele),常见于年轻男性,特别是青春期的男性,可能会造成不孕症,其症状是睾丸下坠痛,触诊时的感觉好像阴囊袋内有很多蚯蚓,通常都在左侧阴囊内,如阴囊右侧有同样发现,则可能有后腹腔肿瘤,应更进一步行超声或计算器断层检查。

5. 肛门指检(digital rectal examination,DRE)这几乎是每一位泌尿科病人必要检查,特别是40岁以上的男性,因此要很熟练才行。检查前一定要向病人说明,因为它有某种程度的不舒适,病人可以拒绝接受。病人最好是取站姿,大腿靠近床缘,上身前弯俯于床上,露出肛门,以便检查,检查时手套上应涂抹润滑剂,肛门口也要涂,慢慢把示指经肛门放入直肠内,这时要请病人张开口呼吸,肛门不要用力,以减少不适感。示指进入肛门前,先看一下肛门口有无病变,示指先感觉一下肛门口的张力,如张力太大,不要立即进入,等病人放松后才进入;如肛门口很松,没有什么张力,表示尿道括约肌也可能是松弛的。示指进入后可立即触摸到直肠黏膜及前列腺,正常前列腺大小约2.5cm长、2.5cm宽,表面平滑、有弹性,中间稍凹陷,为尿道通过的地方。如果前列腺表面呈颗粒状不平,表示慢性前列腺炎;急性前列腺炎病人,会有明显压痛,病人发热。良性前列腺增生者,长宽均超过2.5cm,中间的凹陷消失,有弹性。如果前列腺上有硬块,则要当心癌症的可能性,特别是很硬的硬块。前列腺检查完后,尽量将示指伸入,同时让病人像排大便般地用力,指尖可触及精囊,手指若太短,则不能触及精囊。

【尿液分析】

尿液分析是每一位病人都需要做的基本检查,

完整的尿液分析应包括物理检查、化学分析及显微镜检查。

1. 尿液之收集 男性病人应取中段的尿,即头一段排出的尿应废弃,取中间一段排出的尿10~15ml,排尿前宜清洗一下包皮及龟头。尿液的收集虽然以起床的第一次尿最好,但通常病人来门诊时,第一次尿早已排过了,也只能临时取样。所有取出的尿液标本,最好立即检查,以免其内之细胞溶解,影响判读,细菌亦会大量繁殖。

2. 尿液之物理检查 包括颜色、浑浊度及比重。正常尿液为淡黄色,水喝多了,颜色较淡,水喝少了,颜色较深。很多药物的颜色也会出现在尿中,如维生素的颜色为黄色;有的含色素的糖果,可让尿呈红色。尿内带血亦呈红色,如果尿为酸性,则将血红素转成褐色的变性血红素(methemoglobin)。尿看起来是浑浊的,大多是磷酸类(amorphous phosphates)遇碱性尿后之沉淀物,但也可能是尿路感染,二者用显微镜即可区分,或在尿液内加入食用醋,如果是前者,因酸碱中和,沉淀物消失,尿液变清澈。无论是颜色或浑浊度不对,都应该做显微镜检查。正常尿比重在1.003~1.035之间,水比重为1.000,过去用比重计来量比重,现在多用尿比重测试试纸(specific gravity reagent strips)来测量,是一项很有用的检查,若<1.008,表示尿比重低,在下列状况可能尿比重降低:水摄取量大,用利尿剂,肾浓缩能力差,尿崩症等,若>1.020,表示比重高,下列状况可能尿比重升高:水摄取量减少,脱水(发热、出汗、腹泻、呕吐等所引起),糖尿病,抗利尿激素分泌不正常等。放射科注射显影剂后,尿比重可能>1.035。通常病人在手术后测尿的比重,可以测知病人是否有脱水的状况;如果多次测尿比重,都固定在1.010,则示肾小管再吸收发生问题。

3. 尿液之化学检查 一般用市售的浸渍型检测试纸(dipstick test strip)即可测量,甚为简便。可以检测尿之pH、比重、红细胞、白细胞、亚硝酸盐、蛋白、糖、酮、胆红素及尿胆素原。试纸条要完全浸入新鲜的尿内,浸入后要立刻取出,取出时要在装尿的管口边磨一下,以去除过多的尿,然后将条片横过来看,试纸条上有过多的尿或试纸条竖起看,试纸条上的药剂会互相混合,影响判读。

(1) pH:即尿的酸碱度,正常尿的pH在4.6~8.0之间,平均约6.0;病人患尿酸结石(uric acid stone)者,其尿之pH很少会高于6.5(因尿酸会溶于碱性液中,不可能形成结石)。病人患含钙之尿路结石者、患肾钙质沉着病(nephrocalcinosis)者,其尿 pH 很少在 6.0 以下。病人患尿路感染,其 pH 若在 7.5 以上,其感染的细菌多为分解尿素(urea-splitting)的细菌,最常见者为变形杆菌(proteus),导致尿非常偏碱性,很容易形成大块肾结石,女性病人常见。

(2)血尿:尿内含血红素或肌球素(myoglobin),均可呈阳性反应,应再用显微镜检视尿内是否有红细胞。病人如服用维生素 C,可造成假阴性反应,因维生素 C 可能抑制其反应。

(3)尿蛋白:尿内出现蛋白,如果是暂时性的,可不必理会,下列状况均可能出现暂时性的蛋白尿:发热,运动后,精神上的压力及充血性心力衰竭。间歇性出现尿蛋白,站立过久即可发生,这种蛋白尿,每天排出的蛋白低于 1g,如病人之肾功能正常,亦可不必理会。如果病人出现持续性蛋白尿,即应进一步测量病人 24 小时内排出的蛋白量,用电泳法检测是白蛋白或球蛋白,如 24 小时尿内蛋白超过 2g,且为白蛋白,则为肾小球性蛋白尿,下列病较易发生:糖尿病、淀粉样变性病(amyloidosis)及小动脉性肾硬化症(arteriolar nephrosclerosis)等,如 24 小时尿内蛋白在 0.3~2g 之间,且多为球蛋白,则为肾小管性蛋白尿,下列病较易发生:药物或重金属中毒、类肉瘤病(sarcoidosis)、巴尔干肾病变(Balkan nephropathy)及 Fanconi 综合征等。以免疫反应检定尿内是否含本周蛋白,以诊断多发性骨髓瘤(multiple myeloma)。有时尿内有过多白细胞或含阴道分泌物时,亦可呈现假阳性反应。

(4)糖及酮:当血糖超过 160~180mg/dl 时,肾小管即不能将由肾小球滤过来的糖再吸收回去,尿内即可测出糖来。尿内在下列状况下可测出酮:糖尿病酮酸中毒(diabetic ketoacidosis)、饥饿一段时间后或快速减肥后,妊娠时亦可能测出。

(5)白细胞脂酶(leukocyte esterase)及亚硝酸盐检查:这两项检查用于尿路感染者,白细胞脂酶阳性表示尿内有白细胞,亚硝酸阳性表示尿内有细菌(细菌将硝酸盐转变为亚硝酸盐)。不过,这类尿还要用显微镜检查来再证实。

(6)胆红素及尿胆素原:在正常尿内不会出现胆红素,验尿为阴性。胆红素在肠内经细菌之作用,转化成尿胆素原,少量的尿胆素原经小肠吸收后,由肾脏排入尿内,因此验尿正常为阳性。

4. 显微镜检查　根据 1989 年 Cushner 和 Copley 的方法,取尿 10~15ml 于离心管内,用离心机,每分钟 2 000 转,离心 5 分钟,丢弃上层尿液,轻敲管底,用小吸管吸取离心管内之尿液,滴于镜检用载玻片上,盖上盖玻片。镜检时先看低倍镜(100×),再看高倍镜(400×)。一般低倍镜可观察红细胞、白细胞、圆柱体(casts)、胱胺酸结晶体(cystine crystal)及寄生虫(如阴道滴虫、埃及血吸虫等)。高倍镜可观察其他结晶体、细菌及酵母菌等。

(1)红细胞:正常尿内高倍镜可有 1~2 个红细胞,超过这个数字,应做进一步检查。激烈运动后,尿内可能出现红细胞。女性阴道内出血,亦可波及小便。膀胱炎、尿路结石或肿瘤亦可出现红细胞。尿内出现大量红细胞时,尿蛋白亦可阳性。

(2)白细胞:正常男性尿内高倍镜下可有 1~2 个白细胞,女性可以高至 5 个。超过这个数字则为不正常,通常示尿内有感染。

(3)上皮细胞:正常尿可以出现上皮细胞,例如扁平上皮细胞、变形上皮细胞(transitional cells),但如出现肾小管细胞,则示肾有病变。

(4)圆柱体:肾小管所形成的黏液蛋白(mucoprotein),可见于尿液内,称之为玻璃样圆柱体(hyaline casts),其内如包含红细胞,称之为红细胞圆柱体,多半是肾小球肾炎,肾小球出血所引起,如其内包含白细胞,则多半是急性肾炎所引起,正常尿内亦可能出现少量玻璃样圆柱体,特别是运动后或脱水时。

(5)结晶体:由尿内出现的结晶体,常可借以区分是哪一种结石,例如尿酸结晶为尿酸结石,胱胺酸结晶为胱胺酸结石,草酸钙结晶为草酸钙结石,磷酸镁铵结晶为磷酸镁铵结石。

(6)细菌:正常新鲜之尿内不会有细菌,如出现细菌则可能是感染,但取得尿液之过程中如有污染,则可能出现细菌。在高倍镜下发现细菌,又有多量白细胞,应行革兰氏染色,以区分杆菌、链球菌及葡萄球菌,并应做细菌培养及药物敏感试验。尿内亦可能出现酵母菌(yeast),常见于糖尿病人及女性阴道念珠菌病(moniliasis)。如临床怀疑病人有泌尿生殖道结核,尿液应行结核菌染色(Ziehl-Neelsen stain),同时行结核菌培养及药物敏感试验,这种培养需时 6~8 周以上,好可能有结果,亦可用 PCR(polymerase chain reaction)或 HPLC(high-performance liquid chromatography)方法,精确快速测出结核菌,但是费用较昂贵。

(张心湜)

参 考 文 献

[1] BARRY M J, FOWLER F J Jr, O'LEARY M P, et al. The American Urological Association symptom index for benign prostatic hyperplasia [J]. J Urol, 1992, 148 (5): 1549-1557.
[2] FORSYTHE W I, REDMOND A. Enuresis and spontaneous cure rate. Study of 1129 enuretics [J]. Arch Dis Child, 1974, 49 (4): 259-263.
[3] GOMELLA L G. The 5-minute urology consult. 2nd ed [M]. Philadelphia: Lippincott Williams Wilkins, 2010: 669.

第三节 泌尿男性生殖系统影像学检查

过去30年来由于横切面成像方法的引进,医学影像学产生很大的变化,使泌尿系统的影像学检查方法和顺序随之产生了革命性的变化。因此,泌尿外科医师有必要了解和熟悉泌尿系统的影像检查。

(一) 腹部平片

为最简单的泌尿道影像检查,也是其他泌尿道显影剂影像检查的先行X线片。除可显示腹部不正常钙化影像作为泌尿道结石诊断的参考外,也可显示肾脏的大小、形状、长轴变化和位置,作为进一步诊断肾脏病变的参考。还可显示腰大肌的清晰与否,从而诊断腹膜后的可能病变,以及显示骨盆和腰椎的病变情形而进一步诊断泌尿道的可能病变(如前列腺癌造成骨盆或腰椎的成骨性转移病变)。也可因肾脏区及骨盆区见到气体聚集为气肿性肾盂肾炎及气肿性膀胱炎诊断的参考。

(二) 排泄性尿路造影

为最常被应用于诊断泌尿病变的第一线显影剂影像学检查。其方法是在周围静脉注射50ml的含碘显影剂后,在注射后1分钟、5分钟、15分钟和30分钟摄X线片,而在静脉注射显影剂前需先行拍摄一张腹部X线片,用于泌尿道结石的诊断,评估血尿的原因和良性前列腺增生的诊断等。特别是对泌尿道小病灶(如泌尿道上皮细胞肿瘤)的诊断,排泄性尿路造影最易显示病灶所在。也可经由显影之泌尿道被移位,而知道泌尿道外有病变存在(如腹膜后肿瘤或女性生殖器肿瘤)。

(三) 逆行性尿路造影

当排泄性尿路造影的结果不确定时(如尿路不显影或显影不佳时),或病人对显影剂过敏时,需施行此项检查。检查由泌尿外科医师在膀胱镜室借助膀胱镜由输尿管口放入一导管至肾盂后摄一张X线片,在注入显影剂后摄一张X线片,最后将导管抽出再摄一张X线片。除可查知尿路不显影或显影不佳的原因外,并可将抽出的尿液加以检查(如细胞学检查、细菌及生化检查),查知血尿来自哪一侧。

(四) 肾盂穿刺造影

当排泄尿路造影及逆行性尿路造影的结果不确定时,可施行此项检查。此检查通常在超声指引下,将穿刺针经腰背部进入肾脏的集尿系统后抽出定量的尿液,再注入与抽出的尿液等量显影剂摄X线片。除可查知尿路不显影或显影不佳的原因外,并可将抽出的尿液加以检查(如细胞学检查、细菌及生化检查)。

(五) 排泄性膀胱尿道造影和逆行性膀胱尿道造影

主要用于诊断膀胱及尿道的病变。虽然近年来超声检查及CT广泛应用于泌尿道的影像检查,但对于尿道病变及膀胱输尿管反流的影像学诊断仍以此两种检查为主。另外,金属链膀胱造影应用于妇女压力性尿失禁的影像检查,双气球尿道造影则用于诊断妇女尿道憩室。

(六) 血管造影

泌尿道的血管造影绝大部分用于肾脏及肾上腺病变的诊断,少部分用于膀胱的病变(膀胱大量出血的止血)、阴茎病变(阳痿的诊断)及腹膜后病变的诊断。由于超声检查(包括多普勒超声)、CT及磁共振成像应用于泌尿道病变的诊断日益增加,使血管造影的应用大量降低,特别是肾上腺及阴茎病变的诊断。通常肾脏血管造影需包括腹部主动脉造影及选择性肾动脉造影,目前以提供肾肿瘤手术前的血管解剖图或手术前的肿瘤栓塞、鉴别肾细胞癌和移行上皮细胞癌、肾外伤、肾血管病变(如肾动静脉瘘或肾动脉瘤、肾动脉狭窄)的诊断及治疗,以及可能供肾者的适应性的评估为主。肾上腺静脉取血激素定量可用于诊断 CT 及 MRI 未确定诊断之功能性肾上腺疾病(特别是两侧肾上腺增生症)。阴茎海绵体造影则用来诊断勃起功能障碍、Peyronie 病变、阴茎异常勃起及阴茎外伤。

(七) 淋巴造影

是将油性显影剂注入足背的淋巴管而使腹股沟、骨盆腔和腹膜后的淋巴管和淋巴结显影的一种影像检查。通常用于评估膀胱、前列腺、尿道、睾丸和阴茎的恶性肿瘤是否已侵犯区域性淋巴结。但随着 CT 和磁共振成像应用于探测骨盆腔和腹部淋巴结病变日益增加,淋巴造影检查日益减少,而主要用于乳糜尿(chyluria)之诊断及侧定位(laterization)。

(八) 超声检查

已广泛应用于泌尿道病变的诊断。在某些医院甚至已成为泌尿道病变普查的影像检查,使肾脏小肿瘤(图 69-1)的检出率大为增加。肾脏、肾上腺、膀胱、前列腺的超声检查通常应用 3.5MHz 或 5MHz 传导,而阴囊则应用 5MHz 或 10MHz。彩色多普勒超声检查则应用于肾脏、阴囊、前列腺和阴茎。使用的传导器可随不同的目的经腹部、经尿道或经直肠来检查。

(九) X 线计算机体层成像(CT)

CT 能清晰显示人体横断切面的解剖,因此可进一步提供泌尿道病变影像诊断的信息。通常泌尿道的 CT 检查都需要未注射显影剂和注射显影剂两种检查,从而得到更完整的评估。特别是肾肿瘤的诊断及肿瘤分期(图 69-2,图 69-3),肾外伤及肾感染的评估,肾上腺肿瘤的诊断,输尿管肿瘤、膀胱肿瘤、前列腺肿瘤、睾丸肿瘤的肿瘤定期。此外,对传统 X 线检查及超声检查无法诊断的输尿管结石和未下降睾丸的诊断,CT 亦有所助益。近年来多层螺旋 X 线计算机扫描仪之出现,使我们可利用计算机软件做冠状面之重组影像而发展出 X 线计算机体层尿路造影(CT urography)(图 69-4),可用于诊断无法以排泄性或逆行性尿路造影来诊断

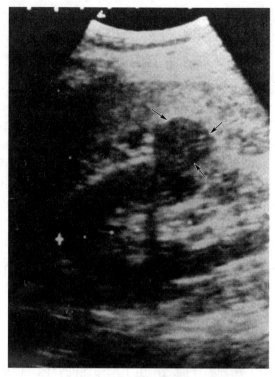

图 69-1 肾超声波检查
在矢状面上显示一直径 2cm 的肾细胞癌(↑)

之尿路疾病(如病人肾功能异常或对含碘显影剂过敏);同时也非常适用于急诊室肾绞痛病人之诊断(图 69-5)。也发展出 X 线计算体层血管造影(CT angiography)用于诊断肾血管疾病及对可能供肾者之肾血管的评估。尤其是目前肾细胞癌之手术治疗趋向腹腔镜肾单位保留手术(laparoscopic nephron-sparing surgery),更有借用达芬奇机械臂来执行腹腔镜肾单位保留手术,多层螺旋 X 线计算机体层成像加上四种时段之成像技术更可提供术前相关之资料及正常解剖变异,可缩短手术时间及降低并发症发生率。

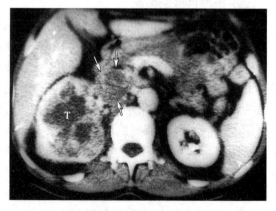

图 69-2 右肾的 CT 检查
显示右肾细胞癌(T)侵犯下腔静脉(↑),肿瘤定期 T_3b

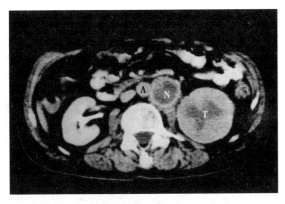

图 69-3 左肾 CT 检查
显示左肾肿瘤(T),腹主动脉(A)旁淋巴结转移(N)
肿瘤定期 T_2N_1

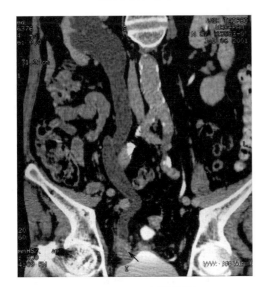

图 69-4 CT 尿路造影
显示右侧输尿管癌梗阻(↑),右肾盂、
右输尿管扩张及右肾皮质变薄

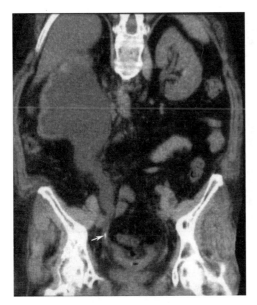

图 69-5 CT 尿路造影
显示右侧输尿管结石(↑),右肾盂,
右输尿管扩张及右肾皮质变薄

(十)磁共振成像(MRI)

近年来已广泛应用于泌尿道病变的诊断,特别是肾脏、肾上腺、前列腺、睾丸的病变。磁共振成像可使用不同的脉冲程序和各种线圈来检查,或使用 Gd-DPTA 加上动态研究,可更有把握地诊断泌尿道病变。例如,使用直肠内置局部线圈或整排排列线圈来检查怀疑前列腺癌的病人,可使诊断及肿瘤定期更准确(图 69-6),近年来使用弥散加权影像(diffusion weighted image)可改善前列腺癌之定位(图 69-7);使用同向和逆向脉冲程序,可用来鉴别腺瘤或非腺瘤之肾上腺肿瘤。但磁共振成像有下列的绝对禁忌证:①使用颅内动脉瘤外科夹的病人(除非确定使用非铁质磁性的外科夹)。②使用眼眶内金属性物质的病人。③使用任何电性、磁性或机械性激活的体内植入物的病人(如心脏起博器、助听器等)。也可以磁共振尿路造影(MR urography)来辅助诊断尿路疾病,及磁共振血管造影(MR angiography)来辅助诊断肾血管疾病和对可能捐肾者之肾血管进行评估。

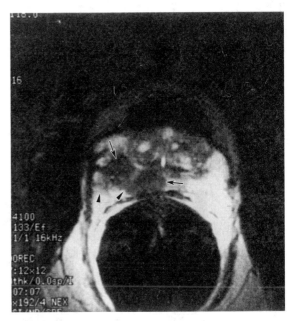

图 69-6 前列腺磁共振造影(直肠内置表面线圈)
显示前列腺癌(↑)位于前列腺周围区,主要在右侧,且向外突出(▲)

肿瘤定期 T_3a

(十一)介入性泌尿放射学

近年来放射学已由诊断扩展到治疗的应用,即所谓介入性放射学或诊疗性放射学。随着传统 X 线机的改进及新成像仪器的引进(如超声扫描仪、CT 扫描仪、磁共振扫描仪)、操作器械的改进和血管造影技术的进步,使介入性放射学大大进展。介

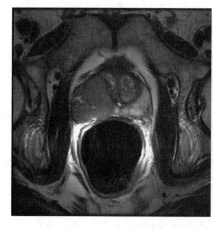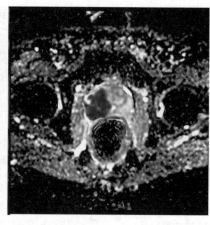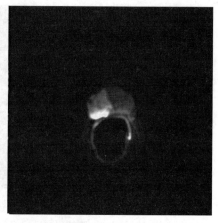

图 69-7　右侧前列腺的癌扩散加权磁共振影像,可使右前列腺癌更清楚显示

入性泌尿放射学包括经皮肾造瘘术(阻塞性肾病变的尿液引流或脓肾的脓液引流)、经皮肾造瘘肾结石化学药物溶解、经皮肾造瘘取石术或碎石术(图69-8)、经皮肾造瘘前行输尿管狭窄扩张及输尿管支架管置放、经皮肾造瘘内视镜肾盂切开术、经皮肾造瘘异物取出(折断导引钢丝或无功能输尿管内置管的取出)、经皮肾囊肿穿刺或开窗、经皮肾肿瘤或腹膜后肿瘤穿刺活体检查、经皮腹膜后或骨盆扩大淋巴结穿刺活体检查、经皮肾盂或肾盏肿瘤的化学药物治疗,移植肾并发症经皮之治疗(图69-9)、经血管介入性泌尿放射线学(包括肿瘤栓塞、肾动脉狭窄扩张及支架置放、肾动脉瘤或肾动静脉瘘管栓塞等)(图69-10,图69-11)。通常经皮的介入性泌尿放射学需在X线荧光屏、超声或CT指引下操作,而以超声合并X线荧光屏最常应用。经血管施行栓塞术,有时需施行超选择性血管造影和使用阻塞性气囊导管,以防止栓塞物逆流而造成远端器官栓塞的并发症。应用的栓塞物视个别情况而定,如自体血块、Gelfoam、Ivalon、微弹簧线圈、放射活性粒(如 ^{125}I)、纯酒精等。近年来利用醋酸经皮肾血管平滑肌脂肪瘤及肾上腺肿瘤消融(ablation),及利用射频波热烧灼术或冷冻方法实施经皮肾肿瘤(肾细胞癌、肾转移癌)及肾上腺肿瘤消融(ablation)(图69-12)。在介入性泌尿放射学的实施中,并发症的发生可能无法避免,因此,术前需与病人充分说明,实施时须衡量避免并发症的发生。并发症一旦发生,应该迅速处理,特别是与泌尿外科医师的充分合作是绝对必需的。

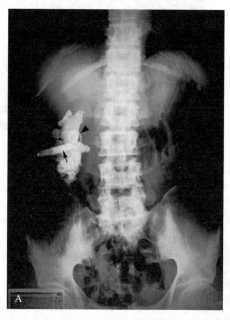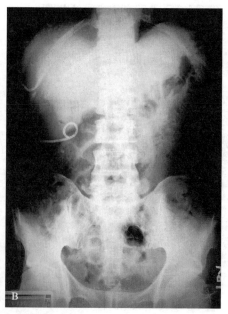

图 69-8　右侧经皮肾造口碎石术
A. 放置气囊导管(↑)和猪尾式导管(▲)于右肾;B. 右肾鹿角样结石经皮肾造口碎石术后

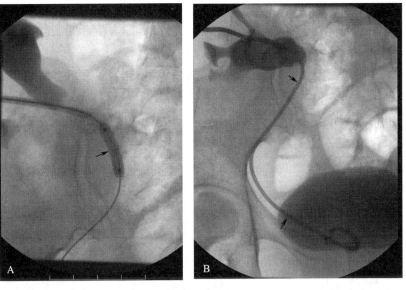

图 69-9　移植肾输尿管狭窄经皮肾造口气囊导管(↑)扩张(A),及内置管(↑)置放(B)

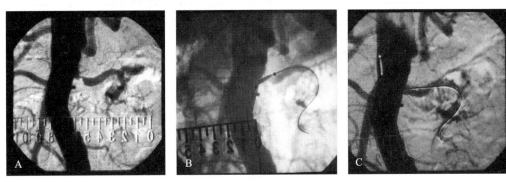

图 69-10　左肾动脉狭窄扩张
显示左肾动脉狭窄(A),气囊导管扩张(B)和扩张后追踪(C)

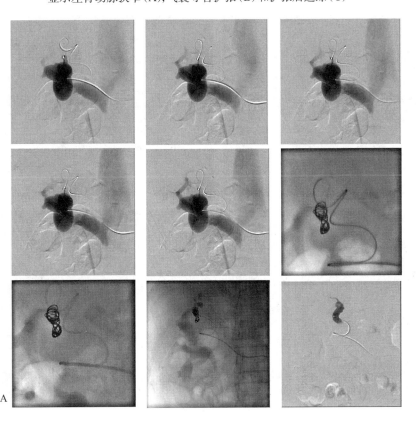

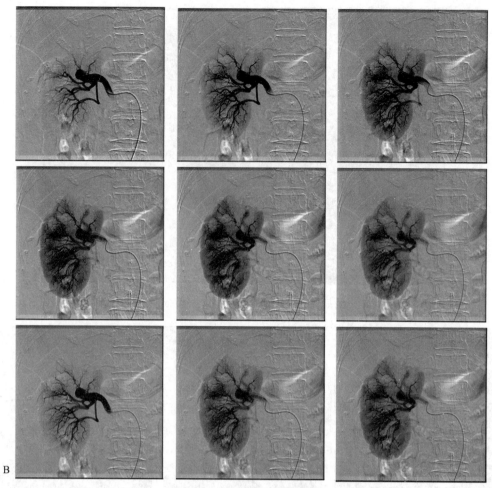

图 69-11　肾动静脉瘘管栓塞

A. 右肾动静脉瘘管栓塞显示右肾动静脉瘘管及放置钢圈；
B. 右肾动静脉瘘管栓塞后追踪显示右肾动静脉瘘管消失

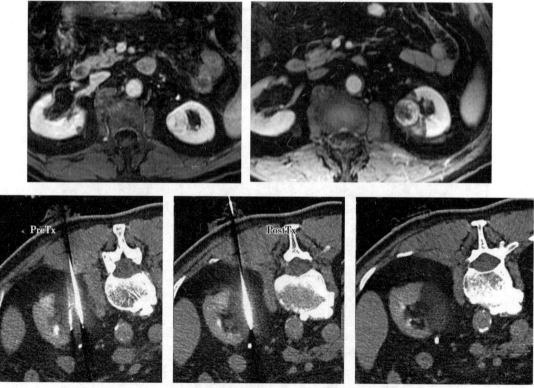

图 69-12　左肾细胞癌冷冻肿瘤消融

显示左肾细胞癌以及冷冻肿瘤消融过程

（十二）放射线核素检查

是将特定的核素注入人体,经一定时间再经闪烁照像机摄取影像,既可提供泌尿道解剖上的评估,也可提供泌尿道功能上的评估,以及全面性肾功能检查测量肾功能,利尿性肾图检查评估上泌尿道阻塞。NP-59 应用于检查肾上腺皮质功能性病变(如库欣综合征或 Conn 综合征),MIBG 应用于检查肾上腺髓质功能性病变(如嗜铬细胞瘤)。目前 CT 已大量取代肾上腺放射性核素检查,但对于 CT 的结果不确定或肾上腺外嗜铬细胞瘤,肾上腺放射性核素检查仍非常有效。骨骼放射性核素检查目前则主要应用于探测前列腺癌的骨骼转移病灶,如配合骨骼磁共振成像检查更可提高该病诊断的准确率。

泌尿外科医师应充分了解每一种泌尿影像学检查的特点,随时与放射科医师联系及讨论,选择最适当的泌尿影像学检查及检查先后次序,以使病人获得最大的利益及节省时间和避免不必要的浪费。

（王家槐）

第七十章
尿路梗阻

从肾小盏到尿道外口这一尿液贮存和排泄的通道统称为尿路（urinary tract）。任何原因使尿液在尿路的任何部位受阻，造成其近端尿液的滞留，称为尿路梗阻（urinary tract obstruction）。任何水平尿路的尿流存在功能或解剖性梗阻均称为梗阻性尿路病（obstructive uropathy）。若梗阻导致肾脏功能或解剖性损害，称为梗阻性肾病（obstructive nephropathy）。尿路梗阻引起肾盏和肾盂扩张，称为肾积水（hydronephrosis）。由于肾脏具有生成尿液，产生多种激素，排泄机体内代谢废物，维持水、电解质和酸碱平衡等重要功能，如果尿路梗阻不及时诊断和处理，最终会导致肾损害，产生代谢废物的积聚，水、电解质的失衡。

【病因与分类】

尿路梗阻是泌尿系常见病，从胎儿、儿童、青少年，到成人，均可发生。总的尸检报告显示肾积水发生率为3.1%。儿童尸解中畸形占2.5%，其中35%为肾积水和输尿管积水。年轻女性由于妊娠或盆腔肿瘤，尿路梗阻的发病率较高。老年男性的尿路梗阻多由前列腺增生和前列腺癌引起（图70-1）。而实际的尿路梗阻发生率可能被低估，如以前的妊娠或尿路结石史均可能被遗漏。

梗阻的原因可分为先天性或后天性，良性或恶性。梗阻对全身的影响，可按梗阻的程度或范围（部分或完全梗阻、单侧或双侧梗阻）、发病时间（急性或慢性梗阻）、肾脏的基础情况、恢复的潜能以及是否伴有感染等因素而不同。

梗阻的原因可从肾脏、输尿管、膀胱和前列腺、尿道四个不同水平来考虑。

1. 肾脏　①先天性病变：多囊肾、肾囊肿、肾盂输尿管连接部梗阻（ureteropelvic junction obstruction，UPJO）、肾盂旁囊肿、肾盂输尿管连接部迷走血管、

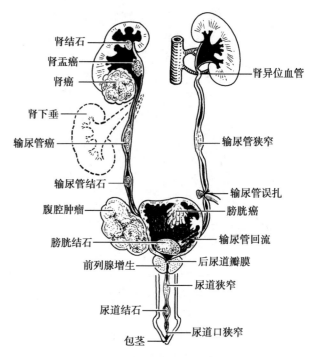

图70-1　泌尿系统梗阻的常见原因

马蹄肾。②肿瘤性病变：Wilm瘤、肾细胞癌、肾盂移行细胞癌、多发性骨髓瘤。③炎症性病变：结核、棘球绦虫感染、其他慢性非特异性感染。④代谢性病变：结石症。⑤其他：肾乳头坏死脱落、创伤、肾动脉瘤等。

2. 输尿管　①先天性病变：狭窄、输尿管囊肿（膨出）、膀胱输尿管反流（vesicoureteral reflux，VUR）、巨输尿管症、输尿管瓣膜、异位肾、腔静脉后输尿管、梨状腹综合征；②肿瘤性病变：原发性输尿管癌、转移癌、后腹膜肿瘤和宫颈癌的侵袭；③炎症性病变：结核、血吸虫病、脓肿、囊性输尿管炎、子宫内膜异位症；④其他：结石、手术或器械损伤（穿孔、电灼、结扎、缝扎等）、后腹膜纤维化、盆腔脂肪增多症、动脉瘤、放射治疗后、淋巴囊肿、创伤、尿液性囊

肿、妊娠和右侧卵巢静脉综合征等。

输尿管管腔外梗阻诊断常较困难，如异位血管、腔静脉后输尿管、髂动脉后输尿管、腹主动脉瘤压迫等引起的梗阻；异位妊娠、子宫内膜异位、子宫癌和卵巢癌浸润、盆腔手术误扎输尿管等妇科病变；末端回肠炎、阑尾脓肿等胃肠道病变；后腹膜纤维化、腹膜后脓肿、血肿等腹膜后炎症性病变；原发性或继发性腹膜后肿瘤的压迫等，均可造成输尿管的梗阻。

3. 膀胱和前列腺　①先天性病变：如膀胱外翻、输尿管口囊肿、憩室。②肿瘤性病变：如膀胱移行细胞癌、腺癌、鳞状细胞癌、前列腺癌等。③膀胱颈部纤维化、良性前列腺增生等。

4. 尿道　①先天性病变：如后尿道瓣膜、包茎、尿道上裂或下裂、尿道憩室、囊肿等。②肿瘤性病变：如尿道癌、阴茎癌等。③炎症性病变：如尿道炎、尿道周围脓肿、尿道狭窄。④其他：如尿道结石、异物、损伤、阴道积液、积血挤压尿道等。

一般而言，患先天性梗阻、慢性梗阻、单侧梗阻、功能性梗阻和部分梗阻病变者，其发病比较缓慢和隐匿，症状和体征常较轻微，临床上易发生漏诊、误诊。而有些病变可相互转变和发展，如部分性梗阻病变时，尿液虽能通过梗阻部位，若诊断和处理不及时，也可发展为完全性梗阻，造成梗阻侧尿路功能的永久损害，应予重视。

【病理】

1. 大体标本发现　Hodson 等（1969）在猪的模型中结扎单侧输尿管，发现梗阻后 42 小时，梗阻肾的肾盂和输尿管扩张，肾乳头变钝加重，肾单元的重量增加。梗阻 7 天后，肾盂输尿管扩张、肾重量增加，肾实质水肿。12 天时，肾皮质轻度增大，肾盏进一步扩张。21~28 天时，双侧肾的外形相似，但梗阻肾的髓质和皮质变薄。Ladefoged 等（1976）研究了猪的输尿管部分或完全梗阻，发现梗阻后 6 周，完全梗阻侧肾增大呈囊状表现，而重量比对侧肾轻。部分梗阻的肾脏却没有这些肉眼的差异性。

2. 光镜下发现　梗阻 42 小时后，光镜下的变化包括淋巴管的扩张、间质水肿、肾小管和肾小球存在。梗阻 7 天时，集合管和肾小管扩张，间质进一步水肿，Bowman 囊增宽，肾小管基底膜增厚，细胞变平，细胞质玻璃样变。梗阻 12 天时，肾乳头尖部有坏死，区域肾小管破坏，有炎症细胞反应。Sharma 等（1993）在鼠的模型发现，梗阻 16 天后间质纤维化和小管基底膜的增厚。Ladefoged 等（1976）在猪的模型证明，梗阻 3 周时内层皮质肾小

管严重丧失，成纤维细胞增殖。梗阻 3~4 周时，肾皮质变薄，肾小球呈新月形。梗阻 5~6 周后，有广泛的肾小球萎陷，肾小管萎缩，间质纤维化，集合系统的结缔组织增殖。人体肾脏慢性梗阻者可有同样的发现。慢性梗阻性尿路病病人皮质深层和外髓切片，可见肾小球的硬化和玻璃样变。肾小管呈甲状腺样形态萎缩，伴有单核细胞浸润性炎症。

原发性 UPJO 的病理改变主要为异常的纵形肌束或纤维组织替代了正常的螺旋肌，导致不能产生正常的蠕动波，尿液不能从肾盂推进到输尿管。当然还有其他因素，如间质细胞减少，尿路上皮产生的细胞活素可加剧 UPJ 梗阻，UPJ 狭窄处还发现 β- 转化生长因子、上皮生长因子、一氧化氮和神经肽 Y 的表达。

3. 电子显微镜发现　电子显微镜证实了上述光镜下的发现，包括梗阻 5~6 周后小管萎缩、肾小球萎陷、肾盂平滑肌细胞的萎缩等。还发现肾间质和集合系统梗阻部分的其他变化，如弹力和胶原纤维细胞很少的基质。胶原和弹力纤维为集合系统的正常成分，但在梗阻后比较明显，结构发生改变。电镜下，UPJO 部位可见到大量胶原蛋白的沉积。

【病理生理】

尿液的生成为肾小球滤过、肾小管的排泌和肾小管集合管的重吸收等复杂的生理过程。任何部位的尿路发生梗阻，均可使其近端尿路流体静压升高，近端尿路扩张，肾小球滤过率下降，尿液的浓缩和酸化功能受损，导致尿液形成和排泄过程中一系列的病理生理变化。

1. 单侧输尿管梗阻（UUO）时的病理生理变化　输尿管静止时的压力为 0~5cmH$_2$O，每分钟收缩 2~6 次，收缩时压力可达 20~80cmH$_2$O。UUO 后，近端尿液滞留，肾盂、肾盏扩张，形成肾积水。输尿管和肾盂内压力的升高，造成对肾实质的压迫，使肾血流量下降，肾脏缺血。长期的完全梗阻将导致肾实质萎缩和永久的功能丧失。

（1）肾盂、输尿管压力和肾血流量变化：正常肾盂压力为 6.5mmHg，稍高于腹内、膀胱和输尿管压力。正常近端肾小管的压力为 14mmHg。急性完全性 UUO 后，输尿管和肾盂压力可突然上升达 50~70mmHg，比净滤过压高出 20mmHg，使肾小球滤过率下降。输尿管和肾盂压力在 24 小时内可降至峰值的 50%。若输尿管梗阻继续存在，输尿管压力会在以后的 6~8 周内逐渐下降至稍高于正常的水平。因此，输尿管静水压的测定对确定输尿管梗阻的程度没有意义。

急性完全性梗阻后的输尿管压力，可随肾内血流动力学变化而降低，如肾血流量的减少、肾小球滤过率和肾小管内静水压降低，液体重吸收入淋巴和静脉系统，输尿管壁张力降低，均可降低输尿管压。在尿路梗阻病人应用生理盐水或甘露醇溶液利尿，可使输尿管压力进一步上升。

Moody 等(1975)证明急性 UUO 后 18 小时内，肾血流量和输尿管压力的变化可分为三个期：①Ⅰ期(1.5 小时内)，肾血流量和输尿管压力同时上升。肾间质压的升高，肾静脉水平肾素增高，肾髓质巨噬细胞释放前列腺素 E_2(PGE$_2$)和前列腺素 I_2(PGI$_2$)、一氧化氮(NO)等扩张血管的因素，使肾小球入球小动脉扩张。②Ⅱ期(1.5~5 小时)，肾血流量开始下降，而输尿管压力持续上升。这是由于肾小球出球小动脉收缩，阻力增大，肾小球有效滤过压升高所致。③Ⅲ期(5~18 小时)：输尿管内压力和肾血流量同时持续下降，这是由于肾间质内单核细胞及肾上皮细胞产生的血栓素 A_2(thromboxane A$_2$)和血管紧张素所诱导的肾小球入球小动脉收缩、肾小球毛细血管压下降、肾小球无灌注或低灌注导致的滤过降低。在 UUO 的第Ⅱ和第Ⅲ期，应用血管紧张素转换酶(ACE)抑制剂卡托普利，可减缓肾小球滤过率(GFR)和肾血流量(RBF)的下降，提示血管紧张素Ⅱ为球前小动脉收缩的重要介质。

持续 UUO 时，由于入球小动脉的收缩而致 RBF 进行性下降。梗阻 24 小时时，RBF 仅为正常对照的 70%，72 小时时为 50%，6 天时为 30%，2 周时为 20%，4~6 周时为 18%，8 周时为 12%。以肾皮质外层和髓质内层的血流减少最为明显。

(2)肾小球滤过率(GFR)的改变：影响 GFR 参数可用以下公式表示：

GFR= K_f(P_{GC}-P_T- π_{GC})，其中 K_f 为肾小球超滤系数，与毛细血管膜的表面积和渗透性有关；P_{GC} 为肾小球毛细血管压，受肾血浆流量和入球、出球动脉的阻力影响；液体进入肾小球囊的压力受各种阻力的影响，包括肾小管内液压(P_T)、肾小球毛细血管高浓度蛋白质引起的胶体渗透压(π)升高和出球动脉血流。尽管滤过液内不可能完全没有小分子蛋白，但实际上胶体渗透压可忽略不计。决定肾小球滤过的净压称为超滤压(ultrafiltration pressure,PUF)，是由(P_{GC}-P_T- π_{GC})引申出来的。P_{GC} 也受肾血浆流量(renal plasma flow,RPF)的影响。RPF 依据于肾灌注压和肾内阻力，肾内阻力则是由输入和输出小动脉的阻力决定。公式如下：

RPF =(腹主动脉压 − 肾静脉压)/肾血管阻力

这样，入球或出球小动脉或两者的收缩均会降低 RPF。入球小动脉收缩可降低 P_{GC} 和 GFR，而出球小动脉阻力增高则可增加 P_{GC}。总肾 GFR 依据于每个肾小球的灌注，还依据于肾小球实际灌注的百分数。对肾小球来说，单个肾单位的肾小球滤过率(single-nephron glomerular filtration rate,SNGFR)是由前述 GFR 公式决定的，尿路梗阻可暂时或永久性地改变 GFR 的某些或全部决定因素。

输尿管梗阻后 GFR 下降的原因有：①肾小管内压上升，使有效滤过压降低；②梗阻 5 小时后输入小动脉收缩，肾小球滤过膜面积减少。大鼠实验证明，完全 UUO 后的 GFR 在 4 小时时为对照值的 52%，12 小时时为 23%，24 小时时为 4%，48 小时时为 2%。McDougal 和 Wright 证实短期(24~36 小时)梗阻后的 GFR 下降是可逆的，而长期(7 天以上)的完全梗阻后，即使解除梗阻，肾单位的功能也将不能恢复。

(3)肾小管功能的改变：肾小管具有浓缩、稀释、酸化尿液和排泄废物的功能。在急性部分性输尿管梗阻，由于 GFR 下降，血压升高引起小管血流量的下降，从而导致尿量减少，渗透压升高，尿钠浓度降低。若输尿管压力上升至 70mmHg，则肾小管对葡萄糖及对氨基马尿酸的最大清除率降低 50%。

急性完全性输尿管梗阻时，GFR 和远端肾小管内的钠浓度进一步下降。若输尿管急性梗阻 50~60 分钟，输尿管压力升高至 75~120mmHg 时解除梗阻，可发生暂时性浓缩功能障碍；梗阻不解除，则导致肾小管进行性扩张，肾小管壁细胞受压变形萎缩，排泄、浓缩和酸化功能均严重受损，甚至完全丧失。

(4)肾积水时尿液的运转：在输尿管完全梗阻时，尿液可通过外渗、肾盂淋巴管反流、肾盂静脉反流和肾盂小管反流而泄出，而肾小球的滤过作用使肾积水持续，积水肾盂内的尿液仍存在运转。Stenberg 等(1988)用辣根过氧化物酶技术证实，大鼠积聚于肾盂的尿液经穹窿部上皮细胞紧密连接部泄出。肾盂内高压可导致肾盂穹窿部的破裂，使尿液泄入淋巴和静脉系统。低压时大多数尿液泄入淋巴系统，而慢性积水时，多数尿液泄入静脉系统。尿液从肾盂泄出的量，急性梗阻时为 0.06ml/min，慢性梗阻 6~34 天时为 0.04~0.16ml/min，35 天后为 0.4ml/min。

2. 双侧输尿管梗阻(BUO)的病理生理变化

(1)肾血流量和输尿管压力改变：BUO 病理生理变化与 UUO 完全不同。BUO 90 分钟后，肾血流量上升,但在 90 分钟至 7 小时其间,肾血流量明显低于同一时段的 UUO。血流量下降的同时可伴有肾血管阻力增高。BUO 24 小时,血流量和 UUO 同样低,但肾血管阻力明显高于 UUO。

BUO 后肾血流量的分布不同于 UUO,Jaenike 应用放射活性微球证明,55% 的肾血流在皮质肾单位,内肾部分肾血流只占 14%。大鼠 BUO 18 小时后,内髓血浆流量降低至 8%,这与 UUO 时血浆从皮质外层转移至内层完全不同。

BUO 和 UUO 后 4.5 小时,输尿管压力均升高。BUO 后 4.5~24 小时,输尿管压力继续上升至少达 48 小时,而 UUO 者输尿管压力已逐步下降至正常。BUO 24 小时后,肾小管内压从 14.1mmHg 上升至 28.9mmHg。

梗阻 24 小时后测定近端和远端肾小管压力,BUO 分别为 30mmHg 和 27.7mmHg,UUO 分别为 9.2mmHg 和 6.5mmHg。

尽管 BUO 肾血流量减少和肾血管阻力增高,但输尿管压力可进行性升高,这是由于入球小动脉扩张和出球小动脉收缩所致。

(2) 肾小球滤过率改变:BUO 48 小时后,GFR 值仅为梗阻前的 20%~22%,SNGFR 仅为对照的 34%,但 BUO 功能性肾单位的 GFR 比单侧者高。BUO 24 小时后,皮质和髓旁肾单位各有 84% 和 49% 有滤过,而 UUO 仅为 40% 和 12%。SNGFR 均下降,在 UUO 是由于入球小动脉阻力的增高,而在 BUO 是由小管内压力升高的结果,入球小动脉几无变化。

(3) 肾小管功能改变:双侧输尿管梗阻或孤立肾输尿管梗阻解除后,均会发生明显的利钠和利尿,尿量增加,钠排泄增加。在渗透性利尿中,尿溶质主要为尿素,占总尿渗透压的 37%~68%。当血清尿素氮水平恢复正常后,利尿也随即停止。

有学者研究发现,慢性双侧尿路梗阻者在梗阻解除前,体内可交换钠量增多;梗阻解除后,总的可交换钠量在 2~3 周内恢复正常。这种钠从尿中的排出,不会造成临床缺钠,是机体内剩余钠生理性的减少,以期恢复至正常水平。所有利钠和利尿的病人,其血清心钠素(ANP)均升高,当水、钠排泄减少时其水平也降低。ANP 是目前已知的梗阻后利尿的主要因子之一。

双侧输尿管梗阻解除后,钾的排出也有明显增加。钠的排出、小管内液体流率和血浆钾水平的增高,均是刺激钾排出的重要因素。由于氢离子不能逆梯度分泌,故肾小管酸化尿液的功能受损。肾小管对钠的重吸收减少亦使肾脏分泌氢离子发生障碍。梗阻解除后,由于总溶质排泄增加,游离水清除率(C_{H_2O})升高。最受影响的部位是髓襻、远端小管和集合管。梗阻后尿浓缩功能受损的机制是肾髓基质不能维持其高渗状态,肾小管对加压素(vasopressin)不敏感。

3. 梗阻解除后肾功能的恢复　双侧输尿管梗阻解除后,由于排钠和利尿,尿量可达正常的 10 倍以上,且与是否限制液体摄入无关。

单侧或双侧输尿管梗阻 24 小时后解除,肾血流量和 GFR 可下降至正常的 33%。单侧输尿管梗阻 24 小时内解除,尿量正常,无利钠倾向;2 周后解除,尿浓缩功能可恢复,但 1 周时的 GFR 只有对照组的 15%,3~4 个月时可恢复至正常者的 46%。单侧梗阻 4 周后解除,GFR 仅为对照组的 3%,5 个月时可恢复至 35%。对侧肾功能正常的动物(犬),单侧输尿管梗阻 6 周后 GFR 已不能恢复。

输尿管完全性梗阻后肾功能的恢复取决于人种、梗阻时间、感染、肾盂静脉反流和肾盂淋巴管反流的程度、肾内型或肾外型肾盂等因素。

Ryndin 等(2005)报道 BUO 大鼠应用 ANP 或抑制 ANP 降解的磷美沙酮(phosphoramidon),梗阻解除后可提高 GFR 和明显的利尿和利钠。

人类输尿管完全梗阻多少时间后解除仍能使肾功能恢复,至今尚不清楚。但有输尿管完全梗阻 56~69 天后解除,肾功能仍恢复的报道。

4. 梗阻后利尿　UUO 解除后罕有发生严重并危及生命的利尿,而 BUO 者则可能发生。其原因有:①梗阻解除前,肾衰竭病因不明而给予试验性输液或大量补液,导致血容量扩张;②梗阻时不能重吸收的物质如尿素等的积聚,可引起溶质性利尿,使大量钠和水分丢失;③肾小管功能受损,影响水钠重吸收。

5. 高血压和肾积水　尿路梗阻引起高血压有两种机制:①急性 UUO 时,肾素 - 血管紧张素 - 醛固酮系统分泌增加,引发高血压;②慢性部分性或完全 BUO 往往伴有钠、水和尿素滞留,产生容量相关性高血压。大多数慢性 BUO 病人均有轻度的容量相关性高血压,梗阻后利钠和利尿即可纠正。急性 UUO 的高血压发生率为 30%,慢性梗阻者高血压发生率为 13%~20%。

【临床表现】

根据尿路梗阻的不同类型,如急性或慢性、单侧或双侧、腔内或腔外、完全性或部分性等,其临床症状和体征可很不一致。

1. 肾部的梗阻

(1)腰部疼痛和腹部包块:急性梗阻时常可出现腰痛或典型的肾绞痛,疼痛常可放射至腹股沟区或大腿内侧,可伴有恶心、呕吐、寒战和发热。急性双侧性梗阻或完全性梗阻时,可突然无尿,但可无疼痛。慢性梗阻时,症状往往不明显,常诉腰背部钝痛,伴发创伤时可有血尿。UPJ的梗阻,肾积水呈间歇性,可交替出现少尿和多尿。当大量饮水后出现肾绞痛、恶心和呕吐,即称为迪特尔危象(Dietl's crisis)。

儿童肾积水是腹部肿块的常见原因,常突发上腹部剧烈疼痛或绞痛,继之有多量小便,疼痛缓解而肿块缩小或消失。成人肾积水者偶可在腹部扪及囊性肿块。

(2)多尿和无尿:慢性尿路梗阻导致肾浓缩功能损害时,可表现为多尿。双侧性完全性梗阻、独肾或仅一侧有功能的肾完全性梗阻可导致无尿。部分梗阻时,可表现为明显的多尿。肾结石间歇性阻塞肾盂时,可有间歇性多尿。在多尿时腹块消失或腹胀缓解,有助于尿路梗阻的诊断。

(3)尿路感染:尿路感染是慢性尿路梗阻的常见并发症。尿路梗阻并发尿路感染的特点为感染不易控制,且易复发。因此,临床上对顽固性或复发性尿路感染者,应进一步检查,排除尿路梗阻的可能性。

(4)肾功能损害:隐性尿路梗阻的第一个临床表现可能为晚期尿毒症。对于不明原因的严重肾功能不全病人,首先需排除尿路梗阻的可能性。对这类病人切勿轻易做泌尿系器械检查,以免增加感染的危险性。GFR显著下降的双侧肾实质病变的病人,不慎发生他病或并发症,可激发尿毒症,严重者可危及生命。

2. 输尿管梗阻 单侧输尿管发生急性梗阻时,病人可出现典型的肾绞痛症状。单侧慢性梗阻时,由于对侧肾脏的代偿性增生,症状可较隐匿,甚至可无不适感觉。就诊时却发现一侧巨大肾积水,腹部扪及包块,肾功能已丧尽。双侧急性梗阻时,可出现尿闭。双侧慢性梗阻时,病人常表现为液体过多负荷,如双侧足背水肿、肺淤血和高血压,以及氮质血症或尿毒症的症状和体征。

3. 膀胱出口梗阻 常由后尿道瓣膜、前列腺增生症、前列腺癌、膀胱肿瘤、膀胱结石等引起。急性膀胱出口梗阻时,膀胱因迅速膨胀而出现下腹部疼痛和包块,病人往往烦躁不安、大汗淋漓、不能平卧。慢性不全梗阻严重而持久者,病人表现为尿频、尿急和排尿费力等。膀胱失代偿时出现剩余尿量增多,膀胱过度膨胀时出现充盈性尿失禁。影响上尿路时,可致肾、输尿管扩张、积水和肾功能损害。前列腺增生、前列腺癌、膀胱结石和膀胱肿瘤病人,还可出现严重血尿,甚至血块堵塞。梗阻晚期主要表现为排尿困难、膀胱膨胀、尿失禁和氮质血症或尿毒症。

4. 尿道梗阻 男性病人应注意检查包皮、尿道外口、尿道和前列腺,女性病人应注意检查盆腔。婴幼儿出现不明原因的尿潴留、尿路感染、排尿困难、尿失禁和腹部包块时,应疑及后尿道瓣膜。后尿道瓣膜为导致肾和膀胱功能恶化的最严重先天性尿路畸形。必要时行尿道探子探查,不难发现梗阻的病因。

【诊断】

1. 病史和体检 尿路梗阻的临床表现可因梗阻的部位、发生的快慢、有无感染及原发病变的性质不同而异,应详细询问可能的肾部、输尿管、膀胱出口和尿道梗阻的病史。询问病史时应特别注意避免两类容易遗漏的原因:①早期病变和隐性梗阻者可能无明显临床症状。②病人对慢性梗阻不敏感,可无主诉症状,也无阳性体征,病变发展至严重肾积水和失功能的程度。

肾积水的包块触诊时具有质软、表面光滑、波动感、无触痛、无反跳痛等特点。肾积水继发感染时,腰腹部可出现疼痛和触痛,急性肾盂肾炎则伴有突发性全身感染症状。

下尿路梗阻常可在耻骨上扪及膀胱,尿动力学检查可确定下尿路有无梗阻,是机械性抑或功能性梗阻,以及有无神经源性膀胱。

2. 实验室检查 尿液常规检查可发现镜下或肉眼血尿、蛋白尿、结晶尿、脓尿和管型。慢性梗阻时,尿液检查指标中的异常发现常与急性肾小管坏死相似,如尿钠浓度升高、尿渗透压降低、尿/血浆肌酐比率降低。急性梗阻不存在肾功能衰竭时,则类似于肾前性氮质血症,表现为低尿钠和高尿渗透压,血尿素氮和肌酐水平升高,高钾血症和代谢性酸中毒等。

3. 超声检查 超声检查方法简便、无创伤,可重复进行,尤为适用于妊娠女性和对造影剂过敏者,可对尿路梗阻的部位、性质和严重程度作出准确而及时的评估。超声诊断肾积水有许多优点,如检测敏感;不需含碘造影剂而不会发生过敏;同时显示肾盂、肾盏和肾实质,能迅速判断肾保留的价值;可显示无功能肾的各个部分;可用超声造影剂鉴别肾盂或输尿管内的占位原因；费用低，易普及；在发现肾积水的同时，可检查肾盂扩张程度、有无积脓、血尿，输尿管有无扩张、肿瘤存在等。测定肾实质厚度可评估梗阻的时间和程度，对危急的病人还可在超声引导下行肾穿刺引流，保护肾功能。

4. X线检查　尿路平片（KUB）可显示患侧有无结石、肾脏的位置以及肾影是否增大等。静脉尿路造影（IVU）不但可提供解剖和功能改变的详细情况，还可了解分侧肾功能，显示肾盂肾盏的形态、梗阻的部位和积水程度。对怀疑存在梗阻而显影较晚者，推荐作延迟摄片。

急性尿路梗阻的IVU特征为：①梗阻性造影图。②集合系统的充盈延迟。③集合系统的扩张，常伴肾体积增大。④肾盂穹窿可能破裂，有尿外渗的征象。

对下尿路梗阻的双侧肾积水或孤立肾肾积水，必要时采用大剂量静脉滴注尿路造影，在荧光透视下观察肾盂、输尿管动态，有益于确定梗阻部位，和手术方案的制定。但应注意造影剂对肾功能的损害。IVU后仍不能明确梗阻程度和水平者，可作膀胱镜检和输尿管逆行造影，甚至输尿管镜检查。

经皮肾穿刺肾盂输尿管造影：此谓顺行造影，属有创检查，仅适于逆行插管失败或不可能者。该方法有以下优点：①简便有效。②不但可确定梗阻部位和程度，还可了解梗阻近端尿路的情况。③收集肾盂尿行细胞学检查和细菌培养。④留置肾造瘘管作尿液引流，可迅速降低上尿路压力，有利于肾功能的恢复。

在目前大多数教学医院，均有设备良好的CT和MRI，可做尿路成像，即CTU和MRU。MRU不需造影剂，尤其适于对造影剂过敏和肾功能有损害的病人。

5. 利尿肾图　利尿肾图为无创检查，越来越广泛地被用于评估集合系统有无扩张及程度。常用的肾小管示踪剂有 ^{131}I-OIH 和 ^{99m}Tc-MAG3，肾小球示踪剂有 ^{99m}Tc-DTPA。

进行利尿肾图时，病人的准备和利尿剂应用的时间极其重要。病人在检查前应大量饮水或静脉补液。对不能自行排尿者需留置导尿，以保证充分排空膀胱，减少假阳性结果，减少对膀胱和性腺的放射剂量。

病人肾功能对利尿肾图的解释很重要，肌酐清除率降低者，必须增加利尿剂的剂量，以达到足够的尿量和减少假阴性结果。

传统的利尿肾图称为F+20，即应用放射核素获得肾图，20分钟后静脉内注射利尿剂（呋塞米，0.5mg/kg）。然后，测定示踪剂从集合系统中的半清除时间（$T_{1/2}$）。为鉴别肾功能不全和部分梗阻，Upsdell等（1988）应用F-15，即在放射核素应用前15分钟注入利尿剂。有许多因素影响 $T_{1/2}$，包括肾功能、集合系统的顺应性、集合系统的容量、病人饮水的程度、有无留置导尿、放射核素的种类和利尿剂的剂量等。

放射核素从肾盂中清除的 $T_{1/2}$ 的结果判断：<15分钟，正常；15~20分钟，可疑；>20分钟，有梗阻。

6. 肾盂压力流量测定　肾盂压力流量测定又称为 Whitaker 试验，可为上尿路机械梗阻提供尿动力学依据。病人留置导尿，俯卧，经皮肾穿刺，留置18G导管于肾盂内，以每分钟10ml速率滴入生理盐水稀释的造影剂。同时测定肾盂压力和膀胱压力，从压力差判断有无梗阻：① <15cmH$_2$O，无梗阻。② 15~22cmH$_2$O，可疑梗阻。③ >22cmH$_2$O，明确梗阻。滴入造影剂时还可在透视下观察梗阻的部位。

目前大多数情况下，利尿肾图已替代了有创的 Whitaker 试验，而后者仅用于上尿路极度扩张或肾功能较差的病人。

7. 多普勒超声肾阻力指数　尿路梗阻时发生肾积水，肾盂压升高，肾血管收缩，阻力增大。多普勒超声肾阻力指数可作为肾积水有无梗阻的辅助诊断检查。阻力指数（RI）的公式为：

RI =（最高收缩速率 – 最低舒张速率）/ 最高收缩速率

RI 的正常上限值为0.7。RI 高于0.7或病变侧 RI 高于对侧0.1，即可考虑存在梗阻。目前报告 RI 的敏感性和特异性分别为37% 和84%~100%。

8. CT和MRI　应用非增强CT扫描，以5~10mm断层扫描诊断输尿管结石肾绞痛的敏感性优于静脉尿路造影。螺旋CT的矢状或冠状切面成像，可明确尿路梗阻的性质、部位，还可为肾盂穿刺提供指导。CT发现的输尿管积水、肾周围渗出、肾积水、输尿管周围水肿、肾肿胀等，均为梗阻的继发征象。

MRI目前已广泛用于临床，对IVU上一侧尿路不显影疑有梗阻病变时，磁共振水成像（MRU）多可清晰显示肾积水的程度、梗阻部位和梗阻原因。而CT成像（CTU）仍需造影剂，对造影剂过敏或肾功能有损害者仍为禁忌。

9. 尿动力学检查　通过测定尿流率、充盈性膀胱压、尿道压力、压力/流量、膀胱压力、尿道外括约肌肌电图等，可明确或鉴别下尿路功能性或机械性梗阻病变，如前列腺增生、膀胱颈部挛缩、逼尿肌无力、神经源性膀胱、尿道狭窄等。

10. 尿道膀胱镜检查　尿道膀胱镜检可发现尿道狭窄、尿道瓣膜、膀胱颈部缩窄、输尿管异位开口、前列腺增生、前列腺癌、输尿管口囊肿、输尿管反流、膀胱挛缩等病变。对膀胱以上病变，可在膀胱镜下行输尿管插管逆行造影。对于尿道小的患儿，在无小儿膀胱镜时，可用输尿管镜替代。

11. 输尿管肾盂镜检查　输尿管肾盂镜具有直视、安全、有效等优点，已广泛应用于上尿路梗阻性病变的诊断和治疗。它不但可明确梗阻部位，还可对可疑病变进行活检，发现结石可行碎石术，对输尿管狭窄可行扩张或内切开术等。

【治疗】

1. 治疗原则　虽尿路梗阻治疗的方法可从最简单的插入导尿管、置入输尿管支架管，到最复杂的开放性回肠代输尿管或肾自体移植术等，但总的治疗原则为：尽早解除梗阻、去除病因、最大限度地保护肾功能、控制感染、预防并发症的发生。

在情况紧急、病人全身情况较差、梗阻原因不明或暂时无法去除病因时，应首先解除梗阻。可急诊作梗阻以上部位的尿液引流，如肾造瘘、输尿管造瘘、膀胱造瘘等。待病情稳定后，再进一步检查并进行去除病因的治疗。

梗阻合并感染可导致肾功能严重、迅速损害，除选择广谱、有效的抗生素外，应及早解除梗阻，行梗阻以上尿液引流。单侧感染严重至危及生命时，需急诊行患肾切除术。

梗阻病变造成肾功能衰竭时，可先行血液透析，以缓解肾衰竭。待全身状况改善后再作针对病因的治疗。

双侧输尿管完全性梗阻突发无尿者，如盆腔手术误扎输尿管、双侧输尿管结石嵌顿等，应尽早进行手术，引流尿液或重建尿路，以避免严重后果。

腔外恶性病变侵及输尿管，而原发病变已无法切除时，应立即放置双J管，以保障将肾盂尿引入膀胱，以保护患侧肾功能。

双侧肾积水考虑手术治疗时，若总肾功能尚可，应选择功能较差或病变较严重的一侧先手术；肾功能已明显损害者，则应选择功能较好的一侧先手术。

2. 非手术治疗　对可能自行缓解的梗阻病变，如炎症、水肿、输尿管小结石、间歇发作肾积水的肾下垂、早期的 UPJO 等，可采取非手术治疗，但必须作严密随访观察。良性前列腺增生虽可发展为慢性尿路梗阻，但大多数病人药物治疗可控制和缓解症状，仅少数病人需用手术解除梗阻。

对尿路梗阻可疑的病人，应定期行利尿肾图检查。一旦确定梗阻，应尽早行去除梗阻病因的手术。

尿路梗阻易继发感染，应定期作中段尿的常规和培养，及时应用敏感抗生素控制感染，避免发生顽固性反复发作的肾盂肾炎、肾积脓，甚至黄色肉芽肿性肾盂肾炎。

近年，Fitzgerald 等报道慢性输尿管部分梗阻的动物模型中，梗阻 14 天和 30 天后，患侧肾积水明显，组织学检查显示髓质和皮质的肾小管间质纤维化。而每天应用阿托伐他汀 50mg/kg 的动物，间质纤维化有明显改善，肾滤过功能也好得多。

3. 手术治疗　对凡能通过手术解除的梗阻病变，只要病人全身情况许可，均应及早进行手术，以去除病因，使肾功能得以恢复。

(1) UPJO 手术：UPJO 为肾积水的常见原因，手术指征包括伴随的梗阻症状、总肾功能损害、单侧肾功能进行性损害、并发结石、肾盂破裂、感染和高血压。手术的目标是去除梗阻、缓解症状、恢复正常尿流、保存和改善肾功能。

1) 开放性肾盂成形术 (open pyeloplasty)：可分为离断性和非离断性两大类。非离断性手术主要有 Y-V 成形术和肾盂转瓣成形术。离断性手术则以 Anderson-Hynes 肾盂成形术 (dismembered Anderson-Hynes pyeloplasty) 为代表。

肾盂成形术的基本要点为：①截除多余的扩张肾盂，以提高并维持肾盂内张力。②新的肾盂输尿管连接部应呈逐渐变细的漏斗状。③吻合口足够大，黏膜外翻，血供良好。④吻合口无张力。⑤吻合口应在肾盂最低位。⑥吻合口周围用脂肪保护，以防止吻合口粘连于肾下极或腰大肌而导致成角、再狭窄和无功能。⑦吻合口放置双J管或支架管。⑧吻合口以 5-0 或 6-0 可吸收缝线连续缝合。

开放性肾盂成形术已成为 UPJO 治疗的金标准，成功率高达 95% 以上。还可同时处理伴随的结石、畸形、瘢痕、纤维组织和异位血管等。成人病人仍建议放置内支架 2~4 周，有利于减少漏尿、狭窄、感染等并发症，缩短外引流管留置时间，缩短住院时间，降低费用。

2) 肾盂内切开成形术 (endopyelotomy)：1984

年 Ramsay 等应用"经皮肾盂松解术",1986 年 Badlani 等定名为"肾盂内切开成形术"。手术指征为适于手术治疗的 UPJO,尤其是可同时经皮处理的肾盂肾盏结石病人,还有开放或腹腔镜手术失败的病人。手术反指征为长段梗阻、伴有急性感染和未控制好的凝血障碍疾病。方法为经皮肾镜直视下肾盂内切开术(顺行),或经输尿管镜直视下肾盂内切开术(逆行),亦可用电切割丝气囊导管引导的切开术。有学者推荐用先插入支架再用热刀、冷刀或钬激光切开狭窄部的技术,可使切开更为精确。

Garber 等综合 12 家中心共 672 例经皮肾盂内切开的结果,成功率为 57%~100%,平均为 73.5%。狭窄段长度、病人年龄、梗阻为初发或复发、梗阻程度、肾功能、梗阻部位存在迷走血管等,均为影响成功率的因素。VanCangh 等(1994)总成功率为 74%,但有迷走血管者为 42%,无迷走血管者为 86%,重度梗阻者为 60%,轻度梗阻者为 81%。若去除迷走血管和重度梗阻,成功率可达 95%,与开放手术相似。Knudsen 等(2004)报道随访 55 个月的 80 例用冷刀和钬激光切开的病人,成功率仅为 67%。

逆行输尿管肾盂内切开术后 5 年的成功率为 70%~80%。尽管腔内超声和微创的螺旋 CT 血管造影可明显降低对迷走血管的损伤,但手术成功率还是低于开放和腹腔镜手术。

3)腹腔镜肾盂成形术(laparoscopic pyeloplasty):自 1993 年 Kavoussi 等报道成人首例和 1995 年 Peter 等报道小儿病例以来,腹腔镜和机器人辅助的腹腔镜肾盂成形术已广泛开展。可经腹腔或腹膜后径路手术。腹腔镜手术具有创伤小、住院时间短、恢复快等优点,手术成功率达 87%~99%。手术并发症率为 2%~12%,主要并发症为吻合口漏尿和再狭窄。转开放率低于 5%。Minnillo 等(2011)报道 155 例机器人辅助的腹腔镜肾盂成形术,随访 31.7 个月,成功率 96%,并发症率 11%,再手术率 3%,效果与开放手术相似。

但鉴于腹腔镜手术,尤其是机器人辅助的腹腔镜手术存在费用较高,置入双 J 管后需全麻下取出,住院时间延长等缺点,Ruiz 等仍主张对 2 岁以下儿童采用开放手术。作腰部 1.5~3.5cm 小切口,成形后 7Fr 肾盂造瘘管通过吻合口,以后在门诊拔除。

4)肾切除术:对 UPJO 引起的重度积水、肾皮质菲薄、放射核素检查患侧无功能时,可行肾切除术。但在下列情况下仍应考虑保留肾脏手术:①经皮肾造瘘后,60 分钟 IVU 片可见造影剂显影。②患侧肾盂尿 pH<7.3;③术中测定肾皮质厚度 >0.5cm;④术中肾组织冷冻切片发现,正常或接近正常的肾小球占 50% 以上。

5)输尿管肾下盏吻合术(ureterocalycostomy):肾内型肾盂或手术失败后肾门区瘢痕狭窄严重者,可行输尿管肾下盏吻合术。输尿管上端狭窄时可用肾盂旋转瓣修复,缺损太长时,可考虑用回肠替代全程输尿管术。

(2)巨输尿管的手术治疗:巨输尿管症有平滑肌凋亡增加、神经血管供应减少、细胞外胶原沉积增多的特征,初期仅为输尿管末端的功能性梗阻。反流性巨输尿管可保守治疗,但大多数梗阻性巨输尿管最终需手术治疗。手术时将狭窄段切除,扩张段输尿管裁剪整形后,再行输尿管膀胱再植术。为达到有效抗反流的目的,黏膜下隧道输尿管的口径与长度之比应达 1:4 至 1:5。小儿巨输尿管多为先天性病变,肌肉组织弹性和血供较好,切除梗阻段后,扩张的输尿管大多可自行恢复,不必强调输尿管裁剪整形术。

(3)膀胱输尿管反流:膀胱输尿管反流的主要原因为三角区和邻近输尿管的肌肉结构稀疏,壁间段黏膜下隧道长度不足。对行为治疗和药物治疗无效的病人,必须采取手术治疗。Sparks 等(2011)报道平均年龄 4.28 岁的 18 例患儿,注射过聚糖酐 / 透明质酸失败的患儿,与未注射的患儿比较,再次手术并无困难。常用输尿管再植术的方法有:①传统的膀胱黏膜下隧道法(Politano-Leadbetter)。②膀胱三角区前交叉法(Cohen)。③同侧黏膜下隧道延长再植法(Glenn-Anderson)。④保留输尿管周围肌肉的输尿管中线再植术(Gil-Vernet)。⑤膀胱外输尿管再植术(Lich-Gregoir)。

(4)输尿管狭窄的手术治疗:输尿管狭窄的常见原因有缺血、创伤、输尿管周围纤维化、放射、结核、感染和恶性肿瘤。原发性输尿管癌须行根治性肾输尿管全切除术。炎症病变,尤其是结核病变必须抗结核治疗后再处理狭窄。单纯输尿管狭窄的手术治疗有以下方法:

1)气囊扩张术:短于 2cm 的狭窄段,可采用顺行或逆行扩张处理。

2)输尿管内切开术:可经输尿管镜或肾镜技术作狭窄环的切开。术中须注意避开血管,即下端输尿管在前内方切开,中上端输尿管在侧面或后外侧切开。

3)气囊钢丝电切开术:与 UPJO 切开方式相同,须在透视下进行。但位于髂血管区的狭窄为本方法的禁忌证。

4) 开放性手术：切除狭窄段输尿管后，根据缺损的长度，可采取以下方法：①输尿管端-端吻合术：适用于输尿管缺损 2~3cm 的病例，应注意吻合口无张力。②输尿管膀胱再植术：输尿管下段或末端病变，切除后缺失 4~5cm 者，可作抗反流的输尿管膀胱再植术。③膀胱腰大肌固定术（psoas hitch）：适于输尿管下段狭窄切除后缺损 6~10cm，行再植术有困难者。④膀胱瓣成形术（Boari flap）：适用于下段输尿管缺损 12~15cm 者，须注意壁瓣的血供良好和吻合口无张力。神经源性无功能膀胱和挛缩膀胱不宜行本手术。⑤横过性输尿管-输尿管吻合术：（transureteroureterostomy）适于先天性输尿管畸形患儿和一侧输尿管太短的成人病人。主要禁忌证为患侧输尿管太短造成张力或扭曲，或对侧输尿管有病变。⑥肾脏游离下降术：适用于上段输尿管狭窄切除后，输尿管缺损在 5~8cm 以内的病人。⑦回肠代输尿管术（ileal ureteral replacement）：可分为全程和部分替代两类。全程替代者，游离回肠段近端与肾盂吻合，远端与膀胱吻合。若肾盂区有严重瘢痕或肾内型肾盂，则可行回肠肾下盏吻合术。由于回肠段的顺蠕动，不强调抗反流的吻合。部分替代适用于中下段输尿管缺损达髂血管以上者，近端回肠关闭，输尿管与回肠端侧吻合，远端回肠与膀胱吻合。血清肌酐 >2mg/dl、膀胱无功能、膀胱出口梗阻、回肠炎症、放射性肠炎均为此手术的禁忌证。⑧自体肾移植术：孤立肾或对侧肾功能差，其他方法不能修补的输尿管中、下段缺损，可行自体肾移植术。Kroepfl 等(2011)报道用颊黏膜游离移植治疗输尿管狭窄 7 例，其中 6 例加大网膜包裹，随访 18 个月，成功 5 例，移植段以下有狭窄 2 例。

（5）后尿道瓣膜的治疗：尽管后尿道瓣膜的诊断和治疗水平不断提高，但仍有 25%~40% 的患儿出生后进展为肾衰竭。因此，本症的治疗目标是保护肾功能和膀胱功能。治疗的常用方法有用冷刀、电切环和 Bugbee 电极钩将瓣膜切除。Sarhan 等分析 120 例影响肾功能因素时，发现术后最低血清肌酐值为唯一的独立预后因子，其他因子，如术前血清肌酐、肌酐清除率、肾实质的超声回波与远期肾功能也明显相关。

（6）良性病变：如输尿管平滑肌瘤、腔静脉后输尿管、髂动脉后输尿管等，可行局部切除、成形，去除病因，解除梗阻，恢复尿路的连续性。

（7）各种恶性肿瘤造成的尿路梗阻：排除远处转移后，能进行腔内治疗者，如膀胱肿瘤和伴有膀胱出口梗阻的前列腺癌，可作经尿道切除术。其余病人应积极施行原发肿瘤的根治性切除术，如胃肠道、妇科、泌尿生殖系、腹膜后肿瘤的根治术，随后作相应的辅助治疗。但诊断时有严重梗阻者，应先采取膀胱镜下放置双J管或经皮肾造瘘引流，待梗阻解除，肾功能好转后，再行原发肿瘤的根治术。

（叶 敏）

参 考 文 献

［1］叶敏，朱英坚，王伟明，等. 经尿道汽化切除治疗伴膀胱出口梗阻的晚期前列腺癌[J]. 中华泌尿外科杂志，2007，28 (8)：544-547.

［2］ANSARI M S, SURDAS R, BARAI S, et al. Renal function reserve in children with posterior urethral valve: a novel test to predict long-term outcome [J]. J Urol, 2011, 185 (6): 2329-2333.

［3］AUSTIN P F, CAIN M P, RINK R C. Nephrostomy tube drainage with pyeloplasty: Is it necessarily a dad choice? [J]. J Urol, 2000, 163 (5): 1528-1530.

［4］BAR-YOSEF Y, CASTELLAN M, JOSHI D, et al. Salvage dextranomer-hyaluronic acid copolymer for persistent reflux after ureteral reimplantation: early success rates [J]. J Urol, 2011, 185 (6 Suppl): 2531-2534.

［5］BAYNE A P, LEE K A, NELSON E D, et al. The impact of surgical approach and urinary diversion on patient outcomes in pediatric pyeloplasty [J]. J Urol, 2011, 186 (4 Suppl): 1693-1698.

［6］CANNON G M, ARAHNA A A, GRAHAM D A, et al. Improvement in vesicoureteral reflux grade on serial imaging predicts resolution [J]. J Urol, 2010, 183 (2): 709-713.

［7］CUTRONEO G, ARENA S, ANASTASI G, et al. Altered cytoskeletal structure of smooth muscle cells in ureteropelvic junction obstruction [J]. J Urol, 2011, 185 (6): 2314-2319.

［8］EDEN C G. Minimally invasive treatment of ureteropelvic junction obstruction: a critical analysis of results [J]. Eur Urol, 2007, 52 (4): 983-989.

［9］FARRUGIA M K, STEINBRECHER H A, MALONE

P S. The utilization of stents in the management of primary obstructive megaureters requiring intervention before 1 year of age [J]. J Pediatr Urol, 2011, 7 (2): 198-202.

[10] FITZGERAID J P, CHOU S Y, FRANCO I, et al. Atorvastatin ameliorates tubulointerstitial fibrosis and protects renal function in chronic partial ureteral obstruction cases [J]. J Urol, 2009, 182 (4 Suppl): 1860-1868.

[11] FREILICH D A, PENNA F J, NELSON C P, et al. Parental satisfaction after open versus robot assisted laparoscopic pyeloplasty: result from modified Glasgow Children's Benefit Inventory Survey [J]. J Urol, 2010, 183 (2): 704-708.

[12] GILL I S, SAVAGE S J, SENAGORE A J, et al: Laparoscopic ileal ureter [J]. J Urol, 2000, 163 (4): 1199-1202.

[13] HEIKKILÄ J, RINTALA R AND TASKINEN S. Vesicoureteral reflux in conjunction with posterior urethral valves [J]. J Urol, 2009, 182 (4): 1555-1560.

[14] HEIKKILÄ J, HOLMBERG C, KYLLÖNEN L, et al. Long-term risk of end stage renal disease in patients with posterior urethral valves [J]. J Urol, 2011, 186 (6): 2392-2396.

[15] KOJIMA Y, UMEMOTO Y, MIZUNO K, et al. Comparison of laparoscopic pyeloplasty for ureteropelvic junction obstruction in adult and children: lessons learned [J]. J Urol, 2011, 185 (4): 1461-1467.

[16] KROEPFL D, LOEWEN H, KLEVECKA V, et al. Treatment of long ureteric stricture with buccal mucosal grafts [J]. BJU Int, 2010, 105 (10): 1452-1455.

[17] MINNILLO B J, CRUZ J A S, SAYAO R H, et al. Long-term experience and outcomes of robotic assisted laparoscopic pyeloplasty in children and young adults [J]. J Urol, 2011, 185 (4): 1455-1460.

[18] NGUYEN H G, CHAMIE K, NGUYEN K G, et al. Outcomes after pediatric ureteral reimplantation: a population based ananlysis [J]. J Urol, 2011, 185 (6): 2292-2297.

[19] OH B R, KWON D D, PARK K S, et al. Late presentation of ureteral injury after laparoscopic surgery [J]. Obstet Gynecol, 2000, 95 (3): 337-339.

[20] ORMAECHEA M, RUIZ E, DENES E, et al. New tissue bulking agent (polyacrylate polyalcohol) for treating vesicoureteral reflux: preliminary results in children [J]. J Urol, 2010, 183 (2): 714-718.

[21] PANTUCK A J, HAN K R, PERROTI M, et al. Ureteroenteric anstomosis in continent urinary diversion: Long-term results and complications of direct versus nonrefluxing techniques [J]. J Urol, 2000, 163 (2): 450-455.

[22] PAYABVASH S, KAJBAFZADEH A M, TAVANGAR S M, et al. Myocyte apoptosis in primary obstructive megaureters: the role of decreased vascular and neural supply [J]. J Urol, 2007, 178 (1): 259-264.

[23] RUIZ E, SORIA R, ORMAECHEA E, et al. Simplified open approach to surgical treatment of ureteropelvic junction obstruction in young children and infants[J]. J Urol, 2011, 185 (6 Suppl): 2512-2516.

[24] SARHAN O M, EL-GHONEIMI A A, HELMY T E, et al. Posterir urethral valves: multivariate analysis of factors affecting the final outcome [J]. J Urol, 185 (6): 2491-2496.

[25] SORENSEN M D, DELOSTRINOS C, JOHNSON M H, et al. Comparison of the learning curve and outcomes of robotic assisted pediatric pyeloplasty[J]. J Urol, 185 (6): 2517-2522.

[26] SPARKS S, DECAMBRE M, CHRISTMAN M, et al. Salvage ureteral reimplantation after failure of dextranomer/hyaluromic acid injection [J]. J Urol, 2011, 186 (1): 257-260.

[27] WHITTAM B M, THOMASCH J R, MAKARI J H, et al. Febril urinary tract infection after ureteroneocystostomy: a contemporary assessment at a single institution [J]. J Urol, 2010, 183 (2): 688-693.

[28] YIEE J H, BASKIN L. Use of internal, external transanastomotic stent or no stent during pediatric pyeloplasty: a decision tree cost-effectiveness analysis [J]. J Urol, 2011, 185 (2): 673-681.

第七十一章
泌尿男性生殖系统损伤

泌尿男性生殖系统损伤(genitourinary tract trauma)的原因常因社会、经济、环境和地理等因素而有不同。由于诊断方法的改进,治疗方法的变化,以及复苏处理的突破性进展,泌尿男性生殖系统损伤的诊疗水平不断提高。对于清醒病人应详细了解受伤情况,对于昏迷病人应注意腰、腹部及外生殖器有无伤痕、出血、青紫、肿胀等,为初步诊断提供线索。当有腹部贯穿性损伤时,除血流动力学不稳定的严重病人需立即手术探查外,一般应争取行腹部影像学检查。对于钝性损伤则往往可在检查后再确定治疗方针。医源性损伤的发生率近年来有所增加。泌尿男性生殖系统损伤可与颅脑损伤,腹内其他器官损伤,周围血管损伤,骨盆或四肢骨折等同时发生。当其他损伤表现突

出时,泌尿男性生殖系统损伤易被忽视。反之,当泌尿男性生殖系统损伤表现明显时,亦应注意其他器官损伤的可能。损伤性大出血时,在按损伤控制性复苏(damage control resuscitation)要求处理后,再行进一步检查处理。多器官损伤时,应行复苏处理及多部位检查,以了解损伤的总体情况,并根据轻重缓急进行处理。因泌尿系统损伤本身除极少数肾蒂断裂或严重肾实质断裂以及骨盆骨折大出血外,并不直接威胁生命,肾损伤形成后腹膜血肿后,往往自行填塞止血。可根据复苏情况及检查结果,决定治疗方案。放置导尿管有利于观察有无血尿和记录尿量,尤其是昏迷病人,需要时亦可进行膀胱造影。若尿道口有血迹,提示有尿道损伤可能,应予以注意。

第一节 肾 损 伤

大多数肾损伤(renal trauma)是由钝性损伤(blunt trauma)所致。贯穿性肾损伤(penetrating renal trauma)往往伴有腹内其他脏器损伤。病变肾如积水或肿瘤易遭致损伤。医源性损伤(iatrogenic trauma)是肾血管损伤的重要原因之一。近年来,由于螺旋 CT 的应用使肾损伤的分类更为精确,治疗方法的选择更有依据;由于超选择动脉造影和栓塞的应用,使非手术治疗指征扩大,保留肾的可能性大为提高,严重并发症的发生明显减少。肾损伤诊断治疗水平明显提高。

常用的肾损伤分类是 1989 年由美国创伤外科学会制定的五级分类法:Ⅰ级——挫伤,包膜下血肿;Ⅱ级——肾实质裂伤 <1cm,无尿外渗,肾周局

限性血肿;Ⅲ级——肾实质裂伤 >1cm,无收集系统破裂或尿外渗;Ⅳ级——肾实质裂伤贯通肾皮质、髓质和收集系统,肾动脉、静脉主干损伤;Ⅴ级——肾粉碎性损伤,肾门撕裂无血供。在应用过程中发现Ⅳ级和Ⅴ级分类不够严谨,也不能精确地用于指导实践。近年来,有主张将不同程度的收集系统损伤伴尿外渗、节段血管损伤、肾盂撕裂和/或肾盂输尿管连接部断裂定为Ⅳ级,肾主干血管裂伤或肾动脉主干断裂或肾静脉血栓形成定为Ⅴ级。也有主张依据肾周血肿大小(最长径 >3.5cm)、肾裂伤位置和程度(肾外侧裂伤 <内侧 <复合)以及有无血管造影剂外渗将Ⅳ级分为Ⅳa 和Ⅳb。无/有 1 项为Ⅳa,有 2~3 项为Ⅳb。有利于治疗决策确定。

【肾损伤的表现与检查】

腰、腹部损伤后肉眼或镜下血尿,腰部青紫,下份肋骨骨折及肾区或其邻近部位的贯穿伤,均提示有肾损伤可能。血尿程度与损伤程度并不一致,损伤未累及收集系统时,或肾血管断裂及输尿管断裂等严重损伤,均不出现血尿。

影像学检查能确定损伤部位及其严重程度。静脉肾盂造影已很少应用。B型超声检查简捷而无创,能立即提供肾实质损伤情况、有无血肿和尿外渗以及腹膜后间隙的粗略情况。CT已成为肾损伤的主要检查手段。影像学检查的指征是:腹部钝性损伤伴肉眼血尿或镜下血尿伴休克(收缩压<90mmHg);贯穿性腹部损伤,不论有无血尿;腹部其他重要脏器损伤可能。有可能导致肾损伤的受伤机制,如高处跌落臀部着地,下份肋骨骨折,脊柱横突骨折等。儿童腹部钝性损伤不论其血尿程度,均应施行CT检查。不同时期的增强CT可显示急性出血部位,肾实质损伤及造影剂外渗情况,对进一步治疗的决策有指导意义,若病人情况允许,应收集各不同时期的图像。插管动脉造影偶尔作为首选检查,而更多是用于CT检查后的超选择动脉栓塞。

【肾损伤的处理】

首先进行紧急处理,并初步判断有无多器官损伤。病情稳定后行进一步检查。根据损伤机制、临床表现及检查结果,对损伤作全面评估,制订治疗决策。

1. 钝性肾损伤处理原则　Ⅰ~Ⅲ级钝性肾损伤应用非手术治疗,Ⅳa级损伤仍可采用非手术治疗,Ⅳb和Ⅴ级损伤可采用血管栓塞、修补或肾切除。近来大多数钝性肾损伤采用了非手术治疗,包括卧床休息,预防应用抗生素,密切观察血尿和局部情况,测定血红蛋白、红细胞数和血细胞比容等。手术探查的适应证如下:血流动力学不稳定的钝性损伤,影像学检查伤肾形象不清晰,肾血管损伤,活跃性出血,血管栓塞失败,肾盂严重撕裂或肾盂输尿管完全断裂,持续性尿漏。近来,由于超选择血管栓塞的广泛应用,手术治疗以控制出血的需要大为减少,肾切除率明显降低。今后再生医学可能在这类肾损伤病人的治疗中起重要作用。

2. 贯穿性肾损伤处理原则　贯穿性肾损伤经复苏处理后,若血流动力学仍不稳定,应立即手术探查。枪伤所致者,因损伤范围及强度大,应及早探查。刺伤所致者,若病情稳定,又无其他需立即手术探查的脏器损伤时,可在全面检查对损伤程度充分了解后,参照钝性肾损伤处理原则作出决策。

3. 医源性肾损伤处理原则　经皮肾手术广泛开展后,医源性肾损伤也偶有发生,如严重出血,尿外渗,大量冲洗液吸收,感染,结肠穿孔,动静脉瘘,气胸等。超选择血管栓塞可有效控制保守治疗无效的出血。尿外渗往往是由于收集系统损伤所致,必要时应修补或引流。大量冲洗液吸收会导致代谢性酸中毒,低钠血症,低钾血症,肠麻痹,应严密观察,纠正酸中毒,引流和其他支持疗法。

4. 手术治疗应注意的问题　①术前应根据病情采用不同方法确定对侧肾的功能和形态。②对大多数病人宜采用经腹直切口,以便全面探查。③探查暴露肾脏前,先控制肾蒂,以防止无法控制的出血和保护肾脏。④以保留肾脏为主要目的选择手术方式。⑤注意保留包括无血管供应肾段的包膜,肾包膜是最好的创面覆盖材料。⑥用可吸收缝线修补收集系统,用相同缝线结扎暴露于肾断面的血管。⑦肾下极创面修复后,置脂肪组织于肾下极和肾盂、输尿管间,以防止粘连引起继发梗阻。⑧清除全部血肿,引流外渗尿液。

【肾损伤的并发症】

早期并发症除出血和尿外渗外,主要是腹膜后和全身感染。后期并发症有继发性肾功能减退,尿路感染,结石形成,肾积水,肾性高血压,动静脉瘘,假性动脉瘤等。继发性肾功能减退可由于肾血管并发症引起肾实质萎缩或纤维化所致,也可由于集合系统瘢痕愈合导致肾积水引起。缺血性肾梗死,肾节段萎缩,包膜下或肾周血肿机化压迫可引起肾性高血压。定期随访,及早发现,及时正确处理,能防止并发症的发生。

【多器官损伤治疗原则】

先处理严重和紧急的损伤。腹部手术探查时宜采用直切口,首先控制出血及确定脏器损伤情况,并根据伤情进行相应的处理。

术中探查肾脏的适应证是腹部钝性损伤伴广泛或搏动性血肿,肾脏无功能及贯穿性损伤伴腹膜后血肿。若影像学检查已确定肾损伤程度而选择非手术治疗,不必再探查肾脏。未做检查或已确定肾损伤程度需手术干预者,应同时探查肾脏。在探查肾脏前,应先控制肾血管,以防止无法控制的出血而被迫切除肾脏。最难处理的多器官损伤是肾、胰联合损伤,尿瘘和胰瘘的发生率高,并发症多且严重。处理原则是分侧分别引流胰和肾,彻底清除坏死组织,胰与肾间置入大网膜,肾收集系统修补牢靠,无张力并放置支架。除非肾本身无法修补,不必为了防止并发症的发生而行肾切除。

(唐孝达)

第二节 输尿管损伤

由于输尿管的解剖特点,外伤所致之输尿管损伤(ureteral trauma)少见。腹部贯穿性损伤尤其是枪伤应注意有无输尿管损伤。钝性减速性损伤应注意有无肾盂输尿管交界处断裂。医源性损伤已成为输尿管损伤的最主要原因,其发生率依次为妇产科手术,腔内泌尿手术和结肠直肠手术。

【医源性损伤的处理】

医源性损伤的病变和表现因损伤方式和程度各异,处理方法也因发现时间、损伤机制、程度、部位和局部条件而不同。术中输尿管被切开或切断,因常有尿液流出能被及时发现,可行修补或吻合。术中误扎、误缝和钳夹输尿管往往被忽略,常于漏尿或出现输尿管梗阻后始被发现,若在术中发现可立即解除,并放置双 J 管 4~6 周;若术中未发现,而于术后 24 小时后才发现,不应再手术,宜试行放置双 J 管或施行肾造瘘,2~3 个月后再行手术修复。手术中用作解剖和止血器械的能量也能导致输尿管血液供应或尿路上皮损伤,术中发现可放置双 J 管。放射治疗可影响输尿管血供,常在术后数月因狭窄导致梗阻始被发现。输尿管镜检查和治疗可导致输尿管黏膜损伤,假道形成,穿孔,甚至输尿管撕脱,大多数损伤采用支架放置即可。术前输尿管插管有利于辨认输尿管,但不能完全避免损伤。B型超声检查可发现由于梗阻所致之肾积水。静脉注射靛胭紫及膀胱内注入亚甲蓝能鉴别输尿管瘘和膀胱瘘。静脉尿路造影或 CTU 能确定诊断和进行定位。

【外伤性输尿管损伤的处理】

腹部损伤所致的输尿管损伤往往伴有腹内多器官损伤,因无特征性表现,常不易被发现。出现血尿对诊断有帮助。静脉尿路造影显示造影剂外溢,输尿管移位,肾不显影或积水。CT 检查肾实质无损伤表现,无肾周血肿,而有造影剂外溢或输尿管无造影剂显示,提示输尿管损伤。输尿管肾盂连接处撕脱仅有尿外渗而无血尿,易被忽略。增强 CT 延迟摄影可发现。腹部损伤手术探查时,若怀疑有输尿管损伤,可静脉注射靛胭紫,确定是否有损伤及其部位。

【输尿管损伤的手术治疗】

应根据损伤部位、性质、确诊时间及有无其他脏器损伤选择治疗方法。上、中段输尿管损伤可选择直接吻合,下段输尿管损伤选择输尿管膀胱再植(ureteroneocystostomy)。输尿管缺损 >4cm 时,上段输尿管可采用回肠或阑尾替代输尿管,跨越中线与对侧输尿管端侧吻合(transureteroureterostomy TUU)和自体肾移植;中段输尿管可采用 TUU,中、下段输尿管可采用腰大肌悬吊(psoas hitch)或膀胱壁瓣(Boari's flape)施行输尿管膀胱再植术。全长输尿管损伤可采用回肠代输尿管。若延迟诊断,应先行尿液转流,延期施行重建手术。枪伤所致者,因输尿管坏死较广泛,应清除不健康或无生命组织。

输尿管修复与重建的原则是:清除无生命组织;应用可吸收缝线;匙形吻合或对称位置纵向切开两端输尿管壁,一端切开处与另一端未切开处缝合;黏膜对位正确;吻合无张力和放置支架管。

(唐孝达)

第三节 膀 胱 损 伤

膀胱受骨盆保护一般不易损伤。当膀胱充盈或有病变时,易遭致损伤。

【膀胱损伤的病因与分类】

膀胱损伤(bladder trauma)的原因有腹部钝性损伤,腹部贯穿性损伤,骨盆骨折和医源性损伤。根据损伤程度分为挫伤,腹膜内破裂和腹膜外破裂。可合并腹部其他器官损伤或尿道损伤。膀胱充盈时遭受外力打击,易导致腹膜内膀胱破裂。大多数钝性腹膜外膀胱破裂是由于骨盆骨折所致。通过对腹膜外膀胱破裂位置的分析发现,大多数发生在远离骨折部位,发生率最高的部位是膀胱顶部,而骨折区即膀胱前面靠近膀胱颈部处的撕裂仅占35%,提示其发生机制除以前认为的骨片直接损伤外,更多见的是由于压力胀破或骨盆结构破坏导致的剪力损伤所致。贯穿性膀胱损伤大多数为腹膜内和腹膜外联合损伤。常见的医源性损伤原因是异常分娩,盆腔肿瘤手术,经尿道腔内手术。

【膀胱损伤的诊断】

外伤后出现血尿、下腹疼痛、排尿困难及腹膜激惹症状,提示有膀胱损伤可能。腹膜外膀胱破裂的尿外渗范围一般局限于膀胱周围间隙,当尿生殖膈同时破裂时,尿外渗范围扩大,可发展至阴囊、前腹壁、阴茎等处。腹膜内膀胱破裂尿外渗至腹腔内,呈现腹膜激惹征象。膀胱造影是确诊膀胱破裂的主要手段,可显示膀胱周围造影剂外溢或造影剂进入腹腔。疑有后尿道损伤时,在放置导尿管前应做逆行尿道造影,以免加重损伤。前后位摄片常不能发现较小的破裂所致的尿外渗,应同时做斜位及放出造影剂后摄片,以显示膀胱充盈时不能发现的腹膜外造影剂外渗。膀胱注水试验在无其他诊断条件时可以应用,但必须严格注意无菌技术。

【膀胱破裂的治疗】

各种原因引起的腹膜内膀胱破裂和贯穿性膀胱损伤应手术治疗。手术时应探查腹腔,了解有无其他器官损伤。若腹腔内有血性液体,更应全面探查。手术修复原则是清除损伤组织,用可吸收缝线分层缝合,清除腹腔内渗液,膀胱周围间隙引流和尿液转流。是否施行耻骨上膀胱造瘘有争议。外伤或内腔镜操作所致之腹膜外膀胱破裂,若无感染或严重出血,均可通过导尿管持续引流2~3周后愈合。若因其他原因需手术探查时,应避免从膀胱侧面的血肿处进入,以避免减压后再次出血,或导致血肿感染和盆腔脓肿形成。宜从膀胱顶部切开膀胱,从膀胱内进行修补,并作耻骨上膀胱造瘘。若腹膜外膀胱破裂伸展至膀胱颈部,修补时应仔细重建颈部,以免影响尿液控制。

(唐孝达)

参 考 文 献

[1] CURRY N, DAVIS P W. What's new in resuscitation strategies for the patient with multiple trauma? [J]. Injury, 2012, 43 (7): 1021-1028.

[2] BUCKLEY J C, MCANINCH J W. Revision of Current American Association for the Surgery of Trauma Renal Injury Grading System [J]. J Traum, 2011, 70 (1): 35-37.

[3] DUGI D D, MOREY A F, GUPTA A, et al. American Association for the Surgery of Trauma Grade 4Renal Injury Substratification Into Grades 4a (Low Risk) and 4b (High Risk) [J]. J Urol, 2010, 183 (2): 592-597.

[4] DELACROIX S E, WINTERS J C. Urinary Tract Injures: Recognition and Management [J]. Clin Colon Rect Surg, 2010, 23 (2): 104-112.

第四节　尿 道 损 伤

尿道损伤是泌尿系统常见损伤,多发生于男性青壮年。男性尿道由尿生殖膈分为前尿道及后尿道。自尿生殖膈下筋膜至尿道外口为前尿道,包括球部尿道及悬垂部尿道,位于会阴部;自尿生殖膈下筋膜至尿道内口为后尿道,包括膜部尿道及前列腺部尿道,位于盆腔内。由于解剖位置不同,前、后尿道的致伤原因、临床表现、治疗方法、并发症及后遗症也不尽相同。

【致伤原因及分类】

尿道损伤平时以闭合性损伤最常见,主要由会阴部骑跨伤和盆骨骨折所致,少数为医源性损伤。会阴骑跨伤多因伤员从高处跌下或摔倒,会阴部骑跨于硬物,损伤大多在球部尿道,少数同时伤及膜部尿道;骨盆骨折特别是耻骨骨折多由交通事故或建筑物倒塌所致,极易并发后尿道损伤。尿道开放性损伤多见于战时火器伤及利器伤,平时偶见于牲畜咬伤、牛角刺伤等,伤情复杂,常并发阴茎、睾丸、直肠伤或其他脏器伤、治疗较困难。

按尿道损伤的部位,分为前尿道损伤和后尿道损伤两种类型。前尿道损伤中绝大多数为球部尿道损伤;后尿道损伤中以膜部尿道损伤及前列腺尖部尿道损伤较常见。按尿道损伤程度分为挫伤、破裂和断裂三种类型。

【临床表现及诊断】

尿道损伤主要的临床表现有休克、尿道出血、疼痛、排尿困难及尿潴留、血肿及瘀斑、尿外渗。

骨盆骨折后尿道损伤或合并其他内脏损伤者常发生休克。休克的程度多与损伤的程度一致,出血性休克是早期主要死亡原因之一。

前尿道损伤后,不排尿时即有鲜血自尿道口滴出,伴有局部疼痛,排尿时疼痛加剧并向阴茎头及会阴部放射。后尿道损伤则多表现为尿初或终末血尿,疼痛可放射至肛门周围、耻骨区及下腹部。

严重挫伤或尿道破裂者可发生排尿困难,数次排尿后甚至尿潴留。尿道断裂后则完全不能排尿。尿道破裂或断裂后,损伤部位可形成血肿及阴囊会阴瘀斑,尿液亦可经破损的尿道渗至周围组织内,形成尿外渗。伤后有频繁排尿者更易发生尿外渗。尿外渗的部位、范围和蔓延方向,与尿道损伤的部位和局部解剖有密切的关系。球部尿道损伤时,尿外渗先积聚于会阴浅袋内,使阴囊肿胀;若继续发展,可沿会阴浅筋膜蔓延至会阴、阴茎;再向上,可蔓延至腹壁下组织。由于尿生殖膈的限制,球部尿道损伤的尿外渗不能渗入盆腔内。后尿道损伤时,尿外渗积聚于盆腔内前列腺及膀胱周围,尿生殖膈若未破损,尿外渗不能进入会阴浅袋内;若已破损,阴囊及会阴部亦可出现尿外渗。尿外渗若未及时处理,或继发感染,可导致组织坏死、化脓,严重者可引起脓毒症。局部坏死及感染,可形成尿瘘。

依据外伤史及临床表现,尿道损伤的诊断并不困难。诊断应确定以下问题:①外伤后血尿是否系尿道损伤所致。②明确损伤部位。③判明损伤程度。④有无其他脏器合并伤和需要紧急处理维持生命体征的情况。除仔细的局部及全身检查外,应合理地进行以下检查:直肠指诊必须进行,它对确定尿道损伤的部位、程度及是否合并肛门直肠伤,可提供重要线索。前尿道损伤时,一般直肠指诊正常。后尿道断裂,指诊可发现前列腺向上移位,漂浮感,还可触及由血肿和尿外渗所致的前列腺周围饱满和肿胀。指套有血迹,说明合并直肠损伤。疑有骨盆骨折者,应先行骨盆平片检查。诊断性导尿检查有可能加重局部损伤的程度,加重出血,增加感染机会,对已疑为尿道断裂者,不宜使用。在无法判明尿道是否完全断裂时,应在严格无菌条件下轻柔地试插双腔气囊导尿管,若一次试插成功,提

示尿道损伤不重,可妥善固定保留导尿管作为治疗,不要任意拔除;若试插失败,切勿反复试插加重损伤和出血。疑为儿童后尿道损伤伤员,可先行排泄性尿路造影,如见膀胱位置明显抬高,呈泪滴状,或造影剂溢入盆腔内,均提示后尿道断裂或破裂,可避免诊断性导尿和逆行尿道造影的刺激。部分后尿道损伤但无会阴血肿和尿外渗,诊断导尿也未成功者,可考虑行尿道逆行造影判明损伤的具体部位和程度。对于严重休克者,不可只注意尿道损伤的诊断,应警惕有无盆腔大血管损伤及其他脏器合并伤,必要时应果断采取措施,在稳定生命体征的同时行探查性手术。

【治疗】

尿道损伤的治疗包括全身治疗、局部治疗和对合并伤的治疗。全身治疗包括防治休克、防治感染及预防创伤并发症。对威胁生命的其他脏器伤及大血管损伤,应先予以处理,待伤情稳定后再处理尿道伤。局部治疗包括:恢复尿道的连续性,引流膀胱尿液,彻底引流尿外渗。

对于尿道挫伤,无排尿困难者,不需要特殊治疗。有排尿困难或出血者,留置导尿管。

对于损伤后 72 小时之内的闭合性或损伤后 24 小时之内的开放性球部尿道破裂或断裂,应行急诊一期尿道修补吻合术,恢复其解剖连续性。如外伤至就诊超过上述时间,行耻骨上膀胱造口,待二期手术处理可能发生的尿道狭窄。有尿外渗者,应广泛切开引流。

对于后尿道破裂或断裂并有骨盆骨折的局部治疗,需辨别不同情况选择治疗方法。单纯耻骨上膀胱造瘘术或尿道会师术虽简单,但尿道狭窄的发生率很高。一期尿道修补吻合术能达到满意的解剖复位,效果好,但技术难度大,伤员情况严重者难以承受。上述两种方法应根据具体情况选用。如伤员一般情况尚好,骨盆环稳定,医院具备完成手术的技术条件,损伤在 72 小时之内可施行急诊一期尿道修补吻合术。不具备上述条件者或损伤已超过 72 小时,可施行尿道会师牵引术或单纯耻骨上膀胱造口术。尿道会师牵引术手术操作简便,可使断裂的尿道断端再靠拢而可望取得较好的疗效,是一种较为稳妥的方法。前列腺尖端用丝线牵引穿出会阴以纱布卷垫衬结扎固定,尿道留置气囊导尿管作支架,亦为一简单有效的治疗方法。尿道会师牵引术因为不是直视下操作,达到准确的解剖复位很难,所以仍有不少尿道狭窄发生,需要二期手术。

对合并直肠伤者,初期处理需行结肠造口及耻骨上膀胱造口,待直肠及尿道损伤修复后,再择期关闭结肠造口。

女性尿道损伤较男性少见,可由锐器直接致伤,亦可由骨盆骨折引起。可致尿道撕裂、破裂、断裂、撕脱、部分或完全缺损。常并发阴道及直肠损伤。治疗强调早期行一期修补吻合术,以恢复尿道功能。

【并发症及后遗症】

尿道损伤特别是后尿道损伤及合并其他脏器损伤者,可发生严重并发症。伤后早期并发症为创伤-出血性休克,长时间休克可导致急性肾衰竭和心血管功能衰竭。感染为另一早期严重并发症。创伤及尿外渗感染可使局部化脓、坏死、继发性大出血、尿瘘形成、盆腔脓肿、耻骨骨髓炎等,严重者可发生脓毒症甚至死亡。肺部感染和尿路感染亦十分常见。应注意观察和防治。

尿道损伤的主要后遗症有:外伤性尿道狭窄或闭塞、男性勃起功能障碍,尿失禁。

1. 外伤性尿道狭窄 男性外伤性尿道狭窄的部位与损伤部位一致,多位于球部尿道和后尿道,有的甚至发生尿道闭塞。多因尿道损伤严重、初期处理不当和处理不及时所致。

排尿困难是尿道狭窄最主要的症状,轻者仅表现尿线变细,排尿时间延长;重者尿不成线,滴沥,甚至不能排尿。在早期膀胱功能尚好对,可出现尿急、尿频、尿不尽、遗尿;当膀胱功能失代偿时,出现残余尿、尿潴留,进而发生充溢性尿失禁。严重者可发生上尿路积水,尿路感染及尿路结石,出现程度不等的肾功能损害。

诊断除依据病史、临床表现及体格检查外,应进行尿道探子检查,尿道造影检查及尿道超声检查,以明确狭窄部位、长度、程度,以及有无假道、憩室、结石、瘘管等并发症。有感染者,应行尿细菌学检查。疑有上尿路病变者,应行排泄性尿路造影检查。内镜检查亦有助于确定诊断。

外伤性尿道狭窄的治疗方法较多,每种方法均有其指征和局限性,应根据不同的病理情况,选用不同的治疗方法。

尿道扩张术对尿道狭窄较轻或短段狭窄者多可奏效。扩张手法必须轻柔,切忌盲目的强行扩张,否则有引起尿道破损、大量出血、假道形成等并发症。有感染者应控制后再扩张。狭窄处管腔细小者,可借助丝状探条引导进行扩张。对长段狭窄,严重狭窄,或经常扩张效果欠佳者,应果断改变治疗策略。

切除尿道狭窄段并行尿道对端吻合术,仍为目前国内外普遍采用的有效方法。球部及膜部尿道狭窄,手术可经会阴途径;高位狭窄、长段后尿道狭窄或儿童后尿道狭窄,可经耻骨联合途径。尿道成形术的关键是彻底切除瘢痕段,尿道无张力吻合,避免尿道与假道吻合。缺损的尿道可用尿道自身、阴茎皮肤或阴囊皮肤成形,或用带蒂皮瓣、膀胱黏膜、口颊黏膜等组织移植以代替尿道。根据尿道缺损的程度,手术可一期完成,亦可分期进行。对后尿道狭窄瘢痕切除后长段缺损,可采用膀胱颈-尿道直针吻合技术恢复尿道连续性。尿道拖入术(pull through operation)用以治疗后尿道狭窄,也有一些成功的经验。

腔内手术治疗单纯简单的尿道狭窄疗效确切。除内镜下尿道内冷切开外,还可辅以电切、内镜下液电冲击波及激光治疗。腔内治疗对尿道狭窄程度较轻、范围较局限者具有肯定的疗效,是治疗这类狭窄的首选方法。对于复杂性尿道狭窄,特别是长段狭窄、有假道形成或合并有周围脏器损伤者,上述方法不能奏效者,可采用各种尿道成形术。

并发尿道周围感染、尿道瘘者应先行膀胱造口,炎症消退后再施行尿道修复手术。合并尿道直肠瘘者,应先行结肠造口,再择期行尿道修复手术。

尿道狭窄可发生许多并发症,以尿道周围炎、尿道周围脓肿、尿道瘘较常见,这些并发症可使尿道狭窄进一步加重。此外,还可发生继发性尿道憩室、尿道结石、前列腺炎、附睾炎、附睾睾丸炎等。

女性尿道损伤后发生尿道狭窄或闭塞者,往往出现尿道缺损、尿道阴道瘘及尿失禁,多需手术治疗。若狭窄较局限,尿控功能尚好,可行腔内治疗。若狭窄段长,尿道短缩及尿失禁,则应行尿道成形手术。

2. 男性勃起功能障碍 男性勃起功能障碍(erectile dysfunction,ED)是骨盆骨折后尿道损伤后的另一严重后遗症。骨盆骨折后尿道损伤后ED的发生率各家报道自2.6%至50%不等。ED发生率的差异可能与各家病例损伤程度、手术处理方式以及随访时间等因素有关。发生ED的原因可能为器质性因素,亦可能为心理性因素。器质性因素是,在骨盆骨折尿道损伤的同时引起供应阴茎的神经、血管损伤。支配阴茎海绵体的神经血管束走行于前列腺部尿道的后侧,当发生坐骨支骨折或碟形骨折时,易使走行于Alcock管内的阴部内动脉和阴部神经受到损伤;骨盆骨折的剪力作用使前列腺及膜部尿道断裂时,也同时损伤此段阴部内动脉和勃起神经,从而发生血管性 ED 和 / 或神经性 ED。ED 的发生率与损伤程度有关系,耻骨双骨折、耻骨联合分离骨折等,ED 的发生率较高。有人报道尿道损伤后 ED 的发生率与年龄呈正相关,年龄小的病人,外伤后神经和血管功能能易较年长者恢复快,故日后 ED 的发生率较低。心理因素与外伤后 ED 的发生及恢复亦有关系,在骨盆骨折后尿道损伤的同时因损伤及手术所致的精神负担亦可引起 ED,这类病人在解除精神负担和进行心理治疗后,ED 可获得治愈。损伤和手术后恢复时间的长短与 ED 的恢复亦有一定的关系,随着时间的推移,部分 ED 病人性功能恢复,除心理因素外,也与伤后侧支循环的建立有关。尿道损伤引起的器质性 ED 治疗比较困难,可试用针灸治疗,枸橼酸西地那非(万艾可)等类药物可能对部分病例有效,严重的病例可在排尿功能恢复后考虑安装阴茎假体治疗。

3. 尿失禁　男性尿道损伤后尿失禁的发生率极低,可见于前列腺部尿道合并膜部尿道的广泛损伤,使膀胱颈、尿道外括约肌及尿道周围横纹肌均遭破坏,这种尿失禁为完全性尿失禁,治疗十分困难,可考虑安装人工尿道括约肌。女性尿道损伤后尿失禁的发生率较男性高,多并发阴道前壁缺损、尿道短缩或尿道阴道瘘,治疗亦十分困难,可行尿道修补术或尿道重建术,无法修复者,可行尿路改道术。

(金锡御　吴雄飞)

第五节　男性生殖器损伤

男性生殖器损伤以阴茎、阴囊及睾丸的损伤较多见,分为开放性损伤和闭合性损伤两大类。可为多发性损伤的一部分,亦可单独发生。一般诊断并不困难,治疗应着重功能的恢复。

(一) 阴茎损伤

开放损伤较常见,发生于火器伤、刀割伤、刺伤、牲畜咬伤,以及交通事故或卷入机器致伤。可为单纯皮肤裂伤、撕脱伤,或阴茎剥脱,亦可同时发生海绵体破裂和尿道损伤。开放伤可致阴茎部分或完全离断。

阴茎血运丰富,愈合力强,初期处理时,应尽可能保存尚有生机的组织。单纯皮肤裂伤者,清创后作原位缝合。皮肤部分撕脱,缺损较小者,可利用包皮的延伸性修补;缺失较多而阴囊完整者,清创后可将阴茎埋藏于阴囊皮瓣中,露出阴茎头,3~4周后再行整形手术。若阴囊皮肤不能利用,可游离植皮。海绵体断裂者,应缝合阴茎筋膜。阴茎断裂未超过 6 小时者,可在显微外科技术下行阴茎再植术。若就诊时间已晚或断离的阴茎已丢失,则只作残端清创,缝合白膜。可根据阴茎残端的长短,考虑尿道原位缝合于阴茎残端上或移植于会阴部。伴有尿道损伤者,应行修补吻合,并行耻骨上膀胱造口。

阴茎闭合性损伤少见,包括阴茎挫伤、阴茎折断及阴茎脱位。多见于阴茎勃起状态时遭强大外力而发生,主要系性行为不当所致。轻者为阴茎挫伤,重者为阴茎折断,常为勃起状态突然阴茎折曲所致,同时可听到"啪"的折断声。而阴茎脱位是阴茎在疲软状态下其根部遭受外力推挤阴茎移位,常伴剧烈疼痛和尿道损伤。轻度挫伤者,早期冷敷 24 小时后改为热敷,以促进吸收。严重挫伤有血肿形成者,应切开清除血肿,结扎活动性出血点。阴茎折断一般均有白膜及海绵体破裂,应早期手术修补,以避免发生阴茎畸形及性功能障碍。术后应留置导尿或暂时性耻骨上膀胱造口,并给予女性激素及镇静止痛剂,以暂时抑制阴茎勃起。阴茎脱位应及时切开复位,缝合支持韧带,使阴茎缝合固定于正常位置,修补吻合尿道,耻骨上膀胱造口。

阴茎绞窄伤罕见,系阴茎被套入环状物内(金属环、瓶口、橡皮筋)致使远端阴茎发生血循障碍甚至坏死。及时解除绞窄环可避免阴茎远端坏死;若已坏死,则加强抗感染措施,同时行耻骨上膀胱造瘘,待局部分界线形成后,将坏死部分切除。

(二) 阴囊及睾丸损伤

分闭合性损伤及开放性损伤两类。闭合性损伤多为跌伤、骑跨伤、踢伤、挤压伤或硬器击伤所致;开放性损伤多为锐器割伤、刺戳伤、火器伤或爆炸伤所致。阴囊闭合伤可为挫伤、阴囊血肿或鞘膜积血;开放伤可为单纯撕裂伤或撕脱伤,严重者阴囊壁破碎、缺失,使阴囊内容物裸露或破损、缺失。开放伤污染多较严重,伤口内常有异物残留。睾丸闭合性损伤系指阴囊皮肤未遭破损者,开放性损伤则有阴囊的破损,故与阴囊伤并存。

睾丸损伤的类型有挫伤、破裂、碎裂、脱位及扭转。①挫伤:睾丸白膜未破,睾丸实质内有出血、水肿,由于白膜的限制,睾丸内压过高,可产生剧烈疼痛。②破裂或碎裂:若为闭合性损伤,多有鞘膜积血。这类损伤可导致创伤性睾丸炎,是外伤后睾丸萎缩的主要原因。③脱位:见于睾丸闭合性损伤,睾丸遭受直接钝性暴力时,被挤压到阴囊以外的部位,脱位于腹股沟管、股管、腹腔或会阴部皮下组织内,在上述部位可触到有触痛的睾丸。④扭转:系因阴囊受到各种不同的撞击所致睾丸发生顺时针或逆时针方向旋转,精索亦同时发生扭转,使睾丸血运受阻。这类伤员除有睾丸剧烈疼痛外,还可出现恶心、呕吐等类似嵌顿疝的症状。

阴囊及睾丸伤的诊断并不困难。对外伤性鞘膜积血,必须查明有无睾丸损伤,单纯依靠物理诊断难以是否有睾丸损伤,可能会错失手术时机。强调所有阴囊损伤都应接受阴囊B超检查。早期阴囊睾丸的B超检查对睾丸损伤的确诊率可达90%以上,同时对非手术治疗的阴囊睾丸损伤提倡B超动态监测,及时发现手术指征。B超检查还对双侧睾丸损伤的诊断具有特殊价值。若伤侧未见睾丸,应疑有睾丸脱位并注意寻找之。开放性损伤者,应注意合并伤的诊断。

单纯阴囊挫伤或阴囊壁小血肿,卧床休息、抬高阴囊、局部冷敷即可治愈。血肿进行性增大,特别是B超监测睾丸实质内血肿增大,应切开引流并止血。阴囊皮肤血运丰富,舒展性大,愈合力强,对于开放性损伤的初期处理,除应彻底清创、清除异物外,在修剪创缘时应尽量保存有活力的阴囊壁,并作疏松对位缝合。若阴囊壁缺损过多,无法原位缝合遮盖阴囊内容物时,可将仍有存活力的被撕脱的阴囊皮肤作原位游离植皮,重建阴囊。无法重建者,可将带有精索血供的睾丸暂时埋藏于大腿内侧皮下组织内,3~6周内再转移大腿内侧皮肤及睾丸,作阴囊成形术。

对外伤性鞘膜积血的治疗,在排除了睾丸损伤之后,积血不多、鞘膜腔内压力不高者,可间断穿刺排血并待其吸收;血肿较大,压力较高,或已有机化不能抽出者,应切开排血。有感染迹象时,应切开引流。

任何阴囊损伤都不能忽视其内容物睾丸的损伤,大部分需要早期探查手术。若明确诊断有睾丸破裂者,无论积血多少,均应切开,修补睾丸。手术的主要方式是清除阴囊或睾丸内血肿,降低阴囊特别是睾丸内压是避免日后受伤睾丸创伤性萎缩的重要措施;清除睾丸坏死组织,尽量保留有活力的睾丸组织,完整修补睾丸白膜,减少伤后交感性睾丸病的发生,保存生育和性功能。睾丸损伤疼痛严重,首先应解除疼痛,防治休克。轻度挫伤行保守治疗,应用提睾带。严重挫伤的睾丸,肿痛明显、张力很高,极有可能存在睾丸实质内血肿,应手术切开白膜减压并引流血肿。如引流血肿后,膨出于白膜切口外的睾丸组织应予切除,然后再缝合白膜。睾丸破裂或碎裂可根据病情作裂伤修补或睾丸部分切除术,术中尽量保存正常睾丸组织和白膜。一侧睾丸已完全碎裂,血供已完全丧失者,可行睾丸切除。术毕,阴囊内应置橡皮片作低位引流24~48小时。早期发现外伤性睾丸脱位及扭转,可试行手法复位。手法复位失败者,应手术复位。手术复位后,应作睾丸固定。睾丸扭转时间过久,已失去生机者应手术切除。

阴囊及睾丸损伤后,发生鞘膜增厚、机化者,可行鞘膜切除术。发生外伤性睾丸炎或睾丸萎缩,疼痛严重者,可考虑行睾丸切除术。

(金锡御 吴雄飞)

参 考 文 献

[1] BJURLIN M A, FANTUS R J, MELLETT M M, et al. Genitourinary injuries in pelvic fracture morbidity and mortality using the National Trauma Data Bank [J]. J Trauma, 2009, 67 (5): 1033-1039.

[2] KOMMU S S, ILLAHI I, MUMTAZ F. Patterns of urethral injury and immediate management [J]. Cur Opin Urol, 2007, 17 (6): 383-389.

[3] MUNDY A R, ANDRICH D E. Urethral trauma. Part I: introduction, history, anatomy, pathology, assessment and emergency management [J]. BJU Int, 2011, 108 (3): 310-327.

[4] DELACROIX S E, WINTERS J C. Urinary Tract Injures: Recognition and Management [J]. Clin Colon Rectal Surg, 2010, 23 (2): 104-112.

[5] MUNDY A R, ANDRICH D E. Urethral trauma. Part II: Types of injury and their management [J]. BJU

Int, 2011, 108 (5) : 630-650.

[6] SINGH B P, ANDANKAR M G, SWAIN S K, et al. Impact of prior urethral manipulation on outcome of anastomotic urethroplasty for post-traumatic urethral stricture [J]. Urology, 2010, 75 (1) : 179-182.

[7] KONG J P, BULTITUDE M F, ROYCE P, et al. Lower urinary tract injuries following blunt trauma: a review of contemporary management [J]. Rev Urol, 2011, 13 (3) : 119-130.

[8] MANIKANDAN R, DORAIRAJAN L N, KUMAR S. Current concepts in the management of pelvic fracture urethral distraction defects [J]. Indian J Urol, 2011, 27 (3) : 385-391.

[9] ANDRICH D E, MUNDY A R. What's new in urethroplasty? [J]. Curr Opin Urol, 2011, 21 (6) : 455-460.

[10] SHENFELD O Z, GNESSIN E. Management of urogenital trauma: state of the art [J]. Curr Opin Urol, 2011, 21 (6) : 449-454.

[11] HUSSAIN M, LAL M, ASKARI S H, et al. Holmium laser urethrotomy for treatment of traumatic stricture urethra: a review of 78 patients [J]. J Pak Med Assoc, 2010, 60 (10) : 829-832.

[12] HARVEY-KELLY K F, KANAKARIS N K, EARDLEY I, et al. Sexual function impairment after high energy pelvic fractures: evidence today [J]. J Urol, 2011, 185 (6) : 2027-2034.

[13] SHARMA V, KUMAR S, MANDAL A K, et al. A Study on Sexual Function of Men with Anterior Urethral Stricture before and after Treatment [J]. Urol Int, 2011, 87 (3) : 341-345.

[14] MORENO SIERRA J, GARDE GARCIA H, FERNANDEZ PEREZ C, et al. Surgical repair and analysis of penile fracture complications [J]. Urol Int, 2011, 86 (4) : 439-443.

[15] LEE S H, BAK C W, CHOI M H, et al. Trauma to male genital organs: a 10-year review of 156 patients, including 118 treated by surgery [J]. BJU Int, 2008, 101 (2) : 211-215.

[16] BHATT S, DOGRA V S. Role of US in testicular and scrotal trauma [J]. Radiographics, 2008, 28 (6) : 1617-1629.

[17] GARAFFA G, RAHEEM A A, RALPH D J. Related citations Penile fracture and penile reconstruction [J]. Curr Urol Rep, 2011, 12 (6) : 427-431.

[18] JORDAN G, MCCAMMON K A. Surgery of the Penis and Urethra//Kavoussi L R, Partin A W, Novick A C. Campbell Walsh Urology. 10th ed. Philadelphia [M]. Pa: WB Saunders, 2011: 967-1000.

[19] 金锡御 . 加强对泌尿生殖器官损伤的初期处理 [J]. 中华泌尿外科杂志, 1998, 19 (1) : 3-4.

[20] 刘南, 金锡御, 张家华, 等 . 骨盆骨折合并后尿道损伤后阳痿发生机理的临床研究成[J]. 中华泌尿外科杂志, 1994, 15 (4) : 187-189.

[21] 金锡御 . 再谈尿道损伤及外伤性尿道狭窄处理上的几个问题[J]. 中华泌尿外科杂志, 1982, 3 (1) : 插页 2.

[22] 金锡御 . 膀胱颈 - 尿道直针吻合法治疗复杂性后尿道狭窄[J]. 中华泌尿外科杂志, 1983, 4 (6) : 362-363.

[23] 吴雄飞, 金锡御, 李为兵 . 阴囊闭合性损伤[J]. 解放军医学杂志, 1994, 19 (6) : 463-464.

[24] 吴雄飞, 金锡御, 熊恩庆, 等, 睾丸损伤 29 例报告 [J]. 中华创伤杂志, 1993, 9 (1) : 41-42.

[25] 吴雄飞, 金锡御 . 睾丸损伤的诊治进展[J]. 中华泌尿外科杂志, 1998, 19 (1) : 66-68.

[26] 沈文浩, 鄢俊安, 李新, 等, 输尿管镜在尿道损伤诊断和治疗中的应用 (附 56 例报告) [J]. 局解手术学杂志, 2011, 20 (2) : 135-136.

第七十二章
泌尿男性生殖系统感染

第一节 概 述

泌尿系统感染又称尿路感染，是肾脏、输尿管、膀胱和尿道等泌尿系统各个部位感染的总称，是仅次于呼吸道及消化道的感染性疾病。每年罹患泌尿系统感染病人超过700万，其中到门诊就诊的病人超过100万，约10万病人需要住院治疗。泌尿系统感染致感染性休克而死亡的病人在所有因感染致死者中位居第3位。在我国泌尿系统感染约占院内感染的20.8%~31.7%，是严重危害国民健康的疾病之一。

【泌尿男性生殖系统感染的分类】

泌尿系统感染按感染部位可分为上泌尿系统感染和下泌尿系统感染。前者包括肾脏及输尿管感染；后者包括膀胱、尿道及男性生殖道感染。

依据两次感染之间的关系可以分为孤立或散发性感染和复发性感染。孤立或散发性感染病人至少在此次感染前的6个月内未发生过泌尿系统感染，其泌尿系统既无结构上的异常也无功能上异常。复发性感染可以进一步分为再感染和细菌持续存在。再感染指外界细菌再次侵入泌尿系统引起的新的感染，再感染的致病菌主要通过"肛周 - 会阴 - 尿道"途径传播。细菌持续存在是指细菌尿得以纠正，但细菌未能彻底清除，在尿液中抗菌药物浓度保持在较高水平的情况下，再次出现细菌尿的现象。这种复发性感染由存在于泌尿系中的同一细菌（如泌尿系结石或前列腺疾病）再次发作产生，也称为复发。

由于泌尿系统，以及男性生殖系统在解剖上是连通的管道，发生感染时常难以严格区分，因此，按感染发生时尿路状态分类对临床治疗的指导更为合适。按感染发生时尿路状态可将泌尿男性生殖系统感染分为：单纯性泌尿系统感染（包括单纯上 / 下泌尿系统感染）、复杂性泌尿系统感染、男性生殖系统感染及全身感染（如尿脓毒血症）。

【感染的途径】

病原微生物进入泌尿系统，引起感染主要通过以下四种途径：①经尿道上行感染，是最常见的感染途径。由于女性尿道宽、短、直的特点，直肠肛周的细菌易于在会阴和阴道内集群，在抵抗力低下或性交后，容易进入尿道，发生逆行感染。②血行感染，是新生儿发生泌尿系统感染的重要途径，在成人非特异性感染中较少见。但结核杆菌易于通过血行播散，并能引起泌尿男性生殖系统的广泛病变，严重影响脏器功能。③腹腔、盆腔的感染灶可以直接播散至邻近的泌尿系统器官。④淋巴系统播散导致的泌尿系统感染较少见。

【泌尿系统感染的病原微生物】

临床常见感染性疾病的病原微生物包括细菌、真菌、病毒和寄生虫四类。泌尿系统感染最常见的是细菌感染。细菌按革兰氏染色分为革兰氏阳性细菌和革兰氏阴性细菌两类，继续按细菌的形态又分为革兰氏阳性球菌、革兰氏阳性杆菌、革兰氏阴性球菌和革兰氏阴性杆菌四个亚类。其中革兰氏阳性球菌常见的为金黄色葡萄球菌、溶血性链球菌和粪肠球菌；革兰氏阳性杆菌常见的为白喉棒状杆菌和结核分枝杆菌；革兰氏阴性球菌常见的为淋病奈瑟菌和脑膜炎奈瑟菌；革兰氏阴性杆菌常见的为大肠埃希菌、铜绿假单胞菌和肺炎克雷伯杆菌。引起泌尿系统感染的其他病原微生物包括肺炎支原体、解脲脲原体、沙眼衣原体等。泌尿系统感染的主要致病菌，见表72-1。

表72-1 泌尿系统感染的主要致病菌

革兰氏阳性球菌	革兰氏阴性球菌	革兰氏阴性杆菌	其他致病菌
金黄色葡萄球菌	淋病奈瑟菌	枸橼酸杆菌属	衣原体
表皮葡萄球菌		大肠埃希菌	支原体
腐生葡萄球菌		肠杆菌属	
D型链球菌		阴道加德纳属	
粪球菌		克雷伯杆菌属	
牛链球菌		摩根氏菌属	
B型链球菌及其他致病菌		变形杆菌属	

单纯性泌尿系统感染最常见的致病菌为大肠埃希菌，其占社区获得性感染的85%和院内获得性感染的50%，其次为腐生葡萄球菌，约占5%~19%，其他病原微生物为变形杆菌、肺炎克雷伯杆菌属、肠杆菌属、枸橼酸菌属及肠球菌属等。妊娠期无症状菌尿的常见病原微生物多为需氧革兰氏阴性杆菌和溶血葡萄球菌。但约有10%的泌尿系统感染症状病人尿液中无法分离出病原菌。

复杂性泌尿系统感染尿培养常见的病原微生物依次是大肠埃希菌、变形杆菌、克雷伯杆菌、假单胞菌、黏质沙雷菌和肠球菌。可见大肠埃希菌仍是最常见的病原菌。在尿路结石相关的复杂性泌尿系统感染病人中，以变形杆菌和假单胞菌较常见。鹿角型结石病人感染产尿素酶细菌的比率高达82%。后者能将尿素分解为二氧化碳和氨，进一步损伤氨基多糖层，这又促进了细菌黏附和鸟粪石结晶聚集，形成感染性结石和导管结壳。

尿源性脓毒症的主要致病菌是革兰氏阴性菌，大肠埃希菌约占50%、变形杆菌约占15%、肠杆菌属和克雷伯杆菌属约占15%、铜绿假单胞菌约占5%，革兰氏阳性菌约占15%。如果病人免疫力较低，肠球菌、凝固酶阴性葡萄球菌、铜绿假单胞菌等毒力较低的细菌也能引起尿源性脓毒症。值得注意的是，近来，由于广谱抗菌药物的滥用，由真菌引起的脓毒症所占比率逐年升高。

由于感染概率较高，所以目前对大肠埃希菌的认识较透彻。与大肠埃希菌黏附作用相关的物质包括Dr家族黏附素、P菌毛、I型菌毛、S菌毛等。这些与细菌黏附作用相关物质的作用分别为：①Dr家族黏附素包括有Dr菌伞和无Dr菌伞孔附素AFA-Ⅰ、AFA-Ⅱ等，它们能使细菌沿尿路上皮移行上升。②P菌毛能够与肾脏的宿主细胞、红细胞表面的一些半乳糖结合，是引起肾盂肾炎最重要的毒素因子。研究发现，P菌毛在导致细菌在上泌尿系统感染中的作用最大。③I型菌毛尖部的fim H黏附素可以与膀胱黏膜的甘露糖受体结合，使细菌黏附。最初的黏附仅在表浅上皮细胞。被黏附的细胞在感染2小时后开始出现凋亡，这一过程有利于机体清除细菌。同时，被感染细胞产生白介素-6（IL-6）和白介素-8（IL-8），这些细胞因子参与调节组织的炎症反应。其中，IL-8使中性粒细胞能够穿过尿路上皮细胞，杀伤细菌。而且在感染时，上皮细胞的受体也会增加，提高了IL-8作用能力。但是，儿童肾盂肾炎病人的IL-8受体反而下降，因此，儿童肾盂黏膜的抗感染能力低于成人。④S菌毛能够识别宿主细胞上的涎液酸寡糖残基，有助于细菌在上尿路的移行与寄生。

【宿主的易感因素】

对于再发性泌尿系统感染的病人，与性活动相比，年轻时是否发生过泌尿系统感染是明确的易感因素。此外，易患泌尿系统感染病人的尿路上皮细菌受体、血型抗原、正常菌落的状态、上皮局部的环境（如pH、雌激素水平等）都与上皮对细菌的易感性存在密切联系。正常膀胱排空能力，分泌黏液、抗体能力、尿液渗透压、膀胱输尿管抗反流机制等在防御泌尿系统感染中也起到了相当大的作用。

作为病情最为严重的泌尿男性生殖系统感染，尿源性脓毒症的易感因素包括：老年、糖尿病、使用免疫抑制剂、免疫缺陷、肿瘤病人接受化疗、接受皮质激素治疗等。尿源性脓毒症的常见病因是肾输尿管结石、尿路解剖异常、狭窄、肿瘤或神经源性膀胱功能障碍等可引起尿路梗阻的疾病。另外，泌尿道手术或泌尿系统的实质脏器感染也可以发生尿脓毒血症。

（杨为民）

第二节 非特异性泌尿系统感染

导致泌尿男性生殖系统感染的主要病原微生物是正常情况下寄存于肠道的细菌。因此,泌尿系统感染多数为内源性感染。其他致病因子包括真菌、腺病毒、支原体、衣原体等。过去常将泌尿系统感染分为上泌尿系统感染和下泌尿系统感染进行阐述。而最近的观点认为将其分为单纯性及复杂性泌尿系统感染在指导感染的治疗方面更为合理,故本节采用新的分类方式加以阐述。

【病因与发病机制】

非特异性泌尿系统感染最常见的病原微生物是大肠埃希菌,其次为变形杆菌、克雷伯杆菌、肠球菌、葡萄球菌及铜绿假单胞菌等。单纯性泌尿系统感染,约80%由大肠埃希菌引起。而集尿系统梗阻、畸形、感染反复发作,或医源性感染以变形杆菌、克雷伯杆菌、铜绿假单胞菌感染为主。部分病人可发生多种细菌混合感染。不同性别及年龄的病人在感染病原微生物的种类上有一定差别,例如,15岁以下男性病人以变形杆菌感染常见;中老年男性或患有基础性疾病,一般情况较差者,以葡萄球菌感染为多;绝经期前的女性病人以大肠埃希菌感染为主,其次为腐生性葡萄球菌。

非特异性泌尿系统感染的途径主要是上行感染,细菌经会阴皮肤侵犯进入尿道、膀胱。女性尿道宽、短、直,接近生殖道及肛门,易被污染,感染概率高于男性。此外,女性阴道内抗体缺乏、pH值增高、细菌黏附于尿路上皮表面是促进感染发生的危险因素。女性尿道外口及处女膜畸形病人行尿道口矫形术亦可减少感染的发生率。当大肠埃希菌、变形杆菌等病原菌进入膀胱后,可借助其菌伞与膀胱黏膜上的受体相结合,黏附于膀胱壁上大量繁殖,引起膀胱炎症。局部膀胱感染引起膀胱输尿管反流,有菌尿液上行至输尿管,细菌所分泌的毒素降低输尿管蠕动,能导致尿液引流不畅继发上泌尿系统感染。

【临床类型】

1. 单纯性泌尿系统感染

(1)急性单纯性膀胱炎:临床表现为起病突然,伴随尿频、尿急、尿痛、耻骨上膀胱区或会阴部疼痛不适、排尿困难、尿道烧灼感。尿频严重者数分钟排尿一次或出现急迫性尿失禁。尿色浑浊、常可见终末血尿,有时可见全程血尿,甚至排出血凝块。但一般无全身症状,体温一般正常或仅有低热。

(2)急性单纯性肾盂肾炎:病人除出现单纯性膀胱炎症状外,还可出现患侧或双侧腰部胀痛,肋脊角明显压痛或叩击痛。病人的全身症状表现为寒战、高热,伴头痛、恶心呕吐、食欲不振等症状。

(3)无症状菌尿:病人无任何泌尿系统感染症状,仅是在尿常规等检查中发现菌尿。无症状菌尿为隐匿性泌尿系统感染,多见于绝经后的老年女性或妊娠期妇女。

2. 复杂性泌尿系统感染 复杂性泌尿系统感染的临床表现差异较大,可伴随或不伴随各种泌尿系统症状,从危重的尿源性脓毒症所致的感染性休克到留置导管后的普通泌尿系统感染均可出现。复杂性泌尿系统感染常伴随其他疾病,如糖尿病和/或肾衰竭。糖尿病和泌尿系统感染之间可能存在相互作用,包括代谢紊乱、膀胱神经肌肉功能障碍以及肾脏的微血管病变等。糖尿病病人上泌尿系统感染的概率是健康人群的5倍,并能导致严重的气肿性肾盂肾炎、肾脏脓肿、肾周脓肿和肾乳头坏死等严重并发症,其中气肿性肾盂肾炎的死亡率可高达40%。黄色肉芽肿性肾盂肾炎和软化斑则可以导致肾功能严重损伤。

复杂性泌尿系统感染最严重和致命的并发症是尿脓毒症。病人除了出现普通泌尿系统感染的临床表现及并发症的临床表现外,还可出现如寒战、体温骤升或骤降、血压变化、发绀、呼吸加快、尿量减少、昏迷等休克症状。重症尿源性脓毒症可发生弥散性血管内凝血,继发皮肤、黏膜和脏器出血改变,合并多器官功能衰竭。

【诊断】

1. 病史采集

(1)泌尿系统感染相关症状:如尿频、尿急、尿痛、等下尿路刺激症状,及腰痛和/或下腹部疼痛、寒战、发热、头痛、恶心、呕吐、食欲不振等全身症状的特点、持续时间及其伴随症状。

(2)既往史:包括是否存在尿路结石或肿瘤、尿道功能或解剖结构异常、糖尿病史、免疫抑制疾病史等;近期是否经历泌尿道腔镜操作、留置导管及抗菌药物治疗等病史。

2. 体格检查　急性肾盂肾炎病人可伴随腰部胀痛,肋脊角明显压痛或叩击痛。急性膀胱炎病人可有耻骨上区压痛。对于女性反复发作的泌尿系统感染,需要检查尿道外口,明确是否存在处女膜融合、处女膜伞、尿道旁腺炎等容易导致感染的因素。

3. 实验室检查

(1)显著细菌尿的意义:检查发现尿液中有细菌存在是诊断泌尿系统感染最重要的证据。但需要排除尿道外口细菌污染的可能,因此留取中段尿、导尿法、耻骨上膀胱穿刺采集尿液等手段能提高检出的准确率。尿液中细菌计数 $\geq 10^5$ 个 /ml 提示感染,而污染尿液细菌计数 <10^3 个 /ml。如采用尿涂片法,则未经离心的清洁中段尿革兰氏染色后,每高倍视野($\times 400$)可见 1 个细菌,即认为是显著细菌尿。革兰氏染色的同时,还能鉴别细菌是革兰氏阴性或阳性、球菌或杆菌等。如采用尿沉渣涂片法,则白细胞计数 ≥ 5 个 / 每高倍视野就提示有意义菌尿。但诊断无症状泌尿系统感染时,需要白细胞计数 ≥ 10 个 / 每高倍视野,若尿中出现白细胞管型,说明肾脏集合系统存在感染。

(2)尿培养:急性非复杂性膀胱炎中段尿培养 $\geq 10^3$ cfu/ml;急性非复杂性肾盂肾炎中段尿培养 $\geq 10^4$ cfu/ml;女性中段尿培养 $\geq 10^5$ cfu/ml;男性和女性复杂性泌尿系统感染病人中段尿细菌培养菌落计数指标分别为 $\geq 10^5$ cfu/ml 和 $\geq 10^4$ cfu/ml 被认为有诊断意义。若通过导尿采样,则 $\geq 10^4$ cfu/ml 即被认为有意义。对于无症状复杂性泌尿系统感染病人,需连续两次尿培养(间隔至少 24 小时)菌落计数均 $\geq 10^5$ cfu/ml,并且为同一种细菌时才可诊断。

(3)血液检查:血液白细胞计数和中性粒细胞比例升高、血沉加快常提示菌血症的存在。若怀疑复杂性泌尿系统感染病人存在肾功能不全、糖尿病、免疫缺陷等合并症,必须进行相应的血液学检查。当病人出现脓毒症先兆症状时,需要进行血液细菌培养和药敏试验。

4. 影像学检查　单纯性泌尿系统感染一般不需要行影像学检查。当治疗效果不佳,怀疑病人存在泌尿系先天畸形、尿路梗阻或者老年病人时可考虑行泌尿系超声检查,排除尿路梗阻、结石、良性前列腺增生等疾病。腹部平片(KUB)可以发现绝大部分尿路结石。出现再发性泌尿系统感染、疑为复杂性泌尿系统感染、少见的细菌感染、既往妊娠期曾出现有无症状性菌尿或泌尿系统感染者、感染持续存在的病人,常需要行静脉尿路造影,以明确上尿路有无畸形、梗阻等其他危险因素。如上述检查有阳性发现,必要时可以选择 CT 或 MRI 检查进一步明确诊断。

【治疗】

非特异性泌尿系统感染的治疗目的在于消除病原微生物,缓解症状,防止肾功能损害和感染的扩散。感染对治疗的反应有四种表现:①治愈:治疗过程中或治疗两周后,尿培养阴性。②感染持续存在:使用抗菌药物治疗 48 小时后,尿内仍有显著数量细菌,表明细菌对药物可能有耐药性或尿液中药物浓度过低,不足以消灭细菌。此外,治疗时细菌数有所减少,但停药后很快再现显著细菌尿,也说明细菌仍存在于肾实质、结石内,未能彻底清除。③感染复发:停药后 2 周内复发感染,致病菌仍为原来的病原微生物,表明肾内有感染灶,或有其他复杂因素。复发可能与生长在肾髓质的 L 型变异细菌转变为正常细菌有关。④再感染:致病菌与原来的细菌不同,一般在治疗 1~6 个月内发生。下面按单纯性及复杂性泌尿系统感染的治疗方法分述如下:

1. 单纯性泌尿系统感染的治疗

(1)急性单纯性膀胱炎的治疗:可采用短程抗菌药物疗法,单剂疗法和 3 日疗法均可。前者可选用磷霉素氨丁三醇、匹美西林、呋喃妥因、喹诺酮类、第二代或第三代头孢菌素等抗菌药物。复方新诺明或甲氧苄啶已不作为首选治疗药物,仅对于大肠埃希菌耐药率低于 20% 的地区,才可作为首选治疗药物。鼓励病人服药治疗期间多饮水,口服碳酸氢钠或枸橼酸钾碱化尿液,并可采用抗胆碱能类或黄酮哌酯盐药物,减轻膀胱刺激症状。此外,膀胱区热敷、热水坐浴等也可减轻膀胱痉挛症状。对于已绝经的女性病人,口服或局部补充雌激素可能促进泌尿生殖道萎缩的黏膜修复,增加阴道内乳酸杆菌的数量,降低阴道 pH 值,有利于预防泌尿系统感染再发。但是,为了避免使用雌激素所带来的肿瘤发病风险,应在妇科医师的指导下使用。

(2)单纯性急性肾盂肾炎的治疗:急性肾盂肾炎常累及肾间质,容易发生菌血症。因此,应选用在尿液及血液中均有较高浓度的抗菌药物。治疗原则在于,控制或预防全身脓毒症的发生;消除侵入的致病菌;预防再发。在尚未获得致病菌特性和药敏试验结果时,采用喹诺酮类药物 7~10 天。对仅有轻度发热和 / 或肋脊角叩痛的肾盂肾炎,应延长口服抗菌药物至 14 天。如果用药后 2~3 天后仍未见效,则应根据药敏试验结果选用有效药物治疗。如用药 14 天后仍有菌尿,则应根据药敏更换药物再治疗 6 周。对于体温超过 38.5℃、肋脊角压痛、血白细胞升高等或出现严重的全身中毒症状、疑有菌血症的病人,首先应予以静脉滴注或肌内注射给药,在体温降至正常 3 天后,再改用口服喹诺酮类、第二代或第三代头孢菌素类抗菌药物,总疗程为 14 天。

各种抗菌药物的特性总结如下:①第三代喹诺酮类:对革兰氏阴性菌、葡萄球菌、某些厌氧菌、支原体及铜绿假单胞菌等感染均有效;②半合成广谱青霉素类:对革兰氏阴性杆菌作用强,哌拉西林、磺苄西林等对铜绿假单胞菌有效;③第三代头孢菌素类:对革兰氏阴性菌作用强,头孢他啶、头孢哌酮等对铜绿假单胞菌有效;④氨基糖苷类:对多种革兰氏阴性、阳性菌均有效,但应注意其耳毒性及肾脏毒性;⑤对氟喹诺酮耐药以及广谱产 β- 内酰胺酶 (ESBL) 的大肠埃希菌,必须采用氨基糖苷类或碳青霉烯类药物进行初次治疗。

(3)无症状菌尿的治疗:目前认为,对于处于妊娠期、接受了泌尿道腔内操作的无症状菌尿病人进行抗菌药物治疗。而对于非妊娠女性、老年人、患糖尿病的女性、健康的男性、有长期护理设备、留置导尿管、肾脏造瘘管或输尿管支架管、脊髓损伤、念珠菌尿、6 个月内接受过肾移植的无症状菌尿病人,不进行抗菌药物治疗。原因在于抗感染药物治疗并不能降低复发率或病死率。

(4)妊娠期泌尿系统感染的治疗:妊娠期泌尿系统感染可采用氨苄西林或阿莫西林。呋喃类药物可引起溶血。氨基糖苷类药物对胎儿内耳的作用尚不明确。所以,除非必要,应尽量少用。四环素对孕妇的肝脏毒性大,且可影响胎儿骨骼发育及牙齿色素沉积。

(5)复发性单纯性泌尿系统感染的治疗:复发性泌尿系统感染分为再感染和复发。前者不是因为治疗失败,而是尿路防御能力差。因此,可考虑采用低剂量长疗程服用抗菌药物预防性治疗,即每晚睡前或性交排尿后,选择口服下列方案的一种:SMZ-TMP 半片或一片、TMP 50mg、呋喃妥因 50mg、左氧氟沙星 100mg。如为复发,应根据药敏试验结果选用敏感抗菌药物,用最大剂量口服治疗 6 周,如效果不佳,可考虑延长疗程或改用注射用药。尽管已有采用免疫制剂对复发性感染进行预防,但目前尚缺乏有力的临床研究支持,未能推广使用。

2. 复杂性泌尿系统感染的治疗

(1)抗菌药物治疗:原则上根据尿培养和药敏试验结果选择敏感抗菌药物,只有病人病情危重,才考虑行经验性的抗菌药物治疗,并依据临床反应和尿培养结果及时进行调整。表现为下尿路症状的病人疗程一般为 7 天;而有上尿路症状或脓毒症的病人疗程需持续 14 天以上,甚至延长至 21 天。

复杂性泌尿系统感染的经验治疗主要采用经肾脏代谢的氟喹诺酮类药物,这类药物抗菌谱广,涵盖了大部分泌尿生殖道常见的病原体,而且在尿液和泌尿生殖组织中均可达到较高的药物浓度。此外,也可选择氨基青霉素加 BLI、二代或三 a 代头孢菌素,或者氨基糖苷类药物。如果初次经验治疗无效,又尚无药敏结果,则须改用能有效针对铜绿假单胞菌的抗菌药物,如酰氨基青霉素(哌拉西林)加 BLI、三 b 代头孢菌素或碳青霉烯类抗菌药物或联用氨基糖苷类药物。

(2)合并症相关复杂性泌尿系统感染的处理:尿路结石相关的复杂性泌尿系统感染需要彻底清除结石,同时给予足量的抗菌药物治疗。如果不能完全清除结石,则应该考虑长期应用抗菌药物治疗。对于脊髓损伤病人的复杂性泌尿系统感染,目前尚未能明确最合适的抗菌药物和最适当的疗程,一般将疗程定为 7~10 天。糖尿病病人的复杂性泌尿系统感染首先要控制血糖,有人认为可以采用非复杂性肾盂肾炎的抗菌药物治疗方案。糖尿病病人严重的上泌尿系统感染可引起肾乳头坏死,并发急性上尿路机械性梗阻,造成急性肾盂肾炎并通过血行在肾内播散,需要急诊行逆行或顺行引流。

3. 尿源性脓毒症的治疗

(1)纠正休克:尿源性脓毒症的处理与其他脓毒症的处理具有相似之处,又具有一定的特点。首先应对病人进行液体复苏治疗,稳定病人血压,维持呼吸道通畅,提高重要器官的灌注,维持水、电解质平衡等。复苏的目的最终应达到中心静脉压达到 8~12mmHg,尿量 0.5ml/(kg·h) 以上,平均血压介于 65~90mmHg 之间,中心静脉血氧饱和度 ≥ 70%。

(2)及时、有效使用抗菌药物:在脓毒症诱发低血压 1 小时内尽快使用抗菌药物。抗菌药物的选择应充分考虑本地区细菌耐药率,在药敏试验结果未到前,经验治疗尽量采用广谱抗菌药物,而后根据血、尿细菌培养结果进行调整。社区尿源性脓毒症病人多为大肠埃希菌和其他肠杆菌感染,考虑选用第三代头孢菌素或哌拉西林/他唑巴坦。如果病人是院内尿源性脓毒症或者感染的是超广谱β内酰胺酶(ESBL)肠杆菌科和耐氟喹诺酮大肠埃希菌,除上述药物外,经验治疗中需联合氨基糖苷类或碳青霉烯类抗菌药物。

(3)充分引流尿液:在进行休克复苏及抗生素治疗的同时,充分对感染灶进行引流,祛除结石、梗阻等诱发感染的因素。例如留置尿管或造瘘管引流膀胱尿液,经尿道留置输尿管导管或双J管或经皮肾脏穿刺造瘘引流尿液。待病人一般情况好转后,及时行手术治疗诱发疾病。

【预防】

非特异性泌尿系统感染的病人宜加大饮水量,以保持2 000ml以上的尿流冲洗。女性病人应注意阴部卫生。感染与性生活有关的病人,应于性交后立即排尿,如上述预防措施均无效,可考虑性交后口服抗菌药物单次剂量预防感染。有膀胱输尿管反流的病人,宜分多次将膀胱内尿液排尽。绝经后妇女在妇科医生的指导下可口服或局部使用小量雌激素,降低阴道内 pH 值,恢复尿路及阴道上皮防御能力,减少泌尿系统感染的发生。积极治疗复杂性泌尿系统感染的诱发因素,如尿路梗阻、结石、膀胱神经肌肉疾病及妇科疾患等。

第三节 导管相关的泌尿系统感染

【概述】

留置导尿管、耻骨上膀胱造瘘管、肾造瘘管、输尿管导管、双J管等导管具有解除集尿系统梗阻,引流尿液的作用。由于留置这些导管而引起的泌尿系统感染,称为导管相关的泌尿系统感染。临床研究数据显示,医院内导管相关的菌血症所导致的死亡率为 9%~13%。

【发病机制】

各种导管引起泌尿系统感染的根本原因在于,留置导管后损害了机体对病原微生物的正常防御机制。在置入导管过程中,部分存在于皮肤或尿道口附近的病原微生物随之进入集尿系统,但一般情况下病原微生物数量较少,毒力不强,在人体正常防御机制下不引起明显症状。在长期留置导管后,导管和尿路上皮黏膜之间可形成松散的黏液鞘。这种结构为病原微生物进一步入侵和穿入尿路上皮提供了有利条件。导管使无菌的体内环境与外界有菌环境交通,病原微生物沿导管内外表面逆行进入体内,即所谓的逆行感染。导管内长期有尿液滞留,促进病原微生物滋生。而一旦导管发生梗阻,引起尿液引流不畅,会增加集尿系统内压力,引起尿路上皮损伤缺血,有利于病原微生物侵入。留置导管后,尿液中蛋白质、电解质和其他有机物成分沉积于导管上形成薄膜,使导管的抗附着涂层失效,细菌易于附着于导管表面,并分泌细胞外基质。细菌通过细胞间信号传递形成松散类似于蘑菇形的三维结构,即生物膜。研究表明,普通细菌构成的生物膜,多形成于留置导管后 7 天。病原微生物寄居于生物膜下,它们之间发生相互联系,在功能上成为一个有机整体,对机械性清除产生抵抗,有利于其生存。此外,留置导管后,部分细菌,如变形杆菌黏附于导管上,产生尿素酶能在导管上使生物膜盐化,形成结壳,产生引流不畅和梗阻,促进导管相关感染的进展。作为异物,结壳的导管对周围组织有机械性的破坏或激发尿路上皮黏膜的炎症反应,削弱了机体的防御能力,促进感染发生与进展。

【诊断】

导管相关泌尿系统感染是泌尿系统感染的一种特殊类型,因此,尿常规、尿细菌培养等用于非特异性泌尿系统感染的诊断方法及指标仍可适用。但需要注意以下几点:

(1)症状和体征:90% 以上的导管相关的菌尿是无临床症状。因此,无法通过症状评估感染情况。这些病人即使检出菌尿和/或脓尿,也并不能说明一定会发展为有症状的泌尿系统感染。有症状的感染常表现为发热。但长期留置导管的病人除泌尿系统疾病外,常伴随其他疾病,发热症状不一定由泌尿系统疾病导致,应结合血培养、尿培养等指标进行综合考虑。在血培养结果中发现泌尿系统感染相同的菌株是最为有利的证据。另外,如果感染蔓延至上泌尿系统感染或男性生殖道可伴随疼痛等相应临床症状和体征。

(2)尿液样本的采集:直接从留置的导管中采样可能出现培养结果假象。因此,应尽量采取更换导管或穿刺采集样本,以提高尿液样本检测的准确率。

【治疗】

1. 无症状导管相关菌尿　由于大多数无症状菌尿的病人发生并发症的风险较低,移除导管后,泌尿道能自行清除病原微生物。而且使用抗菌药物后仍会出现菌尿复发,并且可能增加体内菌株耐药性的产生,因而多数人主张不使用抗菌药物。但对于年龄较大的女性病人、粒细胞减少症、免疫抑制病人出现严重感染并发症、行泌尿系统手术者、感染容易引起菌血症或毒力较强菌株的病人可采用适当的抗菌药物进行治疗,以预防菌血症等并发症的发生。

2. 有症状导管相关感染　对于没有必要继续留置导管的病人,应即刻拔除导管。而对于确有必要留置导管的病人,尤其是已留置导管超过7天的病人,应更换导管。更换导管或拔除导管后,留取尿液样本行尿培养检查,指导临床用药。对于症状较轻的病人,选择口服抗菌药物治疗。对于血培养阳性,并出现症状较重、伴发热、无法口服用药又必须留置导管的病人应采取静脉途径给药。用药原则为,初始治疗采取经验用药,根据所在医院及地区导管相关感染常出现的菌株和药物敏感性,通常选择广谱抗菌药物。当收到尿培养及血培养结果后,应依据检查结果对药物进行调整。用药48~72小时后,应及时对治疗效果进行评价。如果病人症状很快消失,则继续用药,使总治疗时间达5~7天;而临床症状较重的病人治疗总时间常需要达到10~14天。

【预防】

预防导管相关感染的首要方法是严格执行导管引流的适应证和拔除指征,尽量减少不必要的置管。对于短期留置导管的病人,预防感染的最佳方式是尽早拔除导管。对于长期留置导管的病人,目前尚无有效手段预防菌尿发生,只能尽量降低有症状感染的发生率。封闭的导管引流系统能有效延迟菌尿的出现。

对于因病情需要不能移除导管的病人,定期更换导管是较好预防感染的手段。对于更换导管的时机尚无定论。一方面,更换留置时间较长的导管能降低感染的发生率;另一方面,更换导管过程可能损伤尿路上皮,带来新的外源性病原微生物植入。因此,应根据病人的具体情况确定更换导管的时间间隔:例如出现感染症状、导管破损、导管结壳或引流不畅等。如病人经静脉使用大剂量广谱抗菌药物,应经常更换导管。此外,尽量采取耻骨上造瘘和间歇导尿法替代留置尿管,能有效降低泌尿生殖道感染的可能。对于没有尿路出口梗阻的男性病人推荐采用阴茎套法引流尿液。

临床研究证实,对于长期置管的无症状菌尿病人,由于导管表面生物膜形成,具有较强抗机械冲洗的能力,即使每日用生理盐水冲洗膀胱,仍不能降低其发热事件的概率。反复膀胱冲洗反而容易使封闭的引流系统开放,增加外源性病原微生物进入机体的机会。因此,对于长期留置导管的病人,目前多不主张进行膀胱冲洗。

良好的导管管理与护理有利于降低病人泌尿系统感染的发生率。这主要包括:留置导管流程应注意遵循无菌原则;置管过程使用足量的润滑剂和采用尽可能小号的导管,使尿路上皮的机械损伤降至最低;应常规使用封闭的引流系统;病人应保持足够的液体入量,以维持足够的尿流冲洗作用。

有研究认为注意选择导管的材质也能降低感染的发生率。例如自然橡胶材料能引起较重的局部机体炎症反应和组织坏死,乳胶其次,硅胶最低。硅胶管与乳胶管、特氟隆管相比不易形成结壳且较为舒适。因此,综合考虑,硅胶管可作为长期留置导管的较好选择。含银合金导尿管可明显降低无症状菌尿的发生率,但仅限于一周以内使用。

(杨为民)

参 考 文 献

[1] 魏恩.坎贝尔-沃尔什泌尿外科学[M].9版.郭应禄,周利群,主译.北京:北京大学医学出版社,2009:225-311.

[2] 那彦群,叶章群,孙光.中国泌尿外科疾病诊断治疗指南(2011版)[M]//陈山.泌尿系统感染诊断治疗指南.北京:人民卫生出版社,2011:277-307.

[3] TENKE P,KOVACS B,BJERKLUND JOHANSEN T E, et al.European and Asian guidelines on management and prevention of catheter-associated urinary tract infections[J]. Int J Antimicrob Agents,2008,31 Suppl 1:S68-78.

第四节 泌尿男性生殖系统结核

一、概述

结核是一种古老的疾病,危害人类已达几千年。有记载公元前 4000 年的残留骨骼中就被发现有结核的特征性改变。史前埃及木乃伊中也曾发现结核病。结核病广泛流行对人类造成的巨大灾难发生于 18 世纪的欧洲,在此期间,英国有近 1/4 的死亡是由结核病疾病引起的,死亡率高达 900/10 万人。1882 年 Robert Koch 发现了抗酸杆菌,从而揭开了结核杆菌是结核病的病因。1926 年 Meddle 研究了死于肺结核病人的肾脏病理切片,证明了病菌通过血液感染肾脏是肾结核的发病机制。

1870 年,Bryant 进行了第一例结核性脓肾切除手术,自此外科方法治疗泌尿生殖系结核逐渐发展起来。但由于抗结核药物尚未问世,这些病人中 85% 死于结核病。抗结核药物的发现开辟了抗结核病治疗的新纪元,首先是链霉素(1944 年),然后是对氨基水杨酸(1946 年)、异烟肼(1952 年)、利福平(1966 年)相继被发现并用于各种类型结核病的短期治疗。结核病发病率很高,据 2019 年全球结核病报告中显示"结核病是导致健康损害的主要原因,位列全球十大死因之一,同时也是单一传染病中的头号杀手(排在 HIV/AIDS 之前),全球有大约 1/4 的人口感染了结核分枝杆菌,2018 年,全球范围内据估约有 1 000 万(范围为 900 万~1 110 万)结核病新发病例,这一数字在近年来保持相对稳定"。

在全球范围内,结核病的发生率并没有降低,尤其是在经济落后、医疗卫生较差的国家及地区。近年发现,在感染人类免疫缺陷病毒(HIV)的人群中结核的发生率明显增加。在结核病中,泌尿生殖系结核虽并不常见,但是比较重要。

绝大多数情况下,结核病通过飞沫传播,结核分枝杆菌感染通过吸入空气中的带菌飞沫而使细菌进入肺泡的途径获得。在极少数情况下,结核病也可通过病人皮肤溃疡的接触或尸检时的雾化作用而传播。在结核病病人中,咽喉部结核病病人和肺空洞结核的病人最具有传染性。肺空洞结核病人的痰液中所含的结核菌数量惊人,可以达到 10^5/ml 以上。据统计,病人一次咳嗽所喷出细菌数量相当于他连续谈话 5 分钟所喷出的细菌量的总和。

当结核病传染源存在时,接触传染源的时间、吸入结核杆菌的数量以及细菌的感染性决定一个人是否会感染结核。在感染结核的 2 年内,至少 50% 的病人可能会出现活动性变化,而对于 PPD 试验(结核菌素纯蛋白衍生物试验)阳性的 AIDS 病人,如果没有预防性使用抗结核药物或者出现其他致命的机会感染,在其有生之年内都会出现活动性结核。因此对于有新感染的证据(PPD 试验转为阳性)或严重暴露于传染源的人群,均建议预防性使用抗结核药。

泌尿系结核主要由原发病灶的结核菌经血液循环抵达肾脏而引起。通常情况下,肾脏首先被感染,肾结核形成后通过直接播散的形式进一步感染泌尿系的其他部位。肾结核的发生很缓慢,最初的感染灶出现在肾皮质,病灶内的结核菌可以在皮质部的肉芽肿内保持休眠状态可达数十年,当局部免疫功能下降时这些潜伏的感染便进入活动期。生殖系统结核的感染途径亦为血行感染,男性的附睾和女性的输卵管通常为生殖道结核的首发感染部位,与泌尿系结核类似,首发部位的感染可以直接侵及邻近器官。尽管男性生殖系统结核的病人精液中可能会含有结核分枝杆菌,但生殖器结核通过性传播的现象非常罕见。

机体对结核菌的免疫反应决定结核病的发生。作为一种典型的胞内致病菌,结核菌可同时诱发体液和细胞免疫应答,但细胞免疫反应的作用更为重要。结核菌进入机体并产生结核抗原后,T 淋巴细胞开始增殖同时释放细胞因子,继而巨噬细胞活化并释放大量细胞因子如肿瘤坏死因子 -α、转化生长因子 -β 等,聚集在细菌周围并发挥杀菌作用。细胞免疫中产生的这些细胞因子与淋巴细胞的分泌产物共同决定了病理变化的特点和感染的最终结局。

结核菌初次感染肺部后,诱发宿主产生炎症反应,细菌增殖并通过淋巴道和血液迅速播散。数周后,当宿主免疫系统对结核菌的免疫反应增强时,人体发生迟发型超敏反应,巨噬细胞获得抑制结核菌增殖的能力,结核菌增殖会变慢,细菌播散停止,结核感染得到控制。大多数人的初次感染会随着机体免疫力的增强得到控制,不会发展为临床结核病,但体内仍存在处于休眠状态的结核菌。当身体免疫力下降、受到创伤、服用肾上腺皮质激素、接受免疫抑制治疗、患上糖尿病或 AIDS 时,这些休眠的结核菌可进入活动期,使受感染者发展为结核病。

二、肾结核

肾结核是肺外结核感染中最常见的病变,30%~50% 的病人既往有肺结核史。肺结核往往早于肾结核很多年,临床出现肾结核时,肺部感染多已愈合。

【病理学】

结核菌经血行途径抵达肾脏后,多积聚在肾小球周围的血管内形成微小感染灶,随后朗汉斯巨细胞及淋巴细胞和成纤维细胞在病灶周围聚集,形成干酪性肉芽肿。感染的整个过程与细菌的毒力和宿主的免疫反应有关。

随着病程进展,肾脏出现病理性修复反应。其愈合过程表现为组织纤维化和钙盐沉积,可出现典型的钙化灶。病人出现肾乳头坏死,肾盏颈部狭窄或肾盂输尿管连接部狭窄,部分病人甚至可能出现患肾的广泛钙化,导致肾实质的破坏而最终发展成为"肾自截"。钙化灶内结核菌可潜伏多年,已有研究表明,在切除的大面积钙化灶标本中,有 28% 的标本可在钙化灶基质内发现活的结核分枝杆菌。

结核菌随尿液进入肾盂输尿管引起病理改变,导致输尿管纤维化和狭窄,形成输尿管结核。最多见累及膀胱输尿管连接部,很少累及肾盂输尿管连接部,而发生于输尿管中间 1/3 者则更为少见。少数情况下,肾脏广泛钙化并失去功能时,病变可累及整个输尿管。除非输尿管出现大部分病变,否则病变部位狭窄仅局限于输尿管腔内或病灶附近,狭窄的长度一般小于 5cm,且纤维化的部位较为局限。

膀胱结核均继发于肾结核。感染最先出现在一侧输尿管开口及周围,表现为炎症和水肿。随着炎症范围扩大及病情进一步发展,输尿管开口周围会形成肉芽肿而变得模糊不清。结核性溃疡在膀胱内较少,但这种溃疡可出现于膀胱内的任何位置。若整个膀胱受累则会出现膀胱内弥漫性炎症、绒毛状肉芽肿并伴有溃疡。晚期随着疾病的发展,继而出现膀胱壁纤维化和挛缩、输尿管开口出现典型的"高尔夫球洞"样改变。但随着现代药物治疗的应用,这种晚期的病变已不常见。受损的黏膜愈合后呈星状外观。

【临床表现】

泌尿生殖系结核发病一般较缓慢,其症状和体征在程度和持续时间上表现各异而无特异性。当病人出现长期持续存在的但无明确病因的泌尿系统症状时,泌尿外科医生就要考虑到结核的可能。病人年龄多在 20~40 岁,男女比率为 2:1,这种情况持续多年没变。儿童的泌尿生殖系结核并不常见,且在 5 岁以下的儿童身上不会发现肾结核,这是因为肾结核发展缓慢,儿童在初次感染后的 3~10 年或更长时间内,都不会出现明显的肾结核症状。

无痛性尿频是病人最显著且最常见的主诉,呈进行性加重,普通抗生素治疗无效。病人尿液的典型特点是无菌性脓尿,但近 20% 的病人尿液中无白细胞。血尿是常见症状之一,多达 50% 的病人有镜下血尿,但仅 10% 病人有肉眼血尿。少部分病人出现肾区痛或耻骨上疼痛,此时病变已经广泛侵及肾脏和膀胱。当脱落的小钙化斑块或血凝块通过输尿管时亦会引起输尿管绞痛,但并不常见。由于在尿液中不易发现结核分枝杆菌,对膀胱炎病因不能确定、症状持续或反复发作的病人,要警惕泌尿系结核的可能性,需进一步反复检查以确诊或排除。

少数情况下,严重单侧肾结核病人病变累及肾动脉及其分支引起患肾血供下降,若对侧肾功能不全,可并发高血压。这些病人需与肾结核合并原发性高血压的病人区别,因为后者需要接受标准的抗高血压治疗联合抗结核治疗。选择性检测患肾的肾静脉肾素水平能预测该侧肾脏在引起血压升高中的作用,以协助诊断。

【微生物学】

结核分枝杆菌复合群包括人型、牛型、鼠型和非洲型 4 类。人类是人型结核分枝杆菌的唯一宿主,绝大多数人结核病的致病菌为人型结核分枝杆菌,通常所说的泌尿生殖系结核就是由该型结核菌引起的。而牛型分枝杆菌所引起的感染,通常是因食用了含有该种病原菌的牛奶所引起的。在欧美发达国家这种类型结核已经根除,但是一些发展中国家仍然面临这方面问题。

【诊断】

结核菌素试验广泛用于检测结核菌的感染,方法为皮下注射结核菌素纯蛋白衍生物(PPD),使注射部位发生炎症反应,并在注射后 48~96 小时后达到最强程度,形成周围带有红晕的硬结。通过测量硬结直径,可以协助诊断。硬结直径 ≤ 4mm 为阴性。阳性反应说明病人感染了结核菌或者已接种卡介苗。但即使病人为结核菌的自然感染,也并不等同于病人处于结核活动期或病人的临床症状是由结核杆菌引起的。大多数结核菌素试验的阳性反应都是由结核菌感染造成的,而非结核感染者阳性反应比较少见。需要注意的是,如果病人患有恶性肿瘤、营养不良、正接受肾上腺皮质激素治疗、放疗或患有 AIDS,那么对结核菌素的局部免疫反应就可能减弱。

尿常规检查要观察尿液中是否有红细胞和脓细胞、尿液的 pH 值和尿比重,并做一般尿细菌培养。多达 50% 的病人有镜下血尿。"无菌性脓尿"是结核典型的常规尿液检查和培养结果,约 20% 的病例中可以发现存在继发细菌感染。尿抗酸杆菌涂片的检查结果通常都是阴性。尿结核菌培养阳性率较高,是泌尿系结核常规诊断手段之一。但由于结核菌生长缓慢,培养需要 6~8 周,而且结核菌是间断的由体内排出的,所以在做细菌学培养时应至少连续 3 次留取晨尿标本送培养。

泌尿系平片是诊断结核的重要检查,它可以显示肾和泌尿生殖系的钙化。肾区钙化多见,表现为形态大小各异的云絮状钙化影。输尿管和膀胱结核钙化少见,除非肾脏已广泛钙化。单独的输尿管钙化须注意与血吸虫病鉴别,前者是腔内钙化并形成输尿管管型,输尿管增厚而不扩张,而后者是输尿管壁钙化伴扩张和扭曲。腰大肌脓肿和肾钙化相似,但可通过静脉尿路造影(IVU)或 CT 进行鉴别。胸部和脊柱平片可以协助排除肺部或脊柱的病变。

诊断和评估泌尿生殖系结核的传统金标准是静脉尿路造影(IVU),虽然在许多医疗机构该项检查已经逐步被 CT 取代,但其仍为重要的影像学检查手段。特别是 IVU 可以对输尿管的结构和功能进行评估。泌尿系结核病人 IVU 可显示肾脏的病灶,表现为肾盏变形、纤维化闭塞、多个肾盏破坏或肾盏和肾实质严重破坏。输尿管结核则可观察到膀胱输尿管连接部狭窄并输尿管扩张积水、输尿管纤维化、僵直和多处狭窄。IVU 的膀胱期可以显示膀胱病变,主要表现为膀胱容量小或挛缩(挛缩性膀胱)、外形不规则、充盈缺损和膀胱不对称。

CT 在泌尿系结核的诊断和病情评估方面能否取代 IVU 尚存在一定争议。它在一些结核病灶的诊断和发现上,如肾盏畸形、肾积水或输尿管积水、肾自截、肾盏漏斗部闭塞、尿路钙化灶以及肾实质空洞的发现方面,效果与 IVU 相同。一项回顾性研究发现,CT 检查最常见的影像学改变是肾实质瘢痕形成(79%)、肾盏积水、肾积水或输尿管积水(67%)、肾盂输尿管或膀胱壁增厚(61%),这些病理改变并非特异,因此与 IVU 一样,需要结合其他异常改变及病人临床资料才能做出诊断。但优于 IVU 的是,CT 扫描还可以发现泌尿生殖系统外的肺外结核病变,如肾上腺、前列腺及精囊坏死或干酪样改变。

超声检查应用价值有限,一般用于监测化疗期间肾盏损害大小的变化或挛缩膀胱容量的变化,为判断是否需要进一步干预治疗提供有价值的参考。

膀胱镜检查在泌尿系结核的诊断方面应用较少,而在评估病变范围或化疗效果方面有所帮助。膀胱镜提示广泛结核病变,但尿培养无结核杆菌或上尿路检查正常,则首先考虑急性间质性膀胱炎。全麻下进行膀胱镜检查可使肌肉松弛以减少出血危险。此外,如需排除膀胱恶性肿瘤时可进行黏膜活检,但开始药物治疗前活检需慎重。

逆行肾盂造影检查应用较少,主要用于下列两种情况。一种是输尿管下段狭窄的病人,需要了解狭窄段长度和狭窄以上扩张程度,如狭窄造成明显梗阻时,可同时留置支架管。另一种是不能确定病灶侧时,可对两侧输尿管单独插管,分别收集尿液进行培养,以确定结核菌来源于哪一侧肾脏。

经皮穿刺顺行肾盂造影一般用于无法找到输尿管开口时替代逆行肾盂造影检查。此外,该检查还有一些逆行途径所没有的优势。通过肾穿刺可以吸出肾盂内容物进行诊断性检查,也可以吸取结核空洞的内容物来测定结核空洞内的抗结核药物的浓度以评估治疗效果,并且若逆行途径不能引流或引流不畅,可以留置经皮造瘘管以达到患肾充分引流的目的。

肾动脉造影、放射性核素检查和磁共振检查在泌尿系结核诊断中提供的信息有限,应用很少。

【内科治疗】

历史上结核病广泛流行对人类造成了巨大灾难。欧洲工业革命早期,结核病导致的死亡占死亡人数的 25%。没有有效抗结核药物的情况下,50% 的活动性肺结核病人在 2 年内死亡。但随着抗结核药物的问世及普遍应用,尽管有结核的耐药、AIDS 存在等不利状况,如果能及时合理的规范治疗,死亡率的确很小。

为缩短治疗周期和防止耐药菌产生,抗结核治疗应遵循多种药物联合治疗的原则,并且药量要充分,治疗时间要足够长。据美国胸科学会推荐,对于依从性好且对药物敏感的泌尿系结核病人,需抗结核治疗6~9个月的时间。但已有足够的证据表明,除了播散性结核、结核性胸膜炎、结核性骨髓炎外,包括泌尿系结核的大多数结核经过6个月的治疗周期后可获得明显的疗效。6个月的初始治疗药物包括利福平、异烟肼、吡嗪酰胺和乙胺丁醇。病人开始治疗后的第3个月、第6个月和第12个月应复查以观察疗效,复查可采用连续3天晨尿细菌学培养的方式。

为使病人对药物耐受性达到最大,所有药物可在晚上睡前顿服,同时饮用牛奶可能有助于耐受药物,但没有硬性要求。结核病急性期应用肾上腺皮质激素可减少炎症反应和防止狭窄形成,但因受治疗经验影响大,并不做广泛推荐。

病人经药物治疗后传染性会显著降低,治疗2周后的肾结核病人尿液中几乎分离不出结核分枝杆菌。经短期药物治疗后,肾组织中结核菌会少于肺脏,尿液中抗结核药物浓度较高,异烟肼、利福平可进入肾结核空洞并达到较高浓度,最终所有药物在泌尿系统组织中均达到足够浓度。

在过去10年里,多药耐药(MDR)结核的出现对全球抗结核控制构成严峻挑战。MDR结核的治疗方案必须根据病菌敏感性来制订,并且用药时间持续18~24个月,或持续到病菌培养阴性后12~18个月。

【外科治疗】

泌尿系结核外科治疗的理念近年来发生了较大的变化。目前反对盲目切除所有病变组织,治疗焦点集中在器官保留和重建。但一般来说手术前药物治疗应至少4~6周时间。

肾切除术的经典适应证有:

(1)患肾无功能,伴或不伴钙化;

(2)病变累及整个肾脏,合并高血压和输尿管肾盂连接部梗阻;

(3)同时存在肾癌。

与以前的观点相反的是,对于存在(2)(3)适应证的病人,如果无症状,可不必将无功能的肾脏切除。但如果病人有疼痛、血尿、高血压等症状,或者有窦道形成,则需要行肾切除以缓解这些症状。由于结核的炎症粘连和瘢痕可能导致手术困难,结核肾切除通常选用开放手术方式。

药物治疗可对肾局部病灶快速起效,因此肾部分切除现在应用较少。但在下面2种情况下建议做肾部分切除:

(1)局部钙化病灶位于肾上腺或下极,6周的加强化疗后无明显变化;

(2)钙化病灶逐渐增大,并有破坏整个肾脏的危险。

外科手术下脓肿引流已完全没有必要,现在多采用影像技术支持下微创的方式穿刺引流脓液。这种方式最大的好处在于避免手术的同时也可以留取脓液进行细菌学培养。

肾结核并发膀胱挛缩时,病人出现不能忍受的尿频、疼痛、尿急和血尿症状,病变严重时膀胱失去弹性和顺应性,其容量甚至小于100ml。对于这类病人可考虑行膀胱扩大成形术。手术目标是增加膀胱容量,尽可能多的保留膀胱。即使膀胱炎症也并非是手术禁忌证。

尿流改道是适用于某些病人,下列3种情况下可以考虑永久性的尿流改道:

(1)有精神病病史或智力显著低下;

(2)遗尿与膀胱容量小无关;

(3)白天无法忍受尿失禁症状,对结核药物治疗无反应,或膀胱扩大术无效。

要求尿路复道的病人较少,但对这类病人行手术之前,需要行尿动力学全套检查,对功能失调的膀胱的情况进行仔细评估,在确定结核处于静止期、膀胱出口没有梗阻、逼尿肌能达到足够的压力、膀胱有足够的顺应性后,才可以将尿流改道病人的尿路解剖恢复正常。

三、男性生殖系统结核

男性生殖系统结核大多数继发于肾结核,少数经血行播散所致,半数以上的肾结核病人同时出现男性生殖系统结核。

附睾结核多见于性活动比较活跃的年轻男性,70%的病人有结核病史。附睾结核可以是生殖系结核的首发和唯一症状,其常见的症状与急性附睾睾丸炎类似,表现为阴囊炎性肿大、疼痛,因此二者很难鉴别。附睾结核病变常从附睾尾开始,40%的附睾结核病变仅发生于附睾尾部。结核可以导致附睾瘢痕或输精管多处梗阻,从而造成不育。久治不愈的附睾结核可形成阴囊窦道。睾丸结核几乎全部由附睾结核直接蔓延而引起,没有累及附睾的睾丸结核是非常罕见的。

前列腺结核不常见,临床症状也不明显,许多病例是前列腺电切术后组织病理检查时发现的偶发结核。血精很少出现,但如果一个病人反复出现血精且没有其他临床症状,要考虑到结核的可能。

在极少数情况下,急性暴发性前列腺结核病人病变迅速扩散出现结核空洞,可形成会阴窦道。

阴茎和尿道结核也非常少见。原发性阴茎结核表现为龟头部浅表性溃疡。极少数情况下,海绵体结核表现为结节性增生或伴有溃疡的阴茎海绵体炎。值得注意的是,阴茎结核直接侵犯海绵体形成结核性阴茎海绵体炎并进一步侵犯尿道时,表现和阴茎恶性病变相似,临床上无法将二者区分开来。尽管经常与感染的尿液接触,尿道结核的发生仍很少,多由生殖道病灶播散所引起。尿道结核病人可因瘢痕形成导致尿道狭窄,出现尿线变细或尿潴留。

男性生殖系统结核治疗原则同肾结核。前列腺及精囊结核一般采取药物治疗而不需要手术。附睾结核的发生率正在下降,但某些病人需要在药物治疗配合下行附睾及睾丸切除术,同时行必要的阴囊探查。手术主要适应证是药物治疗无效的干酪样脓肿,以及有附睾硬结而经过抗生素和抗结核药物治疗无效或硬结逐渐增大者。严重病例手术难度较大,因炎症造成周围的粘连包裹,将附睾头与血管分离十分困难。附睾切除通过阴囊切口进行,首先切除附睾尾,接着是附睾体和附睾头。游离输精管并在腹股沟部做另一切口,穿刺进入,切断、取出输精管,以防皮下脓肿形成。睾丸萎缩是附睾切除术后的严重并发症,其发生率为6%。由于病变累及睾丸不常见,只有5%的病例需要切除睾丸。生殖系结核继发输精管或附睾梗阻造成的不育症病人,因外科手术一般不能成功的解除梗阻,需要体外受精方式来受孕。

(关志忱)

第五节 前列腺炎、精囊炎、附睾炎、睾丸炎

一、前列腺炎

【定义和分类】

前列腺炎是成年男性的常见疾病,可以影响各个年龄段,50岁以下的成年男性患病率较高。约有50%的男性在一生中的某个时期会受到前列腺炎的影响,前列腺炎病人占泌尿外科门诊病人的8%~25%,在中国15~60岁男性报告前列腺炎症状的比例约为8.4%。

现在已认识到前列腺炎是一组疾病或综合征,这些疾病有其独立的原因、临床表现和结果。随着对其认识的深入,前列腺炎的概念和分类也发生了变化。

1. 传统的分类方法 Meares-Stamey的"四杯法"通过比较初始尿液(VB1)、中段尿液(VB2)、前列腺按摩液(EPS)、前列腺按摩后尿液(VB3)四杯标本中白细胞数量和细菌培养结果将前列腺炎划分为:急性细菌性前列腺炎、慢性细菌性前列腺炎、慢性非细菌性前列腺炎、前列腺痛。

2. 新的分类方法 1995年美国国立卫生研究院(NIH)制定了新的分类方法:

Ⅰ型:相当于传统分类方法中的急性细菌性前列腺炎。

Ⅱ型:相当于传统分类方法中的慢性细菌性前列腺炎。

Ⅲ型:慢性前列腺炎/慢性骨盆疼痛综合征(chronic prostatitis/chronic pelvic pain syndromes,CP/CPPS),定义为"临床表现为泌尿生殖系疼痛,但通过标准的微生物检测方法不能够检测到致病微生物",相当于传统分类方法中的慢性非细菌性前列腺炎和前列腺痛,占慢性前列腺炎的90%以上。

根据EPS/精液/VB3常规显微镜检白细胞数量是否升高,该型又可再分为ⅢA(炎症性CPPS)和ⅢB(非炎症性CPPS)2种亚型。

Ⅳ型:无症状性前列腺炎。

新的分类方法将传统分类方法中的慢性非细菌性前列腺炎与前列腺痛合并为一类,体现了将慢性前列腺炎(Ⅲ型)作为临床综合征的新认识,即以疼痛(伴随各种排尿症状或性功能障碍)为主要症状的具有各自独特病因的一组疾病。Ⅳ型前列腺炎有助于男性不育、血清PSA升高病人的鉴别诊断。

【病因与发病机制】

1. Ⅰ型和Ⅱ型前列腺炎 是定位于前列腺的感染性疾病,病因、病理、临床表现及转归明确,应看作独立的疾病。Ⅰ型多为血行、尿路逆行感染,Ⅱ型以逆行感染为主,病原体主要为金黄色葡萄球菌、大肠埃希菌、肠球菌属、肺炎克雷伯菌、变形杆菌、假单胞菌属等。

2. Ⅲ型前列腺炎 发病机制尚不明确,目前认为其可能是在病原体或某些非感染因素作用下,出现的以骨盆区域疼痛或不适、排尿异常等症状为一致特征,具有各自独特病因、临床特点和结局的一组疾病。可能的致病因素有:

(1)微生物因素:可能与某些特殊病原体感染有关,如厌氧菌、L型变形菌、纳米细菌、沙眼衣原体、支原体、真菌、病毒、滴虫等。

(2)排尿功能障碍:导致高压性排尿的解剖或神经性因素可能参与了发病。目前已经发现在CPPS病人的EPS中能够找到尿液及其代谢产物(如尿酸),这可能是尿液反流所致。尿液反流不仅可将病原体带入前列腺,也可直接诱发无菌的"化学性前列腺炎"。

(3)异常免疫反应:Ⅲ型前列腺炎可能是一种未知抗原诱导的或与自主免疫反应有关的免疫性炎症。一些研究发现病人的前列腺液或血液中可出现细胞因子水平的变化,免疫抑制治疗可能有一定效果。

(4)神经失调/盆底肌肉因素:部分病人中存在中枢神经系统和盆底肌肉的不协调,可能与神经失调、臀部或下肢的力学畸形有关。

(5)精神、心理因素:精神、心理因素的变化可引起自主神经功能紊乱,或引起下丘脑-垂体-性腺轴功能变化而影响性功能。

(6)其他学说:神经内分泌异常、氧化应激异常等。

3. Ⅳ型前列腺炎 可能与Ⅲ型前列腺炎的部分病因及发病机制相同。

【临床表现】

1. 症状

Ⅰ型前列腺炎:常突然发病,表现为寒战、发热、疲乏无力等全身症状,严重者甚至出现脓毒症伴低血压,伴有会阴部和耻骨上疼痛,尿路刺激症状和排尿困难,甚至急性尿潴留。

Ⅱ型前列腺炎:有反复发作的下泌尿系统感染症状,持续时间超过3个月,有CPPS的表现(下文介绍),EPS/精液/VB3中白细胞数量升高,细菌培养结果阳性。

Ⅲ型前列腺炎(CPPS):主要症状是疼痛,主要局限于会阴、耻骨上和阴茎,也可见于睾丸、腹股沟或腰部,部分病人有射精过程中或射精后疼痛。排尿刺激症状如尿急、尿频以及排尿梗阻症状如尿等待也较常见。由于慢性疼痛久治不愈,病人生活质量下降,并可能有性功能障碍、焦虑、抑郁、失眠、记忆力下降等。

Ⅳ型前列腺炎:病人没有任何临床表现,可有前列腺特异性抗原(PSA)增高、前列腺癌或不育等表现。

2. 体征 虽然体格检查在分类诊断方面帮助有限,但在排除会阴、肛门、神经系统、盆腔和前列腺畸形方面有辅助作用。

Ⅰ型:可发现耻骨上压痛或不适,有尿潴留者可触及耻骨上膨隆的膀胱。直肠指检可发现前列腺肿大、触痛、局部温度升高和外形不规则等,此型禁止进行前列腺按摩。

Ⅱ型和Ⅲ型:直肠指检应在已留取了前列腺按摩前尿液标本后施行。Ⅱ型和Ⅲ型病人前列腺体积可正常或增大,常比正常者软。按摩前列腺可获得前列腺液。

3. 实验室检查

(1)EPS常规检查:正常的EPS中白细胞<10个/HP,卵磷脂小体均匀分布于整个视野,pH 6.3~6.5,红细胞和上皮细胞不存在或偶见。当白细胞>10个/HP,卵磷脂小体数量减少,有诊断意义。

(2)尿常规分析及尿沉渣检查:是排除泌尿系统感染、诊断前列腺炎的辅助方法。

(3)细菌学检查

Ⅰ型:应进行中段尿的染色镜检、细菌培养与药敏试验,以及血培养与药敏试验。

Ⅱ型和Ⅲ型:"四杯试验"(表72-2)是对慢性前列腺炎进行分类诊断的金标准,方法为依次收集病人的分段尿液和EPS分别进行分离培养,区分男性尿道、膀胱和前列腺感染。临床工作中也可采用更加简单和经济的"两杯试验"(表72-3),即获取前列腺按摩前、后的尿液,进行显微镜检查和细菌培养。

表 72-2 "四杯试验"(Meares-Stamey 试验)

类型	标本	VB1	VB2	EPS	VB3
Ⅱ型	WBC	–	+/-	+	+
	细菌培养	–	+/-	+	+
ⅢA型	WBC	–	–	+	+
	细菌培养	–	–	–	–
ⅢB型	WBC	–	–	–	–
	细菌培养	–	–	–	–

表72-3 "两杯试验"

类型	标本	按摩前尿液	按摩后尿液
Ⅱ型	WBC	+/-	+
	细菌培养	+/-	+
ⅢA型	WBC	-	+
	细菌培养	-	-
ⅢB型	WBC	-	-
	细菌培养	-	-

(4)其他病原体检查:沙眼衣原体(Chlamydia trachomatis,Ct):目前主要采用灵敏度高、特异性强的聚合酶链反应(PCR)和连接酶链反应(LCR)技术检测 Ct 的核酸成分。

支原体:可能引起前列腺感染的支原体主要为解脲脲原体(ureaplasma urealyticum,Uu)和人型支原体(mycoplasma hominis,Mh)。检测方法有培养法、免疫学检测和核酸扩增技术等。

4. 器械检查

(1)B超:多见前列腺回声不均,前列腺结石或钙化,前列腺周围静脉丛扩张等,但这些表现缺乏特异性。B超还可除外其他泌尿系统器质性病变。

(2)尿动力学:尿流率检查可以大致了解病人排尿状况,有助于前列腺炎与排尿障碍相关疾病进行鉴别;在临床怀疑有膀胱尿道功能障碍时,还可选择侵入性尿动力学检查以明确诊断。

(3)CT 和 MRI:对鉴别精囊、射精管等盆腔器官病变有一定价值。

【治疗】

1. Ⅰ型前列腺炎 对抗生素治疗反应良好。在应用抗生素治疗前,应进行中段尿培养或血培养。推荐开始时经静脉应用抗生素,如:广谱青霉素、三代头孢菌素、氨基糖苷类或氟喹诺酮等。待病人全身症状改善后,再改为口服药物,疗程4周以上。经36小时规范处理,若病人病情未改善,建议进行经直肠B超等检查,明确有无前列腺脓肿。伴脓肿形成者可采取经直肠B超引导下细针穿刺引流、经尿道切开前列腺脓肿引流或经会阴穿刺引流。伴尿潴留者可采用耻骨上膀胱穿刺造瘘或细管导尿。

2. Ⅱ型和Ⅲ型前列腺炎 慢性前列腺炎的治疗目标主要是缓解疼痛、改善排尿症状和提高生活质量。

(1)一般治疗:健康教育、心理和行为辅导有积极作用。病人应戒酒,忌辛辣刺激食物;避免憋尿、久坐,注意保暖,加强体育锻炼。

(2)药物治疗:最常用的药物是抗生素、α受体阻断药、植物制剂和非甾体抗炎镇痛药,其他药物对缓解症状也有不同程度的疗效。

1)抗生素

Ⅱ型:明确诊断后,应用抗生素治疗 4~6 周。疗效不佳者,可改用其他敏感抗生素。可供选择的抗生素有氟喹诺酮类、四环素类和磺胺类等。

ⅢA型:抗生素治疗是ⅢA型前列腺炎的经验性方法,尽管病人没有明确的细菌感染,但抗生素能改善部分 CPPS 症状,可能的机制有:①强烈的安慰剂效果。②难培养微生物的清除。③某些抗生素的独立抗炎效果。推荐先口服氟喹诺酮等抗生素 2~4 周,然后根据疗效反馈决定是否继续抗生素治疗。只在病人的临床症状确有减轻时,才建议继续应用抗生素。推荐的总疗程为 4~6 周。存在沙眼衣原体、解脲脲原体或人型支原体感染的病人,可以口服四环素类或大环内酯类等抗生素治疗。

ⅢB型:不需要使用抗生素治疗。

2)α受体阻断药:α受体阻断药能改善膀胱出口梗阻,改善排尿及消除前列腺内的导管反流。常用的α受体阻断药主要有:阿夫唑嗪、萘哌地尔、坦索罗辛和特拉唑嗪等。疗程至少应在 12 周以上。α受体阻断药可与抗生素合用治疗ⅢA型前列腺炎,合用疗程应在 6 周以上。

3)植物制剂:一些植物提取物可减轻Ⅲ型前列腺炎病人的疼痛和排尿症状,原理可能为其具有 5-α 还原酶的活性和 α-肾上腺能受体阻滞活性,能促使膀胱收缩、尿道平滑肌松弛以及抗炎。常用的植物制剂有普适泰、沙巴棕及其浸膏等。

4)非甾体抗炎镇痛药:是治疗Ⅲ型前列腺炎的经验性用药,主要目的是缓解疼痛和不适,可选塞来昔布等。

5)其他药物:M-受体阻断药、抗抑郁药及抗焦虑药、中医中药等。

(3)物理治疗

1)前列腺按摩:每周 2~3 次前列腺按摩,可作为Ⅲ型前列腺炎的辅助疗法,Ⅰ型前列腺炎病人禁用。

2)生物反馈治疗:可松弛盆底肌和尿道外括约肌,缓解会阴部不适及排尿症状。

3. Ⅳ型前列腺炎 一般不需要治疗。

二、精囊炎

由于精囊在解剖上与前列腺、输精管、尿道、膀胱、输尿管及直肠邻近，故精囊炎常继发于泌尿生殖系统其他器官炎症及肠道感染。精囊炎与前列腺炎有相似的病因、感染途径和临床表现。细菌性精囊炎很少见。

1. 急性精囊炎　常有发热、寒战、乏力等全身症状，局部症状表现为会阴部胀痛，尿频、尿急、尿痛、排尿困难及血尿。射精痛剧烈。直肠指诊可发现精囊肿大并有触痛，但禁忌行按摩。经直肠 B 超、CT 或 MR 显示精囊增大、变形。治疗应选择敏感抗生素静脉用药。

2. 慢性精囊炎　与慢性前列腺炎症状类似，病人常有排尿灼热感、尿急、尿频，会阴部隐痛不适。血精是慢性精囊炎的一个特征性表现，精液常呈暗红色，镜检有较多红细胞和脓细胞。直肠指诊可发现精囊肿大变硬，有触痛。影像学检查可排除精囊囊肿等其他病变。治疗方法同慢性前列腺炎。

三、附睾炎

【病因与发病机制】

附睾炎常由膀胱、尿道或前列腺的炎症经射精管和输精管进入附睾而导致。在婴儿和男童，附睾炎常与尿路炎症或潜在的泌尿生殖道先天性异常有关。在年轻男性，附睾炎发病与性活动及配偶感染有关，主要由性传播病原体引起，如淋球菌和沙眼衣原体。在老年男性，附睾炎主要由普通尿路病原体如大肠埃希菌引起，BPH 和其伴发的尿潴留、泌尿系统感染及留置导尿是其最常见原因。慢性附睾炎可由治疗不彻底的急性附睾炎，复发的附睾炎所致。慢性附睾痛的发病机制尚不明确。

【临床表现】

1. 急性附睾炎

(1)症状：起病急，高热，阴囊肿胀疼痛，向腹股沟及下腹部放射，阴囊皮肤水肿、发红。绝大多数急性附睾炎病例睾丸常受累，因此称睾丸-附睾炎。

(2)体征：腹股沟处或下腹部压痛，阴囊增大，皮肤红肿。早期肿大附睾可与睾丸分开，数小时后两个器官形成一硬块，精索水肿增厚。

(3)实验室检查：血白细胞增多，核左移。尿液分析及培养可提示泌尿系统感染，尿液或尿道分泌物可做革兰氏染色来判断细菌种类。

(4)超声检查：可显示附睾与睾丸肿胀及炎症范围，患侧附睾血流增加。还可与睾丸扭转相鉴别，在年轻病人这点是非常重要的。

2. 慢性附睾炎　病人常感一侧阴囊疼痛，并向腹股沟放射，有不定期的附睾肿胀疼痛史。附睾增厚并轻度增大，无明显压痛，触诊时易于睾丸区别。精索增粗，前列腺发硬。伴有慢性前列腺炎时 EPS 白细胞增多。双侧慢性附睾炎可导致不育。

【治疗】

1. 急性附睾炎　卧床休息，托高阴囊，早期冰敷防止肿胀，晚期热敷加速炎症消退，根据经验及药敏试验选用抗菌药物，先静脉用药，待体温恢复正常后改为口服。如附睾疼痛较重，可用 1% 利多卡因精索封闭，亦可应用抗炎止痛药物。有脓肿形成者需切开引流。一般急性炎症经治疗 1 周后，多能逐渐消退。

2. 慢性附睾炎　一般认为慢性附睾炎具有自限性，可以自愈，但通常需要数年以上。有慢性前列腺炎表现时可按慢性前列腺炎治疗。

四、睾丸炎

睾丸炎的感染途径主要为经淋巴或输精管扩散至附睾引起附睾睾丸炎。也可经血行播散到睾丸引起单纯的睾丸炎，因睾丸血运丰富抵抗力较强，故这种情况较少见。常见的有急性非特异性睾丸炎和急性腮腺炎睾丸炎。

(一)急性非特异性睾丸炎

1. 病因　多发生于尿道炎、膀胱炎、前列腺炎、前列腺增生切除术后及长期留置尿管的病人。常见致病菌为大肠埃希菌、变形杆菌、葡萄球菌等。

2. 临床表现　病人高热、寒战，睾丸疼痛并向腹股沟放射，多为单侧，阴囊皮肤红肿，睾丸肿大，常伴鞘膜积液。超声检查有助于与睾丸扭转、嵌顿疝、睾丸肿瘤相鉴别。

3. 治疗　急性非特异性睾丸炎实际上多为附睾睾丸炎，故治疗与急性附睾炎相同。睾丸炎治愈后可能发生睾丸萎缩。

(二)急性腮腺炎合并睾丸炎

1. 病因　流行性腮腺炎由病毒感染引起，多见于青春期后期。炎症过程中附睾可同样受累。

2. 临床表现　一般在腮腺炎发生 3~4 日后出现，发热，阴囊呈红斑与水肿，无排尿症状。触诊可发现一侧或双侧睾丸增大并有明显触痛，能区别睾丸与附睾。血白细胞增高，急性期可在尿液内发现致病病毒。50% 受累的睾丸发生萎缩，在发病后

1~2个月时即可观察到。双侧病变可导致不育。

3. 预防与治疗 对1岁以下儿童接种流行性腮腺炎病毒疫苗可有效预防发病,亦可用流行性腮腺炎超免疫球蛋白在疾病潜伏期注射。治疗主要

采取卧床休息,托高睾丸,局部冷敷,1%利多卡因精索封闭既可止痛,又能改善睾丸血流,以期保护生精功能。

(杨为民)

参 考 文 献

［1］SHOSKES D A, BERGER R, ELMI A, et al. Muscle tenderness in men with chronic prostatitis/chronic pelvic pain syndrome: the chronic prostatitis cohort study［J］. J Urol, 2008, 179 (2) : 556-560.

［2］BAI J, WANG S, LIU J, et al. Characterization of circulating CD4+CD25 high regulatory T cells in men withchronic prostatitis/chronic pelvic pain syndrome ［J］. Urology, 2010, 75 (4) : 938-942.

［3］LIPSKY B A, BYREN I, HOEY C T. Treatment of bacte-rial prostatitis［J］. Clin Infect Dis, 2010, 50 (12) : 1641-1652.

［4］WAGENLEHNER F M, SCHNEIDER H, LUDWIG M, et al. A pollen extract (Cernilton) in patients with inflammatory chronic postatitis/chronic pelvic pain syndrome: a multicentre, randomised, prospective, doubled-blind, placebo-controlled phase 3 study［J］. Euro Urol, 2009, 56 (3) : 544-551.

第六节 淋菌性及非淋菌性尿道炎

一、淋菌性尿道炎

淋菌性尿道炎(gonococcal urethritis,GU)是由淋病奈瑟菌(淋球菌)所致的泌尿生殖系统化脓性炎性疾病,是最常见的性传播病之一。人类是淋球菌的唯一天然宿主。不但有症状的病人通过性接触感染对方,无症状的病人同样也可以传染他人。临床上约有5%~20%的男性和60%以上的女性感染者无临床症状,这类感染者是重要的传染源。淋球菌侵入人体后,借助其菌毛、外膜蛋白Ⅱ和IgA分解酶与上皮细胞黏附,然后被柱状上皮细胞吞噬。在细胞内淋球菌大量繁殖,导致细胞溶解,然后细菌释放到黏膜下间隙,引起黏膜下感染。通过内毒素脂多糖与补体、IgM的协同作用,引起多核白细胞浸润、黏膜红肿、糜烂、上皮细胞脱落,形成典型的尿道脓性分泌物。

根据淋球菌感染部位和病情,临床上淋病通常分为四类:

1. 无并发症淋病

(1)男性:淋菌性尿道炎、尿道球腺炎、包皮龟头炎。

(2)女性:淋菌性宫颈炎、尿道炎、外阴阴道炎、尿道旁腺炎、前庭大腺炎。

2. 有并发症淋病

(1)男性:淋菌性前列腺炎、尿道球腺炎、精囊炎、附睾炎、尿道狭窄。

(2)女性:淋菌性盆腔炎(包括淋菌性子宫内膜炎、输卵管炎、输卵管卵巢脓肿、盆腔脓肿、腹膜炎)。

3. 生殖器以外部位淋病 淋菌性结膜炎、咽炎、直肠炎、皮炎、肝周炎。

4. 播散性淋病 淋菌性关节炎、败血症。

淋菌性尿道炎潜伏期一般2~10天,平均3~5天。临床表现为尿痛、尿急、排尿时有烧灼感、尿道有黄色脓性分泌物、尿道口红肿、男性病人可出现包皮龟头炎,严重者腹股沟淋巴结红肿疼痛,少数病人可出现后尿道炎、发热、全身不适等。男性病人早期取尿道分泌物作涂片革兰氏染色,镜检见多形核白细胞内有革兰氏阴性双球菌,有初步诊断意义。病期较长的男性及全部女性病人均应进行淋球菌培养,培养阳性者可确诊。如不能获得分泌物,可从尿道内采取标本做培养或行尿的沉渣检查。PCR法对淋病的早期诊断有较大作用,特异性和敏感性均较高。同时还要注意,约20%~40%的淋菌性尿道炎病人合并有沙眼衣原体感染。

近年来,我国淋球菌耐药监测资料表明,淋球

菌对青霉素类、四环素类和氟喹诺酮类药物耐药性较为普遍,因此不主张使用这些药物来治疗淋菌性尿道炎。治疗推荐方案:大观霉素 2g,一次肌内注射;或头孢曲松钠 250mg,一次肌内注射;或头孢噻肟 1g,一次肌内注射。替代方案:头孢克肟 400mg,一次口服。如果沙眼衣原体感染不能排除,应同时加抗沙眼衣原体药物。性伴如有感染应同时接受治疗。

二、非淋菌性尿道炎

非淋菌性尿道炎(non-gonococcal urethritis,NGU)的主要病原体为沙眼衣原体和解脲脲原体,潜伏期 1~3 周,平均 10~12 天。表现为尿道黏液性或黏液脓性分泌物,并有尿痛、尿道不适、尿道内瘙痒等症状,约 10% 的病人无症状,分泌物过少者,可在晨间排尿前进行检查。如果分泌物涂片染色及培养均未发现淋球菌,而每个油镜视野下尿道分泌物革兰氏染色显示白细胞 ≥ 5 个,或首段尿白细胞脂酶阳性,或首段尿尿沉渣每高倍镜视野白细胞 ≥ 10 个,可诊断为非淋菌性尿道炎。衣原体培养、抗原检测和 PCR 对于确定诊断有一定的帮助。治疗推荐方案:阿奇霉素 1g,顿服;或多西环素 100mg,每日 2 次,共 7 天。替代方案:氧氟沙星 300mg,每日 2 次,共 7 天;或红霉素 500mg,每日 4 次,共 7 天。性伴如有感染应同时接受治疗。

(齐琳 王龙)

第七节 泌尿生殖系寄生虫病

一、泌尿生殖系丝虫病

丝虫病(filariasis)是由班氏丝虫和马来丝虫寄生在人体淋巴系统内而引起的慢性寄生虫病。引起泌尿生殖系统疾病的主要为班氏丝虫,因班氏丝虫除浅部淋巴系统外,多寄生于深部淋巴系统,而马来丝虫则只寄生于浅淋巴系统。

人是班氏丝虫的终末宿主。班氏丝虫的传播媒介主要是淡色库蚊与致倦库蚊,通过蚊虫的叮咬,将感染幼虫带入人体后在淋巴系统发育为成虫,并产生微丝蚴,微丝蚴自母体逸出后,白天多聚集在肺毛细血管内,夜间则进入周围血液中。临床可利用这种夜出的周期性,在血中寻找微丝蚴以诊断丝虫病。

虫体的机械刺激及其分解代谢产物可引起全身反应及淋巴管内皮反应性增生,形成结核样肉芽肿。丝虫也可被大量嗜酸细胞、淋巴细胞及巨噬细胞包绕,最终引起淋巴管狭窄、淋巴管壁纤维化、淋巴管瓣膜受损、淋巴回流不畅、管内压力增高、大量淋巴反流,致使淋巴管曲张破裂。外溢的淋巴进入组织间隙可引起象皮肿或破入肾盏引起乳糜尿。

1. 阴囊内丝虫病 丝虫多寄生于精索下段、附睾及睾丸邻近的淋巴管内,产生硬结。急性发作时可引起局部疼痛并向下腹部放射,与附睾炎、阑尾炎相混淆。少数可形成无菌性脓肿,脓内含有大量的嗜酸性粒细胞及多核细胞,并偶可找到成虫。体检可见精索增厚,急性期有水肿、压痛,慢性期则可于精索附睾处扪及硬结,这些硬结位于输精管之外。病人如居住在丝虫病流行地区,并有反复发作的病史,血液嗜酸性粒细胞增多,血内找到微丝蚴,则诊断可确定。反复发作精索炎者可引起精索静脉栓塞,最终形成精索静脉曲张。

阴囊内淋巴管发生梗阻曲张时,淋巴可破入鞘膜,引起鞘膜乳糜肿,乳糜对鞘膜长时期的刺激可致鞘膜增厚,甚至钙化。一般的鞘膜积液则无类似病变。重者可将硬结及鞘膜切除。

2. 阴茎阴囊象皮肿 由于淋巴管梗阻、破裂,淋巴液外溢刺激纤维组织增生,使皮肤及皮下组织增厚,形成象皮肿。阴茎及阴囊象皮肿常同时发生,并常继发链球菌感染使病变进一步加重。阴囊象皮肿有时可大如儿头,使阴茎内缩,性交困难。治疗需切除增厚的皮层行植皮整形手术。

3. 乳糜尿 乳糜尿为班氏丝虫病常见症状之一,发病率占丝虫病的 2%~10%,系因淋巴液经破裂的淋巴管流至肾盏、肾盂及输尿管下段所致,乳糜尿病人行淋巴管造影,发现腹膜后的淋巴管扩张,淋巴液有广泛反流,并可见造影剂漏入尿路。大多数病人的胸导管显影,通畅无阻。膀胱镜检时,可见输尿管口喷出乳糜尿,逆行肾盂造影可见淋巴管回流。本症应与非寄生虫性乳糜尿、脓尿及结晶尿相鉴别。

乳糜尿多间歇性发作,于劳累或食脂肪食物后加重,限制脂肪饮食或卧床休息使淋巴管压力降低时,可使乳糜尿减轻。出现乳糜尿时亦可同时有血尿。乳糜凝块有时可引起输尿管绞痛,甚至排尿困难。严重的乳糜尿可使病人丢失大量的蛋白质、脂肪,造成病人营养不良。治疗可局部应用1%~2%硝酸银或12.5%碘化钠冲洗肾盂,重者可采用淋巴静脉分流术及肾蒂淋巴管结扎,随着腹腔镜技术的发展,腹腔镜下肾蒂淋巴管结扎术效果已获得肯定。膀胱镜检查可确定出现乳糜尿的肾脏,可以先治疗出现乳糜尿一侧的肾脏。

泌尿生殖系丝虫病病人,均应采用药物枸橼酸乙胺嗪治疗。枸橼酸乙胺嗪毒性低,不仅能消灭微丝蚴,也能消灭成虫,常用剂量为200mg,每日3次,疗程1~2周,必要时可重复使用。

二、生殖系滴虫病

滴虫病(trichomoniasis)是由阴道毛滴虫引起的男、女泌尿生殖道炎症性疾病。其主要传播途径是性行为,也可通过间接接触感染。因该病的发病率高,可引起妊娠不良结局以及增加HIV感染的危险性,近年来人们逐渐认识到滴虫病是重要的性传播疾病之一。阴道毛滴虫也可引起男性的尿道炎。

10%~50%的女性感染者无任何临床症状,男性更为多见。感染后潜伏期为4~28天,平均7天。滴虫主要寄生在阴道、膀胱、尿道、尿道旁腺及前列腺内,偶可于阴茎头处引起表浅溃疡。女性病人多表现为外阴瘙痒、不适、刺痛感、尿频、尿痛。阴道分泌物增多,或有异味。部分可出现典型的大量泡沫状黄绿色分泌物并常有臭味。男性尿道炎症状为尿道内痒或不适,尿痛,尿道有少许浆液性分泌物。

取女性阴道、宫颈或尿道分泌物及男性前列腺液、精液,显微镜检查见到滴虫;或滴虫培养阳性可确定诊断。

对滴虫检查阳性的病人不论有无症状均应进行治疗,还应同时治疗性伴感染。治疗推荐方案:甲硝唑400mg,口服,每日2次,疗程7天;或奥硝唑500mg,口服,每日2次,疗程5天。治疗期间及治疗后48小时应避免饮酒,防止出现戒酒硫样反应。治疗期间避免性行为。

(齐 琳 王 龙)

第七十三章
尿 石 症

第一节 概 述

尿石症(urolithiasis)是泌尿外科的常见疾病,是一种发生在泌尿系统的病理性矿化,分为肾和输尿管的上尿路结石及膀胱和尿道的下尿路结石。近年来由于体外冲击波技术和腔镜技术的发展,尿石症的治疗手段有了新的重大突破,90%以上的结石病例可不经传统手术取石而达到治疗的目的。但治疗方法上的进展并未降低结石的复发率,若未配合有效的预防措施,甚至可能增加结石复发的机会。北京大学泌尿外科研究所一组735例随诊病人十年内上尿路结石12.5%复发,下尿路结石8.5%复发;Takasaki统计700例病人,平均随访8.6年,结石复发率高达41.2%。

【尿石症的流行病学】

流行病学调查的目的是从宏观上了解某个地区的某种疾病的发病情况和发病因素,找出其防治措施,从而降低其发病率。在进行尿石流行病学统计时,应将上、下尿路分开,也应区分原发性和继发性结石。约80%的肾和膀胱结石病人无明显解剖及生理异常,常称为原发性结石,其余约20%尿路结石的形成多与梗阻、感染及生理异常有关,常称为继发性结石。

地方性膀胱结石应作为一个特殊范畴。19世纪的欧洲、北美等地膀胱结石发病率较高。20世纪初,乳类和肉类食物丰富起来后,膀胱结石的发病率逐年减少,仅在一些贫穷地区局部存在。但随着营养水平的提高,这些地区的上尿路结石却逐渐增加,而两次世界大战期间都因为生活水平下降而出现上尿路结石减少和下尿路结石增多的倾向,战后经济复苏后,二者又向反方向增减。第二次世界

大战后,意大利西西里岛小儿膀胱结石猛增,经用大量奶制品救济后,发病率又明显下降,证明牛奶哺乳新生儿可预防膀胱结石。新中国成立前,我国贫困地区婴幼儿营养不良,膀胱结石发病率极高,1810—1919年,广州地区3 492例尿石症病人中,膀胱结石就有3 487例,肾结石仅5例,而在中华人民共和国成立后同一地区近15年的3 486例尿石症中,膀胱结石仅占432例,发病率大大降低。目前,我国边远山区,尤其是那里的少数民族仍习惯用粮食喂养乳儿,故小儿膀胱结石仍有散在发生。总之,流行病学的资料已经证明,只要改善孕产妇的营养,使新生儿有足够的母乳,或用牛奶喂养,小儿膀胱结石是可以防治的。

上尿路结石形成的概率在世界各地均不相同,亚洲1%~5%,欧洲5%~9%,北美13%,沙特阿拉伯20%。根据1992—1999年的调查,西班牙某地区尿石的发病率为2.66%;在美国,每年大约1 000个成人中就有1人因泌尿系结石住院。尸检发现1%的人有尿石症。包括:来住院的尿石症病人的实际发病率肯定更高。

近半个世纪以来,我国曾多次做过尿石症流行病学普查及全国性泌尿外科病人中尿石病人所占比例统计。总的来讲,我国尿石症的发病率呈增高趋势,南方地区高于北方地区。例如,1977年广东省东莞地区在我国最早报道了当地居民尿石症发病情况,在普查的12 203人中,发现尿石症病人142例,检出率为11.6‰;在同一地区,1984年再次普查尿石症检出率为12.3‰,而1985年普查865 576人,新发现尿石症病人1 212人,检查率达

14.0‰，即年新发病率 140/10 万人。1998 年广东省湛江市普查 6 827 人，发现尿石症病人 411 人，检出率高达 60.2‰。而华北、东北、西北、中南、西南、华东六大地区 1981 年普查 188 697 人中，仅发现尿石症 224 例，检出率为 1.2‰，可见南方尿石症发病率高，北方、中部发病率低。

在泌尿外科住院病人中尿石症所占比例的调查方面，各地基本上是一致的。1976 年北京医学院泌尿外科研究所统计了全国 29 个省市自治区 45 所医院泌尿外科住院病人总人数共计 10 876 人，其中尿石症病人 2 424 人，占同期泌尿外科住院病人总数 22.30%；1980—1983 年的统计为 26%，但南北和中部各省市仍有差别，北方各省市低于 11%，中部占 11%~30%，南方各省市则高达 30%，其中广东省可达半数。如广东省佛山地区 1993—1995 年的统计，尿石症病人数占同期泌尿外科住院病人的比例竟高达 72.7%。

近几十年来，我国上、下尿路结石所占比例发生了很大变化，表现为下尿路结石急剧减少，而上尿路结石明显增多。1949—1960 年，上尿路结石只占尿石症的 32%，1960—1976 年已占 84%，至 1983 年已上升至 86%。1998 年广东省湛江市普查 6 827 人，在发现的 411 例尿石症病人中，肾结石占 400 例，所占比例高达 97.3%。

尿石症的发病率存在着明显的性别差异，在我国，男性尿石症病人多于女性，上尿路结石男女之比为 3∶1，下尿路结石为 6∶1。浙江省尿石症病人男女比例最大，约 14.9∶1，福建省为 5∶1，甘肃省为 3.69~5.47∶1，广东省为 2.9∶1，广西壮族自治区为 2.86∶1。

尿石症多发生于青壮年，多数病人在 20~50 岁之间，该年龄段的病人占尿石症病人总数的 67.7%~89.62%。男性尿石症的发病年龄呈单峰分布，峰值在 30~50 岁，女性有两个年龄高峰，即 25~40 岁及 50~65 岁。女性出现第二个尿石高峰可能与绝经后骨质疏松，尿钙增加有关。

另外，尿石症的发病率还与地理环境、职业和种族有关。我国南部地区为亚热带，气候炎热，日照时间长，易造成缺水或尿浓缩形成尿石。高温作业、外科医生、飞行员及厨师患肾结石较多，脑力劳动者的尿石症发病率也有所增加。我国是多民族国家，尿石症的发病率差异明显，1990 年新疆维吾尔自治区一组 2 227 例尿石症病人中，维吾尔族病人 2 167 例，占 97.31%，而汉族病人仅占 60 例，占 2.68%。广西壮族自治区 1977—1986 年的尿石症

调查情况则相反，汉族病人最多，占 57.1/10 万，而瑶族最少，仅 6.8/10 万。

上尿路结石左右侧无明显差异，双侧者占 10%~20%；单个结石占 61.4%；同一器官内多个结石者占 20.8%，而尿路多处多个结石占 17.8%。

【尿石的成分和结构】

尿石主要由尿中难溶的无机盐、有机盐和酸的晶体所组成，另外还含有约 2%~9% 的蛋白基质。

1. 晶体　尿石中晶体成分占绝大部分。用现代物理化学方法分析尿石，已测到多种晶体成分。临床上常以晶体成分而命名结石，如草酸钙结石、尿酸结石等。由单纯一种晶体成分组成结石，其含量大于 95%，可称为纯结石，但临床上少见。尿石多以混合形式出现，但往往以一种晶体为主。尿石中，以含钙结石最常见，在 X 线平片上能显影，称为阳性结石。草酸钙结石占结石的半数以上，而 90% 的结石都含有不等量的草酸钙。其次为磷酸钙，常以羟磷石灰的形式存在，多混杂于草酸钙结石中；另以碳酸磷灰石的形式存在于感染结石中。尿酸及尿酸盐结石少于 10%，但在约 30% 的结石中含有此种成分。尿酸结石可透过 X 线，在 X 线平片上不显影，称为阴性结石。感染时常为磷酸镁铵及磷酸钙和尿酸铵的混合结石。胱氨酸结石只占尿石的 1% 左右。偶尔可见黄嘌呤结石。

2. 基质　基质是一种黏蛋白复合物，存在于所有的尿石之中，其可能来源于肾小球滤过液、肾小管表面的糖蛋白、坏死的肾小管细胞膜、肾小管分泌物、肾小管基质、间质组织和细菌。基质中有蛋白质（65%）、碳水化合物（15%）、无机矿物（10%）及水（10%）。各种结石中基质的元素组成都比较稳定，含氮（10%）、硫（1%）、碳（58%）、氢（7%）和氧（24%）。基质在尿石中的含量因结石而异，含钙结石中，基质约占 2.5%，尿酸结石约 2.0%，磷酸镁铵/磷灰石和胱氨酸结石各约含 1.1% 和 9.0% 的基质。结石基质成层及网状将晶体物质牢牢包裹起来，晶体物质呈树枝状或镶嵌于基质之中。基本保持其晶体形态者称粒晶结构，这种结构的结石形成时结石盐的高过饱和度更为重要。如晶体和基质呈层排列成年轮状，与矿物界的鲕石很相似，称为鲕状结构，多表明有梗阻或合并感染。不少结石混合有上述两种结构，可以互相分层，也可以有鲕状结构掺杂于粒晶结构之中，称复合结构，常见于一水草酸钙结石、二水草酸钙结石。

了解结石的成分有利于选择适当的防治方法。结石的分析方法有：

（1）化学定性分析：测定结石溶液中所含的各种离子，推断其成分。各种离子对试剂的灵敏度不同，因此尚不十分精确。

（2）物理方法可分三类

1）元素分析：有发射光谱、原子吸收光谱、能谱仪等。

2）物相分析：有X线衍射、红外光谱和热分析。可以精确地对结石进行定量和定性分析。

3）结构分析：有偏光显微镜和扫描电镜，可以了解结石生成的全过程及各种成分相互间的关系，标本可以长期保存是其优越性。结石结构的各部分成分不一样，取材时应分别在结石的中心和外层分别取样。

【尿石症的病因】

尿石症常是多种因素综合的结果，有时可找到其中作用很强的主要因素，如遗传性胱氨酸尿症或甲状旁腺功能亢进。但更多的是由多种较弱的因素共同促成，其中的主要因素或不突出或因条件不同而改变。人类所处的自然环境和社会环境是尿石症发生的外因，而个体本身的遗传因素、疾病和生活习惯，以及泌尿系统本身的异常如梗阻、感染、异物以及肾脏受损等特殊情况是尿石症发生的内因。以上各种因素对于每个人还可以有主次差异，如原发性高草酸尿症的病人，遗传可能是主要因素；感染性结石的病人，感染是主要因素。

1. 外界环境　热带和亚热带气候湿热、干旱，结石发病率高。如东南亚诸国、印度北方、巴基斯坦、阿拉伯半岛、澳洲北部、美国南部等；我国尿石症南方发病率最高，北方最低，中部在二者之间，这表明气候条件有重要影响。高温天气使人体水分过多蒸发致尿液浓缩，结石盐易沉淀，并使尿中结石促进物活化而产生结石。人对气候的适应能力与尿石形成关系密切，炎热地区土著居民尿石症发病率往往不高，而新迁入者则发病率高。另外，炎热地带日照时间长，人体内维生素D代谢旺盛，也可能促进尿石的形成。自然条件对食物种类和供应时间也有关系。从水质上看，全世界不论硬水区或软水区都有结石多发区，故水质的软硬对结石的发病似乎不是主要因素。有人认为水中的钙可与食物中的草酸结合减少其吸收，硬水中的镁等微量元素也可有一定的成石抑制作用。

社会经济发展状况对结石的发生以至结石类型都有相当深刻的影响。我国近几十年来下尿路结石大幅度下降，上尿路结石逐渐上升，这与生活水平的提高，营养状态的改善有密切关系。另外，

职业对尿石形成也有一定影响，如热作业工作者、司机、外科医师、厨师等患尿石症的机会多于其他工种的人。

2. 遗传因素　遗传因素对尿石症的影响已被人们所认识。不同人种都可患尿石症，但黑色人种发病率要比其他人种低。目前已有几种尿石症已明确与遗传性因素有关，如胱氨酸尿症和原发性高草酸尿症多是常染色体隐性遗传疾病；原发性远端肾小管性酸中毒为一种常染色体显性遗传疾病；原发性黄嘌呤尿和部分高尿酸血症也与遗传因素有关。胱氨酸结石病人是由于肾小管酶缺乏致多种氨基酸吸收障碍而大量排于尿中，其中胱氨酸溶解度最低，形成胱氨酸尿症，容易析出成石。

原发性高草酸尿症为一种严重的遗传性疾病。草酸在人类是代谢的终末产物，不再进一步分解，尿中大量草酸可形成结石，还可在肾、心肌组织及多处软组织中形成异位矿化。根据酶缺乏种类的不同，原发性高草酸尿症可分为两型：Ⅰ型称乙醇酸尿症，是由于肝细胞内过氧化物酶体的丙氨酸-乙醛酸转氨酶缺乏影响了乙醛酸在过氧化物酶体内向甘氨酸转化；Ⅱ型称左旋甘油酸尿型，此型由于右旋甘油酸脱氢酶缺乏，致使羟-丙酮酸不能向右旋甘油酸转化，从而形成大量草酸和左旋甘油酸排于尿中。Ⅱ型比Ⅰ型更难治疗。原发性远端肾小管性酸中毒为常染色体显性遗传性疾病，为远端肾小管酸化尿功能障碍，使尿pH偏高且尿中钙增加而枸橼酸减少，易发生尿石。遗传性嘌呤代谢障碍引起黄嘌呤尿和高尿酸尿症，可致痛风症和尿酸结石及黄嘌呤结石。上述典型的遗传性疾病只占尿石症的少数，其他作用较弱的遗传因素对尿石症的影响远多于此。经统计约13%~46%（平均30%）的尿石症病人有尿石的家族史，且有家族史的尿石症病人的结石复发率远高于没有家族史者。有报道表明含钙结石病人家属肠道吸收钙的能力比一般人强，也有的家属肾再吸收钙的能力比正常人弱，这些家属虽然尚未生成尿石但已有高尿钙的现象存在。与尿石症有关的多种因素，如与肠钙吸收有密切关系的钙调节蛋白，与肾主动吸收钙磷有关的物质，与草酸主动吸收有关的载体蛋白，以及尿中重要的大分子物质如酸性黏多糖、肾钙素、晶体基质、TH蛋白等的生成和性质莫不为基因所控制，由此而形成易患尿石症的素质是很可能的。目前对吸收性高尿钙、肾性高尿钙、低磷性高尿钙以及因肠道异常吸收而导致的所谓Ⅲ型原发性高草酸尿症已有不同程度的理解。

3. 后天疾病 甲状旁腺原发肿瘤、增生及继发性甲状旁腺功能亢进,使甲状旁腺激素分泌增加,导致既有溶骨性又有肠吸收性高血钙。虽然甲状旁腺激素可以增加一些肾小管对钙的再吸收,但由于肾小球滤过钙过多,仍然会产生明显的高尿钙。骨型者可表现为骨严重脱钙和病理性骨折;肾型者即发生肾结石。由于创伤、手术、疾病或截瘫而长期卧床可致骨骼失用性脱钙而发生持续性高尿钙,令结石形成。若此类病人合并有膀胱功能障碍或神经源性膀胱,则可因尿滞留或导尿引起感染,更易生成结石。类肉瘤病人肠道对 1,25-$(OH)_2D_3$ 的敏感性比正常人高,故吸收钙过多,且可引起骨骼释钙,因此易形成尿石。皮质醇症病人皮质类固醇分泌增加,促进骨钙释放,并对肾的排钙也有一定作用。多发性骨髓瘤、溶骨性多发性骨癌等促进骨质脱钙的疾病均可引起高尿钙。肠大部切除、肠吻合短路、慢性肝、胆、胰和肠道疾病伴有脂肪消化不良,脂肪同草酸竞争并与肠内钙结合,使过多的草酸被吸收而引起高草酸尿,发生草酸钙结石。慢性腹泻或回肠造瘘的病人往往发生脱水并排出酸性尿,容易形成尿酸结石。痛风病人血和尿中尿酸增加,易发生尿酸结石。恶性肿瘤和白血病病人,由于细胞失控地增殖和破坏,使嘌呤代谢增强,尤其在放疗或化疗时,尿中尿酸可显著增高,容易形成结石。继发性红细胞增多症、银屑病等也可引起高尿酸尿。草酸含量过高、维生素 B_6 缺乏、缺镁饮食、维生素 D 中毒等都可引起相似的肾超微结构损害。另外,维生素 K 不足可影响抑制结石形成的重要物质肾钙素的合成。近年来,氧自由基对肾的损害及与结石形成的关系的研究有所进展,发现氧自由基所导致的肾超微结构损害与其他多种致石因素所致相似,自由基可以引起细胞膜结构破坏以及钙、草酸转输紊乱,自由基的蓄积可能是肾损伤而发生尿石的中间环节。因此一些导致肾脏氧自由基增加的因素如肾缺血、高血糖、草酸或尿酸含量过高及有关毒素等都可引起肾的损害,诱发钙化或微结石。有报道体外震波碎石可使肾产生自由基增多。肾盂肾炎是继发性远端肾小管酸中毒的主要病因。

4. 饮食习惯 大多数尿石的病人缺乏常饮水的习惯而致尿浓缩,尿中结石盐常处于过饱和状态,易于析出成石。尿浓缩还可激发尿中结石抑制物向促进物的转变,强有力地促进结石晶体的形成和聚集。文献报道遗传异常的家族成员中有经常饮水者得避免罹患尿石的病例。高动物蛋白的摄

入增加了机体的酸负荷,导致尿 pH 下降而使尿液中钙和尿酸含量增加及枸橼酸盐减少。动物蛋白还可促进肠钙吸收。乳儿过早用粮食喂养,乳制品和动物蛋白缺乏是小儿膀胱结石的重要病因。动物内脏含嘌呤很高,蔬菜中菜花也含有较多的嘌呤,可使尿酸增加。蔗糖摄入可促进肠钙吸收,相应的也增加了草酸的吸收。另外,蔗糖摄入促进胰岛素分泌,导致尿钙排泄增加。因此,过多地摄入蔗糖可能导致肾实质损伤。素食者的尿钙一般较低,用米糠、麦麸治疗高钙尿特别是吸收性高钙尿有效,可起到预防结石的作用。但过多地食入菠菜、豆腐、西红柿、巧克力均可增加尿中草酸。茶是含草酸最高的植物,喝浓茶者则有患尿石症的可能。过量摄入钙可能导致高钙尿,但稍增加摄入量却有利于降低经尿排泄的草酸含量。食物愈精制吸收愈快,尿中成石成分增加,也较易形成高峰。相反,多进食含粗纤维较多的粗粮和蔬菜可减慢吸收。食盐的过多摄入可导致尿中钙和尿酸含量的增加及枸橼酸盐的减少,从而增加了尿石形成的可能。

5. 药物 溃疡病人服用碱性药物治疗时饮用牛奶所致的乳碱综合征,可使尿钙增多,尿 pH 升高,容易患磷酸钙结石。胃药中如复方氢氧化铝、三硅酸镁等含硅成分也可在结石中出现。长期使用 1 万单位以上的维生素 D,可导致 1,25-$(OH)_2D_3$ 过量合成,从而使肠道大量吸收钙,并发生肾钙化、肾结石和异位钙化。长期服用皮质类固醇药物,可致高尿钙和尿石。治疗青光眼的乙酰唑胺能抑制肾小管碳酸酐酶,增加尿中重碳酸盐并减少枸橼酸的排出,提高尿的 pH 和增加尿钙饱和度,减弱抑制物的活性。大量服用维生素 C(每日达 4g)即可增加尿草酸量,如达到 9g 则尿中草酸显著增加。使用吸入麻醉甲氧氟烷、大量服用阿司匹林也有增加草酸的作用。磺胺药物结石已较少见。

6. 泌尿系统本身的因素 导致泌尿系感染的细菌所产生的尿素酶可将尿素分解为氨和二氧化碳,氨与水合成氢氧化铵后增加尿的 pH,同时铵与尿中的镁和磷酸根结合成的磷酸镁铵呈高度过饱和而析出。非尿素酶细菌的感染,细菌和炎症产物也可作为异质核心诱发结石,这类结石大多含钙,而不称为感染性结石。梗阻可以使尿中形成的晶体、颗粒或微结石滞留在尿路中继续生长成石,还可使潴留的尿液浓缩或并发感染。最常见的梗阻是肾盂输尿管连接部狭窄和下尿路梗阻,其他如肾盏积水、海绵肾(常同时伴有远曲肾小管酸中毒)、肾输尿管畸形、多囊肾、肾囊肿并发结石也不少见。

临床统计肾内型肾盂发生结石的多于肾外型肾盂者。在梗阻近端可形成结石，结石本身也可以产生梗阻及感染。另外，尿路中的异物，如不吸收的缝线、尿管、纱布、金属片以及蜡块都可以成为结石核心。

【尿石形成的机制】

尿石由晶体成分和基质所构成，在结石形成的过程中又受到尿中抑制物和促进物的影响，形成结石时抑制物和促进物也掺入构成部分基质。结石形成后各种成分也仍在不断变化，各种成分相互起作用。

1. 肾脏损害　尤其是肾小管损害是非感染性结石发生的基础，这种损害早于结石晶体的出现。肾小管腔内排出的脱落细胞碎片及细胞器是晶体异质成核的物质基础，肾小管上皮细胞排出基质小体，可作为成核的促进物或晶体聚集的固体桥。肾脏病变为微晶体附着并进一步生长提供条件，而介导这种损害的中间环节是氧自由基。

2. 晶体析出及成石　晶体物质有时泛称结石盐，它们的析出主要根据物理化学的规律，即从过饱和溶液获得能量——驱动力，再根据化学动力学的规律经过成核的质变构成晶体。这些化学动力学的主要过程为：成核、生长、聚集和固相转化。成核是指结石盐从过饱和溶液中形成固相的过程，初始的晶核可以在无任何颗粒或表面的情况下在溶液中自发形成，称为均相成核或同质成核。在尿中总含有具有表面的固体颗粒，这些表面可以降低成核反应的活化能而促进成核，在亚稳溶液中加入晶体时往往立即成核并析出结晶，称为次级成核。放入与结晶不同的固体时，也会借其表面促进成核，称为异相成核或异质成核。晶核的生长有两个基本过程：溶质的运送过程和结合到晶格中的表面作用过程。晶体的生长方式主要有两种：螺旋生长和多核生长。晶体的生长机制不仅取决于体系的过饱和度，也受到晶体表面状态、固液比、温度、搅拌及尿中矿化抑制物的影响。聚集是指原始的晶体粒子以面对面的规律结合在一起，是比生长更重要的尿石形成的危险因子。聚集并不依赖于尿液的过饱和，即使在不饱和状态下，也可能发生。与聚集同等重要的是团聚，系指晶体粒子以边角方式相结合，体系的总表面积无明显改变。晶体粒子在液体中聚集主要受范氏引力、黏接力及静电斥力的控制，尿石形成的抑制物或促进物可能通过这些机制起作用。

开始形成的晶体有时还不稳定，还要向更稳定的状态演变，例如草酸钙常由三水草酸钙向二水甚至一水草酸钙演变；磷酸钙首先形成磷酸八钙，再转变为磷酸氢钙，当在碱性环境时再转变为羟磷灰石，此转变称固相转化。

3. 尿石形成的促进物和抑制物　尿中结石盐达到过饱和而不立即析出是由于尿中存在多种抑制物的缘故，而结石病人尿中往往缺少抑制物或促进物过多。尿液中有许多能促进尿石盐成核、生长和聚集的物质。包括尿晶体本身、细菌、聚合的 TH 蛋白和尿中细胞膜分解产物等。抑制物是指能减慢结晶动力学过程而对溶液过饱和度无明显影响的物质，分为大分子抑制物和小分子抑制物。小分子抑制物有无机焦磷酸盐、镁盐、枸橼酸盐、磷酸枸橼酸盐和枸橼酸 - 金属复合物等。大分子抑制物有酸性黏多糖、类 RNA 物质、肝素、硫酸软骨素、肾钙素、非聚合的 TH 蛋白等。它们可能是非特异的结晶抑制物，也可能是游离钙清除剂，或二者兼有。小分子抑制物有的可与钙螯合而降低其饱和度，有些则可吸附于微粒表面改变其表面电能、电荷密度，使晶体粒子间相互引力减弱，并维持尿胶体的稳定性。大分子抑制物一般都与蛋白结合，因此蛋白的变质很可能即改变其性质。如 TH 蛋白在一般条件下对尿石生长和聚集是一弱抑制物，但当环境改变如尿浓缩或 pH 升高时，则可激发其聚合而变质成为很强的促进物。尿石症病人大分子物中起稳定作用的糖比例较正常人低，表明其蛋白更易聚合和变质。尿中的胆固醇和磷脂都是成核促进物。

4. 基质的作用　结石约含 2%~9% 的基质，为多种成分的混合物，如血清蛋白、类黏蛋白、基质物质 A、葡胺聚糖、TH 蛋白、γ- 羧基谷氨酸、脂类等，另外，基质中还存在细胞、细胞碎片及其分解产物。

基质具有极强的与钙结合的能力，能在尿中导致钙盐局部饱和度增高，促进成核和结晶，也可以把周围的钙盐不断吸收进来，使尿石继续增长。另外一个过程即 TH 蛋白能在尿浓缩等条件下聚合、变质，促进草酸钙结晶的形成和团聚。随着晶体的析出和凝集，基质也不断掺入，呈层状和网状将晶体包裹起来成为牢固的团块，并在结石表面形成保护膜，即使溶石药也难发挥作用。有时某些基质还可以成为结石的核心。有些基质也可能是结石抑制剂，尿生成时在浓缩过程中不仅提高了结石盐和酸的饱和度，同时也促使了尿中大分子聚合，使它们相互键联或起某些变化，从而改变了它们的结构和性质。

5. 滞留 正常人尿中也可产生一些晶体,但只要能随尿排出则不会形成结石。晶体在一定条件下大量生长,或通过聚集迅速增大为团块,或通过黏蛋白黏附在细胞壁上,这些固定颗粒滞留在尿路中则可以继续生长成为尿石。尿石症病人尿中常出现大的晶体聚集体或鲕状的微结石,容易在肾小管中受阻,或卡在小管中或被蛋白纤维黏附在上皮上。常见结石是以附着在肾乳头集合管口上的团块为基础生长起来的。临床上肾结石早期也常为乳头钙化斑或肾盏结石,尿路有梗阻时脱落下来的小结石也不易排出而滞留起来长得更大。此外,滞留的结石还可继续发生固相转化,如草酸钙的继续脱水、重结晶、成分的转化、基质的老化等。

6. 取向附生 取向附生学说可能是尿石形成的机制之一,其内容是:结石的各种晶体面的晶格排列,相互间常有明显的相似之处,如草酸钙结石常含有羟磷灰石,或以此为核心;草酸钙结石以尿酸为核心的也不少见;临床上不少患草酸钙结石的病人尿中尿酸也高,用别嘌呤醇治疗有减少复发的现象,因此推断,两种晶面如能互相有高度的配合性即可互相附生。但由于干扰因素很多,该机制的重要性有待证实。

【尿石症的病理】

1. 原发性病理改变 肾小管的损伤在尿石形成过程中最早出现。在肾小管形成晶体前,在近曲小管上皮细胞顶侧就有胞质膜性膨起,突向管腔,形成巨大的泡状结构,随着即发生上皮细胞微绒毛脱落,线粒体肿胀、空泡样变以致崩溃。胞质溶酶体增多活跃,高电子密度的颗粒状物质及细胞碎片沉积于梗阻的管腔内,促进早期微结石的形成。在肾小管腔内、钙化灶及晶体周围可以见到由受损的肾小管上皮细胞产生和排出的 PAS 阳性物质及 PAS 阳性的蛋白管型,这是含电子密度很高的基质颗粒,结晶即在这些颗粒处开始形成。进一步发展即在肾乳头部形成钙化斑,其一旦暴露于尿中,即成为结石形成的固着基础。当钙化斑脱落后即为尿石核心。

2. 继发性病理改变 结石的继发性病理改变与结石的形态、大小、活动度和所在部位关系密切,主要表现为局部损害、梗阻和感染。结石形成后可造成尿路黏膜损伤,有时可形成溃疡和肉芽组织。长期炎症刺激可使变移上皮鳞状化生,以致形成鳞癌。结石可导致尿路的完全或不完全梗阻,梗阻以上的尿路可发生扩张和积水,严重者肾实质可受压缺血、萎缩和纤维化,使患肾功能受损或完全丧失。

尿石继发感染对肾组织和功能的损害将进一步加重。病原菌以大肠埃希菌多见,铜绿假单胞菌感染也不少见。伴有梗阻和感染容易引起脓毒症,局部形成肾积脓,病情迅速恶化。

【尿石症的诊断】

尿石症的诊断包括确定尿石存在、尿石并发症及尿石病因诊断三个部分。

1. 尿石存在的诊断 尿石症病人常以肾绞痛而就医,如有肉眼血尿或镜下血尿应高度怀疑本病。发作时腰腹部呈刀割样绞痛并沿输尿管行区向下放射,肾区压痛及叩击痛,常为并发梗阻或感染。但有些尿石症病人无明显临床症状,体检时偶然发现或因梗阻肾积水、肾功能不全就诊。约 90% 的含钙结石可以通过 X 线腹部平片及排泄性尿路造影确诊,部分不含钙的阴性结石也可在造影上以充盈缺损或影像增强而显示。症状典型但 X 线片上不显影,此或为条件不适当、结石过小、与骨重叠或为阴性结石,需行逆行插管拍摄平片或造影,加拍腹部侧位片。排泄性尿路造影还有助于判断肾功能,积水和发现各种畸形。B 超检查简便、无创,可发现阴性结石,了解有无肾积水及肾皮质厚度及其他肾外科疾病。放射线核素肾图有助于了解肾功能及功能损害的类型,在决定功能受损的肾脏有无保留价值时,肾核素动态扫描更为准确。螺旋 CT 平扫对尿路结石有很高的检出率。MRU 在诊断尿路结石上的作用,目前仍在探讨中。有感染时应行尿培养和药物敏感试验。

2. 尿石并发症的诊断 尿石形成后的主要并发症有尿路感染、梗阻、肾功能受损及有可能合并肿瘤发生。尿路感染病人出现发热、腰痛,尿中出现脓细胞,尿培养有细菌生长,诊断并不困难。对确定尿路潜在性感染却不容易,需用特殊培养方法多次培养,同时配合清晨中段尿白细胞计数或清晨尿亚硝酸盐测定。利用 B 超、CT、MRU、排泄性尿路造影、逆行插管造影等可以判断有无梗阻、肾积水情况。静态或动态核素扫描或摄像对判断肾功能可提供有价值的线索。对长期存在的肾盂或膀胱结石都要想到尿路并发肿瘤的可能,可行尿脱落细胞检查,手术时发现异常应取标本活检。

3. 尿石病因的诊断 从开始接触病人即应注意病因的探索。了解病人的既往史、家族史、居住史、职业、工作性质及结石史。了解病人的饮食、饮水习惯和特殊爱好。患膀胱结石的小儿要追问其哺乳情况。了解有无与结石有关的疾病,如骨折、痛风、甲状旁腺功能亢进、慢性消化道疾病等,有无应用钙剂、苯妥因等与结石有关的药物。病人如有排石史或手术取石史，应了解实验室及其他检查结果。阅读 X 线片时应注意结石的部位、大小、密度和纹理，粗略推测结石的成分。注意有无胱氨酸或草酸代谢异常等遗传性疾病。检测血钙、磷、尿酸水平及 24 小时尿量、比重、空腹尿 pH、钙、枸橼酸、草酸、尿酸等。排出的结石或手术取出的结石行结石成分分析。

【尿石症的防治原则】

1. 急症处理　肾绞痛和感染应立即处理。感染应及时应用抗生素，必要时可行肾穿刺引流。肾绞痛可应用抗胆碱、黄体酮类、钙通道阻断药物等。吲哚美辛栓直肠给药有一定的止痛效果。必要时可注射哌替啶镇痛。双侧输尿管结石合并梗阻无尿病人可考虑立即行输尿管插管及肾造瘘等方式解除梗阻或手术取石。

2. 择期处理　原则是除去结石和解除病因。但并非所有的结石都要立即处理，如无症状的肾盏小结石、海绵肾、多囊肾囊内结石等可暂不处理。在需除去结石的病例中 90% 以上的结石可以不用手术取石。体外冲击波碎石（ESWL）已成为目前肾结石的首选治疗方法，也可与经皮肾镜碎石术（PCNL）联合应用。除病人肾功能严重受损无保留价值而需切肾外，应尽量保留患肾。ESWL 适用于输尿管各段结石，也可运用输尿管镜技术（URS）碎石或取石。若结石被肉芽包裹或结石远端输尿管有狭窄或畸形，或经腔镜治疗失败，则可开放手术治疗。直径 ≤ 4cm 的膀胱结石可经尿道采用各种方法碎石（包括气压弹道碎石、超声碎石和激光碎石等），>4cm 的结石则应开放手术取石，同时治疗结石的病因，如前列腺增生、膀胱憩室等。合并有尿路癌肿的病人应行根治性手术。

3. 预防成石　患过结石的病人应养成勤饮水的习惯，保持每日尿量在 2 000~3 000ml 左右。母乳喂养或补充乳制品是预防小儿膀胱结石最有效的方法。应根据结石成分及 24 小时尿成分测定选择适当食物。吸收性高尿钙病人应减少动物蛋白和食糖的入量。尿酸结石和高尿酸尿者禁食动物内脏，少食动物蛋白和菜花。高草酸尿者禁吃菠菜、巧克力、浓茶，少吃豆腐、西红柿等。饮酒可增加尿酸水平及尿液浓缩，故不宜饮酒。防石药物大致分三类：

（1）降低结石盐和酸的饱和度：噻嗪类降低尿钙和草酸；磷酸纤维素可降低肠道对钙的吸收；正磷酸盐可提高血磷而间接降低尿钙；碱化药物可增加尿中胱氨酸和尿酸的溶解度，也可降低肾小管酸中毒病人尿钙量；枸橼酸钾、酒石酸制剂可与钙螯合而降低钙的饱和度；别嘌呤醇可降低尿中尿酸；乙酰半胱氨酸可降低胱氨酸饱和度；维生素 B_6、钙剂可降低尿中草酸；感染性结石用乙酰异羟肟酸可抑制尿素酶，减少氨的生成，降低磷酸镁铵和尿酸铵的饱和度。

（2）增加尿石抑制活性的药物：有镁剂、枸橼酸钾、正磷酸、外源性酸性黏多糖及中药结石通、五苓散等。

（3）干扰促进因素的药物：有乙酰半胱氨酸、丙氨酸等。另外，高草酸尿伴有肾过氧化损害，高草酸尿症病人，可应用抗氧化剂如维生素 E，有利于结石的预防。

（周四维）

参 考 文 献

［1］吴阶平. 泌尿外科［M］. 济南：山东科学技术出版社, 1993: 545-666.

［2］梅骅. 泌尿外科临床解剖学［M］. 济南：山东科学技术出版社, 2001: 143-228.

［3］曾令奇. 泌尿外科诊疗决策［M］. 上海：第二军医大学出版社, 2001: 63-74.

［4］吴阶平, 顾方六, 孙昌惕. 中国的尿石症［M］. 中华泌尿外科杂志, 1980, 1: 1-3.

［5］詹皇男, 梅骅, 王晓波, 等. 4 714 例尿路结石化学成分分析［J］. 中华实验外科杂志, 1995, 12 (5): 316-317.

［6］朱绍兴, 章咏裳, 刘继红, 等. 晶体表面结合蛋白对草酸钙结晶体生长的抑制作用［J］. 中华泌尿外科杂志, 1998, 19 (8): 457-459.

［7］王少刚, 刘继红, 章咏裳. 草酸钙结石形成对鼠肾组织维生素 K 依赖性羟化酶活性的影响［J］. 中华泌尿外科杂志, 2000, 21 (10): 581-583.

［8］孙伟桂, 丁智仁, 张峻, 等. 广西地区尿石症病人年龄分布曲线特征及临床意义［J］. 中华泌尿外科杂志, 2001, 22 (2): 100-102.

［9］GROVER P K. RYALL R L. Inhibition of calcium oxalate crystal growth and aggregation by prothrombin and its fragments in vitro: relationship between protein structure and inhibitory activity [J]. Eur J Biochem, 1999, 263 (1): 50-56.

[10] SUN Y H, WANG L H, QIAN S X, ET al. Treatment of urinary calculi with the ureteroscopy and Swiss-Lithoclast pneumatic lithotriptro (report of 150 cases) [J]. J Endourol, 2000, 14 (3): 281-283.

[11] RAMELLO A, VITALE C, MARANGELLA M. Epidemiology of nephrolithiasis [J]. J Nephrol, 2000, 13 (Suppl 3): 45-50.

[12] ALAPONT PEREZ F M, GALVEZ CALDERON J, VAREA HERRERO J, et al. Epidemiology of urinary lithiasis [J]. Actas Urol Esp, 2001, 25 (5): 341-349.

[13] HUANG H S, MA M C, CHEN J, et al. Changes in the oxidant-antioxidant balance in the kidney of rats with nephrolithiasis induced by ethylene glycol [J]. J Urol, 2002, 167 (6): 2584-2593.

[14] PARK J K, CUI Y, KIM M K, et al. Effects of extracorporeal shock wave lithotripsy on plasma levels of nitric oxide and cyclic nucleotides in human subjects [J]. J Urol, 2002, 168 (1): 38-42.

第二节 肾 结 石

肾结石(renal calculi)为泌尿系常见病、多发病,男性比女性多 3~9 倍,多发生在青壮年,21~50 岁占 83.2%。左右侧的发病率无明显差异,双侧病例占 10%~20%。

【临床表现】

症状与结石大小不成比例。较大的鹿角形结石,未引起肾盏、肾盂梗阻或感染,可以长期无明显症状,同样固定在肾盏内的小结石也可以无任何症状,只是在体检时被偶然发现。较小的结石,如在肾盂内随体位变化而频繁活动,或嵌于肾盂输尿管连接部,或进入输尿管刺激管壁引起强烈蠕动或痉挛,促使结石向下移动,则可同时出现绞痛和血尿。约 40%~75% 的肾结石病人有不同程度的腰痛。结石较大,其移动度很小,表现为腰部酸胀不适,或在身体活动增加时有隐痛或钝痛。较小结石引起的绞痛,常骤然发生腰腹部刀割样剧烈疼痛,呈阵发性,发作时病人面色苍白,全身出汗,伴恶心呕吐,在床上辗转翻滚,甚至出现虚脱。疼痛向下腹部、腹股沟放射。每次发作常持续数分钟,甚至长达数小时,有的病人在数日内可反复发作多次。

血尿常伴随疼痛出现,多数为镜下血尿,或呈茶色。当绞痛发作或身体活动增加时,尿内红细胞明显增加,但平时尿内亦常可见数量不等的红细胞。如肾结石合并感染,除有全身炎性症状和局部腰痛加剧外,尿内也可见大量脓细胞,由于无绞痛和肉眼性血尿,易忽略引起尿路感染的原因。少数肾结石病人可随尿排出结石或小砂粒,表现为尿道短暂堵塞和刺痛。肾结石梗阻引起严重积水,病肾可在不知不觉中丧失功能,并在上腹部和腰部触及囊性肿物。孤独肾或双肾结石可能突发无尿,或出现慢性肾功能不全。

【诊断与鉴别诊断】

1. 临床诊断方法　肾结石为临床常见多发病,需通过询问病史、体格检查、实验室检查、B 型超声和 X 线检查,查明结石的大小、形状、数目和部位,及其对病肾的影响,如肾功能减退、积水和感染等。自行排出和手术取出的结石需进行成分分析,检查结果对治疗和预防均有重要意义。

(1)病史:详细询问发病年龄、疼痛的部位、性质和发作情况,是否伴随肉眼血尿,有无排石史。了解病人饮食习惯和生活环境及职业,如高温工作而饮水量少,居住于结石多发地区等。有无家族性结石病史,25% 的肾结石病人存在家族史。有无痛风等代谢性疾病史,对幼儿要注意有无遗传性代谢紊乱,如高草酸尿、胱氨酸尿、肾小管酸中毒。有无过量摄入钙、草酸和蛋白质。是否因骨折或截瘫长期卧床。若有反复尿路感染史、有泌尿系解剖异常、有既往小肠切除病史、有溃疡、青光眼需用药以及长期使用皮质类固醇药物等,均对发现肾结石的原因有帮助。

(2)体检:在绞痛发作时病侧肋脊角可有压痛和叩击痛,有时局部肌紧张。无梗阻的病例,体检可无阳性体征或病区有轻度叩击痛。如结石合并重度肾积水,可在腰腹部触及囊性肿物,伴有感染者,局部有明显压痛。

(3)实验室检查

1)尿常规:尿常规可以提供多种信息,在肾结石诊断中具有非常重要的意义。所有结石病人均应行尿常规检测。肾结石病人运动后或肾绞痛后通常会出现镜下血尿,尿液中白细胞增多及亚硝酸盐阳性则通常表明结石合并细菌感染。尿酸和胱氨酸结石常见于酸性尿中,用碱性尿液进行溶石疗法时应监测小便 pH;感染性结石病人的尿液呈碱性,如晨尿中 pH>5.8 应怀疑远端肾小管酸中毒的可能。

2)血常规:出现肾绞痛时可伴有白细胞计数升高,结石合并感染或发热时,血 WBC 可明显升高,长期结石梗阻伴有肾功能不全时,可有血红蛋白下降红细胞计数降低等贫血表现。

3)血生化检查:血清肌酐、尿素氮和肾小球滤过率反映总体肾功能。肾功能不全时可出现以上指标异常合并高钾血症,远端肾小管酸中毒时可出现低钾血症和血氯升高。甲状旁腺功能亢进时骨溶解增加,可导致血碱性磷酸酶增高。

4)尿培养及药物敏感试验:尿 WBC 增多者,可行此项检查指导临床抗生素的选择。

5)尿液代谢因素的检测:24 小时尿的尿量、钙、磷、镁、钠、氯、草酸、枸橼酸、磷酸、尿酸、尿素、胱氨酸等。

6)血液代谢因素的检测:包括血钙、磷、钾、氯、尿酸、碳酸、白蛋白等。

7)结石成分分析:应常规对结石行结石成分分析,明确结石的性质,为溶石治疗和预防结石复发提供依据,还有助于缩小结石代谢异常的诊断范围。结石成分分析常用的方法有 X 线晶体学和红外光谱分析法。

(4)B 型超声检查:由于 B 型超声对病人无损害,可作为肾结石的筛选检查方法。B 型超声还有其特殊优点,可显示透过 X 线的阴性结石(如尿酸结石),还可了解结石在肾盏、肾盂的位置及是否存在积水,确定肾皮质的厚度。小结石回声形成光点,稍大为光斑,大者为光团或光带,光滑质硬的草酸钙结石和较大的鹿角形结石呈圆弧状回声,后部不显示。粗糙质软的小结石如尿酸石可显示全貌。结石在超声下均形成一致性强回声,5mm 直径以上结石后方均伴声影。对没有声影的强回声团,X 线平片也不能确认时,不能判定为结石。

(5)X 线检查:X 线泌尿系检查是肾、输尿管结石诊断的主要依据,可以明确结石的具体情况及其对肾脏造成的影响和损害。

X 线泌尿系平片(plain film of kidneys ureters and bladder,KUB)应包括肾、输尿管、膀胱和尿道,是 CUA《尿石症诊断治疗指南》推荐的常规检查方法。90% 以上的结石能在 X 线片上显示,根据结石的形状和显影程度可估计结石的成分,一般说来含钙成分愈多,显影也愈浓。草酸盐结石显影最浓,边缘高低不平。磷酸盐结石显影较清晰,表面平整,质地均匀。纯尿酸结石在 X 线片上不显影。各种结石在 X 线片显影程度由深至淡的顺序为草酸钙、磷酸钙和磷酸镁铵、胱氨酸、含钙尿酸盐。但大多数结石是含有多种成分的混合性结石,单纯一种成分的结石很少见。拍摄平片前应灌肠或口服泻药,排尽肠内粪块,使结石影的显示更清楚,肠腔积有大量气体亦将使结石的清晰度受影响。掌握好拍片的条件对观察显影较淡或小结石都很重要,一张满意的 X 线平片要求腰椎纹理结构和腰大肌缘显示清晰,应能看到肾脏的轮廓。右肾结石有时需加拍侧位片,以便与邻近前腹壁的胆囊结石鉴别。肾盂输尿管连接部的小结石有时需经尿路造影与肠系膜淋巴结钙化鉴别,后者在平片的位置偏内侧,且有较大活动度。

排泄性尿路造影(intravenous urography,IVU)可以了解结石在肾脏的位置,是否引起肾盂、肾盏积水及肾功能受损。造影片还可看到肾盂属于肾内型或肾外型,这对确定手术方法有一定帮助。造影片可发现尿路先天性畸形,如重复肾和输尿管、蹄铁形肾、多囊肾、海绵肾、肾盂输尿管连接部狭窄等。有积水的肾脏,分泌功能很差,需加大造影剂的剂量或延迟摄片时间,有的延长至数小时以上,才有可能显示出肾盏、肾盂的轮廓。造影不显影者,可行逆行性肾盂造影,注入造影剂,显示结石的位置和肾脏的病变情况。插管和注药过程应严格无菌操作,术后给予抗生素防止上尿路继发感染。肾穿刺造影诱发感染的机会较少。

CT 在单侧或双侧肾盂或肾盏内可以发现单发或多发的斑点状、类圆形、桑葚形或不规则状的高密度影,CT 值均高于 100HU 以上,边界清晰。不同成分结石的 CT 参考数值如下:磷酸钙(1 077~1 345HU)、草酸钙(865~1 039HU)、磷酸镁铵(611~871HU)、胱氨酸(461~594HU)、尿酸(328~529HU)。若临床高度怀疑结石而平扫无异常时,可增强扫描并延迟到肾集合系统被造影剂完全充盈,可发现阴性结石,表现为肾盂肾盏内的充盈缺损。结石引起梗阻时可以出现肾积水表现:肾皮质变薄,密度降低,肾功能减退,造影剂排泄延迟,集合系统内造影剂浓度降低,需延迟时间显影。

肾结石的 MRI 表现为 T_1、T_2 加权像均为低信号,T_2 加权像及水成像在高信号的尿液衬托下,结石成低信号,具有静脉肾盂造影的效果。当伴有肾积水时可见信号近于水,呈长 T_1、T_2 信号。肾体积增大,实质受压变薄,但不能显示较小结石。MRI 的水成像和 MRI 原始图像结合,更加准确全面,对于不能耐受尿路造影、肾穿刺造影、碘过敏病人较为适宜。

通过膀胱镜进行输尿管逆行插管进行造影检查,为有创检查,一般不作为肾结石的常规检查手段,对于 IVU 尿路不显影或显影不良,或对造影剂过敏者可行逆行造影;对于已行肾穿刺造瘘者,可通过造瘘管进行顺行造影了解集合系统的解剖及结石位置。

2. 不同成分肾结石的特点 分析结石成分有助于了解尿石的病因。含钙结石可能由于尿钙增高或尿草酸增高引起,尿酸结石可能与饮食和代谢性疾病有关。磷酸镁铵发生于尿路感染,并常含有尿酸铵。胱氨酸结石是一种遗传病。多数结石是混合成分。

(1)含钙结石:最常见的为草酸钙与磷酸钙混合结石。纯草酸盐结石较少,占 20%~30%,但草酸盐约存在于 90% 的结石中。草酸盐结石表面高低不平,布满疣状物或尖锐突起,如桑葚状或星芒状(图 73-1),由于掺杂血色素而呈紫褐色。草酸盐结石的硬度高于磷酸盐和尿酸盐结石。在尿液的 pH 正常范围内对草酸钙溶解的影响不大。草酸钙在尿内达到过饱和、形成结晶和继续生长,与钙和草酸的浓度关系密切,但受焦磷酸盐、枸橼酸、镁离子以及酸性黏多糖等的抑制。

纯磷酸盐结石尤为少见,多为羟基磷灰石分布于草酸钙结石的核心及外围,或碳酸磷灰石存在于感染性结石中。磷酸盐结石多数体积较大,常充填于肾盏、肾盂间形成铸形结石,亦称鹿角形结石。结石呈灰白表面平整而粗糙,断面有时为分层结构,质脆易碎。磷酸盐结石的硬度较低,在尿内的溶解度与 pH 密切,在碱性尿内易沉淀,如磷灰石在 pH 6.6~7.8,磷酸镁铵在 pH 7.2~8.8 时沉淀,在酸性溶液中可溶解。同时焦磷酸盐、枸橼酸盐和酸性黏多糖等对结晶的形成和生长有一定影响。

(2)尿酸及尿酸盐结石:多数尿酸结石呈豆粒状,圆形或卵圆形,表面光滑,黄或灰褐色。有时为多发呈细颗粒或泥砂状,聚集于小肾盏内。硬度由于成分不同而有差别,一般为中等硬度。尿 pH>6 时尿酸结石可能溶解,pH 7.4 时最易被溶解,但 pH 在 4.5 以下时,约 80% 的尿酸成为难溶形式。

(3)胱氨酸结石:少见,占尿石的 0.2%~1.3%,胱氨酸尿病人中 82% 发生胱氨酸结石,35% 在婴儿或儿童形成结石。可充填于肾盏、肾盂内,表面光滑或颗粒状,黄色或呈蜡样外观。能在 X 线平片均匀显影。尿液碱性时胱氨酸容易溶解,但 pH>9 才能达到很高的溶解值。

(4)黄嘌呤结石:罕见,呈黄蓝色或朱红色,圆形或卵圆形,表面平坦,有一定硬度,一般能透 X 线,当混合有其他成分时才在平片显出淡影。

3. 不同病因肾结石的鉴别诊断

(1)高钙血症:其中最常见的即为原发性甲状旁腺功能亢进。此种病人比较难以和其他疾病相鉴别,当结石病人血钙浓度达到正常值的高限或超过 101mg/L 时,需高度怀疑。原发性甲状旁腺功能亢进引起的肾结石约占本病的 4%~6%,需通过系列检查筛选本病:

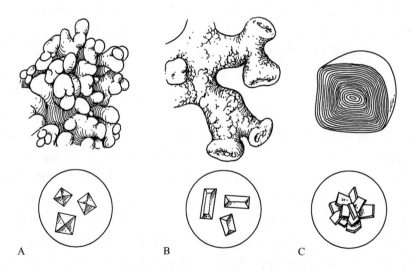

图 73-1 不同成分的肾结石及尿沉渣晶体
A. 草酸盐结石;B. 磷酸盐结石;C. 尿酸盐结石

1)血清钙:正常空腹血清钙为 2.25~2.6mmol/L,甲状旁腺功能亢进时升至 2.6mmol/L 以上。测血钙须同时测血浆蛋白,以便计算游离钙。甲状旁腺激素主要调节游离钙,当其超过 1.65mmol/L 时应怀疑本病。

2)血清磷:正常空腹血清磷为 0.87~1.45mmol/L,本病可使血清磷降至 0.81mmol/L 以下。

3)血清碱性磷酸酶:正常空腹碱性磷酸酶为 1.5~5.0U(布氏法),在甲状旁腺功能亢进引起骨病时血清碱性磷酸酶升高。

4)24 小时尿钙、尿磷测定:低钙低磷饮食 3 天后,正常人的尿钙应少于(3.75 ± 1.25)mmol/d,甲状旁腺功能亢进时尿钙尿磷可增高。

5)肾小管磷再吸收试验:正常人高磷饮食(磷 74.2mmol/d、钙 20.0mmol/L)3 天后,肾小管磷再吸收率为 78%~89%。甲状旁腺功能亢进时降低至 10%~70%,低于 78% 应考虑本病。

6)甲状旁腺激素测定:采用放射免疫法测定该激素在血内的含量,因进口试剂药盒的同位素半衰期极短,很难推广应用。北京医科大学泌尿外科研究所(1990)报告生物素-亲和素酶联免疫法(BA-ELLSA)测血清的甲状旁腺激素,灵敏度高,无半衰期的限制,便于临床应用。由于尿 cAMP 与甲状旁腺激素平行,也可将尿 cAMP 检测代替血甲状旁腺激素的测定。

7)骨密度测定:骨密度降低 10%~15% 时,对诊断本病有意义。

8)颈部触诊发现肿块,可配合 B 超、CT 明确诊断,必要时需行手术探查,切除肿瘤送病检。

其他出现高钙血症的情况有:恶性肿瘤,其中肺癌、肝癌占 60%,肾细胞癌占 10%~15%,造血系统肿瘤占 10%,头颈部肿瘤占 10%,恶性肿瘤引起的高钙血症或是由于骨骼破坏,或是分泌的细胞因子作用于骨髓使骨重吸收,多数是由于所分泌的 PFH 相关性多肽物质的骨质重吸收的作用。肉状瘤病、结节病性肉芽肿产生 1,25-二羟维生素 D_3,引起肠道吸收钙质增加、高钙血症和高钙尿症。它与原发性甲状旁腺功能亢进的区别在于 PTH 水平低或几乎不能检测到。甲状腺功能亢进主要是由于甲状腺素和三碘甲腺原氨酸所介导的骨质重吸收作用引起高钙血症和高钙尿。

糖皮质激素相关性:过量糖皮质激素可以增加骨质重吸收,减少成骨,造成骨质疏松。嗜铬细胞瘤和常染色体遗传的低钙尿可合并高钙血症等。

(2)高钙尿:原发性高钙尿约占不明原因含钙肾结石的 40%~60%。正常人普通饮食情况下的 24 小时尿钙应少于 6.25mmol,低钙饮食(<5.0mmol)3 日后,尿钙应降至 3.75mmol 以下,若超过此数值为原发性高钙尿。原发性高钙尿有吸收型高钙尿、肾性高钙尿和再吸收型高钙尿三种,吸收型高钙尿原因主要在于肠道对钙吸收增加,或是继发于 1,25-二羟维生素 D_3 产物增加或低磷血症。肾性高钙尿可能是由于肾小管扩张或功能受损或感染导致肾钙降低,使血清钙降低、甲状旁腺素增高、1,25-二羟维生素 D_3 增加,从而使肠钙吸收增加。再吸收型高钙尿中的肠钙吸收增加主要伴发于依赖甲状旁腺素的骨过度重吸收,钙过滤负荷的增加最终导致肾钙分泌增加。

可采用 1g 钙负荷试验加以区别。试验前先行低钙(100mg)低钠(100mmol)饮食 1 周,留 24 小时尿测钙量。晚 9 点试验开始后禁食 12 小时,晚 9 时、12 时及次日上午 11 时各饮蒸馏水 250ml,早 7 点排空尿液,收集上午 7~9 时的尿液,此时即为禁食后的样本,9 时抽取静脉血,分别测定空腹血钙和尿钙。上午 9 时进含钙 1g 的特制饮食,再留 9 时至下午 1 时的钙负荷后 4 小时尿,测尿钙、肌酐和 cAMP。吸收型高钙尿的特点是空腹血钙正常,尿钙正常[(0.001 75 ± 0.000 5)mmol/0.008mmol 肌酐],钙负荷后病人的尿钙升高为(0.007 5 ± 0.002)mmol/0.008mmol 肌酐[正常人(0.003 5 ± 0.001 25)mmol/0.008mmol 肌酐],尿 cAMP 正常或偏低。肾性高钙尿的特点是空腹血钙正常,空腹尿钙偏高[(0.004 3 ± 0.000 75)mmol/0.008mmol 肌酐],钙负荷后尿钙增高显著,达(0.009 5 ± 0.023)mmol/0.008mmol 肌酐,尿 cAMP 增高。而再吸收型高钙尿在禁食和钙负载后尿钙水平和 cAMP 水平均升高。

引起高钙尿的其他原因有:长期卧床而致骨钙吸收。结节病(sarcoidosis)病人肠上皮吸收大量维生素 D,使血内维生素 D 水平增高而发生草酸钙和磷酸钙混合形成的含钙结石。内生性或外源性的肾上腺皮质类固醇增多症,因骨骼脱钙而引起血钙和尿钙升高。溃疡病口服碱性药物同时饮用大量牛奶,易发生尿钙增高和析出结晶。

(3)肾小管酸中毒(RTA):使尿 pH 降低,二价、三价磷酸盐增多,从而使磷酸钙过饱和。共分为四型。其中 RTA-Ⅲ型现在认为是 RTA-Ⅰ型中的一种,RTA-Ⅳ型主要出现于糖尿病。肾病中,不会形成结石。

RTA-Ⅰ型,表现为低钾血症、高氯血症、尿 pH 一直大于 5.5,原因在于远端肾单位难以建立和维持小管液和血液间的离子梯度,70% 的 RTA 成年病人患有结石,80% 的病人又是女性。RTA-Ⅱ型,近曲小管对 HCO_3^- 回收障碍,导致尿 HCO_3^- 分泌增加。由于肾小管分泌 H^+ 及回收 HCO_3^- 的功能紊乱,使尿液酸化功能异常,导致慢性代谢性酸中毒。血内碳酸氢钠和钾水平降低,碱性磷酸酶升高。尿呈弱酸性或碱性,pH 难以酸化至 <6.0。尿液钙增高、枸橼酸减少。RTA 诊断标准如下:①低钾血症、高氯血症、代谢性酸中毒;②排除其他引起酸中毒的情况;③如尿 pH>5.5,为 RTA-Ⅰ型;④如尿 pH>5.5,无或有轻度酸中毒,采用氯化铵负荷试验,口服氯化铵 100mg/(kg·d),每小时留尿共 5 次,始终尿 pH>5.5,血 CO_2 结合力 <20mmol/L,则为不完全 RTA-Ⅰ型;⑤如尿重碳酸盐增多,则行重碳酸盐负荷试验。

(4)高草酸尿:高草酸尿可以分为三种临床分型:原发型、肠源型、轻度代谢性高草酸尿型。原发性高草酸尿是一种先天性酶缺陷疾病,临床罕见,本病有两型:

Ⅰ型因丙氨酸乙醛酸转氨酶缺乏,导致乙醛酸转变成乙醇酸和过多的草酸,尿分泌的草酸和乙醇酸增多。它是常染色体隐性先天性遗传疾病,常表现为:肾钙沉着症、体内草酸积聚、未治疗病人常在 40 岁前死于肾衰竭。

Ⅱ型为 D-甘油酸脱氢酶或乙醛酸盐还原酶缺乏而致尿中产生过多 L-甘油酸和草酸。肠源性高草酸尿常继发于胃肠道感染性疾病或小肠切除术、回肠短路术后。草酸大量吸收有三个原因:

1)吸收障碍综合征,由于肠道有大量不吸收的脂肪酸,脂肪酸与肠腔内的钙和钙盐结合,与草酸结合的钙不足而使草酸大量吸收。

2)胆酸不能进入末段回肠被吸收后自肝脏随胆汁排出,胆酸与肠腔内的钙结合成不吸收的皂化钙,大量游离的草酸便吸收而从尿内排出。

3)肠道食草酸杆菌是一种厌氧的革兰阴性杆菌,具有分解草酸的能力。该菌可被抗生素和胆酸抑制,回肠短路术后胆汁直接进入回肠抑制食草酸杆菌生长,可降低肠道分解草酸的能力,导致草酸吸收增加。尿中可见二水草酸钙的信封状晶体。

轻度代谢型高草酸尿,在特发性结石病人中的致病原因中占重要位置,在大多数特发性结石病人中可发现红细胞膜对草酸的通透性增加。

(5)高尿酸尿:可以形成尿酸或尿酸盐结石,也可存在于含钙结石中,其参与含钙结石形成的机制有:异质成核使尿酸和尿酸盐晶体形成结石核

心。尿酸影响尿中的天然结石抑制物如酸性黏多糖、GAGS、Heparin 的抑制活力使草酸钙形成结晶。饮食中过多的嘌呤摄入是高草酸尿的主要原因。但有部分病人即使进食无嘌呤食物也可以产生高草酸尿,这可能是由于产生内源性尿酸的结果。慢性腹泻时尿量减少使尿酸过饱和。肠道炎症如溃疡性结肠炎和回肠造口术,尿酸排出量增多。先天或后天疾病引起高血尿酸和/或高尿尿酸。先天性为常染色体显性遗传疾病,病人的尿液呈持续酸性。部分病人合并痛风,约 25% 的痛风病人有尿酸结石。痛风病人的内生性尿酸增多,尿 pH 较低,血尿酸水平超过正常的上限(男性 416.38mmol/L,女性 327.16mmol/L)。少数骨髓增殖性疾病如淋巴瘤可引起高尿酸尿,肿瘤病人进行化疗也可增加血和尿内的尿酸水平。高尿酸尿的病人血尿酸不一定升高,尿中可出现红褐色尿酸沉淀,镜下检出尿酸晶体具有参考价值。

(6)高胱氨酸尿:胱氨酸结石占尿石的 0.2%~1.3%。高胱氨酸尿为遗传性代谢缺陷疾病,肾小管对胱氨酸、精氨酸、鸟氨酸和赖氨酸再吸收不良。在尿 pH 4.5~7.30 时其溶解度为 300~400mg/L,碱性尿可稍提高溶解度。正常人胱氨酸排出少于 100mg/L,遗传基因杂合子的胱氨酸尿排出为 100~300mg/L,而纯合子的胱氨酸尿排出高达 500~1 000mg/L,因此纯合子的胱氨酸尿易形成胱氨酸结石。尿中发现典型的六边形晶体对诊断很有帮助。

(7)感染性结石:与感染有关的结石占肾结石的 15%~20%,女性较男性多两倍,很容易复发。感染性结石的成分多为六水磷酸镁铵和磷酸钙。感染性结石成的条件是:尿 pH 值等于或 >7.2,出现氨,并且有产脲酶菌。细菌分解尿素使尿呈强碱性,导致磷酸盐的成分沉淀。能分解尿素的细菌包括变形杆菌、铜绿假单胞菌、克雷伯杆菌和葡萄球菌。大肠埃希菌一般不产生脲酶,若其形成结石多系复合感染。另外一个细菌感染引起结石形成的原因是增加晶体黏附。氨可以损伤正常变移上皮黏膜上的葡糖胺聚糖层,利于细菌黏附、组织发生炎症、产生有机基质、晶体基质互相作用。感染性结石还多发生于长期置管引流合并炎症、脊髓损伤或神经源性膀胱功能紊乱病人。大多数鹿角形结石由感染性结石构成,他们可以不断长大直至充满整个集尿系统,多数不透射线。细菌可以在感染性结石中存活,有人在使用甲醛溶液保存数年的感染性结石中培养出细菌,因此感染性结石实际上是尿路持续

感染的原因。应作尿培养及药物敏感试验。

【治疗】

肾结石的治疗首先应对症治疗,如绞痛发作时用止痛药物,若发现合并感染或梗阻,应根据具体情况用药物控制感染,必要时输尿管插管或肾盂造瘘,保证尿液引流通畅,以利炎症控制,防止肾功能损害。

同时积极寻找病因,按照不同成分和病因制定治疗和预防方案,争取从根本上解决问题,尽量防止结石复发。

需要立即处理的结石:①形成急性上尿路梗阻的结石:急性的尿路完全梗阻可以在短期内迅速损害同侧肾功能,且不易恢复。需立即解决所引起的同侧上尿路急性梗阻,可以行肾穿刺造瘘和逆行插管,必要时可行手术取石,解除梗阻。偶有急诊行 ESWL 治疗者。②孤立肾和双侧上尿路结石引起肾功能严重受损:其治疗原则是全力保护肾功能,而去除结石是关键,试图单独用内科治疗来改善肾功能的方法极不可取,首选肾造瘘或逆行插管引流,降低肾内压力改善肾功能,并配合内科治疗。待肾功能改善后行去除病因治疗。③伴有严重肾内感染的结石:结石梗阻所引起的肾内感染和肾积脓、肾周围炎需用抗生素控制感染,必要时进行肾穿刺引流脓液并保护肾功能,待感染控制后进行治疗,对此类病人慎用 ESWL。

可以择期处理的结石:可分为两类:一类为不需治疗也无临床症状,并有自行排出的可能的结石;另一类为在去除结石前需要妥善制订计划的病人。

结石分有:①肾盏小结石:尤其位于肾中下盏的结石,无症状也未形成肾盏梗阻、肾盏积液,可暂时采用饮食和药物治疗。②肾盂内小结石:一般认为结石直径小于 1cm 可自行排出,但实际上结石直径大于 8mm 者就极少能自行排出,而直径小于 5mm 者 98% 可以自行排出。未形成梗阻、不伴有感染是期待结石自行排出的指征,此期间宜密切观察,但观察时间不宜超过 4 周。③尚未对身体产生严重危害的结石。④继发性结石:需去除病因后或去除病因的同时取出结石。

1. 一般治疗

(1)大量饮水:较小结石有可能受大量尿液的推送、冲洗作用而排出,尿液增多还有助于感染的控制。结石病人每日应维持尿量在 2 000~3 000ml,应养成长期多饮水的习惯。

(2)止痛:解痉药如颠茄合剂、阿托品,镇痛药如吗啡、哌替啶,可较好控制绞痛。钙拮抗剂硝苯地平 10mg 舌下含化,或每次 5~10mg,每日口服 3 次,止痛效果迅速。镇痛药吲哚美辛及孕激素黄体酮均有很好的缓解绞痛的作用。针灸疗法如针刺肾俞、三阴交、阿是穴等穴位及耳针亦有助于疼痛症状的控制。

(3)控制感染:结石引起尿路梗阻时容易发生感染,感染尿内常形成磷酸镁铵结石,这种恶性循环使病情加重。因此除积极取出结石解除梗阻外,还需使用抗生素控制或预防尿路感染。

2. 不同成分和病因肾结石的治疗

(1)高钙尿

1)原发性高钙尿:肾性高钙尿使用噻嗪类药和枸橼酸钾,吸收性高钙尿除噻嗪类药、枸橼酸钾外,有的病例对噻嗪类药不能耐受,需改用磷酸纤维素钠,有的病例血磷降低需改用正磷酸盐。

噻嗪类药包括氢氯噻嗪、三氯甲噻嗪、苄氟噻嗪和氯噻酮等,其防治尿石的机制是:使肾近曲小管对 Na^+、Cl^- 的吸收受抑制,同时又使远曲小管对钙的重吸收增加,减少尿钙的排出。另外,三氯甲噻嗪可使血 1,25- 二羟维生素 D_3 的浓度下降,影响肠道对钙的吸收。临床多使用氢氯噻嗪 25mg,每日 2~3 次,使尿钙排出率和钙 / 肌酐比值均下降,但数月后降低尿钙的作用减弱,逐渐恢复至治疗前水平,表明肾脏对噻嗪产生耐受性,可加量应用或改用枸橼酸钾、磷酸纤维素钠等继续治疗。

磷酸纤维素钠是非吸收性离子交换树脂,能在肠道结合钙离子形成不溶性复合物,使钙的吸收明显减少。用量为 2.5~5.0g,每日 3 次。但由于肠钙被结合后增加草酸的吸收,故尿草酸高者不宜应用。

无机磷酸盐类如二磷酸盐、正磷酸盐等,可抑制 1,25- 二羟维生素 D_3 的合成,直接影响钙吸收而使尿钙下降,并增加尿中焦磷酸含量。中性磷酸盐(即 Na_2HPO_4 和 KH_2PO_4 按 4:1 比例配成 15% 新鲜溶液)每日口服 10~15g,分数次口服,最适用于低血磷性高钙尿,感染时忌用。

枸橼酸能抑制磷酸钙和草酸钙结晶的形成和生长,并能降低尿中钙离子的饱和度,用量为 10% 枸橼酸钾溶液,每日 3 次,每次 15~20ml。

2)高钙血症:同时治疗伴随疾病,当有高钙血症危象时,先紧急治疗,首先使用生理盐水尽快扩容,使用襻利尿剂呋塞米增加尿钙排泄;二磷酸盐是主要的治疗高钙血症的药物,它可以有效抑制破骨细胞的活性,减少骨重吸收。帕米膦酸钠(pamidronate)优先使用(30~90mg)。降钙素(calcitonin)因其与二磷酸盐相类似的作用也可以应用。普卡霉素因其副作用而被二磷酸盐所取代。

原发性甲状旁腺功能亢进:病人有原发性甲状旁腺功能亢进并伴有症状性高钙血症或无症状性肾结石时,首选手术切除甲状旁腺。当病人有症状性或梗阻性肾结石,在没有出现高钙血症危象时,首先处理结石。本病约80%~90%经手术探查可发现甲状旁腺腺瘤或癌,应手术摘除肿瘤;部分病例为增生性病变,须剩下少量腺体,防止发生甲状旁腺功能过低现象。对于术前有高血钙危象的病例,需口服或静脉注射无机磷酸盐,以控制过高的血钙。血钙增高不突出,病情进展缓慢,可暂不手术,使用磷酸盐制剂或纤维素磷酸钠,并在临床中严密观察。对绝经后妇女出现的无症状性的甲状腺功能亢进,并不建议进行手术治疗。

(2)肾小管酸中毒:主要使用碱性药物减慢结石生长和新发结石形成,纠正代谢失调。可用碳酸氢钾或10%枸橼酸合剂10~20ml,每日3次,恢复尿中枸橼酸水平。如降尿钙效果不理想,发现有结石继续出现,应加服噻嗪类药物,降低尿钙含量。

(3)高草酸尿:原发性高草酸尿治疗较困难,可试用维生素B_6应从小剂量用起,有的病人每日10mg即可有一定效果,以后随效果减退而不断加量,可达每日1g。同时大量饮水,限制富含草酸的食物,可使尿液的草酸水平降至正常。对于维生素B_6治疗无效者需将每日尿量提高至3.5L,并加用口服枸橼酸、正磷酸、葡糖酸镁。氢氧化镁有阻抑草酸盐结石形成的作用。文献报告有个别病例因继发性肾衰竭施行肝移植以纠正酶的缺乏,再行肾移植处理肾功能不全。已经进展到肾衰竭并长期使用透析治疗的病人常死于草酸全身积聚,因为药物不能完全控制草酸尿,行单纯肾移植疗效不佳,病人常有结石复发、肾钙质沉积,有人认为可以行肝肾联合移植。

肠源性高草酸尿的治疗效果不佳,常需要多种方案同时进行。需要多饮水,进低草酸和低脂肪酸饮食。它的病因之一是肠道内与草酸结合的钙离子不足,口服钙剂可使草酸被大量结合而减少吸收。此外镁能增加草酸钙的溶解度,降低其过饱和浓度,并抑制草酸钙结晶的生长和聚集。口服氢氧化镁400mg,每日2次,可能增加尿镁的浓度,但肠道对镁的吸收量不多,且大剂量镁制剂将引起腹泻,使镁制剂的功能受限。口服枸橼酸钙可补充肠道钙离子,提高尿液枸橼酸的浓度,同时服用维生

素B_6有利于草酸钙结石的防治。餐前和睡前使用考来烯胺,因其可和脂肪酸、胆盐、草酸结合。

对轻度代谢型高草酸尿的治疗较为困难,限制饮食中草酸含量只能轻度降低尿中草酸含量,维生素B_6对50%此类病人有效,噻嗪类药物可以减少尿草酸的分泌和使红细胞对草酸的通透性正常。

(4)高尿酸尿:低嘌呤食物、大量饮水可降低尿内尿酸的浓度。枸橼酸盐使尿液碱化,对于防治高尿酸尿性结石有利。枸橼酸钾可提高尿pH,其钾离子可形成溶解度颇高的单钾尿酸盐而随尿液排出。也可口服枸橼酸合剂和碳酸氢钠,或静脉滴注5%碳酸氢钠或1/6mol/L乳酸钠溶液,使尿pH迅速提升至7.0,尿内尿酸的溶解度可增加36倍,连续用药3~5天,尿酸结石将被溶解。血和尿的尿酸水平较高,口服别嘌呤醇100mg,每日3次,能阻止次黄嘌呤氧化酶的作用,使尿酸合成减少,降低尿中尿酸的浓度;长期应用需监测肝功能。

(5)高胱氨酸尿:250mg胱氨酸可以溶解在1L尿中,所以需大量饮水,要求尿量保持在2ml/min,即每小时饮水2杯,起床或睡前各增加2杯,使尿量保持在每日3~4L以上。口服碳酸氢钠15~20g,每日分次口服,或10%枸橼酸合剂10~15ml,每日4次,或乙酰唑胺250mg,使尿液pH在7.5左右,增加胱氨酸的溶解度。口服谷酰胺也可以减少胱氨酸分泌。适当限制蛋白质饮食,进低蛋氨酸饮食。使用降低胱氨酸的硫醇类药物,将难溶的胱氨酸转变为水溶性的二硫化物衍生物,如D-青霉胺(D-penicillamine)150mg,每日3次,以后酌情增加剂量,但副作用较大;或用2-巯丙酰甘氨酸(2-mercaptopropiony-lycine)较好,每日0.5~2.0g,将尿胱氨酸水平控制在每日200mg以下。近来有人应用血管紧张素转换酶的抑制物卡托普利(captopril)12.5~50mg/d,取得相似结果。此外乙酰半胱氨酸亦可增加溶解度,每日0.7g,分3次口服。

(6)感染性结石:首先需要将结石取出,既往常用开放取石,现在多使用经皮肾造瘘取石,和ESWL联合治疗大的鹿角型结石,尤其是鹿角分支一直深达集合系统的病人,根据尿液细菌培养生长菌株及药物敏感试验选择适宜抗生素控制尿路感染。进低钙低磷饮食。服用氯化铵1~3g,每日3次,酸化尿液。口服氢氧化铝凝胶10~15ml,每日3次,减少磷的吸收。使用乙酰异羟肟酸(acetohydroxamic acid,菌石通),其分子结构和尿素相似,是尿素酶的竞争性抑制剂,若尿液中有变形

杆菌产生尿素酶,可防止磷酸盐结晶形成。伴有尿路梗阻者,应积极进行手术治疗或体外冲击波碎石,摘除或清除结石,解除梗阻。若有残存结石可通过造瘘管用10%溶肾石酸素(hemiacidrin)溶液行局部冲洗,缓慢滴注,最大流量可增至每小时120ml,可能使小结石自行溶解,在溶石过程中应定期摄X线泌尿系平片及经造瘘管行肾盂造影观察结石溶解情况,要注意保持尿液完全无菌时方可进行。

3. 外科治疗 包括开放性手术、腔内泌尿外科手术、体外冲击波碎石术及腹腔镜手术,根据具体情况采用适宜的治疗方法,但以损伤性较小的体外冲击波碎石为首选。

(1)开放性手术:目前大部分肾结石可用冲击波碎石术治疗,但有的地区缺少这种条件,还需采用手术取石方法。或结石较大呈鹿角状,估计难以通过体外冲击波碎石或腔内泌尿外科手术解决问题,或采用以上方法易发生尿路梗阻感染,危及病肾或威胁病人生命时,均应酌情使用适宜术式摘取结石。

1)肾切除术:鹿角状结石有巨大肾积水或合并感染,病肾已无功能,而对侧肾功能正常者,可行肾切除术。

2)肾盂、肾窦切开取石或肾盂、肾实质切开取石术:多数肾盂和肾盏结石均可通过切开肾盂的方法取出。结石较大,肾盂为肾内型,可切开肾门脂肪和肾盂外膜,细心向肾窦方向分离,使肾盂有较大范围切开探查或摘取结石。鹿角形结石不能通过切开肾盂取出者,可纵行切开肾盂,切口斜向肾实质继续朝下延伸,使结石能整块取出,肾实质切口用肠线间断褥式缝合(图73-2)。

肾盂、肾盏内有多发小结石,难以经肾盂切口取尽者采用冲水灌洗法或利用腔道镜取出。

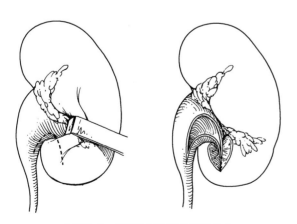

图73-2 肾盂肾实质切开取石术

3)肾实质切开取石术:多发性或鹿角形结石,可酌情切开肾实质取出结石。位于肾盏的小结石,用细针穿刺和触及结石准确定位后,选择肾实质较薄处,作放射状小切口,钳取结石并用肠线褥式缝合。巨大鹿角形结石,可在肾门对侧的肾凸缘后1cm的血管稀少区(Brödel线,图73-3),纵行切开肾实质,切口长度视结石大小而定,取出结石后用肠线分层缝合肾盏黏膜和实质。

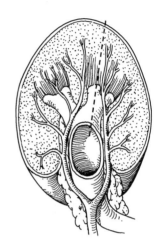

图73-3 肾凸缘后1cm的血管稀少区(Brödel线)

4)肾部分切除术:局限于上、下极。肾盏内的结石,肾盏颈狭小不能从肾盂摘除结石者,为保留更多正常肾组织,可行肾部分切除术。但这种情况结石对肾脏功能的影响仅是局部的,除合并重度感染或症状显著外,一般不需要手术处理。

(2)腔内泌尿外科手术:经皮肾镜取石术的适应证也在放宽,不能期待其自行排出的结石均可以使用。对于体健、较瘦且直径小于1cm的不透X线单个肾结石,位于轻度扩张的肾盂和肾盏中可以自由活动的结石尤佳。对于肾下盏结石和有肾盂输尿管狭窄的肾结石,PNL优于ESWL。通过套入式扩张器建立皮肾通道,置入工作鞘和肾镜鞘,在肾镜直视下钳取结石,也可用机械碎石器或动力碎石器(超声、液电、激光碎石器或气压弹道碎石器)将结石击碎后取出。对伴有肾积水的鹿角状结石也可以行经皮肾穿配合以上治疗。

随着内腔镜技术和相关仪器和材料的发展,其在泌尿系统上尿路结石中的作用越来越大,经内腔镜接触式碎石器主要包括:液电碎石、超声碎石、激光碎石及气压弹道碎石。

液电式碎石是利用水中放电使水气化产生冲击波,多用于肾盂结石和膀胱结石,但对于嵌顿的较硬结石易造成输尿管损伤甚至穿孔,并易导致内镜损伤。超声碎石通过所产生的机械振动将结石震碎。但操作时间长,并有一定的热损伤。气压弹道碎石可以通过肾镜、输尿管镜和膀胱尿道镜来治疗不适合 ESWL 的病人,其操作简单,损伤小,值得推荐。

激光碎石目前尚不作为治疗肾结石的首选,因其将肾结石部分粉碎后,现有装置不易将其取出,较大结石从输尿管取出时也易损伤输尿管。

(3)体外冲击波碎石术:现已有多种类型的治疗机。大多数肾结石可用体外冲击波碎石术治疗,因其相对损伤性小,现已成为肾结石的首选治疗方法。但肾盏颈狭窄,结石击碎后不能排出。有急性炎症者,碎石可使炎症扩散,不宜选用此法。巨大肾结石被击碎成大小石块堆积和堵塞于输尿管中

下段,形成长段串状"石街",可引起肾盂积水和重度感染,应及时处理恢复尿路通畅。这种病例有时用手术取石或许更加安全。

(4)经尿道输尿管软镜技术:应用输尿管镜将导丝插入患侧输尿管内,再将输尿管软镜鞘循导丝进入膀胱,插入患侧输尿管,此后将输尿管软镜推入输尿管鞘,在导丝引导下进入肾盂,检查肾盂肾盏内有无结石,找到结石后采用专用激光击碎结石。术后应留置双J管引流。适用于经皮肾穿刺风险较大的肾脏结石及输尿管上段结石。

(5)腹腔镜:目前仅适用于较简单肾外型肾盂结石取石及无功能性肾结石的肾切除术。

表 73-1 为欧洲泌尿外科协会推荐的肾结石取石原则。

表73-1 肾结石取石原则(欧洲泌尿外科协会推荐方案)

	肾结石 ≤ 20mm	肾结石 ≥ 20mm	鹿角形结石
不透射线结石	(1)EWSL (2)PNL	(1)PNL (2)ESWL (3)PNL+ESWL	(1)PNL (2)PNL+ESWL (3)ESWL+PNL (4)开放手术
感染性结石或伴有感染的结石	(1)AB+ESWL (2)AB+PNL	(1)AB+PNL (2)AB+LSWL(可放或不放支架管) (3)AB+PNL+ESWL	(1)PNL (2)PNL+ESWL (3)PNL+ESWL+ 口服药 (4)ESWL+PNL (5)AB+ 口服药
尿酸结石	(1)口服药物 (2)支架管 +ESWL+ 口服药	(1)口服药物 (2)支架管 +ESWL+ 口服药	(1)PNL (2)PNL+ESWL (3)PNL/ESWL+ 口服药 (4)ESWL+PNL (5)开放手术
胱氨酸结石	(1)ESWL (2)PNL (3)开放或腹腔镜手术	(1)PNL (2)PNL+ESWL (3)PNL+ 软式肾镜	(1)PNL (2)PNL+ESWL (3)ESWL+PNL (4)开放手术

注:ESWL:体外震波碎石;PNL:经皮肾镜取石术;AB:抗生素
数字1、2、3表示首选和次选,并列时表示疗效相同,任选其一

第三节　输尿管结石

输尿管结石(ureteral calculi)一般来自肾脏，左右侧的发生率基本相同。结石一般停留在输尿管的生理性狭窄部，包括肾盂输尿管连接部、输尿管与髂血管交叉处及输尿管膀胱壁段，约70%位于输尿管下段。输尿管结石的自行排出率为31%~93%，直径小于4mm的结石多能自行排出，4~5.9mm的结石约50%可自行排出，超过6mm者仅20%可自行排出。

【临床表现】

输尿管结石男性多于女性，多发生在20~40岁之间。输尿管结石的症状与肾结石相似，主要为绞痛和血尿。由于输尿管管腔细小，有间歇蠕动波不断推送尿流下行，一旦有结石停留，虽部分尿液可从结石周边流过，仍将造成尿路不同程度的梗阻，同时结石对输尿管的机械性刺激，引起管壁剧烈痉挛，使绞痛和血尿较肾结石更为明显。绞痛沿输尿管向外阴部和股内侧放射，疼痛部位因结石的位置而异，输尿管上段结石引起上腹部和腰部疼痛，输尿管中段和下段结石引起腹部相应部位疼痛和压痛。也可偶发生肾-肾反射而引起对侧腰痛。输尿管中下段结石造成肾盂和输尿管上段梗阻和积水，可出现腰部胀感不适，邻近膀胱壁的结石也可发生膀胱刺激征，如尿频、尿急、尿痛。结石引起输尿管痉挛，使黏膜损伤加重，常有肉眼性血尿或镜下的大量红细胞。女性病人偶可在阴道穹窿部触及输尿管下段的较大结石。

【诊断】

根据典型的绞痛和血尿发作，容易想到输尿管结石。绞痛时尿液中有红细胞。B型超声检查有时可发现输尿管上段结石，伴有输尿管和肾盂扩张。输尿管中下段结石一般看不到结石影，但可见扩张的输尿管。超声检查提示输尿管内单个或多个大小不等的强回声团，后伴声影，多在1cm以下，常位于三个狭窄区。只显示弧形强光带伴有声影者常以草酸钙结石为主，疏松结石常显示完整轮廓并伴淡声影，多为尿酸构成的结石。结石光团以上部位的输尿管可显示正常或轻度增宽，集合系统轻度分离。

X线检查仍是诊断输尿管结石最重要的方法。90%以上的输尿管结石均可在X线泌尿系平片上显示，但输尿管中上段结石需与肠系膜淋巴结钙化鉴别，后者每次摄片的位置均有较大变动。相当于骶髂关节高度的结石常因骨质重叠而显示不清，有时还需与骨岛和阑尾粪石鉴别。输尿管下段结石需与静脉石鉴别，后者为盆腔血管钙化所致，其特点是阴影较小、圆形、位置偏外侧，边缘显影较浓。

为了明确输尿管结石的诊断，了解结石以上的泌尿道有无积水，肾功能是否受影响，应进一步作排泄性尿路造影检查，观察平片显示的结石是否与输尿管影重叠。如积水较重，肾功能受损，显影不满意，采用大剂量造影剂和延迟拍片的方法，争取明确输尿管结石和积水的诊断。倘若大剂量造影的结果仍不满意，则需再行逆行性肾盂造影。当输尿管导管插至结石处受阻，先摄一平片，了解导管是否恰好顶住结石将导管稍向下拉，注入造影剂，进一步证实结石是否位于输尿管内，或显现结石以上的输尿管腔结构。对透X线的尿酸结石，可在显示的输尿管腔阴影内出现充盈缺损，但需与误注入的空气气泡相鉴别。有时透X线结石被造影剂遮盖而显示不清，将氧气或空气代替造影剂或可显出结石影，空气造影时病人取头低脚高位，注入气体的量一般不超过7~10ml，压力不要太大。

核素肾图显示尿路梗阻曲线，对碘过敏不能作尿路造影的病人有助于诊断。

CT平扫可见输尿管内大小不等、边缘光滑、圆形或椭圆形的高密度或软组织密度灶，病变以上部分的输尿管和肾盂显示扩张。阴性结石需增强扫描。MRI也可以清晰显示输尿管结石并有肾盂输尿管造影的效果。

输尿管结石需与肿瘤、息肉鉴别诊断。肿瘤的症状以血尿为主，疼痛不明显。应留新鲜尿检查有无脱落的肿瘤细胞。注意尿路造影片上充盈缺损的特点。在行逆行性肾盂造影插入输尿管导管前，观察输尿管口有无喷血或肿瘤、息肉随蠕动波从输尿管内伸出，并要排除膀胱肿瘤。对高度怀疑输尿管肿瘤的病例可经尿道置入输尿管肾镜直接观察病变，或用毛刷取标本做细胞学检查。

【治疗】

使用解痉药物制止绞痛，酌情应用止血药和抗生素，具体方法与肾结石相同。

1. 中西医结合疗法 主要目的是促进结石的排出,包括大量饮水,使用解痉、利尿的中、西药和针灸治疗等。中药排石汤应辨证论治,处方各有不同,但大多有金钱草、车前子、木通、萹蓄、石苇、滑石、鸡内金等。针灸治疗的穴位采用肾俞、膀胱俞、中极、关元、三阴交、阿是穴等。较小的输尿管结石还可采用总攻疗法,具体方法为:清晨服中药排石汤 300ml 及氢氯噻嗪 25mg,稍停片刻饮水 1 500ml,半小时后皮下注射阿托品 0.5mg,鼓励病人起床跳跃活动,2 小时后皮下注射新斯的明 0.5mg,每周总攻治疗 2 次,6 次为一疗程。收集 24 小时尿液和 X 线拍片复查,了解结石是否排出或向下移动。由于总攻疗法需大量饮水,要求病人增加活动量,故年老体弱、有心血管疾病、青光眼及重度肾积水的病例不宜应用。

2. 女性输尿管下端结石可用手指在阴道内向下推送,有时可将结石挤入膀胱而排出。

3. 内镜取石或碎石输尿管镜适用于处理中、下段输尿管结石。如结石阻塞于输尿管口,可扩张或切开管口。位于中、下段的结石,在输尿管口用扩张器或气囊扩张后,置入导丝和输尿管镜,到达结石下方后,在窥视下用套篮、爪钳夹取结石。如结石较大可用体内碎石技术如超声、液电、激光或气压弹道碎石器将结石击碎后取出。其中钬激光的探头接触结石后使结石气化成小颗粒,容易排除,对于在输尿管内停留较久、局部形成炎性肉芽肿和纤维组织的结石,可以同时处理结石和肉芽组织和息肉,安全高效。

结石取净后,输尿管壁可能发生水肿或功能障碍,应留置一导管引流,同时加强抗感染药物治疗。上段输尿管结石也可用经皮肾镜顺行取石或碎石。

4. 体外冲击波碎石 结石在输尿管内被紧密包裹,碎石效果不如肾结石,尤其在输尿管内停留较久的结石,局部形成炎性肉芽肿和纤维组织,使碎裂的结石不易排出。有时需插入导管造成结石旁的空隙以提高效果。输尿管上段结石现在也多主张原位碎石,不成功者再使用输尿管镜处理。输尿管中、下段结石与横突或骶髂骨相重,应采用俯卧位或半坐位,使冲击波能作用于结石。较大的或造成梗阻的结石可试行急诊碎石,迅速解除绞痛和梗阻。

5. 输尿管切开取石术 结石直径超过 1.0cm,采用其他方法无效,需施行输尿管切开取石术。术前 1 小时应复查 X 线平片,了解结石位置选择适宜切口。若病人为一侧肾盂结石并一侧输尿管结石者应先作输尿管切开取石术,两侧输尿管结石应先处理症状较重、梗阻显著的一侧。导致两侧输尿管梗阻的也可经腹部切口同时两侧取石。两侧积水均严重,肾功能不良者,应先在估计肾功能较好或有肾功能的一侧行经皮肾造瘘,待病情好转后再处理结石。输尿管切口应在结石上方,推出或夹出结石,减少术后狭窄的机会。取石后应自切口向下插输尿管导管至膀胱,确认远端通畅。输尿管壁纤维性病变较重,或输尿管下端结石,术后易发生输尿管狭窄或尿瘘,应留置双 J 形导管。

【肾、输尿管结石的预防】

上尿路结石的复发率较高,5 年约 20%,10 年约 40%。防止结石复发的主要措施是准确诊断引起结石的病因,根据不同病因采取特殊的防治方法。若泌尿道存在梗阻和感染应予根除。自行排出或手术取出的结石做成分分析,针对不同成分,开展食饵疗法和药物治疗。病人要养成多饮水的习惯,积极配合医务人员做好长期随诊工作。

表 73-2 为欧洲泌尿外科协会推荐的输尿管结石取石原则。

表 73-2 输尿管结石取石原则(欧洲泌尿外科协会推荐方案)

	上段结石	中段结石	下段结石
不透光结石	(1)原位 ESWL	(1)俯卧位原位 ESWL	(1)原位 ESWL
	(2)将结石上推后 ESWL	(1)URS+ 碎石	(1)URS+ 碎石
	(3)经皮顺行 URS	(2)UC/ 静脉造影对比 +EWSL	(2)UC+ESWL
	(4)URS+ 碎石	(2)将结石上推后 ESWL	
		(3)经皮顺行 URS	
感染性结石或伴发感染结石	(1)AB+ 原位 ESWL	(1)AB+ 俯卧位原位 ESWL	(1)AB+ 原位 ESWL
	(2)AB+ 将结石上推后 ESWL	(1)AB+URS+ 碎石	(1)AB+URS+ 碎石
	(3)AB+ 经皮顺行 URS	(2)AB+UC/ 静脉造影对比 +EWSL	(2)AB+PN+ 原位 ESWL
	(4)AB+URS+ 碎石	(2)AB+ 将结石上推后 ESWL	(2)AB+UC+ESWL
		(3)AB+ 经皮顺行 URS	

	上段结石	中段结石	下段结石
尿酸结石	(1) 支架管 + 口服药	(1) 俯卧位原位 ESWL	(1) 原位 ESWL 静脉造影对比
	(2) 原位 ESWL+ 口服药	(1) URS+ 碎石	(1) URS+ 碎石
	(3) 经皮顺行 URS	(2) UC/ 静脉造影对比 +ESWL	(2) UC+ 对比 +ESWL
	(4) URS+ 碎石	(2) 上推结石后 ESWL	(3) PN+ 对比 +ESWL
		(2) 支架管 + 口服药	
		(3) 经皮顺行 URS	
胱氨酸结石	(1) 原位 ESWL	(1) 俯卧位原位 ESWL	(1) 原位 ESWL
	(2) 上推结石后 ESWL	(1) URS+ 碎石	(2) URS+ 碎石
	(3) 经皮顺行 URS	(2) UC/ 静脉造影对比 +ESWL	(2) UC+ESWL
	(4) URS+ 碎石	(2) 上推结石后 ESWL	
		(3) 经皮顺行 URS	

注:ESWL:体外震波碎石;UC:输尿管导管;AB:抗生素;PN:经皮肾造瘘置管;URS:输尿管镜

数字 1、2、3 表示首选和次选,但并列时表示疗效相同,任选其一

(周四维)

参 考 文 献

[1] 吴阶平,裘法祖 . 黄家驷外科学[M].6 版 . 北京:人民卫生出版社,2000: 1668-1675.

[2] 吴阶平 . 泌尿外科[M]. 济南:山东科学技术出版社,1993: 545-666.

[3] 马腾骧 . 现代泌尿外科学[M]. 天津:天津科学技术出版社,2000: 598-671.

[4] PARTRICK C, ALAN B, RETIK E. Darracott Vaughan. Campbell's Urology. 7 th ed [M]. Philadelphial: Saunders, 2001: 2659-2720.

[5] SHOKEIR A A. Renal Colic: Pathophysiology, diagnosis and treatment [J]. Eur Urol, 2001, 39 (3): 241-249.

第四节　膀 胱 结 石

膀胱结石(vesical calculi)分原发性结石和继发性结石。原发性膀胱结石多见于营养不良,特别是缺乏动物蛋白摄入的幼儿。根据 1949—1969 年的统计,膀胱结石占尿路结石总数的 58%,其中 93.4% 发生于广东、贵州、云南、湖南等山区习惯于用粮食喂养的幼儿。近几十年来,由于饮食结构的改善,婴幼儿多用母乳或乳制品喂养,因此小儿原发性膀胱结石发病率大大下降,现仅占尿路结石总数的 12.3%,散发在稍落后的边远山区及少数民族地区。继发性膀胱结石多发生于成年人,并多与下尿路梗阻有关,如尿道狭窄、膀胱颈梗阻、前列腺增生、膀胱憩室、神经源性膀胱等。膀胱内异物、长期留置导尿管、感染、某些代谢性疾病、寄生虫病易形成结石。上尿路结石排至膀胱也是原因之一。

【结石成分与分析】

膀胱结石的成分受尿 pH 值及成石因子过饱和度的影响。非感染性结石多以尿酸、尿酸盐和草酸钙为主,感染结石多以磷酸镁胺、磷酸钙和碳酸磷石灰为主。但由于尿 pH 不恒定,指示膀胱结石可由不同的尿盐结晶分层而成。膀胱结石以周围环境而铸型,因尿液的冲刷,结石不断滚动,因此多为圆形、椭圆形、扁圆形,少有成角结石。但憩室内

和部分嵌入后尿道的结石,可呈马蹄形、珊瑚形或哑铃形。以异物为核心的结石无定形。膀胱结石可单发,占70%左右,多发性结石少则2~3个,多者可达数十个至数百个。多发结石因相互碰撞常呈多面体形,结石体积差异很大,小者如砂石,大者可达百克以上,甚至占满膀胱。

【病理改变】

膀胱结石所致的病理改变主要是感染、下尿路梗阻、肾功能损害及致癌。膀胱结石如表面光滑,在膀胱内滞留时间不长,不造成膀胱的明显病理改变。但结石的长时间机械刺激可引起膀胱黏膜的炎性改变及激发感染,使膀胱黏膜充血、水肿、出血、溃疡形成,甚至发生穿孔。长期感染者可产生膀胱周围炎及上行感染。结石还可造成下尿路梗阻,致使膀胱壁增厚,肌纤维组织增生,以及小梁、憩室形成。长期的下尿路梗阻,可因膀胱输尿管反流导致输尿管、肾盂积水,也可因上行性感染发生输尿管炎及肾盂肾炎,致使肾功能受损。结石对膀胱壁的长期慢性刺激,可使膀胱壁组织细胞变性甚至癌变。

【临床表现】

膀胱结石的症状主要有排尿困难、血尿和膀胱刺激症状。排尿困难时由结石骤然堵塞膀胱颈而引起,其特点是排尿过程中尿线突然中断,改变体位后能缓解。结石对膀胱颈的刺激强烈,可引起阴茎根部或会阴部剧烈疼痛,甚至可放射到背部、髋部、足底部,病儿常牵拉阴茎,大汗淋漓、哭闹喊叫,并不断变化体位以减轻疼痛。膀胱结石的机械性刺激可造成膀胱黏膜损伤,故常有肉眼血尿。结石的刺激还可引起尿频、尿急、尿痛的膀胱刺激症状,结石静止时刺激症状可减轻。结石有时可嵌于膀胱颈口造成梗阻,使排尿困难,甚至发生尿潴留,病人用力排尿时可同时挣出粪便,有的可引起直肠脱垂、痔及疝。膀胱结石合并感染常使膀胱刺激症状加重,可有血尿及脓尿。结石梗阻严重可造成上尿路积水及炎症,甚至影响肾功能,发生癌变者除血尿外,尿脱落细胞学检查可发现癌细胞。

【诊断】

少数病例,尤其是已有残余尿者,结石可较大也可无症状,仅在做体检时发现。大部分膀胱结石均有症状,如典型的排尿突然中断、终末性尿痛、血尿等。尿常规检查也可见红细胞及白细胞。结石较大者,男性经直肠和下腹部,女性经阴道和下腹部双合诊有可能摸到结石。B超可见膀胱区有结石引起的强回声。当病人转动身体时,可见到结石

在膀胱内移动。腹部平片也是诊断膀胱结石的重要手段,结合B超检查可了解结石大小、位置、形态和数目,还可了解肾脏、输尿管有无结石,可行膀胱造影了解膀胱及尿道情况。膀胱镜检是诊断膀胱结石最可靠的方法,不仅可确认结石的大小、数目,还可明确有无前列腺增生、尿道狭窄、膀胱憩室、膀胱炎症、膀胱肿瘤及神经性膀胱功能障碍等病理性改变。

【治疗】

膀胱结石的治疗应遵循两个原则,一是取出结石,二是去除结石成因。膀胱结石来源于前列腺增生、尿道狭窄等下尿路梗阻性病变时,应在处理结石的同时处理结石成因;膀胱结石来源于肾、输尿管结石,术前明确上尿路结石部位,有条件时可同时处理上尿路结石。

一般对于不合并下尿路梗阻的直径小于0.6cm,表面光滑的膀胱结石,多可自行排出体外。大部分膀胱结石需行外科手术治疗,方法包括体外冲击波碎石、开放手术取石、腔内手术治疗。

(一)体外冲击波碎石

成人≤3cm的原发性膀胱结石可选用体外冲击波碎石术,小儿膀胱结石多为原发性结石,可首选此术。

(二)开放手术取石

耻骨上膀胱切开取石不需特殊设备,安全可靠,简单易行,但随着腔内技术的发展,开放手术逐渐不作为膀胱结石的常规治疗方法。

开放手术治疗的相对适应证:较复杂的儿童膀胱结石;大于4cm的膀胱结石;严重的前列腺增生、尿道狭窄或膀胱挛缩;膀胱憩室结石;合并需行开放手术的膀胱肿瘤;腔内手术无法击碎的膀胱结石;肾功能长期受损同时伴有输尿管反流者。

开放手术的相对禁忌证:合并严重内科疾病者,先行导尿或耻骨上膀胱穿刺造瘘;膀胱内严重感染,应先行控制感染,再行手术取石;全身情况差,合并体内重要器官严重病变,不能耐受手术者。

(三)腔内治疗

几乎所有类型的膀胱结石都可采用经尿道手术治疗。内镜直视下经尿道碎石是目前治疗膀胱结石的主要方法,可同期处理下尿路病变,如前列腺增生、尿道狭窄等,亦可同时取出膀胱异物。

相对禁忌证:严重尿道狭窄扩张后仍不能置入内镜者;合并膀胱挛缩,易造成膀胱损伤及破裂者;伴严重出血倾向者;泌尿系急性感染;严重全身感染;全身情况差不能耐受手术;膀胱结石合并多发

性憩室。

目前常用的经尿道碎石方式包括机械碎石、激光碎石、超声碎石、气压弹道碎石等。

1. 经尿道机械碎石术 经尿道机械碎石是用器械经尿道用机械力将结石击碎。常用的器械有大力碎石钳和冲压式碎石钳,适用于2cm左右的膀胱结石。如同时伴有前列腺增生者,可同期行经尿道前列腺电切及膀胱机械碎石术。

2. 经尿道激光碎石术 目前常用的激光有钕-钇铝石榴石(Nd:YAG)激光、Nd:YAG双频激光(FRED-DY波长532nm和1 064nm)和钬-钇铝石榴石(Ho:YAG)激光。目前使用最多的是钬激光。

膀胱镜下激光碎石术只要视野清晰,常不易损伤膀胱黏膜组织,术后不需要任何特殊治疗,嘱病人多饮水冲洗膀胱即可。

3. 经尿道超声碎石术 超声碎石是利用超声转换器,将电能转变为声波,声波沿着金属探条传至碎石探头,碎石探头产生高频振动使与其接触的结石碎裂。

超声碎石的特点是简单、安全性高,缺点是超声波碎石能量小,碎石效率低,操作时间长。

4. 经尿道气压弹道碎石 气压弹道碎石的原理是通过压缩的空气驱动金属碎石杆,以一定的频率不断撞击结石而使之破碎。气压弹道能有效击碎各种结石,整个过程中不产生热能及有害波,是一种安全、高效的碎石方法。缺点是碎石杆容易推动结石,结石碎片较大常需与取石钳配合使用。

(周四维)

参 考 文 献

[1] 吴阶平,裘法祖.黄家驷外科学[M].6版.北京:人民卫生出版社,2000: 1675-1679.

[2] ARUNKALAIVANAN A S, SMITH A R. Bladder calculus after laparoscopic colposuspension [J]. J Obstet Gynaecol, 2002, 22 (1): 101-106.

[3] HICK E J, HERNANDEZ J, YORDAN R, et al. Bladder calculus resuluting from the migration of an intrauterine contraceptive device [J]. J Urol, 2004, 172 (4 Pt 1): 1903-1907.

[4] MILL-RODRUEZ F, IZQUIERDO-LATORRE F, MONTLLE-GONZEZ M, et al Treatment of bladder stones without associated prostate surgery: results of a prospective study [J]. Urology, 2005, 66 (3): 505-509.

[5] EICHEL L, ALLENDE R, MEVORACH R A, et al. Bladder calculus formation and urinary retention secondary to perforation of a normal bladder by a ventriculoperitoneal shunt [J]. Urology, 2002, 60 (2): 344-349.

第五节 尿 道 结 石

尿道结石占泌尿系结石的0.3%,绝大部分尿道结石为男性病人,女性只有在尿道憩室、尿道异物和尿道阴道瘘等特殊的情况下才可能出现尿道结石。尿道结石分原发性和继发性两种。一般认为,尿道结石在发展中国家以六水合磷酸镁铵和尿酸结石多见,发达国家草酸钙和胱氨酸结石多见。

男性尿道结石中,结石多见于前列腺部尿道,会阴、尿道的阴茎阴囊交界处后方和舟状窝。

【临床表现】

1. 疼痛 原发性尿道结石常常是逐渐长大,或位于尿道憩室内,早期可无疼痛症状。继发性结石多为上尿路结石排入尿道,突然嵌于尿道内,病人常突然感染到局部剧烈疼痛及排尿痛,可向阴茎头部放射。

2. 排尿困难 尿道结石阻塞尿道可发生不同程度的排尿困难。具体表现为排尿费力,呈滴沥状,尿线变细或分叉,射出无力,有时骤然出现尿流中断,有强烈尿意。严重时可出现残余尿及尿潴留。

3. 尿道硬结及压痛 前尿道结石可在结石部位扪及硬结,并有压痛;后尿道结石可通过直肠指诊扪及后尿道部位的硬结。

4. 血尿及尿道口分泌物 急症病例常有终末血尿或初始血尿,或排尿终末有少许鲜血滴出,伴有剧烈疼痛。

【诊断】

1. 病史及体检 除上述症状外,病人既往多有肾绞痛病史及排石史。男性病人无明显诱因发生排尿困难,排尿疼痛者应考虑此病。

2. 金属尿道探子探查 在结石部位能够探知尿道梗阻。

3. 膀胱镜检查 可确定尿道结石。并可发现尿道是否合并其他疾病。

4. X线检查 是诊断尿道结石的重要依据。

【治疗】

尿道结石的治疗应根据结石大小、形态、部位,尿道局部有无病变,以及有无并发症等情况决定。有自行排石、尿道内注入麻醉润滑剂协助排石、尿道内原位或推入膀胱内行腔内碎石和开放手术切开取石等多种方法。前尿道结石,可经止血钳夹出,后尿道结石可先推至膀胱再行碎石治疗。尿道憩室结石,处理结石的同时应一并切除憩室。随着腔内泌尿外科的发展,目前可采用尿道镜或输尿管镜行钬激光、气压弹道碎石等方式处理前、后尿道结石。

(周四维)

参 考 文 献

[1] 吴阶平 . 泌尿外科[M].济南:山东科学技术出版社,1993: 794-795.

[2] 金锡御,吴雄飞 . 尿道外科学[M]. 2 版 . 北京:人民卫生出版社,2004: 316-324.

[3] RAHMAN NU, ELLIOTT S P. Self-inflicted male urethral foreign body insertion: endoscopic management and complications [J]. BJU Int, 2004, 94(7): 1051-1053.

第七十四章
泌尿男性生殖系统肿瘤

泌尿男性生殖系统各器官均可发生肿瘤,但不同器官间肿瘤发病率存在巨大差异。前列腺癌是欧美国家最常见的泌尿系统恶性肿瘤,在美国其发病率居于男性恶性肿瘤首位,在恶性肿瘤死因谱中居于第二位。膀胱癌是我国最常见的泌尿系统肿瘤,其次为肾癌和前列腺癌。根据 2012 年全国肿瘤登记地区膀胱癌的发病率为 6.61/10 万,列恶性肿瘤发病率的第 9 位。需要注意的是,随着经济和社会发展水平的提高,人均寿命的延长,生活方式的转变及医学影像技术的进步和普及,肾癌和前列腺癌的发病率显著上升。

第一节　肾实质肿瘤

一、肾良性肿瘤

肾脏良性肿瘤可起源于肾皮质组织、肾实质内的各种间质细胞及肾被膜。虽然影像学技术的进步使我们能够在术前对部分肿瘤的性质进行初步判断,但是对于某些肿瘤则非常困难。

1. 单纯性肾囊肿　是最常见的肾脏良性病变,占所有无症状肾脏肿物的 70% 以上。可以表现为单发或多发,可以单侧发病或双侧发病。男女比例约为 2∶1。随着年龄的增长,其发病率逐渐增加。影像学检查比较容易做出诊断,但需要注意其是否与集合系统相通(图 74-1)。对于有症状或导致集合系统积水的囊肿可以考虑进行治疗。可选的治疗方式包括:经皮囊肿穿刺引流、无水酒精硬化治疗和腹腔镜肾囊肿去顶术。

2. 肾皮质腺瘤　此类病变多数为单发,大概 25% 为多发。尸检中检出率可达 7%~23%。其诊断仍然存在争议:大多数病理学家认为,没有可靠地组织病理学、超微结构和免疫组织化学标准将其与肾癌区分。很多人认为实性肾上皮细胞来源的肿物都存在恶性可能,所以其处理方式基本同肾细胞癌。

3. 肾嗜酸细胞瘤(oncocytoma)　嗜酸细胞瘤是起源于肾小管闰细胞的良性上皮性肿瘤,与嫌色细胞癌起源相同。其胞质内含有大量嗜酸性颗粒,细胞核圆形较规则,超微结构的特征性表现为细胞内充满巨大的线粒体。大体标本、CT 或 MRI 可发现肿瘤中央的星芒状瘢痕,但并非诊断的可靠依据(图 74-2)。大部分肾嗜酸细胞瘤无法通过临床手段和影像学检查与肾细胞癌相鉴别。

4. 肾血管平滑肌脂肪瘤(renal angiomyolipoma, AML)　由大量成熟脂肪组织、平滑肌组织和厚壁血管组成,可能来源于血管周围的上皮样细胞。80% 为女性,青春期前极为罕见,大多于 40~60 岁发病。大约 20%~30% 的病人合并结节性硬化症(常染色体显性遗传病,常表现为:智力迟钝、癫痫和皮脂腺腺瘤)。AML 典型的超声特征为边界清楚、后伴声影的高回声占位。CT 扫描肿瘤中含有负值(-20HU 或更低),有助于与肾癌相鉴别。但是,大概 14% 的 AML 由于内部脂肪组织比例少而无法通过 CT 确诊(图 74-3)。AML 最大的临床风险为破裂出血,其发生率随肿瘤直径的增加而增高,严重者可导致

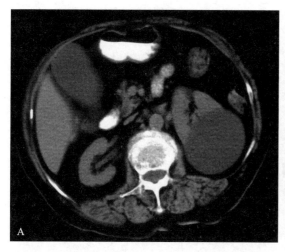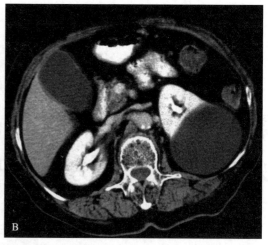

图 74-1　CT 平扫(A)提示左肾囊性占位,注射造影剂后分泌期扫描(B)囊内无造影剂进入

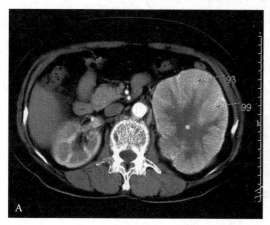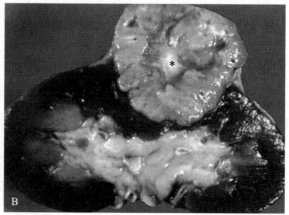

图 74-2　肾嗜酸细胞瘤影像及组织标本
A. 泌尿系增强 CT 动脉期可见肿瘤中心的星状瘢痕;
B. 肿瘤大体标本可见肿瘤中心的坏死瘢痕[* 星状瘢痕(与 A 图非同一病人)]

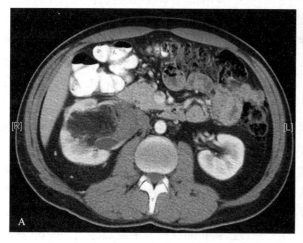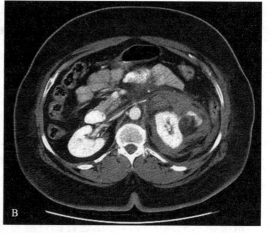

图 74-3　肾血管平滑肌脂肪瘤 CT 影像
A. 动脉期增强 CT 提示右肾 AML;B. 实质期增强 CT 提示左肾 AML 伴肾周积血

失血性休克。一般认为 4cm 以下可以观察等待,对于超过 4cm 的肿瘤可以选择保留肾单位的手术或选择性肾动脉介入栓塞治疗。

　　5. 囊性肾瘤(cystic nephroma)　发病年龄呈双峰分布,第一个发病高峰为 2~3 岁,第二个发病高峰为 30~50 岁;儿童期男性多发,而成年期则女性多发,多数为单侧发病。大体病理上病灶边界清楚,有包膜,由许多相互分隔的小囊所组成;镜下囊壁由间质分隔的立方上皮细胞排列成钉状。所有的囊性肾瘤均为多房性,大多数位于肾脏实质内,与复杂性肾囊肿和多房囊性肾细胞癌难以鉴别(图 74-4)。可以考虑采用保留肾单位的手术进行治疗。

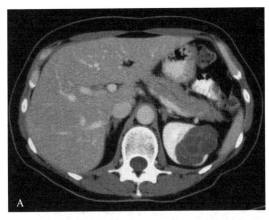
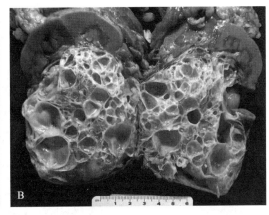

图 74-4　多房囊性肾瘤影像及组织标本

A. 增强 CT 提示左肾多房囊性占位；B. 手术大体标本，病理诊断为多房囊性肾瘤（文末有彩图）

6. 肾脏其他良性肿瘤　如血管瘤、淋巴管瘤、脂肪瘤、纤维瘤、平滑肌瘤、球旁细胞瘤等都非常少见。球旁细胞瘤又称肾素瘤，虽罕见但亦应给予足够重视。大部分病人在 20~40 岁发病，女性多发。临床表现为肾素分泌过多引起的高血压、低血钾。几乎所有病人都可通过手术治愈，血压恢复正常，临床症状消失。

二、肾恶性肿瘤

肾细胞癌（renal cell carcinoma，RCC）

肾细胞癌亦称肾癌、肾腺癌，占成人恶性肿瘤的 2%~3%，其发病率呈逐年上升趋势，据国外文献报道：肾癌发病率在过去的 30 年中，以每年 3%的速率增加，局限性肾癌的发病率增加更为明显，使肾癌的分期呈现下降趋势。这可能与影像学技术（如 B 型超声、CT、MRI）的普及和经济社会发展水平的提高相关。虽然 70% 的肾癌在诊断时为局限性或局部进展性肾癌，但 20%~40% 的局限性肿瘤在术后会出现复发或转移，所以肾癌是泌尿系统最为致命性的肿瘤。北京大学泌尿外科研究所对 2002—2010 年 1867 例肾癌住院病人统计发现，肾癌中位发病年龄为 55 岁（14~88 岁），男女之比为 2.3:1，左右侧发病风险相当，肾透明细胞癌占89.6%，乳头状细胞癌占 3.9%，嫌色细胞癌占 3.0%。

【病因】

肾癌的病因尚未完全确定，涉及职业暴露、染色体异常和抑癌基因失活三方面原因交织混杂其中。吸烟是唯一得到确认与肾癌发病密切相关的风险因素，其至少能够使肾癌的发病风险增加 2倍。其他可能的风险因素还有：石棉、镉工业、制革、肥胖、糖尿病、高血压、利尿剂等。

肾癌包括散发性肾癌和遗传性肾癌。每种类型的肾癌都与特定基因的改变有关，其中最著名的是 Von Hippel-Lindau（VHL）基因与肾透明细胞癌的关系。VHL 基因是位于 3 号染色体短臂3p25 的抑癌基因，肾癌的发病是由于 VHL 基因的两个等位基因均发生突变或失活所致。VHL 综合征是肾透明细胞癌（clear cell renal cell carcinoma，ccRCC）常见的家族类型，为常染色体显性遗传疾病，发生率约为 1/36 000。几乎所有的 VHL 综合征病人均被发现 VHL 基因中存在一个等位基因的种系突变，并证实其来自父母的常染色体显性遗传，另一等位基因则发生基因或染色体的丢失或短缺。VHL 综合征中肾癌发生率为 50%，发病年龄早，常在 20~50 岁，呈双侧多病灶发病。其临床表现除肾癌外，还包括：嗜铬细胞瘤，视网膜血管瘤，脑干、小脑、脊髓血管母细胞瘤，肾脏和胰腺囊肿，内耳肿瘤，附睾乳头状囊腺瘤。散发性 ccRCC 也与 VHL 基因的突变密切相关，据文献报道：在超过 60% 的散发性 ccRCC 病人中存在 VHL 基因的突变或失活。VHL 抑癌基因的蛋白产物（VHL 蛋白）与缺氧诱导因子 α（hypoxia-inducible factor-α，HIF-α）的降解密切相关。VHL 基因失活导致 HIF-α 代谢失调并在细胞内异常聚积，而这将使数个缺氧诱导基因进入转录激活状态，其中包括：血管内皮生长因子（VEGF），血小板源性生长因子（PDGF），转化生长因子 α（TGF-α）和促红细胞生成素（EPO）。这些基因激活创造了一个有利于肿瘤生长的血管性环境。

其他的遗传性肾癌还包括：遗传性乳头状肾细胞癌、遗传性平滑肌瘤病和肾细胞癌、Birt-Hogg-Dubé 综合征。

【病理】

肾癌起源于近曲小管上皮组织，左右侧及肾脏上下极发病概率相当，双侧发病仅占散发性肾癌的

2%~4%。肿瘤起源于肾皮质并倾向于向外面的肾周组织生长。肿瘤剖面为黄色或橙色,可伴有出血、坏死、钙化及囊性变,肿瘤常有假包膜与周围正常组织相隔(图 74-5)。对 2002—2010 年就诊的肾细胞癌病人统计显示,病人就诊时的平均肿瘤直径为(4.9±2.3)cm,多灶性肿瘤占 2.7%。

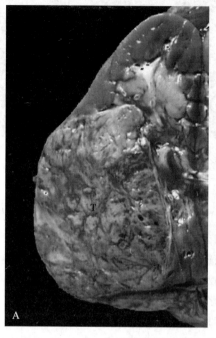 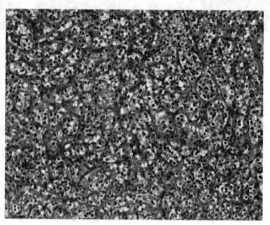

图 74-5 肾透明细胞癌组织剖面及病理切片
A.ccRCC 大体标本肿瘤剖面(T:肿瘤);B.ccRCC 病理切片 (文末有彩图)

2004 年世界卫生组织(WHO)综合肿瘤组织形态学特征、免疫表型、遗传学改变、临床及影像学特点对肾细胞癌病理组织学分类再次进行了修改(表 74-1)。其中透明细胞癌最为常见,约占 RCC 的 90%,其后依次为乳头状细胞癌和嫌色细胞癌。

表 74-1 2004 年 WHO 肾细胞癌病理组织学分类

肾细胞癌病理类型
透明细胞癌
多房囊性肾细胞癌
乳头状细胞癌
乳头状细胞癌 Ⅰ 型
乳头状细胞癌 Ⅱ 型
嫌色细胞癌
Bellini 集合管癌
髓质癌
Xp 11.2 易位性癌
神经母细胞瘤相关性肾癌
黏液小管状及梭形细胞癌
未分类癌

对于肿瘤的细胞学分级,以往最常用的是 1982 年 Fuhrman 四级分类。1997 年 WHO 推荐将 Fuhrman 分级中的 Ⅰ、Ⅱ级合并为高分化、Fuhrman Ⅲ 级为中分化、Fuhrman Ⅳ 级为低分化或未分化。目前,许多欧美国家仍采用 Fuhrman 分级,国内大部分单位则采用 WHO 推荐的分级方式。

【分期】

当前,国际通用的肾癌分期系统中使用最为广泛的是国际抗癌协会(AJCC)的 TNM 分期,最新版本为 TNM7(2010)(表 74-2,表 74-3)。

表 74-2 AJCC 肾癌 TNM7 分期系统

分期		标准
原发肿瘤(T)		
Tx		原发肿瘤无法评估
T_0		无原发肿瘤的证据
T_1		肿瘤局限于肾脏,最大径 ≤ 7cm
	T_{1a}	肿瘤最大径 ≤ 4cm
	T_{1b}	4cm< 肿瘤最大径 ≤ 7cm
T_2		肿瘤局限于肾脏,最大径 >7cm
	T_{2a}	7cm< 肿瘤最大径 ≤ 10cm
	T_{2b}	肿瘤局限于肾脏,最大径 >10cm
T_3		肿瘤侵及肾静脉或除同侧肾上腺外的肾周围组织,但未超过肾周围筋膜
	T_{3a}	肿瘤侵及肾静脉或侵及肾静脉分支的肾段静脉或侵犯肾周围脂肪和 / 或肾窦脂肪,但未超过肾周围筋膜
	T_{3b}	肿瘤侵及膈下的下腔静脉
	T_{3c}	肿瘤侵及膈上的下腔静脉或侵及下腔静脉壁

续表

分期	标准
T_4	肿瘤侵透肾周筋膜,包括直接侵犯同侧肾上腺
区域淋巴结(N)	
Nx	区域淋巴结无法评估
N_0	无区域淋巴结转移
N_1	单个区域淋巴结转移
远处转移(M)	
M_0	无远处转移
M_1	有远处转移

表 74-3 AJCC 肾癌分期

Ⅰ期	$T_1N_0M_0$
Ⅱ期	$T_2N_0M_0$
Ⅲ期	$T_{1-2}N_1M_0$
	$T_3N_{0-1}M_0$
Ⅳ期	T_4NxM_0
	$TxNxM_1$

【临床表现】

典型的肾癌三联征包括:血尿、腰痛和肿块,临床上比较少见,只有 7%~10% 的病人表现为上述症状,而且一旦出现,往往提示肿瘤晚期。如肿瘤发生转移,还可产生胸痛、咳嗽、呼吸困难、骨痛等症状。随着医学影像学技术的进步及普及,无症状的偶发性肾癌的发病率越来越高,已占到临床肾癌的 50% 左右。还有部分病人因转移灶症状或并发症就诊,进一步检查发现肾脏肿瘤。

大概 10%~40% 的 RCC 病人有副肿瘤综合征表现(肾癌的肾外症状),其表现形式多种多样,范围广泛,而很少有其他肿瘤具有类似特征。其表现包括:发热、消瘦、血沉增快、贫血、高血压、红细胞增多症、高钙血症、肝功能损害等(表74-4)。

表 74-4 肾癌的肾外症状

肾外症状	国外 chisholm 等报告		国内顾方六 等报告	
	病例数	百分比 /%	病例数	百分比 /%
血沉增快	362/652	55.6	61/104	58.7
高血压	89/237	37.5	46/134	34.3

续表

肾外症状	国外 chisholm 等报告		国内顾方六 等报告	
	病例数	百分比 /%	病例数	百分比 /%
贫血	473/1 300	36.3	66/120	55.0
消瘦	338/979	34.5	25/134	18.7
发热	164/954	17.2	10/34 (>38℃)	7.5
			61/134 (>37℃)	44.5
肝功能异常	65/450	14.4	18/115	15.7
高钙血症	44/886	4.9	5/91	5.5
红细胞增多症	43/1 212	3.5	5/63	7.9
神经肌肉病变	13/400	3.2	1/134	0.7

1. 发热 是肾癌常见症状,可能由致热源引起。血尿、疼痛、肿物、发热曾合称肾癌四联症,所以对于发热、消瘦、血沉增快的病人应进行肿瘤筛查。一般情况下,术后病人体温会恢复正常。

2. 红细胞增多症 据文献报道,其发生于 3%~10% 的 RCC 病人,肿瘤产生促红细胞生成素(EPO)或肾脏局部缺氧诱发 EPO 合成增加可能是其原因。

3. 高血压 40% 的 RCC 病人可能出现肿瘤相关性高血压,是肾癌常见的肾外症状。其主要原因包括:肿瘤分泌肾素,肿瘤压迫血管导致其狭窄诱发肾素分泌增加。对降压药物反应较差,但术后血压可能恢复正常。

4. 高钙血症 13%~20% 的 RCC 病人可出现高钙血症。肿瘤产生的类甲状旁腺素样多肽是其最常见的原因,1,25- 二羟胆骨化醇、前列腺素的产生也在其中起到一定作用。还需要注意除外广泛骨转移所致的高钙血症。

5. 肝功能异常 由 Stauffer 等在 1961 年第一次报道,病人在没有肝脏转移的情况下出现可逆性肝功能异常,又称 Stauffer 综合征。其发生于 3%~20% 的 RCC 病例。化验检查可发现转氨酶、碱性磷酸酶和胆红素升高、低蛋白血症、凝血酶原时间延长、高 γ 球蛋白血症。肾切除术后 60%~70% 的病人肝功能恢复正常。

此外,RCC 还能够产生其他具有生物活性的产物,如:肾上腺皮质激素、肠高血糖素、催乳素、胰岛素和促性腺激素。副肿瘤综合征性代谢紊乱如果不能在肾切除术后恢复正常,往往提示预后不良。

【诊断】

肾癌早期通常无任何临床症状,或仅表现为副肿瘤综合征,晚期出现血尿、疼痛、肿物等症状,往往提示预后不良。肾癌的临床诊断主要依靠影像学检查技术,实验室检查主要对病人术前适应证及预后判定进行评价,确诊则依靠病理学检查。

1. 超声检查 无创、简便易行。目前,约 50% 的肾癌在体检时由超声发现,而临床上无任何症

状。肾癌表现为低回声占位性病变,如合并出血、坏死、囊性变时内部回声不均,可伴有钙化(图 74-6)。还应注意肾被膜是否完整、有无区域淋巴结增大、肾静脉和腔静脉有无瘤栓、有无其他脏器转移。而囊肿则表现为无回声占位病变,边界清,后方回声增强(图 74-7);偶见囊肿出血,回声与肾癌类似。如囊肿壁不光滑,应注意囊性肾癌。肾血管平滑肌脂肪瘤超声下表现为强回声,有助于与肾癌鉴别。

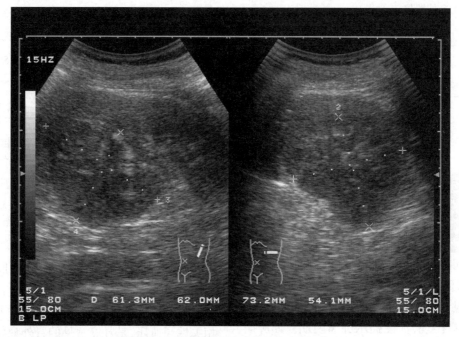

图 74-6 左肾低回声占位性病变,肾癌

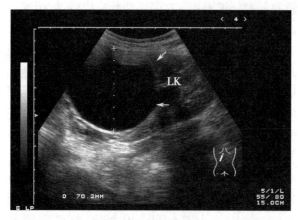

图 74-7 左肾上极囊肿,超声提示无回声占位性病变,边界清,壁光滑

2. X 线检查 由于断层成像技术的广泛普及,X 线检查已不再是肾癌的必要检查手段。平片可发现肾脏轮廓改变及肿瘤内钙化。较大肿瘤可使肾盂肾盏变形、拉长、扭曲,可在尿路造影时发现,是肿瘤的间接征象。

3. 增强 CT 可准确测定肿瘤大小、位置、CT值及强化特点。并可了解肿瘤累及范围,静脉内有无瘤栓,淋巴结有无增大。有助于术前对肿瘤进行分期及手术方案的制订。典型表现为:实质内低密度或等密度肿物,增强扫描肿物强化程度低于肾实质,但肿瘤早期即可出现强化,延迟扫描肿瘤内造影剂廓清较快,与肾实质相比呈低密度(图 74-8)。

4. MRI 无射线,软组织分辨率高,可以进行横断面、冠状位、矢状位成像,不需要造影剂即可清晰显示血管,对于静脉瘤栓的诊断有一定优势(图 74-9)。体内有金属植入物为 MRI 检查禁忌证。

5. 介入肾血管造影 非常规性检查,造影可发现肿瘤内血管紊乱、血管"湖"、动静脉瘘、肿瘤染色等,注射肾上腺素后肿瘤血管不收缩(图74-10)。对于较大肿瘤,术前进行肾动脉栓塞有助于手术,减少术中出血。

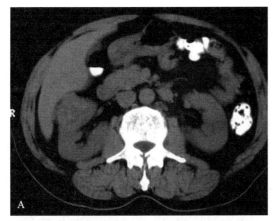

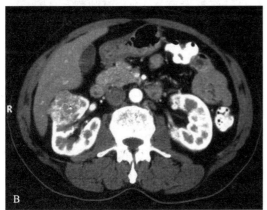

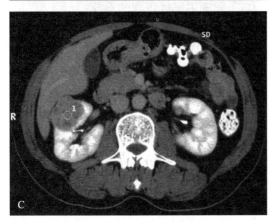

图 74-8 右肾癌 CT 扫描

A. 发现右肾等密度占位性病变;B. 注射造影剂后动脉期肿物迅速强化;C. 分泌期肿物呈低密度

6. 核素检查 全身骨扫描有助于发现肾癌骨转移病灶。

【鉴别诊断】

肾癌的鉴别诊断主要是与肾脏的其他占位病变进行鉴别。肾囊肿和 AML 与肾癌较易鉴别(如前所述),但嗜酸细胞瘤与肾癌鉴别起来较困难。肾盂癌较大时不易与肾癌鉴别,增强 CT 可从肿瘤形态、强化特点方面进行区分,尿细胞学检查、尿路造影、逆行造影有助于鉴别。VHL 综合征除肾脏肿瘤外,常有多个肾外器官病变,如:胰腺囊肿、视网膜血管瘤、脑血管母细胞瘤、附睾囊腺瘤等,而且具有家族遗传性。

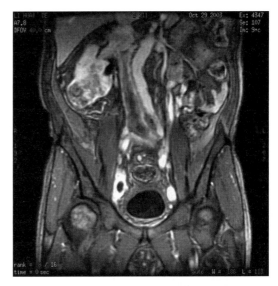

图 74-9 磁共振冠状位成像显示右肾肿瘤合并静脉瘤栓,瘤栓自肾静脉延伸进入下腔静脉

【治疗】

外科手术是唯一有可能治愈局限性肾癌的治疗方式,可选择的治疗方式包括肾根治性切除术和保留肾单位手术(nephron sparing surgery,NSS)。如何选择需要在远期肾功能和长期无病生存之间进行权衡。转移性肾癌(mRCC)对放化疗不敏感,免疫治疗的效果也非常局限,而且疗效持续时间很短。靶向治疗是 mRCC 治疗史上的一个里程碑,实现了良好的肿瘤控制和客观反应,已经被许多指南推荐为 mRCC 的一线或二线治疗选择。

(一)局限性肾癌的治疗

1. 根治性肾切除手术 经典的根治性肾切除手术范围包括:肾周筋膜、肾周脂肪、肾、同侧肾上腺、从膈肌脚至腹主动脉分叉处腹主动脉或下腔静脉旁淋巴结以及髂血管分叉以上输尿管。当前,对采用经典根治性肾切术治疗肾癌的观念已经发生了部分变化,特别是在手术范围方面。对于临床分期为Ⅰ/Ⅱ期、肿瘤未在肾上极、肿瘤 <8cm、术前 CT 显示肾上腺正常者可以选择保留同侧肾上腺的根治性肾切除术。根治性肾切除术可经开放性手术或腹腔镜手术进行。开放性手术可选择经腹或经腰部入路,没有证据表明哪种手术入路更具优势。根治性肾切除术的死亡率约为 2%,局部复发率为 1%~2%。根据文献报道,是否行区域淋巴结清扫(LND)并没有对局限性肾癌病人的总生存期、疾病进展时间、无疾病进展生存期产生显著影响。而 LND 会增加手术复杂性、延长手术时间、增加出血风险,所以当前不推荐对局限性肾癌病人行区域或扩大淋巴结清扫。

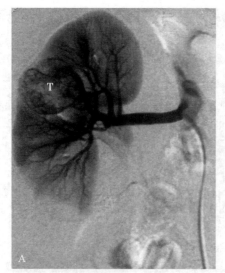
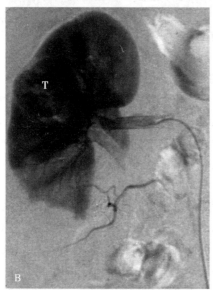
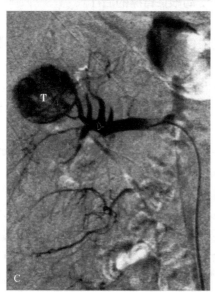

图 74-10　肾动脉介入血管造影,显示右肾癌

A.动脉期;B.实质期;C.注射肾上腺素后
肿瘤血管不收缩(T:肿瘤)

2. 保留肾单位手术(NSS)　其适应证包括:

肾癌发生于解剖性或功能性的孤立肾,根治性肾切除术将会导致肾功能不全或尿毒症的病人,如孤立肾、对侧肾功能不全及双侧肾癌等。相对适应证包括:健侧肾存在某些良性疾病或全身性疾病可能导致肾功能恶化的病人。对于临床分期为 T_1 的病人也可考虑选择 NSS,大量文献报道其效果与根治性肾切除术相当。NSS 肾实质切除范围应距肿瘤边缘 0.5~1.0cm,对肉眼观察切缘有完整正常肾组织包绕的病例,术中不必常规行冷冻病理检查。NSS 可经开放性手术或腹腔镜手术进行。保留肾单位手术后局部复发率 0~10%,而肿瘤 ≤ 4cm 手术后局部复发率 0~3%。

3. 腹腔镜手术　手术方式包括腹腔镜根治性肾切除术和腹腔镜肾部分切除术。手术途径分为经腹腔、腹膜后及手助腹腔镜。切除范围及标准同开放性手术。腹腔镜手术适用于局限性肾癌病人,其疗效与开放性手术相当。

4. 微创治疗　射频消融、冷冻消融、高强度聚焦超声可以用于高龄、身体状况差、不适合外科手术的小肾癌病人。

(二) 局部进展性肾癌的治疗

局部进展期肾癌首选治疗方法为根治性肾切除术。早期的研究主张做区域或扩大淋巴结清扫术,而最近的研究认为区域或扩大淋巴结清扫只对判定肿瘤分期有实际意义。多数学者认为瘤栓长度、瘤栓是否浸润腔静脉壁与预后直接相关,所以对无远处转移的 T_3 期病人应行静脉瘤栓取出术,该手术死亡率约为 9%。局部进展性肾癌根治性肾切除术后尚无标准辅助治疗方案。

(三) 转移性肾癌的治疗

转移性肾癌应采用以内科为主的综合治疗。外科手术主要为转移性肾癌辅助性治疗手段,极少数病人可通过外科手术而获得较长期生存。

1. 手术治疗　肾原发病灶的手术治疗:对体能状况良好、低危险因素的病人应首选外科手术。由美国东南肿瘤协作组(Southwest Oncology Group,SWOG)和欧洲癌症研究和治疗组织(European Organisation for Research and Treatment of Cancer,ECOG)开展的两项随机对照研究中,肾切除联合 IFN-α 治疗转移性肾癌的病人中位生存时间为 13.6 个月,而单独 IFN-α 治疗组为 7.8 个月,联合治疗使病人生存期平均延长了 5.8 个月,死亡危险性降低 31%。对肾肿瘤引起严重血尿、疼痛等症状的病人可选择姑息性肾切除术、肾动脉栓塞以缓解症状,提高生存质量。对根治性肾切除术后出现的孤立性转移瘤以及肾癌伴发孤立性转移的病人可选择外科手术治疗切除原发灶及转移灶。

2. 靶向治疗　肾癌主要的病理类型包括：透明细胞癌、乳头状细胞癌、嫌色细胞癌，其中透明细胞癌占肾癌的85%~90%，透明细胞癌属于富血管生成性肿瘤，与VHL基因关系密切。VHL基因失活或突变广泛存在于遗传性和散发性肾癌，VHL基因静默导致细胞内HIF-α蓄积，从而导致数个缺氧诱导基因进入转录激活状态，使下游的VEGF、PDGF、TGF-α、EPO过表达。这形成一个有利于肿瘤生成的血管性环境，最终导致肾癌的发生。与肾癌密切相关的另一信号通路是mTOR通路过度激活，其下游分子控制着mRNA的翻译，对细胞周期、细胞生长及凋亡进行调节。目前，以酪氨酸激酶抑制剂（tyrosine kinase inhibitor，TKI）为基础的靶向治疗已经广泛用于转移性肾癌的一线及二线治疗，共有6种靶向药物得到美国FDA批准用于mRCC的治疗，包括：舒尼替尼（sunitinib）、索拉非尼（sorafenib）、帕唑帕尼（pazopanib）、坦西莫斯（temsirolimus）、依维莫司（everolimus）和贝伐单抗（bevacizumab）。而当前得到我国SFDA批准的有舒尼替尼和索拉非尼。

（1）舒尼替尼是多靶点酪氨酸激酶抑制剂，可抑制多种酪氨酸激酶受体，包括：PDGFR-α，β、VEGFR-1，2，3、c-KIT、FLT-3、CSF-1R和RET。其抗肿瘤作用的机制包括抗血管生成和抗肿瘤细胞增殖。在一项关于舒尼替尼治疗转移性ccRCC的全球多中心随机对照Ⅲ期临床试验中，共入组750例病人，以1:1随机进入舒尼替尼组和IFN-α组，所有病人之前未接受过系统治疗。舒尼替尼组和IFN-α组的中位无进展生存期（PFS）分别为11个月和5个月；客观反应率（ORR）分别为31%和6%；总体生存期（OS）分别为26.4个月和21.8个月。但是考虑到部分IFN-α组病人在疾病进展后也接受了靶向药物治疗，所以OS之间的差距应该更大。后期的扩大试验证实了其在脑转移、非透明细胞癌和体能状况差病人亚组中的抗肿瘤作用。常见不良反应包括：白细胞减少、血小板减少、腹泻、手足综合征、高血压、甲状腺功能减退等。鉴于其良好的效果和耐受性，许多指南将其推荐为转移性、复发性和手术难以切除肾癌的一线治疗。

（2）索拉非尼能够抑制多种细胞内丝氨酸/苏氨酸激酶、RAF、酪氨酸激酶受体及其亚型，包括：PDGFR-β、VEGFR-1，2，3、c-KIT、FLT-3和RET。在一项关于索拉非尼治疗转移性ccRCC的安全性和有效性的Ⅱ期随机对照临床试验中，共189例病人纳入研究，所有病人之前未接受过系统治疗，随机分入索拉非尼组和INF-α组。如疾病进展，索拉非尼组剂量由400mg（每日2次）上调为600mg（每日2次），而INF-α组则交叉至索拉非尼组。在该研究中，索拉非尼显示了良好的安全性和耐受性，2组不良反应相似，皮肤毒性和腹泻多见于索拉非尼组，而流感样症状多见于INF-α组，索拉非尼组的生活质量优于后者。在该研究中，与INF-α相比，索拉非尼作为一线治疗并未显示出优越性。而因疾病进展由INF-α组交叉至索拉非尼组的病人则实现了一段时间的无疾病进展，提示索拉非尼作为INF-α治疗失败后的二线治疗可能更为合适。

3. 细胞因子治疗　在靶向治疗出现之前，中、高剂量IFN-α或IL-2一直被作为转移性肾癌标准的一线治疗方案，客观反应率约为5%~27%。虽然部分病人的确能从中受益，但对于大部分病人而言，其治疗反应微弱，且持续时间非常短暂，但其毒副作用则非常显著。

（1）中国病人IL-2推荐剂量：18MIU/d，皮下注射，5天/周×1周；9MIU每12小时一次，d1~2，9MIU每日一次，d3~5×3周，休一周后重复。不良反应包括：疲乏，发热，皮疹/脱屑，腹泻，呕吐，转氨酶升高，血肌酐升高，尿素氮升高，贫血，呼吸困难等。

（2）IFN-α推荐治疗剂量：IFN-α：每次9MIU，肌内注射或皮下注射，3次/周，共12周。可从每次3MIU开始逐渐增加，第1周每次3MIU，第2周每次6MIU，第3周以后每次9MIU。治疗期间每周检查血常规1次，每月检查肝功能1次，白细胞计数<3×10⁹/L或肝功能异常及其他严重不良反应时应停药，待恢复后再继续进行治疗。如病人不能耐受每次9MIU剂量，则应减量至每次6MIU甚至每次3MIU。

4. 化疗　用于治疗mRCC的化疗药物主要有吉西他滨、氟尿嘧啶或卡培他滨、顺铂。总体来说，化疗对于mRCC有效率较低，约4%~10%。

5. 放疗　对于骨转移、局部复发、区域或远处淋巴结转移病人，姑息放疗可达到缓解疼痛、改善生存质量的目的。

【预后】

肾癌的预后存在巨大差异，TNM分期、病理类型、细胞分级是影响预后的主要因素。此外，肿瘤大小、坏死、血管侵犯、体能状况评分、有无症状等因素也对预后产生影响。

不同分期肾癌的平均 5 年生存率为：Ⅰ期为 96%，Ⅱ期为 82%，Ⅲ期为 64%，Ⅳ期为 23%。

（二）肾脏其他恶性肿瘤

1. 肉瘤　肾脏肉瘤非常少见，约占所有肾脏恶性肿瘤的 1%~2%，50~60 岁为高发年龄。常见症状和体征为疼痛、血尿、肿物，需要与晚期肾癌进行鉴别，但即使从病理上要完全区分二者都存在一定困难。肾肉瘤区别于肾癌的表现包括：肿瘤起源于肾包膜或肾窦区域；通常无区域淋巴结转移；影像学表现为乏血供肿瘤，但血管外皮细胞瘤除外。

在肾脏，几乎所有的肉瘤类型都有报道，但平滑肌肉瘤最为常见，占肾肉瘤的 50%~60%，其次是脂肪肉瘤。肉瘤最重要的预后因素是手术切缘和肿瘤分级。手术是治疗肉瘤的主要手段，术中监测切缘情况非常关键，其决定着病人的预后。手术范围应包括肾脏及其周围组织器官的整块切除。肉瘤容易出现局部复发，肺是肉瘤转移的最常见器官，其次是淋巴结和肝脏，一旦发生转移则预后非常差，病人常常在数月内死于肿瘤进展。放疗与化疗对肾脏肉瘤作用有限。由于该病发病率低，每个中心的病例数非常有限，治疗经验不足，所以尚未确立标准的治疗方式。

2. 淋巴瘤　血液系统恶性肿瘤累及肾脏比较常见，病人多属晚期，除肾脏外还有多个系统受累。据文献报道，死于恶性淋巴瘤的病人中约 34% 合并肾脏受累。非霍奇金淋巴瘤比霍奇金淋巴瘤多见，原发性肾脏淋巴瘤非常罕见，多数由血液播散至肾脏。肾淋巴瘤的影像学特征为：单发或多发肾脏肿物，也可表现为弥漫浸润，或肿大的腹膜后淋巴结直接侵犯肾脏，增强 CT 或血管造影典型表现为乏血供。当同时出现脾大、腹膜后肿大淋巴结应考虑淋巴瘤。淋巴瘤不易诊断，无典型症状。可表现为发热、消瘦、高血压、血尿、腰痛、肾功能不全。恶性淋巴瘤采用全身化疗，可配合放疗。

3. 类癌　肾类癌极为罕见，男女发病率相当，平均年龄 48.2 岁（13~67 岁）。一般无临床症状，腹痛、消瘦为常见表现。确诊需除外其他原发肿瘤，并明确为神经内分泌来源。治疗：手术根治性切除病灶，局限性肝转移亦可切除。

（何志嵩）

参 考 文 献

［1］SIEGEL R, NAISHADHAM D, JEMAL A. Cancer Statisitics, 2012［J］. CA Cancer J Clin, 2012, 62 (1): 10-29.

［2］CHOW W H, DEVESA S S, WARREN J L, et al. Rising incidence of renalcell cancer in the United States［J］. JAMA, 1999, 281 (17): 1628-1631.

［3］LAM J S, LEPPERT J T, BELLDEGRUN A S. Novel approaches in the therapy of metastatic renal cell carcinoma［J］. World J Urol, 2005, 23 (3): 202-212.

［4］JANZEN N K, KIM H L, FIGLIN R A. Surveillance after radical or partial nephrectomy for localized renal cell carcinoma and management of recurrent disease［J］. Urol Clin North Am, 2003, 30 (4): 843-852.

［5］ZHANG C, LI X, HAO H. The correlation between size of renal cell carcinoma and its histopathological characteristics: a single center study of 1867 renal cell carcinoma cases［J］. BJU Int, 2012, 110 (11 Pt B): 481-485.

［6］STÖRKEL S, EBLE J N, ADLAKHA K, et al. Classification of renal cell carcinoma: Workgroup No. 1. Union Internationale Contre le Cancer (UICC) and the American Joint Committee on Cancer (AJCC)［J］. Cancer, 1997, 80 (5): 987-989.

［7］DEVITA V T Jr, ROSENBERG S A. Cancer Principles and Practice of Oncology［J］. 8th ed. Philadelphia, PA: Lippincott Williams & Wilkins, 2008.

［8］HOTMANN H S, NEEF H, KROHE K. Prognostic factors and survival after pulmonary resection of metastatic renal cell carcinoma［J］. Eur Urol, 2005, 48 (1): 77-82.

［9］YAGODA A, ABI-RACHED B, PETRYLAK D. Chemotherapy for advanced renal-cell carcinoma: 1983–1993［J］. Semin Oncol, 1995, 22 (1): 42-60.

［10］MCDERMOTT D F, REGAN M M, CLARK J I, et al. randomized phase III trial of high-dose interleukin-2 versus subcutaneous interleukin-2 and interferon in patients with metastatic renal cell carcinoma［J］. J Clin Oncol, 2005, 23 (1): 133-141.

［11］MOTZER R J, HUTSON T E, TOMCZAK P, et al. Overall survival and updated results for sunitinib compared with interferon alfa in patients with metastatic renal cell carcinoma［J］. J Clin Oncol, 2009, 27 (22): 3584-3590.

［12］MOTZER R J, HUTSON T E, TOMCZAK P, et al. Sunitinib versus interferon alfa in metastatic renal-cell carcinoma［J］. N Engl J Med, 2007, 356 (2): 115-124.

［13］KONETY B R, WILLIAMS R D. Renal Parenchymal Neoplasms［M］//Tanagho EA, Mcaninch JW. Smith

General Urology. 17ed. New York: McGraw-Hill Companies, 2007: 328-347.

[14] CAMPBELL S C, NOVICK A C, BUKOWSKI R M. Renal tumor [M]//Wein AJ, Kavoussi LR, Novick AC, et al. Campbell-Walsh Urology. 9th ed. Philadelphia: Saunders Elsevier, 2006.

第二节　肾盂、输尿管肿瘤

上尿路肿瘤是指从肾盏至输尿管远端的尿路上皮有肿瘤生长,通常为变移上皮肿瘤。这些肿瘤的生物学行为与膀胱肿瘤相似。但也有一些不同,例如,不如其常见,病灶很难直接看到,也难以接近并进行局部治疗。此外,它们的肌层厚度也有不同,前者肌层较薄,因此,易于发生肿瘤向周围扩散(图 74-11A,图 74-11B)。

【发病率】

与膀胱肿瘤相比,肾盂癌和输尿管癌比较少见,仅占全部尿路上皮肿瘤的 4%~5%。其中,肾盂肿瘤占肾肿瘤的 5%~7%,输尿管肿瘤占上尿路肿瘤的 25%。膀胱癌、肾盂癌、输尿管癌的比例约为 51:3:1。发病的年龄平均为 65 岁,男性病人多于女性,约为 2~4:1。尿路上皮肿瘤常表现为广泛的尿路上皮病损,单发性上尿路肿瘤病人罹患膀胱癌的风险为 30%~50%,患对侧上尿路癌的风险为 2%~4%。原发性膀胱癌病人患上尿路癌的风险 <2%。在巴尔干地区的居民中,肾盂肿瘤在肾癌中的比例明显增加,高达 40%。

【病因学】

与膀胱癌相同,吸烟和接触某些工业染料或溶剂可使上尿路移行细胞癌发生的风险升高。另一方面,长期摄入过多镇痛剂的病人,巴尔干肾病病人以及接触早前逆行肾盂造影所用的造影剂胶质二氧化钍的病人,上尿路肿瘤的发生率也升高。与滥用镇痛剂有关的肿瘤病人多为女性,肿瘤分期较高,较其他病人年轻。巴尔干肾病是一种肾脏间质的炎症性疾病,多见于南斯拉夫、罗马尼亚、保加利亚和希腊,与该病有关的上尿路癌一般为浅表性和双侧病变,这种肿瘤呈家族性特点,但不属于遗传性。研究显示,早些离开这些地区的人患有此类病的比例与普通人群相近。

【病理学】

肾盂和输尿管的黏膜层与膀胱黏膜相似,由变移上皮构成,因此,大多数肾盂癌(90%)和输尿管癌(97%)是移行细胞癌。肿瘤分级与膀胱癌相似,乳头状瘤约占 15%~20%。乳头状瘤在 50% 的病人中为单发,其余为多发,大约 25% 的单发性乳头状瘤病人和 50% 的多发性乳头状瘤病人最终会发展为癌(图 74-11)。输尿管癌约半数为多中心发生。多数输尿管肿瘤发生在下段,约 70%,中段 25%,上段仅 5%。这种发生部位的特点也可能反映了肿瘤有下行种植的特点。双侧输尿管或同时,或先后发生肿瘤也有报道,占上尿路肿瘤的 1.6%~6%。患有上尿路肿瘤的病人在 5 年内发生膀胱癌的可能性很高,可高达 75%。

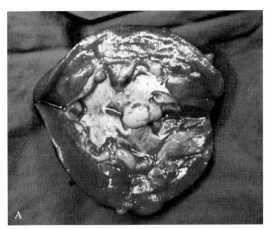

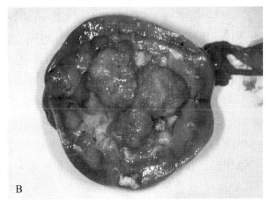

图 74-11　肾盂、输尿管肿瘤大体标本(文末有彩图)
A. 肾盂肿瘤的大体标本,其内可见三处;B. 输尿管肿瘤,可见肿瘤位于管腔内,单发肿瘤组织,几乎充满肾盂

鳞癌约占肾盂癌的 10%,而在输尿管则非常罕见。大多数鳞癌在诊断时已呈无蒂、浸润性。这种肿瘤多见于有感染或结石导致的慢性炎症病史的病人。腺癌是上尿路非常罕见的肿瘤,与鳞癌相似,

在诊断时已为进展期。上尿路肿瘤的预后一般较差,诊断早期发生转移者接近1/5。肾盂肿瘤的预后要好于输尿管肿瘤。影响肿瘤预后的因素中,肿瘤分期要比分级更为重要。

【肿瘤分期】

肾盂癌和输尿管癌的分期依赖于对肿瘤浸润程度的准确评估,类似于膀胱癌分期系统,见表74-5。肿瘤的分期、分级与病人的生存率有关。肾盂和输尿管的低分级、低分期肿瘤病人生存率为60%~90%,与此相比,高分级肿瘤病人、肿瘤侵入或穿透肾盂或输尿管壁的病人生存率为0~33%。

上尿路肿瘤的扩散有多种途径,包括直接浸润肾实质、肾周围结构、淋巴管和血管。上皮细胞也可以直接种植。低分化的肿瘤极易发生肾实质侵及(95%)、血管侵袭(83%)、淋巴侵袭(77%)。

【临床表现】

1. 症状和体征 血尿最为常见,其中,约70%~90%的病人出现肉眼血尿。其次为腰痛(约1/3的病人)。腰痛可以是血凝块或肿瘤碎片引起输尿管梗阻,或者是肿瘤局部浸润的结果。另有15%的病人无症状,是在行影像学检查时发现本病。出现排尿刺激症状者较少。食欲减退、体重减轻和嗜睡等全身症状不多见,这些症状通常与肿瘤转移有关。在约10%~20%的病人中可查到由肾盂积水或体积大的肿瘤所致的腰部肿块,同时,也可以有腰部压痛。一小部分肿瘤转移病人可以表现为锁骨上或腹股沟淋巴结肿大或者肝肿大。

2. 实验室检查 在大多数病人中可检测到血尿,但一般是间歇性的。与膀胱癌相同,上尿路肿瘤可以通过检查尿沉渣脱落细胞而辨认。检出率依赖于肿瘤分级和所获取的标本是否充足,20%~30%的低分级肿瘤可以通过细胞学检查而被检出,而超过60%的高分级肿瘤可被检出,运用冲洗方法或输尿管刷可以提高诊断的准确性。NMP22、BTA(膀胱肿瘤相关抗原)、端粒酶、CYFRA 21-1等检测对尿路上皮肿瘤的诊断有一定的帮助。

3. 影像学检查 通常,上尿路肿瘤病人的静脉尿路造影表现不正常,最多见的异常表现有腔内充盈缺损、单侧集合系统不显影和肾盂积水(图74-12)。输尿管和肾盂的肿瘤应该与能透过X线的结石、血凝块、肾乳头坏死、炎性肿块如囊性输尿管炎、霉菌感染、结核等病变鉴别。能透过X线的输尿管结石表现为结石远端输尿管变窄。尽管如

此,CT检查,特别是CT尿路造影(CT urography,CTU)的临床应用越来越多(图74-13),因为这些检查对于肾实质小的侵及也能较好地显示。普通CT扫描难以显示直径<5mm的肿物,CT尿路造影却能够很好地发现。尤其是有了三维重建技术,CTU完全能够替代或超过IVU的功能。有文献报道,其对上尿路肿瘤的诊断的敏感性几乎100%,特异性60%,阴性预测值100%。缺点是可能使受检者接受较高剂量的射线。超声检查、CT和磁共振成像往往可识别肾盂的软组织病变,但不能直接识别输尿管的充盈缺损,虽然可以显示肾盂积水。

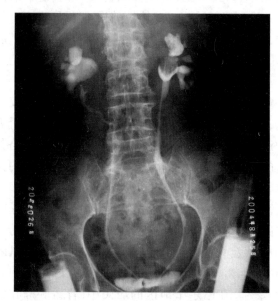

图74-12 上尿路逆行造影可见左肾盂有充盈缺损

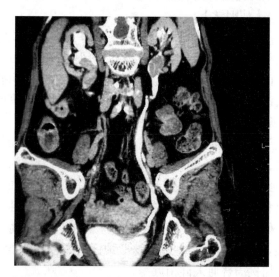

图74-13 CT尿路造影(CTU)能够清晰的显示上尿路的占位病变。肿瘤位于肾盂近出口处

4. 输尿管肾镜 使用硬性或者软性输尿管肾镜可以直接观察上尿路病变。输尿管镜的适应证为鉴定上尿路充盈缺损性病变和无充盈缺损但细

胞学检查阳性或发现有单侧输尿管有肉眼血尿的病变。输尿管镜也用于病人行切除输尿管或肾盂肿瘤的保肾手术后的复查。内镜下可以进行观察、活检，有时还可进行肿瘤电灼、激光汽化甚至肿瘤全切。用这类方法探测肾盂和输尿管肿瘤似乎优于传统方法。

由于有些上尿路肿瘤合并膀胱肿瘤，因此，膀胱镜检也是必须的检查项目。

5. 尿细胞学检查　尿细胞学检查是一种特异性比较好对上尿路肿瘤的诊断方法，但其敏感性较差。

【治疗】

肾盂、输尿管肿瘤的治疗首先应考虑肿瘤的分级、分期、部位和数目（表 74-5），也应考虑肾功能和解剖情况。由于在同侧集合系统有多病灶的可能性，肾输尿管切除曾经是这两类肿瘤的标准治疗方法。运用开放或腹腔镜方法都可以完成这种手术。在进行近端输尿管或肾盂癌的手术时，需要切除整个远端输尿管和小部分膀胱壁，以防肿瘤在这些部位复发。如果近端输尿管没有发现癌性病变，那么，远端输尿管的肿瘤可以用远端输尿管切除和输尿管膀胱再植治疗。

在一些特定情况下，也可采用更加保守的手术方法，包括开放或通过内腔镜行肿瘤切除，但其适应证还不很确定。保留肾脏手术的绝对适应证包括：肿瘤位于孤立肾的集合系统，双侧上尿路的尿路上皮肿瘤，以及虽然有双侧肾脏，但肾功能不良的病人。在双肾功能均正常的病人，只有低分级、非浸润性肿瘤，才考虑单纯内腔镜切除。

放射治疗对上尿路肿瘤的作用有限。上尿路移行细胞癌转移的病人与膀胱癌转移的病人相同，应接受以顺铂为基础的化疗方案。

上尿路肿瘤的膀胱复发也比较常见（>30%），有研究发现，是否接受化疗和手术切缘的状态对膀胱的复发有一定的影响，但肿瘤的分期、分级，甚至上尿路肿瘤的病灶部位对膀胱的复发都没有明显的影响。

由于科技的进步器械的改进，使得医生能够用诊疗器械到达所有能够看到的部位，获得诊断的标本和实施治疗手段。可以用硬性输尿管镜治疗远端肿瘤，既可以采用顺行的方法，也可以采用逆行的方法。

表 74-5　肾盂癌和输尿管癌的分期系统

原发肿瘤（T）	
T_X	未发现肿瘤原发灶
T_0	无原发肿瘤的证据
T_a	乳头状非浸润肿瘤
T_{is}	原位癌
T_1	肿瘤侵及上皮下结缔组织
T_2	肿瘤侵及肌层
T_3	肿瘤侵及输尿管周围脂肪、肾周脂肪或肾实质
T_4	肿瘤侵及邻近器官，或通过肾脏到达脂肪组织
淋巴结（N）	
N_X	局部淋巴结未能找到
N_0	无局部淋巴结转移
N_1	单个淋巴结转移，且直径 ≤ 2cm
N_2	单个肿瘤转移，且直径在 2~5cm，或多个淋巴结，但均 <5cm
N_3	单个淋巴结转移，且直径 >5cm
远处转移（M）	
M_X	未发现远处转移
M_0	无远处转移
M_1	有远处转移

注：摘自美国癌症联合会，1997

（张小东）

参 考 文 献

［1］OOSTERLINCK W, SOLSONA E, VAN DER MEIJDEN A P M, et al. EAU guidelines on diagnosis and treatment of upper urinary tract transitional cell carcinoma［J］. Eur Urol, 2004, 46 (2): 147-154.

［2］HALL M C, WOMACK S, SAGALOWSKY A I, et al. Prognostic factors, recurrence, and survival in transitional cell carcinoma of the upperurinary tract: A 30-year experience in 252 patients［J］. Urology, 1998, 52 (4): 594-601.

[3] MONTIE J E, CLARK P E, EISENBERGER M A, et al. Bladder cancer [J]. J Natl Compr Cancer Netw, 2009, 7 (1): 8-39.

[4] BOMAN H, HEDELIN H, JACOBSSON S, et al. Newly diagnosed bladder cancer: the relationship of initial symptoms, degree of microhematuria and tumor marker status [J]. J Urol, 2002, 168 (5): 1955-1959.

[5] ELLIOTT D S, BLUTE M L, PATTERSON D E, et al. Long-term follow-up of endoscopically treated upper urinary tract transitional cell carcinoma [J]. Urology, 1996, 47 (6): 819-825.

[6] CHEN G, BAGLEY D H. Ureteroscopic management of upper tract transitional cell carcinoma in patients with normal contralateral kidneys [J]. J Urol, 2000, 164 (4): 1173-1176.

[7] HERR H W. Durable response of a carcinoma in situ of the renal pelvis to topical bacillus Calmette-Guerin[J]. J Urol, 1985, 134 (4): 531-532.

[8] TASCA A, ZATTONI F. The case for a percutaneous approach to transitional cell carcinoma of the renal pelvis [J]. J Urol, 1990, 143 (5): 902-904.

[9] KU J H, CHOI W S, KWAK C. Bladder cancer after nephroureterectomy in patients with urothelial carcinoma of the upper urinary tract [J]. Urol Oncol, 2011, 29 (4): 383-387.

第三节 膀 胱 肿 瘤

膀胱肿瘤主要分为来自尿路上皮的尿路上皮肿瘤和来自间叶组织肿瘤两大类。从组织学来源看，生长于膀胱的肿瘤繁多。本节主要介绍来自膀胱尿路上皮的良性及恶性肿瘤。

一、膀胱尿路上皮良性肿瘤

膀胱尿路上皮良性肿瘤多与黏膜增殖性病变有关，少数为乳头状瘤。

（一）上皮化生

上皮化生指尿路上皮变异其他类型但有正常的细胞形态和核形态，主要类型有鳞状上皮化生（如有角化层存在称之为黏膜白斑）和腺上皮化生。大约40%的女性和5%的男性存在鳞状上皮化生，发生上皮化生的主要原因与感染或炎症有关。尽管有报道显示上皮化生可能发生恶变，但有证据显示恶性最为主要的因素为引起上皮化生的炎症持续存在所致，因此对于有上皮化生仅仅行电灼或电切并不足以防止复发，也不足以防止癌症发生，而找到炎症并消除炎症是最为根本的治疗。

（二）囊性或腺性膀胱炎

囊性及腺性膀胱炎（cystitis cystica et glandularis, CCEG）是正常膀胱黏膜常见的一种黏膜增殖性改变。正常膀胱黏膜的增殖性病变最初表现为von Brunn巢，即正常的膀胱尿路上皮细胞呈巢状深入黏膜下层，细胞生长呈团状，内部并无空隙，随着反应性刺激或炎症的持续存在或增强，细胞巢内可出现间隙，内腔覆盖多层柱状或长柱状上皮细胞而成为腺状增生，亦称之为腺性膀胱炎；而形成囊肿间隙并有染色粉红的液体者，则称之为囊肿增生，也称之为囊性膀胱炎。以膀胱炎作为冠名可能与该类增殖性病变多与炎症刺激有关。von Brunn巢，腺性膀胱炎及囊性膀胱炎常同时存在，也多与膀胱黏膜其他病理改变（膀胱炎症及肿瘤等）并存。自20世纪50年代初就有学者报道CCEG可能与膀胱腺癌有关，但从后来学者的分析看当时的报道仅依据一种并存现象，并没有之间因果关系的分析和研究。而之后很多年才逐渐认识到长期炎症存在与癌症的相关性。直至发现了肠上皮化生（即肠型腺性膀胱炎），人们才确切发现了这类增殖性病变恶变的证据。而肠型腺性膀胱炎是一种比较罕见类型的腺性膀胱炎，在膀胱内呈多发，呈大滤泡状并广泛分布于以三角区为中心的膀胱各壁。其实肠型腺性膀胱炎也是与长期炎症刺激相关（尤其多见于神经源性膀胱长期留置尿管者），只是处于长期炎症刺激黏膜而使得膀胱黏膜处于临界的恶变阶段，这类腺性膀胱炎确实需要进行经尿道膀胱肿物电切术以阻止恶变的发生。但综其原因，其主要的致癌变因素还是与长期的慢性炎症刺激有关。

目前对肠型腺性膀胱炎建议行经尿道电切术，但与一般腺性膀胱炎并不建议手术，更不应术后膀胱灌注化疗药物，反而会加重腺性膀胱炎的复发。治疗的基本原则是寻找炎症产生的原因并积极抗炎治疗。

(三) 乳头状瘤

膀胱乳头状瘤指呈乳头状生长并覆盖正常黏膜的黏膜增殖性病变。1998 年 WHO 膀胱肿瘤分类曾将其归类为分级 1/Ta 膀胱肿瘤。乳头状瘤可复发，但一般不会进展或浸润。

临床治疗原则为经尿道肿瘤切除术，但术后不需要膀胱灌注化疗。

(四) 内翻乳头状瘤

也属良性黏膜增殖性病变。黏膜内可见与黏膜相连的上皮岛，但表面覆盖正常尿路上皮，肿瘤本身上皮细胞正常，常见于反复泌尿系感染或膀胱出口梗阻的病人。大约有 1% 的内翻乳头状瘤可能会发生恶变。因此一经发现建议行经尿道电切除术，术后不需要膀胱灌注化疗。

(五) 肾源性腺瘤

肾源性腺瘤少见，多与尿路上皮受炎症、结石、感染和导管留置等慢性刺激有关。多见于膀胱，也可见于输尿管和肾盂。因镜下呈腺样导管结构并与肾小管极为相似而得名。该类肿物常有丰富的血管而出现肉眼血尿，但肿物覆盖的细胞核型和细胞形态均正常。也有学者认为是间肾组织异位于尿路上皮，经慢性刺激激活所致。治疗以经尿道电切为主，并寻找和去除慢性刺激原因。

以上所介绍的膀胱良性肿瘤均为尿路上皮肿瘤。膀胱良性肿瘤中还应包括来自间叶组织的肿瘤，如平滑肌瘤等，在此不再繁述。

二、尿路上皮癌

尿路上皮癌是来自于尿路上皮的肿瘤，可出现在肾盂、输尿管和膀胱。在此将主要讨论来自膀胱的尿路上皮癌，为便于表达，简称为膀胱癌。

【流行病学】

根据 GLoBOCAN 2008 的数据，男性膀胱癌发病率位于前 3 位的国家依次是以色列 (29.7/10 万)、西班牙 (27.7/10 万) 和埃及 (23.7/10 万)；位居后 3 位的国家依次是蒙古 (1.8/10 万)、印度 (2.8/10 万) 和中国 (7.3/10 万)。女性膀胱癌发病率位居前 3 位的国家依次为美国 (5.8/10 万)、以色列 (5.2/10 万) 和埃及 (4.1/10 万)；位居后 3 位的国家依次是印度 (0.6/10 万)、蒙古 (1.0/10 万) 和中国 (2.0/10 万)。

2012 年我国发表了中国 32 个肿瘤登记中心 2003—2007 的膀胱癌统计数据，结果显示我国膀胱癌总发病率为 6.69/10 万，城市高于农村 2.7 倍；膀胱癌死亡率为 2.53/10 万，城市高于农村 1.9 倍。

膀胱癌发生率和死亡率位于发达国家和发展中国家之间，但呈逐年上升趋势。

【病因】

膀胱癌的确切病因不详。总体来说与基因异常和外部危险因素所致有关。

1. 基因异常　N- 乙酰转移酶和谷胱甘肽转移酶对外来的化学物质有解毒作用，与这两种酶相关的基因突变，两种酶的功效减低，体内氨基联苯水平明显升高，将使得膀胱癌的风险明显增高。以上两种酶的相关基因突变白人明显高于亚洲人，也进一步解释了膀胱癌发病率的人种差异。

2. 外部危险因素　膀胱是受到职业化学致癌物影响的主要器官之一。我国学者夏溟及臧美孚等调查了 5 个城市接触联苯胺工人的膀胱癌发病率情况，结果显示膀胱癌发病率为 1 670/10 万，远远高于普通人群发病率。膀胱癌的罪魁祸首与芳族胺类化学物暴露有关，该化学物及其衍生物可破坏 DNA 结构而导致基因突变，启动癌变过程；其他常见化合物还有多环芳香烃类、柴油车尾气和各种染料等。

除化学品暴露外，吸烟也是密切相关的危险因素，吸烟者患膀胱癌的危险性比正常人群高大约 2~6 倍。

饮水过少一直被认为可能与膀胱癌发生有关。饮水少，尿内溶质浓度高而易导致膀胱黏膜刺激而恶变是一种理论猜测，但并未得到临床证实。目前的研究结果比较矛盾，大约 50% 文献支持此理论，也有 50% 的文献并不支持。

其他常见的外部危险因素还包括饮酒、放化疗、反复感染 / 炎症、甜味剂等，在此不再繁述。

【病理】

从组织类型看，90% 为尿路上皮癌，即所谓膀胱癌。其他还有鳞癌、腺癌或其他组织来源肿瘤。

2004 年 WHO 颁布了根据尿路上皮肿瘤生物学特征和浸润深度将膀胱尿路上皮肿瘤的分类为两大类，非侵袭性尿路上皮肿瘤和侵袭性尿路上皮肿瘤，前者包括 10 个病理诊断，后者包括 2 个病理诊断，诊断标准详见文献，本文不繁述。从表 74-6 可以看出，从非浸润性至浸润性尿路上皮癌，肿瘤的生物学特性逐渐呈侵袭性，侵犯的深度也逐渐加重。该分类主要用于组织学的诊断，并有助于临床对肿瘤恶性度的判断和制订更合理的治疗方案。

表 74-6　2004 年 WHO 尿路上皮肿瘤
非侵袭性及侵袭性分类

非浸润性尿路上皮肿瘤

增生(扁平及乳头状)

反应性异型性

意义不明的异型性

异型增生(低分级尿路上皮内瘤样增生)

尿路上皮原位癌(高级别尿路上皮内瘤样增生)

尿路上皮乳头状瘤

尿路上皮乳头状瘤,内翻型

乳头状尿路上皮肿瘤伴低度恶性潜能

非浸润性低级别乳头状尿路上皮癌

非浸润性高级别乳头状尿路上皮癌

浸润性尿路上皮肿瘤

黏膜下层浸润

肌层(逼尿肌)浸润

美国癌症联合会(AJCC)2010 年颁布的最新的膀胱癌 TNM 分期标准(表 74-7),该标准对膀胱尿路上皮肿瘤的分期诊断进行了详尽的描述,成为目前诊断膀胱癌分期的主要依据。

表 74-7　TNM 分期定义

原发肿瘤(T)

T_X	原发肿瘤未能评估
T_0	无原发肿瘤的证据
T_a	非浸润性乳头状癌
T_{is}	原位癌(扁平肿瘤)
T_1	肿瘤侵犯上皮下结缔组织
T_2	肿瘤侵犯固有肌层
pT_{2a}	肿瘤侵犯浅肌层(内侧半)
pT_{2b}	肿瘤侵犯深肌层(外侧半)
T_3	肿瘤侵犯膀胱旁组织
pT_{3a}	仅镜下可见侵犯
pT_{3b}	肉眼可见侵犯(见膀胱外肿物)
T_4	肿瘤侵犯以下任一部位:前列腺基质、精囊、子宫、阴道、盆壁及腹壁
T_{4a}	肿瘤侵犯前列腺基质、子宫和阴道
T_{4b}	肿瘤侵犯盆壁和腹壁

区域淋巴结(N)

区域淋巴结包括一级和二级引流区,主动脉分叉以上为远处淋巴结

N_X	淋巴结未能评估
N_0	无淋巴结转移

续表

N_1	在真骨盆内(髂内外血管,闭孔血管和骶前)单个区域淋巴结转移
N_2	在真骨盆内(髂内外血管,闭孔血管和骶前)多个淋巴结转移
N_3	髂总血管周围淋巴结转移

远处转移(M)

M_0	无远处转移
M_1	远处转移

膀胱尿路上皮肿瘤的预后不但与肿瘤的分级和分期有关,下列因素也可能明显影响到病人的预后:①基因突变,尤其是 TP53、RB 和 PTEN 改变预后明显恶化,提示抑癌基因在肿瘤控制中起重要作用;②脉管侵犯,无论肿瘤分期如何,脉管侵犯为预后的独立预测因子,有脉管侵犯者 40% 可能会出现淋巴结转移,这也是出现脉管侵犯者往往建议行系统化疗的主要原因;③佩吉特病样扩散(Pagetoid spread),指肿瘤在正常黏膜下浸润扩张,多见于广泛原位癌,佩吉特病样扩散常侵入尿道前列腺部黏膜下和输尿管末段,往往造成尿道远端或输尿管近端切缘阳性,因此对于肿瘤多发,有广泛原位癌者,术中应对尿道残端或输尿管近段进行冰冻活检以确定切缘阴性,否则将明显影响病人的预后。

【临床表现】

1. **肉眼血尿**　最为常见的表现形式为无痛性全程肉眼血尿。少数病人表现为终末血尿或镜下血尿(多为体检发现)。

2. **下尿路症状**　常可有尿频尿急,多与泌尿系感染并存,由于男性不易患泌尿系感染(或膀胱炎),一旦发生要首先除外膀胱肿瘤的可能性。广泛原位癌病人不但有严重的尿频和尿急,常伴有膀胱疼痛症状,男性膀胱疼痛者为高危人群,需做进一步检查以除外膀胱癌。

3. **其他**　膀胱癌肿瘤瘤体较大时可出现膀胱出口梗阻症状(即排尿困难);肿瘤侵犯一侧或双侧输尿管时可导致受侵输尿管梗阻扩张,或而引起肾区疼痛等,严重者可导致肾功能衰竭而出现相关肾衰症状;反复血尿可出现贫血、纳差和消瘦等。

【诊断性检查】

1. **实验室检查**

(1)尿常规:对于血尿病人,最为简便有效的检查为尿常规 + 镜检。如提示有大量红细胞存在则起码能证实病人所主诉的"血尿"。对于持续镜下

血尿而无影像学证据者,应对血尿做进一步尿红细胞形态学分析,外科血尿(如肿瘤、结石和异物等)尿红细胞多数为正常形态,而内科血尿(肾炎或肾病等)尿红细胞形态多为异常,溶血性疾病所致的血尿颜色酱油色,仅有血红蛋白而无红细胞。

(2)尿细胞学检查:一般取晨尿,连续送检3天。为泌尿系尿路上皮肿瘤筛查中较为传统的项目。该检查敏感性和特异性受到尿液取样保存和检查者经验的影响。对于有经验的检查者来说,该检查的敏感性为40%~62%,特异性为94%~100%。

其他实验室一般检查还可包括肝肾功能、凝血机制、血常规和尿细菌学培养等。

2. 尿生物学标记 由于尿路上皮的独特部位,使得经尿液获得肿瘤证据可能性明显高于其他部位的肿瘤。因此对于膀胱癌筛选检查研究中,尿生物学标记一直是重点之一,以下将简要介绍几种临床获得应用的尿生物学标记:

(1)NMP22:是一种核基质蛋白,膀胱癌病人尿中 NMP22 浓度比正常病人高20倍。通常以10单位/ml 为界,对 T_a、T_1 及 T_2 膀胱尿路上皮肿瘤诊断的敏感性分别为 36%、65% 和 88%。与尿细胞学检查比较,有快速、简便及不受经验影响等优点。

(2)荧光原位杂交(FISH):可对与核内染色体结合的荧光标记 DNA 探针进行检测。对于膀胱癌检测来说,通常标记与膀胱癌相关的染色体 3,7,17 和 9p21 纯合性丢失等染色体。总体来看,FISH 分析的敏感性和特异性分别为 79% 和 70%。

尽管文献报道了很多不同的尿生物学标记,但从应用角度来说,其他尿生物学标记或不如以上两种有更高的敏感性和特异性,或尚未在临床获得应用。

3. B 超 能显示膀胱内 0.5~1cm 直径的黏膜肿物,对于有经验的影像科医生来说,通过超声能粗略判断肿瘤对膀胱壁的侵犯深度。超声一般作为筛选性检查,不但可以了解膀胱内是否存在引起血尿的病因,也可了解上尿路可能引起血尿的因素。即使超声检查阴性,在血尿持续存在的情况下也需要做膀胱镜以进一步了解血尿产生的原因。

4. X 线检查 对于血尿的诊断中,X 线检查最为常用的项目为静脉肾盂造影。该检查曾经是尿路上皮肿瘤诊断性检查中最为重要的检查项目之一,尽管对膀胱肿瘤的判断不如超声和其他影像学检查,但可连续显影上尿路,根据显影状态粗略了解双侧肾功能,输尿管形态和有无结石或结核等

其他可能引起血尿的原因。上尿路上皮肿瘤中,位于肾盂者常表现为充盈缺损(常称之为虫蚀状改变),位于输尿管者不但表现为充盈缺损,肿瘤近段输尿管常因梗阻而出现扩张积水。静脉肾盂造影的缺陷在于一旦因梗阻严重而造成患侧不显影时无法判断病灶的真实情况。

5. CT 扫描 目前有逐渐代替静脉肾盂造影检查的趋势,尤其是泌尿系三维成像(CTU)能准确了解肾盂、输尿管和膀胱有无占位和尿路形态,也能了解肾或输尿管有无肾癌、结石、结核等可能引起血尿的其他病变。CT 的缺点在于其断层扫描的特点可能会造成小病灶的丢失,对于无法用造影剂或因肾损害完全不显影者仅仅平扫难以对可能存在的肿瘤作出准确判断。

6. MRI 最大的优势在于即使肾脏不显影,其 MRU 功能能对尿路进行特殊显像。缺点在于难以区分结石和肿瘤,在 MRI 均表现为低信号影。

7. 膀胱镜检查 膀胱镜及活检是膀胱癌诊断最为重要的检查。通过膀胱镜观察,不但能了解有无肿瘤,肿瘤及瘤蒂大小、肿瘤数目、并对肿瘤周围和膀胱各壁的活检结果均决定了肿瘤性质和范围的评估和此后手术方案的制订。目前国际上趋势为一旦确定可能存在肿瘤,通常行软膀胱镜检查及活检,门诊已很少采用硬性膀胱镜以减少病人的痛苦。膀胱镜检查时如未能发现膀胱肿瘤,应了解两侧输尿管是否喷血,肿瘤体积很小,尤其是上尿路小肿瘤,往往可能需要多次膀胱镜检查才能发现血尿发生的可能部位。膀胱镜检查进行肿瘤活检时不但要求对肿瘤本身进行取材活检,以了解肿瘤的病理类型和癌细胞分级;如果肿瘤多发或瘤体较大时,还建议行肿瘤周围正常黏膜活检、前列腺部尿道黏膜活检,以了解肿瘤的范围;尽管目前并不主张行膀胱部分切除术,但拟行该术式之前,了解膀胱内的肿瘤范围显得尤为必要。

【治疗】

膀胱癌的治疗方案取决于肿瘤的侵犯深度(T 分期)、癌细胞分级和范围。通常将膀胱癌分为非肌层浸润膀胱癌(曾称之为浅表性膀胱癌)及肌层浸润膀胱癌(浸润性膀胱癌),两者预后不同,治疗原则差别也很大。

1. 非肌层浸润膀胱癌

(1)定义:非肌层浸润膀胱指 T_a 期、T_1 期及原位癌(CIS)。

(2)手术原则:对于 T_a 及 T_1 期局限性单发的膀胱肿瘤,手术基本原则是行经尿道肿瘤切除术

(TURBT),可采用电切除术或钬激光等。对于高级别或术前尿细胞学阳性者建议手术同时行膀胱黏膜随机活检,一旦术后随机活检确定伴有广泛原位癌,应建议膀胱根治性切除术。目前建议切除所有可见肿瘤后,应对肿瘤切净后的基底部进行电切或活检钳活检并行快速冷冻切片,以确定肿瘤基底部组织是否残留。对于基底部肿瘤残余者,应根据肌层的浸润深度才决定进一步治疗,或继续电切肿瘤基底部(浅肌层浸润),或两周后改为膀胱根治性切除术(深肌层浸润)。

二次 TURBT:由于膀胱癌的多中心性特点,手术完全切净可见肿瘤并非易事。结合术后病理,如切除标本残端肿瘤阳性等,或经一段时间随访,或细胞学或超声检查怀疑仍有可疑部位肿瘤残留,可实行二次 TURBT,通常在 1~6 周内进行。二次 TURBT 的临床意义在于不但可能降低肿瘤复发的可能性,也可发现更多更为晚期的病人以及时改变治疗方案而提高病人生存率。

原发性原位癌少见,50% 伴有 T_a 或 T_1 肿瘤。无论原发或伴发的原位癌多为高级别肿瘤(此时伴发 T_a 和 T_1 肿瘤也多为高级别),因此是浸润性肿瘤的前期病变。原位癌的存在使得病人的预后与其他低级别非肌层浸润性膀胱癌比较明显恶化。由于原位癌发生的广泛性,通常可选择即刻膀胱根治性切除术,但有 50% 的病例可能存在过度治疗,如选择 TURBT,则应尽可能切除或电灼异常的黏膜并联合 BCG 灌注治疗。在无明显黏膜占位,仅随机活检发现广泛原位癌的情况下,也可直接 BCG 灌注治疗,通常用法为每周 1 次,连续 6 周;也有建议 BCG 灌注 1 年,可能会更有效。BCG 膀胱灌注治疗原位癌的缓解率可达 70%,高于其他化疗药物 30% 以上。

对于非肌层浸润膀胱癌,如有:① T_1 高级别尿路上皮癌;②肿瘤直径 >3cm;③ 伴随原位癌,提示为高风险进展的非肌层浸润癌,如果病人同时具备以上两种情况,即使 TURBT 能完全切尽,即刻膀胱根治性切除术可能有更好的疗效。

(3)膀胱灌注治疗:即刻膀胱灌注化疗:对于低级别非肌层浸润膀胱癌来说,TURBT 后 24 小时内早期膀胱灌注化疗疗效(单剂量即可)与长疗程疗效基本相同,作用机制能杀灭膀胱内液体中悬浮癌细胞和防止肿瘤种植。由于小分子的丝裂霉素能被创面吸收而引起严重的骨髓移植,故避免使用。多柔比星和表柔比星均为获得临床研究证实的早期膀胱灌注化疗药物。早期膀胱灌注化疗主要适用于低级别 T_a 及 T_1 非肌层浸润性膀胱。

维持性膀胱灌注化疗:通常为术后 2 周左右开始,每周 1 次共 6~8 周,此后每月一次至 1 年。有关各种维持性膀胱灌注化疗方案并无共识。对于反复发作的低级别 T_a 及 T_1 膀胱癌多建议采用即刻膀胱灌注化疗后再继以维持性膀胱灌注化疗,而对于高级别复发者多建议 BCG 膀胱灌注或其他更为侵袭性治疗。

免疫药物膀胱灌注治疗:主要为 BCG 膀胱灌注治疗。尽管 BCG 膀胱灌注治疗有效性高于膀胱灌注化疗,但由于 BCG 引起的炎症可导致较为严重的下尿路症状而明显影响病人生活质量,因此目前多将 BCG 膀胱灌注治疗用于高级别非肌层浸润性膀胱癌术后或低级别非肌层浸润膀胱癌复发再手术后的辅助治疗。

(4)TURBT 术后随访:通常为术后两周开始随访,首次随访需要确定病人是否开始维持性膀胱灌注化疗,了解有无术后延迟性血尿发生等。此后除定期门诊膀胱灌注化疗外,每 3 个月膀胱镜检查,对于高级别或多发肿瘤术后病人应每次膀胱镜检查时行膀胱黏膜随机活检。每半年泌尿系超声检查,一旦可疑应及时行泌尿系 CT 检查。

2. 肌层浸润膀胱癌 肌层浸润膀胱癌多指 T_2 以上分期的膀胱癌,对于高级别 T_1 也常被认为应依照肌层浸润膀胱癌处理。

(1)外科手术

1)膀胱根治性切除术:经典的手术为膀胱根治性切除术、盆腔及髂血管淋巴结清扫术。传统膀胱根治性切除术包括膀胱及其周围结缔组织、前列腺和精囊(男性),以及子宫、卵巢和阴道前壁(女性)。由于当前膀胱癌侵犯女性生殖器官并非常见,因此对于一般的肌层浸润膀胱癌,多保留女性生殖器官,以防止盆底脱垂和保留女性性生活功能。

膀胱根治性切除时输尿管的处理:在进行输尿管再植前应对输尿管末端进行活检以保证末端无肿瘤残留。但输尿管末端仅为非典型增生并不影响病人的生存期。对于输尿管存在广泛原位癌如切除可导致输尿管长度不足时,也有学者建议应保留足够长度输尿管而不建议行患侧肾切除术,原因为这类病人通常膀胱癌的预后较差,同时原位癌而成为临床肿瘤需要较长时期,因为即使保留了伴原位癌的输尿管也并不明显影响病人的生存期,而保留了肾功能有助于施行辅助化疗而获得更长的生存期。

尿道全长切除术:对于拟膀胱根治性切除术病人术前膀胱镜检查发现肿瘤多发或位于三角区者,应行前列腺部尿道(男性)或近端尿道(女性)黏膜活检,如活检阳性应同时行尿道切除术。

2)尿流改道

原位膀胱术:可采用回肠,或回结肠,或乙状结肠作为尿囊与尿道吻合形成原位膀胱。肠道尿囊成型的基本原则为去管状化。采用不同的肠段,术后可能会出现不同的电解质紊乱,处理的原则为暂时持续引流膀胱,通常针对不同的电解质紊乱进行相应的治疗。该术式最大的优点在于尽可能恢复了正常排尿状态,缺点是手术复杂,合并症较多,术后电解质紊乱常见,也可能需要自家导尿。原位膀胱术适用于保留尿道的膀胱根治性切除术病人,尤其是有工作或社会活动需求者。术后病人应受到一定的排尿训练,如松弛盆底肌和如何应用腹压等。有长期随访资料显示,大约30%的病人术后可能需要自家导尿,因此对于原位膀胱术病人应对将来可能需要的自家导尿有一定的接受度。

肠道流出道术式:最为经典的为回肠膀胱术。相对于其他尿流改道,回肠膀胱术有手术创伤相对小,手术合并症低,术后电解质紊乱少等优点。缺点为需要终生佩戴尿袋而影响生活质量。多适用于体质较弱,或老年人。

可控尿囊术式:采用回肠、或回结肠,去管状化后成型为尿囊,并造口于皮肤,通常采用近端回肠或阑尾作为输出道连接于造口与尿囊之间以达到控尿效果。该术式相对于原位膀胱术有尿囊失禁发生率低,自家导尿简单并痛苦小等优点。缺点为尿囊开口于右下腹,并未达到正常排尿状态要求。由于尿囊长期储尿,也会出现电解质紊乱等合并症。处理原则与原位膀胱基本相同。

输尿管皮肤造口:直接将两侧输尿管合并开口于右下腹,或分别开口于两侧下腹。该术式由于不干预肠道,手术安全性高,合并症少;缺点是需要终生佩戴尿袋,与回肠膀胱术比较,也易发生上尿路感染。适用于极度虚弱的病人,高龄老人或估计生存期不超过5年的膀胱癌病人。

(2)化疗

新辅助化疗:指膀胱根治性切除术之前进行3个疗程的化疗,以达到肿瘤降期和消除微小转移灶的目的。临床随机研究报道了采用CMV(顺铂,氨甲蝶呤和长春花碱)和M-VAC(氨甲蝶呤,长春花碱,阿霉素及顺铂)两种方案的研究结果,研究结果显示均能有效提高病人的生存率或延长生存期。缺点是对于化疗无效的病人手术时间可能会因此而延迟3个月左右,或因化疗合并症而增加了手术风险。

辅助化疗:指膀胱根治性切除术后化疗。对于病理诊断发现术后分期为$pT_3 \sim pT_{4a}$,有脉管侵犯,或淋巴结阳性的病人,均建议术后行辅助化疗。可延长病人的生存期。目前常用方案多为M-VAC方案或GC方案(吉西他滨和顺铂)。

(3)放疗:对于可切除膀胱而言,并不主张放疗。放射治疗不但不能明显提高病人的生存期,也给膀胱根治性切除术带来很大困难。

3. 转移性膀胱癌的治疗 对于T_{4b}或有远处转移的晚期膀胱癌病人,治疗原则应以顺铂为基础的系统化疗。即便能完成化疗,5年生存率也只有20%或甚至更低。尽管肿瘤不能切净,在病人身体允许情况下,切除膀胱加回肠膀胱或输尿管皮肤造口,可能因减低肿瘤负荷而增加系统化疗的疗效,或因尿流改道而减少肿瘤出血的合并症。必要时单纯输尿管皮肤造口加膀胱区放疗对肿瘤控制和出血控制也有益处。如错过尿流改道机会,无论是膀胱姑息放疗或随着肿瘤增大,病人生活质量会受到严重影响,也会因输尿管的阻塞而出现上尿路积水,必要时双侧肾盂造瘘也是晚期膀胱癌尿液引流的选择。

(杨 勇)

参 考 文 献

[1] OZBEY I, AKSOY Y, POLAT O, et al. Squamous metaplasia of the bladder: findings in 14 patients and review of the literature [J]. Int Urol Nephrol, 1999, 31 (4) : 457-461.

[2] BAITHUN S, DARUWALA P, OLIVER R T. Squamous change in bladder cancer and its relevance to understanding clonal evolution in development of bladder cancer [J]. Cancer Surv, 1998, 31: 17-27.

[3] VOLMAR K E, CHAN T Y, DE MARZO A M, et al. Florid von Brunn nests mimicking urothelial carcinoma: a mor-

phologic and immunohistochemical comparison to the nested variant of urothelial carcinoma [J]. Am J Surg Pathol, 2003, 27 (9): 1243-1252.

[4] SMITH A K, HANSEL D E, JONES J S. Role of cystitis cystica et glandularis and intestinal metaplasia in development of bladder carcinoma [J]. Urology, 2008, 71 (5): 915-918.

[5] KILCILER M, BEDIR S, ERDEMIR F, et al. Evaluation of urinary inverted papillomas: a report of 13 cases and literature review [J]. Kaohsiung J Med Sci, 2008, 24 (1): 25-30.

[6] 陈铌, 陈雪芹, 徐苗, 等. 肾源性腺瘤临床病理和免疫组化分析[J]. 临床与实验病理学杂志, 2012, 28 (8): 883-886.

[7] PORCARO A B, D'AMICO A, FICARRA V, et al. Nephrogenic adenoma of the urinary bladder: our experience and review of the literature [J]. Urol Int, 2001, 66 (3): 152-155.

[8] FERLAY J, SHIN H R, BRAY F, et al. Estimates of worldwide burden of cancer in 2008: GLOBOCAN 2008 [J]. Int J Cancer, 2010, 127 (12): 2893-2917.

[9] 温登瑰, 单保恩, 张思维, 等. 2003-2007 年中国肿瘤登记地区膀胱癌的发病与死亡分析[J]. 肿瘤, 2012, 32 (4): 256-262.

[10] GARCÍA-CLOSAS M, MALATS N, SILVERMAN D, et al. NAT2 slow acetylation, GSTM1 null genotype, and risk of bladder cancer: results from the Spanish Bladder Cancer Study and meta-analyses [J]. Lancet, 2005, 366 (9486): 649-659.

[11] 夏溟, 藏美孚, 李汉忠, 等. 中国职业性膀胱癌的生物学监测及其意义[J]. 中华泌尿外科杂志, 2003, 24 (10): 684-685.

[12] ZEEGERS M P, SWAEN G M, KANT I, et al. Occupational risk factors for male bladder cancer: results from a population based case cohort study in the Netherlands [J]. Occup Environ Med, 2001, 58 (9): 590-596.

[13] BOFFETTA P. Tobacco smoking and risk of bladder cancer [J]. Scand J Urol Nephrol Suppl, 2008 (218): 45-54.

[14] BRINKMAN M, ZEEGERS M P. Nutrition, total fluid and bladder cancer [J]. Scand J Urol Nephrol Suppl, 2008 (218): 25-36.

[15] MONTIRONI R, LOPEZ-BELTRAN A. The 2004 WHO classification of bladder tumors: a summary and commentary [J]. Int J Surg Pathol, 2005, 13 (2): 143-153.

[16] EDGE S B, COMPTON C C. The American Joint Committee on Cancer: the 7th edition of the AJCC cancer staging manual and the future of TNM [J]. Ann Surg Oncol, 2010, 17 (6): 1471-1474.

[17] CHATTERJEE S J, DATAR R, YOUSSEFZADEH D. Combined effects of p53, p21, and pRb expression in the progression of bladder transitional cell carcinoma [J]. J Clin Oncol, 2004, 22 (6): 1007-1013.

[18] LOPEZ-BELTRAN A, LUQUE R J, MORENO A. The pagetoid variant of bladder urothelial carcinoma in situ A clinicopathological study of 11 cases [J]. Virchows Arch, 2002, 441 (2): 148-153.

[19] 杨勇, 严秋哲, 杜鹏, 等. 男性顽固性下尿路症状的病因探讨[J]. 中华泌尿外科杂志, 2007, 28 (5): 301-303.

[20] VOLPE A, RACIOPPI M, D'AGOSTINO D. Bladder tumor markers: a review of the literature [J]. Int J Biol Markers, 2008, 23 (4): 249-261.

[21] KEESEE S K, BRIGGMAN J V, THILL G. Utilization of nuclear matrix proteins for cancer diagnosis[J]. Crit Rev Eukaryot Gene Expr, 1996, 6 (2-3): 189-214.

[22] VAN RHIJN B W, VAN DER POEL H G, VAN DER KWAST T H. Urine markers for bladder cancer surveillance: a systematic review [J]. Eur Urol, 2005, 47 (6): 736-748.

[23] 李峰, 郑玲, 张军. 静脉肾盂造影、CT 尿路造影及磁共振尿路成像在诊断泌尿系统结石中的价值[J]. 医学研究生学报, 2009, 22 (3): 267-269.

[24] GRIMM M O, STEINHOFF C, SIMON X. Effect of routine repeat transurethral resection for superficial bladder cancer: a long-term observational study [J]. J Urol, 2003, 170 (2 Pt 1): 433-437.

[25] SAUTER G, ALGABA F, AMIN M B, et al. Noninvasive urothelial neoplasias: WHO classification of non invasive papillary urothelial tumors [M]//EBLE JN, SAUTER G, EPSTEIN JI, et al. World Health Organization classification of tumors pathology and genetics: tumors of the urinary system and male genital organs. Lyon, France: IARC Press, 2004.

[26] BURGER M, OOSTERLINCK W, KONETY B, et al. ICUD-EAU International Consultation on Bladder Cancer 2012: Non-muscle-invasive urothelial carcinoma of the bladder [J]. Eur Urol, 2013, 63 (1): 36-44.

[27] DENZINGER S, FRITSCHE H M, OTTO W. Early versus deferred cystectomy for initial high-risk pT1G3 urothelial carcinoma of the bladder: do risk factors define feasibility of bladder-sparing approach?[J]. Eur Urol, 2008, 53 (1): 146-152.

[28] BOUFFIOUX C, KURTH K H, BONO A, et al. Intravesical adjuvant chemotherapy for superficial transitional cell bladder carcinoma: results of 2 European Organization for Research and Treatment of Cancer randomized trials with mitomycin C and doxorubicin comparing early versus delayed instillations and short-term versus long-term treatment. European Organization for Research and Treatment of Cancer Genitourinary Group [J]. J Urol, 1995, 153 (3 Pt 2): 934-941.

［29］KURTH K, TUNN U, AY R, et al. Adjuvant chemo-therapy for superficial transitional cell bladder carci-noma: long-term results of a European Organization for Research and Treatment of Cancer randomized trial comparing doxorubicin, ethoglucid and transurethral resection alone［J］. J Urol, 1997, 158 (2) : 378-384.

［30］CHANG S S, COLE E, SMITH J A Jr. Pathological findings of gynecologic organs obtained at female radical cystectomy［J］. J Urol, 2002, 168 (1) : 147-149.

［31］SANDERSON K M, CAI J, MIRANDA G, et al. Upper tract urothelial recurrence following radical cystectomy for transitional cell carcinoma of the bladder: an analysis of 1, 069 patients with 10-year followup［J］. J Urol, 2007, 177 (6) : 2088-2094.

［32］SIMON J, BARTSCH G Jr, KÜFER R, et al. Neobladder emptying failure in males: incidence, etiology and therapeutic options［J］. J Urol, 2006, 176 (4 Pt 1) : 1468-1472.

［33］Anon. Neoadjuvant cisplatin, methotrexate, and vinblas-tine chemotherapy for muscle-invasive bladder cancer: a randomised controlled trial. International collaboration of trialists［J］. Lancet, 1999, 354 (9178) : 533-540.

［34］GROSSMAN H B, NATALE R B, TANGEN C M, et al. Neoadjuvant chemotherapy plus cystectomy compared with cystectomy alone for locally advanced bladder cancer［J］. N Engl J Med, 2003, 349 (9) : 859-866.

［35］STERNBERG C N, DE MULDER P, SCHORNAGEL J H, et al. Seven year update of an EORTC phase III trial of high-dose intensity M-VAC chemotherapy and G-CSF versus classic M-VAC in advanced urothelial tract tumours［J］. Eur J Cancer, 2006, 42 (1) : 50-54.

第四节 尿 道 肿 瘤

一、男性尿道癌

【发病率与病因】

男性尿道癌在临床上罕见，发病高峰年龄为50岁左右。尿道癌病因迄今未明。半数以上的尿道癌病人中有明确尿道狭窄病史，尿道癌多见于尿道球膜部，而该部位恰恰是尿道狭窄最常发生的部位，因此推测长期慢性炎症（性病、尿道炎和尿道狭窄）和刺激（尿道扩张）可能是尿道癌发病的重要因素。

【病理】

男性尿道平均长度为21cm，一般在解剖上将其分为前列腺部尿道、膜部尿道、球部尿道和阴茎部尿道。前列腺部和膜部尿道的黏膜为尿路上皮，球部和阴茎部尿道黏膜为复层或假复层柱状上皮，尿道外口和舟状窝为鳞状上皮。原发性尿道癌60%发生于球膜部尿道，发生于阴茎部尿道占30%，前列腺部尿道10%。尿道癌中鳞癌占80%，尿路上皮癌占15%，腺癌、黑色素瘤、淋巴瘤、肉瘤和未分化癌等占5%。

男性尿道癌可直接侵犯邻近组织、尿道周围和海绵体的血管间隙，球膜部的尿道癌常侵犯会阴部深层结构，包括阴茎和阴囊皮肤、尿生殖膈和前列腺；舟状窝的肿瘤可侵犯富含血管及淋巴管的阴茎头。尿道癌淋巴结转移的部位与尿道癌的位置有关，前尿道（包括阴茎部尿道和球部尿道）的淋巴结引流汇入腹股沟淋巴结，因此前尿道癌淋巴结转移首先发生在腹股沟淋巴结，之后才转移到髂血管旁淋巴结。后尿道的淋巴引流汇入盆腔淋巴结（包括髂外血管、闭孔和髂内血管旁淋巴结），因此后尿道癌则首先转移到髂外血管旁、闭孔和髂内血管旁淋巴结。

【肿瘤分期】

根据原发肿瘤的浸润程度、有无淋巴结转移或远处转移对尿道癌进行分期，有 Ray 和 Guinan 分期系统和 TNM 分期系统，现常用 2002 年 AJCC 第6 版 TNM 分期系统。

1. Ray 和 Guinan 分期系统

O 期：肿瘤局限于黏膜

A 期：肿瘤侵犯至黏膜下层，但未超出黏膜下层

B 期：肿瘤侵犯至尿道海绵体但未超出尿道海绵体，或侵犯前列腺但未超出前列腺

C 期：肿瘤直接侵犯尿道海绵体外组织（如阴茎海绵体、肌肉、脂肪、筋膜、皮肤骨骼）或肿瘤侵犯超过前列腺包膜

D 期：D_1 期为区域性转移，包括腹股沟淋巴结和盆腔淋巴结转移

D_2 期为远处转移

2. 2002 年 AJCC 第 6 版男性尿道癌 TNM 分期系统

T 表示原发肿瘤

T_x:原发癌检查不出

T_0:没有原发肿瘤的证据

Ta:非浸润性乳头状、滤泡状或疣状癌

Tis:原位癌

T_1:肿瘤浸润至上皮下结缔组织

T_2:肿瘤浸润至以下结构:海绵体、前列腺或尿道周围肌肉

T_3:肿瘤浸润至阴茎海绵体或膀胱颈、或超出前列腺包膜

T_4:肿瘤浸润至邻近其他器官

N 表示区域淋巴结

Nx:区域淋巴结无法评价

N_0:没有区域淋巴结转移

N_1:单个区域淋巴结转移,最大径未超过 2cm

N_2:单个淋巴结转移,直径大于 2cm,或多个淋巴结转移

M 表示远处转移

Mx:远处转移不能确定

M_0:没有远处转移

M_1:远处转移

分期的归类:

　　0a 期:TaN_0M_0

　　0is 期:$TisN_0M_0$

　　Ⅰ 期:$T_1 N_0 M_0$

　　Ⅱ 期:$T_2 N_0 M_0$

　　Ⅲ 期:$T_1 N_1 M_0$

　　　　　$T_2 N_1 M_0$

　　　　　$T_3 N_{0\sim1} M_0$

　　Ⅳ 期:$T_4 N_{0\sim1} M_0$

　　　　　任何 $T N_2 M_0$

　　　　　任何 $T N_{0\sim2} M_1$

【临床表现】

尿道癌起病隐匿,缺乏典型症状,病人就诊时主要症状有尿道流血、尿道肿物和排尿梗阻。

【诊断】

对于以往无尿道疾病或尿道外伤病史的病人,如出现尿道流血或排尿梗阻症状,或有尿道狭窄但在治疗过程中症状加重,出现尿道周围脓肿或尿道瘘的老年男性,应警惕有尿道癌的可能性。需行尿道造影、尿道膀胱镜检、活体组织检查及尿道分泌物或尿道冲洗液细胞学检查来确立诊断。

尿道癌应与尖锐湿疣、尿道狭窄、尿道周围脓肿、结核、阴茎海绵体硬结症等相鉴别。如有任何疑问,应取组织活检来鉴别。

【治疗】

1. 尿道癌的外科治疗　尿道癌以手术治疗为主,手术方式和治疗效果取决于肿瘤位置、肿瘤的分期和分级。总的来说,前尿道癌容易手术切除,效果好,后尿道肿瘤常伴有局部广泛浸润和远处转移,手术困难且效果差。

2. 尿道癌的放疗和化疗　放疗和化疗很少单独用于治疗尿道癌。尽管有报道称放疗效果好,能保留阴茎,但放疗后的皮肤溃疡坏死、尿道狭窄和慢性水肿、肿瘤复发和远期效果无法评价(病例太少),多数学者不推荐单纯应用放疗。一般来说放疗仅用于早期不愿接受手术治疗的病人,或作为姑息治疗或术后辅助治疗。化疗用于无法手术切除的晚期或转移病人,或用于局部晚期尿道癌术前或术后辅助治疗,由于病例少,经验非常有限。

3. 尿道癌手术治疗方法选择

(1)阴茎部尿道癌:手术方式有经尿道肿瘤电切、局部尿道切除、远端尿道切除和尿道会阴造口等。表浅性、乳头状和原位癌,可采用经尿道肿瘤电切或电灼治疗。邻近尿道外口的龟头鳞状上皮原位癌可侵犯远端尿道,切除部分龟头、远端尿道并同时做尿道重建整形,能获得很好效果。若肿瘤已侵犯海绵体,但仍局限于阴茎远侧 1/2,可在距肿瘤边缘 2cm 处作阴茎部分切除。若肿瘤已侵犯阴茎部尿道的近端或大部分尿道,应行根治性阴茎切除术。如果能触到腹股沟淋巴结,没有远处转移,应行腹股沟和盆腔淋巴结清扫,但预防性淋巴清扫对尿道癌病人并无益处。

(2)后尿道(包括球膜部尿道和前列腺部尿道)癌:早期病变可以经尿道切除肿瘤或切除局部尿道后做尿道端端吻合来处理,但临床上这种情况很少见。多数后尿道癌在确诊时已有局部浸润,需行扩大或广泛切除,包括根治性膀胱前列腺切除、全阴茎切除和盆腔淋巴结清扫,将邻近的尿生殖膈和耻骨下支作整块广泛切除可提高治疗效果。

全膀胱切除后残存尿道的处理:膀胱全切术后腹壁造口尿流改道的病人尿道癌发生率为 2.1%~11.1%,而原位新膀胱病人尿道癌发生率为 0.5%~4%。因此对于不做原位新膀胱的病人,应尽量在全膀胱切除时也做全尿道切除,否则与原位新膀胱病人一样,术后应定期做尿道镜检查。一旦出现复发,尽早做全尿道切除。

【预后】

尿道癌的预后与肿瘤所在部位和分期密切相关,总的来说前尿道癌预后好于后尿道癌。一组大

宗病例报道,尿道癌病人总生存率在低分期肿瘤为83%,高分期肿瘤为36%,在前尿道肿瘤为69%,在后尿道肿瘤为26%。位于舟状窝的尿道癌部分阴茎切除术后5年生存率为92%,阴茎部尿道癌行阴茎部分或全切除术后5年生存率为34%~43%;球部及前列腺部尿道癌行阴茎、尿道、膀胱和前列腺全切除术后5年生存率为16%,前列腺部表浅肿瘤经尿道肿瘤电切术后5年生存率为87%,浸润性肿瘤行膀胱前列腺和尿道切除术后5年生存率为26%。

二、女性尿道癌

【发病率和病因】

女性尿道癌少见,其发病率占女性泌尿生殖肿瘤不到1%,发病高峰年龄为50~60岁。女性尿道比男性尿道短,以往文献报道女性尿道癌的发病率比男性高,但近年的统计资料表明事实并非如此,这可能与尿道癌总体发病率低和统计不完善有关。

女性尿道癌病因未明,但多数学者认为与长期慢性刺激、尿路感染有关。一些增殖性病变如尿道肉阜、乳头状瘤、腺瘤、息肉可能发生恶变。尿道黏膜白斑通常认为是癌前病变。尿道憩室容易发生恶变,大约5%的女性尿道癌起源于尿道憩室。

【病理】

女性尿道远侧2/3尿道黏膜为鳞状上皮,近侧1/3为尿路上皮,偶尔亦见尿道全长皆为鳞状上皮的情况。尿道周围腺分布在尿道外口附近多、尿道中段较少、近尿道内口更少。基于上述组织学特点,女性原发性尿道癌中60%为鳞状上皮癌,20%为尿路上皮癌、腺癌占10%、未分化癌和肉瘤占8%,黑色素瘤占2%。

一般将女性尿道的远侧1/3分称为远端尿道,近侧1/3称为近端尿道,远端尿道全部切除不会发生尿失禁。远端尿道癌发生于尿道远侧1/3,肿瘤进展可发展为全尿道癌;位于中段或近端尿道的尿道癌容易累及或侵犯邻近结构,应视为全尿道肿瘤。女性尿道癌恶性度一般按三级来分,Ⅰ级为低度恶性,Ⅲ级为高度恶性。远端尿道癌的分级通常较低,全尿道癌的则较高。

尿道癌的扩散常为直接蔓延,近侧侵犯膀胱颈,远侧侵犯前庭、阴唇及阴道,最终可形成尿道阴道瘘,全尿道癌向深部组织浸润较快。晚期尿道癌在外观上很难与大阴唇癌和阴道癌鉴别。

尿道癌主要经淋巴转移:远端尿道癌转移至腹股沟浅、深淋巴结,一些淋巴管可上行至耻骨联合上方,在锥状肌间进入盆腔而至髂外淋巴结。近端尿道癌则转移至闭孔及髂外和髂内血管旁淋巴结。初诊病人中20%~57%有腹股沟淋巴结肿大,其中90%有癌转移。盆腔淋巴结转移约为20%,全尿道癌的淋巴转移率较远端尿道癌为高。发现远处转移者多数已有区域淋巴结转移。常见的远处转移部位为肺、肝、骨和脑。

【临床表现】

就诊时90%的病人有症状,常见症状为尿频、尿急、排尿困难、尿道出血。在阴道前壁可摸到肿物。位于尿道远端的肿瘤,呈乳头状或菜花状,可突出于尿道口,容易出血,如伴有肿瘤坏死、溃疡和感染,尿道口或阴道流出黄色或血性有腥臭味的分泌物。阴道触诊可估计病变范围。位于尿道近端的肿瘤,有时表现为尿失禁、尿道阴道瘘或尿潴留,活体组织病理检查可以确诊。1/3的病人就诊时可触及肿大淋巴结,晚期可血行转移至肺、肝、骨和脑等部位。少数病人可无任何症状,因其他原因作体格检查而发现肿瘤。

【诊断和分期】

尿道癌早期酷似尿道肉阜、息肉或乳头状瘤,需活检鉴别。麻醉下检查尿道和盆腔,结合尿道膀胱镜检,有助于判断肿瘤浸润程度。腹部和盆腔CT以及胸片有对了解有无肿瘤扩散有帮助。在有症状的病人应做全身骨扫描和头部MRI。

女性尿道癌常用TNM分期系统,与男性尿道癌TNM分期相似。

2002年AJCC第6版女性尿道癌TNM分期系统:

T 表示原发肿瘤

T_x:原发癌检查不出

T_0:没有原发肿瘤的证据

T_a:非浸润性乳头状、滤泡状或疣状癌

T_{is}:原位癌

T_1:肿瘤浸润至上皮下结缔组织

T_2:肿瘤浸润至尿道周围肌肉

T_3:肿瘤浸润至阴道前壁或膀胱颈

T_4:肿瘤浸润至邻近其他器官

N 表示区域淋巴结

N_x:区域淋巴结无法评价

N_0:没有区域淋巴结转移

N_1:单个区域淋巴结转移,最大径未超过2cm

N_2:单个淋巴结转移,最大径大于2cm,或多个淋巴结转移

M 表示远处转移

M_x:远处转移不能确定

M_0:没有远处转移

M_1:远处转移

分期的归类:

0_a 期:$T_a N_0 M_0$

0_{is} 期:$T_{is} N_0 M_0$

Ⅰ期:$T_1 N_0 M_0$

Ⅱ期:$T_2 N_0 M_0$

Ⅲ期:$T_1 N_1 M_0$

$T_2 N_1 M_0$

$T_3 N_{0~1} M_0$

Ⅳ期:$T_4 N_{0~1} M_0$

任何 T $N_2 M_0$

任何 T $N_{0~2} M_1$

【治疗】

对于低分期的远端尿道癌单纯手术切除能获得较好的疗效,浸润性或近端尿道癌单纯手术治疗效果差,采取放疗、化疗和手术联合治疗可提高治疗效果。

1. 手术治疗

(1)远端尿道癌:位于尿道外口或尿道远端的较小、外生性、浅表肿瘤可切除远端尿道和与之相连的阴道前壁,术中应取尿道残端送快速冷冻切片,以确保切缘阴性,因切缘阳性者术后几乎都会复发。切除远端 1/3 尿道不影响术后控尿。

(2)近端尿道癌或全尿道癌:肿瘤侵犯近端尿道或周围组织,或已发展成为全尿道癌,需要做扩大切除才能保证切缘阴性,手术切除范围包括全部尿道、阴道前壁和膀胱,有时甚至需要将部分耻骨或耻骨联合或尿生殖隔一起切除,如果病灶侵及外生殖器,还需切除部分外阴和阴唇,并做腹股沟和盆腔淋巴结清扫。有临床研究发现,盆腔和腹股沟淋巴结清扫术不改善尿道癌病人生存,认为女性尿道癌更容易在区域淋巴结受累前就出现远处转移,不推荐女性尿道癌病人做预防性或诊断性淋巴结清扫术。鉴于尿道癌发病率低,临床研究和证据少,对没有明确的远处转移证据的浸润性近端尿道癌或全尿道癌病人,目前仍推荐在施行根治性手术同时做腹股沟和盆腔淋巴结清扫,尤其是有腹股沟或盆腔淋巴结肿大的病人。

2. 放射治疗 对远端局限性尿道癌采用近距离放疗,可获得与手术切除相似的疗效。用镭针铱 192 植入,放射剂量为 50~65Gy。近端尿道癌有膀胱颈浸润或全尿道癌需要联合应用外照射和近距放射,剂量 50~70Gy。

放疗并发症为 20%~40%,包括尿道狭窄、尿失禁、尿瘘、放射性膀胱炎和外阴皮肤溃烂等。单纯放疗对浸润性近端尿道癌的局部控制效果差,5 年生存率为 0~57% 不等。手术联合放疗可使高分期近端尿道癌病人 5 年平均生存率提高至 54%。

3. 化疗 化疗主要用于晚期尿道癌病人,常与手术和放疗联合应用。鳞癌常用 5- 氟尿嘧啶和丝裂霉素 C 方案,尿路上皮癌则用 GC(吉西他滨和顺铂)方案或 M-VAC(氨甲蝶呤,长春新碱,多柔比星和顺铂)。同期放化疗可干扰癌细胞修复,起到放疗增敏作用。

4. 全膀胱切除后残存尿道发生尿道癌的处理 女性膀胱全切除术后尿道癌发生率为 1%~13%。迄今为止,病例数最多的一项临床研究报道了 145 例女性全膀胱切除后原位新膀胱病人在平均随访 56 个月后仅 2 例(1.4%)出现尿道癌。全膀胱切除后残存尿道发生尿道癌,如无远处转移,可做全尿道切除加尿流改道术。

【预后】

女性尿道癌预后与肿瘤的位置和分期有关,而与肿瘤的细胞类型关系不大。低分期的远端尿道癌病人单纯手术切除后 70% 至 90% 可获得治愈。近端尿道癌容易发生局部浸润,就诊时分期一般较晚,即使采用放化疗和手术联合治疗,5 年生存率在 50% 左右。已侵及周围组织的尿道癌单纯行前盆腔内脏切除术后 5 年生存率只有 10%~17%,局部复发率达 67%,因此对晚期女性尿道癌推荐多学科综合治疗。尿道癌病例少而分散,开展临床研究困难,多年来诊治进展不大。

(梅骅 周芳坚)

第五节 前列腺癌

前列腺癌(carcinoma of prostate)在全世界范围内已经成为一个重要的公共健康问题。前列腺癌是人类恶性肿瘤中生物学特性变异最大的肿瘤。肿瘤的生物学多变特性,以及老年病人体质差异,增加了前列腺癌诊治复杂性。

【发病率】

美国是前列腺癌发病率最高的国家,2007 年美国前列腺癌发病率为 170/100 000 男性,占男性恶性肿瘤第一位;死亡率为 23.5/100 000 男性,占男性恶性肿瘤第二位。预计 2011 年全球前列腺癌发病 903 500 例,居男性恶性肿瘤第二位;死亡 25 040 例,居男性恶性肿瘤第六位。其中发达国家发病 648 400 例,占男性恶性肿瘤第一位;死亡 136 500 例,占男性恶性肿瘤第三位。在发展中国家新发病例及死亡人数均占男性恶性肿瘤第六位。

来自国际癌症研究署(International Agency for Research on Cancer,IARC)的统计资料显示,2002 年中国前列腺癌标化发病率为 1.6/10 万,死亡率是 1.0/10 万,属于前列腺癌的低危国家。中国国内缺乏全国性的前列腺癌登记资料和相关的统计数据,但从国内几个主要城市的前列腺癌发病情况分析,其发病率也在逐年上升。来自《中国部分市、县恶性肿瘤的发病与死亡》资料显示,1988—1992 年 5 个城市地区前列腺癌发病率为(1.4~2.9)/10 万,中国标化发病率为(1.3~1.7)/10 万;病死率为(0.9~2.2)/10 万,中国标化病死率为(0.6~1.2)/10 万。1992—1997 年城市地区前列腺癌发病率为(1.7~5.7)/10 万,最高为上海和北京,分别为 5.7/10 万和 4.3/10 万。1998—2002 年 30 个登记处前列腺癌发病与死亡数据显示,前列腺癌发病率最高为上海市 11.5/10 万,其次为北京、广州和杭州,分别为 7.9/10 万、6.0/10 万和 5.7/10 万。病死率最高为上海 4.9/10 万,其次为北京 3.0/10 万、广州 2.6/10 万和嘉兴 2.5/10 万。

香港地区 2008 年前列腺癌新发病例 1 369 例,年龄标准化发病率为 27.2/10 万,位列男性肿瘤第三位。2009 年共有 306 例男性死于前列腺癌,占男性恶性肿瘤第五位。台湾地区近 20 年时间前列腺癌的发病率增加了 4.8 倍,位列男性常见肿瘤的前 6 位。

【病因】

前列腺癌的病因可能与种族、遗传、饮食、环境及性激素等有关。有家族史的发病率高,发病年龄也较轻。

种族的差异在前列腺癌尤为突出,美国黑人的前列腺癌发病率比白人高出 50%。世界范围内前列腺癌发病率以北美和欧洲最高,南美和欧洲次之,东南亚最低。我国前列腺癌发病率和死亡率都远低于欧美国家,和日本相近。但是侨居美国的华人和日本人前列腺癌的发病率高于居于本土的同胞,有报道侨居美国的日本人第二代、第三代前列腺癌的发病率和北美相近,说明除种族差异以外还有其他因素影响前列腺癌的发病。

饮食结构和地理环境可能影响前列腺癌的发病率,高脂肪并摄入大量红色肉类都可能增加前列腺癌的发病率。

前列腺的生长发育依赖雄激素,没有雄激素前列腺不发育或萎缩。前列腺癌绝大部分为雄激素依赖的肿瘤,太监在青少年时切除睾丸,不发生前列腺癌。已经患前列腺癌时切除睾丸可使癌细胞凋亡。

前列腺炎与前列腺癌两者间是否存在联系及具体机制等迄今尚无定论。

现在发现某些基因的功能丢失或突变,如 TMPRSS2-ERG、PTEN 等在前列腺癌的发病、进展及转移中起重要作用。这些发现将有助于更深入地认识前列腺癌的发生和发展机制,并为分子诊断和可能的治疗靶点提供新的标记物。

【预防】

目前,明确的前列腺癌发病危险因素包括年龄、种族及遗传因素。这些因素是无法改变的,被归类为内源性因素。外源性因素会影响从所谓的潜伏性前列腺癌到临床前列腺癌的进程,许多与前列腺癌相关的外源性危险因素还需要更深入的研究进一步证实。饮食对于前列腺癌的作用是复杂的,并且现在还没有证据证明一种特定的食物可以改变患前列腺癌的风险。也不需要常规服用营养物来预防前列腺癌。

前列腺癌在癌前病变和形成真正恶性肿瘤之间存在较长的潜伏期,相关的一些分子发病机制已被证实。所以,前列腺癌是化学预防的一个较好的靶向疾病。考虑到前列腺癌的发生率、疾病致死率、治疗的成本以及治疗的副作用,化学预防有望成为降低致死率和治疗成本的一种重要公共卫生方法。

前列腺癌预防试验(prostate cancer prevention trial,PCPT)和度他雄胺减少前列腺癌事件试验(reduction by dutasteride of prostate cancer events,REDUCE)研究第一次证明了前列腺癌可以预防。5α- 还原酶抑制剂表现出较有效的化学预防作用,特别是高风险人群。2009 年 3 月,美国泌尿外科协会和美国临床肿瘤协会联合发表了应用非那雄胺预防前列腺癌的指南。

【临床表现】

前列腺癌一般发展较慢,早期前列腺癌通常没有症状。以往由于我国前列腺癌发病率低,医务人员和病人对前列腺癌的警惕性不如欧美国家,临床上发现的前列腺癌多为晚期,当肿瘤侵犯或阻塞尿道、膀胱颈时,则会发生类似下尿路梗阻或刺激症状,严重者可出现尿潴留、血尿、尿失禁。累及双侧输尿管开口可导致上尿路积水,出现肾功能不全等症状。骨转移时会引起骨骼疼痛、病理性骨折、贫血、脊髓压迫导致的肢体瘫痪等。

【诊断】

直肠指检(digital rectal examination,DRE)联合血清 PSA 检查是目前公认的早期发现前列腺癌最佳的筛查方法。随着良性前列腺增生(benign prostatic hyperplasia,BPH)病人、健康查体人群中血清 PSA 检查的普及加之前列腺癌筛查日益受到重视,越来越多的病人因血清 PSA 升高、肛门指诊异常而最终诊断为前列腺癌。临床上大多数前列腺癌病人通过前列腺系统性穿刺活检取得组织病理学诊断得以确诊,也有一部分为临床前列腺增生术后标本组织学发现癌病灶,即偶发癌。

1. DRE 大多数前列腺癌起源于前列腺的外周带,通过 DRE 可以发现前列腺内不规则硬结,需注意 BPH、前列腺炎、肉芽肿及前列腺结核等都可能出现前列腺硬结,最终需要前列腺穿刺活检来确定。DRE 异常者阳性率约为 50%。

2. 血清 PSA 检查 PSA 是在前列腺腺体的腺泡和腺管上皮细胞内合成的一种组织特异性丝氨酸蛋白酶。由于正常前列腺导管系统周围的屏障作用,进入血液循环中的 PSA 浓度很低。当患前列腺癌时,肿瘤细胞的异常增殖破坏了前列腺腺泡和导管腔与血液系统之间的屏障,血清中 PSA 水平大幅度升高,因此血清 PSA 升高可作为前列腺癌诊断的重要参考依据。PSA 作为单一检测指标,与 DRE、经直肠前列腺超声(transrectal ultrasonography,TRUS)比较,具有更高的前列腺癌阳性诊断预测率。

血清 PSA 检查是目前前列腺癌最常用的血清标志物,还被广泛用于治疗的监测。血清 PSA 正常值 0~4ng/ml。PSA 具有前列腺器官特异性,但并非肿瘤特异性。BPH、急性前列腺炎、DRE、留置导尿管、射精、膀胱镜检查、尿潴留以及前列腺穿刺等均可引起 PSA 升高。

PSA 受年龄和前列腺大小等因素的影响,这构成了进行前列腺癌判定的灰区(PSA 4~10ng/ml),在这一灰区内为提高前列腺癌诊断的特异性,应参考以下 PSA 衍生指标,包括 PSA 密度(PSA density,PSAD)、PSA 速率(PSA velocity,PSAV)、游离 PSA 和总 PSA 比值(free PSA/total PSA,fPSA/tPSA)等。

3. TRUS 在 TRUS 上典型的前列腺癌征象是在外周带的低回声结节,而且通过超声可以初步判断肿瘤的体积大小。但 TRUS 对前列腺癌诊断特异性较低,目前 TRUS 的最主要作用是引导进行前列腺的系统性穿刺活检。

4. 前列腺穿刺活检 前列腺系统性穿刺活检不仅能给予前列腺癌明确的诊断,还能提供关于肿瘤病理分级和临床分期的重要信息,并指导制订相应的治疗方案。经过从盲目穿刺到肛诊引导,直至影像设备引导下有目的穿刺活检发展过程,经直肠超声引导的前列腺穿刺活检已经成为公认的穿刺方法,显著提高了前列腺癌的早期检出率。经直肠超声引导的前列腺穿刺活检分为经直肠入路穿刺法和经会阴入路穿刺法。经直肠入路穿刺法的优点是操作简便,定位较准确,不须用局部麻醉。其不足之处是需要肠道准备(包括灌肠),出现便血或潜在感染等并发症。经会阴入路穿刺法的优点是穿刺部位准确,对较小结节也能准确命中,不须肠道准备,并发症少。缺点是需局部麻醉,穿刺时间较长,需要一些特殊器械。采用何种方法取决于仪器配置条件和操作者的熟练程度。

前列腺穿刺活检指征:①直肠指检发现结节,任何 PSA 值;B 超发现前列腺低回声结节或 MRI 发现异常信号,任何 PSA 值;② PSA>10ng/ml;③ PSA 4~10ng/ml,f/tPSA 或 PSAD 或 PSAV 异常。

5. 前列腺癌的其他影像学检查 CT、MRI 等在前列腺癌的诊断方面存在局限性,最终明确诊断还需要前列腺穿刺活检取得组织学诊断。MRI 检查可以显示前列腺包膜的完整性、是否侵犯前列腺周围组织及器官,MRI 还可以显示盆腔淋巴结受侵犯的情况及骨转移的病灶。磁共振波谱学检查(magnetic resonance spectroscopy,MRS)是根据前列腺癌组织中枸橼酸盐、胆碱和肌酐的代谢与前列腺增生和正常组织中的差异呈现出不同的波谱线,在前列腺癌诊断中有一定价值。前列腺癌的最常见远处转移部位是骨骼。全身核素骨显像检查(emission computed tomography,ECT)可比常规 X 线片提前 3~6 个月发现骨转移灶,敏感性较高但特异性较差。

【病理】

前列腺恶性肿瘤 95% 以上为腺癌,其他组织类型较为少见。前列腺非腺性恶性肿瘤主要包括尿路上皮癌、鳞状细胞癌、基底细胞癌、神经内分泌分化的恶性肿瘤、间叶恶性肿瘤、淋巴瘤以及其他类型混合性肿瘤。

前列腺癌最常发生于前列腺的外周带,占75%,20% 移行带,5% 中央带。多数前列腺癌是多中心性的。前列腺癌的病理学分级,以 Gleason 分级系统应用最为普遍。Gleason 分级系统是根据腺体分化程度和肿瘤的生长形式来评估其恶性程度。采用五级 10 分制的分法,将肿瘤分成主要类型和次要类型,每个类型分为五级计 5 分,最后分级的评分为两者之和。

病理分级

G_x 病理分级不能评价

G_1 分化良好(轻度异形)(Gleason 2~4)

G_2 分化中等(中度异形)(Gleason 5~6)

G_{3-4} 分化差或未分化(重度异形)(Gleason 7~10)

前列腺癌可经血行、淋巴扩散或直接侵及邻近器官,以血行转移至脊柱、骨盆为最常见。

前列腺上皮内瘤(prostatic intraepithelial neoplasia,PIN)指组织结构良好的前列腺腺泡或导管内被覆不典型细胞,这些细胞在形态学、组织化学、免疫组织化学和遗传学上具有某些癌的特征。PIN 被认为是浸润性前列腺癌的癌前病变。PIN 只能依靠组织病理学诊断,分为低级别和高级别两类,高级别 PIN 与前列腺癌密切相关。PIN 不引起总前列腺特异性抗原(prostate-specific antigen,PSA)及游离 PSA 水平的明显升高,有区域性分布的倾向,在前列腺各区的发生率与前列腺癌在各区的发生率非常接近。

【分期】

前列腺癌 TNM 分期

1975 年 TNM 系统开始,2009 年美国癌症联合会(AJCC)和国际抗癌协会(UICC)对分期做了新的规定。

T 指原发肿瘤的有无

T_x 原发肿瘤不能评估

T_0 没有原发肿瘤的证据

T_1 直肠指诊未触及、影像学未见

T_{1a} 组织学检查偶然发现肿瘤占 ≤ 5%

T_{1b} 组织学检查偶然发现肿瘤占 >5%

T_{1c} 血清 PSA 升高,穿刺活检发现癌

T_2 局限在前列腺内肿瘤

T_{2a} 肿瘤侵犯前列腺的一叶的 1/2 或更少

T_{2b} 肿瘤侵犯前列腺一叶的 1/2 以上,但小于两叶

T_{2c} 肿瘤侵犯前列腺的两叶

T_3 肿瘤穿透前列腺包膜 *

T_{3a} 肿瘤侵犯前列腺包膜

T_{3b} 肿瘤侵犯精囊

T_4 肿瘤固定或侵犯精囊以外的其他邻近组织:膀胱颈、尿道外括约肌、直肠、提肛肌以及盆壁

N 指有无淋巴结转移

N_x 无法评定区域淋巴结是否存在肿瘤转移

N_0 无局部淋巴结转移

N_1 区域淋巴结受累

M 有无远处转移

M_x 无法评估盆腔以外有无肿瘤远处转移

M_0 无远处转移

M_1 有远处转移

M_{1a} 非区域淋巴结受累

M_{1b} 骨转移

M_{1c} 其他远处器官受累

* 注:侵犯前列腺尖部或前列腺包膜但未突破包膜的定为 T_3,非 T_2

前列腺癌病人被确诊后就面临着如何治疗的问题,这取决于病人的肿瘤临床分期、活检标本的肿瘤分级、血清 PSA 水平、身体的健康状况、预期寿命以及所选择的治疗手段的潜在并发症。在治疗决策的过程中,前列腺癌的病理分期可以提供关键性的信息。但是,前列腺癌的最终病理分期信息必须等到标本进行完病理检测后才能获得。基于这种情况,有学者就将与前列腺癌病理分期有关的多种指标综合起来,对病理分期进行预测,以帮助选择正确的治疗方法。由于医生的个人偏见在治疗决策的过程中也会起到重要作用,为了消除这种偏见就出现了前列腺癌病理分期的多变量模型,如常用的"Partin 数据表",预测前列腺癌可能的病理分期的百分数,为临床提供参考(表 74-8)。

【分期编组】

Ⅰ 期	T_{1a}	N_0	M_0	G_1
Ⅱ 期	T_{1a}	N_0	M_0	G_{2-4}
	T_{1b}	N_0	M_0	任何 G
	T_{1c}	N_0	M_0	任何 G
	T_{1b}	N_0	M_0	任何 G
	T_2	N_0	M_0	任何 G
Ⅲ 期	T_3	N_0	M_0	任何 G
Ⅳ 期	T_4	N_0	M_0	任何 G
	任何 T	N_1	M_0	任何 G
	任何 T	任何 N	M_1	任何 G

【前列腺癌危险因素分析】

根据血清 PSA、Gleason 评分和临床分期将前列腺癌分为低、中、高危三个等级,以便指导治疗和判断预后。

表 74-8　前列腺癌危险因素等级

	低危	中危	高危
PSA（ng/ml）	<10	10~20	>20
Gleason 评分	≤ 6	7	≥ 8
临床分期	$\leq T_{2a}$	T_{2b}	$\geq T_{2c}$

【治疗】

前列腺癌的治疗方法很多,包括等待观察、根治性前列腺切除、内分泌治疗、外放射治疗、近距离照射治疗、试验性前列腺癌局部治疗、综合治疗等。具体选择治疗方案应根据病人的年龄、全身状况、PSA 水平、临床分期、Gleason 评分等因素选择决定。

1. 等待观察　指主动监测前列腺癌的进程,在出现肿瘤进展或临床症状明显时给予治疗。选择等待观察的前列腺癌病人多为年龄较大、预期寿命短、可能为隐匿肿瘤、无明显临床症状、不接受积极治疗引起的不良反应。在早期局限性的前列腺癌病人中有相当一部分病人采取等待观察而不需要立即处理,因为这部分病人观察期间的长期生存率与同年龄的无前列腺癌人群的生存率基本相同。选择等待观察的病人必须充分知情,了解并接受肿瘤局部进展和转移的危险,并接受密切的随访。

2. 前列腺癌根治性手术治疗　根治性前列腺切除术(radical prostatectomy,RP)是治愈局限性前列腺癌最有效的方法之一。术式包括:开放性经会阴、经耻骨后根治性前列腺切除术及腹腔镜根治性前列腺切除术和机器人辅助腹腔镜根治性前列腺切除术。手术切除范围包括完整的前列腺、双侧精囊和双侧输精管壶腹段和膀胱颈部。

由 Patric Walsh 教授提出的耻骨后根治性前列腺切除术(radical retropubic prostatectomy,RRP)被国际泌尿外科学界广为接受,腹腔镜根治性前列腺切除术以及机器人辅助的根治性前列腺切除术也是采取经耻骨后入路,目前这一术式有着不可取代的地位。从解剖角度上,RRP 立足于三个原则:控制阴茎背静脉丛的血管,营造无血手术野;充分暴露以及术中评估肿瘤的范围;保证手术切缘阴性同时合理而广泛地组织切除。保留勃起神经是当今 RRP 的技术之一。当神经血管束(neurovascular bundle,NVB)受到肿瘤侵犯而不能保留时,NVB 应当被完全而彻底地切除。

RP 术中关于盆腔淋巴结清扫实用性的争论仍然存在。

RP 适应于局限性前列腺癌,临床分期 T_1~T_{2c} 的病人。对于 T_3 期前列腺癌病人尚有争议。手术时机多选择在经直肠穿刺活检后 6~8 周,而接受经尿道前列腺切除术者应等待 12 周再行手术。手术主要并发症有术中严重出血、直肠损伤、术后阴茎勃起功能障碍、尿失禁、膀胱尿道吻合口狭窄等。术后对于 PSA>20 或 Gleason 评分 ≥ 8 的高危病人可给予其他辅助治疗。

3. 前列腺癌外放射治疗　外放射治疗(external beam radiotherapy,EBRT)具有疗效好、适应证广、并发症少等优点,适用于各期前列腺癌病人。分为:①根治性放疗,是局限性前列腺癌病人重要的治疗手段之一;②辅助性外放射治疗,用于根治性前列腺切除术后精囊受侵、切缘阳性和术后 PSA 持续升高病人;③晚期或转移性前列腺癌病人的姑息性放疗,改善病人生存时间,提高生活质量。

目前临床上多采用三维适形放疗(three-dimensional conformal radiotherapy,3D-CRT)和调强适形放疗(intensity modulated radiotherapy,IMRT)技术,以增加肿瘤局部的照射剂量及靶区的照射总量,提高前列腺癌局部控制率和无病生存率,同时最大限度地降低对周围正常组织如直肠和膀胱的照射剂量,降低并发症,是目前前列腺癌放疗的主流技术。现代放疗的不良反应有限,包括直肠刺激症状、腹泻、尿频、排尿困难等。持续性严重并发症的发生率仅为 1%,包括勃起功能障碍、尿失禁性膀胱炎及直肠炎等病变。

4. 前列腺癌近距离照射治疗　放射性粒子近距离照射治疗(brachytherapy)包括腔内照射、组织间照射等,是将放射源密封后直接放入被治疗的组织内或放入人体天然的腔内进行照射,根据治疗时间长短不同分为:短暂种植(temporary implant,TI)治疗即高剂量率(>95Gy,HDR)和永久种植(permanent implant,PI)治疗即低剂量率(<95Gy,LDR)。具有放射性照射局限于前列腺内的癌肿的同时对其周围正常放射毒性损害最小的优点。永久植入治疗常用碘 -125 和钯 -103。

粒子植入治疗常常推荐给低危组病人。对于中危和高危病人来说一般不选粒子植入治疗,一是近距离放射剂量对于中危和高危病人剂量不足;二是耻骨弓的干扰使得肿瘤侵犯前列腺包膜外的前列腺周边(T_3 期)地方得不到充足的粒子。

5. 前列腺癌内分泌治疗　Huggins 开拓性的研究开创了前列腺癌的现代激素治疗的时代。在目前 PSA 时代,激素治疗可以使 95%~99% 病人的

PSA 水平下降。内分泌治疗的目的是降低体内雄激素浓度、抑制肾上腺来源雄激素的合成、抑制睾酮转化为双氢睾酮或阻断雄激素与其受体的结合，以抑制或控制前列腺癌细胞的生长。

睾丸是雄性激素的主要来源，每天大约分泌5~10mg 的睾酮。垂体分泌黄体生成素（luteinizing hormone,LH）刺激睾丸的 Leydig 细胞合成和释放睾酮，而 LH 的分泌依赖于下丘脑分泌的黄体生成素释放激素（LH-releasing hormone,LHRH）。肾上腺皮质是雄激素的另一个来源，主要分泌雄烯二醇和脱氢表雄酮，其受垂体分泌的促肾上腺皮质激素的影响。睾酮进入细胞后将以不同的代谢形式进行转化，主要是在 5α- 还原酶的作用下形成双氢睾酮（DHT），在细胞质中，DHT 与雄激素受体有着很高的亲和力，比睾酮的亲和力高 4~5 倍。促性腺激素释放激素激动剂能够下调存在于垂体前叶的 LHRH 受体对于 LHRH 的敏感性，从而降低 LH 的分泌，达到降低睾酮水平的目的。临床上应用的 LHRH 类似物通过改变自然产生的 LHRH 的结构增加其强度及半衰期。目前生产的 LHRH 激动剂依其剂型的不同，其有效作用时间可以达到 28 天到 1 年。

非甾体类抗雄激素药物的抗雄激素作用在细胞水平，其竞争阻断睾酮及 DHT 与雄激素受体的结合。抗雄激素药物与雄激素受体具有强亲合力，这类药物能使雄激素无法与前列腺正常细胞及肿瘤细胞的受体结合，从而降低睾酮和双氢睾酮对前列腺癌细胞生长的促进作用。

雄激素去除主要通过以下策略：抑制睾酮分泌，手术去势或药物去势（黄体生成素释放激素类似物，LHRH-A）；阻断雄激素与其受体的结合：应用抗雄激素药物竞争性阻断雄激素与前列腺细胞上雄激素受体的结合。其他策略包括抑制肾上腺来源雄激素的合成，以及抑制睾酮转化为双氢睾酮等。

内分泌治疗的方法包括去势（手术去势或药物去势，如黄体生成素释放激素类似物，LHRH-A）和抗雄（阻断雄激素与其受体的结合）治疗。

内分泌治疗方案：

（1）单纯去势（手术或药物去势）；

（2）最大限度雄激素阻断；

（3）间歇性内分泌治疗；

（4）根治性治疗前新辅助内分泌治疗；

（5）辅助内分泌治疗等。

内分泌治疗适应证包括：

（1）转移前列腺癌，包括 N_1 和 M_1 期；

（2）局限早期或局部进展前列腺癌，无法行根治性前列腺切除术或放射治疗；

（3）根治性前列腺切除术或根治性放疗前的新辅助内分泌治疗；

（4）配合放射治疗的辅助内分泌治疗；

（5）治愈性治疗后局部复发，但无法再行局部治疗；

（6）治愈性治疗后远处转移；

（7）雄激素非依赖期的雄激素持续抑制。

6. 其他前列腺癌局部治疗方法　除根治性前列腺切除术、放射线外照射以及近距离照射等成熟的方法外，还包括前列腺癌的冷冻治疗、高能聚焦超声和组织内肿瘤射频消融等局部治疗，这些治疗方法对临床局限性前列腺癌的治疗效果还需要更多的长期临床研究加以评估和提高。

【随访】

1. 前列腺癌治愈性治疗后的随访　前列腺癌的治愈性治疗指根治性前列腺切除术和放射治疗，包括外照射或近距离照射治疗，或者这些治疗的联合应用。

治愈性治疗之后的随访：第一次随访主要检查与治疗相关的并发症，如有无尿失禁及性功能状态等。依据肿瘤或病人的特点对随访方法做出相应修改，例如与高分化、局限在包膜内的前列腺癌病人相比，对于低分化、局部进展的肿瘤或切缘阳性的病人有关随访应更加严密。

对于无症状的病人监测：前列腺癌有关的临床表现、血清 PSA 水平的检测或 DRE 为常规随访方法，在治疗前 2 年之内随访应该每 3 个月进行一次，2 年后每 6 个月随访一次，5 年后每年随访一次。必要时缩短随访间隔时间。

2. 前列腺癌内分泌治疗后的随访　随访的目的在于根据疾病的不同阶段，明确进一步治疗的作用，以避免造成无用的检查及加重经济负担。另一方面，如果疾病进展，能够给予有效的治疗方案，因此必须明确严格的随访方案。

在内分泌治疗开始后每 3 个月进行随访。对于 M_0 期病人中治疗反应良好者，如症状改善，心理状态良好，治疗依从性好，PSA 水平小于 4ng/ml，可每 6 个月随访一次。对于对于 M_1 期病人中治疗反应良好者，如症状改善，心理状态良好，治疗依从性好，PSA 水平小于 4ng/ml，可每 3~6 个月随访一次。疾病进展时，随访时间应缩短，因为此时停止抗雄激素治疗对病人有益。对于内分泌治疗抵抗的病人,发生疾病进展、按标准治疗无反应。可行个体化随访方案。

【前列腺癌治愈性治疗后复发的诊治】

1. 根治术后复发的诊治 临床上 27%~53% 接受了根治性前列腺切除术的病人在术后 10 年内发生肿瘤局部复发或远处转移。

根治术后生化复发(biochemical recurrence,BCR)(也称 PSA 复发)的定义:将血清 PSA 水平连续 2 次 ≥ 0.2ng/ml 定义为 BCR。对 BCR 病人全面评估的目的是判断病人是否发生临床复发,如已临床复发则应判断属局部复发、区域淋巴结转移还是远处转移。根据全面评估的结果选择恰当的治疗方案。

根治术后在以下几种情况时,仅为局部复发的可能性大于 80%:术后 3 年才出现 PSA 上升;PSA 速率 <0.75ng/ml 每年;PSADT(PSA 倍增时间) ≥ 11 个月;Gleason 评分 ≤ 6;病理分期 ≤ pT3a。

根治术后在以下几种情况时广泛转移的可能性大于 80%:术后 1 年内即发生 PSA 上升;PSA 速率 >0.75ng/ml 每年;PSADT 4~6 个月;Gleason 评分 8~10 分;病理分期 ≥ pT3b。

对于根治术后 BCR 的病人的治疗选择存在争议,可供选择的方法包括观察等待、挽救性放疗、内分泌治疗。对生化复发病人,无法明确有无临床复发,通过上述预测肿瘤是局部复发还是广泛转移的方法综合分析。局部复发可能性大者可选用内分泌治疗。如果已明确临床局部复发应选用挽救性放疗或其他局部治疗,如已临床广泛转移则应采用内分泌治疗。

2. 前列腺癌放射治疗后复发的诊治 前列腺癌放射治疗后复发包括生化复发、临床局部复发和远处转移。

放疗后 BCR 的定义为 PSA 值高于最低点 2ng/ml。

放疗后临床复发的概念:放疗后临床复发,包括局部复发和远处转移。局部复发指 CT、MRI、骨扫描等影像学检查排除淋巴结或远处转移,放疗 18 个月后经过前列腺穿刺证实的前列腺癌复发,常伴 PSA 升高。远处转移指影像学检查发现远处转移的证据。

BCR 的病人通过恰当的诊断评估后,针对不同的病人选择观察等待、挽救性治疗或内分泌治疗。局部复发的病人一般选用挽救性治疗,远处转移的病人则选用内分泌治疗。

【激素非依赖性前列腺癌治疗】

1. 激素非依赖性前列腺癌的定义 经过初次持续雄激素去除治疗后病变复发、进展的前列腺癌,包括雄激素非依赖性前列腺癌(androgen-independent prostate cancer,AIPC)和激素难治性前列腺癌(hormone-refractory prostate cancer,HRPC)。此类前列腺癌统称为去势抵抗性前列腺癌(castrate-resistant prostate cancer,CRPC)。

内分泌治疗是目前晚期前列腺癌的主要治疗方法,大多数病人起初都对去势(药物或手术)或联合雄激素阻断治疗有效,但经过中位时间 14~30 个月后,几乎所有病人病变都将逐渐发展为 CRPC,中位生存时间小于 20 个月。有些病人对二线激素治疗仍有效,称为 AIPC,而对二线激素治疗无效或二线激素治疗过程中病变继续发展的则称为 HRPC。

HRPC 定义(应同时具备以下①~④):①血清睾酮达到去势水平(<50ng/ml);②连续 3 次间隔两周 PSA 递次升高,较基础值升高 50% 以上;③抗雄激素撤退治疗 4 周以上;④二线内分泌治疗期间 PSA 进展;⑤骨或软组织转移病变有进展。

2. CRPC 的治疗

(1)维持睾酮去势水平下进行,若病人血清睾酮未达到 <50ng/ml,需持续药物去势治疗或行手术去势。AIPC 的病人对二线内分泌治疗有效,二线内分泌治疗的方法有:加用抗雄激素药物、停用抗雄激素药物、抗雄激素药物互换、肾上腺雄激素抑制剂、低剂量雌激素药物的使用等。

(2)CRPC 的化疗:以多西他赛为基础的化疗已成为此类病人标准的一线化疗方案,若不能耐受可选用其他化疗药物,如米托蒽醌、卡巴他赛(多西他赛与 p-糖蛋白具有高亲和力,而卡巴他赛与 p-糖蛋白的亲和力很低,因此对多西他赛耐药后的肿瘤细胞仍有毒性作用)、阿比特龙(通过抑制雄激素合成中的关键酶 -CYP17 而降低血液及肿瘤组织中雄激素水平,从而达到抑制前列腺癌细胞生长的作用)等。

(3)CRPC 的免疫治疗:Sipuleucel-T(Provenge)是第一种有效的治疗 CRPC 的肿瘤疫苗,是体外经 PA-2024(由人类前列腺酸性磷酸酶和 GM-CSF 形成的重组融合蛋白)刺激产生的自体 DC 疫苗。

（4）CRPC 骨转移及治疗：前列腺癌典型特征是其骨转移的能力，超过 80% 的前列腺癌病人死于骨转移。大部分前列腺癌骨转移是成骨细胞转移。对于有骨转移的 CRPC 的治疗目的主要是缓解骨痛，预防和降低骨相关事件的发生，改善生活质量，提高生存率。

双膦酸盐是内源性焦磷酸盐的类似物，这类药物主要是抑制破骨细胞的作用，还具促肿瘤凋亡及抗增殖作用。唑来膦酸是新一代双膦酸盐类药物，其抑制骨吸收的作用更强大，每次用量仅为几毫克，因而降低了肾毒性。它是目前唯一能够提高前列腺癌生存率的双膦酸盐类药物。局部放疗可以控制局限性骨痛，可使 75% 的病人获得约半年的疼痛缓解期。

放射性核素内照射治疗用于广泛性骨转移引起的疼痛。常用的放射性核素是 ^{89}Sr 和 ^{153}Sm。

世界卫生组织已经制定了疼痛治疗指南，也适用于前列腺癌骨转移病人。规律服药，按阶梯服药：从非阿片类药物至弱阿片类，再至强阿片类药物的逐级上升，还要进行适当的辅助治疗。

总之，目前激素非依赖前列腺癌的标准治疗主要为二线内分泌治疗、化疗和双膦酸盐的联合应用，以多西他赛为核心的化疗是当今 HRPC 治疗中的唯一可提高病人存活率的治疗。诸多处于探索中的生物靶向治疗及联合治疗有可能取得更好的治疗效果。

【前列腺癌的预后】

临床分期及病理分级是影响预后的主要因素。Ⅰ、Ⅱ 期病人的 5 年生存率为 70%；Ⅲ 期病人的 5 年生存率为 50%；Ⅳ 期病人 5 年生存率为 25%。在同一期内细胞分化好的预后较好。

（徐 勇）

参 考 文 献

［1］吴孟超，吴在德 . 黄家驷外科学［M］. 7 版 . 北京：人民卫生出版社，2008：2384-2390.

［2］徐勇，张志宏 . 前列腺癌［M］. 北京：科学技术文献出版社，2009：89-94.

［3］那彦群，孙光 . 中国泌尿外科疾病诊断治疗指南：2009 版［M］. 北京：人民卫生出版社，2009：48-58.

［4］SAYLOR P J, SMITH M R. Metabolic complications of androgen deprivation therapy for prostate cancer［J］. J Urol, 2009, 181 (5): 1998-2006.

［5］ROACH M 3rd, WALDMAN F, POLLACK A. Predictive models in external beam radiotherapy for clinically localized prostate cancer［J］. Cancer, 2009, 115 (13 Suppl): 3112-3120.

［6］NGUYEN C T, ZELEFSKY M J, KATTAN M W. The Current State of Brachytherapy Nomograms for Patients With Clinically Localized Prostate Cancer［J］. Cancer, 2009, 115 (13 Suppl): 3121-3127.

［7］LOUGHLIN K R, PRASAD M M. Post-prostatectomy urinary incontinence: a confluence of 3 factors［J］. J Urol, 2010, 183 (3): 871-877.

［8］MCMAHON C J, ROFSKY N M, PEDROSA I. Lymphatic Metastases from Pelvic Tumors: Anatomic Classification, Characterization, and Staging［J］. Radiology, 2010, 254 (1): 31-46.

［9］EPSTEIN J I. An Update of the Gleason Grading System［J］. J Urol, 2010, 183 (2): 433-440.

［10］NETTO G J. Molecular Diagnostics in Urologic Malignancies: A Work in Progress［J］. Arch Pathol Lab Med, 2011, 135 (5): 610-621.

［11］ALBERTSEN P C, GJERTSON C K. Use and Assessment of PSA in Prostate Cancer［J］. Med Clin North Am, 2011, 95 (1): 191-200.

［12］WIBOWO E, SCHELLHAMMER P, WASSERSUG RJ. Role of Estrogen in Normal Male Function: Clinical Implications for Patients with Prostate Cancer on Androgen Deprivation Therapy［J］. J Urol, 2011, 185 (1): 17-23.

［13］NEAL D E, DONOVAN J L, MARTIN R M, et al. Screening for prostate cancer remains controversial［J］. Lancet, 2009, 374 (9700): 1482-1483.

［14］PALAPATTU G S, SINGER E A, MESSINQ E M. Controversies surrounding lymph node dissection for prostate cancer［J］. Urol Clin North Am, 2010, 37 (1): 57-65.

［15］AFNAN J, TEMPANY C M. Update on prostate imaging［J］. Urol Clin North Am, 2010, 37 (1): 23-25.

［16］THOMPSON I M, TANGEN C M, GOODMAN P J, et al. Chemoprevention of prostate cancer［J］. J Urol, 2009, 182 (2): 499-507.

［17］IBRAHIM T, FLAMINI E, MERCATALI L, et al. Pathogenesis of osteoblastic bone metastases from prostate cancer［J］. Cancer, 2010, 116 (6): 1406-1418.

第六节　精囊肿瘤

真正的精囊原发肿瘤极其罕见。迄今为止大部分报道过的原发恶性肿瘤是原发性精囊腺癌（primary adenocarcinoma of the seminal vesicles）。其次是肉瘤。而精囊良性肿瘤，如平滑肌瘤与神经鞘瘤也经常是偶然发现的。

到目前为止，大部分精囊恶性肿瘤在确诊时已处于疾病晚期。近期组织学标志物 CA125 提高了对精囊癌诊断的正确率。恶性肿瘤好发于 50 岁以上且预后较差。症状多变且位于骨盆深处，临床不易发现。总结已报道的精囊肿瘤，最主要症状为膀胱出口梗阻伴或不伴有肉眼血尿和血精，30% 病例伴有骨盆和会阴部疼痛。

直肠指检被认为是传统的诊断精囊肿瘤的方式。最近的研究表明大约有 30% 的病人直肠指检或膀胱镜检未见异常。在这些病例中主要是通过经尿道前列腺电切术和尸检发现的。

经直肠 B 超和 CT 等影像学检查增加了精囊异常诊断的敏感性。伴随着 CT 和 MRI 的广泛应用，精囊活检由于它具有损伤性，近几年很少有人应用。PSA、癌胚抗原和 CA125 有助于精囊癌的诊断。PSA 和癌胚抗原正常反映了精囊癌没有侵犯前列腺和直肠。相反，CA125 增加应高度怀疑精囊癌。结肠镜检查被推荐以排除直肠癌和有助于局部分期。由于精囊恶性肿瘤较罕见，目前还没有制定精囊恶性肿瘤的 TNM 分期。肿瘤易有肺转移，也可转移至脑、淋巴结。多数预后不良。

治疗主要是手术切除肿瘤。手术方式包括局部精囊切除到扩大的手术切除，包括耻骨后前列腺精囊切除术，膀胱前列腺精囊伴随尿路或盆腔切除术。扩大切除术取决于精囊癌侵犯周围器官的程度和病人的年龄。由于耻骨后前列腺根治性切除术在前列癌方面的广泛应用和经验的积累，使前列腺精囊切除术对于肿瘤局限或侵犯前列腺者具有可行性。根治性切除联合辅助放疗或去势治疗能够缓解疾病进展期病人的痛苦。近年腹腔镜技术应用于精囊肿瘤的治疗也有报道。CA125 能够作为血清标志物被用于监测术后治疗反应。

（徐　勇）

参 考 文 献

［1］吴孟超，吴在德．黄家驷外科学［M］．7 版．北京：人民卫生出版社，2008，2391-2392.

［2］THIEL R, EFFERT P. Primary adenocarcinoma of the seminal vesicles［J］. J Urol, 2002, 168 (5): 1891-1896.

［3］SHIOTANI T, KAWAI N, SATO M, et al. Leiomyoma of the seminal vesicle［J］. Jpn J Radiol, 2009, 27 (5): 218-220.

［4］NAVALLAS M, VARGAS H A, AKIN O, et al. Primary seminal vesicle adenocarcinoma［J］. Clin Imaging, 2011, 35 (6): 480-482.

第七节　阴茎癌

【发病率】

阴茎癌是少见的恶性肿瘤，多发生于老年男性，平均发病年龄为 60 岁。阴茎癌与包茎的关系非常密切，在新生儿或童年即包皮环切者几乎不发生阴茎癌。不同人群的阴茎癌发病率差别很大，美国和欧洲阴茎癌年龄标化发病率为(0.3~1.0)/10 万，占男性全部恶性肿瘤的 0.4%~0.6%；而在非洲、亚洲和南美部分地区和国家阴茎癌发病率很高，例如巴拉圭和乌干达的阴茎癌发病率分别为 4.2/10 万和 4.4/10 万，占男性恶性肿瘤的 10%。阴茎癌曾是我国男性泌尿生殖系统常见恶性肿瘤之一，随着卫生条件的改善，发病率逐年下降。1983—1987

年天津市阴茎癌发病率为 0.5/10 万;1982 年上海市阴茎癌发病率为 1.09/10 万,1988 年则下降至 0.34/10 万。

【病因】

阴茎癌病人多有包茎或包皮过长,包茎或包皮过长容易形成包皮垢、并发感染和慢性炎症,这些因素长期刺激可以诱发癌变。包皮垢本身是否为致癌物尚不清楚,但包皮垢刺激引起的慢性炎症反应或并发的感染可促使肿瘤发生。在新生儿或童年行包皮环切可预防阴茎癌,但成年后包皮环切无预防作用。人类乳头瘤病毒(HPV)感染与阴茎癌发病密切相关,特别是其中的 HPV16 亚型。除此之外,吸烟、外生殖器疣、阴茎皮疹、阴茎裂伤、性伴侣数量也可能与阴茎癌发病有一定关系。

【病理】

阴茎癌 95% 为鳞状细胞癌,少数为非鳞状细胞癌。鳞状细胞癌中最常见亚型为角化型癌,其次为基底样湿疣样混合癌、乳头状癌、疣状癌、基底样癌、肉瘤样癌等。非鳞状细胞癌有基底细胞癌、恶性黑色素瘤、肉瘤、小细胞癌、脂肪样癌、转移癌等。描述阴茎鳞癌分化程度的系统有 Broders 和 Maiche 分级系统,其中 Broders 分级系统较为常用(表 74-9)。

表 74-9 阴茎鳞癌 Broders 分级系统

分级	高分化（1 级）	中分化（2/3 级）	低分化（4 级）
组织形态学特征	有明显的细胞间桥 有明显的角化珠形成 细胞核轻度异形 核分裂象少	偶见细胞间桥 少数角化珠 细胞核中度异形 核分裂象增多	细胞核明显多形性 大量核分裂象 肿瘤坏死 无角化珠

阴茎癌多发生于阴茎头、冠状沟和包皮内板,从肿瘤形态上可分为原位癌、乳头状癌和浸润癌三种。原位癌在累及阴茎头和包皮时被称为 Queyrat 红斑,在阴茎干和阴囊部位则被称为 Bowen 病。Queyrat 红斑为单个或多个边界清楚的天鹅绒样红色斑块,其中 10%~33% 进展为浸润癌。Bowen 病为丘疹状红斑,中心部位可形成溃疡,5% 进展为浸润癌。乳头状癌好发于包皮内板、冠状沟和阴茎头,呈乳头状或菜花样突起,可伴有脓性分泌物或臭味,质脆易出血,一般较局限,淋巴结转移较少见。浸润癌呈浸润性生长,发展较快,呈菜花状,有硬块状基底,中央有溃疡,伴脓性或血性渗出液。阴茎

癌溃烂并感染可发出恶臭。阴茎浸润癌尽管恶性度高,但侵犯尿道和膀胱者少见。

阴茎癌主要经淋巴途径转移,可经包皮、系带和阴茎皮肤及皮下组织的淋巴引流先转移至腹股沟浅组淋巴结,然后再转移至腹股沟深组淋巴结;也可经阴茎头和海绵体的淋巴引流经耻骨上淋巴丛,转移至两侧腹股沟深组淋巴结和髂外淋巴结;如肿瘤侵犯尿道或尿道海绵体,则可经尿道或尿道海绵体的淋巴引流转移至腹股沟深组淋巴结和髂外淋巴结。阴茎癌一般先转移至腹股沟淋巴结和髂血管旁淋巴结(区域淋巴结),无区域淋巴结转移的远处转移罕见。腹股沟淋巴结转移致局部皮肤破溃、坏死和慢性感染,产生恶臭。腹股沟淋巴结转移状对治疗效果和预后影响很大,已有转移的阴茎癌,不治疗或治疗不当,病情可迅速进展,病人多于 2 年内死亡。

【分期】

阴茎癌准确分期关系到治疗决策选择和预后判断。有多个分期系统,临床上常用 TNM 分期系统。

2009 UICC 阴茎癌 TNM 分期系统:

原发肿瘤(T)

T_x:原发肿瘤不能评估

T_0:未发现原发肿瘤

T_{is}:原位癌

T_a:非浸润性疣状癌

T_1:肿瘤侵犯皮下结缔组织

T_{1a}:肿瘤侵犯皮下结缔组织,无淋巴血管浸润,且分化良好(T_1G_{1-2})

T_{1b}:肿瘤侵犯皮下结缔组织,伴淋巴血管浸润或分化差(T_1G_{3-4})

T_2:肿瘤侵犯阴茎海绵体或尿道海绵体

T_3:肿瘤侵犯尿道

T_4:肿瘤侵犯其他相邻组织结构

区域淋巴结(N)

N_x:局部淋巴结不能评估

N_0:未发现区域淋巴结转移

N_1:单个活动的腹股沟淋巴结转移

N_2:多个或双侧活动的腹股沟淋巴结转移

N_3:单侧或双侧固定的腹股沟淋巴结或盆腔淋巴结转移

病理(P)区域淋巴结

pN_x:区域淋巴结不能评估

pN_0:未发现区域淋巴结转移

pN_1:单个腹股沟淋巴结结内转移

pN_2：多个或双侧腹股沟淋巴结结内转移

pN_3：单侧或双侧腹股沟淋巴结结外侵犯，或盆腔淋巴结转移

远处转移（M）

M_x：不能评估远处转移

M_0：无远处转移

M_1：远处转移

分期的归类：

0 期：$T_{is}\,N_0\,M_0$

$T_a\,N_0\,M_0$

I 期：$T_1\,N_0\,M_0$

II 期：$T_1\,N_1\,M_0$

$T_2\,N_{0\sim1}\,M_0$

III 期：$T_1\,N_2\,M_0$

$T_2\,N_2\,M_0$

$T_3\,N_{0\sim2}\,M_0$

IV 期：$T_4\,N_{0\sim3}\,M_0$

任何 T $N_3\,M_0$

任何 T $N_{0\sim3}\,M_1$

【临床表现】

阴茎癌可发生于阴茎的任何部位，发生于阴茎头占 48%，包皮占 21%，包皮和阴茎头同时发生占 9%，冠状沟为 6%，发生于阴茎体少于 2%。阴茎癌在早期可表现为龟头或冠状沟丘疹、红斑、白斑、疣、溃疡、疣状物或菜花样肿块，继而糜烂、出血、有恶臭分泌物等。

在有包茎或包皮过长的病人，起病之初容易被忽视，直至出现局部溃烂或腹股沟淋巴结肿大才引起注意的情况并非少见。阴茎癌一般没有疼痛，也不引起排尿困难，原发灶或腹股沟淋巴结转移灶溃烂合并感染可出现渗液和臭味。隔包皮触诊时，可有肿块及结节感。晚期侵犯邻近器官或广泛转移，可出现相应部位的症状及消瘦、贫血、恶病质等全身表现。

【诊断】

理论上阴茎癌容易早期发现和早期诊断，但实际上延误诊断和治疗的情况不少，国外大宗病例调查发现延误比例高达 15%~50%。延误原因主要在于病人，因不洁性行为、难于启齿或负罪感等，羞于去医院就诊。包茎病人因见不到肿块或病变，或包皮口流脓误以为性病或感染，也是延误的因素之一。

阴茎癌的诊断应从原发病灶的浸润、区域淋巴结转移和远处转移三个方面全面考虑。

（1）原发病灶：对可疑病变或病灶活检明确病理诊断，超声或 MRI（应用增强剂或人工勃起）检查对判断肿瘤浸润程度有一定帮助，尤其是对伴有阴茎海绵体浸润者。由于 CT 对软组织分辨率低，在评估原发病灶浸润方面价值不大。

（2）区域淋巴结（腹股沟淋巴结）：应仔细检查腹股沟淋巴结，如怀疑腹股沟淋巴结有转移，应同时检查盆腔淋巴结。CT 和超声可用于检查腹股沟和盆腔淋巴结。如体检不能触及淋巴结，超声检查有助于发现异常淋巴结并引导作细针穿刺活检。用异硫蓝和/或 ^{99m}Tc 胶体硫作动态“前哨淋巴结”活检，敏感性为 95%，特异性为 100%。临床上怀疑淋巴结转移但穿刺活检阴性，应重复穿刺活检或作淋巴结切除活检。

（3）阴茎癌最常见的远处转移部位为肺、肝、骨。疑有远处转移时，可相应选择腹盆部 CT、放射性核素骨扫描、胸片检查或全身 PET/CT 检查。

【鉴别诊断】

阴茎是男性重要的功能器官，对于阴茎任何部位的肿块首先应明确其良恶性。

1. 阴茎良性病变

（1）良性非上皮性肿瘤：包括阴茎囊肿、血管瘤、纤维瘤和脂肪瘤等，另外还有注射后炎性肉芽肿、阴茎海绵体硬结症。阴茎囊肿可见于任何年龄，主要见于冠状沟和包皮，可单发或多发，一般无症状，合并感染可出现疼痛和破溃。

（2）来源于上皮的良性病变：常见有丘疹和乳头状瘤。阴茎乳头状瘤多见于青年和中年人，通常见于龟头、冠状沟、包皮内板和系带，可单发或多发，容易误诊为阴茎癌，切除活检即可明确诊断又能达到治疗目的。

2. 癌前病变　42% 的阴茎鳞癌有癌前病变史。

（1）阴茎皮角，其特征是过度增生和角化的上皮形成隆起的硬结，应予以手术切除。

（2）阴茎假性云母上皮瘤和角化状阴茎头炎，可用手术、激光或冷冻治疗。

（3）干燥性闭塞性阴茎头炎：属苔藓样硬化的一种，侵犯尿道口和阴茎头，甚至舟状窝，阴茎头糜烂、裂沟、尿道口狭窄。有报道即使治疗后，继发鳞癌的可能性并不减少。治疗包括应用局部激素，注射激素、外科切除，尿道口狭窄需要扩张、激素注射或尿道口成形。

（4）黏膜白斑症：单一或多发的白斑，常伴发原位癌和疣状癌。治疗应消除慢性刺激、包皮环切、外科切除或放射治疗。

3. 癌样尖锐湿疣(巨尖锐湿疣) 为良性病变,但也可能转变为分化良好的癌,应行阴茎部分切除术。

4. 感染性疾病 包括与HPV感染有关的尖锐湿疣、梅毒性下疳(硬下疳)、软下疳(杜克雷嗜血杆菌感染)、由性病淋巴肉芽肿衣原体感染引起的性病淋巴肉芽肿、Kaposi肉瘤、阴茎结核和阴茎阿米巴病等。

【治疗】

外科手术切除是治疗阴茎癌最有效的手段。放疗和化疗对阴茎癌有一定效果,但单独应用很少能获得满意的长期效果。

(一)阴茎鳞状细胞癌的治疗

1. 阴茎鳞癌原发病灶的治疗 治疗方法很多,应根据肿瘤的大小、部位、分化和浸润程度综合考虑,个体化选择。

(1)包皮环切术:仅限于位于包皮的小肿瘤,术后复发率高达32%~50%,故术后应严密随访。

(2)阴茎皮肤切除:仅累及阴茎干皮肤的浅表肿瘤,可切除阴茎皮肤和皮下组织,保留阴茎干。

(3)阴茎部分切除术:位于龟头或阴茎远端的浸润性肿瘤,可行阴茎部分切除,切缘要超过1cm(低级别肿瘤(G_1和G_2)切缘5mm即可),术中对切缘做快速冷冻切片,了解肿瘤侵犯程度和肿瘤是否切干净。切缘阳性术后注定复发,将肿瘤切干净、保证切缘阴性是减少术后复发的关键。切缘阴性术后复发率为5%。残留阴茎太短,影响排尿和性生活,随访1~2年无肿瘤复发可行阴茎再造或整形术。

(4)阴茎全切:肿瘤较大,位于阴茎体如作阴茎部分切除不能保证切缘阴性或留下的阴茎太短即使整形或延长均不能维持正常排尿和性生活,或T_3以上浸润性肿瘤,应行阴茎全切除和会阴尿道造口术。

(5)阴茎阴囊切除:阴茎根部浸润性肿瘤,已累及阴囊皮肤,应做阴茎阴囊切除和尿道会阴造口。这类病人多半有腹股沟淋巴结转移,需同时做腹股沟淋巴结清扫。如局部皮肤缺损很大,缝合或修复困难,可应用转移肌皮瓣(如带腹壁下血管的腹直肌肌皮瓣或带蒂股薄肌肌皮瓣)修复。

(6)保留器官的显微外科切除手术(Mohs micrographic surgery,简称Mohs手术):阴茎部分和全切手术破坏大,对排尿和性生活影响大。Mohs手术是指在显微镜调控下对连续切除的新鲜组织做快速冷冻切片检查,确保切除病变,保留正常组织,主要用于疣状癌。需专门技术和反复病理切片检查,手术费时,如能保证切缘阴性,术后很少复发。该手术的效果与肿瘤大小密切相关,5年治愈率在病变<1cm者为100%,病变1~2cm为83%,病变2~3cm者为75%,病变>3cm仅为50%。

(7)激光治疗:适用于一些小的浅表肿(T_{is}、T_a、T_1)和癌前病变,既可获得良好的肿瘤控制又可保留阴茎结构和功能。激光光源有CO_2激光、Nd:YAG激光、氩激光、KTP和光敏疗法(PDT),不同光源的激光其波长和组织渗透性不同。

(8)放射治疗:阴茎鳞癌对放疗敏感差,伴发的感染进一步降低对放疗的敏感性;放疗后尿瘘、尿道狭窄和皮肤坏死处理困难,因此很少单独应用。仅在个别情况下如表浅的小肿瘤病人不愿意接受其他治疗,或手术难以切除、有远处转移但是病人要求保留阴茎的局部姑息性治疗,才选择放疗。

2. 阴茎鳞癌区域域淋巴结的治疗

(1)腹股沟淋巴结清扫术:腹股沟淋巴结转移和腹股沟淋巴结清扫术直接影响阴茎癌病人的预后,及时做腹股沟淋巴结清扫可明显改善腹股沟淋巴结受累的阴茎癌病人预后。因此对于确诊或高度怀疑有腹股沟淋巴结转移者,在处理阴茎癌原发病灶同时行双侧腹股沟淋巴结清扫术。腹股沟淋巴结清扫手术方式有经典根治性清扫术、改良清扫术和改良根治性清扫术。经典根治行清扫术清扫范围大、控瘤效果好,但术后并发症很多;改良清扫术缩小了清扫范围并保留的大隐静脉,术后并发症少,但控瘤效果受到影响;改良根治性清扫术与经典根治性清扫的范围一样,但保留了阔筋膜和大隐静脉,控瘤效果好,术后并发症少,切口多可一期愈合。

(2)盆腔淋巴结清扫术:临床观察和淋巴引流研究未发现阴茎癌不经过腹股沟淋巴结而直接转移至盆腔淋巴结的情况,因此病理已明确腹股沟淋巴结无转移者不需要做盆腔淋巴结清扫。腹股沟淋巴结转以后才可能出现盆腔淋巴结转移,如腹股沟淋巴结转移超过2枚盆腔淋巴结受累的机会为23%;超过3枚或有淋巴结结外侵犯,盆腔淋巴结受累机会增加到56%。因此,临床指南推荐对腹股沟淋巴结转移超过2枚或有淋巴结结外侵犯的病人作盆腔淋巴结清扫。有盆腔淋巴结转移者预后差,盆腔淋巴结清扫可改善病人生存。

(3)有关阴茎癌区域淋巴结清扫术的几个问题

1)如何判断或预测腹股沟淋巴结有无转移:临

床观察发现,腹股沟淋巴结肿大的病人在腹股沟淋巴结清扫术后证实 50% 有癌转移,无腹股沟淋巴结肿大者术后证实 17%~30% 有腹股沟淋巴结转移。如何在术前判断临床上有腹股沟淋巴结肿大和无淋巴结肿大病人中有淋巴结转移者,方法有细针穿刺活检、动态前哨淋巴结活检(DSNB)和风险预测列线图。细针穿刺活检主要应用于有淋巴结肿大的病人,其假阴性率高达 20%~30%。DSNB 用于临床上无淋巴结肿大的病人,早期文献报道假阴性率高达 25%,技术改进后假阴性率降低到 4.8%。风险预测列线图准确性不到 80%,对具体病人无法获知确切的淋巴结转移状态。目前没有确切使用的判断腹股沟淋巴结转移的方法。

2)腹股沟淋巴结清扫的指征:腹股沟淋巴结转移和腹股沟淋巴结清扫对阴茎癌病人的预后影响很大。有腹股沟淋巴结转移而未能及时根治性治疗(腹股沟淋巴结清扫),很少有病人生存超过 2 年;腹股沟淋巴结清扫可明显改善生存,例如清扫后无淋巴结转移(pN_0)者 3 年疾病特异生存率为 90%~100%,有淋巴结转移者 3 年疾病特异生存率为 pN_1:80%~100%、pN_2:70%~85%、pN_3:30%~50%。

已明确有腹股沟淋巴结转移或高级别浸润性阴茎癌高度怀疑有腹股沟淋巴结转移的病人,应做腹股沟淋巴结清扫。对临床上没有腹股沟淋巴结肿大的浸润性阴茎癌,病人不能或无法坚持定期随访,也应做腹股沟淋巴结清扫。阴茎癌术后随访发现腹股沟淋巴结肿大,几乎都是转移所致,应行淋巴结清扫。

3)腹股沟淋巴结清扫术范围:经典根治性腹股沟淋巴结清扫术的清扫范围很大,保证了控瘤效果,但术后并发症多。改良腹股沟淋巴结清扫术减少了外侧和下方清扫范围,术后并发症减少,但控瘤效果受影响。改良根治性腹股沟淋巴结清扫术的清扫范围与经典根治性清扫的范围相同,但对清扫层面做了改良并保留大隐静脉,既保证了控瘤效果,又使术后并发症大为减少。腹股沟淋巴结清扫原则上双侧同时做,因阴茎的淋巴引流在双侧相互交通,当一侧腹股沟淋巴结有转移,即使对侧腹股沟淋巴结触诊阴性,清扫术后发现约 50% 的病人对侧腹股沟淋巴结有转移。

4)腹股沟淋巴结清扫术的时机:腹股沟清扫指证明确,病人身体情况允许,应争取在处理阴茎癌原发灶同时做腹股沟淋巴结清扫(即同期腹股沟淋巴清扫),可以减少住院时间和费用。腹股沟

淋巴结无肿大的病人中 17%~30% 有淋巴结转移,因此对腹股沟淋巴结无肿大的浸润性阴茎癌病人,如不能或无法坚持密切定期随访,应做同期腹股沟淋巴清扫,而未做同期腹股沟淋巴清扫采取密切观察的病人,随访中一旦发现腹股沟淋巴结有增大的迹象,应尽快做清扫,因为延迟清扫会影响病人生存。在我国,阴茎癌病人延误就诊时间较长,诊断时 T_2 病人比例高;以及随访依从性差和医疗费用问题,我国多数学者建议对阴茎癌病人行同期腹股沟淋巴结清扫,以免延误治疗而丧失治愈机会,同时可减少医疗费用。

5)腹股沟淋巴结清扫术并发症的处理:术后常见的并发症有皮瓣缺血坏死、切口延期愈合,缺损较大时需清除坏死组织并作植皮,如有腹股沟血管外露,游离植皮难以覆盖则需要转移皮瓣或肌皮瓣来修复。淋巴漏或淋巴囊肿、阴囊下肢水肿和切口感染也比较常见,可以保守处理。手术技术的改进和预防性应用抗生素治疗后切口感染和全身感染已很少见。肿瘤病人血液高凝状态,且术后病人卧床时间长,容易发生下肢深静脉血栓形成,可应用低分子肝素预防和治疗。

(4)放射治疗:对于没有淋巴结转移的阴茎癌病人不推荐预防性放疗,因为这并不能阻止淋巴结的转移。而且,病人会出现各种放疗并发症,随之而来的放疗相关性纤维质炎会使体检变得不可靠和增加以后的手术难度。对于腹股沟或盆腔已有转移病灶的病人,放射治疗的效果亦远较淋巴结清扫手术的效果差,因此放疗仅用于不能手术切除病人的姑息治疗或清扫术后的辅助治疗。

3. 阴茎鳞癌全身化疗 全身化疗对阴茎鳞癌有一定疗效,有效率可达 50% 以上,但单独应用疗效维持时间短,平均缓解时间只有 6 个月,平均生存时间不到 1 年,难以达到治愈目的。因此全身化疗仅作综合治疗的一部分(新辅助化疗或辅助化疗)或姑息性治疗在临床上应用,绝非根治性治疗。全身化疗毒副作用如骨髓抑制、消化道反应、和肝肾功能损害等需要积极处理,轻者可通过减低化疗药物剂量或暂停化疗而恢复,重者还需积极的支持治疗,严重者可死亡。一项对 20 例手术难以切除但无远处转移的阴茎癌病人采用新辅助化疗(PF、MPB 或 VBM)2~4 个疗程后再手术治疗,12 例病人对化疗有反应,总 5 年生存率为 32%。25 例经腹股沟淋巴结清扫证实有腹股沟淋巴结转移(包括 pN1~N3)的病人,采用 12 周 VBM 方案辅助化疗,

5 年无疾病复发率为 84%。

常用化疗药物有顺铂、5- 氟尿嘧啶、长春新碱、氨甲蝶呤和博来霉素等。一般采用联合用药，常用联合用药方案有 VBM（长春新碱＋博来霉素＋氨甲蝶呤）、PF（顺铂 +5-FU）、GP（顺铂＋吉西他滨）、CBP（环磷酰胺＋博来霉素＋顺铂）、MPB（氨甲蝶呤＋亚叶酸＋顺铂＋博来霉素）和 PMB（顺铂＋氨甲蝶呤＋博来霉素）等。

（二）阴茎非鳞状上皮癌的治疗

1. 基底细胞癌　发生于阴茎部位少见，宜作局部切除，有局部复发和转移的报告。

2. 黑色素瘤　很少发生在包皮，外科治疗为首选，恶性黑色素瘤容易发生转移，需行广泛切除，术后可辅以全身化疗或生物免疫治疗。

3. 肉瘤　来源于血管内皮或神经、肌肉、纤维组织，发生在阴茎少见。局部切除后容易复发，应行广泛切除。除非有腹股沟淋巴结肿大怀疑转移，一般不主张作腹股沟淋巴结清扫。

4. Paget 病　通常是深层的 Paget 细胞通过管道和淋巴道移到表皮，可来源于汗腺和尿道周围腺体，彻底切除皮肤和皮下，如腹股沟淋巴结肿大应行根治性腹股沟淋巴清扫。

5. 淋巴瘤　阴茎原发恶性淋巴肿瘤很少，包括 Kaposi 肉瘤，白血病可能侵犯阴茎引起持续脐起，应作详细全身检查寻找原发病灶，明确诊断，以全身化疗为主，可辅以低剂量放疗。

【预后】

阴茎癌预后与肿瘤的病理级别和淋巴转移密切相关。按病理分级阴茎鳞癌病人的 5 年存活率为Ⅰ级 99.1%，Ⅱ级 84.9%，Ⅲ级 44.4%。按临床分期 5 年存活率为：Ⅰ期 95.8%，Ⅱ期 77.8%，Ⅲ期 47.8%，Ⅳ期为 0；腹股沟淋巴结清扫术后无转移者 5 年存活率为 86%，有转移者为 50%。阴茎鳞癌总的治愈率已由 20 世纪 90 年代的 50% 提升至现在的 80%。

【预防】

培养良好卫生习惯，对预防阴茎癌至为重要。包皮过长者应经常将包皮上翻清洗。包茎者应尽早行包皮环切术。

（梅　骅　周芳坚）

参 考 文 献

［1］GRIGSBY P W, HERR H W. Urethral tumors［M］// VOGELZANG N, SCARDINO P T, SHIPLEY W U, et al. Comprehensive textbook of genitourinary oncology. 2nd ed. Baltimore: Williams Wilkins, 2000: 1133.

［2］DALBAGNI G, ZHANG Z F, LACOMBE L, et al. Male urethral carcinoma: analysis of treatment outcome ［J］. Urology, 1999, 53 (6): 1126-1132.

［3］SHARP D S, ANGERMEIER K W. Surgery of penile and urethral carcinoma［M］//WEIN A J, KAVOISSI L R, NOVICK A C, et al. Campbell-Walsh Urology. 10th ed. Philadelphia: Elsevier Inc, 2012: 934.

［4］DIMARCO D S, DIMARCO C S, ZINCKE H, et al. Surgical treatment for local control of female urethral carcinoma［J］. Urol Oncol, 2004, 22 (5): 404-409.

［5］史沛清. 阴茎肿瘤［M］// 吴阶平. 吴阶平泌尿外科学. 济南：山东科学技术出版社, 2004: 1011.

［6］SOBIN L H, GOSPODARIWICS M, WITTEKIND C. TNM Classification of Malignant Tumors. UICC International Union Against Cancer［M］. 7th edition. New York: Willy-Blackwell, 2009: 239.

［7］CATALONA W J. Modified inguinal lymphadenectomy for carcinoma of the penis with preservation of saphenous veins: technique and preliminary results［J］. J Urol, 1988, 140 (2): 306-310.

［8］LEIJTE J A, HUGHES B, GRAAFLAND N M, et al. Two-center evaluation of dynamic sentinel node biopsy for squamous cell carcinoma of the penis［J］. J Clin Oncol, 2009, 27 (20): 3325-3329.

［9］MOHS F E, SNOW S N, LARSON P O. Mohs micrographic surgery for penile tumors［M］. Urol Clin North Am, 1992, 19 (2): 291-304.

［10］KAO Y, TUH, LI YH, et al. Modified Technique of Radical Inguinal Lymphadenectomy for Penile Carcinoma: Morbidity and Outcome［J］. J Urol, 2010, 184 (2): 546-552.

［11］邹子君, 尧凯, 周芳坚, 等. 阴茎癌切除同期行改良根治性腹股沟淋巴结清扫术可行性研究［J］. 中华泌尿外科杂志, 2011, 32 (12): 803-806.

［12］ORNELLAS A A, KINCHIN E W, NÓ BREGA B L, et al. Surgical treatmentof invasive squamous cell carcinoma of the penis: Brazilian National Cancer Institute long-term experience［J］. J Surg Oncol, 2008, 97 (6): 487-495.

第八节 睾丸肿瘤

世界范围内睾丸肿瘤发病率不尽相同,发病率最高在斯堪的纳维地区,约为(8~10)/10万人口;最低在非洲和亚洲,约为2/10万人口。我国睾丸肿瘤发病率约为1/10万,占男性全身肿瘤的1%~2%。全国第三次死因回顾性抽样调查显示,睾丸肿瘤占男性恶性肿瘤死亡率的0.05%,标化死亡率为0.07/10万。

睾丸肿瘤的病因尚不清楚,但已经发现了一些与睾丸肿瘤发病相关的危险因素。隐睾是其发病的第一相关因素,5%~20%的睾丸肿瘤病人有隐睾病史,隐睾恶变率的机会比正常睾丸高20~40倍,6岁以前行隐睾复位固定术能降低睾丸肿瘤的发病机会。其他危险因素还包括遗传、Klinefelter综合征(先天性睾丸发育不全症又称精曲小管发育不全或原发小睾丸症)、病毒感染、睾丸外伤及母亲在妊娠期应用外源性雌激素等相关。

【病理学】

从1940年起,至少已经有6个睾丸肿瘤病理分类系统,WHO为统一睾丸肿瘤病理分类和分级标准,1981年推出了睾丸肿瘤病理分类第一版,后经2次修订,分别于1998年、2004年推出了第二版、第三版。2004年第三版中将睾丸肿瘤分成生殖细胞肿瘤(germ cell tumor,GCT)、性索/性腺间质肿瘤、继发性肿瘤等八大类。其中GCT和性索/性腺间质细胞肿瘤又按肿瘤组织中所含组织成分的数目分成单纯型(单一组织类型)和混合型(二种或二种以上的组织类型)。90%以上的睾丸肿瘤是恶性肿瘤,其中90%以上是GCT。临床上将GCT分为精原细胞瘤和非精原细胞肿瘤(non-seminomatous germ cell tumor,NSGCT)两大类。精原细胞瘤包括典型精原细胞瘤(classic seminoma)和精母细胞性精原细胞瘤(spermatocytic seminoma)二个主要类型;NGCT主要包括胚胎癌、畸胎瘤、滋养细胞瘤和卵黄囊瘤等4大类。有3%~5%的GCT可以原发于睾丸外,被称为性腺外生殖细胞肿瘤(extragonadal germ cell tumor,EGCT),常发部位依次为纵隔、腹膜后、骶尾区、松果体。约40%的睾丸肿瘤是混合型肿瘤,在病理诊断中应注明肿瘤内所有的病理类型、所占比例及其分化程度,混合型更常见于成人。90%以上未经治

疗的睾丸原发肿瘤的病理类型与转移瘤病理类型一致,但有10%左右的睾丸原发肿瘤与转移瘤的病理类型不一致。有时还可见到原发瘤呈现单一病理类型,而其转移瘤却含有多种肿瘤病理类型的现象。当睾丸肿瘤病人伴有转移,按睾丸原发肿瘤病理类型治疗疗效不佳时应考虑到原发肿瘤与转移瘤病理类型可能不同这一特点,必要时应切取转移部位肿瘤组织做病理检查,用于指导临床治疗。此外,在做病理诊断时还应结合甲胎蛋白(alpha-fetoprotein,AFP)、绒毛膜促性腺激素(β-human chorionic gonadotropin,β-HCG)的检测结果,以谋求病理诊断与临床特征相吻合。

1. 癌前病变(precursor lesions) 又称精曲小管内生殖细胞肿瘤(intratubular germ cell neoplasia)、睾丸上皮内肿瘤(testicular intraepithelial neoplasia,TIN)或原位癌。目前认为本病变是多数生殖细胞肿瘤的前体,以精曲小管内出现恶性生殖细胞为特征。本病变可见于1%的男性不育病人睾丸穿刺活检标本、隐睾、异位睾丸以及浸润性生殖细胞肿瘤的手术标本中。

2. 精原细胞瘤(seminoma) 占GCT的40%~71%,是最常见的睾丸肿瘤病理类型。显微镜下肿瘤由相对均匀一致的细胞组成,瘤细胞类似于原始生殖细胞,细胞质透明,边界清楚,有一个至多个突出的核仁,常伴有淋巴细胞浸润,有时还可见炎性肉芽肿反应。经典型精原细胞瘤多发生在隐睾,约占SGCT的93%。2%为双侧。大体上肿瘤常为3~5cm,切面呈淡黄色或灰白色,质地均匀,鱼肉状。属低度恶性肿瘤,对放、化疗敏感,大多数病人为早期,预后好。精原细胞瘤组织中可含有不同的组织学成分而形成组织学变异型,如筛状与假腺样和小管状亚型、伴有大量核分裂象的精原细胞瘤、伴有合体滋养层细胞的精原细胞瘤。

精母细胞型精原细胞瘤:约占SGCT的7%。是精原细胞瘤的一个特殊类型,仅发生在正常下降到阴囊的睾丸,与隐睾无关。镜下形态有别于经典型精原细胞瘤,由三种不同大小的肿瘤细胞组成,肿瘤细胞缺乏细胞质内糖原,同时间质缺乏淋巴细胞浸润和肉芽肿反应。大体上肿瘤较大,质软,切面呈胶冻状或黏液状、囊性变。预后较典型精原细

胞瘤好,极少转移。精母细胞型精原细胞瘤也可有不同组织学变异型。

3. 胚胎性癌(embryonal carcinoma) 占 GCT 的 13%~35%。大体上常比精原细胞瘤小,切面主要为实性,灰色或白色,肿瘤易侵及睾丸白膜、附睾及精索,常伴局灶出血和坏死。镜下表现为幼稚的、高度间变的上皮细胞排列呈早期胚胎发育过程中的腺样、实体型、乳头状或管状结构,恶性程度高。常合并畸胎瘤、绒癌及精原细胞瘤。

4. 畸胎瘤(teratoma) 约占睾丸肿瘤的 2%~9%。肿瘤组织中含有内、中、外三个胚层组织成分。根据分化程度分为成熟型畸胎瘤(mature teratoma)、不成熟型畸胎瘤(immature teratoma),前者是指肿瘤中所有组织都分化良好,只要有一种组织分化不成熟就归入后者。当肿瘤中仅有内或外胚层组织时,称为单胚层畸胎瘤。皮样囊肿即为一种特殊类型的单胚层畸胎瘤,镜下表现为富含毛发、角化物的囊肿伴有皮肤附属器结构。成熟型畸胎瘤切面呈多囊性,常伴有软骨灶。在成熟型畸胎瘤中出现体细胞的恶性成分,如癌或肉瘤则称为畸胎瘤伴体细胞型恶性成分(teratoma with somatic-type malignancies)。这一亚型与既往称为畸胎癌(terotocarcinoma)的肿瘤有着明显的不同,后者由畸胎瘤和胚胎癌混合组成,现归入混合型 NSGCT。不成熟型畸胎瘤切面常伴有类似于胚胎癌的病灶。畸胎瘤的预后与分化程度有关,与病人年龄也有关。婴幼儿和儿童的畸胎瘤,即便肿瘤组织有未分化的成分,亦不发生转移;而成人畸胎瘤即使全部是成熟的成分,仍有 1/3 的病例可发生转移。此外,成人的畸胎瘤常合并有其他类型的生殖细胞肿瘤,此时预后取决于病理类型更具侵袭性的肿瘤。

5. 绒毛膜上皮癌(chorioepithelioma) 约占睾丸肿瘤的 1%。属于滋养细胞肿瘤,简称绒癌。这是一类呈现滋养细胞分化的高度恶性肿瘤,肿瘤由合体滋养细胞和细胞滋养细胞混合组成,预后差。

6. 卵黄囊瘤(yolk sac tumor) 少见。又称为内胚窦瘤、婴儿型胚胎性癌、卵黄囊癌等。肿瘤细胞排列呈卵黄囊、尿囊和胚外中胚层结构。发生在婴儿和儿童者,预后好。而发生在成人者通常伴有胚胎性癌、畸胎瘤或精原细胞瘤,分化差,预后不良。

7. 性索/性腺间质细胞肿瘤(sex cord/gonadal stromal tumors) 约占成人睾丸肿瘤的 4%~6%,其更常见与青春期前,占儿童睾丸肿瘤的 30% 以上。较为常见的有支持细胞瘤(sertoli cell tumor),或称 Sertoli 细胞瘤和间质细胞瘤(leydig cell tumor)、Leydig 细胞瘤。绝大部分的肿瘤为良性,仅有 10% 的病人可出现转移,且几乎全部见于成人。

8. 其他肿瘤 睾丸还可发生类癌、卵巢上皮型肿瘤、神经母细胞瘤、副节瘤等。此外,恶性淋巴瘤约占睾丸恶性肿瘤的 2%~5%,组织学分类多为非霍奇金淋巴瘤,霍奇金淋巴瘤较少见,预后较差。睾丸继发性肿瘤罕见,可继发于晚期前列腺癌、肺癌、胃肠道腺癌、肾癌、胰腺癌、膀胱尿路上皮癌以及皮肤恶性黑色素瘤等。

睾丸肿瘤的转移途径与病理类型相关,主要经淋巴道及血行转移。精原细胞瘤以淋巴道转移为主。淋巴结转移首先至腹膜后及髂血管旁淋巴结,随后到纵隔和左锁骨上淋巴结。右、左侧睾丸淋巴引流途径不同,淋巴转移路径有差别,并可发生交叉转移。肿瘤如侵及鞘膜、附睾、阴囊或既往有腹股沟及阴囊手术史,可发生腹股沟淋巴结转移,甚至股管淋巴结转移。胚胎性癌和成人畸胎瘤初期也以淋巴道转移为主,也可同时伴有血行转移;绒毛膜上皮癌及成人卵黄囊瘤易发生血行转移。血行转移常见的部位依次为肺、肝、脑、肾、胃肠道及骨。

【临床表现】

睾丸肿瘤病理类型常呈现不同年龄段特征:新生儿以幼年性颗粒细胞瘤最为常见,儿童的睾丸肿瘤病程多呈惰性经过,以精曲小管内生殖细胞恶性肿瘤常见。睾丸生殖细胞肿瘤是 15~35 岁男性中最常见的实体肿瘤,50 岁以下的病人,纯生殖细胞肿瘤较为常见,50 岁以上的病人则以性索/性腺间质细胞肿瘤以及继发性肿瘤更为常见,后者包括淋巴造血系统肿瘤。

睾丸肿瘤常见的症状为无痛性、进行性睾丸肿大或腹股沟/下腹部肿块,常在无意中发现。30%~40% 的病人可伴睾丸下坠及下腹坠胀感。10% 的病人起病较急,类似于急性睾丸炎,易于误诊。约 10% 的病人是以肿瘤转移引起的腰背疼痛、咳嗽及胃肠功能异常等症状就诊。睾丸性索/性间质肿瘤及绒毛膜上皮癌的病人可伴有乳房肿大、疼痛及性早熟等。双侧睾丸肿瘤仅占 1%~3%,可同时或异时发生,其中 90%~95% 为精原细胞瘤。

体格检查是诊断睾丸肿瘤的重要手段。睾丸肿瘤常表现为睾丸肿大、有沉重感。睾丸肿瘤多局限在白膜内,质地因组织类型不同而有差异,精原细胞瘤常表面光滑、质地硬,畸胎瘤/癌则多呈结节性,绒毛膜上皮癌睾丸增大多不明显。

【影像学检查】

常规检查包括睾丸及腹部 B 超、胸部 X 线片 / CT 及腹、盆腔 CT/MRI 检查。超声检查是睾丸肿瘤的首选检查,敏感性接近 100%。胸部 X 线片可发现 1cm 以上的肺转移灶。腹部和盆腔 CT/MRI 可以检测到小于 2cm 的腹膜后淋巴结。对于有骨痛症状的病人应行核素骨扫描检查,有神经系统症状或 HCG 值较高或晚期肿瘤病人应行脑 CT 或 MRI 检查。PET-CT 可用于评估放、化疗后残存肿块是残余癌还是纤维坏死组织。

【肿瘤标记物检测】

睾丸肿瘤常用的肿瘤标记物有甲胎蛋白(α-Fetoprotein,AFP)、人绒毛膜促性腺激素(human chorionic gonadotropin,HCG)和乳酸脱氢酶(lactic acid dehydrogenase,LDH)。这几个血清肿瘤标记物能够比较精确地反映出肿瘤中所含的组织成分、治疗的效果等,故在睾丸肿瘤的 TNM 分期中加入了 S 分期。病人手术前、后睾丸肿瘤标记物的检测对肿瘤分期、指导治疗方案、疗效评定、预后判定及监测复发至关重要。AFP、β-HCG 对肿瘤组织学类型的判定也可提供帮助,血清 AFP 升高主要见于非精原细胞瘤,而绒癌和纯精原细胞瘤一般 AFP 正常。β-HCG 升高主要见于绒癌及胚胎性癌,也可见于含有合体滋养层细胞成分的精原细胞瘤。LDH 主要用于转移性睾丸肿瘤病人预后的判定。睾丸切除术后血清检测肿瘤标志物时应注意这 3 个肿瘤标记物的半衰期不尽相同:AFP 为 5~7 天、β-HCG 为 1~3 天、LDH 为 1 天。根据肿瘤标记物的半衰期进行系列的血清学检测来了解血清肿瘤标志物的衰减曲线。

【分期】

常用的是 2009 年美国癌症联合委员会(AJCC)制定的第七版睾丸生殖细胞肿瘤的 TNM 分期和临床分期(表 74-10~ 表 74-12)。

表 74-10 睾丸生殖细胞肿瘤的 TNM 分期
(AJCC,2009 年)

pT- 原发肿瘤

pT$_X$	原发肿瘤无法评估
pT$_0$	无原发肿瘤的证据(如睾丸的组织学为瘢痕)
pT$_{is}$	导管内生殖细胞瘤(原位癌)
pT$_1$	肿瘤局限于睾丸和附睾,无血管 / 淋巴侵犯,肿瘤可以侵犯白膜,但未累及睾丸鞘膜
pT$_2$	肿瘤局限于睾丸和附睾,伴有血管 / 淋巴侵犯,或肿瘤穿透白膜累及睾丸鞘膜

续表

pT$_3$	肿瘤侵及精索,有或不伴有血管 / 淋巴侵犯
pT$_4$	肿瘤侵及阴囊,有或不伴有血管 / 淋巴侵犯

pN- 区域淋巴结

pN$_X$	区域淋巴结无法评估
pN$_0$	无淋巴结转移
pN$_1$	转移的单个淋巴结最大直径 $\leq$ 2cm;或多个淋巴结转移,任何一个淋巴结最大直径 $\leq$ 2cm.
pN$_2$	转移的单个淋巴结最大直径 >2cm,但 $\leq$ 5cm;或多个淋巴结转移,任何一个淋巴结最大直径 >2cm,但 $\leq$ 5cm
pN$_3$	转移的淋巴结单个最大直径 >5cm

pM- 远处转移

M$_0$	无远处转移
M$_1$	有远处转移
	M$_{1a}$ 非区域淋巴结或肺转移
	M$_{1b}$ 非区域淋巴结或肺转移以外的远处转移

S- 血清肿瘤标志物

S$_X$	血清标志物检测无法获得		
S$_0$	血清标志物检测水平在正常范围		
	LDH	βhCG(mIU/ml)	AFP(ng/ml)
S$_1$	$< 1.5 \times N$	和 < 5 000	和 <1 000
S$_2$	$<(1.5~10) \times N$	或 5 000~50 000	或 1 000~10 000
S$_3$	$> 10 \times N$	或 >50 000	或 > 10 000

注:N 表示 LDH 正常值的上限

表 74-11 睾丸生殖细胞肿瘤的 TNM 分期分组
(AJCC,2009 年)

0 期	pT$_{is}$	N$_0$	M$_0$	S$_0$,S$_X$
I 期	pT$_1$-T$_4$	N$_0$	M$_0$	S$_X$
I A 期	pT$_1$	N$_0$	M$_0$	S$_0$
I B 期	pT$_2$~T$_4$	N$_0$	M$_0$	S$_0$
I S 期	任何 pT/T$_X$	N$_0$	M$_0$	S$_1$~S$_3$
II 期	任何 pT/T$_X$	N$_1$~N$_3$	M$_0$	S$_X$
II A 期	任何 pT/T$_X$	N$_1$	M$_0$	S$_0$
	任何 pT/T$_X$	N$_1$	M$_0$	S$_1$
II B 期	任何 pT/T$_X$	N$_2$	M$_0$	S$_0$
	任何 pT/T$_X$	N$_2$	M$_0$	S$_1$

				续表
ⅡC 期	任何 pT/T$_X$	N$_3$	M$_0$	S$_0$
	任何 pT/T$_X$	N$_3$	M$_0$	S$_1$
Ⅲ 期	任何 pT/T$_X$	任何 N	M$_{1a}$	S$_X$
ⅢA 期	任何 pT/T$_X$	任何 N	M$_{1a}$	S$_0$
	任何 pT/T$_X$	任何 N	M$_{1a}$	S$_1$
ⅢB 期	任何 pT/T$_X$	N$_1$~N$_3$	M$_0$	S$_2$
	任何 pT/T$_X$	任何 N	M$_{1a}$	S$_2$
ⅢC 期	任何 pT/T$_X$	N$_1$~N$_3$	M$_0$	S$_3$
	任何 pT/T$_X$	任何 N	M$_{1a}$	S$_3$
	任何 pT/T$_X$	任何 N	M$_{1b}$	任何 S

1997 年国际生殖细胞癌协作组（International Germ Cell Cancer Collaborative Group,IGCCCG）根据肿瘤的组织类型、病理分期及血清肿瘤标记物水平,将转移性睾丸生殖细胞癌分成预后良好、中等、不良三组（表 74-12）。

表 74-12 IGCCCG 睾丸生殖细胞癌预后分类标准

分组	非精原细胞瘤	精原细胞瘤
预后良好	睾丸或腹膜后原发; 和无肺外血行转移; 和 AFP<1 000ng/ml, HCG<5 000IU/L,LDH< 正常值上限的 1.5 倍	任何部位原发; 和无肺外血行转移; 和 AFP 正常; HCG 和 LDH 为任意值
预后中等	睾丸或腹膜后原发; 和无肺外血行转移; 和 有下列之一者:AFP 1 000~10 000ng/ml, 或 HCG 5 000~50 000IU/L, 或 LDH 高于正常值上限 的 1.5~10 倍	任何部位原发; 和无肺外血行转移; 和 AFP 正常; HCG 和 LDH 可以为任意值
预后不良	纵隔原发; 或肺外器官转移; 或 AFP>10 000ng/ml; 或 HCG>50 000IU/L; 或 LDH> 正常值上限的 10 倍	无

【治疗及预后】

睾丸生殖细胞肿瘤的治疗是综合治疗成功的良好典范,单纯经腹股沟根治性睾丸切除术后睾丸肿瘤病人总 5 年生存率低于 50%,而联合放疗、化疗后,总 5 年生存率高于 95%。

治疗原则:睾丸肿瘤应先行经腹股沟根治性睾丸切除术,术后根据病人的年龄、病理类型、肿瘤分期及血清肿瘤标记物决定进一步治疗方案,包括腹膜后淋巴结清扫术、放疗或全身化疗。

睾丸肿瘤的外科治疗:应当经腹股沟途径实施根治性睾丸切除术,不应先行针吸活检或经阴囊切口手术,以避免精索残端切除不全、局部复发、切口种植及引起淋巴转移途径改变给放疗设野带来困难。近年来有报道对双侧睾丸肿瘤或者孤立睾丸肿瘤的病人,可考虑行保留睾丸组织的手术,但尚无大宗病例研究,长期疗效有待观察。腹膜后淋巴结清扫术(retroperitoneal lymph node dissection,RPLND)主要用于 Ⅰ~Ⅱ 期非精原细胞瘤的治疗。因 RPLND 损伤腹下神经及盆神经丛,病人术后会出现逆行射精和阳痿,目前多采用保留神经的腹膜后淋巴结清扫术(nerve-sparing retroperitoneal lymph node dissection,NS-RPLND),该术式保留了主要的内脏神经,病人术后仍可勃起和射精。RPLND 并发症较多,如出血、乳糜腹、肠梗阻、肠瘘、胰瘘、应激性溃疡等。

1. 癌前病变的治疗 TIN 确诊后应行放射治疗(16~20Gy),由于放疗可能导致不育,有生育要求的病人可考虑推迟治疗。对侧睾丸正常者也可行经腹股沟睾丸切除术,或密切观察待发生癌变后再进行治疗。TIN 若不治疗 5 年后有 50% 可发展成为癌。

2. Ⅰ期生殖细胞肿瘤的治疗

(1)精原细胞:Ⅰ期精原细胞瘤病人术后只有 20% 会出现腹膜后淋巴结转移,其中 pT$_{1-2}$ 期及肿瘤小于 4cm 的病人转移率仅为 5%,而发生转移病人的治愈率也几乎达 100%。因此对于依从性好、有条件定期随访的病人,也可在经腹股沟根治性睾丸切除术后严密监测是标准方案,可待出现转移的病人才行放疗或化疗。对无条件或不愿随诊或具有复发 / 转移高风险的病人,也可考虑行膈下、腹主动脉旁淋巴引流区低剂量辅助放疗,照射剂量 D$_T$ 20~25Gy。复发率为 3%~4%,部位多在放疗野以外的淋巴结。卡铂单药化疗也可作为辅助放疗的替代方案。

(2)非精原细胞瘤:成人病人应根据肿瘤转移风险的高低决定治疗方案,血管及淋巴管浸润是最重要的预后指标,有和无血管及淋巴管浸润病人转移的风险分别为 48% 及 17%~30%。对于 ⅠA 期的病人,若能密切随诊可考虑待发现转移后再行治疗,无条件或不愿随诊的病人也可行2个周期的BEP(博来霉素+依托泊苷+环磷酰胺)辅助化疗,不愿化疗的病人可行 NS-RPLND。ⅠB期的病人睾丸切除术后应行2个周期的BEP方案化疗或行NS-RPLND,不愿接受辅助化疗或NS-RPLND的病人也可考虑密切随诊,但需慎重。儿童多主张只作睾丸切除,当发现转移时再进一步处理。Ⅰ期非精原细胞瘤病人的治愈率可达99%。

3. ⅡA期及ⅡB期生殖细胞肿瘤的治疗

(1)精原细胞瘤:先采用全腹照射 D_T 15~20Gy,后缩野至膈下、腹主动脉旁及患侧盆腔淋巴引流区域即"狗腿野"照射。ⅡA期和ⅡB期的照射剂量分别是30Gy和35Gy,病人长期生存率接近100%。不愿意接受放疗的病人也可以实施3个周期BEP化疗,禁忌使用博来霉素的病人可采用4个周期的EP方案(依托泊苷+环磷酰胺)化疗。

(2)非精原细胞瘤:瘤标升高的病人应行全身化疗(4个疗程EP或3个疗程BEP),化疗后仍有肿瘤残存的病人可行手术切除。对瘤标不高的病人应行全身化疗,也可选择NS-RPLND,但术后应加化疗。ⅡA及ⅡB期非精原细胞瘤的治愈率达90%以上。

4. ⅡC及Ⅲ期生殖细胞肿瘤的治疗 按照IGCCCG预后分组选用化疗方案。预后良好的病人标准的治疗方案为3个疗程的BEP方案或4个疗程EP方案,病人5年生存率为86%~92%。预后中等的病人选用BEP方案化疗,或是BEP+紫杉醇化疗3疗程,病人5年生存率为72%~80%。预后不良的病人使用BEP或PEI(顺铂+鬼臼乙叉甙+异环磷酰胺)方案化疗4个疗程,病人5年生存率为48%。

对于一线放疗后复发性/顽固性精原细胞瘤病人,可采用EP或BEP方案化疗,预后良好。一线化疗后的复发性/顽固性生殖细胞肿瘤病人,应选用解救性化疗(salvage chemotherapy),主要方案有:VIP(顺铂+依托泊苷+异环磷酰胺)×4个疗程,TIP(紫杉醇+异环磷酰胺+顺铂)×4个疗程和VeIP(长春碱+异环磷酰胺+顺铂)×4个疗程,治愈率约为25%。对于解救救性化疗无效或者治疗后复发的病人,可以选择高剂量联合化疗+自体造血干细胞移植治疗(autologous stem cell transplantation,ASCT),但应限于在临床试验中进行治疗。

(田军 郑闪 马建辉)

第九节 睾丸附件肿瘤

睾丸附件肿瘤(tumors of testicular adnexa)是指起自附睾、精索、睾丸白膜、精囊及支持组织的肿瘤,临床上罕见。

睾丸附件肿瘤中以腺瘤样瘤最为常见,占所有睾丸附件肿瘤的30%。它也是第一位的良性睾丸附件肿瘤,占后者的60%,其发生可能与炎症或外伤有关。腺瘤样瘤是一类良性间皮来源肿瘤,以排列呈腺样、管状及条索状为特征。该肿瘤以30~50岁的成年人最为多见,主要发生于附睾和白膜,可扩展至睾丸实质,而发生于精索者罕见。腺瘤样瘤大体表现为单侧单发肿块,直径常在5cm以下,通常呈圆形或卵圆形,边界清楚,切面灰白至灰褐色,有光泽。镜下肿瘤细胞富含胞质内空泡;且肿瘤间质常发生纤维化及玻璃样变,并常可见平滑肌成分。附睾囊腺瘤为良性肿瘤,它可以是 von Hipple-Lindau 病在附睾的表现,常双侧发生,而散发病人则多表现为单侧肿瘤,大体表现为囊性、实性或囊实性肿物,镜下表现为管状、囊状结构,其内含嗜酸性胶样分泌物,囊内呈乳头状结构,上衬覆良性柱状上皮,细胞胞质透明富含糖原。肉瘤是睾丸旁最常见恶性肿瘤,其病理类型与年龄密切相关,成人最常见的肉瘤是脂肪肉瘤和平滑肌肉瘤,儿童最常见的是胚胎性横纹肌肉瘤,病理特征同软组织肉瘤相应表现。此外,睾丸旁组织还可发生恶性间皮瘤、良性间皮瘤、附睾腺癌、附睾囊腺瘤、黑色素性神经外胚瘤、促纤维形成性小圆细胞肿瘤等,上述肿瘤均罕见。

睾丸附件肿瘤的主要症状为渐进性生长的无痛性睾丸旁肿块,少数位于腹股沟外环处,多因偶然发现而就诊,部分病人可伴有坠胀感。间皮瘤约半数病人伴有鞘膜积液,横纹肌肉瘤的瘤体常较大、可发生淋巴结或远处转移。睾丸附件肿瘤应与结核、慢性炎症、精子肉芽肿等疾病相鉴别。睾丸附件肿瘤常用影像学检查是阴囊部位B超,恶性肿瘤病人还应行胸部X线平片/CT及腹、盆腔B超/CT/MRI等检查。手术是睾丸附件肿瘤的主要治疗方法。良性肿瘤手术切除后即愈。恶性肿瘤虽有明显界限,但无包膜,如手术切除范围不够,术后易复发,其外科治疗应经腹股沟切除同侧睾丸、附睾及精索。恶性睾丸附件肿瘤以腹膜后淋巴结转移为主,可选择行 NS-RPLND,但尚无成熟的经验。睾丸附件肿瘤的放疗或化疗方案应当根据肿瘤的病理类型选择。

(田 军 郑 闪 马建辉)

参 考 文 献

[1] CHUNG P W, BEDARD P. Stage II seminomas and nonseminomas [J]. Hematol Oncol Clin North Am, 2011, 25 (3) : 529-541.

[2] FLEMING I D. AJCC cancer staging handbook. American Joint Committee on Cancer [M]. 7th ed. [S. l.]: Springer, 2009: 539-546.

[3] ZUNIGA A, LAWRENTSCHUK N, JEWETT M A. Organ-sparing approaches for testicular masses [J]. Nat Rev Urol, 2010, 7 (8) : 454-464.

[4] MOK G, WARDE P. Management of stage I testicular seminoma [J]. Hematol Oncol Clin North Am, 2011, 25 (3) : 503-516.

[5] TANDSTAD T, COHN-CEDERMARK G, DAHL O, et al. Long-term follow-up after risk-adapted treatment in clinical stage 1 (CS1) nonseminomatous germ-cell testicular cancer (NSGCT) implementing adjuvant CVB chemotherapy. A SWENOTECA study [J]. Ann Oncol, 2010, 21 (9) : 1858-1863.

第七十五章
良性前列腺增生症

良性前列腺增生症（benign prostatic hyperplasia，BPH）是一种与年龄密切相关的疾病。虽然 BPH 几乎不造成生命威胁，但其所致的下尿路症状（lower urinary tract symptom，LUTS）却可严重影响病人的生活质量。中到重度的 LUTS 在 65 岁以上的老年男性中发病率大于 30%。

【流行病学】

众多关于 BPH 流行病学的研究始于 20 世纪 80 年代，但是目前为止 BPH 的发病率仍难以确定。这种情况一方面是因为在目前已发表的流行病学研究中，有些研究对象为整个国家的男性人群，有些为年龄分层随机抽样，或者为选择性筛查对象所造成。另一方面是由于这些流行病学研究所定义的 BPH 并不完全一致，或者评估 BPH 的方法不完全相同所造成。

组织学 BPH 在 30 岁以下的男性中很少发生，随着年龄的增加，组织学 BPH 的发病率显著增加，在 90 岁年龄组 88% 的病人发现具有组织学 BPH。

一些研究采用直肠指检触摸前列腺的方式判断病人是否患有 BPH。研究发现 60 岁男性中 20% 可触及肥大的前列腺，在 80 岁年龄组直肠指检触及肥大前列腺的比例为 43%。

临床 BPH 发病率较为广泛。在美国白种人中，40~49 岁男性 13% 患有中到重度的 LUTS，70 岁以上的男性中 28% 伴有中到重度 LUTS。欧洲 50~80 岁男性中到重度 LUTS 的发病率约为 30%。在亚洲，中到重度 LUTS 发病率在 40 岁男性中为 18%，50 岁男性中为 29%，60 岁男性中为 40%，在 70 岁男性中为 56%。

【自然病史】

BPH 的自然病程是指 BPH 从发生、发展到结局各个不同阶段的疾病预后。了解 BPH 的自然病程，对于疾病的预后与选择恰当的治疗方式非常重要。BPH 的临床终点进展指标包括症状加重、膀胱功能失调、更为严重的膀胱出口梗阻、急性尿潴留、反复尿路感染、慢性肾功能不全、膀胱结石、尿失禁与血尿。

目前关于 BPH 的自然病程研究较少。对于未行治疗的 BPH，不同文献报道 10 年随访发生急性尿潴留的风险介于 4%~73% 之间。PLESS 研究（proscar long-term efficacy and safety study）安慰剂组 BPH 病人随访 4 年发生急性尿潴留的风险为 6.6%。

一组研究纳入 500 名健康老年男性，入组前轻度 LUTS 发病率为 10%，中度 LUTS 发病率为 24%，重度为 39%。随访 4 年之后，轻度症状发病率为 63%，中度 LUTS 为 45%，重度为 33%。

Fukuta 等纵向随访研究 319 名男性前列腺体积大小，随访 15 年之后，发现平均前列腺体积由入组前的 17.4ml 增至 23.9ml。其中，40 岁男性前列腺体积增幅为 5.5ml，50 岁男性为 5.6ml，60 岁男性为 8.6ml，70 岁男性为 11.1ml。

MTOPS（medical therapy of prostatic symptoms）研究为目前关于 BPH 药物治疗的大规模随机对照试验。在该研究中，BPH 进展定义为 AUA 症状加重 4 分以上，急性尿潴留的发生、慢性肾功能不全或者无法接受的尿失禁、反复的尿路感染或脓尿。随访 4.5 年之后安慰机组 BPH 疾病进展率为 4.5%。其中 3.6% 为症状加重，0.6% 为发生急性尿潴留。

【病因与发病机制】

BPH 是老年男性的常见疾病，导致的 LUTS 可严重影响病人的生活质量。50 岁男性 BPH 发病率约为 50%，60 岁男性发病率达 60%，80 岁男性发病率达 90%。

自 1843 年开始,Brodie 首次提出老龄为 BPH 的主要危险因素,在随后的 100 多年里,关于 BPH 的发病机制一直是泌尿外科学界研究与争议的热点问题。但到目前为止对其发病机制尚未完全阐明,多数学者认为前列腺增生症为一种多因素致病疾病。目前,关于 BPH 的发病机制,主要集中在以下几个方面:

(一)激素内分泌学说

研究发现睾酮与双氢睾酮(dihydrotestosterone,DHT)在 BPH 的发生、发展中起着重要作用。正常的前列腺生长需要 DHT,而 Wolffian 小管的生长则需要睾酮的刺激。在小鼠模型中,去势小鼠可观察到前列腺组织萎缩,组织学可见管腔上皮细胞的大量凋亡及基底细胞的进入休眠状态。然而,再次给予雄激素替代物刺激之后,小鼠前列腺出现再次生长。这些研究提示前列腺具有雄激素高度敏感性及反应性。青春期前去势的男性或者 2 型 5α 还原酶缺陷的男性病人,在成年后并不会罹患 BPH。性腺功能减退的病人同样表现为前列腺移行区体积的缩小,其 BPH 患病率较常人明显减低。因此,雄激素在 BPH 的发病过程中起着非常重要的作用。

目前,雌激素及其类似物越来越引起泌尿外科学者的关注。雌激素与雄激素受体家族均为核转录因子家族。在正常或病变的前列腺组织中,雌激素与雌激素受体 α(estrogen receptor α,ERα)结合后可促进前列腺细胞增长,与 ERβ 结合则既可促进细胞增殖,又可诱导前列腺细胞凋亡。当病人前列腺高表达 ERα,并同时 ERβ 表达缺失时,则表现为前列腺细胞明显增殖,临床则表现为 BPH 或者前列腺肿瘤。在 BPH 中,与正常前列腺组织相比,ERα 在前列腺基质细胞中高表达,在基底上皮细胞及管腔上皮细胞中可见。与之相反,ERβ 则在基底细胞及管腔细胞中高表达。雄激素受体则主要定位于管腔上皮细胞,在基底细胞和基质细胞中少量表达。在老年男性中可见雄激素、雌激素水平之比持续下降。目前的观点认为 BPH 可能与雌激素促有丝分裂信号转导有关。基础研究发现雌激素可刺激体外培养的前列腺基质细胞,而对上皮细胞并无促进增殖的作用。给予雌激素口服的犬类与正常激素水平的犬类比较,亦表现为 BPH 进展加快。因此,这些研究提示 ER 在 BPH 的发病过程中起着一定的作用。

(二)生长因子学说

生长因子是一些可以刺激或抑制细胞分裂与分化的小分子多肽。前列腺内雌、雄激素与生长因子及生长因子受体之间有着内在的联系,可能改变了前列腺内细胞增殖和凋亡之间的平衡,从而导致 BPH 的发生。

研究发现前列腺组织中存在较高水平的成纤维细胞生长因子(fibroblast growth factor,FGF)-1,2,7。FGF 大部分由前列腺基质细胞产生,少量 FGF-2 由前列腺上皮细胞产生,具有细胞有丝分裂激活的作用。局部缺氧可能是 FGF 表达的诱因。随着 BPH 进展,组织氧消耗随之增加,而氧供给却并未随之增加,因此导致局部组织的缺氧及缺氧诱导因子(hypoxia inducible factor,HIF)-1 表达上调。HIF-1 随之激活缺氧反应,并导致 FGFs 表达增加。研究提示,FGF-7 可促进前列腺上皮细胞增殖。另外,研究发现,FGF-7 主要表达于邻近上皮细胞的前列腺基质细胞,这些结果提示,上皮细胞通过旁分泌途径诱导基质细胞表达 FGF-7,进而促进前列腺上皮细胞的增殖。

碱性成纤维细胞生长因子(basic fibroblast growth factor,bFGF)-2 为前列腺基底上皮细胞所分泌。在 BPH 早期可以检测到较高水平的 bFGF,而 FGF 受体位于基质细胞与基底细胞。目前体外基础研究已发现 bFGF 可以促进前列腺基质细胞增殖。

BPH 组织中可检测到高水平的转化生长因子 β_1(transforming growth factor beta 1,TGFβ1)。TGFβ$_1$ 由前列腺基底上皮所分泌。低浓度的 TGFβ$_1$ 可促进前列腺基质细胞增殖,而高浓度的 TGFβ 却抑制前列腺基质细胞增殖。除此之外,TGFβ$_1$ 可促进前列腺成纤维细胞转化为肌纤维细胞/平滑肌细胞。

BPH 为众多因素共同作用的结果,研究发现同一时间段不同细胞因子之间也存在密切联系。TGFβ 可促进 BPH 基质细胞出现增殖,其途径可能是通过调节胰岛素样生长因子结合蛋白(insulin like growth factor binding protein,IGFBP)的表达。体外细胞接受 TGFβ 刺激之后,IGFBP-3 在正常细胞中表达增加 15 倍,而 BPH 仅增加 2 倍,因此正常细胞 60% 为 IGFBP-3 所抑制生长,而 BPH 中仅 20% 为 IFGBP-3 所抑制。

(三)细胞增殖、凋亡与老化

研究发现 BPH 中前列腺上皮细胞增殖、凋亡之比明显高于正常前列腺组织。BPH 组织学研究提示 BPH 组织中可见大量基质细胞为增殖状态,却罕见凋亡状态。BPH 上皮细胞中发现抗凋亡因子 bcl-2 高表达,可能是上皮细胞凋亡的发生减少的原因之一。因此,许多学者认为 BPH 是由于前列腺组织中凋亡减少所致。

研究发现 BPH 组织中可见有丝分裂原激活蛋白激酶高表达,p38 激酶可见表达于正常组织及 BPH 组织中的基质及上皮细胞中,但 BPH 组织中具有更多的细胞表达 p38,从而提示 p38 作为一种有丝分裂原激活蛋白,可促进 BPH 细胞增殖。P27KIP1 为细胞周期负性调节蛋白,在正常前列腺组织中高表达,而在 BPH 组织中几乎检测不到,也提示该负性细胞周期调节蛋白的表达缺失与 BPH 的细胞增殖有关。

衰老相关 β 半乳糖苷酶(senescence associated β galatosidase,SA-β-gal)为细胞老化的标志物。研究发现前列腺体积大于 55g 的组织中,80% 的组织 SA-β-gal 表达阳性,然而在前列腺体积小于 55g 的组织中,仅 12% 的组织 SA-β-gal 表达阳性。因此证明在 BPH 组织中存在着广泛细胞老化现象,细胞老化可能在 BPH 的发病机制中发挥着一定的作用。

(四) 炎症学说

在组织学研究中,40%~90% 的 BPH 组织中发现伴有慢性前列腺组织炎症。因此,许多学者提出慢性组织炎症可能在 BPH 的发病过程中发挥着重要作用。

组织病理分析发现浸润的炎症细胞主要为 T 淋巴细胞(占 60%~70%),B 淋巴细胞(15%)及巨噬细胞(15%)。正常前列腺组织中仅均匀分布少量免疫细胞(7 个 $/mm^2$),以 $CD8^+$ 抑制 T 细胞为主。在典型的 BPH 组织中,免疫细胞数量平均增加 28 倍(195 个 $/mm^2$),其中 60% 为活化的 $CD4^+$ 记忆 T 细胞。这些炎症细胞主要位于前列腺基质、腺周或浸润前列腺腺体。

同时,前列腺组织中发现大量的促炎症细胞因子的表达。如白细胞介素(interleukin,IL)-2,IL-4,IL-6,IL-7,IL-8,IL-15,IL-17,γ 干扰素(interferon,IFN)。体外研究发现在前列腺老化上皮细胞表达高水平的 IL-8。IL-8 既可直接促进 BPH 上皮细胞生长,也可以促进基质细胞表达 FGF-2,FGF-2 可进一步促进前列腺上皮细胞及基质细胞的生长。

IL-17 主要表达于 T 淋巴细胞与前列腺上皮及平滑肌细胞,在正常前列腺组织中无法检测到 IL-17 的表达,79% 的 BPH 组织可检测到 IL-17 表达。IL-17 可促进前列腺基质细胞表达 IL-6、IL-8,与 T 淋巴细胞表达 IFNγ、肿瘤坏死因子 α(tumor necrosis factor α,TNFα)、IL-10、IL-5。此外,研究发现 IL-17 可促进 COX-2 的表达,COX-2 可将花生四烯酸转化为具有促炎作用的前列腺素。

【危险因素】

目前已经证明年龄与有功能的睾丸为 BPH 发病的两个最为重要的危险因素。除此之外,众多学者提出种族、高血压、非胰岛素依赖型糖尿病、肥胖、吸烟可能为 BPH 的危险因素,但均存在争议。

代谢综合征为系统代谢与心血管系统紊乱的一个症候群,主要表现为胰岛素抵抗与超高胰岛素血症。研究发现在代谢综合征 BPH 病人中,前列腺移行区体积明显高于非代谢综合征 BPH 病人,代谢综合征 BPH 病人移行区体积年增长率也明显高于非代谢综合征 BPH 病人,因此,预示代谢综合征可能为 BPH 的一个重要危险因素。

种族是 BPH 的一个危险因素。流行病学调查提示亚洲男性患有 BPH 的比例明显少于高加索男性。美国明尼苏达州 Olmsted 郡流行病学调查发现中 - 重度下尿路症状发病率在非裔加勒比男性中较高加索男性明显升高。然而,亦有研究发现非裔加勒比男性与高加索男性 BPH 发病率相当。

流行病学研究总的能量摄入与总的动物蛋白质摄入与 BPH 的发病率相关联。西式饮食更容易患有 BPH 与前列腺癌,预示饮食可能为 BPH 的一个危险因素。

目前吸烟、低高密度脂蛋白是否为 BPH 的危险因素并无定论,尚需要进一步研究验证。

【病理】

McNeal 前列腺分为四个区:中央区,外周区,移行区和尿道周围区及纤维肌肉区。BPH 主要起源于移行区及尿道周围区。移行区为两侧前列腺腺体增生的主要来源,未增生前占前列腺体积的 5%。尿道周围区为前列腺中叶增生的主要来源。前列腺外周带占正常前列腺组织的 25%,呈楔形包绕射精管。外周区位于前列腺的背侧及外侧部分,占正常前列腺组织的 70%,是前列腺癌最常发生的部位。

BPH 主要为移行区及尿道周围区的腺体及间质组织的增生,增生的组织呈大小不等的结节。以腺体增生为主的 BPH 组织,表现为大小不等的囊腺腔,组织较软,囊内可见白色液体。以间质增生为主的 BPH 组织,表现为弥漫性增大而没有明显结节形成或形成间质结节。Frank 将增生的结节分为 5 型:①基质型结节:以纤维肌母细胞和圆形血管构成;②纤维肌肉型结节:结节的间质已分化为平滑肌,腺体分散其中;③腺型结节:结节的主要成分为腺体,腺体周围伴有少量间质成分;④纤维腺瘤型结节:结节以纤维组织为主,中间或边缘有腺管出现;⑤纤维肌肉腺瘤型结节:最为常见,此型由不等量的腺体及间质两种成分构成,腺体成分可见小叶形成,部分结节可见上皮萎缩,腺腔扩大呈囊状。

前列腺体积大小并不与病人的梗阻程度呈正相关关系。BPH 所致的膀胱出口梗阻与增生腺体的位置及形态密切相关。中叶腺体增生突入膀胱颈,或者两侧叶腺体增生挤压尿道,使前列腺尿道延长、弯曲、受压、均可导致排尿困难。持续膀胱出口梗阻,导致病人膀胱平滑肌肥大、增生,肌束增加,逼尿肌不稳定或顺应性降低,临床表现为尿频、尿急症状;长期的梗阻可导致膀胱逼尿肌收缩功能降低,临床表现为排尿费力、排尿等待、残余尿量增加与慢性尿潴留。严重的膀胱收缩功能降低,残余尿量持续增加,可导致充盈性尿失禁与上尿路积水的发生。长期慢性尿潴留,可诱发膀胱结石、反复尿路感染及膀胱憩室的发生。

【临床表现】

BPH 的临床症状主要表现为 LUTS 以及尿潴留、膀胱过度活动、泌尿系感染、血尿、肾功能不全等并发症。

LUTS 症状并非 BPH 病人特有,目前研究发现 LUTS 主要由于膀胱出口梗阻所致,也有可能为逼尿肌收缩性受损和逼尿肌不稳定造成。常见的 LUTS 分为刺激症状与梗阻症状。

BPH 所致的刺激症状主要为尿频、尿急、夜尿增多及急迫性尿失禁。

排尿次数增多称为尿频,是 BPH 最为常见的症状之一。正常成年人日间排尿次数 4~5 次,夜间排尿 0~1 次,不超过 2 次,每次尿量约 200~300ml。当病人出现夜尿次数超过 3 次,即表明由于 BPH 所致的膀胱出口梗阻已经达到一定程度。由于 BPH 所致膀胱出口梗阻,导致膀胱顺应性降低,残余尿量增加,从而导致功能性膀胱容量不断降低,为 BPH 所致尿频的主要原因。另外,BPH 病人并发膀胱结石或反复尿路感染,为尿频的又一诱发原因。尿急为强烈的、不可抑制的排尿欲望。当 BPH 病人膀胱充盈时,病人企图抑制排尿,但仍出现自然或激发的逼尿肌收缩,则表现为尿急。严重的尿急、尿频及膀胱逼尿肌不自主收缩,从而诱发急迫性尿失禁的发生。

梗阻症状有排尿困难,排尿费力、排尿时间延长、尿线变细、尿流无力、间断性排尿,终末滴沥,尿潴留及充盈性尿失禁。逼尿肌收缩功能受损是产生上述症状的主要原因。正常成人排尿时,除在排尿结束时,一般不需要屏气增加腹压完成排尿。BPH 病人由于膀胱出口梗阻及由于膀胱出口梗阻所致的膀胱收缩功能受损,初期表现为尿意时需等待片刻才可以排除尿液,继而出现尿线变细、尿不成线、排尿时间延长,间断性排尿、终末性尿滴沥。当膀胱过度充盈时,膀胱内压超过尿道压力,尿液经尿道不自主地流出,称为充盈性尿失禁。

【诊断】

以 LUTS 症状为主诉的 50 岁以上的男性病人,首先应考虑 BPH 的可能,需进行一下评估:

1. 病史 前列腺增生症为老年病人常见疾病。老年病人常患有高血压、糖尿病等老年性疾病。详细全面的病史不但对于确定排尿障碍的原因有帮助,而且有助于了解是否存在可能存在的合并疾病,为 BPH 的诊断与治疗提供依据。

2. 体格检查 详细的体格检查对 BPH 的诊断至关重要。如可发现病人是否具有尿道外口狭窄或畸形所致的排尿困难、是否并发有神经系统的并发症。直肠指检可评估前列腺的大小、形态、质地、有无结节与压痛、肛门括约肌紧张情况及直肠情况,为判断前列腺大小及是否存在前列腺癌具有重要意义。

3. 国际前列腺症状学评分(international prostate symptom score, IPSS) IPSS 为国际公认的判断 BPH 病人症状严重程度的一项评分系统。其包括尿急、尿频、夜尿次数、尿流力量、排尿踌躇、排尿间断、残余尿 7 个方面的泌尿系统症状。每个问题 5 分,共 35 分。根据症状严重程度,0~7 为轻度,8~19 为中度,20~35 为重度(表 75-1)。IPSS 包括 1 个生活质量评分,总分 0~6 分(表 75-2)。

IPSS 评分可以初诊时用于评估病人症状的严重程度、对治疗的反应及观察等待治疗的疾病进展情况。虽然 IPSS 为评估 BPH 病人 LUTS 的一种有效评估工具,但 IPSS 不用于诊断 BPH,一些疾病,如泌尿系结石、感染、肿瘤、外伤均可导致 IPSS 评分较高。IPSS 症状的严重程度与最大尿流率、残余尿量及前列腺体积亦无明显相关性。

表 75-1 IPSS 评分

在最近一个月,您是否有以下症状	在5次中						症状评分
	无	少于1次	少于1/2	大约1/2	多于1/2	几乎每次	
排尿不尽感	0	1	2	3	4	5	
排尿后2小时又要排尿	0	1	2	3	4	5	
间断性排尿	0	1	2	3	4	5	
排尿不能等待	0	1	2	3	4	5	
有尿线变细现象	0	1	2	3	4	5	
排尿费力	0	1	2	3	4	5	
夜尿次数	无	1次	2次	3次	4次	5次	

表 75-2 排尿后生活质量评分

	非常满意	大致满意	满意	满意、不满意各占一半	多数不满意	苦恼	很糟
如果在您今后的生活中始终伴有现在的排尿症状,您认为如何?	0	1	2	3		4	5	6

4. 前列腺特异性抗原(prostate specific antigen, PSA) PSA为由前列腺腺泡细胞与导管上皮细胞分泌的单链糖蛋白,具有前列腺组织特异性。PSA值受年龄与种族影响,一般男性40岁以上血清PSA会升高,年龄越大,PSA水平越高。前列腺癌、BPH与前列腺炎病人PSA也会升高。另外,射精、前列腺按摩、前列腺穿刺活检、膀胱镜检查、留置导尿、直肠指诊时也会影响PSA值。

临床将PSA>10ng/ml或PSA 4~10ng/ml,游离PSA/总PSA<16%作为前列腺穿刺活检的参考值,用以发现是否患有前列腺癌。PSA还可以作为BPH病人临床进展的指标,PSA ≥ 1.6ng/ml的BPH病人发生临床进展的可能性较大。

5. 尿常规 BPH病人多为老年男性,尿常规检查不但可发现病人是否患有尿路感染,而且可确定病人是否有血尿、蛋白尿、尿糖等疾病,为进一步治疗提供指导意见。

6. 血肌酐 BPH病人血肌酐升高,一方面提示可能为尿路梗阻所致,需行上尿路影像学检查明确上尿路是否存在病变。另一方面,预示如行BPH手术治疗,手术并发症较正常肾功能的病人明显增加。

7. 超声检查 经腹部超声检查为最为常用的超声检查方式,不但可以显示双侧肾脏、输尿管有无积水,膀胱有无结石或肿瘤等病变,及膀胱残余尿量多少,而且可提示前列腺的大小、形态。

经直肠超声可更为精确的提示前列腺整个腺体及移行区体积的大小、有无异常结节。前列腺体积的计算公式为:前列腺体积 = 0.52 × 前列腺三个径的乘积;前列腺重量 = 0.546 × 前列腺三个径的体积。

8. 排尿日记 记录病人排尿次数、排尿时间、每次尿量、伴随排尿症状、饮水量等,对于以夜尿为主的下尿路症状的病人,有助于鉴别夜间多尿与饮水量过多。

9. 尿流率检查 尿流率是指单位时间内排出的尿量,是评估下尿路梗阻的简单、无创的检查手段。老年男性最大尿流率 ≥ 15ml/s属于正常,15~10ml/s可能有梗阻,<10ml/s肯定存在梗阻。但最大尿流率不能区分梗阻和逼尿肌收缩无力,因此,必要时需行尿动力学检查。最大尿流率检查需在尿量150~200ml时进行检查较为准确。

【鉴别诊断】

1. 前列腺癌 前列腺癌与BPH同为老年男性易患疾病,BPH好发于前列腺移行带,而前列腺癌好发于前列腺外周带。前列腺癌病人亦可伴有严重的尿急、尿频、血尿等下尿路症状,直肠指诊偶可扪及前列腺质硬结节,经直肠超声、磁共振等影像学检查可发现前列腺内的病灶,前列腺腺癌病人血清PSA明显升高,前列腺穿刺活检可确诊。

2. 尿道狭窄 尿道狭窄与BPH临床表现同为排尿困难、尿线变细。尿道狭窄病人伴有骨盆骨折、骑跨伤、反复尿道炎、尿道医疗器械损伤等病史,尿道镜检查、尿道造影可进一步确诊。

【治疗】

1. 观察疗法 对于具有轻到中度LUTS且没有并发症的BPH病人来讲,症状并不是非常明显。相对于手术或者药物治疗,观察等待(watchful waiting,WW)更适合他们。该治疗方式通常包括:病人健康教育、诊断确定、定期复查和生活方式教育等内容。对于大多数BPH病人来说,观察等待其实是其治疗的第一个环节,在观察等待过程中,部分病人症状可自行缓解或维持数年;部分病人则可能发生急性尿潴留、肾功能不全、结石等并发症,而进入下一个治疗阶段。

2. 心理干预　通过分散注意的技巧如挤压阴茎、做深呼吸、紧身内裤和自我心理暗示技巧去忘记"膀胱"和"厕所"等词汇，帮助控制激惹症状。膀胱再训练即鼓励当有尿急感觉的时候坚持一段时间从而增加膀胱的容量（约400ml）。

3. 排尿习惯　使用放松和快速排尿技巧；排尿结束进行尿道挤压以防止排尿后滴尿。

4. 生活习惯　在晚餐后或外出等不方便的时候减少特定时间内液体摄入量以减少排尿频率。但每日总液体摄入量需大于1 500ml。同时避免使用具有利尿或刺激性的物质，如：咖啡和酒精等，以避免液体排出频率增加、尿急和夜尿。积极处理便秘及基础原发疾病，并调整可能影响排尿的相关药物的使用。

5. 内科药物治疗

（1）α受体阻断药：过去普遍认为α受体阻断药靠阻止内源性释放的去甲肾上腺素作用于前列腺平滑肌细胞降低前列腺尿道张力和膀胱出口梗阻。前列腺的收缩主要靠α_1A受体介导。然而，事实显示受体阻断药对决定尿动力学的膀胱出口抵抗几乎没有作用，治疗相关下尿道症状的改善仅仅与解除梗阻有关。因此，有很多关于前列腺外α_1受体和其他分类作为α受体有益作用的介质的讨论。分布于血管、其他非前列腺平滑肌细胞和中枢神经系统中的α_1受体会导致BPH病人在接受α受体阻断药治疗期间，出现相应的毒副作用。因此，α_1A受体选择性拮抗剂在治疗过程中，由于副作用相对较轻，在BPH治疗中广泛应用。早期应用苯氧苄胺（酚苄明）和哌唑嗪等短效α受体阻断药治疗良性前列腺增生引起的下尿路刺激症状，但副作用较大。目前主要应用长效α受体阻断药，包括阿夫唑嗪、多沙唑嗪、坦索罗辛、特拉唑嗪。尽管不同的配方导致不同的药效动力学行为和耐受性，但其总体临床效果是相似的。

临床随机对照研究结果显示：α受体阻断药能显著减少BPH病人IPSS约35%~40%，并增加最大尿流速率20%~25%。在一个开放性研究中记录IPSS缓解高达50%，最大尿流速率增加约40%，而且起效的时间比安慰剂组明显缩短。对于各种程度的病人，α受体阻断药对其IPSS缓解的百分率看起来都是相似的。α受体阻断药药效学与前列腺大小和病人年龄无关。但研究同时发现，长期使用α受体阻断药治疗并不能减小前列腺的体积和预防急性尿潴留，因此部分病人随着病情进展，最终还是会接受外科手术治疗。

α受体阻断药最常见的副作用是乏力、头晕和低血压。虽然血压的降低可以使高血压的病人受益，但也可能造成乏力和头晕。扩血管作用最明显的是多沙唑嗪和特拉唑嗪，而对阿夫唑嗪和坦索罗辛很少出现，上述四种药物的发生扩血管作用的风险比分别为3.3、3.7、1.7和1.4。近期研究发现，长期应用α受体阻断药特别是坦索罗辛可能会导致白内障术中出现虹膜软化症（IFIS）。但目前还不清楚究竟是坦索罗辛比其他α受体阻断药风险更高还是由于它使用更广泛导致的该结果。虽然有系统评价总结α受体阻断药不会影响性欲，反而对勃起功能有益，但也有证据表明α受体阻断药，尤其是α_1A受体阻断药可能会导致异常射精。

α_1受体阻断药目前仍是具有中到重度LUTS症状的BPH病人的一线治疗药物，都有每日单次口服剂型。开始口服多沙唑嗪或特拉唑嗪时推荐采用剂量滴定法，而口服阿夫唑嗪和坦索罗辛则不必。由于该类药起效快，作用强，常常用于症状反复的病人进行间断治疗。

（2）5α还原酶抑制剂：雄激素主要以双氢睾酮的形式作用于前列腺。睾酮在前列腺间质细胞中，通过一种绕核脂酶（5α还原酶）作用转换为双氢睾酮。它存在两种同工酶，1型5α还原酶：在前列腺局部表达较少且活性较低，主要作用于前列腺外组织，如皮肤和肝；2型5α还原酶：在前列腺中主要表达及活性较高。5α还原酶抑制剂通过诱导前列腺上皮凋亡可使前列腺体积缩小15%~25%。在使用6~12个月后血清PSA可降低约50%。并且长期治疗其缩小平均前列腺体积的作用更显著。目前临床使用的5α还原酶抑制剂有两种：度他雄胺（dutasteride）和非那雄胺（finasteride）。非那雄胺仅抑制2型5α还原酶活性，而度他雄胺以相似的效能同时抑制1型和2型5α还原酶。上述两种药物均经肝脏代谢，连续治疗后非那雄胺可降低血清双氢睾酮浓度约70%，度他雄胺降低血清双氢睾酮浓度约95%。但两种5α还原酶抑制剂降低前列腺局部双氢睾酮浓度的效果相似（85%~90%）。

5α还原酶抑制剂至少需要连续使用6~12个月才能发挥其治疗作用。临床研究显示：BPH病人连续接受5α还原酶抑制剂治疗2~4年后，IPSS评分可降低15%~30%，前列腺体积缩小18%~28%，最大尿流率增加1.5~2.0ml/s。

非那雄胺的效果主要取决于开始治疗时的前列腺体积。有证据表明，对于体积<40ml的BPH

病人,非那雄胺并不能取得比安慰剂更好的效果。但度他雄胺对前列腺体积 30~40ml 的病人,仍能在使用后改善其 IPSS 评分,缩小前列腺体积以及降低急性尿潴留风险。度他雄胺和非那雄胺对下尿路刺激症状的效果是相似的,相对于 α 受体阻断药,5α 还原酶抑制剂对 LUTS 症状的改善起效更慢。不同于 α 受体阻断药的是,5α 还原酶抑制剂可以降低急性尿潴留发生率以及需要手术的长期风险。即使对于前列腺体积小于 40ml 病人,5α 还原酶抑制剂防止疾病进展的效果也是明显的,但它减慢疾病进展的准确作用机制目前仍不清楚。

5α 还原酶抑制剂的主要副作用主要表现在性功能方面,包括性欲低下、勃起功能障碍以及罕见的射精紊乱,如逆向射精、射精失败、或精液量减少。总的来讲其不良事件的发生率较低且随治疗时间延长而减少。男性乳房发育的发生率约为 1%~2%。

5α 还原酶抑制剂主要用于前列腺体积增大并有 LUTS 症状的 BPH 病人。由于其作用慢,5α 还原酶抑制剂适合长期治疗。在怀疑前列腺癌时要特别考虑其对血清 PSA 的影响。另外值得注意的是 5α 还原酶抑制剂(非那雄胺)可能减少经尿道前列腺手术围术期的出血,这可能是由于它们对前列腺新生血管生成也有影响。

(3)M 受体拮抗剂:膀胱的主要神经递质是能刺激逼尿平滑肌细胞表面 M 受体的乙酰胆碱。M 受体不仅仅在平滑肌细胞紧密表达,也表达在其他如唾液腺上皮细胞、膀胱的尿路上皮细胞,或周围或中枢神经系统神经细胞。人类 M 受体包括 5 种亚型,其中 M_2 和 M_3 主要表达于膀胱逼尿肌。进一步研究发现,膀胱逼尿肌所含 M 受体中约 80% 为 M_2 受体,20% 是 M_3 受体。在健康人群中,仅有 M_3 受体参与膀胱逼尿肌的收缩,M_2 受体亚型的作用尚不清楚。

临床常用的 M 受体拮抗剂包括:托特罗定和索利那新等。但由于其可能存在导致膀胱不完全排空和诱发急性尿潴留的危险,这类药仍被部分指南规定为前列腺增生治疗的禁忌。有研究表明如果治疗结果按照 PSA 浓度(前列腺体积)分层,在 PSA 浓度低于 1.3ng/ml 的人中显著减少白天小便频率,24 小时排空频率和 IPSS 储尿期症状,而在 PSA 浓度高于 1.3ng/ml 的病例中不是这样,说明小前列腺的男性从 M 受体拮抗剂中获益更多。

尽管 M 受体拮抗剂在对有下尿道症状的老年男性的治疗中有效,但同时存在可能导致急性尿潴留的风险。在有下尿道症状的男性中使用 M 受体拮抗剂的药效学研究依然缺乏,因此,使用此类药还需谨慎,并建议行 IPSS 评分和残余尿的再次评估。

(4)5 型磷酸二酯酶(PDE)抑制剂:一氧化氮(nitric oxide,NO)是广泛存在于人体的非肾上腺能、胆碱能神经递质。NO 是由 L- 精氨酸通过 NO 合成酶合成,继而通过刺激合成环磷酸鸟苷(cGMP)参与调节膀胱、前列腺及尿道肌张力。磷酸二酯酶则能抑制 cGMP 的活性,导致尿路系统平滑肌的收缩。PDE 目前包括 11 种亚型,PDE4 和 PDE5 是存在于膀胱、前列腺及尿道平滑肌细胞的主要亚型。PDE 抑制剂能够通过抑制 PDE 对 cGMP 的抑制,增加尿路平滑肌细胞中 cGMP 的浓度及活性,最终舒张平滑肌,改善 LUTS 症状。

目前,口服的 PDE 抑制剂包括:西地那非、伐地那非和他达拉非。由于缺乏有力的证据,上述三种药物仅有治疗勃起功能障碍及肺动脉高压的适应证,没有治疗 LUTS 的适应证。这类药物用于治疗 LUTS 仍处于临床试验阶段,但已有的小样本临床试验仍显示,PDE 抑制剂能降低 IPSS 评分 17%~35%,病人治疗期间生活质量明显改善。

PDE 抑制剂的副作用包括:头痛、鼻塞、乏力、潮红、视力障碍、低血压等。阴茎异常勃起和急性尿潴留的发生率极低。

(5)植物提取液:植物疗法是运用不同植物提取物药效的一种治疗方法。但是这些提取物的哪一种成分能够减轻改善病人的症状仍然存在着争议。据报道其中最重要的成分是植物固醇、谷固醇、脂肪酸以及凝集素。体外实验已经证实植物提取物具有以下的作用:抗炎、抗雄激素或者类雌激素作用;降低性激素结合球蛋白(SHBG);抑制芳香化酶、脂氧化酶以及生长因子诱导的前列腺细胞增生,抑制肾上腺激素受体、5α 还原酶、胆碱能受体、二氢吡啶受体或者香草酸受体;改善逼尿肌功能;中和自由基等。然而,这些体外的试验效应并没有在体内实验得到证实,而且这些植物提取物的具体作用机制仍然还不清楚。不同的厂家运用不同的萃取技术,从而使得药物中有的包含着不同质量的活性成分,有的包含着两种甚至更多的不同的草本成分。不同厂家生产的同一种植物的提取物的生物活性以及临床效果往往并不一致,所以某一商标的药物效果并不适用于其他的商标品牌的药物。即使是同一厂家的不同批次的产品所包含的有效成分的浓度也都不一样,生物活性也不一样。因此,不同的植物提取液其药代动力学性质相差很大。

植物疗法的副作用一般较轻,并且发生的频率和严重程度都和安慰剂组类似。而严重的副作用事件与研究用药并没有关系。胃肠道不适是最常出现的副作用,其他的还可能出现勃起功能障碍等。

植物疗法药物是用于治疗 BPH-LUTS 病人的来源于不同植物的提取物。由于同种药物的不同商品之间活性成分的浓度差异问题,这些药物仍然存在这临床使用问题。因此,这些药物提取物的实验结果的 META 分析似乎并不合理,我们应该慎重考虑这些结果。

(6)联合疗法

1)α 受体阻断药 +5α 还原酶抑制剂联合治疗:α 受体阻断药和 5α 还原酶抑制剂的联合治疗是利用两种药物不同的药理作用,使其在改善疾病的症状和防治疾病的进展上发挥协同作用。通常 α 受体阻断药只需要数小时或者数天就能发挥临床效应,而 5α 还原酶抑制剂往往需要几个月才能发挥显著的临床效果。联合用药时,两种药物的药代动力学和药效学性质与单一用药时并没有差别。相比于随访期只有 6~12 个月的早期研究,长期随访的研究数据表明在减轻症状以及改善尿流率方面联合治疗的效果明显优于单一药物治疗,同时也证实在减少急性尿潴留和手术治疗的发生率上,联合治疗的效果也好于单用 α 受体阻断药。CombAT(度他雄胺、坦索罗辛联合)试验同时证实在治疗第 8 个月开始,联合治疗在减少急性尿潴留和手术治疗的风险上,效果优于 α 受体阻断药单药治疗;联合治疗第 9 个月后,IPSS 症状和最大尿流率的改善优于单一用药治疗;单独使用 5α 还原酶抑制剂在减少急性尿潴留和前列腺手术的发生率上效果似乎与联合治疗的效果一样(差异没有统计学意义),但是联合治疗的预防效果更显著。MOTPS 试验结果显示单独使用 α 受体阻断药可能也可以减少症状进展的危险性。

CombAT 和 MTOPS 研究结果均显示,联合治疗的药物相关性毒副反应的发生率明显高于单独使用两种药物。联合治疗的副作用表现都是使用 α 受体阻断药和 5α 还原酶抑制剂的常见副作用,但发生率更高。

相比于 α 受体阻断药和 5α 还原酶抑制剂的单一治疗,联合治疗更能改善良性前列腺增生病人的 LUTS,增加最大尿流率,预防疾病的进展,但是联合治疗更易发生副作用。因此对于有中到重度

的 LUTS 以及有疾病进展高风险(前列腺体积过大、血清 PSA 浓度较高、高龄)可能的病人应该进行联合治疗。对于需要长期治疗(大于 12 个月)的病人应该进行联合治疗,并且治疗前应该与病人进行良好的沟通。对于仅有中度症状病人在联合治疗 6 个月后可以考虑停用 α 受体阻断药。对于只需要短期治疗(疗程小于 1 年)的病人不推荐使用联合治疗。

2)α 受体阻断药 +M 受体阻断药联合治疗:α 受体阻断药 +M 受体阻断药联合治疗同样是利用两种药物不同作用机制,通过分别抑制前列腺尿道的 α 受体和膀胱逼尿肌 M 受体活性,最终在改善病人下尿路症状方面达到协同作用。

目前,至少有 9 项临床试验观察并比较了 α 受体阻断药联合 M 受体阻断药治疗与单用 α 受体阻断药治疗 LUTS 的疗效。但观察周期最常不超过 25 周。研究结果显示,与 α 受体阻断药单用相比,联合治疗能更显著改善尿频、夜尿、急迫性尿失禁等 LUTS 症状。α 受体阻断药 +M 受体阻断药联合治疗最常见的副作用包括口干燥症、射精障碍及残余尿量增加(平均增加 6~24ml),0.9%~3.3% 接受联合治疗的病人会出现急性尿潴留。但目前如何评估病人急性尿潴留风险尚存在困难,接受这种联合治疗的病人定期测定膀胱残余尿量可能是预防急性尿潴留的方法。

6. 外科治疗　最近十年对于前列腺增生疾病的大量研究不断完善了良性前列腺增生的药物治疗,取得了非常理想的效果,但外科手术仍然是治疗药物无效或合并严重并发症的良性前列腺增生的唯一方法。经尿道前列腺切除术(transurethral prostatic resection,TURP)无疑是 BPH 治疗的里程碑,这一重要的技术革新在今天已经成为了全球公认的“金标准”,是其他众多微创治疗疗效比较的参照标准。

(1)TURP:TURP 术最早在 1932 年开始使用,随着技术的更新,其设备不断变化,但基本治疗原则始终都是切除前列腺移行区多余的前列腺组织,改善前列腺部尿道的梗阻。对于体积在 30~80ml 的,TURP 是最佳的治疗方法。对于体积更大的前列腺,是否应该行 TURP 术主要取决于手术医生的水平。原则上手术时间不应该超过 1 小时。

TURP 是使用特制的电切环通过电或等离子热效应将增生的前列腺组织切成小片状,再排出膀胱。首先灌入溶血性灌洗液并观察双侧输尿管开口后,在膀胱颈部开始切除。术中切除的深度是到

达前列腺的外科包膜即能在膀胱颈部看到明显的环状纤维，最常见的方法是在 5 点和 7 点位置定位深度。然后将电切镜始终置于精阜前面，切除两侧叶的增生腺体，侧叶组织坠入中间沟内。必须注意不要在膀胱颈后面过分切割，以免破坏三角区。最后再紧贴外括约肌的地方切除腺体组织，电切环的深度应适当控制，注意保护精阜和外括约肌。切除完毕后，将电切镜推至精阜远端，观察有无悬垂物或梗阻组织。在每个电切阶段结束、开始另一个阶段前都需要完全止血，手术完成后置入三腔尿管行持续冲洗，冲洗液应为淡粉色。若出现鲜红色应考虑动脉出血，需要再次置入电切镜进行止血操作。而冲洗液暗红色多提示静脉出血，多可通过牵拉尿管球囊压迫止血。

TURP 术应积极处理尿路感染。多个研究都证明术中常规防性使用抗生素可明显降低菌尿，发热，败血症及使用其他抗生素的概率。TUR 综合征（transurethral resection symptom，TURS）是最常见的严重并发症，其发生率约为 2%，表现为意识障碍、恶心、高血压、心动过缓等。可能与低渗性冲洗液被大量吸收，血钠浓度下降造成。随着技术水平的上升，TURP 术已经取得了与开放性前列腺切除术相似的死亡率。术后压力性尿失禁发生率约为 2.2%。约 3.8% 的病人术后出现尿道狭窄，而膀胱颈口缩窄的发生率约为 4.7%。TURP 术对性功能的影响长期存在争议。研究发现术后勃起功能障碍的发生率为 6.5%，但这究竟是源于病人年龄的增加还是手术本身的作用还无法阐述清楚。

在传统 TURP 术的基础上，有改进出了经尿道前列腺双极电切术以及经尿道前列腺汽化术等。他们在疗效上都取得了与 TURP 术相似的效果，但有研究发现他们术后并发症的发生率可能更低。

（2）开放性前列腺切除术：由于药物治疗和微创手术治疗的长足进步，BPH 的治疗呈现出了多样化，但对于前列腺体积较大者，也可以进行开放性前列腺切除。与 TURP 术相比，开放手术的切除更完整、再治疗率更低，而且可以避免 TURS 等并发症的发生，但同时病人术中出血可能性也增加，且住院时间更长。手术适应证包括：①难治性尿潴留；②反复的尿路感染；③药物治疗无效的反复血尿；④下尿路梗阻引起的肾功能不全；⑤合并膀胱结石。

开放性前列腺切除术有耻骨后入路（Millin）和耻骨上入路（Freyer）。耻骨后入路是在前列腺包膜的前方横向切开，直接用示指和解剖剪游离增生

腺体。再小心的游离尿道。优势在于能在直视下完整的摘除腺体，尿道远端也能精确的横断；其缺点在于无法处理合并有膀胱憩室或膀胱结石。耻骨上入路或经膀胱前列腺切除术是在腹膜外切开膀胱前壁下部，然后在外科包膜与增生腺体间的平面分离，注意保护尖部的尿道括约肌。在后角进行止血缝合，术后再用止血方纱或球囊压迫止血。为保证充分引流，耻骨上膀胱造瘘管和尿管应同时留置。耻骨上手术主要优势在于能够直视膀胱黏膜，可以一并处理膀胱憩室和较大的膀胱结石；但由于对前列腺尖部视野不佳，可能会影响术后的控尿能力。

开放性前列腺切除术相关的并发症和死亡率非常低。术中、术后出血曾经是主要的问题，但现代止血技术大大改善了这种情况，输血率大约为 7%~14%。压力性尿失禁是最常见的术后并发症，还有部分病人出现膀胱颈挛缩和尿道狭窄。尿外渗出现在部分术中前列腺包膜或膀胱关闭不全的病人当中，经过持续通畅的引流通常可以改善这个问题。另外约 3%~5% 的病人出现勃起功能障碍和逆行性射精，但类似于 TURP 术，目前还无法确定是手术原因还是病人年龄增加所造成的。

（3）激光治疗：激光引入 BPH 的治疗曾经非常热门，随着研究的深入，其适应证和局限性逐渐得到认识。

钬激光（2 140nm）在腔道泌尿外科中已经得到了广泛的应用。由于其能够被水吸收的特性，因此它产生的组织凝固即组织坏死的范围在 3~4mm 内，这种局部非热性的组织坏死效应使得钬激光能够对前列腺组织产生一种精确有效的切割。在内镜冲洗下，采用类似开放前列腺切除的方法将增生的腺体切碎推入膀胱中，再冲洗出来的过程。相对于 TURP，钬激光前列腺剜除术手术时间更长，手术效果相似。该术没有明显的禁忌证，即在进行抗凝治疗或合并有尿潴留的病人实施该手术都是安全的。相对于 TURP，钬激光术中出血更少，术后留置尿管的时间更短，目前也还没有术后出现勃起功能障碍的报道。

532nm 绿激光汽化是通过激光能量使组织温度瞬间达到 50~100℃，造成细胞内压力上升，直到细胞破裂。一般是通过 30° 腔镜下适用 70° 光纤实施的手术。在内镜直视下从膀胱颈口开始用光纤"扫"过增生的腺体，直到两侧叶和尖部。很多应用绿激光的文献都是近年来才报道的，因此目前尚无没有长期应用的临床证据。现有研究表明对

于口服抗凝药物病人绿激光具有较好的应用,留置尿管时间和平均住院日与钬激光类似。

虽然 TURP 术在切除增生腺体解除梗阻方面已经得到公认,但它带来的围术期并发症促使大家不断追求损伤更小、更安全的手术方法。不同波长的激光可以产生凝固、汽化或者切割等不同效应,也就是平常所说的"消融",为泌尿外科医生及病人提供了新的选择。过去 10 年中新发展了多种可用于前列腺手术的激光能量设备,包括钬激光,KTP:YAG,铥(thulium:YAG),蓝光(LBO:YAG)以及二极管激光等。

(4)微波:微波治疗(transurethral microwave thermotherapy,TUMT)是通过尿道内探头发射出微波,将热量传递至腺体,通过温度血流效应、交感神经损伤及诱导凋亡等途径达到治疗效果。虽然 TUMT 的总体有效率可以达到 80%~93%,但现有证据表明 TUMT 对于 LUTS 和最大尿流率的改善效果均不及 TURP,且长期有效率较差,有文献报道其 5 年再次治疗率高达 84.4%。术前应常规进行膀胱镜检,排除单纯性中叶肥大或前列腺尿道过短。由于不需要麻醉(全身麻醉或硬膜外麻醉)且并发症少,TUMT 成为一种真正的门诊手术。特别适合于无法耐受侵入性治疗,前列腺体积小,轻到中度膀胱出口梗阻(bladder outlet obstruction,BOO)的高龄病人。

(5)前列腺支架:体内支架在医学上已经得到了广泛的应用,前列腺也不例外。前列腺支架最早应用于无法耐受手术的病人。相对于留置导尿,前列腺支架必须具有一定的弹性,这样膀胱才能保持自行排空的特性。支架分为临时性的和永久性的。临时性支架不需要上皮移行特性,生物稳定性或降解性皆可;而永久性的支架必须具有生物相容性,能够允许上皮移行,并最终嵌入到尿道上皮中去。

前列腺支架通常在门诊植入。植入前需测量尿道的长度,病人取截石位,局麻下从尿道送入支架,直到支架头进入膀胱。应特别注意支架位置不能位于外括约肌中,否则将造成压力性尿失禁,通常可以通过腹部超声或尿道镜来确定支架的位置。临时性的支架可以通过取出线或内镜下抓钳取出,而取出永久性支架时有时非常困难,甚至可能需要在全麻下进行。

常见的并发症包括植入错位,移位,硬壳形成以及刺激症状,这大大限制了前列腺支架的临床使用,只作为一种有高危手术风险尿潴留病人导尿外的其他选择。

(6)其他方法

1)前列腺内乙醇注射:前列腺内乙醇注射是一种 BPH 的微创治疗方法。但由于其作用机制,病人的选择以及注射点位、注射量的选择尚未明确,部分病人也出现了一些并发症,并缺乏长期随访的证据,因此这种方法只能作为一种试验性的治疗手段。

2)前列腺内肉毒毒素注射:肉毒毒素是已知最强的人神经毒素,该方法可以通过前列腺上皮细胞凋亡,组织萎缩改善下尿路刺激症状。对于依从性差或合并尿潴留的病人,这似乎是一种很有前途的方法。有限的文献报道了肉毒毒素注射可以取得很好的效果,但随访期都较短。其用于 BPH 治疗的真实有效性还有待于更多大样本长期随访临床试验的证明。

(李 虹)

参 考 文 献

[1] LIEBER M M, RHODES T, JACOBSON D J, et al. Natural history of benign prostatic enlargement: long-term longitudinal population-based study of prostate volume doubling times [J]. BJU Int, 2010, 105 (2): 214-219.

[2] FUKUTA F, MASUMORI N, MORI M, et al. Internal prostatic architecture on transrectal ultrasonography predicts future prostatic growth: natural history of prostatic hyperplasia in a 15-year longitudinal community-based study [J]. Prostate, 2011, 71 (6): 597-603.

[3] MCCONNELL J D, ROEHRBORN C G, BAUTISTA O, et al. The long-term effects of doxazosin, finasteride and combination therapy on the clinical progression of benign prostatic hyperplasia [J]. N Engl J Med, 2003, 349 (25): 2387-2398.

[4] WU S L, LI N C, XIAO Y X, et al. Natural history of benign prostate hyperplasia [J]. Chin Med J (Engl), 2006, 119 (24): 2085-2089.

[5] LEPOR H. Pathophysiology, epidemiology, and natural history of benign prostatic hyperplasia [J]. Rev Urol, 2004, 6 (Suppl 9): S3-S10.

［6］ ROSETTE J, ALIVIZATOS G, MADERSBACHER S, et al. EAU Guidelines on Benign Prostatic Hyperplasia (BPH) ［J］. Eur Urol, 2001, 40 (3): 256-263.

［7］ LEE C H, AKIN-OLUGBADE O, KIRSCHEN-BAUM A. Overview of prostate anatomy, histology, and pathology ［J］. Endocrinol Metab Clin North Am, 2011, 40 (3) : 565-575.

［8］ DE NUNZIO C, KRAMER G, MARBERGER M, et al. The controversial relationship between benign prostatic hyperplasia and prostate cancer: the role of inflammation ［J］. Eur Urol, 2011, 60 (1) : 106-117.

［9］ RESHU T, PAWNI P, NATU D. Goel and Pushpa Tandon. Association of benign prostatic hyperplasia (BPH) with the metabolic syndrome (MS) and its components- 'a growing dilemma' ［J］. JMH, 2011, 8 (1) : 66-71.

［10］ BARRY G T, LUKE E H. Prostate development and growth in benign prostatic hyperplasia ［J］. Differentiation, 2011, 82 (4-5): 173-183.

［11］ KIJVIKAI K. Digital rectal examination, serum prostatic specific antigen or transrectal ultrasonography: the best tool to guide the treatment of men with benign prostatic hyperplasia ［J］. Curr Opin Urol, 2009, 19 (1) : 44-48.

［12］ AUA Practice Guidelines Committee. AUA guideline on management of benign prostatic hyperplasia (2003). Chapter 1: Diagnosis and treatment recommendations ［J］. J Urol, 2003, 170 (2 Pt 1) : 530-547.

［13］ TANGUAY S, AWDE M, BROCK G, et al. Diagnosis and management of benign prostatic hyperplasia in primary care ［J］. Can Urol Assoc J, 2009, 3 (3 Suppl 2) : S92-S100.

第七十六章
阴囊和阴茎疾病

第一节　包皮和阴茎头疾病

一、包皮过长和包茎

包皮过长指阴茎勃起时龟头不能外露,用手推送包皮可使龟头外露。如果用手推送龟头仍外露困难则为包茎。包皮过长和包茎多数是先天性的,反复包皮炎可导致病理性包茎。包皮内易积存细菌和其他微生物,易诱发感染和性传播疾病。

包皮过长和包茎均可通过体检来诊断,包皮过长需与隐匿阴茎相鉴别。包茎需行包皮环切术。包皮过长者应注意局部卫生护理,如反复发作炎症也应行包皮环切术。

二、阴茎系带过短

系带过短多为系带的先天发育偏短,导致勃起时牵拉龟头引起疼痛。部分病人出现系带反复撕裂形成瘢痕,有的病人在性交时用力过大可致系带撕裂出血,而急诊就诊。

病人主诉勃起时系带处牵拉、疼痛,牵直阴茎时系带过紧,系带处有裂口或瘢痕,据此可诊断系带过短。治疗上可手术矫正延长系带。系带断裂出血可压迫止血,或急诊缝扎止血。

三、包皮水肿

本症属于血管性水肿的一种临床表现。多见于小孩及青少年。常常是由于玩弄阴茎或手淫刺激所致。也可见于年老体弱,心肺功能不全,药物或食物过敏者。临床表现为突然发生包皮水肿,积液多者有透明感、饱满,不破溃,刺破后有透亮的淡黄色液体流出。发生在阴茎顶端或前1/3处。经

数小时或数日不经治疗自行吸收,但可再发。

治疗上,水肿范围小,可以保守治疗。如冷敷促进渗液吸收,加压包扎。过敏所致者可服用抗组胺剂或激素。包皮嵌顿者尽早手法复位,如复位困难可局麻下行狭窄环切开,防止缺血坏死。多次复发者可行包皮环切术。

四、阴茎硬化性淋巴管炎

阴茎硬化性淋巴管炎(sclerosing lymphagitis of the penis)好发于30~40岁男性,几乎都发生于阴茎背侧或冠状沟处,外观可见如蚯蚓状,弯曲的索条,向阴茎根部延伸或围绕冠状沟存在。其硬度如同软橡皮样,不与阴茎皮肤粘连,略有活动。病人多无自觉症状,偶有疼痛。

本病病因不明,可能与创伤、局部机刺激如频繁手淫,尤其是长时间内频繁强烈性交有关。诊断依据以体征为主,体检发现阴茎背部或冠状沟处有质硬迂曲条索、光滑、无压痛,与皮肤无粘连。由于缺乏自觉症状,一般不需治疗。如果治疗可采用口服抗生素如环丙沙星、氧氟沙星等。若疼痛明显或病人要求也可手术切除。

五、包皮内异物

为性交时促使女性满足性要求而在包皮内植入异物如宝石、钻石等,或者为使阴茎增粗而在皮下植入某种材料如硅胶。由于手术未注意无菌操作或异物摩擦,可以引起急性或慢性炎症反应,植入区可以发生肿痛,甚至伤口不愈合。

诊断上,有异物植入史,包皮下可触及质硬小

块,压之不痛,无明显炎症。当出现炎症反应时需服用消炎止痛剂如抗生素。为根治最好摘除异物。

六、阴茎中线囊肿

中线囊肿(median raphe cyst)多见于青年,为先天性。通常位于阴茎腹侧,接近尿道外口。虽然这些囊肿被认为由尿道上皮变异而来,但与尿道不相通。治疗可行外科切除。

七、龟头炎和包皮龟头炎

龟头炎是龟头的感染性疾病,如果同时合并包皮感染称之为龟头包皮炎。细菌感染是儿童发病的主要原因。成人可由擦破、局部损伤、刺激性皮炎、念珠菌及细菌感染引起。常见于包皮过长或包茎者,可自愈,也可迁延不愈,易反复。糖尿病及抵抗力低下者易感,反复炎症发作可导致病理性包茎临床表现为龟头黏膜发红,局部红斑,可累及包皮内板,严重者可合并尿道炎,伴龟头或包皮刺痒。据此可诊断龟头炎或包皮龟头炎。治疗上首先消除刺激因素,增强局部护理,局部应用抗菌药物或抗真菌药物。对于反复发作者,建议行包皮环切术。

八、浆细胞性龟头炎

浆细胞性龟头炎又称 ZOON 龟头炎,发生于20~30 岁以上包皮未切除的男性。阴茎龟头上局限性的湿润而光滑红斑斑块为该病特点,亦可出现浅表的糜烂面。通过活检可排除鳞状细胞癌和乳房外 Paget 病。包皮切除似乎可抑制该病发生,且能够治愈大多数病例。

九、龟头缺血性坏死

龟头缺血性坏死是由于支配阴茎龟头的动脉闭塞导致的,比较罕见。常见原因手术过程中损伤了双侧的阴茎背动脉,或术后过度热疗导致动脉持续痉挛。龟头坏死可累及尿道外口导致排尿困难。

治疗上,初期可用湿敷、扩血管药物改善龟头血供,后期龟头坏死发生后可行坏死组织切除,清创,或行阴茎部分切除。

十、闭塞性干燥性龟头炎

闭塞性干燥性龟头炎(balanitis xerotica obliterans)是由慢性龟头炎长期不愈发展而来的。尤其是包茎病人易发本病。病变初起为慢性龟头炎,黏膜皮肤肥厚浸润,色泽棕红,表面脱屑。进而阴茎头部

及尿道内口出现白斑,病变向尿道口及尿道口内发展,可引起尿道口狭窄、包皮萎缩和粘连,无自觉症状,尿道口明显狭窄者可出现排尿困难,尿线细排尿时间延长。

诊断主要依靠临床表现,包茎,龟头黏膜干燥萎缩,表面有白斑,尿道口小,尿线细,排除硬化萎缩性苔藓、包茎和龟头白癜风就可以诊断。

治疗:合并有包茎或包皮过长者,首先行包皮环切术,是龟头暴露。尿道外口狭窄者可行尿道扩张,或尿道外口成形术,使排尿顺畅。

龟头干燥处可用维生素 E 霜或植物油,有减轻干燥及脱屑作用。积极治和预防疗龟头处炎症。禁用激素类霜剂及软膏。

十一、阴茎珍珠样丘疹

阴茎珍珠样丘疹(pearly penile papules)亦名阴茎珍珠样丘疹病,阴茎多毛样乳头瘤,绒毛样乳头瘤。在 20~35 岁时发生约占 10%,几乎都有包皮过长,无自觉症状。沿冠状沟边缘上排列为 1 行或 2 行,珍珠样光泽的白色小丘疹,孤立不融合,有如针尖大小,质硬。发展至龟头系带处为止。长期存在可持续数年无变化,可自然消退。

诊断上仅根据临床表现在冠状沟沿上有双排白色小丘疹、环绕如同珍珠项链一样即可诊断。本症早期被误诊为尖锐湿疣者并不少见,应予注意。本病不需治疗,到 40 岁以上逐渐自然消退,它的存在不影响性生活。不主张激光或冷冻等有创治疗。保持龟头干燥可使其减少,包皮环切可能促其早日消退。

十二、鲍温样丘疹

鲍温样丘疹病(Bowenoid papulosis)的特点是在外生殖器部位发生多发性丘疹,良性,可自然消退,病理组织像类似 Bowen 病。由 HPV 感染引起。

本症临床特征在外生殖器部位如阴茎、龟头发生孤立、单个棕褐色丘疹,微凸于皮面,呈圆形或椭圆形,无自觉症状,病程较长,皮损可自然消退,亦可再发。确诊依赖活检。

治疗:激光或电灼皆可治疗。在保护正常皮肤后可局部涂抹外用腐蚀性药膏如氟尿嘧啶霜。

十三、阴茎接触性皮炎

阴茎接触性皮炎(contact dermatitis of the penis)多由于使用避孕套、避孕药膏或其他的化学物质

引起。起初症状在用避孕套之后数小时阴茎发生刺痒、潮红充血,逐渐水肿。约经3~5日不经治疗可自愈,亦有短期内不消退者。避孕药物引起的潜伏期较避孕套引起者长,多在用药2~3次后发生。另一种情况是在使用清洗液后发生如"洁尔阴""高锰酸钾溶液"等导致的过敏性或刺激

性皮炎。明确由避孕套引起的,称之为"避孕套皮炎"。

治疗上,避免再次接触过敏源,口服抗过敏药物如氯苯那敏,口服激素如泼尼松,可消肿止痒,脱皮期可外涂2%维生素E霜。可外用激素。

(张志超)

参 考 文 献

[1] 吴阶平. 吴阶平泌尿外科学[M]. 济南:山东科学技术出版社, 2005: 695-711.

[2] 魏恩. 坎贝尔-沃尔什泌尿外科学[M]. 9版. 郭应禄,周利群,主译. 北京:北京大学医学出版社, 2009: 426-458.

[3] CALCAGNO C. Balanitis xerotica obliterans[J]. Urolo-

gia, 2007, 74 (4): 206-211.

[4] MATUSZEWSKI M, MICHAJŁOWSKI I, MICHAJŁ-OWSKI J, et al. Topical treatment of bowenoid papulosis of the penis with imiquimod[J]. J Eur Acad Dermatol Venereol, 2009, 23 (8): 978-979.

第二节 阴 茎 疾 病

一、阴茎纤维性海绵体炎

当阴茎受到细菌感染之后,可致海绵体内发炎。阴茎红肿、自发性疼痛,勃起时疼痛更加明显,触之有条索样硬肿,伴有压痛,病程较长变为慢性可以发生纤维化或硬结。尿道内无脓性分泌物,不同于尿道感染。

治疗上,急性期必须给予抗生素如口服喹诺酮类、米诺环素、红霉素等,必要时给予静脉用抗生素。慢性期给予口服抗生素治疗。

阴茎硬结症(peyronie's disease)可继发于阴茎纤维性海绵体炎,是发生于中年男性的一种良性病变,其发病原因不清。往往伴有阴茎疼痛、阴茎海绵体硬结形成以及不同程度的阴茎勃起功能障碍。

【病因】

1743年Peyronie提出该病与过度勃起灌注、性病及结核有关。近来研究与以下因素有较大关系。

1. 外伤 反复出现的性交过程中的微小损伤是最常见的原因。Furey提出微小血管破裂导致血肿形成,进而纤维化。

2. 遗传性患病体质 研究表明阴茎硬结症具有遗传倾向,2%的阴茎硬结症病人具有家族史,并与Dupuytren手掌纤维增殖症相关。另外与

HLA-B27、HLA-DQw2、HLADQ5组织类型相关。

3. 感染 Peyronie首先提出了阴茎硬结症与性病相关,但现代的研究并不支持该观点。

4. 动脉性疾病 阴茎硬结症中伴发动脉性疾病者占30%,其中糖尿病性动脉疾病占2.7%~12%。

【临床表现】

阴茎硬结症的主要临床表现为:①阴茎斑块;②阴茎勃起弯曲;③阴茎疼痛;④勃起功能障碍。

【治疗】

阴茎硬结症的治疗需要对病史进行详细询问。最近的一项调查显示,98例阴茎硬结症人中42%的病情发生了进展,主要表现为阴茎弯曲加大;13%的病人认为病情改善;45%认为病情保持原状。多数病人没有症状,只有在疾病早期阴茎疼痛,或出现阴茎畸形时才采取治疗。

1. 保守治疗 由于阴茎硬结症的感染性因素并不明确,目前针对此采用了许多治疗方法。

(1)他莫西芬(tamoxifen):他莫西芬是临床上常用的一种药物,其可以抑制人类纤维生长因子的分泌及转运,从而抑制炎症反应。

(2)秋水仙碱(colchicine):秋水仙碱在抑制胶元合成及诱导胶元酶中具有交好的效果。一组24例阴茎硬结症人中,通过秋水仙碱的治疗,12例斑块发生了明显改善,9例阴茎疼痛病人中的7例也

得到了改善。

（3）胶元酶：Gelbert 等直接往阴茎斑块中注射胶元酶，发现对改善斑块方面尚有一定的疗效，而对改善阴茎畸形方面较差。

（4）维拉帕米（verapamil）：钙离子通道抑制剂维拉帕米可通过改变成纤维细胞的代谢从而抑制胶元的形成，Levine 等直接向阴茎海绵体斑块注射维拉帕米，发现 14 例病人中 11 例疼痛改善，5 例阴茎畸形得到了改善。

（5）干扰素：Duncan 等在体外实验中发现，干扰素有抑制成纤维细胞分化、胶元形成及诱导胶元酶的功能。Benson 报告临床应用取得了很好效果，但也有一组报告在 25 例病人中仅 1 例有效。

（6）维生素 E：这是传统的阴茎硬结症治疗药物，具有易服用、价廉、副作用小、对疼痛有效等优点。

（7）对氨基苯甲基酸盐（potaba）：对阴茎硬结症亦有一定疗效，但价格较高、副作用大并需要服用 12 个月以上。

（8）小剂量放疗：报告小剂量放疗阴茎硬结症有效，但对小于 60 岁的病人尽量不要应用，因为放疗本身可导致阴茎海绵体纤维化。

（9）局部的体外冲击波治疗：据报道低能量的体外冲击波治疗可使部分病人的硬结缩小，疼痛症状缓解。

2. 手术治疗　多数病人并不需要手术治疗，因为仅仅是一小的肿块和轻度的阴茎畸形。手术方式包括阴茎畸形矫正术和阴茎假体植入术。

（1）Nesbit 手术：Nesbit 等描述了治疗阴茎硬结症的手术方法。通过切除阴茎白膜部分椭圆形瓣膜而缩短阴茎斑块对侧。该手术在治疗阴茎硬结症中取得良好疗效，但其缺点是使阴茎缩短。

（2）阴茎假体植入术：在阴茎血管性勃起功能障碍的病人，可以采用阴茎假体植入术。该手术往往获得非常满意的效果。可曲性假体是常用的方法，而可膨胀性假体植入需要切除阴茎斑块。

二、阴茎异常勃起

【定义】

阴茎异常勃起（priapism）的定义为持续性、伴有疼痛的阴茎勃起而性高潮后仍不能转入疲软状态。虽然有时阴茎疼痛发生在 6 小时以后，但是勃起的持续时间超过 4~6 小时可诊断为阴茎异常勃起。阴茎异常勃起的发生被认为阴茎疲软机制的障碍，常常由于过度释放血管收缩性神经传递物

质、静脉回流受阻、疲软机制功能失调或阴茎海绵体持续性松弛有关。

【阴茎异常勃起的分类】

阴茎异常勃起可分为高流量阴茎异常勃起（非缺血性）和低流量阴茎异常勃起（缺血性）两类。低流量阴茎异常勃起是较常见，常伴有静脉流出量减少和静脉血液滞留，引起组织细胞的低氧血症（hypoxia）和酸中毒（acidosis）。

1. 低流量阴茎异常勃起　发病原因有以下几类。

（1）血细胞性或血栓性因素：镰刀状红细胞血症（sick-cell）病人常发生阴茎异常勃起，主要是由于镰刀状红细胞引起阴茎静脉回流障碍。白血病引起的阴茎持续性勃起占总发病率的 1%，其发病原因尚不清楚，可能与白细胞数目增多而血液黏度增加有关。高脂肪喂养动物常引起阴茎持续性勃起，可能是由于增加血液凝固性或脂肪栓塞有关。

（2）药物因素：常见的引起阴茎异常勃起的药物有抗抑郁药、安定剂和抗高血压药物。其中抗抑郁药三唑酮（trazodone）是引起阴茎异常勃起最常见药物，其发病机制可能由于继发性 α 受体阻断作用有关。此外，氯丙嗪（chlorpromazine），氯氮平（clozapine），肼屈嗪（hydralazine），哌唑嗪（prozosin）等药物也可有法阴茎异常勃起症。

（3）近来随着阴茎海绵体内药物注射疗法治疗阴茎勃起功能障碍的广泛应用，阴茎异常勃起发生率趋于明显增加，主要是由于药物使用量过多引起。神经性和心理性勃起功能障碍病人是诱发阴茎异常勃起常见危险因素。

（4）阴茎转移癌：引起阴茎异常勃起的阴茎转移癌包括原发性膀胱癌（30%）、前列腺癌（30%）、直肠癌（16%），肾癌（11%）。阴茎转移癌的肿物可压迫血管阻断阴茎静脉回流引起阴茎异常勃起，故临床上对阴茎异常勃起症病人应考虑到肿瘤的病史。

（5）神经性因素：脊髓损伤病人特别是高位脊髓损伤病人容易发生阴茎异常勃起。Baba 等报告了椎管狭窄病人发生简断性阴茎异常勃起。

（6）特发性：约 30%~50% 的阴茎异常勃起为特发性，而且多数属于低流量阴茎异常勃起。特发性阴茎异常勃起的发生原因尚不清楚。

2. 高流量阴茎异常勃起　绝大多数高流量阴茎异常勃起是由于阴部或阴茎外伤，引起海绵体动脉和阴茎海绵体组织形成瘘管所致，也有一些特发性高流量阴茎异常勃起。个别高流量阴茎异常勃起发生于镰刀状红细胞血症病人。高流量阴茎异

常勃起的发生机制,是由于阴茎动脉的损伤,阴茎海绵体内的血液灌流并非受到旋动脉的灌流和静脉阻断功能的调节,所以发生高速血液灌流率和流出率。

【阴茎异常勃起的诊断】

检查阴茎异常勃起时,首先要详细了解病史,包括药物使用和阴茎外伤史等发生前的情况。常规物理检查也很重要,包括腹部肿物、肿大的淋巴结以及外伤体征等。

低流量阴茎异常勃起的病人阴茎海绵体硬度较坚硬(100%)但是阴茎龟头较柔软。高流量阴茎异常勃起的病人阴茎海绵体硬度可在60%~100%。

血常规检查对发现镰刀状红细胞血症的诊断有帮助,阴茎海绵体血气分析结果如 $PO_2<30mmHg$,$PCO_2>60mmHg$,pH<7.5 可考虑为缺血性或低流量阴茎异常勃起。彩色多功能超声波有助于诊断高流量阴茎异常勃起。对高流量阴茎异常勃起的病人施行阴茎动脉造影术有助于诊断,但除了施行动脉栓塞术以外,其他并非必须的检查手段。

【阴茎异常勃起的治疗】

1. 低流量阴茎异常勃起 低流量阴茎异常勃起是男科的急症之一,治疗的关键在于改善阴茎海绵体的静脉回流,减少海绵体内压,尽早改善缺氧状态。低流量阴茎异常勃起,24小时后可发生阴茎海绵体血管内皮细胞和海绵体窦的组织结构发生损伤性变化,48小时就可发生海绵体组织大面积坏死,如未能得到及时治疗将导致阴茎勃起功能障碍。

低流量阴茎异常勃起可试行保守治疗,常规使用输液、碱性药物、抗过敏药物等。高流量输血可提高血红蛋白的浓度10mg/dl以上,并可将降低镰刀状红细胞血症病人的血红蛋白S的量降低到30%以下。保守疗法试用于轻度阴茎异常勃起。也可选用冰袋或局部压迫。

如果保守治疗无效,可试用海绵体内穿刺放出血液并使用肾上腺素制剂灌注或冲洗。去氧肾上腺素(phenylepherine)为 α- 肾上腺素激动剂,常为首选药物。去氧肾上腺素10~20mg加生理盐水500ml稀释后注入阴茎海绵体内反复冲洗,也可去氧肾上腺素10~20mg加生理盐水500ml稀释后分次阴茎海绵体内注射冲洗,5~10分钟后可重复使用,其总量不宜超过100~200mg。其他肾上腺素激动剂用量为:去甲肾上腺素20~80mg/次,肾上腺素0.05~0.1mg/次,麻黄碱50~100mg/次阴茎海绵体内注射。

上述治疗无效时的阴茎异常勃起可选择手术治疗。手术治疗的目的是,在阴茎海绵体与阴茎龟头、尿道海绵体与阴茎海绵体之间造成血管分流,达到在静脉阻断处建立静脉桥。

2. 高流量异常勃起的治疗 明确诊断高流量异常勃起,如保守治疗无效,施行阴茎海绵体动脉造影,发现动脉损伤部位可直接进行栓塞疗法。如果动脉栓塞疗法失败,可施行手术结扎损伤动脉。对持续时间过长或反复发作的高流量阴茎异常勃起,可选用血管分流手术如阴茎海绵体-尿道海绵体分流手术。但也要考虑到术后引起的阴茎勃起功能障碍,以及其他手术并发症。引起勃起功能障碍的发生频度与异常勃起的持续时间、原因、治疗时间和治疗方法有关,有报道54%~57%可恢复勃起功能。

(张志超)

参 考 文 献

［1］ PRYOR J, AKKUS E, ALTER G, et al. Peyronie's disease［J］. J Sex Med, 2004, 1 (1) : 110-115.

［2］ TROST L W, GUR S, HELLSTROM W J. Pharmacological Management of Peyronie's Disease［J］. Drugs, 2007, 67 (4) : 527-545.

［3］ RALPH D, GONZALEZ-CADAVID N, MIRONE V, et al. The management of Peyronie's disease: evidence-based 2010 guidelines［J］. J Sex Med, 2010, 7 (7) : 2359-2374.

［4］ LARSEN S M, LEVINE L A. Peyronie's disease: review of nonsurgical treatment options［J］. Urol Clin North Am, 2011, 38 (2) : 195-205.

［5］ PALMIERI A, IMBIMBO C, LONGO N, et al. A first prospective, randomized, double-blind, placebo-controlled clinical trial evaluating extracorporeal shock wave therapy for the treatment of Peyronie's disease［J］. Eur Urol, 2009, 56 (2) : 363-369.

［6］ ROLLE L, TAMAGNONE A, TIMPANO M, et al. The Nesbit operation for penile curvature: an easy and effective technical modification［J］. J Urol, 2005, 173 (1) : 171-173.

［7］ LEVINE L A, BENSON J, HOOVER C. Inflatable penile

prosthesis placement in men with Peyronie's disease and drug-resistant erectile dysfunction: A single-center study [J]. J Sex Med, 2010, 7 (11): 3775-3783.

[8] BRODERICK G A, KADIOGLU A, BIVALACQUA T J, et al. Priapism: pathogenesis, epidemiology, and management [J]. J Sex Med, 2010, 7 (1 Pt 2): 476-500.

[9] COSTA W S, FELIX B, CAVALCANTI A G, et al. Structural analysis of the corpora cavernosa in patients with ischaemic priapism [J]. BJU Int, 2009, 105 (6): 838-841.

第三节　阴囊和阴囊内病变

一、阴囊坏疽

本病在 1764 年由 Bauriennne 首次描述,1883 年以 Jean Alfred Fournier 命名该病,故称其为 Fournier 坏疽(Fournier gangrene)或阴囊坏疽(gangrene of scrotum)。目前认为,阴囊坏疽是多种微生物协同作用,导致会阴、阴囊和阴茎等部位的坏死性筋膜炎,其特征是起病急剧,进展迅速。另外,AIDS 病人阴囊坏疽的发生率在增加。

【病因】

13%~50% 的病因源于结直肠,17%~87% 源于泌尿生殖系,其他原因还有皮肤感染和局部外伤。

来源于结直肠、肛门的病因包括:扩肛、肛周脓肿、直肠黏膜活检、痔手术、结直肠癌、阑尾炎、憩室炎、直肠穿孔和克罗恩病等。源于泌尿生殖系统病因包括:留置尿管、导尿损伤、尿道结石、尿道周围感染、尿道狭窄、尿道周围尿外渗、膀胱癌、附睾炎、睾丸炎、前列腺活检、生殖器疣热疗、输精管结扎术、睾丸切除术、鞘膜积液手术、阴茎假体植入术、儿童的包皮环切术和尿布疹等。

本病主要病原菌包括需氧菌和厌氧菌,两类细菌协同作用。但厌氧菌分离困难,因此当伤口出现特殊的恶臭味时多提示厌氧菌的存在。本病多为混合感染,平均每个病例可发现 3~4 种微生物,其中最常见的细菌为:大肠埃希菌、β- 溶血性链球菌、葡萄球菌、变形杆菌、肺炎克雷伯杆菌、类杆菌、铜绿假单胞菌和梭菌属等。

阴囊坏疽与糖尿病、全身血管性疾病、营养不良、免疫缺陷病和酒精中毒密切相关。

【临床表现】

本病从新生儿到老年人均可发病,平均发病年龄约 50 岁。

本病发病急骤,最常见症状为突发阴囊疼痛,皮肤早期表现是发绀、水疱、铜色样皮肤或皮肤硬结,肿胀发亮,继而出现潮湿。皮肤出现黑或绿色斑块等局灶病变,提示已有组织坏死,随之出现溃疡、粪臭样分泌物。部分病例在坏疽后疼痛可缓解或呈麻木感。病变一般局限于阴囊,亦可沿筋膜层迅速蔓延至阴茎和腹壁,甚至可达大腿上部和腋窝。阴囊坏死可累及皮肤全层,甚至深达鞘膜,以致睾丸和精索裸露,坏死范围广泛,触之可有捻发音。若同时存在产气病原菌时,与气性坏疽难以鉴别。全身症状包括高热、寒战、血压降低,严重时可出现休克、酸中毒、心动过速或过缓、呼吸急促、凝血机制障碍等感染中毒症状。本病主要并发症有急性肾衰、ARDS、肺炎、胃肠道出血和心力衰竭。

在诊断阴囊坏疽时,应首先注意寻找可能的诱因。B 超、CT 及 MRI 有助于诊断及确定清创范围。

实验室检查异常表现一般为脓毒症的表现而并非阴囊坏疽特异性表现,包括:血小板减少、高血糖、白细胞增多和贫血。低钙血症被认为可能为阴囊坏疽的早期重要表现,由细菌脂肪酶使游离脂肪酸释放并与钙离子结合导致血清钙离子降低所致。

需要鉴别诊断的疾病:阴囊丹毒、阴囊蜂窝织炎和脓肿、脓皮病坏疽。

【治疗】

治疗原则包括尽早应用有效的广谱抗生素;彻底引流;积极全身支持疗法;警惕并发症并及时纠正休克。

诊断明确后,立即应用抗生素,在培养结果报告之前,应用三联广谱抗生素,分别针对革兰氏阳性菌、革兰氏阴性菌和厌氧菌。培养结果报告后,应用敏感抗生素。但无论是否报告厌氧菌,均应继续应用抗厌氧菌抗生素。

应尽早切开阴囊皮肤,彻底清创,可以手指探查并分离皮下组织和筋膜层界限,筋膜炎累及的皮下组织易于从筋膜分离,沿筋膜切除坏死组织,直至有活力组织。作多处切口,彻底引流。极少需要切除睾丸,睾丸可裸露在伤口部位。为便于局部创面处理,有时需做耻骨上膀胱造瘘或结肠造瘘,但有争议。过氧化氢液、聚维酮碘液和次氯酸钠液常用于局部伤口的处理。生蜂蜜也可用于伤口处理，生蜂蜜含有消化坏死组织的酶和有效的抗微生物物质，还有助于上皮生成和物理脱水而利于消肿。冻干胶原酶和阿加曲班（argatroban，一种合成的抗凝血酶）的应用有待进一步明确，但均有成功报道。早期应用糖皮质激素可缓解症状，但病情平稳后应立即停用。辅助治疗包括：去除诱因，如控制血糖；维持水和电解质平衡，纠正酸中毒；输注白蛋白、血浆等促进伤口愈合；加强伤口换药等。

切口感染及愈合差是术后最常见的并发症，因此需切口愈合、创缘肉芽组织充分形成、确信切口无张力回缩的情况下方可拆线。

坏死组织一般在 2 周左右开始脱落，肉芽组织逐渐生长，蛋白酶软膏有助于肉芽组织生长和氧化作用。阴囊皮肤修复能力强，新生的皮肤可以覆盖裸露的睾丸和精索，如皮肤缺损过多，再考虑修复手术。

高压氧治疗阴囊坏疽仍有争议。高压氧治疗可减少全身中毒症状，阻止坏死性感染的扩散，组织高氧也有利于增强吞噬细胞的功能和抑制厌氧菌的生长，只要不妨碍外科清创，可以考虑此方法治疗。

即使积极治疗，本病死亡率仍很高，据统计死亡率为 14%~45%，平均为 26%。目前已经有多种量表用于评估病人预后，如 FGSI（Fournier's gangrene severity index）、UFGSI（Uludag FGSI）、ACCI（age-adjusted Charlson Comorbidity Index）、sAPGAR（surgical Apgar Score）等。主要通过体温、心率、呼吸频率、血钠、血钾、血肌酐、血红蛋白、白细胞计数、碳酸氢根水平等进行评定。

二、阴茎阴囊象皮肿

阴茎阴囊象皮肿（elephantiasis of penis and scrotum）可同时出现，亦可单独发生。淋巴管炎引起淋巴管阻塞，扩张的淋巴管破裂，淋巴液外溢刺激纤维组织大量增生形成象皮肿。多数在丝虫病淋巴管病变的基础上激发溶血性链球菌感染所致。

根据致病因素的不同，本病可分为先天性与继发性两大类。前者主要由淋巴管系统的发育异常所致，后者主要与细菌或真菌感染、反复发生的非细菌性炎症、低蛋白血症、肿瘤、手术损伤或放射性损伤相关。

本病在急性发作期有高热、寒战、阴囊局部红肿、腹股沟淋巴结肿大及压痛等表现。象皮肿早期

为淋巴水肿，皮肤可逐渐增厚至 10cm 以上，皮脂腺破坏，皮肤干燥似象皮，无弹性，巨大象皮肿可达数千克，严重影响病人生活质量。阴茎皮肤除可以发生象皮肿以外，还可因阴茎内缩妨碍性生活。

治疗本病的同时应治疗病因，如治疗丝虫病。严重的象皮肿应予以手术切除，并进行创面植皮。手术方式主要包括广泛切除病变组织并成形，或在切除病变的基础上附加淋巴 - 血管吻合。

三、睾丸扭转、睾丸附件扭转

（一）睾丸扭转（torsion of testis）

睾丸扭转亦称精索扭转，是由于睾丸和精索沿其纵轴发生扭转导致精索内血液循环障碍，造成睾丸急性缺血反应，严重者可发生睾丸坏死。睾丸扭转是需要紧急处理的阴囊急症。

睾丸扭转可发生于任何年龄，青春期和新生儿期是发病高峰，多发年龄为 12~18 岁。有报道 25 岁以下男性发病率为 4.5/10 万。根据睾丸扭转部位，可分为三型，即鞘膜内型、鞘膜外型和睾丸系膜型。鞘膜内型最常见，指扭转发生于鞘膜内，好发于青春期。鞘膜外型少见，指扭转发生于鞘膜外，多发生于新生儿或 1 岁以内的婴儿。睾丸系膜型则比较罕见，指扭转发生于睾丸和附睾之间。

【病因】

睾丸扭转的病因目前尚未证实。正常的睾丸和附睾由鞘膜壁层包绕，只有附睾后部无鞘膜壁层覆盖，附睾在此直接附着于阴囊壁。各种原因所致造成的睾丸游离活动度增加，是发生睾丸扭转的根本原因。发生睾丸扭转有直接和间接因素。

1. 直接因素　鞘膜内型睾丸扭转被认为与鞘膜壁层在精索的止点过高，导致睾丸系膜过长，睾丸活动性增加有关。另外还可能与睾丸或附睾在鞘膜壁层内的过度游离有关。鞘膜外型患儿主要是由于附睾后外侧与阴囊壁直接粘连部位较为薄弱。睾丸系膜型是由于睾丸与附睾附着部位先天发育不良所引起。

2. 间接因素　隐睾、鞘膜积液、运动或外伤等促使睾丸游离活动度增加的因素，可以诱发睾丸扭转。

【诊断和鉴别诊断】

1. 临床症状　约半数病人于睡眠中发病，可能与睡眠时迷走神经兴奋、提睾肌收缩、夜间睡眠姿势多变等有关。鞘膜内型表现为突发的一侧阴囊疼痛，呈持续性，阵发性加重，疼痛可放射至同侧腹股沟和下腹部，伴有恶心、呕吐。鞘膜外型多发

生于新生儿及 1 岁以内的婴儿,通常表现为突发哭闹。早期通常无发热,若发生睾丸坏死可出现发热等症状。

2. 主要体征 典型的体征是阴囊红肿、压痛,早期还可触及阴囊内的睾丸及附睾结构,后期由于肿胀加重,阴囊内部结构将变模糊,并逐渐累及对侧睾丸。另外,由于精索扭转、增粗、缩短,患侧睾丸可提向上方或变为横位。阴囊抬高试验(Prehn征)阳性,即病人平卧时抬高阴囊出现阴囊疼痛加重的现象。提睾反射消失及阴囊透光试验阴性。

3. 辅助检查 早期病人血尿常规均无异常,后期由于睾丸坏死可出现外周血白细胞升高。彩色多普勒超声,尤其是高分辨超声是诊断睾丸扭转最有价值的方法,且安全、简便。Kalfa 等(2007)研究彩色多普勒超声的敏感性为 76%,高分辨超声的敏感性和特异性达 96% 和 99%。彩色多普勒超声表现为患侧睾丸血流减少伴阻力系数增高,甚至患侧睾丸内血流消失。超声检查表现,若实质回声均质表明睾丸可能有活力,非均质回声则提示睾丸可能已发生坏死。

4. 鉴别诊断 以睾丸疼痛肿大为主要症状的阴囊急症还包括急性睾丸炎和急性附睾炎。急性睾丸炎和急性附睾炎起病相对较慢,发热、乏力等全身症状明显,可出现下尿路症状。体检可发现阴囊皮温升高、肿胀、触痛,睾丸和附睾触不清,Prehn征阴性。外周血白细胞升高明显,尿中可有白细胞增多。彩色多普勒超声可见睾丸内血流丰富,鉴别诊断通常不难。

【治疗】

Gatti 等(2007)报道睾丸扭转治疗的黄金时期为发病后 4~8 小时内,超过 12 小时睾丸坏死率为50%,超过 24 小时时则达到 90%。目前认为,睾丸扭转 10 小时以内进行复位可使患侧睾丸成活,超过24 小时则应切除睾丸。

睾丸复位可以分为手法复位和手术复位。发病初期手法复位可以使约四分之一的病人复位。复位手法为按扭转的反方向进行旋转,一般左侧睾丸多为顺时针扭转,复位按逆时针旋转,右侧睾丸多为逆时针扭转,复位按顺时针旋转,复位后托起阴囊,予以对症止痛治疗。手法复位的缺点是不能防止再次扭转。手术复位可在直视下将扭转的睾丸复位,并可行睾丸精索固定术。术中如发现睾丸坏死,需将患侧睾丸切除。有研究提示,坏死的睾丸会影响健侧睾丸的生精功能。为预防对侧睾丸扭转,亦应同时行对侧睾丸精索固定术。

(二) 睾丸附件扭转

睾丸附件指副中肾管(亦称 müllerian duct)的胚胎残留结构,无生理功能,一般附着于睾丸上极白膜,直径 0.1~1.0cm,呈卵圆形。

文献中睾丸附件扭转(torsio of testicular appendage)多发生在 10~14 岁,表现为突发或逐渐加重的阴囊肿痛,早期阴囊未肿胀时,可在睾丸上极触及痛性结节,透过阴囊皮肤可见特征性蓝色斑点。后期由于阴囊肿胀,不易触及肿大的睾丸附件。彩色多普勒超声可发现扭转的附件,而睾丸血供正常或更加丰富。

对于睾丸附件扭转的治疗仍存在争议。由于睾丸附件附着于睾丸表面,无生理功能,一般不会引起睾丸的严重病变,故主张保守治疗。当附件扭转与睾丸扭转鉴别困难,附件扭转病程长或保守治疗无效、进行性加重时,应积极手术治疗,以防止睾丸扭转的漏诊和严重并发症的出现。

四、精索静脉曲张

精索静脉曲张(varicocele)是由于精索静脉瓣膜功能不全或血液回流受阻,造成精索静脉丛的异常迂曲扩张。多见于青少年,男性发病率为15%~20%。精索静脉曲张可引起男性不育,在不育男性中精索静脉曲张所占比例为 25%~40%。造成男性不育的原因可能与阴囊局部温度升高、微循环障碍、血管活性物质增多及免疫因素等有关。

【病因】

精索静脉由精索内静脉、精索外静脉和输精管静脉三组静脉组成,它们在阴囊内相互交通盘曲形成精索静脉丛。①睾丸和附睾的静脉汇集成蔓状静脉丛,形成精索内静脉。精索内静脉在腹股沟管内上行,在内环处汇合成 1~2 支,在腹膜后常合为1 支,其中左侧精索静脉成直角进入左肾静脉,右侧精索静脉则在右肾静脉下方直接进入下腔静脉。②精索外静脉主要为提睾肌静脉,在腹股沟管外环处离开精索静脉丛,回流入髂外静脉。③输精管静脉在腹股沟管内环处伴随输精管进入盆腔,回流至髂内静脉。两侧精索静脉在腹股沟管内环上方存在交通支,因此一侧精索静脉曲张会影响对侧精索静脉和睾丸功能。

精索内静脉由于走行长,易发生曲张。所谓精索静脉曲张多指精索内静脉曲张。精索静脉曲张90% 发生于左侧,双侧精索静脉曲张发生率占全部精索静脉曲张的 50%~60%。精索静脉曲张好发于左侧的主要原因如下:①左侧精索静脉以直角汇入左肾静脉,血流阻力大;②左侧精索静脉位于肠系膜上动脉和腹主动脉之间,容易受到挤压,称为胡桃夹现象(nutcracker phenomenon),此外还易受胀满的乙状结肠挤压;③左侧精索静脉较右侧走行长,瓣膜缺陷率高。

腹膜后肿瘤、肾肿瘤、肾积水、血管异位等造成的精索静脉曲张称为继发性精索静脉曲张。

【诊断】

1. 临床症状　立位时患侧阴囊胀大,局部有坠胀、疼痛感,可向下腹及腹股沟区或腰部放射,劳累、久站可加重,平卧休息后可缓解。精索静脉曲张症状与体征不一定成正比。

2. 主要体征　立位时可见患侧阴囊胀大、睾丸下垂,可触及或见到阴囊内蚓状盘旋曲张的静脉团,卧位时扩张的静脉团可缩小,站立后复现。而继发性的精索静脉曲张可不缩小。临床上利用Valsava试验对精索静脉曲张程度分为三度:Ⅰ度,局部无法触及曲张的精索静脉,站立或屏气增加腹压后可触及;Ⅱ度,正常立位时可触及但无法看到曲张的精索静脉;Ⅲ度,正常立位时可看到阴囊表面曲张的精索静脉。

3. 辅助检查　彩色多普勒超声是常用的诊断方法,尤其是高频超声探头的应用,对Ⅰ度精索静脉曲张的敏感性可达85%。虽然精索内静脉造影更为可靠,但属于有创方法,在临床上并不推荐。当怀疑继发性精索静脉曲张时,还应行B超、CT等检查。

【治疗】

目前认为,Ⅰ度精索静脉曲张一般不会影响睾丸的正常生长发育;Ⅱ度精索静脉曲张可使部分病人出现患侧睾丸变小变软,并进行性加重,建议观察睾丸体积的动态变化,出现睾丸体积减小考虑早期手术;Ⅲ度精索静脉曲张影响双侧睾丸,精液分析结果较差,应进行全面分析和早期治疗。当然,精索静脉曲张的程度并不是手术的唯一标准,如出现下列情况也应手术治疗:①有明显症状,如疼痛、肿胀、下坠感等;②精液异常;③睾丸发育障碍,双侧睾丸体积相差2ml以上;④双侧精索静脉曲张。

手术治疗精索静脉曲张可以有效地阻止静脉反流,打破局部血液瘀积、一氧化氮过度增加和超微结构改变的恶性循环,使绝大多数病人的睾丸生长或功能获得改善。外科干预方法包括开放手术、腹腔镜手术和显微外科手术,还可行介入血管栓塞术。手术治疗主要有三种径路,即经腹膜后、经腹股沟和经阴囊径路。经腹膜后精索静脉高位结扎术,是指在腹股沟管内环以上结扎曲张静脉。传统开放手术,术中易损伤淋巴管、睾丸及附睾动脉,术后并发症发生率较高。随着腹腔镜技术的推广,腹腔镜下精索静脉结扎术可以保留睾丸和附睾动脉,减少了术后并发症,并且因其创伤小、操作简便、病人恢复快等优点被广泛应用,对于双侧精索静脉曲张者,术中还可同时进行双侧精索静脉结扎。

近年来,国外已经开展显微镜下精索静脉结扎术,这种术式可以在术中保留睾丸动脉和淋巴管,降低了术后并发症的发生,逐渐成为精索静脉曲张手术的新标准。手术切口一般在外环口下或腹股沟管,提出睾丸,切断引带静脉和精索外静脉的穿支;切开精索筋膜,保留睾丸动脉和淋巴管,切断并结扎所有精索内静脉。显微镜下精索静脉结扎术中保留睾丸动脉和淋巴管,术后睾丸萎缩和鞘膜积液的发生率接近零,复发率低于2%。而传统的经腹膜后和经腹股沟管精索静脉高位结扎术因不保留睾丸动脉,术后有出现睾丸萎缩的可能,鞘膜积液的发生率分别为7%和3%~39%,术后复发率分别为11%~15%和9%~16%。腹腔镜下精索静脉结扎术如保留睾丸动脉可预防睾丸萎缩,术后鞘膜积液和复发率分别为5%~8%和低于2%。

除手术治疗外,还可进行血管栓塞术,有报道双侧或单纯右侧精索静脉曲张建议手术治疗,对于单纯左侧精索静脉曲张,两种方法疗效相当。

【预后】

一般术后3~6个月,病人的精液质量会得到改善,包括精子数量、活动度和形态。术后精液质量的改善与术前睾丸功能状况有关,术前无精子和极度少精子,术后精子数量部分病人得到改善;术前精子活动度越高,术后致孕率越高。精索静脉曲张的程度对手术前后精液质量的影响仍存在争议,有报道称在超声下以蔓状静脉丛最大内径和反流程度作为分级标准可准确评价精液质量的改善,分级越高,精液质量的改善越显著。通过对超过2 000例病人的荟萃分析表明,精索静脉结扎后精液参数的改善率达50%~60%,妊娠率达30%~40%。Goldstein等对1 500例显微镜下精索静脉结扎术后的随访后报道,在排除女性的因素外,术后第一年的配偶妊娠率达43%,而第二年的配偶妊娠率高达69%。精索静脉结扎不仅可以改善精子的活力、密度和形态,还可以改善血清FSH和睾酮水平。

精索静脉结扎是否能治疗无精子症目前看法不一。Kim等认为精索静脉结扎可以使重度生精功能低下和晚期生精停滞的病人重新产生精子。

Matthews 等发现精索静脉结扎术可使 55% 的无精子症病人和 69% 的无活动精子病人的精液中重新出现活动精子。但也有人认为精索静脉结扎术对非梗阻性无精子症治疗效果不明显。

五、鞘膜积液

正常情况下阴囊鞘膜腔内有少量浆液,使睾丸有一定的滑动范围。鞘膜腔内液体过多而形成囊肿称为鞘膜积液(hydrocele),是泌尿外科的常见病之一。

【病因】

睾丸在胎儿发育 7~9 个月时从腹膜后腰 2~3 椎体旁经腹股沟管降至阴囊内,在此过程中,两层腹膜随着睾丸一同下降,沿精索及睾丸形成鞘状突。精索部的鞘状突一般在出生前或生后短时间内即自行闭锁,形成纤维索。睾丸部的鞘状突覆盖睾丸及附睾,有脏壁两层,两层之间的腔隙为鞘膜腔,内有少量液体。当鞘膜腔内液体的分泌与吸收失去平衡时,则鞘膜腔内可能会形成积液即鞘膜积液。

鞘膜积液有原发性与继发性两种。原发性无明显诱因,病程缓慢,病理学检查常见鞘膜慢性炎症性改变,可能与创伤和炎症有关。继发性是由原发疾病引起的,如急性睾丸炎、附睾炎、精索炎、创伤、疝修补、阴囊手术后或继发于高热、心力衰竭、腹水等全身症状,表现为急性鞘膜积液;鞘膜积液还可继发于睾丸附睾炎、梅毒、结核、睾丸肿瘤等,其发展病程较慢。在热带地区和我国南方,可见由丝虫病或血吸虫病引起的鞘膜积液。婴儿型鞘膜积液与其鞘状突未闭及淋巴系统发育较迟有关,当鞘状突逐渐闭合及淋巴系统发育完善后,积液可自行吸收。

【病理】

原发性鞘膜积液为淡黄色清亮渗出液,比重为 1.010~1.025,蛋白含量 3%~6%。继发性急性鞘膜积液较浑浊,若有出血则为红色或棕褐色,含大量红白细胞,炎症重时可为脓性。鞘膜壁常有纤维斑块、钙化及增厚,可见扁平或乳头状突起。寄生虫性的积液内可见虫卵及微丝蚴,并有炎性细胞。慢性鞘膜积液若张力过大可影响睾丸血运和温度调节,引起睾丸萎缩,双侧积液可影响生育能力。

【分类】

根据鞘膜积液所在的部位与鞘状突的闭合情况可以分为以下类型:

1. **睾丸鞘膜积液**　是临床最常见的一种类型,鞘状突闭合正常,睾丸鞘膜内有较多量积液,呈球形或卵圆形,透光试验阳性,睾丸及附睾位于积液中,不易被触及。

2. **精索鞘膜积液**　鞘状突精索段未闭合而形成的囊性积液,此型鞘状突两端已闭,不与腹腔相通。肿块常位于睾丸上部或腹股沟管内,呈椭圆形或梭形,可随精索移动,透光试验阳性,可触及睾丸。

3. **混合型**　睾丸鞘膜积液及精索鞘膜积液同时存在,两者并无交通,可并发腹股沟疝或睾丸未降等。

4. **交通性鞘膜积液**　鞘状突未闭锁,鞘膜腔与腹腔相通,又称为先天性鞘膜积液。积液实际为腹腔内液体,积液量随体位改变而变化,变化的速度与鞘状突通道的大小有关,若鞘状突与腹腔的通道较大,肠管或大网膜甚至可进入鞘膜腔,出现腹股沟斜疝。女性的鞘状突闭合不全而发生囊性肿物时,称为圆韧带囊肿。

5. **婴儿型鞘膜积液**　少部分新生儿出生时鞘状突在内环处闭合,而精索段和睾丸段相通,呈一体性梨形鞘膜积液。多数随小儿生长、鞘状突逐渐闭合而消退,少数消退缓慢或囊内压过高者,可影响睾丸血液循环及睾丸发育。

【临床表现】

本病一般无自觉症状,多以偶然发现阴囊或腹股沟包块就诊。当积液较多、囊肿增大及张力增高时,站立可有下坠感或轻度牵扯痛。巨大鞘膜积液时,阴茎缩入包皮内,影响行动、排尿及性生活。继发性鞘膜积液常存在原发病症状。睾丸鞘膜积液呈球形或卵圆形,位于阴囊内,表面光滑,无压痛,有囊性感,睾丸及附睾触摸不清,透光试验阳性。精索鞘膜积液位于睾丸上方或腹股沟管内,体积较小,可为多囊性,囊肿可随精索移动,其下方可触及睾丸与附睾。交通性鞘膜积液与体位有关,站立位积液增多,阴囊增大,卧位或挤压时积液可减少或消失。婴儿型鞘膜积液阴囊内有梨形肿物,睾丸及附睾亦触摸不清。

继发性鞘膜积液中,鞘膜积血常有外伤史。鞘膜积糜常见于丝虫病,常有感染史或疫区生活史,伴有腹股沟淋巴结肿大,阴囊皮肤象皮肿样变。二者的透光试验均为阴性,穿刺抽取积液可帮助诊断,前者为血性液;后者为乳糜样液,乳糜试验阳性,部分病人可找到微丝蚴。

【鉴别诊断】

根据病史及体征,鞘膜积液诊断一般不困难,但应与腹股沟斜疝、睾丸肿瘤、精液囊肿等鉴别。腹股沟斜疝透光试验阴性,咳嗽有冲击感,若无嵌顿易逐渐还纳入腹腔。交通性鞘膜积液与腹腔有管道相通,挤压鞘膜积液亦可使之缩小,但不如斜疝的骤然还纳。睾丸肿瘤的肿块呈实性,有沉重感,透光试验阴性,肿块呈持续性增大。精液囊肿常位于睾丸上方,附睾头部,多呈圆形,体积较小,可触及睾丸,诊断性穿刺可抽出乳白色液体,内可含死精子。B超检查鞘膜积液呈液性暗区,有利于与其他疾病的鉴别。

【治疗】

治疗鞘膜积液以手术为主,婴儿及新生儿鞘膜积液有自愈可能,可随诊观察至一岁以后。成人无症状的小鞘膜积液也可不必治疗。

1. 保守治疗 急性炎症引起的反应性积液以及外伤性积液,在对症处理后,积液可自行消退。急性期需卧床休息,可用阴囊托抬高阴囊,如胀痛剧烈可穿刺抽液减压,解除疼痛,同时便于摸清阴囊内容物情况,以帮助诊断。穿刺抽液也可应用于婴幼儿积液较明显、张力大且不能自行吸收者。目的是减小阴囊内积液量,防止压力过大影响睾丸发育。单纯抽液极易复发。抽液后注入硬化剂的方法,意见尚不一致,有时其局部反应更甚于手术。

2. 手术治疗 适用于各种类型的鞘膜积液,手术方式如下。

(1)鞘膜开窗术:鞘膜不做过多的游离,只切除鞘膜前壁的大部,手术简单,创伤小。但若鞘膜切除过少,窗口可再度被增生的纤维组织堵塞,导致鞘膜积液复发。

(2)鞘膜翻转术:是临床最常用的手术方式,手术简便,效果好,尤其对于体积较大者。该术式将壁层鞘膜的大部切除,然后将其边缘翻转缝合在一起,可减少鞘膜分泌,加快吸收。

(3)鞘膜折叠术(Lord手术):适用于鞘膜比较薄者。该术式是将壁层鞘膜切开后,再将其折叠缝合至睾丸附睾周围。

(4)鞘膜切除术:适用于鞘膜明显增厚者。因几乎切除全部鞘膜,手术复发机会少。鞘膜创缘必须充分缝扎止血以免形成血肿。

(5)精索鞘膜积液需将囊肿壁全部剥离切除。

(6)交通性鞘膜积液常采用腹股沟切口,在内环处高位切断及缝扎鞘突,同时将睾丸及鞘膜由切口挤出,行鞘膜翻转术或鞘膜切除术。

(7)小儿的鞘膜积液若因鞘状突未闭引起,可行鞘状突高位切断及结扎术。囊肿内积液可穿刺排出或打开放液,亦可不做处理。不必行鞘膜翻转或鞘膜切除术。

(8)行疝修补或其他阴囊手术的病人,可考虑同时行鞘膜手术,以防止术后继发积液。疝修补手术时,疝囊若不全部剥离切除,则下端最好敞开,固定于两旁组织上,可避免术后继发鞘膜积液。

鞘膜积液手术最常见的并发症是阴囊血肿,术中仔细止血、放置伤口引流是预防的关键。

(张骞 金杰)

参 考 文 献

[1] 黄春明,郭光琼,袁松柏.阴囊坏疽的治疗体会(附14例报告)[J].中华泌尿外科杂志,2006,27(10):710-712.

[2] 王尉,何恢续,胡卫列,等.Fournier坏疽的诊治(附16例报告)[J].中华泌尿外科杂志,2004,25(1):50-52.

[3] ROGHMANN F, VON BODMAN C, LÖPPENBERG B, et al. Is there a need for the Fournier's gangrene severity index?Comparison of scoring systems for outcome prediction in patients with Fournier's gangrene [J]. BJU Int, 2012, 110 (9) : 1359-1365.

[4] ARIDOGAN I A, IZOL V, ABAT D, et al. Epidemiological Characteristics of Fournier's Gangrene: A Report of 71 Patients [J]. Urol Int, 2012, 89 (4) : 457-461.

[5] KOUKOURAS D, KALLIDONIS P, PANAGOPOULOS C, et al. Fournier's gangrene, a urologic and surgical emergency: presentation of a multi-institutional experience with 45 cases [J]. Urol Int, 2011, 86 (2) : 167-172.

[6] EROL B, TUNCEL A, HANCI V, et al. Fournier's gangrene: overview of prognostic factors and definition of new prognostic parameter[J]. Urology, 2010, 75 (5) : 1193-1198.

[7] 栗恒,李宏彬,叶云林,等.阴茎手术致阴茎包皮象皮肿的再手术治疗[J].中华泌尿外科杂志,2010,31(11):781-784.

[8] SINGH V, SINHA R J, SANKHWAR S N, et al. Reconstructive surgery for penoscrotal filarial lymphedema: a decade of experience and follow-up[J]. Urology, 2011, 77 (5) : 1228-1231.

[9] BARADA J H, WEINGARTEN J L, CROCOIE W J. Testicular salvage and age-related delay in the presentation of testicular

torsion［J］. J Urol, 1989, 142 (3)：746-748.

［10］WITHERINGTON R, JARRELL T S. Torsion of the spermatic cord in adults［J］. J Urol, 1990, 143 (1)：62-63.

［11］KALFA N, VEYRAC C, LOPEZ M, et al. Multicenter assessment of ultrasound of the spermatic cord in children with acute scrotum［J］. J Urol, 2007, 177 (1)：297-301.

［12］LIU C C, HUANG S P, CHOU Y H, et al. Clinical presentation of acute scrotum in young males［J］. Kaohsiung J Med Sci, 2007, 23 (6)：281-286.

［13］于仁华，王克来，庄岩，等. 小儿睾丸附件扭转的保守治疗探讨［J］. 中华小儿外科杂志, 2011, 32 (5)：394-395.

［14］康新立，张元芳. 青春期精索静脉曲张［J］. 中华男科学杂志, 2002, 8 (1)：64-66.

［15］姚友生，王颂，黄海，等. 不同手术方式治疗精索静脉曲张的疗效比较［J］. 中华泌尿外科杂志, 2008, 29 (11)：778-781.

［16］井汉国，霍立志，袁守娴. 腹腔镜下高选择性精索静脉高位结扎治疗精索静脉曲张［J］. 中华泌尿外科杂志, 2010, 31 (7)：493-495.

［17］MINEVICH E, WACKSMAN J, LEWIS A G. Inguinal microsurgical varicocelectomy in the adolescent: Technique and preliminary results［J］. J Urol, 1998, 159: 1022-1024.

［18］GOLDSTEIN M, GILBERT B R, DICKER A P, et al. Microsurgical inguinal varicocelectomy with delivery of the testis: An artery and lymphatic sparing technique［J］. J Urol, 1992, 148 (6): 1808-1811.

［19］CAYAN S, KADIOGLU T C, TEFEKLI A, et al. Comparison of results and complications of high ligation surgery and microsurgical high inguinal varicocelectomy in the treatment of varicocele［J］. Urology, 2000, 55 (5): 750-754.

［20］CAYAN S, KADIOGLU A, ORHAN I, et al. The effect of microsurgical varicocelectomy on serum follicle stimulating hormone, testosterone and free testosterone levels in infertile men with varicocele［J］. BJU Int, 1999, 84 (9): 1046-1049.

［21］MARMAR J L, KIM Y. Subinguinal microsurgical varicocelectomy: A technical critique and statistical analysis of semen and pregnancy data［J］. J Urol, 1994, 152 (4): 1127-1132.

［22］MATTHEWS G J, MATTHEWS E D, GOLDSTEIN M. Induction of spermatogenesis and achievement of pregnancy after microsurgical varicocelectomy in men with azoospermia and severe oligoasthenospermia［J］. Fertil Steril, 1998, 70 (1): 71-75.

［23］SCHLEGEL P N, KAUFMANN J. Role of varicocelectomy in men with nonobstructive azoospermia［J］. Fertil Steril, 2004, 81 (6): 1585-1588.

［24］梁荣喜，薛恩生，林礼务，等. 精索静脉曲张超声分型与手术前后精液质量变化对比研究［J］. 中华男科学杂志, 2008, 14 (4)：347-350.

［25］CASSIDY D, JARVI K, GROBER E, et al. Varicocele surgery or embolization: Which is better?［J］. Can Urol Assoc J, 2012, 6 (4)：266-268.

［26］DAJUSTA D G, GRANBERG C F, VILLANUEVA L, et al. Contemporary review of testicular torsion: New concepts, emerging technologies and potential therapeutics［J］. J Pediatr Urol, 2013, 9 (6 Pt A): 723-730.

第七十七章
下尿路功能障碍性疾病

第一节　下尿路功能障碍的病理生理及分类

膀胱尿道可称之为下尿路。下尿路最重要的功能是储尿及排尿功能,下尿路功能发生障碍是造成病人产生下尿路症状的主要原因。下尿路功能障碍是泌尿外科中一大类比较复杂的疾病。这类疾病的诊断不但需要丰富的泌尿外科知识,同时与神经科等相关学科有关。随着对下尿路功能障碍的深入了解,下尿路功能障碍的诊治有很大的提高,如尿动力学的发展,膀胱过度活动症的提出,膀胱出口梗阻与下尿路功能的关系等,均明显提高了下尿路诊断的病因诊断水平。本文将简述有关下尿路排尿功能障碍的发病机制和基本诊治方法。

【正常下尿路功能】

尽管对下尿路的解剖、形态、生理和药理等有不同的理解,但目前对下尿路功能有两个基本的认识,首先是排尿周期涉及两个过程:①膀胱充盈和尿液储存期;②膀胱排空期。以下是膀胱排尿期和膀胱充盈和尿液储存期均需满足各自的条件(表77-1)。

表77-1所列的正常膀胱所需条件,也是正常膀胱功能的最基本特征。以上任何条件出现异常,都将出现某种形式的膀胱尿道功能障碍和相应的下尿路症状。对正常膀胱尿道功能的充分理解是诊断和鉴别膀胱尿道功能障碍的基础,目前的下尿路功能障碍的分类均基于以上正常膀胱尿道功能特征的改变所划分,这种功能性分类更有助于泌尿外科医生理解下尿路功能障碍,并据此制订有针对性的治疗方案。

【下尿路功能障碍的病理生理改变】

1. 充盈和储尿功能异常　与下尿路储尿功能有关的解剖结构包括膀胱和膀胱出口结构(包

表 77-1　正常膀胱充盈和尿液储存功能,
以及排空期功能所需条件

正常膀胱充盈和尿液储存所需条件

1. 能适应尿液的不断充盈,并维持膀胱压处于较低水平(即膀胱有良好的顺应性),同时伴随相应的感觉(膀胱充盈时的正常感觉)
2. 逼尿肌静止状态时膀胱颈处于关闭状态,腹压升高时膀胱颈也能维持关闭状态
3. 无膀胱非随意收缩(即逼尿肌稳定)

膀胱排空所需条件

1. 膀胱壁平滑肌能协同收缩并能维持一定的收缩幅度(强度)
2. 同时伴尿道平滑肌和横纹肌松弛所致的尿道阻力的下降
3. 无解剖性梗阻

括膀胱颈口至尿道外口之距离)。这些结构出现任何病理生理改变都可能导致下尿路储尿功能障碍。膀胱过度活动症可因膀胱充盈期出现逼尿肌非自主收缩所致,也可能与低顺应性膀胱有关。而产生逼尿肌非自主收缩的原因常为神经系统功能受损所致,也可与膀胱出口梗阻、逼尿肌老化和膀胱壁特发性改变有关。低顺应膀胱多见于神经系统疾病者,尤其是骶髓的损伤;但破坏膀胱壁弹性和黏弹性的任何一种病理改变均可减低膀胱顺应性。

任何破坏尿道平滑肌和横纹肌括约肌结构、神经分布或括约肌支持结构的损害均可能降低膀胱出口的阻力或破坏尿道固有括约机制的功能而导致尿失禁(即影响储尿功能)。如神经源性疾病对尿道神经分布的破坏,尿道外伤对尿道

括约肌的损伤,尿道支持韧带及盆底肌的松弛导致膀胱颈后尿道的过度下移最终引起压力性尿失禁等。

2. 排尿功能异常 逼尿肌收缩力减弱,或膀胱出口阻力增加,或两者兼有之均可造成下尿路排尿功能异常。启动或维持正常逼尿肌收缩的神经肌肉某些环节出现问题会暂时或永久性地造成逼尿肌收缩障碍;继发于疼痛,尤其是继发于自盆底和会阴部疼痛刺激的反射机制也可反射性地抑制神经系统正常者的排尿反射;引起逼尿肌收缩力减低的非神经源性因素有膀胱过度充盈、严重感染和因放疗等所致逼尿肌纤维化等。

出口阻力的病理性升高最常见的原因是男性良性前列腺增生所致的良性前列腺梗阻;下尿路梗阻也可能为尿道狭窄,或尿道横纹肌或平滑肌与逼尿肌收缩出现协调失衡所致,后者可称之为逼尿肌括约肌协同失调,这种协同失调多与神经系统的损害有关。

【下尿路功能障碍的分类】

任何一种疾病分类的目的应该是有助于理解和处理该类疾病。一个良好的疾病分类,能用很简短语言准确表述疾病的基本特征。对下尿路功能而言,理想的疾病分类应包括以下内容:①尿动力学结果应是疾病分类的基础,因为只有针对功能障碍的类型治疗,下尿路症状才可能得到缓解;②反映预期的临床症状,为制订治疗方案提供依据;③尽可能反映相应的神经系统病变,为了解进一步的病因提供依据。目前有关排尿功能障碍的分类属描述继发于神经系统疾病或损伤的排尿功能障碍,而理想的排尿功能障碍分类应包括所有排尿功能障碍的类型,而仅根据神经系统病变所进行的分类,往往忽略了与其他系统的损伤有关的病因。以下将简要介绍有关排尿功能障碍分类最常用的几种分类系统。

1. Bors-Comarr 分类(表 77-2) 该分类系统主要基于外伤性脊髓损伤病人的临床表现,因此仅适用于脊髓损伤所致的神经源性排尿功能障碍。该分类系统应包括以下三个要素:①神经损伤病灶的解剖部位;②神经损伤病灶损伤的严重程度(如完全性或不完全性);③下尿路功能是"平衡",还是"非平衡"。上运动神经元(upper motor neuron,UMN)损伤指骶上脊髓损伤,而下运动神经元(lower motor neuron,LMN)损伤指骶髓或骶髓神经根的损伤;脊髓是否完全损伤取决于详尽的神经系统检查;"非平衡"下尿路功能指 UMN

病人残余尿量大于其膀胱的 20% 或 LMN 病人残余尿量大于其膀胱容量的 10%。脊髓损伤病人残余尿量增多常提示可能存在逼尿肌括约肌协同失调所致的下尿路梗阻或逼尿肌反射低下。该分类系统主要用于脊髓休克期已结束的脊髓损伤所致的排尿功能障碍,但很难适用于多发神经系统病灶所致的神经源性排尿功能障碍和其他非神经源性排尿功能障碍。由于长期膀胱慢性炎症、过度充盈或神经再分布所致的下尿路充盈、储存和排尿功能的改变也不适宜采用神经损伤水平进行分类。"平衡"和"非平衡"尽管对理解下尿路排尿功能状态有一定的益处,但仅仅采用残余尿量为标准的"平衡"概念忽略了储尿排尿过程中上尿路是否有损害的危险性,或未能考虑相应的症状对病人生活质量的影响。

表 77-2 Bors-Comarr 分类

感觉神经元病变
    不完全性,平衡
    完全性,不平衡
运动神经元病变
    平衡
    不平衡
感觉 - 运动神经元病变
  上运动神经元病变
    完全性,平衡
    完全性,不平衡
    不完全性,平衡
    不完全性,不平衡
  下运动神经元病变
    完全性,平衡
    完全性,不平衡
    不完全性,平衡
    不完全性,不平衡
混和性病变
  上运动神经元,下内脏运动神经元
  下体神经运动神经元,上内脏运动神经元
  正常体神经运动神经元,下内脏运动神经元

2. Hald-Bradley 分类(表 77-3) 这是基于神经系统病变解剖定位的一种简单的下尿路功能障碍分类,其中骶上病变所致的下尿路障碍常表现为膀胱过度活动,但无逼尿肌括约肌协同失调;骶上病变类似于 Bors-Comarr 分类上运动神经元病变,骶下病变则类似于下运动神经元病变;外周自主神经病变多由糖尿病所致,表现为膀胱感觉减退甚至缺失,残余尿逐渐增多,逼尿肌收缩力逐渐消失。

肌肉病变可发生在逼尿肌本身,也可为尿道平滑肌或横纹肌括约肌。病变的类型取决于受损肌肉的功能,最常见的原因是长期下尿路梗阻所致的逼尿肌失代偿现象。

表 77-3　Hald-Bradley 分类

脊上病变
骶上病变
骶下病变
外周自主神经病变
肌肉病变

3. Lapides 分类　该分类改良于 1939 年神经科 McLellan 医生提出的下尿路功能障碍分类系统,也是目前最为人们所熟悉的分类系统。该系统简洁,也同时描述了很多神经源性下尿路功能障碍的临床和尿动力学表现(表 77-4)。

表 77-4　Lapides 分类

感觉性神经源性膀胱
运动麻痹性膀胱
无抑制神经源性膀胱
反射性神经源性膀胱
自主神经性神经源性膀胱

感觉性神经源性膀胱指膀胱至脊髓的感觉神经纤维或至大脑的传入脊束被切断所致的下尿路功能障碍。糖尿病、脊髓痨、恶性贫血等是最常见的原因。病变初期出现膀胱感觉减低,膀胱过度扩张,继而会导致逼尿肌收缩力减弱。晚期尿动力学常表现为膀胱容积明显增大,高顺应性和逼尿肌反射低下。

运动麻痹性膀胱指支配膀胱的副交感运动神经分布遭到破坏所致的排尿功能障碍。盆底根治性手术和严重的盆底外伤是常见原因。带状疱疹也是常见原因,但近年认为带状疱疹更可能影响了膀胱的感觉而导致排尿功能异常。该类病变早期常表现为疼痛性尿潴留同时伴排尿踌躇。尿动力学常表现为充盈期储尿功能正常,最大膀胱容积时不能启动排尿反射。病情进展将导致逼尿肌收缩功能丧失,膀胱容积明显增加,逼尿肌反射低下和大量残余尿量。

无抑制神经源性膀胱通常指神经系统疾病导致"皮质调节束"受损所致的神经源性膀胱。排尿反射中枢通常位于骶髓,而"皮质调节束"通常对骶髓的排尿中枢有抑制性作用。因此"皮质调节束"的损害将使骶髓排尿中枢出于去抑制化状态。

引起"皮质调节束"损害的疾病有脑血管意外、帕金森病、脑部或脊髓肿瘤和脱髓鞘疾病。临床上表现为尿频、尿急和急迫性尿失禁。尿动力学表现为膀胱感觉正常,充盈期反复出现无抑制收缩(即出现充盈期出现期相性收缩并不能被病人所制而致急迫性尿失禁)。尿失禁前常有尿急感。一般无明显的残余尿,除非同时存在逼尿肌括约肌协同失调。

反射性神经源性膀胱指脑干和骶髓之间损伤且脊髓休克期结束后的膀胱尿道功能状态。常见于创伤性脊髓损伤和一过性脊髓炎病人,也可发生于造成该段脊髓损伤的任何疾病。病理生理特征为膀胱感觉消失,充盈期早期膀胱即出现无抑制收缩而造成尿失禁。由于膀胱感觉的消失,病人一般没有预感(如尿急)。常伴有逼尿肌 - 尿道横纹肌括约肌协同失调。该类排尿功能障碍类似于 Bors-Comarr 分类系统的上运动神经元损伤。

自主神经性神经源性膀胱指来自骶髓并分布于膀胱的运动神经和感觉神经完全分离现象。骶髓或骶神经根、盆腔神经的任何疾病均可造成此类膀胱尿道功能障碍。病理生理特征为启动排尿反射困难,或逼尿肌无反射性收缩的活动,膀胱感觉也消失。该类排尿功能障碍类似于 Bors-Comarr 分类系统的下运动神经元损伤。脊髓休克期有类似表现。尿动力学表现为低张力大容量膀胱,逼尿肌反射低下或不能。但是长期慢性炎症,或去神经化和去中枢化所致的神经形态和神经药理机制的改变,最终可导致膀胱顺应性的减低。

该分类系统便于理解和记忆,多年来成为泌尿外科和其他相关科室诊断排尿功能障碍所采用的最常用分类系统。但是并非所有的病人都能采用该系统进行适当分类,而且该分类系统也仅适合神经源性膀胱的诊断。

4. 尿动力学分类　该系统分类(表 77-5)的依据纯粹采用下尿路功能障碍病人的尿动力学资料。而目前只有采用尿动力学分类,才能准确描述病人的下尿路功能障碍的特征,以便指定相应的治疗方案。

逼尿肌反射亢进多数与骶上脊髓损伤有关的神经系统疾病所致。横纹肌括约肌协同失调常见于骶上脊髓完全性损伤且脊髓休克期已结束者,而平滑肌括约肌协同失调多与自主神经反射亢进有关,并常与逼尿肌反射亢进和横纹肌括约肌协同失调并存。逼尿肌反射不能可继发于膀胱肌肉失代偿，或其他抑制脑干水平排尿中枢、骶髓、膀胱神经节和膀胱平滑肌等环节的功能的疾病。

如存在逼尿肌反射亢进或正常逼尿肌反射时，采用该系统进行分类容易理解。但如存在逼尿肌反射不能很难确定是否存在括约肌协同失调，或仅仅为正常括约肌控尿状态。

表 77-5　尿动力学分类

逼尿肌反射亢进（或正常逼尿肌反射）
括约肌协同良好
横纹肌括约肌协同失调
平滑肌括约肌协同失调
平滑肌括约肌松弛不能
逼尿肌反射不能
括约肌协同良好
横纹肌括约肌松弛不能
去神经化横纹肌括约肌
平滑肌括约肌松弛不能

5. 国际尿控学会分类　该分类系统将下尿路功能分为充盈/储尿期和排尿/排空期两部分（表77-6），并基于所获得的尿动力学资料对病人不同期的功能——进行描述，与单纯的尿动力学分类相比，能更详尽而准确描述病人膀胱尿道功能的病理生理特征。

表 77-6　国际尿控学会排尿功能障碍分类

储尿期	排尿期
膀胱功能	膀胱功能
逼尿肌活动性	逼尿肌活动性
正常或稳定	正常
过度活动	活动低下
不稳定	收缩不能
反射亢进	尿道功能
膀胱感觉	正常
正常	梗阻
增加或过敏	过度活动
减少或感觉低下	机械梗阻
缺失	
膀胱容量	
正常	
高	
低	
顺应性	
正常	
高	

续表

储尿期	排尿期
低	
尿道功能	
正常	
不完全	

充盈/储尿期逼尿肌正常或稳定指储尿期逼尿肌未出现非随意收缩，否则称之为逼尿肌过度活动。如造成逼尿肌过度活动的原因与神经系统疾病有关，则可定义为逼尿肌反射亢进，如无相关的神经系统疾病，则可定义为逼尿肌不稳定。尽管病因不同，两者有共同的病理生理特点和相同的治疗原则，故目前统称为逼尿肌过度活动（尿动力学诊断），或临床诊断为膀胱过度活动症。膀胱感觉仅粗略地分为正常、增加或过敏，减少或感觉低下，以及感觉消失。膀胱容积和膀胱顺应性为储尿期参数，尤其是膀胱顺应性是膀胱是否能安全储尿的重要因素，有研究显示储尿期膀胱压力超过 $40cmH_2O$，上尿路受到损害的风险明显增加。正常尿道功能指储尿期即使在腹压存在下，仍能有一定程度的升高；而不完全性尿道功能则指即使逼尿肌未收缩时仍出现溢尿现象，产生的原因可能是压力性尿失禁、尿道固有括约肌功能障碍，或逼尿肌未收缩时尿道出现非自主舒张。

排尿/排空期正常逼尿肌活动指逼尿肌反射能被主动启动，并维持逼尿肌收缩直至膀胱排空，也可人为终止。逼尿肌反射低下指在通常时间内逼尿肌没有足够的收缩幅度或持续时间而排空膀胱。逼尿肌不收缩指尿动力学检查时未能诱导逼尿肌反射的出现（通常伴有膀胱感觉的明显减退才能诊断为病理现象）。逼尿肌反射不能特指因神经系统疾病所致的逼尿肌不收缩现象。正常尿道功能指排尿期排尿反射前括约肌开放以便排空膀胱的功能。功能性梗阻性尿道指逼尿肌收缩时尿道括约肌也收缩所致的梗阻，或指试图收缩逼尿肌时尿道括约肌不能松弛；尿道括约肌非协同性收缩通常为平滑肌括约肌或横纹肌括约肌协同失调所致。横纹肌括约肌失调应该仅出现于神经系统损伤时，典型的为骶上和脑干之间的脊髓损伤；如有类似症状但无相应的神经系统疾病则称之为功能障碍性排尿，多脑桥排尿储尿中枢失衡有关。尿道机械性梗阻为解剖性，常由良性前列腺增生、尿道或膀胱颈狭窄，或尿道扭曲所致。

（杨　勇）

参 考 文 献

[1] KRANE R J, SIROKY M B. Classification of voiding dysfunction: value of classification system [M]// BARRET D M, WEIN A J. Controversies in Neurourology. New York: Churcill Livingstone, 1984: 223-238.

[2] MCGUIRE E J, WOODSIDE J R, BORDEN T A. Upper urinary tract deterioration in patients with myelodysplsia and detrusor hypertonia [J]. J Urol, 1983, 129 (4): 823-826.

第二节　下尿路功能障碍的诊断及尿动力学检查

（一）病史和体检

病史是了解疾病的基础,也是指导医生选择进一步检查和治疗的基本资料。通过病史可详尽了解症状的基本特征。在采集病史同时也应该判断病人所述病史的准确性。排尿障碍疾病通常表现为下尿路症状,如尿频、尿急、夜尿和急迫性尿失禁等所谓刺激性症状,以及排尿踌躇、尿线纤细、排尿间断和腹压排尿等梗阻性症状。同时需要了解这些症状的持续时间、严重程度和困扰程度,有无诱因或缓解因素。目前国际尿控学会对下尿路症状明确的定义,如尿频指白天排尿次数超过7次,并无尿量多少的限定,产生的原因不但与排尿障碍有关,也可能为饮水过多、利尿剂和过量咖啡因所致,但后者通常伴随正常尿量。夜尿指夜间尿频,即指超过1次以上者,产生的原因多与逼尿肌过度活动、膀胱容积减小和睡前过量饮水有关。日间尿频不伴夜间尿频常提示药物或精神因素。尿痛指排尿时尿道烧灼痛感,与下尿路炎症有关。

尿失禁是下尿路功能障碍中较为常见的储尿期症状之一,在评估尿失禁症状时,不但要了解尿失禁的特征,也要评估尿失禁的严重程度。国际尿控学会将尿失禁症状大致分为四类:①急迫性尿失禁,指伴随突发不可控制排尿感的尿失禁,通常为逼尿肌过度活动所致;②压力性尿失禁,指在咳嗽、打喷嚏、体力活动等腹压增高时所发生的尿失禁,一般不伴有尿急感,多与盆底肌肉松弛和尿道固有括约肌功能减低所致。③无意识尿失禁,指尿失禁发生时并无任何感觉,或病人也不能描述其特征以确定急迫性尿失禁或压力性尿失禁,产生的原因可能与急迫性和压力性尿失禁因素有关,也可能为膀胱过度充盈,或低顺应性膀胱和尿道外因素(如膀胱阴道瘘)所致。仅仅依靠病史确定尿失禁的病因很困难,但详尽的病史能了解尿失禁的特征,以便行进一步的检查和治疗。

询问病史时还应了解有无引起暂时性尿失禁的因素,如谵妄、感染、萎缩性阴道炎和尿道炎、相关药物、精神病病史、内分泌、活动受限和便秘等。

目前多采用问卷表评估下尿路症状,应用最为广泛的是国际前列腺症状评分,该评分系统主要用于因前列腺增生所致的下尿路症状的严重程度。国际尿控学会也公布了用于评估尿失禁症状的问卷表。问卷表能更为准确和全面地评估下尿路症状的严重程度和对病人生活治疗的影响,也便于统一评判标准以评判和比较各种治疗的疗效。

除了了解病人的现有主要症状外,还应询问其他相关的病征,如下尿路功能障碍者常同时有性功能和胃肠道功能障碍。神经系统疾病病史也极为重要,也是引起下尿路功能障碍的常见原因。过去史应包括现药物史,妇产科疾病史,手术史等,这些方面的疾病都可能影响到下尿路的功能。

全面的体格检查是必需的,但对下尿路功能障碍病人来说,应重点检查以下方面:①膀胱区是否有肿物或涨满;②外生殖器;③盆底检查,其中包括肛门括约肌及其支持结构,有无盆腔器官膨出等;④前列腺检查;⑤尿失禁诱发试验;⑥神经系统。

（二）实验室检查及其他

常规检查有:①尿液分析,了解有无泌尿系感染,尿糖和尿蛋白;②尿细胞学检查,以了解有无肿瘤细胞等。③血常规和血生化检查,最重要的是了解肾功能状况。

病史、体检和实验室检查常不足以做出准确诊断,或需要更客观的指标评估下尿路症状的严重程度,可采用以下的简易方法对病人做进一步评估。

1. 排尿日记 准确记录每次排尿的时间、排尿量、排尿前后伴随症状、尿失禁发生时间、尿失禁量和尿失禁的诱因,以及每次饮水时间和饮水量等。可根据研究的重点不同对排尿日记的内容作适当的增减。通过排尿日记,可客观了解病人尿频和尿失禁的严重程度,尿频与尿量的关系,尿失禁的类型等。

2. 残余尿量 指排尿后即刻测定膀胱内存留的尿量。一般认为残余尿量超过100ml者提示可能存在排尿障碍,但无残余尿量并不能除外下尿路功能障碍的可能。残余尿量的产生可因下尿路梗阻所致,也可能与逼尿肌收缩功能减低有关。残余尿量可通过导尿或超声测定所得。

3. 尿垫试验 尿垫试验指在一定时间范围内并完成一组的规定后(或24小时日常活动)测定留于卫生巾的尿失禁量。用于压力性尿失禁的评估,通过测定尿失禁量,定量评估压力性尿失禁的严重程度。常用的尿垫试验方案有1小时方案和24小时方案。前者通过一组规定动作完成,后者则为日常活动。国际尿控学会推荐1小时尿垫试验方案用于评估尿失禁,该方案步骤如下:①试验开始前15分钟饮水500ml。②垫入已得知重量的卫生巾,并依次作以下动作:散步和爬楼梯各15分钟,下蹲起立10分钟,跑步1分钟,弯腰10次,洗手1分钟。③再次测定卫生巾重量,

增加的重量即为尿失禁量,大于1g者为阳性。也可将尿失禁量进行分级,如 <1g 为无尿失禁,为 0级;1~10g 为轻度尿失禁,为 1级;11~30g 为中度尿失禁,为 2级;31~50g 为重度尿失禁,为 3级;>50g 为大量尿失禁,为 4级;多用于药物临床试验,在临床上并未得到广泛应用。24小时尿垫试验大于 4g 者为阳性。

(三) 尿动力学检查

尿动力学检查是研究泌尿道对尿液地运输、储存和排空的功能,并有数个检查项目组成,单独或组合应用以了解膀胱尿道的功能,是下尿路功能评估的主要检查。

1. 尿流率 尿流率是尿动力学检查中最常用和无创性检查,该检查是通过尿动力学仪测定经尿道流出的尿液的流速。病人可坐位或立位(男性)排尿,并应该有隐私环境以模拟受试者平时排尿状态。尿流率的减低可为下尿路梗阻所致,也可能与逼尿肌收缩力减低有关。但通过某些特殊的图形也能初步了解产生排尿困难(尿流率下降)的原因。尿流率最常用的参数有(图 77-1):①排出尿量(voided volume),指实际经尿道排出体外的尿量;②尿流时间(flow time),指有可测得尿流发生的时间;③总排尿时间(total voiding time),指排尿总时间,其中包括间断排尿的间歇期;④最大尿流率(Qmax),指排尿期间出现的最大尿流速度;⑤到达最大尿流率时间(time to maximal flow),指到达最大尿流率所需的时间,通常为总排尿时间最初三分之一以内;⑥平均尿流率(mean flow rate,Qave),为排出尿量除以尿流时间,只有在持续不间断排尿时计算该值才有临床意义。以上参数中,最重要的参数为最大尿流率,目前一般规定只有排出尿量大于150ml时,最大尿流率值才有临床意义。

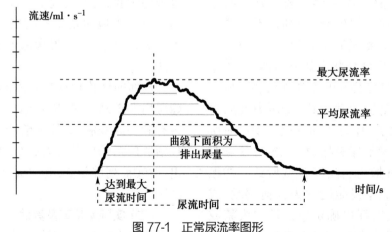

图 77-1 正常尿流率图形

对正常男性而言,Qmax ≥ 15ml/s,而正常女性为 ≥ 20ml/s。如膀胱容量超过 400~500ml,由于逼尿肌的过度扩张,收缩力有所下降,尿流率也所有减低。

尿流率图形也可反映排尿功能的某些特征,如正常尿流率图形常表现为略偏向左侧的钟形曲线(图 77-1);良性前列腺增生的曲线常表现低坡型曲线,最大尿流率移向右侧并明显减低,曲线的后半部分常有间断低平波动,提示排尿滴沥现象(图 77-2);不稳定膀胱者由于常努力收缩尿道括约肌以拮抗逼尿肌不稳定收缩所致的尿急感,在排尿刚开始时因逼尿肌收缩加之尿道括约肌也主动收缩,膀胱压力即明显升高,因此尿流率图形起始段常有比较高的尖波(图 77-3);尿道狭窄尿流率图形颇有特征性,表现为低平台状,这与尿道瘢痕的低顺应性有关,由于尿道狭窄者尿道开放阻力不高,尿流率很容易达到一定水平,但尿道瘢痕又限制了尿流率的继续升高,最终出现低平台状曲线(图 77-4)。

最大流量	8.0 ml/s	排量时间	55s
平均流量	4.2 ml/s	尿流时间	46s
排尿量	196 ml	达到最大流量时间	8 s
延迟时间	19s		

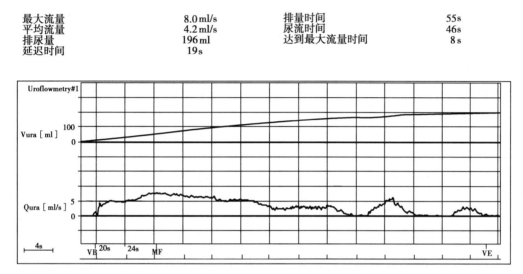

图 77-2　良性前列腺增生尿流率图形:表现为低平,波动,排尿时间明显延长的特征

最大流量	12.3 ml/s	排量时间	24 s
平均流量	7.7 ml/s	尿流时间	24 s
排尿量	187 ml	达到最大流量时间	7 s
延迟时间	4 s		

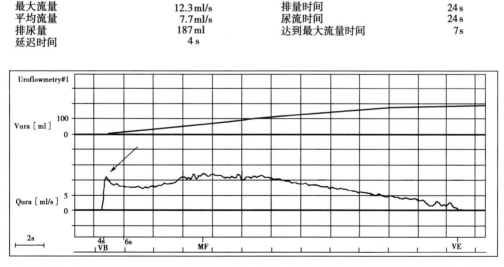

图 77-3　不稳定膀胱常见尿流率图形,尿流率曲线初始段常出现较高的尖波,提示排尿开始时,因膀胱已出现不稳定收缩同时病人收缩尿道括约肌而致膀胱内压力明显升高所致

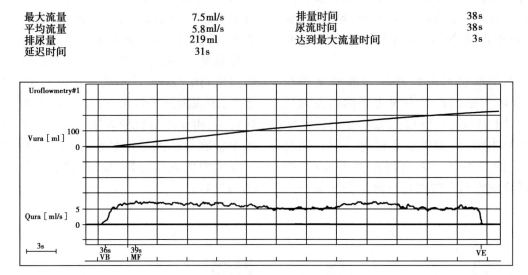

最大流量	7.5ml/s	排量时间	38s
平均流量	5.8ml/s	尿流时间	38s
排尿量	219ml	达到最大流量时间	3s
延迟时间	31s		

图 77-4　尿道狭窄尿流率图形常呈低平台状

2. 充盈期膀胱压力测定(filling cystometry)(图 77-5)　充盈期膀胱压力测定特指测定储尿期膀胱内压力的变化。主要测定参数包括膀胱充盈速度、膀胱感觉、膀胱稳定性、膀胱顺应性和膀胱测压容积,同时还应了解尿道的控尿能力。

(1)检查技术:病人半坐位或平卧,常规消毒铺巾后,经尿道插入 F8 以下的双腔测压导管(分别用于膀胱灌注和测压),经直肠插入气囊直肠测压管(插入深度 10~15cm)。各测压管经连接导管与各传感器相连接。将外置传感器置于病人耻骨联合上缘水平。排空测压系统内所有的空气,传感器校对置零,固定妥善后即可开始进行测定。

(2)膀胱充盈速度:国际尿控学会通常推荐三种灌注速度:①慢速为 <10ml/s,多用于不稳定膀胱或逼尿肌反射亢进病人。在检查中出现这两种情况时可将充盈速度降至慢速;②中速为 10~100ml/s,是最常用的灌注速度;③快速为 >100ml/s,多用于刺激膀胱以了解膀胱的稳定性,或诱发逼尿肌反射。

(3)膀胱感觉:目前主要测定膀胱的本体感觉,即膀胱充盈感。一般以出现某种程度涨满感所灌注的液体量来表示。膀胱感觉测定比较主观,差异很大,临床上常将灌注量超过 800~1 000ml 仍无任何充盈感时定义为膀胱感觉低下或消失,将灌注量不到 50ml 时即出现强烈尿急感定义为膀胱感觉过敏。由于差异很大,国际尿控学会并未对膀胱不同感觉的灌注量做出规定。但对膀胱的不同程度的充盈感做了精确的描述:①膀胱首次充盈感:指充盈期病人刚感觉的膀胱充盈时的灌注量;②首次排

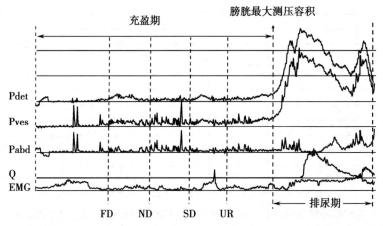

图 77-5　充盈期和排尿期膀胱测压,图中所示自开始排尿到逼尿肌收缩之前为充盈期,逼尿肌开始收缩至逼尿肌大部回落及尿流率回落为排尿期,检查所测定的压力为 Pves 和 Pabd,而逼尿肌压力 Pdet 则为 Pves-Pabd

尿感：指刚开始感觉需要排尿（如环境允许），如环境不允许，也可延迟排尿；③强烈排尿感：指膀胱测压时病人有持续排尿感，但并不担心尿液逸出；④尿急感：指膀胱测压时病人有强烈排尿要求，并担心尿液逸出发生。有些学者称之为首次尿急感，强烈尿急感或严重尿急感；⑤疼痛感：指膀胱测压时出现下腹区疼痛，是一种异常的感觉。

（4）膀胱稳定性：通常指充盈期逼尿肌的活动状态。正常情况下膀胱充盈期无论膀胱感觉如何，逼尿肌并不会出现非随意收缩，即膀胱稳定；如逼尿肌出现收缩，则分以下两类情况：①逼尿肌不稳定（detrusor instability）：指充盈期逼尿肌非随意收缩与潜在的神经系统疾病无关，常为膀胱出口梗阻或逼尿肌老化所致，也可特发性。充盈期非随意收缩幅度超过 $15cmH_2O$，或任何压力幅度升高并伴随尿急现象均可诊断逼尿肌不稳定（图 77-6）。②逼尿肌反射亢进（detrusor hyperreflexia）：指为已知的神经系统疾病所致的逼尿肌非随意收缩，常见

原发疾病有骶上脊髓损伤，多发硬化和脑血管疾病。从膀胱测压图形看两者并无明显差异，但逼尿肌不稳定多为期相性收缩且常能被病人抑制，而逼尿肌反射亢进常有较高的压力且频繁出现（图 77-7）。由于膀胱测压并非在生理状态下进行，因此膀胱测压无逼尿肌不稳定或反射亢进时并不能除外生理状态下这两种病状存在的可能性。由于无论是逼尿肌反射亢进或逼尿肌不稳定，尽管病因不同但其病理生理特征基本相同，目前统称为逼尿肌过度活动。

（5）膀胱顺应性：准确的定义是膀胱内压力每升高 $1cmH_2O$ 所需膀胱灌注量。正常膀胱生理灌注状态下可随着膀胱尿液量的增多而逐渐扩张，并无明显的压力升高。膀胱的这种特性与其壁富含弹性和黏弹性组织有关。目前一般文献将膀胱顺应性的正常值定为 12~20ml/cmH_2O，但是膀胱储尿期压力本身比顺应性更有临床应用价值，由于储尿期膀胱内压力超过 $40cmH_2O$ 将明显影响上尿路功能（图 77-8）。而膀胱顺应性的计算值常随

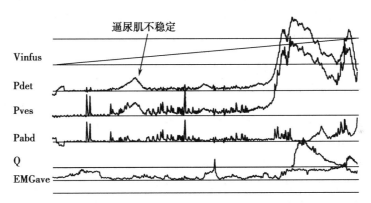

图 77-6　该病人为良性前列腺增生所致的逼尿肌不稳定，图中所示充盈期逼尿肌出现期相性收缩并可被病人所抑制

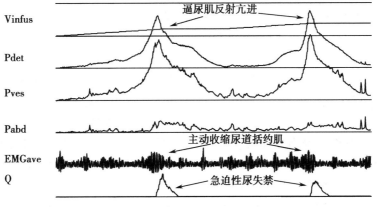

图 77-7　逼尿肌反射亢进表现

女性，17 岁，自幼骶裂修补术后：主诉尿失禁，充盈期膀胱灌注 50ml 左右逼尿肌出现较强的期相性收缩，尽管嘱病人努力收缩尿道括约肌，未能抑制逼尿肌收缩，并导致急迫性尿失禁发生，为逼尿肌反射亢进的典型表现

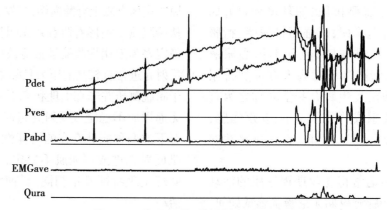

图 77-8　低顺应性膀胱的尿动力学表现

随着充盈量的增加,膀胱压力很快上升,尽管能灌注 400~500ml,但灌注初期膀胱
压力即超过 40cmH$_2$O,提示该病人的膀胱安全容量较低

膀胱灌注量的不同或测定时间的不同而有很大差异。顺应性减低是否有临床意义还需要结合病人所需的膀胱容量,因此有学者提出安全容量概念,即指膀胱压力超过 40cmH$_2$O 时的膀胱容量。如膀胱安全容量为 400ml,储尿安全性比较可靠;如膀胱安全容量过小,比如 200ml,尽管病人在 200ml 以内膀胱压力小于 40cmH$_2$O,但长期膀胱储尿限制在 200ml 以内对病人也不现实,难免过多储尿而造成上尿路损害。膀胱顺应性也受到检查技术的影响,如灌注速度较快时膀胱顺应性会出现减低现象,因此怀疑低顺应性膀胱时应及时减低膀胱灌注速度以避免人为误差。

(6)激惹试验:常用的激惹试验有两种,卡巴胆碱(bethanecol)超敏试验和冰水试验。

1)卡巴胆碱超敏试验:用于鉴别逼尿肌反射低下是神经源性或肌源性。以每秒 1ml 速度灌注膀胱直至 100ml,测定三次此时膀胱内压力取均值,然后皮下注射 2.5mg 卡巴胆碱(或 0.035mg/kg 体重),并于注射后 10 分钟、20 分钟和 30 分钟测定膀胱压力。如为肌源性逼尿肌收缩力受损,30 分钟时膀胱压力升高应小于 15cmH$_2$O,也称之为试验阴性。试验阳性指膀胱压力升高 15cmH$_2$O 以上,逼尿肌收缩力减弱的病因则与膀胱的感觉或运动神经受损有关。但目前资料显示该试验并不可靠,在临床上已逐渐被弃用。

2)冰水试验:用于刺激 C 无髓鞘神经纤维,了解有无因脊髓等中枢神经系统损伤所产生的 C 无髓鞘神经纤维介导的逼尿肌反射。在临床中膀胱测压基本能了解该类病变的特征,脊髓上下运动神经元混合性损伤时采用冰水试验检测有无反射性收缩存在有一定的临床意义。但对这类病人更重要的是通过尿动力学检查了解膀胱的储尿功能和排尿功能,评估上尿路损害的危险性。

(7)膀胱测压中腹压监测:尿动力学检查的主要目的之一是通过测定逼尿肌压力以了解逼尿肌的储尿和排尿功能。逼尿肌收缩所产生的压力并不能直接测得。膀胱测压所能得到的压力是膀胱总压力和腹压(通常经直肠测得)。而膀胱总压力为逼尿肌压力和腹压的总和,因此逼尿肌压力为膀胱总压减去腹压。在膀胱测压的初期,通常要求病人定时咳嗽,一是在咳嗽状态下观察逼尿肌静止时膀胱压和腹压变化是否一致,如变化不一致需要寻找原因,可能为连接系统漏水或传感器需要校对,也可能为膀胱空虚所致的传导障碍(图 77-9)。另一个目的是了解逼尿肌的稳定性和鉴别尿失禁的类型,如咳嗽后出现逼尿肌收缩且有尿急现象,提示有急迫性尿失禁的可能,如咳嗽的同时出现逸尿现象且逼尿肌稳定则多提示为压力性尿失禁。排尿期时病人常有腹压的变化,只有通过监测腹压并通过计算机去除腹压的影响,才能准确了解排尿期逼尿肌功能。

3. 排尿期膀胱压力测定(voiding cystometry)　排尿期膀胱压力测定有两个主要目的,一是了解逼尿肌收缩排尿功能,二是了解膀胱出口的阻力,判断有无下尿路梗阻。

(1)检查技术:女性坐位(坐专门的坐便椅),男性可取立位,两者或均取半坐位。测定参数包括膀胱压、直肠压(腹压)、尿流率和肌点图,有条件者还可接入同步透视影像进行影像尿动力学检查。测压导管的插入和系统的准备同充盈期膀胱测压。充盈期膀胱测压灌注至膀胱最大容积后,将体位调整到要求的位置,并嘱病人排尿,同时将尿液排入尿流率仪内。

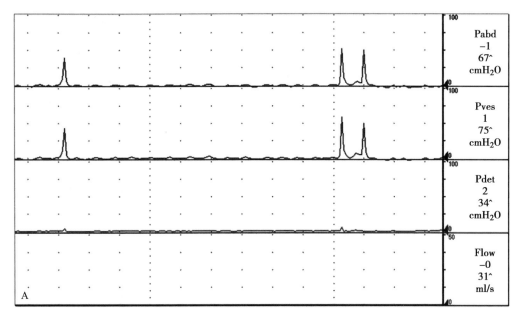

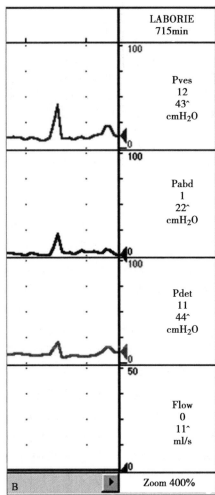

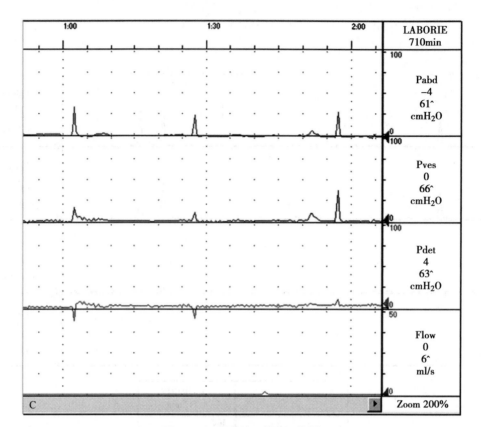

图 77-9　膀胱测压中腹压监测

A. 检查前,嘱病人咳嗽,曲线显示腹压(Pabd)和膀胱压(Pves)同时升高,两者无明显差异,逼尿肌压力(Pdet)无明显变化,提示整个测压系统传导良好;B. 检查开始前嘱病人咳嗽显示膀胱压(Pves)明显高于腹压(Pabd),逼尿肌出现赝像波动,提示腹压传导欠佳,可能与连接腹压传感器的传导导管内有气泡,或传感器校对不佳或传导系统漏水等因素有关,需要纠正后才能继续进行检查;C. 检查前嘱病人咳嗽,显示腹压(Pabd)波动明显高于膀胱压(Pves),逼尿肌出现赝像负压,此现象常与膀胱内无水充盈导致膀胱测压导管压力传导欠佳,继续充盈 50ml 左右,嘱病人咳嗽显示膀胱压和腹压波动趋于一致

（2）逼尿肌收缩功能:逼尿肌收缩功能的评估是排尿期膀胱压力测定的重要内容。由于排尿时逼尿肌压力的高低不但取决于逼尿肌本身收缩的强度,也与尿道阻力有关。如逼尿肌收缩力恒定时,尿道阻力越高,逼尿肌压力即越高,故目前常将逼尿肌等容收缩压(Piso)作为判断逼尿肌最大收缩强度的指标。具体做法是在排尿期尿流率接近最大时,嘱受试者突然收缩尿道括约肌以关闭尿道,或检查者突然夹闭尿道,或牵拉气囊测压管阻塞膀胱颈,此时正常人其逼尿肌压力会急剧上升至 100cmH$_2$O 以上,如低于 60cmH$_2$O 或根本没有升高,提示逼尿肌收缩力明显受损。Piso 测定对女性尤为重要,由于女性尿道短宽,阻力较低,排尿期逼尿肌压力常因过低的尿道阻力而无明显升高,但并不意味着逼尿肌收缩力受损,Piso 能准确了解这类女性其逼尿肌收缩力。对男性,尤其是下尿路梗阻者,最大流率时逼尿肌压力(Pdet at Qmax)也是判断逼尿肌收缩力的良好参数,Pdet at Qmax 的正

常值多在 40~60cmH$_2$O,低于 20cmH$_2$O 者提示逼尿肌收缩力严重受损;而高于 60cmH$_2$O 提示逼尿肌收缩过强,引起的原因常与下尿路梗阻或逼尿肌反射亢进有关。

（3）膀胱出口阻力:国际控尿学会将此定义为压力流率分析(pressure-flow study)。压力流率分析即以尿流率为横坐标,以逼尿肌压力为纵坐标,准确描述了排尿过程中每一点压力和其相对应的尿流率变化(图 77-10)。最重要的参数为最大尿流率时逼尿肌压力(Pdet at Qmax),根据 Pdet at Qmax 所位于的区域判断是否存在膀胱出口梗阻。由于该技术是通过分析排尿期尿流率和逼尿肌压力的关系而实现的,因此当判断存在膀胱出口梗阻时仅指膀胱内口至尿道外口尿道全长处于梗阻状态,如需要确定解剖定位,应根据医生的临床经验或影像尿动力学检查做出进一步的判断。有关压力流率分析的方法很多,但都出自同类计算方法,只是各自的分析方法重要考虑的方面不同,在此仅列举最

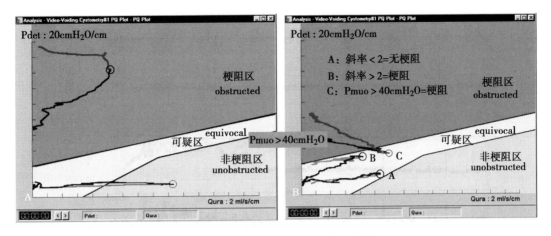

图 77-10　压力流率分析（文末有彩图）

A 所示蓝线代表上升支,黑线代表下降支,两线连接处的圆圈即为 Pdet at Qmax;该圆圈位于非梗阻区提示膀胱出口无梗阻,位于梗阻区则为膀胱出口梗阻;若圆圈位于可疑区,如 B 所示可分三种情况判断,目前的尿动力学已均可给出以上参数用于进一步分析

基本也是最常用的 A-G 图（Abrams-Griffith Plot）为例。

（4）尿道括约肌肌电图：尿动力学肌电图测定主要目的是了解逼尿肌和括约肌的协同性,通常尿动力学设备仅测定平均肌电图,也足以满足尿动力学检查的需要。如需进一步了解横纹肌肌束、或肌纤维动作电位、或诱发电位,需采用特殊的肌电图设备,这属于肌电生理范畴,不在本文讨论范围。尿道括约肌肌电图基本上与肛门括约肌同步活动,因此多采用测定肛门外括约肌肌电图作为尿道横纹肌肌电图的参考。采用的电极主要有两种,贴片电极将两测定电极贴于肛门旁 1cm 两侧,参考电极贴于大腿内侧;针性电极（如同心轴电极）于肛门旁 1cm 插入,参考电极也贴于大腿皮肤。正常情况下,充盈期括约肌有一定的肌电活动,随着膀胱逐渐涨满,肌电活动逐渐增强,排尿期前数秒中,肌电活动突然明显减少,逼尿肌随之收缩,直至排尿期结束后,肌电活动才逐渐恢复（图 77-11）。逼尿肌括约肌协同失调表现为逼尿肌收缩同时括约肌肌电图活动也明显增强（图 77-12）。但由于肌电图测定极易受到干扰,如排尿时病人下肢的活动（图 77-11）,或病人为防止肛门测压管的脱除或其造成的不适收缩肛门括约肌等都会造成逼尿肌的异常活动。逼尿肌括约肌协同失调多见于 T_6 以上脊髓完全性截瘫者,只有这类病人其逼尿肌括约肌协同失调的诊断才会有重要的临床意义,即可能会因此造成下尿路梗阻。尽管在尿动力学检查中也常发现神经系统健全者存在逼尿肌括约肌协同失调,但多为假性失调,这类病人其压力流率分析和影像尿动力学检查可显示括约肌的活动并未对下尿路产生影响。

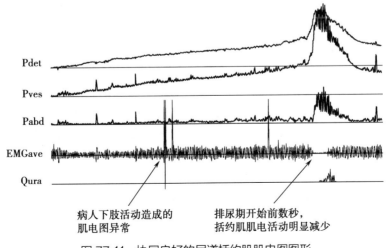

图 77-11　协同良好的尿道括约肌肌电图图形

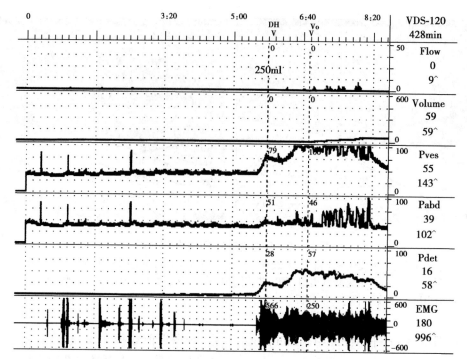

图 77-12 男性,77 岁,颈椎病压迫脊髓,锥板切除术后:排尿困难,尿动力学显示排尿期尿道括约肌肌电图活动明显增强,提示逼尿肌 - 括约肌协同失调,压力流率分析提示膀胱出口梗阻

(5)排尿期尿流率测定:排尿期膀胱测压时尿流率的测定并无特殊,只是应考虑尿流率测定的同步问题和导管对尿流速度的影响。首先必须考虑尿流率延迟问题,因逼尿肌收缩尿道开放后,尿流需经尿道全长和一定的体外距离进入尿流率仪,根据病人的体位不同,尿流流经的这段距离通常为 0.5~2 秒,以病人坐位或半坐位为例,常设为 0.5 秒,只有充分考虑尿流率的时间延迟,尿流率测定才能与膀胱压力测定同步,目前的尿动力学设备都提供调整时间延迟的软件窗口。

对于正常尿道或仅前列腺增生所致的外压性尿道阻力增高,如采 F8 以下的测压导管一般不会影响压力流率分析结果。如存在尿道瘢痕性狭窄,情况有所不同,由于尿道管腔受限于瘢痕,测压导管将会明显影响尿流率,其自由尿流率(无测压管时)和排尿期膀胱测压尿流率常有显著差异,也有学者将这种现象定义为尿道顺应性减低,即提示该现象与尿道瘢痕性狭窄有关。

4. 完全性膀胱压力测定(complete cystometry) 完全性膀胱测压其实指同时进行充盈期和排尿膀胱测压,也是临床中最常用的尿动力学检查项目。但对于神经源性膀胱,尤其是逼尿肌反射不能或低顺应性膀胱者,通常充盈期膀胱测压即足以评估上尿路受损的危险性,这类病人因难以诱发逼尿肌反射,或仅腹压排尿,排尿期膀胱压力测定无多大临床意义。完全性膀胱压力测定的参数有膀胱

压、腹压、尿流率和肌电图。有条件者还可以接入同步 X 线透视影像,即影像尿动力学检查。

5. 影像尿动力学检查 影像尿动力学检查其实为尿动力学检查与同步影像相结合。显像方式有两种,即超声影像和 X 线透视。超声影像有无创性优点,但只能显示部分膀胱或后尿道的形态变化,而且诊断的准确性与操作者的经验有关。目前临床最常用的还是 X 线同步透视影像。检查技术基本与膀胱压力测定相同,但灌注液需要有一定浓度的造影剂,由于加入造影剂会改变灌注液体的比重和黏稠度,对水泵需要重新校对才能保证检查的准确性。尽管在检查中最理想的是摄录病人排尿的全过程,但这么做不但病人受到 X 线的辐射量较大,而且目前的电脑设备处理这么大量的影像资料也较为困难,因此临床通常采用点拍摄摄入同步影像资料。摄片的时间取决于医生对病人疾病的理解,如要了解下尿路梗阻的解剖水平时可在尿流率接近最大时摄片(图 77-13);如出现膀胱输尿管反流时摄片可了解出现反流时的膀胱压力,以此评估输尿管末端抗反流的能力(图 77-14);同步透视尿动力学检查时常能发现其他膀胱尿道形态的异常,也能通过将膀胱压力测定和形态变化有机结合,纠正或理解很多人为的误差。

6. 尿道功能的尿动力学评估 尿道功能的尿动力学评估的基本方法有两种,一是漏尿点压力测定,二是尿道压力描记。

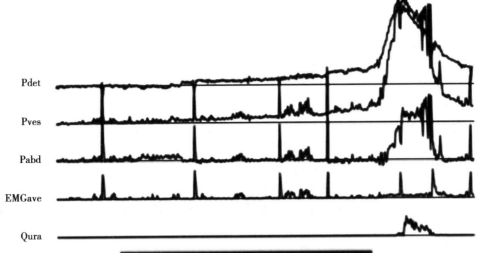

图 77-13 男性,38 岁,排尿困难伴慢性尿潴留:影像尿动力学检查显示膀胱稳定,感觉正常,顺应性良好,最大膀胱测压容积 450ml;排尿期逼尿肌反射良好,尿流率减低,压力流率分析显示膀胱出口梗阻,尿流率接近最大时同步透视显示膀胱颈不开放。诊断:特发性膀胱颈功能性梗阻。经尿道膀胱颈内切开后,尿流率恢复至 33ml/s,残余尿消失

性的指标,名称相近但概念却完全不同。

1)腹部漏尿点压力

A. 测定技术:病人通常采用半坐位或坐位,常规消毒铺颈,经尿道插入双腔测压导管,传感器位于耻骨联合水平并置零。膀胱灌注速度为 50~75ml/min 并灌注至 200ml,儿童通常灌注至其膀胱最大容积的一半。嘱病人逐渐增加腹压直至尿道口溢尿(操作者可观察尿道口有无尿液溢出),如有同步 X 线透视,可记录到后尿道显影时的腹压以此判断后尿道的控尿能力。如有尿液溢出,可及时标记以便记录溢尿时的腹压,即为腹部漏尿点压力。

B. 腹部漏尿点压力的临床应用:腹部漏尿点压力为评估尿道固有括约肌功能的指标。对女性压力性尿失禁而言,如腹部漏尿点压力小于 60cmH$_2$O 则提示为 Ⅲ 型压力性尿失禁,即尿道固有括约肌缺失型压力性尿失禁(intrinsic sphincter deficiency,ISD);而腹部漏尿点压力

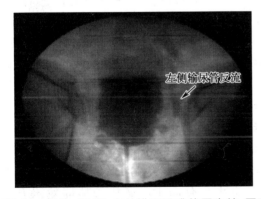

图 77-14 女性,12 岁,自幼排尿困难伴尿失禁:尿动力学检查显示逼尿肌反射低下伴低顺应性膀胱,同步透视显示膀胱灌注至 50ml(Pves=30cmH$_2$O)时左侧即出现膀胱输尿管反流,但灌注至最大膀胱测压容积,右侧输尿管仍无反流;提示左侧输尿管抗反流机制基本丧失,右侧则正常

(1)漏尿点压力:漏尿点压力有两种,一种为腹部漏尿点压力测定,用于评估尿道固有括约肌功能;另一种是逼尿肌漏尿点压力,为膀胱储尿安全

超过 90cmH$_2$O 者,提示压力性尿失禁的产生主要与尿道过度下移有关;而腹部漏尿点压力位于 60~90cmH$_2$O 者则可能为两种类型尿失禁并存。腹压很高仍无尿失禁者,可拔除测压导管,如再次激烈咳嗽或腹部加压而出现尿失禁者仍提示为尿道过度下移。有时膀胱膨出严重者因造成尿道扭曲,可造成腹部漏尿点压力人为升高,需手法复位膨出的膀胱后壁再行检查方可做出准确的判断。腹部漏尿点压力测定时应同时测定膀胱压和腹压以便监测逼尿肌的活动,因该检查可能刺激膀胱而引起逼尿肌的收缩,造成腹部漏尿点压力人为减低。腹部漏尿点压力测定受到测压导管直径,膀胱灌注量等影响,故因采用符合国际标准的检查方法,所得资料才有可比性(图 77-15)。

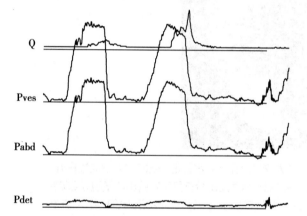

图 77-15 腹部漏尿点压力测定图形:腹压增高时,由于逼尿肌无收缩,膀胱压也相对增高;有些尿动力学仪有经尿流率自动标记漏尿点压力功能,但尿流率监测漏尿常有明显的时间延迟,以目测方法并进行人工标记更为准确

2)逼尿肌漏尿点压力测定:逼尿肌漏尿点压力(detrusor leak point pressure,DLPP)又称膀胱漏尿点压力,是评估膀胱储尿安全性的指标,其临床意义与膀胱顺应性相同,而与腹部漏尿点压力是完全不同的概念。逼尿肌漏尿点压力指膀胱充盈期,因逼尿肌被动扩张受限而使膀胱内压力升高,直至超过尿道控尿阻力出现尿失禁,并非为逼尿肌反射性收缩所致。

A.测定技术:病人仰卧,常规消毒铺巾,经尿道插入 F10 以下的双腔测压导管。成人膀胱灌注速度为 50~70ml/min,小儿为 5~10ml/min,青少年为 20ml/min。检查一旦开始不应改变灌注速度。检查过程中病人尽量放松,避免增加腹压或主动收缩尿道括约肌,灌注至尿道口漏尿时的膀胱内压力即为逼尿肌漏尿点压力。

B.逼尿肌漏尿点压力的临床意义:该指标主要用于神经源性膀胱的评估。有资料显示 DLPP 超过 40cmH$_2$O 时,出现上尿路损害的危险性明显增加。目前将充盈期膀胱压力达到 40cmH$_2$O 时的膀胱灌注容积定义为膀胱安全容积也是基于此现象,即超过此容量时膀胱储尿期压力将超过 40cmH$_2$O,上尿路受损的危险性将明显增加。

(2)尿道压力描记:常用的尿道压力描记检查有三种,即静态尿道压力描记(resting urethral pressure profile),压力性(或称之为应力性尿道压力描记)尿道压力描记(stress urethral pressure profile)和动态尿道压力描记(micturitional urethral pressure profile)。

1)静态尿道压力描记:指逼尿肌静止状态下进行尿道压力描记测定,是各种尿道压力描记检查的基础。尿道压力测定的原理是测压管有测压孔,其相连的通道经三通同时与尿道压力传感器和水泵连接,水泵也每分钟 2ml 的流速灌注并经尿道测压孔流出,在测压导管恒速拉出尿道时(0.5cm/s),尿道壁不同部位对尿道测压孔流出的水流有压迫作用,从而产生一定的压力经测压通道传至尿道压力传感器,从而得出不同部位尿道压力变化的图形,称之为尿道压力描记图(图 77-16)。在该项检查中还应同时测定腹压以监测逼尿肌压力,因出现逼尿肌反射时尿道压力将会有明显的变化。由于男女尿道结构的不同,尿道压力描记曲线各异。通常采用双腔测压导管,尿道测压孔应距离末端 7~10cm 才能保证测得后尿道全长的压力(尤其男性受试者),导管末端的通道用于膀胱压力的测定,由于只有高于膀胱压的那部分尿道压力才可能起到闭合尿道的作用,因此计算机可将尿道压自动减除膀胱压而同时显示出一个计算曲线,称之为尿道闭合压。尿道压力测定还可采用气囊测压管和顶置传感器测压管等,各有优缺点,在此不详尽介绍。以下对尿道压力描记参数作简要介绍(图 77-17)。

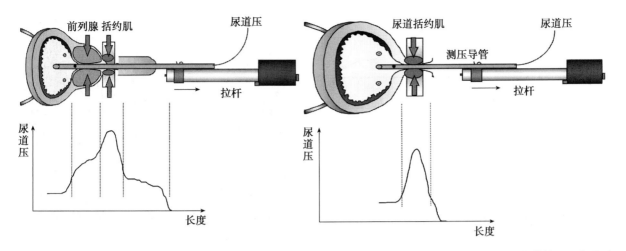

图 77-16　男女静态尿道压力描记正常曲线：由于男女后尿道和括约肌结构及解剖位置的不同，尿道压力曲线明显各异，如男性后尿道有前列腺，尿道横纹肌括约肌位于前列腺的尖部，则尿道压力描记表现为一前列腺平台，尿道横纹肌括约肌处尿道压力明显升高；而女性尿道括约肌以尿道中段为中心向远近段递减分布，因此尿道压力曲线表现为呈钟形分布

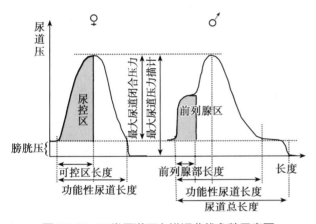

图 77-17　正常尿道压力描记曲线参数示意图

A. 最大尿道闭合压（MUCP）：为尿道压力描记中最重要的参数，男性最大尿道闭合压出现在尿道横纹肌括约肌处，正常平均值大约在 80cmH₂O；女性最大尿道闭合压出现在尿道中段三分之一处，正常平均值略低于男性，大约为 60~80cmH₂O（表 77-7）。

表 77-7　不同年龄段男女性最大尿道闭合压的范围

年龄	男性		女性	
	平均 /cmH₂O	范围 /cmH₂O	平均 /cmH₂O	范围 /cmH₂O
<25	75	37~126	90	55~103
25-44	79	35~113	82	31~115
45-64	75	40~123	74	40~100
>64	71	35~105	65	35~75

由于尿道压力描记本身测定方法受到很多人为因素的影响，同时静态尿道压力的变化并不能准确反映对排尿有明显影响的排尿期尿道阻力情况，故目前国际良性前列腺增生咨询委员会建议不采用静态尿道压力描记作为膀胱出口梗阻的诊断方法。但采用静态尿道压力描记评估尿道固有括约肌功能有一定的临床意义，多数学者认为最大尿道闭合压低于 20cmH₂O 时提示女性可能为尿道固有括约肌缺失型压力性尿失禁（Ⅲ 型压力性尿失禁），男性则提示尿道膜部括约肌严重受损。

B. 其他参数：功能性尿道长度指高于膀胱压而起到控尿作用的尿道长度，可控区长度指最大尿道闭合压前的尿道长度，前列腺长度指前列腺所致的曲线平台长度。这些参数曾经广泛应用于临床，但由于误差较大，已逐渐被弃用。

2）压力性尿道压力描记：压力性尿道压力描记指在做静态尿道压力描记时定时咳嗽以判断腹压传导至后尿道的变化。正常女性膀胱颈后尿道位于盆腔内，腹压可直接传导至后尿道，而压力性尿失禁女性盆底松弛，膀胱颈后尿道明显下移，腹压传导将明显受阻，后尿道压力的升高明显低于腹压，这也是压力性尿失禁发生的机制之一，在压力性尿道压力描记曲线上表现为近端尿道闭合压曲线出现导致的尖波（图 77-18）。压力性尿道压力描记有一定的技术要求，其拉杆速度为 1mm/s，咳嗽间隔为 2mm 一次。有些设备还可计算腹压传导率（即 PTR= 最大尿道闭合压时因咳嗽而升高的压力 / 膀胱内压 ×100%）。由于腹压和因咳嗽引起的盆底肌反射等作用下，正常的腹压传导率应大于 100%。通过压力性尿道压力描记能了解膀胱颈后尿道是否存在下移现象，多用于评估女性压力性尿失禁病人。

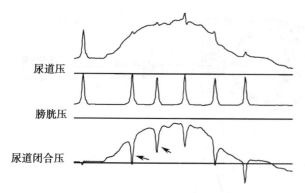

图 77-18　压力性尿道压力图形:在测压初期,因膀胱测压孔和尿道测压孔均在膀胱内,咳嗽对尿道闭合压无影响,而如图中箭头所指尿道近端出现倒置的尖波提示膀胱颈后尿道下移

3)排尿期尿道压力描记(MUPP):排尿期尿道压力描记指在受试者排尿过程中进行尿道压力描记,以了解尿道对尿流的影响。该检查的基本原理是造成尿流改变的尿道狭窄的远近端压力有明显不同,如尿流经过一狭窄后压力出现明显下降则提示该处存在可影响尿流的狭窄。该检查主要用于判断有无尿道狭窄,还可根据尿道压下降的位置大致计算出狭窄的部位。排尿期尿道压力描记的操作远比静态尿道压力描记复杂,常采用两腔或三腔测压导管。由于多用于男性尿道功能的检查,其测压导管的尿道测压孔距顶端需 7~10cm,这样才能保证能测定男性后尿道的全长。先进行静态尿道压力描记,尽管静态尿道压力描记不能作为诊断梗阻的证据,但其曲线形态的变化对梗阻的部位有一定的参考价值。然后再次插管,持续灌注膀胱直至逼尿肌反射出现,一旦出现尿流,即开始启动拉杆(0.5cm/s),在排尿结束之前匀速将测压导管拉至尿道膜部括约肌的远端。如有同步影像设备者,采用有放射标记的导管就能准确判断尿道压力突然下降时所处的位置,即能了解梗阻的准确部位(图 77-19)。排尿期尿道压力描记操作复杂,没有一定的临床经验存在着明显的人为误差,多数情况下还需借助同步透视才能做出准确的判断。

(四)膀胱尿道镜检查

排尿障碍的内镜检查主要着重于了解可能引起排尿障碍的一些解剖性因素,对功能性改变并无多大帮助,所以除非病史提示可能存在一些器质性病变,内镜并不作为排尿障碍的常规检查。

1. 排尿功能障碍膀胱尿道镜检查的指征

(1)有尿道损害病史女性。

(2)前列腺术后或尿道和盆腔损伤病史者,以评估尿道解剖的完整性。

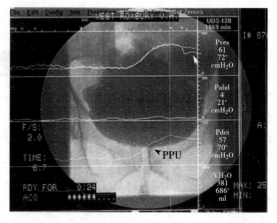

图 77-19　排尿期尿道压力描记图形:Pves 通道其实为膀胱压和尿道压重叠图形,开始时由于膀胱压和尿道压均在膀胱内,故两曲线完全重叠,逼尿肌开始收缩后,尿道测压管均速拉出,同步透视显示,尿道测压孔经膀胱颈(PPU 所指)时尿道压明显下降,表现为两重叠曲线分离(白色箭头),提示膀胱颈存在影响尿流作用的梗阻[摘自:Graeme S. Steele, Maryrose P and Sullivan: Urethral pressure profilometry: vesicourethral pressure measurements under resting and voiding conditions. In Victor W. Nitti(ed). Practical Urodynamics. W.B. Saunders Philadelphia, 1998, pp108~130]

(3)持续尿失禁者膀胱尿道镜检查除外异位输尿管开口,尿瘘,或完全性尿道括约肌功能丧失等。

(4)存在其他常规检查不能解释的膀胱刺激症状,或对常规治疗突然失效的严重膀胱过度活动症者,膀胱尿道镜检查可除外有无膀胱黏膜病变。

(5)女性尿失禁术后出现膀胱刺激症状,常规检查不能了解其确切原因者,膀胱镜可了解是否存在尿道变形扭曲,异物或残留缝线等。

(6)神经源性膀胱长期留置尿管者,应常规定期膀胱镜检查了解膀胱黏膜有无改变。

(7)对病史、体检、尿动力学、实验室检查和放射影像学未发现病因的尿失禁病人,可行膀胱镜检查进一步了解有无膀胱尿道内特殊病变。

(8)除外有无可能存在膀胱其他器质性病变,如尖锐湿疣,或膀胱尿道内其他类型的炎症性改变,如间质性膀胱炎和嗜酸细胞性膀胱炎等。

2. 排尿障碍病人膀胱尿道镜的相关改变　排尿障碍的膀胱尿道镜检查首先采用 0°~30° 镜以观察尿道全长,如有排尿困难者或怀疑有尿道狭窄,或前列腺术后等可采用 F17 或更细的镜鞘。逐渐走向尿道近端,在接近尿道球部末端时可观察到尿道膜部括约肌的部位。如膜部括约肌功能正常者,停止灌注时该部位呈关闭状态,丰富的尿道黏膜呈星状皱襞闭合尿道腔(图 77-20)。如尿道膜部闭合不全则可能存在尿道膜部功能减退，对前列腺术后病人而言常因此出现压力性尿失禁。如尿道膜部呈瘢痕化，并有严重的狭窄和关闭不全，这类病人常同时存在排尿困难和尿失禁（图77-21）。通过尿道膜部后即进入后尿道，男性主要观察有无前列腺增生结节突入后尿道，前列腺术后病人有无残余腺体或膀胱颈挛缩等。尽管老年男性常能看到增生的腺体突入后尿道内，或术后出现不同程度的膀胱颈挛缩，除非严重压迫尿道或膀胱颈的内径极小，否则单凭尿道镜不能肯定诊断排尿困难是与后尿道变化有关，因为逼尿肌功能障碍也是术后排尿困难或老年人排尿障碍的主要原因。如需要进一步了解，应行尿动力

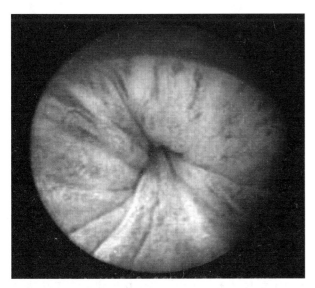

图77-20　尿道膜部括约肌功能正常的尿道镜表现
丰富的尿道黏膜呈星状闭合尿道内腔

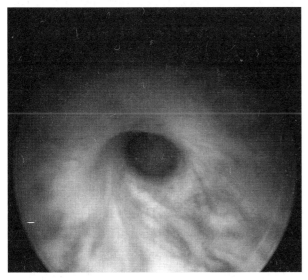

图77-21　膜部尿道黏膜皱襞被苍白的瘢痕代替，并存在尿道狭窄

这类病人尿道狭窄严重时主要表现为排尿困难，一旦梗阻解除，则表现为完全性尿失禁。此时无论膜部括约肌能否收缩，由于瘢痕化阻止了尿道腔的闭合是导致尿失禁的主要原因

学检查尤其是影像尿动力学检查，鉴别膀胱出口梗阻或逼尿肌功能障碍是造成排尿困难的原因。

进入膀胱后，应改用70°镜观察膀胱内全貌。排尿功能障碍最常见的改变是膀胱小梁小室形成，膀胱壁的这种改变也无特异性，常见于下尿路梗阻所致，但多数不稳定膀胱或逼尿肌反射亢进型神经源性膀胱也有类似改变，需结合临床综合判断。不但要详尽了解膀胱各壁黏膜变化，也要了解两侧输尿管开口的形态和位置。检查过程中如膀胱出现反复痉挛，可能存在不稳定膀胱或逼尿肌反射亢进。如灌注初期病人无尿急感时（感觉神经受损除外）出现尿液从膀胱镜旁逸出，提示可能存在尿道固有括约肌功能受损，尤其是Ⅲ型压力性尿失禁女性常有类似的表现。检查结束后应排空膀胱，并边观察边退膀胱镜，再次观察尿道各段后退出内镜。

对于脊髓高位截瘫病人，可能存在自主神经反射亢进，进行膀胱镜检查时应轻柔，灌注速度减慢，不能过度充盈膀胱，以避免刺激膀胱诱发自主神经反射。一旦出现自主神经反射亢进表现，如心慌、憋气和高血压等，应迅速排空膀胱，必要时每5分钟舌下含服10mg硝苯地平以控制高血压。

总之，膀胱尿道镜检查对局部器质性病变所致的尿失禁诊断有一定的临床意义，但对多数逼尿肌功能改变所引起的尿失禁，内镜不应作为首选的诊断性检查。

（五）放射影像学检查

多数典型的尿失禁不需要影像学检查，如逼尿肌过度活动所致的急迫性尿失禁和单纯轻度的压力性尿失禁等。医生应根据所得到的病史和体检资料决定进行何种影像学检查，如怀疑可能存在输尿管阴道瘘可行膀胱尿道造影，逼尿肌过度活动伴肾积水可行IVP和膀胱尿道反流造影等。压力性尿失禁需手术者膀胱尿道造影能提供膀胱颈后尿道下移的严重程度，以便手术后进行疗效比较。

1. 正常膀胱的影像学表现　静态盆腔前后位片和侧位片能有效评估盆底的支持功能。未产妇因其耻骨尿道韧带和耻骨宫颈筋膜尚完整，后尿道在耻骨后间隙能得到有力的支持，因此膀胱底部一般位于耻骨联合上缘附近。而经产妇由于盆底肌肉的松弛，应力状态下膀胱底部和后尿道常有明显下移。临床上为客观判断膀胱颈后尿道下移的程度，曾采用多种参数进行测量，尽管这些参数所观察的角度不同，但均表示了膀胱颈后尿道下移的严重程度。

（1）后尿道膀胱角（posterior urethral vesical angle）：

该角由尿道轴线和膀胱底部切线相交而成(图77-22)。检查时病人取正侧位,经尿道留置X线可显影的导管,以便尿道轴线的判断。注入造影剂100ml左右,在X线透视显示监视下于静止状态和腹部加压(应力状态)下各摄片一张,即可比较应力状态对盆底、膀胱底和后尿道的影响。正常女性后尿道膀胱角在90°~110°之间,而超过115°解剖性压力性尿失禁的发生率明显升高。

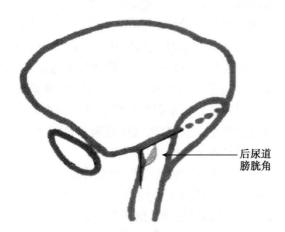

图77-22 后尿道膀胱角由尿道轴线与膀胱底部
切线相交而成

正常女性该角度位于90°~100°之间,大于115°则提示压力性尿失禁可能与膀胱颈后尿道过度下移有关

(2)尿道倾斜度(urethral inclination):尿道倾斜度为尿道轴线与垂直线之间的夹角。正常静止状态下该夹角为5°~10°,应力状态下可开放至30°~35°,如尿道倾斜度超过45°,则提示存在膀胱颈后尿道明显下移,压力性尿失禁的发生率将明显升高(图77-23)。

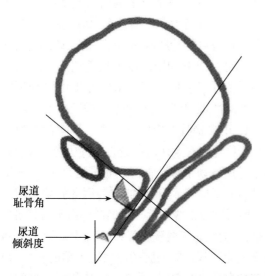

图77-23 尿道倾斜度由尿道轴线与垂直线之间的夹角

正常女性该夹角为5°~10°,应力状态下可开放至30°~35°,如尿道倾斜度大于45°,则提示存在膀胱颈后尿道下移

(3)尿道耻骨角(urethral pelvic angle):尿道耻骨角由尿道轴线与耻骨联合背侧切线之间的夹角。正常女性该角度应大于95°,如小于70°,则提示膀胱颈后尿道明显下移(图77-23)。

(4)耻骨联合口距离(symphysis orifice distance):耻骨联合口距离指耻骨联合下缘到尿道内口的距离。正常女性为(31±6)mm,如小于20ml则提示膀胱颈后尿道有明显下移(图77-24)。

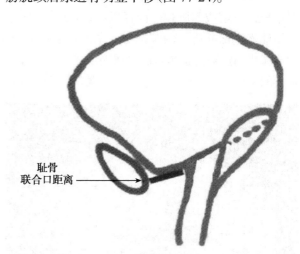

图77-24 耻骨联合口距离为耻骨联合下缘至
膀胱颈内口的距离

正常女性为(31±6)mm,小于20mm者提示
膀胱颈后尿道有下移

2. 放射影像学的解读 尿失禁的影像学检查中KUB是基本检查之一,KUB可显示有无膀胱结石或尿道结石,有无骨盆结构的异常等,这些异常发现都可能与尿失禁有关。如耻骨联合分离提示病人可能有过骨盆骨折和膀胱尿道的损伤。如存在隐性骶裂、腰椎间盘膨出或椎间盘手术史均提示病人可能存在膀胱功能障碍,膀胱区阳性结石影可能存在下尿路梗阻所致的膀胱结石。KUB还能发现结肠、子宫、卵巢等处的肿物影,肾区或膀胱区钙化提示可能存在泌尿系结核。

通过膀胱造影可了解膀胱和尿道结构的某些特征,也是了解膀胱尿道功能的基本检查之一。有时不能过分依靠影像尿动力学诊断膀胱尿道功能,影像尿动力学检查需要有经验的医生在场,才能避免误差。如显示膀胱颈开放且有尿液溢出,但膀胱颈的位置正常,在医生不在场的情况下,很难判断这种情况是病人正在排尿但试图阻止尿液逸出,或括约肌功能不全而出现尿失禁。如无同步膀胱测压,以上的影像诊断也很困难,可能是正常排尿,也可能是尿道固有括约肌缺失,或逼尿肌不稳定收缩所致的急迫性尿失禁。

应系统而全面的理解膀胱造影的形态。首先了解膀胱的容量和形态,膀胱的正常形态在充盈时应成球形。膀胱容量明显减小且膀胱壁增厚则提示膀胱壁纤维化和低顺应性膀胱。泌尿系感染或过敏性膀胱炎常导致膀胱黏膜的严重水肿。膀胱小梁形成不但与下尿路梗阻有关,也可能为膀胱过度活动症所致。去中枢化的膀胱造影外形常表现为梨形,如膀胱造影显示纤维化子宫或盆腔肿物压迫切迹,提示排尿障碍可能与此有关。可产生尿失禁的膀胱结石或肿瘤也在膀胱造影中也有所表现。

静止状态和应力状态下膀胱尿道的位置对了解尿失禁的发生机制和手术的选择有重要的临床意义。由于膀胱膨出是和压力性尿失禁相关的疾病,膀胱膨出的严重程度不同,也影响到压力性尿失禁手术方案的选择,因此对压力性尿失禁的病人进行膀胱膨出严重程度的评估极为重要。一般通过膀胱尿道造影对膀胱膨出进行分级:①Ⅰ级:膨出膀胱刚超出耻骨联合下缘;②Ⅱ级:膨出膀胱位于耻骨联合下缘 2~5cm;③Ⅲ级:膨出膀胱超出阴道外口。在无阴道穹窿部膨出时,大多数膀胱膨出与耻骨宫颈筋膜中部缺失有关,而有些膀胱膨出也可能为阴道旁筋膜缺失所致。不同形态的膀胱膨出可提示耻骨宫颈筋膜缺陷的位置,这在设计膀胱膨出手术时极为重要。

通过膀胱尿道造影可区分解剖性压力性尿失禁(Ⅰ,Ⅱ型)和尿道固有括约肌缺失型压力性尿失禁(Ⅲ型)。压力性尿失禁病人行膀胱尿道造影,或录像和影像尿动力学检查时,观察内容应包括:①膀胱颈后尿道在静止状态和应力状态下的位置;②膀胱颈后尿道的形态;③出现尿失禁时膀胱的充盈容量和腹压的大小(指在影像尿动力学检查);④是否存在膀胱颈挛缩。典型的解剖性压力性尿失禁(Ⅰ,Ⅱ型)可发现在逼尿肌未收缩时,仅腹部压力的作用下膀胱颈后尿道向后下移位,如漏尿点压力大于 70cmH$_2$O,则提示为解剖性压力性尿失禁。典型的Ⅲ型压力性尿失禁表现为膀胱颈始终呈开放状态,腹部压力作用下后尿道无明显下移,漏尿点压力小于 70cmH$_2$O。如存在严重的膀胱膨出或子宫脱垂,压迫尿道可能会造成尿道梗阻,在行漏尿点压力测定时应手法复位脱垂的子宫,所测定的腹部漏尿点压力才能准确反映膀胱颈后尿道控尿功能。如子宫脱垂病人采用子宫托治疗,在检查时应将子宫托取出,并手法复位子宫后进行腹部漏尿点压力的测定。

总之,影像学检查有助于尿失禁病人的诊断和治疗,尽管静态影像学检查在临床应用中有很长的历史,随着对尿失禁发病机制的进一步认识,能更准确反映压力性尿失禁动态异常特征的动态影像学检查在临床中得到广泛的应用。随着科学技术的发展,将动态影像和膀胱尿道压力变化相结合的影像尿动力学检查也开始在临床中得到普及。

(杨 勇)

参 考 文 献

[1] WERNER S, PAUL A, LIMIN L. Good Urodynamics Practice: Uroflowmetry, filling cystometry, and pressure-flow study [J]. Neurourol Urodyn, 2002, 21 (3): 261-274.

[2] MCGUIRE E M, WOODSIDE J R, BORDEN T A. Prognostic value of urodynamic testing in myelodysplasic children [J]. J Urol, 1981, 126 (2): 205-209.

[3] LAPIDES J, FRIEND C R, AJEMIAN E P. Denervation supersensitivity as a test for neurogenic bladder[J]. Surg Gynecol Obstet, 1962, 114: 241-243.

[4] RAZ S. Objective assessment of bladder response in ice water test [J]. J Urol, 1973, 109 (4): 603-604.

[5] MCGUIRE E J, WOODSIDE J R, BORDEN T A. Upper urinary tract deterioration in patients with myelodysplsia and detrusor hypertonia [J]. J Urol, 1983, 129 (4): 823-826.

[6] RECHARD F L. Endoscopic evaluation [M]//Pat D O. Urinary incontinence. New York: Mosby, St. Louis, 1997: 115-122.

[7] BLAIVAS J G, ROMANZI L J, HERITA D M. Urinary incontinence: pathology, evaluation, treatment overview, and nonsurgical management [M]// WALSH PC. Campbells Urology. 7 ed. New York: Philadephia, Saunder, 1998: 1007-1043.

第三节　神经源性下尿路功能障碍

一、脑血管疾病

脑血管疾病目前是死亡率和致残率最高的疾病，指脑血管出现出血、栓塞和外伤性出血等。大约90%的病人脑血管疾病发生后会出现排尿障碍在内的后遗症。大脑对脑桥的排尿中枢起抑制作用，因此脑血管疾病病人其大脑常失去抑制脊髓反射的脊上抑制作用，随着膀胱充盈至一定程度，在病人无知觉的情况下出现排尿反射，逼尿肌反射亢进，急迫性尿失禁即随即发生。脑血管疾病早期恢复期，尿失禁的发生率大约为51%~83%。随着时间的推移，尿失禁的发生率会逐渐下降。有资料显示脑血管意外1周内尿失禁的发生率为60%，而一个月后降至42%，3个月后仅为29%。进行系统的康复训练后，认知能力、运动能力和逼尿肌反射等均有所改善，尿失禁的症状也将会明显减轻。脑卒中后长期随访资料显示尿失禁持续存在者占15%。

在脑血管意外的尿失禁发病中，除神经系统损伤所致的神经源性膀胱外，其他功能的丧失也对下尿路功能发生产生影响，或加重尿失禁的症状。如痴呆所致的认知障碍，感觉中枢的改变，以及沟通能力的丧失等等均与脑血管意外后尿失禁的发生有关。制动或运动受限等也限制病人的如厕能力，加重尿频、尿急和尿失禁对生活质量的影响。

脑卒中病人的神经泌尿系统的全面评估是极为重要的。78%的脑卒中病人经尿动力学检查显示有逼尿肌反射亢进，并有协调性排尿反射（即逼尿肌外括约肌协同良好）。脑血管意外急性期逼尿肌反射不能和尿潴留并非少见，可能与下丘脑核和基底神经节病变有关。同步肌点图监测资料显示脑卒中病人很少出现逼尿肌外括约肌协同失调，但有时会出现假性协同失调，临床中并未造成膀胱出口梗阻。

脑卒中病人的尿失禁治疗应根据病人的具体情况而定，主要取决于病人的认知能力，运动功能和功能康复的潜能。由于神经系统的恢复可延迟到1年或以上，因此尿失禁的治疗原则是在先采用保守可逆的方法。多数脑卒中的尿失禁病人能通过定时排尿，或抗胆碱能制剂，或三环类抗抑制

药物得到一定的控制。抗胆碱能制剂和三环类抗抑郁药能增加病人的首次排尿感，但很难抑制病人膀胱的自主性，因此在药物治疗的同时进行定时排尿才能很好控制尿失禁。膀胱颈有痉挛时a-受体阻断药有一定疗效。其他药物，如抗痉挛药物和钙离子通道阻断药等临床疗效欠佳。逼尿肌反射亢进的药物疗效往往因其严重的副作用而使用受限。目前各种形式的电刺激疗法也得到应用，但常常不能为病人所耐受。男性逼尿肌反射亢进，逼尿肌收缩压不超过40~60cm水柱时，也可以考虑采用外部集尿器方法以改善尿失禁病人的生活质量。留置尿管尽管为最简单的方法之一，但长期留置尿道可产生较为严重的合并症。脑血管意外后患尿失禁的男性病人，常合并良性前列腺增生症，处理较为困难。神经系统正常的前列腺增生病人TURP术后大约70%会出现暂时性急迫性尿失禁，如病人患有脑血管意外，则尿失禁常持续存在。因此在决定是否对患脑血管意外的前列腺增生病人进行侵袭性治疗（如TURP）前，应采用尿动力学检查明确前列腺增生是否已造成膀胱出口梗阻，只有出现膀胱出口梗阻时，针对前列腺增生的手术才有可能改善病人的症状，如术后下尿路症状仍持续存在，可采用抗胆碱能制剂治疗，改善病人尿频、尿急和急迫性尿失禁的症状，此时前列腺已切除，膀胱出口无梗阻，抗胆碱能制剂导致尿潴留的可能性也明显下降。如病人同时合并较为严重的前列腺增生，单纯采用抗胆碱能制剂治疗脑血管意外所致的神经源性尿失禁，极易因其慢性尿潴留，甚至充盈性尿失禁。

脑血管意外也可导致逼尿肌反射低下，对于这类病人，经尿动力学检查显示如膀胱顺应性良好，有足够的膀胱容量（如>400ml），最理想的方法是间歇导尿。如病人护理条件不允许，认知障碍或四肢瘫，不能进行间歇导尿，可行耻骨上膀胱穿刺造瘘留置尿管。

二、帕金森病

帕金森病的主要特征是震颤、强直和运动迟缓。该病高发年龄为45~65岁，无性别差异。目前有关帕金森病的真正病因尚不清楚。发病机制与

黑质和蓝斑核内产生多巴胺的细胞发生退变有关。这将对纹状体产生纯胆碱能作用，并产生一系列典型的帕金森病的症状。包括黑质和基底神经节在内的锥体外系统对脑桥排尿中枢有抑制性作用，帕金森病由于失去对脑桥排尿中枢的抑制，故出现逼尿肌反射亢进和急迫性尿失禁。

大约 40%~70% 的帕金森病病人出现下尿路障碍，多数病人表现为尿频、尿急和急迫性尿失禁等膀胱过度活动症的症状。尿动力学主要表现为逼尿肌反射亢进、逼尿肌收缩力受损和逼尿肌外括约肌假性协同失调。应注意的是男性帕金森病人如尿流率下降，其原因不但可能与前列腺增生所致的膀胱出口梗阻有关，也有可能与帕金森病所致的逼尿肌收缩力受损有关，需行尿动力学检查才能对此做出较为准确的判断。由于肛门括约肌运动迟缓，尿动力学检查时常可见逼尿肌外括约肌协同失调现象，与肛门括约肌松弛迟缓有关，可称之为假性协同失调。单纯帕金森病并不能造成有临床意义（即引起膀胱出口梗阻）的逼尿肌外括约肌协同失调。

帕金森病所致的下尿路障碍主要表现为膀胱过度活动症，即尿频、尿急和急迫性尿失禁，部分病人也同时出现排尿困难和残余尿量的增多。尿动力学特点为逼尿肌反射亢进、逼尿肌收缩力受损。逼尿肌反射亢进是造成帕金森病病人尿频、尿急和急迫性尿失禁的主要原因，而逼尿肌收缩力受损可造成排尿困难。对于男性帕金森病病人其排尿困难也可能与前列腺增生所致的膀胱出口梗阻有关。因此在帕金森病病人的评估中尿动力学检查很有必要。目前对逼尿肌反射亢进所致的膀胱过度活动症的治疗多采用以抗胆碱能制剂为主的抑制逼尿肌收缩的手段，如病人同时出现较为严重的逼尿肌收缩力受损，或前列腺增生所致的膀胱出口梗阻，显然单纯采用抑制逼尿肌收缩的治疗方案会出现不可避免的合并症，如慢性尿潴留和充盈性尿失禁等。如男性帕金森病病人其前列腺明显增大，尿动力学检查证实已造成膀胱出口梗阻，采取减小前列腺体积的治疗（如 5α- 抑制剂或 TURP 等）可能有助于改善病人排尿障碍的症状，也能明显降低抗胆碱能制剂等抑制逼尿肌收缩药物所致的合并症的发生率。伴有逼尿肌收缩力受损者，采用抗胆碱能制剂治疗膀胱过度活动症也可能造成残余尿量的增多，慢性尿潴留，甚至充盈性尿失禁，需要定期随访，了解病人的排尿状况和残余尿量，需要时可结合间歇导尿，不但能控制膀胱过度活动症所致的尿频、尿急和急迫性尿失禁，也可确切引流膀胱防止充盈性尿失禁的发生，如有护理条件或病人能自行导尿，将明显提高病人的生活质量。如帕金森病病人逼尿肌收缩力很差，或前列腺增生造成严重的膀胱出口梗阻，体弱多病而不能耐受手术或药物的副作用，最后可考虑耻骨上膀胱穿刺造瘘术。

三、脊髓损伤所致的神经源性下尿路功能障碍

85% 脊髓损伤病人为男性，多数为年轻人或未婚者。60% 的脊髓损伤病人年龄在 16~30 岁之间。美国每年大约有 8 000~10 000 例新病人。我国每年大约有 20 000 例新病人，总病例数目前大约为 30 万病人。脊髓损伤最常见的病因为车祸，约占 50%，20% 为跌倒者（多见老年人），而运动损伤和暴力各占 15%。脊髓损伤最常见的部位是颈部，和与胸椎结合部。合并损伤常见部位分别为头部、上肢、躯干的骨折或胸部器官的损伤。

在脊髓损伤病人中主要的致死因素为上尿路损害，大约占其致死因素的 43%~75%，下尿路功能障碍是该病上尿路损害的直接原因。脊髓损伤后下尿路功能障碍的治疗关键在于对其下尿路功能障碍的正确诊断。通常脊髓损伤的部位与排尿障碍的有一定的关系，但并非一定如此，如多发性病灶，神经损伤的恢复，逼尿肌去神经化后的组织变化等均可影响下尿路的功能。因此脊髓损伤后尿动力学检查了解下尿路的功能状态是脊髓损伤性神经源性下尿路障碍治疗的基础。由于该类神经源性排尿障碍较为复杂，应行包括肌电图在内的多导同步影像尿动力学检查，无论是何种因素导致的脊髓损伤，影像尿动力学检查都能提供有关当前下尿路功能障碍的准确诊断。脊髓损伤性神经源性尿失禁与其他类型的神经源性尿失禁有所不同，处理不当可导致严重的合并症，甚至死亡。

脊髓损伤泌尿外科处理的主要目的是保护上尿路功能，安全控尿和适当方式的尿液引流。处理原则不但取决于病人的下尿路功能障碍的类型，也取决于病人自身特殊的生活环境和损伤后的致残程度。由于脊髓损伤后神经源性膀胱的类型并非一成不变，由于慢性感染、逼尿肌失去神经的营养，甚至逼尿肌老化等，膀胱顺应性、膀胱完全容量和逼尿肌反射等均会有所变化，需每年进行包括尿动力学在内的全面随访检查，根据随访结果判断处理是否合理，或根据结果进行适当的调整。

1. 急性脊髓损伤

(1)急性期泌尿外科处理:脊髓损伤的急性期,脊髓通常处于休克状态,逼尿肌表现为无张力,临床上床表现为充盈性尿失禁。泌尿系处理的主要手段是留置尿管。一旦病人处于恢复期,病情平稳,骨科和神经外科的处理基本结束,即可改为间歇导尿,在住院期间可采用每4小时无菌间歇导尿一次。膀胱储尿容量不宜超过500ml,如长期过度充盈,逼尿肌处于慢性缺血状态,可导致逼尿肌纤维变性而出现膀胱顺应性受损。尽早开始间歇导尿,膀胱定期充盈,有助于逼尿肌反射的恢复。

大约数周至半年后,下肢反射出现标志着脊髓休克期的结束,骶上脊髓损伤者其逼尿肌反射也将随之恢复。但骶$_2$~骶$_4$脊髓损伤者其逼尿肌反射将永久丧失。脊髓损伤者逼尿肌反射一旦恢复,由于骶髓低位排尿反射中枢失去脑桥的抑制,表现为逼尿肌反射亢进,临床上常表现为急迫性尿失禁,如为脊髓不完全性损伤,病人可能有轻度尿急和膀胱涨满感。逼尿肌反射恢复后应行影像尿动力学检查,以确定下一步的治疗方案。在脊髓损伤的第一年需定期进行上尿路功能的检查,如肾功能,双肾B超,或静脉肾盂造影等。

(2)脊髓损伤早期泌尿系感染的治疗和预防:泌尿系感染定义为菌尿并引起组织的反应,继而出现相应的症状和体征。脊髓损伤者泌尿系感染一直是所关注的问题。长期留置尿管或耻骨上膀胱造瘘者,长期使用抗生素会引起耐药;而间歇导尿者也可以出现间歇性感染,但多数病人多为细菌定植,而且无明显的合并症,实践证实这类感染长期使用抗生素并无益处。

只有出现有症状的泌尿系感染,如发热、腰痛、肉眼脓尿或血尿才需要积极的抗感染治疗。同时应注意是否存在结石和梗阻等其他泌尿系疾病,对间歇导尿治疗的病人,一般都有无症状菌尿,任何形式的下尿路功能障碍或损伤,如膀胱过度充盈,输尿管反流,高压排尿,大量残余尿,泌尿系结石、梗阻或间歇导尿所致的尿道损伤,均可使无症状菌尿发展为临床症状明显的泌尿系感染。因此一旦出现反复泌尿系感染,有必要在控制泌尿系感染同时进一步行IVP或尿动力学检查以除外一些引起泌尿系感染特殊病因(如肾积水和输尿管反流等),或了解当前的泌尿外科处理是否得当。对采用间歇导尿病人,一般需要定期复查尿常规和尿培养(每月一次),一旦发生感染,即可根据已知的敏感药物进行治疗。膀胱灌注抗生素,或长期预防性使用

乌洛托品加酸化尿液的维生素C等治疗在临床实验中并未证实有明显的疗效。病人平时多饮水,注意局部清洁也是预防感染的收效措施。

(3)泌尿系统的监测:由于上尿路感染和功能恶化是脊髓损伤病人最危险的合并症之一,因此必须采用有效手段监测泌尿系统的状况。一般在病人病情稳定,转为康复治疗时应进行静脉肾盂造影,肾脏超声,肾功能等检查,作为以后随访的基础值。同时应行影像尿动力学检查,不但了解病人的下尿路功能状态,还能了解有无输尿管反流,膀胱憩室等;无影像尿动力学设备者,可采用完全性膀胱测压加动态膀胱尿道造影。此后最少每年复查一次,如病人病情有明显变化应随时进行检查。可以采用肾扫描准确了解病人的分肾功能。

(4)脊髓损伤早期自主神经反射障碍的处理:自主神经反射障碍指脊髓损伤病人的自主神经系统对来自任何传入刺激起过度反应现象。由于胸$_6$以上脊髓损伤后,胸腰段交感神经失去脊上中枢神经系统的抑制作用,来自下尿路等任何刺激会引起交感神经过度兴奋。典型症状有出汗、损伤水平以上部位出现潮红、严重高血压和心动过缓等。自主神经反射障碍如处理不及时有致命危险。

防止自主神经反射障碍的最理想方法是妥善处理泌尿外科合并症。任何有可能出现自主神经反射障碍的病人在进行膀胱镜,导尿等泌尿外科处理时都应预防性口服或舌下含钙通道阻断药。此外也可以服用α受体阻断药。在紧急情况下静脉滴入酚妥拉明和其他急诊静脉抗高血压药物。另外,对一些有轻度自主反射亢进的病人,应了解有无逼尿肌括约肌协同失调,膀胱高压排尿等情况,应采用更积极的措施减低膀胱内压力防止自主神经反射障碍的产生。

2. 脊髓损伤的长期处理

脊髓损伤性神经源性膀胱的类型与脊髓损伤的水平有一定的相关性,但也有例外,如损伤可能伤及脊髓的不同水平而且各病灶的损伤程度有所不同,脊髓损伤后其损伤水平下方的脊段可能会出现栓塞病灶等因素均影响着神经源性膀胱的类型。因此只有经尿动力学,特别是影像尿动力学检查了解了下尿路功能障碍的详尽特征,才能制定出合理的,周全的治疗方案。

(1)胸$_6$以上脊髓损伤:胸$_6$以上和脑桥以下的脊髓损伤,通常导致逼尿肌反射亢进和逼尿肌外括约肌协同失调。逼尿肌反射亢进特指因神经源性病变所致的逼尿肌活动过度或非随意收缩。逼尿肌外括约肌协同失调指逼尿肌反射性收缩时外括

约肌不能松弛,反而出现收缩现象。逼尿肌外括约肌协同失调常见于胸$_6$以上脑桥以下的脊髓损伤,由于交感神经链失去上一级中枢的抑制作用而出现自主神经反射亢进,除表现为高血压、头晕、头痛外、逼尿肌外括约肌协同失调也是其严重的合并症之一。影像尿动力学特征为膀胱容量明显减小,排尿期男性出现尿道膜部或球部狭窄,甚至膀胱颈痉挛等,女性则为尿道中远端狭窄。当尿失禁时逼尿肌收缩压超过40cmH$_2$O,上尿路功能将受到明显的损害,短则数月长则数年,出现明显的肾积水,甚至肾衰竭。并非所有逼尿肌外括约肌协同失调的病人会出现上尿路损害,少数病人因逼尿肌收缩力受损,储尿期和排尿期压力未超过40cmH$_2$O时,上尿路一般不会受到损害。尽管逼尿肌压力超过40cmH$_2$O,常需数年才能引起上尿路明显的扩张积水。

对于逼尿肌反射亢进和逼尿肌外括约肌协同失调的脊髓损伤病人,抗胆碱能制剂能明显增加膀胱出现无抑制收缩时的膀胱储尿容量,如该容量能达到每4小时导尿一次的要求,应采用间歇导尿引流膀胱。如伴有逼尿肌外括约肌协同失调,应尽量避免病人出现尿失禁或排尿,在此之前进行间歇导尿将明显降低膀胱内压力,减少上尿路损害的危险因素。为降低逼尿肌反射亢进所致的尿失禁发生率或减轻膀胱压力增高对上尿路功能的影响,目前最为常用的药物为抗胆碱能制剂,常用药物有奥昔布宁、托特罗定及曲司氯铵等;近年来A型肉毒素膀胱壁注射也获得很好的疗效。

药物治疗期间,病人每半年或1年定期随访,随访内容包括肾功能(尿素氮和肌酐)、肝功能、肾脏B超、静脉神经造影和影像尿动力学等。如长期随访发现膀胱容量逐渐减小,尤其是膀胱安全容量(即指储尿期压力小于40cmH$_2$O的膀胱容量)的减小,需要频繁间歇导尿,或上尿路逐渐出现扩张积水,甚至出现膀胱输尿管反流等,表明药物治疗失败,应考虑膀胱扩大术。该手术的主要目的是增加膀胱容量和降低膀胱储尿期压力,术后膀胱可达到一定的容量,结合间歇导尿,才能避免上尿路功能的损害。

如病人为四肢瘫,护理条件欠佳,间歇导尿显然很难减轻病人的护理负担,可考虑行经尿道外括约肌切开术和外部集尿器集尿,也能有效降低膀胱内压力,避免上尿路受到损害。也有些学者主张对自身护理能力很差的病人行回肠膀胱术。其他治疗还有骶神经后根切断术,后根切断后,逼尿肌痉挛消失,膀胱容量增加,结合间歇导尿也能达到保护肾功能和控尿目的,但该术式可造成永久性阳痿,不易被年轻病人所接受。

有些不完全损伤的病人,逼尿肌反射亢进,但无逼尿肌外括约肌协同失调,由于不存在协同失调所致的下尿路梗阻,这类病人常有自主排尿,而且膀胱储尿期和排尿期压力并不高,针对这种病人治疗的主要目的在于控尿。除药物治疗外,还可结合定时排尿,扳机点排尿等措施以防止急迫性尿失禁的发生。男性病人也可带用外部集尿器,能明显提高生活质量。

(2)胸$_{11}$~腰$_2$脊髓损伤:该区域脊髓完全性损伤时主要表现为逼尿肌反射亢进和膀胱颈后尿道括约肌机制的丧失,后者常称之为尿道固有括约肌缺失(intrinsic sphincter deficiency,ISD)。分布于膀胱颈后尿道的交感神经来自胸$_{11}$~腰$_2$段,该段神经核的损伤,膀胱颈后尿道平滑肌失去控尿功能。影像尿动力学典型表现为在逼尿肌无反射性收缩的情况下,膀胱充盈期早期膀胱颈后尿道即处于开放状态。病人除有急迫性尿失禁症状外,也常表现为压力性尿失禁。通常尿道外括约肌也存在一定程度的痉挛,压力性尿失禁常表现得不明显,如同时合并骶髓的不完全损伤(多发病灶在脊髓损伤中并非少见),则有明显的压力性尿失禁现象,尤其女性症状更为严重。影像尿动力学可作出准确的诊断,不但能了解储尿期膀胱的顺应性、容量、膀胱的稳定性、排尿期逼尿肌反射的强度,还能了解膀胱颈后尿道控尿能力。尿道压力描计常显示膀胱颈后尿道压力很低或基本与膀胱内压力相同。

与胸$_{11}$~腰$_2$损伤相关的压力性尿失禁的治疗以手术为主。经尿道膀胱颈黏膜下移植物注射是一种理想的术式,具有损伤小和疗效佳的优点。女性病人还可行经阴道膀胱颈袖带式悬吊术。

解决了压力性尿失禁后,适当辅助一些药物治疗,如抗胆碱能制剂等,控制急迫性尿失禁,结合扳机点排尿,定时排尿,甚至压腹辅助排尿等措施,基本上能达到控尿和排尿的目的。

(3)骶$_2$~骶$_4$脊髓损伤:支配逼尿肌的副交感神经节前神经元和阴部神经的神经元均位于骶$_2$~骶$_4$的间内侧,前者分布于逼尿肌(即指膀胱壁平滑肌),起着收缩逼尿肌的作用,后者则分布于尿道膜部括约肌。因此骶段脊髓的完全性损伤不但造成逼尿肌反射不能,外括约肌的括约能力也完全丧失。尿动力学表现为充盈期膀胱容量明显增大，感觉消失，高顺应性，排尿期逼尿肌反射不能。病人常表现为排尿困难和充盈性尿失禁。尿动力学特征与脊髓其他部位损伤后休克期的表现有所不同，在脊髓休克期，尽管逼尿肌收缩无力，但骶上脊髓损伤病人其括约肌肌电图常有一定的活动。骶段脊髓损伤病人不但逼尿肌反射不能，球海绵体反射消失，括约肌肌电图处于静止状态。尽管尿道外括约肌功能丧失，由于膀胱颈后尿道的括约肌机制和尿道黏膜括约肌仍存在，一般不会造成严重的尿失禁。

骶段脊髓损伤后的泌尿外科处理相对简单，一般情况下膀胱有足够的容量，顺应性良好，多数无膀胱出口梗阻(老年男性除外)，比较适合间歇导尿。住院期间可采用无菌间歇导尿，出院后病人应学会自家清洁间歇导尿。

骶段脊髓损伤较为常见的泌尿外科合并症是膀胱顺应性的逐年下降。膀胱顺应性的下降可明显增加上尿路损害的危险性。产生这种现象的原因可能与去神经化的膀胱 α- 肾上腺素能神经分布增加有关，而且服用 α 受体阻断药能改善部分病人的膀胱顺应性，多数病人因不能耐受其副作用而疗效欠佳。逼尿肌反射不能伴膀胱顺应性减低治疗常采用间歇导尿和抗胆碱能药物，如保守治疗失败则应考虑膀胱扩大术，术后膀胱有足够的膀胱安全容量(一般要求大于 400ml)，结合间歇导尿，一般可避免上尿路的损害。

(4)脊髓损伤的长期随访：由于随着时间的推移，膀胱本身可能因各种原因发生变化，这种变化可能需要很长时间，一般不易被病人或医师发觉，因此每年进行定期随访极为重要，随访内容包括实验室检查(肝肾功能，电解质等)，肾扫描，B 超，静脉肾盂造影，尿动力学检查等。如病程超过十年者还应行膀胱镜检查，有资料显示神经源性膀胱病人其膀胱结石和膀胱癌的发生率明显高于正常人群。如男性病人超过 50 岁，前列腺的增生会给间歇导尿带来困难，或本来采用扳机点排尿者，因前列腺的明显增生，扳机点排尿可能不足以排尽尿液，可考虑行间歇导尿，或 TURP 后在恢复以前的治疗措施。总之，脊髓损伤后治疗最重要的目的是保护上尿路功能，良好的控尿能明显提高病人的生活质量，在制订各种促使病人自行排尿的治疗措施时应充分考虑到上尿路功能的保护，其中尿动力学是制订神经源性膀胱治疗方案的基础，只有这样病人的上尿路功能才有保证。

四、多发硬化

多发硬化是一种进展缓慢，进行性发展的中枢神经系统疾病，其发病可能与自体免疫、病毒或细胞介导免疫缺陷有关。病理特点为中枢神经系统内多发局灶性脱髓鞘病变(又称多发斑块)。好发于年轻或中年人，女性多见。多发病灶内髓鞘破坏及其周围血管的炎症性改变可损害神经的传导和神经纤维功能的完整性。进行性多发硬化可出现纤维神经胶质增生和神经元周围瘢痕形成，造成神经系统的永久性损伤。多发硬化的神经纤维脱髓鞘现象最常发生在颈髓后侧束和外侧束。腰髓和骶髓由于白质含量明显少于颈髓，很少有脱髓鞘斑块。由于脊髓后侧束和外侧束与下尿路功能有关，因此多发硬化发生下尿路功能障碍者可高达 50%~80%，其中 10% 的病人初诊时即有下尿路障碍。有排尿障碍的多发硬化病人中，有刺激性症状(尿频、尿急和急迫性尿失禁)者占 65%，梗阻性症状者占 25%，混合症状者占 10%。

由于多发硬化表现各异，有不可预测之特点，全面的神经系统评估对正确的诊断和治疗是极为必要的。尽管排尿障碍的症状随多发硬化的病情而变化，尿动力学检查仍是准确评估病人下尿路功能的重要手段。逼尿肌反射亢进是多发硬化最常见的尿动力学特征，逼尿肌收缩持续时间缩短、逼尿肌感觉的变化和膀胱容量的减小常与逼尿肌反射亢进同时存在。半数逼尿肌反射亢进病人同时存在逼尿肌外括约肌协同失调，这些病人的神经系统受损也明显加重。逼尿肌反射低下或不能占 20%~30%，由于多发硬化的病灶分布在脊髓各处，混合性下尿路功能障碍也常存在。

由于多发硬化有反复发作和缓解的特征，针对下尿路障碍的治疗应进行随时调整。多数病人可通过定时排尿、抗胆碱能药物和间歇导尿进行治疗。多发硬化病人伴发上尿路损害的危险因素有长期留置尿管、逼尿肌外括约肌协同失调(男性)和低顺应性膀胱等。伴有下尿路障碍的多发硬化病人中泌尿系合并症的发生率高达 15%~25%，而且多数合并症出现在有逼尿肌外括约肌协同失调的男性和留置尿管的女性病人。多发硬化病人应尽量避免长期留置尿管，长期留置尿管可造成泌尿系感染、膀胱输尿管反流、肾积水、结石、尿道糜烂和持续性漏尿等合并症。合并逼尿肌反射亢进和逼尿肌外括约肌协同失调者长期留置尿管所造成的尿道糜烂可损害膀胱和尿道的功能,最终将导致保守治疗(抗胆碱能制剂和间歇导尿)极为困难或几乎不可能。

五、糖尿病性膀胱病变

糖尿病常引起外周神经和自主神经系统的损伤。糖尿病性神经系统损伤多见于病程长,或控制欠佳的糖尿病病人。从病理上看,施万细胞代谢发生改变,造成神经轴突的脱髓鞘病变,轴突变性,神经传导受损等。通常感觉神经的损害明显早于运动神经纤维。

糖尿病所致的膀胱神经损害可影响到下尿路的功能,通常称之为糖尿病性膀胱病变。疾病初期多数病人无特殊主诉,但在有神经系统损害的糖尿病病人中,同时患有糖尿病性膀胱病变者高达85%。

糖尿病性膀胱病变发病隐匿,呈进行性发展,发病之初表现为膀胱感觉消失,病人排尿容量明显增加,排尿次数减少(糖尿病多尿期除外),随着时间的推移,膀胱长期处于过度充盈状态导致逼尿肌功能的减退,加之膀胱运动神经的受损,逼尿肌收缩力明显下降,逐渐出现慢性尿潴留和充盈性尿失禁。

无症状糖尿病病人尿动力学检查资料显示糖尿病膀胱病变表现各异,但有其特征,如初始排尿感明显延缓,膀胱容量增加,逼尿肌收缩力减低(尤其是 Piso 明显下降),尿流率下降,及残余尿量的增多。在糖尿病膀胱病变早期偶尔存在逼尿肌反射亢进。其他一些疾病的存在,如糖尿病性脊髓血管性疾病,前列腺增生,甚至逼尿肌老化等,使糖尿病性膀胱病变表现得更为复杂。

目前尚无针对糖尿病性膀胱病变的特殊治疗,在疾病发生早期,由于感觉的减退,膀胱常处于过度充盈状态,病人需定时排尿,排尿量应小于500ml,避免膀胱长期过度充盈对逼尿肌收缩功能的损害。如有逼尿肌反射亢进所致的尿频、尿急和急迫性尿失禁症状,适当服用抗胆碱能制剂以缓解症状,同时应注意防止逼尿肌抑制过度。如糖尿病膀胱病变晚期,残余尿量明显增多,甚至充盈性尿失禁,可考虑间歇导尿。支配膀胱颈后尿道和尿道外括约肌的外周神经也常受到损害,影像尿动力学常显示膀胱颈后尿道控尿能力明显下降,此时采取压腹排尿常能将尿液排尽,也不至于损害上尿路功能。但一般情况下仅依靠压腹排尿不能排空膀胱,仍需要间歇导尿。对于老年男性

病人,前列腺增生所致的膀胱出口梗阻可加重排尿困难,如尿动力学显示逼尿肌还存在一定程度的反射,TURP 等解除膀胱出口梗阻的手术仍有助于部分缓解病人的症状。最重要的是糖尿病的控制是病人泌尿外科处理的基础,只有良好地控制糖尿病的发展,糖尿病性膀胱病变才不至于进一步恶化。

六、脊髓压迫性疾病

常见的脊髓压迫性疾病有椎间盘突出、椎管狭窄、颈椎关节强直和肿瘤等。这些疾病压迫脊髓而出现排尿障碍症状。椎间盘的突出是造成脊髓压迫较为常见原因之一,病变的位置决定了下尿路障碍的类型。如颈椎疾病造成的脊髓高位受压,排尿障碍常表现为膀胱过度活动症,即尿频、尿急和急迫性尿失禁。而腰椎管狭窄者因 S_2~S_4 受压损害,常主诉排尿困难。

椎间盘突出常发生于腰骶间隙,病人通常主诉腰背部疼痛,发生在 T_{12}~L_1 和 L_5~S_1 者最易出现排尿障碍。圆锥髓质受压常损害胸腰交感神经核并伤及与其相关的膀胱颈后尿道功能,膀胱颈后尿道功能的丧失可导致压力性尿失禁。L_4~L_5 和 L_5~S_1 椎间隙病变不仅伤及盆腔副交感神经,也损害阴部神经。圆锥髓质的受压或骶髓神经根的损伤不但造成下尿路的去神经化,也使盆底去神经化,病人常主诉排尿困难,充盈性尿失禁和尿道固有括约肌缺失。神经系统体检常有会阴部感觉的消失(S_2~S_4),足外侧感觉消失(S_1~S_2),肛门外括约肌张力减低或消失(S_2~S_4),球海绵体肌反射减低或消失(S_2~S_4)。尿动力学检查表现为逼尿肌反射低下,感觉减退或消失,膀胱顺应性正常或略减低,肌电图显示尿道外括约肌去神经化。

如症状以尿潴留和充盈性尿失禁为主,膀胱顺应性尚可,间歇导尿是最理想的治疗手段。如病人压力性尿失禁明显,严重影响了病人的生活质量,可考虑行经阴道膀胱颈袖带式悬吊术(仅适合女性)、尿道内注射,或人工尿道括约肌置入等,术后再结合间歇导尿,能保证上尿路的安全性。膀胱顺应性的降低能明显威胁到上尿路的安全,轻者可服用抗胆碱能制剂、α受体阻断药和间歇导尿相结合,如膀胱安全容量过小,需要频繁导尿,可考虑膀胱扩大术。但在脊髓疾病尚未稳定之前,不宜采取侵袭性治疗,应以保守治疗为主。

(杨 勇)

参 考 文 献

［1］KIRBY R S. Non-traumatic neurologic bladder dysfunc-tion［M］//MUNDY A R, STEPHENSON T P, WEIN A J. Urodynamics: principles practice and application. New York: Churchill-Livingstone, 1994: 365-373.

［2］ARUNAB H. Urologic problems in cerebrovascular accidents［J］. Prob Urol, 1993, 7 (1) : 41-53.

［3］PROTER R W, BORS E. Neurogenic bladder in parkinson-ism: effect of thalamotomy［J］. J Neurosurg, 1971, 34 (1): 27-32.

［4］MCGUIRE E J, WOODSIDE J R, BORDEN T A. Prognostic value of urodynamic testing in myelodysplasia［J］. J Urol, 1981, 126 (2): 205-209.

［5］MCGUIRE E J. Effect of alpha-adrenergic blacade and anti-cholinergic agents on the decenttralized primate bladder［J］. Neurourol Urodyn, 1985, 4 (1): 139-142.

［6］GONOR S E, CARROLL D J, METCALFE J B. Vesical dysfunction in multiple sclerosis. Urology, 1985, 25 (4): 429-431.

［7］BLAIVAS J G. Pathophysiology of lower urinary tract dysfunction［J］. Urol Clin North Am, 1985, 12 (2): 215-224.

［8］ELLENBERG M. Neurologic changes in early diabetes［J］. Adv Metab Disord, 1973, 2 (2) : 459-461.

第四节　女性非神经源性膀胱尿道功能障碍

女性非神经源性膀胱尿道功能障碍是一类常见病和多发病,可以有多种表现形式,如膀胱过度活动症(OAB)、尿失禁、排尿困难等。本节主要介绍压力性尿失禁及女性排尿困难的诊断及处理,其他相关疾病参见有关章节。

一、压力性尿失禁

女性尿失禁根据发生的原因及机制不同,主要分为压力性尿失禁(stress urinary incontinece, SUI)和急迫性尿失禁,充溢性尿失禁在女性病人中少见。SUI 是女性最常见尿失禁类型,发生率约占尿失禁的 50%~70%。国际尿控协会(International Continence Society, ICS)提出的 SUI 定义为:腹压突然增加导致尿液不自主流出,不是由逼尿肌收缩压或膀胱壁对尿液的张力压引起的。其特点是正常状态下无漏尿,而腹压突然增高时尿液自动流出。国内报道的成年女性 SUI 发病率与国外大多数国家或地区相似,约为 15%~35%。鉴于其影响不同种族、不同文化背景所有年龄段成年妇女,对病人的身体健康、心理及社会交往等方面有较严重影响,ICS 认为 SUI 已经成为国际性疾病。

SUI 的发病与多种因素有关,常见的高危因素有:高龄、多次妊娠与分娩、长期腹压增加、雌激素缺乏等。

【病因与其机制】

女性控尿相关解剖结构分为尿道括约肌系统和尿道外支持系统两部分。尿道括约肌是由尿道横纹肌括约肌、尿道平滑肌括约肌和尿道黏膜等结构,共同参与组成的一个构造精细而有序的尿道括约肌系统,尿道外支持系统由膀胱颈阴道前壁、盆内筋膜、盆筋膜腱弓以及肛提肌等参与构成。

传统观点认为,正常妇女突然增高腹压时,压力可均匀传递至膀胱和尿道近端 2/3 处,使膀胱和尿道近端承受的压力相互抵消。而 SUI 病人由于支持结构存在缺陷,膀胱颈和近端尿道活动度增大,增加腹压时,上述结构下移至腹内压作用范围以外,压力仅传递至膀胱,不能传递至尿道和膀胱颈,从而使尿道阻力不足以对抗膀胱的压力而导致尿失禁。为此设计的手术方式主要为固定膀胱颈及近端尿道,如耻骨后尿道悬吊术(Burch 和 Marshall-Marchetti-Krantz 手术等),这类手术对病人的创伤相对较大,远期疗效差。

有关女性盆底功能障碍性疾病发病机制的研究近年来取得长足进展,新的 SUI 病理生理学机制基于两种概念,即 Petros 和 Ulmsten 提出的盆底整体理论(the integral theory)和 De Lancey 提出的吊床假设理论(the hammock theory)作为尿道中段悬吊的理论依据。

按照盆底整体理论,控尿的维持是尿道周围韧带、阴道壁和耻骨尾骨肌相互作用的结果。具体过程中,由耻骨尾骨肌和盆底肌分别产生向前和向后的力量,伸展阴道上方尿道,使之在一个平面上围绕耻骨尿道韧带成角(弯折)。这种状态下尿道是关闭的。因此耻骨尿道韧带变得薄弱,或阴道壁(阴道吊床)的松弛,造成压力性尿失禁。

而按照吊床假设理论,尿道和膀胱颈"躺"在一个吊床上,后者为由阴道前壁、盆腔内筋膜组成的支撑结构,该结构两侧达到盆筋膜腱弓和肛提肌。在腹压增加时,压力从上方将尿道压到吊床上关闭尿道腔。如果连接到盆筋膜腱弓和肛提肌的组织受到损伤,可以造成这层支撑结构不稳定并导致压力性尿失禁的发生。外科手术应着重重建正常的解剖而不是把尿道固定在一个非自然的位置。

虽然其他的一些控尿机制,如尿道括约肌的收缩和尿道上皮及黏膜下血管丛组成的"密封"效应,也会扮演重要的角色,但通过尿道中段下方置入的不可吸收吊带加强耻骨尿道韧带和尿道下吊床结构是更为行之有效的方法,能恢复外科解剖上的控尿。

【诊断】

通过病史的采集即可得到 SUI 的初步诊断,典型 SUI 表现为病人在咳嗽、大笑、喷嚏、提取重物、疾走或跳跃等腹压突然增加时,少量尿液不自主地流出。病史询问时应详细询问失禁情况及程度、既往尿路系统和神经系统患病史、生育史、手术史、外伤史等。

了解尿失禁的伴随症状对准确判断尿失禁类型具有十分重要的意义。如尿失禁且伴有尿频和尿急症状,则提示病人患有急迫性尿失禁;若与 SUI 的典型症状同时存在,则提示患有混合性尿失禁。还需要了解病人有无排尿困难表现,以及有无多发性硬化症、帕金森病、脊髓损伤、脊髓发育不良、糖尿病和脑血管意外病史,以除外尿路梗阻及神经源性膀胱尿道功能障碍。

SUI 分为轻、中、重度。轻度为仅发生在咳嗽和打喷嚏时;中度为发生在日常生活时,如走路、坐立动作时;重度为站立时即发生尿失禁。Mario 等根据发生尿失禁的状态、频率、数量的临床评分来确定 SUI 的程度。在尿失禁的状态上,如发生在咳嗽、打喷嚏、举重物、跑步时,评 1 分;如发生在上楼梯、行走、大笑、性交时,评 2 分。在尿失禁的频率上,如每周发生,评 1 分;如每日发生,评 2 分。在尿失禁的数量上,如每天少于一张卫生巾,评 1 分;

如每天多于两张卫生巾,评 2 分。累计总分 1~3 分为轻度,4~7 分为中度,8 分以上为重度。

SUI 的体格检查应着重于检查有无引起该病的解剖和神经系统方面的异常。检查时病人取膀胱截石位或屈膝平卧位。腹部检查应了解有无腹部包块、疝和尿潴留等。会阴部检查嘱病人用力屏气,了解有无阴道前壁松弛、阴道壁膨出、子宫脱垂。同时可以进行压力性尿失禁的诱发试验,即嘱病人用力咳嗽,可见尿从尿道喷出,则诱发试验阳性。但有时应注意的是即使有典型压力性尿失禁症状的病人,不一定每次检查时都能通过咳嗽等动作诱发尿失禁,即诱发试验阴性不能排除 SUI 的诊断。随即可作膀胱颈抬高试验,检查者两手指放在近子宫颈处阴道壁尿道两侧,嘱病人增加腹压造成漏尿,若两手指上抬,尿流停止,则膀胱颈抬举试验阳性,抬举试验阳性者不仅可确诊本病,同时也看预估手术疗效。最后行直肠指诊,了解肛门括约肌及盆底肌肉张力。

临床上将 SUI 分为两型:①解剖型:占 90% 以上,其病理生理机制为盆底支持结构松弛致膀胱颈下移。根据膀胱颈下移的程度不同,解剖型又可分为 I 型 SUI 和 II 型 SUI;②尿道内括约肌功能障碍型,又称之为 III 型 SUI,主要是尿道周围组织病变和尿道内括约肌功能不足引起近段尿道闭合不良或关闭不全所致,有时与解剖性尿失禁同时存在。结合一些特殊检查可以很好地进行压力性尿失禁分型,并可鉴别有无其他膀胱尿道功能异常,对确定治疗方案,预估治疗效果有很大帮助。

1. 超声检查 超声可通过腹部、阴道、会阴、直肠途径对女性泌尿疾患进行观察,重点观察膀胱形态、膀胱壁厚度、膀胱颈部、尿道长度、厚度、尿道内口形态,测量尿道斜度、膀胱尿道后角、膀胱角至耻骨弓的距离、膀胱颈的活动度等(图 77-25)。超声还可用于手术后随访,如对于阴道吊带术后病人,可经会阴、阴道超声联合检查吊带的位置、有无术后感染等情况。

2. 膀胱尿道造影 常规消毒会阴部,8F 导尿管插入膀胱后将 25% 泛影葡胺约 200ml 注入膀胱。直立位下,在病人放松状态和应力状态下拍前后及侧位片。为便于观察膀胱尿道角度,部分病人经尿道置入一金属链条,使其一端在膀胱底,另一端在尿道外。I 型 SUI:膀胱尿道后角消失(>100°),尿道倾斜角 <45°;II 型 SUI:膀胱尿道后角消失(>100°),尿道倾斜角 > 45°;III 型 SUI:膀胱尿道后角正常(<100°),尿道倾斜角 <45°。

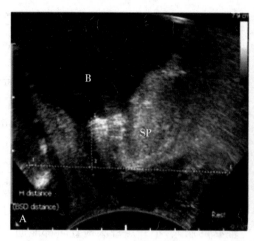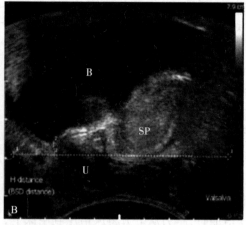

图 77-25　二维超声经会阴检查骨盆器官

A. 静息状态；B. Valsalva 呼吸状态

垂直线为膀胱颈和耻骨联合下缘的距离；水平线的距离是考虑膀胱颈活动的一个参考点；B：膀胱；SP：耻骨联合；U：尿道（摘自 SANTOTO GA，WIECZOREK AJ，BARTRAM CL.Pelvic Floor Disorders.Milan：Springer，2010：177.）

3. MRI　MRI 不需要造影剂，可以提供清晰的整体盆底影像，显示膀胱尿道的形态及其静止与应力状态时的变化，可以更好地诊断及理解 SUI 病理生理学机制。

4. 尿动力学检查　检查项目依次为：①尿流率：SUI 病人的自由尿流率应该大于 $20ml/H_2O$，若不足这个值要检查有无其他原因导致排尿异常。②充盈性膀胱测压：SUI 病人膀胱壁顺应性和稳定性良好，若有膀胱逼尿肌不稳定性收缩，要警惕有无急迫性尿失禁的可能。③漏尿点压测定：腹压漏尿点压力（abdominal leak point pressures，ALPP），为病人进行各种增加腹腔压力的动作过程中出现尿液漏出时的膀胱腔内压（腹压与逼尿肌压的总和），其实质是测量造成漏尿所需的腹腔压力的最小值。按照增加腹压的不同动作方式，ALPP 测定又可分为以下两类：Valsalva 漏尿点压力测定（Valsalva leak point pressures，VLPP）和咳嗽诱导漏尿点测定（cough-induced leak point pressures，CLPP），进行 SUI 分型多依据 VLPP 的检测值进行，VLPP 是一个连续参数，一般认为其参考值范围为：$VLPP<60cmH_2O$：提示 Ⅲ 型 SUI；$VLPP>90cmH_2O$：提示 Ⅰ 型 SUI；VLPP 介于 60~90cmH_2O 之间，提示 Ⅱ 型 / Ⅲ 型 SUI；若膀胱压大于 150cmH_2O 仍未见尿液漏出，提示尿失禁有其他因素存在。④排尿期压力 - 流率测定：SUI 病人膀胱逼尿肌收缩力可能不高，但均没有膀胱输出道梗阻表现。⑤静态尿道压力测定：最大尿道关闭压（maximum urethral closure pressure，MUCP）小于 $20ml/H_2O$ 多提示 Ⅲ 型 SUI。⑥应力性尿道压力测定（stress urethral pressure profile，SUPP）：在进行静态尿道压力测定

时，受检者必须通过反复咳嗽增加腹压以模拟应力状态下进行检测，一般以每隔 2 秒钟增加腹压一次（图 77-26）。一般用压力传导率（PTR）来衡量尿道括约肌在应力时的关闭能力。

【治疗】

随着人类寿命的延长和对生活质量要求的提高，SUI 日益受到病人及医生的重视。原则上，轻、中度的压力性尿失禁以非手术治疗为主，其包括行为治疗和药物治疗；而中、重度的压力性尿失禁则施以手术治疗。

1. 非手术疗法主要包括　盆底肌肉锻炼（生物回馈法）、盆底电磁刺激、膀胱训练、药物治疗、佩戴辅助器具及尿道周围填充物注射疗法等。

（1）盆底肌肉锻炼：主要为 Kegel 锻炼，练习时要注意要掌握正确的锻炼方法，锻炼正确的盆底肌肉群，避免臀大肌及腹肌的收缩，否则不但不能改善症状，反而可能会使病情加重；同时要有持久性，即使症状已经改善，仍须持之以恒，并训练为"情境反射"，当有咳嗽、打喷嚏或大笑之前，能主动而有力的收缩骨盆底肌肉。近年来渐受重视的生物反馈治疗可帮助病人识别正确的肌肉群，并提高疗效，生物反馈治疗即将测压装置置入阴道，测定阴道收缩力，直观地指导病人识别耻尾肌肉群，提高锻炼效果。

（2）药物治疗：药物治疗的目的是增加由尿道平滑肌和横纹肌，或者由盆底肌维持的尿道内压，主要有：① α- 肾上腺素能激动剂：尿道主要受 α-肾上腺素交感神经系统支配，α- 肾上腺素能激动剂可以刺激尿道和膀胱颈部的平滑肌收缩，增强尿道出口阻力，改善控制排尿（控尿）能力。常用的

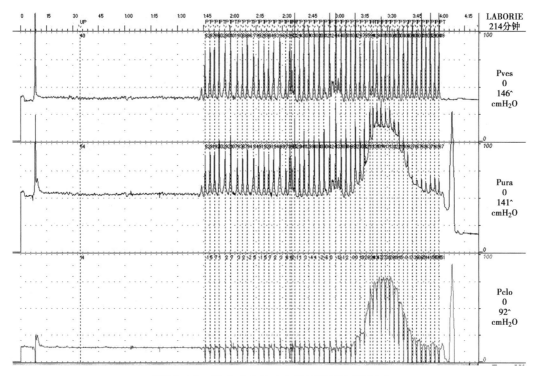

图 77-26　SUI 病人的应力性尿道压力测定图

药物为盐酸米多君。②雌激素替代治疗：雌激素可使尿道黏膜、黏膜下血管丛及结缔组织增厚，增强尿道的闭合压力，并增加尿道长度，从而加强尿道的封闭机制。目前关于绝经后 SUI 病人应用雌激素替代治疗，尚有争议。从临床经验看，这种替代治疗在一定时期内会有一定的疗效。在雌激素的选择中，由于替勃龙是组织选择性雌激素活性调节剂，对泌尿生殖系统呈雌激素样作用，且不刺激乳腺和子宫内膜增生，有较好的优势。

（3）尿道周围填充物注射疗法：将药物、化学制剂或自体组织等注入后尿道或膀胱颈内口黏膜下，使尿道腔变窄、拉长、缩小，以提高尿道阻力，延长功能性尿道长度，起到关闭尿道内口和后尿道的目的，因而能有效控制排尿，一般不引起明显的排尿梗阻。

2. 手术治疗　SUI 的手术方式很多，按照传统的 SUI 机制，早期的手术多采取阴道前壁修补术（Kelly operation）及耻骨后膀胱尿道悬吊术（retropubic urethropexy），后者有经腹的（如 Marshall-Marchetti-Krantz 术和 Burch 术）和"缝针法"（如 Gittes，Stamey，Pereyra，Raz 和 Muzsani 术式）两种途径。随着 SUI 的"盆底整体理论"和"吊床理念"在临床上广泛推广和应用，目前临床常采用各种悬吊（sling）手术，因使用悬吊材料、途径的不同而分为无张力尿道中段吊带术（tension free vaginal tape，TVT）、经阴道尿道中段吊带术（intra-vaginal sling，IVS）、女性尿失禁吊带系统

（SPARC sling system）、经闭孔无张力尿道中段吊带术（transobturator urethral suspension，TOT；trans-obturator vaginal tape，TVT-O）等。

Ulmsten 等首先基于吊床理论提出加强尿道中段支撑力治疗 SUI 的手术方式，即 TVT 术，手术经阴道前壁小切口将一特制的聚丙烯网带放置在尿道中段下，作为支撑物，当腹压增加时，网带对尿道形成强有力的支托（图 77-27）。该手术治疗 SUI 的成功率 > 90%，具有手术创伤小，并发症少，术后恢复快，住院时间短等优点。随后推出的 SPARC 悬吊手术吊带位置与 TVT 一致，只是在置放吊带的时候，穿刺方向经下腹部耻骨上缘皮肤至阴道前壁切口。

Burch 术曾经是治疗 SUI 的金标准，近年随着 TVT 术的应用及远期随访结果，其金标准地位已被 TVT 术取代。TVT 的长期疗效已得到肯定，但是存在一定并发症，如穿刺针在耻骨后区域盲目穿刺有可能造成膀胱、尿道、血管、神经和肠管的损伤。为在保持良好的手术效果同时减少并发症，2001 年 Delorme 在 TVT 术的基础上首次报道了经闭孔无张力尿道中段悬吊术（TOT）。该术式完全经外阴、阴道完成，无腹部切口，远离膀胱，创伤小，吊带置入路径短。TOT 术作用机制与 TVT 术相同，疗效也相近。但与后者相比，TOT 术更符合耻骨尿道韧带的自然解剖，术后不易发生尿道梗阻和尿潴留。虽然 TOT 术吊带穿刺路径不

经耻骨后间隙,而是经两侧闭孔的耻骨降支,减少了器官损伤、出血和血肿等并发症的发生但仍有一定的膀胱及盆腔脏器损伤发生。De Leval 2003 年推出 TVT-O 手术,该手术置放吊带的位置与 TOT 手术一样,但与 TOT 术不同的是 TOT 术穿刺路径为经皮肤-闭孔-阴道前壁切口穿出,而 TVT-O 术借助特殊器械,穿刺路径为阴道前壁切口-闭孔-皮肤,通过这项改进,手术过程中发生阴道壁、尿道及膀胱的损伤明显减少。即使如此,TVT-O 手术后仍有部分病人有大腿根部吊带穿出皮肤处疼痛,人们在此基础上进一步改进,2006 年欧洲推出 TVT-Secur 手术,后者可分为两种穿刺径路,即与 TVT 吊带穿刺径路一致的"U"形悬吊术,以及与 TVT-O 穿刺径路一致的"吊床"形悬吊术。与 TVT 及 TVT-O 手术相比,TVT-Secur 相对更为微创,经阴道前壁一个切口,没有耻骨上及大腿根部的皮肤出口,增加了手术的安全性和术后舒适性。但 TVT-Secur 手术相对开展较晚,其有效性还需积累更多的病例进行评判。

也有报道采用射频(radiofrequency-energy)治疗 SUI,其治疗原理是通过加热,收缩和稳定盆腔内筋膜,从而增强对近端尿道和膀胱颈的支撑。用射频方法治疗压力性尿失禁是一种新疗法,这种方法不需要置入外来材料,也不需要手术缝合或注射填充剂。对于严重的尿道固有括约肌缺损的Ⅲ型压力性尿失禁,可以采取人工尿道括约肌来控制排尿。

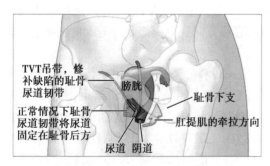

图 77-27　无张力尿道中段悬吊示意图
[摘自:SMITHPP,MCCRERYRJ,APPELLRA.Current trends in the evaluation and management of female urinary incontinence.CMAJ,2006,175(10):1233-1240.]

3. SUI 合并症的处理　SUI 作为成年女性中的一种常见病,常与中老年女性其他的一些盆底及排尿功能障碍相关。SUI 和尿排空障碍可能与盆腔脏器膨出(POP),特别是阴道前壁及顶端膨出有关。赵雅绯等对 53 例女性盆腔脏器脱垂病人进行尿动力学分析,结果发现合并 SUI 为 38 例(71.7%),其中Ⅰ型、Ⅱ型和Ⅲ型 SUI 分别为 18 例、12 例和 8 例。Bump 等报道,36%~80% 重度 POP病人可出现潜在 SUI。POP 病人由于阴道前壁膨出使尿道扭曲,导致尿道机械性梗阻,尿道阻力增加,可能漏尿的症状可能被掩盖。因此,一些病人很早出现 SUI 症状,但随着 POP 的加重,SUI 症状有可能减轻或消失,而这些病人常出现尿频、尿急、急迫性尿失禁等泌尿系统症状。这类病人在 POP修复时若不行抗 SUI 手术,术后由于膀胱还纳后可出现 SUI 症状,或伴随的 SUI 症状加重。Brubaker等关于Ⅱ~Ⅲ度子宫脱垂而未伴 SUI 随机临床试验显示,在行引导骶骨固定术而未同时行尿控术病人中,约 40% 术后出现尿失禁症状。因此对于 POP 病人术前评估是否合并 SUI,首先应详细询问病史,部分病人既有排尿困难表现,又有腹压增加时漏尿症状,特别是当平卧咳嗽和坐起时漏尿,一旦站起则无明显尿液漏出,且越下蹲排尿越困难,这些都提示有潜在 SUI 可能。在行相关尿动力学检查前,须行 POP 复位,使用子宫托或阴道塞,且复位时不能压迫阴道前壁,这样的检查比较真实地反映膀胱及尿道功能的实际情况。对 POP 同时伴有 SUI 的病人,在行 POP 修复的同时,可以同步行尿道中段无张力性悬吊手术。罗新等报道Ⅱ度以上子宫和/或阴道壁脱垂病人 24 例行全阴道修复网片治疗盆腔脏器脱垂,其中 10 例因合并压力性尿失禁同时行 TVT-O 尿道中段悬吊术,术后尿失禁得到纠正,无术后排尿排便困难及尿潴留,TVT-O 手术并不增加整个手术难度和并发症的发生率。

按照 ICS 定义,病人同时患有 SUI 和急迫性尿失禁(UUI),称之为混合性尿失禁(MUI)。Petros认为 SUI 和 UUI 的病因虽有共同点,但多数情况下是不同的,只有由于耻骨尿道韧带松弛导致同时产生这两种症状,方能称之为"混合性尿失禁"。相对而言,耻骨尿道韧带松弛是形成 SUI 的主要原因,而 UUI 的病因要复杂得多,如还可能为膀胱肿瘤、膀胱颈硬化症、膀胱膨出、子宫骶骨韧带松弛等,且多伴有尿频、尿急、夜尿增多和盆底疼痛等症状。有证据表明,对于没有 SUI 症状的病人,若纠正膀胱膨出、阴道穹窿部膨出等解剖腹膜的异常后,超过 80% 的病人尿急症状可以显著改善。因此对同时伴有 SUI 和 UUI 的病人,一方面积极寻找和治疗 UUI 的病因,同时仍可及时纠正 SUI,多数情况下两者都可有显著性改善。膀胱逼尿肌过度活动(detrusor overactivity, DO)病人发生 DO 时，尿道继发性松弛，尿道压下降，在发生腹压增加的时候很容易导致漏尿发生，而 TVT 吊带可以为活动的尿道提供一个围绕尿道的支点，减少漏尿的发生。Duckett 对 51 例尿动力学检查证实为 MUI 的病人在接受 TVT 手术 6 个月后进行回顾性研究，对病人术后进行 King's 生活质量问卷调查并进行尿动力学检查，发现有 47% 的病人尿动力学检查 DO 的现象消失，63% 的病人尿急的主观症状消失。Lin 等报道 37 例单纯性 SUI 和 26 例 MUI 病人，分别接受尿道中段悬吊及盆腔脏器膨出修补手术，术前术后都进行了排尿相关症状(urogenital distress inventory, UDI-6)问卷评分。术前 MUI 病人的 UDI-6 评分显著高于单纯性 SUI 病人(分别为 59.8 ± 16.6、42.3 ± 14.5, $P < 0.000\ 1$)，但术后两者间 UDI-6 没有明显的不同($P=0.87$)，且两者 SUI 的主观治愈率相同，但 MUI 病人 UDI-6 评分改善更为明显。有些单纯性 SUI 的病人，在接受尿道中段悬吊手术后，由于吊带对尿道的压迫刺激等多种因素，术后有可能出现明显的尿频、尿急症状。

二、女性排尿困难

排尿期的功能异常主要表现为各种形式的排尿困难，其在女性中的发生并不少见，常伴有尿频、尿急等症状。

【病因】

1. 膀胱逼尿肌收缩无力　主要表现为一些神经性因素，如糖尿病、带状疱疹等感染性疾病，或盆腔的根治性手术等破坏支配膀胱的周围神经，可能影响膀胱逼尿肌的收缩。糖尿病本身也可以直接影响膀胱逼尿肌的收缩力。

2. 膀胱出口梗阻　女性膀胱出口梗阻可以表现为功能性和机械性梗阻。前者见于一些神经调节功能损伤所致的膀胱逼尿肌 - 尿道括约肌协调失调，少数情况下为不良排尿行为所致；而机械性梗阻又分为膀胱颈梗阻和尿道远端狭窄。膀胱颈机械性梗阻常由于膀胱颈挛缩，又称为膀胱颈硬化症，膀胱颈形成纤维性挛缩，后唇有不同程度的抬高，后尿道及膀胱三角区缩短，膀胱颈向尿道方向挛缩，并形成坚硬的狭窄环而出现下尿路梗阻。

【诊断】

病人很少主诉尿流变细、排尿等待、尿淋漓不尽等常见男性尿路梗阻症状，而常主诉尿频、尿急、夜尿及下腹部胀痛不适等，或出现反复尿路感染。膀胱出口梗阻的病人在梗阻早期，逼尿肌代偿性和兴奋性增加，膀胱的排尿压力高于正常，表现为膀胱功能正常或不稳定性膀胱；而晚期由于逼尿肌代偿失调，逼尿肌肥厚变性，纤维化加重，剩余尿增加，表现为低顺应性膀胱，最终因膀胱内压长期增高，逼尿肌萎缩变薄，收缩功能下降而表现为高顺应性和逼尿肌无力。没有慢性尿潴留的病人常无明显阳性体征。一些特殊检查有助于了解排尿困难的病因。

1. 尿动力学　排尿期尿动力学检查能了解病人逼尿肌的功能状态，明确是否存在膀胱出口梗阻。女性正常排尿时，膀胱逼尿肌压虽很低($<10cmH_2O$)，但仍能完全排空膀胱，尿流率良好。可能由于女性膀胱出口固有的阻力很低，多数女性排尿依靠盆底肌肉松弛，腹肌收缩，不需要产生很高逼尿肌压力。膀胱出口阻力稍有增加，就足以扰乱排尿功能。在分析结果的时候要注意目前判断有无膀胱出口梗阻的有关尿动力学指标常用来判断男性排尿功能状态，对于女性病人，需要对病人排尿期压力 - 流率表现与病人的临床症状相结合，综合分析、判断是否存在膀胱出口梗阻。静态尿道压力描记可以了解病人尿道压的静态分布，对判断膀胱出口梗阻部位有一定的帮助。

2. 尿道膀胱镜　可以直观了解有无膀胱颈抬高，若膀胱壁有明显小梁形成，多提示有尿路梗阻存在。

3. 排尿期尿道造影　了解排尿期膀胱尿道的形态变化，了解有无膀胱输出道梗阻存在。若有条件可以进行影像尿动力学检查，能同步观察膀胱尿道形态的变化，将膀胱尿道功能与其解剖结构的改变有机地结合在一起，对下尿路梗阻进行准确定位，从而为排尿困难的女性病人正确选择治疗方法提供准确的临床依据。

【治疗】

对于膀胱逼尿肌收缩能力减弱导致的排尿困难，尚无理想的药物增加膀胱逼尿肌的收缩力，可以针对原发病进行积极治疗，减少逼尿肌功能的进一步损伤，服用 α 受体阻断药降低尿道阻力有助于改善排尿困难症状。

对于功能性膀胱出口梗阻，在机械性梗阻早期，膀胱镜检查无明显膀胱颈抬高或尿道狭窄的病人，也可服用 α 受体阻断药降低尿道阻力。对于药物治疗无效,且形态和影像学上都表现出明显膀胱颈抬高的病人,需要进行手术治疗,可以经尿道途径,切开膀胱颈狭窄环。而对于尿道远端狭窄病人,多采用尿道扩张术即可。

(陈 忠)

参 考 文 献

[1] 陈忠,陈立功,叶章群,等.武汉市某社区尿失禁人群调查[J].中华泌尿外科杂志,2004,15(9):590-591.

[2] 夏志军,陈旭,赵丽娟,等.辽宁地区成年女性尿失禁流行病学研究[J].现代妇产科进展,2009,18(7):527-530.

[3] 李妍,李际春.女性压力性尿失禁发病现况及其相关因素分析[J].宁夏医学杂志,2009,31(1):20-22.

[4] FANTI J A, BUMP R C, ROBINSON D, et al. Efficacy of estrogen supplementation in the treatment of urinary incontinence. The Continence Program for Women Research Group [J]. Obstet Cynecol, 1996, 88 (5): 745-749.

[5] 都兴华,苏泽轩.女性控尿相关功能解剖的研究进展[J].中国医学工程,2009,17(5):346-350.

[6] PETROS P E, ULMSTEN U I. An integral theory of female urinary incontinence. Experimental and clinical considerations [J]. Acta Obstet Gynecol Scand Suppl, 1990, 153 (1): 7-31.

[7] PETROS P E, ULMSTEN U I. An integral theory and its method for the diagnosis and management of female urinary incontinence [J]. Scand J Urol Nephrol Suppl, 1993, 153 (1): 1-93.

[8] DELANCEY J O L. Structural support of the urethra as it relates to stress urinary incontinence: the hammock hypothesis [J]. Am J Obstet Gynecol, 1994, 170 (6): 1713-1723.

[9] 王科芳.女性压力性尿失禁的现状[J].齐齐哈尔医学院学报,2010,31(11):1782-1783.

[10] 马小卿,马乐.超声影像尿动力学在诊断女性尿失禁中的应用价值[J].中国妇产科临床杂志,2004,5(1):64-66.

[11] MACURA K J. GENADRY R R. Female urinary incontinence: pathophysiology, methods of evaluation and role of MR imaging [J]. Abdominal Imaging, 2008, 33 (3): 371-380.

[12] 陈映鹤,毛传万,周云新,等.女性压力性尿失禁膀胱尿道的MRI形态[J].温州医学院学报,2004,34(2):119-120.

[13] 朱兰,王建六,魏丽惠,等.女性压力性尿失禁治疗现状[J].中国妇产科临床杂志,2004,5(1):3-5.

[14] 李妍,李际春.女性压力性尿失禁发病现况及其相关因素分析[J].宁夏医学杂志,2009,31(1):20-22.

[15] 李晓伟,张晓红,王建六.经闭孔无张力尿道中段悬吊术及其临床应用[J].国外医学·妇产科学分册,2006,33(6):405-407.

[16] ULMSTEN U, HENRIKSSON L, JOHNSON P, et al. An ambulatory surgical procedure under local anesthesia for treatment of female urinary incntianence [J]. Int Urogynecol J, 1996, 7 (2): 81-85.

[17] KLUTKE J J, CARLIN B I, KLUTKE C G. The tension-free vaginal tape procedure: correction of stress incontinence with minimal alteration in proximal urethral mobility [J]. Urology, 2000, 55 (4): 512-514.

[18] DELOMEE E. Transobturator urethral suspension: mini-invasive procedure in the treatment of stree urinary incontinence in wowem [J]. Prog Urol, 2001, 11 (6): 1306-1313.

[19] DE LEVAL J, WALTREGNY D. New surgical technique for treatment of stress urinary incontinence TVT-Obturator: new developments and results [J]. Surg Technol Int, 2005, 14: 212-221.

[20] DE LEVAL J, THOMAS A, WALTREGNY D. The original versus a modified inside-out transobturator procedure: 1-year results of a prospective randomized trial [J]. Int Urogynecol J, 2011, 22 (2): 145-156.

[21] DE LEVAL J. Novel surgical technique for the treatment of female stress urinary incontinence: transobturator vaginal tape inside-out [J]. Eur Urol, 2003, 44 (6): 724-730.

[22] WALSH C A. TVT-Secur mini-sling for stress urinary incontinence: a review of outcomes at 12 months [J]. BJU Int, 2011, 108 (5): 652-657.

[23] MARTAN A, MASATA J, SVABÍK K. TVT SECUR System--tension-free support of the urethra in women suffering from stress urinary incontinence--technique and initial experience [J]. Ceska Gynekol, 2007, 72 (1): 42-49.

[24] MOLDEN S M, LUCENTE V R. New minimally invasive slings: TVT Secur [J]. Curr Urol Rep, 2008, 9 (5): 358-361.

[25] LIAPIS A, BAKAS P, CREATSAS G. Comparison of the TVT SECUR System "hammock" and "U" tape positions for management of stress urinary incontinence [J]. Int J Gynaecol Obstet, 2010, 111 (3): 233-236.

[26] OLIVEIRA R, BOTELHO F, SILVA P, et al. Exploratory

study assessing efficacy and complications of TVT-O, TVT-Secur, and Mini-Arc: results at 12-month follow-up [J]. Eur Urol, 2011, 59 (6) : 940-944.

[27] SMITH P P, MCCRERY R J, APPELL R A. Current trends in the evaluation and management of female urinary incontinence [J]. CMAJ, 2006, 175 (10) : 1233-1240.

[28] 赵雅绯, 张晓薇, 陈日笑. 女性盆腔脏器脱垂的尿动力性分析[J]. 中华妇幼临床医学杂志, 2009, 5 (3) : 9-11.

[29] BUMP R C, HURT W G, THEOFRASTOUS J P, et al. Randomized prospective comparison of needle colposuspension versus endopelvic fascia placation for potential stress incontinence prophylaxis in women undergoing vaginal reconstruction for stage Ⅲ or Ⅳ pelvic organ prolapsed. The Continence Program for Women Research Group [J]. Am J Obstet Gynecol, 1996, 175 (2) : 326-327.

[30] BRUBAKER L, CUNDIFF G W, FINE P, et al. For the pelvic floor disorders network, Abdominal sacrocolpopexy with Buch colposuspension to reduce stress urinary incontinence [J]. N Engl J Med, 2006, 354 (15) : 1557-1563.

[31] 罗新, 王晓玉, 沈媛, 等. Prolift 网片联合尿道中段悬吊治疗 POP 或合并 SUI 病人的近期疗效[J]. 现代妇产科进展, 2009, 18 (4) : 289-229.

[32] PETROS P E. Mixed urinary incontinence-time to uncouple urgency from stress? [J]. Int Urogynecol J, 2011, 22 (8) : 919-921.

[33] DUCKETT J R, TAMILSELVI A. Effect of tension-free vaginal tape in women with a urodynamic diagnosis of idiopathic detrusor overactivity and stress incontinence [J]. BJOG, 2006, 113 (1) : 30-33.

[34] LIN S N, KLAPPER A S, WONG P, et al. Quality of life after treatment with midurethral sling and concomitant prolapse repair in patients with mixed versus stress urinary incontinence. Neurourology and urodynamics [J]. Neurourol Urodyn, 2011, 30 (8) : 1507-1511.

第五节　男性非神经源性膀胱尿道功能障碍

男性膀胱尿道功能障碍的非神经源性原因很多,其可导致膀胱功能改变、膀胱出口阻力增高或降低等病理生理改变,以下介绍两种典型疾病:膀胱出口梗阻(bladder outlet obstruction,BOO)和前列腺术后尿失禁(post-prostatectomy incontinence, PPI)。

一、男性膀胱出口梗阻

从膀胱至尿道外口之间的尿路,通常称为下尿路(lower urinary tract),膀胱颈至尿道外口之间的尿路称之为膀胱流出道(bladder outlet)。男性膀胱出口梗阻(BOO)的原因有很多,可发生于任何年龄,在泌尿外科临床及科研中占有重要地位。虽然致病原因不同,但所致的膀胱及上尿路病理及病理生理变化却是相对一致的;有一个共同的发展规律及转归,即膀胱功能的损害、继而输尿管及肾盂等上尿路积水扩张、最终导致肾衰竭。肾脏损害可以发生在单侧,但大多数情况发生在双侧,因此其危害性远远超过了上尿路的梗阻。如果 BOO 能早期得到诊断,早期采取正确的治疗措施,膀胱及上尿路功能损害是完全可以避免的。因此对膀胱出口梗阻进行早期诊断、早期治疗具有十分重要的意义。

【分类及病因学】

膀胱出口梗阻按发生的解剖部位来分有膀胱颈、后尿道、前尿道和包皮口梗阻;按梗阻与尿道腔道的关系可分为腔内、管道壁及腔外性梗阻;按发病性质可分为机械性及功能性梗阻;按发育来分有先天性及后天性梗阻。

膀胱颈梗阻是指由尿道内口向尿道内延伸的、约 1~2cm 长的一段管状结构发生的梗阻;先天性梗阻者多由于膀胱颈部肌肉肥厚所致,后天性梗阻者常由于局部慢性炎症(如前列腺炎)导致的膀胱颈部纤维化挛缩、前列腺术后膀胱颈瘢痕狭窄,以及逼尿肌 - 膀胱颈协同失调(神经源性)等原因所致。某些情况下,例如巨型输尿管口膨出、膀胱结石及异物或膀胱息肉等进入膀胱出口时也可发生梗阻,称为活瓣性梗阻。儿童膀胱出口梗阻的最常见原因是后尿道瓣膜和精阜肥大。中老年男性膀胱出口梗阻的最常见原因是前列腺疾病,例如良性前列腺增生(benign prostatic hyperplasia,BPH)和前列腺癌。尿道腔内梗阻的常见原因是尿道结石、异物和肿物,尿道壁梗阻的常见原因是各种原因引起的尿道狭窄。

【病理生理】

膀胱出口梗阻在未产生残余尿之前称为膀胱

功能代偿期,当有残余尿发生后,称为膀胱功能失代偿期。不同梗阻程度和梗阻时间可造成不同膀胱壁结构变化,基本的变化规律为:①急性梗阻后数天,逼尿肌即开始出现增生和肥大改变,梗阻重者增生明显,梗阻轻者肥大明显。②慢性梗阻代偿期内以逼尿肌增生肥大为主,伴有不同程度的胶原纤维增生。在失代偿期内以胶原纤维增生为主,逼尿肌可为不同程度的增生肥大,也可出现不同程度的退行性变。③梗阻晚期的表现为膀胱壁严重纤维化,逼尿肌严重萎缩。

随着膀胱形态学的变化,膀胱收缩性、舒张性和自律性发生变化,储尿和排尿功能亦有相应的变化。①收缩性变化:急性完全性梗阻,膀胱过度膨胀,逼尿肌收缩力将严重下降,甚至完全无逼尿肌收缩。一般需要1周左右时间逼尿肌收缩才能大部分恢复,因此急性尿潴留后一般都需要留置尿管1周左右。慢性梗阻早期因逼尿肌肥大及增生使逼尿肌收缩力增加。慢性梗阻后期(逼尿肌失代偿期),因逼尿肌纤维化及退行性变使逼尿肌收缩力下降。②膀胱的舒张性表现为膀胱的顺应性,以膀胱在充盈过程中膀胱容积变化与压力变化的比值来表示。③自律性变化:慢性膀胱出口梗阻后部分病人的逼尿肌自律性增加,表现为在较小的前负荷下逼尿肌即可发生自发性收缩、即逼尿肌过度活动(detrusor overactivity,DO)。

膀胱出口梗阻导致上尿路改变的基本过程为:膀胱出口梗阻→膀胱功能改变→上尿路尿液输送受阻→上尿路扩张→肾功能受损。储尿期膀胱功能改变是造成上尿路功能改变的直接原因,主要包括储尿期膀胱高压、膀胱-输尿管反流。长期的慢性膀胱出口梗阻还可产生输尿管-膀胱交界处梗阻,主要原因为膀胱壁尤其是膀胱三角区过度肥厚造成机械性梗阻。正常上尿路尿液输送的主要方式是输尿管收缩使尿液形成尿小球(动能尿液输送)。而在梗阻、反流和/或多尿因素作用下,输尿管尿液输送负荷增加,表现为输尿管需要加快收缩频率和增加收缩力来维持尿液输送,当这种负荷增加超过输尿管最大尿液输送能力时,尿液在输尿管内堆积,输尿管收缩不能使其管腔闭合,此时输尿管成为一充满尿液的水柱。这一改变从输尿管远端开始,逐渐向近端发展,直到整个上尿路。此时上尿路尿液输送主要依赖于肾盂与膀胱之间的高度差(势能尿液输送)。

【诊断】

诊断膀胱出口梗阻的方法主要包括:①症状学诊断;②体格检查;③尿动力学检查;④影像学诊断;⑤内镜检查。

膀胱出口梗阻可导致各种下尿路症状(lower urinary tract symptoms,LUTS),主要症状是排尿期症状,如排尿等待、尿线细、排尿慢、尿线分叉、尿流间断、排尿费力、终末滴沥等;相当一部分病人伴有储尿期症状如尿频、尿急等。症状学分析能为诊断提供线索,但对膀胱出口梗阻诊断的特异性不强,许多有上述症状者并无膀胱出口梗阻(如精神性排尿障碍、严重膀胱感觉过敏等),病人所产生的排尿困难症状是由于病人在膀胱容量很小,甚至在接近空虚状态下排尿所致。由于排尿困难症状既可因逼尿肌收缩无力,又可因膀胱出口梗阻引起,因此单凭临床症状不能对之做出区别。另外,症状不能对梗阻的严重程度和梗阻的定位提供可靠的依据。

体格检查是最基本的诊断方法,有些出膀胱口梗阻单凭体检就可确立诊断,如包皮口狭窄和尿道外口狭窄。鞍区神经学检查异常对提示神经源性膀胱有重要意义。直肠指检是诊断良性前列腺增大(BPH)的重要方法,但应注意:①直肠指检对前列腺大小的评估是一种主观性很大的检查,同一病人,不同医生检查的结果可能极不一致;②前列腺体积与梗阻的相关性较弱,前列腺大小不能决定梗阻及其程度,大的前列腺不一定能导致严重梗阻,而小的前列腺所致的梗阻不一定轻。

尿动力学检查可以量化评估排尿状况、确定是否梗阻及梗阻程度、确定膀胱功能状况,也可以对梗阻的定位诊断提供依据,还可以预测上尿路是否会发生损害,因此尿动力学检查是诊断膀胱出口梗阻重要的、准确的标准。尿动力学检查是一种功能性诊断,需要与上述以及其他诊断方法有机结合起来,才能获得更完整的诊断结果。常用的尿动力检查项目有尿流率测定、残余尿检查、尿道压力描记、充盈性膀胱测压、压力-流率同步测定、影像尿动力学检查等。其中压力-流率同步测定是目前确定膀胱出口梗阻、梗阻程度和膀胱收缩功能的最有价值的检查,被称为"金标准"。根据国际尿控协会(International Continence Society,ICS)的标准,梗阻的基本特征为在一次有足够强度和速度的逼尿肌收缩下产生低的尿流率,即压力-流率检查表现为高压-低流曲线;逼尿肌收缩无力的基本特征为在一次无力的逼尿肌收缩下产生低的尿流率,即

压力 - 流率检查表现为低压 - 低流曲线。因此,逼尿肌压力在评估尿道阻力中占有十分重要的作用。但检查时逼尿肌收缩受人的意识影响,为此在确定逼尿肌收缩无力的诊断前必须首先排除人为因素的影响,对诊断仍有疑问者可行逼尿肌等容收缩压力测定。压力 - 流率检查时,有的病人不能排出尿液,造成结果分析困难。对此可采取下列方法加以克服:①分析和设法克服造成尿液不能排出的原因,如疼痛、精神紧张、测压管太粗、膀胱容量过小、检查体位不适、检查环境不适等;②对经努力仍不能排出尿液者只能依据已有资料进行分析,依据逼尿肌压力增高和单纯尿流率降低也可初步进行诊断。目前分析压力 - 流率结果的常用方法为国际尿控协会(ICS)列线图和 Schaefer 列线图,ICS 列线图能够诊断 BOO(图 77-28),Schaefer 列线图不仅能半定量判断 BOO 程度,而且还能判断逼尿肌收缩力(图 77-29,图 77-30)。

逆行和顺行尿道造影是诊断尿道狭窄的基本方法。梗阻晚期尿路造影可见到膀胱形态不规则、憩室与膀胱底部充盈缺损等改变,部分病例合并有上尿路扩张及膀胱输尿管反流。但影像学检查不能作出膀胱出口梗阻程度和膀胱功能状态的诊断。

膀胱尿道镜检查对机械性膀胱出口梗阻的定位及鉴别诊断无疑是十分重要的,还可同时了解膀胱形态变化及肿瘤 / 结石等膀胱腔内病变。但其无法诊断功能性梗阻病变,同时也不能判断梗阻对膀胱功能影响的程度。

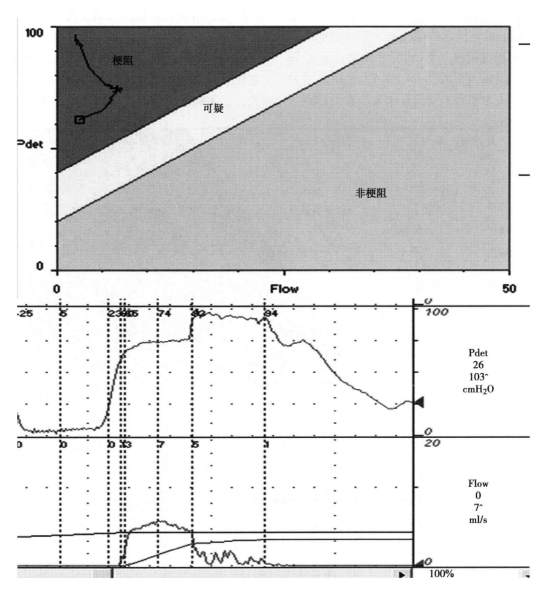

图 77-28　应用 ICS 列线图对病人的压力 - 流率结果进行分析:所得最大尿流率(Qmax)=7ml/s,对应的逼尿肌压力为 74cmH_2O,在 ICS 列线图中的对应点落在梗阻区,所以可判为膀胱出口梗阻(BOO)

【治疗】

膀胱出口梗阻的治疗原则是早期解除梗阻,保护膀胱和上尿路。药物治疗(如α受体阻断药、A型肉毒毒素注射等)在功能性梗阻治疗方面有较大价值,而机械性梗阻的解除主要依靠手术治疗,腔镜下微创治疗是目前治疗 BOO 的主要手术方式,如经尿道电切术、各种激光治疗。对于 BOO 的各种治疗方式详见相关章节描述(如良性前列腺增生症、神经源性膀胱等)。

二、前列腺术后尿失禁

前列腺术后尿失禁(post-prostatectomy incontinence, PPI)是指前列腺良性或恶性疾病病人在各种前列腺手术后所发生的尿液非随意控制的状态。前列腺切除术,尤其是为控制前列腺癌而进行的根治性切除术,仍然是男性尿失禁发生的重要原因。研究显示前列腺根治性切除术拔除气囊尿管后近期内多数存在不同程度的尿失禁,术后 3 个月达到控尿状态者仅 44.1%、6 个月为 74.7%、12 个月以后为83.8%,一般认为术后 1 年仍有尿失禁者可诊断为前列腺术后尿失禁。

【发病机制】

前列腺术后尿失禁可分为膀胱功能障碍性尿失禁和尿道括约肌源性尿失禁。在没有既往前列腺手术史、盆腔手术或创伤史的男性,尿失禁的发生几乎完全由膀胱功能异常所致。储尿期膀胱功能异常可包括逼尿肌过度活动(DO)及膀胱顺应性下降。无论男女,DO 发生率随着年龄增加而增加,即逼尿肌的老龄化改变会导致 DO;在男性病人,膀胱出口梗阻(BOO)也是产生 DO 的重要原因。解除梗阻后 50%~60% 的病人 DO 将消失,但在老年人中此种 DO 的逆转并不常见,提示老年性 DO 是由于膀胱壁因 BOO 造成永久性损害,或逼尿肌老化,或其他病因(如脑血管病及神经系统疾病)所致。DO 发生的详细机制尚不完全明了,肌纤维之间堤岸偶联的增加及去神经敏感化改变可能起着一定作用;逼尿肌缺血的动物模型也表现出 DO 现象。膀胱顺应性下降与长期梗阻或膀胱老化所致的膀胱壁组织结构改变(如纤维化等)有关。上述病理生理改变导致的尿失禁称为膀胱功

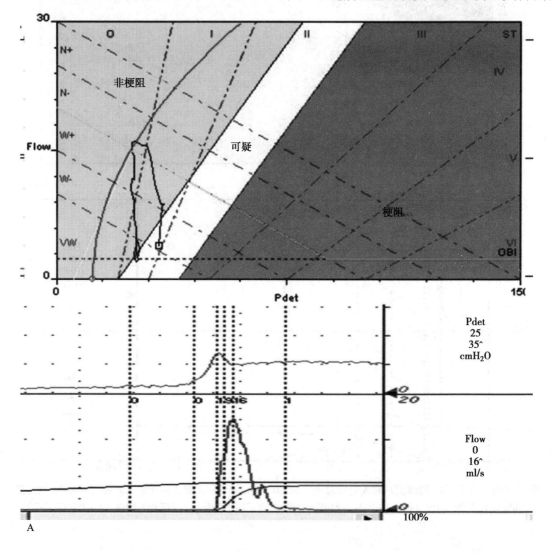

A

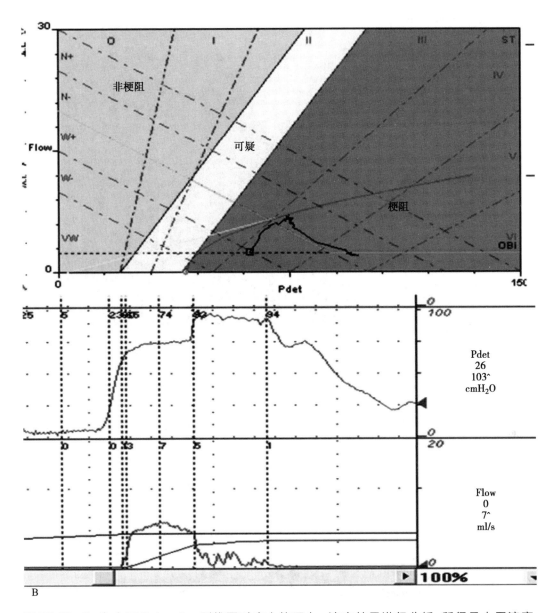

图 77-29　A. 为应用 Schaefer 列线图对病人的压力 - 流率结果进行分析：所得最大尿流率
（Qmax）=16ml/s，对应的逼尿肌压力为 35cmH₂O，在 Schaefer 列线图中的对应点落在 0 度梗阻区，
所以可判为非梗阻；B. 应用 Schaefer 列线图对另一病人的压力 - 流率结果进行分析：所得 P-Q 图较
为规则，最大尿流率（Qmax）=7ml/s，对应的逼尿肌压力为 74cmH₂O，在 Schaefer 列线图中的对
应点落在Ⅳ度梗阻区，所以可判为Ⅳ度梗阻

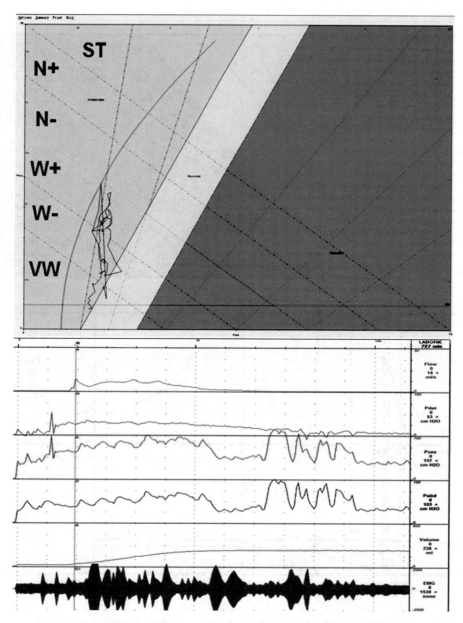

图 77-30 应用 Schaefer 列线图判断病人逼尿肌收缩力

男,67 岁,急性尿潴留入院,B 超示前列腺大小 5cm×3.9cm×4cm;图下部为压力-流率测定结果,图上部为 P-Q 曲线在 Schaefer 列线图中的分布,Qmax 与 Pdet、Qmax 对应点落在列线图的逼尿肌收缩力 W+栏及梗阻 I 栏,因此该病人逼尿肌收缩力可判为 W+级、梗阻为 I 度,诊断为逼尿肌收缩力减弱、无梗阻

能障碍性尿失禁。相对应,由于括约肌功能障碍导致的尿失禁称为括约肌源性尿失禁;没有前列腺手术史及骨盆外伤史的男性,括约肌源性尿失禁通常是由于神经性缺陷(马尾或更下脊髓损伤、脊膜膨出等)所致。

针对前列腺手术术式的不同,发生尿失禁的机制也各异。对于良性前列腺增生症(BPH)病人,经尿道前列腺切除术(TURP)和开放性前列腺切除术后,病人控尿状态依赖于正常的膀胱储尿功能和完整的远端横纹括约肌机制。TURP 术后尿失禁的发生率比较低,大约为 1%;Kahn 等报道单纯括约肌源性尿失禁约占 TURP 后尿失禁病人的 25%,剩余 60%~75% 的病人存在 DO 等膀胱功能障碍,单独存在或与括约肌源性尿失禁并存。与 TURP 相比,对于前列腺癌病人来说,无论是耻骨后还是经会阴入路的根治性前列腺切除术(PRP)术后尿失禁的发生更加常见,有学者报道完全性尿失禁的发生率为 0~5%、需要使用尿垫保护的尿失禁发生率为 5%~15%。研究发现,引起根治性前列腺切除术后尿失禁(PRPI)的主要因素是尿道括约肌功能不全而非逼尿肌过度活动。进行保留性神经的 PRP 病人比进行标准 PRP 病人术后维持控尿的机会更大,前者可以更好地保存尿道外括约肌的功能、缩短术后达到控尿状态的时间。伴有神经系统疾病(如脑血管疾病、多发性硬化和帕金森病等)、高龄以及术后放疗是前列腺切除术后尿失禁的危险因素。

后尿道瘢痕等因素导致的后尿道狭窄也是前列腺术后尿失禁的重要的、常见的原因,其导致后尿道既不能严密关闭、又不能完全开放的所谓"冰冻尿道"。

【诊断】

前列腺术后尿失禁病人的评估包括:详尽的病史、体检、膀胱尿道造影、尿道膀胱镜和尿动力学检查。病史应重点了解病人尿失禁的严重程度(如每天垫用的卫生巾数量,是否用阴茎夹等),有无尿频、尿急和急迫性尿失禁,有无压力性尿禁,有无尿线细和排尿踌躇等排尿困难症状。还应了解前列腺手术的时间和类型、放疗等后续治疗、抗尿失禁治疗等。除一般体检外,还应包括神经系统的检查,尤其是会阴部皮肤感觉和球海绵体反射。直肠指诊不但要了解肛门括约肌张力和自主收缩能力,还要了解有无肿瘤局部复发。实验室检查应包括尿液分析、尿培养、生化检查和血

清 PSA 等。尿道膀胱镜检查应了解精阜是否存在、有无膀胱颈挛缩和前列腺残余腺体、有无尿道狭窄、有无肿瘤复发等;还需检查尿道外括约肌部位尿道黏膜是否瘢痕化、尿道括约肌是否能收缩、括约肌收缩时能否闭合尿道等。尿道压力描记可了解最大尿道闭合压,其小于 20cmH$_2$O 提示尿道闭合功能严重低下,腹压漏尿点压低于 60cmH$_2$O,均提示可发生严重的压力性尿失禁。膀胱测压可评估逼尿肌功能,如有无逼尿肌过度活动(DO)及膀胱顺应性异常,影像尿动力学检查可显示膀胱颈及膜部尿道的开放状态,以及后尿道可能存在的狭窄。

【预防】

选择合适的病人进行手术、改进手术技术、围手术期进行盆底肌训练是预防前列腺切除术后尿失禁发生的重要方法。DO 是引起术后尿失禁的重要因素之一,具有急迫性尿失禁症状的病人在手术前进行尿动力学检查可以发现 DO 和膀胱顺应性降低等异常,这些病人在术后获得控尿的机会较小。严重帕金森病或多发硬化(MSA)的病人前列腺术后尿失禁的危险性尤其高,应尽量采用非手术方法治疗。在进行根治性前列腺切除术(PRP)时,前列腺尖部的仔细解剖分离、尽量保存尿道长度和保持尿道固定是降低术后尿失禁的重要措施;保留神经的前列腺根治切除术可以更好地保存外括约肌的功能、缩短术后达到控尿状态的时间。围手术期盆底肌肉训练(PFMT)和电刺激(ES)在前列腺切除术后尿失禁的预防和治疗中均有重要意义。

【治疗】

应针对前列腺术后尿失禁的不同机制与原因进行治疗。尿道括约肌功能不全是导致前列腺术后尿失禁的重要原因,主要表现为压力性尿失禁,拟交感类制剂在治疗前列腺术后压力性尿失禁的真正疗效仍有很大争议。目前常用的手术治疗方法是尿道黏膜下填充剂注射术和人工尿道括约肌植入术,男性吊带术为男性尿失禁的有效治疗提供了另一种方法选择。填充剂注射术的适应证为轻度压力性尿失禁,但其远期疗效不佳;男性吊带术的适应证是轻度或中度压力性尿失禁,对中度尿失禁效果较差;人工尿道括约肌(AUS)植入术是治疗前列腺术后各种程度的压力性尿失禁的"金标准",良好疗效已获得长期证实(图 77-31)。

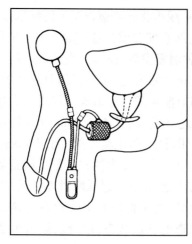

图 77-31　人工尿道括约肌(AUS)植入术示意图

AUS 由袖套、储水囊和控制泵 3 个部件由管道连接为一体；袖套包裹球部尿道、储水囊置于膀胱外盆腔内、控制泵置于阴囊内；储尿期袖套内充满液体、尿道被压迫呈闭合状态，实现控尿功能；排尿开始时病人挤压控制泵，将袖套内液体挤入储水囊，尿道压迫被释放，病人开始排尿；2~3 分钟内储水囊内液体再次自动充盈袖套，再次实施对尿道的压迫，实现第 2 次储尿循环

文献报道一半以上 PRPI 病人最终接受了 AUS 植入术。AUS 植入术后随访观察中，一组 3 年随访报道 75%~87% 病人保持干燥或一天仅需 1 块尿垫；一组 5 年随访报道原始装置功能完好率和辅助措施装置完好率分别为 49%、71%；一组 7.7 年随访报道 0~1 块 / 日的尿垫使用比例为 59%。在 AUS 植入术与填充剂注射术的 19 个月随访比较中，不用或仅用 1 块尿垫的比率分别为 19% 和 75%，说明 AUS 植入术仍是治疗 PRP 术后压力性尿失禁的首选方法。

DO 引起的前列腺术后尿失禁表现为急迫性尿失禁，行为疗法及 M 受体阻断药为首选治疗，膀胱壁 A 型肉毒毒素注射治疗或骶神经电刺激器植入术是可选方法。对部分膀胱顺应性很差的病人，可采用耻骨上膀胱造瘘或留置尿管等保守治疗，也为保护上尿路功能，也可采用膀胱扩大术等外科治疗。

（廖利民）

参 考 文 献

［1］NITTI V W, LEFKOWITZ G, FICAZZOLA M, et al. Lower urinary tract symptoms in young men: videourodynamic findings and correlation with non-invasive measures ［J］. J Urol, 2002, 168 (1): 135-138.

［2］CASTLE E P, ANDREWS P E, ITANO N, et al. The male sling for post-prostatectomy incontinence: mean follow up of 18 months ［J］. J Urol, 2005, 173 (5) : 1657-1660.

［3］LAGERVELD B W, LAGUNA M P, DEBRUYNE F M, et al. Holmium: YAG laser for treatment of strictures of vesicourethral anastomosis after radical prostatectomy ［J］. J Endourol, 2005, 19 (4) : 497-501.

［4］WEBSTER G D, SHERMAN N D. Management of male incontinence following artificial urinary sphincter failure ［J］. Curr Opin Urol, 2005, 15 (6) : 386-390.

［5］HERSCHORN S, THUROFF J, BRUSCHINI H, et al. Surgical Treatment of Urinary Incontinence in Men ［M］//ABRAMS P, CARDOZO L, KHOURY S, et al. Incontinence: Third International Consultation. Paris: Health Publications Ltd. , 2005: 1241-1296.

［6］DIKRANIAN A H, CHANG J H, RHEE E Y, et al. The male perineal sling: comparison of sling materials ［J］. J Urol, 2004, 172 (2) : 608-610.

［7］FISCHER M C, HUCKABAY C, NITTI V W. The male perineal sling: assessment and prediction of outcome ［J］. J Urol, 2007, 177 (4) : 1414-1418.

［8］MIGLIARI R, PISTOLESI D, LEONE P, et al. Male bulbourethral sling after radical prostatectomy: intermediate outcomes at 2 to 4-year follow up ［J］. J Urol, 2006, 176 (5) : 2114-2118.

［9］HUBNER W A, SCHLARP O M. Adjustable continence therapy (ProACT) : evolution of the surgical technique and comparison of the original 50 patients with the most recent 50 patients at a single centre ［J］. Eur Urol, 2007, 52 (3) : 680-686.

［10］REHDER P, GOZZI C. Transobturator sling suspension for male urinary incontinence including post-radical prostatectomy ［J］. Eur Urol, 2007, 52 (3) : 860-866.

［11］FASSI-FEHRI H, BADET L, CHERASS A, et al. Efficacy of the InVance male sling in men with stress urinary incontinence ［J］. Eur Urol, 2007, 51 (2) : 498-503.

［12］LEBRET T, COUR F, BENCHETRIT J, et al. Treatment of postprostatectomy stress urinary incontinence using a minimally invasive adjustable continence balloon device, ProACT: results of a preliminary, multicenter, pilot study ［J］. Urology, 2008, 71 (2) : 256-260.

［13］IMAMOGLU M A, TUYGUN C, BAKIRTAS H, et al. The comparison of artificial urinary sphincter implantation and endourethral macroplastique injection for the treatment of postprostatectomy incontinence

［J］. Eur Urol, 2005, 47 (2) : 209-213.

［14］廖利民, 鞠彦合, 谢克基, 等. 人工尿道括约肌植入术重建控尿功能的远期随访效果［J］. 中华泌尿外科杂志, 2009, 30 (4) : 274-277.

［15］TRIGO ROCHA F, GOMES C M, MITRE A I, et al. A prospective study evaluating the efficacy of the artificial sphincter AMS 800 for the treatment of postradical prostatectomy urinary incontinence and the correlation between preoperative urodynamic and surgical outcomes ［J］. Urology, 2008, 71 (1) : 85-89.

［16］MAJOROS A, BACH D, KESZTHELYI A, et al. Urinary incontinence and voiding dysfunction after radical retropubic prostatectomy (prospective urodynamic study) ［J］. Neurourol Urodyn, 2006, 25 (1) : 2-7.

第六节　膀胱过度活动症

【定义】

膀胱过度活动症（overactive bladder, OAB）是一种以尿急症状为特征的症候群, 常伴有尿频和夜尿症状, 可伴或不伴有急迫性尿失禁; 尿动力学上可表现为逼尿肌过度活动（detrusor overactivity, DO）, 也可为其他形式的尿道 - 膀胱功能障碍。OAB 无明确的病因, 不包括由急性尿路感染或其他形式的膀胱尿道局部病变所致的症状。尿急是指一种突发、强烈的排尿欲望, 且很难被主观抑制而延迟排尿。急迫性尿失禁是指与尿急相伴随、或尿急后立即出现的尿失禁现象。尿频为一种主诉, 指病人主观感觉排尿次数过于频繁, 通常认为: 成人排尿次数达到昼夜 ≥ 8 次, 夜间 ≥ 2 次, 平均每次尿量 < 200ml 时考虑为尿频。夜尿指病人 ≥ 2 次 / 夜, 因尿意而觉醒排尿的主诉。

【病因与发病机制】

OAB 的病因尚不十分明确, 目前认为有以下四种: ①逼尿肌过度活动（DO）: 由非神经源性因素所致, 储尿期逼尿肌异常收缩引起相应的临床症状; ②膀胱感觉过敏: 在较小的膀胱容量时即出现排尿欲望, 原因多为下尿路传入通路冲动异常增多所致; ③尿道及盆底肌功能异常; ④其他原因: 如精神行为异常、皮质中枢处理下尿路传入冲动能力减弱、激素代谢失调等。

【诊断】

主要包括筛选性检查和选择性检查。

1. 筛选性检查　指一般病人都应该完成的检查项目。

（1）病史: ①典型症状: 包括排尿日记评估、OAB 问卷评估（如 OABSS 等）; ②相关症状: 排尿困难、尿失禁、性功能、排便状况等; ③相关病史: 泌尿及男性生殖系统疾病及治疗史, 月经、生育、妇科疾病及治疗史, 神经系统疾病及治疗史。

（2）体格检查: ①一般体格检查; ②特殊体格检查: 泌尿及男性生殖系统、神经系统、女性生殖系统。

（3）实验室检查: 尿常规。

（4）泌尿外科特殊检查: 尿流率、泌尿系统超声检查（包括剩余尿测定）。

2. 选择性检查　指特殊病人, 如怀疑病人有某种病变存在, 应该选择性完成的检查项目。

（1）病原学检查: 疑有泌尿或生殖系统炎症者应进行尿液、前列腺液、尿道及阴道分泌物的病原学检查。

（2）细胞学检查: 疑有尿路上皮肿瘤者进行尿液细胞学检查。

（3）尿路平片、静脉尿路造影、泌尿系内腔镜、CT 或 MRI 检查: 怀疑泌尿系其他疾病者。

（4）侵入性尿动力学检查: ①目的: 确定有无下尿路梗阻, 评估逼尿肌功能。②指征: 侵入性尿动力学检查并非常规检查项目, 但在以下情况时应进行侵入性尿动力学检查: 尿流率减低或剩余尿增多; 首选治疗失败或出现尿潴留; 在任何侵袭性治疗前; 对筛选检查中发现的下尿路功能障碍需进一步评估。③选择项目: 膀胱压力测定、压力 - 流率测定等。

（5）其他检查: 尿培养、血生化、血清 PSA（男性 40 岁以上）等。

【治疗】

OAB 的治疗主要包括行为学调整和药物治疗。如果这些无明显效果或副作用耐受差而不能坚持治疗, 医师可以选择微创手术治疗, 如膀胱壁 A 型肉毒毒素注射术、神经调节（骶神经或外周神经电刺激）等。当这些疗法无效而病人仍伴有严重的 OAB 症状时, 可以选择手术治疗, 如膀胱扩大成形术或尿道改道术。

1. 行为调整治疗　包括饮食和生活方式的改

变,如选择定时、减量饮水,避免饮用刺激膀胱的含咖啡因较高的茶及含人造甜味剂如糖精和阿司巴糖的饮料。由于肥胖和尿失禁有很大关系,所以肥胖病人有必要进行减重。行为学疗法还包括延迟排尿、定时排尿的排尿行为调整,记录排尿日记,盆底肌训练和生物反馈。

2. 药物治疗 目前常用的一线治疗药物主要包括托特罗定(tolterodine)、索利那新(solifenacin)等 M 受体阻断药,它们对膀胱均有较高选择性作用,这一特性是上述药物能作为一线治疗药物的主要依据。从而使此类药物在保证了疗效的基础上,最大限度减少口干等副作用。其他可选药物包括曲司氯胺、奥昔布宁、丙哌唯林、普鲁苯辛等。黄酮哌酯疗效不确切。

3. 可选治疗

(1)A 型肉毒毒素膀胱逼尿肌多点注射:对严重的逼尿肌过度活动具有疗效。

(2)膀胱灌注 RTX:该物质可参与膀胱感觉传入活动,灌注后降低膀胱感觉传入,对严重的膀胱感觉过敏者可试用。

(3)神经调节:经外周神经电刺激(通过胫神经、阴茎背神经、肛门及阴道内电刺激等)和骶神经电刺激可抑制排尿反射,防止膀胱不自主收缩,此方法可用于治疗神经源性 DO 和特发性 DO 病人。通常使用较低频率($5\sim10$Hz),较低强度(< 50mA)的电刺激。OAB 是 S_3 骶神经调节术疗法的典型适应证。

(4)外科手术

手术指征:应严格掌握,仅适用于严重低顺应性膀胱、膀胱容量过小,且危害上尿路功能,经其他治疗无效者。

手术方法:逼尿肌横断术、自体膀胱扩大术、肠道膀胱扩大术、尿流改道术,这些手术具有特殊的严格适应证。

【其他疾病中有关 OAB 症状的诊治原则】

临床上的许多疾病也可出现 OAB 症状,如各种原因(如良性前列腺增生症)引起的膀胱出口梗阻(bladder outlet obstruction,BOO)、压力性尿失禁、部分神经源性膀胱、各种原因所致的泌尿生殖系统慢性感染等。对于 BOO 并发 OAB,治疗应首先针对 BOO;可根据逼尿肌收缩功能状况及储尿期/排尿期症状比例制定相应的 OAB 治疗方案:逼尿肌收缩力正常或增强者可使用 M 受体阻断药抗 OAB 的治疗;逼尿肌收缩功能受损者慎用 M 受体阻断药抗 OAB 治疗;α 受体阻断药及 M 受体阻断药联合应用可以提高抗 OAB 治疗的安全性。梗阻解除后 OAB 仍未缓解者应行进一步检查,治疗可按 OAB 处理。

对于压力性尿失禁合并 OAB 病人,以 OAB 为主要症状者首选抗 OAB 治疗;OAB 解除后,压力性尿失禁仍严重者,采用针对压力性尿失禁的相关治疗。

还有许多泌尿和男性生殖系统疾病都可引起或伴随 OAB 症候群,如慢性泌尿系特异性和非特异性感染、慢性前列腺炎、膀胱及前列腺手术后膀胱痉挛等。在积极治疗原发病同时使用抗 OAB 药物,以缓解相应症状。

(廖利民 鞠彦合)

参 考 文 献

[1] MITTRA S, MALHOTRA S, NARUGANAHALLI K S, et al. Role of peripheral 5-HT (1A) receptors in detrusor over activity associated with partial bladder outlet obstruction in female rats [J]. Eur J Pharmacol, 2007, 561 (1-3): 189-193.

[2] DMOCHOWSKI R, SAND P K. Botulinum toxin A in the overactive bladder: current status and future directions [J]. BJU Int, 2007, 99 (2): 247-262.

[3] DMOCHOWSKI R R, NEWMAN D K. Impact of overactive bladder on women in the United States: results of a national survey [J]. Curr Med Res Opin, 2007, 23 (1): 65-76.

[4] MACDIARMID S, ROGERS A. Male overactive bladder: the role of urodynamics and anticholinergics [J]. Curr Urol Rep, 2007, 8 (1): 66-73.

[5] SUZUKI M, NOGUCHI Y, OKUTSU H, et al. Effect of antimuscarinic drugs used for overactive bladder on learning in a rat passive avoidance response test [J]. Eur J Pharmacol, 2007, 557 (2-3): 154-158.

[6] CHAPPLE C. The contemporary pharmacological management of overactive bladder [J]. BJOG, 2006, 113 (Suppl 2): 19-28.

[7] MUKERJI G, WATERS J, CHESSELL I P, et al. Pain during ice water test distinguishes clinical bladder

hypersensitivity from overactivity disorders［J］. BMC Urol, 2006, 6: 31.

［8］ SAND P, ZINNER N, NEWMAN D, et al. Oxybutynin transdermal system improves the quality of life in adults with overactive bladder: a multicentre, community-based, randomized study［J］. BJU Int, 2007, 99 (4): 836-844.

［9］ ANDERSSON K E. Treatment-resistant detrusor overactivity-underlying pharmacology and potential mechanisms［J］. Int J Clin Pract Suppl, 2006 (151): 8-16.

［10］ WALTER U, DRESSLER D, WOLTERS A, et al. Overactive bladder in Parkinson's disease: alteration of brainstem raphe detected by transcranial sonography ［J］. Eur J Neurol, 2006, 13 (12): 1291-1297.

［11］ BRADING A F. Acetylcholine and the overactive bladder［J］. Eur Urol, 2007, 51 (4): 881-883.

［12］ LENG W W, MORRISROE S N. Sacral nerve stimulation for the overactive bladder［J］. Urol Clin North Am, 2006, 33 (4): 491-501.

［13］ PHILIP J, WILLMOTT S, OWEN D, et al. A double-blind, randomized controlled trial of cystometry using saline versus 0.3 M potassium chloride infusion in women with overactive bladder syndrome ［J］. Neurourol Urodyn, 2007, 26 (1) : 110-114.

［14］ ATIEMO H O, VASAVADA S P. Evaluation and management of refractory overactive bladder［J］. Curr Urol Rep, 2006, 7 (5): 370-375.

［15］ CHAPPLE C R, GORMLEY E A. Developments in pharmacological therapy for the overactive bladder ［J］. BJU Int, 2006, 98 Suppl 1: 78-87, discussion 88-89.

第七十八章
腔内泌尿外科学

第一节 概 述

腔内泌尿外科学是泌尿外科学的一个重要组成部分,有自己的特点,需要有关的仪器设备,要掌握熟练的操作技巧,选择恰当的适应证,常需与其他诊治措施综合使用。

本章仅就腔内泌尿外科学中有关概念做些说明,对具体方法不做过细描述。

一、定义和范畴

【定义】

腔内泌尿外科学的定义随科技发展而逐渐充实完善。

1. 最早的定义也是主要部分,是在泌尿系统管腔内,用特殊仪器设备进行诊治的技术,含经尿道及经皮穿刺两个途径,主要仪器是各种内腔镜,再辅以高频电刀、导管、热疗设备等。

2. 继而将经皮至泌尿和男性生殖系统血管腔内的诊治技术列入。主要仪器设备是通过各种导管达到造影、栓塞及扩张之目的。

3. 近年来腹腔镜手术的广泛开展,使许多泌尿、男性生殖系统疾病可通过腹腔镜进行诊治,包括新兴的单孔腹腔镜手术(laparoendoscopic single-site surgery,LESS)和经自然腔道的内镜手术(natural orifice transluminal endoscopic surgery,NOTES)以及机器人辅助腹腔镜技术,因此,把经腹腔及腹膜后腔隙操作也列入腔内技术。他的主要仪器设备也是内腔镜及相应辅助设备。

由上可知腔内泌尿外科学的定义是:用特殊医疗器械,经两个途径(尿道及经皮穿刺),在三个腔道内(尿路腔内;泌尿、男性生殖系统血管腔内;腹腔或腹膜后腔隙内)进行诊断及治疗的技术。

【范畴】

腔内泌尿外科学的范畴应包括五个方面:

1. 经尿道对膀胱、前列腺和尿道疾病进行诊断和治疗 包括膀胱尿道镜检查及各种经尿道治疗,如碎石、取异物、取活检、膀胱肿瘤切除、膀胱注射、前列腺切除和汽化、尿道狭窄内切开等。近年来还出现了经尿道的精囊镜技术,可用于精囊疾病的检查和治疗。

2. 经尿道对输尿管及部分肾疾病进行诊断与治疗 包括各种输尿管肾镜检查、取石碎石、肿瘤电切或激光切除、放置支架、狭窄内切开或球囊扩张、囊肿内引流等。

3. 经皮肾穿刺对肾及部分输尿管疾病进行诊断与治疗 包括经皮肾镜检查、肾及输尿管上段结石的碎石、取石、肾盂肿瘤切除、肾盂输尿管连接处或输尿管上段的狭窄扩张等。

4. 经皮血管腔内诊断及治疗 包括主动脉造影、肾动脉造影、扩张、栓塞;髂内动脉、阴部内动脉造影诊治动静脉瘘致勃起功能障碍;下腔静脉、肾静脉造影;肾静脉和肾上腺静脉取血;精索静脉造影、栓塞等。

5. 腹腔镜对泌尿和男性生殖系统疾病的诊断与治疗 其入路可经腹腔或不经腹腔(经腹膜后)两种。包括盆腔或腹膜后淋巴结切除、高位隐睾的诊断与治疗、精索静脉结扎、肾切除、肾囊肿去顶、肾上腺肿瘤切除、膀胱憩室切除、肾癌根治术、肾输尿管全套切除、肾部分切除、上尿路切开取石、前列腺癌根治术和膀胱全切除回肠膀胱术(或回肠原位新膀胱术)等报道。

在传统腹腔镜技术的基础上,结合现代远程信息技术和智能化机械工程技术,机器人辅助腹腔镜技术开始应用于临床并获得了飞速的发展,尤其是在肾部分切除、前列腺癌根治术等对常规腹腔镜来说缝合操作相对具有一定难度和较高的技术要求的术式,优势明显。近年来,又开展了更加微创的单孔腹腔镜手术,已可以完成所有普通腹腔镜手术。完全没有体表瘢痕的 NOTES 手术近年也由动物实验阶段进入临床应用,如经阴道、经膀胱、经胃途径的各种手术。机器人单孔腹腔镜手术、机器人 NOTES 手术也已有临床报道。

由上述内容不难看出腔内泌尿外科学的发展,不仅仅是诊断和治疗水平的提高,更重要的是对传统开放手术的重大变革,使手术治疗做到对人体损伤小而效果好(痛苦少而恢复快),更加美观,因此是外科治疗上的巨大进展。

二、腔内泌尿外科的形成

腔内泌尿外科是相关学科综合发展形成的新学科,其中内腔镜及其辅助设备的发展占重要地位,也和 X 线、超声等医学影像技术、各种导管及随之形成的介入医学、医学工程学、远程信息控制技术、智能机械工程技术有着密切关联。

(一)内腔镜

内腔镜的发展可追溯至 1 300 多年前我国唐朝孙思邈在《备急千金方》中记述的用葱管导尿及之后导尿管的问世,继而有通过中空设备窥视器官内状况的设想。1806 年 Bozzini 用蜡烛外光源照明观察膀胱,开创了泌尿系统腔内诊察之始,但存在光线过暗及管状视野的缺陷。1853 年法国的 Desormeaux 改用乙醇和松油脂做燃料,光源强度大为提高,实现了观察膀胱内部的目的,因而被誉为"内腔镜检之父"。1876 年 Nitze 将铂丝装在膀胱镜前端使之通电发光,解决了照明问题。可惜仍存在管状视野的限制。至 1879 年 Leiter 在 Nitze 镜体接物镜前放置三棱透镜,才改变了管状视野,制成第一台间接膀胱镜(图 78-1)。

膀胱镜从问世起即有诊断及治疗功能,但很长时期偏重于诊断且局限于膀胱尿道,以后的进展主要是:①光导纤维的应用明显改善了照明度;②微柱状镜组明显改进物像清晰度,同时把广角镜技术应用于内腔镜,不仅扩大了视野且可缩小镜体直径,以利操作器械的放入;③增加内腔镜的功能;④制成可弯曲内腔镜,这些改进就使得内腔镜不仅

用于膀胱尿道,且可扩大至输尿管、肾盂乃至各种腹腔镜的应用;⑤三维视野内腔镜,运用人体双眼立体成像原理,通过两个镜头各自独立采集影像并整合,视野重叠后即可获得三维立体效果,广泛用于 da Vinci 机器人腹腔镜系统;⑥随着内腔镜的改善,各种辅助设备也得到长足发展,是内腔镜手术不可缺少的仪器设备。

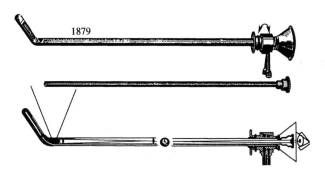

图 78-1　第一台膀胱镜(1879 年)

因此内腔镜是腔内泌尿外科技术中的重要物质基础,它的广泛应用是发展腔内泌尿外科学不可缺少的技术。

(二)影像医学

X 线检查一直在泌尿外科疾病的诊治中占有极其重要的地位,随着 CT、超声(如腔内超声探头已广泛用于腹腔镜肾部分切除术中肉眼无法判断的中央型肿瘤的定位)、MRI 技术的广泛应用与提高,影像医学已成为开展腔内泌尿外科不可缺少的技术,特别是介入医学的发展已是腔内泌尿外科的重要内容。

(三)各种导丝、导管及扩张鞘

随着高分子材料技术的进步和工程学的发展,可用于腔内泌尿外科诊治的各种导丝、导管及扩张鞘种类越来越丰富。从早年仅有的金属导丝发展到现在的斑马导丝、泥鳅导丝、超硬导丝、各种型号的套石篮、三爪钳、球囊扩张器、经皮肾穿刺扩张器、扩张鞘、输尿管软镜用扩张鞘、高分子双"J"管以及引流更加通畅、放置时间更长的金属双"J"管等,使得腔内泌尿外科技术应用范围更加广泛、操作更加便捷、效果更加理想。

(四)高科技辅助设备

如高频电刀、等离子电刀、腔内微波、射频、氩氦刀、水刀、高能聚焦超声、激光以及机器人等设备的日益完善,为进一步普及和提高腔内泌尿外科技术创造了良好的条件。比较具有代表性的是近年来用于 da Vinci 机器人手术系统的 Endo Wrist 智能机械手臂,借助特有的钢丝滑轮传动技术控制机

械臂的七自由度腕式运动,同时可借助计算机辅助过滤人手的生理震颤,相当于将缩微的人的手腕直接放入了病人腹腔,既保留了传统腹腔镜手术的微创性,又极大地提高了操作的便捷性和准确度。

(五)影视技术

近来,影视技术迅速发展,可将内腔镜所见的高清晰度彩色图像显示在屏幕上,还可以通过视频转播技术把图像实时传递到手术现场以外的地方,有以下优点:①使操作者解除只从小孔中观察的限制,可以边看屏幕,边行操作;②高清技术的应用使图像更加清晰;③可供在手术现场以及非手术现场的所有人员观看,有利于教学及发挥众人智慧,是腔内泌尿外科的重要组成部分;④视频转播和远程智能控制技术相结合,还可以使术者异地操作机械臂完成手术成为现实。

综上所述,腔内泌尿外科学是多种学科相互渗透、促进、综合发展而形成的新学科。

参 考 文 献

［1］孙颖浩. 中国腔道泌尿外科手术视频图谱 [M]. 上海:第二军医大学出版社, 2010.

［2］吴阶平. 吴阶平泌尿外科学 [M]. 济南:山东科学技术出版社, 2004.

［3］孙颖浩,杨波. 机器人用于泌尿外科微创手术的现状与展望 [J]. 腹腔镜外科杂志, 2012, 17 (2): 81-83.

［4］RANE A, KOMMU S, EDDY B, et al. Clinical evaluation of a novel laparoscopic port (R-port) and evolution of the single laparoscopic port procedure (SLiPP) [J]. J Endourol, 2007, 21 (Suppl 1): A22-A23.

［5］孙颖浩,王林辉,杨波,等. 经脐单孔多通道腹腔镜下肾切除三例 [J]. 中华外科杂志, 2009, 47 (22): 1709-1711.

［6］张旭,马鑫,朱捷,等. 经脐单孔腹腔镜肾切除术 2 例报告 [J]. 临床泌尿外科杂志, 2009, 23 (8): 568-571.

［7］GETTMAN M T, LOTAN Y, NAPPER C A, et al. Transvaginal laparoscopic nephrectomy: development and feasibility in the porcine model [J]. Urology, 2002, 59 (3): 446-450.

［8］KAOUK J H, WHITE W M, GOEL R K, et al. NOTES transvaginal nephrectomy: first human experience [J]. Urology, 2009, 74 (1): 5-8.

［9］孙颖浩,杨波,周铁,等. 经膀胱和胃联合路径肾脏活检术的动物实验研究 [J]. 中华外科杂志, 2009, 47 (9): 709-711.

［10］ZOU X, ZHANG G, XIAO R, et al. Transvaginal natural orifice transluminal endoscopic surgery (NOTES)-assisted laparoscopic adrenalectomy: first clinical experience [J]. Surg Endosc, 2011, 25 (12): 3767-3772.

［11］HABER G P, WHITE M A, AUTORINO R, et al. Novel robotic da Vinci instruments for laparoendoscopic single-site surgery [J]. Urology, 2010, 76 (6): 1279-1282.

三、经尿道对膀胱、前列腺及尿道疾病诊治技术

经尿道腔内检查技术已经成为泌尿外科医生应用最多的腔内技术,也是泌尿外科医生必须掌握的基本操作。经尿道腔内检查技术能够直接观察前后尿道、膀胱颈和膀胱,主要用于下尿路疾病和某些上尿路疾病的诊断和治疗。虽然是微创技术,如果不严格掌握适应证和禁忌证,这一操作难免发生严重并发症。因此有必要掌握正确的操作方法,充分发挥其"直视"的优势,减少创伤,减轻病人的痛苦。

【诊断】

(一)膀胱尿道镜检查

自 1879 年 Nitze 发明膀胱镜以来,膀胱和尿道等下尿路疾病的诊断技术发生了革命性变化。这些革命性技术包括冷光源、光学系统的改进、电子内镜技术以及软性膀胱镜。

1. 适应证 经过一般检查、B 超及 X 线检查等手段仍不能明确诊断的膀胱、尿道及上尿路疾患,或欲了解泌尿系统以外疾病对泌尿系统的影响时均可做膀胱尿道镜检查。如:明确血尿的出血部位及原因;确定膀胱尿道肿瘤部位及确切大小、数目;确诊及取出膀胱异物或结石;上尿路病变逆行造影诊断肿瘤、结石、梗阻;泌尿系统外疾病对膀胱的影响等。

2. 禁忌证 ①尿道狭窄,检查前未考虑到尿道狭窄可能,遇到阻力仍用力插放,可造成尿道损伤、穿孔、假道、直肠损伤等;②膀胱容量小于50ml,观察不满意,存在膀胱穿孔的危险,结核性膀胱挛缩更容易穿孔;③1 周内避免重复膀胱镜检,因为膀胱黏膜充血水肿尚未消退,难反应真实情况,给病人造成不必要的痛苦;④急性炎症期原则

上不做检查;⑤全身出血性疾病病人应避免做此项检查及治疗。

3. 操作注意事项

(1)检查时病人取截石位,双小腿自然下垂。采用局麻或硬膜外麻醉,单纯做膀胱尿道镜检查时女病人可不用麻醉。

(2)疑有尿道疾病时一定要边插入边观察,不能将膀胱尿道镜先放入膀胱再后撤检查尿道,以减少由创伤造成的异常所见。

(3)检查膀胱时,冲水不宜过多,以膀胱皱褶展开为度,不宜过度膨胀。查看膀胱一定要有固定的顺序,必须看全,不能有遗漏,注意输尿管口的喷尿情况。

(4)插入输尿管导管时,尽量使膀胱镜贴近输尿管口以使导管顺利插入,不能完全依靠调节杆改变导管方向达到插管目的。

(5)插入输尿管导管后应及时收集双侧肾盂尿以备检查用;肾盂输尿管造影时,每侧缓缓注入5~6ml造影剂即可,输尿管造影可边退边打造影剂,不宜用力灌注。

(6)膀胱尿道镜检查常见并发症 发热、腰痛、血尿,尿道损伤及膀胱损伤,术中需仔细操作避免上述并发症出现,一旦出现需及时处理。

(7)膀胱软镜相对于硬镜创伤更小,病人的痛苦更少,可应用于一些硬镜检查无法完成的情况如回肠膀胱、病人无法完成膀胱截石位等。

4. 新技术 常规普通膀胱镜对黏膜微小的病变,如不典型增生、原位癌和微小的乳头状癌无法有效识别,常规的经尿道电切术只能切除肉眼可见的肿瘤,使得手术治疗可能不够彻底,这是造成膀胱肿瘤容易复发的一个主要原因。目前有几种新技术可提高膀胱镜对微小病灶的诊断和治疗。

(1)荧光膀胱镜:其原理是膀胱内灌注5-氨基酮戊酸后,在蓝光(激发光)的照射下,肿瘤组织会呈现独特的红色荧光,与正常黏膜区别开来(图78-2)。荧光的发光原理主要是原卟啉。正常细胞中PPIX通常不会蓄积,而肿瘤组织可特异性蓄积。目前专家组推荐,在膀胱肿瘤电切术后怀疑存在膀胱肿瘤残留或尿脱落细胞阳性的病人可以进行荧光膀胱镜的检查。

(2)窄谱成像:利用415~540nm窄波长的光对于血卟啉的敏感性,检测肿瘤增生的血管,用于早期膀胱癌诊断。膀胱内壁黏膜上毛细血管内的血红蛋白拥有很强的吸收窄波光的能力,因此可以通过血红蛋白的强吸收和黏膜表面的强反射形成鲜明的对

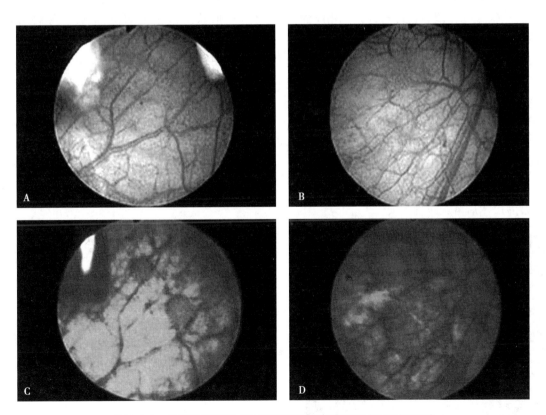

图78-2 普通膀胱镜及荧光膀胱镜下肿瘤的表象(文末有彩图)

A、B. 白光;C、D. 蓝光

比,血管形态和黏膜构造被清晰的展现出来。

(3)光学相干断层成像术:利用红外光线检测生物组织不同深度层面对入射弱相干光的反射,通过扫描,得到生物组织的二维或三维结构图像。显示膀胱组织的微结构,探测微小的组织病变。

(4)荧光共聚焦显微镜:对组织打入荧光燃料后,用低能量激光探测组织的细微变化。目前已经应用于动物的体内试验,能够提供实时的病理活检资料。

(二)膀胱取活检

经膀胱尿道镜取活检是一项常用而有价值的诊断手段,用以明确诊断,确定细胞分化程度,帮助估计病变范围以制定治疗方案。

取活检时要分别钳取肿瘤的瘤体和基地,不要取肿瘤表面的坏死组织。肿瘤外观提示浸润深或分化差时应取肿瘤周围组织送检。膀胱癌术后短时间内广泛复发,明显的膀胱刺激症状、膀胱多处黏膜异常怀疑原位癌时应随机活检。不同部位取的活检应放在不同的瓶中,并做标记。活检后膀胱会有少量出血,一般可以自行停止。出血较明显时,可留置三腔尿管行膀胱冲洗或电凝止血。

(三)精囊镜检

精囊镜是一项使用内镜行精道疾病诊治的技术。通过精囊镜可以像利用胃镜观查胃部疾病一样,直观的观查精囊以及远端精道,同时进行相应的治疗。精囊镜操作时首先检查尿道和膀胱,然后开始精囊镜的正式操作:直视下,在0.032inch斑马导丝的引导下将输尿管镜经精阜开口置入精阜腔中。进入精阜腔后,首先辨认出被一层薄薄的、透明样膜状物覆盖的双侧射精管口,使用0.032斑马导丝可以刺穿膜样物,并在导丝的引导下,通过射精管口进入精囊观察精囊的内部结构(图78-3)。一般情况下,在明确病人病因后,如结石、炎性改变、狭窄等,当时进行相应治疗,术后留置尿管1天。

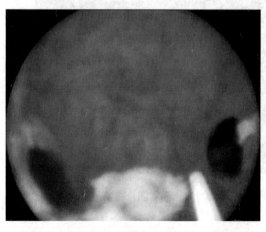

图78-3　精阜腔及双侧射精管口(文末有彩图)

【治疗】

(一)膀胱肿瘤电灼及切除

电灼术适用于体积较小(小于0.5cm,)而表浅的膀胱肿瘤,当膀胱镜检查发现上述病变时取病理标本,同时用电极、激光等技术将肿瘤烧灼,可在门诊操作。

随着经尿道电切器械的不断改进和完善,经尿道膀胱肿瘤电切术(TURBt)已经成为治疗非肌层浸润性膀胱肿瘤的金标准,它具有创伤小,恢复快。切除前先将膀胱用冲洗液充满,以膀胱的皱襞消失为度,过度膨胀则容易在切除时发生膀胱壁穿孔的危险。膀胱肿瘤电切是指用电切环将肿瘤连同其基底部一起切除,包括周边1~2cm范围的正常膀胱组织在内,深度应达到深肌层。切除侧壁肿瘤时,需注意闭孔神经反射。

除电切外,如钬激光、铥激光等也可用于膀胱肿瘤的腔内治疗。

(二)膀胱取异物

膀胱内异物,除锐利物品已刺入膀胱或尿道周围组织,需切开取出外,多数可经内腔镜取出。根据异物形状、质地而选用一般异物钳、三爪钳、套石篮等不同工具,在女性病人可用长血管钳夹取。操作时一要观察清楚,确定异物性质,二要根据异物性质、形状决定钳夹部位,取较长硬性异物(如温度计等),需将膀胱充满水,使之可在膀胱内改变方向,当长轴与尿道一致时方可钳出,注意易碎物品钳出应格外小心,极易发生脆裂,造成新的损伤。

(三)膀胱碎石术

膀胱结石可经膀胱镜行腔内碎石,再经冲洗使之排出体外,基本取代切开膀胱取石手术。现膀胱内碎石方法有机械碎石、超声碎石、液电碎石、气压弹道碎石及激光碎石等多种,详见列表(表78-1)。

表78-1　各种腔内碎石方法

种类	适用范围	碎石强度	对内腔镜要求	价格
机械碎石	结石小于3cm	强	无	较低
超声碎石	同上	弱	超声碎石需要特殊内镜	稍高
液电碎石	一般结石均可碎	强	无	较低
超声气压弹道碎石	同上	强	无	稍高
激光碎石	同上	强	无	较昂贵

一般讲机械碎石属于早期技术,目前大多数医院不再行此手术,而液电碎石及弹道碎石各级医院多有配备,超声及激光碎石仪器设备昂贵,但碎石效果满意,目前多数医院配备,临床应用比较广泛。

(四)前列腺增生治疗

1. 经尿道前列腺切除(TURP) 经尿道前列腺电切术 TURP 已成为良性前列腺增生症手术治疗的金标准,其疗效与开放性前列腺摘除术相当,具有损伤小、术后恢复快等特点。主要适用于前列腺体积小于 80g 者,但非离子电切有水中毒危险,需重视。

另外,近年来经尿道前列腺增生腔内治疗技术发展迅速,包括等离子前列腺电切、等离子前列腺剜除术、前列腺钬激光剜除术、前列腺绿激光和铥激光切除术等,这些腔内技术均有各自的优势,但远期疗效有待长期随访,目前尚无法完全替代。

2. 记忆合金网状支架置入治疗前列腺增生症 前列腺增生致下尿道梗阻排尿困难,解除梗阻方法除增生腺体切除手术外,尚可在前列腺尿道部置入支撑管以解除梗阻。开始置入金属螺旋状支撑管,后又有无毒塑料支撑管,即镍钛合金网状支架管代替(图78-4),具有在冰水中变细变软,而达到 35℃ 以上时恢复原状的特点。放置后尿道黏膜可由网孔中生长将其覆盖的优点,故可长久放置。适用于不能耐受手术的高危病人。

(五)尿道内切开治疗尿道狭窄

用冷刀将狭窄段呈放射状切开(图78-5),但主要切 12 点位置,可扩展到 3 及 9 点处,但切开 6 点时宜慎重,避免伤及直肠及出现尿瘘,安全的切开术之前应插入导丝或细的输尿管导管作为引导。如狭窄的后尿道完全闭塞,但长度不长则可通过膀胱造瘘管置入尿道扩张器到后尿道作引导,用冷刀或激光切通。

(六)其他经尿道诊治技术

1. 膀胱水扩张 麻醉状态下行膀胱水扩张经常是间质性膀胱炎的首选治疗方法,同时也是诊断方法之一。常用做法是,先进行膀胱镜检查,然后在 80cmH_2O 的压力下扩张 1~2 分钟,排空膀胱后,重新充盈膀胱,观察有无小球状出血或溃疡,再行治疗性的水扩张。

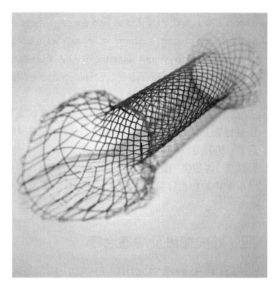

图 78-4 前列腺支架及置入方法

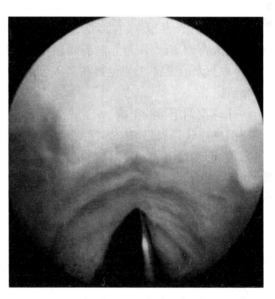

图 78-5 冷刀切开 12 点位置(文末有彩图)

2. 膀胱 A 型肉毒注射 近年来经尿道膀胱镜下注射肉毒素 A 到膀胱肌层用于治疗间质性膀胱炎、膀胱过度活动症及神经源性膀胱等排尿功能障碍,取得了良好的效果和耐受性。

参 考 文 献

[1] 章咏裳. 掌握好膀胱镜检查技术 [J]. 中华泌尿外科杂志, 1998, 18 (11): 20-24.

[2] ZAAK D, KARL A, STEPP H, et al. Fluorescence cystoscopy at bladder cancer: Present trials [J]. Urologe

A, 2007, 46 (11): 1519-1527.

［3］陈伟，薄隽杰．荧光膀胱镜结合腔内技术在膀胱肿瘤诊治中的研究和应用 [J]. 临床泌尿外科杂志, 2009, 23 (2): 158-160.

［4］REN H, PARK K C, PAN R, et al. Ealy detection of carcinoma in situ of the bladder: a comparative study of white light cystoscopy, narrow band imaging. 5-ALA fluorescence cystoscopy and 3-dimensiona optical coherence tomography [J]. J Urol, 2012, 187 (3): 1063-1070.

［5］朱选文，姜海，余家琦，等．镍钛记忆合金网状支架治疗良性前列腺增生（附 40 例报告)[J]. 中华泌尿外科杂志, 2001, 21 (12): 768-768.

［6］孙颖浩，许传亮，廖国强，等．尿道内切开或瘢痕电切术后腔内放疗治疗复发性尿道狭窄 [J]. 中华泌尿外科

杂志, 2000, 20 (10): 630-632.

［7］孙颖浩，杨波．钬激光在泌尿外科中的应用 [J]. 中华泌尿外科杂志, 2005, 25 (1): 62-64.

［8］刘智勇，王磊，孙颖浩，等．经尿道精囊镜技术——一种治疗射精管梗阻性无精子症的新方法 [J]. 中国男科杂志, 2010, 24 (9): 18-20.

［9］BARBER N J, MUIR G H. High-power KTP laser prostatectomy: the new challenge to transurethral resection of the prostate [J]. Curr Opin Urol, 2004, 14 (1): 21-25.

［10］习明，胡卫列，张利朝，等．经直肠高能聚焦超声与经尿道前列腺切除术治疗前列腺增生症近期疗效比较 [J]. 中国男科杂志, 2007, 21 (11): 24-26.

四、腔内加热及冷冻治疗

热疗在医学领域中应用已有很长历史，经尿道前列腺电切（TURP）实际属于此范畴（这已被人们理解），但近年来微波、射频及激光用于腔内加热治疗后，特别是社会上一些不实宣传，就使得人们对腔内热疗产生一些混乱，有必要对热疗的一些概念做较深入介绍。此外，近年随着影像技术、外科仪器、冷冻技术的发展，冷冻治疗得到人们的重视，一并介绍如下。

（一）温度对组织的影响

所谓热疗就是利用高于体温的温度对病变部位进行治疗，但是不同温度对组织产生不同影响，其治疗结果也不同，医务人员必须根据其对组织的影响及可能达到的结果，选择不同的治疗方案。

一般讲温度对组织的影响可分成三个温度段：

1. 温度高于正常体温但低于 60℃时　正常组织受热产生的变化基本是可逆的。由于受热后分子加速运动，使组织结构产生一系列非破坏性变化而导致：

（1）加强代谢：由于热的作用加强了细胞内外物质的交换，提高了酶的活性，并加速氧和营养物质的输送及代谢产物的排泄。

（2）增强血液循环：血液循环的主要功能之一是维持人体正常新陈代谢和温度平衡，受热引起血管扩张和加速血液循环。

（3）降低感觉神经的兴奋性。

（4）降低肌肉和纤维结缔组织的张力和改变纤维结缔组织的物理性质，使其张力减弱，弹性增加。

（5）增强免疫力，增加体内抗体和补体，加强单核吞噬细胞系统的功能，增强大、小吞噬细胞的功能。

因此，相应的治疗功能为：①止痛。②改善受热组织周围的血液循环。③消炎。

在此温度范围内治疗称之为理疗，对组织的影响是可逆的，因此对前列腺增生症起到对症治疗，增生腺体仍可继续增长，不能真正解除其所引起的尿道严重梗阻状况，故不能保持长久疗效，临床用微波及射频治疗应属理疗范畴。由于 60℃是平均数字，在临床为了保证不出现不可逆改变，一般把此段温度限定在 50℃以下，即常用温度为 43~47℃。

2. 60~100℃　在此温度段，蛋白开始变性、凝固、继而出现坏死等不可逆的变化，如果作用时间短，受热面积小，坏死的组织少则可被吸收。作用时间长，受热面积大则坏死组织难以吸收而逐渐脱落。

由于组织发生不可逆改变，使增生腺体凝固、坏死脱落而达到尿道变宽之目的。如上所述 60℃及 100℃的上下限均属平均数值，临床应用时各去 10℃，其治疗温度范围是 70~90℃。非接触式激光治疗、高温射频、微波及高强聚焦超声治疗均属此范畴。

3. 温度超过 100℃　生物体发生巨大变化。人体组织内含水达 70% 以上，此时水开始蒸发和沸腾，从细胞内冲出，彻底破坏组织，甚至结痂脱落，随着温度升高可出现组织碳化及汽化。经尿道前列腺电切及接触式激光、汽化前列腺增生腺体均属此范畴。应当指出，组织汽化治疗时，组织碳化对继续治疗不利，故此温度应选择在 300~400℃以上，优势可达 1 000℃效果更好（图 78-6）。

以上简要介绍温度对组织的影响，并根据三个温度段组织改变状况确定治疗性质，说明各种治疗的机制，这些基本知识可纠正或理顺对理疗的一些

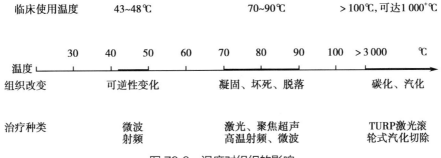

图 78-6 温度对组织的影响

混乱看法,是临床医师及从事医疗仪器研究人员均应了解的基本概念。具备这些概念才能设计更加安全、有效的治疗仪器,才能帮助我们选择恰当的治疗方法。

(二) 微波治疗前列腺疾病

微波是一种高频电磁波,其特征与光线相似,当微波照射生物组织时,组织内的极性分子就以每秒几十亿次的高频来回摆动并且生热。当微波加热至 28~43℃ 时,人体正常组织血流量增加,含氧提高,这就是普通微波理疗用于疾病康复的原理。肿瘤细胞对热很敏感,一般认为加热到 43℃ 以上时,癌细胞即可被杀死,因此微波可用于治疗癌症。当局部加温达到 45℃,尤其是 50℃ 以上时,异常组织和正常组织均可发生不可逆的蛋白质凝固,血管闭塞,这是微波治疗前列腺增生的原理。由于治疗前列腺增生需采用的温度较高,对正常组织可能造成损伤,因此,微波治疗仪设有测温度装置并电脑控制,有些治疗仪器还增加了水冷却循环系统以保护尿道黏膜等正常组织。

微波治疗前列腺疾病主要包括前列腺增生和前列腺炎,治疗方式大致有三种形式:经尿道前列腺热疗、经直肠前列腺热疗及体外进行治疗。

目前常用微波治疗仪的频率,国内有两种,即2 450MHz 及 915MHz。

1. 2 450MHz 微波源 利用置入尿道内的微波发射器(天线)在短时间内产生超过 80℃ 的温度,将增生腺体烧烤至组织凝固、坏死、变性,然后逐渐脱落,达到缩小增生腺体、增宽尿道、解除梗阻的目的,有较好效果。并且在轻度镇静下就可作为一种日间治疗的手段,早期应用较广。但是在改善流出道梗阻的客观指标上(最大尿流率或最大尿流时逼尿肌压力)不如 TURP 有效,但是由于热凝固使组织变性、血管闭塞出血明显减少,更易操作,可作为TURP 的辅助治疗。此方法上海开始最早,积累病例过千例,已在全国许多地方推广。今后的研究方向主要是着眼于微波在治疗症状性前列腺增生中

的准确定位。

2. 915MHz 微波源 目前国内外微波治疗前列腺疾患的设备主要采用此频率微波源,一般治疗温度设置在 43~48℃,属理疗范畴,因此它主要解除前列腺增生的主观症状,有效率在 80% 左右,对客观指标的改善不明显。其作用机制主要是促进血液循环、消除水肿,在增生腺体中也会出现轻微的出血、坏死灶,继而发生纤维化,有可能使尿道略有增宽的效果,每次治疗 1 小时。

微波治疗主要适用于较早期的前列腺增生,以主观症状为主,梗阻不严重的病人,也可用于治疗有症状的慢性前列腺炎病人,但以经肛门内照射为易。前列腺癌不宜单独用此法治疗,理由有:①他的作用范围仅 1.5cm 左右,达不到整个前列腺,而前列腺癌主要发生在外周的腺体;②照射对所及部位癌细胞可产生抑制作用,但对其周围的癌细胞由于温度低达不到治疗目的,且有促进其发展或转移的可能。因此不能单独用此方法治疗前列腺癌,若与放射治疗联合使用则有好处。

(三) 射频治疗前列腺疾病

常用射频频率为 200kHz 左右,其波形以方波为佳。温度过去一直在 43~47℃ 之间,故也属于理疗范畴,适应证也与 915MHz 微波相似。值得提出的是:①其作用以电场作用为主,即与高频电刀类似,而非靠 200kHz 频率照射;②由于是电场作用,就有漏电问题,治疗时病人裸露部位绝不能与金属床等接触,以防止发生短路造成意外。

射频治疗包括单极射频探针、双极射频探针及多频射频探针,腔内治疗主要用于前列腺炎及前列腺增生的治疗。

1. 治疗方法 一个管状电极套于有袋尿管外,置于尿道内使之恰置于前列腺部位尿道内,另在大腿内侧置一板状电极,治疗时两者形成电场,使尿道温度升至 43~47℃,持续治疗 3 小时。

2. 经过临床实践认为,43℃ 左右用于治疗前列腺炎,43~47℃ 缓解前列腺增生的症状;>70℃ 用

于治疗前列腺增生造成的尿路梗阻,治疗时间可缩短为30~60分钟。

3. 目前最常用的一种治疗方法是将管状电极改为针状电极(图78-7),治疗时在内腔镜直视下将电极刺入增生腺体内,温度升至70℃~90℃,则组织发生凝固坏死、液化吸收而使增生腺体缩小,达到治疗目的,简称经尿道针刺消融(TUNA)。新型的射频治疗仪器包括双极射频及多级射频治疗仪器,操作比较简单,穿刺电极可及时调整前列腺穿刺深度和部位等,避免治疗过度及副损伤,适用于药物治疗无效而又不愿意接受手术或不能接受外科手术的高危病人。

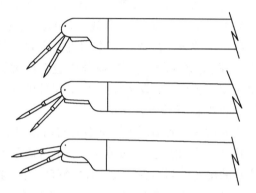

图78-7 不同角度的针状电极
刺入增生前列腺体内进行针刺消融

(四)经尿道前列腺切除术

经尿道前列腺切除术(TURP),目前已被公认为前列腺增生手术治疗的金标准。本方法原理与射频治疗基本相同,只是电极不同,故呈切割方式,治疗时用经尿道切除镜,在直视下以袢状电极接通高频电刀行增生腺体的条状切割,经反复切割即可将增生腺体切除。在切割过程中为了保持视野清晰,需不断有冲洗液流入。操作时注意事项:

1. 必须熟悉几个界限 ①膀胱颈到精阜的距离,是切除的范围,远端不能伤及并超过精阜,以保护尿道外括约肌;②切除前需先确定是单纯侧叶增生亦或尚有中叶增生,以决定切除部位;③腺体切开时呈白色,尤如豆腐,而达外科被膜(即真腺体)时呈发亮的纤维状,再深切即可造成被膜穿孔,这是深浅界限。

2. 冲洗液用量较大,有经静脉回流发生TURP综合征危险,所以,应注意以下几点。①最好采用低压冲洗,目前带连续冲洗鞘的电切镜可保证膀胱低压状态下充盈,少数情况可能需行耻骨上膀胱穿刺造口,使灌入的冲洗液可随时流出,以保持低压状态;②切除12点部位时,注意防止切穿被膜损伤

耻骨后静脉窦;③缩短手术时间,经验不多时选体积较小的前列腺手术,使手术时间不超过1小时;④不用低渗液蒸馏水作冲洗液,选用5%甘露醇等作为冲洗液。

3. 切割过程中有几处易发生意外损伤,宜重视。①切除中叶时要特别注意勿损伤三角区,甚至输尿管口,强调直视下操作,不能在看不清情况下盲目切割;②在5~7点间由膀胱颈向前列腺时易造成穿孔,必要时由肛门内将前列腺向前托起,有助于防止此合并症发生;③12点部位切割过深容易造成耻骨后静脉窦出血,应注意;④膀胱颈部止血要准确,不宜过多的电凝,否则术后易发生膀胱颈部挛缩狭窄;⑤注意外括约肌,严防损伤,避免术后尿失禁。

4. 术毕,轻压下腹部,尿道口即有尿液流出,说明尿道通畅,此时插入有袋导尿管留置导尿。

作为TURP的替代治疗手段,经尿道前列腺汽化术、经尿道前列腺等离子双极电切术及经尿道前列腺剜除术等目前也相继应用于良性前列腺增生的外科治疗,其疗效与TURP相近。

1. 经尿道前列腺等离子双极电切术 使用等离子双极电切系统,并以与单极TURP相似的方式进行经尿道前列腺切除术手术。采用生理盐水为术中冲洗液。术中出血及TURP综合症发生明显减少。

2. 经尿道前列腺汽化术(TUVP) 前列腺汽化是通过汽化和凝固达到其作用。电极的设计使用槽状的旋转棒,这种沟状的设计增加了发生器边缘的数量,增加了与组织接触的面积,从而增加了汽化的效率,第二代的汽化电极已经研制成功即汽化电极,可在切除前列腺组织的同时汽化。治疗时将高频电刀的电压加大至285~300W,以汽化电极在增生腺体处滚动,组织当即被汽化掉而使尿道增宽,反复滚动可使大部分增生腺体汽化,操作相对安全,出血量少,易于掌握。该治疗与TURP同样有效。

3. 经尿道前列腺剜除术(TUEP) 国内学者刘春晓教授于2002年发明了经尿道前列腺剜除术,即通过腔内TURP与开放手术的优点结合起来,用内镜镜鞘模拟术者的手术对腺体进行剥离,既强调微创又保证疗效。该方法是TURP的创新性进展,切除组织更为彻底,临床效果好且损伤小。但是该术式刚刚开始,掌握难度较高,如何掌握该项术式已更加彻底切除增生腺体,尚需积累经验。

(五)激光治疗前列腺增生症

激光作为前列腺增生症的治疗选择被引进受到

病人和泌尿外科医生的高度欢迎，并且随着技术进步发展，激光在前列腺增生症治疗领域必将扮演重要的角色。激光作用前列腺的方式有两种：凝固或汽化。决定发生凝固或汽化的因素一定是激光束本身的能量密度、释放的总能量以及激光使用的时间。

激光探头部作用形式有三种：①接触式：光导纤维末端接一人造蓝宝石头，用于治疗前列腺增生症者呈大的钝圆状，当其接触到增生腺体时，该处即被汽化；②非接触式：非接触式光导纤维末端有特殊反射装置，使激光呈直角折射，便于照射侧叶；③组织间插入式：光导纤维末端接石英做的针状探头，他的激光可向四周360℃照射。治疗时将它刺入增生腺体内，保留黏膜，引起增生腺体内凝固、坏死及纤维化而达到尿道增宽的目的。

当前治疗前列腺增生症的激光包括钬激光（H0：YAG）、绿激光（KTP：YAG 或 LBO：YAG）、铥激光（Tm：YAG）。激光的治疗作用与其波长的组织学效应和功率有关，可对前列腺进行剜除、汽化、汽化切割等。

1. 钬激光 波长 2 140nm，组织凝固深度 0.5~1mm，可以进行组织汽化和切割。钬激光前列腺剜除术切除范围理论上与开放手术相同，疗效和远期并发症与 TURP 相当。在粉碎切除组织时应避免膀胱损伤。也可一并进行膀胱结石的碎石治疗。

2. 绿激光 波长 532nm，组织凝固深度约 1mm，用于汽化前列腺，又称光选择性前列腺汽化术。早期适合中小体积前列腺增生病人，随着高功率绿激光的出现，逐渐用于较大体积的前列腺增生病人，术后近期疗效与 TURP 相当，但术后不能提供组织病理标本。

3. 铥激光 波长 2 013nm，又称 2μm 激光，主要用于对前列腺进行汽化切割，短期疗效与 TURP 相当，目前还缺少长期疗效的观察。

激光尚可治疗非肌层浸润性膀胱肿瘤及尿道狭窄，均有较好效果。

（六）高强聚焦超声治疗前列腺疾病

高强聚焦超声（HIFU）是近年来治疗实体肿瘤的无创治疗技术，他利用其对组织穿透性好，指向性强及聚焦性能好的特点，通过超声源经声透镜聚焦使聚焦处温度达 70~90℃，造成蛋白质固化，组织坏死，在超声强度和照射时间适当时，可在坏死组织周围形成一层组织膜对周围组织损伤极小，适用与前列腺增生及前列腺癌的治疗，国外治疗前列腺增生开始于 1987 年，在我国北京 1993 年开始应用临床。

治疗时病人均留置尿管，将探头置入直肠内（图 78-8），此探头即有探测前列腺的功能，又有聚焦治疗的功能，以气囊导尿管为标志定位测量膀胱颈至精阜距离设定治疗范围，设置合适的参数，计算机控制自动治疗颇为安全。

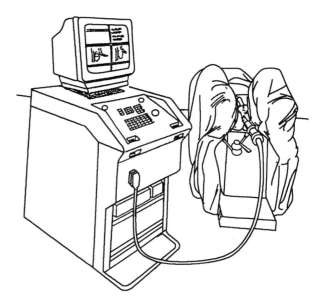

图 78-8 高强聚集超声治疗前列腺增生症
探头置入直肠内

HIFU 因不需特殊术前准备和用药，病人在清醒无痛的状态下进行治疗，其不受年龄、身体状况以及心脏病、高血压、糖尿病等影响，适合不能耐受手术和麻醉的年老体弱者；治疗过程由计算机全程监控，定位精确、安全、疗效可靠、无需输血、不需用药，是一种安全、有效、无创，值得推荐的新方法。

（七）冷冻治疗前列腺疾病

冷冻治疗的机制包括冷冻与复温两个过程。冷冻初期（温度 −4~−21℃）时细胞外冰晶形成即"溶液效应"是引起细胞死亡的主要机制。细胞外冰晶形成，使细胞外渗透压上升，引起细胞内脱水，导致细胞皱缩，进而引起细胞膜和细胞器的损伤。温度进一步降低可引起细胞内形成冰晶，导致细胞器发生不可逆损伤，继而细胞膜受损，最终导致细胞死亡。复温时细胞内小冰晶再结晶或者相互融合，形成大的冰晶，大冰晶对细胞有更强的破坏作用。另外复温时细胞冰晶融化，使得细胞外间隙成为低渗环境，水分进入细胞内，引起细胞肿胀，导致细胞膜破坏，从而使得一些冷冻期未损伤的细胞在复温过程中被破坏。

目前主要是应用氩气（降温）和氦气（复温），取代了此前的液氮，标志着第三代冷冻技术的开始，也常称为"氩氦刀"技术。1996 年，美国泌尿外科学会(AUA)即推荐其作为前列腺癌的治疗方法之一。2008年美国泌尿外科学会(AUA)达成共识,推荐氩氦刀冷冻用于新诊断的或放疗后复发的局限性前列腺癌的治疗。

国内,已有多家医院开展了氩氦刀冷冻治疗前列腺癌及前列腺增生。

前列腺癌氩氦刀冷冻的操作要点包括:首先,在双平面经直肠超声仪的引导下,根据前列腺大小经会阴皮肤穿刺于前列腺体内均匀放置4~6根冷冻针(距前列腺包膜距离应小于1cm),并在D氏筋膜、尿道外括约肌、前列腺尖部、双侧神经血管束等位置布好测温探针;尿道保温装置的应用,则可保

护尿道及尿道外括约肌以减少术后尿道腐肉的形成及术后尿失禁的发生;冷冻启动后,超声可实时监测冰球覆盖的范围,同时测温探针可实时监测重要部位的温度以调整冷冻的功率。冷冻治疗的术后主要并发症包括阳痿、尿失禁、尿道腐肉和/或尿道狭窄、盆腔和/或直肠痛、尿道直肠瘘等,其他并发症如阴茎阴囊肿胀等一般具有自愈性。

随着前列腺癌冷冻技术的不断进步和经验的逐渐丰富,为广大前列腺癌病人尤其是高龄以及畏惧手术的前列腺癌病人提供了一种低死亡率、失血量少、住院时间短、复发概率小、生存时间长、术后穿刺活检阴性率高的微创方法。

参 考 文 献

[1] 孙颖浩,杨波.钬激光在泌尿外科中的应用[J].中华泌尿外科杂志,2005,25(1):62-64.
[2] BARBER N J, MUIR G H. High-power KTP laser prostatectomy: the new challenge to transurethral resection of the prostate [J]. Curr Opin Urol, 2004, 14(1): 21-25.
[3] 习明,胡卫列,张利朝,等.经直肠高能聚焦超声与

经尿道前列腺切除术治疗前列腺增生症近期疗效比较[J].中国男科学杂志,2007,21(11):24-26.
[4] 刘春晓.经尿道前列腺腔内剜除术[J].中华腔镜泌尿外科杂志(电子版),2009,3(1):25.
[5] 徐斌,唐亮,宋尚卿,等.氩氦刀冷冻联合经尿道前列腺电切术治疗中叶明显突入膀胱的前列腺癌[J].第二军医大学学报,2012,33(11):1072-1076.

五、经尿道对输尿管及部分肾疾患进行诊断和治疗的技术

输尿管肾镜是泌尿系腔镜技术上的重大发展,由于它可经尿道观察输尿管全长及肾盂内状况,从而解决了长期存在的输尿管病变难于确切观察的难题。输尿管肾镜利用了天然的体腔,拥有侵袭性小、治疗效果确切、可同时处理双侧输尿管病变等优点。

(一)输尿管肾镜检查

1. 种类 输尿管肾镜有软性(可弯性)及硬性两种,过去常用的F9~F12.5金属硬镜,现已有F6者。软性输尿管肾镜一般有F9~F12,目前已有F5者。输尿管硬镜价格相对较低,使用寿命长,但是其对肾脏集合系统的中盏和下盏是视野盲区。软镜最多可达275°/185°的上/下弯曲角度,并兼有主动弯曲和辅助弯曲功能,能方便地进入各个肾盏,可探查到整个集合系统无视野盲区。

2. 输尿管镜手术的适应证
(1)诊断:①评估上尿路造影检查时的充盈缺

损或梗阻;②单侧尿液细胞学阳性的评估;③单侧肉眼血尿的检查;④上尿路移行细胞癌腔内治疗后随访。

(2)治疗:①上尿路结石(特别是输尿管结石)的治疗;②上尿路肿瘤行腔内治疗;③上尿路狭窄扩张或内切开。

3. 插放方法
(1)输尿管硬镜:经尿道插入输尿管镜至膀胱,寻及患侧输尿管口向输尿管内插入斑马导丝或金属导丝,即沿导丝向输尿管内插入输尿管镜,边冲水边向上插放,要在直视下看到导丝及管腔情况后向上插入,边进镜边观察输尿管内情况。

(2)输尿管软镜:置入前一般需要行输尿管硬镜检查了解管腔情况,并扩张输尿管,导丝引导下留置12~14F的输尿管扩张鞘,边冲水边进境,观察输尿管上段和肾盂情况。

(3)检查毕,应由输尿管肾镜引导下置入输尿管支架管,一般放置时间约2周至1月。

4. 注意事项 输尿管硬镜操作时动作轻柔,遇输尿管狭窄或扭曲时需耐心仔细调整角度,认真

观察管腔全貌，"循腔渐进"，进退结合，不可强行通过；在导丝引导下适时加大灌注压力，有助于减少穿孔风险。输尿管软镜推荐使用镜鞘，可以保证冲洗水的速度，维持视野清晰，降低肾盂内压，减小镜体轴线旋转动阻力，减少镜体反复进出输尿管而可能造成的黏膜损伤。

(二) 输尿管肾镜治疗

1. 输尿管镜对结石的治疗 输尿管肾镜碎石成功率与结石负荷呈负相关性，结石体积增大、数目多，碎石残留率较高。

(1) 结石较小，可直接用异物钳夹住，连同镜体一并取出。结石稍大，周围粘连不多，可在直视下用套石篮将结石套牢，然后取出镜体，轻轻将结石拉出。

(2) 结石较大，与输尿管有粘连或息肉包裹，可输尿管镜下碎石。输尿管硬镜碎石术对中下段结石的治疗效果要比上段结石好。输尿管硬镜碎石术可作为治疗输尿管远端结石的金标准。对于输尿管上段结石直径 >1.0cm 和直径 <2.0cm 的肾脏结石，预计 ESWL 疗效不佳或 ESWL 无效，输尿管软镜可作为首选治疗方式。对于一些特殊病人如多发肾结石、肾盏憩室结石、合并出血性素质、过度肥胖、肾脏解剖畸形、位置畸形、孕妇等，ESWL、PCNL 等通常疗效欠佳或无法适用，输尿管软镜在治疗此类患者时能展现出其不可替代的优越性。研究显示，对于肾脏上、中、下盏 <1.5cm 结石，输尿管软镜碎石成功率分别为 100%、95.8%、90.0%。

结石粉碎满意，不必粒粒取出，将镜体拔出后粉碎的结石即可随尿液排出体外。术中注意避免对黏膜的损伤，防止输尿管狭窄。结束前，输尿管内一定要置管引流，否则易因黏膜水肿和功能紊乱而发生该侧输尿管暂时性梗阻。

2. 输尿管肾镜可行输尿管狭窄的内切开、扩张，组织活检，对表浅肿瘤也可行电灼或切除。

对于肾盂成形术失败的患者(包括开放及腹腔镜手术)，要再次采用肾盂成形术，将面临严峻的挑战：广泛的粘连、更大的手术创伤及更高的并发症发生率。此时，输尿管镜狭窄内切开术不失为一种选择。将输尿管镜插入到肾盂输尿管交界处，在其侧方予以切割，切割深度以可见输尿管周围脂肪为宜，切开长度应超过狭窄段。这种方式治疗输尿管狭窄具有创伤小、并发症少及住院时间短等优点。

输尿管肾镜下激光治疗上尿路上皮肿瘤，特别是对于直径 <1.5cm 低级别尿路上皮肿瘤应用腔内治疗安全、有效，但是术后应加强长期密切随访和常规输尿管镜检测。

3. 手术并发症 输尿管肾镜碎石术的合并症多见穿孔，如能坚持在看到导丝及管腔的情况下进镜，保持清晰的视野或直视下进行碎石多可避免。狭窄的管腔输尿管壁弹性降低或在局部炎症状态下，易造成输尿管黏膜的损伤。一旦发生输尿管黏膜损伤或穿孔，置入支架管引流即可，一般不需要手术修补。如果出现输尿管撕脱，应在减少创伤、保留肾脏及其功能的基础上，尽快恢复肾脏、输尿管与膀胱的通路，视不同的撕脱部位采取开放性手术。目前随着科技的发展，口径更细的输尿管镜包括硬镜及软镜的出现，及钬激光等高效的碎石机的出现，不但提高了碎石的成功率，也减少了输尿管穿孔、断裂、黏膜撕脱等并发症。

输尿管镜预防穿孔和撕脱的要领：出入镜切忌暴力或动作幅度过大，尤其是在输尿管跨髂血管段，遇到阻力应退镜观察等待片刻，麻醉充分后再进镜。入镜时感到管壁同向推动皱褶时，不能强行上镜。退镜时阻力大、难以拔出时注意插入导管引流肾内液体，减少肾内压力，充分麻醉和镇痛，输尿管内可注入石蜡油或局麻药物待嵌顿完全松解再拔出镜体。仍难以退镜者应中转开放手术。

4. 术后并发症

(1) 输尿管镜手术后感染的发生率为 3.9%~10%，常见的细菌为肠杆菌、肠球菌或链球菌引起。其发生原因：①术前尿路感染未控制或结石本身包裹或附着了细菌；②尿路梗阻继发感染；③术中液体灌注压力过高导致反流性感染；④术中损伤导致尿外渗等。严重尿脓毒血症的死亡率可以高达 20%~40%，特殊人群的尿脓毒血症死亡率可以达 25%~60%。主要预防措施为术前注意细菌学检查，根据细菌学检查及药敏试验选用足量的敏感抗生素；对于结石感染并重度肾积水的患者，输尿管镜术前先作经皮肾造瘘引流，待感染控制后再行手术；术中使用输尿管扩张鞘，避免冲水过多、冲洗压力过高或手术时间过长。

(2) 严重肾周积液并肾周感染：当肾盂内压力轻度升高时肾周水肿可能是肾盂淋巴管经过吻合支外渗到肾周淋巴管所致。预防措施：尽量减慢碎石过程中冲洗液的流速和压力，缩短手术操作时间；联合应用碎石真空吸引装置，可降低灌注液压力和输尿管结石上移及肾实质的反流。

[1] Salvadó J A, MANDUJANO R, SAEZ I, et al. Ureteroscopic lithotripsy for distal ureteral calculi: comparative evaluation of three different lithotriptors [J]. J Endourol, 2012, 26 (4): 343-346.

[2] DASGUPTA P, CYNK M S, BULTITUDE M F, et al. Flexible ureterorenoscopy: prospective analysis of the Guy′s experience [J]. Ann R Coll Surg Engl, 2004, 86 (5): 367-370.

[3] PERLMUTTER A E, TALUG C, TARRY W F, et al. Impact of stone location on success rates of endoscopic lithotripsy fornephrolithiasis [J]. Urology, 2008, 71 (2): 214-217.

[4] TANRIVERDI O, SILAY M S, KADIHASANOGLU M, et al. Revisiting the predictive factors for intra-operative complications of rigid ureteroscopy: a 15-year experience [J]. Urol J, 2012, 9 (2): 457-464.

[5] BADER M J, SROKA R, GRATZKE C, et al. Laser therapy for upper urinary tract transitional cell carcinoma: indications and management [J]. Eur Urol, 2009, 56 (1): 65-71.

六、经皮对肾及部分输尿管疾患的诊治技术

经皮肾镜技术的历史可追溯到 20 世纪 40 年代,1941 年 Rupol 和 Brown 曾利用内镜从手术肾造瘘口取出开放手术后残留的结石;1955 年 Goodwin 最先提出了经皮肾穿刺造瘘的方法;1976 年 Fernstrom 和 Johannson 从经皮肾穿刺建立的皮肾通道取石成功;1981 年 Wickham 和 Kollett 将该技术命名为"经皮肾镜取石术"。20 世纪 80 年代后,经皮肾镜技术被广泛应用于上尿路梗阻、结石、尿路上皮肿瘤的诊断和治疗,随着放射、超声技术和 CT 等技术在临床的开展,腔内碎石设备不断改进和应用,临床经验的不断积累,治疗成功率不断提高,合并症减少,手术范围不断扩大,除了简单的肾及上尿路结石,开放手术难以处理的完全鹿角形肾结石、多发性肾结石,肾与输尿管连接部狭窄或闭锁、上尿路尿路上皮肿瘤等复杂的疾病,都可以通过经皮肾镜技术进行治疗。

(一)经皮肾镜检查方法

经皮肾镜技术是在经皮肾造口基础上发展起来的,其步骤为皮肾通道的建立、置镜及观察。

1. 皮肾通道的建立 病人常规采用俯卧位,也可采用侧卧位或斜侧卧位,腹部稍垫高。常规穿刺点为 11 肋间或 12 肋下、腋后线到肩胛线之间的区域。B 超或 C 臂机 X 线引导下,穿刺目标肾盏,通常为后组的中盏或下盏。穿刺成功后,经针腔置入导丝至输尿管或将其盘曲在肾盂内,然后沿导丝逐级扩张,一般从 6F~8F 开始,2F 逐级递增,根据具体情况,建立合适大小的皮肾通道。通常 24F~30F 为传统或标准通道(PCNL),16F~20F 为微通道(Mini-PCNL)。直接插入肾镜进行手术即为一期法,皮肾通道建立次日再行手术为即刻二期手术,皮肾通道建立一定时间后再行手术为分期手术,通常为 1 周。

2. 置镜 当皮肾通道建立后即可置入肾镜。微通道手术通常用输尿管镜来代替肾镜。刚放入时多有血凝块,视野成红色,稍加冲洗或将血凝块吸出视野即可转清,可看到肾内黏膜及病变。

3. 观察 利用镜体伸缩、摆动,可清楚看到肾盂黏膜、肾盏开口、肾盂输尿管连接处管腔、上段输尿管,这些部位的病变基本可以看清;但与穿刺肾盏平行的后组肾盏,用硬性肾镜或输尿管镜较难观察到,需用软性肾镜或输尿管软镜。操作时应注意:①最好留置安全导丝,以备一旦皮肾工作鞘滑出肾实质仍可以沿导丝再次置入;②镜体摆动的幅度不要太大,以免撕裂肾盏口,引起出血。

(二)经皮肾镜取石术

经皮肾镜取石术(percutaneous nephrolithotomy, PCNL)最早在欧美一些国家开展。20 世纪 80 年代我国开展该项技术,经过多年的经验积累,目前在临床上的应用有了飞跃性发展,适用范围不断扩大,并应用于大部分体外冲击波碎石和开放手术难以处理的上尿路结石。

1. 适应证

(1)所有需开放手术干预的肾结石,包括完全性和不完全性鹿角结石、≥ 2cm 的肾结石、有症状的肾盏或憩室内结石、体外冲击波难以粉碎及治疗失败的结石。

(2)输尿管上段 L_4 以上、梗阻较重或长径 >1.5cm 的大结石;或因息肉包裹及输尿管迂曲、体外冲击波无效或输尿管置镜失败的输尿管结石。

(3)特殊类型的肾结石,包括小儿肾结石梗阻明显、肥胖病人的肾结石、肾结石合并肾盂输尿管连接部梗阻或输尿管狭窄、孤立肾合并结石梗阻、马蹄肾并结石梗阻、移植肾合并结石梗阻以及无积水的肾结石等。

2. 禁忌证

(1)未纠正的全身出血性疾病。

(2)严重心脏疾病和肺功能不全,无法承受手术者。

(3)未控制的糖尿病和高血压者。

(4)盆腔游走肾或重度肾下垂者。

(5)脊柱严重后凸或侧弯畸形、极肥胖或不能耐受俯卧位者亦为相对禁忌证,但可以采用仰卧、侧卧或仰卧斜位等体位进行手术。

(6)服用阿司匹林、华法林等抗凝药物者,需停药 2 周,复查凝血功能正常才可以进行手术。

3. 腔内碎石与取石 小的结石可以从工作鞘直接取出,大的结石必须击碎后才能取出,目前临床常用的体内碎石器有气压弹道、超声和激光。

(1)气压弹道碎石 气压弹道碎石器是一种通过压缩空气驱动的机械碎石器械,其工作原理与工业用气压电锤相同。气压弹道碎石器能够破碎包括一水草酸钙结石和胱氨酸结石在内的各种肾结石,但对基质结石(软结石)的碎石效果较差。虽然气压弹道碎石器本身对软的肾组织及黏膜的损伤较小,但是,长时间的碎石过程仍然可能会因为结石不断地撞击肾脏黏膜而引起广泛的出血。因此,使用的过程中应该使碎石的探杆轻轻地接触结石的表面即可,不必将碎石探杆用力地压住结石而碎石,从而明显地减少结石对黏膜的撞击力。

(2)超声碎石 超声碎石是将超声波在换能器内转换成机械振动能,使碎石探杆产生纵向振动而击碎结石。超声探针设计为中空,外接负压吸引装置,故能边碎石边将碎石块与灌注液一并持续抽吸出体外。但是对质地较硬、表面光滑的结石碎石效率较低。

(3)气压弹道联合超声碎石 它集合了气压弹道、超声碎石工具于一体,在中空的超声碎石探针中置入弹道探针,弹道碎石可以首先将结石碎成大块,超声波碎石系统将结石进一步粉碎,负压吸附系统在弹道与超声两种能源高效碎石的同时,主动、安全、彻底地将结石碎片清理出体外。

(4)激光碎石 经皮肾镜下的激光碎石工具包括染料 - 脉冲激光、双频双脉冲激光和钬激光等,其中使用最广泛的是钬激光。其碎石特点如下:①碎石速度快;②能粉碎任何成分的结石;③具备软组织的切割、凝固性能,在碎石的同时可以处理软组织的病变;④光纤可以弯曲,能够配合输尿管软镜和软性肾镜使用,可以减少手术的通道,减少了手术的创伤;⑤能量直接作用于结石,几乎不被肾脏吸收;软组织的光热效应作用距离 <1mm,安全范围广。

碎石取石结束后仍应仔细检查肾内有无结石残留,然后再置入输尿管支架管和肾造瘘管引流,结束手术。拔肾造瘘管前需拍腹部 X 线片,以观察有无结石残留和输尿管支架管、造瘘管的位置。另外需确认输尿管完全通畅后才能拔除造瘘管。

4. 并发症及其处理 主要的并发症是出血、肾周脏器损伤及感染。如果术中出血较多,则需停止操作,并留置、夹闭造瘘管,择期行二期手术。临床上持续的、大量的出血一般都是动脉出血,需行血管造影并超选择性栓塞,必要时切除患肾。迟发性大出血多数是由于肾实质动静脉瘘或假性动脉瘤所致,血管造影并超选择性肾动脉栓塞是最有效的处理方法。

肾周脏器损伤多为胸膜、肝脾或结肠穿刺伤,重在预防和及时发现,并做出相应的处理。

感染可能导致最严重并发症——休克、死亡。经皮肾镜取石术后高热的发生率为 0.8%~4.7%,感染性休克的发生率为 0.25%。术前尿培养阳性、肾功能不全、手术时间过长或集合系统内压力过高均是术后严重感染的高危因素。术后严重感染重在预防,术前应该根据药敏试验应用抗生素,术中需控制灌注压力、手术时间,术后需进行生命体征的监护,并积极抗休克处理。

(三)经皮肾镜技术的其他应用

经皮肾镜尚可诊断肾脏尿路上皮肿瘤并激光或电灼切除术(限于肿瘤体积不大且分期分级较低,或孤立肾,肾功能不全,不能耐受根治手术的病人),还可以行肾盂输尿管连接部或输尿管上段的狭窄、闭锁切开以及球囊扩张术。切开应全层切开,直至看到脂肪。

参 考 文 献

［1］KOURAMBAS J, DELVECCHIO F C, PREMINGER G M. Low-power holmium laser for the management of urinary tract calculi, strictures, and tumors [J]. J Endourol, 2001, 15 (5): 529-532.

［2］SOFER M, WATTERSON J D, WOLLIN T A, et al. Holmium: YAG laser lithotripsy for upper urinary tract calculi in 598 patients [J]. J Urol, 2002, 167 (1): 31-34.

［3］孙颖浩，高小峰，王林辉，等 . 大功率钬激光经皮肾镜取石术治疗肾结石 [J]. 中华外科杂志，2005, 43 (18): 1209-1211.

［4］李逊 . 微创经皮肾穿刺取石术 (MPCNL)[J]. 中国现代手术学杂志，2003, 7 (5): 338-344.

［5］HOFMANN R, OLBERT P, WEBER J, et al. Clinical experience with a new ultrasonic and lithoclast combination for percutaneous litholapaxy [J]. BJU International, 2002, 90 (1): 16-19.

［6］LAHME S, BICHLER K H, STROHMAIER W L, et al. Minimally invasive PCNL in patients with kidney pelvic and calyceal stones [J]. Eur Urol, 2001, 40 (6): 619-624.

［7］那彦群，叶章群，孙光 . 中国泌尿外科疾病诊断治疗指南 (2011 版) [M]. 北京：人民卫生出版社，2011.

［8］叶章群，邓耀良，董诚 . 泌尿系结石 [M]. 北京：人民卫生出版社，2003.

七、经皮血管腔内诊治技术在泌尿外科的应用

随着医学向微创化发展，近几年来经皮血管腔内的方法发展较快，现将其在泌尿外科方面的应用与发展介绍如下：

（一）经静脉途径的介入腔内诊疗技术在泌尿外科的应用

1. 肾癌伴静脉癌栓病人术前癌栓的诊断及放置安全滤网　肾癌伴肾静脉及下腔静脉癌栓的发生率约为 4%~10%，甚至可达右心房，术前及术中有发生栓子脱落的危险。经股静脉途径行腔静脉造影可明确栓子位置及长度。此外，也可通过颈内静脉穿刺的途径，在栓子的近心端腔静脉内放置安全滤网，以有效预防手术中栓子脱落造成的肺栓塞、脑梗死等严重并发症。

2. 精索静脉曲张的诊断性造影及栓塞治疗　利用选择性肾血管造影技术，将尖端带有弯曲的导管置入左侧肾静脉，再插入精索静脉，造影观察精索静脉的曲张情况，如有曲张可将适当大小的钢丝圈或硬化剂置入精索静脉内，以达到高位结扎的目的。关键是选用栓塞物要适当，否则脱落进入下腔静脉可发生肺栓塞。

3. 分侧肾静脉或肾上腺静脉取血

（1）分侧肾静脉肾素活性测定可明确单侧肾动脉狭窄及肾血管性高血压的诊断，并可预测单侧肾动脉狭窄行肾血管重建治疗或外科肾脏切除治疗控制高血压的疗效。

（2）肾上腺静脉采血是通过导管选择性插至肾上腺静脉内采取血样的一种介入检查方法，主要用于原发性醛固酮增多症（PA）的鉴别诊断。

（二）经动脉途径的介入腔内诊疗技术在泌尿外科的应用

1. 肾出血的诊断和止血　经皮穿刺肾镜取石术、肾脏部分切除术以及外伤或者先天性血管畸形可能导致肾出血，若肾出血反复发作或一次性出血超过 600ml，保守治疗无效者，可通过 DSA 检查明确出血动脉，并根据病情行超选择性介入治疗。肾出血后的 DSA 表现主要有以下几种：①动脉损伤型；②动静脉瘘型；③小静脉损伤型；④基础病变型。

DSA 明确肾出血位置后，应及时行超选择动脉栓塞，尽量减少正常肾组织的栓塞。目前常用的栓塞剂有可吸收性质的明胶海绵以及永久性的聚乙烯醇（PVA）颗粒、弹簧圈及氰基丙烯酸正丁脂（NBCA）胶等。

2. 肾动脉狭窄的诊断与介入治疗　肾动脉狭窄是引起高血压的重要原因之一。动脉粥样硬化、多发性大动脉炎和肌纤维结构不良又是肾动脉狭窄的常见病因。肾移植后肾动脉狭窄发病率 1%~23%，平均 10% 左右。介入治疗以其创伤小、疗效高的优点，成为诊断和治疗肾动脉狭窄的有效方法之一。

诊断方面，根据介入造影的图像可以将肾动脉狭窄分为四型：

Ⅰ 型：①肌纤维结构不良所致；②肾动脉移植后狭窄；③动脉粥样硬化所致，单侧，狭窄长度 <3cm，不累及肾动脉开口。

Ⅱ型:①动脉粥样硬化所致,双侧,不累及肾动脉开口;②外科血管重建术后狭窄;③狭窄伴肾功能减退,血肌酐<265.2μmol/L。

Ⅲ型:①动脉粥样硬化所致,累及肾动脉开口;②非动脉粥样硬化所致,累及肾动脉开口;③一侧狭窄伴肾功能减退,血肌酐>265.2μmol/L;④肾动脉闭塞。

Ⅳ型:起源于严重的主动脉节段性病变或动脉瘤或伴有肾动脉瘤。

根据各型的特点和临床特征,Ⅰ、Ⅱ型首选经皮腔内血管成形术(PTA),肾动脉内支架作为PTA失败的补救措施;Ⅲ型,特别是肾动脉开口处粥样硬化性肾动脉狭窄,首选内支架植入术。对Ⅲ型中的肾动脉闭塞型和Ⅳ型病人,建议采用外科手术治疗,但目前随着腔内血管技术的进步,也逐渐有腔内血管治疗的病例报道。

3. 泌尿系肿瘤和男科疾病的介入诊断和治疗

(1)膀胱癌的姑息性介入治疗:晚期膀胱癌可行选择性的动脉灌注化疗,与膀胱癌根治性术和放射治疗配合使用,可以改善病人预后,但目前尚缺乏大样本临床研究的支持。

(2)晚期肾癌的介入治疗:早期肾癌主要依靠手术切除治疗,而中晚期肾癌已有局部或远处转移,临床上缺乏有效的治疗措施,手术难度大,即使强行手术切除,往往预后也较差。介入栓塞治疗对部分中晚期肾癌,可取得一定的肿瘤控制疗效。应用于栓塞治疗肾癌的材料较多,常用的有无水酒精,无水酒精-碘化油乳剂,以及配用明胶海绵颗粒,这几种方法都是安全、可靠、有效的治疗方法,可减少病人的痛苦,同时延长病人的生存时间。如果能正确地结合手术、化疗、生物治疗等方法,其疗效可进一步提高。

(3)肾错构瘤(血管平滑肌脂肪瘤)的诊断与介入治疗:血管平滑肌脂肪瘤(AML)又称为错构瘤,是一种临床上较常见的良性肿瘤,通过现代的MRI和CT技术基本可以明确诊断。但是,少数脂肪含量较少的AML仍难以通过常规的影像学检查与肾癌鉴别,此时DSA影像技术具有一定使用价值。

小于4cm的AML常无症状,故而通常不需要处理,定期随访观察即可;中等大小病变(4~8cm)者需通过影像学跟踪随访观察,如临床判断出血风险较高,可选择介入治疗(栓塞)或手术治疗。AML的介入栓塞治疗安全性高,创伤程度小于手术治疗,已成为一种临床上非常重要的AML的治疗方法。常用的栓塞剂为1:3混合的碘油和无水乙醇。

(4)勃起功能障碍的诊断与治疗:血管腔内介入的方法对动静脉瘘、髂内动脉狭窄/闭塞等造成的勃起功能障碍有明确的诊断意义,目前已有报道,通过介入的方法封堵血管瘘口使病人的勃起功能恢复。

参 考 文 献

[1] STORM D W, HOGAN M J, JAYANTHI V R. Initial experience with percutaneous selective embolization: A truly minimally invasive treatment of the adolescent varicocele with no risk of hydrocele development [J]. J PediatrUrol, 2010, 6 (6): 567-571.

[2] 朱彬. 超选择性动脉栓塞治疗急性肾出血 [J]. 介入放射学杂志, 2011, 20 (10): 815-818.

[3] PIECHA G, WIECEK A, JANUSZEWICZ A. Epidemiology and optimal management in patients with renal artery stenosis [J]. J Nephrol, 2012: 25 (6): 872-878.

[4] 刘方, 郭志, 邢文阁, 等. 动脉栓塞联合冷冻消融治疗中晚期肾癌临床疗效 [J]. 中华医学杂志, 2011, 91 (29): 2023-2025.

[5] GLODNY B, PETERSEN J, BENDIX N, et al. Microcoil embolization of an arteriovenous fistula from the arteriabulbi penis to the corpus spongiosum penis in the treatment of erectile dysfunction: normal function regained immediately after intervention [J]. Br J Radiol, 2007, 80 (959): e265-267.

第二节 腹腔镜在泌尿外科的应用

一、概述

腔镜技术在设备及临床应用经验上均得到飞跃发展,取得丰富成果。微创外科已成为21世纪外科发展的方向。关于在泌尿外科领域的具体方法及经验,之后相关学者将有详细描述,现仅就今后工作提出几点看法,供同道参考。

1. 腹腔镜手术具有视野放大、可在较小腔隙内进行操作等优点,只需几个小的入口即可抵达手术区域,对深层病灶不需很长切口暴露,故言"微创"。可达到损伤小、恢复快的目的。但它与开放手术不同,需通过较长杠杆进行操作,感觉、技巧都有不同,需要重新感受、练习。故开展此项工作,一要有完善的设备,二要经过规范化培训,不能盲目追求、草率开展,以便为患者提供更高水平的医疗服务。

2. 传统开放手术与微创手术的目的都是为了治好病,让病人早日恢复健康。一定要根据病情选择最好的手段,所以二者不能偏废,而是要互相促进,在泌尿外科领域应该是开放手术、经尿路内镜手术和腹腔镜手术三者并重,根据病情需求选择恰当手术方法,推进外科治疗水平。

3. 医疗器械含腔镜设备,是医师诊治疾病的工具,我们应高度重视。医师一定要参与它的设计制作及临床试用,充分发挥转化医学在医疗器械改进中的作用。改变我国在先进医疗设备发展中依赖进口的落后状态。目前我国在航天事业和深海探测方面已达国际先进水平,我们应充分发挥跨行业的协同(集成)创新作用把先进技术引进医疗事业,使我国在此领域由跟随向引领过渡,制造出新的世界先进的医疗器械设备。

(郭应禄)

二、肾上腺及肾疾病腹腔镜应用

【腹腔镜在肾上腺手术的应用】

肾上腺可患多种需要外科处理的疾病,如增生、良性及恶性肿瘤,或转移瘤等。肾上腺位于肾上极的内侧,该部位位置较深且一般肾上腺肿物体积均不是很大,开放手术常需要标准的腰切口才能有效暴露肾上腺,因此以上种种条件均使得肾上腺疾病成为腹腔镜泌尿外科手术的最佳适应证。

早在1991年Snow在国际会议上首次报道了经腹腹腔镜肾上腺切除术的成功病例;1992年Gagner等介绍了侧腹经腹腹腔镜肾上腺切除术治疗库欣综合征和嗜铬细胞瘤;1995年Mercan等报道了11例经后腹腔腹腔镜肾上腺良性肿瘤切除术,至此,腹腔镜肾上腺手术技术初步形成。

(一)腹腔镜肾上腺切除术的技术要点

1. 经腹腔腹腔镜肾上腺切除术

经腹腔入径有仰卧位经腹入径及侧卧位经腹入径。前者便于两侧肾上腺手术,后者则利用重力作用更易拉开肠道而有更大的手术视野作用。以左侧经腹腔侧卧位入径为例,病人背部斜上向左侧呈30°~45°角,腹腔充气后,自腹直肌外侧至腋前线或腋中线沿左侧肋缘放置3~4个穿刺套管,切开肝脾结肠韧带、脾肾韧带,在肾上极及肾脂肪囊表面即可暴露肾上腺。左侧肾上腺前后并无血管,其上极主要有数支来自膈动脉的肾上腺小动脉,肾上腺静脉即中央静脉从左侧肾上腺中下极发出进入肾静脉;少见情况下自肾上腺中央静脉会分出一支小静脉反入膈静脉。一旦暴露肾上腺或直接在肾静脉上方游离暴露肾上腺静脉,或先游离肾上腺上极小动脉后提起肾上腺也能良好暴露左侧肾上腺中央静脉,肾上腺中央静脉的夹闭是肾上腺切除术安全的保证,而肾上腺动脉较小,超声刀或Hemolock夹闭较为容易。中央静脉一旦受损极易造成左肾静脉的损伤。除非小腺瘤,一般肾上腺肿瘤均应遵循以上原则才能保证手术安全性。

经此入径的右侧肾上腺切除术因两侧解剖差异而有所不同。侧卧背部斜上向右侧呈30°~45°角,自腹直肌外侧至腋前线或腋中线沿右侧肋缘放置3~4个穿刺套管。两侧肾上腺解剖不同的关键之处在于中央静脉。右侧中央静脉从右侧肾上腺中部背侧发出水平走行并自腔静脉后方进入腔静脉,该血管较短而粗,一旦受损常造成大出血,甚至需要将腔静脉的背侧暴露才能找到残端血管,或甚至常从腔静脉壁直接剥脱而造成腔静脉受损。游离右侧肾上腺时,无论从上极超声刀或Hemolock止血夹离断肾上腺上缘的数支小动脉,还是自下极向上分离肾上腺,要注意腔静脉一侧的肾上腺边缘寻找右侧中央静脉,只有准确夹闭及离断右侧肾上腺中央静脉才能避免大出血。

2. 经腹膜后腹腔镜肾上腺切除术

病人侧卧位,患侧在上,垫腰桥。经腹膜后入径第一步是建立后腹膜间隙。建立后腹膜间隙的方法众多,只要熟练掌握均可达到目的。常用方法是先在第 12 肋尖处(或腋后线附近)切开 12mm 切口进入后腹腔,手指在肾周筋膜和腰大肌筋膜之间钝性分离一定空间,必要时也可自此切口再置入 300ml 的自制球囊扩张。手指引导或经第 1 孔腹腔镜直视下在腋前线及髂峰上两横指各穿刺置入 5mm 及 10mm 穿刺套管,必要时在右肋缘下腋前线穿刺套管下方再加置一穿刺套管以方便手术。也可现在髂峰上两横指先置入 10mm 套管,在腹腔镜监视下游离或球囊扩张游离出后腹膜间隙,并在腹腔镜监视下沿右侧肋缘前后置入 2~3 个穿刺套管。经后腹膜入径第一穿孔建议采用小切口开放方式,手指分离至后腹膜脂肪间隙时置入 10mm 穿刺套管以避免盲穿引起的并发症。

后腹腔间隙建立后,先打开肾周筋膜,暴露肾脂肪囊,在肾脂肪囊外向上游离至肾上极内侧即可找到肾上腺。一旦找到肾上腺,肾上腺切除的基本原则同经腹腔入径。

(二) 适应证

原则上只要有包膜的肾上腺占位均可采用经腹腔镜手术,但对于超过 5cm 的肾上腺占位经腹腔镜可能并发症会有所增加,主要是因血管多,甚至组织较脆易碎和造成比较严重的出血,但经验丰富的术者可使得出血的风险明显减低。对于瘤体较大,界限不清,可能存在瘤栓、或可能恶性者目前还是建议开放手术。

(三) 各种入径腹腔镜肾上腺切除术的比较研究

1. 与开放肾上腺切除术比较 2013 年美国学者 Elfenbein DM 等报道了来自 ACS-NSQIP(American College of Surgeons National Surgical Quality Improvement Program)数据库的分析结果,该文回顾性分析了 2005—2010 年 5 年期间该数据库所收集的资料,其中 644 例为开放肾上腺切除术,2 456 例腹腔镜肾上腺切除术。经比较开放及腹腔镜手术切除肾上腺肿瘤围手术期的临床疗效,结果显示经腹腔镜肾上腺切除术有着围手术期并发症少及住院时间短等优点,包括恶性肿瘤、腺瘤、病人的不同条件等均得出类似的结果,但该文也指

出恶性肿瘤开放手术例数明显多于良性肿瘤,提示目前临床上对怀疑恶性的肾上腺肿瘤仍倾向于开放术式。德国学者 David Brix 等报道了开放或腹腔镜手术切除肾上腺癌的多中心临床研究,结果显示如肿瘤体积 ≤ 10cm 直径时,肿瘤无复发生存期及疾病特异生存期均无显著性差异,而一旦肿瘤体积大于 10cm 直径,开放手术的肿瘤治疗疗效明显好于腹腔镜术式,作者分析其原因指出腹腔镜手术在大肿瘤时疗效差的原因与肿瘤包膜损坏,肿瘤破裂,出现肿瘤瘤栓等因素有关。

2. 经腹腔腹腔镜术式与经腹膜后腹腔镜术式的比较研究 为了解两种入径的差异,意大利学者对两种术式比较研究文献进行了荟萃分析,以经侧腹经腹途径术式为经腹术式代表而与腹膜后途径比较,比较参数包括围手术期并发症和术后恢复情况。该研究共收录了 21 篇文献,其中经腹入径病人 1 205 例,经后腹膜入径病人为 688 例。结果为无论手术时间、出血量、住院时间、正常饮食时间或并发症等,两者均无明显差异。

总之,对于良性肾上腺肿瘤而言,腹腔镜肾上腺肿瘤或肾上腺切除术应为一种金标准手术;或肿瘤体积较大,或恶性肿瘤腹腔镜手术能否取得同等的疗效,不但取决于肿瘤体积的大小,也应与术者的技术熟练程度有关,尤其肾上腺癌的疗效主要取决于根治手术的效果,因此在尚无把握保证肿瘤包膜完整的情况下,目前仍建议行开放手术。

【腹腔镜在肾脏疾病手术的应用】

腹腔镜在肾脏疾病手术的应用范围很广,几乎需要手术解决的肾脏疾病均有腹腔镜手术应用的报道。比较常见的肾脏疾病腹腔镜手术有肾盂输尿管成型术、肾盂或输尿管切开取石术、肾囊肿去顶术、肾癌肾部分切除术、肾输尿管全长切除术、单纯肾切除术及肾癌肾根治性切除术等。

(一) 肾腹腔镜手术入径

无论何种肾脏疾病,腹腔镜手术的基本入径主要为两种,即经腹腔途径和经腹膜后途径。经腹腔途径通常体位为 30°~45° 斜卧位,具有视野大、解剖标志清晰、能置入多个操作通道而不至于相互影响及肾脏暴露较为清楚的优点;缺点是需要游离一侧结肠沟,对腹腔器官和肠道有一定的干扰或损伤的风险,术后肠道功能恢复可能不如经腹膜后途径。经腹膜后途径通常为侧卧,最大的优势在于并不干扰腹腔器官和肠道,术后肠道功能恢复较快;缺点也很明显,即手术视野较小、肾蒂位置显得较深、暴露不如经腹腔途径方便。手术入径的选择原则并

无共识,但对较大的肾脏肿瘤,或需要置入 4~5 个穿刺套管时,采用经腹途径有较大的操作空间;对于较小的肾脏或肿瘤,通常采用经腹膜后途径即可。手术入径选择更多地取决于医生所受到的训练及因此而养成的操作习惯;但近年来随着经腹腔镜手术治疗的肾癌体积逐渐增大,尤其是需要多通道操作的机器人手术在国际上逐渐获得普及,经腹腔途径越来越多地被医生所采用。

(二) 经腹腔途径肾根治性切除术的技术要点

12mm 穿刺套管位于脐水平腹直肌外缘,供肾蒂血管闭合钳等使用,10mm 穿刺套管放在脐部附近供观察镜使用,其余的穿刺套管可根据需要置于剑突下方 2cm 及肋缘下腋中线处等。进入腹腔后,首先切开游离结肠沟腹膜直至结肠翻向腹腔,肝或脾结肠韧带离断后能暴露更大的空间。适当游离腹膜外脂肪即可暴露肾周筋膜,打开肾周筋膜后,在肾下极找到输尿管,挑起输尿管向上游离即可达到肾蒂附近。在暴露肾静脉之前应仔细游离分开十二指肠(右侧)或可能存在的胰尾(左侧),游离开周围器官后一般即可暴露肾静脉,通常在肾静脉后上方可暴露肾动脉,或可在肾静脉后方及甚至下方可见副肾动脉。细致而充分游离肾蒂周围组织后,完全游离肾下极或适当游离肾上极及肾背侧以便挑起输尿管时能明显抬高肾而充分暴露肾蒂血管。利用 Hemolok 依次夹闭肾动脉和肾静脉(血管残端至少需要 2 个 Hemolok 夹)并离断肾蒂。在肾脂肪囊外完全游离肾脏并离断肾蒂,将肾置入捕获袋或切小口将肾取出。

(三) 经腹膜后途径肾根治性切除术

髂嵴上 2 横指切小口,手指在腹膜后钝性分离一定间隙,或在肋缘下腋后线进入钝性分离一定间隙。可置入气囊冲水 300ml 扩张腹膜后间隙后,或在手指分离充分后在手指引导下分别在肋缘下腋后线、腋前线及髂嵴上置入穿刺套管,其中髂嵴上穿刺套管为观察镜所用。进入后腹膜间隙后,适当游离腹膜后脂肪以暴露肾周筋膜,与接近肾背侧处向上切开肾周筋膜即可暴露肾脂肪囊。提起腹侧肾周筋膜,沿肾脂肪囊与肾周筋膜之间的间隙逐渐游离即可暴露肾脏大部,在肾下极暴露输尿管,提起输尿管顺其向上游离可至肾蒂附近。注意游离肾蒂腹侧的十二指肠(右侧)或胰尾(左侧)以暴露肾静脉,适当游离背侧即可暴露肾动脉。其他步骤基本同经腹腔途径,不再一一叙述。

(四) 腹腔镜保留肾单位术

1. 适应证 有关腹腔镜肾部分切除术的绝对适应证并无争议,但对于一侧肾癌对侧肾功能正常者,是否行保留肾单位的手术一直存在争议。腹腔镜技术发展的初期限于 T1a 外生型肾癌,2012 年美国密西根大学报道了早期肾癌(T1a 以内)保留肾单位手术的疗效,与根治性切除相比,接受保留肾单位手术的病人其 8 年内预期生存率明显高于肾根治性切除术,而肾癌相关死亡率并无差异,该结果提示尽管早期肾癌保留肾单位手术肿瘤治疗疗效与肾根治性手术相比无明显优势,但由于该术式更多地保留了病人的肾功能而有利于病人更的长期生存。因此对于早期肾癌(T1a 以内)保留肾单位术式应该为标准治疗,而更多的研究证实腹腔镜保留肾单位手术有着明显的微创优势。2013 年美国南加州大学报道了 T1b 保留肾单位手术的比较研究,结果显示 10 年无转移生存率 T1a 病人明显高于 T1b,但这种差异与经腹腔镜和开放术式技术无关,提示无论采用何种术式,T1b 以上肾癌并非为保留肾单位术式的选择。

2. 腹腔镜保留肾单位手术技术要点 经腹腔镜保留肾单位手术的入径原则上与经腹腔镜肾根治性切除术基本相同。腹腔镜保留肾单位手术的技术要点与开放手术基本相同,即肾蒂血管控制、肿瘤的完整切除及肾创面的缝合。经腹腔镜控制肾蒂通常采用无创腹腔镜血管闭合钳,在夹闭肾蒂之前应尽可能充分保留拟切除的肿瘤,以减少肾热缺血时间,通常热缺血时间不超过 30 分钟;近年来提倡对供应肿瘤的肾动脉分支夹闭以控制出血,进一步减少了肾热缺血的损害。肿瘤的完整切除是肿瘤治疗疗效的基本保证,尽可能在肿瘤周边 0.5~1cm 范围切除肿瘤,尤其肿瘤底部是造成切缘阳性的常见部位,需谨慎游离而完整切除之。在腹腔镜技术发展初期,肿瘤切除后肾创面的缝合难度明显高于开放手术,也是当时腹腔镜术式发展的瓶颈,对于技术熟练的术者普通可吸收线即可缝合创面,或间断加用可吸收止血夹夹闭缝线可有效加固缝合张力,以防滑脱;近年锯齿缝线的出现,使得肾创面缝合更为牢固而简单易行。

腹腔镜肾疾病手术适应证还包括很多疾病,由于本章节篇幅有限,将不一一介绍。

(杨 勇)

<h1>参 考 文 献</h1>

［1］LAL G, DUH Q Y. Laparoscopic adrenalectomy-indications and technique [J]. Surg Oncol, 2003, 12 (2): 105-123.

［2］GAGNER M, LACROIX A, BOLTÉ E. Laparoscopic adrenalectomy in Cushing's syndrome and pheochromocytoma [J]. N Engl J Med, 1992, 327 (14): 1033.

［3］MERCAN S, SEVEN R, OZARMAGAN S, et al. Endoscopic retroperitoneal adrenalectomy [J]. Surgery, 1995, 118 (6): 1071-1075.

［4］BRIX D, ALLOLIO B, FENSKE W, et al. Laparoscopic versus open adrenalectomy for adrenocortical carcinoma: surgical and oncologic outcome in 152 patients [J]. Eur Urol, 2010, 58 (4): 609-615.

［5］ELFENBEIN D M, SCARBOROUGH J E, SPEICHER P J, et al. Comparison of laparoscopic versus open adrenalectomy: results from American College of Surgeons-National Surgery Quality Improvement Project [J]. J Surg Res, 2013, 184 (1): 216-220.

［6］BRIX D, ALLOLIO B, FENSKE W, et al. German Adrenocortical Carcinoma Registry Group. Laparoscopic versus open adrenalectomy for adrenocortical carcinoma: surgical and oncologic outcome in 152 patients [J]. Eur Urol, 2010, 58 (4): 609-615.

［7］NIGRI G, ROSMAN A S, PETRUCCIANI N, et al. Meta-analysis of trials comparing laparoscopic transperitoneal and retroperitoneal adrenalectomy [J]. Surgery, 2013, 153 (1): 111-119.

［8］TAN H J, NORTON E C, YE Z, et al. Long-term survival following partial vs radical nephrectomy among older patients with early-stage kidney cancer [J]. JAMA. 2012 Apr 18; 307 (15): 1629-1635.

［9］LANE B R, CAMPBELL S C, GILL I S. 10-year oncologic outcomes after laparoscopic and open partial nephrectomy [J]. J Urol, 2013, 190 (1): 44-49.

三、膀胱疾病腹腔镜应用

各种膀胱疾病的腹腔镜手术目前已经临床得到一定的普及。有关膀胱全切除术、膀胱根治性切除术、巨输尿管成型再植术、输尿管再植术、膀胱憩室切除术、脐尿管手术等均有报道。无论是开放或腹腔镜手术，膀胱根治性切除术及尿流改道术涉及的技术最为广泛，也存在较多的争议，本文将此膀胱根治性切除术及尿流改道为主，简要介绍有关膀胱疾病的腹腔镜技术及其进展。

（一）腹腔镜膀胱根治性切除术

即便是经腹腔镜膀胱根治性切除术，其手术原则并无改变，该术式应包括：膀胱前列腺切除术（男性），以及膀胱、子宫、阴道前壁及双侧附件切除术（女性）。以目前膀胱根治性切除术的指征，侵犯子宫阴道的机会不多，故多保留子宫、阴道及双侧附件，除非有证据显示这些器官受到侵犯，因此对女性而言，膀胱根治性切除术变得更为简化，也便于腹腔镜技术的应用。

腹腔镜膀胱根治性切除术技术要点（体外尿流改道）：①病人体位和穿刺套管位置：病人通常为仰卧位，头低脚高为佳。根据术者习惯可穿刺3~5个套管针留置部位。观察套管多位于脐下或脐上，下腹两侧各留置5mm和10mm套管，必要时在下腹正中偏一侧留置10mm套管便于助手协助止血或吸引手术视野。如需体外尿流改道，应在下腹套管水平再留置1~2个套管以便操作。②输尿管游离：建立经腹通道后，先切开两侧盆壁后腹膜，游离两侧输尿管直至末端，切断输尿管后，末端应切除1~2mm输尿管送冰冻切片以保证末端无肿瘤残余并用Hemolock夹闭输尿管末端。③膀胱游离：膀胱内留置尿管，300毫升生理盐水灌注即可经腹腔确定膀胱界限。于耻骨上及直肠前打开腹膜，前方留置至两侧盆筋膜及前方至耻骨前列腺韧带，后方游离至道格拉斯窝远端。采用Hemolock夹闭膀胱上中动脉及可见较大的血管。④膀胱及前列腺侧韧带的游离和切断：在充分游离膀胱侧韧带后，可采用超声刀或Ligasure血管闭合系统逐步凝切，也可采用Endo-GIA夹闭切断两侧膀胱侧韧带。无论采用哪种方法切断膀胱及前列腺侧韧带时，应在去腹压状态下观察侧韧带残端有无渗血，否则应进行适当的缝扎。也可在行体外尿流改道时观察并缝扎侧韧带残端出血。⑤尿道残端处理：在断尿道之前，应断开两侧耻骨前列腺韧带以充分暴露尿道，并在尿道前方缝扎背静脉血管束。横断尿道后应留取1~2mm尿道残端送冰冻病理以除外肿瘤残留，否则应行经会阴尿道全长切除术。

如为体外尿流改道，两侧髂血管淋巴结清扫和尿囊成型和输尿管吻合均可经下腹小切口进行,手术技术应与开放手术相差无几。

如为体内腹腔镜下尿流改变,淋巴结清扫必定也需要在腹腔镜下进行。清扫范围应与开放手术相同。由于设备的发展,止血相关的设备和技术有了长足的进步,因此腹腔镜下髂血管周围淋巴结清扫术也不会困难,在剔除含淋巴结的血管周围组织时尽可能采用可吸收止血夹,夹闭淋巴管或采用可靠的止血设备如超声刀或 Ligasure 热凝以防止淋巴管瘘的发生。

(二)尿流改道

通常可采用两种方式进行尿流改道术。目前常用方法还是开放行尿流改道,经腹腔镜膀胱切除后本身也需要经下腹正中小切口取出膀胱,利用此小切口将回肠拉到体外进行回肠膀胱术或原位尿囊术,再经腹腔镜进行输尿管吻合和尿道吻合以完成尿流改道。对于女性而言采用体内尿流改道其优势更为明显,因可经阴道取出切除的膀胱而做到真正无腹部切口的膀胱根治性切除术及尿流改道术。但相对与男性来说争议较大,无论腹部切口多小,总需要经一定大小的切口取出膀胱标本,而此时再进行体内尿流改道术,费时费力,消耗更多的医疗资源而受到质疑。但随着经腹腔镜的新技术和新设备出现,肠道的吻合变得更为简单而安全,体内尿流改道也成为手术追求的目标。

(三)开放及腹腔镜膀胱根治性切除术加尿流改道术的临床比较研究

最初的报道多为例数较少的、无对照的腹腔镜手术成功病例介绍。从最初的文献看腹腔镜的优势在于病人创伤小,出血少及术后恢复较快;但手术并发症,尤其是与体内尿流改道相关的手术并发症明显增多,该缺陷应该与手术技术尚未成熟有关。从多数文献分析,腹腔镜膀胱切除术最大的优势在于通过腹腔镜能观察到手术视野的细节,尤其是能清楚显示盆底器官如前列腺等周围的血管和神经。利用腹腔镜所造成的高压能有效控制大部分小静脉出血,使得手术视野更为清晰;加之腹腔镜设备通常配有良好的止血设备,病人的出血明显减少。其实与腹腔镜相关的止血设备给开放手术也带来了明显的技术进步,也能使开放手术止血更为有效和安全。

无论采取哪种技术,肿瘤治疗的无瘤原则均不应该受到损害,否则再微创的手术对肿瘤病人来说都将失去任何临床意义。早先的腹腔镜膀胱根治性切除术由于多选择肿瘤相对较早期的病人而出现选择偏差。尤其近年来机器人辅助腔镜的开展,国际上著名医疗中心均采用腹腔镜或机器人辅助技术进行膀胱根治性切除术,从报道的文献看,围手术期发生率高多处于技术应用的早期,而随着技术的成熟,相关合并症明显减低。近年我国黄健等系统分析和比较了经机器人辅助腔镜下及开放膀胱根治性切除术有效性和安全性,结果显示机器人辅助手术其手术切缘阳性率反而低于开放手术,而围手术期合并症也明显低于开放手术。以上这些长期随访研究提示由于腹腔镜能更为清楚显示盆底周围结构,结合腹腔镜相关的设备、技术及规范的训练,不但提高了手术的安全性,也提高了肿瘤治疗的有效性,因此以腹腔镜为基础的微创手术将逐渐成为膀胱根治性切除术和尿流改道术的主流技术之一。

(四)脐尿管肿瘤的腹腔镜手术

常见的脐尿管肿瘤包括良性的脐尿管囊肿和脐尿管癌。对于脐尿管囊肿而言,无论开放或经腹腔镜其手术技术均较为简单,本节主要讨论脐尿管癌腹腔镜技术应用现状。

最初成功地经腹腔镜切除脐尿管癌的报道来自我国台湾妇产科腹腔镜医生,在行膀胱部分切除术切除膀胱顶部肿物时冰冻病理发现为脐尿管癌,术者随即行开放手术行腹前壁腹膜和脐切除术。最早完整的脐尿管根治性切除术报道来自美国爱因斯坦医学院泌尿外科,作者先行脐下半月形小切开,游离至腹直肌后鞘后方直至膀胱顶部,完整切除脐部并连同与之相连的脐韧带置于腹直肌后鞘已游离的间隙内,缝合皮肤后再于其上方穿刺留置观察鞘进入腹腔,下腹两侧分别穿刺置入两操作鞘,并在腹腔镜下连同脐部,腹前壁腹壁和脐韧带直至膀胱顶部(包括肿瘤在内)一并切除,切除标本经原脐部切口(再次打开缝线)取出。该技术目前已成为脐尿管癌腹腔镜手术的标准术式。该术式不但避免了开放手术的腹部长切口,也同时达到了脐尿管癌根治术的切除范围。

脐尿管囊肿手术要简单的多,经脐下小切口置入观察鞘,下腹两侧置入两操作鞘,直接经腹腔行膀胱顶部囊肿切除即可,必要时切除膀胱顶部,一般无需切除腹前壁腹膜和脐部。

(五)膀胱其他疾病腹腔镜手术

文献报道的其他常见膀胱疾病腹腔镜手术有输尿管反流或狭窄膀胱再植术、巨输尿管成型再植术、膀胱憩室切除术等,尽管为经腹腔镜手术,但手术步骤和方法与开放手术并无多大区别,本文将不再繁述。

(杨 勇)

[1] PARRA RO, ANDRUS CH, JONES JP, et al. Laparoscopic cystectomy: initial report on a new treatment for the retained bladder [J]. J Urol, 1992, 148 (4): 1140-1144.

[2] DE BADAJOZ S, GALLEGO PERALES JL, RECHE RA, et al. Radical cystectomy and laparoscopic ileal conduit [J]. Arch EspUrol, 1993, 46 (7): 621-624.

[3] BONDARENKO S. Laparoscopic extravesical transverse ureteral reimplantation in children with obstructive megaureter [J]. J Pediatr Urol, 2013, 9 (4): 437-441.

[4] ASIMAKOPOULOS A D, HOEPFFNER J L, MUGNIER C, et al. Laparoscopic extravesical ureteric re-implantation [J]. BJU Int, 2011, 108 (11): 1918-1932.

[5] PORPIGLIA F, TARABUZZI R, COSSU M, et al. Sequential transurethral resection of the prostate and laparoscopic bladder diverticulectomy: comparison with open surgery [J]. Urology, 2002, 60 (6): 1045-1049.

[6] TRONDSEN E, REIERTSEN O, ROSSELAND AR. Laparoscopic excision of urachal sinus [J]. Eur J Surg, 1993, 159 (2): 127-128.

[7] CHANG S S, COLE E, SMITH J A JR, et al. Pathological findings of gynecologic organs obtained at female radical cystectomy [J]. J Urol, 2002, 168 (1): 147-149.

[8] GURU K A, KIM H L, PIACENTE P M, et al. Robot-assisted radical cystectomy and pelvic lymph node dissection: initial experience at Roswell Park Cancer Institute [J]. Urology, 2007, 69 (3): 469-474.

[9] LI K, LIN T, FAN X, et al. Systematic review and meta-analysis of comparative studies reporting early outcomes after robot-assisted radical cystectomy versus open radical cystectomy [J]. Cancer Treat Rev, 2013, 39 (6): 551-560.

[10] SOONG Y K, WANG C W, LEE C L, et al. Laparoscopic excisio and partial cystectomy of adenocarcinoma of the urachus [J]. J Am Assoc Gynecol Laparosc, 1995, 2 (4): S52.

[11] MILHOUA P M, KNOLL A, BLEUSTEIN C B, et al. Laparoscopic partial cystectomy for treatment of adenocarcinoma of the urachus [J]. Urology, 2006, 67 (2): 423. e15-423. e17.

四、前列腺疾病腹腔镜应用

前列腺癌（prostate cancer，PCa）及良性前列腺增生（benign prostatic hyperplasia，BPH）是需要手术治疗的两种常见的前列腺疾病。作为开放手术的替代选择，腹腔镜应用于治疗前列腺癌的根治性前列腺切除术要早于治疗前列腺增生的单纯性前列腺切除术，也是应用于前列腺疾病的最为广泛的腹腔镜手术。

（一）腹腔镜根治性前列腺切除术

1991年美国Schuessler等实施了首例经腹腔途径的腹腔镜根治性前列腺切除术（laparoscopic radical prostatectomy，LRP），经过20年的发展完善，腹腔镜根治性前列腺切除术趋于标准化。来自多中心数千例的研究报告显示，腹腔镜根治性前列腺切除术保持微创优势的同时，能达到和开放手术相同的治疗效果。

1. 适应证　临床分期cT1~cT2c且预期寿命≥10年的局限性前列腺癌病人；临床cT3的前列腺癌尚有争议，有学者主张新辅助治疗后行根治术。身体状况良好，无严重的心肺疾病。PSA>20或Gleason评分≥8的高危病人，根治术后可给予辅助治疗。

2. 禁忌证　患有显著增加手术危险性的疾病，如严重的心血管疾病、肺功能不良等。患有严重出血倾向或血液凝固性疾病。已有淋巴结转移或骨转移。预期寿命不足10年。

3. 手术时机　经直肠穿刺活检者应等待6~8周、经尿道前列腺切除术者应等待12周再行手术。

4. 术前准备

（1）术前常规对病人进行系统检查评估，了解病人各重要脏器的功能状况及肿瘤的临床分期。

（2）术前3天开始口服抗生素进行肠道准备，术前1天晚上应行清洁灌肠。并准备术野皮肤，手术当日禁饮食。

（3）术前2小时预防应用抗生素。

5. 手术过程

（1）麻醉与体位：选择气管内插管全身麻醉，仰卧位，髋关节稍外展，膝关节稍屈曲，双上肢内收于躯体旁，肩部置软垫肩托固定。取头低脚高位，经腹腔途径手术一般取30°，腹膜外途径时由于不进入腹腔不受肠道影响，15°即可。

（2）制备气腹并放置套管

1）经腹腔途径的腹腔镜根治性前列腺切除术：制备气腹常用的有 Veress 气腹针技术和 Hasson 技术。脐下放置 10mm 套管用于放置腹腔镜，连接气腹机，维持气腹压力在 14mmHg 左右；直视下于两侧腹直肌旁脐下 3~4cm 水平放置 12mm 套管，右侧髂前上棘内侧 3~4cm 放置 5mm 套管。一般情况下 4 个套管即可完成手术，必要时可在左侧髂前上棘内侧 3~4cm 放置 5mm 套管（图 78-9）。

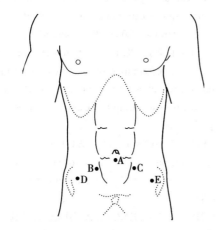

图 78-9　腹腔镜根治性前列腺切除术套管位置

2）经腹膜外途径的腹腔镜根治性前列腺切除术：脐下缘弧形切开皮肤、皮下组织长约 3cm，显露腹直肌前鞘；横形切开腹直肌前鞘，血管钳钝性分开腹直肌，拉钩牵开，在腹直肌后鞘之前用手指钝性分离，将球囊扩张器置入腹膜外间隙，充气 300~500ml，保留 3~5 分钟，建立腹膜外操作空间，套管位置与经腹腔途径相似。

（3）双侧盆腔淋巴结清扫术：用于评估前列腺癌的病理分期，指征包括：PSA ≥ 10ng/ml；临床分期 >T2a；Gleason 评分 >7 或六点穿刺活检有 3 点以上阳性。目前被普遍接受的观点认为，对前列腺癌一般只需行局限或改良的盆腔淋巴结清扫术，清扫范围为髂内和闭孔淋巴结。

（4）根治性前列腺切除术手术步骤：经腹腔途径的腹腔镜根治性前列腺切除有多种技术流派，具有代表性的是法国 Montsouris 技术（顺行）、德国 Heilbronn 技术（逆行）和美国 Cleveland 技术等，这几种技术在处理输精管和精囊、膀胱颈和尿道的先后顺序有所不同。美国 Cleveland 技术还可经腹膜外途径完成，除气腹制备步骤与经腹腔途径不同外，其他关键步骤均相同。经腹膜外途径的法国 Creteil 技术和 Brussels 技术等都大致与经腹膜外途径的美国 Cleveland 技术相似，仅个别细节略有不同。

以 Cleveland 技术为例，其步骤如下：倒 U 切口横断脐正中韧带和两侧脐旁韧带，分离 Retzius 间隙，切开盆内筋膜，缝扎背深静脉丛；离断膀胱颈，分离输精管和精囊；分离结扎两侧前列腺血管束，必要时保留神经血管束；游离前列腺尖部，切断背侧静脉复合体，切开尿道、横断尿道直肠肌，膀胱尿道吻合（间断或连续），耻骨后吻合口旁放置引流管，取出标本。

经腹腔途径与腹膜外途径的根治性前列腺切除术各有其优缺点。经腹腔途径根治性前列腺切除术易于被初学者掌握，手术操作空间较大利于进行复杂操作，但手术过程中有肠道的干扰，肠道损伤的风险较腹膜外途径大。腹膜外途径根治性前列腺切除术手术空间较经腹腔途径根治性前列腺切除术小，但由于气腹压力推移腹膜的作用，术中肠道干扰和肠道损伤均较小。有学者报道认为，腹膜外途径根治性前列腺切除术术后并发淋巴囊肿的概率较大，在腹膜外途径根治性前列腺切除术的最后阶段刻意打开双侧淋巴清扫术野附近的腹膜，有助于淋巴液的吸收，减少并发淋巴囊肿的概率。总之，两种途径的根治性前列腺切除术效果是相似的，采用何种途径，取决于手术者的腹腔镜技术和经验。

6. 腹腔镜根治性前列腺切除术的关键手术步骤

（1）背深静脉复合体的缝扎和神经血管束的保留：1982 年，Walsh 和 Donker 报道了背深静脉复合体（dorsal vein complex，DVC）和神经血管束（neurovascular bundle，NVB）的解剖，提出了根治性前列腺切除术中缝扎 DVC 和保留 NVB 的方法。这一研究使得根治性前列腺切除术中出血显著减少和术后病人控尿及性功能的显著改善。经过近 30 年的发展，缝扎 DVC 已成为根治性前列腺切除术的常规步骤，保留 NVB 也已被众多泌尿外科医生采用。目前公认的并被 2011 年欧洲泌尿外科学会前列腺癌诊疗指南推荐的保留神经血管束的适应证为：术前具有性功能、突破前列腺包膜风险较低的肿瘤（T1c，Gleason score < 7 及 PSA < 10ng/ml）；T2a 前列腺癌可考虑行单侧保留神经血管束。

（2）筋膜间和筋膜内技术：2006 年，Stolzenburg 等报道了腹腔镜根治性前列腺切除术保留 NVB 的新技术，这种方法打开前列腺筋膜，紧贴前列腺包膜游离前列腺，将前列腺侧血管蒂从前列腺包膜上剥离，能在最大程度上避免对 NVB 的损伤。这种技术不需要切开盆内筋膜，不需要切开耻骨前列腺韧带,不需要缝扎 DVC,也不用切开 Denonvilliers 筋膜,能最大程度地保留术后性功能和控尿功能。这种技术在前列腺筋膜内游离前列腺,被称为筋膜内技术(intrafascial)。

Walsh 和 Donker 于 1982 年提出的保留 NVB 的方法现已被广泛采用,这种技术因为在前列腺筋膜以外、前列腺周围筋膜之间游离前列腺,被称为筋膜间技术(interfascial)。

目前筋膜内技术正已引起越来越多的学者重视和尝试,已有报道该技术术后病人控尿及性功能优于筋膜间技术。因为筋膜内技术在紧贴前列腺包膜的层面游离前列腺,所以较筋膜间技术有更大的出现切缘阳性的可能性,因此公认的适应证较为严格:术前有性功能,临床分期为 T1 或 T2,PSA 小于 10ng/ml 和 Gleason 评分小于 3+4。

(二)腹腔镜单纯性前列腺切除术

从 20 世纪 90 年代以来,经尿道前列腺电切术(transurethral prostatic resection,TURP)被一直认为是治疗体积在 30ml 到 80ml 之间的良性前列腺增生的"金标准"。但对于前列腺体积大于 80ml 的病人,特别是合并膀胱结石、腹股沟疝或者膀胱憩室需要一并手术者,以及严重的髋关节强直不能耐受截石位者,开放前列腺切除术仍然在良性前列腺增生的手术治疗方法中占有一席之地。得益于腹腔镜技术的发展和进步,一些学者开始尝试用腹腔镜来完成单纯性前列腺切除术。

2002 年 Mariano 报告了腹腔镜单纯性前列腺切除术(laparoscopic simple prostatectomy,LSP)治疗良性前列腺增生,同年白先忠报道了国内首例腹腔镜单纯性前列腺切除术。近年来,国内外学者陆续有成功开展腹腔镜单纯性前列腺切除术的报道,基本都采用腹膜外途径,其术前准备、麻醉与体位、气腹制备及套管放置与经腹膜外途径的腹腔镜根治性前列腺切除术相似;其手术操作步骤与开放前列腺摘除术相同。

(三)展望

机器人辅助手术于 2000 年引入泌尿外科领域,该手术由腹腔镜手术发展改进而来,在缝合吻合等精细操作技术上,有着腹腔镜手术无法比拟的优势。目前在美国的前列腺癌根治术,达芬奇机器人辅助手术所占比例已超过 60%。机器人辅助手术根治性前列腺切除术仅在我国少数几家医疗机构开展,由于手术费用较为昂贵等原因尚不能得到广泛的推广,但是应该看到机器人辅助手术是腹腔镜手术发展的趋势之一。

(张 旭)

参 考 文 献

[1] 张旭.泌尿外科腹腔镜手术学 [M]. 北京:人民卫生出版社,2008: 120-165.

[2] HEIDENREICH A, BELLMUNT J, BOLLA M, et al. EAU guidelines on prostate cancer. Part 1: screening, diagnosis, and treatment of clinically localised disease [J]. Eur Urol, 2011, 59 (1): 61-71.

[3] WALSH P C, DONKER P J. Impotence following radical prostatectomy: insight into etiology and prevention [J]. J Urol, 1982, 128 (3): 492-497.

[4] STOLZENBURG J U, RABENALT R, TANNAPFEL A, et al. Intrafascial nerve-sparing endoscopic radical prostatectomy [J]. Urology 2006; 67(1): 17-21.

[5] MARIANO M B, GRAZIOTTIN T M, TEFILLI M V. Laparoscopic prostatectomy with vascular control for benign prostatic hyperplasia [J]. J Urol, 2002, 167 (6): 2528-2529.

五、精索静脉曲张、肾囊肿及肾盂输尿管连接部狭窄腹腔镜应用

(一)腹腔镜精索静脉高位结扎术

精索静脉曲张在男性人群中发病率为 10%~15%。其危害性主要是因精索静脉血液瘀滞,使阴囊内温度升高,影响睾丸生精上皮精子的产生,造成男性不育。精索静脉曲张传统的治疗以手术治疗为主,1992 年 Donovan 及 Hagood 等首先报告腹腔镜下精索静脉高位结扎术,之后该项技术逐渐成熟。

1. 适应证与禁忌证

(1)精索静脉曲张伴反流,特别是双侧的精索静脉曲张者。

(2)开放手术后复发的精索静脉曲张,腹腔镜下手术可避开原手术瘢痕粘连。

(3)虽有精索静脉曲张,但并未导致不育、疼痛不适、睾丸萎缩、精液质量异常等症状的患者,不必

行手术治疗。

（4）估计腹腔内存在严重粘连时,应选择经腹膜外入路手术。

2. 术前准备

（1）做彩色多普勒超声检查,了解精索静脉的管径及反流情况。

（2）做精液常规检查。

（3）术前留置 Foley 尿管。

3. 麻醉　采用气管插管全身麻醉或持续硬膜外麻醉加静脉分离麻醉。

4. 体位　头低脚高仰卧位,病人的两手臂固定于两侧。

5. 手术方法　有标准腹腔镜法、针式腹腔镜法及单孔腹腔镜三种,此处介绍标准腹腔镜法。

（1）手术器械:0° 或 30° 腹腔镜,直径 5mm 或 10mm 套管 3 个,腹腔镜用吸引管、剪刀、弯钳各 1 把,钛夹或 Hem-o-lok 1 套。

（2）建立套管及气腹:脐部做弧形小切口,巾钳提起切缘,将 Veress 气腹针穿刺入腹腔,接气腹机注入 CO_2,腹压 12mmHg,气腹建立后拔除气腹针,穿入 5mm 或 10mm 套管,置入腹腔镜。在腹腔镜监视下穿入操作套管,位于左右腹直肌外缘、脐下 3cm 处,根据操作需要选择套管的大小。操作套管位置也可选在下腹正中线上,耻骨联合上方及下腹正中点。

（3）结扎曲张静脉:内环上方 1.5cm 处可见到输精管与精索内静脉呈人字型分叉。在此分叉上方 1.5~2.0cm 处切开后腹膜,分离曲张的精索静脉,一般为 2~3 支。用弯钳提起并分离静脉,此时应注意寻找精索动脉,呈淡红色、有搏动,游离后不予以结扎。游离静脉后在同一平面上分别结扎,结扎方法可采用钛夹或者 Hem-o-lok,也可用 Ligasure 凝闭或者 1 号丝线双重结扎。精索静脉可以剪断或不剪断。

（4）检查无出血后排出腹内 CO_2。撤除腹腔器械及套管,缝合切口,结束手术。

6. 术中注意事项

（1）建立气腹和穿入第 1 个套管时,注意勿损伤腹部大血管及腹内脏器。

（2）术中避免钳夹输精管,尽量避免结扎精索动脉。如不能分离出精索动脉,可将精索内静脉分出后逐条结扎。

（3）术毕时应降低腹压至 5mmHg,检查有无静脉出血,如有阴囊积气,应挤压阴囊将其排出。

7. 并发症及处理

（1）阴囊气肿和腹膜外气肿:一般无须特殊治疗,可自行消退。

（2）阴囊水肿和坠胀痛:术后局部静脉回流的暂时障碍和侧支循环的暂时未建立造成了副睾肿胀和包膜的牵拉痛,或可能是结扎静脉内膜炎、神经炎所致不适。可给予消炎镇痛及理疗等处理,症状可渐缓解。

（3）睾丸鞘膜积液:原因可能是精索静脉高位结扎后,静脉回流不畅造成睾丸鞘膜的分泌、吸收功能失衡,鞘膜囊内液体积聚;或者是患者原有隐性睾丸鞘膜积液,结扎术后症状加重。如保守治疗无效可行鞘膜翻转术。

（二）腹腔镜肾囊肿去顶减压术

1992 年 Morgan 等人首次报道了腹腔镜下肾囊肿去顶术,2004 年 Brian 等人通过研究证明,该手术方式远期效果好,术后复发率低。利用腹腔镜治疗肾囊肿的手术入路有两种,分别为经腹腔途径及经后腹膜腔途径。经腹腔途径适用于双侧肾囊肿。此处主要介绍经后腹膜腔入路的腹腔镜肾囊肿去顶减压术。

1. 适应证与禁忌证

（1）直径大于 5cm 有症状的肾囊肿,穿刺硬化治疗无效或复发的肾囊肿。

（2）肾盂旁囊肿压迫肾盏或肾盂,伴有疼痛、血尿的单纯性肾囊肿。

（3）多发囊肿、多房囊肿可经腹腔镜手术一次治疗。

（4）多囊肾也可通过腹腔镜手术进行囊肿减压治疗,但其对肾脏的保护作用如何尚有待研究证实。

（5）曾行腹膜后入路手术、有肾周感染或囊肿破裂出血等估计腹膜后粘连明显者,尽量避免经腹膜后入路。

（6）有严重的梗阻性肺心病和 / 或心肺功能不良者,应慎重选择。伴有严重出血性疾病、腹膜炎或内脏炎性病变急性期者为手术禁忌证。

2. 术前准备

（1）术前 1 日低渣饮食,术晨留置导尿。

（2）感染性病变术前使用抗菌药物。

3. 麻醉　气管插管全身麻醉。

4. 体位　全侧卧位,患侧向上,腰部抬高。

5. 手术方法

（1）手术器械:套管 3~4 个,弯钳 2 把、抓钳 1 把、持针器 1 把,连发钛夹钳 1 把、冲洗吸引器 1 个、电凝钩 1 把、超声刀 1 套。

（2）套管位置及腹膜后间隙的建立:腋后线肋

缘下切开皮肤,用血管钳钝性分离腹外斜肌、腹内斜肌、腹横肌及筋膜进入腹膜后间隙,伸入手指沿腹壁做钝性分离,手指退出后置入自制气囊导管,注入空气500~800ml,维持1~2分钟,放出气体退出气囊,在手指引导下在腋前线肋缘下穿入5mm套管,在腋中线髂嵴上方2~3cm穿入10mm套管,退出手指经扩张孔插入12mm套管,连接CO_2气体,维持气压达12mmHg至15mmHg。

(3)显露囊肿:腹腔镜下分离肾周脂肪组织,显露肾周筋膜,沿后腹膜反折线后方切开肾周筋膜,分离腰大肌与肾周脂肪囊之间的间隙及腹膜与肾周脂肪囊间隙,根据囊肿位置切开肾周脂肪囊显露肾脏及囊肿,镜下囊肿表面为蓝色。充分游离囊肿及其周围的脂肪组织。

(4)处理囊肿:充分暴露囊肿壁后,在囊肿顶部开一小口,吸引器伸入囊内吸尽囊液,提起囊肿壁,用电钩或超声刀距肾实质0.5cm处环形切除顶部囊壁,再沿套管放入5%碘酒纱条处理囊肿基底部。注意碘酒纱布要拧干,避免置入时碘酒滴出或触及周围正常组织。囊肿切缘如有出血可用双极电凝止血,或用2-0可吸收线锁边缝合。

(5)后腹膜腔内压力降至5mmHg,检查有无活动性出血并彻底止血,于腹膜后放置引流管1条,排出CO_2气体,拔出套管,缝合切口。手术完毕。

6. 术中注意事项

(1)明确囊肿的位置及其与周围血管、集合系统的关系是减少并发症的关键,特别是肾盂旁囊肿,腹腔镜下肾静脉壁及下腔静脉壁也呈深蓝色,与囊肿顶部相似,应注意辨认、小心操作,避免损伤血管。

(2)对于肾内型囊肿,应将肾周脂肪填在囊腔内,避免囊肿复发。

(3)一般应先充分游离肾囊肿表面后再穿破囊壁,但如果囊肿巨大影响手术视野则可先穿破囊肿,增加手术空间。

(4)肾囊肿基底部不宜使用电刀烧灼,否则可能损伤肾盂肾盏而导致漏尿。

7. 并发症及处理

(1)出血:术中大出血多为切除囊壁时切开肾实质,或将下腔静脉肾静脉误认为肾盂旁囊肿切开,或误伤肾血管、脾血管所致。发现出血时应采用电凝、钛夹或缝扎等方法妥善处理,必要时中转开放手术。

(2)肾集合系统损伤:多由于囊肿基底部处理不当造成,术中静脉注射碘靛胭脂或经逆行输尿管插管注入亚甲蓝,如蓝色液体进入囊腔内可以确诊,可术中给予修补。

(3)囊肿复发:囊肿复发可能是囊壁切除不够或术后囊肿顶部重新封闭所致,也可能是多房囊肿或多发囊肿未完全切开引起。术中充分显露和切除囊壁是防止复发的主要方法。

(三)腹腔镜肾盂输尿管交界部狭窄成形术

Schuessler1993年报告了第1例腹腔镜肾盂成形术。Jarrett和Kavoussi 2002年总结其10年共100例腹腔镜肾盂成形术的经验,并与同期开放性肾盂成形术做比较。结果表明腹腔镜肾盂成形术治疗肾盂输尿管交界处(UPJ)狭窄的效果与开放手术相同,但创伤和术后并发症明显减少。腹腔镜肾盂成形术属重建手术,技术要求较高,需要有较熟练的腹腔镜下缝合技术。腹腔镜肾盂成形术可采用经腹入路或经腹膜后入路,肾盂及输尿管成形方法主要有:离断成形术(Anderson-Hynes),Y-V成形术,肾盂瓣输尿管成形术等,术中应根据具体情况决定术式。应用最广泛的是离断成形术,我国以经腹膜后入路为主。

1. 适应证与禁忌证

(1)因肾盂输尿管交界部狭窄产生腰痛等症状、肾功能进行性损害、结石形成及反复泌尿系感染、肾性高血压患者。

(2)肾盂内切开手术失败、有异位血管或者纤维条索压迫导致肾盂扩张积水患者。

(3)绝对禁忌证主要包括尚未纠正的凝血功能障碍,尚未有效控制的泌尿系感染及心肺功能不能耐受腹腔镜手术者。

2. 术前准备

(1)KUB+IVU或肾盂输尿管逆行造影明确狭窄长度,肾盂积液情况及肾功能情况。

(2)有条件者做CT动脉造影,了解有无异位血管压迫。

(3)尿常规及中段尿培养。

(4)术前留置尿管。

(5)经腹入路者术前留置胃管。

3. 麻醉 气管插管全麻。

4. 体位 全侧卧位,患侧向上,腰部抬高。

5. 手术方法

(1)手术器械的准备,套管的位置及腹膜后腔的建立(同腹腔镜肾囊肿去顶减压术)。

(2)显露肾盂输尿管交界处:腹腔镜下先找到腰大肌,在腰大肌前内侧相当于肾下极处找到输尿管。沿输尿管向上游离,显露肾盂输尿管交界处,注意有无异位血管或纤维索压迫,继续向上游离肾盂至肾门附近。

(3)处理肾盂输尿管交界处可能存在的异位血管:遇到横跨肾盂输尿管连接部的异位血管,先钳夹血管观察肾脏血供。若肾脏无较大面积缺血,用钛夹或 Hem-o-lok 钳夹后,切断该异位血管。若异位血管较粗,钳夹后肾缺血面积较大,则应采用离断 UPJ 后输尿管复位吻合方法。

(4)处理 UPJ 狭窄:充分游离 UPJ 部位,解除外部压迫后,应进一步了解有无管壁或管腔内因素引起的梗阻,因大部分 UPJ 梗阻存在管腔狭窄,或管壁肌层发育异常。应切开肾盂进行探查,根据狭窄程度、长度选择成形方法。首选肾盂离断成形术,如狭窄段较长,则选择肾盂瓣输尿管成形术。

肾盂离断成形术:在肾盂输尿管连接处上方剪开肾盂,裁剪多余的肾盂使其成为漏斗形,剖开狭窄段或在狭窄段下方离断输尿管,在输尿管外侧纵行剪开 0.5cm~1cm 长,然后用 4-0 或 5-0 可吸收线,作肾盂输尿管吻合,第 1 针缝合劈开的输尿管底端,及肾盂切口最低端,结扎缝线使输尿管与肾盂

靠拢,可采用连续或间断缝合,缝合吻合口后壁后,插入双 J 管作支架引流,再缝合吻合口前壁。连续缝合关闭其余肾盂切口(图 78-10A)。

肾盂瓣输尿管成形术:当输尿管狭窄段较长,肾盂扩张明显时,可从肾盂剪裁一个螺旋形或垂直下翻的肾盂瓣,用于扩大或延长输尿管(图 78-10B)。

(5)吻合完毕后,腹膜后留置引流管一根,拔除套管,用丝线关闭切口。

6. 术后处理 术后应用抗生素预防感染。视情况于术后第 2 天拔除肾周引流管和尿管,术后 1 个月拔除肾盂输尿管支架管,术后 3 个月复查 B 超,6 个月复查 KUB 及 IVU。

7. 并发症及防治 尿漏和肾盂输尿管连接部再次狭窄是肾盂成形术后的两个主要并发症。除术式设计合理,缝合技术高质量外,安置双 J 管可减少上述并发症的发生。术后常规行 X 线片确认双 J 管位置。若出现尿漏应检查双 J 管位置有无移动,必要时重新调整双 J 管的位置。还需注意肾周引流通畅,避免尿液积聚在腹膜后间隙,继发感染。术后 UPJ 再次狭窄可用输尿管镜下内切开及扩张、经皮肾镜内切开方法,必要时可再次腹腔镜或开放手术解除狭窄。

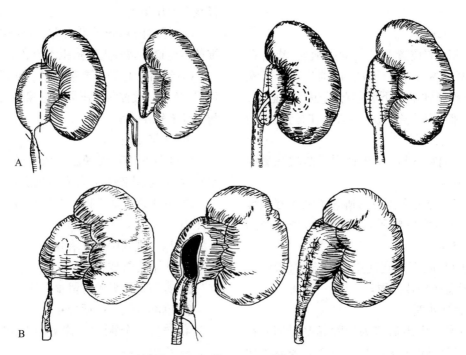

图 78-10 处理 UPJ 狭窄
A. 肾盂离断成形术;B. 肾盂瓣输尿管成形术

(黄 健)

第七十九章
体外冲击波碎石术

第一节 概 述

体外冲击波碎石术（extracorporeal shock wave lithotripsy,ESWL）是利用体外产生的冲击波聚焦冲击粉碎体内的结石，包括对泌尿系统等结石的粉碎，使之随体内排泄液排出体外。体外冲击波碎石机的发明被誉为 20 世纪三大医疗新技术（CT、MRI、ESWL）之一。这项 20 世纪 80 年代初才诞生的技术被誉为"尿石症治疗上的革命"，目前已被公认为治疗泌尿系统结石的首选方法。这门微创技术仍在不断发展和完善中，是泌尿外科医师必须熟悉和掌握的一门技术。

一、体外冲击波碎石发展史

早在 20 世纪 50 年代，苏联学者掌握了体内液电冲击波膀胱碎石技术，但仅为体内碎石技术，内镜达不到的部位就无法治疗，因此其应用受到了很大限制。对冲击波真正具有划时代意义的研究始于西德，1963 年，联邦德国多尼尔（Dornier）公司从事航空航天工业的物理学家偶然发现冲击波对人体组织起到力的作用，并提出利用冲击波粉碎肾结石的构思。1969—1972 年，多尼尔公司和萨尔布吕肯理工大学的物理学家们开始研究冲击波在医学上的应用，研究表明：冲击波在软组织中传播能量损失很小，冲击波可以将生物体内的脆性物质击碎，但也会对含有大量气体的肺组织造成极大的伤害。他们的试验还证实了经水传播的冲击波能粉碎离体肾结石。

1972 年，多尼尔公司与慕尼黑的 1 所大学合作，开始了从体外冲击波碎石装置到临床应用等一系列的研究。1978 年，多尼尔公司研制出第 1 台

双 X 线交叉定位水槽式体外冲击波碎石机并进行了大量的动物试验，成功治疗了移植到犬肾中的人体结石。1979 年，多尼尔公司研制出世界上第 1 台实用型双 X 线定位水槽式 Domier HMl 型体外冲击波碎石机，并于 1980 年 2 月由 Chaussy 等在德国 LndwingMaximillians 大学泌尿外科治疗首例肾结石病人获得成功。

1982 年，经过进一步完善的 Domier HM2 型体外冲击波碎石机取代 HM1，当时只用于治疗小于 2cm 的肾结石和输尿管上端结石，约占上尿路结石的 20%。1984 年，多尼尔公司对 HM2 型机加以改进后推出性能更加完善的 HM3 型商品化碎石机，开始在西方多个国家应用。液电式 HM3 型机的非凡成就，迅速激发了其他各种冲击波源碎石机的研制，包括压电晶体式、电磁振膜式、聚焦激光式和微型爆炸式。B 超定位技术也开始引入碎石机，它进一步完善了阴性结石的 ESWL 治疗。

1990 年后，国外碎石机出现了重大变化。碎石机改为"干式"，水囊取代了大的水槽；冲击波源由液电逐步改为电磁冲击波源；定位系统由固定式双束 X 线交叉定位发展为单束 X 线 C 型臂定位以及 X 线和 B 超双定位。这些改进大大简化了碎石机的构造，降低成本，且方便病人治疗。碎石机由单一的碎石功能正向多功能发展，给冲击波技术注入了新的生命力。

在我国，体外冲击波技术的设备研制和临床推广都比较迅速。1982 年，在著名泌尿外科专家吴阶平院士、郭应禄院士和中国科学院声学专家王德昭院士主持下，由北京医科大学泌尿外科研究所与

中国科学院声学研究所共同研究此项技术；当年即制成动物实验样机相继完成体外破碎结石标本和动物体内结石的研究，并进行了冲击波对肾组织影响的实验，并发表论文（图79-1）。1984年制成第1台体外冲击波碎石机，成功用于临床治疗肾结石（图79-2）。

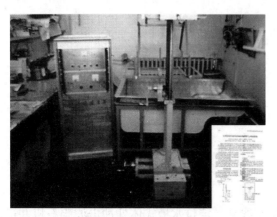

图79-1 冲击波对肾组织影响的实验设备及论文

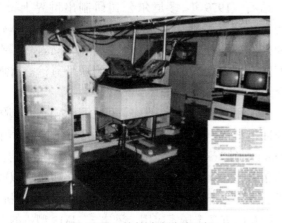

图79-2 体外冲击波碎石机

1984年10月，中国科学院电工研究所和北京医科大学人民医院合作，研制出碎石样机；1985年临床治疗肾结石成功。同年底，上海交通大学电机系与上海医科大学附属中山医院合作研制的样机也成功应用于临床。随后全国有十几家生产、科研单位相继生产出各式各样的体外冲击波碎石机推向市场。国产碎石机价格较低，大部分性能不逊于国外产品。

体外冲击波碎石机按其构造和发展水平可划分为三代。国外第一代碎石机是特指水槽式的HM3型机（图79-3），尽管目前已不再生产，但该机碎石效果最佳，被誉为ESWL的金标准。第二代主要是指"水囊式"碎石机。随着冲击波源特性的改进，麻醉需要也相应地简易化。但因冲击波通过水囊膜时能量有所损耗，故其效能不如第一代

HM3型机。第三代碎石机是将冲击波源与泌尿手术操作台合而为一，实现了多功能化，除了ESWL外，还可用来进行泌尿系影像诊断以及各种腔内碎石和取石治疗（图79-4）。目前该类碎石机在欧洲已经普遍使用。

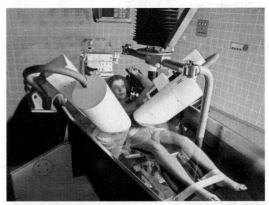

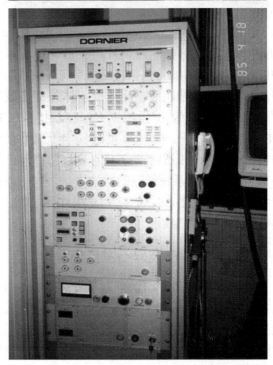

图79-3 HM3型机水槽式碎石机

体外冲击波碎石术的临床应用有一个发展过程，20世纪80年代初仅能治疗约20%的肾结石，限于结石直径小于2cm者。随着临床经验的不断积累、适应证也在不断扩大，上段及末端输尿管结石得以治疗，但在很长一段时间内认为中、下段结石，特别是位于骶髂骨处输尿管内的结石由于有骨骼阻挡不能碎石（由于水槽式碎石机的限制）。1987年初，我国学者郭应禄院士提出了俯卧位治疗输尿管中、下段结石及膀胱结石，将ESWL的适应证扩大到整个尿路，且提高了疗效，使之成为一种创伤性小、安全、有效的治疗尿石症的方法（图79-5）。

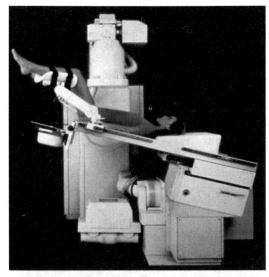

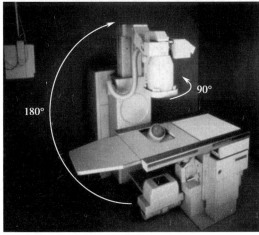

图 79-4 水囊式碎石机及多动能用途碎石机

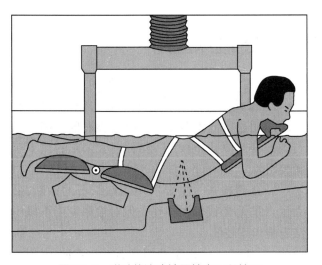

图 79-5 附卧位治疗输尿管中下段结石

冲击波发生的基本原理是通过高电压、大电流、瞬间放电，在放电通道上形成一个高能量密度的高温、高压等离子区，将电能迅速转换为热能，光能、力能和声能，放电过程中放电通道急剧膨胀，在水介质中形成压力脉冲，也就是冲击波。除液电冲击波源外，尚有电磁波源、压电晶体波源等冲击波源。

冲击波的传递在水中最为理想，这是由于不同介质的阻抗不同，其耗损也不同，在水中冲击波能量耗损最少，而在空气中能量耗损极大。因此治疗时病人仰卧于水中，因为体液与水的特性阻抗相近，冲击波经水传入人体时能量耗损较少，冲击波迅速进入人体而到达结石击碎结石，而对组织不造成明显损伤(图 79-6)。冲击波粉碎结石是利用冲击波在两种声阻抗不同的传播媒质(组织与结石)的界面发生反射，它在结石的前缘产生压应力，在其后缘产生拉应力，两种媒质的声阻抗的差别越大，应力就越大，物质(结石)结构越容易破坏(图 79-7)。在结石面对冲击波源的界面上的压力使结石破裂，而空化作用产生水的射流使裂口内面的结石剥落，一连串的冲击波使结石由表及里的逐层破碎，直到完全粉碎成为细小的颗粒排出体外。尽管冲击波在水中传播损耗的能量很少，但毕竟存在损耗，空化效应是其能量衰减的主要因素。冲击波在肌肉或脏器中产生空化效应则会造成损伤，所以空化效应既是 ESWL 中有效碎石的必要条件，也是碎石过程的有害因素。因此如何提高冲击波的基本特性参数以加速冲击波通过人体组织，减少空化效应在组织中产生，是不断完善和改进碎石机所面临的重要课题。

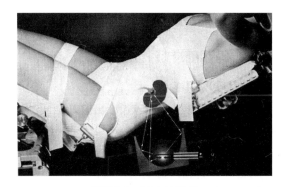

图 79-6 冲击波治疗

经过 30 年的基础实验和临床经验积累，液电冲击波源碎石机的治疗效果要好于其它冲击波源。

定位系统：ESWL 的定位，就是利用有关设备确定结石在人体内的位置，并将结石精确地移至冲击波焦区的过程。定位系统是体外碎石术成功与否的关键因素之一。目前，多数碎石机采用 X 线

二、碎石基本原理

一般而言，所有的碎石机都由最基本的两部分组成，即能够粉碎结石的冲击波源和对结石的精确定位系统，冲击波源是碎石机的核心。

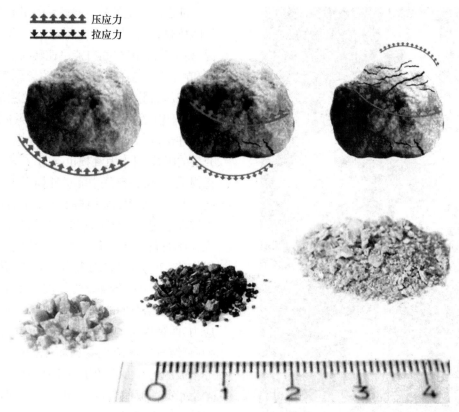

压应力
拉应力

图 79-7 冲击波粉碎结石（文末有彩图）

监视系统或者 B 超系统进行定位,这二种方式各有特点,又互为补充。

X 线定位与 B 超定位,这两种方式各有优缺点,可以互为补充。采用联合定位的碎石机兼有 X 线及 B 超两种定位系统,具备了上述两种方法的优点。不论阳性或阴性结石,不论肾及各段输尿管结石都可定位,还可以实时监测结石动态及其粉碎过程,因此可以提高碎石治疗水平。

第二节　体外冲击波碎石的临床应用

一、碎石前准备

【全身状况的评价】

术前应根据病人的具体情况,做好全面的体格检查。实验室辅助检查也是必不可少的,主要有血、尿常规检查;血小板计数及出、凝血时间;判断结石成分的相关检查;肝、肾功能检查;心电图检查等。

【泌尿系统状况的检查】

切忌在充分了解整个泌尿系统情况之前,匆忙碎石。

1. 腹部平片　95% 以上的尿路结石均为阳性结石,所以对怀疑有尿路结石的病人,KUB 检查应作为第一选择,经济又方便。其优点是可全面了解结石的部位、大小、数目和密度;同时可了解脊柱与骨盆有无畸形或其他异常,有助于治疗时的定位。

2. 尿路造影　肾盂静脉造影(IVU)常用,必要时应用逆行插管造影。尿路造影有助于确定结石的准确部位,同时可了解肾脏功能、结石以下有无梗阻等。

3. B 超检查　主要适用阴性结石的诊断,最大优点是无 X 线辐射损伤。但对输尿管中下段小结石检出率较低。

4. CT 检查　由于费用高而不常规使用,对 B超难以检出的输尿管中、下段阴性结石,有时需结合 IVU 和 CT 增强检查方能作出诊断。

5. 肾图检查　主要是了解分肾功能为碎石的效果作出评价。

【其他准备】

1. 消除病人的紧张心理。

2. 肠道准备　治疗前 1 日口服缓泻剂以减少

肠内积气和粪便,进行 ESWL 治疗的当日晨起开始禁食。

3. 应用抗生素 合并尿路感染者,或感染结石,术前 1~3 日应用抗生素。

4. 治疗前 1 日宜洗澡清除皮肤表面的油脂,以利于冲击波进入,减少损耗。

二、禁忌证与适应证

从广义上讲,尿路结石除结石远端有器质性梗阻外均可采用体外冲击波碎石术治疗。但在临床实际工作中,选择病人时应做如下考虑。

【全身状况】

1. 全身出血性疾患不宜碎石,以避免由碎石造成严重的血尿。

2. 新近发生的脑血管疾患,如严重的高血压、脑出血、心力衰竭、心律失常及肺功能障碍者不宜碎石。

3. 传染病的活动期,如活动性肝炎、细菌性痢疾及非典型肺炎等不宜碎石。

4. 未控制的糖尿病,在碎石前控制好血糖,以防碎石后发生难以控制的严重尿路感染。

5. 妊娠妇女,特别是结石在输尿管下段者不宜碎石,以避免 X 线或冲击波对胎儿产生不良影响。

【泌尿系统状况】

1. 结石以下尿路有器质性梗阻,在梗阻未解除之前不宜碎石。因为输尿管结石致上尿路严重积水同时合并肾结石时,肾脏张力明显增加,特别是输尿管上段结石要注意,通常在碎石时由于肾脏随呼吸幅度意动度大,可能会伤及肾脏。

2. 肾功能状况 对于肾功能不全者,要区别导致肾功能不全的原因分别处理。因输尿管结石引起的尿路梗阻所致则要积极碎石,尽早解除梗阻。

3. 尿路感染 在尿路急性炎症期间不宜碎石,否则易致炎症扩散甚至败血症,需选用有效抗生素控制感染后再行碎石。

第三节　肾结石的体外冲击波碎石治疗

肾结石在尿石症中占有重要地位,因为泌尿系结石大多原发于肾脏,绝大部分输尿管结石来自肾脏,近 20 多年来由于科技发展和碎石机型的改进,ESWL 已成为治疗各种肾结石包括部分复杂肾结石的首选方法。

【适应证】

1. 单纯性肾结石 直径小于 2.0cm 肾盂结石 ESWL 粉碎率高,术后并发症少,除少数(如胱氨酸结石)较难被冲击波粉碎外,大多数能一到两次治疗成功,一般来说,直径小于 2.0cm 结石的成功率明显高于结石大于 2.0cm 者,一般其碎石率可达 95% 以上。

2. 复杂性肾结石 包括巨大结石、鹿角形结石及多发结石等。

(1)巨大肾结石和鹿角形肾结石:结石直径 >2.5cm 或鹿角形结石,单纯 ESWL 治疗有一定难度,其治疗时间长,并发症发生率高。鹿角形结石除少数由尿酸、胱氨酸成分组成外,大多以磷酸镁铵为主(感染性结石)。长期以来,鹿角形肾结石治疗是泌尿外科的一个重要课题,国内外学者对此进行了广泛、深入的研究,综合起来肾结石治疗有 4

种方法:①单一 ESWL 治疗;②单一 PCNL 治疗;③ PCNL 与 ESWL 联合治疗;④开放手术治疗。

(2)多发性结石:多发性结石大多数需多次碎石,应向病人说明冲击波治疗的方案及难度,部分病人尚需先行 PCNL 或其他方法治疗,在治疗后留有少许残余结石时再行 ESWL 治疗。

3. 肾盏结石 ESWL 治疗无症状小肾盏结石文献讨论较多。20 年前,无梗阻症状的肾盏结石通常行保守治疗,但随访发现 68% 病人之后合并尿路感染,51% 病人出现肾绞痛,约 50% 肾盏结石可排入输尿管而成为输尿管结石引起急性梗阻,我们可以通过 IVU 可以发现肾盏盏颈宽细程度,如果盏颈宽可以早期行 ESWL 治疗,理由是它可预防结石排入输尿管后造成的严重问题。

ESWL 治疗肾结石的疗效与结石大小、位置、成分以及尿路解剖和病人的总体健康情况有关。结石排净率和残留率在肾盂和上盏中盏是相似的,而下盏结石病人则结石残留率较高,且易复发。为提高 ESWL 治疗下盏结石的疗效,碎石后可采用体位排石法可以有效的防止结石残留在肾脏下盏。

【术前用药】

一般情况下无需术前用药、对疼痛敏感者在 ESWL 前半小时肌注度冷丁(2mg/kg)加异丙嗪(1mg/kg)或口服止痛片 1 片可达到术中镇静止痛目的,并有利于 ESWL 治疗后病人可立即下床活动以促进排石。小儿肾结石的 ESWL 治疗应选用全麻。

【治疗时体位】

现代的碎石机治疗体位分为平卧位和俯卧位两种,髂骨缘以上结石为平卧位治疗,髂骨缘以下结石为俯卧位治疗。小儿肾结石治疗时,在其背部肋缘以上加放铅板以保护肺组织;盆腔异位肾结石和少数马蹄肾下盏结石须采取俯卧位行 ESWL 治疗。

【定位】

1. X 线定位 现绝大多数碎石机单用了单 X 线定位系统,寻找到结石的影像后并将其移至"+"字线的中心,利用三维(X、Y、Z 轴)定位、其方法简便,易于操作定位。

2. B 超定位 肾结石的超声定位就是指显示肾脏的声像图,从肾脏声像图中搜寻结石的声像,再把结石调整碎石机的第二焦点上。碎石时病人仰卧位或斜仰卧位,经侧腰部或背部显示肾脏及结石图像清晰,无肠气干扰,所以超声定位肾结石一般无困难。B 超探头放在结石的同侧。

【治疗】

当两个显示器上的结石影像都位于"+"字线的中心时,结石已准确定位在反射体的第二焦点,将工作电压调至最低电压即可以开始治疗(每种碎石机的电压均不同),每轰击 200 次后透视 1 次,观察结石的粉碎情况及结石位置情况,如有移动则及时校正,以提高冲击波的碎石成功率。在治疗过程中,工作电压应逐渐提高。结石粉碎过程在荧光屏上表现为结石边缘变毛糙、阴影变大、碎石碎硝逸向肾盏等空隙处,犹如"砂粒造影"可显示肾盏的轮廓。此时应仔细观察各个部分有无较大颗粒,如有应将其移至"+"字线中心,继续轰击将其彻底粉碎。

【工作电压及轰击次数】

治疗时的工作电压应随不同厂家的碎石机而定,Dornier 公司 HM3 型碎石机工作电压为 16~24KV,轰击次数则视结石粉碎为度,若结石不能完全粉碎时,其轰击总数不宜超过 2 500 次,对于小儿肾结石和孤立肾结石,应适当调低工作电压和减少轰击次数,尽量减少其对肾脏的损害。而湛江海医器械有限公司新研制的复式脉冲 HB-VG 型低能量碎石机的工作电压为 3~8KV,轰击次数应少于 2 500 次。尤其对下盏结石的治疗要降低能量。

【治疗间隔时间】

两次治疗间隔时间应大于 1 周,孤立肾结石、小儿肾结石、马蹄肾合并结石的治疗时间应大于 2 周。

第四节　输尿管结石的体外冲击波碎石治疗

【适应证】

输尿管全长各部位的结石皆是体外冲击波碎石治疗的适应证。按骨盆上下缘将输尿管分为上段、中段、下段。随着治疗经验的积累和碎石机的改进,现在输尿管任何部位的结石都可用 ESWL 治疗。ESWL 和各种体内碎石术的发展已使得 95% 以上的输尿管结石免于开放手术。

【术前准备】

术前一般准备同肾结石的 ESWL 治疗。但是对于结石较小者或近日内有肾绞痛发作者,应在治疗前重新拍摄腹部平片观察结石移动位置,对于结石过小或影像欠清晰者可在治疗前行输尿管插管并拍摄腹部平片,以利术中定位(可沿导管影寻找结石),如为阴性结石(上段结石和下段结石)可选用 B 超定位碎石机来碎石。

【术前用药】

成人一般无须用药,对于疼痛敏感者术前半小时肌注哌替啶 50mg、异丙嗪 25mg 或口服止痛片 1 片,小儿选用全麻方法。

【治疗时体位】

1. 仰卧位 用于髂骨缘以上输尿管结石的治疗体位,冲击波从侧方进入,可避于椎体的阻挡,提高碎石疗效。但输尿管末端结石定位困难时(体胖及小儿病人),可采用仰卧位治疗,冲击波从小骨盆内口进入直达结石。

2. 俯卧位 适用于髂骨缘以下的输尿管结石,这是碎石治疗中应掌握的基本原则,采用俯卧位治疗髂骨缘以下的输尿管结石,可以避开骨骼对冲击波的阻挡，冲击波直接通过腹部到达结石以利结石的粉碎，对于输尿管末端结石病人，应在耻骨缘以下加用铅板以保护外生殖器。

【定位】

1. X线定位　输尿管结石定位较为简单，当X、Y、Z轴位均位于"+"字线的中心时，即可开始治疗当定位发生困难时可插入输尿管导管帮助定位，输尿管结石影像也随呼吸运动而上下移动，上段更明显，应选择呼吸终、末端来定位，下段结石则移动范围较小易于定位。

2. B超定位　超声定位输尿管结石有一些困难，定位前要充分准备，定位时要认真细致。寻找输尿管结石应先从上段开始，沿积水的输尿管一步步往下追寻。肾盂输尿管连接段为第一狭窄处，从侧腰部或背部扫查，一般显示肾门后，再向下移动探头即可显示。输尿管跨越髂动脉为第二狭窄处。如有结石停留，可出现结石声影。输尿管膀胱开口为第三狭窄处，输尿管下段结石的探测要使膀胱中度充盈，在耻骨上缘横切，显示膀胱三角区，再不断调整探头的角度，显示左右输尿管在膀胱壁开口的部位。纵切与皮肤呈75°角左右，可以看清对侧扩张的输尿管及结石。结石嵌顿时，该处黏膜水肿，呈水疱状隆起。

【治疗】

当结石位于反射体的第二焦点时可开始进行治疗，如阳性结石近端积水明显者，先轰击结石近端积水处，当轰击数百次后，可见碎石屑向其上方逸散，继续治疗可见结石向下拉长，结石影变淡，每轰击数百次时观察结石移动情况以及时校正。电压可逐渐提高。而阴性结石，通过输尿管插管注入造影剂后可见结石处呈杯口样改变，结石粉碎的标志是结石碎块与造影剂混同，杯口逐渐消失，造影剂通过。

【工作电压及轰击次数】

由于输尿管较肾组织更耐受冲击波，且结石被输尿管包紧不易击碎，故治疗时可适当提高工作电压，以加速结石的粉碎过程。Dornier HM3 工作电压为18~24KV。为争取一次治疗成功，轰击次数可增加至2 700次，如已轰击至2 700次时结石仍没有明显变化时，则应暂时停止，改行下一次治疗。而HB-VG型低能量复式脉冲碎石机(3~9KV)，轰击次数不超过3 500次。

【两次治疗间隔时间】

两次治疗间隔时间应大于1周。

【辅助治疗】

对于与骨骼重叠处的输尿管小结石、结石影像淡而不清者、输尿管阴性结石和输尿管下段结石同时伴有盆腔静脉石时，可插入输尿管导管帮助定位。对于输尿管结石主张采用原位ESWL治疗，亦能获得满意治疗效果。

【小儿输尿管结石的ESWL治疗】

儿童尿石症比较少见，现有发病增高趋势，常继发于尿路先天性畸形和全身代谢性疾病。在腔镜技术的不断提高，此项技术也在运用于儿童上尿路结石的治疗，由于使用腔内镜技术和外科手术治疗对小儿创伤较大，ESWL治疗显得特别重要。由于近代低能量碎石机的治疗技术的进展，ESWL治疗儿童上尿路结石已是一种安全有效的方法(图79-8)。对于小儿输尿管结石，大量的试验和临床研究表明，ESWL同样能够有效的治疗结石，而且术后并发症极少，因此，目前绝大多数小儿尿

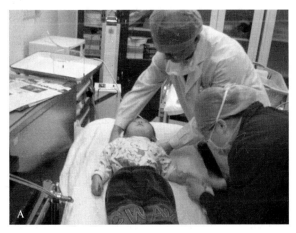
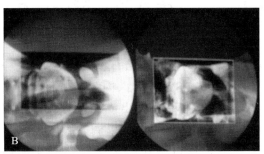

图79-8　ESWL治疗儿童上尿路结石
A. 小儿左输尿管下段结石ESWL前行全麻；B. ESWL前和ESWL后结石消失比较图

输尿管结石都可采用 ESWL 治疗,并且成为首选方法。

几乎任何年龄的儿童都可以患尿路结石,但 2 岁以下的发生率较低。结石数目和形状可为单发或多发。其特点是,儿童结石形成时间较短,结构疏松,易于粉碎。加之儿童尿路顺应性很好和结石碎渣易于排出等特点,许多学者认为 ESWL 同样适用于儿童尿路结石的治疗。我们北京大学泌尿外科研究所治疗了数十例病儿,达到了满意的效果。

小儿病人需要在 ESWL 前来碎石中心定位。尤其是 2 岁以下的病儿,以防术前没有定位而在进行麻醉后定位定不上,给病儿带来损害以及给大家带来不必要的麻烦。

第五节　膀胱结石的体外冲击波碎石治疗

【适应证】

原则上 2cm 以内的膀胱结石可以选用 ESWL 治疗,如果大于 2cm 结石和多发膀胱结石应选用其他方法治疗。

【术前准备】

术前常规准备同肾结石的 ESWL 治疗。通常我们主张排空尿液使结石相对固定且易于定位,结石被击碎后有利碎石屑向四周散开(如果是 B 超定位碎石机则不用排空尿液)。

【术前用药】

成人无需用药,对疼痛敏感者术前半小时肌注哌替啶 50mg,异丙嗪 25mg 口服止痛片 1 片,小儿选用全麻。

【治疗时体位】

采用俯卧体位,治疗时应对阴囊部做好防护措施,可用塑料泡沫板和铅板遮挡。对于不能耐受俯卧体位的老年病人可改为平卧位,使冲击波由骨盆下口进入人体也可击碎结石。

【定位】

1. X 线定位　一般单发结石易于定位,当 X、Y、Z 轴位均位于"+"字线的中心时,即可开始治疗。

2. B 超定位　膀胱结石的声像图为膀胱内沉着于最低位的强回声光团,伴后方清晰的声形。体位改变时,光团呈钟摆样移动。膀胱结石碎石时,膀胱应中度充盈,俯卧位或仰卧位(依碎石机型),B 超探头与皮肤呈 75°~80° 角。

【治疗】

当结石影像位于第 2 焦点时,即开始治疗,当轰击数百次时多可看到结石体积开始膨胀,边缘毛糙,继续轰击结石阴影很快变淡、碎石屑向四周散开。一般小于 2cm 的膀胱结石轰击 1 500~2 500 次即可粉碎,但多发结石应先轰击小的结石,然后再轰击较大结石,逐个击碎,若 1 次治疗未能完全粉碎,可行第 2 次 ESWL 治疗。

【工作电压及轰击次数】

HM3 型机工作电压 18~24kV,工作电压以结石粉碎为度。轰击次数不宜超过 2 700 次,HB-VG 型复式脉冲低能量碎石机机工作电压为 3~9kV,轰击次数不宜超过 3 500 次。

【两次治疗间断时间】

两次治疗间断时间应大于 1 周。

第六节　尿道结石的体外冲击波碎石治疗

尿道结石分为前尿道结石和后尿道结石,一般临床上不首选 ESWL 治疗,因为有更简便而经济的方法经尿道将结石钳出或推入膀胱再行腔内碎石使之排出体外。但如果病人有尿道狭窄时,结石卡在后尿道伴有尿少和无尿时,则需行 ESWL 治疗,ESWL 前无需特殊术前准备,治疗的体位是取半坐位,病人的两腿分开,会阴部紧贴于球囊,定位及治疗方法同一般尿路结石。北京大学泌尿外科研究所采用为半坐体位治疗后尿道结石数十例,ESWL 后结石立即排出体外,起到了立竿见影的效果。治疗工作电压 4~7kV,轰击次数以结石粉碎为度,一般在 1 000~1 500 次治疗结石即可击碎。

第七节 体外冲击波碎石术后并发症及处理

1. 血尿 几乎所有的病人在碎石术后均会出现轻重不同的肉眼血尿,肾结石病人更为明显。肉眼血尿一般在术后 1~2 次后自行消失,无须特殊治疗,而镜下血尿则持续到结石排净为止。严重血尿不止时,应及时行 B 超或 CT 检查,以确诊有无肾脏损害。无明显肾实质损害时,可卧床休息,对症处理,待血尿消失,如发现肾实质损伤时,视病情行保守或手术治疗。

2. 肾绞痛 肾结石碎石术后输尿管绞痛发生率不高,而输尿管结石碎石术后绞痛的发生较肾结石更少。且绞痛发生一般不严重,给予镇痛、解痉药物或针灸均可缓解。绞痛的发生是由于碎石屑排出所致,故术后多饮水可减少绞痛的发生。

3. 发热 ESWL 术后出现低热 38℃左右时,需用抗生素治疗至体温正常,若体温高于 39℃时多为伴有梗阻的严重尿路感染,甚至有发展至脓肾的可能,多由石街形成所致,应及时行经皮肾造口术,置管引流解除梗阻并用抗生素,发热很快可以控制。

4. 恶心、呕吐、食欲不振 ESWL 术后有少数病人出现恶心、呕吐和食欲不振,其原因有应用止痛药物所致,一般在短时期内消失。另外,碎石术后碎石屑在排出过程中亦可现上述症状,给予对症处理后可好转。

5. 皮肤损伤 皮肤损伤较少见且不严重,表现为皮下有少量散在的小瘀斑,面积约 1~2cm 范围,一般 1~2 天自愈,无需特殊处理,严重的皮肤损伤多见于早期劣质的国产碎石机,可表现为大片皮下瘀斑甚至皮肤表皮破损、出血,应予对症处理,以防皮肤感染。

6. 咳血 咳血的发生极罕见,见于肾上盏结石,特别是小儿肾上盏结石,由于吸气时肺底下移,此时部分冲击波击中肺部所致,可表现术后痰中带血丝,很少出现咳血,一般在 1~2 天自愈,无需特殊处理,故在治疗小儿肾结石时应在背部加一泡沫塑料板加以保护,可预防术后咳血的发生。

7. 消化道出血 由于 ESWL 治疗时消化道内肠管积气过多致胃肠粘膜损伤,表现为少量呕吐或黑便并伴有腹部疼痛,症状多不严重,可采取进半流质饮食 3~5 天对症处理。

8. 石街形成 石街形成多发生于较大肾结石碎石术后,其表现有两种:①无症状石街:肾结石在碎石术后结石碎屑沿输尿管堆积成串,但无发热,绞痛等不适症状,此时应定期拍摄 KUB 观察石街的排空情况,如 1 周内石街无明显变化,应重复 ESWL 治疗,由下而上的轰击,如石街中有大块结石,应重点轰击之,以疏通通道,经 ESWL 治疗后多可获得满意效果。②有症状石街:碎石术后可表现为输尿管绞痛,发热及患侧腰部胀痛等,一旦出现上述症状应立即拍摄 KUB,必要时行急诊 ESWL治疗。如出现高热应考虑石街梗阻合并感染,必须行经皮肾造口引流尿液解除梗阻,保护肾功能。(图 79-9)

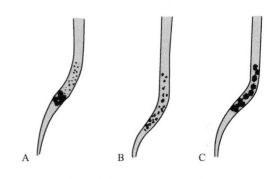

图 79-9 石街形成的类型

对于尚未造成严重梗阻的石街可用药物治疗帮助排石,如阿托品、普鲁苯辛、654-2、黄体酮以及中药等。如石街已达膀胱壁段,可经直肠或阴道按摩以助排石,输尿管口狭窄者可经膀胱镜行输尿管口切开或行输尿管镜取石术。

为预防石街的形成,较大肾结石可在 ESWL术后嘱病人向患侧卧位 48 小时至 72 小时,有利减慢碎石屑的排出速度,可有效减少长段石街的形成,如阴影淡的较大肾结石,可在治疗前置 DJ 形支架管以预防之。

9. 肾周围血肿 ESWL 后发生肾周围血肿很少,国内外均有类似的报道,甚至继发感染招致肾切除者。多见于术前患有高血压而未能得到很好的控制,根据报道高血压组肾周围血肿发生率为血压正常组的 4~5 倍,故术前应强调控制血压至正常范围,术中如发现血压过高时应停止治疗,肝脏功能有损害者、未控制的出血性疾病病人禁用 ESWL

治疗。为防止肾周围出血的发生,在治疗时应密切观察血压变化,严格掌握工作电压及冲击波次数范围,切忌盲目升高电压或增加冲击次数。

第八节　冲击波技术在泌尿外科、男科学领域中的应用

一、碎石技术的新进展——复式脉冲碎石新技术

随着科学技术的进步和发展,碎石机的改进亦有了重大改进。1998 年初,在北京大学泌尿外科研究所郭应禄院士的指导下研制出 HB-V 型复式脉冲碎石机,现已在多家医院使用并取得了很好的效果。

复式脉冲是在特定的时间范围内连续产生两个脉冲波,达到双空化效应(double cavitation),使冲击波的能量更集中指向靶区,从而增强冲击波碎石的效果(图 79-10)。北京大学泌尿外科研究所与广东医学院附属中心医院合作及海滨医疗器械公司合作,进行了大量的动物实验。实验证明:复式脉冲碎石机与单次脉冲和电磁式脉冲碎石机相比,在冲击次数、冲击能量及结石成分相同的条件下,可以在单次脉冲的基础上提高碎石粉碎率达 40% 左右。我们采用活体猪做的系列组织损伤的实验研究表明,在相同的能量和冲击次数的条件下,肉眼所见的复式脉冲比单式脉冲和电磁式脉冲的损伤范围要小。病理结果证明(图 79-11),复式和单式脉冲对肾脏及输尿管的各层组织结构都可造成

以出血为特征的、可逆性的损伤,它比其他脉冲对组织的损伤要小。与电磁式脉冲的对比研究也证明了这一点。液电冲击波源复式脉冲与传统单式脉冲液电式碎石机和电磁式脉冲碎石机相比:前者碎石效果明显提高,组织损伤明显减少。经过临床实践,复式脉冲液电式碎石机的碎石效果好于单式脉冲液电式碎石机,其副作用较后者轻。

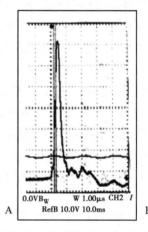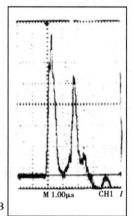

图 79-10　复式脉冲:在特定时间内连续产生两个脉冲波,达到双空化效应作用,使冲击波的能量更集中指向靶区中心,增强冲击波碎石的效果

A. 液电式波源;B. 复式脉冲波源

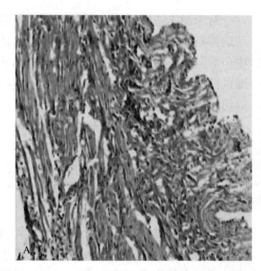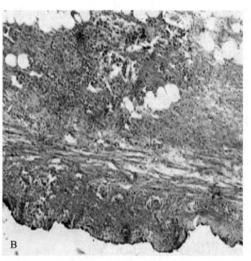

图 79-11　组织学比较(文末有彩图)
A. 复式脉冲:左输尿管 1 000 次未见损伤及出血,10×10;
B. 单式脉冲:右输尿管 1 000 次黏膜出血点,浆膜下出血,肌层未见出血,4×10

复式脉冲碎石机能否取代其他类型的碎石机，应成为碎石机的发展方向，但需做进一步的深入研究和探讨。

二、冲击波技术在其他领域中的应用

北京大学泌尿外科研究所利用冲击波原理，将其能量减低治疗男性前列腺炎、阴茎硬结症及阳痿的病例均取得了可喜的结果。此项新技术正在研究和探讨之中。

（郭应禄　梁丽莉）

参 考 文 献

[1] 郭应禄. 腔内泌尿外科学 [M]. 2 版. 北京：人民军医出版社, 1995: 399-429.

[2] 梁丽莉, 郭应禄, 汤慧娣, 等. HB-V 型低能量碎石机治疗上尿路结石临床报告 [J]. 中华泌尿外科杂志, 1998, 19 (08): 24-26.

[3] 梁丽莉, 郭晓健, 郭应禄. 患肾不显影输尿管结石的 ESWL 治疗 [J]. 中华泌尿外科杂志, 2002, 23 (3): 154-155.

[4] ABE T, AKAKURA K, KAWAGUCHI M, et al. Outcomes of shockwave lithotripsy for upper urinary-tract stones: a large-scale study at a single institution [J]. J Endourol, 2005, 19 (7): 768-773.

[5] ALBALA D M, ASSIMOS D G, CLAYMAN R V, et al. Lower pole I: a prospective randomized trial of extracorporeal shock wave lithotripsy and percutaneous nephrostolithotomy for lower pole nephrolithiasis-initial results [J]. J Urol, 2001, 166 (6): 2072-2080.

[6] AUGE B K, PREMINGER G M. Update on shock wave lithotripsy technology [J]. Curr Opin Urol, 2002, 12 (4): 287-290.

[7] CHACKO J, MOORE M, SANKDY N, et al. Does a slower treatment rate impact the efficacy of extracorporeal shock wave lithotripsy for solitary kidney or ureteral stones？ [J]. J Urol, 2006, 175 (4): 1370-1374.

[8] COLLINS J W, KEELEY F X. Is there a role for prophylactic shock wave lithotripsy for asymptomatic calyceal stones？ [J]. Curr Opin Urol, 2002, 12 (4): 281-286.

[9] EISENBERGER F, Bub P, Schmidt A. The fate of residual fragments after extracorporeal shock wave lithotripsy [J]. J Endourol, 1992, 6 (3): 217-218.

[10] KNORR P A, WOODSIDE J R. Large perirenal hematoma after extracorporeal shock-wave lithotripsy [J]. Urology, 1990, 35 (2): 151-153.

[11] KRAMBECK A E, GETTMAN M T, ROHLINGER A L, et al. Diabetes mellitus and hypertension associated with shockwave lithotripsy of renal and proximal ureteral stones at 19 years of followup [J]. J Urol, 2006, 175 (5): 1742-1727.

[12] LEE Y H, TSAI J Y, JIANN B P, et al. Prospective randomized trial comparing shockwave lithotripsy and ureteroscopic lithotripsy for management of large upper third ureteral stones [J]. Urology, 2006, 67 (3): 480-484.

[13] LINDQVIST K, HOLMBERG G, PEEKER R, et al. Extracorporeal shock-wave lithotripsy or ureteroscopy as primary treatment for ureteric stones: a retrospective study comparing two different treatment strategies [J]. Scan J Urol Neph, 2006, 40 (2): 113-118.

[14] LINGEMAN J E, Kim S C, Kuo R L, et al. Shockwave lithotripsy: anecdotes and insights [J]. J Endourol, 2003, 17 (9): 687-693.

[15] PACIK D, HANAK T, KUMSTAT P, et al. Effectiveness of ESWL for lowerpole caliceal nephrolithiasis: evaluation of 452 cases [J]. J Endourol, 1997, 11 (5): 305-307.

[16] PUTMAN S S, HAMILTON B D, JOHNSON D B. The use of shock wave lithotripsy for renal calculi [J]. Curr Opin Urol, 2004, 14 (2): 117-121.

[17] SAYED M A, el-TAHER A M, ABOUL-ELLA H A, et al. Steinstrasse after extracorporeal shockwave lithotripsy: aetiology, prevention and management [J]. BJU Int, 2001, 88 (7): 675-678.

[18] SEGURA J W, PREMINGER G M, ASSIMOS D G, et al. Nephrolithiasis Clinical Guidelines Panel summary report on the management of staghorn calculi. The American Urological Association Nephrolithiasis Clinical Guidelines Panel [J]. J Urol, 1994, 151 (6): 1648-1651.

[19] SHEIR K Z, MADBOULY K, ELSOBKY E, et al. Extracorporeal shock wave lithotripsy in anoma-lous kidneys: 11-year experience with two second-generation lithotripters [J]. Urology, 2003, 62 (1): 10-15.

[20] SHEIR K Z, EL-DIASTY T A, ISMAIL A M. Evaluation of a synchronous twin-pulse technique for shock wave lithotripsy: the first prospective clinical study [J]. BJU Int, 2005, 95 (3): 389-393.

[21] TAN E C, TUNG K H, FOO K T. Comparative studies

of extracorporeal shock wave lithotripsy by Dornier HM3, EDAP LT 01 and Sonolith 2000 devices [J]. J Urol, 1991, 146 (2): 294-297.

[22] UNAL B, KARA S, BILGILI Y, et al. Giant abdominal wall abscess dissecting into thorax as a complication of ESWL [J]. Urology, 2005, 65 (2): 389.

[23] ZANETTI G, SEVESO M, MONTANARI E, et al. Renal stone fragments following shock wave lithotripsy [J]. J Urol, 1997, 158 (2): 352-355.

[24] 郭晓健、梁丽莉、王淑敏,等.复式低能量 ESWL 治疗儿童上尿路结石的临床经验 [J]. 现代泌尿外科杂志, 2008, 1 (13): 45-47.

[25] 谷先恩、梁丽莉.尿石症的诊断与治疗 [M]. 北京：人民卫生出版社, 2008: 300-318.

第八十章

肾血管性高血压

肾血管性高血压（renovascular hypertension，RVH）是最常见的继发性高血压。肾血管性高血压是指因单侧或双侧肾动脉的主干或其分支发生狭窄性病变，并使受累肾血流减少和肾缺血，引起受累肾生成尿和内分泌功能异常，终而导致高血压。临床上并非所有肾动脉狭窄性病变都导致高血压，因肾动脉狭窄必须达到严重的程度，才足以改变受累肾的血流及其压力梯度下降。单凭肾动脉狭窄性病变尚不能说明高血压的病因，因除肾血管解剖上的改变外，还有功能上的明显的变化，因此肾血管性高血压诊断较困难，易被误诊。此病若经治疗使病变血管重新通畅，高血压可被治愈，肾功能可以改善或恢复。

文献报道肾血管性高血压的发病率差异较大，可能与此病确诊困难相关。一般文献指出肾血管性高血压约占所有高血压病人的 5%~10%。1989年美国 Franklin SS 等报道为 3%~6%。我国有报道为 2%。熊汝成、缪廷杰等分析复旦大学附属中山医院 1950~1975 年 25 年间患高血压的住院病人 3 365 例，其中肾血管性高血压为 1.84%。近年来由于认识此病的水平提高，诊断技术的改进，对此病的筛选方法的敏感性和特异性增强，因此肾血管性高血压的发生率在上升。美国 15 个医疗单位"肾动脉性高血压协作研究"报道的 2 442 例高血压病人中，肾动脉性高血压占 27.75%。我国北京阜外心血管病医院 1964~1982 年住院的 1 372 例高血压病人中，经肾动脉造影证实有明显肾动脉狭窄者占 12.4%。据 1996 年我国"多省市心血管流行病和人群防治协作会议"资料，全国高血压病人已不少于 1 亿人。若按肾血管性高血压 5%~10% 计算，我国现在至少有 500 万 ~1 000 万人患肾血管性高血压。由此可见，肾血管性高血压已不是少见病。

此病可以发生于任何年龄，尤应注意小于 25 岁及大于 55 岁患严重高血压者。在恶性高血压者中，肾血管性高血压约占 31%。在欧美国家 50 岁以上的病人以动脉粥样硬化引起此病最为普遍。年轻的病人则以纤维肌性发育异常为多见，而我国大动脉炎引起的肾血管性高血压在年轻女性多见。

近年来，肾血管性高血压的重点在于新型抗高血压药物的出现、医学影像学技术的发展和外科治疗技术的改进，使此病在诊断和治疗方面有很大进展。

【病因】

在肾血管性高血压中肾动脉本身的病变是疾病发生的基本条件。据文献记载，它的病因欧美国家以动脉粥样硬化和纤维肌性发育异常为主，而我国多发性大动脉炎（pan-aortitis）多见。

1. 动脉粥样硬化 是欧美国家最常见的病因，约占肾血管性高血压全部病人的 60%~70%，男性发病率是女性 2 倍，多见于 50 岁以上男性。动脉粥样硬化病变主要发生于动脉内膜，形成粥样斑块，所产生的肾动脉狭窄常在主干开口处及近端 2cm 以内。由主动脉内粥样斑块延伸至肾动脉内者，75% 为双侧性，而粥样斑块位于肾动脉内，围绕主动脉开口处，一般是单侧性，单侧者左侧较右侧为多见。5% 的病人病变可累及第 2 或第 3 级肾血管。动脉粥样硬化所致的肾动脉狭窄病人，常表现为进行性肾功能减退。

2. 纤维肌性发育异常 是欧美国家第 2 位常见的病因，约占此病所有病人的 1/4~1/3，女性多于男性，常见于儿童、青年。纤维肌性发育异常的发病机制尚不清楚，因在欧美地区高加索人种多见，在东亚蒙古人种少见，且有家族发病的报告，此病被认为有遗传倾向。肾动脉病变主要发生于中 1/3

和远端 1/3,常累及分支,单侧者右侧多见。

3. 多发性大动脉炎 早在 19 世纪末叶 Savory 和 20 世纪初期 Takayasu 已观察到胸主动脉原发性动脉炎可使主动脉弓大的分支闭锁。之后,有学者又发现这一炎症变化可发生于腹主动脉及其分支。当病变累及肾动脉开口时,则发生肾血管性高血压。此症在我国和日本等东方国家为最多见,我国已有不少相关的报道。Straffon 等报道 1 组 81 例肾血管性高血压中,动脉粥样硬化 25 例,纤维肌肉增生则有 56 例,没有大动脉炎。欧美许多学者如 Dean、Healy、Stameyt 等均有同样报道。复旦大学附属中山医院于 1960~1982 年 22 年中分析了 108 例肾血管病变引起的高血压病例,其中 71 例为大动脉炎所引起,占 65.7%。1988 年国内另一组 1 960 例肾血管性高血压病因分析,其中大动脉炎 1 087 例,占 55.4%,居发病首位。这些资料表明,大动脉炎是中国的肾血管性高血压的常见病因,与国外文献所报告迥然不同。此病病因尚未完全清楚,认为可能是自身免疫性疾病。临床上可分为三期:①急性活动期;②慢性炎症期;③瘢痕狭窄期。急性活动期可能出现乏力、发热、盗汗等,由于没有明显的临床症状,容易被忽视,不能及时得到诊断。其后由继发性过敏免疫反应引起大动脉炎及其主要分支炎性病变,累及肾动脉开口时即产生继发性高血压。其特征如下:①多见于青年,女性居多;②血压已在高水平而临床症状可以表现轻微;③病程发展较快,但进入慢性期后进展缓慢;④眼底早期出现改变;⑤腹部听诊有血管杂音;⑥肾功能明显减退。然而,2009 年史振宇等报道 1997—2008 年复旦大学附属中山医院 80 例肾动脉狭窄引起肾血管性高血压中,动脉硬化 42 例(52.5%)、大动脉炎 23 例(28.8%)、肌纤维发育不良 11 例(13.8%)、原因不明 4 例(4.9%),可见在我国由于肾动脉狭窄引起肾血管性高血压的病因发生了变化,动脉硬化居首位,与欧美国家相仿,但大动脉炎发病仍多于纤维肌性发育异常。

4. 其他原因 一些肾动脉本身病变或肾动脉受压的原因可以引起肾血管性高血压。

(1)先天性肾动脉异常:临床上常在影像学检查中被发现。如:①肾动脉均匀细小;②迷走肾动脉;③狭窄累及肾动脉或肾动脉分支;④扭曲;⑤肾动脉瘤;⑥肾动脉缺如,但有侧支循环。

(2)肾动脉急性栓塞:栓子来自心脏、主动脉等处,或并发于手术后,半数以上病人同时伴有其他脏器栓塞。临床表现为突发性肾区疼痛,出现高血压并有镜下血尿和蛋白尿。

(3)肾动脉瘤:由于血管壁纤维缺陷,创伤使血管壁夹层分离,或发生结节性多发血管炎而形成囊状动脉瘤、夹层动脉瘤和小动脉瘤,通常无症状,破裂时有出血危险。若瘤体直径大于 1.5cm,影响肾血液循环,则有高血压症状。

(4)肾动 - 静脉瘘:一般为先天性病变,50% 病例伴有先天性心脏病,出现高血压者占总数 50%,75% 以上有血尿,70%~75% 病例能听到腹部血管杂音。在肾动脉造影时过早见到静脉显影,则可以诊断确立。若因肾穿刺活检所致,约 70% 病例可在 1 年半内自行愈合。

(5)外伤血肿、腹主动脉瘤、嗜铬细胞瘤、神经纤维瘤、肾肿瘤等因巨大肿块对肾动脉的压迫而导致肾动脉梗阻,产生肾血管性高血压。

(6)放射线的损害引起肾动脉周围组织纤维化或特发性腹膜后纤维化,也可成为肾血管性高血压的病因。

总之,肾血管性高血压病因在儿童多由先天性肾动脉异常所致;青年尤其是女性,常为大动脉炎,亦可为肾动脉纤维肌性发育异常所引起;超过 50 岁者,多见于男性,肾动脉硬化粥样斑块是最常见的病因。

【发病机制】

1906 年 Janeway 缩窄犬的一侧肾动脉后产生高血压持续了 105 天,但未做进一步研究,直到 1934 年 Goldbatt 等用特制的夹子钳夹犬的肾动脉主干产生高舒张压,开放肾动脉后高血压消失,建立肾动脉狭窄型高血压的动物模型,才奠定了肾血管性高血压研究的理论基础。但是,肾动脉缩窄发生高血压的原理尚未完全阐明,缩窄后使肾血流量减少,肾缺血、缺氧,这仅是促成肾血管性高血压的基本条件,还有其他条件存在。现在较普遍公认的发病机制,主要有以下三个方面。

1. 肾脏的升压体系 即肾素 - 血管紧张素 - 醛固酮体系(renin-angiotensin-abldosterone system,RAAS)经过几十年研究,已证实肾素存在于肾小球附近的组织中,称为肾小球旁体结构(juxta glomerular apparatus)。它包括下列部分:①近球细胞:产生肾素;②致密斑:为一压力感受器,高钠通过致密斑刺激球旁细胞促使肾素分泌增多;③ Goormaghtigh 细胞:系一处神经末梢小体,有控制肾分泌的功能;④ Becher 细胞群:与葡萄糖、磷酸盐、氨基酸的吸收和合成有关(图 80-1)。

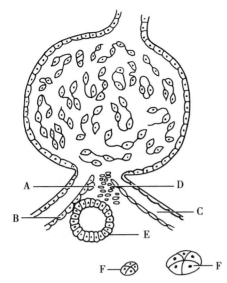

图 80-1　肾小球旁体结构示意图
A. 近球细胞；B. 入球动脉；C. 出球动脉；D. Goormaghtigh 细胞；E. 致密斑；F. Becher 细胞群

肾素是一种天门冬氨酰蛋白水解酶，由 340 个氨基酸组成，分子量为 37 200D，具有不耐热和不可透析的特性。血浆肾素的半衰期为 15~20 分钟，主要代谢场所位于肝。肾素本身不是加压素，必须与肝内产生的一种 α2 球蛋白（又称肾素激活素或高压素原）相结合而发生效应，使其第 10 位及第 11 位两个亮氨酸肽键连接处断裂，释出十肽，成为血管紧张素 I（angiotensin I，Ang I）Ang I 亦无升压作用。当它流经各脏器血管床时，特别在肺循环被血管紧张素转化酶（angiotensin converting enzyme，ACE）在其分子结构的第 8~9 位之间断裂释出八肽，成为血管紧张素 II（angiotensin II，Ang II）。Ang II 是一种强有力的血管收缩物质，可以导致高血压。

Ang II 的主要生物作用：①作用于全身血管平滑肌使血管收缩，也可刺激中枢及周围交感神经系统间接引起血管收缩；②刺激肾上腺球状带产生醛固酮，促使远段肾小管钠重吸收，钾排泄；③作用于中枢神经系统使渴觉中枢兴奋，饮水增加，同时也刺激盐欲，使摄盐增加；④对肾的作用主要是促使肾内血管收缩，使血流量减少，肾小球滤过率降低，滤过液在肾小管内的流速减慢，延长了肾小管内对水和钠重吸收的时间，引起水、钠潴留，增加细胞外液容量，促进血压增高；⑤刺激许多生长因子，包括血小板源性生长因子（PDGF）等，促使细胞增生、肥大。Ang II 再由氨基转肽酶去除第 1 位氨基酸释出一种多肽（七肽），称为血管紧张素 III（angiotensin III，Ang III），此物刺激醛固酮的分泌作用比 Ang II 强数倍，但是在循环中血管紧张素的半衰期仅数分钟，降解后形成小分子的无活性产物氨基酸、二肽、三肽，最终高血压的维持需依赖于肾上腺素和醛固酮的作用。总之，RAAS 可以调节血压、钠钾平衡以及肾局部血流，可能对肾生长发育也有一定作用（图 80-2，图 80-3）。

2. 肾调节高血压物质体系　包括激肽释放酶-激肽-前列腺素体系（kallikrein-kinin-prostaglandin system，KKPS）和心钠素体系（atrial natriuretic peptide system，ANPS）

（1）激肽释放酶-激肽-前列腺素体系（KKPS）：肾的激肽释放酶 90% 以上分布于皮质，髓质占 4.5% 和乳头占 4.1%，而主要生成部位可能在肾小球旁体。激肽释放酶存在两种形式，一种称为血浆型激肽释放酶，另一种则为组织型激肽释放酶。两

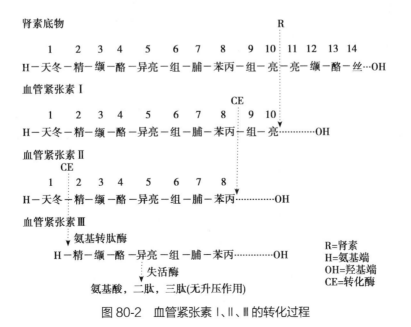

图 80-2　血管紧张素 I、II、III 的转化过程

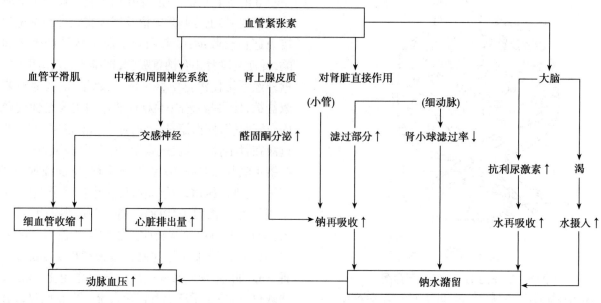

图 80-3　肾素 - 血管紧张素 - 醛固酮体系产生高血压的过程

种激肽释放酶都具有丝氨酸蛋白酶的活性,都从激肽原中释放激肽,但由完全不同的基因编码,在分子量、氨基酸组成、免疫学特性、释放激肽类型及生物功能方面都有很大的差异。激肽释放酶的活性越高,催化激肽原水解,生成激肽越多。另外,肾能分泌激肽水解酶,可以破坏所产生的激肽。

激肽释放酶及激肽具有降低血压的作用:①促使全身小动脉舒张,外周血管阻力降低;②促使肾内小动脉舒张,增加肾血流量,尤其肾皮质的血流量,提高肾小球滤过率;③促进水、钠从肾排出,使血容量降低;增加血液血细胞比容及血浆总蛋白浓度;④具有抑制抗利尿激素及拮抗儿茶酚胺的作用。由此可见,由于肾缺血后,激肽释放酶的量减少,使激肽原缺少激肽释放酶的作用,而生成激肽相应减少。激肽能刺激肾髓质间质细胞分泌前列腺素增多,因此激肽减少使前列腺素生成也相应降低,结果对动脉的降压作用减弱,并使血容量增多,导致高血压。

前列腺素(PGs)是花生四烯酸(AA)在肾通过环氧化酶、脂氧化酶和细胞色素 P-450 单氧化酶三大代谢途径以产生活性代谢产物而发挥其生物效应。目前已检测出的前列腺素有多种,而在肾髓质中可分离出的前列腺素主要有三种,即 PGE_2、PGA_2、PGF_{2a}。在肾皮质内含量很低,在髓质中以乳头的含量较高。在肾内主要是 PGE_2 和 PGF_{2a},而 PGA_2 的量较少。一般在细胞内不能贮存,一旦合成后即释放出来,通过肾内循环被运转到皮质发挥生理效应,另一部分 PGE_2、PGF_{2a} 经肾静脉进入体

循环被肺组织破坏,而 PGA_2 可以在体循环中存在。

前列腺素的作用:①对肾血流动力学的影响:PGE_2、PGI_2 可使肾血管扩张,而 PGF_{2a} 及血栓素 A_2 则可使肾血管收缩;②肾素释放:PGE_2 和 PGI_2 可以促进整体动物、离体灌注肾或离体肾小球的肾素释放,也部分参与 β- 肾上腺素能依赖性的肾素释放过程,并且也影响致密斑的肾素释放的作用;③对钠盐排泄的影响:PGE_2 和 PGI_2 肾动脉灌注可引发显著的利钠效应;④对水排泄的影响:PGs 可在多个水平影响肾的浓缩功能,因为 PGs 可以改变髓袢升支厚段的 Na^+ 重吸收,从而影响水的重吸收;⑤PGE_2、PGA_2 可抑制肾小管细胞膜上的 Na^+-K^+-ATP 酶的活性,使细胞内 Na^+ 不易运转至肾小管周围液体中,影响了肾小管对钠和水的重吸收从而出现利尿作用;⑥PGE_2 还能抑制抗利尿激素而使尿量增加,促进钠、钾、水的排出;⑦PGs 还有拮抗儿茶酚胺的作用。

总之,激肽释放酶 - 激肽 - 前列腺素体系具有调节肾素增高的作用,因为血管紧张素促使醛固酮分泌增高,后者又可使前列腺素释放酶的分泌增加,从而加速 PGA_2、PGE_2 的合成。

(2)心钠素体系(ANPS):近年来,心钠素即心房促排钠利尿多肽(atrial natriuretic peptide,ANP)在调节血容量和血压的研究中受到关注。1979 年,De Bell 首先发现在心肌细胞内存在着一种强烈的利尿利钠因子。1984 年被证明它是由心房合成、贮存和分泌的多肽激素,命名为心钠素或心房排钠利尿多肽。现已确认,ANP 对 RAA 体系是一种内

源性生理拮抗物质,对控制钠盐和血容量与调整血流和血压具有重要作用。心钠素和肾素的原发处分别为心和肾,但根据信使核糖核酸(mRNA)的检测,它们继发性产生于许多共同场所,包括脑、肾上腺、垂体和生殖系统。

研究证明,心钠素体系与肾素-血管紧张素-醛固酮体系的生物作用恰恰也是相互抗衡,ANP对RAA均有抑制作用,以此保持机体钠和血容量的生理需要量,调节血流和血压处于平衡状态。具体的作用方式:①扩张小动脉,降低外周动脉阻力,使动脉压下降;②使肾利尿排钠作用增强;③抑制肾素、醛固酮的释放和分泌;④抑制Ang Ⅱ所致近曲小管对钠的重吸收;⑤降低交感神经活动;⑥抑制去甲肾上腺素和加压素对小动脉的收缩作用。因此,ANP同时能降低血管紧张素源性高血压和容量性高血压。

3. 去肾性高血压(renoprival hypertension) 是指肾组织没有功能所产生的高血压,也称为肾缺如性高血压或肾切除后高血压。肾除有抗高血压的物质外,还有调节体液、电解质的功能和排出体内升压物质的作用。高血压的发生,一般见于体内水分增加,失水后可使血压下降,大量输液后血压又升高,在尿毒症高血压病人中更为明显。这类病人对水和钠的潴留较为敏感。因此,肾组织完全丧失功能如同双肾切除一样,所发生的高血压与体液和钠盐平衡失调有关。此外,体内的升压物质因去肾后不能排出,积聚后使血压升高。

【病理】

1. 肾血管病变 肾血管性高血压早期主要是肾血管病变,随后继发肾单位缺血性变化。其病理变化有急性和慢性两种。

(1)急性变化:多发生于恶性高血压型。主要在大叶间动脉和肾内小动脉壁内膜增生,使管腔变狭窄。此种内膜增生在年轻人为细胞增生,老年人为弹性纤维增生;此外,动脉管壁及周围有局限性的坏死区,其中有大量纤维蛋白,称为类纤维素坏死。内膜下增生的结果使微动脉堵塞,以后形成肾小球萎缩,被胶原所替代。

(2)慢性变化:见于长期的持久性高血压。肾的细动脉,特别是入球动脉发生硬化,使肾单位缺血,发生萎缩。随着病情加重,血管狭窄或闭塞,可形成细动脉性肾硬化。病肾明显缩小、变硬,表面凹凸不平,散布着颜色较淡的细小颗粒,并伴有小囊腔,形成细颗粒肾。

由于长期受到高血压因素的危害,早期对侧肾可呈代偿性肥大,功能增强;后期引起坏死性肾小动脉炎和肾硬化、肾萎缩。故病人由于双侧肾功能逐渐减退,最终可以导致慢性肾衰竭。

2. 肾小球旁体结构的改变 近球细胞发生一系列病理变化,即肾动脉狭窄使肾缺血、肾内压降低,引起近球细胞数增加,胞质内颗粒增加,肾小球旁体结构内肾素分泌增多,导致全身血压升高。与此同时,肾动脉正常一侧肾小球旁体结构改变则与之相反。这一病理变化,对阐明在单侧肾动脉狭窄中患肾肾素增高和对侧肾肾素降低具有理论意义。

3. 肾血管疾病的病理类型 肾血管疾病有三种主要的病理类型(图80-4)。

(1)动脉粥样硬化:病变发生于动脉内膜,形成粥样斑块,可沿血管壁蔓延,使管腔狭窄和内膜破坏。内膜被一堆无细胞的粥样物所代替,其中有脂肪、钙盐沉着、吞噬坏死碎屑的组织和血栓等。肾动脉粥样硬化往往是全身性血管病变的局部表现。

(2)纤维肌肉增生:此型的病理变化又可分为四种:

1)内膜纤维增生:内膜显著增厚,有胶原累积,其中有原始成纤维细胞散在,伴发血肿时使动脉狭窄部分变形,有发展倾向。血管造影显示肾动脉中段有灶性狭窄。

2)纤维肌肉增生:病变发生于血管中层,平滑肌与纤维组织同时增生。动脉壁呈同心性增厚,弹力溃破而引起壁间血肿,在血肿周围有大量胶原形成。血管造影显示肾动脉或其分支有光滑狭窄。

3)中层纤维增生:主要是纤维组织增生,内弹力膜变薄或消失,肌纤维被胶原所代替,中层稀薄,部分呈球囊性扩张,病变一般较为广泛,大多蔓延血管远端2/3或累及分支。血管造影显示肾动脉呈念珠状。

4)外膜下纤维增生:病变位于血管的外弹力层,中层外膜有胶原沉着。由于肾动脉被大量稠密的胶原所环绕使血管变窄。血管造影显示有不规则的狭窄,侧支循环丰富。

(3)多发性大动脉炎:主要病变在主动脉,以动脉中膜层为主的全层动脉炎。中层呈弥散性肉芽肿组织增生,伴有淋巴细胞和浆细胞浸润,弹力纤维增殖,表面肿胀、粗糙和血栓形成致使肾动脉开口狭窄,影响肾血液供应。肾内小动脉一般没有肥大或退行性变化,内膜无增生。

【临床表现】

1. 病史特点 ①青年发病常<30岁,以女性为多;老年发病常>50岁,以男性为多;②高血压病

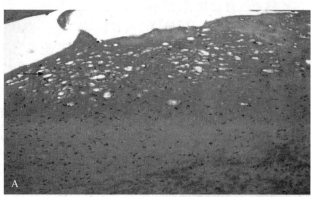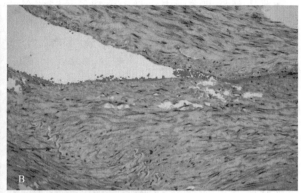

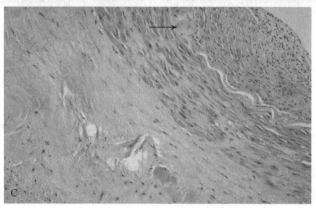

图 80-4 肾血管疾病的主要病理类型（文末有彩图）

A. 动脉粥样硬化：镜下显示凸于内膜表面的纤维帽中含有大量脂质、胆固醇结晶及泡沫细胞（箭头所示），动脉内膜增厚管腔狭窄。HE 染色（×100）；B. 肌纤维增生：与正常侧相比，病变侧中膜平滑肌与纤维组织明显增生（箭头所示）。HE 染色（×100）；C. 大动脉炎：动脉壁内、外膜纤维性肥厚，中膜弹力纤维破坏（箭头所示）、纤维瘢痕形成，并于动脉各层见到灶性慢炎细胞浸润。HE 染色（×100）

程短或病情进展快，发作突然；长期高血压骤然加剧；③高血压伴有腰背或胁腹部疼痛；④常用的降压药物无效或疗效不佳；⑤无高血压家族史，但是，目前认为由于此病与多种病因和遗传密切相关，发现约 1/3 病人有明显的高血压家族史。

2. 高血压 大部分病人有严重的高血压。收缩压 >200mmHg 和（或）舒张压 >120mmHg 者约 60%。以舒张压增高明显为其特点，肾动脉狭窄越严重，舒张压越高。

3. 腹部血管杂音 在病人上腹部正中或脐两侧各 2~3cm 范围内，或在背部第 2 腰椎水平处可听到收缩期杂音或收缩期与舒张期连续杂音，后者提示肾动脉瘤、肾动 - 静脉瘘或多灶性纤维肌肉增生。当听诊器胸件自上腹部正中向旁侧逐渐移位随之杂音增强者，则可为肾血管性高血压，并与腹主动脉或其他腹部动脉产生的血管杂音相鉴别。杂音的强弱与肾动脉狭窄程度无平行关系。杂音对诊断的价值并非绝对。Maxwell 指出在肾血管性高血压中，约 50% 可在上腹部听到血管杂音，并认为在纤维肌肉增生比动脉粥样硬化为高。国内资料报告，上腹部可听到杂音约占 60%~74%。

4. 眼底改变 大部分病人有高血压视网膜病变，表现为小动脉狭窄、痉挛或硬化。病程急骤者病变可特别显著，可有视网膜出血、渗出。

5. 多发性大动脉炎表现 大动脉炎病人因病变广泛、多发，常合并其他部位大动脉狭窄，故临床上表现为多样而复杂。一侧颈动脉狭窄时，则双侧颈动脉搏动强弱不等，在狭窄部位能听到杂音，可发生脑供血不足、脑血栓形成和白内障；冠状动脉狭窄时，引起心肌供血不足，主动脉瓣关闭不全；肺动脉狭窄则引起肺动脉高压或咯血；下肢缺血可出现间歇性跛行、患肢温度明显降低，甚至局部皮肤苍白、青紫、坏死；左锁骨下动脉受累时，左上肢血压低于右上肢，左上肢无脉症；腹主动脉发生严重缩窄时，双下肢血压低于上肢，甚至有双下肢无脉症；腹部动脉狭窄可引起腹部脏器供血不足，发生餐后腹痛。大动脉炎病人有活动性病变时，又可出现发热、血白细胞增高，血沉增快，C 反应蛋白增高,贫血等。

6. 动脉粥样硬化表现　发生心房颤动、室性早搏、各种房室传导阻滞,尤其在发生三度房室传导阻滞时,会引起阿-斯综合征。高胆固醇血症在皮肤可见黄斑瘤。

【诊断】

由临床症状很难确定病人是否存在肾动脉狭窄,或者明确肾动脉狭窄是否为病人高血压的原因,还必须有泌尿系统疾病的常规检查和某些特殊检查才可确诊。

1. 实验室检查　唯一有价值的实验室检查为低血钾和氮质血症。低血钾的产生与继发性醛固酮的过度释放有关,但仅见于 20% 的肾动脉狭窄病人。肾功能受损提示对侧肾已发生高血压肾损害或双侧肾血管病变。尿常规检查常有微量或轻度蛋白尿,如果尿蛋白定量 >0.5g/d,提示病人的肾动脉完全闭塞。血常规检查表现为红细胞增多症,系肾缺血所致红细胞生成素合成增多。

2. 排泄性尿路造影(即静脉尿路造影,IVU)　在 20 世纪 60~70 年代,许多学者推荐用分钟间隔连续静脉肾盂造影(minute-sequence intravenous pyelography),造影显示:①两肾大小的差异;②两肾肾盂显影时间的差异;③输尿管切迹;④肾宽度、肾盏长度缩短、肾实质萎缩以及肾盂肾盏变小等。但有学者认为此法阳性率不高,故排泄性尿路造影可以作为初步筛选此病的方法之一。

3. 分肾功能检测　Howard(1953)创用两侧输尿管插管法进行分肾功能试验来诊断单侧性肾动脉病变,具有一定的临床价值。Stamey(1963)将此法作了改进和调整,试图提高阳性率(表 80-1)。由于这一检查操作较为复杂,准确度难以掌握,又有更精确的检测可以测定肾素等活性,目前此方法仅用于单侧肾实质病变病人。

表 80-1　Howard 和 Stamey 试验

试验名称	检查项目	结果	试验名称	检查项目	结果
Howard (1953)	尿量 (V)	降低 50% ↓	Stamey (1961)	尿量 (V)	降低 65% ↓
	尿钠 (UNa)	降低 15% ↓		尿肌酐 (Ucr)	增高 100% ↑
	尿肌酐 (Ucr)	增高 50% ↑		尿菊糖 (Uin)	增高 100% ↑

4. 放射性核素检查

(1) 肾图:单侧肾动脉狭窄病人肾功能受影响,肾图表现为 a 段(血管相)不同程度的降低;b 段(分泌相)与 c 段(排泄相)延缓,敏感性为 74.4%,假阳性率达 10%。肾图只反映肾功能的改变,对肾血管性高血压的诊断并无特异性,不能作出病因诊断,应结合其他的检查综合考虑诊断。

(2) 肾显像:肾显像是应用肾选择性浓聚的排泄放射性核素标记化合物通过扫描器体外检查使肾显影。采用 ^{99m} 锝二巯丁二酸(^{99m}Tc-DMSA)作示踪剂进行肾扫描或 γ 照相。当肾动脉狭窄引起肾萎缩时,肾显像显示患肾较正常偏小、放射性核素分布较稀疏,且不均匀。对侧肾可能出现代偿性肥大。若肾动脉狭窄尚未引起肾功能变化时,肾显像可无明显异常变化。此法检测阳性率高于肾图,在单侧肾动脉狭窄病人可达 95.5%,假阳性率为 7.7%。

(3) 放射性核素计算机断层摄影(ECT):Chiarini(1982)提出以 ^{99m}Tc-DTPA 作示踪剂进行双肾区动态 γ 照相,检测肾功能、形态有无异常。在正常情况下,腹主动脉显影后 0~15 秒钟,可见双肾灌注相,放射性分布均匀而对称。实质相,2~3 分钟时肾区放射性达到高峰。3~4 分钟时,膀胱部位开始有放射性出现。以后,肾区放射性逐渐减弱,膀胱区放射性随之增强,25 分钟时膀胱区放射性明显高于肾区。用此种技术检查肾血管性高血压病人,发现肾灌注相及放射性高峰期出现延迟,放射性分布低于健侧肾,减低程度与肾动脉狭窄严重程度有关。Chiarini(1982)的 1 组 30 例肾血管性高血压采用这一检查的阳性率为 90%,假阳性率为 10%,假阴性率为 9%。

(4) 卡托普利(captopril)肾图:近几年采用联合口服卡托普利进行肾图检查,即在静脉注射核素前 1 小时,口服卡托普利 25~50mg,饮水 500ml,然后按常规方法完成肾图检查。由于卡托普利是血管紧张素转换酶抑制剂(ACEI),它通过减少血管紧张素转换酶阻断 AT Ⅰ 生成 AT Ⅱ,遂使出球微动脉扩张,使肾内吸收、积聚、排泄示踪剂均有显著的延缓,但对侧肾功能不受影响,使双侧肾图、肾小球滤过率、肾有效血浆流量、肾显影差别加大,出现非常明显的不对称,使诊断肾血管性高血压的敏感性提高到 91%~93%,特异性达 93%~98%。有学者认为对高血压病人若用此法检查为阴性,可排除肾血管性高血压;或阳性,则肾血管性高血压的可能性很大,并可作为肾动脉导管扩张成形术或外科手术前疗效预测的较敏感指标,预测的准确率可达 80%~90%。

5. 肾素活性测定 研究普遍认为过量的肾素分泌引起 Ang Ⅱ 的增加，这是肾血管性高血压产生的原因，故测定肾素活性有一定的意义，它有助于评定肾血管病变对患肾功能影响的程度，以明确手术指征；也有助于对手术预后做出较确切的评价。

(1) 周围循环肾素活性 (PRA) 测定：正常钠摄入量，停用降压药、利尿剂 2 周以上，取立位抽血，测定结果：若周围循环肾素值 ≥ 5ngAI/(ml·h)，则提示肾缺血性高血压，应进一步作分侧肾静脉肾素测定，或作血管紧张素阻滞剂试验。若测定值 <5ngAI/(ml·h) 则可排除肾血管性高血压。

(2) 分侧肾静脉肾素活性测定：用下腔静脉插管分别采集左、右肾静脉和下腔静脉血标本测定肾素值。肾血管性高血压病人周围循环肾素活性升高者，外科治疗后 90% 获治愈或改善，10% 无改善；肾素活性不高者，则成功与失败各 50%，故此项检查结果可以预测病人手术的预后。两侧肾静脉肾素活性测定结果之差正常为 1.5∶1.0，大于此值手术疗效佳，反之则不佳。

6. 血管紧张素受体阻滞剂和转化酶抑制剂试验 (angiotensin blockade and converting enzyme inhibitor test) 第一代应用于诊断人类高血压的是血管紧张素受体阻滞剂试验，又称肌丙抗增压素试验 (saralasin test)，其后是阻断血管紧张素 Ⅱ 的肌氨酸 -1，苏氨酸 -8A Ⅱ 试验。SQ20881 (壬肽抗压素，teprotide) 是一种转化酶抑制剂，从蛇毒中提出的一种九肽物质。应用转化酶抑制剂可使血管紧张素 Ⅱ 缺乏，导致血压下降至低水平。近年来，应用血管紧张素转化酶抑制剂来增强肾血管性高血压病人的高肾素反应，以提高试验的敏感性。1986 年，Muller 和 Sealey 等用口服单剂量卡托普利进行试验，从高血压病人中筛选肾血管性高血压。方法：病人取坐位，口服卡托普利 25~50mg，测定 1 小时后血压下降程度和血浆肾素活性水平较服药前升高的变化。高肾素分泌反应的标准为：①服药后 1 小时血浆肾素活性 ≥ 12ngAI/(ml·h)；②血浆肾素活性增加的绝对值 ≥ 10ngAI/(ml·h)；③血浆肾素活性增加 150%。对诊断肾血管性高血压，此方法的敏感性与特异性均为 100%。但是，试验必须严格控制以下的条件：①试验前 2 周停用所有药物，除 β 受体阻滞剂外，其他的利尿剂、抗菌药等影响肾素活性的药物；②保持正常或稍

高的钠入量饮食，进钠量过少可以引起假阳性结果，必要时需检测 24 小时尿钠排出量 >50mmol/d。Frederickson 和 Wilcox 等 (1990) 观察后确认此试验的价值，提出一条标准为：服用卡托普利后肾素活性 >5.7ngAI/(ml·h) 即为阳性，其敏感性在 100%，特异性为 80%。

7. 多普勒超声检查 彩色多普勒超声可显示患肾体积小于健肾，若肾动脉狭窄，则显示血管起始段血流流道变细，可测及高速血流，阻力指数升高，但是在肾内小动脉阻力指数往往降低；若发生闭锁，则患肾的肾内血流明显减少或消失。肾多普勒超声 (renal duplex sonography，RDS) 在术后随访嫁接的血管和血管代用品是否通畅有重要意义。Dudley 等 (1993) 在 272 例 (279 例次) 肾动脉修补术和 35 例 PTA 术后进行多普勒超声检测共 325 例次，其中 41 例 (计 61 支肾动脉 / 血管代用品) 常规 RDS 和肾动脉造影比较，结果：36 支无狭窄，12 支狭窄 <60%，11 支狭窄 ≥ 60%~90%，2 支完全阻塞。说明 RDS 的敏感性为 69%，特异性为 98%，正确率超过 98%，其中在肾动脉分支有 3~4 例为假阴性。

8. 血管造影检查

(1) 腹主 - 肾动脉造影：有资料指出，在无高血压人群的腹主 - 肾动脉造影中也可有 3%~32% 显示有不同程度的肾动脉狭窄，但是在高血压病人中则有 67% 患肾动脉狭窄。因此，腹主 - 肾动脉造影仍然是目前确诊肾血管性高血压的金标准，手术治疗的必要依据。尤其是要做肾动脉导管扩张成形术、安装内支架、经皮导管肾动脉栓塞术等病人，此检查具有重要意义。最常用的方法是经股动脉穿刺逆行插管，腹主 - 肾动脉造影主要显示腹主动脉，肾动脉及其分支和实质期的影像形态，了解肾动脉有无狭窄、有无狭窄后扩张，狭窄部位、范围、程度、远端分支及侧支循环的情况。有的病例可行选择性肾动脉造影，造影剂可直接进入肾动脉，使其肾内小分支亦显影，对了解肾内动脉结构、狭窄和硬化情况有特殊价值 (图 80-5，图 80-6)。根据复旦大学附属中山医院放射科资料，动脉造影中发现符合多发性大动脉炎者 217 例，其中影响肾动脉而产生高血压者 71 例，占 32.7%。X 线征象与动脉粥样硬化病变有时不易区别。列表 80-2 以供鉴别诊断。

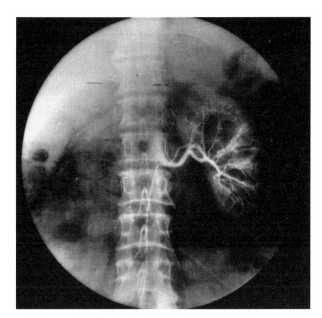

图 80-5 腹主 - 肾动脉造影
显示右肾动脉闭塞,左肾动脉正常

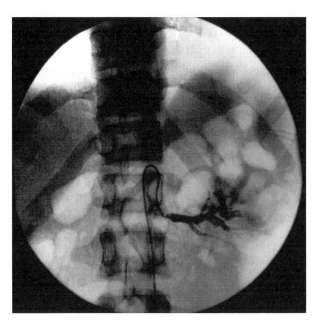

图 80-6 选择性肾动脉造影
显示左肾动脉距开口处 0.5~1.0cm 狭窄,远端清晰

高血压病人肾动脉造影的指征:①病人年龄在40 以下者;②分肾功能试验提示两侧肾功能有一定差异;③静脉肾盂造影或放射性核素肾图的明显异常;④腹部有血管杂音;⑤长期高血压,近期发展迅速,诊断不明。腹主 - 肾动脉造影有一定危险性,高血压病人动脉造影死亡率为 1/2 000~1/5 000。主要并发症有出血、动脉栓塞、急性肾衰竭、椎动脉痉挛引起截瘫、肠系膜上动脉栓塞,个别病人可发生急性心衰、急性心肌梗死、心搏骤停、呼吸衰竭、颈动脉血栓形成等,故应慎用此种检查,并发症占

3% 左右。为减少或避免并发症,应注意造影前、后3 日,将病人血压控制在 150~140/90~80mmHg;注意控制造影剂量勿过大,造影后立即静脉注射 20%甘露醇 40~60ml,续以静脉补液。

表 80-2 动脉粥样硬化与大动脉炎在动脉造影的鉴别

动脉粥样硬化	大动脉炎
1. 病变范围广泛,累及胸腹主动脉	范围广,但呈散在状,有时为局限性
2. 病变处管腔不规则,常有扩大,呈动脉瘤样	病变处管腔狭窄,并轻度不规则,动脉瘤少见
3. 病变处管腔凹凸不平	病变处管腔基本光滑,但可伴轻度不规则
4. 病变处扭曲、伸长	病变处长度多数不改变
5. 病变处显影,密度不均匀	病变处密度大多均匀
6. 病变处时有充盈缺损	病变处无充盈缺损
7. 有钙化存在	一般无钙化影

(2) 数字减影血管造影术(digital substraction angioplasty,DSA):从直接动脉插管行数字减影血管造影术应用于肾血管造影,可消除与血管图像无关的其他阴影(如骨骼、软组织阴影),使血管像显影清楚,其分辨率足够观察肾实质内径小至 1mm的血管,可诊断肾动脉病变达到 91.9%,6.6% 有参考价值,只有 2.3% 图像不能作出诊断,并可区别纤维肌性发育不良、动脉粥样硬化、肾萎缩、肾动脉细小或肾动脉闭锁等症(图 80-7)。

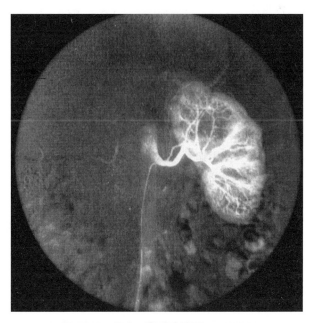

图 80-7 腹主 - 肾动脉造影——DSA
显示右肾动脉闭塞,左肾动脉正常,但已消除影响
血管图像的其他结构阴影

现在,利用计算机数字图像处理系统,经静脉注射造影剂,使主动脉及肾动脉清晰显影,或用小导管动脉注射小剂量造影剂均可获得与上述动脉造影同样质量的图像,而且罕有并发出血者,故有的医疗单位已用于门诊的病人。

(3)螺旋 CT 血管成像和磁共振血管成像:螺旋 CT 可以在单次呼吸之间完成全部的扫描,在动脉期即可获得所有的数据以进行任何一个平面的血管重建,特别适用于肾动脉近段的狭窄。磁共振血管成像不用碘造影剂,对碘过敏反应不能作肾动脉造影,或用大量的碘造影剂有可能造成肾毒性者具有特殊意义。它可以不受肠道气体及体型肥胖的影响。磁共振血管成像在诊断肾动脉狭窄的敏感性达 83%~100%,特异性达 92%~97%。

总之,诊断方法简繁不一,对具体病例不一定全部应用,但是应该充分依靠临床表现及相关检查资料综合分析,重要的是:①此高血压病人是否有肾动脉狭窄,诊断依据靠临床表现、放射性核素检查,多普勒彩色超声检查等,肾动脉造影有肯定性诊断意义;②确立肾动脉狭窄是否为高血压的病因。血浆肾素活性及双肾静脉肾素活性测定对了解此问题及评估预后很有价值。此外,本病还必须与肾素瘤、原发性醛固酮症、遗传性假性醛固酮增多症、嗜铬细胞瘤及原发性高血压相鉴别。

【治疗】

1. 药物治疗　用于因手术或经皮腔内血管成形术(PTA)前须将血压控制到适当水平;一些不愿或不能接受手术或 PTA 治疗;以及手术或 PTA 治疗失败的病人。但是,抗高血压药物只可控制病人的高血压,尚不能控制引起肾动脉狭窄的病理改变的进展。

目前药物治疗首选血管紧张素转换酶抑制剂(ACEI)如卡托普利(captopril)或依那普利(enalapril),并可与钙离子拮抗剂或 β- 受体阻滞剂合用。对不宜用血管紧张素转换酶抑制剂者,亦可试用 β- 受体阻滞剂配合利尿剂治疗。以下简述各类药物。

(1)血管紧张素转换酶抑制剂(ACEI):其作用主要是抑制 Ang Ⅱ 的形成以降低血压。ACEI 大部分从肾排出,且其许多副作用与剂量有关,故在肾功能受损的病人用量应减少。此药物长时期应用可产生某些副作用如皮疹、味觉消失、中性粒细胞减少和蛋白尿。肾功能不良者可使肌酐升高。有资料报道,全世界范围内仅 5% 的接受 ACEI 治疗肾血管性高血压病人因进行性肾功能减退而停药,而 74% 的病人血压受到良好的控制。因此,在所有接受 ACEI 治疗的病人中,需密切随访肾大小及功能变化。

(2)钙离子拮抗剂:其降压作用为扩张血管,对双侧肾动脉狭窄者,不像 ACEI 可致肾功能减退。此药可单独应用或与 ACEI 合用。

(3)β- 受体阻滞剂:此类药物通过阻断 β- 肾上腺素能受体抑制肾素的释放,以降低血浆肾素水平,故适合于本病病人的治疗。由于 β- 受体阻滞剂可使肾血管流量及肾小球滤过率稍降低,偶可引起氮质血症。

(4)扩张血管药:可与 β- 受体阻滞剂、利尿剂合用,对肾功能无不利影响,但对肾血管性高血压病人应慎用。

(5)利尿剂:噻嗪类利尿剂的作用相对小,对低肾素高血压最有效。在肾血管性高血压病人中,用此药偶可使血压上升,且有低血钾的风险。由于双侧肾动脉狭窄病人有钠潴留,用袢利尿剂如呋塞米,可有辅助降压作用,但不宜过多使用,易加重氮质血症。一般不用保钾利尿剂。

2. 外科治疗　肾动脉狭窄通常的外科治疗指征为:肾动脉直径狭窄 50% 以上,跨病变收缩压差 >20mmHg,有血运重建的局部条件;患肾功能未完全丧失;患肾长径 >8cm,Scr<445μmol/L,彩色超声阻力指数 <0.8 和放射性核素肾图肾小球滤过率 >10ml/min,排除原发性肾小球疾病和其他继发性肾病,大动脉炎非活动期;以及无其他手术禁忌证。外科治疗方法则因病而异。动脉粥样硬化多见于老年人,由于传统的手术创伤大,宜首选腔内治疗。由于病变多累及肾动脉开口,以球囊扩张式支架成形为佳;如果病变在肾动脉中段或者分支处,则可用单纯性球囊扩张。手术仅适用于年龄较轻、全身状况好、肾动脉病变较长而不适合腔内治疗的病人,可采用腹主动脉 - 肾动脉旁路术或肾动脉狭窄部位内膜剥脱术。大动脉炎所致肾动脉狭窄外科治疗须在炎性病变得到控制后进行,首选手术包括腹主动脉 - 肾动脉旁路术、自体肾移植术或肾切除术。如果采用腔内治疗,可用单纯的球囊扩张,而非支架植入。纤维肌性发育异常的肾动脉狭窄外科治疗目前首选球囊扩张,因为其病变多累及肾动脉主干的中段或多处狭窄。当扩张后出现夹层或明显再狭窄时才考虑支架植入。如果球囊扩张无效,也可建议手术。双侧狭窄 >50% 的病变,原则上先处理狭窄更严重一侧,如随访血压控制不好,而且已处理的一侧无明显的狭窄,再处理对侧。

(1) 经皮腔内血管成形术 (percutaneous transluminal angioplasty, PTA)：Gmntzig 等 (1978) 报道应用 PTA 扩张肾动脉狭窄获得成功，为肾血管性高血压的腔内治疗开辟了新的途径。此后 PTA 在临床上迅速推广应用，尤其是纤维肌性发育异常者，首选的治疗措施即 PTA。对单侧的非钙化、非闭塞性的动脉粥样硬化性肾动脉狭窄、大动脉炎引起的肾动脉狭窄以及肾动脉重建术后的吻合口狭窄、PTA 术后复发性狭窄均是其适应证。此外，对于进行性肾功能减退者，若由于肾动脉病变或缺血性肾病引起，则可以用 PTA 达到保护肾功能的目的。弥漫性主动脉粥样硬化性狭窄累及肾动脉开口者、肾动脉完全闭塞或多个分支病变，特别是血管分叉处病变者，PTA 效果不佳，应列为相对禁忌证。

方法：经皮穿刺后，用一种头部有圆柱形双腔球囊的小口径动脉导管和 J 形扩张导管，通过导丝在荧光电视监视下插入狭窄的肾动脉内，每隔 10~15 秒用生理盐水稀释的造影剂充盈水囊 1 次 (一般需 2~3 次)，借以扩大肾动脉的狭窄处。腔内血管成形术是给予血管一个可控制的创伤。术后再狭窄与拉伸的程度是否足以压碎粥样斑块、动脉外膜是否过分拉伸到超过其回缩限度有关。操作时应注意所用球囊加压扩张后的直径不能太小，约与肾动脉造影显示的直径相当。加压后保持足够的压力和时间。术前服用钙离子通道阻断剂以预防肾血管痉挛。术中用肝素抗凝，术后用阿司匹林 80mg/d，共 6 个月，防止血栓形成。

优点：不需要全身麻醉，手术并发症较低，可与肾动脉造影同时进行，即诊断与治疗一次完成，住院时间短甚至不需要住院。但是，实施 PTA 应有放射科医生、内科及外科医生在场以处理高血压变化和潜在的外科并发症。

Rainsay 和 Waller (1990) 综述 1981—1987 年 10 组共 691 例肾血管性高血压病人 PTA 治疗情况，其中 464 例为动脉粥样硬化所致肾动脉狭窄，193 例为纤维肌性发育异常，余为移植后狭窄等，随访 11~26 个月；资料完整者 670 例，技术成功率平均为 88%，失败率 12%。据血压评价，治愈率平均为 24%，改善率 43%，失败率 33%。纤维肌性发育异常病人治愈率为 5%，比动脉粥样硬化病人治愈率高。缪廷杰等报道，在 1986 年复旦大学附属中山医院应用 PTA 治疗多发性大动脉炎伴发肾动脉狭窄时，同时扩张腹主动脉和肾动脉，分别扩张到 9mm 和 4mm，获得良好疗效，对大动脉炎引起的肾血管性高血压治疗具有实用价值。目前 PTA 已在国内广泛应用，成为肾血管性高血压的首选方法 (图 80-8)。史振宇等报道，在 1998—2011 年复旦大学附属中山医院治疗肌纤维发育不良所致肾动脉狭窄 16 例 (17 处病变)，其中腹主动脉 - 肾动脉旁路术 2 例，肾动脉狭窄段切除吻合 2 例，球囊扩张 10 例次，支架成形 3 例次。本组大部分病例应用 PTA 治疗，从随访的 13 例病人中治愈 5 例，好转 8 例，平均血压和降压药种类均较术前有显著下降，有效率为 100%，再狭窄发生率仅为 8.3%，与国内外报道结果相似。

并发症：与 PTA 直接相关的并发症有穿刺部位出血、动脉内膜剥离形成急性栓塞、肾梗死、急性末梢缺血、臀部坏死、下肢坏死、动脉穿破以及球囊破裂等。与 PTA 非直接相关的并发症有造影剂过敏、因血压下降所致脑或心肌缺血、暂时的或不可逆的肾损害等。Roberts 报告 600 例 PTA 的并发症为 4.5%，发生栓塞为 1%。Mabler 和 Triller 等报道，在 80 例肾动脉病病人 105 次 PTA 治疗中其并发症发生率为 11%，其中严重者为 4%，死亡

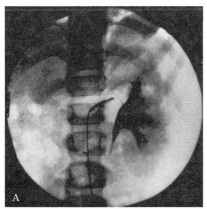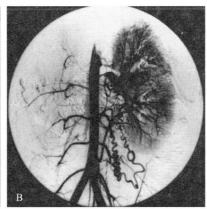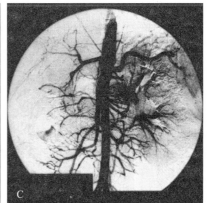

图 80-8 右肾已切除，左肾动脉狭窄以及 PTA

A. 显示插入导管行选择性左肾动脉造影及 PTA；B. PTA 术前显示左肾动脉开口处狭窄，狭窄后肾动脉扩张明显；
C. PTA 术后即刻腹主动脉造影显示左肾动脉开口处狭窄已扩开

率约 1%。Kremar Hovinga 和 de Jong(1986)等报道 PTA 扩张成功后再狭窄的发生情况,随访 4~45 个月,经血管造影证实,33 例中 12 例发生再狭窄,其中动脉粥样硬化病人(24 例)发生再狭窄有 10 例(占 42%);纤维肌性发育异常病人 9 例中有 2 例(占 22%)。由于发生再狭窄后再做 PTA 多不成功,所以宁可进行手术治疗。

(2)肾动脉支架:是近年来血管成形术的最重要的进展,在动脉粥样硬化斑块所致肾动脉狭窄病人,经常发生 PTA 术后肾动脉再狭窄,放置肾动脉支架是防止血管扩张后再狭窄的重要措施。目前最常用的支架是气囊扩张型的支架,即支架位于气囊导管顶端,随气囊膨胀而扩张,并有自我膨胀的装置,通过自身固有的弹性膨胀到预定的直径。放置支架的适应证:肾动脉开口处狭窄、PTA 术后再狭窄或其他常规肾动脉成形术疗效不佳的病人。有资料统计,肾动脉支架放置的技术成功率为 90%;高血压治愈或改善达 47%,较单独应用血管成形术高,但与血管重建手术相比较仍较低。

(3)经皮导管肾动脉栓塞术:通过导管选择性或超选择性对肾动脉或肾内分支动脉进行栓塞,将栓塞物如不锈钢弹簧钢圈、可吸收性明胶海绵、无水乙醇、硅橡胶等置入肾动脉管腔狭窄部位,使之完全闭塞,阻断血供,达到类似肾切除的目的。这种方法适用于肾内型动脉瘤、肾内动 - 静脉瘘、单侧肾动脉或肾内动脉分支狭窄。但是,术后可发生发热、恶心、暂时性血压升高,经对症处理后症状逐渐消失。

(4)手术治疗:肾动脉狭窄引起的肾血管性高血压主要是有解剖学上发生病变,在以上方法疗效不佳或失败时,往往需行手术治疗。手术治疗中有患肾切除术和肾血管重建手术两大类。

肾切除:这是最早出现的外科治疗肾血管性高血压的方法。采用此方法时,必须注意病人对侧肾动脉有无病变或是否会逐渐发展。若肾萎缩,其长径 <9cm、肾动脉主干闭塞或梗死、严重的肾小动脉硬化、不可能纠正的肾血管病(肾内动脉病或动静脉畸形)可考虑肾切除。当有节段性肾梗死或节段性肾发育不全可做部分肾切除。但是,肾血管性高血压可为双侧病变且呈进行性,故目前除少数病例外,患肾切除已很少采用。

肾动脉重建术:自 20 世纪 50 年代以来,各种肾动脉重建手术相继出现,目的是恢复足够的肾动脉血流量,纠正肾缺血,达到改善肾功能和降低血压。这类手术包括肾动脉血栓内膜剥除术、血管旁路移植术、脾 - 肾动脉吻合术、肾动脉狭窄切除和血管移植术。现将几种主要的肾血管重建术简述如下:

1)动脉血栓内膜剥除术(thromboendarterectomy):Freeman(1952)首先采用此手术治愈 1 例肾动脉栓塞。适用于肾动脉开口处或其近端 1/3 的动脉粥样硬化斑块或内膜增生病变。

2)旁路手术(又称搭桥手术,by-pass operation):De Weese 首先开展自体大隐静脉肾动脉旁路手术。由于静脉特有的弹性,利用自体静脉的优点是不易形成吻合口狭窄。也可应用人造血管进行血管重建,但是人造血管不能应用于小血管的重建并且容易导致吻合口的中层增生,及较自体血管更高的感染率。内皮细胞化的人造血管,即将静脉内皮细胞种植于人造血管腔,使之不易血栓形成,并提高抗感染能力。血管旁路手术通常适用于肾动脉狭窄伴有狭窄后扩张的病例(图 80-9)。

3)脾 - 肾动脉吻合术:由 Libertino 和 Novick 首选采用,最常用的术式为脾 - 肾动脉吻合术。适用于左肾动脉狭窄性纤维肌肉增生病变,要求脾动脉有足够的口径大小,而右肾动脉狭窄可采用肝 - 肾动脉吻合术。这两种术式均要求腹腔动脉完好无病变。

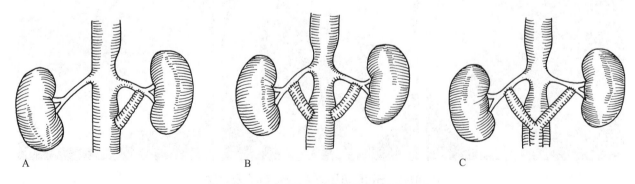

图 80-9　腹主动脉 - 肾动脉旁路手术示意图
A. 单侧旁路手术;B. 双侧旁路手术;C. Y 形双侧旁路手术

4) 肾动脉狭窄段切除术:适用于肾动脉局限性纤维肌肉增生,狭窄的长度在 1~2cm 以内。

5) 病变切除及移植物置换术:适用于肾动脉狭窄长度超过 2cm 的病变。

6) 肾动脉再植术:适用于肾动脉开口异常或肾动脉开口水平的腹主动脉内有斑块硬化病变者切断肾动脉后将其再植于附近正常的腹主动脉。

7) 自体肾移植(auto-renotransplantation):1974年开始我国采用肾自体移植治疗肾动脉狭窄(图 80-10),此手术的优点有:①髂内动脉血压较肾动脉压为高,移植后该肾有充分的血供;②大动脉炎病人髂内动脉较少引起狭窄;③不用血管代用品或缺血性离体血管,不易引起异物反应和栓塞;④手术野较表浅,操作容易;⑤可以保留患肾,尤其适用于双侧肾动脉狭窄病例。

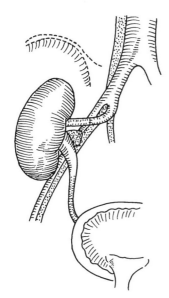

图 80-10　自体肾移植术示意图
右肾移植于右髂窝部,右肾动脉与右髂内动脉端端吻合,右肾静脉与右髂外静脉端侧吻合,输尿管移植于膀胱

1988 年全国 291 例肾自体移植术总结治愈者 225 例,好转 43 例,无变化 11 例,死亡 12 例。另外,据两组资料分析,212 例自体肾移植近期效果分别为 82% 及 95.2%,远期效果为 79.8%。

8) 体外肾血管显微修复术:应用于累及多段血管或同时伴有动脉瘤样病变的病人,尤其是有某些细小或分支的肾动脉狭窄,由此使不能作血管重建术需行肾切除的患肾可能被挽救。

方法:①肾的保护:患肾切除前,先在静脉内注射 5% 葡萄糖溶液 500ml,加呋塞米 1g 或加 20% 甘露醇 100ml,可使该肾在充分利尿状况下切除,有利

于保护患肾。肾离体后立即用 0.5% 利多卡因 20ml 和肝素 2 500 单位加于 100ml 生理盐水,注入肾动脉。离体肾置于 4~6℃ 冷却的林格液内,随之进行肾动脉灌洗至肾脏表面呈苍白,肾静脉流出液澄清为止。②显微镜血管修复,一般须切断输尿管。肾取出体外置于工作台冷却液盘内,操作时始终保持低温。应用显微外科设备及器械仔细地解剖肾门和病变血管的切除或修复,包括:分支肾动脉合并缝合,动脉瘤切除,离体血管嫁接,多支肾动脉吻合和病变肾组织局部切除等。③肾自体移植:患肾修补完成后,移植于同侧髂窝内,输尿管再植于膀胱壁内。

优点:①在低温灌注下可在安全的缺血时限内完成手术;②在无血状态下进行,解剖清楚,操作方便;③可最大限度保留肾和肾组织;④术中减少出血。

3. 射频消融术　近几年国内外有学者开始尝试,采用经皮导管经肾动脉选择性肾交感神经射频消融术治疗顽固性高血压(包括肾血管性高血压),取得了理想的疗效,为顽固性高血压的治疗提供了新的思路。

方法:将一根直径只有 1.3mm 的消融导丝从病人的腹股沟根部的股动脉穿入,超选到肾动脉内,然后分别沿双侧肾动脉长轴和短轴的 6 个作用部位传递射频能量到肾动脉外膜,消融大约 70% 的肾动脉外膜内的交感神经,通过射频消融术切断肾交感神经,且不影响其他腹部、骨盆或下肢神经支配,达到降低血压,同时避免严重并发症的效果。研究表明,该术式操作简单,并发症少,能使顽固性高血压病人血压显著而持续降低,是一种简单、有效的治疗顽固性高血压的方法。但是,目前此方法仍处于探索阶段,缺乏对有效性和安全性的长期随访。

【预后】

关于肾血管性高血压外科治疗的效果,可从两个方面予以评价,即血压和肾功能的改变。

1. 血压评估标准

(1) 治愈:停用所有降压药,且血压 <140/90mmHg。

(2) 改善:如果所用降压药与术前相同,收缩压或舒张压较术前下降 ≥ 20mmHg 或者所用降压药的种类和剂量比术前减少。

(3) 无效:达不到上述两项标准者。

2. 肾功能评估标准

(1) 改善:Scr 水平较术前降低 ≥ 20%。

(2) 稳定:Scr 水平较术前基础值变化 <20%。

(3) 恶化:Scr 水平较术前升高 ≥ 20%。

(王国民)

参 考 文 献

［1］熊汝成, 缪廷杰, 章仁安, 等. 肾血管病变引起高血压的探讨 [J]. 上海第一医学院学报, 1979, 6 (4): 225.

［2］熊汝成, 缪廷杰, 陈长春, 等, 大动脉炎引起的肾血管性高血压 [J]. 中华泌尿外科杂志, 1982, 3 (1): 35-37.

［3］黎磊石, 许顶立. 高血压与肾脏专题座谈会纪要 [J]. 中华内科杂志, 1989 (5): 302-306.

［4］王克勤, 范超, 张望德, 等. 肾动脉狭窄血管腔内治疗的临床研究 [J]. 中华外科杂志, 2005, 43 (19): 1268-1270.

［5］史振宇, 符伟国, 郭大乔, 等, 肾动脉狭窄 80 例外科治疗 [J]. 中华外科杂志, 2009, 47 (22): 1706-1708.

［6］史振宇, 符伟国, 郭大乔, 等, 肌纤维发育不良所致肾动脉狭窄 16 例的治疗 [J]. 中华普通外科杂志, 2012, 27 (10): 786-788.

［7］ISHIKAWA K. Diagnosic approach and proposed criteria for the clinical diagnosis of Takayasu's arteriopathy [J]. J Am Coll Cardiol, 1988, 12 (4): 964-972.

［8］FRANKLIN S S. Renovascular Hypertension [M]// MASSRY S G, GLASSOCK R J, Textbook of Nephrology. Baltimore: Williams & Wilkins, 1989: 1081-1090.

［9］KIMBERLEY J, HANSEN M D, Management of renovascular disorders [M]//RUTHERFORD R B. Vascular Surgery. 6th ed. st. Louis: WB Sauders, 2005: 1763-1877.

［10］SCHNEIDER D B, STANLEY J C, MISSINA L M. Renal artery fibrodysplasia and renovascular hypertension [M]//Rutherford R B. Vascular Surgery. 6th ed. st. Louis: WB Sauders, 2005: 1790-1804.

［11］MARTIN L G, RUNDBACK J H, SACKS D, et al. Quality improvement guideline for angiography, angioplasty, and stent placement for the diagnosis and treatment of renal artery stenosis in adults [J]. J vasc Intery Radio, 2010, 21 (4): 421-430.

［12］TRINQUART L, MOUNIER-VEHIER C, SAPOVAL M, et al. Efficoucy of revascularzation for renal artery stenosis caused by fibromuscular dysplasia: a systematic review and meta-analysis [J]. Hypertension, 2010, 56 (3): 525-532.

第八十一章
性分化异常

第一节　概　　述

一、性别的特征

(一) 染色体性征

人体体细胞各有 23 对(46 条)染色体,其中 22 对为常染色体,1 对为性染色体(sex chromosome)。女性的染色体组成为 46,XX;男性为 46,XY。在配子(生殖细胞)发生的减数分裂过程中,女性只能形成含 X 性染色体的生殖细胞,男性则可形成两型生殖细胞,即 X 型精子及 Y 型精子。当两型精子群与卵细胞相遇时,随机与卵结合的机会是基本相等的,因而可形成含 XX 或 XY 二型相等数量的受精卵,分别发育为女性和男性。

核染色体性别的区分,明确易辨,可进行性别诊断,又称为胞核性别。

(二) 分子性别

人类配子(精子、卵子)基因组含有由 3 109 万个碱基对组成的 5~10 万个基因,决定了人类的各种性状。也已证明 Y 染色体上存在着编码睾丸决定因子(testis-determining factor,TDF)的相关基因,他们决定了原始生殖嵴向睾丸方向分化。目前已知其中一个主要基因定位在 Y 染色体 A 区短臂与拟常染色质相邻的 Yp11.3 区,命名为 SRY(sex-determining region on Y)基因,是启动性腺向男性分化的主导基因,能诱导睾丸组织的发生;而睾丸分泌的激素睾酮(T)和米勒管抑制物质(MIS),使个体生殖系统朝着男性分化。

在雄性组织中存在某种雌性组织所没有的次要组织相容性抗原,称为组织相容性 Y 抗原(H-Y 抗原),在男性个体中,所有细胞的表面均有这种作为男性标志的抗原存在。有人认为它是由 SRY 基因指令产生的一种能促进睾丸形成的蛋白质,直接或间接控制着胚胎早期无性别期的生殖嵴,使之分化为睾丸。分泌到培养基中的新生雄鼠睾丸组织产生的 H-Y 抗原,可使培养基中新生雌鼠的卵巢组织转化为睾丸组织。将人的 H-Y 抗原加入到体外培养的胎牛卵巢中,5d 内卵巢可转变为睾丸。而用 H-Y 抗血清封闭雄鼠细胞膜上的 H-Y 抗原后,则不能形成睾丸,表明没有 H-Y 抗原基因存在,则生殖嵴分化为卵巢。同时也发现在 45,X 和 46,X,i(xq)者也有 H-Y 抗原存在,但含量较低;而 47,XYY 和 48,XXYY 者 H-Y 抗原量较 XY 者高。说明 H-Y 抗原的表达与 X、Y 都相关,但与 Y 关系更密切。鉴于无 Y 染色体时也有 H-Y 抗原表达,说明 H-Y 抗原的结构基因不在 Y 染色体上。但目前尚不能确定 H-Y 抗原在决定男性性别分化中与 SRY 途径的关系。

性别决定与分化是一个复杂的过程,SRY 并非决定性别的唯一因素,而是以 SRY 基因为主导的,多个基因参与的有序协调的表达过程。多基因调控网络上某个基因的改变可诱发性反转。到目前为止,已经发现包括 SRY 在内的至少 6 个基因参与了胚胎的性别决定,即从未分化的原始生殖嵴开始到两性内生殖器官形成的过程:这 6 个基因是 SRY(OMIM 480000)、SOX9(OMIM 114290)、AMH(OMIM 600957)、WT-1(OMIM 194070)、SF-1(OMIM 184757)和 DAX-1(OMIM 300200)等。

在睾丸决定途径中,SRY 基因通过直接或间接活化其他基因而起作用。例如,已经证实 WT1 和

FIX-F1 等基因参与了分化前性腺形成,在接下来性别特异性的性腺分化过程中,SRY 和 SOX9 基因可能接到了睾丸形成,而 DAX-1 基因可能与卵巢形成有关。

但也有人认为 SRY 的作用是间接的,它通过与相关基因 SOX3(SRY 由此基因进化而来)和 SOX9 的相互作用来实现,在女性,SOX3 能抑制 SOX9 的功能;但是在男性,SRY 抑制 SOX3 或 DSS/DAX-1,使 SOX9 起睾丸决定作用。抗米勒管激素(AMH)基因,也称米勒管抑制物质(MIS)基因,位于人类染色体 19p13.3-13.2 之间。AMH 在 SF-1 蛋白的调控下由前支持细胞(不成熟的支持细胞)产生,其作用是使将要分化成子宫和输卵管的米勒管退化,抑制女性内生殖器的形成;而间质细胞在 SF-1 的作用下产生睾酮,使中肾管发育成男性的内生殖器。

(三) 性腺性征

男性睾丸位于阴囊内,阴囊悬于体外,便于调节温度以适应精子发生的需要。睾丸主要结构包括几百条纤小曲的细精管和间质。成熟细精管内含有精原细胞、精母细胞、精细胞和精子,还有支持细胞(sertoli cell)。支持细胞为精子的发生提供糖原,并合成雄激素结合蛋白质(androgen binding protein,ABP)、多肽抑制素以及少量雌激素(estrogen,E)。间质介于细精管之间,主要是间质细胞(leydig cell),能分泌甾类雄激素。

女性卵巢可产生几百万个卵子,到青春期减少到 50 万个卵母细胞。卵母细胞一般处于第 1 次减数分裂前期(核网期),每月有少数卵母细胞继续发育,但一般每月只有 1 个发育到第 2 次减数中期,准备排出卵巢以便受精。卵巢内还有黄体和白体。卵巢的内分泌功能主要是分泌女性激素。

(四) 附属性征

附属生殖器由管道及其腺体组成,供精子和卵子成熟、运输、受精,以及胚胎、胎儿发育之用。在胚胎 6 周时,无论男女均有一对生殖道,即中肾管(又称午非管 Wolffian ducts)和副中肾管(又称米勒管,Müllerian ducts)。胎儿睾丸形成后,产生两种激素,一种为胎睾曲细精管的支持细胞产生的米勒抑制物质(MIS),这种物质使米勒管道系统发生退化,中肾管发育。另一种为胎睾间质细胞(Leydig cells)产生的睾酮,胎睾分泌这种物质始于胚胎 8 周时,12 周达高峰,以促进午非管的发育。在妊娠 10 周时,米勒管已经基本退化,午非管变得更显著。在靠近睾丸的位置,午非管卷曲形成附睾,附睾

午非管与睾丸小管的汇集输出部相连。在远侧,午非管与尿生殖窦相连,发育成精囊。如果胎睾分泌 MIS 缺乏或发生障碍,则可发生副中肾管不退化或退化不全,以致睾丸异常,可出现不同程度的输卵管、子宫及阴道;若睾酮未分泌或分泌障碍,则中肾管不完全分化或未分化为附睾、输精管或精囊。在女性胎儿,卵巢不分泌睾酮,因此午非管退化;并且卵巢不产生 MIS,故米勒管得以存留并发育成女性体内生殖管道。其头部发育成输卵管,尾部融合形成子宫。米勒管和尿生殖窦相接触,形成子宫阴道板,最终形成阴道腔。

(五) 躯体性征

男女躯体差异源于男子睾丸分泌的睾酮或女子卵巢分泌的雌激素的诱发作用,青春期后越来越明显。但由于种族、遗传、营养、体育锻炼、环境条件及健康状况等影响,表现的时间和强度变化甚大。正常健康男女的两性特点简述如下。

1. 皮肤 女孩子从青春期起,皮下脂肪与年俱增,体型比较丰满圆润,皮肤细腻;乳房突出,呈半球状,乳头和乳晕增大,着色深;大阴唇和阴阜先后出现阴毛,腋下出现腋毛。男孩在同一时期脂肪有减少趋势;阴毛分布在阴茎的底部两侧、阴囊乃至股内侧;腋毛一般比较茂密。此外,男性生须,先后分布在上唇、下颌部,甚至扩展到双颊。

2. 运动系统 从青春期起,男性骨骼和骨骼肌加速生长,比女性粗大。男性体高、肩阔、强劲。女性骨骼比较矮小,站立时骨盆向前倾斜,与水平面成 30° 角,盆腔较宽阔,呈圆盆状;骨盆上口圆而宽阔,下口前后径较大;耻骨弓约 80°~100°。男性的盆腔,上口,下口和耻骨角均较小。

3. 呼吸和循环系统 男女差别在喉部表现突出,特别是发音器官。从青春期起,男性喉部发育成突出的喉结,声韧带、声门较女性长;是男子音调低沉的物质条件。

除第二性征外,可能由于运动系统机能上的需要,男性的呼吸系统和循环系统也相应的比女性更为发达,心、肺和肾的质量较大,功效较高,更有利于提高营养、氧和能量的充分供应和代谢产物的排泄。呼吸循环器官所表现的两性差异在一定意义上可以说是第二性征派生出来的,所以人类把这类体征的两性差异称为第三性征。

(六) 社会及心理性征

男女两性从个人的发式、服装、玩具及生活习惯等方面具有与其发育性别相符的不同心理特征。男女两性的个人性别意识受到两性形态和生理特

征制约,也受到家庭生活和社会舆论、风俗习惯的影响,造成对同性和异性的不同反应(如性格、伴友等),形成了男女性别差异的社会特征。这些人为的两性差异可称为第四性征。

传统的观点认为,孩子在出生时性心理是中性的,能受环境因素所影响,这种观点受到了出生前性心理分化理论的挑战。在正常条件下,社会及心理性征和其他性征是完全一致的。性分化异常患者如未及时发现,社会性征和其他性征可以完全相反,并常常形成与发育性别一致的社会性征。社会性征一旦形成常常难以改变。一般认为出生18个月以后改变性别会产生严重的心理问题,年龄愈大后果愈严重。

二、正常的性分化过程及其影响因素

(一) 受精卵染色体核型的性别决定

人类染色体的遗传基因是决定性别的主要因素。胚胎早期,原始生殖器是无性别的器官雏形,在以后的演变中可出现双向性。在分化转变中,任何环节或内外因的影响都可能导致性分化的失误。

现在有些学者将不同情况下的性别,给以不同名称。将受精时的性别称染色体性别;7周后由H-Y抗原等决定的性别,称基因性别;7~8周后性腺分化后的性别称生殖性别;11周后随性腺外其他生殖器分化后的性别称生殖器性别。实际上这些都是出生前由染色体决定的性别的延伸。

正如前面染色体性征和分子性征所述,染色体核型及其包含的各种性别决定基因是人类性别决定的关键。

(二) 性腺的分化

1. 睾丸 正常情况下,如果胚胎在遗传上是男性,在SRY基因和H-Y抗原作用下原始性腺髓质分化、皮质退化,于妊娠40~50天时胚胎睾丸形成。原始性索在胚胎发育的第7~8周继续增生,并穿入性腺髓质;原始性索形成睾丸索,以后形成睾丸的小管。

在胎儿期,睾丸索是由原始生殖细胞和上皮细胞构成的。上皮细胞起源于性腺的表面,最后发育成滋养细胞。间质细胞,是从位于细精管之间的间充质发育而来,并且在发育的第4~6个月特别多。

原始睾丸最初呈梭形位于腹后壁,第2个月后睾丸缩短并移位下降,到第3个月初,睾丸就已位于腹股沟附近,直到发育的第7个月为止,睾丸才继续下降,通过腹股沟环,越过耻骨缘,进入阴囊隆起。一般在胎龄第8个月时已成椭圆形并下降入

阴囊。睾丸的下降不是主动的迁移,而是与体壁位置的相对改变有关。睾丸保持着主动脉来的血流供应,其血管从原来的腰部水平下行到腹股沟区。

2. 卵巢 与男性相反,在女性卵巢分化较晚,变化较小,主要是未分化发育型的继续。原始性索没有明确的界限,而被间质分隔成不规则的细胞团,细胞团中的原始生殖细胞随后发育成卵原细胞,周围的上皮细胞则形成卵泡细胞。大多数卵原细胞于15~20周已发育成为卵母细胞,与胚胎第2个月的卵巢这种细胞可达到60万。此后继续有丝分裂以增加其数量,同时许多卵原细胞体积增大,开始分化为初级卵母细胞,进入第一次成熟分裂前期的核网期,细胞核呈泡状,称为发泡。初级卵母细胞与其周围的卵泡细胞,构成初级卵泡,绝大多数初级卵母细胞一直停滞在出生时的状态,青春期后才继续发育。在女性,性腺的下降程度要比男性小的多,卵巢最后只位于真骨盆缘的稍下方。

在女性,米勒管分为两段,头段发育为输卵管;尾段左右合并形成子宫阴道原基,与输尿管相连的部分形成子宫体及子宫底。阴道由尿生殖窦衍生而来,在发育的第9周以后,形成一块实心的阴道板,在胚胎11周时,板的尾端开始出现腔。到第5个月,阴道板形成管状阴道。处女膜由尿道生殖窦上的上皮层和一层薄的中胚层构成。

(三) 生殖道和外生殖器的分化

1. 生殖道 男女两性的生殖管道在胚胎6周时还不能区分性别,即为原始性腺,其外表的皮质与中央的髓质。在TDF或SRY基因的控制下,精原细胞和原始支持细胞聚集于髓质,间质细胞则开始在髓质外周分化。7周后,间质细胞分泌睾酮,支持细胞分泌抗米勒管物质(Müllerian-inhibiting substance,MIS),在这两种激素的作用下,生殖管和外阴部的分化向男性方向发展,而卵巢不分泌这两种激素,生殖管和外阴部的分化向女性方向发展。

随着男性睾丸组织的出现,约妊娠第9周时,间质细胞在人类绒毛膜促性腺激素(HCG)和促黄体生成素(LH作用下合成T,可促进中肾管和残余的米勒管一起继续发育并与睾丸相通,分化形成睾丸输出小管、附睾管、输精管、精囊腺、射精管等男性生殖管道,并使无性别时期的外生殖器呈现男性性别。因此男性的中肾管系特别发达,不过雄激素虽使中肾管发育,但却不能使米勒管退化。抗米勒管激素可抑制米勒管的发育,促使米勒管细胞出现溶酶体自溶现象和巨噬细胞的异噬作用,结果整个米勒管逐渐解体退化,只剩下少许残迹。MIS的分

泌一直维持到围产期。而女性刚好相反,XX 个体(女性)无 Y 染色体,不能分泌 T 和 MIS,因此午非管退化,中肾管等迅速退化成为痕迹器官,而米勒管得以存留并发育成女性体内生殖管道。其头部发育成输卵管,尾部融合形成子宫。米勒管和尿生殖窦相接触,形成子宫阴道板,最终形成阴道腔,使之向女性方向分化。

2. 外生殖器 第 6 周末前,外生殖器的外观男女是相同的,不可能区别出两性,是性别未分化期,此时在外阴处可见一个小隆起称生殖结节和两对生殖隆突。约在发育的第 3 周时由原条区域的间质细胞迁移发育形成,是两性外生殖器形成的基础。

男性胎儿的男性化始于妊娠 7~8 周。男性表型分化的首要标志是邻近睾丸的米勒管的退化,这是 Sertoli 细胞分泌 MIS 作用的结果。然而,雄激素对午非管的作用与邻近的性腺分泌睾酮的扩散有关,外生殖器的男性化是睾酮在全身的运送及在局部转化为双氢睾酮的结果。在第 10 周,生殖结节与臀褶之间的距离就能够看出来。生殖结节进一步增粗、变长形成阴茎,尿道皱襞从后向前逐渐融合形成尿道沟。生殖结节的迅速延长是男性外生殖器进一步发育的主要特征。生殖膨大向后迁移至阴茎根部融合形成阴囊。妊娠 12~13 周时,男性胎儿的两个尿道褶形成尿道海绵体,外生殖器随着尿道裂口的闭合而成形,在胎儿分泌的雄激素的作用下,阴茎的生长和睾丸下降发生在 6~9 个月。这时性别分化完成,内外生殖器能明显区分男女,第一性征分化结束。在男性,阴囊隆起起初位于腹股沟区,随着进一步发育,阴囊膨大向尾端移动,并彼此融合,每个构成阴囊的一半,由阴囊隔分隔开。

在女性胎儿,由于循环中缺乏睾酮,外生殖器的变化较小。生殖结节稍延长而形成阴蒂,两侧的尿道褶不融合而分别发育成小阴唇;生殖隆起显著增大,形成大阴唇;尿生殖沟开口于表面形成前庭。在小阴唇之间形成尿道口和阴道口。

综上所述,性分化是一个复杂的过程,从卵子受精,并在妊娠期间和出生后继续,并最终在青春期成熟;在许多层面上的异常,都可导致生殖器异常,包括基因中发现的缺陷,性腺分化,激素对内外生殖器的作用等。另外,单独的激素作用也可导致形态学的异常。导致两性畸形的主要条件是由于外生殖器的模糊不清以及染色体或性腺分化异常。

三、性分化异常的分类

性分化异常有多种分类方法,而性别的生物学特征是所有分类方法的基本依据。社会心理学特征不是性分化异常分类的依据,但常可作为治疗时性别取向的参考。目前最为公认的分类方法是 Allen(1976)提出的,以性腺的组织学成分作为基础的分类方法,并进一步以病因学作为亚分类的标准。

该法将性分化异常分为五大类:

1. 女性假两性体(仅有卵巢)。
2. 男性假两性体(仅有睾丸)。
3. 真两性体(同时有卵巢和睾丸)。
4. 混合性性腺发育不全(一侧睾丸,对侧性腺条索状)。
5. 单纯性性腺发育不全(双侧性腺条索状)。

四、性分化异常的诊断

新生儿性别模糊的诊治是影响患儿一生的复杂问题。任何临床决定必须考虑对患儿未来的影响,并建立在所有必需、可行的诊断措施的基础之上。

(一)病史及体检

性别评定需要对患者进行详细的家族史调查,特别是母亲亲属中有无同样畸形,睾丸女性化症、肾上腺皮质增生引起的女性假两性体,某些男性假两性体或是 X 连锁隐形遗传或是常染色体隐形遗传的。完整的家族和妊娠史具有非常重要的参考价值,包括外生殖器的模糊情况、不育、青春期异常、残留米勒管结构和腹股沟疝等。新生儿出生头几周不明原因的死亡提示先天性肾上腺增生症可能。同时还应对孕期头 3 个月母亲的用药、饮酒以及疾病状况进行记录。在怀孕早期注射某些黄体酮制剂治疗先兆流产或使用男性激素可使女性胎儿出现男性化现象。新生儿出现外阴部畸形同时伴有严重呕吐很可能是肾上腺皮质增生。病史中要注意成年患者的月经,原发性闭经提示卵巢功能不全如 Turner 综合征,也可能没有子宫如睾丸女性化综合征。周期性血尿异常出现在真两性体。

鉴于各种性别异常的表型差异较大,体格检查并不是确诊性检查,但也十分重要。首先要注意外阴部,除大部分性染色体畸变外,患者都有非男非女的外阴部,性别模糊程度可不同,有的倾向男性,有的倾向女性。体征包括阴蒂肥大,阴道常和尿道口一起被部分融合的阴唇覆盖。阴囊和腹股沟部应仔细探查有无睾丸,是否对称。对于既有双侧隐睾又有重度尿道下裂者首先应考虑两性体。成年人要注意第二性征的发育情况,曲细精管发育不全具有典型的类无睾者(eunuchoid)体型:身材高,耻骨上缘至足踵的长度超过身长的一半,指间距超过身长、皮肤细腻、性毛(腋毛、阴毛、胡须)无或少、女性型乳房。皮质增生患儿常很早出现阴毛。在检查时要注意其他躯干畸形如蹼颈、肘外翻等。某些特征性的体征对诊断有一定的帮助。肛门指检触及中线的子宫表明患者不是性腺男性。触及腹股沟性腺,可排除性腺女性。单纯性腺发育不良或 Turner 综合征,对勃起组织要仔细测量其勃起的长度。生殖器色素沉着增加提示与肾上腺性征异常有关的促黑色素生成激素过量的可能。另外还应记录水盐丢失的征象。

(二) 实验室检查

评价性别模糊有很多项实验室检查。血、尿的生化检验有助于肾上腺生殖器综合征的诊断。这类患者有 24 小时尿 17- 酮类固醇、血 17- 羟孕酮的水平的增加,但是在失盐型类型中 17- 羟皮质类固醇值下降。同时还应检测血清电解质。21- 羟化酶缺陷的患者常有血钾上升,血钠、血氯的下降。尿内促性腺激素在性腺发育不全和克氏综合征都增高。

睾酮和双氢睾酮水平的测定对 5α 还原酶缺陷和雄激素不敏感综合征的诊断有帮助。使用 5α 还原酶和雄激素受体探针进行 PCR 扩增也有助于诊断。在性腺功能不全时血促性腺激素增高、降低提示病变可能在中枢。血 MIS 测定可以预测是否存在着有功能的睾丸。

HCG 刺激试验可以预测睾丸是否存在,对于诊断真两性畸形有帮助。

还可通过口腔黏膜拭子检测巴氏小体或核染色质聚集体。X 染色质又称 Barr 小体,在常用的口腔黏膜刮片上它是一个紧贴核膜约 1μm 直径染色深的小体,是失去活性的 X。正常人只有一个 X 有活性超过 1 个都在间期细胞核中形成 Barr 小体,所以它大致可反映 X 的数目和结构。进行口腔黏膜涂片,Barr 小小体 >10% 为女性,<1% 为男性。其次做染色体核型检查,血白细胞培养进行核型分析对基因型性别的决定比口腔黏膜拭子检测更为准确。正常男性 46XY,女性为 46XX。

(三) 影像学检查及外科检查

在性别异常的评价中,逆行造影有助于了解泌尿生殖系的解剖结构。最好应用钝性接头置入外生殖器的开口,然后注入造影剂。逆行造影能清晰地显示阴道进入尿道的开口、子宫颈存在或阴道顶壁的凹陷。B 型超声检查在盆腔内卵巢或卵睾。

在性别评价中,膀胱尿道镜和阴道镜检并非必需,但对患者尤其是女性假两性畸形患者术前解剖结构的了解是有益的。膀胱镜检可对尿道括约肌功能进行评价,并能了解阴道进入尿生殖窦的情况。阴道镜检可观察阴道长短,开口位置及子宫颈。

经上述方法仍不能确定性别时,需行开放手术或腹腔镜性腺活检进一步确诊。由于性腺组织常常呈节段性分布,活检时性腺取材应注意足够的深度和长度。在病理切片时最好不用冰冻切片,因为冰冻切片很难发现微小的性腺组织。探查时,还需仔细观察米勒管结构和中肾管(Wolffian 管)结构。

五、性分化异常的处理原则

最重要的是早期决定患儿的性别,并予以相应的整形手术和以后的激素补充。根据年龄、外阴部条件及检查结果制订手术方案,并要征求家属(和本人)的合作。治疗目的是使患者能参加集体生活和结婚。变更性别应慎重,一般认为出生后 18 个月之前改变性别,心理影响不大,否则会产生心理上的严重后果,年龄愈大后果愈严重。性分化的治疗应遵循下列原则:

1. 应先确定是否为女性假两性体,这类患者早期激素治疗及女性整形手术可成为正常女性,半数以上患者有生育能力。

2. 男性假两性体及真两性体应根据外阴条件特别是阴茎的大小、年龄、抚育性别制订合适的整形手术方案,不宜以性腺、生殖管、核性别作为手术根据。

3. 将矛盾的性腺和生殖管,尤其是异位的或外观发育不良的性腺切除。含有 Y 染色体的患者更应切除性腺以预防肿瘤的发生。

4. 使患者成为男性的手术复杂,一般需分次手术,建成的阴茎在性生活中能否发挥作用应充分考虑。阴蒂和阴道整形术简单,成功率高。

5. 患者在青春期之前应加以相应的激素治疗,促使第二性征出现。如果有子宫除雌激素外应辅以孕酮,使月经来潮。激素治疗将是长期的。

手术治疗,对发展为男性者,术式包括阴茎成形术、尿道下裂修复术,睾丸固定术。对发展为女性者,术式包括阴蒂成形术、阴道成形术。还有性腺切除术,这包括切除发育不良的性腺以防止恶变和切除与性别相抵触的性腺。

激素治疗是一种替代治疗,对那些将决定发展为男性而睾丸功能不良、阴茎较小者,应用睾酮辅助治疗;将成为女性者,则给予雌激素治疗;而对女性假两性畸形者,其有生育可能,是由于先天性肾上腺皮质增生所致,应给予糖皮质激素(如泼尼松)治疗。

六、性分化异常的外科治疗

1. 女性外生殖器重建　女性外生殖器重建是性别异常患者最常使用的术式,通常要求患者染色体呈女性核型,有正常的米勒管结构。女性外生殖器重建需要三个解剖学问题,以确保患者术后获得足够的性功能:保留血管和神经支配的阴蒂缩小、阴户成形、尿生殖窦重建。

对手术最佳时机的选择还存在争论。婴儿早期手术可减少父母的忧虑,使患者的女性认定易于接受。新生儿期的手术应注意使用激素替代疗法后肥大阴蒂的自然缩小问题。早期手术后出现阴道狭窄的风险也较大。还有人主张早期阴蒂形成,等到儿童期或青春期前再行阴道成形术。

2. 男性外生殖器重建　性别模糊的患儿有时可能按男性抚养更好,尤其是父母在完整的性别评定之前就已经将患儿指认为男性者。此时,要将患者转变为女性恐怕不太可能,除非是完全性雄激素不敏感综合征。在男性化不足的性别异常患者,常呈小阴茎和尿道下裂,则需要外科矫形。这类患者的外科整形常需:阴茎弯曲矫正、尿道成形、睾丸下降固定,有时还需要阴茎阴囊转位。

3. 保留异常性腺组织的外科治疗　对性别异常患者的性腺组织予以保留需要慎重。无明显性别异常的患者,未下降睾丸恶变的概率比正常人高出 20~46 倍。恶变的概率与睾丸本身而不是位置有关,因为单纯的睾丸下降固定术并不能阻止睾丸的恶变。睾丸下降固定后须进行认真的随访。反复检查,及时发现病变并随时处理。有 1/3 的混合性性腺发育异常患者患性腺胚细胞瘤,1/3 患恶性程度很高的精原细胞瘤。对这些人建议早期切除腺体。

4. 切除与性别认定不符的组织　真两性体、混合性性腺发育不全以及米勒管存留综合征患者有残留的米勒管,并常于前列腺部与尿道汇合。尿液反流进入残留的米勒管可引起反复的泌尿道感染,附睾炎,逆行射精等。切除残留的米勒管看起来很简单,但出于对将来生育的考虑,术中保留输精管非常重要,使手术有一定困难。由于输精管经常与子宫或阴道壁交汇,切除米勒管结构时应非常仔细,有时需保留一段包含输精管的阴道壁。

第二节　性分化异常病变

根据 Allen 的分类方法,按顺序介绍五大类性分化异常病变的病因、亚分类、症状与体征、实验室检查及其治疗。

一、女性假两性体

女性假两性体(female pseudohermaphroditism)是最常见的性分化异常类型,约占新生儿性别模糊病因的 60% 以上。是一种性别表型发育异常,46,XX 核型的患者,而 SRY 基因缺失,有卵巢组织,却有部分男性化表型及模糊的外生殖器。米勒管已发育成输卵管、子宫和上段阴道,午非管(中肾管)已退化。胎儿为女性,其男性化程度决定于开始受雄性激素刺激时胚胎生殖器官演化的阶段、雄性激素的水平和持续的时间。胚胎 12 周,阴道已从尿生殖窦分出后,雄激素的刺激只能引起阴蒂增大,而不影响子宫和输卵管,这些器官的原始细胞在 MIS 的作用下才退化,雄激素并不具有这种抑制物质的作用。外生殖器异常程度差异很大,轻者仅有阴蒂肥大,重者呈完全男性表现。至今,女性男性化最常见的病因是先天性肾上腺增生(congenital adrenal hyperplasia,CAH),CAH 是新生儿生殖器模糊的最常见病因。女性假两性体的其他两个少见病因是母体摄入雄激素或母体有致男性化的肿瘤。

(一) 先天性肾上腺增生

先天性肾上腺增生(congenital adrenal hyperplasia,CAH)是女性假两性体的主要病因,导致的肾上腺生殖器综合征是一种典型的先天性代谢异常,涉及皮质醇的合成异常。临床表现取决于糖皮质激素合成过程中异常的环节(图 81-1),其中最常见的是糖皮质激素合成的两个终端酶(21 羟化酶和 11β 羟化酶)。由于两个终端酶任何一个缺乏,氢化可的松的形成受阻,使其对下丘脑-垂体抑制下降,结果可导致促肾上腺皮质激素(adrenocorticontrophic hormone,ACTH)分泌代偿性增加。这又促使肾上腺类固醇的合成增加,继而促使 CAH 活性雄激素睾酮的合成增加。

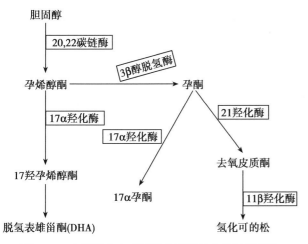

图 81-1 皮质激素合成过程中引起性分化异常的酶

肾上腺皮质激素合成过程中,不同种酶的缺陷,引起不同类型的 CAH,临床表现亦各异,而可致两性畸形者常因三种酶的缺乏,即 21-α 羟化酶(21-α hydroxysase)、11β- 羟 化 酶(11-βhydroxylase)及 3-β 醇脱氢酶(3-β alcohol dehydrogenase)。

1. 21α- 羟化酶缺乏 为常染色体隐性遗传性疾病,其基因位于第 6 染色体的 HLA-B 及 HLA-DR 位点之间,患者家族成员可以是突变基因携带者,其 HLA 单倍体(精子或卵子)中常可监测到突变基因。是 CAH 最常见的类型,占这类患者的2/3。由于此酶缺乏,雄激素分泌增多,使女性外生殖器男性化,阴蒂增大,甚至接近阴茎,大阴唇融合似阴囊,小阴唇萎缩,早期出现男性第二性征。根据 21-α 羟化酶缺陷程度不同,临床上将分为三型:失盐型(患者男性化并醛固酮缺乏)、单纯男性化型(患者男性化但无失盐表现者)及非典型型(没有男性化或失盐的表现)。单纯型:占 1/4,仅酶活性降低,而致皮质醇合成减少,除单纯阴蒂增大外,无肾上腺功能不全表现;失盐型:占 3/4,酶活性严重足,导致皮质醇及醛固酮缺乏,不仅有性征异常,同时有盐代谢障碍的症状:呕吐、失钠、高钾、代谢性酸中毒、血管肾素活性增加,类似先天性幽门狭窄的症状。失盐症状愈重,外阴男性化也愈明显。患儿的性腺仍为卵巢、子宫、输卵管及阴道。如不及时治疗,可在出生后 7~10 天内出现肾上腺皮质危象,造成循环衰竭,此征化验血浆中 17- 羟孕酮(hydroxyprogesterone)、尿 17- 类固醇(ketosteroid)升高。X 染色质试验阳性,核型为 46,XX。非典型型:因酶缺陷较轻,男性化及电解质紊乱症状不明显,女性中可见多毛,月经不规则,男性式秃发和多囊卵巢。

治疗的关键是早期诊断和早期药物治疗。早期诊断可以避免肾上腺功能不全所导致的新生儿死亡,继续的男性化,早熟的躯体发育及骨骺的过早闭合。治疗应补充皮质醇和纠正失盐症状,皮质醇每日剂量 $10~20mg/m^2$,分 2~3 次口服。另外应早期做阴蒂整形手术。

2. 11β- 羟化酶缺乏 较少见,为常染色体隐性遗传性疾病,基因位于第 8 号染色体,但相似 HLA 检测法不能测得。而引起脱氧皮质醇(DOC)水平增加,它是一种作用很强的盐皮质激素,引起钠潴留,血容量增加,而发生高血压,临床表现上为外生殖器男性化与高血压并存。

治疗原则同 21-α 羟化酶缺乏。

3. 3β- 醇脱氢酶缺乏 是这三种酶缺乏中较罕见的,表现为糖及盐皮质激素均不足。此类患儿仅有轻度的外生殖器畸形,如阴蒂肥大,大阴唇融合等,因为该酶缺乏导致睾酮合成障碍,使睾酮的前身去氢异雄酮大量聚集(DHEA),小部分 DHEA 能通过肾上腺外途径转化为睾酮。因为伴有醛固酮和皮质醇缺乏,出生后即可有失钠、失水、恶心及呕吐,如不早期诊断及治疗则有生命危险。

早期的长期皮质激素维持量治疗,可获得正常的月经、女性第二性征。对 21 羟化酶及 11β 羟化酶缺乏症者甚至可获得正常的发育。治疗过程中应当对患者及其家属进行合理的心理辅导。

（二）受母体雄激素刺激

母孕期接受雄激素(如甲基睾丸酮)注射或应用合成的助孕素等治疗可使女婴外生殖器男性化,雄激素和促孕剂对女性胎儿发育的影响程度与药物的强度、计量、开始时间和持续时间有关。

母体孕期患分泌雄激素的卵巢肿瘤包括卵巢雄性细胞瘤、门细胞瘤、类脂细胞瘤、卵巢基质细胞瘤、妊娠黄体瘤及 Krukenberg 瘤可导致女性胎儿男性化。另外肾上腺皮质肿瘤亦可使女胎男性化。肾上腺皮质癌和腺瘤都曾被报道过能够引起女性胎儿男性化。

患儿常不需要特殊治疗。

（三）米勒管发育不全

米勒管发育不全(Müllerian agenesis)表现为阴道先天性缺如伴子宫异常或缺如。以其发现者命名为 Mayer-Rokitansky-Kuster-Hauser 综合征。常在外形正常的女性发育成熟时无月经才得以发现。部分病人有周期性腹痛,提示存在部分功能性子宫内膜。体检提示阴道缺如或发育不全,常伴有肾脏和骨骼异常。

治疗主要是行阴道再造。

二、男性假两性体

病人染色体核型为 46,XY,是 X 连锁隐性遗传或是男性常染色体显性遗传病。患者有睾丸组织,但生殖道及外生殖器因缺少正常完整的发育,而有不同程度的女性表现。在性分化异常中类型最多。最常见的是雄激素受体缺乏。可因多种原因引起,主要有几方面:①发育必需期睾丸的睾酮分泌不足;② MIS 的产生和作用异常;③睾酮生物合成障碍;④靶器官对雄激素无应答;⑤外周组织睾酮代谢紊乱。

(一)胎儿睾丸功能不良或缺如

胎儿时的睾丸功能不良或缺如可导致多种多样的性发生障碍。

睾丸缺如或残遗 46XY 男性,有些可表现有正常的男性外形,且无米勒管衍化物。多数是因为睾丸下降过程中,睾丸丧失血供所致(偶有家族遗传),常称为无睾症、性腺发育不全、睾丸退化或睾丸消失综合征。有些则表现为女性外形,提示胎儿睾丸很早丧失分泌功能。

另外,男性的发育依靠胎睾产生睾酮,而胎睾间质细胞分泌睾酮。最初是依靠绒毛膜促性腺激素(HCG),其次是胎儿垂体黄体生成素(LH)的刺激。如果胎睾的间质细胞缺如、发育不全或对绒毛膜促性腺激素和黄体生成素不反应,均可造成男性假两性畸形。睾酮产生不足的程度越重,则导致生殖系畸形越重。

这类病人适于激素替代治疗。

(二)米勒管存留综合征

米勒管存留综合征(persistent Müllerian duct syndrome,PMDS)是一组 46,XY 核型,有正常的男性外生殖器,但是有米勒管结构存在的患者。病因是胎睾不分泌 MIS 或组织对 MIS 不敏感,结果导致中肾管分化的同时,苗勒管亦有不同程度的分化。即患者存在一侧或双侧睾丸,同时存在子宫和输卵管,且可能有上段阴道,通常合并疝,疝内容含子宫、输卵管等,或于腹股沟疝成形术和睾丸固定术中发现米勒管组织而诊断,如果没有特殊原因不必切除女性生殖管。通常是常为单发,但亦有家族性发病的报道。

治疗:所有患者表型都为男性,需行睾丸固定术。同时合并疝时需行疝修补术,因输精管的位置非常接近子宫和阴道近端,处理时需注意避免损伤输精管,从而保护生育能力。

(三)睾酮生物合成障碍

胆固醇向睾酮转化过程中有 5 个重要的酶,其中任何一个出现缺陷,都可能导致男性胎儿在胚胎发育中男性化不全或不出现男性化。前 3 个酶(胆固醇侧链裂解酶,3β- 羟基类固醇脱氢酶,17α- 羟化酶)同时干扰了睾酮的代谢和皮质醇的合成,因此,他们的缺乏除了影响睾酮的合成外,还可导致糖皮质激素和盐皮质激素合成减少。这 5 种酶缺乏都是常染色体隐性遗传。

1. 胆固醇侧链裂解酶缺乏症　患病的 46,XY 个体具有女性外生殖器或者盲袋样阴道似的模糊外生殖器;睾丸存在于腹腔内、腹股沟或阴唇;缺少米勒管结构,具有功能性的 Sertoli 细胞。如果新生儿具有未男性化的女性外生殖器、皮质醇和醛固酮缺乏、低钠血症、高钾血症和代谢性酸中毒,则需考虑此病。腹部 CT 显示肾上腺增大,充满脂肪。

治疗上同 21- 羟化酶缺乏症。

2. 3β- 羟基类固醇脱氢酶缺乏症　由于睾酮合成障碍,患者表现为不同程度的男性化不全,如阴茎短小,尿道下裂伴有阴唇阴囊融合,尿生殖窦,盲袋样阴道。睾丸常位于阴囊内,午非管发育正常。Sertoli 细胞功能正常,而米勒管结构缺失。由于醛固酮和皮质醇合成障碍,患者表现为失盐型肾上腺功能减退。生后不久,由于保盐激素和皮质醇的缺失,导致病人出现失盐危象。46,XY 男性具有模糊外生殖器和肾上腺功能不全征象时应考虑本病。内分泌检查提示高水平的 3β- 羟基类固醇可证实该诊断。

治疗上类似于 21- 羟化酶缺乏症。

3. 17α- 羟化酶缺乏症　46,XY 患者具有女性外生殖器,不伴有或伴有轻微的男性化。17α- 羟化酶的缺乏导致皮质醇生成减少,并负反馈促进 ACTH 过多分泌,最终产生水钠潴留、高血压及低血钾。本病临床表现各异,可表现为女性,具有阴道或盲袋样外生殖器,也可表现为男性,伴有会阴型尿道下裂和阴茎下弯畸形。有高血压的男性假两性畸形患者应考虑本病,内分泌检查可进一步证实该诊断。

治疗上主要是糖皮质激素替代疗法,从而促使高血压及血钾恢复。作为女性抚养者行睾丸切除术,青春期行雌激素替代疗法;作为男性抚养者,需在青春期补充雄激素。

4. 12,20- 裂解酶缺乏症　这类患者皮质醇和 ACTH 分泌正常。然而睾酮生物合成障碍的 46,XY 患者出生时表现为模糊的外生殖器,而不是完全性女性外生殖器。男性假两性体如果没有米勒管衍生物,也没有糖、盐皮质激素合成障碍,应考虑本病。青春期前可应用 HCG 及 ACTH 刺激来帮助诊断。

该病治疗包括外生殖器成形术和青春期应用适当的性类固醇替代疗法。

5. 17β-羟基类固醇氧化还原酶缺乏症　这类患者与 5α-还原酶缺乏症类似，从出生就表现出正常女性表型而无男性化征象。进入青春期后，患者阴茎发育，男性第二性征逐渐形成。

该病治疗的首要问题是确认 17β-羟基类固醇氧化还原酶缺乏症患者的性别。在发病早期，若以女性来抚养则需行性腺切除术和外生殖器成形术，并根据指征于青春期应用雌激素替代治疗。如果病人选择男性生活，需行睾丸固定术和外生殖器重建术。

(四) 雄激素不敏感症 (睾丸女性化综合征)

雄激素不敏感症 (androgen insensitivity syndromes, AIS) 是由于靶器官对雄激素的刺激缺乏反应所致，可分为完全性和不完全性两类。

完全性又称为完全性睾丸女性化，是男子假两性畸形的最常见类型，发生率约为男性婴儿的 1/64 000~1/20 000。临床特征是具有 46,XY 染色体，双睾丸，外生殖器是女性型和米勒管衍生物缺失。除了腋毛和阴毛减少外，完全型雄激素不敏感的患者有正常的女性表型。患者体型完全是女性，身材较高，外阴有完全的女性外观，但阴道比较浅，是盲端，正常女性乳房发育。多种类型受体异常是产生这种疾病的主要原因。青春期后，根据闭经的临床表现和内分泌检查结果、阴毛缺失、或腹股沟疝包含睾丸，容易对该病作出诊断。

完全型雄激素不敏感症的治疗主要是决定性腺切除术的最佳时间。目前人们习惯于将睾丸留在原位直到青春期结束。青春期后女性存在睾丸需手术切除。睾丸切除术后行周期性的雌激素/孕激素治疗。

不完全型雄激素不敏感症者，性别模糊的程度差别很大。原因可能是雌激素抵抗和雌二醇增加的程度不同。大多数病人表现有阴唇/阴囊皱褶部分融合，一定程度的阴蒂肥大，浅且闭锁的阴道。如 Reifenstein 综合征 (亦称 Gilbert Dreyfus 综合征)。不完全型雄激素不敏感症最常见表现为男性尿道下裂、女性型乳房和隐睾。有些病人仅表现为男子不育症。

其治疗的性别取向需根据不同病人的特点而定。如选择女性，青春期前需行性腺切除和外生殖器重建，在青春期行雌激素/孕激素治疗，则青春期后会有不同程度的男性化征象；选择为男性，则应尽早行外阴重建术，部分病人还需行乳房切除术。

(五) 5α-还原酶缺乏症

5α-还原酶缺乏症是常染色体隐性遗传，只有纯合子的男性发病。它引起的男性两性体是由于 2 型同工酶基因突变。正常情况下，睾酮进入靶细胞，通过 5-α 还原酶 (5-α reductase) 作用转化为双氢睾酮 (DTH)，然后与受体结合，发挥其作用。若上述过程中，因 5-α 还原酶缺乏、DHT 产生障碍，结果生殖结节和尿生殖窦不能正常发育，表现为出生时为男性，外生殖器异常，常并有隐睾和正常内生殖道，阴茎小，可有尿道下裂。副中肾管退化不全，有残留的子宫和输卵管，常合并腹股沟疝。重者甚至出现假阴道会阴阴囊型尿道下裂 (pseudovaginal perineoscrotal hypospaias, PPH)。此类病人因睾酮本身正常，所以可有正常青春期发育，阴茎增大和男性特征的出现。

本病的治疗需根据不同性别而定。在决定为男性性别时，应该外科手术纠正隐睾症和尿道下裂；对于阴茎尺寸极小的个体，考虑女性性别，应该尽早行性腺切除术，而且要在青春期之前，以阻止男性化的产生，同时在青春期补充雌激素/孕激素。

三、真两性体

真两性体 (true hermaphroditism) 是指个体同时具有包含发育良好曲细精管的睾丸组织和包含原始卵泡的卵巢组织，有的表现为一个睾丸，一个卵巢，或者是更常见的一个或两个卵睾体。外生殖器显示性别模棱两可。确诊依据必需是同时有睾丸和卵巢组织。同侧内生殖道与同侧性腺一致，卵巢侧有输卵管，睾丸侧有输精管。卵巢侧的内生殖道常有变异，有时有子宫，但发育不全。外生殖器变异较大，从阴蒂肥大的女性外形，到尿道下裂的男性表现不等。青春期近半数病人有月经或周期性血尿。最常见的染色体核型为 46,XX (约 60%~70%)，其他为 46XY 或嵌合体 (以 XX/XY 多见)。

约 75% 的患者被认定为男性，常常是在作疝修补术或行睾丸固定术时在疝囊发现米勒管结构才得以诊断。

治疗真两性体最重要的方面就是性别确定。2~3 岁前确定性别，以避免发生心理异常，根据性腺内生殖器结构及染色体组型来决定男性或女性矫形手术，核型为 46,XX 者多倾向于改造为女性较好,原因是:①组织切片大多能观察到原始卵泡,50% 有排卵现象,两侧睾丸曲细精管有精子发生的只占 1.2%。②70% 乳房发育良好,24.5% 乳房发育较差,不发育的只占 5%。③男性尿道修补较为困难而且效果不好,女性成型术的成功率比男性高。④核型为 45,XO/46,XY 患者的隐睾 30% 可发生恶变,予以切除。

四、混合性性腺发育不全

混合性性腺发育不全(mixed gonadal dysgenesis)占新生儿性别异常患者的第二位。特征是一侧是发育异常的睾丸,通常在腹腔内,另一侧为退化或条索状性腺,以及持续米勒管结构,这与不同程度男性化不全有关。多数病人染色体核型为 46,XY 或 45,XO。睾丸有支持细胞(Sertoli's cell)和间质细胞(Ldydig's cell),但无生精细胞,将产生同侧午非管而无米勒管。青春期发育后,睾酮水平可在正常范围,多往男性发展,但无生育报告。睾丸多下降不全,有的位于腹腔内,有的位于腹股沟管内,同时合并腹股沟斜疝,疝内容物可有子宫及输卵管。另一侧索条状性腺,位于阔韧带或盆腔内,病理可见螺旋状排列的纤维结缔组织,不能与卵巢基质区分,因无卵母细胞,虽可有输卵管结构,亦不能生育。由于睾丸发育异常,可能有产生 MIS 的障碍,病人可有输卵管及发育不全的子宫。外生殖器官常表现为不全的雄性化,伴有尿道下裂,睾丸下降不全。外生殖器的表型各不相同,多数表现为雄性化不足,大多被认定为女性。

混合性性腺发育不全的治疗包括明确性别,适时行性腺切除术以及筛查 Wilms 瘤。发育不良的睾丸组织恶变可能性较大,条索状性腺癌变(性腺胚细胞瘤和无性细胞瘤)的概率达 25% 左右,特别是 46,XY 染色体核型者。因此治疗最明智的选择应是性别取向为女性,并行性腺切除加雌激素替代治疗。如一侧睾丸已经下降,男性取向的治疗也是可行的,但病人无生育。

五、单纯性腺发育不全

单纯性腺发育不全(pure gonadal dysgenesis)病人无性别模糊表现,均表现为女性。但在青春期或成年后,性发育仍呈婴儿样(性幼稚)。双侧性腺均为条索状,有米勒管衍化器官,但不发育。其临床表现与染色体核型密切相关。

此类患者身高正常,很少有体表畸形,激素的缺乏差别较大。46,XX 者表现原发性闭经和延迟的第二性征发育。索条状性腺恶变概率高,尤其核型为 46,XY 者,所以应剖腹探查,以切除索条状性腺。

这类病人的诊断和治疗是最为复杂的难题之一,有助的诊断资料常不够精确,没有完美只有权宜的解决方法。从患者出生到成年,家庭的支持是基础,提高患者的生活质量是目标。

(王 平)

第八十二章
男性性功能障碍

男性性功能包括性欲望和性兴趣、阴茎勃起、射精和性高潮等,是一种在神经 - 内分泌,以及多种生物因子调节下男性生殖器官的一系列生理反应,确保人类生育功能及家庭和谐。

男性性反应周期的变化是在神经内分泌系统的参与和控制下,从性欲的激发、阴茎的充血勃起,到性交射精、性欲高潮、勃起消退的过程,是以性器官为主的全身周期性变化,即兴奋期、持续期、高潮期和消退期的变化。男性的性功能是一个较复杂的生理过程,性反应周期是几个环节的连续发展完成的过程,不仅需要神经系统、心血管系统、内分泌系统及生殖器官的协同作用,而且还要有健全的精神心理状态才能正常进行。在性反应周期中男性除阴茎勃起、阴囊上提外,身体的其他脏器或组织也有相应的变化。男性性反应周期时间的长短也

因人而异,一般来说,健康男性从性交开始到射精的时间约为 3~15 分钟,约 3/5 的男性在 5 分钟内完成性交,约有 2/5 的男性可以持续到 10~30 分钟,也有极少数可超过 1 小时。

男性性功能障碍(male sexual dysfunction)可分为性欲减退(decreased libido)、勃起功能障碍(erectile dysfunction,ED)、射精功能障碍(ejaculatory dysfunction)和性高潮障碍(orgasm disorder)。性欲减退表现为性生活欲望或兴趣降低;射精功能障碍包括射精困难(retarded ejaculation)或不能射精(anejaculation)、逆行射精(retrograde ejaculation)、射精痛(painful ejaculation)和早泄(premature ejaculation),不仅影响人类生育功能、还显著影响生活质量及家庭和谐。

第一节　勃起功能障碍

一、阴茎勃起的应用解剖与分子生物学机制

阴茎是由一对圆柱形阴茎海绵体(corpus cavernosum)和一个尿道海绵体(corpus spongiosum)及其相应的动脉、静脉和神经组成,被疏松结缔组织组成的深浅筋膜和皮肤包裹。尿道阴茎海绵体内有尿道通过,作为尿液和精液排出的通道;阴茎海绵体是主要勃起器官,由结构类似香蕉的一对圆柱体组成,外包有内环外纵的致密结缔组织构成的白膜(tunica albuginea),内部充满平滑肌和结缔组织构成的海绵状结构 - 阴茎海绵体窦(sinusoid),阴茎小动

脉分支(阴茎海绵体动脉、阴茎背动脉和球阴茎海绵体动脉)、小静脉分支(阴茎中、深层静脉回流系统)和神经末梢(阴茎海绵体神经、阴茎背神经)分布于其中(图 82-1,图 82-2)。

阴茎勃起是一种神经调节下阴茎海绵体血流动力学变化,由多种生物因子参与调节,共同调控阴茎海绵体动脉和阴茎海绵体窦平滑肌松弛,使阴茎海绵体内血液灌注量增加而充盈,相继阴茎海绵体白膜膨胀而静脉流出阻力增加,进而发生阴茎海绵体内血液充盈以提高阴茎海绵体内压力而诱导阴茎坚挺勃起。

性刺激下,阴茎海绵体血流动力学变化主要

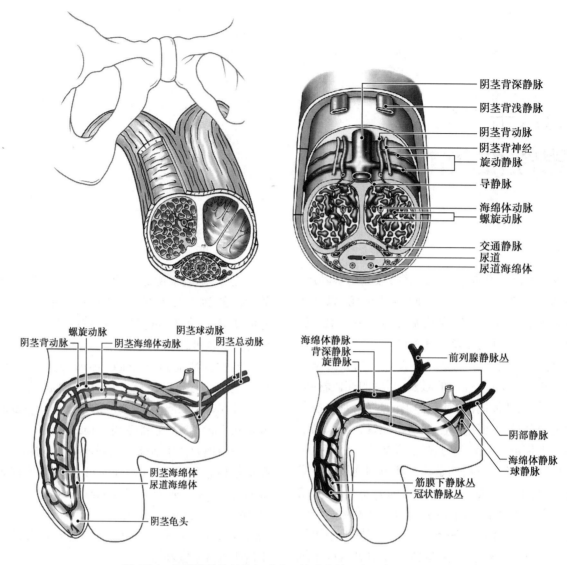

图 82-1 阴茎海绵体结构与动脉和静脉血管示意图（文末有彩图）
（摘自 郭应禄,辛钟成.勃起功能障碍手术治疗学,北京医科大学出版社。2000,P2,5,8.)

受 NO-cGMP 信号通路的调控。当视听嗅触觉性刺激通过高级中枢(CNS)下传到脊髓勃起中枢(S_{2-4}),阴茎局部受到感觉性刺激通过阴茎背神经(dorsal nerve)传入脊髓勃起中枢,再通过传出神经包括:阴部神经(pelvic nerve)及阴茎海绵体神经(cavernosal nerve)调节阴茎勃起,阴茎海绵体神经主要包含副交感神经及非肾上腺素非胆碱能神经末梢。性刺激时在神经调节下,通过激活一氧化氮合酶(NOS)的活性作用,促使合成和释放一氧化氮(nitric oxide,NO),NO 扩散入细胞内激活胞浆内可溶性鸟苷酸环化酶(solube guanylate cyclase,sGC),后者把 5-鸟嘌呤三磷酸(GTP)转化为 3'5'-环鸟苷一磷酸(cGMP)。cGMP 作为细胞内第二信使分子,通过调节一系列激酶降低平滑肌细胞胞浆内钙离子浓度,从而使阴茎海绵体动脉和阴茎海绵体窦

平滑肌松弛,增加阴茎海绵体内动脉血液灌注使阴茎海绵体膨胀,阴茎海绵体体积增大而白膜延伸并张力增加,压迫白膜下或穿出白膜的小静脉使阴茎海绵体静脉流出受阻而阴茎海绵体内压力增加而诱发坚挺阴茎勃起。cGMP 又被特异性降解酶磷酸二酯酶 V 型(phosphodiesterase V,PDE_5)降解成 5'-GMP 而失去活性。因此,阴茎勃起过程中 NO-cGMP-PDE_5 信号通路起着重要的调控作用。NO 通过增加 cGMP 浓度而增强阴茎勃起,而 PDE_5 则通过降解 cGMP 使阴茎疲软。阴茎海绵体平滑肌的松弛作用除受 NO-cGMP 信号通路调控外,还受 VIP/PGE_1-cAMP 信号通路调控。血管活性肠肽神经末梢释放血管活性肠肽(vasoactive intestinal polypeptide,VIP),与阴茎海绵体平滑肌上相应特异性受体结合,活化胞浆内腺苷酸环化酶(adenylate

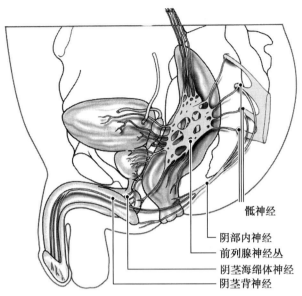

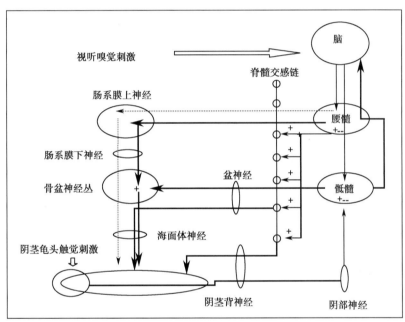

图 82-2 阴茎神经分布示意图（文末有彩图）

（摘自 郭应禄,辛钟成.勃起功能障碍手术治疗学,北京医科大学出版社。2000,P2,5,8.)

cyclase,AC),后者把 ATP 转化为 cAMP 并通过第二信使通过一系列调节作用使胞浆内 Ca^{2+} 浓度降低,细胞去极化而松弛,诱发勃起;而内源性或外源性前列腺素 E_1(prostaglandin E_1,PGE_1)通过与阴茎海绵体平滑肌上特异性 PGE_1 受体结合,从而激活胞浆内 AC 而引发勃起。但是由于 VIP/PGE_1-cAMP 信号通路调节阴茎海绵体平滑肌松弛作用并没有特异性,所以作用于 VIP/PGE_1-cAMP 信号通路药物如前列腺素 E_1,酚妥拉明,罂粟碱等只能通过阴茎海绵体内注射才可以诱导勃起。研究发现,阴茎海绵体内特异性分布非肾上腺素非胆碱能神经(NANC)末梢,性刺激下释放 NO,而且

阴茎海绵体内特异性分布 PDE_5。因此,性刺激下 NO-cGMP-PDE_5 信号通路对勃起的调节具有特异性,选择性 PDE_5 抑制剂可以通过阻断 cGMP 降解而提高性刺激下阴茎勃起功能,西地那非等一系列选择性 PDE_5 抑制剂可用于治疗勃起功能障碍（图 82-3）。

阴茎松弛时的长度是由阴茎海绵体平滑肌的收缩状态决定的(受情绪和外部温度而变化较大)。一项研究表明测量阴茎跟部与耻骨交会处至尿道口的长度,松弛时平均为 8.8cm,伸直时平均为 12.4cm,而勃起时平均为 12.9cm。一般情况下,年龄和松弛时的长度都不能预测勃起长度。阴茎

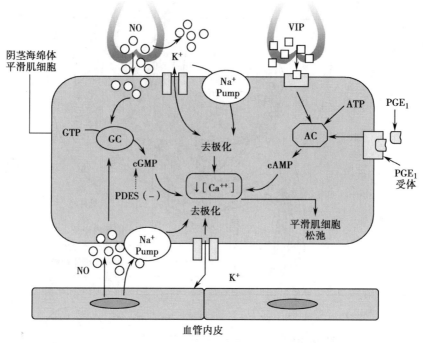

图 82-3 调节阴茎海绵体平滑肌松弛作用的分子生物学机制示意图
(摘自 郭应禄,辛钟成.男子生殖医学,北京医科大学出版社。2002,P33)

的根部支持组织有两条韧带样结构:阴茎悬带状韧带和阴茎悬垂韧带。阴茎悬带状韧带源自 Colles 筋膜,分布于外侧,较表浅,不附着于阴茎海绵体白膜。阴茎悬垂韧带源自 Buck 筋膜,由两个侧束和一个中间束组成,围绕阴茎背深静脉。主要功能是将阴茎海绵体白膜固定于耻骨上,对阴茎的悬垂活动部分提供支持。在有先天性缺陷和因阴茎伸长手术而切断韧带的病人,阴茎勃起时可能不稳定或发生方向改变。

胸腰段的交感神经纤维和骶段的副交感神经纤维汇合形成腹下丛和盆丛,后两者发出神经纤维支配盆腔器官。一般认为勃起中枢位于骶 2~4 和胸 12~ 腰 2 的内侧核。支配阴茎的神经包括阴茎海绵体神经和阴茎背神经。阴茎海绵体神经末梢支配螺旋动脉和海绵窦平滑肌,负责阴茎勃起和疲软过程中的血管变化。实际上,由生殖器刺激诱发的性欲传导通路和中枢,以及大脑对其的调节作用至今仍未阐明。动物研究证实下丘脑的视前内侧区(medial preoptic area,MPOA)、室旁核(paraventricular nucleus,PVN)和海马是调节性功能和阴茎勃起的重要整合中枢。对这些区域的电刺激可以诱发勃起,而这些部位的病变影响交配行为。正电子发射断层扫描术(positron emission tomography,PET)和功能性 MRI(functional magnetic resomance imaging,fMRI)对我们了解性兴奋时的大脑活动提供了极大的帮助。PET 和 fMRI 证实

了性兴奋时区域性脑血流增加和大脑活动的变化。一般来说,年轻的异性恋男性性兴奋可由色情图片和录像引起。将性兴奋时大脑的扫描图像和接触非色情媒体资料时的扫描图像进行对比,可以确定性兴奋时活动活跃的中枢。尽管这些研究设计简单,但很巧妙,表明多个因素与性兴奋有关,特别是由视觉性信息引起时。这些研究的作者设定了许多条件,试图使研究方法和对象标准化,但是,人类情感和性反应的复杂性使得对它的调控和研究非常困难。一般认为阴茎勃起的神经调节涉及肾上腺素能、胆碱能、NANC(非肾上腺素能非胆碱能)神经、躯体感觉神经、躯体运动神经。

肾上腺素能神经:起自脊髓第 11 胸节到第 2 腰神经节(在人体,交感神经纤维通常来自脊髓 T_{10} 到 T_{12} 节段),通过交通支到交感链神经节。一些神经纤维经过腰段内脏神经到肠系膜下丛和上腹下丛,然后经腹下丛走行到盆丛。盆丛发出纤维到阴茎的交感链神经节位于骶尾部神经节。

胆碱能神经:起源于第 2、3、4 骶髓节段的中间外侧柱的神经元细胞。节前纤维通过盆神经到达盆腔神经丛,并与来自上腹下丛的交感神经汇合。阴茎海绵体神经是盆腔神经丛的分支,支配阴茎勃起功能。其余的分支支配直肠、膀胱、前列腺和括约肌。阴茎海绵体神经在直肠、膀胱和前列腺的根治性手术中易被损伤。阴茎海绵体神经和阴茎背神经之间有许多交通支。刺激阴茎海绵体神经时

诱发平滑肌松弛而阴茎勃起。许多骶髓受损伤的男性病人，反射性勃起消失。

NANC 神经：NANC 神经是特殊的非肾上腺素非胆碱能神经纤维，在性冲动时神经末梢释放 NO，NO 直接扩散入阴茎海绵体平滑肌细胞浆内，激活鸟苷酸环化酶，促进 cGMP 生成而诱导阴茎海绵体动脉和阴茎海绵体窦平滑肌松弛，增加阴茎海绵体内动脉血流而启动阴茎勃起。

躯体感觉神经：躯体感觉神经通路起始于阴茎皮肤、阴茎头、尿道和阴茎海绵体内的感受器。阴茎头部有丰富的传入神经末梢：游离神经末梢和小体感受器比例为 10:1，这与身体其他部位的皮肤不同，阴茎头游离神经末梢属于薄髓 Aδ 纤维和无髓 C 纤维。源自这些感受器的神经纤维汇合形成阴茎背神经束，然后与其他神经结合形成阴部神经。这些神经元将疼痛、温度和触觉信息通过脊丘束和网状脊髓束传递到丘脑和大脑皮质感觉区产生感觉。以前认为阴茎背神经是单纯躯体性神经，然而，实验证明其神经束 NO 合成酶（NOS）表达阳性，一般认为 NOS 为自主性神经来源，大鼠的实验也证实刺激 L_4 和 L_5 水平的交感神经链可以诱发阴茎背神经冲动，刺激阴茎背神经可以诱发腰骶部交感神经链的反射性冲动。这些发现表明阴茎背神经具有躯体神经和自主神经成分，这使之能够调节控制勃起和射精功能。

躯体运动神经：一般认为 S_{2-4} 脊髓节段 Onuf 核是阴茎神经支配的躯体运动中枢。其发出的神经纤维通过骶神经至阴部神经支配坐骨阴茎海绵体肌和球阴茎海绵体肌。坐骨阴茎海绵体肌的收缩引起强直性勃起。球阴茎海绵体肌的节律性收缩是射精所必须的。动物实验已经证实脑干交感神经中枢（A_5- 肾上腺素能细胞群和蓝斑）直接支配骶髓运动神经元。

阴茎海绵体的白膜是由弹力纤维组成，网状纤维和胶原纤维组成的双层结构，阴茎动脉和静脉穿过白膜。白膜不仅赋予了阴茎良好的灵活性、硬度和组织张力，而且参与调节阴茎海绵体静脉闭锁功能维持阴茎勃起状态起着重要作用。白膜内层为环形纤维束支撑并包容阴茎海绵体组织，内层发出放射状的海绵窦内柱，可对勃起的阴茎海绵体组织进行支撑。白膜外层为纵向排列纤维，但在白膜的 5~7 点处缺失。白膜外层在勃起时对导静脉具有压迫作用。外层在很大程度上决定了白膜的厚度和长度，在 6~7 点之间，白膜厚度是 (0.8 ± 0.1) mm；在 9 点处是 (1.2 ± 0.2) mm；而在 11 点处，(2.2 ± 0.4) mm。在 3、5 点和 6、1 点之间，其厚度相对称。不同部位的厚度存在明显差别。尿道阴茎海绵体无外层纤维及海绵窦内支撑结构，这使其在勃起时仍可保持非充盈状态。阴茎海绵体动脉和阴茎背动脉分支在阴茎勃起时提供阴茎海绵体额外的血液供应，这种阴茎海绵体外血液供应更为直接，血管被周围软组织所包绕，防止在阴茎勃起时受白膜压迫而被阻断。

阴茎海绵体的平滑肌的收缩和舒张是由胞浆中游离钙离子浓度变化调控。神经末梢释放的去甲肾上腺素和来自内皮细胞的内皮素和 $PGF_{2\alpha}$ 激活平滑肌细胞的受体，使三磷酸肌醇和二酰基甘油增加，导致钙离子从细胞内储存库如肌浆网释出，或平滑肌细胞膜的钙离子通道开放导致钙离子由细胞外内流，或两者都有。这些活动导致胞浆内游离钙离子短暂增加，从静息时的 120~270nM 到 500~700nM。在钙离子水平增加后，能与钙调蛋白结合使之构象发生改变，暴露了与肌球蛋白轻链激酶相互作用的位点。激活的结果是催化肌球蛋白轻链的磷酸化，引起肌球蛋白间桥沿肌动蛋白丝环化，从而产生收缩力。另外，轻链的磷酸化激活肌球蛋白 ATP 酶水解 ATP，为肌肉收缩提供能量。

雄激素对男性的性成熟必不可少，除此之外，性激素还介导了男性性成熟的其他方面，包括体毛生长、秃顶、痤疮等。雄激素的缺乏可导致性功能低下，但性腺功能低下病人仍能保留可视性刺激引发的阴茎勃起，说明雄激素对勃起是非必需的。随着男性年龄增加，血清中，总睾酮水平会下降，性激素结合蛋白会增加，皮质醇呈线性下降，促性腺激素和催乳素水平增加，上述激素水平的变化可能参与了 ED 病理变化的发展。

目前认为 NO 是阴茎勃起的主要诱发物质，而从内皮细胞释放的 NO 是介导阴茎勃起的主要神经递质。除了前面所说的神经末梢和内皮细胞释放的 NO 外，血液冲入海绵窦的牵张力也会刺激内皮细胞释放 NO。当然，血氧分压的变化，内皮细胞的其他分泌物质，如前列腺素、内皮素、血管紧张素等也会参与到勃起的调控。NO 增加了 cGMP 的产生，从而使阴茎海绵体平滑肌松弛。目前逐渐一致的观点认为合成 NO 神经中的神经性 NO 合成酶（nNOS）合成的 NO 主要是启动平滑肌的松弛作用，而内皮性 NO 合成酶（eNOS）合成的 NO 主要是维持阴茎勃起。已经报道许多因素可以增加 NOS 活性而促进 NO 的释放，包括分子氧、雄激素、长期给予 L- 精氨酸和阴茎海绵体内重复注射 PGE_1。而去势治疗、神经损伤、高胆固醇血症和糖尿病可以降低 NOS 活性。不同类型的 NOS 可发生相互作用。例如，向阴茎注射转移生长因子 β_1 后神经性 NOS（nNOS）的活性降低，诱导型 NOS（iNOS）的活性增加，而 eNOS 表达水平在 nNOS 敲除小鼠中明显增加。

鸟苷酸环化酶（GC）在哺乳动物，有 7 种膜结合的 GC 亚型（GC-A 到 GC-G）和一种可溶性亚型（sGC）已经被确定。基于他们特异性的配体，这些 GCs 被分为：①利钠肽受体（GC-A 和 GC-B），可以被利钠肽激活，包括 ANP、BNP、CNP。②肠肽受体（GC-C），可被肠肽，包括鸟苷蛋白、Uroguanylin、Lymphoguanylin 激活。③孤儿受体（GC-D、GC-E、GC-F、GC-G），暂不清楚其配体。尽管膜结合 GC 系统是否在生理性勃起中起作用还不清楚，但在人和鼠的阴茎海绵体中有 GC-B 的表达和 CNP（GC-B 的配体）诱导阴茎海绵体平滑肌松弛已被证实。可溶性受体亚型 sGC 在勃起中起重要作用，因为它提供了 NO 和 cGMP 之间的联系，它们分别是生理性勃起过程中细胞外和细胞内的信使分子。作为一种异二聚体蛋白，sGC 由 α 和 β 亚单位组成，每一种亚单位存在两种亚型（α_1、α_2 和 β_1、β_2），由两个独立的基因编码。这四种亚单位的 mRNA 已经在人阴茎海绵体组织中探测到。动物实验表明 sGC 的激活剂 YC-1 可以引起勃起反应。然而，免疫组化研究发现在性功能正常和性功能障碍病人的阴茎海绵体中 sGC 的表达相似。

蛋白激酶 G（PKG）为 cGMP 依赖性激酶，是 cGMP 信号通路的主要受体和介导物质。在哺乳动物，PKG 主要以两种形式存在，PKG-Ⅰ和 PKG-Ⅱ，分别由两种独立的基因编码，PKG-Ⅰ在调节阴茎海绵体张力方面有重要作用，由于 N-末端的不同剪接，以 α 和 β 两种亚型存在，这两种亚型经常一起表达（它们是否发挥不同的生理作用有待进一步研究）。PKG 的底物包括：三磷酸肌醇受体、钙激活的钾通道、磷酸二酯酶 5 等。

磷酸二酯酶（PDE）：是环核苷酸信号通路的主要终止物，磷酸二酯酶催化 cAMP 和 cGMP 分别水解为 AMP 和 GMP。哺乳动物 PDEs 超家族包含 11 个成员（PDE_1-PDE_{11}），他们分别由 21 种不同的基因编码。每一种 PDE 基因通常由于不同的剪接或基因启动子而编码一种以上的亚型。PDE_1、PDE_3、PDE_4、PDE_7、PDE_8 是多基因编码成员，PDE_2、PDE_5、PDE_9、PDE_{10}、PDE_{11} 是单基因编码的。PDE_1、PDE_2、PDE_3、PDE_{10}、PDE_{11} 对 cAMP 和 cGMP 都有水解作用；PDE_4、PDE_7、PDE_8 水解 cAMP；PDE_5、

PDE_6、PDE_9 特异性水解 cGMP。除了 PDE_6 在光感受器细胞特异性表达外，其他所有的 PDE_s 被确认存在于阴茎海绵体。但是，有大量的证据表明 PDE_5 是目前发现的终止阴茎海绵体 cGMP 信号通路的主要磷酸二酯酶。

一般认为阴茎的勃起机制包括 3 种：①生殖器刺激性（接触性、反射性）：由生殖器部位的触觉刺激诱发，持续时间较短，不易主观控制（可以脱离高级中枢的控制而存在）。一般的反射性勃起，神经冲动到达脊髓勃起神经中枢；然后一些神经冲动通过上行传导束传至大脑，产生感觉，而另一些冲动兴奋自主神经系统，其神经冲动通过阴茎海绵体神经传导至阴茎，诱发勃起。②中枢刺激性（非接触性、心理性）：由记忆、幻想、视觉刺激、听觉刺激等诱发，机制较复杂。来自大脑的神经冲动调节脊神经勃起中枢（T_{11}~L_2 和 S_2~S_4），从而引起勃起过程。③中枢起源性（夜间性）：自发于无刺激时，多在睡眠时的快速动眼相发生。在此期间，脑桥盖的胆碱能神经元活化，蓝斑的肾上腺素能神经元保持静默，中脑的 5-HT 神经元保持静止，这种不同递质的活化差异可能诱导了这种勃起。该种勃起可能受雄激素调节，因为性腺功能低下或抗雄激素治疗病人该种勃起的次数和持续时间均会减少。

二、阴茎勃起的血流动力学变化

当有性刺激时在神经递质的作用下阴茎海绵体动脉和阴茎海绵体窦平滑肌松弛，动脉和小动脉扩张，阴茎海绵体窦膨胀，阴茎海绵体内动脉流入阻力降至很低而快速接受大量动脉血流入阴茎海绵体内，使阴茎海绵窦充满动脉血而膨胀，挤压白膜下静脉丛使静脉流出阻力显著增加而提高阴茎海绵体内压力而诱导阴茎勃起（图 82-4）。阴茎充分勃起后，坐骨阴茎海绵体肌收缩，挤压阴茎海绵体近端，使阴茎海绵体内压超过收缩期血压，阴茎发生强直性勃起。阴茎勃起和疲软过程可分为 7 个期（图 82-5）。

阴茎勃起和疲软血流动力学变化分期：

1. 疲软期　阴茎海绵体内只有少量动、静脉血流，维持营养运输，血流速度约为 2.5~8ml/(100g·min)。血氧分压大约 35mmHg，血气值相当于静脉血气值，阴茎海绵体压力等于 0。在寒冷的天气和肾上腺素注射时会引起疲软状态下的阴茎进一步收缩，这也进一步证明疲软状态下的阴茎处于中等收缩状态。

2. 充盈前期　自主神经激活，阴茎海绵体神经

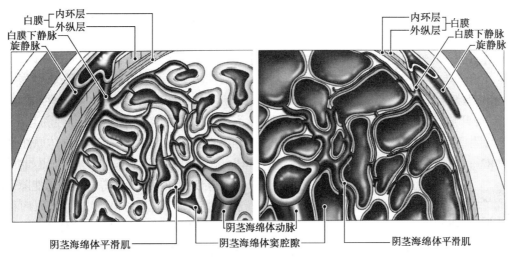

图 82-4　阴茎勃起和疲软机制示意图（文末有彩图）

左：阴茎疲软状态阴茎海绵体动脉和阴茎海绵体窦处于收缩状态，白膜下静脉通道开放状态。右：勃起状态阴茎海绵体动脉和阴茎海绵体窦处于松弛状态，白膜下静脉受压而闭锁，阴茎充血膨胀。

（摘自　郭应禄，辛钟成．男子生殖医学，北京医科大学出版社。2000，P30.）

末梢神经递质释放，平滑肌舒张，微小动脉和动脉扩张，入血阻力将至很低。阴部内动脉血流在收缩期和舒张期均开始增加，阴茎海绵体内压不变，海绵窦扩张存留流入的血液，阴茎海绵体内压及体积不变。

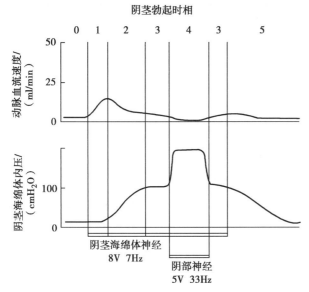

图 82-5　阴茎勃起和疲软过程 7 个时相中阴茎海绵体动脉血流速度和阴茎海绵体压力变化

（摘自　郭应禄，辛钟成．男子生殖医学，
北京医科大学出版社。2000，P34.）

3. 充盈期　阴茎海绵体动脉血液流入量快速增加，阴茎海绵体内压逐渐增加直至达到充分勃起。伴随阴茎海绵体内压的增加则血流速度逐渐下降，当内压达到舒张压水平时，血液只在收缩期流入。

4. 充分勃起期　阴茎海绵体内压升至收缩压的 80%~90%，动脉血流明显减少，直至达到白膜的最大容量。窦壁和白膜间的静脉通道多数被挤压，

静脉回流减少，但由于阴茎头无白膜包绕，在此期，其内静脉发挥了动静脉瘘的作用。随着白膜伸展容积增加，内外层之间的导静脉闭塞，这样进一步减少静脉回流直至达到最少的程度。此期阴茎血气值接近动脉血，血氧分压增加（达到 90mmHg），阴茎海绵体内压力增加至大约 100mmHg。阴茎逐渐转变为坚挺勃起状态。此期，尿道阴茎海绵体和阴茎头的血流动力学与阴茎海绵体有所不同。勃起时，动脉血流虽然与阴茎海绵体一样以相同的方式增加，但是，因为尿道阴茎海绵体的白膜较薄而阴茎头部缺乏因白膜而引起的轻度静脉闭塞功能，所以尿道阴茎海绵体和阴茎头内的压力只有阴茎海绵体的三分之一到一半。在完全勃起期，尽管尿道阴茎海绵体和阴茎头在勃起时实质上起到一个较大的动静脉分流的功能，Buck 筋膜和膨胀的阴茎海绵体之间的阴茎背深静脉和悬静脉部分受压，导致阴茎头的充血涨大。

5. 强直勃起期　躯体神经活化，坐骨阴茎海绵体肌收缩，阴茎海绵体近端被挤压，阴茎海绵体内压超过收缩期血压（可达到几百毫米汞柱），几乎无血流通过阴茎海绵体动脉（由于持续时间短，这样的缺血事件一般不会发生组织缺血损伤）。大多数静脉通道均被暂时挤压。坐骨阴茎海绵体肌和球阴茎海绵体肌有力的压迫也会作用于尿道阴茎海绵体和阴茎静脉，引起阴茎头和尿道阴茎海绵体的进一步膨胀和压力增加。勃起的阴茎角度由阴茎的大小、耻骨坐骨支（阴茎脚）和耻骨前的附着点（悬垂韧带和悬带状韧带）决定。阴茎较长或悬垂韧带松弛的男性，即使达到完全勃起时，阴茎角度常不超过 90°。

6. 缓慢消退期 射精后或性刺激终止后,交感神经恢复释放递质,导致海绵窦和小动脉的平滑肌收缩。平滑肌的收缩使动脉血流逐渐降低,阴茎海绵体力压开始降低。

7. 快速消退期 随着阴茎海绵体压力降低,静脉通道重新开放,将阴茎海绵窦内的血液回流,快速降低阴茎海绵体压力减至疲软期水平。(图 82-4,图 82-5)

三、勃起功能障碍的定义和流行病学、发病原因、危险因素

勃起功能障碍定义是指持续性不能达到或维持充分的阴茎勃起以获得满意的性生活。根据这一定义,阴茎勃起硬度不足以插入阴道,或勃起维持时间不足以圆满地完成性交,而且其发生频度超过性生活频度的 50%,即可诊断为勃起功能障碍。据调查,40~70 岁成年男子中勃起功能障碍的发生率为 52%(其中轻度 20%、中度 25.2%、重度 9.6%),其发病率表现随年龄增加而增高。

勃起功能障碍按发生原因可分类为心理性和器质性勃起功能障碍,其中器质性原因占 50%,包括先天性阴茎发育异常和阴茎血管神经病变和阴茎海绵体结构的病理变化引起。器质性原因临床上分类为:血管性勃起功能障碍、神经性勃起功能障碍、内分泌性勃起功能障碍,阴茎海绵体原性勃起功能障碍,以及全身疾病引起勃起功能障碍如糖尿病、高血压动脉硬化和药物因素等。勃起功能障碍的危险因素有:躯体疾病,如心血管疾病、糖尿病和神经源性疾病等;精神心理性因素:精神分裂症、抑郁症等;药物因素:多种抗高血压药物、心血管药物、抗抑郁等药物;外伤、手术以及其他医源性疾病:脊髓骨盆外伤、下腹部和会阴部手术损伤阴茎血管神经;吸烟、酗酒、吸毒、肥胖、失眠等;不良的性生活经历、文化背景、宗教信仰、家庭社会因素、配偶的性反应等。

国际阳痿研究协会建议的 ED 新分类方法如下(表 82-1):

表 82-1　国际阳痿研究协会建议的 ED 新分类方法

心理性	普遍型	普遍型感受性迟钝	性唤起原发性缺失
			年龄相关的性唤起减退
		普遍型抑制	性隐秘慢性疾患
	境遇型	伴侣相关性	特殊关系中的性唤起缺失
			性目标选择性性唤起缺失
			性伴冲突或威胁所致高级中枢抑制
		操作相关性	与其他性功能障碍(如早泄)相伴
			境遇性操作焦虑(如对失败的恐惧)
		心理创伤或心理调整相关性	与负性心理状态(如抑郁)相伴或遭遇重大生活挫折(如丧偶)
器质性	神经性		
	内分泌性		
	动脉性		阴茎内动脉病变
			阴茎外动脉病变
	静脉性(阴茎海绵体性)		Ⅰ型:有大静脉引流阴茎海绵体,多为先天性。
			Ⅱ型:白膜变形(如 Peyronie 病或老龄性白膜薄弱)使静脉通道增大。
			Ⅲ型:阴茎海绵体平滑肌由于纤维化、退行变、缝隙连接失调导致不能舒张。
			Ⅳ型:神经递质释放不足(内皮功能失调等)
			Ⅴ型:阴茎海绵体与尿道阴茎海绵体或阴茎头间存在异常交通(先天性、创伤性、手术后等)
	药源性		抗高血压药、抗抑郁药等
混合性	包含器质性和心理性因素		

四、勃起功能障碍的诊断

1. 勃起功能障碍的诊断 依靠病人主诉、现病史、既往史、药物使用史、物理检查、实验室检查以及必要的特殊勃起功能检查。最近推出的国际勃起功能评价指数(international index of erectile dysfunction,IIEF),是根据病人对阴茎勃起硬度、维持勃起的能力、勃起以及维持阴茎勃起的自信度、困难程度、性生活满足度 5 项评分内容(IIEF5)进行评估的(表 82-2),综合量化评价勃起功能障碍程度(重度 ED 5~7,中度 ED 8~11,轻至中度 ED 12~16,轻度 ED 17~21,勃起功能正常 22~25)和各种治疗的效果,其临床信赖性已通过大量临床实验得以证实。病史、用药史、精神异常史、性心理史、全面的体格检查、基本的化验检查(血常规、尿常规、空腹血糖、肌酐、血脂、清晨血睾酮和催乳素水平)是 ED 诊断与鉴别诊断的重要步骤。与病人伴侣交流可能获得更多的信息。调动病人及其伴侣的积极性,明确病人及其伴侣的目标及喜好,共同参与诊治计划的制定。有服药史的病人在直接描述性问题之前,要向其解释 ED 的危险因素,病人将会觉得很容易谈论心血管健康问题,和提供一系列应用过的药物。对于性生活史,应该以一种没有威胁、乐观的方式客观的描述,虽然医患可以有机会在私下解决问题,但是为了确证性生活史、评价相互目标,而进行访问配偶也是重要的。如果病人和配偶一起接受评估,目标就很容易达到。对于疾病史,应该注意 ED 常伴发的其他疾病,如糖尿病、高脂血症、冠心病、高血压、脊柱疾病、垂体肿瘤。医生应该确定是否目前出现的问题是首要想解决的问题,或是否其他性问题(性欲、射精、性高潮等障碍)也被包含在其内,这些都是非常必要的。问诊还应包括病人的人际关系、职业情况、财务保证、家庭生活以及社会支持等。在体格检查时,医生可以借此机会私下询问病人是否有其他不愿意让配偶知道的特殊事情。性以及生殖器的发育评估偶尔会暴露出性功能障碍的显而易见的原因(小阴茎、阴茎痛性勃起,阴茎硬结症等)。那些有确定的遗传病(Kallmann's 病、Klinefelter's 病等)的病人可能表现出明显的性腺机能减退的体征以及特有的体形。那些神经变性紊乱以及糖尿病的病人可能提供外周神经系统病变的证据。生殖器、会阴部感觉以及阴茎海绵体反射试验(BCR)在评价神经性阳痿方面的用处可能很大。

2. 体格检查 重点注意第二性征、周围血管、生殖系统和神经系统。

(1)第二性征发育:注意病人皮肤、体型、骨骼及肌肉发育情况,有无喉结,胡须和体毛分布与疏密程度,有无男性乳腺发育等。

(2)外周血管检查:注意触摸股动脉、足背动脉及阴茎背动脉搏动强弱。阴茎背动脉较细小,需仔细触摸。病人取平卧位,将手指轻轻放在阴茎背侧根部即可触到动脉搏动。在动脉硬化、外伤和老年男性中搏动减弱或消失。

表 82-2 勃起功能评价指数问卷(IIEF5)

题目\评分标准	0分	1分	2分	3分	4分	5分
1. 您对获得勃起和维持勃起的自信程度如何?		很低	低	中等	高	很高
2. 您受到性刺激而有阴茎勃起时,有多少次能够插入?	无性活动	几乎没有或完全没有	少数几次(远少于一半时候)	有时(约一半时候)	大多数时候(远多于一半时候)	几乎总是或总是
3. 您性交时,阴茎插入后,有多少次能够维持勃起状态?	没有尝试性交	几乎没有或完全没有	少数几次(远少于一半时候)	有时(约一半时候)	大多数时候(远多于一半时候)	几乎总是或总是
4. 您性交时,维持阴茎勃起直至性交完成,有多大困难?	没有尝试性交	困难极大	困难很大	困难	有点困难	不困难
5. 您性交时,有多少次感到满足?	没有尝试性交	几乎没有或完全没有	少数几次(远少于一半时候)	有时(约一半时候)	大多数时候(远多于一半时候)	几乎总是或总是

（3）生殖系统检查：注意阴茎大小，有无畸形和硬结，睾丸是否正常。

（4）神经系统检查：会阴部感觉、腹壁反射、提睾肌反射、膝反射、球阴茎海绵体肌反射等。球阴茎海绵体肌反射检查方法：病人膝胸卧位，检查者右手食指伸入肛门，了解肛门括约肌张力。待病人肛门括约肌松弛时以左手两指快速挤压阴茎头，位于肛门的右手食指可以感受到括约肌反射性收缩，若反射弱或无反射提示神经反射障碍。

3. 实验室检查

（1）血常规。

（2）尿常规。

（3）血生化：包括血糖、肝肾功能及血脂。

（4）下丘脑—垂体—睾丸性腺轴功能检查：检测上午 8:00~10:00 血清总睾酮（T）。如血清总睾酮低于正常水平，应检测泌乳素（PRL）、卵泡刺激素（FSH）及黄体生成素（LH）。

4. 特殊检查　特殊检查用于口服药物无效而需实行相应有创治疗者，或病人要求明确 ED 病因及涉及法律与意外事故鉴定等。利用各种阴茎勃起的血流动力学检查（双功能彩色多普勒超声检查、夜间勃起功能检测、药物诱发勃起功能检测等），选择性阴茎动脉、静脉造影，各种神经功能检查方法（体性感觉诱发电位、肌电图测定球阴茎海绵体反射等），根据临床治疗目的的需要对勃起功能障碍病人进行必要的特殊检查，有利于辨别心理性或器质性勃起功能障碍，进一步明确勃起功能障碍的病理分类，为选择适当的治疗方法提供依据。

（1）利用阴茎硬度监测仪（RigiScan）进行夜间阴茎勃起监测（nocturnal penile tumescence，NPT）：夜间阴茎勃起是健康男性从婴儿至成年的生理现象，是临床上鉴别心理性和器质性 ED 的重要方法。RigiScan 是一种能够连续记录夜间阴茎胀大程度、硬度、勃起次数及持续时间的装置，并可以在家中监测。阴茎疲软状态阴茎海绵体血流速度缓慢（2ml/min），局部氧饱和度较低而接近静脉血，健康男性每天夜间 8 小时熟睡时自发阴茎勃起约 3~6 次，每次持续 15 分钟以上，阴茎根部周径胀大 >3cm，阴茎头部 >2cm，因此，夜间阴茎勃起功能确保阴茎海绵体组织供氧维持组织结构和功能的重要功能。利用检测到每次勃起硬度 >70%，持续 15 分钟以上为正常勃起，40%~70% 为无效勃起，<40% 为无硬度性勃起。由于该监测方法也受睡眠状态的影响，通常需要连续观察 2~3 个

夜晚，以便更准确的了解病人夜间勃起情况，是用来鉴别心理性和器质性勃起功能障碍的重要依据（图82-6，图82-7）。

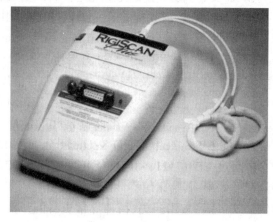

图 82-6　阴茎硬度监测仪

近年来，应用口服磷酸二酯酶抑制剂后可视性刺激阴茎胀大的硬度试验（PDE5i+Vistual stimulation tumescence and rigidity，PDE5i+VSTR）方法，在诊所记录病人口服 PDE5i 后阴茎勃起情况具有较好的临床辅助诊断意义。

（2）阴茎海绵体注射血管活性药物试验（intracavernous injection，ICI）：临床上主要用于鉴别血管性、心理性和神经性 ED。

注射药物的剂量常因人而异，一般为前列腺素 E_1 10~20μg 或罂粟碱 30~60mg、酚妥拉明 1~2mg。注射方法：病人取平卧位或坐位，用拇指及食、中指轻轻牵拉阴茎，消毒一侧阴茎根部背侧方皮肤，避开浅表血管，选用皮试针头，垂直刺入单侧阴茎海绵体，确认回抽血液后并将血管活性药物注入阴茎海绵体。拔针后，压迫局部穿刺点片刻。注药后 7~10 分钟开始测量阴茎的长度、周径以及站立位时勃起阴茎与下肢轴线形成的角度。角度 > 90°，持续 30 分钟以上为阳性勃起反应，表明 ED 是由心理性或神经性原因所致。若勃起角度 < 60° 提示有血管病变，60°~90° 可疑。注药 15 分钟后阴茎缓慢勃起，常表明阴茎动脉供血不全。若注药后勃起较快，但迅速疲软，提示阴茎静脉阻闭功能障碍。由于精神心理、试验环境和药物剂量均可影响试验结果，故勃起不佳也不能肯定有血管病变，需进一步检查。ICI 试验可发生低血压、头痛、血肿、阴茎海绵体炎、尿道损伤和异常勃起等不良反应。规范操作可以减少阴茎血肿及尿道损伤的发生。阴茎根部扎止血带可以降低低血压和头痛的发生率。如注药后需要密切观察病人，阴茎持续勃起超过 4

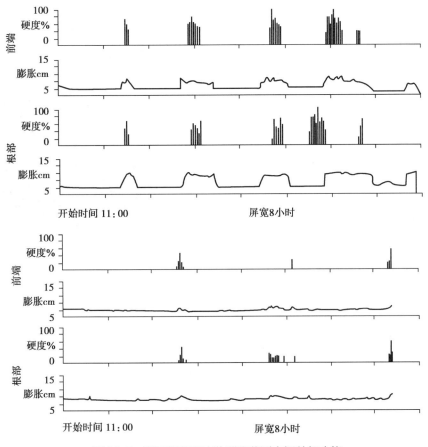

图 82-7　利用阴茎硬度监测仪监测夜间勃起功能

上图,勃起功能正常;下图,勃起功能障碍

小时诊断为阴茎异常勃起(priapism),给病人造成不可逆性的损伤如阴茎海绵体纤维化和勃起功能障碍,应及时治疗。

(3)阴茎彩色多普勒超声检查(colour doppler ultrasonography,CDU):CDU 是目前用于诊断血管性 ED 最有价值的方法之一(图 82-8)。

病人取仰卧位,置超声探头于阴茎背侧,先观察阴茎解剖结构,了解有无血管钙化、阴茎海绵体纤维化和硬结等。之后,观察注射血管活性药物前后阴茎血管和血流的变化,常用的药物有前列腺素 E_1、罂粟碱和酚妥拉明。

评价阴茎内血管功能的常用参数有:血管直径、动脉收缩期最大血流速(PSV),舒张末期血流速(EDV)和阻力指数(RI)。目前该方法还没有统一的正常值。一般认为,注射血管活性药物后阴茎海绵体动脉血管直径 >0.7mm 或增大 75% 以上,PSV>25cm/s,EDV< 5cm/s,RI0.99 为正常。PSV< 25cm/s 提示动脉性供血不足。EDV>5cm/s 提示阴茎静脉闭合功能不全。单纯性动脉供血不足者,RI 稍低于正常值,约为 0.96,RI 值低于 0.8 常为静脉阻闭功能不全。

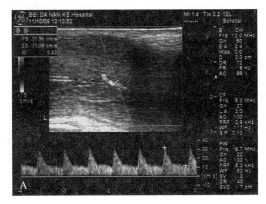
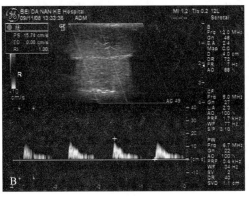

图 82-8　阴茎彩色多普勒超声检查结果

A. 正常;B. 动脉性勃起功能障碍

5. 可选择性评估项目

(1)阴茎海绵体造影术(cavernosography):用于诊断静脉性 ED。

阴茎海绵体造影的适应证:①疑有阴茎静脉闭合功能不全,行静脉手术之前;②行阴茎动脉血管重建手术前,排除静脉阻闭功能不全;③疑阴茎海绵体病变者。

造影方法:让病人仰卧于 X 线检查台,局部消毒后,将 19 号碟形针刺入一侧阴茎海绵体内,注入血管活性药物前列腺素 E_1 20μg 或罂素碱 30~60mg、酚妥拉明 1~2mg,5~10 分钟阴茎海绵体平滑肌松弛,用 80~100ml/min 流量快速注入 30% 泛影葡胺 40~100ml,通过监视器观察阴茎海绵体形态,阴茎和盆腔静脉回流情况。在注入造影剂后 30、60、90、120 及 900s 时摄前后位片。

静脉漏的 X 线表现(图 82-9):①阴茎背深静脉和前列腺周围静脉丛显影;②阴部内、外静脉系统显影;③阴茎浅静脉显影;④尿道阴茎海绵体显影;⑤少数病人可发现会阴丛显影。

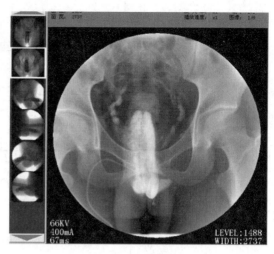

图 82-9　阴茎海绵体造影图

(2)选择性阴部动脉造影术(selective pudendal arteriography):主要适应证:①骨盆外伤后 ED;②原发性 ED 疑阴部动脉血管畸形;③ ED 经 NPT 和 ICI 试验反应阴性;④彩色多普勒超声检查显示动脉供血不全并准备行血管重建手术者。

造影方法:病人平卧血管造影检查台,从一侧股动脉穿刺插入动脉导管。在荧屏监视下,导管通过腹主动脉进入对侧髂动脉并伸至髂内动脉。令病人倾斜 30°,阴茎偏向非造影侧,注入造影剂 60ml(20 秒内)。连续每秒摄片,共 30 秒,再将导管后退至穿刺侧髂动脉,进入髂内动脉后,同样方法注药及摄片。

选择性阴茎动脉造影可以明确动脉病变部位和程度(图 82-10)。然而,由于该技术并非绝对安全,可造成出血或动脉内膜剥脱等并发症,所以要慎重采用。

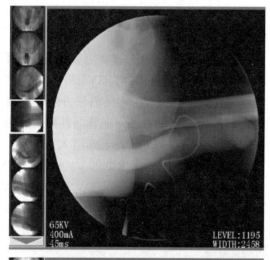

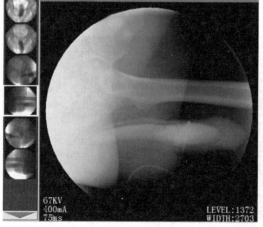

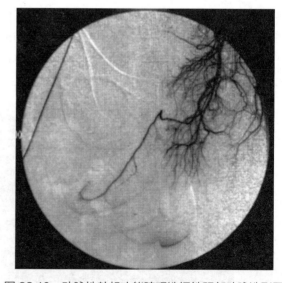

图 82-10　动脉性勃起功能障碍选择性阴部动脉造影图

此外,球阴茎海绵体肌反射潜伏时间、坐骨阴茎海绵体肌反射潜伏时间、阴茎背神经体感诱发电位以及感觉阈值测定等检查方法对神经性勃起功能障碍诊断具有一定的临床意义。

总之,勃起功能障碍诊断,通过了解现病史、既往史、物理检查、实验室检查和必要的特殊检查,可分类为心理性勃起功能障碍和器质性勃起功能障碍,后者可进一步分类为血管性、神经性、内分泌性以及阴茎海绵体性勃起功能障碍,为临床治疗选择提供重要依据。

五、勃起功能障碍的治疗

随着阴茎勃起生理以及勃起功能障碍病生理机制研究的深入,勃起功能障碍的治疗近年来有了很大的进步,其中主要的治疗方法介绍如下。

首先要纠正勃起功能障碍的危险因素积极治疗原发疾病:如心血管疾病、糖尿病和神经源性疾病等;精神心理性因素:精神分裂症、抑郁症等;调整药物因素:多种抗高血压药物、心血管药物、抗抑郁等药物;外伤、手术以及其他医源性疾病:脊髓骨盆外伤、下腹部和会阴部手术损伤阴茎血管神经;吸烟、酗酒、吸毒、肥胖、失眠等;不良的性生活经历、文化背景、宗教信仰、家庭社会因素、配偶的性反应等。目前的证据证明 ED 与存在血管病变的疾病(冠心病、糖尿病等)密切相关。虽然目前还未证明对这些疾病的治疗是否对 ED 的改善有作用,但应鼓励病人保持健康的生活习惯,包括:健康饮食、戒烟限酒、规律运动等。此外还应注意某些可能对勃起功能不利的活动,如长时间骑车、骑马(骑跨伤)等。

(一) 一般药物治疗

原发性或继发性性腺功能障碍引起的 ED 病人,血浆睾酮水平较低的病人需要长期睾酮补充疗法。通常可选择口服十一酸睾酮 80mg,每日两次餐后服用。十一酸睾酮是脂溶性药物,不经过肝脏代谢,可通过肠道乳糜管吸收,长期口服对肝脏毒性小,但是对红细胞增多症以及老年人前列腺癌病人禁忌使用。

对于有甲状腺疾病、肾上腺疾病、下丘脑功能失调的病人,应该进行相应的激素补充或替代治疗。对于高催乳素血症病人的性功能障碍,激素替代治疗不能改善其症状。该病治疗应该首先治疗原发的腺垂体疾病或清除滥用的药物(雌激素、吗啡、镇静剂、神经剂等)。溴隐亭治疗可以降低催乳素水平并使睾酮水平恢复正常,该药治疗不佳或肿

瘤挤压周围组织时可采取手术治疗。对于伴发性腺功能低下的病人,可以采用雄激素治疗。性腺功能低下病人除表现为性欲低下外,还可能伴抑郁、肌肉体积减少、骨盐密度降低等,有可能要采取相应的对症治疗。睾酮的长效制剂是最经济的雄激素替代疗法,能有效恢复正常的血清睾酮水平。常见的如环戊烷丙酸睾酮和庚酸睾酮,两种制剂均经深部肌内注射,72 小时内血睾酮水平会超过生理水平,之后 2~3 周平稳下降。两种药使用时通常每 2~4 周注射 200~400mg。丙酸睾酮通常半衰期较短,需隔日注射一次。睾酮经皮贴剂一般需每日使用,如果在清晨使用,则能模拟正常的血睾酮周期性变化。贴剂分为阴囊贴和全身贴,后者可贴于前臂、后背、臀部上方等无光照的地方,避免了阴囊贴剂的不便。贴剂最常见的不良反应是皮肤瘙痒、慢性刺激、接触性皮炎等。病人可变换敷贴部位,也可局部应用糖皮质激素霜类保护皮肤。含有雄激素的霜剂使用较为方便,通常在早晨,将其涂于肩部、前臂上部、腹部等清洁干燥的皮肤区域,这类方法最常见的不良反应也为局部皮肤刺激。口服的睾酮制剂包括 17α- 甲基睾酮、十一酸睾酮等。这类药物多具有明显的肝脏首过效应,口服后,有相当一部分经肝脏灭活。这类药物多具有肝毒性,某些可能导致肝炎、阻塞性黄疸、肝脓肿等。雄激素替代治疗的潜在风险一直是众人关注的焦点。部分病人的治疗风险可能高于预期效果,长期高水平的睾酮可抑制 LH(黄体生成素)和 FSH(卵泡刺激素)的分泌,这可导致不育、乳房发硬、乳房发育等。此外长期睾酮治疗导致的红细胞增多是最常见的实验室检查异常,红细胞数目的异常以及附带的血液凝集系统异常均会增加心血管疾病的风险。雄激素替代可能对前列腺疾病的发生发展产生影响,包括前列腺症状和前列腺癌。因为部分前列腺增生和前列腺癌为雄激素依赖性,所以额外补充雄激素可能诱导疾病加重,特别是前列腺癌,激素补充对前列腺潜伏癌的刺激作用一直是医学关注的焦点。前列腺癌和乳腺癌是激素替代治疗的禁忌症,因此病人治疗前,特别是老年病人治疗前应该接受前列腺肛诊和 PSA 筛查,可疑病人建议做前列腺穿刺活检。治疗期间,病人应每 6 个月检查一次前列腺、PSA 水平、血红蛋白、红细胞比容、肝功能、胆固醇水平、血脂等。需注意的是,治疗后病人睾酮水平并不代表激素替代治疗的效果,医生应该根据临床反应来确定和修改临床治疗方案。

其他药物包括育亨宾、曲唑酮、阿扑吗啡等。

育亨宾提取自柯楠树皮,为中枢性 α2- 肾上腺素能拮抗剂。临床显示其对 ED 的改善作用有限,对心理性 ED 的改善效果可能比器质性 ED 强。育亨宾的初始治疗剂量为 5.4mg,每日 3 次,也有报告可按需服用者(性生活前 1~2 小时服用 2 片)。其主要副作用包括:心动过速、头痛、兴奋、焦虑、血压增高等。曲唑酮本为常用的温和型抗抑郁药,偶可导致阴茎异常勃起。其作用机制涉及外周的 α- 肾上腺素能阻滞和中枢的 5-HT 再摄取抑制。临床研究显示其可促进夜间阴茎勃起和性刺激性阴茎勃起。使用时,每晚服用 25~200mg,可与育亨宾合用。其副作用主要包括:疲劳、恶心、呕吐、血压变化、尿潴留、阴茎异常勃起等。阿扑吗啡属于多巴胺 D1/D2 受体激动剂,多巴胺受体兴奋有助于勃起。其可改善自发性勃起功能,但不增强性欲。该药起效迅速,一般在服药后 50 分钟即可达到最大血浆浓度,治疗窗约 2 小时。不良反应主要包括恶心(16.9%)、眩晕(8.3%)、出汗(5%)、嗜睡(5.8%)、呵欠(7.9%)、呕吐(3.7%)。服用最大推荐剂量时,可能发生晕厥(0.6%)。目前的临床试验尚未发现明确的食物 / 药物相互作用,特别是与硝酸盐类的相互作用。

选择性 PDE₅ 抑制剂:性生活需要时口服选择性 PDE_5 抑制剂如:西地那非(sildenafil:50~100mg/次),伐地那非(vedenafil:10~20mg/ 次),他达拉非(tadalafil:10~20mg/ 次)为治疗勃起功能障碍的第一线治疗药物(表 82-3)。这些药物作为一次性治疗药物,性生活前 1 小时左右口服后通过选择性抑制 5 型磷酸二酯酶,阻断性刺激下 NO 诱导下生成的 cGMP 的降解,提高其浓度而增强阴茎勃起功能。大量临床研究表明,三种药物治疗勃起功能障碍的临床有效率达 70% 左右,临床使用安全,副作用发生率为 15% 左右,程度轻且为一过性,包括一过性轻度头痛头晕、颜面潮红、消化不良、鼻塞等与轻度周围血管扩张作用有关。他达拉非(半衰期 17.5 小时)比西地那非和伐地那非(半衰期 4 小时)疗效持续时间长。病人可以根据性生活需要选择不同药物,但是必需明确:服用上述三种药物后需要足够的性刺激才能起效。无论上述哪一种药物,均会与亚硝酸类药物有协同作用,可引起血压显著降低,并可能引起严重的心血管危险。同时,性生活本身亦可加重心脏负担,所以口服亚硝酸类药物者以及高危心血管疾病病人为口服上述 3 种药物的禁忌证。

表 82-3 三种药物的比较

	西地那非	伐地那非	他达拉非
血浆最大浓度(ng/ml)	450	20.9	378
达峰时间(h)	0.8	0.7~0.9	2
起效时间	15 分钟到 1 小时	15 分钟到 1 小时	15 分钟到 2 小时
半衰期(h)	3~5	4~5	17.5
生物活性	40%	15%	未经检测
脂肪饮食	减少吸收	减少吸收	无影响
推荐剂量(mg)	25,50,100	5,10,20	5,10,20
临床有效率	70%~80%	70%~80%	70%~80%
副作用			
头痛、消化不良、面部发红	有	有	有
背痛、肌痛	罕见	罕见	有
视物模糊、蓝视	有	罕见	罕见
抗心律不齐药预防应用	不需要	需要	不需要
硝酸盐类药物禁忌证	是	是	是

(二)阴茎海绵体药物注射疗法

主要是作用于 VIP/PGE₁-cAMP 信号通路的血管活性药物(单次治疗剂量:罂粟碱 30mg、酚妥拉明 0.5mg、前列腺素 E_1 20ug)。阴茎海绵体内注射疗法通过提高阴茎海绵体内 cAMP 浓度而增强勃起功能,临床有效率达 70% 左右。该疗法必须在医生指导下,药物剂量个体化,开始使用单次治疗剂量的 1/2,利用胰岛素注射器注射在阴茎外上侧的阴茎海绵体内,通常注射药物后 5~10 分钟可以诱导勃起,根据勃起情况适量加减药物剂量,如药物使用过量可引起严重的缺血性阴茎异常勃起(勃起 4 小时以上),需要男科急症处置。由于该疗法属于侵袭性治疗方法,可引起疼痛、异常勃起、阴茎海绵体纤维化等副作用,目前作为第二线治疗方法。

罂粟碱为提取自罂粟的生物碱,同样属于磷酸二酯酶抑制剂。它可以增加阴茎海绵体组织中 cAMP 和 cGMP 的浓度,诱导阴茎海绵体和血管平滑肌舒张。罂粟碱用于治疗时,剂量约为 15~60mg,在血浆中的半衰期约为 1~2 小时。临床试验表明,该药对心理性和神经性 ED 有效。罂粟碱价格低廉,可在室温下保持稳定,但主要的副作用是可能导致阴茎海绵体纤维化,原因可能是其 pH 值较低。此外部分病人用药后还会出现肝脏酶升高,原因可能为该药代谢会加重肝脏负担。

甲基酚妥拉明(瑞其丁)为竞争性 α- 肾上腺素能受体拮抗剂,其对 α_1 和 α_2 受体有相同的亲和力。阴茎海绵体单独注射甲基酚妥拉明只能增加阴茎海绵体血流,并不能显著增加阴茎海绵体内压,因此,该药常与罂粟碱、前列地尔等其他药物合用。甲基酚妥拉明半衰期较短,约为 30 分钟。该药最常见的不良反应为系统性低血压、反射性心动过速、胃肠功能紊乱、鼻塞等。

前列地尔(前列腺 E_1)相当于外源性 PGE_1(前列腺素 E_1),后者是自然存在的内源性化合物。该药的推荐起始剂量为 2.5μg,若效果不佳,则以 2.5μg 为单位逐渐增加剂量,最大剂量为 60μg。阴茎海绵体注射后,该药的 96% 在 60 分钟内局部代谢,外周血浓度则未见变化。对于一般的 ED 病人,注射 10~20μg 的剂量,大部分(70%~80%)可以获得充分的勃起。该药注射最常见的不良反应为局部疼痛(16.8%)、血肿和瘀斑(1.5%)、阴茎异常勃起(1.3%)。

联合用药即两种或三种以上药物联合使用。联合用药的好处是可以协同各种药的优势,避免高剂量单药带来的不良反应。例如,一项关于联合治疗器质性 ED 的研究表明,单用罂粟碱可使 40% 的病人获得充分勃起,单用酚妥拉明只能使 7% 的病人获得充分勃起,而二药联合使用则可以使 87% 的病人获得充分勃起。这两种药物组合最常用的浓度是罂粟碱 30mg/ml+ 酚妥拉明 1mg/ml。对于三联药物治疗(罂粟碱 + 酚妥拉明 + 前列地尔),有实验表明其对严重动脉供血不足或轻度静脉闭合不良的 ED 病人更有效。使用三联组合药物后,器质性 ED 的反应率高达 89%,并且痛性勃起的发生率也低。对药物组合而言,临床应从小剂量开始,并根据勃起程度调整剂量,目标是获得充分勃起而不超过 1 小时(避免阴茎异常勃起)。关于联合治疗需要注意的:该治疗的禁忌证包括:镰状细胞贫血、精神分裂症、严重精神病、严重静脉功能不全。注射治疗比较严重的不良反应包括阴茎异常勃起和阴茎海绵体纤维化(包括硬结、弥漫性瘢痕、斑块、弯曲)。阴茎海绵体注射后,压迫针刺部位 5 分钟以上(服用阿司匹林或其他抗凝剂者,应该压迫 7~10 分钟),可以有效减少出血和纤维化的发生率。一般认为,使用前列地尔时,这些较严重的不良反应发生率较使用罂粟碱和酚妥拉明低。临床

中,病人在回家治疗前应该接受医务人员实施的首次注射和适当的培训教育,以尽量减少严重不良反应的发生率。应告知病人不能自行增加剂量或重复注射,若勃起超过 4 小时应及时就医。对于药物阴茎海绵体注射导致的长时间异常阴茎勃起,常用的对症处理方法是阴茎海绵体灌注稀释的新福林 250~500μg,每 3~5 分钟一次,直到阴茎疲软。

(三) 真空负压装置

真空负压装置由塑料圆筒和真空发生器(手动或电动)组成。该装置通过利用圆筒形真空负压装置投入阴茎体,利用机械性负压提高阴茎海绵体动脉血流而诱发阴茎勃起后,阴茎根部放置硅橡胶紧缩环防止静脉回流以维持阴茎勃起(但一般应在 30 分钟内去除,时间过长,有可能对阴茎造成损伤),即可维持勃起和性交。实用方便,临床有效率达 60%~70%,目前作为第二线治疗方法。上述疗法作为一次性诱发勃起治疗勃起功能障碍的方法,对于轻中度勃起功能障碍病人有效,但对 20% 左右重度勃起功能障碍病人效果不佳。该种治疗诱导的勃起和生理性或阴茎海绵体注射诱导的勃起不同,一般诱导后,阴茎皮肤发凉且缩窄环近端阴茎不硬。这可能导致性交过程中,阴茎稳定性变差,由于缩窄环的阻碍,射精有可能出现障碍。但该种治疗的优点是缩窄环的远端可以产生接近正常的勃起和足够的硬度,并且维持阴茎头的胀大。但对于血管严重供血不足者,该治疗可能无法诱导满意的勃起,必要时,可以采用阴茎海绵体注射与真空缩窄装置联合应用来改善勃起。临床中,真空缩窄装置常见的副作用包括:阴茎不适和疼痛、阴茎麻木、射精困难或障碍、瘀点和瘀斑。对于服用抗凝药物(阿司匹林、华法林等)的病人,缩窄环造成的挫伤可能会造成比较严重的后果,应该慎用该种治疗。

(四) 阴茎起勃器植入手术

人工勃起装置是利用现代科技,根据阴茎海绵体结构使用与人体组织相容性良好的硅橡胶圆柱体,通过手术安放到阴茎海绵体内,扶持阴茎勃起。目前有单件套、双件套、三件套三种类型,前者为可屈性勃起装置,后两者为可膨胀性勃起装置。对于第一、第二线治疗方法无效的重度勃起功能障碍病人,可作为半永久性最佳治疗方法,临床有效率 95% 左右,并不影响原有的阴茎感觉、排尿、射精功能和性快感,目前已成为治疗勃起功能障碍的第三线标准治疗方法(图 82-11)。

阴茎起勃器植入手术适应证为:持续性,绝大

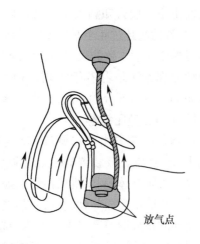
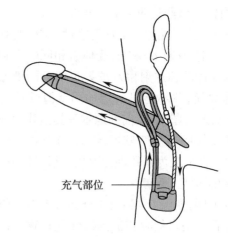

放气点

充气部位

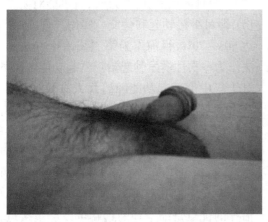
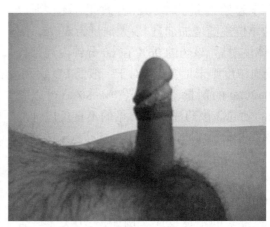

图 82-11　阴茎起勃器植入手术后效果图(左:疲软状态,右:勃起状态)
(摘自　郭应禄,辛钟成.男子生殖医学,北京医科大学出版社。2002,P222.)

多数时间阴茎不能插入阴道,或勃起维持困难而不能完成满意的性生活的重度器质性勃起功能障碍病人,口服 PDE$_{5i}$ 或阴茎海绵体药物注射疗法效果不佳,严重影响夫妻感情和家庭和谐,病人和配偶了解勃起功能障碍各种治疗方法而知情同意的病人。

　　理想情况下,讨论 ED 的治疗方案时,会有些难度,除了应和病人沟通外,还应包括其性伴侣沟通。当与考虑植入阴茎起勃器的病人沟通时,很重要的一点是要告知病人还有其他可供选择的治疗方法及其各自的优缺点,比如磷酸二酯酶-5 型抑制剂,真空负压装置,尿道内前列腺素灌注和阴茎海绵体内注射疗法等。由于受性生活环境因素或性伴侣关系紧张造成的偶发性 ED 病人或者是具有潜在可逆性 ED 病人,不应考虑采取阴茎起勃器植入治疗。对于这种病人及其性伴侣可选择心理咨询和性行为治疗更合适。此外要考虑到各种类

型阴茎起勃器及各自的优缺点。应该告知病人阴茎起勃器能达到类似生理状态的勃起,对于大多数人处于一般环境下,阴茎起勃器松弛时感觉舒适;当膨胀时可达到接近正常勃起状况下的阴茎周径和硬度。应告知病人这种勃起不包括龟头,因此对于大多数人来说,阴茎起勃器诱导勃起比手术前自然勃起长度显得要短。需要向病人展示阴茎拉直时的长度,告知这将是他们植入阴茎起勃器后勃起时近似长度。多数 ED 病人有正常的性欲,正常的阴茎感觉及射精和性高潮。病人应被告知,阴茎起勃器植入术前如果有阴茎感觉、性高潮和射精,术后依然会存在;术前如果本身没有性高潮或射精,术后也不会重新出现。应该说明可能的并发症,如果发生感染,需要完全取出植入的阴茎起勃器,而且阴茎海绵体平滑肌会产生瘢痕。感染后可以重新植入阴茎起勃器,但阴茎常常变小,圆柱体植入通常比第一次困难,极少数情况下甚至不能

植入。若出现糜烂,起勃器穿出皮肤或穿入尿道的也需要取出。此外,阴茎起勃器植入可能会出现机器故障,万一出现,需要修复或者更换阴茎起勃器。

大多数阴茎起勃器植入术可在门诊行脊髓麻醉或全身麻醉下完成,手术当天或第2天即可出院。术后疼痛强度和持续时间具有较大的个体差异,多数人需要口服约1周的麻醉类止痛药物。此后,可服用非甾体抗炎药物止痛。腹部放置储液囊的病人,4周内应避免进行重体力活动及提重物,不再服用麻醉止痛药品后,病人可以驾车及恢复从事轻体力工作。通常6周后,大部分病人可以进行性交。

1. 手术路径 阴茎起勃器植入手术径路包括冠状沟下(仅适用于可延展起勃器和可调位起勃器植入)、耻骨下和阴茎阴囊途径。其中推荐经阴茎阴囊途径阴茎阴囊横向呈倒T形切口。如果存在阴茎海绵体纤维化,可将阴茎阴囊横向呈倒T形切口可以纵向延长,这样就几乎可暴露两侧阴茎海绵体的整个范围。阴茎阴囊切口有一个可能的缺点,由于阴囊或者阴茎底部存在过多的导管,该切口下连接阴茎起勃器各个部件可能具有一定难度。阴茎阴囊横向呈倒T形切口分别植入圆柱体及泵来避免这个问题。通过阴囊肉膜下方小窝后壁植入泵,这就需要连接3处而不是1处连接口。但是,这样做有助于把泵置入阴囊肉膜下方小窝里,把导管埋在上部阴囊肉膜下,其优点不仅仅是考虑美观,还可减少装置感染的风险。如果阴茎阴囊切口浅层发生感染而筋膜层封闭完整的话,就不大可能发生阴茎起勃器周围深部感染,如果发生深部感染,需要去除起勃器。

2. 并发症 常见的并发症如下:

(1)感染:阴茎起勃器周围组织感染一般不会导致严重后果;但是,为了清除感染灶,几乎总是需要取出所有的起勃器部件。因此,许多人认为感染是泌尿生殖器内假体手术的最危险的并发症。有泌尿道感染或手术区域皮肤感染的病人应该推迟阴茎起勃器植入手术。手术区备皮就在手术室进行而不是手术前一天完成,以避免皮肤上的寄生菌从皮肤小伤口侵入。手术区要有10分钟的皮肤消毒准备。术前1小时预防性使用广谱抗生素,以便切开时,组织内能达到足够的药物浓度。如使用庆大霉素和万古霉素。术中使用纸巾,而不是布巾,因为后者湿润时,细菌容易渗入。阴茎起勃器即将

要充盈和植入时,才打开其无菌包装。无抗生素包被的起勃器打开后要浸泡在抗生素溶液中,有抗生素包被的打开起勃器包装后放到无菌盆中,表面覆盖纸巾。因为硅胶带正电荷,能吸附空气中的颗粒;因此,当植入体内和用组织覆盖前,都需要用抗生素溶液重新冲洗,可以使用的抗生素溶液是1L生理盐水中加入50 000单位的枯草菌肽。早期感染可表现为局部肿胀、红斑、触痛,还可能出现脓性渗出液和发热。晚期感染可能只表现为持续或反复持久的疼痛。长期感染可能导致阴囊皮肤黏连到泵上。感染有时表现为糜烂,尤其是泵穿出阴囊。这时不应只考虑单纯泵感染,因为装置所有的部件都通过导管连接,所以要考虑到整个装置被感染。适当的抗生素治疗阴茎起勃器感染通常能够改善临床症状,然而,抗生素很少能够完全根除这种类型的感染,这是因为生物膜内隐匿的微生物黏附在装置上。因此,当出现阴茎起勃器感染时,阴茎起勃器上所有的部件都要取出。初次阴茎起勃器植入术感染率为1%~3%,再次修复手术的感染率则很高(7%~18%)。

(2)穿孔和糜烂:穿孔发生在术中,而糜烂在术后发生或被发现。外科医生扩张近端阴茎海绵体(阴茎脚)时,突然的扩张器落空感意味着阴茎脚内侧面和盆骨连接处已穿孔。通常较小尺寸的扩张器容易穿破会阴部软组织,Mulcahy(1987)建议使用"风向袋"方法来纠正。但是如果穿孔能够发现,而且使用更大直径扩张器能够沿正确路径扩张,通常不需要"风向袋"修复方法,圆柱体近端插入后可自行愈合。扩张远端时有可能交叉穿孔或穿破尿道。如果发生尿道穿孔,植入手术应该取消,并留置导尿管7~10天。阴茎起勃器再次植入需推迟进行。为避免尿道穿孔,外科医生需要一直保持扩张器尖端在阴茎海绵体背外侧面。这种操作也可预防发生交叉穿孔到对侧。在第一个圆柱体植入后,外科医生要再次确认另一边的近端和远端扩张程度,确认两侧阴茎海绵体未发生交叉穿孔。阴茎起勃器顶部糜烂可损伤尿道而露出尿道口。常见于半硬型可屈性阴茎起勃器,这可能是因为半硬型可屈性阴茎起勃器造成持续性压力,此类并发症常见于脊髓损伤病人,因为他们缺少局部感觉。对于半硬型可屈性阴茎起勃器造成的糜烂,只需要取出糜烂侧圆柱体,通常可用巾钳钳夹住圆柱体顶端拉出即可。尿道糜烂病人放置导尿管10天,以使尿道愈合。一旦可膨胀阴茎起勃器的一个圆柱体穿出皮肤或龟头,

此圆柱体要尽快取出,以避免细菌延着导管向阴茎起勃器其余部分扩散。圆柱体取出后,在泵导管处放置一个可植入的填充物(由阴茎起勃器生产商提供)封闭。很多病人只需要一个圆柱体即可完成性交,因此,常常不需要重新植入第二个圆柱体。

(3) 龟头弯曲:圆柱体或棒状物对龟头支持不佳导致龟头弯曲,常常称为 SST 变形,类似超声波运输机起飞和降落的机头外形。这种变形是由于阴茎海绵体远端扩张不充分或圆柱体长度选择过短或者解剖变异等原因引起圆柱体远端未能安放到阴茎龟头中央引起龟头弯曲(造成较小的变形程度)。纠正这种畸形有两种方法,确切的纠正包括 Metzenbaum 剪刀逐层次剪开远端阴茎白膜取出两侧起勃器,重新扩张远端阴茎海绵体,重新测量,重新植入适当长度同一型号圆柱体或尾部加延长帽。另一种方法是行远端白膜背侧折叠手术矫正弯曲,此种方法更适用于 SST 畸形程度较小而且影响程度不大的病人。

(4) 圆柱体过长:半硬式起勃器植入过长,病人述疼痛,而且不能随着伤口愈合过程而减轻。此外,起勃器圆柱体过长可能穿破皮肤或龟头,早期重新手术放置小尺寸圆柱体通常可减轻疼痛,避免继发糜烂。

(5) 泵相关并发症:泵向上移位常发生在愈合过程中提睾肌收缩有关。如果发生泵上移,泵可能位于阴茎基底部,造成泵操作困难,影响性交时插入深度。有时需要修复,调整泵的位置。泵周围的血肿或脓肿也可能影响泵操作,血肿或脓肿可随时间重吸收,如果不能重吸收,可能需要进行手术处理。

(6) 机械故障:阴茎起勃器植入手术开展早期,发生机械故障很普遍,而且常常发生在阴茎起勃器植入的最初几年内。阴茎起勃器部件损坏再次更换时,感染率有增加。目前,阴茎起勃器机械故障很少见,而且通常阴茎起勃器植入 10 年内机械故障率 5%~10%,可以再次手术更换起勃器。

(五) 阴茎动脉重建术或阴茎静脉结扎术

年轻人由于外伤引起阴茎动脉损伤并通过选择性动脉造影确诊者,同时通过其他特殊检查证明,静脉系统、神经系统以及阴茎海绵体结构与功能正常者,可选择腹壁下动脉与阴茎背动脉吻合手术;静脉造影发现静脉泄漏者,可行选择性阴茎动脉重建术或阴茎静脉结扎术。阴茎静脉手术也可以试用于治疗先天性阴茎海绵体静脉闭锁功能障碍病人。但是,多数因勃起功能障碍接受静脉手术的病人都有严重的阴茎海绵体组织结构病理变化,因此,通过静脉结扎手术可能只起到暂时缓解的作用。血管手术疗法由于远期效果不佳,目前仅作为选择性治疗方法。

目前,由于安全有效地治疗勃起功能障碍的口服药物磷酸二酯酶 5 型抑制剂的上市,Lue 等提出以治疗目的进行临床检查,为勃起功能障碍病人临床检查指出了合理的方向。他们提出勃起功能障碍的病人在临床检查时,不一定全面进行各种特殊检查,需要了解病史并采用 IIEF 评价表进行勃起功能障碍程度的评分,可首先进行口服磷酸二酯酶 5 型抑制剂药物诊断性治疗,如果有效,可选择口服药物疗法(第一线治疗方法),如果口服药物无效时,可进行阴茎海绵体药物注射诱发勃起试验,有效者可选择阴茎海绵体药物注射疗法(第二线治疗方法)。如果第一、二线治疗效果不佳,可通过相应特殊检查明确重度器质性 ED,可最终选择阴茎起勃器植入术(第三线治疗方法)。各种 ED 治疗方法的比较如表 82-4 所示。

表 82-4 各种 ED 治疗方法的比较

方法	优点	缺点/副作用
口服磷酸二酯酶 5 型抑制剂	临床有效率 70%~80%	可能发生轻度药物副作用 口服亚硝酸类药物禁忌使用
阴茎海绵体药物注射疗法	临床有效率 70%~80%	可能发生疼痛,纤维化,异常勃起
真空负压装置	临床有效率 70% 左右	可能发生局部淤血,疼痛
阴茎起勃器植入手术	临床有效率高达 95% 以上	可能发生感染,糜烂以及机械故障等合并症
阴茎血管手术	临床有效率 50% 左右	有效率低,远期效果不佳

第二节 射精障碍

一、射精异常的原因分类

射精作为一个不随意的过程,正常的射精需要外生殖器的刺激以及自主神经和躯体神经的高效整合调节。一般,性刺激信号经阴部神经传至腰髓上段的交感神经核,后者发出信号经下腹神经传至生殖道。这些信号调节附睾远端、输精管、精囊、前列腺经过复杂的协作动作,将精子和分泌液送至尿道前列腺部。尿道内括约肌的关闭和外括约肌的松弛协同将精液送至尿道球部,此过程即泌精。之后,球阴茎海绵体肌节律性收缩(涉及了阴部神经的躯体运动传出神经),而尿道腔因为胀大的阴茎海绵体已经挤压变狭窄,所以精液得以经尿道口射出。正常射精量为2~5ml。与射精相伴的还有生殖器之外的一些非自主反应,包括肺过度通气、心动过速、血压升高、肛门括约肌非自主性节律收缩等。一般射精异常包括早泄(premature ejaculation)、不射精(enejaculation)、逆向射精(retrograde ejaculation)、射精疼痛。目前由于缺乏合理的射精功能障碍动物模型,射精功能障碍的发病机制研究比较勃起功能障碍的研究进展缓慢,临床诊断和治疗还属于经验治疗阶段。

1. 早泄 早泄病人和正常人精神心理方面多无显著性差异,在忧郁、不安、精神症、敌对心理方面有一定异常趋势。早泄病人阴茎头感觉较正常人过于灵敏,性交时对刺激感受的性冲动过高,射精反射控制的阈值过低。此外,早泄病人阴茎头诱发电位潜伏期比正常人短,感觉神经兴奋性比正常人高。部分病人可伴慢性前列腺炎、包皮过长、包皮炎、尿道炎等疾病。

早泄的主要原因归类见表82-5:

表82-5 早泄的主要原因归类

分类	原因
精神性的	焦虑、早年性经验、频率过低的性交、较差的射精控制技巧等
生物源性的	阴茎高度敏感、射精反射过度兴奋、高度的性唤起、存在内分泌疾病、5-HT受体功能障碍、存在基因易感性等

2. 不射精 多由外伤等引起的器质性原因引起,如脊柱损伤、交感神经损伤等,糖尿病及其他导致慢性神经性病变的疾病、慢性酒精中毒、服用过量镇静类药物等均可抑制射精。心理性原因可能是某些青年人不射精的常见原因,如性无知,不做阴茎插入阴道后的抽动,女方不会配合、刺激不够或存在精神及感情因素等。

3. 逆向射精 通常由内括约肌或膀胱颈部功能失调导致。病人多存在糖尿病、膀胱炎症、尿道炎症、盆腔手术史等。特别的,经尿道前列腺切除术造成的逆行射精可高达89%。

4. 射精疼痛 最常见的原因有精囊炎、前列腺炎、附睾炎、前列腺及精囊结石症、生殖系肿瘤、尿道狭窄、严重包茎、阴茎结石等症。

二、射精障碍的临床表现

1. 射精疼痛 在性交达到高潮而射精时发生性器官的疼痛。

2. 射精延迟 射精时间不适当地延迟。

3. 不射精 性交时间延长,但难以达到性高潮,甚至无性高潮。

4. 逆向射精 病人在性生活时有性高潮及射精感,但精液未射出尿道口外,逆向进入膀胱内。

5. 早泄 是最常见的射精障碍类型,占射精障碍的90%。一般认为,该类病人在性交时阴茎能勃起,但对射精失去控制能力或控制能力降低,阴茎插入阴道前或插入阴道不久即射精,造成伴侣双方性满意度下降。DSM-IV-R 和 ICD-10 的定义均提及三个基本内容来诊断早泄:射精潜伏期短,缺乏控制,性生活不满意,我们常称其为早泄三联征。①射精潜伏期短:一般是以阴道内射精潜伏期时程(IVELT)来衡量,定义为多次性接触平均的插入阴道和射精之间的时间。按 DSM-IV-R 的定义潜伏期少于15秒可诊断为早泄,一些其他的建议潜伏期可为1到2分钟。潜伏期少于2分钟,与没有早泄的男子的一般2到10分钟的范围之间没有太大的交迭。因此,一般建议,任何少于2分钟的潜伏期提示早泄诊断的可能。有人建议以直至射精的"阴茎插入次数"来提供更有根据的阴茎刺激量的评估,然而一般认为以 IVELT 衡量更可靠,且在人口数较大的统计中 IVELT 与插入次数成正相关。IVELT 应该是以秒表精确计时还是应被估算尚未有定论。②正常人可能有意识的控制或部分控制射精,但早泄病人表现为控制能力下降。在最近的研究中,"射精控制力"自我评分已成功作为区分受影响的和性功能正常人的自我效能测量指标。患早泄的病人对他们射精控制力评分大约在 2~4 分(1= 完全不能;7= 完全控制),而射精功能正常的男性一般评价自己的控制力为 4 分或更高。③病人的不利状况一定是对自己或伴侣的性生活满意度产生了影响。排除诊断:由酒精引起的早泄,无论饮用或给药;在因对性伴侣或环境不熟悉而引起高水平性唤醒的背景下所致的早泄;性生活频率过低等。

三、早泄的治疗

应首先分析早泄的发病原因,根据其发病原因选择适当的治疗方法,包括:心理治疗(行为治疗、性交技巧、频率、体位的指导等)、脱敏、挤压、应用局麻药(以局部麻醉药为主制成的喷雾剂和软膏,于性交前涂在阴茎头上及负压缩窄器具上)、戴安全套、选择性 5-HT 再摄取抑制剂。对于存在慢性前列腺炎、尿道炎、包皮炎等疾病的病人还应对原发病进行治疗。

精神行为治疗:该方法对问题具有特异性,既非创伤性也无疼痛,很少或不产生不良不良反应,并且鼓励性伴侣开放沟通,可达到更满意的性关系。同时,精神行为疗法的确也有缺点:它消耗大量时间,常需要保证大量金钱和时间,缺乏直接性,需要伴侣的合作,结果混合无法评判实际效用等。目前,主要有两个精神行为方法得到医生的青睐。第一个是由 Semans(1956)发展并由 Masters 和 Johnson(1970)继承的停止 - 挤压法。第二个是由 Kaplan(1983)提倡的停止 - 暂停法。两个方法均以停止性刺激来抑制射精的冲动,但后者以在即将射精时暂停刺激来代替挤压阴茎头。但后续试验表明,这两种方法的成功率参差不齐。

选择性 5-HT 再摄取抑制剂:选择性 5- 羟色胺再吸收抑制剂在治疗抑郁症病人过程中发现部分病人引起射精困难,目前临床上非药物适应证用于治疗早泄。在过去 10 年里 5-HT 再摄取抑制剂对早泄治疗效果临床研究的药物有西酞普兰、氟

西汀、氟伏沙明、帕罗西汀和舍曲林等具有一定的临床效果。日常治疗可采取帕罗西汀(20~40mg)、氯米帕明(10~50mg)、舍曲林(50~100mg)和氟西汀(20~40mg)。药物治疗研究荟萃分析证明了帕罗西汀具最强的射精延迟作用。帕罗西汀、舍曲林和氟西汀可引起不良反应如疲劳、呵欠、轻度恶心、溏便或出汗。这些症状常在第 1 周开始,2~3 周后渐渐消失。在每日治疗下射精延迟常出现在第 1 或第 2 周末,有时可更早。除了氟西汀,选择性 5- 羟色胺再吸收抑制剂均不应忽然撤药,而是在 3~4 周内逐渐撤药。氯米帕明的不良反应包括恶心、口干和疲劳。有时氯米帕明和选择性 5- 羟色胺再吸收抑制剂可引起可逆性感觉如性欲减退或一定程度的阴茎硬度下降。上述不良反应应在开始治疗前告知病人。

表面局部麻醉剂:表面局部麻醉剂,如利多卡因和 / 或丙胺卡因的软膏、凝胶或喷雾应用于治疗早泄,在延缓射精上有一定程度的效果,但可能出现显著的阴茎麻木状态和经阴道吸收导致阴道的麻木感,除非使用避孕套。早泄病人联合使用氟西汀和表面麻醉的情况可能提高疗效。

常用早泄治疗药物如表 82-6:

表 82-6　常用早泄治疗药物

	商品名	推荐剂量
口服药物疗法		
非选择性 5- 羟色胺重吸收抑制剂		
氯米帕明	安拿芬尼	25~50mg/d 或 25mg 性交前 4~24 小时
选择性 5- 羟色胺重吸收抑制剂		
氟西汀	百忧解	5~20mg/d
帕罗西汀		10,20,40mg/d 或 20mg 性交前 3~4 小时
舍曲林	左洛复	25~200mg/d 或 50mg 性交前 4~8 小时
表面麻醉疗法		
利多卡因 / 丙胺卡因软膏	EMLA 软膏	利多卡因 2.5% 丙胺卡因 2.5% 性交前 20~30 分钟

第三节 阴茎异常勃起

一、阴茎异常勃起定义及病因分类

无性刺激条件下,持续性阴茎勃起时间超过 4 小时以上不能转入疲软状态可诊断为阴茎异常勃起。此种疾病的发生常常相互矛盾,它一方面激发超强的性功能及生殖能力,另一方面通常又导致阴茎病理性改变。事实上,阴茎异常勃起是一种严重的医学问题,它可引起阴茎组织结构破坏及阴茎勃起功能的永久性障碍,进而影响正常的性功能及健康,并且造成精神心理障碍。因此必须要对此病引起足够的认识和寻求合理的治疗。

大多数异常勃起病人病因不明。部分病人可能与过度性刺激有关。部分服用刺激性药物的病人可能有更高的概率发生此病。40% 与某些疾病或医疗活动有关,包括:白血病、镰形细胞贫血、盆腔疾病(肿瘤、感染等)、阴茎损伤、脊髓损伤等。目前,阴茎异常勃起最常见的状况是静脉注射药物治疗勃起功能障碍时并发异常勃起。

动脉性阴茎异常勃起(非缺血性阴茎异常勃起):即任何导致动脉血直接汇入海绵窦的创伤或操作,包括:阴茎海绵体动脉撕裂,阴茎海绵体内注射血管活性药物(超过一定时间可转化成静脉阻滞性异常勃起),手术并发症(如动脉 - 阴茎海绵体直接吻合,动脉血经异常通道直接进入海绵窦)。有少数文献报道选择性阴部内动脉造影可引发动脉型阴茎异常勃起。

静脉阻塞性阴茎异常勃起(缺血性阴茎异常勃起):较动脉性阴茎异常勃起常见,后果也较为严重。主要是各种因素导致阴茎海绵体平滑肌持续性舒张,致使血管外白膜下小静脉持续性阻塞或血管内白膜下小静脉阻滞。常见原因如下:①药物:一些药物可影响神经平滑肌,进而诱导阴茎异常勃起。常见的包括:抗精神病药,镇静药、抗高血压药、中枢兴奋药以及阴茎海绵体内注射治疗勃起功能障碍的血管活性药物等。②神经性:中枢神经性疾病(癫痫、脑动脉瘤破裂),椎间盘突出症,损伤性截瘫,四肢瘫等可使阴茎神经受到过度或持续性刺激,导致阴茎异常勃起。③血液学异常:镰状细胞血红蛋白病的异常红细胞在血管中可成串排列,引

起静脉内血栓形成,血液外流受阻,这可导致阴茎呈持续勃起状态。白血病病人的血细胞可渗漏至阴茎海绵体,过多的白细胞碎片可能引起静脉回流受阻导致异常勃起。其他常见的疾病有多发性骨髓瘤、原发性血小板增多症等均可导致回流静脉阻塞。④肠外高营养:有报道长期静脉输入浓度大于 10% 的脂肪乳剂可能产生阴茎异常勃起。⑤其他:如损伤引起的组织水肿,血肿可压迫白膜下小静脉。原发或继发肿瘤(转移性前列腺癌、原发性尿道癌等)以及损伤性微循环栓塞等均能使阴茎血液外流受阻,导致阴茎异常勃起。

二、阴茎异常勃起的诊断及病理生理变化

无性刺激条件下,持续性阴茎勃起时间超过 4 小时以上不能转入疲软状态可诊断为阴茎异常勃起。阴茎海绵体内充盈缺损病史是诊断的重要步骤,通过病史有助于找出病因,以便在外科治疗的同时积极对因治疗。应该重点了解异常勃起发作的时间、环境、持续的时间。

一旦发生阴茎异常勃起,它的转归要么被永久性治愈,要么进展为反复发作型,且伴有或不伴有一定程度的勃起功能损害。

阴茎异常勃起的病人通常有排尿困难,甚至尿潴留。但导尿不能缓解异常勃起带来的疼痛。如体检发现淤血,瘀斑应考虑可能为损伤引起;阴茎或全身长有肿瘤可能系肿瘤所致;全身浅表淋巴结肿大提示可能有血液方面的异常。

阴茎异常勃起分为非缺血性(高灌注)和缺血性(低灌注)两类。阴茎海绵体动脉血流超声多普勒检查和阴茎海绵体内血气分析可帮助判断异常勃起的类型,病情的严重程度和预后。

非缺血性阴茎异常勃起。该类型的异常勃起常继发于阴茎损伤,阴茎中央动脉在损伤后丧失了调节阴茎血流的功能。该类病人常可在一侧或双侧阴茎中央动脉见到血管瘤(动脉造影有助于发现)。多普勒超声检查可探及阴茎海绵体动脉搏动,阴部内动脉造影可明确诊断。血气分析显示血液鲜红,氧气含量高,二氧化碳水平正常。

缺血性阴茎异常勃起。多数学者认为该类型

的异常勃起与静脉回流阻断机制异常有关。病人常主诉阴茎持续勃起数小时以上伴疼痛。体检可发现病人龟头及尿道阴茎海绵体较软,阴茎海绵体充血胀大伴触痛,难以触及动脉搏动。血气分析可显示淤积于阴茎海绵体内的血液为暗红色或紫黑色,氧含量较低(氧分压多低于 30mmHg),二氧化碳含量高(二氧化碳分压多高于 60mmHg),pH 值较低(低于 7.25)。阴茎海绵体造影缺乏静脉回流影像,由于阴茎海绵体内淤血、凝血块形成,阴茎海绵体内可出现充盈缺损。若勃起已持续数日,则阴茎海绵体间质可发生水肿和纤维化,这可能导致病人发生永久性的勃起功能障碍。

阴茎异常勃起所引起的阴茎病理性改变涉及形态学、生物化学及功能学。非常明显的特征是肿胀、变形的阴茎坚硬勃起,常伴疼痛难忍,此种状态经常发生于由镰形细胞性疾病所引起的反复发作型阴茎异常勃起病人。阴茎组织坏死及进展性纤维化是缺血性阴茎异常勃起的终末期表现,这限制了阴茎勃起组织生理性反应及其性生活时充血所需要的弹性。

Hinman(1960)早期描写缺血性阴茎异常勃起的组织病理特征为阴茎海绵体组织血窦结构水肿性改变,从而导致阴茎肿胀(即使阴茎异常勃起早期得到解决)。进而,阴茎海绵体显微结构亦可发生改变。Spycher 及 Hauri 发现,持续勃起 12 小时后阴茎海绵体间质水肿出现;24 小时后血窦上皮细胞脱落,血栓细胞粘附于裸露的基底胶上;48 小时后血窦内血栓形成,平滑肌细胞坏死或转变为成纤维样细胞。非缺血性阴茎异常勃起的阴茎并没有上述病理性改变。然而,在长时间勃起的阴茎海绵体中,血液淤积的一个独特特征是无血栓形成,其原因是相对于全身循环系统,阴茎内有较高的纤溶活性。与阴茎异常勃起病人阴茎海绵体纤维化进展相关的纤维化因素 - 转化生长因子 β_1 亦出现升高。

研究发现缺血性阴茎异常勃起过程中生化方面的改变与阴茎海绵体组织损伤有关。Juenemann 及其同事(1986)利用针穿刺抽吸阴茎血液行血气分析,发现阴茎异常勃起超过 4 小时后即出现缺氧及代谢性酸性产物积聚。研究发现,当利用阴茎海绵体内注射药物使阴茎勃起超过 6 小时,上述代谢性改变加重(如缺氧、酸中毒及高碳酸血症)。无论是离体或在体阴茎异常勃起动物模型实验,缺氧、酸中毒可独立地损害阴茎海绵体平滑肌张力和对生理性及药理性刺激的反应。利用离体实验动物

模型,Muneer 及其同事(2005)进一步证实了缺血代谢性改变与不可逆的阴茎海绵体平滑肌收缩功能失调相关。上述这些研究均证实 4 小时阴茎异常勃起所引起的缺氧、酸中毒及低血糖,可一起产生对阴茎海绵体不可逆性的影响。这表明 4 小时作为缺血性阴茎异常勃起病人阴茎海绵体功能损害出现的时间段是恰当的。

异常勃起缓解后,阴茎组织常伴随再灌注损伤。再灌注损伤所引起的过氧化物积聚又可破坏阴茎海绵体组织。阴茎海绵体组织缺血后再供氧干扰了前列环素(PG II_2)的产生,从而降低了 PG II_2 作为血小板聚积及白细胞黏附抑制剂的作用。在再灌注缺血性阴茎异常勃起动物实验模型上,进一步证实脂质过氧化物参与过氧化代谢过程,并可损害阴茎海绵体组织。

病史和体格检查:临床病史采集应包括下列信息:疼痛是否存在、异常勃起持续的时间、既往因素、以前发作的次数、应用及成功缓解疾病的操作或以前的治疗方法、病因性条件是否存在,以及在异常勃起发作前阴茎勃起功能状况。检查及触诊阴茎可了解肿胀及坚硬的程度、阴茎海绵体涉及的程度(如仅阴茎海绵体坚硬,而龟头及尿道阴茎海绵体较软,或 3 个阴茎海绵体均坚硬),以及阴茎是否温暖及其程度。腹部、会阴及肛门检查可提示外伤或恶性疾病。缺血性阴茎异常勃起如图 82-12 所示。

实验室检查:常用的检查包括:血细胞计数、白细胞分类及血小板计数,以了解有无急性感染或血液系统异常。网织红细胞计数及血红蛋白电泳可用于鉴定有无镰形细胞性疾病及其特征,以及有无其他血红蛋白疾病,对所有病人均应进行此项检查,除非有其他明显引起阴茎异常勃起的病因。此项建议是基于以下事实而推荐的:血红蛋白病不仅仅局限于黑种人,而且还不太明显地影响其他种族,包括地中海后裔的白种人(如地中海性贫血)。对精神刺激性药物及尿毒性学进行测定,可确定合法或非法药物是否使用过量。

血气学检查:直接穿刺抽吸阴茎海绵体内血液进行评价是阴茎诊断的关键因素。抽吸的血液应先大体观察后再送血气分析。缺血性阴茎异常勃起病人,阴茎所抽吸的血液由于缺氧,多呈黑红色,而非缺血性病人,由于正常氧供,多为鲜红色。由于早期血气分析测定及阴茎海绵体压力记录在缺血性与非缺血性阴茎异常勃起病人不尽相同,所以立即行上述检查有重要的意义。缺血

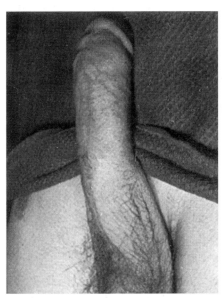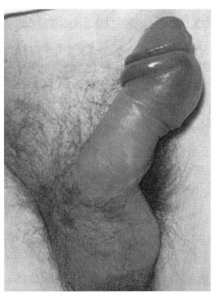

图 82-12 缺血性阴茎异常勃起
(摘自 郭应禄,辛钟成.勃起功能障碍手术治疗学,北京医科大学出版社。2000,P170.)

性阴茎异常勃起病人阴茎海绵体内血气分析典型的表现为氧分压(PO_2)<30mmHg,二氧化碳分压(PCO_2)>60 mmHg,pH<7.25;而非缺血性则表现为 PO_2>90mmHg,PCO_2<40 mmHg;pH=7.40,与正常室温下动脉血相一致。正常疲软状态下的阴茎海绵体血气分析相当于正常室温下混合静脉血(PO_2=40mmHg,PCO_2=50mmHg,PH=7.35)。

缺血性阴茎异常勃起和非缺血性阴茎异常勃起的比较,如表82-7所示。

表 82-7 缺血性阴茎异常勃起和非缺血性

	缺血性	非缺血性
病史	白血病、镰形红细胞增多症、药物、阴茎海绵体药物注射	会阴部或阴茎外伤
体检	持续性伴有疼痛的阴茎勃起	无疼痛持续勃起
阴茎海绵体	血氧饱和度降低	血氧饱和度正常
血气分析	pH 值降低	pH 值正常
CDDU	无血流	血流速度增强
治疗	急诊治疗	观察治疗

影像学评价:彩色多普勒超声为鉴别缺血性与非缺血性阴茎异常勃起提供了一种可靠方法。只要未明显延迟治疗缺血性阴茎异常勃起,彩色多普勒超声可作为血气分析后的第二选择。缺血性阴茎异常勃起病人阴茎海绵体动脉及阴茎海绵体内

很少或缺乏血流;而非缺血性病人阴茎海绵体动脉有正常至较高的血流速度,并且阴茎海绵体内亦存在血流。超声可显示解剖结构异常,如阴茎海绵体动脉瘘或假性动脉瘤,这可协助诊断非缺血性阴茎异常勃起。彩色多普勒超声应采用截石位或蛙腿位进行,且首先扫描会阴,而后再扫描整个阴茎干。上述建议是基于以下观察而提出的:即非缺血性阴茎异常勃起的阴茎海绵体内异常多由马鞍区损伤或直接阴囊外伤所致,故而超声通常应检查阴茎海绵体的会阴部分。阴茎动脉造影作为辅助方法,可用于鉴别非缺血性阴茎异常勃起病人有无阴茎海绵体瘘及其部位(螺旋动脉破裂)。此时,动脉造影不作为常规诊断方法,而通常作为血管栓塞术过程中的一部分。

三、阴茎异常勃起的治疗

任何一种类型的异常勃起均应视为外科急症。首先积极给予镇静、镇痛、灌肠、阴茎局部冷敷、挤压等对症治疗,如无效,则进一步的治疗。

对于单次发作的阴茎异常勃起事件应立即予以治疗。一般来讲,不管病因如何,缺血性阴茎异常勃起若超过4小时,则提示腔单室综合征出现,建议解除对阴茎海绵体的压迫以缓解缺血所造成的不良影响,包括疼痛感觉。所以,利用头皮静脉穿刺针(19 或 21 号针)直接穿刺阴茎海绵体,此种治疗性穿刺抽吸应立即进行,同时行血气分析。有确切疗效的一线治疗包括阴茎海绵体放血并冲洗,

并且注射 α₁ 肾上腺素能拟交感神经药。

药物治疗：交感神经激动剂对阴茎海绵体组织起收缩作用，从而有利于诱导阴茎疲软。在所有这些药物中，苯肾上腺素作为 α₁ 选择性的肾上腺素能类似物，应优先选择应用，因为与其他具有 β 肾上腺素能作用的拟交感神经药相比，它对心血管的副作用最少（表 82-8，表 82-9）。建议监测可能发生对循环系统影响的潜在副作用。这些副作用应包括急性高血压、头痛、反射性心动过缓及心动过速、心悸及心律失常等。对于高危心血管病人建议行血压及心电图监测。对于治疗来讲，放出阴茎海绵体内淤滞的血液是最为有效的。另一方面，若缺血性阴茎异常勃起持续时间短，则不必要行放血治疗。在手术干涉之前几个小时内，反复阴茎海绵体穿刺抽吸或冲洗，并注射拟交感神经拟似剂药是必要的。基于间歇性体格检查发现，临床判断基本上可应用于评价治疗情况，重复诊断性检查包括彩色多普勒超声检查对此方面可能有帮助。文献综述显示异常勃起 12 小时以内阴茎海绵体注射肾上腺素激动药可取得良好效果，无论冲洗与否，在治疗缺血性阴茎异常勃起方面均明显优于单纯性穿刺抽吸及穿刺抽吸联合冲洗（24%~36%）。

表 82-8　各种肾上腺素激动药作用机制

药物	剂量（间断 ICI）	α₁ 受体激动剂	β₁ 受体激动剂	β₂ 受体激动剂
麻黄素	50~100mg	+	++	++
肾上腺素	12~20μg	+++	+++	+++
新福林	100~200μg	+++	–	–
去甲基肾上腺素	10~20μg	+++	++	++

表 82-9　苯肾上腺素作为 α₁ 选择性的肾上腺素和 β 肾上腺素激动药副作用比较

药物	分类/机制	剂量	用法	副作用	特殊建议
苯肾上腺素	α₁ 受体激动剂	100~200μg 每 5~10 分钟一次直至疲软	阴茎海绵体内注射	高血压、心动过速、心悸、头痛、心律失常、出汗	高选择性，故优先选择
肾上腺素	α、β₁/₂ 激动剂	10~20μg 每 5~10 分钟一次直至疲软	阴茎海绵体内注射	高血压、心动过速、心悸、头痛、心律失常、出汗	由于 β 肾上腺素能受体激活作用，对心脏有潜在的刺激作用

高灌注型阴茎异常勃起可采用栓塞治疗。造影前最好先行多普勒超声检查，以帮助确定行哪一侧阴部内动脉插管。治疗后常能保留勃起功能。

对于低灌注型异常勃起应该予以紧急处理。通常在椎管内麻醉或局部麻醉的条件下，用粗针从龟头处行阴茎海绵体穿刺，冲洗、抽吸淤血（冲洗液中可加入适量肾上腺素）。之后监测阴茎海绵体压以观察疗效。阴茎海绵体内应用 α- 肾上腺素类药物治疗效果取决于阴茎勃起持续的时间和药物应用史。一般而言，若无药物禁忌证，持续勃起在 24 小时以内，阴茎海绵体组织氧合状态良好，均能取得较好疗效。对于病情严重者或穿刺抽吸效果不佳者，可行多点穿刺造成龟头阴茎海绵体内瘘，并每隔 15 分钟间断阴茎体部加压以维持引流。内瘘治疗失败病人可考虑行阴茎背浅静脉与阴茎海绵体吻合术（或经会阴阴茎海绵体尿道阴茎海绵体吻合术、大隐静脉阴茎海绵体短路及泵减压术）。

一旦阴茎海绵体内治疗失败，应予以手术干预。现已达成共识，缺血性阴茎异常勃起持续时间若延长超过 48~72 小时，一般不可能应用阴茎海绵体内科治疗来解除，此种情况应尽快行外科分流术。外科分流术客观上可利于阴茎海绵体血液引流，原因是它绕过了组织结构中的静脉阻塞机制。现有许多分流方式如图 82-13 所示。远端阴茎海绵体龟头分流术（阴茎海绵体龟头分流术）应为首选手术方式，原因为其并发症少。此种分流方法可经皮穿刺龟头置入一大号活检针（Winter 式分流术）或解剖刀经阴茎干经皮穿刺到阴茎海绵体白膜分流通道，亦可在阴茎海绵体顶部切开白膜（Al-Ghorat 分流术）而完成。尽管 Al-Ghorat 分流术具有较大的损伤性，并且通常为次选方式，但它是最有效的远端分流术。近端分流术是指在阴茎海绵体与尿道阴茎海绵体之间予以开窗（Quackels 或 Sacher 分流术），或大隐静脉与一侧阴茎海绵体吻合，（QrayhackGrayhack 式分流术），此种方法多在远端分流失败后予以应用。缺血性异常勃起时间持续 48 小时以上，由于阴茎海绵体近端严重缺血而引起坏死、纤维化难以建立动脉血流，因此，单纯阴茎远端龟头 - 阴茎海绵体分流术不足以回复疲软状态，因此，选择 Al-Ghorat 分流术加阴茎海绵体隧道术治疗缺血性阴茎异常勃起可取得良好的效果（图 82-14）。

不同的阴茎海绵体 - 尿道海绵体分流术，除了

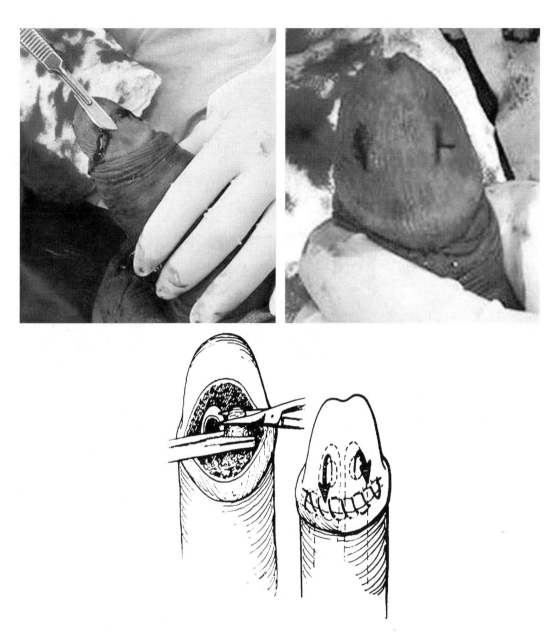

图82-13 Winter式分流术和Al-Ghorat分流术治疗缺血性阴茎异常勃起(文末有彩图)

阴茎海绵体纤维化引起勃起功能障碍,均可出现一些严重的并发症,如尿道瘘及化脓性阴茎海绵体炎;文献报告在行Grayhack式分流术时可出现肺栓塞风险。

对于原发病(镰形细胞贫血、白血病等)导致的阴茎异常勃起,除了有创治疗外,还应治疗原发病,处理潜在病因。此建议适用于由镰形细胞性疾病所引起的阴茎异常勃起,同样亦适用于由其他血液疾病、转移性肿瘤或其他病因所引起的阴茎异常勃起,但其他病因需有标准的治疗办法。对于由镰形细胞性疾病所引起的阴茎异常勃起予以全身系统治疗,其治愈率≤37%,而直接治疗阴茎,则获得更高的治愈率。所以,对于由镰形细胞性疾病所引起的阴茎异常勃起,传统上建议予以内科治疗,如麻醉、水化、吸氧、碱化治疗,甚至输血。但如果缺血性阴茎异常勃起持续时间较长,上述这些治疗并不能推迟应用阴茎海绵体内治疗。对已确诊的由镰形细胞性疾病或其他血液疾病所引起的非缺血性阴茎异常勃起,应严格遵循治疗此类型阴茎异常勃起的建议。

缺血性阴茎异常勃起时间较长时,有可能造成病人阴茎组织永久性损伤,最终导致勃起功

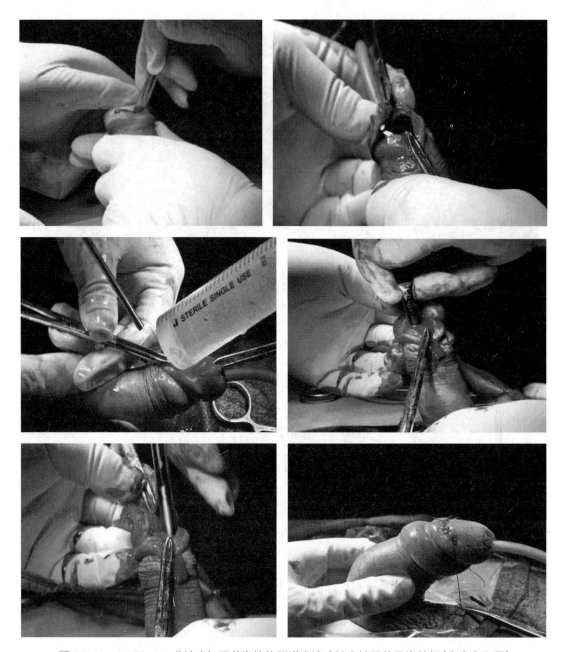

图 82-14　Al-Ghorat 分流术加阴茎海绵体隧道术治疗缺血性阴茎异常勃起（文末有彩图）

能障碍，这在勃起持续数日者更常见。此外有创治疗（如阴茎海绵体分流术）本身有可能导致病人在康复后出现勃起功能障碍。因此早期发现，及早规范治疗，尽量减少治疗导致的创伤是处理阴茎异常勃起的关键。缺血性阴茎异常勃起手术治疗后大多数病人由于阴茎海绵体严重纤维化引起勃起功能障碍，通常口服药物治疗效果不佳，因此，最终选择阴茎起勃器植入手术治疗。

（辛钟成）

参 考 文 献

[1] ABOUASSALY R, MONTAGUE D K, ANGERMEIER K W. Antibiotic-coated medical devices: with an emphasis on inflatable penile prosthesis [J]. Asian J Androl, 2004, 6 (3): 249-257.

［2］ ALTHOF S E, ABDO C H, DEAN J, et al. International Society for Sexual Medicine's guidelines for the diagnosis and treatment of premature ejaculation [J]. J Sex Med, 2010, 7 (9): 2947-2969.

［3］ ANDERSSON K E, WAGNER G. Physiology of penile erection [J]. Physiol Rev, 1995, 75 (1): 191-236.

［4］ AVERSA A, PILI M, FRANCOMANO D, et al. Effects of vardenafil administration on intravaginal ejaculatory latency time in men with lifelong premature ejaculation [J]. Int J Impot Res, 2009, 21 (4): 221-227.

［5］ BRODERICK G A, ARGER P. Duplex Doppler ultrasonography: Noninvasive assessment of penile anatomy and function [J]. Semin Roentgenol, 1993, 28 (1): 43-56.

［6］ BURNETT A L, GOLDSTEIN I, ANDERSSON K E, et al. Future sexual medicine physiological treatment targets [J]. J Sex Med, 2010, 7 (10): 3269-3304.

［7］ CARSON C C, LUE T F. Great drug classes: Phosphodies-terase type 5 inhibitors for erectile dysfunction [J]. BJU Int, 2005, 96 (3): 257-280.

［8］ CHOI H K, CHO I R, XIN Z C. Ten years of experience with various penile prosthesis in Korean [J]. Yonsei Med J, 1994, 35 (2): 209-217.

［9］ DONATUCCI C F, LUE T F. The combined intracavernous injection and stimulation test: Diagnostic accuracy [J]. J Urol, 1992, 148 (1): 61-62.

［10］ DROUY S, HESSEL A, BENOIT G, et al. Assessment of te functionsl role of accessory pudendal arteries in erection by rransrectal color doppler ultrasound [J]. J Urol, 1999, 162 (6): 1987-1991.

［11］ JIN Z, ZHU Y C, CUI W S, et al. Clinical efficacy and patient satisfaction with penile prosthesis implantation for the treatment of severe erectile dysfunction [J]. Beijing Da Xue Xue Bao Yi Xue Ban, 2010, 42 (4): 413-417.

［12］ ESPOSITO K, GIUGLIANO F, DI PALO C, et al. Effect of lifestyle changes on erectile dysfunction in obese men: A randomized controlled trial [J]. JAMA, 2004, 291 (24): 2978-2984.

［13］ FELDMAN H A, GOLDSTEIN I, HATAICHRISTOU D G, et al. Impotence and its medical and psychosocial correates: resultes of the Massachusetts Male Aging study [J]. J Urol, 1994, 151 (1): 54-61.

［14］ GIULIANO F, CLEMENT P. Serotonin and premature ejaculation: from physiology to patient management [J]. Eur Urol, 2006, 50 (3): 454-466.

［15］ GOLDSTEIN I, HATZICHRISTOU D G, PESCATORI E G. Pelvic, perineal, and penile trauma-associated arteriogenic impotence: Pathophysiologic mechanisms and the role of microvascular arterial bypass surgery [M]// Bennett H A. Impotence-Diagnosis and Management of Erectile Dysfunction . Philadelphia: WB Saunders, 1994: 213-228.

［16］ GOLDSTEIN I, LUE T F, PADMA-NATHAn H, et al. Oral sildenafil in the treatment of erectile dysfunction. Sildenafil Study Group [J]. N Engl J Med, 1998, 338 (20): 1397-1404.

［17］ HATZICHRISTOU D G, SAENZ de TEJADA I, KUPFERMAN S, et al. In vivo assessment of trabecular smooth muscle tone, its application in pharmaco-cavernosometry and analysis of intracavernous pressure determinants [J]. J Urol, 1995, 153 (4): 1126-1135.

［18］ LIU B X, XIN Z C, ZOU Y H. High-flow priapism: superselective cavernous artery embolization with microcoils [J]. Urology, 2008, 72 (3): 571-573.

［19］ JAROW J P. Penile revascularization for arterial occlusive disease [J]. Atlas Urol Clin North Am, 2002, 10 (2): 127-140.

［20］ JIN Z, ZHANG Z C, LIU J H, et al. An open, comparative, multicentre clinical study of combined oral therapy with sildenafil and doxazosin GITS for treating Chinese patients with erectile dysfunction and lower urinary tract symptoms secondary to benign prostatic hyperplasia [J]. Asian J Androl, 2011, 13 (4): 630-635.

［21］ LEWIS R W, FUGL-MEYER K S, BOSCH R, et al. Epidemiology/risk factors of sexual dysfunction [J]. J Sexual Med, 2004, 1 (1): 35-39.

［22］ LIAN W Q, CUI W S, JIN Z, et al. Corpus cavernosum-corpus spongiosum shunt plus intracavernous tunneling for the treatment of prolonged ischemic priapism [J]. Beijing Da Xue Xue Bao Yi Xue Ban, 2010, 42 (4): 421-424.

［23］ LICHT M R, LEWIS R W. Surgery for venous leak impotence [J]. Atlas Urol Clin North Am, 2002, 10 (12): 141-151.

［24］ LIN C S, XIN Z C, LIN G, et al. Phosphodiesterases as therapeutic targets [J]. Urology, 2003, 61 (4): 685-691.

［25］ LIN G, XIN Z C, LUE T F, et al. Phosphodiesterase-5 isoforms: differential cyclic guanyl monophosphate binding and cyclic guanyl monophosphate catalytic activities, and inhibitory effects of sildenafil and vardenafil [J]. J Urol, 2006, 176 (3): 1242-1247.

［26］ LIZZA E F, ROSEN R C. Definition and classification of erectile dysfunction: Report of the Nomenclature Committee of the International Society of Impotence Research [J]. Int J Impot Res, 1999, 11 (3): 141-143.

［27］ LUE T F. Impotence: A patient's goal-directed approach to treatment [J]. World J Urol, 1990, 8 (2): 67-74.

［28］ LUE T F. Erectile dysfunction [J]. N Engl J MED, 2000, 342 (24): 1802-1813.

［29］ MCMAHON C G, ABDO C, HULL E, et al. Disorders of orgasm and ejaculation in men [M]//Lue T F, BASSON R, ROSEN R, et al. S exual Medicine: Sexual

Dysfunctions in Men and Women. Paris: Health Publications, 2004, 241-286.

[30] MCMAHON C G, LEE G, PARK J K, et al. Premature ejaculation and erectile dysfunction prevalence and attitudes in the Asia-Pacific region [J]. J Sex Med, 2012, 9 (2): 454-465.

[31] MILBANK A J, MONTAGUE D K, ANGERMEIER K W, et al. Mechanical failure of the American Medical Systems Ultrex inflatable penile prosthesis: before and after 1993 structural modification [J]. J Urol, 2002, 167 (6): 2502-2506.

[32] MORALES A, BUVAT J, GOOREN L J, et al. Endocrine aspects of men sexual dysfunction [M]// LUE T F, BASSON R, ROSEN R, et al. Sexual Medicine: Sexual Dysfunctions in Men and Women . Paris: Health Publications, 2004, 345-382.

[33] MORLEY J E, CHARLTON E, PATRICK P, et al. Validation of a screening questionnaire for androgen deficiency in ageing males [J]. Metabolism, 2000, 49 (9): 1239-1242.

[34] MOURAS H, STOLERU S, BITTOUN J, et al. Brain processing of visual sexual stimuli I healthy men: A functionsl magnetic resonance imaging study [J]. Neuroimage, 2003, 20 (2): 855-869.

[35] MOYAD M A, BARADA J H, LUE T F, et al. Sexual Medicine Society Nutraceutical Committee: Prevention and treatment of erectile dysfunction using lifestyle changes and dietary supplements: What works and what is worthless: II [J]. Urol Clin North Am, 2004, 31 (2): 259-273.

[36] MULCAHY JJ. Long-term experience with salvage of infected penile implants [J]. J Urol, 2000, 163 (2): 481-482.

[37] MULHALL J P, AHMED A, BRANCH J, et al. Serial assessment of efficacy and satisfaction profiles following penile prosthesis surgery [J]. J Urol, 2003, 169 (4): 1429-1433.

[38] MUNARRIZ R, MULHALL J, GOLDSTEIN I. Penile arterial reconstruction [M] //Graham S D. Glenn's Urologic Surgery. 6th ed. Philadelphia：Lippincott Williams & Wilkins, 2004, 573-587.

[39] ROSEN R C, CAPELLERI J C, SMITH M D, et al. Development and evaluation of an abridged, 5-item version of the International Index of Erectile Function (IIEF-5) as a diagnostic tool for erectile function [J]. Int J Impot Res, 1999, 11 (6): 319-326.

[40] ROSEN R C, RILEY A, WAGNER G, et al. The international index of erectile function (IIEF): A multidimensional scale for assessment of erectile dysfunction [J]. Urology, 1997, 49 (6): 822-830.

[41] ROSEN R C, HATZICHRISTOU D, BRODERICK G, et al. Clinical evaluation and symptom scales: Sexual dysfunction assessment in men [M]//LUE T F, BASSON R, ROSEN R, et al. Sexual Medicine: Sexual Dysfunctions in Men and Women. Paris: Health Publications, 2004: 173-220.

[42] ROWLAND D L, PATRICK D L, ROTHMAN M, et al. The psychological burden of premature ejaculation [J]. J Urol, 2007, 177 (3): 1065-1070.

[43] SAENZ de TEJADA I, ANGULO J, CELLEK S, et al. Physiology of erection and pathophysiology of erectile dysfunction [M]//LUE T F, BASSON R, ROSEN R, et al. Sexual Medicine: Sexual Dysfunctions in Men and Women. Paris: Health publications, 2004, 287-344.

[44] SCHWARTZ A N, LOWE M, BERGER R E, et al. Assessment of normal and abnormal erectile function: Color Doppler flow sonography versus conventional techniques [J]. Radiology, 1991, 180 (1): 105-109.

[45] SOHN M H, SIKORA R R, BOHNDORF K K, et al. Objective follow-up after penile revascularization [J]. Int J Impot Res, 1992, 4: 73-84.

[46] SPEKTOR M, RODRIGUEZ R, ROSENBAUM R S, et al. Potassium channels and human corporeal smooth muscle cell tone: Further ecidence of the physiological relevance of the maxi-k channel subtype to the regulation of human corporeal smooh muscle tone in vitro [J]. J Urol, 2002, 167 (6): 2628-2635.

[47] WALDINGER M D, ZWINDERMAN A H, SCHWEITZER D H, et al. Relevance of methodological design for the interpretation of efficacy of drug treatment of premature ejaculation: A systematic review and meta-analysis [J]. Int J Impot Res, 2004, 16 (4): 369-381.

[48] WALDINGER M D. Premature ejaculation: definition and drug treatment. Drugs, 2007, 67 (4): 547-568.

[49] WILSON S K, CLEVES M A, DELK J R. Comparison of mechanical reliability of original and enhanced Mentor Alpha I penile prosthesis [J]. J Urol, 1999, 162 (3): 715-718.

[50] XIN Z C, CHOI Y D, LEE S H, et al. Efficacy of a topical agent SS-cream in the treatment of premature ejaculation: preliminary clinical studies [J]. Yonsei Med J, 1997, 38 (2): 91-95.

[51] XIN Z C, CHOI Y D, RHA K H, et al. Somatosensory evoked potentials in patients with primary premature ejaculation [J]. J Urol, 1997, 158 (2): 451-455.

[52] XIN Z C, CHOI Y D, SEONG D H, et al. Sensory evoked potential and effect of SS-cream in premature ejaculation [J]. Yonsei Med J, 1995, 36 (5): 397-401.

[53] XIN Z C, CHUNG W S, CHOI Y D, et al. Penile

sensitivity in patients with primary premature ejaculation [J]. J Urol. 1996, 156 (3): 979-981.

[54] XIN Z C, ZHU Y C, YUAN Y M, et al. Current therapeutic strategies for premature ejaculation and future perspectives [J]. Asian J Androl, 2011, 13 (4):
550-557.

[55] YUAN Y M, XIN Z C, JIANG H, et al. Sexual function of premature ejaculation patients assayed with Chinese Index of Premature Ejaculation [J]. Asian J Androl, 2004, 6 (2): 121-126.

第八十三章
男性不育和计划生育

第一节 男 性 不 育

【定义】

一般认为,未采取避孕措施的育龄夫妇,若婚后同居一年以上,进行有规律的性生活而未能生育,就应该考虑不育的可能,其中病因在男方的叫作男性不育。据国内外学者研究证实,半个世纪以来,人类的精液质量明显下降,精子数量减少了一半,这必将影响男性的生育能力。流行病学调查结果表明,男性不育的发生率有增加趋势,从而引起了对男性生殖能力的忧虑。

【病因与诊断分类】

男性不育是多病因、多因素性疾病,诊断分类主要考虑精液的检测情况,同时探索造成男性不育的疾病或因素。

(一) 按精液质量异常分类

男性不育往往是由于多种原因综合影响的结果,并且很多男性不育只表现为精液质量异常,不能查明病因。因此,除了有确定原因(如精索静脉曲张、生殖道感染、先天性异常等)而按病因来分类外,主要按精液检查结果分类,如精浆异常、少精子症、弱精子症、畸形精子症、无精子症等。

1. 精浆异常

(1)精液体积异常:健康成年男性的精液量一般在 1.5ml 以上(波动于 1.4~1.7ml),精液量少于 1.5ml 则为异常,提示可能存在附属性腺分泌功能障碍或性交过于频繁(排精间隔过短)。

(2)精液酸碱度异常:健康成年男性的精液 pH $\geq$ 7.2,如果精液 pH 低于 7.2 则可视为异常,提示可能存在精囊分泌功能障碍或前列腺分泌过多。

(3)精液不液化:室温下,精液射出体外会立即凝固,随后进入液化过程,此过程多在 15 分钟内完成,如超过 60 分钟精液仍然不液化应视为异常,精液不液化以及由此导致的精液黏稠度增高也可影响生育。

(4)白细胞精子症:健康男性的精液内过氧化物酶阳性的白细胞数量应该 $<1.0 \times 10^6$/ml,精液内白细胞数量超过上述标准,则定义为白细胞精子症。

(5)其他:健康男性的精浆锌浓度应该维持在 $\geq$ 2.4mol/ 每次排精,精浆果糖应该保持 $\geq$ 13mol/ 每次排精,精浆中性糖苷酶应该 $\geq$ 20mU/ 每次排精,如果低于前述标准,则视为异常。

2. 少精子症 健康成年男性每次排精的精子浓度至少为 15×10^6/ml(波动于 12×10^6~16×10^6/ml),精子总数至少在 39×10^6(波动于 33×10^6~ 46×10^6),如果精子总数低于 39×10^6,则定义为少精子症。

3. 弱精子症 健康成年男性的前向运动精子应该不少于 32%(波动于 31%~34%),前向运动与非前向运动精子应该不少于 40%(波动于 38%~42%),如果精子的活动率低于上述标准,则定义为弱精子症。不活动精子不等于死精子,为鉴别死精子与活精子,可采用半滴曙红染液,加半滴精液混匀后推成涂片,吹干后立即镜检,死精子被染成红色,而活精子不被染色。健康成年男性的精子存活率至少应该达到 58%(波动于 55%~63%),若死精子多于 42%,则应视为异常。

4. 畸形精子症 健康成年男性的精子正常形态率应该达到 4% 以上(波动于 3.0%~4.0%),低于

4% 则定义为畸形精子症。

5. 无精子症 是指射出的精液离心沉淀后，经显微镜检查，仍查不见精子。无精子症有两类原因，一类为睾丸有正常生精功能，由于输精道梗阻，使睾丸生成的精子不能排出体外，称为梗阻性无精子症；另一类为睾丸本身生精功能障碍。

6. 免疫不育（精子包裹抗体阳性） 抗精子抗体可以与精子结合并影响精子的受孕能力。对于健康有受孕能力的男性，采用混合抗球蛋白反应试验（MAR test），活动精子的黏附率应该 <50%；采用免疫珠试验（immunobead test），免疫珠黏附精子 <50%，而超过上述标准则视为免疫不育。

（二）病因与诊断分类 基于精液分类、完整病史和体格检查，根据 WHO 男性不育诊断程序表，对男性生殖系统进行必要的辅助检查，以决定男性不育的诊断分类。

1. 性功能障碍 包括勃起功能障碍（ED）、性交过频或过稀、不射精、早泄（包括因解剖异常，如尿道下裂而使精液不能排入阴道）、逆行射精。

2. 根据精液检查来确定诊断。

（1）免疫不育。

（2）不明原因不育（性功能正常，精液检查正常）。

（3）单纯精浆异常。

3. 具有肯定病因的男性不育病因分类 具有影响男性生殖的肯定病因而精液检查又属无精子症或精子和 / 或精浆异常者。

（1）医源性因素：由于医药或手术的原因造成精子异常。

（2）全身性病因：具有全身性疾病、酗酒、吸毒、环境因素、近期高热或纤毛不动综合征（精子活动差，伴有慢性上呼吸道疾病）等病史。

（3）先天性异常：包括隐睾、细胞核型分析异常引起的精子异常，以及由于先天性精液和 / 或输精管发育不全引起的无精子症。

（4）后天性睾丸损害：如腮腺炎引起的睾丸炎或其他引起睾丸损害因素，造成睾丸萎缩，同时出现精子异常。

（5）精索静脉曲张：同时伴有精子或精浆异常造成不育。如有精索静脉曲张而精液分析正常者，则按不明原因不育分类。

（6）男性附属性腺感染：如睾丸炎、附睾炎、前列腺炎等。

（7）内分泌原因：可能有性腺功能低下的体征，

血性激素测定卵泡刺激素（FSH）正常，而睾酮低或泌乳素（PRL）测定反而增高。这些病例需要进一步检查以明确诊断，如视野、蝶鞍扫描、促黄体素释放激素（LHRH）、促甲状腺素释放激素（TRH）检查等。

4. 其他 没有前述病因，而仅仅出现精液检查异常者，如少精子症、弱精子症、畸形精子症或无精子症，按下列标准诊断：

（1）特发性少精子症。

（2）特发性弱精子症。

（3）特发性畸形精子症。

（4）梗阻性无精子症。

（5）特发性无精子症。

依据以上男性不育诊断分类标准，可按图 83-1 程序进行分类。

【治疗】

男性不育可供选择的治疗方法有限，且对治疗反应存在明显的个体差异，依然缺乏对生精缺陷和导致这种缺陷的有效治疗手段，故造成了临床医生对许多不育症的治疗束手无策，而且目前采用的许多对男性不育的治疗措施缺乏严格的循证医学基础，致使许多疗法常常得不到明显和长期疗效。对于有明确病因的病人，采用对症治疗的策略即可；对于无明确病因的病人，则面对众多选择。采用现代的治疗技术，几乎可以使得所有的严重男性不育病人获得后代，其中通过药物或手术治疗方法，可以使 1/3~1/2 的不育男性获得配偶的自然妊娠与生育能力；对于常规治疗无效的病人，可以采用辅助生殖技术（ART）解决生育问题。

（一）基本治疗方法

1. 一般治疗方法 对于初次就诊病人，首先尝试简单、经济、方便的家庭内治疗，如规避不利因素、放松心情等，在家庭内尝试自然怀孕。还可通过咨询发现不育的潜在原因，采用改善不良饮食习惯和生活方式，可以使病人恢复自然生育能力。同时，教给病人基本的生育常识、指导性生活、把握女性排卵期进行性交等，均有助于受孕。自我调整精神、心理因素，对生育能力有明显的改善作用。上述这些方法也常常作为基础疗法或综合治疗方法而与其他治疗方法联合使用。

2. 药物治疗 针对男性不育的治疗药物种类繁多，均为经验性治疗，目的是通过提高精子能量、参与精子的代谢过程、提高精子或精液内某些酶的活性、改善精子生存环境，以提高精子数量并增强精子活力。

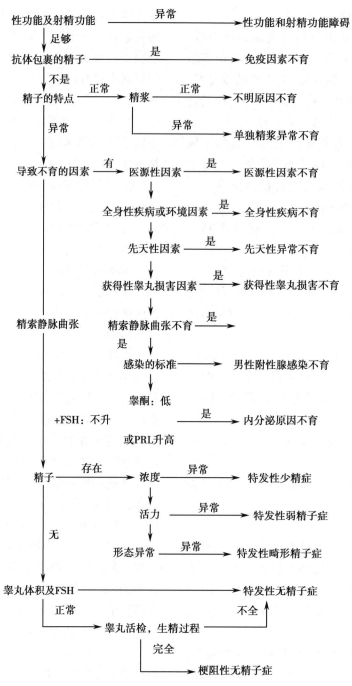

图 83-1 WHO 关于男性不育症的诊断流程图

常用药物:①抗雌激素:枸橼酸氯米芬通过竞争性抑制雌激素对下丘脑和垂体的负反馈性抑制作用,促进 GnRH、FSH、LH 分泌,启动和维持精子发生,改善精子计数、精子活力和精子形态,尤其是当血清 FSH、LH 或睾酮低下或在正常范围偏低时效果较好。②雄激素:小剂量雄激素治疗可以改善少弱精子症病人的精液量、精子浓度、活动力及存活率,提高果糖浓度,从而提高配偶的妊娠率。但一项对 11 个随机对照研究循证分析结果认为,低剂量雄激素治疗在精液质量和妊娠率上与安慰剂或无治疗对照组比较无差异;大剂量的睾酮反跳疗法

也无差异,且有不良反应。③促性腺激素及促性腺激素释放激素(GnRH):由于促性腺激素及 GnRH 在精子发生中起重要作用,许多人探索使用 FSH 及 GnRH 等治疗特发性少精子症,但目前尚无结论性意见。预测 FSH 疗效的具体标准,如生殖内分泌激素水平、睾丸发育情况、FSH 受体基因及其多态性等相关因素还需深入研究。④芳香化酶抑制剂:芳香化酶可以将睾酮及其他雄激素转化为雌激素,后者可对促性腺激素释放激素具有负反馈性抑制作用,口服睾内酯、阿那曲唑等芳香化酶抑制剂可以阻止此过程。⑤其他药物:溴隐亭、血管舒缓

素、己酮可可碱、叶酸、锌制剂、α 受体阻滞剂、甲状腺片、类固醇激素、前列腺素合成酶抑制剂(吲哚美辛)、生长激素、抗生素、多种维生素、中草药等,均可能通过多种作用环节改善精液质量,但疗效有待评价。

氧化应激造成的精子膜损伤和 DNA 断裂,可诱发精子功能障碍和形态异常,并最终导致男性不育,或导致子代异常。因此,降低氧化应激的抗氧化治疗成为精子对抗氧化损伤的重要保护形式,具有抗氧化应激作用的药物如左卡尼汀、辅酶 Q10、谷胱甘肽、番茄红素、维生素 E 等,已广泛用于男性不育的治疗。

临床上治疗选择药物的主要依据是精液质量分析结果和其他实验诊断及体检结果,针对精子发生、成熟和获能的多个环节,选择 3~4 种药物联合应用。根据精子生成周期,多数学者将疗程确定为 2~3 个月,如果获得了预期的治疗效果,则可以继续治疗;反之,则建议根据精液质量复查结果来调整治疗药物或重新选择治疗方法。如果合理治疗 >6 个月无效,需选择进一步的治疗措施,经验性治疗一般不应该超过 6 个月。

药物治疗目前尚属于经验性治疗,疗效难以确定,不同的研究结果彼此间差异较大。欧洲泌尿外科学会针对具体药物治疗效果,仅认为氯米芬或他莫昔芬联合十一酸睾酮有效。循证医学的初步经验提示,单独使用药物的治疗效果不佳,而合理选择药物组合的综合治疗,1~2 个疗程可以使 60%~80% 病人的精液质量有显著性改善,配偶的妊娠率约 30%。

3. 手术治疗 手术治疗目的是促进精子发生(精索静脉高位结扎手术、隐睾症手术、垂体瘤手术等)、排放(输精管吻合术、附睾 - 输精管吻合、射精管切开等)和直接获取精子(睾丸活检、睾丸或附睾穿刺),是病人获得自然生育的最后机会。

(1)精索静脉曲张手术:精索静脉曲张伴有男性不育者进行手术后,可以降低精子 DNA 的氧化损伤,并增加精浆抗氧化能力,改善精液质量。精索静脉曲张高位结扎手术还可以加强非梗阻性无精子症和严重少精子症病人的精子发生作用。以往认为,精索静脉曲张伴有男性不育和精液质量异常,同时基本排除其他影响因素,就是手术治疗的适应证。但由于该病与男性不育的关系十分复杂,疾病进展速度具有个体差异,是否需要治疗及如何治疗成为争论热点。

(2)睾丸活检:活检常用方法包括开放活检、细针穿刺、活检枪等,但睾丸活检有创伤,且容易诱发免疫性不育。近年来,由于生殖内分泌激素测定及精浆生化指标的测定,有助于判断睾丸功能状态和生殖道阻塞情况,尤其是显微取精技术的广泛应用,需行睾丸活检的病例已寥寥无几,睾丸活检更多用于 ART 的直接获取精子。

(3)输精管吻合及输精管附睾吻合:传统的输精管吻合手术与显微外科输精管吻合术都广泛使用,是手术结扎输精管病人生殖道复通的首选方法,其中输精管显微外科吻合术复通率可高达 90% 以上,但自然生育能力的恢复则随着结扎时间延长而降低。近年来,输精管附睾吻合显微手术逐渐开展,成为附睾梗阻病人获得自然生育的重要方法,但尚未得到普及,技术水平有待提高。

(4)射精管梗阻的诊治:尽管射精管梗阻(EDO)较罕见,但却可以通过经尿道切开射精管(TURED)手术治疗。随着经直肠超声及 MRI 的广泛应用,使得与不育相关的射精管异常更容易被发现和诊断。近年来,人们更加关注对部分性和功能性的 EDO 诊断。

(5)直接获取精子:可以通过附睾或睾丸途径,通过穿刺或切开取材的方法获取精子,用于 ART。尽管取精技术本身对 ART 治疗成功率似乎没有影响,但对非梗阻性无精子症病人的理想获取精子方法目前还缺乏随机对照研究,现有的资料也难以得出确切的结论。目前的证据表明,与传统的睾丸精子抽取(TESE)相比,显微解剖睾丸精子抽取(MD-TESE)的优越性仅表现在唯支持细胞综合征(SCO),可以更容易发现局灶的活跃精子发生区域,但需要显微精子冷冻技术的配合。与细针睾丸抽吸(FNA)取精后的并发症比较,MD-TESE 似乎是最安全的技术。

4. 辅助生殖技术 ART 是指通过对卵细胞、精子、受精卵、胚胎的操作处理,最终达到治疗不育的系列技术,也称为医学助孕技术。它们或是创建便于精子与卵子会合的捷径,或是建立有利于精卵结合的优越环境。ART 普遍存在的缺陷是技术比较复杂,具有一定的侵袭性,费用比较高,成功率相对较低,且不能除外对后代生长、发育的潜在不良影响。

(1)精子体外处理技术:精子体外处理方法很多,每一种方法都有各自的优缺点和相对严格的最佳适应证。常规技术包括精子筛选技术(稀释与洗涤、精子泳动、密度梯度离心)和精子代谢的体外生化刺激(咖啡因、茶碱、己酮可可碱、激肽释放酶和

2-脱氧腺苷)。精子体外处理可配合辅助生殖技术筛选精子,还可直接用于人工授精。

某些精子尽管其外观形态正常,但部分精子可能具有凋亡细胞特征,成为 ART 受精和着床率低的重要原因,而冷冻复苏后诱发的精子凋亡也是造成精子质量低下和 ART 失败的重要原因。因此,需要探索分子精子制备技术。利用磁活化细胞分离器(MACS)将死亡和凋亡精子分离,改善精液质量和冷冻复苏率,可能有助于提高 ART 治疗成功率。

(2)人工授精:根据精液来源,可以分为丈夫精液及健康献精者精液两种人工授精方法,即夫精人工授精(AIH)和供精人工授精(AID)。

AID 是最古老的男性不育治疗措施。随着 ART 和体外受精技术的广泛开展,使得 AID 的需求量显著下降,但 AID 仍然是治疗某些男性不育的适当方法,尤其是对于经过多周期 IVF/ICSI 失败或睾丸直接取精难以获得精子的病人。

宫腔内人工授精(IUI)在男性不育的治疗中具有重要价值。Randall 等(2007 年)发现,延长精液运输时间的病人仍然可以获得良好的宫腔内人工授精(IUI)治疗结果,因此 IUI 允许病人在家庭内收集精液,这极大地方便了病人并较好地保护了病人的隐私。对于特发性不育病人来说,单次 IUI 的治疗妊娠率与 2 次 IUI 无显著差异;对于男性因素不育病人来说,两次 IUI 较单次 IUI 显著增加妊娠率,Liu 等(2007 年)报道结果分别为 24.93% 和 11.34%。在治疗男性因素不育症时,与其他 ART 技术比较,尽管 IUI 的损伤小、费用低,但其有效性还缺少系统和全面的客观评估。

(3)体外受精 - 胚胎移植(IVF-ET)与卵胞浆内单精子显微注射(ICSI):IVF-ET 与 ICSI 已被广泛用于治疗男性不育。尽管男性因素不育的夫妇 IVF 受精率(49%)较女性原因的受精率低(76%),但胚胎移植开始后,受孕率却相似。

采用 ICSI 治疗不育症取得了显著的进展,但 ICSI 技术的推广应用也带来了生物、遗传、伦理、法律等诸多问题,而且它还不是绝对安全的治疗方法,例如从遗传学、方法学、生长发育和临床角度,优良精子的选择、注射技术的改进、ICSI 对受精和胚胎发育的影响及 ICSI 生育后代的健康问题等。所以,对不育男性进行一些必要的基础诊治,并不应该被已有的先进技术所取代。

(二)治疗原则

1. 配偶年龄决定治疗原则 女性年龄因素对生育潜能有较大影响。研究发现,年龄的增大是造成妊娠率降低的最主要因素,女性年龄的增加与流产发生率及胚胎染色体异常率的攀升关系密切。因此,对配偶年龄 <30 岁者,仅进行基本的检查和生育咨询;30~35 岁者,全面检查和特别关注;>35 岁者,即时进行全面系统检查,并积极寻求新技术帮助。

2. 综合治疗与个体化原则 男性不育不是一种独立疾病,而是由多种致病因素共同作用的结果,并存在明显的个体差异。因此,治疗不育应从病因入手,尽量做到治疗个体化,并根据精子发生的多个环节采取综合治疗措施,包括药物、手术和辅助生殖技术的综合应用。

3. 经验性治疗广泛使用 大部分男性不育无明确病因,多采用经验治疗,尽管缺乏循证医学的验证,但几乎所有病人都愿意采用非特异性的经验治疗方法。

4. 安全第一 不育症一般不是一种致命性疾病,因此在选择经验性治疗方法时,应该尽量避免选择毒性强或有严重不良反应的药物与治疗手段,并避免对精子造成新的伤害。

5. 循序渐进地选择治疗措施,尽量争取自然怀孕 由于辅助生殖技术潜在的遗传危险性,因此在选择治疗措施时,尽可能采用生活制度和习惯的调整、药物或手术等方法来等待自然怀孕,首先尝试简单、方便、无创或微创的方法进行治疗是明智的。只有那些久经多种尝试失败,或经过检查认为目前确实没有有效的办法后,才考虑选择进一步的治疗措施,例如人工授精、体外受精或显微授精等,并仍然遵循由简单到复杂的基本过程。

6. 夫妻同治 夫妇间生育能力较强的一方可能部分代偿对方低下的生育能力;如果夫妇双方生育能力都有问题,则容易表现出明显的不育,这可以解释为何在不育夫妇中经常会双方同时存在问题。因此,不能忽视对配偶的诊治。

(三)影响预后的因素

1. 不育年限 不育年限越长,恢复自然生育的机会越小。

2. 女性年龄和生育状况 35 岁女性的生育能力仅相当于 25 岁女性的 50%,38 岁时则降低到 25%,>40 岁时则 <5%。此外,女性年龄还是影响 ART 结果的重要因素。

3. 原发或继发性不育 原发性不育病人的病因复杂多样,查找病因相对困难,治疗也存在诸多不确定性;而继发性不育易发现明显影响生育的因素,恢复也相对容易。

4. 精液分析结果 精液质量越差,恢复自然生育和获得治愈的机会越小。

第二节 男性计划生育

社会的进步,呼吁男性在享受避孕带来益处的同时,也应该同配偶一起承担避孕的责任和风险。流行病学调查结果表明,在选择避孕措施的决策中,有半数以上的男性愿意承担避孕责任。理想的男性可采用的避孕方法应该具有高度的有效性、安全性、可接受性、可负担、长效作用且快速可复性、没有文化背景冲突等特点。尽管政府和专业技术人员对计划生育工作始终高度重视,但是男性可采用的避孕方法在安全性、创伤性、有效性、可复性等方面仍然存在许多缺陷,到目前为止还没有一种理想的男性节育技术供临床广泛使用。

一、男性避孕

男性避孕主要包括药物避孕、物理作用避孕和器械避孕。

(一)药物避孕

1. 激素避孕 卵泡刺激素(FSH)在精子发生方面起重要作用,FSH与睾酮协同作用才能诱发或维持正常精子发生过程,男性激素避孕针对的主要环节就是FSH和睾酮,通过给予外源性雄激素药物(或与其他抑制剂合用)抑制下丘脑-垂体-睾丸轴的反馈调节,清除睾丸内睾酮,抑制精子发生、降低精子浓度,甚至无精子症,从而达到避孕目的。激素避孕药是目前的研究热点,一些激素避孕药已进入临床试验,并最有可能过渡到临床应用阶段。

用于激素避孕的主要制剂包括:单用睾酮(包括睾酮、睾酮衍生物和睾酮酯)、睾酮与孕激素配伍(十一酸睾酮酯和孕激素合用,睾酮与19-去甲睾酮、醋酸赛普隆、左旋炔诺酮、去氧孕烯、长效甲羟孕酮、庚酸炔诺酮合用)、睾酮与GnRH类似物配伍、激素类免疫避孕。

2. 非激素类药物避孕 通过对睾丸及精子发生的直接抑制作用来达到避孕目的,主要包括棉酚(可抑制精子生成和精子运动)和雷公藤提取物(双烯雷公藤内酯酮和雷公藤羟内酯及其异构体,均可以作用于睾丸和精子,靶细胞主要是精母细胞和精子细胞,最终亦可累及精原细胞)。非激素类药物

研制的初衷是避开激素对机体的不良反应,但同样因毒副作用太大而难以推广应用。

(二)物理作用避孕

作为简单、方便的避孕方法,体外排精法(现称为性交中断法,即射精前抽出阴茎,使精液排在阴道外,精卵无法相遇)与会阴尿道压迫法(在即将射精时,用手指强力压迫会阴部尿道,射精时精液逆流入膀胱,排尿时随尿液一起排出)有一定的使用,但存在避孕失败和容易引起紧张、焦虑而影响性感受的弊端。

人为升高睾丸局部温度可抑制生精过程,根据热量依次损伤初级精母细胞、精原细胞、支持细胞和间质细胞,包括温水浴、红外线照射和电热三角内裤等。利用微波的热效应和热外效应(电磁场等)干扰睾丸的生精过程,可损伤各级生精细胞。超声的热效应和热外效应(空化作用和其他机械力作用等)可抑制精子发生和形成,并对附睾和精囊等有一定影响。激光利用其热效应和热外效应(电磁场效应、压力效应和光效应等)对睾丸内敏感的粗线期精母细胞和早期发育的精子细胞可造成一定损伤。

(三)器械避孕

避孕套(现称为屏障避孕法)安全、有效、简便、可重复使用,可以阻止精子进入阴道而起到避孕作用,是沿用最为广泛的一种传统男性节育方法。

我国已对采用尼龙线填充中空导管的输精管内滤过装置节育术(IVD节育术)进行了多年的研究及临床试验,其功能是阻止近睾端输精管内精子通过,达到节育目的,又让附睾液经滤过网进入近睾端输精管,最大程度避免或者减轻附睾淤积发生。免疫学研究表明,IVD节育术的抗精子抗体阳性率较结扎术低,从而有利于生育力的恢复。

二、男性绝育

男性绝育术是指利用手术切断、结扎输精管,或采用药物、异物、电凝堵塞输精管等方法,从而达到持久性节育的一种技术,是一种安全、有效、简便、经济的男性生育调节方法。自从19世纪创建了输精

管切断术以来,手术避孕广泛开展,手术技术不断改进,为我国男性绝育的广泛开展提供了保证。

(一) 绝育方法

由于计划生育的迫切需要,我国男性绝育术规模性开展始于 20 世纪 60 年代,经过学者的归纳和总结,对经典的输精管结扎术的操作进行改进,发展成几种手术质量高和并发症低的男性绝育新技术,诸如钳穿法输精管结扎术、直视钳穿法输精管结扎术、注射针头固定法输精管结扎术和穿针引线法输精管结扎术等。其中,我国学者自行研究的直视钳穿法输精管结扎技术,是目前我国推广的男性节育标准术式,并得到国际同行的广泛认同。我国还首创了结扎术后向输精管精囊端灌注杀精子药物,以防残余精子致孕,是术后即时产生避孕效果的方法。

20 世纪 70 年代初,在阻塞性输精管节育技术方面又有了创新,输精管注射绝育术(简称粘堵术)和输精管可复性注射栓堵节育术(简称栓堵术)相继问世并付诸临床应用,均为我国学者首创。其阻塞机制是通过向输精管腔内注入规定剂量的某种药物,如粘堵剂为含 25% 的石炭酸和 75% 的“504”(α- 氰基丙烯酸正丁酯)的混合剂、栓堵剂为聚醚型聚氨酯弹性体液体,在不破坏输精管连续性的情况下,在管腔内形成机械或化学性阻塞。同期,我国专家又在输精管金属环夹节育术方面取得了进展。

(二) 适应证、禁忌证与并发症

1. 适应证 已婚男性在夫妇双方同意、自愿做绝育手术且无手术禁忌证的情况下,均可施行男性绝育术。在某些特殊情况和条件下选择时,应根据不同情况给予适当的注意。

2. 禁忌证 有出血倾向者;严重疾病病人,如严重神经官能症、精神病、急性病期间或严重慢性疾病;有生殖系统炎症或其他泌尿生殖疾病者。其中,部分是相对禁忌证(即可能增加手术风险或困难的情况)。

3. 并发症 只要严格按照操作规范手术,男性绝育术的并发症很少见,甚至可以避免,主要包括出血、感染、痛性结节、附睾淤积症和性功能障碍等,极少数人可能有局部麻醉反应。并发症的早期发现和及时治疗非常重要,多可以得到有效治疗;经保守治疗无效的并发症(如严重附睾淤积症和性功能障碍等)受术者,有时需要复通治疗。男性绝育术对生殖道、内分泌和人体健康乃至寿命等远期影响一直受到人们的关注,迄今为止尚未发现肯定的与健康相关的风险。

对输精管绝育术并发症的鉴定要持特别谨慎的态度,本着实事求是和对受术者高度负责的精神,进行认真鉴定、治疗和妥善处理,既不要轻易否定,也不要将与手术无关的症状和病变作为并发症处理。

(三) 随访服务

输精管结扎后应对受术者随访,并进行复查。

1. 复查应在术后 1 周左右进行。

2. 检查阴囊部位切口是否愈合,并对出现的情况给予相应处理,如清除未吸收的缝线。

3. 在术后 3 个月内务必强调使用避孕措施,如果可能,应做精液分析。

4. 定期随访 应注意切口、体温等检查,指导其避孕及生活;对绝育 1 年以上者,应每年进行一次随访,注意有无并发症,进行局部检查,了解精神状态及性生活情况等;对避孕效果和生活健康状况稳定者,可根据需要,确定随访间隔。

(四) 医疗文书

做好医疗文书记载工作非常重要。输精管结扎手术的计划生育技术服务医疗文书包括:输精管结扎手术知情同意书、输精管结扎手术记录、输精管结扎术生殖健康教育处方和输精管结扎手术后随访记录。

(李宏军)

参 考 文 献

［1］郭应禄,李宏军.男性不育症 [M].北京:人民军医出版社,2003:48-67.

［2］黄宇烽,李宏军.实用男科学 [M].北京:科学出版社,2009:529-579.

［3］李宏军.男性不育治疗新策略 [J].中华临床医师杂志,2012,6(13):3-5.

［4］AGARWAL A, MAKKER K, SHARMA R. Clinical relevance of oxidative stress in male factor infertility: an update [J]. Am J Reprod Immunol, 2008, 59 (1): 2-11.

［5］DOHLE G R, COLPI G M, HARGREAVE T B, et al. EAU guidelines on male infertility [J]. Eur Urol, 2005, 48 (5): 703-711.

［6］FORESTA C, SELICE R, FERLIN A, et al. Hormonal treatment of male infertility: FSH [J]. Reprod Biomed

Online, 2007, 15 (6): 666-672.

［7］ JAROW J P, SHARLIP I D, BELKER A M, et al. Best practice policies for male infertility [J]. J Urol, 2002, 167 (5): 2138-2144.

［8］ KUMAR R, GAUTAM G, GUPTA N P. Drug therapy for idiopathic male infertility: rationale versus evidence [J]. J Urol, 2006, 176 (4 Pt1): 1307-1312.

［9］ NAZ R K, ROWAN S. Update on male contraception [J]. Curr Opin Obstet Gynecol, 2009, 21 (3): 265-269.

［10］ SCHIFF J D, RAMIREZ M L, BAR-CHARNA N. Medical and surgical management male infertility [J]. Endocrinol Metab Clin North Am, 2007, 36 (2): 313-331.

［11］ World Health Organization. WHO laboratory manual for the examination and processing of human semen [M]. 5th ed. Geneva, Switzerland: WHO, 2010: 1-225.

第八十四章

肾上腺外科疾病

第一节　解剖生理概要和疾病分类

【解剖】

肾上腺在肾上极的内上方,两侧各一。右侧贴近下腔静脉和肝脏,左侧贴近胰腺体部,两侧顶部贴近膈肌。肾上腺在肾周筋膜之内,与肾上极间有疏松组织。腺体被膜与周围组织连结较紧,手术游离时腺体较易破裂。两侧总重量约 8g,外层皮质呈黄色,占腺体的 90%,髓质血运丰富,呈红褐色。自膈下动脉、腹主动脉和肾动脉分出肾上腺的上、中、下动脉,环绕肾上腺,再分出许多短分支如梳状进入肾上腺。髓质中丰富的血管窦,并入肾上腺中心静脉,右侧进入下腔静脉,左侧进入左肾静脉。

肾上腺皮质和髓质有不同的胚胎来源,前者来自中胚层,后者来自外胚层。在组织学上,肾上腺皮质由外向内分为球状带、束状带和网状带三层,髓质主要由嗜铬细胞构成,间有少量交感神经节细胞。

【生理】

由于肾上腺皮质和髓质实际上是两对独立的内分泌腺体,因而有着截然不同的生理功能。分述如下:

1. 肾上腺皮质　肾上腺皮质合成和分泌多种激素,具有广泛的生理功能,为机体维持正常的生命所必需。

肾上腺皮质所分泌的激素和睾丸或卵巢激素一样都是以胆固醇为原料,经过一系列的酶促反应而生成,因而称为类固醇激素,又称甾体激素。类固醇激素的基本结构是环戊烷多氢菲(图 84-1),含

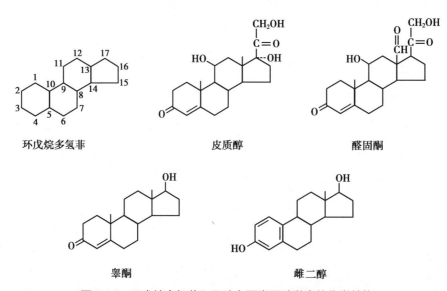

图 84-1　环戊烷多氢菲和几种主要类固醇激素的化学结构

4个环、17个碳原子。各种类固醇激素在此基本结构之外,还有不同的侧链和功能基团。按结构来分,类固醇激素可分为21碳、19碳和18碳3种。按生理功能分,有糖皮质激素、盐皮质激素和性激素3类。前两类和性激素中的孕激素为21碳,雄性激素为19碳,雌性激素为18碳。

人类肾上腺皮质所分泌的糖皮质激素主要为皮质醇,还有小量皮质酮,由束状带和网状带合成。束状带和网状带的功能基本相同,前者处于分泌活跃状态,后者处于相对静止状态。这两种带还合成和分泌性激素。肾上腺皮质合成的性激素主要是具有弱雄性激素作用的脱氢表雄酮和雄烯二酮,仅有极少量的睾酮和雌激素。脱氢表雄酮和雄烯二酮在脂肪及肌肉等组织可转化为雌激素,这是绝经后妇女雌激素的主要来源。醛固酮是作用最强的盐皮质激素,只有球状带可合成。束状带和网状带合成的皮质酮和去氧皮质酮也有弱盐皮质激素样作用,皮质醇也是如此。

肾上腺皮质激素分泌入血后,大部分和血浆蛋白结合。以皮质醇为例,约90%为结合型,大部分和一种名为皮质类固醇结合球蛋白(CBG)相结合,小部分和白蛋白结合。只有游离型具有生物活性,但结合型和游离型可以相互转化,所以结合型实际上是肾上腺皮质激素的一种贮存形式,可以避免在血循环中过快地被代谢而失去活性。

大多数肾上腺皮质激素在肝脏代谢灭活,他们在血浆中的生物半衰期约为20分钟。由于皮质醇与CBG结合的比例高,其生物半衰期为60分钟。代谢灭活主要通过还原反应,还可和葡糖醛酸根或硫酸根结合为酯类。这些代谢产物水溶性增加,易于在尿中排出。有少量肾上腺皮质激素未经代谢就在尿中排出。皮质醇在尿中排泄量只占分泌量的1/100(表84-1)。

表 84-1　正常成人几种重要肾上腺皮质激素的血浆浓度

名称	旧制单位	转化系数	法定单位
皮质激素	8~24μg/dl	27.59	220~660nmol/L
醛固酮	3~9ng/dl	27.7	83~250pmol/L
17α-羟孕酮	0.3~4.2μg/L	3.03	1~13nmol/L
11-去氧皮质酮	2~19ng/dl	30.26	61~576pmol/L
脱氢表雄酮	0.2~20.0μg/L	3.47	0.7~70.0nmol/L
脱氢表雄酮-SO₃	820~3 380μg/L	0.002 7	2.2~9.2μmol/L
雄烯二酮	0.8~2.3ng/ml	3.49	2.8~8.0nmol/L

肾上腺皮质激素的作用机制和蛋白质多肽激素不同。由于它们是类脂质,易于穿透靶细胞的细胞膜。进入细胞后,与胞质中的特异受体结合成复合物。此复合物进入细胞核与位于染色质中的另一种特异性受体结合,于是影响到DNA的转录过程,激发效应细胞内某种特异蛋白质的合成,从而出现激素的生物效应。

(1)糖皮质激素:作用极其广泛,其综合作用是调节各种物质代谢,从而维持内环境的平衡。在非应激状态下,皮质醇的每日分泌量比较稳定,它通过一种允许作用影响其他激素,如胰岛素、胰高血糖素、生长素和儿茶酚胺对各种物质代谢的调节,从而达到体内的"燃料"平衡。譬如,糖皮质激素对于正常情况下肾上腺素或胰高血糖素所具有的促进脂肪分解、糖异生及糖原分解作用是必需的。在应激状态下,糖皮质激素的分泌可增加10倍以上。通过糖皮质激素的特殊作用,使机体内环境达到新的平衡状态。在这种情况下,糖皮质激素可使心肌收缩力加强,心输出量增加,可使儿茶酚胺的升压作用加强。为了保证足够的能量,糖皮质激素可使脂肪分解代谢加速,可使蛋白质分解加速,以提供更多的脂肪酸和氨基酸作为糖异生作用的原料。对于一些重要脏器如心脏、肝和脑等,蛋白质的分解不会增加,有些酶的合成反而增加,以保证这些脏器的功能。大量释放的糖皮质激素具有抗感染作用,这对机体是一种保护作用。药理剂量的糖皮质激素具有解毒、抗过敏和抗休克等作用,因而它在临床上具有广泛的用途。然而,如果肾上腺长期过量分泌皮质激素,或长期应用较大剂量的人工合成的糖皮质激素,则可引起一系列的代谢紊乱和相应的临床症候群,这就是库欣综合征。如果皮质激素分泌不足,则可以出现食欲减退、乏力、低血压、低血钠、低血容量等肾上腺皮质功能低下的表现,严重者出现肾上腺危象,若不及时救治,会威胁生命。

(2)盐皮质激素:作用于肾脏远曲小管,起潴钠、排钾、排氢离子的作用,从而维持正常的血容量和血钾浓度。在原发性醛固酮增多症的情况下,因尿钠排出减少而使体内总钠及血容量增加,并出现高血压、低血钾及碱中毒。在醛固酮持续增加的情况下,尿钠排泄并不低于正常,而是在高水平血容量的基础上血钠与尿钠达到新的平衡,这就是盐皮质激素的钠逸脱现象,可能有心钠素参与。然而尿钾排泄仍然增多,因而低血钾是持续的。继发性醛固酮增多症并不存在钠逸脱现象。

（3）肾上腺皮质所分泌的弱雄激素：在正常情况下与青春期的发动有关。在青春期之初，有一种现象称为"肾上腺初现"，是由这些弱雄激素引起，表现为阴毛、腋毛开始生长，骨骼、肌肉的生长开始加速。这些弱雄激素通过正反馈调节刺激了下丘脑促性腺激素释放激素和垂体前叶的促性腺激素（FSH、LH）的释放，从而加速了睾丸或卵巢的发育。因 21- 羟化酶或 11β- 羟化酶缺陷引起的先天性肾上腺皮质增生症，这些弱雄激素的分泌显著超过正常，男孩出现假性性早熟，女孩出现男性化。

肾上腺皮质激素的分泌调节：垂体前叶分泌的促肾上腺皮质激素（ACTH）可增加肾上腺的血液供应，促进肾上腺皮质细胞增生。ACTH 可促进肾上腺皮质激素，尤其是皮质醇的合成，其作用的主要部位在肾上腺皮质。在 ACTH 的作用下，数分钟内皮质醇的血浓度即明显增加。ACTH 分泌受下丘脑生成的促肾上腺皮质激素释放激素（CRH）的调节，垂体加压素（AVP）也具有释放 ACTH 的作用。皮质醇的血浓度升高，可抑制下丘脑 CRH 及垂体 ACTH 的分泌；反之，则起兴奋作用，这就是皮质醇对下丘脑 - 垂体的负反馈调节。中枢神经系统通过各种神经递质来调控下丘脑 CRH 的释放，表现在血 ACTH 和皮质醇浓度的昼夜节律变化和应激时它们的快速上升。醛固酮的分泌也受 ACTH 的影响，但在生理情况下，它的分泌主要受肾素 - 血管紧张素的调节。肾素是一种蛋白酶，由肾小球入球动脉壁上的特异细胞分泌。它可以使血管紧张素原转变为血管紧张素 I，后者在转化酶作用下转化为血管紧张素 II。血管紧张素 II 具有很强的生物活性，促进小动脉收缩而使血压上升，还可作用于肾上腺球状带，促进醛固酮的释放。血容量下降和血钠下降可刺激肾素 - 血管紧张素系统，使醛固酮分泌增加，反之则反。血钾下降可抑制醛固酮的分泌。肾上腺皮质所分泌的弱雄性激素可随 ACTH 的刺激而升高，随地塞米松的抑制而下降，所以垂体 ACTH 可能是主要的调节因素。

2. 肾上腺髓质　肾上腺髓质主要分泌肾上腺素和去甲肾上腺素，多巴胺在肾上腺髓质分泌量很小。除上述三种儿茶酚胺外，肾上腺髓质还分泌多种微量多肽激素，如髓质素、脑啡肽、CRH、ACTH 等。儿茶酚胺的合成原料是酪氨酸。酪氨酸经羟化转变为多巴，多巴经脱羧变为多巴胺，多巴胺经羟化变为去甲肾上腺素（NE），NE 经甲基化转变为肾上腺素。交感神经元的神经末梢主要分泌去甲肾上腺素，中枢神经细胞分泌肾上腺素、去甲肾上腺素和多巴胺。交感神经链上有些神经节如 Zuckerkandl 小体也可分泌肾上腺素。

肾上腺素和去甲肾上腺素的降解、代谢主要受单胺氧化酶和儿茶酚 -O- 甲基转移酶的作用，其中间产物为甲氧基肾上腺素（metanephrine）和甲氧基去甲肾上腺素（normetanephrine），最终产物为 3- 甲氧基 -4- 羟基扁桃酸，简称 VMA。

肾上腺髓质受神经、体液的调节，刺激下丘脑后部交感神经中枢引起肾上腺髓质分泌。情绪激动、强烈物理刺激、流血、窒息、特殊药物如组胺等均可引起髓质分泌。

肾上腺髓质激素通过组织中的特殊受体产生作用，目前认为肾上腺素能受体分为 α 和 β 两类。两者对各种交感神经激动剂和阻滞剂的反应不同。α 受体兴奋时血管收缩，肠管平滑肌松弛，收缩压和舒张压都升高。β 受体兴奋时骨骼肌的血管扩张，支气管平滑肌松弛，心率增快，心肌收缩力增强，收缩压升高而舒张压的升高不明显。肾上腺素和去甲肾上腺素对两种受体都有作用，但去甲肾上腺素主要作用于 α 受体，而肾上腺素主要作用于 β 受体。肾上腺素增加氧耗量，影响糖代谢，使糖原分解，血糖升高；并可刺激下丘脑和垂体引起促肾上腺皮质激素和促甲状腺素的分泌。临床常用的 α 受体阻滞剂有酚妥拉明（phentolamine，又称苄胺唑啉）、酚苄明（phenoxybenzamine，又称氧苯苄胺）。β 受体阻滞剂有普萘洛尔（又称心得安）。

【肾上腺疾病分类】

肾上腺疾病很多。

肾上腺皮质疾病按功能大致可分三类：功能亢进、功能低下及无功能变化的结节或肿瘤。在皮质功能亢进症中，又因分泌激素不同而分为：①库欣综合征，以皮质醇分泌过多为主。②原发性醛固酮增多症，简称醛固酮症，以醛固酮分泌过多为主。③性激素分泌过多，有多种表现，有分泌大量雄性激素的肾上腺肿瘤；也有某种酶的先天性缺陷而引起肾上腺皮质雄性激素的大量分泌，常见于先天性肾上腺皮质增生症中的 21- 羟化酶缺陷症或 11β- 羟化酶缺陷症。在这种情况下，皮质醇的分泌是减少的。肾上腺皮质功能低下可以因肾上腺本身的疾病，如结核或自身免疫性肾上腺炎所引起，这就是艾迪生病；也可以继发于垂体或下丘脑的疾病，如产后大出血引起的席汉综合征，以及鞍区的肿瘤、炎症或自身免疫性疾病。

肾上腺髓质疾病最重要的是嗜铬细胞瘤，分泌大量肾上腺素和 / 或去甲肾上腺素而引起一系列的临床表现。双侧肾上腺髓质增生也可引起类似嗜铬细胞瘤的临床表现。

随着影像诊断技术的进步和广泛应用,肾上腺意外瘤(adrenal incidentaloma)发现率很高,约占人群的 1%,其中多数是无功能的良性肿瘤,但也有一定比例是亚临床型有功能的肾上腺肿瘤、原发或转移的恶性肿瘤。

肾上腺疾病的治疗有的以手术切除为主,如各种肿瘤;有的有多种选择,肾上腺手术是其中之一,如各种肾上腺皮质增生症;有的以药物治疗为主,如肾上腺皮质功能减退症。近年来有人报道用肾上腺移植术来治疗艾迪生病并取得一定效果,因而它也不能排除在肾上腺外科疾病之外。表 84-2 列举了几种和肾上腺外科治疗有较大关系的疾病的主要病理和临床特点,它们的详细情况请参阅下文有关部分。

表 84-2　肾上腺外科疾病

疾病名	肾上腺病理	临床特点
原发性醛固酮增多症	80% 肿瘤,多数为直径 1cm 的小腺瘤 20% 增生	30~50 岁,女性较男性稍多,临床表现为高血压、低血钾、高醛固酮、低肾素活性
皮质功能亢进		
库欣综合征	70% 增生,其中约 80% 能在垂体发现微腺瘤 20% 肿瘤,多数为腺瘤 10% 异位 ACTH 综合征,皮质表现为增生	15~40 岁,女:男为(2~4):1,临床表现为肥胖、多血质、紫纹、多毛、肌萎缩、骨质疏松、高血压、闭经等

续表

疾病名	肾上腺病理	临床特点
肾上腺性征异常症	婴幼儿期:主要为先天性皮质增生,由某种酶缺欠造成 成人:主要为肿瘤,多数为癌	男婴幼儿:生殖器增大,假性早熟症 女婴幼儿:女性假两性畸形 青春期女性:女性男性化 青春期男性:男性女性化(极罕见)
髓质功能亢进		
嗜铬细胞瘤	70%~90% 在肾上腺内 90% 良性 90%~95% 单个	20~50 岁,临床表现为持续或阵发型高血压,代谢改变如低热、糖耐量降低等
髓质增生	双侧增生	女性略多,临床表现同嗜铬细胞瘤
非功能性肿瘤		
皮质肿瘤	腺癌多有出血坏死 腺瘤不引起临床问题	局部肿块或转移引起注意,治疗效果差
神经母细胞瘤	主要在髓质发生,亦可在交感神经节发生。偶转为良性	80% 在 2 岁以内,早期转移到肝或骨骼,亦分泌儿茶酚胺,偶引起高血压
节细胞神经瘤	良性	成人。主要为局部肿块,偶分泌儿茶酚胺

(陆召麟)

第二节　肾上腺皮质功能亢进

一、原发性醛固酮增多症

醛固酮分泌增多可因肾上腺皮质或异位肾上腺组织的病理改变如增生、腺瘤、腺癌所致,也可因其他因素如肾性高血压、急进型恶性高血压等致肾血流减少而使肾素-血管紧张素-醛固酮系统活性增强引起。前者称为原发性醛固酮增多症(primary hyperaldosteronism),简称原醛症;后者称为继发性醛固酮增多症。本节仅叙述原发性醛固酮增多症。原醛症是 1955 年由 Jerome Conn 首次描述的一种以高血压、低血钾、低血浆肾素活性及高醛固酮水平为主要特征的临床综合征,亦称 Conn 综合征。

【发病率】

原醛症是一种继发性高血压,在高血压病人中原醛症占 0.5%~16%,平均 10% 左右,并且患病率与高血压严重度成正比,顽固性高血压的病人中原醛症的患病率可达到 17%~20%,已成为继发性高血压最常见的病因。发病年龄高峰为 30~50 岁,女性多于男性。

【病因分类与病理】

1. 肾上腺皮质腺瘤　临床表现及生化改变典型,所谓 Conn 综合征者,即是此种病理类型。曾认为占原醛症的 70%~80%，但醛固酮/肾素活性比值用于筛查后，其比例占 40%~50%。大多为单个肿瘤，单侧占 90%，其中左侧多见，双侧约 10%。肿瘤呈圆形、橘黄色，一般较小，仅 1~2cm。70% 的腺瘤见于女性。腺瘤外侧及对侧腺体多呈萎缩状态。

2. 肾上腺皮质腺癌　肾上腺醛固酮癌罕见，约占 1%，肿瘤除分泌醛固酮外，还可分泌其他皮质激素，如醛固酮合成的前身物、糖皮质激素及性激素等。肿瘤直径较大，常 >5cm，形态不规则，病灶密度不均匀，多有坏死、钙化灶，多有包膜外的浸润，发展快，预后较差。

3. 特发性醛固酮增多症（idiopathic hyperaldosteronism，IHA）　最常见的临床亚型。症状多不典型，病理为双侧肾上腺球状带弥漫性或结节性增生，结节无包膜，增生组织在光镜下所见皆为充满脂质的细胞。曾认为占原醛症的 10%~20%，但醛固酮/肾素活性比值用于筛查后，其比例显著增加，约 60%。病因不明，与垂体产生的醛固酮刺激因子有关，对血管紧张素敏感，肾素虽受抑制，但肾素对体位改变及其他刺激仍有反应，醛固酮分泌及临床表现一般较腺瘤轻。有的学者认为本症可能就是低肾素型原发性高血压的一部分。

4. 单侧肾上腺增生　具有典型的原醛症表现，病人的生化改变与腺瘤相似。病理多为单侧或以一侧肾上腺结节性增生为主。其症状的严重程度介于腺瘤和特发性醛固酮增多症之间，可能是腺瘤的早期或特发性醛固酮增多症发展到一定时期的变型。其比例只占 1%~2%。单侧肾上腺全切术后，高血压和低血钾可长期缓解（>5 年）。

5. 异位分泌醛固酮的肿瘤　罕见，可发生在肾癌、卵巢癌或其他异位肾上腺组织。

6. 家族性醛固酮增多症　分为 Ⅰ 型、Ⅱ 型和 Ⅲ 型。Ⅰ 型即糖皮质激素可抑制性醛固酮增多症（glucocorticoid-remediable aldosteronism，GRA），是一种常染色体显性遗传病，罕见，1987 年北京协和医院报道了国内首例。高血压与低血钾不十分严重，常规降压药无效，但糖皮质激素可维持血压和血钾正常。肾上腺皮质细胞内基因结构异常，8 号染色体的 11β- 羟化酶基因结构发生嵌合改变，皮质醇合成酶的 5′-ACTH 反应启动子调节区（CYP11B1）与 3′- 醛固酮合成酶（CYP11B2）的编码融合（CYP11B1/CYP11B2），产生两种酶的混合体，表达球状带和束状带，醛固酮的分泌受 ACTH 的调节，而非肾素 - 血管紧张素系统，体内醛固酮分泌量明显增加。采用糖皮质激素治疗后，抑制了

ACTH 的分泌，醛固酮的合成分泌下降，使症状得以缓解。Ⅱ 型病因机制尚不完全清楚，但不同于 Ⅰ 型，糖皮质激素治疗无效，肾上腺切除可治愈或显著缓解高血压，可能与多个染色体位点异常改变如 7p22 有关。Ⅲ 型为内向整流型钾离子通道亚家族成员 5（KCNJ5）变异导致细胞钾/钠通道选择性降低，减少钠内流，促进钙内流，增加醛固酮的分泌。

国内原醛症的病因、分类、发病情况与国外报道有较大差别。北京协和医院近 30 年来收治腺瘤型原醛症 1 000 余例，仅收治肾上腺皮质增生型原醛症 120 余例。

【临床表现】

高血压、低血钾、高尿钾是本症的特征。内分泌检查提示高醛固酮血症和低肾素活性。

1. 高血压　大多数病人表现为缓慢发展的良性过程，血压逐渐升高，多数为中至重度高血压，病程长时有的病人舒张压可高达 120~150mmHg，少数病人表现为恶性高血压，病程长者眼底改变常与高血压程度不平行，用一般降压药常无明显疗效。头晕、头痛、乏力、视物模糊等是高血压常见症状。

2. 低血钾、高尿钾　原醛症病人因醛固酮分泌增多，肾小管排钾过多，且钠摄入越多，则尿钾排泄越多。以往认为低血钾是原醛症诊断的必要条件，但有研究发现仅 50% 的原醛腺瘤和 17% 的特发性醛固酮增多症病人的血钾水平 <3.5mmol/L。血钾正常、高血压是大部分原醛症病人的早期症状，低血钾是疾病发展到一定阶段的表现。由于低钾血症，临床上可出现一系列症状，如肌无力、周期性肌麻痹、心肌损害、心室肥大、心律失常、心电图改变（ST 段延长、出现 u 波）等。长期低血钾还可致肾小管空泡变性，尿浓缩功能差，病人可有多尿、口渴，夜尿量大于日尿量，严重者可出现肾功能损害。

3. 其他　醛固酮增多使肾脏排 Ca^{2+}、Mg^{2+}、H^+ 增加，细胞外液碱中毒，游离钙减少，病人可出现手足搐搦、肢端麻木等。低血钾抑制胰岛素分泌，约半数人可发生葡萄糖耐量低，甚至可出现糖尿病。原醛症病人虽有钠潴留，血容量增多，但由于有"盐皮质激素逃逸"作用，而无水肿。此外，原醛症病人心脑血管病变的发生率和死亡率高于相同程度的原发性高血压，与后者相比，卒中、心肌梗死、心房颤动的发病风险分别增加 4 倍、6.5 倍和 12 倍。

【诊断】

1. 定性诊断　主要包括筛查试验和确诊试验。

根据典型表现如高血压、低血钾、高醛固酮血症、低于正常的肾素活性，基本可以作出定性诊断。但在临床上仍有部分病人长期被误诊为原发性高血压而延误治疗，因此对于具有下列情况之一的高血压病人应考虑原醛症的可能而进行筛查：严重的高血压(≥160/110mmHg)、难治性高血压(≥3种以上降压药物，血压控制不理想)、高血压伴低血钾、不能解释的低血钾、肾上腺偶发瘤伴高血压、发病年龄早的高血压(<20岁)或出现脑血管意外年龄<40岁等。

原醛症的诊断需要证实同时存在高醛固酮和被抑制的肾素。多种因素可影响血醛固酮的测定：①降压药物因素，如螺内酯、β受体阻滞剂、钙通道阻滞药、血管紧张素转换酶抑制剂、血管紧张素受体拮抗剂等；②严重的低血钾本身可明显减少醛固酮的合成，使升高的醛固酮降至正常；③原醛症与原发性高血压病人的血醛固酮水平有重叠。因此，单纯测定醛固酮和肾素不能反映病人的真实情况，可能使部分病人漏诊。为了提高诊断符合率，大多数学者提出血醛固酮(PAC)与肾素活性(PRA)的比值即醛固酮/肾素比(aldosterone/renin ratio，ARR)的概念，即 PAC(ng/dl)/PRA [ng/(ml·h)]用以筛查原醛症，如 ARR>25，高度提示原醛症的可能。血浆醛固酮>15ng/dl，肾素活性>0.2ng/(ml·h)，计算 ARR 有意义。试验前至少停用螺内酯6周以上，其他上述药物2周，同时进正常钠、钾含量的饮食。但是 ARR 筛查阳性者，仅50%~70%被最终诊断为原醛症，即有一定假阳性，需进行确诊试验。

确诊试验主要有4种，包括氟氢可的松抑制试验、口服钠负荷试验、生理盐水滴注试验、卡托普利抑制试验。试验前需纠正血钾，至少>3mmol/L的水平。前3种试验的原理在于评价钠盐负荷后对醛固酮分泌的抑制作用，非自主分泌醛固酮者醛固酮分泌降低，而原醛症者则否，但有充血性心力衰竭的风险，禁用于未控制的严重高血压、心功能不全、肾功能不全等病人。卡托普利抑制试验的原理在于评价应用血管紧张素转化酶抑制剂对醛固酮分泌的抑制作用，非原醛症者，肾素-血管紧张素-醛固酮系统将被抑制，醛固酮分泌减少；而自主分泌醛固酮者，醛固酮浓度继续升高>15ng/dl。目前证据尚不能证明4种试验何者更优，敏感性和特异性均在90%以上，应根据经济花费、病人的状况和依从性、实验室条件和地区经验等因素任选1种。北京协和医院多用卡托普利抑制试验，因其不易出现充血性心力衰竭，尤其适合有心脏、肾脏疾病限制钠盐摄入者。

氟氢可的松抑制试验：氟氢可的松0.1mg，口服，每6小时1次；氯化钠2.0g，口服，每8小时1次，连服4天后，测定立位醛固酮浓度，>6ng/dl 则诊断为原醛症。

口服钠负荷试验：高盐饮食，每日摄入氯化钠>12.8g，连服3天后，测定24小时尿醛固酮、钠和肌酐。24小时尿醛固酮>12μg，则诊断为原醛症。如果尿钠排出量>200mmol/24h，则结果比较可靠。

生理盐水滴注试验：晨起空腹，4小时内静脉输注生理盐水2 000ml，连续3天，测定血浆醛固酮浓度，>5ng/dl 则诊断为原醛症。

卡托普利抑制试验：坐位或站立1小时后，口服卡托普利25~50mg继续坐位。分别测定0、1、2小时血浆醛固酮浓度，正常人给药后醛固酮被抑制>30%。>15ng/dl 则诊断为原醛症。

另外，螺内酯是醛固酮的竞争性阻断剂，固定钠、钾摄入量3~5天，然后服用螺内酯300mg/d，持续1~2周，原醛症病人高血压、低血钾及碱中毒均有所缓解。螺内酯试验是诊断性治疗，也是术前准备措施之一，用于临床症状不典型、上述检查结果可疑、难以诊断者。

2. 病因分型诊断 对原醛症亚型的鉴别诊断的目的在于区分外科可纠正的原醛症如醛固酮腺瘤、原发性单侧肾上腺增生、家族性原醛症Ⅱ型，其他罕见的如异位分泌醛固酮肿瘤、分泌醛固酮的皮质癌。主要是鉴别腺瘤和增生。

(1) 体位试验：分别测清晨平卧位及站立2~4小时后的肾素、血管紧张素和血醛固酮水平，正常人及非原醛症高血压者，立位血浆肾素活性及血管紧张素轻微增加，但醛固酮可增加2~4倍。如醛固酮立位值比卧位值升高>33%，提示为肾上腺皮质增生；若两者无大差别，甚至立位值略有下降者，则可能为肾上腺皮质肿瘤。体位试验的准确性为85%。

(2) 测血18-羟皮质酮：腺瘤型原醛症对 ACTH 较敏感，早8时醛固酮分泌水平高，而增生型原醛症的醛固酮分泌与 ACTH 不平行。18-羟皮质酮是醛固酮的前体物质，肾上腺肿瘤者其值常>100mg/dl，增生时则<100mg/dl。准确性约80%。

(3) 肾上腺核素碘化胆固醇扫描：[131]I-6β碘甲基-19去甲胆固醇注入病人体内后，肾上腺皮质腺瘤能比正常组织摄取较多的放射性标记物而显示一侧浓集；而增生的肾上腺组织摄取量正常；皮质癌则不显示。[131]I-胆固醇扫描也是一种定位诊断方法,但目前少用,除非其他方法不能诊断时。

(4)地塞米松抑制试验:如为糖皮质激素可控制的原醛症病人,经服用地塞米松2mg/d,3周后,血钾、血压及血醛固酮水平可恢复至正常值。特发性醛固酮增多症及肾上腺醛固酮腺瘤则仅有一过性被抑制,且不能降至正常水平。

(5)家族性原醛症的筛查:对于下列原醛症之一者应检测基因突变,例如确诊时年龄<20岁、有家族史、年龄<40岁合并脑血管意外者。

3. 定位诊断

(1)影像定位诊断:首选CT检查,上腹部CT薄层扫描(2~3mm)可检出直径>5mm的肾上腺肿物。醛固酮腺瘤一般1~2cm,低密度或等密度,强化不明显,CT值低于分泌皮质醇的腺瘤和嗜铬细胞瘤。>4cm者可能为醛固酮癌。CT测量肾上腺各支的厚度,可用来鉴别特发性醛固酮增多症,厚度>5mm时应予以考虑。临床怀疑原醛症时,不推荐采用B超进行定位,因其敏感性差,容易漏诊而延误诊断。MRI不比CT优越,不应作为首选方法。

(2)功能定位诊断:原醛症确诊、拟行手术治疗,但CT显示为"正常"肾上腺、单侧肢体增厚、单侧小腺瘤(<1cm)、双侧腺瘤等难以确定左、右两侧病变时,有条件的单位可选择肾上腺静脉取血(adrenal vein sample,AVS)用于分侧定位两侧肾上腺的醛固酮优势分泌,为手术定位提供依据,敏感性和特异性分别为95%和100%。依据是否给予24肽ACTH刺激分为两种方法,各有优缺点,24肽ACTH能够强烈刺激醛固酮分泌,有助于放大双侧肾上腺之间醛固酮水平的差异,准确性高,但操作要求高,容易失败。不予药物直接取血者准确性稍差,但仍在90%以上,且方法简单、可靠。皮质醇校正的醛固酮比值高低两侧之比>4,确定为单侧优势分泌,手术效果将良好。试验结果分析要注意插管的位置是否正确:①两侧肾上腺静脉的皮质醇浓度之比应<1.5,接近1;②肾上腺静脉内与下腔静脉的皮质醇之比应>2.5。

4. 鉴别诊断 高血压、低血钾有时还须与原发性高血压、继发性醛固酮增多症、肾脏疾病(低钾性肾病、Liddle综合征、肾素分泌瘤)、皮质醇症、异位ACTH综合征、先天性肾上腺皮质增生、去氧皮质酮分泌瘤、雌激素及口服避孕药所致高血压等作鉴别诊断。15%~20%原发性高血压病人的肾素是被抑制的,易与特发性醛固酮增多症混淆,但卡托普利抑制试验示血浆醛固酮水平被抑制。Liddle综合征又称假性醛固酮增多症,由于肾小管上皮细胞膜上钠通道蛋白异常,多为蛋白的β、γ亚单位基因突变,使钠通道常处激活状态,临床表现为高血压、低血钾、代谢性碱中毒,与原醛症几乎一致。但其血浆醛固酮水平很低,且盐皮质激素受体拮抗药螺内酯对其无效。

【治疗】

根据原醛症的病因类型和定位诊断选择治疗方式。

1. 手术治疗 适用于醛固酮瘤、单侧肾上腺增生、分泌醛固酮肾上腺皮质癌或异位肿瘤,对于药物不良反应不能耐受的、需长期药物治疗特发性醛固酮增多症也可考虑手术治疗。其中以肾上腺皮质腺瘤切除术的治疗效果最好,可望完全治愈。

术前准备甚为重要,除全身状态评估外,术前应控制高血压,纠正低血钾和碱中毒。须给予具有特异性滞钾、排钠和降压作用的醛固酮竞争性拮抗剂——螺内酯,剂量为100~400mg/d,分3~4次口服,北京协和医院一般予120~240mg/d。如果低血钾严重,应口服或静脉补钾进行纠正。一般准备1~2周,注意监控病人血压和血钾的变化。如用药1周后血压控制不满意,可加用其他降压药物如血管紧张素转化酶抑制剂或钙离子通道阻滞剂。肾功能不全者,螺内酯酌减或改为其他降压药物,术前1天应停螺内酯,以防止术后高血钾。

除肾上腺皮质癌或高度怀疑肾上腺皮质癌应采用开放手术行根治性肾上腺肿瘤切除术以外,经腹腔或腹膜后腔腹腔镜的手术方式已成为原醛症手术治疗的"金标准",当然也要考虑术者单位的经验和技术条件。腺瘤型原醛症行腹腔镜肾上腺肿瘤切除术,尽量保留正常肾上腺组织,但对于少见的多发腺瘤或多发结节者应行患侧肾上腺全切。单侧肾上腺增生型原醛症应行醛固酮优势分泌侧腹腔镜肾上腺全切。特发性原醛症和家族性醛固酮增多症-Ⅰ型(GRA)应以药物治疗为主,双侧肾上腺全切仍难控制高血压和低血钾,不建议手术。但当病人因药物不良反应无法坚持内科治疗时可考虑手术,切除醛固酮分泌较多侧或体积较大侧肾上腺。

术后需监测血醛固酮、血钾,术前肾功能不全病人术后需监测肾功能。术后第1天即停钾盐、螺内酯和降压药物,观察血压变化,如血压波动应予调整降压药物。原醛症术后一般不会出现肾上腺皮质功能不足,不建议糖皮质激素的补充替代治疗,极少数情况下出现难以解释的发热、心慌、乏力、冷汗、恶心、呕吐等表现时,应考虑到肾上腺皮质功能不足的可能而予以糖皮质激素。

2. 药物治疗 适用于术前准备、特发性原醛症或糖皮质激素可控制的原醛症、具有手术禁忌证的腺瘤型原醛症、不能手术的肾上腺皮质癌等。常用药物有：

（1）螺内酯（安体舒通）：它与醛固酮有类似的化学结构，两者在肾远曲小管和集合管的皮质段部位的细胞质膜受体水平上发生直接的竞争性拮抗作用。螺内酯干扰醛固酮对上述部位钠重吸收的促进作用，增加 Na^+ 和 Cl^- 的排出而利尿，抑制 Na^+-K^+ 交换，钾的排出减少而提高血钾水平。初始剂量为 20~40mg/d，逐渐递增，最大 <400mg/d，2~4 次/d。主要不良反应多因其与孕激素受体、雄激素受体结合有关，如男性乳腺发育、阳痿、性欲减退、女性月经不调等。

（2）依普利酮：高选择性醛固酮受体拮抗剂。与雄激素受体和黄体酮受体的亲和力分别为螺内酯的 0.1% 和 1%，性相关不良反应的发生率显著降低，用于不能耐受螺内酯者。

（3）氨苯蝶啶及阿米洛利：保钾排钠利尿剂，作用部位同螺内酯，一般不单独使用，常在螺内酯疗效欠佳时合用。

（4）卡托普利：为血管紧张素转换酶抑制剂，可降低血管紧张素 II 和醛固酮水平，舒张小动脉，降低血压，在加用利尿剂后降压作用明显。

（5）钙离子通道阻滞剂：抑制醛固酮分泌和血管平滑肌收缩，如硝苯地平、氨氯地平、尼卡地平等。

（6）糖皮质激素：用于 GRA。初始剂量，地塞米松 0.125~0.25mg/d 或泼尼松 2.5~5mg/d，能维持正常血压、血钾和 ACTH 水平的最小剂量即可。

（李汉忠）

二、皮质醇症

皮质醇症即皮质醇增多症（hypercortisolism），是由多种病因导致肾上腺皮质分泌过量糖皮质激素（主要是皮质醇）而引起的一系列临床症状和体征。1912 年，Harvey Cushing 首先描述本症，故又称之为库欣综合征（Cushing syndrome）。库欣病是专指因垂体病变使 ACTH 过量分泌所致的皮质醇症，其内涵有别于一般概念的库欣综合征，不能混淆。

【发病率】

库欣综合征的年发病率为 2/100 万 ~5/100 万，在高血压人群中占 0.5%~1%；在 II 型糖尿病的肥胖病人、血糖控制不佳且合并高血压者，其发病率可达 2%~5%，高发年龄为 20~40 岁，女性多于男性。

【病因与病理】

皮质醇症病因可分为：促肾上腺皮质激素（ACTH）依赖性和非依赖性两大类。ACTH 依赖性皮质醇症主要包括库欣病、异位 ACTH 综合征和罕见的异位促肾上腺皮质激素释放激素（CRH）综合征；ACTH 非依赖性皮质醇症主要包括肾上腺皮质腺瘤、肾上腺皮质癌、原发性肾上腺皮质增生如 ACTH 非依赖性双侧肾上腺大结节增生（AIMAH）、原发性色素结节性肾上腺皮质病（PPNAD）等。

1. ACTH 依赖性皮质醇症

（1）库欣病：垂体过多 ACTH 使双侧肾上腺皮质弥漫性增生（束状带为主）和过量皮质醇分泌，但 20%~40% 可为肾上腺结节状增生。其病因和发病机制不是单一的，主要包括以下几种：

1）垂体 ACTH 分泌腺瘤：肿瘤自主分泌 ACTH，刺激双侧肾上腺皮质增生并继发分泌过量的皮质醇，占皮质醇症病人总数的 75%~80%。垂体 ACTH 分泌腺瘤有两点与其他垂体瘤不同，即 80% 以上为直径 ≤ 5mm 的微腺瘤、有向垂体外邻近组织局部浸润的倾向性，极个别的垂体 ACTH 分泌腺瘤为恶性腺癌，可向其他部位转移。

2）垂体 ACTH 细胞增生：发病率为 0~14%，病因不明。增生可呈弥漫性、簇状或形成多个小结节。

3）鞍内神经节细胞瘤：分泌 CRH 和 ACTH，称为 CRH 综合征，罕见。

（2）异位 ACTH 综合征：系由垂体以外的肿瘤，如小细胞肺癌、胰岛肿瘤、胸腺瘤、支气管类癌、肠道类癌等，肿瘤分泌 ACTH，刺激肾上腺皮质增生而分泌大量皮质醇。异位 ACTH 综合征的肾上腺皮质的病理改变与库欣病相同，但增生程度更明显，双侧重量平均 20~30g。近年文献报道，异位 ACTH 综合征在皮质醇症的病因中有增加的倾向，占 10%~20%。异位 ACTH 分泌瘤可有显性和隐性两种，前者瘤体大，容易发现，但恶性程度高；后者瘤体小，恶性度低，难以发现。异位 ACTH 综合征的临床表现难以与垂体性库欣病相鉴别。

2. ACTH 非依赖性皮质醇症

（1）肾上腺皮质腺瘤或腺癌：肿瘤自主性分泌过量皮质醇。在国外，肾上腺皮质腺瘤和腺癌的发病率相仿；而在国内，腺瘤的发病率显著高于腺癌。北京协和医院近 30 年来收治肾上腺皮质腺瘤 370 余例，仅收治肾上腺皮质癌 40 余例。肾上腺皮质腺瘤一般为单个，较小，多数直径在 2~4cm，重

10~40g,左、右侧发病率大致相等,偶有双侧腺瘤。肾上腺皮质腺癌的体积较大,重量多超过100g,可早期出现肺(71%)、淋巴结(68%)、肝(42%)、骨(26%)等转移。肿瘤组织除分泌皮质醇外,还分泌一定数量的肾上腺雄激素。无论是腺瘤还是腺癌,由于都自主分泌皮质醇,因而可反馈性地抑制下丘脑的CRH及垂体的ACTH分泌,肿瘤以外的肾上腺组织包括对侧肾上腺,均呈萎缩状态。

(2)ACTH非依赖性双侧肾上腺大结节样增生(ACTH-independent bilateral macronodular adrenal hyperplasia,AIMAH):是CS的一种罕见的病因类型。原因不明,可能与异位受体表达有关。2010年北京协和医院报道4个AIMAH家系,提示本病可能与遗传有关。双侧病变,多个结节融合在一起,一般大于腺瘤。北京协和医院2007年报道手术治疗17例,结节直径为0.5~5cm,单侧肾上腺重8~92g,平均38g。结节切面金黄,无色素沉着,主要由透明细胞和致密细胞组成。

(3)原发性色素结节性肾上腺皮质病(primary pigmented nodular adrenocortical disease,PPNAD):罕见,PPNAD可单独存在,也可以伴随多发肿瘤综合征,即Carney综合征(斑点皮肤色素沉着、心脏和皮肤黏液瘤和不同的内分泌肿瘤);后者为常染色体显性遗传,50%以上存在PRKAR1A基因异常。北京协和医院2010年报道手术治疗的PPNAD 15例,平均年龄为20岁。14例表现为典型库欣综合征,1例表现仅为高血压。病理标本的特点是肾上腺大小、形态基本正常,呈弥漫性多发结节改变,结节直径为0.1~0.4cm,切面灰黑色。单侧肾上腺平均重5.2g。结节主要由束状带样细胞和类似网状带样细胞组成,两种细胞均有不同程度的色素沉着。结节间细胞萎缩。

(4)纤维性骨营养不良综合征(McCune-Albright syndrome):罕见,北京协和医院仅见1例。由于GNAS1基因在合子后激活突变导致细胞内cAMP堆积,依赖cAMP的作用的受体(如ACTH、TSH、LH、FSH受体)被激活,导致肾上腺或多个内分泌腺体功能亢进。常于出生后几周发病。

(5)异位肾上腺肿瘤:肾上腺在胚胎发育过程中,偶可有少数肾上腺皮质散落在迁徙途中(肾上腺至睾丸或外阴水平),如发展为肿瘤,其临床表现与肾上腺皮质肿瘤相同。

(6)类库欣综合征:长期应用糖皮质激素或酒精饮料及抑郁症也可引起类似皮质醇症的临床表现,亦称假性库欣综合征。

【临床表现】

本症多见于20~50岁,女性多于男性,(2~3):1。由于长期的、过多的皮质醇作用,引起机体蛋白质、脂肪、糖、电解质等代谢紊乱,并干扰多种其他肾上腺皮质的过量分泌,其临床表现有下列特征:

1. 脂肪代谢障碍与向心性肥胖 过量皮质醇引起脂肪代谢异常和脂肪分布异常,使脂肪主要堆积于腹部、面部、后颈部、锁骨上窝等,体貌外观呈现为所谓悬垂腹、满月脸、水牛背和锁骨上窝脂肪垫等,四肢由于脂肪及肌肉萎缩显得相对细小,造成本症的特征性体征——向心性肥胖。少数病人表现为均匀性肥胖。

2. 蛋白质代谢障碍表现 皮质醇促使蛋白质合成下降、分解代谢加速,机体长期处于负氮平衡状态。表现为皮肤菲薄、毛细血管脆性增加而易出现瘀点和瘀斑,而皮肤宽大紫纹亦为本病特异性的体征,多分布在下腹部、臀部、股部、腋前部等,呈中央宽、两端细、火焰状。肌肉萎缩无力、骨质疏松,病人多诉腰背痛、四肢乏力、行动迟缓、上楼有困难。经X线检查后常发现有病理性胸、腰椎压缩性骨折或肋骨骨折。病人伤口不易愈合。

3. 糖代谢障碍 高皮质醇血症促进糖原异生增加,脂肪细胞和肌肉细胞对胰岛素的敏感性下降,约50%病人可有糖代谢紊乱,葡萄糖耐量减低,约20%的病人表现为显性糖尿病。

4. 高血压及电解质紊乱 皮质醇具有明显的潴钠排钾作用,同时由于皮质酮和脱氧皮质酮等弱盐皮质激素的分泌也增加,导致钠水潴留、血容量增加,血压升高。血钾多偏低,轻度碱中毒,而当库欣综合征伴有严重的、难以纠正的低血钾和碱中毒时,应警惕异位ACTH综合征的可能。下肢水肿或眼睑、结膜水肿常见。高皮质醇血症影响小肠对钙的吸收,并移出骨钙,使大量钙离子进入血液后从尿中排出,因而病人血钙虽在正常低限或低于正常,但尿钙排量增加,并易患尿石症。

5. 性腺功能紊乱 高皮质醇血症不仅可直接影响性腺功能,还可抑制下丘脑促性腺激素释放激素的分泌。女性病人多有月经减少、不规则或停经、不育,性欲低下,乳腺萎缩,阴蒂增大。如有明显男性化者多系肾上腺皮质癌。男性病人有性欲减退、勃起功能障碍及睾丸萎缩等。由于存在不同程度的雄性激素分泌增加,痤疮、多毛较为常见。

6. 生长发育障碍 过量皮质醇抑制生长激素的分泌,对性腺也有抑制作用,造成少年儿童病人生长停滞、青春期延迟,身材矮小。

7. 精神症状 情绪不稳定,表现为急躁、抑郁、淡漠、沉默寡言,个别病例可出现幻觉、幻想、狂躁或精神分裂症样的表现。

8. 易感染 皮质醇症病人的免疫功能低下,常易合并各种细菌或真菌感染,病情发展较其他病人快而危重,如不及时采取治疗措施,有致命的危险,特别是重症库欣病和异位 ACTH 综合征合并肺部感染者。

【诊断与鉴别诊断】

诊断步骤包括两个方面:首先是判定其临床表现是否为皮质醇症,即定性诊断;然后确定病因,进而做出定位诊断。

1. 定性诊断 临床诊断提供的线索源于上述典型库欣综合征表现,也有不具明显症状和体征者,因此对下列可疑者也应进行筛查:代谢综合征(糖耐量受损或糖尿病、高血压、高脂血症和多囊卵巢综合征)、儿童进行性肥胖并发育迟缓、女性月经紊乱和不育、男性性欲减退和勃起功能障碍、与年龄不相符的病理特征如骨质疏松。

(1)测定血浆皮质醇:正常人皮质醇呈脉冲式分泌,最高浓度出现在晨 6 时至晨 8 时之间,以后逐渐下降,晚 10 时至次日晨 2 时浓度最低。应分别测清晨、下午 4 时及晨 0 时值,以观察昼夜节律的改变。皮质醇症病人的血浆皮质醇增高,且正常的昼夜节律变化消失,即晨 0 时的皮质醇浓度明显增高。

(2)24 小时尿游离皮质醇(UFC):该项检测可避免血皮质醇的瞬时变化及血皮质类固醇结合球蛋白浓度的影响,对诊断本症有较大价值,符合率约 98%。24 小时尿皮质醇测定最好连续测 3 天,而且要注意留准 24 小时尿量。北京协和医院的正常值是 12.3~103.5μg/24h 尿。

(3)小剂量地塞米松抑制试验:经典方法是口服地塞米松 0.5mg/ 次,每日 4 次,连服 2 天。服药前 1 日和服药第 2 日留 24 小时尿测 UFC。正常反应为服药后 UFC<12.3μg/24h 尿。非住院病人留取 24 小时尿困难,近年多采用适合门诊病人的简化法以鉴别假性库欣综合征,即第 1 天晨 8 时测血皮质醇浓度作为基础值。午夜服地塞米松 1.0mg 或 1.5mg,测对照日及服药次日晨 8 时血皮质醇。皮质醇症者血皮质醇值服药后不被抑制,而正常人、单纯性肥胖或假性库欣综合征,服药后均血皮质醇浓度被抑制(<4μg/dl)。小剂量地塞米松抑制试验的诊断符合率在 90% 以上。

2. 病因诊断 皮质醇症的病因鉴别决定治疗方案的选择。首先要区别 ACTH 依赖性或非依赖性皮质醇症,这决定治疗的基本方向,如果概念混淆,可能导致误诊、误治。

(1)测定血浆 ACTH 水平:一般认为血浆 ACTH 值 >50pg/ml,可诊断为 ACTH 依赖性皮质醇症,见于库欣病、异位 ACTH 综合征或 CRH 综合征,异位 ACTH 综合征病人的血 ACTH 水平多 >100pg/ml,但部分异位分泌 ACTH 肿瘤与库欣病有重叠。若 ACTH 值 <5pg/ml,则提示为 ACTH 非依赖性皮质醇症,如肾上腺皮质肿瘤、AIMAH、PPNAD 等。

(2)大剂量地塞米松抑制试验:经典试验方法与小剂量地塞米松抑制试验相同,只是每次地塞米松为 2mg。服药后 UFC 下降达对照日 50% 以下为可被抑制的标准。80%~90% 的垂体性皮质醇症患者可被抑制。80% 肾上腺皮质肿瘤或异位 ACTH 综合征者则不被抑制。

(3)CRH 兴奋试验:对于库欣病诊断的敏感度为 86%。如同时 HDDST 被抑制,诊断库欣病的特异性为 98%。90% 的异位 ACTH 综合征和 100% 的肾上腺皮质肿瘤无反应。

(4)岩下窦静脉插管分段取血(bilateral inferior petrosal sinus sampling,BIPSS)测 ACTH:用于鉴别库欣病与异位 ACTH 综合征。BIPSS 还有助垂体病变优势分泌的左、右定位。

3. 定位诊断

(1)垂体 MRI:用于 ACTH 依赖性皮质醇症。垂体腺瘤多是微腺瘤,直径 <10mm 占 90% 以上,但约 40% 鞍区 MRI 正常,影像学定位检查及诊断评价难度较大,故应强调生化检查包括 BIPSS 对于鉴别库欣病和异位 ACTH 综合征的重要性。

(2)肾上腺 CT 或 MRI:是皮质醇症定位诊断的主要手段。引起皮质醇症的肾上腺肿瘤,其直径一般 >2cm,单个,因含脂质较多,组织密度较低;对侧肾上腺萎缩。肾上腺皮质癌的体积较大,直径常 >6cm,外形不规则,偶有钙化形成。MRI 检查肾上腺并不优于 CT,如为体积巨大的肾上腺皮质癌,MRI 可显示肿块与周围器官、血管的解剖关系及浸润组织情况。

肾上腺皮质肿瘤需要与 PPNAD、AIMAH,因其均表现为 ACTH 非依赖性皮质醇症。PPNAD 影像学以双侧肾上腺大小、形态基本正常伴或不伴多发小结节为特点;AIMAH 双侧肾上腺形态失常,代之以独特的大小不等的多发结节,结节直径可达 3~5cm。

（3）异位 ACTH 肿瘤定位：胸腹部 CT 或 MRI 用于垂体影像正常、CRH 兴奋试验无反应和大剂量地塞米松抑制试验不被抑制的 ACTH 依赖性皮质醇症，查找异位内分泌肿瘤。奥曲肽显像有利于发现异位分泌 ACTH 的内分泌肿瘤。5%~15% 的病人经过详细的检查仍不能发现具体的病因，应密切随诊观察。

【治疗】

治疗方法需视病因诊断而定，因而正确的病因诊断是治疗成功的先决条件。

1. 肾上腺原发肿瘤　分泌皮质醇的肾上腺腺瘤行腹腔镜肾上腺肿瘤切除术，可治愈，建议保留正常肾上腺组织。肾上腺皮质癌首选根治性切除，对于出现远处转移者也应尽量切除肿瘤及转移病灶，术后辅以药物治疗或放疗。米托坦（mitotane，o,p'-DDD）是目前最有效的药物，主要作用于肾上腺皮质束状带和网状带细胞线粒体，诱导其变性坏死。有效率为 35%，但多为短暂的部分缓解，偶有完全缓解长期生存者。

肾上腺皮质肿瘤自主分泌大量皮质醇，使下丘脑 - 垂体 - 肾上腺轴处于严重的抑制状态，致肿瘤以外的同侧和对侧的正常肾上腺都处于萎缩状态，故术前、术中、术后均应补充皮质激素，以防肿瘤摘除后出现急性肾上腺危象。北京协和医院术中予氢化可的松 100mg 静脉滴注，术后 24 小时内再予 100~200mg，术后第 1 天予地塞米松 2mg 肌内注射，每日 3~4 次，2~3 天后改为每天口服泼尼松 10~15mg，然后逐步减量至停服，一般需要维持 6~12 个月。不需补充 ACTH。

对于 AIMAH 和 PPNAD，国外曾建议双侧肾上腺全切，但是需皮质激素的终身替代。二者均为良性病变，治疗目的在于控制皮质醇症，因此也可行保留肾上腺的手术方式。由于 AIMAH 罕见，尚无规范的治疗标准，北京协和医院已积累 60 余例 AIMAH 腹腔镜手术治疗病例，经验如下：对于 AIMAH 病人症状不典型、UFC 中等程度升高、两侧体积悬殊者，可行增生明显侧的单侧肾上腺全切；库欣综合征症状明显，UFC 显著升高者建议行一侧肾上腺全切，对侧肾上腺次全切。术后根据情况可能需要一段时间的糖皮质激素的替代。由于 PPNAD 病人一般年轻或为儿童，尽量保留部分肾上腺皮质功能，有利于发育。一般先行增生明显侧肾上腺全切，如果术后效果不明显或症状复发，则行对侧肾上腺次全切。保留的肾上腺增生组织存在症状复发和二次手术风险，但可避免激素的终身依赖。

2. 垂体性皮质醇症　经鼻蝶窦垂体瘤切除术为库欣病治疗的首选方法。该术创伤小，并发症少，可最大限度地保留垂体功能，手术后能得到临床和生化方面的缓解。初始缓解率为 60%~80%，长期完全缓解率为 50%~60%，复发率为 20%，垂体激素缺乏发生率达 50%。北京协和医院 20 世纪 70 年代末引进该术式，至今已积累千例以上经验。

垂体放疗为库欣病的二线治疗，用于垂体肿瘤手术无效或复发，并且不能再次手术者。缓解率达 83%。肾上腺切除术曾是治疗垂体性皮质醇症、双侧肾上腺皮质增生病例的经典方法，现一般将其作为治疗 ACTH 依赖性皮质醇症的最后手段。国外报道都采用双侧肾上腺全切除术，术后终身皮质激素替代。术后有 15%~20% 发生 Nelson 综合征，出现蝶鞍垂体肿瘤体积增大、皮肤高度色素沉着、血浆 ACTH 水平显著升高等。国内一般采用一侧肾上腺全切除，另一侧肾上腺次全切除。国内有些医院开展了自体肾上腺组织移植术，获得了一定的成功，但尚需大宗病例证实疗效。

3. 异位 ACTH 综合征　关键在于及早发现分泌 ACTH 的肿瘤并手术切除，是异位 ACTH 综合征治疗的首选方法。如肿瘤发展慢、体积小，手术切除疗效满意。如肿瘤较大、进展快或有转移者，也应尽量手术切除病灶，对不能切除的转移病灶应行放射治疗或化学药物治疗。对于肿瘤无法切除或隐匿性异位 ACTH 综合征难以发现原发病灶，其症状严重甚至危及生命，而病人尚可耐受肾上腺手术者，可行双侧肾上腺全切除术，以迅速缓解高皮质醇血症。

4. 药物治疗　药物仅是辅助治疗，用于下列情况：手术前准备、存在手术 / 放疗禁忌证或其他治疗失败或不愿手术者、隐匿性异位 ACTH 综合征、姑息性治疗。药物分为两类，作用于肾上腺水平的肾上腺阻断药物和作用于垂体水平神经调节药物。前者主要包括美替拉酮（甲吡酮）、酮康唑、氨鲁米特、米托坦和依托咪酯等，后者主要包括溴隐亭、罗格列酮、奥曲肽、卡麦角林等抑制 ACTH 合成。

（李汉忠）

三、肾上腺性征异常

肾上腺性征异常症又称肾上腺性征异常综合征（adrenogenital syndrome），1865 年 DeCrecchio 首先描述，系肾上腺皮质增生或肿瘤而分泌过量性激素,致性征及代谢异常,可表现为女性男性化、男性性早熟或假两性畸形。病人的性染色体和性腺本身都是正常的。

【病因分类】

肾上腺皮质分泌过多雄性激素的疾病主要有两类:①先天性肾上腺皮质增生症(CAH):因先天性基因缺失或突变,引起皮质激素合成过程中某种酶的缺陷而致病。主要有5种酶的缺陷,包括21-羟化酶、11β-羟化酶、17α-羟化酶、20,22碳链裂解酶和3β-类固醇脱氢酶缺陷。酶的缺陷造成相应的某种皮质激素合成减少或缺失,因负反馈刺激下丘脑CRH和垂体ACTH大量分泌致肾上腺皮质增生,造成该酶的前体底物积聚,肾上腺雄性激素如脱氢表雄酮和雄烯二酮的生成量大大增加,诱发性分化异常,伴有不同程度的肾上腺皮质功能减退。临床根据酶缺陷的程度,21-羟化酶缺陷可分为由重至轻的3种临床类型,即经典型失盐型、经典型单纯男性化型和非经典型CAH(NCCAH)。经典型CAH发病率为1:7 000~1:16 000,NCCAH发病率为1:500~1:1 000,不同人群差异大,爱斯基摩人发病率高,女性多于男性。②肾上腺皮质分泌雄性激素的肿瘤,其中以肾上腺皮质癌多见。肿瘤组织自主分泌大量脱氢表雄酮和雄烯二酮,并在外周组织转化为睾酮。病人的垂体ACTH分泌处于抑制状态。

【临床表现】

病因不同,临床表现各异。临床最常见的CAH是21-羟化酶缺陷,占90%~95%;其次是11β-羟化酶缺陷,占3%~5%。

失盐型约占经典型CAH的75%,以水、电解质紊乱为突出表现,伴有男性化。出生后早期即出现低钠血症、高钾血症、脱水、代谢性酸中毒等相关症状,重者休克,死亡率高。外生殖器畸形较其他类型严重。

单纯男性化型约占经典型CAH的25%,醛固酮分泌量基本能够维持钠盐的平衡,而表现为出生前后女性假两性畸形和男性性早熟。

非经典型CAH(NCCAH)症状轻,无明显失盐和男性化表现,最常见症状是阴毛提前出现,多数可无症状。

在女婴表现为女性男性化,出生时可表现为不同程度的假两性畸形。轻者仅表现为阴蒂肥大,重者阴蒂肥大如阴茎,大阴唇完全融合似阴囊,尿道开口可以在龟头或阴茎下侧,前者完全似男婴,后者表现为尿道下裂,但性染色体为46,XX,盆腔内存在发育不良的子宫和卵巢。患儿出生后生长较同龄儿快,力大,至3~5岁就出现阴毛,随后可有腋毛、胡子和其他男性体毛,肌肉发达,喉结大,嗓音低沉。7~8岁前身高高于同龄儿童,但一般10~12岁就停止生长,因骨骺线提前愈合,最后身高一般仅140~150cm。如不予治疗,乳房很少发育,月经稀少或原发闭经,多囊卵巢、不育等。

在男婴表现为男性假性性早熟。患儿出生时多数无明显异常或仅有阴茎稍大。出生后阴茎很快长大,并有频繁勃起,至6~7岁时阴茎大小已酷似成年男性,但睾丸大小仍与同龄儿相似。4~5岁即有阴毛,身高长得快,肌肉发达有力,10岁以前已呈现成年男性的体型和第二性征。和女性一样,骨骺线过早愈合而严重影响最后身高。

11β-羟化酶缺陷表现为男性化伴高血压。17α-羟化酶缺陷不论男女,均表现为幼稚女性外阴表型伴高血压。3β-HSD和CYP11A酶缺陷罕见,以性征异常伴失盐表现为主。约30%的男性CAH有睾丸异位肾上腺组织肥大,不育。

肾上腺皮质分泌雄性激素的肿瘤以女性较多见。该病可发生于任何年龄,但以成年妇女为多见。自主分泌雄性激素的肾上腺皮质肿瘤多数为恶性,可分泌大量雄性激素,包括睾酮、雄烯二酮、去氢表雄酮,少数只分泌睾酮。发病前可完全正常,发病后女性很快出现各种男性化表现:长胡子、胸毛及腹毛,阴毛分布如男性;痤疮,不管任何年龄;秃顶,喉结增大和嗓音变粗,阴蒂肥大,肌肉发达,乳房萎缩和闭经等。男性发病后症状不明显,可有不育,这是因垂体促性腺激素被抑制。

【诊断与鉴别诊断】

性征异常和多毛有多种原因,首先要明确是否来自肾上腺。出生后表现为假两性畸形者需与真两性畸形鉴别,性染色体和肾上腺雄性激素的测定不难鉴别。先天性肾上腺皮质增生症的诊断依据是:性染色体正常;血浆17α-羟孕酮(17α-OHP)显著升高,可临床诊断21-羟化酶缺陷。其他指标如低皮质醇、高ACTH、女性和青春期前男性睾酮水平升高,可提供辅证;失盐型血浆醛固酮水平低、肾素活性增高,低血钠、高血钾、酸中毒;NCCAH者17α-OHP多数正常,其诊断需行ACTH兴奋试验,CAH病人ACTH 0.125mg或0.25mg静脉注射,血浆17α-OHP水平显著升高。11β-羟化酶缺陷仅缺乏糖皮质激素,以男性化并高血压为特点,临床诊断主要依据血浆脱氧皮质醇和11-脱氧皮质酮显著升高。

肾上腺皮质分泌雄性激素肿瘤的诊断,病史很重要。24 小时尿 17- 酮、17- 生酮、血睾酮均可显著升高,尤其是睾酮,且不能被中剂量地塞米松所抑制。脱氢表雄酮(DHEA)升高常见。17α- 羟孕酮一般正常。应行腹部 + 盆腔 CT 和超声检查,明确有无肾上腺病变,并可与卵巢雄性激素肿瘤鉴别。

【治疗】

皮质激素的补充替代治疗是 CAH 的主要治疗手段。补充缺乏的皮质激素,最大限度减少肾上腺性激素的分泌,预防男性化,促进正常生长,促进性腺发育。将 ACTH 和肾上腺雄性激素抑制到正常或略低于正常,就可使女性男性化及男性性早熟

情况得到改善,使骨骺愈合不致太快,而尽量少影响患儿的最后身高。经治疗后,女性可有乳房发育并月经来潮,在进行外阴整形治疗后可以结婚和生育。对于药物难治的 CAH,也有行双侧肾上腺全切术者。

CAH 假两性畸形的处理应遵循的原则是:生育潜能的保护、良好的性功能、最简单的医学干预、恰如其分的性别外观、稳定的性别特征、社会心理健康。首先要选择或确定社会性别,当与基因性别矛盾时,需切除其性腺,然后行外生殖器的重建。

肾上腺肿瘤的治疗主要是手术切除。恶性者处理同肾上腺皮质癌。

(张学斌　李汉忠)

第三节　肾上腺髓质功能亢进

一、嗜铬细胞瘤

肾上腺髓质主要分泌肾上腺素、去甲肾上腺素和多巴胺等一组具有重要生理作用的物质,统称为儿茶酚胺。肾上腺髓质分泌释放儿茶酚胺的细胞内含有易被铬盐染成褐色的颗粒而命名为嗜铬细胞。嗜铬组织在胚胎期分布广泛,出生后除构成肾上腺髓质外,也存在于交感神经节和体内其他部位。交感神经系统兴奋如情绪激动、强烈物理刺激、流血、窒息、特殊药物如组胺等,均可引起肾上腺髓质儿茶酚胺分泌增多。临床上可因肾上腺嗜铬细胞瘤、肾上腺外嗜铬细胞瘤、恶性嗜铬细胞瘤和肾上腺髓质增生等而引起肾上腺髓质功能亢进——儿茶酚胺增多症,其中最常见的是肾上腺嗜铬细胞瘤(pheochromocytoma)。儿茶酚胺增多症的主要临床表现为高血压、头痛、心悸、多汗等,若能早期诊断、及时摘除肿瘤,可获痊愈效果。如任其发展,可造成心、脑、肾等脏器严重的不可逆性损害而威胁病人生命。1926 年 Roux 与 Mayo 首次成功地切除了嗜铬细胞瘤,1949 年 Holton 及 1950 年 Goldenberg 等发现嗜铬细胞瘤分泌肾上腺素和去甲肾上腺素,从此才了解嗜铬细胞瘤的临床发病机制,对本病的病理生理认识有所提高。过去认为嗜铬细胞瘤是一种罕见病,据统计,其发病率占所有高血压病例的 0.1%~0.6%。近年由于影像学诊断和实验室检查的进步和普及,报道病例日益增多,在美国,嗜铬细胞瘤的流行率为 1/6 500~1/2 500,每年新发病例为 500~1 600 例。手术治愈率逐渐提高,手术死亡率已

从在引进肾上腺素能阻滞剂之前的 24%~50%,下降到至今的 3% 左右。

【病理】

2004 年,WHO 将嗜铬细胞瘤分为来源于肾上腺髓质的嗜铬细胞瘤,以及来源于交感神经和副交感神经节的肾上腺外嗜铬细胞瘤[也称副神经节瘤(paraganglioma)]。

1. 肾上腺嗜铬细胞瘤　源于肾上腺髓质,多为单个良性肿瘤,80%~90% 位于一侧肾上腺。嗜铬细胞瘤大小相差悬殊,平均直径约 5cm,70% 的肿瘤重量小于 70g,肿瘤血管丰富并有包膜,表面光滑,呈圆形或椭圆形,切面呈黄棕色或红棕色。如肿瘤较大,切面可见出血灶以及坏死或囊性变,显微镜下见瘤细胞较大,呈不规则的多边形,胞质丰富并含有较多颗粒,经铬盐染色后该颗粒被染成棕黄色。嗜铬细胞瘤瘤体大小与儿茶酚胺释放量及其代谢物释放量的比率有关。在巨大的肿瘤内,儿茶酚胺在瘤体内转换速度较慢,降解较充分,所释放到血中的儿茶酚胺较少,尿儿茶酚胺代谢物较多。在较小的肿瘤内,儿茶酚胺转换较快,释放到血循环中的儿茶酚胺较多,而尿儿茶酚胺代谢物相对较少。

过去对肾上腺嗜铬细胞瘤的病理类型有"10%律"的传统说法,即 10% 恶性、10% 肾上腺外、10% 双侧,但随着现代诊断手段的提高,嗜铬细胞瘤实际发病情况要高于这一说法。

2. 肾上腺外嗜铬细胞瘤　亦称副神经节瘤(paraganglioma)或异位嗜铬细胞瘤。肾上腺外嗜

铬组织分布范围甚广,从颅底到盆腔均可发生,但以腹主动脉旁交感神经节为多见,发病率为15.6%~20.72%。其他少见部位的肾上腺外嗜铬细胞瘤有肾门、肾上极、肝门区、肝及下腔静脉间、胰头旁、髂血管附近、主动脉分叉处的主动脉旁器(Zuckerkandl organ)、膀胱、直肠后或卵巢内,其中膀胱嗜铬细胞瘤约占10%。极少数嗜铬细胞瘤位于胸内、颈部及颅内等腹外部位。肾上腺外嗜铬细胞瘤更具恶性倾向,恶性率为30%~40%。

3. 恶性嗜铬细胞瘤 恶性嗜铬细胞瘤的发病率与既往文献中的报道有了一定程度的变化,发病率为18.1%~36.8%。肾上腺嗜铬细胞瘤在术前往往难以鉴别其为良性还是恶性,目前除证实嗜铬细胞瘤有转移外,还没有可靠的病理组织学特征能判定其为恶性。因此,术后随访非常重要,很多术后病理诊断为良性肿瘤者,在几年或20余年后才发现有转移。不少文献报道,肾上腺外嗜铬细胞瘤、24小时尿多巴胺水平高、肿瘤较大(>80g或>7cm)、术后仍持续高血压、肿瘤端粒酶活性增高、DNA 核型分析为多倍体及非整倍体、术中发现质地较硬、形态不规则、血管怒张、与周围粘连等都是恶性嗜铬细胞瘤的相关指标。

4. 双侧或多发性嗜铬细胞瘤 临床少见,症状复杂,预后较差。可表现为同时多发或异时多发,前者有双侧肾上腺嗜铬细胞瘤、单侧肾上腺多发肿瘤或腹膜后多发肿瘤;后者为嗜铬细胞瘤术后在首发肿瘤切除之后其他部位嗜铬组织再次发生肿瘤。对术中切除肿瘤后血压下降不明显者,应考虑多发嗜铬细胞瘤的可能。儿童和肾上腺外嗜铬细胞瘤多发常见。家族性嗜铬细胞瘤、多发内分泌肿瘤、von Hippel-Lindau 病常为双侧多发。

5. 复发性嗜铬细胞瘤 嗜铬细胞瘤切除术后至少6个月不用药物无症状复发者,复发率为4.6%~9.3%,表现为原发肿瘤不同时发生,或原位复发、恶变、转移等。复发性嗜铬细胞瘤恶性倾向较大,应定期复查密切观察。肾上腺外、儿童、多发嗜铬细胞瘤复发率较高。

6. 多发性内分泌腺瘤 II 型(multiple endocrine neoplasia,MEN- II)的肾上腺嗜铬细胞瘤 该型的肾上腺嗜铬细胞瘤发生率为70%~80%,占嗜铬细胞瘤的5%~10%。MEN- II 发病年龄轻,其肾上腺嗜铬细胞瘤多为双侧或多发性并有恶性倾向,可同时或相继与甲状腺髓样癌发病,但多数为甲状腺髓样癌先发生。发病机制不清楚,有家族遗传性,系属常染色体显性遗传,目前认为可能是常染色体上某一基因

缺陷或发生突变,神经外胚层细胞发育不良所致。此外,少数嗜铬细胞瘤同时有多发性神经纤维瘤病(von Recklinghausen disease)或 von Hippel-Lindau 病。

【临床表现】

肾上腺嗜铬细胞瘤多见于青壮年。嗜铬细胞瘤自主生成、储存、代谢儿茶酚胺并分泌其代谢产物,其中大多以过量分泌去甲肾上腺素为主,极少数肿瘤只分泌肾上腺素,作用于相应的组织、器官的肾上腺能 α 和 β 受体,引起临床表现,即hypertension(高血压)、headache(头痛)、palpitation(心悸)、hypermetabolism(高代谢)、hyperglycemia(高血糖)、hyperhidrosis(多汗)。其中,"头痛、心悸、多汗"三联症者占50% 以上。在少数病人中,亦可引起疲乏、恶心、体重下降、便秘、发作性潮红及发热等症状。

1. 高血压 是本病最主要的临床表现,可为阵发性、持续性或持续高血压伴阵发性加剧。阵发性高血压为本病的特征。此类病人平时血压不高,发作时血压骤然升高达 200~300/130~180mmHg,并伴剧烈头痛、面色苍白、大汗淋漓、心动过速、心前区疼痛、心律失常、焦虑及恐惧感、恶心呕吐、视力模糊等。严重者可并发急性左心衰竭及脑血管意外。发作诱因可为情绪波动、按压肿瘤、体位改变、排便、麻醉或手术等。一般发作时间数分钟至1~2 小时,但可短至数秒或长达 24 小时以上。发作频率可自数月 1 次至 1 日数次,并不与肿瘤大小呈正相关。有的病人病情发展迅速,表现为急进型高血压过程,舒张压高于 130mmHg,并有严重眼底损害而影响视力、氮质血症、心力衰竭或发生高血压脑病。有的病人表现为低血压、休克,或高血压与低血压交替出现,或表现为急性腹痛或心前区痛而被误诊为急腹症、急性心肌梗死或感染性休克。病程长者可并发儿茶酚胺心肌病,使心肌肥厚、水肿、灶性出血、内膜肥厚及炎性细胞浸润而致心脏扩大。临床表现似心肌炎,严重者出现心律失常乃至心力衰竭。

2. 代谢紊乱 大量儿茶酚胺分泌可引起多种代谢紊乱,刺激胰岛 α 受体使胰岛素分泌下降;作用于肝脏 α、β 受体及肌肉的 β 受体,使糖异生及糖原分解增加,周围组织利用糖减少,因而血糖升高及糖耐量下降;促进垂体分泌甲状腺刺激素(TSH),进而增加甲状腺素分泌而致基础代谢增高、脂肪分解加速引起消瘦等,而被误诊为"甲状腺功能亢进症"。

3. 其他表现 较大的嗜铬细胞瘤在腹部可以摸到肿块,触摸重时可诱发高血压发作。肿瘤常因

坏死、囊性变等原因致肿瘤的功能活性不高,症状反而不明显,可误诊为其他肿瘤。嗜铬细胞瘤异常分泌时,还可释放35种以上生物活性物质,引起与儿茶酚胺无关的症状,如产生 ACTH 和皮质醇,引起库欣综合征;或分泌血管活性肠多肽,引起脸面潮红、水样腹泻、低血钾、胃酸缺乏等;或合成生长激素释放激素,引起肢端肥大。此外,还可释放降钙素(calcitonin)、β-内啡肽、脑啡肽、血清素、甲状旁腺激素样激素、神经肽 Y 和生长激素释放抑制激素(somatostatin)等,产生相应症状。

4. 一些特殊类型嗜铬细胞瘤

(1)无症状嗜铬细胞瘤:亦称隐匿性嗜铬细胞瘤或静止型嗜铬细胞瘤。发生率为1.5%~23%,常在腹部做影像学检查时发现为肾上腺偶发瘤。无症状嗜铬细胞瘤不产生临床症状的可能机制是:①儿茶酚胺在瘤体内分泌功能低下、已代谢降能或缺少儿茶酚胺代谢的酶系;②肿瘤分泌较多的多巴及多巴胺抢占了受体,由于多巴具有降压作用,对抗了肾上腺素和去甲肾上腺素的作用而不发生高血压;③静止型嗜铬细胞瘤相对较大,肿瘤内部更容易出血、坏死,功能受到影响。但无症状并不等于无功能,往往在麻醉诱导或手术探查诊断不明的肿块时,诱发收缩压 >200mmHg 的高血压或危象;或虽有高血压症状,但病人未能自觉,直至体检或视力障碍检查时才发现此症。

(2)小儿嗜铬细胞瘤:在小儿比较少见,约占儿童高血压病人的1%。表现为持续性高血压、头痛、恶心呕吐、消瘦、视力障碍、烦渴、多尿、惊厥或双手发绀等。90%的患儿高血压呈持续性,阵发性高血压较少见。小儿恶性嗜铬细胞瘤占8.3%~13.1%;儿童家族性嗜铬细胞瘤和双侧嗜铬细胞瘤的发病率较高,分别为28%和20%;多发性嗜铬细胞瘤的发病率为15%~32%;肾上腺外嗜铬细胞瘤的发病率为28%,这类肾上腺外嗜铬细胞瘤中50%为多发性,比成人高。小儿嗜铬细胞瘤发病在性别上与成人相反,男性多于女性,男女之比为2:1。9~12岁男性儿童组为本病好发年龄,女性儿童发病62%集中在月经初潮期。

(3)妊娠期嗜铬细胞瘤:妊娠期嗜铬细胞瘤是嗜铬细胞瘤中较严重的一种状况,较少见,可严重危及母婴的生命安全。如无特殊的临床症状或体征,常被误诊为原发性高血压或妊娠高血压综合征。据统计,患该病时母亲确诊前死亡率可达48%,胎儿可达54%,如产前确诊并采取一定措施,可使母、婴病死率分别降至0及15%。因此,早期及时产前诊断具有重要的临床意义。一方面,妊娠时麻醉、阴道分娩、子宫收缩、胎动均可导致致命的高血压;另一方面,升高的血儿茶酚胺可引起全身小血管重度痉挛,使胎盘灌注减少,造成胎儿生长迟缓、窒息甚至死亡。孕妇患有嗜铬细胞瘤的症状,较常见的有高血压、头疼、多汗、心悸、视力模糊等,有时与子痫、先兆子痫、毒血症相似,如有不稳定的高血压、体位性高血压,充血性心力衰竭或心律失常等应该考虑嗜铬细胞瘤,应作相关检查以便作出正确的诊断。

妊娠期嗜铬细胞瘤诊断步骤同一般嗜铬细胞瘤,但 CT、^{131}I-MIBG 等放射性检查对胎儿不利,可采用 MRI 和超声波检查。

【诊断】

75% 嗜铬细胞瘤病人有阵发性高血压、头痛、出汗和心悸等临床表现,该4项症状诊断嗜铬细胞瘤的敏感性为90.9%,特异性为93.8%。但嗜铬细胞瘤的临床表现多样,尤其在阵发性高血压没有发作时,不少嗜铬细胞瘤病人既往史中曾被诊断为惊恐发作(panic attack)、焦虑综合征、心绞痛、心肌梗死、甲状腺毒症(thyrotoxicosis)、脑肿瘤、蛛网膜下腔出血、更年期综合征、低血糖、休克等。即使表现为持续性高血压的病人常被误诊为原发性高血压,因而如有下列表现者应警惕有嗜铬细胞瘤的可能:①常用降压药治疗高血压疗效不显著者;②持续性高血压伴阵发性加剧者;③血压波动大或有体位低血压者;④麻醉、手术、特殊检查中血压升高、波动剧烈者;⑤儿童或青少年的高血压;⑥伴多汗、心动过速等交感神经兴奋症状及低热、体重减轻等高代谢症状者;⑦肾上腺偶发瘤等。

1. 定性诊断 诊断本病根据实验室检查结果,最具有特异性。目前使用最广泛的实验室检查项目是测定尿儿茶酚胺及其降解终末产物香草扁桃酸(vanilyl mandelic acid,VMA)和降解中间产物甲氧基肾上腺素(metanephrine,MN)和甲氧基去甲肾上腺素(normetanephrine,NMN)。血中儿茶酚胺浓度低、代谢迅速、测定难度大且易受应激因素影响,因而不能作为筛选试验。

(1)尿儿茶酚胺测定:近年报道用气相色谱法,可提高诊断的敏感性和特异性。参考值为 100~500pg/ml(0.6~3nmol/L)。尿儿茶酚胺 > 2 000pg/ml(12nmol/L),对嗜铬细胞瘤有诊断意义,501~2 000pg/ml(3~12nmol/L)为可疑。测定前病人应处于休息状态,控制饮食,如不宜进食水果和咖啡类饮料,停用所有药物,并准确收集24小时尿标本。

(2)尿 VMA 测定:VMA 是儿茶酚胺的代谢产物,测定方法简便并具有特异性,但敏感性稍差。

正常尿排泄量为 15~35μmol/d(3.0~7.0mg/d)。嗜铬细胞瘤持续性高血压和阵发性高血压发作期,尿 VMA 排泄量高于正常。阵发性高血压型病人在非发作期为正常或仅轻度增加,原发性高血压病人尿 VMA 排泄量正常,但在应激情况下可以增高。测定中应注意,单胺氧化酶抑制剂如抗抑郁症药吗氯贝胺(moclobemide)、托洛沙酮(toloxatone)等,可使排出量减低,降甘油三酯药氯贝丁酯(clofibrate,安妥明)可引起假性减少,萘啶酸引起假性增多。

(3)血或尿甲氧基肾上腺素(MN)和甲氧基去甲肾上腺素(NMN)测定:检测灵敏度高,当血儿茶酚胺水平升高超过正常上限 4 倍时,几乎 100% 与嗜铬细胞瘤相关。24 小时尿总 MNs(NMN+MN)大于 1.8mg/24h 诊断嗜铬细胞瘤准确率在 98% 以上。但须注意,抽取血样本时,病人应为卧位,且静脉导管应置于适宜位置至少 15~20 分钟。另外,抽血前 8~12 小时,病人不应摄入食物及含咖啡因饮料、剧烈运动或吸烟。检测的假阴性率低,但假阳性结果并不少见。假阳性结果常与病人的患病、用药情况及饮食因素相关,或因取样不当所致。最常引起假阳性结果的两种药物为 β 受体阻滞剂和三环类抗抑郁药,前者与 60% 的血清变肾上腺素检测假阳性结果相关,而三环类抗抑郁药则可引起 45% 的血或尿液去甲肾上腺素及甲氧基去甲肾上腺素水平假性升高。

(4)药理学试验:当儿茶酚胺测定结果难以确定诊断时,可采用药理学试验辅助诊断。药理学试验有激发试验和阻滞试验两类。

1)激发试验:是对阵发性高血压病人无发作时进行激发诱导的试验,常用的药物有组胺、胰高血糖素和酪胺等,激发试验有一定的危险性,因血压骤高可致脑血管意外和心肌梗死。国内学者对无症状的静止型嗜铬细胞瘤用多巴胺受体拮抗剂甲氧氯普胺(metoclopramide,灭吐灵)5mg 静脉注射激发,观察比较注射前后的血压、脉搏及尿儿茶酚胺,从而获得术前诊断。胰岛血糖素(glucagon)可兴奋肾上腺髓质嗜铬细胞瘤释放儿茶酚胺,引起高血压,而对正常人及原发性高血压病人无此反应。它的不良反应远较组胺小,较为安全。

2)阻滞试验:对持续性高血压、阵发性高血压发作或排除原发性高血压,可行酚妥拉明阻滞试验,即酚妥拉明静脉注射 5mg,注后每 30 秒钟测血压 1 次,如在 2~4 分钟内血压降低大于 35/25mmHg,并维持 3~5 分钟或更长时间为阳性结果。有报道称作可乐定(clonidine)试验较为安全,方法为试验前应停用 β 受体阻滞剂,口服可乐定 0.3mg,休息 2~3 小时后,测血肾上腺素及去甲肾上腺水平,如 <500pg/ml 则为神经性高血压,而嗜铬细胞瘤不下降。

药理学试验特异性不强,有一定的假阴性、假阳性及不良反应,近年已较少应用。

2. 定位诊断 现代影像学检查可显示嗜铬细胞瘤的部位、大小、数量、与周围器官的解剖关系及有无肿瘤转移等,为手术治疗提供了有指导意义的信息。根据诊断的需要可作解剖影像学定位和 / 或功能影像学定位检查,前者敏感性高,但特异性差,后者可弥补特异性差的缺点。

(1)解剖影像学定位

1)超声检查:可全方位、重复、多部位检查,能测量肿瘤的大小,并提示肿瘤内部的组织结构,指导 CT 选择断层扫描。B 超定位准确率为 96.3%。但对功能状态无任何提示,于鉴别诊断意义甚微,对肾上腺外的肿瘤定位效果较差。

2)CT:对肾上腺和肾上腺外嗜铬细胞瘤敏感性为 82%~98%,特异性为 98%。能充分反映肿瘤形态特征及与周围组织、器官、大血管的解剖关系,以指导术前手术路径选择。但对肾上腺外的肿瘤定位效果较差。

3)MRI:能行冠状面及矢状面检查,T_2 加权呈高强度,能很好地显示椎旁组织寻查肾上腺外的肿瘤。对异位及多发性肿瘤的检出率优于 CT。敏感性达 100%,阳性预测值为 83%,阴性预测值为 100%。对于儿童或妊娠及哺乳期女性,宜采用 MRI 检查。

(2)功能影像学定位

1)^{131}I-MIBG(^{131}碘 - 间碘苄胍,^{131}I-metaiodobenzyl guanidine):MIBG 结构上与去甲肾上腺素相似,可被嗜铬细胞瘤及肾上腺髓质所摄取,作全身 γ 照相,对嗜铬细胞瘤具有功能与解剖诊断双重意义,因此对嗜铬细胞瘤的定性诊断和定位诊断均具有特异性,在其指引下作 CT 或 MRI 才能作出精确的解剖定位。MIBG 的假阴性率为 10%,假阳性率为 1%~2%。敏感性为 77%~90%,特异性为 95%~100%。阳性预测值为 100%,阴性预测值为 87%。MIBG 在发现术后残留肿瘤、复发肿瘤、肾上腺外肿瘤、早期发现多发的微小嗜铬细胞瘤或恶性肿瘤转移灶等方面具有优于 CT 的优点。^{131}I-MIBG 显像前必须使用卢戈氏液,5 滴,3 次 /d × 3 天。MIBG 对家族性、肾上腺外、复发或转移性肿瘤尤为适用,如有骨转移时能比 X 线更早发现,对恶性嗜铬细胞瘤有治疗作用。

2)生长抑素受体成像术(somatostatin receptor

imaging)：^{131}I-MIBG 不能肯定者可用 ^{123}I-MIBG 或用新近的生长抑素受体成像术,该成像术也称生长抑素八肽扫描(octreotide scan),一般用 ^{111}-indium(铟)-奥曲肽显像,以增加其敏感性。由于不少内分泌肿瘤也有生长抑素受体,因而其检测的特异性要比 MIBG 差。生长抑素受体成像术可作为 MIBG 的补充,能显示神经母细胞瘤(neuroblastoma)、能摄取胺前体和脱羧酶的 APUD 瘤及心脏嗜铬细胞瘤等有特殊的意义。

3) 正电子发射计算机断层显像仪(positron emission tomography,PET)：近来该显像技术为有功能隐匿性嗜铬细胞瘤的诊断提供了很大帮助,显像剂 ^{11}C-间羟基麻黄碱、^{82}Rb、^{18}F-氟代脱氧葡萄糖、^{18}F-氟代多巴胺等具有更高的敏感性,较 MIBG 更易发现转移灶。

【治疗】

1. 手术治疗 对肿瘤定位明确者,手术切除肿瘤是唯一有效的治疗方法。但对嗜铬细胞瘤定性诊断明确而无法定位者,不宜盲目手术探查。手术治疗嗜铬细胞瘤本身即可触发儿茶酚胺的急性释放而危及生命,因而做好术前准备极为重要,重症病人常需内科、内分泌科、麻醉科共同合作做好围术期的监护和处理。

(1)术前准备：嗜铬细胞瘤分泌大量儿茶酚胺,使血管长期处于收缩状态,血压虽高,但血容量往往不足。因此,术前应予足够疗程的药物准备,达到舒张血管、降低血压、扩充血容量、纠正心律失常、改善一般情况等目的。术前准备应达到以下标准：①血压控制在正常或接近正常范围;②心率小于 90 次/min;③红细胞比容小于 45%;④术前 3 天,每日输注晶体液和胶体液不少于 1 500ml。

术前常用药物有：①α 受体阻滞剂,如酚苄明、哌唑嗪或乌拉地尔(urapidil,优匹敌)等;②β 受体阻滞剂,如普萘洛尔(propranolol)或倍他洛尔(betaxolol),β 受体阻滞剂不宜用于未阻断 α 受体介导的血管收缩作用的病人;③α、β 受体阻滞剂,如拉贝洛尔(labetalol);④钙通道阻滞药,如受体阻滞剂效果不佳,可加用硝苯地平(nifedipine)、维拉帕米或尼卡地平(nicardipine)等。近年术前准备用新药——甲基酪氨酸(metyrosin),600~3 500mg/d,可控制高血压及儿茶酚胺过多的症状。该药系酪氨酸羟化酶抑制剂,抑制酪氨酸转变为多巴,从而使多巴胺和去甲肾上腺素生成减少 50%~80%,尿中排出的儿茶酚胺可降至 80% 以下。上述药物中备选一种,作为术前准备一般至少 2 周。

(2)术中：术中全面监护,建立静脉血容量补充通路、控制血压用药通路、麻醉用药通路、动脉血压通路及中心静脉压通路。为使病人消除不良刺激、术中得到良好的肌肉松弛以及便于处理术中血压极度波动,麻醉选择以全身麻醉为宜。根据肿瘤部位和大小,手术切口应选择最佳手术路径,如第 11 肋或第 10 肋间切口、经腹的正中、剑突下倒 V 横切口或肋下斜切口和胸腹联合切口等,务必使手术视野显露清晰,操作方便,避免损伤肿瘤周围血管与脏器,安全、完整地切除肿瘤,术中避免挤压。术时,在失血前及肿瘤切除前即要输血扩容,一般输血量应比术中出血量多 300~800ml。

(3)术后处理：快速扩容,继续控制血压和监护心脏。肿瘤切除后可有暂时性的低血压或高血压,应作相应的处理。术后高血压仍难以控制者应考虑是术后疼痛、体液过载、原发性高血压(约 25%)、自稳机制不稳定(autonomic instability)、仍残留肿瘤(多发或双侧)或恶性肿瘤等,应再测血、尿儿茶酚胺及其代谢产物作进一步诊断。

2. 经腹腔镜切除术 近年来,随着腹腔镜技术在泌尿外科领域中广泛应用,经腹腔镜切除肾上腺肿瘤有侵袭性小、手术视野清晰、术中出血少、术后恢复快、住院时间短等优点,将成为手术治疗肾上腺肿瘤的首选术式。实践经验表明,经后腹膜入路比经腹腔好,因可避免腹腔内粘连和术后肠梗阻。经腹腔镜切除肾上腺肿瘤技术已得到很大的发展,但对病例的选择有一定的要求,如直径大于 6cm 的肿瘤、定位不明者、大血管旁肿瘤、肾上腺外嗜铬细胞瘤、多发或复发嗜铬细胞瘤、术前对肿瘤与周围脏器及血管间的关系较难明确者、术前血压控制不太理想者或有儿茶酚胺心脑疾病者等均不宜作经腹腔镜切除,仍以开放手术比较安全。近年随着腹腔镜操作技术经验的积累、手术器械设备的不断完善,肿瘤大小并非腹腔镜肾上腺切除术的绝对禁忌证,目前多数公认腹腔镜肾上腺手术适用于肿瘤直径小于 8cm,主要取决于手术者的技术水平、操作经验、手术器械等,灵活掌握。

3. 恶性嗜铬细胞瘤的治疗 应尽量手术切除原发病灶和转移灶以减少肿瘤量,对不能手术或术后复发的恶性嗜铬细胞瘤病人,除用 α 受体阻滞剂外,可联合动脉栓塞、化疗(环磷酰胺、长春新碱等)、放疗等综合治疗。对 ^{131}I-MIBG 有浓聚功能的恶性嗜铬细胞瘤病人,用 ^{131}I-MIBG 也是一种特异性、安全、有效的放射治疗方法,可使肿瘤缩小,临床症状得到部分缓解。新近我国学者报道了使用最新靶向治疗药物，双通道、多靶点酪氨酸激酶抑制剂——索坦（suten），也称舒尼替尼（sunitinib）治疗恶性嗜铬细胞瘤，认为该药具有一定的抗肿瘤效应，并能延缓肿瘤的生长，有效缓解血压的作用。

4. 妊娠期嗜铬细胞瘤　对该病的处理，原则上妊娠 3 个月以内，最好先采取人工流产，再处理原发病灶。妊娠前半期争取做经腹腔镜或开放手术切除，后半期用药物控制病情，等待足月分娩，一般不提倡阴道分娩，因其可诱发致命的高血压发作，以剖宫产为最佳。条件许可时，还可一并手术摘除肿瘤。术前、术中及术后必须严密监护，合理用 α 及 β 阻滞剂，用量不宜过大，若血压过低，对胎儿有害。

（何梓铭）

参 考 文 献

［1］李汉忠. 肾上腺外科疾病诊断治疗指南 [M]// 那彦群，孙光. 中国泌尿外科疾病诊断治疗指南（2009版）. 北京：人民卫生出版社，2009: 298-360.

［2］孙福康，苏颋尉，周文龙，等. 恶性肾上腺嗜铬细胞瘤靶向治疗的初步研究 [G]// 第十八届全国泌尿外科学术会议论文汇编. 南京，2011: B-D5, 121-122.

［3］何云锋，吴小候，唐伟，等. 无症状肾上腺嗜铬细胞瘤 23 例的临床分析 [J]. 重庆医学，2009, 38 (17): 2157-2158.

［4］王德林，吴小候，蒲军，等. 33 例后腹腔镜解剖性肾上腺切除术临床效果观察 [J]. 重庆医学，2009, 38 (21): 2683-2684.

［5］屈小骅，多尔坤，丁未，等. 妊娠合并肾上腺嗜铬细胞瘤的诊治 [J]. 临床泌尿外科杂志，2010, 25 (10): 797-798.

［6］祝宇，吴瑜璇. 原发性色素性结节状肾上腺皮质病一例报告 [J]. 中华泌尿外科杂志，2001, 22 (9): 562.

［7］王卫庆. 原发性醛固酮增多症临床诊治规范 [J]. 中国实用内科杂志，2010, 30 (1): 15-16.

［8］赵铁耘，李芳，李秀钧，等. 原发性醛固酮增多症药物治疗进展 [J]. 中国实用内科杂志，2010, 30 (1): 17-19.

［9］祝宇. 原发性醛固酮增多症外科治疗中的若干问题 [J]. 中国实用内科杂志，2010, 30 (1): 23-25.

［10］曾正陪. 原发性醛固酮增多症临床实践指南解读 [J]. 中国实用内科杂志，2010, 30 (1): 29-31.

［11］宋琦，杜联军，张欢，等. 原发性醛固酮增多症：一种并非少见的高血压原因 [J]. 中国实用内科杂志，2010, 30 (1): 13-14.

［12］ROSSI G P, PESSINA A C, HEAGERTY A M. Primary aldosteronism: an update on screening, diagnosis and treatment [J]. J Hyperts, 2008, 26 (4): 613-621.

［13］ROSSI G P, SECCIA T M, PESSINA A C. Primary aldosteronism: Part Ⅱ: subtype differentiation and treatment [J]. J Nephrol, 2008, 21 (4): 455-462.

［14］FUNDER J W, CAREY R M, FARDELLA C, et al. Case detection, diagnosis, and treatment of patients with primary aldosteronism: an endocrine society clinical practice guideline [J]. J Clin Endocrinol Metab, 2008, 93 (9): 3266-3281.

［15］YU R, NISSEN N N, CHOPRA P, et al. Diagnosis and treatment of pheochromocytoma in an academic hospital from 1997 to 2007 [J]. Am J Med, 2009, 122 (1): 85-95.

［16］NIEMAN L K, BILLER B M, FINDLING J W, et al. The diagnosis of Cushing's syndrome: an endocrine society clinical practice guideline [J]. J Clin Endocrinol Metab, 2008, 93 (5): 1526-1540.

［17］PORTERFIELD J R, THOMPSON G B, YOUNG W F Jr, et al. Surgery for Cushing's syndrome: an historical review and recent ten-year experience [J]. World J Surg, 2008, 32 (5): 659-677.

二、肾上腺髓质增生

【历史】

肾上腺髓质增生（adrenal medullary hyperplasia, AMH）已成为一个独立的疾病。近 30 多年来，逐步被泌尿外科专业人员认识。在 20 世纪 70 年代，在内分泌学和肾上腺疾病的专著中对肾上腺髓质增生几乎全无记载，个别提到这种病变时只是为了否定它的存在，否定有这种病理改变。

吴阶平在诊治嗜铬细胞瘤的过程中，于 1961 年第 1 次遇到肾上腺髓质增生问题，先是在手术中活检发现肾上腺髓质增生，而后又在切除的标本病理检查被证实，病理诊断为"肾上腺髓质嗜铬细胞瘤样增生"。这位病人经 35 年随诊仍健在。其后吴阶平即在临床工作中注意类似病人。于 1965 年首次在肾上腺病变的统计中列入了"肾上腺髓质增生"这一项（当时为 4 例），以引起同道的注意。1977 年吴阶平又在《中华医学杂志》上报道了 15 年中所观察治疗的 17 例单纯性肾上腺髓质增生病例，提出肾上腺髓质增生是一种独立的疾病，并就其临床表现、病理特点和治疗要点发表了自己的看法。最初 3 例术前均诊断为嗜铬细胞瘤,1964 年以后的 14 例,术前就诊断或怀疑为肾上腺髓质增生。17 例中的 16 例病理检查显示肾上腺髓质增生,1 例在形态上未见增生。17 例作肾上腺部分或次全切除术后,6 例效果显著(无高血压危象,血压基本正常);9 例进步(无高血压危象,血压有时偏高);2 例无效(其中 1 例即上述病理检查未见增生,应属误诊)。随后在 1978 年吴阶平用英文发表了同一内容。美国 1979 年在《泌尿外科年刊》摘要刊登了吴阶平的文章,并在编者按中指出:吴阶平的报道提出了一个有兴趣的问题,需要其他学者的认同。1980 年 Rudy 等报道了 4 例肾上腺髓质增生;这是国外文献中第 1 次承认肾上腺髓质增生可能是一种独立的疾病,但文章讨论中仍强调这一病变与 MEN-Ⅱ 的关系要在长期随访中确定。经过 30 多年的探讨及临床病例的验证,目前已有越来越多的专业人员认识到肾上腺髓质增生是一个独立的疾病,国外相继有来自美国、德国、法国、日本、以色列、摩洛哥、印度等不同地区的报道,并对其病理、临床症状与体征、诊断以及治疗方法有了较为统一的看法。

自 1977 年以来,国内外陆续报道的单纯性肾上腺髓质增生病例仍不足 300 例。其中,中国有近 200 例;其次为日本,有 15 例报道,并有专题综述;其他国家的报道不足 40 例,可见这是一个极为罕见的疾病。近 2~3 年来,由于 CT 扫描的精确度不断提高,加上磁共振(MRI)以及 ^{131} 碘 - 间碘苄胍 (^{131}I-metaiodobenzyl guanidine,^{131}I-MIBG)肾上腺髓质扫描的广泛应用,肾上腺髓质增生的报道日渐增多,仅近 3 年国外文献中可查到的就有 17 例报道,而且绝大多数是单侧肾上腺髓质增生,经一侧肾上腺全切除后,血压及血生化指标均恢复正常,且随诊 1~2 年内没有复发。由此可见,临床医师对于此类疾病开始有足够的重视,并应用各种新技术,可早期发现并治愈此种疾病。

单纯型肾上腺髓质增生作为独立疾病的确立,使我们对肾上腺功能性疾病的认识完整。与肾上腺皮质功能亢进(皮质醇症、醛固酮症)一样,肾上腺髓质功能亢进(儿茶酚胺症)可以由肿瘤(嗜铬细胞瘤)或增生性病变引起。

【APUD 瘤】

前面提到的肾上腺髓质增生可以是多发性内分泌肿瘤病(multiple endocrine neoplasia,MEN)的组成部分。这是近 40 余年前发现的一组新病变,

在此作简要介绍:MEN 是常染色体显性遗传疾病,临床表现有多种内分泌病变的组合。所以出现多样性,认为与人体有一个神经内分泌细胞组织系统——APUD 系统有关。APUD 为 amine precursor uptake and decarboxylation 的字头,表示有摄取生物胺前体及此后的脱羧作用,并产生生物胺和多肽激素。APUD 细胞来源于胚胎神经嵴,在机体各脏器几乎都存在。垂体、甲状腺、甲状旁腺、胰腺、肾上腺、嗜铬体的肿瘤均来源于 APUD 细胞,有的学者将这些肿瘤统称为 APUD 瘤(apudoma)。

多发内分泌肿瘤有以下几个类型:①MEN-Ⅰ型,又称 Wermer 综合征,包括垂体、甲状旁腺和胰腺的肿瘤;②MEN-Ⅱa 型,又称 Sipple 综合征,包括嗜铬细胞瘤(或肾上腺髓质增生)、甲状腺髓样癌、甲状旁腺肿瘤;③MEN-Ⅱb 型,除 MEN-Ⅱa 型的肿瘤外,还可患多发性皮肤或黏膜神经瘤;④MEN-Ⅲ型,甲状旁腺瘤和乳头状甲状腺癌,也有不分出 MEN-Ⅱb 型而把该类病人称为 MEN-Ⅲ型者。

但单纯性肾上腺髓质增生与 MEN-Ⅱa 型中的肾上腺髓质增生是完全不同的两种疾病。

1. 单纯性肾上腺髓质增生病人都有高血压并伴有高血压的临床症状,尿儿茶酚胺及其代谢产物增高。但 MEN-Ⅱa 型中的肾上腺髓质增生则仅有 1/3~1/2 的病人有高血压的表现。

2. MEN-Ⅱa 型中的肾上腺髓质增生的病人还有甲状腺髓样癌、甲状旁腺肿瘤的发生。为了明确 AMH 是否都是 MEN-Ⅱa 型中的肾上腺病变,抑或尚有 AMH 作为独立病变存在的病例。吴阶平对原报道 17 例病人中的 15 例作了长期随访,另 2 例国外病人失访。综合文献资料 13 例的统计,伴有 MEN-Ⅱa 的 AMH 病人,其 AMH 症状的出现与甲状腺、甲状旁腺疾患出现的间隔时间最长为 10 年(1 例),超过 5 年的有 5 例,平均为 2 年 9 个月。吴阶平随访的 15 例,其中 7~9 年的有 6 例,10~15 年的有 4 例,超过 15 年的有 5 例,平均随诊时间为 12 年;无 1 例发现甲状腺或甲状旁腺异常,有 3 例有糖耐量试验不正常。国外文献中检索到的近 50 多例单纯性肾上腺髓质增生也无 1 例有甲状腺或甲状旁腺的改变。吴阶平认为 AMH 有两种类型,一类是合并在 MEN-Ⅱa 型中的;另一类是单纯型(或称原发性)的。

3. MEN-Ⅱa 型属家族性遗传疾病,现已发现在第 10 号染色体上有 RET(1 种癌前基因)的 mutation 即基因突变发生(TGC 转化为 CGC),或

者在雄激素受体 DNA 的调控区出现甲基化,而使此基因失活。

【病理】

肾上腺髓质增生的病因尚不清楚,在成年大鼠有迹象表明嗜铬细胞瘤的增生或增殖是神经和激素的综合作用。应用某些药物后出现的肾上腺髓质增生,可能与药物对下丘脑内分泌轴或自主神经系统的作用有关,从而刺激嗜铬细胞增殖。近年来对实验动物,特别是大鼠,引起肾上腺髓质增生的报道日渐增多,在多种品系的大鼠中发现老龄化、多种糖类(如乳糖、木糖醇、山梨醇、甘露醇等多糖)和多种药物(如利血平等抗高血压药物、尼古丁、维生素 D3)的长期应用都可引起肾上腺髓质增生。但在人体,肾上腺髓质增生的病因尚不清楚。

肾上腺髓质增生的诊断已有明确的病理标准:肾上腺的尾部和两翼都有髓质存在(肾上腺尾部一般认为无髓质,但尚有例外);髓质细胞增大;髓质与皮质的体积比率增大;计算所得的肾上腺髓质重量亦增加。据 62 名不同年龄人的肾上腺髓质的体积和重量的研究,新生儿肾上腺髓质占整个腺体的体积不足 1%;出生之后髓质迅速增长,到成人时髓质体积占整个腺体的 9%,此时平均重量为 0.43g。一般来说,肾上腺髓质增生时其体积和重量比正常同龄人多 2~3 倍以上,整个腺体呈圆柱状,失去正常的扁平形态。

【临床表现】

总的来说,临床表现酷似嗜铬细胞瘤。吴阶平报道的 17 例就诊年龄为 39 岁(24~49 岁),与嗜铬细胞瘤相似。17 例中女性 10 例。最主要的症状是高血压,病人多无代谢改变。在持续高血压的基础上突然出现阵发性加剧较为多见。发作时的情况也与嗜铬细胞瘤的发作相似。发作突然,头痛剧烈、心悸、呼吸急促、胸部有压抑感,皮肤苍白、出汗,有时并有恶心、呕吐、视觉模糊。发作时病人精神紧张,血压升至 200mmHg,甚至 300mmHg 以上。发作一般持续数十分钟,但亦可更长或较短。引起发作的原因多不明显,但与嗜铬细胞瘤病人可能有以下差异:精神刺激、劳累成为诱因的比例略高;压迫腹部不引起发作;病程一般较长而且有时并不符合肿瘤的一般规律,即并不一定病状逐渐加重、发病次数日渐增多,可以出现病状有时缓解,有时由重至轻,再由轻至重。

【诊断】

肾上腺髓质增生病人的实验室检查所见与嗜铬细胞瘤病人基本相同,主要有尿中儿茶酚胺(包括肾上腺素和去甲肾上腺素)或其代谢产物 VMA(vanillylmandelic acid)增高,特别是在高血压发作之后。α 受体阻滞剂酚妥拉明(phentolamine, regitine)、酚苄明(phenoxybenzamine, dibenzyline)对控制发作和高血压都有特效。过去应用的腹膜后注气造影对显示嗜铬细胞瘤影像极有帮助,因为临床症状与体征酷似嗜铬细胞瘤而腹膜后注气造影不显示肿块,即应考虑肾上腺髓质增生。但腹膜后注气造影却难从形态上肯定肾上腺髓质有无增生。CT 检查有时可显示肾上腺体积增大但并无肿瘤现象,间接地帮助了肾上腺髓质增生的诊断。

最主要的影像学诊断进展是应用放射性核素作肾上腺髓质扫描,对嗜铬细胞瘤和肾上腺髓质增生可在形态上显示比较明确的区别。

因此,在临床上疑似嗜铬细胞瘤的病例,如实验室诊断证明有儿茶酚胺症存在,而病史中又有与前述不同于嗜铬细胞瘤的一些特点时,应采用影像学,特别是 [131]碘 - 间碘苄胍肾上腺髓质扫描以确定诊断。

本病十分罕见,但如临床医师给予足够注意,仍不难发现这种病例。

【治疗】

由于这种病例罕见,在治疗上经验尚少,目前可根据具体情况选择药物治疗或手术治疗。药物治疗应用 α 受体阻滞剂,应用比较方便的是酚苄明,出现突然的高血压发作时可用酚妥拉明 5~10mg 静脉注射。也有初步资料认为,[131]I-MIBG 在有效剂量下可产生放射治疗的作用。

手术治疗仍是目前比较好的治疗方法,可以有持久的疗效,同时又可在病理上确定诊断。国内所见病例 80% 以上是双侧病变,所以,一般采用上腹部横切口为宜,便于同时显露双侧肾上腺,比较两侧增生的程度(包括活组织检查),确定治疗方案。即使对侧外观正常,亦应进行活组织病理检查。但采取活组织时亦应慎重,因髓质增生严重时,腺体可完全失去正常的扁平形态,腺体饱满如圆柱,做活体检查或分离腺体时容易破裂,髓质很容易随之流失,得不到全面的病理检查结果。为了积累资料,可对腺体作儿茶酚胺测定。手术时,将增生更显著的一侧做肾上腺全切除术。对另一侧(如已证明也有髓质增生)切除 1/2 或 2/3,并用甲醛溶液涂抹剩余的髓腔。这样,手术后无需长期补充肾上腺皮质激素。

(吴阶平　徐峰极)

参 考 文 献

［1］吴阶平.肾上腺髓质增生问题[J].中华医学杂志，1977, 57: 331.

［2］吴阶平,徐峰极,曾正培.肾上腺髓质增生(15例患者的长期随诊)[J].中华外科杂志, 1985, 6 (1): 1.

［3］张振雄,虞颂庭.肾上腺髓质增生17例分析[J].中华医学杂志, 1979, 59 (2): 95.

［4］WU C P. Adrenal medullary hyperplasia [J]. Chin Med J (Engl), 1978, 4 (1): 17-22.

［5］WU J P, XU F J, ZENG Z P. Adrenal medullary hyperplasia. Long-term follow-up of 15 patients [J]. Chin Med J (Engl), 1984, 97 (9): 653-656.

［6］BAILEY J, VAN HERLE A J, GIULIANO A, et al. Unilateral adrenal medullary hyperplasia: another for curable hypertension？[J]. Int J Clin Pract, 1999, 53 (2): 149-151.

［7］BOISSY C, MAINGUENE C, DI PIETRO G. Adrenal medullary hyperplasia: a rare etiology of arterial hypertension-report of a case [J]. Ann Pathol, 1999, 19 (1): 38-41.

［8］CORREIA M J, LOPES L O, BUGALHO M J, et al. Multiple endocrine neoplasia type 2A. Study of a family [J]. Rev Port Cardiol, 2000, 19 (1): 11-31.

［9］DIAZ-CANO S J, DE MIGUEL M, BLANES A, et al. Clonal patterns in phaeochromocytomas and MEN-2A adrenal medullary hyperplasias: histological and kinetic correlates [J]. J Pathol, 2000, 192 (2): 221-228.

［10］DRALLE H, SCHRÖDER S, GRATZ K F, et al. Sporadic unilateral adrenomedullary hyperplasia with hypertension cured by adrenalectomy [J]. World J Surg, 1990, 14 (3): 308-315.

［11］RUDY F R, BATES R D, CIMORELLI, A J, et al. Adrenal medullary hyperplasia: a clinicopathologic study of four cases [J]. Hum Pathol, 1980, 11 (6): 650-657.

［12］KISE H, ARIMA K, YAMASHITA A, et al. Asymptomatic unilateral adrenal medullary hyperplasia with a cyst: case report [J]. Hinyokika Kiyo, 1995, 41 (10): 793-796.

［13］STENGER A M, FRILLING A, SCHRÖDER S, et al. Sporadic unilateral adrenal medullary hyperplasia-a rare cause of hypertension [J]. Chirurg, 1996, 67 (4): 448-450.

［14］TISCHLER A S, POWERS J F, PIGNATELLO M, et al. Vitamin D_3-induced proliferative lesions in the rat adrenal medulla [J]. Toxicol Sci, 1999, 51 (1): 9-18.

［15］WIELAND D M, WU J, BROWN L E, et al. Radiolabeled adrenergic neuron-blocking agents: adrenomedullary imaging with ^{131}I-iodobenzylguanimine [J]. J Nucl Med, 1980, 21 (4): 349-353.

［16］YOSHIOKA M. Adrenal medullary hyperplasia [J]. Ryoikibetsu Shokogun Shirizu, 1993 (1): 537-540.

第四节　肾上腺非功能性肿瘤

肾上腺肿瘤主要从皮质或髓质的间质细胞发生。间质发生的肿瘤如纤维瘤、脂肪瘤极为罕见,转移癌是肿瘤全身广泛转移的一部分,都没有实际临床意义。功能性肿瘤根据所分泌的激素引起不同类型的症状,在临床上较易被发现,已在前两节中介绍,而非功能性肿瘤症状出现较晚,直到肿瘤病变长大后发生邻近组织压迫或因恶性病变发生发热、疼痛、消瘦等非特异性症状才就诊。本节介绍非功能性肿瘤,但有的非功能性肿瘤实际亦有内分泌,只是比较不突出,暂按习惯分类放在本节介绍。

一、神经母细胞瘤

神经母细胞瘤(neuroblastoma)包括成神经节细胞瘤(ganglioneuroblastoma),大多数发生在肾上腺(47%),但亦可在腹膜后(29%)、纵隔(17%)、盆腔(4%)和颈交感神经节中发生。神经母细胞瘤恶性度极大,虽有包膜,但很早就浸润周围组织。肿瘤可达很大体积,表面不光滑,切面呈灰黄色或暗红色。早期经淋巴和血液转移,转移的范围广泛,50%~70%的病人骨髓中可发现肿瘤细胞,骨骼转移特别是颅骨眼眶部较为多见。过去认为神经母细胞瘤是非功能性肿瘤,但近来的研究证明这种肿瘤可分泌多种儿茶酚胺化合物,15%~25%可出现高血压症状。成神经节母细胞瘤的分化发生于胎儿期15~18周,形成类嗜铬细胞,一旦某个基因调节失控或者基因突变而导致肿瘤发生,或许是神经母细胞瘤多发生于新生婴幼儿的原因。

【临床表现】

神经母细胞瘤临床少见，是婴幼儿最常见的肿瘤之一，发病率在 1/3 万~1/1 万，约占儿童恶性肿瘤的 15%，其中 1 岁内发病占 30%，5 岁以内占 80%，成人罕见。遗憾的是，超过一半的患儿诊断时已有转移。他们起源于肾上腺髓质和交感神经节的神经嵴细胞。其临床表现与原发部位、年龄及分期相关。

1. 不同部位的肿块　最常见的症状为不同部位的肿块。

(1) 原发于腹部：以肾上腺及脊柱两侧交感神经链原发多见，主要症状是上腹部肿块，增大迅速，从一侧开始，很容易发展到超过中线。一般在肿块较大时才出现症状，可有腹痛、腹围增大、腰背部饱满扪及肿块、胃肠道症状。

(2) 原发于胸腔：有纵隔压迫相关症状及呼吸道症状，如气促、咳嗽等；如肿瘤直接侵犯至椎管内，可能由于压迫引起神经缺失症状。

2. 晚期表现　70% 的神经母细胞瘤在诊断时已有转移，并出现了转移的临床症状。由于儿茶酚胺释放引起的症状有阵发性高血压、心悸、面色潮红、头痛，这些症状与嗜铬细胞瘤类似，由于肿瘤分泌血管活性肠肽（vasoactive intestinal polypeptide，VIP）而出现水泻与低血钾。病人常有肢体疼痛、贫血、发热、消瘦、眼眶部转移形成具有特征性的熊猫眼，表现为眼球突出、眶周发绀。其他可有高血压及肿块部位相关压迫症状，如有椎管内浸润压迫时出现运动障碍、大小便失禁等。四肢长骨有转移时，局部疼痛并可发生病理骨折。转移到肝时出现黄疸。全身或转移瘤的病状可出现在腹部肿物之前。转移瘤多表现为眼眶和颅部骨性隆起，腹部肿块有多数结节性隆起，质地坚韧，发现时多已固定、不能移动。胸部和骨骼 X 线检查多可见转移瘤。神经母细胞瘤另外一种不常见的表现是急性肌阵挛脑病，表现为眼部肌阵挛、快速、多向性运动（视性眼阵挛）和共济失调。这种现象是由正常神经组织及为对抗神经母细胞瘤所产生的抗体之间的相互作用所引起的。

3. 转移途径　主要转移途径为淋巴及血行。在局限性病变病人中约 35% 有局部淋巴结浸润，血行转移主要发生于骨髓、骨、肝和皮肤，终末期或复发时可有脑和肺转移，但较少见。

【诊断】

1. 实验室检查　尽量争取病理活检以明确诊断及分型。为确定病变范围及临床分期，应做骨髓活检或涂片，骨髓中发现肿瘤细胞。儿茶酚胺化合物的检查对诊断极有帮助，不但肾上腺素、去甲肾上腺素及其代谢产物 VMA（3- 甲氧基 4- 羟基扁桃酸）在尿中含量增高，而且这些激素的前体物质如儿茶酚丙氨酸、多巴胺的量亦增高。这在其他肿瘤，包括嗜铬细胞瘤是没有的。尿中 VMA（vanillylmandelic acid）和 HVA（homovanillic acid）的含量决定于肿瘤中酪氨酸羟化酶（tyrosine hydroxylase）和多巴胺 β- 羟化酶（dopamine β-hydroxylase）的含量。近来的研究表明，约 20% 的病人缺乏 VMA 或 HVA 的分泌，其预后极差。反之，若 VMA 或 HVA 的比率大于 1:5 则预后良好，可能与肿瘤分化较好有关。神经母细胞瘤时血 LDH 可升高并与肿瘤负荷成正比。可用荧光原位杂交法（FISH）检测肿瘤细胞 N-myc 的扩增情况，如大于 10 倍，常提示预后不良。细胞遗传学检查可发现 1p 缺失或 N-myc 扩增。血清中的铁蛋白（ferritin）、神经元特异性烯醇化酶（neuron specific enolase，NSE）以及癌胚抗原（carcinoembryonic antigen，CEA）的测定也日趋广泛，2 岁以上病人血清中 NSE 的升高提示肿瘤的复发与极差的预后，而血清中铁蛋白的含量与肿瘤复发程度成正比，是一项简易、可行的随诊监测方法。

2. 影像学　B 型超声检查是首选的诊断手段，可分辨实性和囊性肿物，并有助于随诊。CT 扫描和泌尿系 X 线造影可见到肿瘤将肾脏推向下方，肿物范围内常有散在的钙化，但肾盂、肾盏的变形不明确；肾胚胎瘤时肿块与肾的阴影不能区分，肾盂、肾盏的压迫与变形更为显著，肾功能亦受到明显损害。在 CT 扫描时利用造影剂，还可及时发现肝转移而免除同位素肝、脾扫描。在诊断方法上，磁共振成像逐渐取代 CT 扫描。磁共振成像对肿瘤代谢的监测很有帮助，有助于病人的诊断和随访。

【临床分期、治疗和预后】

像其他肿瘤一样，临床分期将有助于决定手术方案及评估预后。根据 Evans 儿童癌症研究中心的分期方法，神经母细胞瘤可分为下列各期：① I 期，肿瘤局限于原发器官并有完整的包膜；② II 期，肿瘤已突破原发器官但未超过腹中线；③ III 期，肿瘤超越腹中线；④ IV 期，有淋巴结、骨骼及其他脏器的转移；⑤ IV-S 期，原发肿瘤仅波及肝脏、皮肤和骨髓。

由于神经母细胞瘤预后差异大，部分病人如小年龄、早期，预后明显优于大年龄晚期组，因而应根据病人的预后因素,如年龄、分期、N-myc 扩增、1p 缺失等采用分级治疗。早期病人无 N-myc 扩增及 1p 缺失,可仅做手术,手术后随访。Ⅰ期和Ⅱ期病人可获得 90% 和 75% 的 3 年治愈率,一般 3 年不复发即可望治愈,不再复发。而大年龄、晚期且伴有 N-myc 扩增、1p 缺失者,需接受强化疗和手术,直至骨髓移植。

手术、化疗、放疗仍为神经母细胞瘤治疗的三大主要手段,根据其临床预后因素采用不同强度的治疗方案。一般对局限性肿瘤,主张先手术切除再化疗;而对估计手术不能切除者,采用先化疗再手术、再化疗或加放疗的策略。对神经母细胞瘤敏感的药物有环磷酰胺、长春新碱、依托泊苷(VP-16)、卡铂、顺铂、抗肿瘤抗生素(多柔比星)、异环酰胺等,各个协作组采用不同药物组合对晚期病人强化疗,但预后改善仍未令人满意。美国 CCSG 协作组报道晚期病人在接受自身骨髓移植后 4 年无进展性疾病生存率为 38%,各项处理方案结果未显示有差别。对Ⅳ期具有其他预后不良因素者(如 N-myc 扩增、年龄 >2 岁、诱导治疗未获缓解者),自身骨髓移植组预后要比常规治疗好。异基因移植与自体移植间结果无差异。自体外周血干细胞移植时造血功能恢复要比骨髓干细胞移植快,并且肿瘤细胞污染的机会相对减少。Ⅳ-S 期病人比较特殊,常见于新生儿,肿瘤有自行消退的倾向或成熟转化为良性节细胞神经瘤。可暂行观察,一旦肿瘤生长迅速或肝脏浸润明显扩大才需手术治疗,其 3 年治愈率亦在 90% 左右。神经母细胞瘤对放疗敏感,近年来发现 ^{131}I-MIBG 不但可用于神经母细胞瘤的扫描,而且由于不被肾上腺髓质细胞吸收,因而有希望用作放射治疗,特别是治疗经手术不能完全切除的残存肿瘤。但全身放疗在干细胞移植预处理方案中的应用尚有争论。神经母细胞瘤的原发部位复发机会较高,因此对Ⅲ、Ⅳ期病人仍主张化疗同时采用局部放疗,但其有效性不明确。全身放疗对晚期疼痛病人可缓解疼痛,并不改善预后。神经母细胞瘤的免疫治疗进展很快,特别是单克隆抗体的特异性免疫治疗有明显的疗效。

预后与以下因素有关:①分期及年龄为最重要的预后因素,Ⅰ、Ⅱ、Ⅳ-S 期预后明显优于Ⅲ、Ⅳ期;<1 岁者明显优于 >2 岁者;晚期大年龄患儿的长期无病生存率仅为 5%~30%。②生物学特征,N-myc 扩增 >10 倍为预后不良因素;1p36.3 缺失是易复发的因素,1p 可能有肿瘤抑制因子,即使无 N-myc 扩增,1p36.3 缺失仍有意义。③病理型别,Shimada 分类将神经母细胞瘤病理分成 4 个亚型,4 个亚型即包括 NB(少基质型)、GNB 混合型(基质丰富型)、GN(成熟型)和 GNB(结节型),NB 亚型分为临床预后良好组(favorable prognoses,FH)和预后不良组(unfavorable prognoses,UFH)。

二、节细胞神经瘤

节细胞神经瘤是罕见的良性肿瘤,由交感神经纤维组成,多在胸、腹部交感神经节发生,亦见于肾上腺。肾上腺节细胞神经瘤是发生在肾上腺髓质内分化成熟的交感神经节细胞肿瘤,是一种较罕见的良性肿瘤,约占节细胞神经瘤的 30%,在肾上腺无功能肿瘤中占 8%~9.4%,可发生在任何年龄,但以青年和成年人多见,男、女发病相似。

主要症状是局部肿块,发病缓慢,多无症状,常为偶然发现。直到肿瘤长到很大、压迫附近组织器官时才会出现相应的症状,如食欲减退、腹胀等。但亦偶可分泌儿茶酚胺引起高血压,另外还有腹胀、难治性腹泻、消瘦症状。体检常无明显阳性体征。

实验室检查:常规行肾上腺内分泌功能检查,多数正常,约 10% 病例有 VMA 增高,亦有儿茶酚胺升高者。

影像学检查:超声可见肾上腺内均质实质性低密度占位图像。CT 一般提示肿瘤密度均匀,实质性,常无钙化灶,增强后有轻度强化。MRI 示 T_1 加权为低信号,较均匀,T_2 加权为高信号,不均匀,可见条片状低信号影。

活组织检查:在 B 超或 CT 引导下,行细针穿刺吸引做活组织检查,可见主要为神经纤维组织,内含棕色豆渣样坏死组织。

本病为良性,一般认为肿瘤直径 <3cm 而无症状者可考虑暂行观察;肿瘤直径 ≥ 3cm 者需要手术治疗,多数病例均可采用腹腔镜手术切除。对于高血压、VMA 增高者,应参照嗜铬细胞瘤做围术期处理。若因肿瘤过于巨大,有时切除困难,为避免损伤邻近脏器,可做姑息性切除。此病的复发率很低。本病虽为良性,但如肿瘤较大、生长过快,术后应定期复查,长期随访,注意有无复发和恶变。

三、无功能性肾上腺皮质腺瘤和腺癌

(一) 无功能性肾上腺皮质腺瘤

无功能性肾上腺皮质腺瘤是发生在肾上腺皮质的良性肿瘤,临床上较少见。肿瘤无内分泌功能,常无临床症状,在临床上不易被发现;但在尸检报告中发现肾上腺皮质存在腺瘤的概率高达1.4%~8.7%。近年常在体检或其他疾病行B超或CT检查时发现，约占肾上腺无功能肿瘤的30%。发病年龄多在30岁以上，发生率往往随年龄增长而增高，女性略多于男性。肿瘤多发生于单侧，亦有双侧。巨大肿瘤有发生恶变的可能。

肾上腺皮质腺瘤并不少见，但只有功能性腺瘤才容易被发现，无内分泌作用的腺瘤不引起症状，不影响健康。

无功能性肾上腺皮质腺瘤病程多较长，肿瘤增长缓慢，体积多小，一般无临床症状，多无阳性体征。瘤体较大者(直径>5cm)可有邻近脏器受压所引起的表现，如病侧腰部痛，少数病人伴有高血压等。较大的肿瘤内可发生部分组织坏死、出血，从而出现发热等症状。

实验室检查：多无异常。

影像学检查：超声诊断和CT是发现无功能性肾上腺皮质腺瘤的主要检查方法。超声提示肾上腺部位可表现回声较高的占位病变，而CT可见肿块呈类圆形，一般<5cm，周边境界清楚，密度均匀，增强扫描少强化。MRI显示肿瘤信号均匀，强化不明显，清楚显示与周边结构的关系。

手术治疗是首选的治疗方法，应尽可能切除肿瘤。如肿瘤直径≤3cm，无临床异常征象，也可定期影像学检查，随诊观察。发现病情变化，应及时手术切除。如果肿瘤直径>3cm，又考虑到肿瘤有恶变可能，治疗上态度要积极。腹腔镜手术创伤小、恢复快，此类病是最佳适应证。

(二) 无功能性肾上腺皮质腺癌

相比之下，皮质腺癌的发生率很低，可发于任何年龄段，分布呈双峰，初峰在儿童人群，女童多见，第2峰在30~50岁成人，男性多于女性。

无功能性肾上腺皮质腺癌的症状病史短，病情发展迅速，常出现非特异性的临床表现。例如，乏力、消瘦；约1/2病人因肿瘤内坏死组织吸收有间歇性低热；亦见有高血压等症状而就诊。发现时瘤体多已较大，一般以腰部肿块和疼痛为主要症状。瘤体大者在体位变化时，可因肿瘤侵犯肝包膜或使肾脏扭转、移位引起疼痛加重。有时甚至先有转移引起的症状，局部淋巴结、肺和肝转移较多见；骨骼和脑的转移较少。

实验室检查：这类皮质癌属非功能性的，一般肾上腺相关内分泌功能检查在正常范围，偶尔可出现异常，应进行肾上腺功能测定，24小时尿17-酮类固醇含量升高对诊断有较高的实际意义。因肿瘤过大、消耗过多，可有低蛋白血症、低血糖。

影像学检查：①X线检查显示大肿瘤在腹部平片(KUB)肾上腺区域可见含有钙化影、密度不均的瘤体。静脉尿路造影(IVU)示病灶侧肾脏被推挤下移。胃肠造影可见肿瘤压迫胃或结肠移位。②超声诊断显示肿块呈低回声，内有液化坏死时，间有复合回声。③CT检查定位准确，并能提示与周围脏器关系。肿瘤一般较大，直径>5cm，轮廓不规整，密度不均匀，增强扫描时强化，边缘多有钙化。常侵犯和推挤周边结构，如肝、肾、腔静脉、胃、结肠。④MRI较CT对其诊断有更多组织特性，清楚显示周边结构关系，肿瘤组织信号不均匀，增强时有显著强化。

原发肾上腺皮质癌与肾上腺转移癌临床较难区分，这类转移癌可以来自肺癌、肝癌及肾癌等。有学者应用免疫组化方法检测肿瘤组织内A103和inhibin α两种蛋白的表达，发现这两类物质只在肾上腺组织内呈阳性表达，从而有助于排除转移癌。至于腺瘤与腺癌的鉴别诊断，肿物的直径超过5cm则腺癌的可能性大。磁共振成像中肿物与肝脏的信号强度比有一定价值，皮质腺瘤的肿物与肝脏比为0.7~1.4，而皮质腺癌则往往高达1.2~2.8。

根治性手术是治疗肾上腺皮质腺癌的主要方法。切除肿瘤连同周边已浸润的组织，包括作一侧肾切除、受侵肝脏部分切除；如远处转移癌为孤立性转移癌，可分别切除。如瘤体过大并有转移，可先行化疗，待瘤体缩小后再手术切除。手术时切口应较大，尽量做比较完整的根治切除。预后较功能性腺癌为差。

（王 平）

第八十五章
小儿相关的泌尿外科疾病

第一节 遗 尿 症

遗尿症(enuresis)是一种症状,可能有多种因素参与,指小儿已达控制排尿年龄,仍有不自主排尿,可分为夜间入睡后遗尿及白天遗尿。与其说是医疗问题,不如说是社会问题,常在小儿成长过程中自愈。由于遗尿影响小儿身心健康,并不被社会接受,1997年国际小儿控尿学会(International Children's Continence Society, ICCS)提出小儿下尿路功能不良的标准和定义。2~3岁小儿会表示要排尿,3~4岁小儿能控制排尿。多数夜间遗尿症患儿床褥从未干过,称原发性遗尿;约25%小儿夜间已不遗尿,至12岁时又复夜间遗尿,平均持续2.5年,称继发性遗尿,他们中很多小儿在发育过程中可追溯有精神压力因素。昼夜均遗尿多见于女孩。绝大多数遗尿症患儿没有明显或必须治疗的精神疾病、神经或泌尿系解剖异常。有统计7岁时有白天遗尿者占4.5%(3.2%~6.7%),至15~17岁时为2%(1.2%~3%)。遗尿症小儿除功能性膀胱容量减少外,有些患儿白天尿频、尿急及尿失禁,说明有无抑制性膀胱收缩。

【正常膀胱与控尿的发育】

膀胱储尿及排空靠脊髓、脑干、中脑及皮质中枢协调交感神经、副交感神经及体壁自主神经来完成。婴儿期的排尿动作靠脊髓反射,当膀胱被尿液充盈时刺激输入支,脊髓排尿中枢通过输出支引起逼尿肌收缩,同期外括约肌松弛,使膀胱排空。新生儿膀胱容量为1~2英两(1英两=29.57ml),每日排尿约20次,6~12个月龄婴儿排尿次数为10~15次/d,2~3岁为8~10次/d,至12岁时与成人相近即4~6次/d。Koff(1983年):小儿膀胱容量(ml)=[年龄(岁)+2]×30。小儿首先是夜间能控制排便,其次是白天能控制排便、白天控制排尿、夜间控制排尿;排尿控制也受家庭训练影响。

【临床表现】

排尿功能不良分为神经源性和功能性,本文仅叙述后者。按对上尿路的影响,分为3类。

（一）轻度排尿功能不良

1. 白天尿频综合征 白天尿急,每10~20分钟排尿1次,没有烧灼感和尿失禁,也无排尿困难,多见于3~8岁,特别是春秋季节。副交感神经阻滞剂少有帮助,经2天至16个月(平均2.5个月)突然自愈,与突然出现相似。

2. 少量遗尿(giggle incontinence) 多见于9~12岁女孩,排尿正常,只是在痴笑时有少量尿遗出。上尿路及尿常规正常,尿动力学可有轻度无抑制性收缩,用抗胆碱药及有时用拟交感神经剂治疗。

3. 压力性尿失禁(stress incontinence) 多见于成年女性,有时用交感神经阻滞剂有效。

4. 夜间遗尿(nocturnal enuresis) 遗尿症患儿睡时功能性膀胱容量小及逼尿肌活跃。

5. 排尿后滴尿 因于体位不合适,排尿时,一部分尿流入阴道,排尿后又滴出。

（二）中度排尿功能不良

1. 逼尿肌活跃不足综合征(detrusor underactivity) 膀胱容量大、张力低,逼尿肌反射低下,每8~12小时排尿1次,中间有遗尿,常有膀胱炎及便秘。尿线无力,尿不净,可有上尿路扩张,无膀胱出口梗阻。治疗为训练膀胱,解决便秘,有时需清洁间歇导尿,可用 α 受体阻滞剂治疗。

2. 膀胱过于活跃(overactive bladder) 尿急综合征,发病最高峰是 5~7 岁。由于排尿动力学紊乱,可致尿路感染及膀胱输尿管反流。33%~50% 有上尿路扩张,便秘可加重症状。主要是行为治疗,电刺激(耻骨上 150Hz),药物治疗有溴丙胺太林、奥昔布宁、莨菪碱、格隆溴铵(glycopyrrolate)及托特罗定(tolterodine, detrol)。

(三) 重度排尿功能不良

1. 欣曼综合征(Hinman syndrome) 又称非神经源性神经性膀胱,有长时间的逼尿肌、括约肌不协调,而无神经病变,常有便秘;可有尿路感染。影像检查有膀胱呈小梁,膀胱输尿管梗阻或反流,上尿路扩张;无膀胱出口梗阻。经再教育和暗示治疗可有好转。必要时清洁间歇导尿,解除便秘用抗胆碱药及 α 受体阻滞剂;近期有用 A 型肉毒素(botulinum toxin type A),使横纹肌麻痹。

2. 奥乔亚综合征(Ochoa syndrome) 本症有隐性遗传,2 岁时就可认出。临床表现同欣曼综合征,更有苦笑面容。

【诊断】

病史包括排尿情况(入量、尿量、排尿次数以及遗尿次数及时间)、年龄、排尿训练、有无便秘。体格检查包括神经系统检查,注意腰骶椎部有无呈簇状毛发或脂肪瘤,以排除有无脊椎畸形。检查肛门括约肌张力,确定下肢感觉、运动及反射功能,以除外神经病变。小儿仅有夜间遗尿而无感染,不需做进一步检查;如有尿路感染或神经性病变,需做全面的尿路检查。如超声检查正常、无残余尿,可用药物(如抗胆碱类药物)做试验治疗。

【治疗方案及原则】

治疗包括改变生活习惯,如傍晚限制液体入量,夜间唤醒小儿排尿,理疗、针灸以及药物治疗。

1. 行为疗法 改变遗尿症患儿遗尿的不良习惯,需要儿童、家长和医师的共同努力。

首先建立合理的生活制度,傍晚限制液体入量,不要让小儿过于兴奋如打闹、追跑;入睡前排尿,夜间睡眠时唤醒小儿起床排尿 1~2 次。要进行膀胱训练,逐渐延长排尿间隔,以扩大膀胱容量。

2. 药物治疗

(1) 去氨加压素(Desmopressin, DDAVP):用于夜间遗尿症,抑制排尿中枢,从而抑制膀胱活动,有效率为 40%~70%,如膀胱功能正常,有效率可达 90%,晚间限制饮水。用醋酸去氨加压素(desmopressin acetate),又称弥凝(minirin),口服 200μg/d 睡前服用,连续服用 3 个月后,停用至少 1 周,以便评估是否需要继续治疗。

(2) 甲氯芬酯(meclofenoxate):又称氯酯醒、遗尿丁,口服 25mg(6~8 岁)或 0.9~1.5mg/(kg·d),并限夜间饮水量。连续服用 3~6 个月以后,3~4 周内,每隔 1~2 夜用 1 次。类似的药物尚有去甲替林(nortriptyline)、阿米替林(amitriptyline)、地昔帕明(desipramine)。甲氯芬酯作用于外围神经系统有弱的抗胆碱能作用,能增加膀胱容量。甲氯芬酯对中枢神经的作用包括抗抑制活动,易于“唤醒”睡眠中的小儿。

(3) 自主性药物治疗:抗胆碱药物,如奥昔布宁(oxybutynin)是解痉药,可增加功能性膀胱容量,剂量为 5mg 每日 2 次,连续服用 12 周;还有丙哌凡林(propiverine),剂量为 10mg 每日 2 次,可减少膀胱的无抑制性收缩,故可能对尿动力学紊乱所致的遗尿症有效;也可应用颠茄(10mg/次)及溴丙胺太林(15mg/次),入睡前口服,如白天也有遗尿或尿频、尿急,可日服 3 次,症状改善后维持 1~2 个月,然后逐渐减少次数至停药。

(4) 其他治疗:对药物治疗以及行为疗法效果不明显的患儿,尚可用针灸或电刺激治疗。

(黄澄如)

第二节　肾数目、形态、位置及旋转异常

一、肾数目异常

1. 肾缺如(双肾不发育) 妊娠期妇女羊水主要来源于胎儿尿液,双肾不发育时,羊水量少。小儿体重多低于 2 500g,呈未成熟的衰老状。鼻尖扁平,小下颌,低位耳,耳垂宽阔。皮肤异常干燥而松弛,手相对大并呈爪形。肺不发育,下肢常呈弓状或杵状,髋和膝关节过度屈曲,有时下肢的肢端融合成并腿畸形,即双侧肾不发育综合征(bilateral renal agenesis syndrome;又称波特综合征,Potter's syndrome)。50% 病人可合并心血管和肠道系统畸形。

约 40% 婴儿是死产,即使出生时存活,亦因肺

发育不良,很难存活超过 24~48 小时。

进行产前超声检查,该类病人多可被检出。

2. 单侧肾不发育 一侧肾缺如,为 1/1 000~1/500。男、女比为 1.8∶1,左侧多见,有家族倾向。

单侧肾不发育,因对侧肾功能正常,临床上无任何症状,可终生不被发现。体检时在男孩发现输精管、附睾体、附睾尾缺如,在女孩有阴道发育不良或分隔,合并单角或双角子宫时,应想到单肾。腹部 B 超和静脉尿路造影可以显示一侧肾缺如和对侧肾代偿性增大。肾核素扫描也有助于诊断。膀胱镜可观察到不对称的膀胱三角区。

单侧肾不发育,对侧肾患病的机会并不增加;但常合并泌尿系内外畸形,如对侧为先天性肾盂输尿管连接部梗阻、肛门闭锁等。

3. 附加肾(额外肾) 很多人将附加肾(在一个体内有两个正常肾脏以外的,第三个有功能的肾)与重复肾相混淆。它有自己的收集系统、血液供应和肾被膜,与同侧正常肾完全分开,或由疏松结缔组织与之连接。输尿管可与正常肾的输尿管完全分开或二者呈分叉形。本症非常罕见,附加肾形态正常,但比同侧正常肾小,位于正常肾的头侧或尾侧,50% 病例收集系统扩张、肾实质变薄,提示输尿管有梗阻。

附加肾可因合并症或行静脉尿路造影时被发现;或是在手术或尸检中被发现。

二、肾形态、位置及旋转异常

(一)融合肾

两侧肾融合有各种类型,如蹄铁形肾、块状肾、L 形肾、盘状肾等,其中最常见的是蹄铁形肾,其他都很少见。

蹄铁形肾(马蹄肾)两肾下极由横跨中线的实质性或纤维性峡部连接(图 85-1);峡部位于主动脉和下腔静脉的前方,在第 4~5 腰椎水平,有时位置更低。实质性峡部常较粗大,有固有的血液供应。由于肾旋转不良,肾盂位于前面。

约 400 个新生儿中有 1 例,多见于男性。1/3 病人合并其他系统畸形,包括骨骼、心血管、胃肠道和生殖系畸形。泌尿系畸形包括重复肾、双输尿管,输尿管口异位,输尿管膨出等,也有报告并发肾发育不良和多囊肾者。

临床表现:小儿可全无症状,5%~10% 病人可扪及无症状的腹部肿块。如有症状,则与肾积水、泌尿系感染和结石形成有关。输尿管通过峡部的过程、高位出口和异位血管压迫可致肾盂输尿管连接部梗阻。

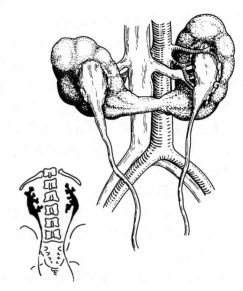

图 85-1 蹄铁形肾

诊断:腹部中线可触及肿块,腹部 B 超易于检出蹄铁形肾。静脉尿路造影显示肾长轴的延长线与正常肾盂相反,在尾侧方向交叉。须注意有无并发畸形。

治疗:腹部扪及肿块而无症状者,不需治疗。有合并症者,针对肾的具体病变对症处理。切断峡部的手术,因不能缓解症状,早已不用。

(二)异位肾

胎儿期盆腔内的肾胚芽,随着胎儿生长,逐渐旋转、上升到正常位置。上升发生障碍或误升向对侧,即形成异位肾或交叉异位肾。

1. 盆腔肾 600~1 000 人中有 1 例,较正常肾小、扁平或球形,因旋转不良,肾盂常位于前方,输尿管短,在同侧进入膀胱而罕有开口异位,对侧肾多是正常的。它有别于肾下垂,后者肾在正常位置,有正常的血管和输尿管,很多盆腔肾无临床症状,因肾的位置和旋转异常、异常血管压迫和高位输尿管口,可引起肾积水和结石形成,故腹绞痛最常见,可误诊为急性阑尾炎或盆腔器官疾病。也可有尿路感染和可扪及的腹部肿块。异位肾异常血管也可致肾性高血压。孤立的异位肾被误认为盆腔恶性病变而错误地被切除,将造成灾难性的结果。

随着影像技术的广泛应用,无症状的异位肾检出率也在增加。

2. 胸腔异位肾 胸腔异位肾约占异位肾的5%。左侧多于右侧,约为 1.5∶1。男性多于女性。它位于横膈的侧后方,Bochdalek 孔内,此处横膈变薄,似薄膜包住肾的伸入部分,因此肾不在游离胸腔内。它已完成正常旋转过程,肾的形态和收集系统正常。肾血管和输尿管通过 Bochdalek 孔,输尿管被拉长,但无异位地进入膀胱,对侧肾脏正常。本症多无症状,在胸部 X 线检查时被偶然发现,静脉尿路造影或逆行肾盂造影可以确诊。

3. 交叉异位肾 本症是指一侧肾跨过中线至对侧,可与对侧肾融合,异位的肾脏位于下方,其输尿管仍由原侧进入膀胱(图 85-2)。

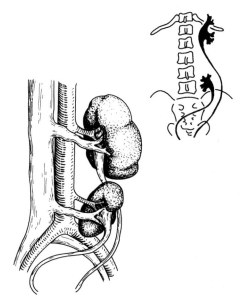

图 85-2 交叉异位不伴融合肾

McDonald 和 McClellan(1957 年) 把交叉异

位肾分成 4 种类型:①交叉异位伴融合肾;②交叉异位不伴融合肾;③孤立性异位肾;④双侧交叉异位肾。

90% 交叉异位肾是融合的。当它们不融合时,非异位的肾保持其正常位置,孤立性交叉异位肾常位于对侧肾窝内,且已完成其垂直轴线的旋转,当肾保留在盆腔内或仅上升到下腰部时,肾可呈横位,肾盂位于前面。双侧交叉异位肾,有完全正常位置的肾和肾盂,两侧输尿管在下腰椎水平交叉。

多数交叉异位肾病人无症状,如有症状常在中年发病,包括模糊的下腹痛、脓尿、血尿和泌尿系感染。异常的肾位置和异位的血管可引起梗阻而致肾积水和结石形成。有的病人可有无症状的腹部肿块。

静脉尿路造影可以作出诊断。有合并症者应对症处理。

(三) 肾旋转异常

实际上是肾在上升过程中没有或过度旋转,肾虽位于腰部,如旋转不全,则肾仍维持胚胎时的朝向,即肾盂朝向腹侧。本症除因异位血管、索条压迫引起尿流通过障碍外,无临床意义。

(黄澄如)

第三节　肾盂输尿管连接部梗阻及集合管系统异常

一、肾盂输尿管连接部梗阻

肾盂输尿管连接部梗阻(pelviureteric junction obstruction,PUJO)是小儿先天性肾积水的常见原因,产前可经 B 超检出。

【发病率】

PUJO 的发生率为 1/800~1/600,可见于胎儿至出生后各年龄组,约 25% 见于 1 岁以内。多见于男性及左侧,双侧病变为 10%~40%。

【病因】

1. 肾盂输尿管连接部狭窄及高位输尿管口 少数患儿有多处输尿管狭窄,甚至全长输尿管狭窄。偶见外科手术时,输尿管外观正常,可以通过粗的导尿管,但尿液却不易下流,病理显示螺旋状排列的平滑肌细胞被纵行排列的肌束和纤维组织替代。大量胶原纤维沉积于狭窄段,导致自肾盂

至输尿管的正常蠕动波消失。它奠定了切除肾盂输尿管连接部的必要性。而高位输尿管口可能继发于扩张、下坠的肾盂。

2. 肾盂输尿管连接部瓣膜 先天输尿管上段皱襞发育停滞,造成黏膜、肌肉折叠形成瓣膜。

3. 肾盂输尿管连接部息肉 息肉多呈海葵样,位于输尿管上端造成梗阻,息肉表面为移行上皮,上皮下为增生的纤维层。

4. 迷走血管或副血管压迫肾盂输尿管连接部 来自肾动脉主干或直接来自腹主动脉供应肾下极的迷走血管或副血管跨越输尿管使之受压。

迷走血管造成肾盂输尿管连接部梗阻的病因尚存在争论。Hanna(1978 年)认为迷走血管不是造成原发性梗阻的原因,只是在内因存在情况下加重梗阻,这就可以解释为何单纯解除血管压迫并不能解除梗阻。

【病理】

1 岁婴儿肾盂容量为 1~1.5ml,5 岁以内小儿肾盂容量约为 1ml/岁,5 岁以上为 5~7ml。肾积水时的容量可达数百甚至数千毫升。肾积水容量超过病人 24 小时尿量时,称巨大肾积水。在梗阻的基础上可继发感染与结石,加重了肾脏的破坏。

肾集合系统的扩张可造成肾髓质血管的伸长和肾实质受压缺血,肾组织逐渐萎缩与硬化以致不可完全逆转。髓质血管的过度伸长可引起断裂,是肾积水发生血尿原因之一,当然更多见的是并发结石所引起的血尿。

肾外型肾盂能代偿一部分腔内压力的增高,因此肾实质损害较轻,发展亦较慢。

双侧肾积水或单肾并发肾积水,梗阻解除后多有显著的尿量增多,排钠、利尿现象。单侧肾积水者尿量大致正常。

【合并畸形】

肾盂输尿管连接部梗阻常合并其他泌尿系畸形,有报道可达 50%,尤其多见于对侧肾脏,若被忽视就会影响治疗效果。

【临床表现】

近年因孕妇产前广泛应用 B 超,能检出肾积水,无症状的病例显著增加。

1. 腹部肿物 多呈中度紧张的囊性感,少数质地柔软,表面光滑而无压痛。

2. 腰腹部间歇性疼痛 除婴幼儿外,多数患儿能陈述上腹胃部或脐周疼痛。年龄较大的儿童可明确指出疼痛来自患侧腰部。由于疼痛发作时可伴恶心、呕吐,故常被诊为肠痉挛或其他胃肠道疾病。

3. 血尿 发生率在 10%~30%,可发生于腹部轻微外伤后,或因肾盂内压力增高,肾髓质血管断裂所致,也可能因尿路感染或并发结石引起。

4. 尿路感染 发生率低于 5%,一旦出现,常伴全身中毒症状如高热、寒战和败血症。

5. 高血压 无论小儿或成人均可有高血压,可能因扩张的肾集合系统压迫肾内血管,引起肾供血减少,产生肾素之故。

6. 肾破裂 肾积水患儿受到直接暴力或跌倒时与硬物相撞,易于破裂。

7. 尿毒症 双侧肾积水或单肾并发肾积水的晚期可有肾功能不全的表现。患儿出现生长、发育迟滞,或喂养困难、厌食等消化道紊乱症状。

【诊断】

如产前超声检出胎儿有肾积水,应于小儿出生后 1~3 周复查。

静脉尿路造影可见肾盂肾盏扩张,造影剂突然终止于肾盂输尿管连接部,输尿管不显影。延缓摄片很重要,如注射造影剂后除摄 7、15 及 30 分钟外,延缓至 60、120 分钟甚至 180 分钟,常可检出扩张的输尿管。如有输尿管扩张,则说明病变部位不在肾盂输尿管连接部。如患侧不显影或未见到造影剂突然终止于肾盂输尿管连接部,超声检查就很重要,如超声检查有肾积水征象而无输尿管扩张,即可诊断为肾盂输尿管连接部梗阻。

如超声有输尿管扩张,则提示输尿管远端病变(反流、狭窄或两者兼有)。若怀疑反流,可作排尿期膀胱尿道造影证实,并可了解下尿路的解剖形态。如无反流,再作经皮肾穿刺造影或 / 和逆行肾盂造影以确定输尿管上、下端并存的梗阻。目前用超声、肾核素扫描或 / 和磁共振水成像,这将替代其他有创及繁琐的检查。

偶有肾盂输尿管连接部间歇性梗阻的病人,在无症状时静脉尿路造影正常。若在做静脉尿路造影或肾核素扫描时给呋塞米(1mg/kg 静脉滴注),可以了解肾盂排空效果,呋塞米的利尿作用可诱发腹痛。

遇有诊断困难的病例,螺旋 CT 或 MRU 可清晰显示梗阻部位。

【治疗与预后】

围产期经超声检出的肾积水,如不合并羊水量少,可于出生后 1~3 周作超声复查。一般在出生后 3~6 个月期间,肾盂前后径 <30mm 或肾核素扫描示分肾功能 >40% 时,可用超声随诊观察。当出现进行性肾盂扩张(肾盂前后径 >30mm)或肾核素扫描示分肾功能 <40% 时,证明患儿出现明显的肾功能损害,需及时手术干预。

如有肾浓缩功能不良而肾不显影时,可做 ^{99m}Tc-DMSA(^{99m}Tc-二巯基丁二酸)核素扫描检测分肾功能,一般患肾功能在 10% 以上,须保留患肾,梗阻解除后,肾功能可望改善。肾盂成形术后,临床症状如腹痛、肿物、尿路感染等消失,即为治愈。至于影像学检查,很难见到扩张的肾盂、肾盏完全恢复正常,实际上能恢复正常者不到 10%。

双侧肾盂输尿管连接部梗阻性肾积水:依据病情可一期完成双侧离断性肾盂成形术,以减少患儿两次手术之苦,并未增加致病率。

先天性肾积水合并输尿管远端病变:即上述严重膀胱输尿管反流或 / 和输尿管远端狭窄,则先做离断性肾盂成形术,保留肾盂造瘘管 10~14 天后再做防反流的输尿管膀胱再吻合术。

经皮肾造瘘术只用于单肾或双肾积水并发氮

质血症,或并发严重尿路感染难于用药物控制者。

【手术】

1. 离断性肾盂成形术(Anderson-Hynes 术式) 自 1949 年被首次报道以来,已成为治疗肾盂输尿管连接部梗阻的首选术式。手术要求吻合口宽广,低位,呈漏斗形,缝合密闭而无张力。

术后 3~6 个月做静脉尿路造影复查肾脏恢复情况,如有条件,可做术前、术后肾核素扫描检查,更可了解肾脏形态及功能。

2. 腹腔镜肾盂成形术 可采用后腹膜入路和腹腔入路,做离断性肾盂成形术。1993 年由 Schuessler 首先实施,Bauer(1999 年)对 69 例 PUJO 患儿随机分组,34 例行腹腔镜肾盂成形术,35 例行开放式离断性肾盂成形术,对两种手术方法的成功率进行统计学处理,没有显著性差异。

二、集合管系统异常

1. 肾盏憩室 肾盏憩室是指肾实质内肾小盏通过一条狭小的管道与肾盏周围的囊腔(内被覆移行上皮)相通,好发于肾上盏,可以是多发的。

肾盏憩室可全无症状,而在静脉尿路造影中偶然发现,因尿液淤滞,憩室膨胀,可引起疼痛、血尿、感染和结石形成。

静脉尿路造影特别是延缓造影可以做出诊断,逆行肾盂造影、CT 对诊断也有帮助。

无症状者不需治疗,有疼痛、血尿、持续感染和结石者可考虑外科治疗(包括肾部分切除)。

2. 肾盏积水 肾盏积水罕见,是肾大盏的囊状扩张,与肾盂相连,被覆移行上皮,可能是由于先天或后天性梗阻所致。

因血管压迫引起的肾盏积水者,可做肾盂肾盏吻合术矫治;因肾盏狭窄引起者,可做狭窄的漏斗部切开术或肾部分切除术。

3. 巨肾盏症 巨肾盏症是非梗阻性肾盏扩张,由肾乳头畸形引起,肾盂及肾盂输尿管交界处均正常。围绕巨肾盏的肾皮质厚度正常,也无瘢痕和慢性炎症征象,但髓质发育不全,不似正常的锥体形而似新月形,

多见于男性,男女比为 6:1,长期随访从肾解剖学上和肾功能上未见任何进展。

(黄澄如)

第四节　肾囊性病变及肾发育不全

一、肾囊性病变

肾脏出现覆有上皮细胞的囊肿是一组不同源疾病,病因不同,形态学特征及临床表现也不同,故命名混乱而复杂。有些是先天性的,可与遗传相关,有些是后天获得性的。可在任何年龄发病,可在肾的任何部位形成,囊肿可为单发,也可多发。近年来应用超声和 CT 检查,能早期检出。临床上较常见的有下列几种(表 85-1)。

表 85-1 肾囊性病变(cystic kidney disease)

多囊肾(polycystic kidney disease,PKD)
　常染色体隐性遗传多囊肾(autosomal recessive polycystic kidney disease,ARPKD)
　常染色体显性遗传多囊肾(autosomal dominant polycystic kidney disease,ADPKD)

髓质囊肿(cysts of the medulla)
　少年性肾单位肾消耗病(juvenile nephronophthisis)
　髓质囊性病(medullary cystic kidney disease)
　髓质海绵肾(medullary sponge kidney)

续表

肾小球囊性病(glomerulocystic kidney disease)
　散发的肾小球囊性病(sporadic glomerulocystic kidney disease)
　家族发育不全性肾小球囊性病(familial hypoplastic glomerulocystic kidney disease)
　常染色体显性遗传肾小球囊性病(autosomal dominant glomerulocysticerous kidney disease)

多房囊性肾发育不良(multicystic dysplastic kidney)

单纯性肾囊肿(simple renal cysts)

多房性肾囊肿(multilocular cysts)

获得性囊性肾病(acquired cystic kidney disease)

综合征合并囊性肾病(syndromes with cystic kidneys)
　结节性硬化症(tuberous sclerosis)
　梅克尔 - 格鲁贝尔综合征(Meckel-Gruber syndrome)
　von Hippel-Lindau 综合征

(一)多囊肾

1. 婴儿型多囊肾(ARPKD) 常染色体隐性遗传,均伴肝脏病变。源于 PKHDI 基因异变。发病率为 1:55 000~1:6 000,男女比为 2:1。ARPKD

分为 4 型:围产期、新生儿期、婴儿期和少年期。发病年龄越早,肾脏病变越重而肝脏病变越轻;反之,肾脏病变越轻而肝脏病变越重。

病理:双肾增大,外形光滑,切面呈蜂窝状,远端肾小管和集合管呈囊状扩张。肾盂肾盏被膨胀的肾实质压迫变形。肝门静脉区胆管数增加伴结缔组织增生,致门静脉周围纤维化而并发门静脉高压。

临床表现:严重类型 ARPKD 患儿,多有波特面容和羊水少的历史。围产儿和新生儿常死产,或出生后数日内因肺发育不良死于呼吸功能衰竭。肾脏肿大,严重的腹部膨隆可致难产。新生儿通常是少尿的,生后数日内出现贫血、脱水、失盐等肾功能减退的症状,随年龄增大,逐渐发生肾功能衰竭。幼儿和少年可有高血压和充血性心力衰竭。儿童期因门静脉高压可致食管静脉曲张出血、脾功能亢进。非特异性的症状包括恶心、呕吐、生长发育迟滞。实验室检查显示血清尿素氮、肌酐升高,酸中毒,中度贫血,尿比重低和轻微蛋白尿。

超声显示肾脏增大,整个肾实质回声增强。影像学表现是造影剂在皮质和髓质的囊肿中滞留,显示不规则斑纹或条状影像。

2. 成人型多囊肾(ADPKD) 本病常染色体显性遗传,是以肾囊肿的发生、发展和数目增加为特征。500~800 个尸检中有 1 例。人群发生率为 0.1%~0.5%。

病理:病变为双侧性,早期囊肿较小,肾大小正常,两肾病变发展不对称。后期肾显著增大,肾表面和切面满布大小不等的囊肿,只残留少量肾实质。

临床表现:发病缓慢,大多数在 40 岁后出现症状,病人可有持续或间歇性腰腹痛,镜下或肉眼血尿,轻微蛋白尿,肾浓缩功能低下,可出现多尿、夜尿。体检时可扪及腹部肿块。60% 病人有高血压,可并发尿路感染、结石,并有慢性肾功能不全,最终出现尿毒症。40%~60% 病人并发肝囊肿,随年龄增大,囊肿的数目和大小也渐增加。此外,胰、肺、脾,卵巢、睾丸、附睾、子宫、膀胱也可有囊肿形成。10% 病人有颅内小动脉瘤。

诊断:超声、静脉尿路造影和 CT 为主要诊断方法。X 线表现双肾增大,轮廓不规则,肾盂、肾盏受压变形。核素扫描示肾内放射性核素显像剂减少。

治疗:防、治并发症和保存肾功能。巨大囊肿可行去顶减压术,以缓解症状,尿毒症者需作透析和肾移植。

本病发病年龄越年轻,预后越差,平均死亡年龄为 50 岁,一般在症状出现后 10 年。主要死于肾功能衰竭、心功能衰竭、急性感染或颅内出血。近年因可以很好地处理并发症如尿路感染、结石、高血压、肾功能衰竭,预后有改善。

(二)髓质囊肿

1. 少年性肾单位肾消耗病 是导致小儿慢性肾衰的常见原因,为常染色体隐性遗传。肾小,表面灰白有小颗粒。囊肿源于远端小管及集合管,肾小球正常或其周围纤维化;肾小球、小管逐渐萎缩。因尿浓缩功能差、多尿,可致遗尿、脱水、低钠、缺盐,至 10~13 岁出现终末期肾病。治疗为透析等待肾移植。

2. 髓质囊性病 为常染色体显性遗传,可与少年性肾单位肾消耗病并存,可有肾功能不全、多尿、贫血、高血压,多于成人发病。

3. 髓质海绵肾 偶见于小儿,发生率为 1/5 000~1/2 000。男性多见,一般无家族史。双肾大小正常或略大,集合管扩张形成大小不等的囊腔,直径为 1mm~1cm。切面外观似海绵,囊壁为单层上皮细胞,内含不透明胶冻样凝块、钙质物质和小结石。多数小囊与肾小管或肾盂相通。

多无症状,可有血尿、尿路感染;髓质内形成小结石,可引起肾绞痛。肾功能多正常,如两肾病变广泛,肾浓缩、稀释功能可轻度受损,可有高尿钙症。

腹部 X 线片可见小结石,位于小盏外侧肾实质内,扩张的肾小管有钙化。静脉尿路造影显示髓质明显增大,造影剂充盈小囊肿呈花束样或葡萄串样表现。

无症状和无并发症者不需治疗。鼓励多饮水,增加尿量,减少结石形成。若有泌尿系感染和结石,应对症处理。本病无合并症者预后良好。

(三)多房囊性肾发育不良(多房性肾囊性变,multicystic dysplastic kidney)

肾发育不良(dysplasia)是胚胎结构的分化不良,如囊肿、异常的肾小管、未分化的间充质或非肾成分的软骨等。本症无家族倾向,无性别差异,多单侧发病。如全肾发育不良,以囊肿占优势,则称为多房性肾囊性变。

肾呈大小不等囊样结构,体积可大可小,像一簇葡萄。囊壁内覆立方或扁平上皮细胞,常伴患侧输尿管闭锁。本病可能是胎儿早期、输尿管梗阻的严重后果,如后尿道瓣膜症。多房性肾囊性变也可发生在重复肾的上肾部和蹄铁形肾的一侧,而肾的另一部分是正常的。

本病是新生儿期腹部肿块最常见原因,可合并远端闭锁的巨大输尿管积水。双侧病变在新生儿期可有波特面容,肺发育不良或羊水过少。单侧病变者 5%~10% 病人可有对侧肾盂输尿管连接部梗阻所致肾积水,15% 病人对侧可有膀胱输尿管反流。

产前 B 超可以检出,肾脏由大小不等的囊肿所替代,囊肿互不交通。肾核素扫描显示患肾无功能,IVP(静脉肾盂造影)显示患肾不显影,并发重复肾者可显示下肾部向外、下移位。

双侧病变,新生儿期死于呼吸衰竭或肾功能衰竭。单侧病变应作肾切除术,发生在重复肾者应作上半肾切除。体积不大又无临床症状,可用 B 超随诊观察。

(四) 单纯性肾囊肿

又称孤立性肾囊肿,是肾囊性疾病中最多见、症状最轻微的一种。多见于 50 岁以上的成年人。发病率高达人群的 50%,儿童罕见。

囊肿多为孤立和单侧发病,也有多发或双侧发病者。囊肿起源于肾实质,内覆单层扁平细胞,不与肾盂、肾盏相通。囊肿大小不一,直径在 2~10cm,压迫周围肾实质成一薄壁,囊内为浆液,含蛋白质、氯化物及胆固醇结晶,囊内如有出血则为血性液体。

小的囊肿无症状,仅因其他原因做腹部影像学检查时偶然发现。大的囊肿可表现为腹部肿块,腰腹胀满或疼痛,偶有血尿、尿路感染、高血压等。

无症状者不需治疗,巨大囊肿者可行囊肿去顶减压术。

(五) 肾多房性囊肿 (multilocular cysts)

本病为肾内多房性囊性肿块,有完整包膜,肿块呈膨胀性生长,正常肾组织受压推移或萎缩,肿块无浸润性。切面可见肿块由很多囊肿构成,囊内液体电解质含量与血浆相似。囊肿内覆规则的扁平或立方上皮细胞,间隔内有小圆初级细胞及长而成熟的纤维母细胞,也可见胚胎性肾组织如肾小球和肾小管,偶见平滑肌细胞,间质为疏松组织或致密胶原纤维。本病可见于任何年龄,以腹部肿块为主诉,囊肿疝入肾盂可有血尿。

静脉尿路造影可见单侧囊性扩张性肿块,肾盂肾盏受压变形,囊肿疝入肾盂致造影剂不能排出时,可不显影。选择性肾血管造影可见边缘清楚的无血管肿块。肿块被膜可有血管。

单侧发病者可行肾切除术,双侧者则需做肿块切除或肾部分切除术。

二、肾发育不全

肾发育不全 (hypoplasia) 是指肾小球及导管发育分化正常,仅肾单位数目减少,肾体积小于正常的 50% 以上,更小的肾脏可似蚕豆大小。本症无遗传,无性别差异,单侧发育不全,对侧代偿性肥大,肾脏可位于正常肾窝内或位于自盆腔至肾窝路径的任何部位,如盆腔内、髂血管水平、腰部等。

本症可无症状,因血管畸形可产生高血压;因输尿管开口异位,可有尿失禁或泌尿系感染;合并输尿管膨出,可有排尿困难和 / 或泌尿系感染。双肾发育不全表现为慢性肾功能不全、多饮多尿、烦渴、生长发育迟滞。

B 超、静脉尿路造影可以确诊,螺旋 CT 增强扫描或可协助检出过小的小肾。

肾发育不全并发高血压时,若对侧肾功能正常可作小肾切除术,可经腹腔镜切除小肾。合并输尿管开口异位者,若静脉尿路造影显示功能良好,可作输尿管膀胱再植术。

(黄澄如)

第五节　重复肾、双输尿管及输尿管其他先天畸形

一、重复肾、双输尿管

重复肾指肾分为上、下两部,在肾的表面可见一条浅沟。肾脏单一系统引流者平均有 9.4 个肾小盏,重复肾有 11.3 个肾小盏,上肾部有 3.7 个肾小盏,下肾部有 7.6 个肾小盏。两部各有一个肾盂,并各通入一条输尿管,即双输尿管。完全性双输尿管是因从午非管 (Wolffian duct) 发生两个输尿管芽,是泌尿生殖系最常见畸形之一,约 500 人中有 1 例,其中 1/4~1/3 是双侧性,多见于女性。不完全型双输尿管即分叉型输尿管,是因输尿管芽分支造成。10%~15% 重复肾、双输尿管合并其他泌尿系畸形,如输尿管口异位、输尿管膨出。下肾部的输尿管开口于膀胱内正常位置,而上肾部的输尿管开

口于其下方(Weigert-Meyer 定律)。虽然双输尿管都可有反流,但更多发生于下肾部;如有梗阻性病变时,几乎无例外都影响上肾部。重复肾、双输尿管如无合并其他畸形,可终身不被发现,既无症状,更不必处理。如并发感染而无形态及功能上的改变,就用药物治疗。如重复肾的上半肾或下半肾因病变丧失功能,则做相应的半肾切除。

二、输尿管口异位

正常输尿管口位于膀胱三角区两上侧角,若开口于其他部位,则称为输尿管口异位(ectopic ureter)。

异位输尿管口可位于泌尿系或生殖管道,如开口于三角区与膀胱颈间,则不产生症状;如开口于膀胱颈远侧,可致梗阻、反流,在女性可有尿失禁。Stephens(1963 年)将女性尿道分为上部尿道内括约肌带及下部尿道外括约肌带。如开口于内括约肌带区,则可能有梗阻但无尿失禁。如开口于尿道远段,以尿失禁为主要症状。

女性输尿管口异位于前庭的尿道口附近者约占 1/3,位于阴道者占 25%,罕见开口于宫颈及子宫。这是由于 Gartner 管破入发育中的输尿管、阴道共同管壁上。

曾有报道异位输尿管口在前庭或远段尿道而无尿失禁者。有些病例从未发生尿失禁,只因尿路梗阻或腰痛进行检查时被诊断,有些直到青春期或妊娠时才出现尿失禁。推测这些病例的异位输尿管口,经过一部分尿道外括约肌,只当排尿时才有输尿管的尿液流出。至青春期或妊娠时,这些括约肌的肌力减弱,故迟发尿失禁。

男性异位输尿管口位于前列腺尿道者占半数,在外括约肌近侧,故无尿失禁。位于精囊者约 1/3,其他可位于输精管或射精管、附睾。输尿管口异位于直肠是很罕见的,多年来作者仅见 1 例。

【发病率】

异位输尿管口的发病率难以估计,因为很多病例没有症状。Campbell(1970 年)报道 19 046 例小儿尸检中有 10 例异位输尿管口,即约 1 900 例小儿中有 1 例。约 80% 异位输尿管口病例,并发于重复肾、双输尿管的上输尿管。在女性异位输尿管口病例中,80% 以上为双输尿管,而男性多为单一输尿管。

双侧输尿管口异位占 7.5%~17%,有些是单肾并输尿管口异位;一侧输尿管口异位,对侧是重复肾、双输尿管畸形并不少见。

【合并上尿路畸形】

异位输尿管口距正常位置愈远,相应肾发育也越不正常。在重复肾中,则上肾发育不全或不良。此外,也可并发蹄铁形肾、盆腔肾等。

【临床表现】

男性常无症状,除非有梗阻或感染,由于持续有小量尿流入后尿道,可能有尿频、尿急。如输尿管口异位于生殖道,可有前列腺炎、精囊炎、附睾炎。如系单一输尿管,膀胱镜检查可见患侧三角区不发育,膀胱底后外侧被其下扩张的输尿管抬高,而其内扩大膨出的输尿管酷似异位输尿管膨出。

女性约半数有尿失禁,表现为正常分次排尿及持续滴尿。如尿储存于扩大的输尿管中,则病人于仰卧时不遗尿,但站立时则有尿失禁。女性有尿失禁是因为异位输尿管口位于括约肌的远侧。输尿管口位置愈高,尿失禁愈轻,但常有梗阻,这是由于输尿管跨过膀胱颈的肌肉受挤压所致。较高位的异位输尿管口中 75% 有膀胱输尿管反流,也就是既反流又梗阻,常并发感染,多见于幼儿。小婴儿也可因梗阻出现腹部肿物。

【诊断】

诊断女性输尿管口异位有时很容易,有时却很困难。如并发重复肾、双输尿管时,行静脉尿路造影,功能良好的下半肾常显示向外下移位。仔细检查女性外阴,有时可在尿道口附近找到间断滴尿的异位输尿管口,自此插入导管做逆行造影可确诊(图 85-3)。但造影常有困难,一方面由于管口难找,其次导管难插入狭窄的开口。如是单一输尿管,病肾常无功能,尤以异位肾或交叉异位及融合肾时诊断困难,应用超声检查在膀胱后寻找扩大的输尿管可有帮助。膀胱镜及阴道镜有时可协助寻找异位输尿管口。螺旋 CT 及磁共振成像(MRI)可清晰显示整个扩张的尿路形态,而发育不全合并发育不良的小肾及其相连的细输尿管可能经腹腔镜检出,并同期做小肾及其相连的细输尿管切除。

【治疗】

根据相应的肾功能决定治疗,如单一输尿管开口于生殖系,肾功能严重丧失,则做肾、输尿管切除。如异位开口于膀胱颈或尿道,肾功能常较好,则做输尿管膀胱再吻合术。如并发重复肾,上肾部功能丧失,做上半肾切除。罕见的情况是上半肾尚有功能,则做上输尿管与下肾盂吻合或将上输尿管与下输尿管吻合。

双侧单一输尿管口异位,如输尿管口位于尿道,则膀胱三角区及膀胱颈均发育差。多见于女性,病人有完全性尿失禁。静脉尿路造影及排尿期膀胱尿道造影可以诊断。可试做重建手术,包括输尿管膀胱再吻合、用肠管扩大膀胱及 Young-Dees-Leadbetter 膀胱颈重建术。如仍不能控制排尿,可考虑做以阑尾为输出道的可控性尿路改流术(Mitrofanoff 术)。

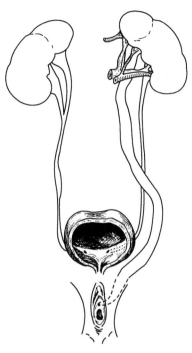

图 85-3　左侧重复肾、双输尿管合并异位输尿管口

三、输尿管膨出

输尿管膨出(ureterocele)对尿路产生不同影响,如梗阻、反流、失禁以及肾功能损害,故其处理常需个体化。

本症是指膀胱内黏膜下输尿管的囊性扩张,大小差别很大,直径从 1~2cm 到几乎占据全膀胱;膨出的外层是膀胱黏膜,内层为输尿管黏膜,两者之间为菲薄的输尿管肌层。输尿管膨出常伴重复畸形,相应的输尿管口可位于膀胱内,或异位于膀胱颈或更远端。形成原因尚不完全清楚,如胚胎性梗阻、发育中的输尿管进入尿生殖窦的延迟吸收、输尿管芽分化的改变、并存的多数尾端输尿管肌肉发育停滞以及尾端过多的扩大,均有可能造成输尿管膨出。

【发病率】

各家的报道各异,Campbell(1951年)在尸检时,发现每 4 000 例小儿有 1 例输尿管膨出。另一组 Uson(1961 年)观察 3 200 例小儿尸检时,发现 6 例,即每 500 例尸检中有 1 例。可能有些小的输尿管膨出,在尸检时已萎陷故未被发现。临床上的发病率差别也大,有一组小儿泌尿外科住院病人约 100 人中有 1 例,而另一组儿科住院病人 5 000~12 000 人中仅有 1 例。

输尿管膨出多见于女性及左侧,女:男 = 4:1,女性中 95% 并发重复畸形,而男性中 66% 来自单一系统。双侧占 10%~15%。输尿管膨出的开口可能狭窄、正常或偶然是大的。

【分型】

按其位置可分为单纯型输尿管膨出和异位型输尿管膨出,前者膨出完全位于膀胱腔内,输尿管口较正常略有偏移;后者输尿管膨出部分位于膀胱颈或尿道。单纯型输尿管膨出多并发于单一输尿管,膨出较小,多见于成人,又称成人型,对上尿路影响较小。异位输尿管膨出多较大,常合并重复肾双输尿管畸形,下肾部的输尿管穿越膀胱肌层,开口于膀胱三角区。带有膨出的上输尿管经黏膜下层,开口于膀胱颈或后尿道,引起尿路梗阻。因此,上肾部多发育不全、发育不良及积水性萎缩并有肾盂肾炎等改变。异位输尿管膨出占 60%~80%,而 80% 输尿管膨出并发于重复肾的上肾部。很罕见的是,输尿管膨出可并发于盲端输尿管,也可并发于融合肾及异位肾。

【临床表现】

异位输尿管膨出是女婴先天性下尿路梗阻中最常见的原因,在男婴则仅次于后尿道瓣膜症居第 2 位。小儿多于出生后的数月内就有尿路感染,女孩的输尿管膨出可间歇地从尿道脱出,不常见尿潴留,但当异位输尿管膨出经膀胱颈脱出时,可有尿潴留。女孩因大的异位于尿道的输尿管膨出,使外括约肌松弛及降低其有效率,故可有些尿失禁。婴幼儿也可有生长发育迟滞,或因梗阻造成涨大的膀胱及肾脏,而以腹部肿物就诊。如合并有结石,常会出现血尿。

【诊断】

异位输尿管膨出常并发相应肾部发育不良、无功能或功能很差,影像学检查可见同侧或对侧肾、输尿管影像的情况。大的异位输尿管膨出不但引起下肾部输尿管梗阻,也同样影响对侧。更常见输尿管膨出歪曲了同侧下输尿管口,使下肾部的黏膜下输尿管段变短而发生反流。

静脉尿路造影所见同于输尿管口异位,但上肾部更扩张、积水或不显影,膀胱颈部有圆形光滑的充盈缺损。有时局部膨出壁过薄,凹入,似呈分叶状,但与膀胱横纹肌肉瘤的多发不规则充盈缺损不同。

用稀释的造影剂如 15% 泛影葡胺,做排尿期膀胱尿道造影,可观察有无反流,排尿时输尿管膨出是否被压缩,以及其后有无逼尿肌支持,呈膀胱憩室样。

单纯型输尿管膨出可因膨出内并发结石而有血尿。静脉尿路造影因肾功能良好,可见膀胱内有圆形充满药的输尿管膨出及菲薄的膨出壁。

女孩下尿路梗阻常见的病因有输尿管膨出、神经源性膀胱及横纹肌肉瘤,如能结合临床症状、体征及 X 线所见,诊断并不困难。而男婴更多见其他下尿路梗阻病变,如未考虑到本症,尤以膨出已萎陷时,易于误诊,故当有下尿路梗阻病变,并发上尿路重复畸形时应多考虑输尿管膨出症。

【治疗】

对于小的单纯型输尿管膨出,如无症状,也不引起尿路梗阻,就不需要治疗。绝大多数输尿管膨出,其上半肾因受回压积水、感染,功能不良,则须做患侧上半肾切除,如术后仍有症状再处理输尿管膨出。如与输尿管膨出相对应的肾功能良好,则经膀胱镜在膨出中间基底部做相当于 3F 粗导管电灼引流,术后须复查有无膀胱输尿管反流及上尿路情况。必要时,做膨出切除、输尿管膀胱再吻合术。并有双输尿管者可做输尿管肾盂吻合术或上输尿管与下输尿管的端侧吻合术。

综上所述,输尿管膨出的治疗需根据下述情况决定:

1. 小婴儿有严重尿路感染,药物未能控制,可经皮肾穿刺造瘘,待小儿 6~12 个月龄后再经影像检查后决定手术方式。

2. 输尿管膨出并发于重复肾、双输尿管畸形,输尿管膨出中 80% 来自上半肾。

上肾部功能丧失:切除上肾部及相应扩张的大部分输尿管,膨出瘪缩,从而解除下尿路梗阻及继发的泌尿系感染,如术前无输尿管反流,再手术率为 20%。

上肾部功能良好:上输尿管与下肾盂吻合或上输尿管与下输尿管吻合;输尿管膨出切除及上、下输尿管再植。

3. 单一系统输尿管膨出,肾功能良好,如无症状,可以随诊观察。经尿道戳穿输尿管膨出,可以达到减压及避免二次手术的目的。可行输尿管膨出切除及输尿管再植。因经尿道戳穿输尿管膨出更为简单,故未作为常规手术。肾功能丧失者做肾切除。

四、其他输尿管病变

(一)下腔静脉后输尿管

下腔静脉后输尿管(retrocaval ureter)是由于胚胎期腔静脉发生反常,输尿管不在腔静脉的外侧,而从下腔静脉的后面绕过,因腔静脉与输尿管交叉(在第 3~4 腰椎水平)导致尿流通过障碍,故其近侧发生肾、输尿管积水。当右肾及右上 1/3 段输尿管积水应考虑下腔静脉后输尿管,静脉肾盂造影可见右上输尿管向正中移位,逆行肾盂造影可显示"S"形输尿管(图 85-4)。

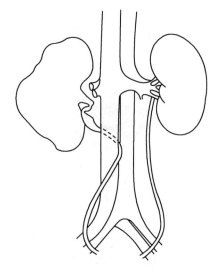

图 85-4　腔静脉后输尿管示意图

临床上、下腔静脉后输尿管可分 2 型:较常见的 I 型有肾积水及典型梗阻征象,梗阻近端输尿管呈鱼钩样(图 85-4);II 型没有肾积水或仅有轻度肾积水。此型输尿管在更高位置走向下腔静脉之后,肾盂及输尿管几乎呈水平位,无扭曲,如有梗阻,是因位于下腔静脉侧壁的输尿管受椎旁组织的压迫所致。I 型梗阻部位在髂腰肌缘,该点是输尿管先走向头侧,再转向下腔静脉后侧。

约 1 500 尸检中有 1 例,在尸检中男性比女性多 3~4 倍。在临床上男性较女性多 2.8 倍。有些病例并发蹄铁形肾,左侧肾未发育、肾积水、旋转不全及发育不全。

由于输尿管受压造成尿液引流不畅,病人可有腰或腹部钝痛,甚至绞痛。血尿是常见症状之一,也可伴尿路感染和 / 或结石。

静脉或逆行肾盂造影,可显示输尿管呈典型"S"形或镰刀形弯曲,肾盂及上 1/3 段输尿管积水(见图 85-4)。超声、CT、MRI 均可协助诊断。

若仅有轻度肾积水又无临床症状,可随诊观察。如有症状,则做输尿管复位术,即切断输尿管做肾盂输尿管再吻合术或输尿管与输尿管再吻合术。如输尿管与腔静脉粘连紧密、不易分离,而输尿管又较充裕,可旷置一段输尿管,使够长的两断端做端端吻合。

(二)髂动脉后输尿管

髂动脉后输尿管(retroiliac ureter)可位于任何一侧,也曾有双侧的报道。由于受动脉压迫,梗阻位于第5腰椎或第1骶椎水平,常并发其他畸形。

(三)输尿管远端狭窄或闭锁及先天性巨大输尿管积水

先天性巨大输尿管积水(congenital giant megaureter)的狭窄段可位于输尿管下端或输尿管膀胱交界处,狭窄程度不一,可略小于正常输尿管或闭锁。上段输尿管极度扩张、伸长、迂曲,直径可达10cm以上,总容量一般为500~2 000ml,最多可达5 000ml。相连的肾脏多发育异常,体积很小,表面呈葡萄状小泡,有的甚至无肾脏外形,镜下多为发育不成熟的肾组织。本病可伴有重复肾、双输尿管,巨大输尿管引流的多为上肾部。

主要症状为腹部膨大及囊性肿块,感染时,可有发热、脓尿。如伴发输尿管膨出,则可有排尿困难;伴发输尿管口异位时,在女性可有滴尿表现。

B超可示腹部囊性肿块及发育差的小肾。静脉尿路造影检查,由于肾脏无功能,故常不显影,有的对侧肾脏也可有轻度积水。通过上述检查,可与肾积水、腹膜后畸胎瘤、肾胚胎瘤、神经母细胞瘤等常见腹膜后肿物鉴别。

由于巨大输尿管积水常伴肾发育不良,故做患肾、输尿管切除术,或上肾部及相应输尿管切除术。由于多系单侧病变,故预后良好。

(黄澄如)

第六节 原发性膀胱输尿管反流

正常输尿管膀胱连接部只许尿液从输尿管流进膀胱,阻止尿液倒流。如活瓣样功能受损,尿液倒流入输尿管和肾,称膀胱输尿管反流(vesicoureteral reflux,VUR)。VUR分为原发性和继发性两种,前者系先天性活瓣功能不全,后者继发于下尿路梗阻,如后尿道瓣膜症、神经源性膀胱等。

VUR并发尿路感染时可致肾盂肾炎性瘢痕,导致继发性高血压及慢性肾功能不全。

【输尿管膀胱连接部正常解剖和抗反流机制】

输尿管全长的肌层几乎都是由松散、不规则的螺旋形肌纤维构成,只有膀胱壁段的肌纤维才是纵行,进入膀胱后,肌纤维呈扇形构成三角区肌肉的浅层,并向前延伸达精阜部的后尿道。当输尿管穿入膀胱壁时,由一纤维鞘(Waldeyer)包绕,此鞘在膀胱外固定在输尿管外膜上,下行附着在三角区的深层,输尿管位于其中,使能适应膀胱充盈和空虚状态。输尿管穿过膀胱壁进入膀胱腔(位于膀胱黏膜下),并开口于膀胱三角区。

输尿管膀胱连接部的活瓣作用,取决于膀胱内黏膜下段输尿管长度,以及三角区肌层保持这个长度的能力;另一方面是逼尿肌对该段输尿管后壁的、足够的支撑作用。当膀胱内压上升时,黏膜下段输尿管被压缩而不产生反流,这种活瓣机制是被动的。也有主动的方面,如输尿管的蠕动能力和输尿管口的关闭能力,在防止反流中也起一部分作用。

黏膜下段输尿管纵行肌纤维有缺陷,致使输尿管口外移,黏膜下段输尿管缩短,从而失去抗反流能力。正常无反流时,输尿管黏膜下段长度与其直径的比例为5:1,而有反流者仅为1.4:1。此外,输尿管旁憩室、输尿管开口于膀胱憩室内、异位输尿管口、膀胱功能紊乱,也可造成VUR。

【反流分级(International Reflux Study Classification)】

依据排尿期膀胱尿道造影(voiding cystourethrograph,VCUG)(输尿管扩张程度可能重于静脉尿路造影),VUR分为5度:

Ⅰ度:反流仅达输尿管。

Ⅱ度:反流至肾盂肾盏,但无尿路扩张。

Ⅲ度:输尿管轻度扩张和/或迂曲,肾盂轻度扩张和穹隆轻度变钝。

Ⅳ度:输尿管中度扩张和迂曲,肾盂肾盏中度扩张,但多数肾盏仍维持乳头形态。

Ⅴ度:输尿管严重扩张和迂曲,肾盂肾盏严重扩张,多数肾盏乳头形态消失。

做 VCU 时要避免膀胱过度膨胀，如见造影剂沿集合系统及肾单位进入肾脏，称肾内反流。此时可见肾实质一部分不透 X 线，并见线状造影剂自肾盏走向肾被膜。肾内反流可带入细菌及压力传入肾单位。

【反流与尿路感染、肾内反流与肾瘢痕】

人肾由 14 个分叶组成，每个分叶有各自的乳头，在肾发育过程中，分叶融合；成熟肾包含 8~9 个乳头。大多数乳头呈圆锥形，乳头管呈裂隙状，随膀胱内压增加而关闭，以防止肾内反流，因此也叫非反流性乳头。肾的两极，特别是上极，乳头通常是融合型的，乳头表面呈平台或凹面状，乳头管开放，易导致肾内反流，也叫反流性乳头。

反流使部分尿液在膀胱排空后仍停留在尿路内，并为细菌从膀胱上行到肾内提供了通路，因此反流易并发尿路感染，表现急性肾盂肾炎的临床症状和无症状的慢性肾盂肾炎过程。有肾瘢痕的小儿中，97% 有 VUR，因此 Bailey（1973 年）用"反流性肾病"一词描述这种异常。新生儿及婴儿的集合管相对粗大，易于发生肾内反流。患重度反流的小婴儿更易产生肾瘢痕。肾瘢痕是获得性的，反流越严重，发生进行性瘢痕或新瘢痕的概率越大。肾瘢痕可以很快发生，也可在尿路感染长达 2 年后出现。

绝大多数小儿有 VUR 的肾脏是正常的，如肾上极有单一肾瘢痕，可见扩张的肾盏上覆局限变薄的肾实质；如病变累及每一肾盏，则全肾萎缩变小，病变可以是单侧或双侧。

反流性肾病与非梗阻性肾盂肾炎是同义语，是小儿高血压及慢性肾衰主要原因之一。

【临床表现】

VUR 本身没有症状，常因检查尿路感染时被检出。2 岁以内女婴尿路感染时，45% 可检出有 VUR，而大年龄组仅 20% 检出有 VUR。这说明随年龄增长，膀胱内输尿管及三角区肌肉逐渐成熟，反流自行消失，尿路感染及肾瘢痕并不直接影响反流消失，但肾瘢痕多见于有严重 VUR 病例。

原发性 VUR 自然消失与小儿年龄和反流程度有关。Duckett（1988 年）报道如感染被控制，反流自然消失率 Ⅱ 度为 63%，Ⅲ 度为 53%，Ⅳ 度为 33%。Edwards 等（1977 年）发现，静脉尿路造影显示正常输尿管口径的小儿，85% 原发反流可自然消失。Billy 等（1982 年）报道一组患儿，<5 岁有 Ⅰ~Ⅲ 度反流，随访 5 年的自然消失率 Ⅰ 度为 82%，Ⅱ 度为 80%，Ⅲ 度为 46%。Lenaghan 分析一组 102 例反流患儿，42% 反流自然消失，其中单侧反流自然消失

率是 65%，在双侧反流中输尿管无扩张者自然消失率是 50%，有输尿管扩张者仅有 3 例（9%）反流自然消失；Ⅴ 度反流不易自然消失。

【影像检查】

超声可作为初步检查，了解尿路情况，如肾实质厚度和肾生长情况。静脉尿路造影可显示泌尿系形态和功能，肾盏变钝、输尿管扩张可能是重度 VUR。荧光屏监视下的 VCU 可确定诊断和反流分级，并可检出下尿路情况。凡有泌尿系感染的婴、幼儿，均应做 VCU，但应在急性感染控制后 2~3 周进行，以免加重甚至发生不易控制的泌尿系感染。放射性核素膀胱造影可准确地确定有无反流，但对确定反流分级不够精确，可作为随诊观察。

肾核素扫描可显示肾瘢痕情况，用于随诊患儿有无新瘢痕形成，比较手术前后的肾功能，并用于评价肾小球和肾小管功能。

膀胱镜检查不作为常规检查，可用来了解输尿管口的形态和位置、输尿管膀胱黏膜下段的长度、输尿管口旁憩室、输尿管是否开口于膀胱憩室内或异位输尿管口。

【治疗】

（一）药物治疗

原发性 VUR，可随小儿生长发育自然消失，无菌尿液不引起肾损害，如并发尿路感染，待感染控制后可长期应用抗菌药物预防尿路感染，为反流自然消失赢得时间。

感染发作时使用治疗量，感染被控制后改用预防量，预防量应为治疗量的 1/3~1/2。预防量睡前服用，是因夜间尿液在体内存留时间长，更易引起感染。

药物治疗期间，应定期随诊观察。每 3 个月做一次体格检查，记录身高、体重、血压。实验室检查包括尿液分析、血红蛋白、白细胞计数等。上述检查要根据病情随时调整。静脉尿路造影在感染控制后 18~24 个月复查，如有感染发作，应于近期内复查。VCU 在诊断后 6 个月复查，以后约间隔 12 个月重复一次。

（二）手术治疗

1. 适应证 ①不易自然消失的 Ⅴ 度反流；②较大的输尿管口旁憩室或输尿管开口于膀胱憩室内；③ VUR 和梗阻同时并存；④药物治疗不能控制感染或不能防止感染复发；⑤进行性肾瘢痕形成或新瘢痕形成。

2. 常用手术方法 抗反流输尿管膀胱再植术，分为经膀胱外、膀胱内和膀胱内外联合操作三

大类。常用的术式有 Cohen 和 Politano-Leadbetter 输尿管膀胱再植术。

新生儿期有严重 VUR，尤以并发尿路感染时可先做膀胱造口，1 岁后待肾的形态和功能改善，必要时再做抗反流手术和修复膀胱。

3. 术后随访　超声检查是排除术后梗阻的最好方法，术后 2~4 个月可做 VCU 了解有无反流，肾核素扫描用于了解肾瘢痕。

（三）内镜下输尿管口旁注射 Deflux

经膀胱镜在输尿管口旁的黏膜下注入一定量的生物合成微粒悬液如 Deflux（葡聚糖颗粒和 1% 的高分子透明质酸钠各半混合的悬液），使输尿管口适当紧缩，阻止反流，避免长期服用抗生素之苦。2002 年在我国香港，小儿泌尿外科学术会议上，Lam 报道对 26 例平均年龄为 4 岁的病人患病的 37 根输尿管（VUR Ⅲ~Ⅳ度）做了 55 次输尿管旁注射 Deflux。平均注射量为（0.36±0.18）ml。第 1 次注射后，19 根治愈，4 根降级，成功率为 62%；12 根又做了第 2 次注射，6 根治愈，2 根降级；余 4 根做了第 3 次注射，2 根治愈；1 根又做了第 4 次注射。第 3 次注射后，总成功率为 94%（33/35）。与其他注射剂相比，成功率高，没有组织反应，没有过敏现象或远距离迁移。

（黄澄如）

第七节　膀胱外翻、泄殖腔外翻与尿道上裂

一、膀胱外翻

膀胱外翻（extrophy of bladder）发病率为 1/50 000~1/10 000，男性为女性 1.7~2.3 倍。

【病因】

泄殖腔膜发育不正常将阻碍间充质组织的移行，影响下腹壁发育。泄殖腔膜破溃的位置和时间的异常决定了膀胱外翻、尿道上裂系列的各种类型。其中典型膀胱外翻占 50%~60%，尿道上裂约占 30%，其他 10% 为泄殖腔外翻及其他畸形如膀胱上裂合并重复膀胱等。

【临床表现】

骨骼肌肉异常表现为耻骨联合分离、髋骨外旋、耻同支外旋及外转。分离的耻骨之间三角形筋膜缺损由外翻膀胱占据，其上极是脐，位置低于两侧髂嵴连线。脐与肛门之间距离缩短。膀胱外翻尤其是男孩常合并腹股沟斜疝。

泌尿系异常表现为下腹壁和膀胱前壁缺如，膀胱后壁外翻，在分离的耻骨联合上方呈一粉红色肿块，并可见喷尿的两侧输尿管口。长期暴露的膀胱黏膜可有鳞状上皮化生、炎性水肿、炎性息肉。上尿路一般正常，也可合并蹄铁形肾、肾发育不良、巨输尿管等。功能性膀胱修复后几乎 100% 有膀胱输尿管反流。部分膀胱外翻，腹壁缺损较小，膀胱黏膜翻出不多。

生殖系统异常在男性表现为尿道上裂。女性尿道阴道短，阴道口前移并常有狭窄，阴蒂对裂，阴唇、阴阜分开。

肛门直肠异常表现为会阴短平，肛门前移紧靠尿生殖膈，可伴肛门狭窄、直肠会阴瘘或直肠阴道瘘。如有提肛肌、坐骨直肠肌以及外括约肌异常，可引起不同程度肛门失禁或脱肛。

【治疗】

手术治疗目的是修复腹壁和外翻膀胱，使能控制排尿，保护肾功能及在男性重建外观接近正常并有性功能的阴茎。手术方式一类为功能性膀胱修复，另一类尿流改道。

1. 功能性膀胱修复　一般说来在生后 72 小时以内做膀胱内翻缝合，不需做截骨术。3~4 岁时做抗反流输尿管移植、尿道延长、膀胱颈紧缩成形术。两期手术之间修复尿道上裂。也有作者主张在 8~18 个月龄时做双侧髂骨截骨及膀胱内翻缝合。也可一期完成髂骨截骨、膀胱内翻缝合、抗反流输尿管移植、膀胱颈紧缩成形和尿道上裂修复术。

术后需定期复查，了解上尿路情况及有无膀胱输尿管反流。男性青春期前列腺发育，排尿控制可有显著改善。

2. 尿流改道　临床实践中功能性膀胱修复效果不佳，多需要肠管扩大膀胱、尿流改道。膀胱功能性修复后仍不能控制排尿或仍有反复严重尿路感染及肾输尿管积水，可考虑尿流改道手术。目前常用方法有回肠膀胱术、乙状结肠膀胱或回盲肠可控性膀胱术。尿流改道术后同样需要定期检查，了解肾功能以及改道后可能出现的并发症。

二、泄殖腔外翻

泄殖腔外翻(cloacal exstrophy)典型的异常包括膀胱外翻,完全阴茎分离,耻骨分离较宽,膀胱两半之间有外翻的回肠末端,后部肠管退化,肛门闭锁和脐膨出。很多患儿有相关脊椎缺陷和各种各样下肢畸形。有报道发病率1∶4 00 000~1∶200 000,是一种很少见的泌尿系异常。男女比例可为1∶1。

【临床表现】

大多数病人有腰部脊髓发育不良,胸椎部缺陷也达10%,剩下的存在骶椎部的缺陷。耻骨分离的距离是典型膀胱外翻患儿的2倍,还可以见到骶髂关节的畸形与两边的不对称。所有病人有脐膨出,大小不定,包括了小肠或肝脏组织。另外,还有肠旋转不良、重复畸形、短肠等。大部分有子宫重复,表现为双角子宫,还有重复阴道、阴道发育不良。半数病人发生了上尿路的异常。男性生殖器异常通常包括阴茎海绵体的完全分离,同时还伴随阴囊的分离。下尿路通常由外翻肠段及围绕在其两侧两个外翻的半膀胱组成。

【治疗】

需要多学科联合决定治疗方案。在保证病人能生存的基础上再考虑功能修复,主要有性别决定、消化道畸形修复、尿流改道等。治疗复杂而且困难。

三、尿道上裂

尿道上裂(epispadias)多与膀胱外翻并存。单纯尿道上裂少见,在膀胱外翻尿道上裂系列中仅占30%左右。其胚胎学基础与膀胱外翻相同。男性发病为女性4~8倍。

【临床表现】

男性尿道上裂表现为阴茎短而上翘,阴茎头扁平,自尿道口到阴茎顶部为被覆黏膜的尿道沟。男性尿道上裂可分为阴茎头型、阴茎体型及完全型3种。阴茎头型尿道口位于阴茎头或冠状沟背侧,包皮悬垂于阴茎腹侧,无尿失禁;阴茎体型尿道口位于阴茎体背侧,多在近阴茎体根处,个别可有不同程度尿失禁;完全型尿道口在膀胱颈部位,呈漏斗状,有完全性尿失禁,可伴有不同程度的耻骨联合分离或膀胱外翻。

女性尿道上裂表现为阴蒂对裂、阴唇分开、间距增大及耻骨联合分离,可分为部分型和完全型,后者多见并伴尿失禁。

尿道上裂有尿失禁者膀胱容量小。输尿管口常位于不正常的三角区的外侧,几乎垂直入膀胱,约90%有膀胱输尿管反流。

【手术治疗】

手术目的是重建尿道,控制排尿。

1. 尿失禁者可用Young-Dees-Leadbetter手术延长尿道,成形膀胱颈。

2. 尿道成形术与尿道下裂相似。术式多种多样,要求充分矫正阴茎上翘畸形,正位尿道口,改善外观。

尿道上裂修复很困难,比尿道下裂修复结果差很多。手术后的阴茎上翘以及阴茎外观都改善得不满意,对于合并尿失禁的完全性尿道上裂病人,相当一部分由于膀胱功能不佳,需要尿流改道。

手术后尿道瘘、尿道狭窄等其他并发症及其处理与尿道下裂基本相同。

(张潍平 黄澄如)

第八节 脐尿管与膀胱其他畸形

一、脐尿管畸形

在胚胎发育过程中,如脐尿管仅在脐部未闭,则形成脐窦;若近膀胱处未闭,则形成膀胱顶部憩室;如两端闭锁,中段有管腔残存,则形成尿管囊肿;若完全不闭锁,则脐部有管道与膀胱相通,称脐尿管瘘。

脐尿管囊肿(urachal cyst)多见于男性,位于脐下正中腹壁深处。囊肿内液体为囊壁上皮的渗出物,大小不等。如发生感染,有腹痛、发热和局部压痛。

治疗为切除囊肿。如有急性感染,应先控制或切开引流,以后再行囊肿切除。

脐尿管瘘(urachal fistula)罕见,表现为脐部有液体漏出,大者脐部不断有液体流出,瘘管细小时脐部仅有潮湿。治疗为手术切除瘘管,连同脐一并切除。

脐窦和膀胱顶部憩室常无症状,因有发生癌的可能,以手术切除为宜。

二、膀胱缺如及发育不全

膀胱缺如(agenesis of bladder)又称膀胱不发育,极罕见。可能是泄殖腔前部继发性萎缩,或中肾管及输尿管进入三角区配合不协调,阻止尿液在膀胱积聚,没有尿液充盈膀胱。

女性输尿管口可位于子宫、阴道前壁或前庭,常可保留部分肾功能。在男性能得到尿液外引流的途径是泄殖腔残留及输尿管,引流到直肠或未闭脐尿管。在已报道存活的患儿中,治疗多为尿流改道用输尿管乙状结肠吻合或输尿管皮肤造口。

小膀胱可以是发育不良或发育不全。发育不良见于重复膀胱外翻或半膀胱外翻,膀胱小、纤维化及不易扩张。发育不全的膀胱可有潜力扩大,见于严重尿失禁、完全性尿道上裂及双侧单一异位输尿管口。

三、重复膀胱

重复膀胱(duplication of bladder)分为完全性重复膀胱和不完全性重复膀胱,前者每一膀胱均有发育好的肌层和黏膜,各有一侧输尿管及完全性重复尿道,经各自尿道排尿;后者有一尿道共同排尿,有膀胱内矢状位或额状位分隔,以及多房性膀胱或葫芦状膀胱。

重复膀胱除可合并后肠重复、骶尾椎重复外,还可合并其他严重尿路畸形,如膀胱外翻、异位输尿管口等。

治疗包括切除膀胱中隔,解除梗阻。有异位输尿管口或狭窄者,需做输尿管膀胱再吻合。

四、膀胱憩室

膀胱憩室(bladder diverticula)是膀胱逼尿肌纤维间的黏膜向外突出。多见于男性。多位于输尿管口外上方。常为单发,膀胱壁光滑。其原因是先天性膀胱肌肉层薄弱。膀胱憩室以输尿管口附近最多见,随憩室增大,输尿管口即移位憩室内,而发生膀胱输尿管反流。有时憩室容积可大于膀胱数倍。可并发感染或结石,有恶变的危险。较大憩室位于膀胱基底部,可导致排尿困难。

排尿期膀胱尿道造影和超声检查有助于诊断。

如憩室大,输尿管口邻近憩室或位于憩室内,有膀胱输尿管反流,则需做憩室切除、输尿管膀胱再吻合术。

(张潍平　黄澄如)

第九节　尿道瓣膜症及尿道其他病变

一、尿道瓣膜症

(一) 后尿道瓣膜症

后尿道瓣膜症(posterior urethral valves)是男性儿童先天性下尿路梗阻中最常见的疾病,男婴中估计发病率为 1/25 000~1/8 000。Young(1919 年)首先详细描述了本症,并做了合理分型。

1. 病理　后尿道瓣膜可分 3 型:

(1) Ⅰ型:占引起梗阻瓣膜的 95%。瓣膜起自精阜的远端,走向前外侧膜部尿道的近侧缘,两侧瓣膜汇合于后尿道的背侧中线,中央仅留一个孔隙。可逆行插入导尿管,但排尿时,瓣膜膨大导致梗阻。

(2) Ⅱ型:黏膜皱褶从精阜走向后外侧膀胱颈,目前认为不造成梗阻,甚至有人否认其存在。

(3) Ⅲ型:占梗阻性后尿道瓣膜的 5%。该类瓣膜位于精阜远端膜部尿道,呈环状隔膜样,中央有一个孔隙。

2. 病理生理　后尿道瓣膜于胚胎形成的早期就已出现,可引起泌尿系统及其他系统的发育异常及功能障碍。

(1) 肺发育不良:后尿道瓣膜的胎儿因肾功能差,排尿少,导致羊水减少。妨碍胎儿胸廓的正常活动及肺在子宫内的扩张,造成肺发育不良。

(2) 肾小球、肾小管异常

1) 肾滤过功能不良:主要原因系肾发育不良,肾表面有许多小囊泡,肾质地变硬。

2) 肾小管功能异常:后尿道瓣膜造成上尿路压力增高,可破坏肾的集合管系统,造成肾小管浓缩功能障碍,尿量增多。

3) 上尿路扩张及膀胱输尿管反流:其原因除膀胱输尿管反流外,还有因后尿道瓣膜引起的膀胱功能不良,膀胱内压力增高,使上尿路尿液引流不畅。后尿道瓣膜合并膀胱输尿管反流占 40%~60%。

4）膀胱功能异常：随着尿动力检查普及，发现后尿道瓣膜病人中大部分有不同程度的膀胱功能异常，一般表现为尿失禁、上尿路扩张。膀胱功能异常包括膀胱低顺应性、逼尿肌不稳定、膀胱反射亢进、非抑制性收缩增多及肌源性衰竭等。后尿道瓣膜切除术后的膀胱功能异常被称为"瓣膜膀胱综合征"。

3. 临床表现　由于年龄和后尿道瓣膜梗阻的程度不同，临床表现各异。

产前超声的普及和技术水平的提高，相当一部分后尿道瓣膜可于产前被诊断或怀疑。

新生儿期可有排尿费力，甚至急性尿潴留。可触及胀大的膀胱及积水的肾、输尿管。也可有因肺发育不良引起的呼吸困难。腹部肿块或尿性腹水压迫横膈，也可引起呼吸困难。患重度后尿道瓣膜的新生儿可有严重的泌尿系感染、尿毒症、脱水及电解质紊乱。

至婴儿期，可有生长发育迟滞或尿路败血症。学龄期儿童多因排尿异常就诊，表现为尿线细、排尿费力，也有表现为尿失禁、遗尿。

4. 诊断

（1）产前诊断：产前超声检查有以下特点。

1）常为双侧肾输尿管积水。

2）膀胱壁增厚。

3）前列腺尿道长而扩张。

4）羊水量少。

（2）产后诊断：除临床表现外，排尿期膀胱尿道造影、尿道镜检是最直接、可靠的检查方法。

排尿期膀胱尿道造影（voiding cystourethrography，VCUG）可见前列腺尿道伸长、扩张，尿道瓣膜有时可脱垂至球部尿道。梗阻远端尿道变细；膀胱颈肥厚，通道比后尿道细小；膀胱边缘不光滑，有小梁及憩室形成。部分病例有不同程度的膀胱输尿管反流。

膀胱尿道镜检查往往安排在手术同期进行。

术前、术后做尿动力学检查以及测定尿流率有重要的临床意义。

静脉尿路造影可发现肾浓缩功能差及肾输尿管积水；肾核素扫描能了解分肾功能；B 型超声可观察整个尿路形态。

5. 治疗

（1）产前干预：有一定的危险性。治疗的原则是做羊水膀胱引流。其必要性仍有待观察探讨。

（2）后尿道瓣膜症患儿的治疗因年龄、症状及肾功能不同而异。主要原则是纠正水、电解质失衡，控制感染，引流及解除下尿路梗阻。

若患儿营养状况差，感染不易控制，需做膀胱造口或膀胱造瘘引流尿液。

一般情况好转后的婴幼儿及肾功能较好的儿童可用尿道内镜电灼瓣膜。

对特殊患儿应对症处理。对有尿性腹水的新生儿应做适当的膀胱减压，以防止反流及腹水积聚。如腹部过度膨胀引起呼吸困难，则需腹腔穿刺减压。

电灼瓣膜后应定期随访，观察膀胱是否排空、有无反复泌尿系统感染及肾功能恢复情况。术后 6 个月复查膀胱尿道造影及静脉尿路造影，了解膀胱输尿管反流的转归。在做防反流术前，必须明确下尿路梗阻已经解除，膀胱功能正常，否则手术效果不佳。

膀胱功能异常的随诊很重要。一部分患儿经电灼瓣膜后仍持续有排尿困难或尿失禁，上尿路扩张无好转，应考虑为膀胱功能异常。根据尿动力学检查结果制定相应治疗方案。对膀胱低顺应性、逼尿肌收缩不稳定，可相应地用抗胆碱类药物治疗；对膀胱肌肉收缩不良、排尿时腹压增高、残余尿量增多，可用清洁间歇导尿。对经过以上治疗无效、膀胱顺应性差、安全容量低者，可用肠道扩大膀胱术以改善症状。

6. 预后　应长期随诊，因有的患儿是在青春期或成年早期发生肾功能衰竭。后尿道瓣膜合并的肾发育不良造成的肾功能受损很难恢复。血肌酐是观察预后的一个重要指标。1 岁患儿，其血肌酐在 88μmol/L 以下的预后好。后尿道瓣膜肾功能衰竭晚期须做肾移植。

（二）前尿道瓣膜及憩室

先天性前尿道瓣膜是男性患儿中另一种较常见的下尿路梗阻，可伴发尿道憩室，本病较后尿道瓣膜少见。Firlit（1978 年）认为后尿道瓣膜发生率是前尿道瓣膜的 7 倍。首都医科大学附属北京儿童医院连续 10 年中收治后尿道瓣膜 97 例，前尿道瓣膜 63 例，前尿道瓣膜的发生率较前述报道高。

1. 病因与病理　胚胎学病因尚不明确，有可能是尿道板在胚胎期某个阶段融合不全，也可能是尿道海绵体发育不全使局部尿道缺乏支持组织，尿道黏膜因而向外突出。

前尿道瓣膜一般位于阴茎阴囊交界处的前尿道，也可位于球部尿道或其他部位。两侧瓣膜从尿道背侧向前延伸于尿道腹侧中线会合。同后尿道瓣膜一样，不妨碍导尿管插入，但阻碍尿液排出，造成近端尿道扩张。前尿道瓣膜有 1/3 伴发尿道憩室。

憩室分为两种:①广口憩室,若被尿液充满时,远侧唇构成瓣膜,伸入尿道腔引起梗阻;②有颈的小憩室,不造成梗阻,可并发结石而出现症状。憩室后唇不影响排尿。做尿道镜检查时仔细观察,前尿道瓣膜同样有不造成梗阻的后唇。前尿道瓣膜梗阻造成的泌尿系统及全身其他系统的病理生理改变与后尿道瓣膜相同。也可有膀胱功能异常。

2. 临床表现 患儿有排尿困难、尿后滴沥,膀胱有大量残余尿。如憩室被尿液充满时,可于阴茎阴囊交界处出现膨隆肿块,排尿后仍有滴沥。危重病人临床表现与后尿道瓣膜相同。

3. 诊断 除病史、体检外,泌尿系 X 线片观察有无结石。静脉尿路造影了解上尿路情况。重度前尿道瓣膜也常引起肾输尿管积水。静脉尿路造影及肾核素扫描可了解肾功能、分肾功能,应进行尿动力学检查。

排尿期膀胱尿道造影可明确诊断。造影显示阴茎阴囊交界处前尿道近端尿道扩张,伴憩室者可见尿道腹侧憩室影像。梗阻远端尿道极细,膀胱可有小梁及憩室形成,可有膀胱输尿管反流。

4. 治疗 对于有电解质紊乱及泌尿系感染的患儿应对症治疗,插导尿管引流下尿路。若上尿路损害严重,应先行耻骨上膀胱造瘘,待一般状况改善后再处理瓣膜。对新生儿、小婴儿可先施尿道憩室造瘘,日后切除憩室,修复尿道。

对瓣膜的处理:若为单纯前尿道瓣膜,可经尿道电灼瓣膜,简单、有效。对合并有憩室的病例,应采用手术切除。

术后和后尿道瓣膜一样,要定期严密随访。

二、尿道缺如及先天性尿道闭锁

尿道缺如及先天性尿道闭锁(urethral agenesis and atresia)常合并其他严重畸形。由于尿道缺如及闭锁使产前胎儿在宫内排出的尿液潴留于膀胱内,致膀胱膨胀,进而压迫脐动脉,引起胎儿循环障碍,故多为死产。有的病例因合并膀胱外翻、脐尿管瘘或直肠膀胱瘘,尿液可排出而存活。

尿道闭锁的预后决定于闭锁部位。如为后尿道闭锁,与尿道缺如相同,多于产前或出生后不久死亡。前尿道闭锁尤其靠近尿道外口者,上尿路受回压影响较轻,可行尿道造瘘术,日后再考虑尿道成形术。

三、重复尿道

重复尿道(urethral duplication)很少见。按两个尿道的排列位置,可分为上下位或称矢状位重复尿道,以及左右并列位重复尿道两种类型,而以前者多见。两个尿道中多是一个位置正常,另一个位置异常,往往发育差,又称副尿道。临床上多表现为排尿困难、泌尿系感染、尿失禁、排尿分叉等,也可无症状。可以合并尿道下裂、尿道上裂、膀胱外翻等畸形。

重复尿道类型非常多,但有一定规律,如上下位重复尿道中副尿道往往在正常位置尿道的背侧。按尿道外口的数量可分为:外阴部有两个尿道口为完全性重复尿道;有一个尿道口为不完全性重复尿道。最常用的是 Effman 等(1976 年)分型:

1. Ⅰ型 不全性重复尿道(副尿道一端是盲端)。

ⅠA 型的副尿道开口于阴茎的背侧或腹侧,与膀胱、尿道不相通(最常见类型)。

ⅠB 型的副尿道开口于尿道,另一端呈盲端终止于尿道周围,经常与尿道憩室混淆。

2. Ⅱ型 完全性重复尿道。

ⅡA 型有两个尿道口:①两个分别发自膀胱的互不交通的尿道;②其中一个尿道发自另一个尿道,但尿道开口不同。

ⅡB 型有一个尿道口:两个尿道起源于膀胱或后尿道,远端汇合成一个尿道。

3. Ⅲ型 重复尿道是骶尾部重复畸形的一部分。

重复尿道中以ⅠA 型最常见。最常见的完全性重复尿道是ⅡA 型。重复尿道的一种特殊类型是副尿道于前列腺部尿道分叉,开口异位于会阴或肛周,而正常位置的尿道发育差或闭锁,称为 Y 形重复尿道,由于有膀胱颈括约肌控制,无尿失禁。

确诊主要靠排尿期膀胱尿道造影和膀胱尿道镜检查。通常只有主尿道可以通过内镜。

对于无症状、不影响外观的重复尿道不必处理。否则,需要切除副尿道或切开重复尿道间隔,保证正常位置的尿道通畅。对于 Y 形重复尿道的治疗很困难,需将会阴或肛周的尿道口经分期尿道成形术前移至阴茎头。并列位重复尿道少见,一般发生在重复阴茎的病例中,而且往往并发重复膀胱。注意有无膀胱功能异常,影响预后。

女性重复尿道罕见,可表现为两种类型:①主尿道于会阴,副尿道于阴蒂下;②两个尿道均开口于会阴或阴道。前者稍多见。有症状者需做尿道成形术。

四、巨尿道

巨尿道（megalourethra）指先天性无梗阻的尿道扩张。一般发生于阴茎体部尿道。发生率低，合并有尿道海绵体发育异常，有时也有阴茎海绵体发育异常。常并发不同程度的尿道下裂及上尿路异常，尤其在梨状腹综合征（prune belly syndrome，PBS）中常见。

巨尿道是由于胚胎期尿道皱褶处的中胚层发育不良所致，可分为两种类型：①舟状巨尿道，合并尿道海绵体发育异常；②梭形巨尿道，有阴茎、尿道海绵体发育不良。以上两种巨尿道均可伴有肾发育不良、肾发育不全，而梭形巨尿道更可因并发其他严重畸形而致早期死亡。

治疗：治疗并发的上尿路畸形。对扩张的巨尿道进行裁剪、紧缩，使其口径与正常尿道相符。如果有严重的阴茎海绵体缺乏，要考虑是否早期做变性手术。

五、尿道直肠瘘

尿道直肠瘘分先天性和后天性两种。后天性尿道直肠瘘的原因多为外伤、医源型。先天性尿道直肠瘘更常见，常伴发于肛门闭锁。肛门闭锁中直肠盲端位提肛肌上者，并发尿道直肠瘘及尿路畸形概率高，故常有菌尿。男性80%合并直肠泌尿系瘘（70%直肠尿道瘘及10%直肠膀胱瘘）。约10%肛门闭锁患儿合并神经性膀胱，尤多见于高位肛门闭锁，可能与合并腰骶椎发育不全或做腹会阴联合手术时，广泛剥离盆腔组织有关。尿道直肠瘘多位于前列腺部尿道，做直肠指诊在肛门口内上缘可以触及。尿道直肠瘘瘘口较大的病例做排尿期膀胱尿道造影可以发现。

尿道直肠瘘的治疗入路多经肛门直肠可以修复。

六、尿道外口及阴茎囊肿

阴茎及尿道外口囊肿多位于阴茎头尿道外口边缘及包皮系带处，也有的位于冠状沟及阴囊中线。肿块可小如粟粒或大如豌豆，呈一小囊泡样。囊肿壁很薄，内含胶冻样或水样液体。

该病多无症状，大的尿道外口囊肿可影响排尿，使尿线散开，偏向一侧，个别的可有排尿困难；如继发感染，则表面充血、红肿，严重者可形成脓肿或瘘孔。

治疗：小囊肿如无症状不必处理。较大的囊肿在门诊治疗，用小剪刀剪除囊肿顶部，术后用硼酸等外用药清洗创面。大囊肿需手术切除。

（张潍平 黄澄如）

第十节 尿道下裂

尿道下裂（hypospadias）是因前尿道发育不全，所致尿道口达不到正常位置的阴茎畸形，即开口可出现在正常尿道口近侧至会阴部途径上，部分病例伴发阴茎下弯。

【发病率】

尿道下裂是小儿泌尿生殖系统中常见的先天性畸形。国外报道在出生男婴中发病率为3.2/1 000，或每300男孩中有一个。我国尚没有权威的发病率统计。近年尿道下裂发病率增高，尤其是重度尿道下裂增多。

【病因】

1. 胚胎学 在胚胎期由于内分泌的异常或其他原因致尿道沟融合不全时，即形成尿道下裂。由于尿道远端的形成处于最后阶段，所以尿道口位于阴茎体远端的尿道下裂占比例最大。胚胎期的尿道沟平面称为尿道板。

2. 基因遗传 尿道下裂发病有明显的家族倾向，本病为多种基因遗传，但具体因素尚不清楚。20%~25%的临床病例中有遗传因素。尿道下裂病人的兄、弟也患尿道下裂的概率是正常人的10倍。有报道8%病人父亲及14%病人的兄、弟中也有尿道下裂。

3. 激素影响 从胎睾中产生的激素影响男性外生殖器的形成。若睾酮产生不足、睾酮转化成双氢睾酮的过程或者阴茎本身激素受体出现异常，均可导致生殖器畸形。有可能继发于母亲孕期激素的摄入，对尿道下裂患儿的产前病史要仔细询问。

【临床表现】

典型的尿道下裂有3个特点：①异位尿道口，尿道口可异位于从正常尿道口近端，至会阴部尿道的任何部位。部分尿道口有轻度狭窄。排尿时尿线一般向后，故患儿常需蹲位排尿，尿道口位于阴茎体近端时更明显。②阴茎下弯,即阴茎向腹侧弯曲,多是轻度阴茎下弯。尿道下裂合并明显阴茎下弯者,约占35%。导致阴茎下弯的原因,主要是尿道口远端尿道板纤维组织增生,还有阴茎体尿道腹侧皮下各层组织缺乏,以及阴茎海绵体背、腹两侧不对称。③包皮的异常分布,阴茎头腹侧包皮因未能在中线融合,故呈 V 型缺损,包皮系带缺如,包皮在阴茎头背侧呈帽状堆积。

根据尿道口位置尿道下裂分为 4 型:①阴茎头、冠状沟型;②阴茎体型;③阴茎阴囊型;④会阴型。

阴茎下弯的程度与尿道口位置并不成比例,有些开口于阴茎体远端的尿道下裂却合并重度阴茎下弯。为了便于估计手术效果,也有人按矫正下弯后尿道口退缩的位置来分型。

【伴发畸形】

尿道下裂最常见的伴发畸形为腹股沟斜疝及睾丸下降不全,各占约9%。

前列腺囊常伴发于重度尿道下裂,在会阴型及阴茎阴囊型尿道下裂中的发生率可达 10%~15%。前列腺囊可能是副中肾管退化不全,或尿生殖窦男性化不全的遗迹,开口于前列腺部尿道的后方。可能并发感染及结石,也可影响插导尿管,术后易伴发附睾炎。可经排尿期膀胱尿道造影检出,尿道镜检查、超声及 CT 可明确其位置。

治疗方法为手术切除,有经耻骨及膀胱三角区、会阴及直肠后矢状位,经腹腔镜等入路。由于很多前列腺囊病例的输精管因反复感染与囊壁重度粘连,手术时极易损伤输精管。无症状时,不必做预防性切除。前列腺囊也可发生在无尿道下裂人群中。

部分尿道下裂病人合并上尿路、肛门直肠,心血管、胸壁畸形。

重度尿道下裂病例常合并阴茎阴囊转位。也有合并阴茎扭转及小阴茎、重复尿道等。

【诊断与鉴别诊断】

尿道下裂的诊断从外观可确诊,而当尿道下裂合并隐睾时要注意鉴别有无性别畸形。检查方法包括体格检查、超声、染色体、内分泌相关检查、腹腔镜性腺探查及活检等。

需要鉴别的性别畸形有:

1. 肾上腺性征异常(女性假两性畸形)　该病几乎都是由肾上腺皮质增生引起。染色体 46,XX,尿 17 酮、17 羟孕酮增高。

2. 真两性畸形　染色体半数为 46,XX,30%为 46,XX/46,XY 嵌合体,20% 为 46,XY。性腺探查可见体内兼有睾丸、卵巢两种成分的性腺。

3. 混合性腺发育不全　最常见的染色体核型为 45,XO/46,XY。表现为一侧性腺是正常睾丸,另一侧是原始的条索状性腺。60% 的病人在出生时表现为男性化不全、小阴茎,外生殖器对雄激素刺激较敏感。

【治疗】

尿道下裂术后合并症多,尤其尿道瘘发生率高。已发表的手术方法达 200~300 余种,至今尚无一种满意的、被所有医师接受的术式。近年来,随着经验积累、手术技术提高、手术器械改进等多种因素,手术效果有明显提高。目前公认的治愈标准:①阴茎下弯完全矫正;②尿道口位于阴茎头正位;③阴茎外观满意,与正常人一样站立排尿,成年后能进行正常性生活。尿道下裂的治疗分为阴茎下弯矫正、尿道成形两个步骤。对于小阴茎,可以和内分泌科室合作治疗。以下按有无合并阴茎下弯介绍手术方法。

(一) 有阴茎下弯的尿道下裂手术

由于有阴茎下弯的尿道下裂在切断尿道板,矫正下弯后,均需用代替物形成新尿道,术后并发症尤其是尿道瘘的发生率较高,是一个治疗难题。主要手术方法:

1. 横裁包皮岛状皮瓣管状尿道成形术(Duckett法)　Duckett(1980 年)改进 Asopa 及 Hodgson 的方法,即横裁包皮内板,分离出供应其血运的血管蒂,形成岛状皮瓣转至阴茎腹侧代尿道,并将原来的切开阴茎头翼改成阴茎头下隧道。该方法充分利用了阴茎皮肤血管的解剖特点,设计合理,手术后阴茎外观满意。但是操作复杂,学习周期长,术后尿道瘘、尿道憩室样扩张、尿道狭窄发生率较高。

对尿道缺损长的重度尿道下裂,可利用尿道口周围皮肤做一段皮管,与带蒂包皮管吻合,即Duckett + Duplay 尿道成形术。

2. 游离移植物代尿道　用游离移植物代尿道的应用材料很多,如包皮、膀胱黏膜、口腔颊黏膜等。本式式的优点是手术方法简单,容易掌握。但由于游离移植物本身无血运,易挛缩,术后常因尿道狭窄,需做尿道扩张。因此,只能用于不能应用带蒂皮瓣代尿道及多次手术后局部取材困难的病例。

3. 分期尿道成形术　由于一期尿道成形术掌握困难,而且在长期随诊后发现了很多并发症,近年分期尿道成形术应用又有所增加。比较多的是

Brack 手术,即在矫正阴茎下弯后,取背侧游离包皮,植在异位尿道口至切开的舟状窝之间,作为尿道板。6~12 个月后行尿道成形术。手术成功率高,外形美观。对于重度尿道下裂的病例尤其适用该术式。

(二) 无阴茎下弯的尿道下裂手术

尿道口位于阴茎体前端的前型尿道下裂占多数,而且少有合并阴茎下弯。可用尿道板作为修复尿道的部分材料,成功率要高于合并阴茎下弯的病例。对于轻度阴茎下弯的病例,在利用白膜紧缩的方法矫正后,保留尿道板,也使用本组手术。按异位尿道口位置介绍手术方法:

1. 尿道口前移阴茎头成形术(meatal advancement and glanuloplasty incorporated procedure, MAGPI) 该术式向尿道口远端纵向切开阴茎头舟状窝背侧,横向缝合伤口,使尿道口前移。提起阴茎腹侧冠状沟皮肤,纵向褥式缝合后加固前移的尿道口。MAGPI 操作简单,但病例选择要适当。它适用于部分阴茎头型、冠状沟型病例。

2. 尿道口基底血管皮瓣法(翻斗式皮瓣, Mathieu 或 flip-flap 法) 利用尿道口基底翻转皮瓣与尿道板处切口做吻合成形尿道。适用于冠状沟型、冠状沟下型病例,要求阴茎头发育好,阴茎腹侧皮下组织充裕。

3. 加盖岛状皮瓣法(onlay island flap 法) 根据横裁包皮岛状皮瓣法改进的。其特点是保留尿道板,用带蒂岛状皮瓣与之吻合形成新尿道。对于尿道板发育好,尿道口位于阴茎体、阴茎根部的病例可用本术式。由于应用了有血运的岛状包皮瓣,避免了近端尿道口的环形吻合,术后合并症均很少。

4. 尿道板纵切卷管法(Snodgrass 或 TIP 法) 即将尿道板正中纵行切开,向两侧游离、扩展,加宽尿道板后,缝合成形尿道。本术式适于前型尿道下裂,可以明显缩短手术时间,尿道口呈裂隙状使阴茎头和尿道口更美观。可用于失败的尿道下裂修复、长段尿道瘘修补。

由于尿道下裂各型差异大,修复要求高,医师需结合病人特点及自己对各种手术的理解和经验,来选择手术方法。

(三) 随访与心理治疗

(四) 对于尿道下裂术后病人,应做长期随访。随访有无合并症、排尿异常。远期了解病人青春期后的第二性征发育、婚后性生活及生育等情况。

(张潍平 黄澄如)

第十一节 阴 茎 异 常

一、包茎与嵌顿包茎

(一) 包茎(phimosis)

指包皮口狭小,使包皮不能翻转显露阴茎头。分为先天性及后天性两种。

先天性包茎可见于每一个正常新生儿及婴幼儿。小儿出生时包皮与阴茎头之间粘连,数月后粘连逐渐吸引,包皮与阴茎头分离。

后天性包茎多继发于阴茎头包皮炎及包皮和阴茎头的损伤。发生率为 0.8%~1.5%。急性阴茎头包皮炎,反复感染,包皮口逐渐有瘢痕而失去弹性,并常伴有尿道口狭窄。这种包茎不会自愈。

临床症状:包皮口狭小者有排尿困难。尿积留于包皮囊内经常刺激包皮及阴茎头,促使其产生分泌物及表皮脱落,形成过多的包皮垢。严重者可引起包皮和阴茎头溃疡或结石,诱发阴茎头包皮炎。

治疗:对于婴幼儿期的先天性包茎,如果无排尿困难、包皮感染等症状,大多数不必治疗。对于有症状者可先将包皮反复试行上翻,以便扩大包皮口。只有少数需做包皮环切术。

后天性包茎病人由于其包皮口呈纤维狭窄环,需做包皮环切术。

对包皮环切术的适应证说法不一,以下供参考:①包皮口有纤维性狭窄环;②反复发作阴茎头包皮炎。这两者为绝对适应证。对于 5 岁以后包皮口狭窄、包皮不能退缩而显露阴茎头者,需要根据病人具体情况及家长要求掌握。

(二) 嵌顿包茎(paraphimosis)

是指当包皮被翻至阴茎头上方后,如未及时复位,包皮环将阻塞静脉及淋巴循环而引起水肿,致使包皮不能复位,造成嵌顿包茎。

临床表现:水肿的包皮翻在阴茎头的冠状沟上方,在水肿的包皮上缘可见到狭窄环,阴茎头呈暗紫色肿大。患儿疼痛剧烈,哭闹不止,可有排尿困难。时间过长,嵌顿包皮及阴茎头可发生坏死、脱落。

治疗:嵌顿包茎应尽早就诊,大部分患儿可手法复位。若手法复位失败,应做包皮背侧切开术。如情况允许,可急诊做包皮环切术。

二、阴茎阴囊转位

阴茎阴囊转位(penoscrotal transposition)指阴囊异位于阴茎上方,又称为阴囊分裂、阴茎前阴囊。分为完全性及部分性。

病因可能是胚胎期生殖膨大向下迁移不全。阴茎阴囊转位常并发会阴、阴囊型尿道下裂,也有报道并发性染色体及骶尾部发育异常。阴茎阴囊转位一般不影响阴茎发育及将来的性功能。对于较严重或家长、病人有要求的阴茎阴囊转位可手术治疗。

对于合并重度尿道下裂的病例,在尿道成形术后,再使用上述方法。但为保护包皮瓣血运,多主张在术后 6 个月修复阴茎阴囊转位。手术后阴茎阴囊外观大部分满意。

三、阴茎阴囊融合

阴茎阴囊融合又称蹼状阴茎(webbed penis),指阴囊中缝皮肤与阴茎腹侧皮肤相融合,使阴茎与阴囊未完全分离。

多是先天性异常,部分继发于包皮环切术后或其他手术切除阴茎腹侧皮肤过多所致。很多病人随年龄增长逐渐好转。大多数无尿道发育异常。约 3.5% 的尿道下裂并发本畸形。轻度阴茎阴囊融合一般不影响阴茎发育及将来的性功能。

治疗:在阴茎阴囊之间的蹼状皮肤上做横切纵缝,可满意矫正外形,也可做 V-Y、W 等成形手术。个别重度阴茎阴囊融合需要阴茎皮肤脱套后用背侧皮肤转至腹侧修补创面。

四、隐匿阴茎

隐匿阴茎(concealed penis)指阴茎隐匿于皮下,阴茎外观短小。包皮似一鸟嘴包住阴茎,与阴茎体不附着,背侧短、腹侧长,内板多、外板少。将阴茎周围皮肤后推,可显示正常阴茎体。

应注意有无尿道上裂。如果并发阴茎头型尿道上裂,则相当于阴茎头部背侧可触及一浅沟。肥胖儿耻骨前脂肪堆积时,阴茎可呈隐匿形。

对隐匿阴茎的治疗及手术年龄有很大争议。如能上翻包皮暴露阴茎头,可不必手术。大多数隐匿阴茎随年龄增长逐渐好转。手术只适应于反复

包皮感染,有排尿困难,年龄较大、包皮口狭小而外翻包皮困难者。手术的目的是扩大包皮口,暴露阴茎头。应注意不要做简单的包皮环切术,以免阴茎皮肤减少。当然,从美观以及家长要求角度,手术适应证可以由医师掌握。

五、阴茎转位

阴茎转位(penile torsion)指阴茎头偏离中线,向一侧扭转,多呈逆时针方向。

本症多因做包皮环切或外翻包皮时被发现。许多病人阴茎腹侧中线扭向一侧。阴茎发育正常,有的合并尿道下裂或包皮呈帽状分布异常。

阴茎扭转按阴茎头偏离中线的角度分为 3 类:①小于 60°;② 60°~90°;③大于 90°。有些病人的阴茎体及尿道海绵体根部的方向可以正常,而阴茎头扭转却大于 90°。

第一类病人如果不影响阴茎的外观及功能,可不必治疗。部分二、三类病人需要手术矫治。大多数阴茎扭转经过阴茎皮肤脱套可解决。但对阴茎扭转大于 90° 的病例效果不佳。

六、重复阴茎

重复阴茎(diphallia)是一种少见的畸形,发生率约 1:500 万。重复阴茎多位于正常阴茎的一侧,大小可从一个小的附属体到大如正常的阴茎。大部分有重复尿道及独立的海绵体组织。通常两个重复阴茎的位置是并列的。并发畸形很常见,包括:尿道上裂、尿道下裂、膀胱外翻、重复尿道、隐睾、耻骨联合分离、肾发育不良、肛门直肠畸形等。

治疗:切除发育相对不良的阴茎海绵体及尿道,对发育较好的阴茎施成形术。同时根据临床表现发现,治疗其他并发畸形。

七、小阴茎

小阴茎(micropenis)指外观正常的阴茎体的长度小于正常阴茎长度平均值 2.5 个标准差以上的阴茎。小阴茎的长度与直径比值正常。

(一)阴茎长度测量

用手提阴茎头尽量拉直,使其长度相当于阴茎充分勃起的长度,用尺子测量从耻骨联合至阴茎顶端的距离为阴茎长度。

(二)阴茎正常发育

阴茎的发育受激素的控制。妊娠的前 3 个月,胎盘产生人绒毛膜促性腺激素(HCG)。妊娠

4 个月后胎儿下丘脑分泌促性腺激素释放激素（GnRH）或称黄体生成素释放激素（LHRH），刺激垂体前叶的促性腺细胞合成并分泌两种促性腺激素即黄体生成素（LH）及卵泡刺激素（FSH）。HCG、LH 及 FSH 刺激睾丸间质细胞（Leydig 细胞）产生睾酮（T），T 在 5α- 还原酶作用下转化为双氢睾酮（DHT），DHT 刺激阴茎发育。上述的每一个环节出现障碍，均可影响阴茎发育。

（三）病因

1. 低促性腺激素性性腺功能减退症（hypogonadotropic hypogonadism） 脑组织结构异常，如下丘脑、垂体发育差等均因性腺激素分泌不足而引起小阴茎。

2. 高促性腺激素性性腺功能减退症（hypergonadotropic hypogonadism） 这类病人在妊娠后期睾丸出现退行性变而致睾酮分泌减少，通过负反馈途径而致促性腺激素分泌过多。

3. 原发性小阴茎 少部分病人下丘脑 - 垂体 - 睾丸轴激素分泌正常，但有小阴茎畸形，到了青春期又多能增长。病因不清楚。

（四）诊断与实验室检查

1. 病史 询问有无家族遗传病史，另外要注意母亲孕期情况。

2. 体格检查 注意有无与染色体、脑发育异常有关的体征。

3. 影像学检查 主要检查脑部有无下丘脑、垂体畸形。

4. 常规检查染色体核型。

5. 内分泌检查 最好由内分泌医师完成，包括下丘脑、脑垂体、睾丸功能检查；对雄性激素不敏感的诊断，可做成纤维细胞激素受体检查，或分析雄激素受体基因有无突变。

6. 腹腔镜 主要是对未触及睾丸的病人做探查，取活检。

（五）治疗

对小儿阴茎患儿的治疗，应根据病因及具体情况决定治疗方案。

内分泌治疗：最常见的治疗是用与 FSH、LH 有类似功能的 HCG 治疗。睾酮替代治疗。如确定为单纯因生长激素低造成小阴茎，则补充生长激素可获满意效果。

手术治疗：对睾丸下降不全的病人在内分泌治疗无效后尽早做睾丸固定术。对于激素治疗无效，尤其是用睾酮替代疗法无效，可能为雄激素受体异常的病人要考虑手术整形。

八、大阴茎

阴茎长度因人因种族而异，超过正常值范围称大阴茎。若超过正常值几倍，称巨阴茎（megalopenis）。

【病因与发病机制】

在青春期早熟、先天性痴呆、侏儒症、垂体功能亢进、有内分泌功能的睾丸肿瘤、肾上腺肿瘤、肾上腺性征异常症等时可见到大阴茎。此症亦可出现于应用促性腺激素治疗隐睾时，但停用激素后阴茎即可不再增大。

【治疗】

以治疗原发病变，如内分泌紊乱、肿瘤等为主。

第十二节 隐 睾

隐睾（cryptorchidism）是指阴囊内无睾丸，包括睾丸缺如、睾丸异位及睾丸未降或睾丸下降不全，是指睾丸未能按照正常发育过程，从腰部腹膜后下降至阴囊内。

早产儿与足月儿的隐睾发病率分别为 3.13% 和 1.22%。一般认为隐睾的发病率在生长发育中可继续下降，但至 6 个月之后，继续下降的机会明显减少。

【睾丸下降的理论】

睾丸如何从腰部腹膜后的原始部移位下降，最终定位在阴囊底部，有以下学说：睾丸引带的牵拉；腹内压；附睾发育与睾丸下降；重力作用；内分泌因素，如在下丘脑 - 垂体 - 性腺轴的作用下，睾丸下降。但都有争议，病因也尚未明确。

【病理】

1. 大体检查 未降入阴囊内的睾丸常有不同程度的发育不全，体积明显小于健侧，质地松软。隐睾患侧可伴有附睾和输精管畸形。

2. 组织学检查 隐睾的生精小管平均直径较正常者小，生精小管周围胶原组织增生。组织学改变的程度，也和隐睾所处的位置有关。位置越高，病理损害越严重；越接近阴囊部位，病理损害就越轻微。

【临床表现】

隐睾可发生于单侧或双侧,单侧明显多于双侧。单侧隐睾中,右侧的发生率略高于左侧。

隐睾侧阴囊扁平,双侧者阴囊发育较差。触诊时阴囊空虚无睾丸。经仔细检查,约80%隐睾可在体表扪及,最多位于腹股沟部。睾丸体积较对侧略小。如果能将扪及的睾丸逐渐推入阴囊内,松手之后,睾丸又缩回腹股沟部,称为滑动睾丸(gliding testis),仍应属于隐睾。如松手之后睾丸能在阴囊内停留,则非隐睾,称为回缩性睾丸(retractile testis)。约20%的隐睾在触诊时难以扪及,但这并不意味着患侧没有睾丸。扪不到的隐睾在手术探查中,约80%以上可在腹股沟管或内环附近被发现,而其余不足20%,虽经广泛探查,仍然找不到睾丸。

隐睾由于生精细胞发育受到障碍。最直接的后果,就是对生育能力的影响。单侧隐睾成年后,生育能力会受到某种程度的影响,如为双侧,则有严重障碍。

【隐睾的并发症】

1. 当隐睾伴有鞘状突管未闭时,若肠管疝入,发生嵌顿者并不少见,而且容易引起肠坏死,也可能压迫精索血管,使睾丸进一步萎缩,严重者导致睾丸梗死。

2. 隐睾扭转 未降睾丸发生扭转的概率较阴囊内睾丸高21~53倍。

3. 睾丸损伤 由于隐睾处在腹股沟管内或耻骨结节附近,比较表浅,固定。不如正常睾丸位于阴囊内受到阴囊的缓冲保护,容易受到外力的直接损伤。

4. 隐睾恶变 隐睾恶变成睾丸肿瘤,比正常位置睾丸高18~40倍。高位隐睾,特别是腹内隐睾,其恶变发生率比低位隐睾高6倍。隐睾恶变年龄多在30岁之后,6岁以前行睾丸固定者在术后发生恶变的概率比7岁以后手术者低得多。

【隐睾可能出现的一些并存症】

1. 鞘状突管未闭
2. 附睾畸形
3. 大脑性麻痹
4. 智力迟钝
5. 腹壁肌肉缺陷
6. 脐疝
7. 梅干腹综合征
8. 先天性尿道下裂

【诊断】

隐睾的诊断并不难,但应注意阴囊内扪不到睾丸者并非就是隐睾,特别要注意除外回缩睾丸。检查前应消除小儿的紧张情绪,诊室和检查者的手都应是暖和的,以免寒冷刺激引起提睾肌收缩而使睾丸回缩。除平卧位检查外,还可以让小儿坐着,两大腿外展外旋,即所谓的cross legged位,或采取蹲踞位,进行检查。处于这样的位置,通常不会有提睾肌反射。如为回缩睾丸,不需检查者的手法,睾丸即能自己下降。此时,可用拇指和食指轻轻夹住,将其牵入阴囊内。松手后,睾丸仍可停留在阴囊内。对于较大的儿童,可在腹股沟部压迫股动脉片刻,或在腹股沟韧带以下的大腿内侧用指尖轻轻抚摩,回缩睾丸都会自行下降至阴囊内。经过反复仔细检查,患侧仍不能扪及睾丸者,还应检查股部、耻骨联合部、会阴部,以除外异位睾丸。已如前述,约80%的隐睾可在体表扪及。对于不能扪及的隐睾,术前如何判断患侧有无睾丸及隐睾所处的位置,可通过一些特殊检查,无损伤性检查如超声检查、CT检查、磁共振检查。

近年来腹腔镜用于不能扪及隐睾的术前检查,取得比较满意的效果。

【治疗】

隐睾一经诊断,就应适时进行治疗。

隐睾治疗的目的:①明显和可见的缺陷可以得到改观;②可以避免患儿心理和精神上的创伤;③恶变趋向容易及时发现;④可能改善生育能力。

隐睾的治疗可分激素治疗和手术治疗。

1. 激素治疗 激素治疗之前,应反复检查并采取一定的措施以除外回缩睾丸。

(1) LHRH(黄体生成素释放激素)或称GnRH(促性腺激素释放激素):适应证为垂体分泌GnRH不正常,表现为LH基础值降低。给予GnRH以提高LH值。

(2) HCG(人绒毛膜促性腺激素):刺激Leydig细胞以增高血浆睾酮浓度而促进睾丸下降。

(3) LHRH+HCG:据报道,如果在LHRH治疗后再加用HCG,睾丸的下降率会有明显增加。

2. 手术治疗 对激素治疗无效者,应在1岁之后、2岁之前进行手术治疗。

(1) 睾丸固定术:肉膜囊外固定法。

(2) 分期睾丸固定术或再次睾丸固定术:第一次手术时不能将睾丸固定在阴囊内,而权宜地将睾丸固定在腹股沟皮下环附近者;或第一次手术虽将睾丸固定在阴囊内,但尔后睾丸又缩回到腹股沟部者,都应考虑再次手术。

(3)精索动静脉切断术,或称长祥输精管法、Fowler-Stephens(F-S)手术:保留输精管和引带血运,切断精索,将睾丸固定于阴囊。

(4)分期 Fowler-Stephens(F-S)手术:为了尽量减少侧支循环的破坏,并让侧支循环的血供得到充分的代偿,在第一期手术时,只是尽可能于高位切断精索血管,而不试图对精索做任何游离。待 6 个月之后,二期手术游离精索。

(5)腹腔镜在隐睾的诊断和治疗的应用:对于不能扪及的隐睾,先行腹腔镜检查,可以迅速明辨隐睾的位置,从而缩短手术探查的时间。如在腹内见有输精管或血管盲端,则提示该侧睾丸缺如,从而避免了盲目的手术探查。通过腹腔镜对精索血管加以钳夹,6 个月之后,再次进行切断血管并完成睾丸固定术。也有医师通过腹腔镜直接做睾丸固定。

另外,还有睾丸移植,但是应用较少。对于腹内高位隐睾经充分游离精索后,仍然不能完成一期睾丸固定,而没有条件进行其他手术方法,或该侧睾丸发育极差,并无保留的实际意义者,特别是成年人隐睾,其对侧睾丸正常地位于阴囊内者,应将该睾丸切除。

(张潍平 黄澄如)

第十三节 睾丸扭转及睾丸附件扭转

一、睾丸扭转

睾丸扭转(testicular torsion)是由于精索扭转,睾丸、附睾发生急剧的血流障碍以致梗死或者坏死,常误诊为急性睾丸炎、附睾炎。有些不明原因的睾丸萎缩亦系本症的后果。多见于青年,但近年在幼儿尤以新生儿的发病数增多。

精索扭转可发生于 3 个部位:①扭转发生于固有鞘膜之外,新生儿多数属此型,睾丸及鞘膜均发生梗死;②鞘膜内扭转多见于青年,睾丸系膜过长可能是诱因;③扭转位于睾丸及附睾之间,于二者间结合不完全有关。

任何一侧睾丸均可发生扭转,偶有双侧者。根据 Watson 的经验,新生儿睾丸扭转发生于左侧者常是顺时针方向,右侧是逆时针方向。特发性睾丸梗死不伴有精索扭转,常伴发于小婴儿时期绞窄性或嵌顿性腹股沟疝,也可见于臀位产伤后。有些病例出生后就有睾丸梗死,可能是宫内扭转后自然复位。

【临床表现】

睾丸扭转后突发局部剧痛,并向腹、腰部放射,伴有恶心、呕吐及发热,可误为睾丸、附睾炎症、嵌顿疝,甚至腹腔内疾病,阴囊皮肤充血、水肿、皮温增高。由于提睾肌痉挛及精索的短缩,睾丸被提到阴囊上部。阴囊肿大,皮肤水肿,触痛显著。轻度扭转仅引起轻度不适,伴有间断性积液。

新生儿及小婴儿的睾丸扭转常无痛苦,扭转的睾丸增大、变硬,但无压痛。阴囊内容常与其壁粘连,并透过皮肤可呈蓝色。

扭转后睾丸的功能取决于睾丸扭转的时间和扭转的程度。扭转 90°,持续 7 天才发生睾丸坏死;扭转 180°,3~4 天发生睾丸坏死;扭转 360°,12~24 小时发生睾丸坏死;扭转 720°,2 小时即可发生睾丸梗死。

【诊断与鉴别诊断】

睾丸血供的多少与扭转松紧度直接相关,二维超声结合 CDFI 显示血流信号的多寡和有无是诊断与鉴别诊断睾丸扭转的重要依据。近年来,有人报道用超声造影诊断睾丸扭转,较二维超声结合 CDFI 的准确率更高。间歇性鞘膜积液伴有轻压痛者,可能发生过不完全扭转。与睾丸肿瘤的鉴别在于有疼痛、皮肤红肿者多系睾丸扭转;而与睾丸及附睾炎的鉴别在于后者发病缓慢,且托起阴囊时疼痛减轻。反之,在睾丸扭转时移动或提起阴囊时疼痛加重。

【治疗】

确诊后应立即进行手术治疗。手术时将扭转的睾丸复位并固定于阴囊壁。若睾丸及附睾已坏死则切除。

二、睾丸附件扭转

睾丸附件(hydatid of morgagni)是胚胎期中肾管或副中肾管的残留结构,含有结缔组织或胶样物,一般直径在 0.1~1.0cm,有蒂,呈小卵形结构,附着于白膜上。睾丸附件扭转多发生于 10~14 岁儿童。症状与睾丸扭转相似,但程度较轻。

【诊断依据】

1. 阴囊红肿、触痛,早期可透过患侧阴囊皮肤见直径 3~5mm 蓝色斑点,称蓝斑征。

2. 阴囊上方蓝斑征或睾丸上极可及触痛性小结节。

3. B 超示睾丸及精索位置正常,睾丸上极或冠状沟可见一周边强回声中央低回声小结节。

出现 1+2、1+3 或 1+2+3 诊断为睾丸附件扭转。

【鉴别诊断】

1. 睾丸扭转　常有剧烈运动及阴囊部损伤史,且伴有严重的恶心、呕吐,阴囊部剧烈的疼痛。检查时可见睾丸位置上移,移动睾丸可使疼痛加剧。多普勒超声检查显示睾丸无血液。

2. 急性附睾炎　为附睾的急性炎症,发病急剧,且可伴有严重的全身症状,如发热、白细胞计数升高。检查时可发现阴囊明显肿大,皮肤发红;附睾明显增大,与睾丸的界限分不清。触痛明显。

【治疗】

因睾丸附件系胚胎发育的残余结构,不具生理功能,扭转坏死后不构成严重后患,可行保守治疗,应着重于:①托起阴囊及卧床休息;②应用抗生素预防感染。

（孙　宁　黄澄如）

第十四节　梨状腹综合征

梨状腹综合征(prune belly syndrome,PBS)又称 Eagle-Barrett 三联征及减值发育异常综合征,主要包括 3 个病理畸形;腹壁肌肉缺陷或缺如;输尿管、膀胱及尿道的畸形(主要是显著扩张);双侧睾丸未降。其他并发症有骨骼肌肉系统、肺及心脏方面。发病率为 1/50 000~1/35 000,主要见于男孩,仅 3%~5% 为女孩。

【病因与发病机制】

本病病因尚有争议,但有两个主要学说:

1. 梗阻学说　妊娠期早期曾有严重膀胱出口梗阻,造成膀胱、输尿管扩张,肾积水及腹壁肌肉萎缩等不可逆性损害后,梗阻解除。实际上,极大多数该病病人出生时没有解剖上的尿路梗阻。

2. 中胚层缺陷学说　因第一个学说不能解释那么多有尿路梗阻的患儿有正常的腹壁及睾丸下降,而且后尿道瓣膜症患儿有显著膀胱肥厚、增生并不仅仅是扩张,故考虑 PBS 患儿似因妊娠 6~10 周时中胚层发育停滞所致。

【临床表现】

1. 肾脏　肾脏畸形是决定小儿存活的主要因素,死产或新生儿期死亡中的 20% 是缘于肾脏发育不良及肺发育不全,另有 30% 患儿于出生后 2 年内发生尿路感染、肾功能不全或两者兼有。产前超声检查最早可于妊娠 14 周时检出有尿路扩张,如羊水量少时对膀胱减压,可改进羊水量及肺功能,但对是否能改进肾功能却不肯定。对 PBS 来说,判断宫内治疗是困难的,因为可能没有尿路梗阻。

2. 输尿管　严重扩张及屈曲尤以输尿管远端为重,组织学检查可见有斑块状纤维化区,75% 有膀胱输尿管反流。虽然放射线造影的影像病变很重,一般来说尿路引流是合适的。

3. 膀胱　容积大、壁光滑有不规则增厚,但没有成小梁。常有脐尿管残留或憩室,使呈沙漏状。假如有上述的膀胱形态,则膀胱对充盈度的感觉降低,容积大而收缩差,排尿压降低而排空不全。有些病例则排尿压力及尿流率正常,膀胱可完全排空。

4. 前列腺及后尿道　前列腺部尿道伸长至膜部变细,呈三角形后尿道。

5. 前尿道　多数正常,也可有巨尿道或闭锁。

6. 睾丸　多为腹腔内睾丸,由于精索短,故行睾丸固定术困难。组织学检查有显著异常,故不育。

7. 腹壁　由于腹壁三层肌肉均发育不全,故小婴儿腹壁呈现皱褶样,大孩子呈现罗汉肚的样子。仰卧不易坐起,故患儿走路晚,但不影响切口愈合,少有并发症,也不影响日常活动。

8. 其他并发畸形　65% 有其他并发畸形,最常见的是心、肺、胃肠道、骨骼及发育问题。

【诊断及治疗】

1. 新生儿期　首先观察除外影响生命的心、肺问题。腹壁薄而松弛,易于检查腹腔内及腹膜后脏器。测血清肌酐水平。用手压膀胱引出逼尿肌反射,观察排尿情况。行超声检查,观察肾脏及膀胱排空情况。如肾功能不良,须做排尿期膀胱尿道造影及 DMSA 肾扫描了解肾瘢痕情况。

根据病情严重程度可分为三组:

（1）包括死产或产后不久死于羊水少、肺发育不全：严重肾发育不良者可有尿道闭锁及脐尿管瘘，波特面容。少数病例如有机会存活，唯一治疗是引流尿路，如膀胱造口，肾盂、输尿管造瘘。

（2）有全尿路扩张：可有生长、发育迟滞及腹膨隆。多是随诊观察，如合并感染或肾功能恶化，除药物外，须考虑尿路重建（裁剪输尿管、抗反流及减低尿滞留），同期修复腹壁及行睾丸固定术。

（3）相对轻症、尿滞留轻、肾实质较好：尿路重建的范围少，但如有尿路感染，则上尿路可受损。这组患儿需长期随访。须用抗生素预防感染，如新生儿期使用阿莫西林，其后可用呋喃妥因。睾丸固定术可延期至须行尿路重建术时或 6 个月龄时进行。

2. 儿童期　主要是膀胱引流问题，可致肾功能恶化，如小儿排尿力弱并有剩余尿，须做尿流动力学检查。有些病例用内腔镜做伪瓣膜内切开，可能减少膀胱出口阻力。裁剪输尿管做抗反流输尿管再植，由于输尿管及膀胱条件差，效果常不满意。膀胱排空不全行清洁间歇导尿，因小儿尿道感觉正常，常不易执行，必要时可考虑可控性尿路改流术。

【预后】

婴儿期如有轻度肾功能受损，日后可因反流性肾病、慢性肾盂肾炎导致肾功能不全，可接受肾移植术。多数患儿因膀胱排空不好，需自家清洁间歇导尿。对于腹腔内睾丸来说，病人虽不育但有恶变问题，在婴儿期做睾丸固定比较容易，或可日后改变不育情况。行睾丸固定术的同时修复腹壁。对轻症病例，可观察其发展。

（孙　宁　黄澄如）

第十五节　小儿泌尿男性生殖系肿瘤

一、肾母细胞瘤

肾母细胞瘤（nephroblastoma）又称肾胚胎瘤（renal embryoma）、Wilms 瘤（Wilms tumor），是小儿最常见的原发于肾脏的恶性肿瘤。国外文献报道 15 岁以下小儿肾母细胞瘤发病率为 0.7/10 万 ~ 1/10 万，占小儿恶性肿瘤的 6%~7%。男女性别之比约为 1.1∶1。约 75% 年龄在 5 岁以下，发病年龄平均为 3.5 岁，新生儿患病罕见。

【病因】

关于肾母细胞瘤发生机制的假说，有"肾源性剩余"（nephrogenic rest）和"二次突变学说"（two-hit model）两种。前者认为肿瘤可能起源于肾源性残余，即突变导致出生后肾脏中仍有胚胎肾细胞的异常持续存在。超过 1/3 的肾母细胞瘤中存在肾源性残余。在新生儿尸解中，肾源性剩余发现率为 1%，大部分在幼童时期即退化或分化，部分可持续存在至儿童期。肾源性残余被认为是肾母细胞瘤的前体，若发生进一步的突变，可转变为肾母细胞瘤。"二次突变学说"被用来解释遗传性和非遗传性病例的发病机制。第一步突变发生在胚细胞期（合子形成前），合子形成后所有体细胞就带有突变所产生的基因，若在体细胞期发生第二步突变就导致肿瘤产生，具有遗传性。若第一步突变发生在体细胞期，第二步突变后形成的肿瘤不具遗传性。

肾母细胞瘤病人中 1%~2% 具有家族遗传性，肿瘤发生得更早，更易为双侧及多中心性。与家族性肾母细胞瘤相关的两个基因已被定位：位于 17q12~q21 的 FWT1 基因和位于 19q13 的 FWT2。所有双侧肾母细胞瘤及 15%~20% 的单侧病变与遗传有关。

接近 10% 的肾母细胞瘤患儿合并有先天畸形和综合症状，这些综合征可以分为非过度生长型和过度生长型两类（表 85-2）。常见的非过度生长型综合征有 WAGR 综合征（Wilms 瘤、无虹膜、泌尿生殖系统发育异常和智力障碍）和 Denys-Drash 综合征。过度生长型综合征中多见的包括 Beckwith-Wiedemann 综合征（BWS）和单纯偏身肥大（isolated hemihypertrophy）。

表 85-2　Wilms 瘤：综合征和基因位点

综合征	基因	基因位点
Denys-Drash	WT1	11p13
WAGR	WT1	11p13
Beckwith-Wiedemann	WT2	IGF2、H19、p57、KIp2
Bloom	BLM	15q26
Li-Fraumeni	p53	17q13
Neurofibromatosis	NF1	17q11
Simpson-Golabi-Behmel	GPC3	Xq26
Sotos	NSD1	5q35

WT1 基因是一个公认的与肾母细胞瘤直接相关的抑癌基因,10%~15% 的病人存在该基因突变。WT1 基因对正常的肾发育和生殖腺发育非常重要,其突变可同时导致肾肿瘤和肾小球疾病。

非过度生长型综合征中,WAGR 综合征(Wilms 瘤、无虹膜、泌尿生殖系统发育异常和智力障碍)是由 11p13 染色体的缺失所致,涉及的基因包括 PAX6 基因和 WT1 基因。PAX6 基因与 WT1 基因毗邻,与肾脏、泌尿生殖系及眼睛的发育相关,该基因缺失可导致虹膜缺失。伴有 WT1 基因缺失的虹膜缺失病人中,40%~50% 将形成肾母细胞瘤;相反,WT1 基因正常的虹膜缺失病人则不形成肾母细胞瘤。

Denys-Drash 综合征(DDS)包括由弥散性系膜硬化引起的早期肾衰竭,假两性畸形和肾母细胞瘤倾向,这类病人几乎都存在 WT1 基因锌指区的点突变引起的错义突变。不同的 WT1 突变可引起不同的 DDS 表现型,如在泌尿系统畸形、肾脏病理改变和肾母细胞瘤的倾向。该病病人较 WAGR 病人发生肾功能衰竭的年龄更早。美国国家肾母细胞瘤研究组(National Wilms' Tumor Study Group,NWTSG)公布的数据显示,DDS 病人在确诊 20 年后发生肾衰竭的累积发病率为 70%。

WAGR 和 DDS 病人更多地表现为早期发病年龄和双侧肿瘤,有较高的肾功能不全的风险,这与 WT1 基因突变相关。大量与肾小球系膜硬化相关的肾病表现,均被认为是由 WT1 基因的异常所致。有研究表明,DDS 和 WAGR 病人的肾小球较正常同龄人小,这可能是造成该类病人更容易肾衰竭的原因。

合并有 WT1 基因突变的肾母细胞瘤病人,半数以上同时有 β-catenin 基因突变(beta-catenin gene,CTNNB1),与其相关的 Wnt/β-catenin 信号通路可能与肿瘤发生相关。β-catenin 定位于人染色体 3p21.3~22,是细胞黏连素家族中成员之一,主要参与细胞间的黏附,是 Wnt/β-catenin 信号通路中的重要组成部分。研究表明,β-catenin 突变与 WT1 之间有明显的相关性,两种基因突变致癌的方式各异,但这种相关性表明可能协同参与了肾细胞瘤(或某个亚型)的发生。另外,β-catenin 的突变也提示肿瘤具有高浸润性。

许多过度生长型的综合征都存在发展为肾母细胞瘤的风险,包括偏身肥大、Beckwith-Wiedemann 综合征(BWS)、Perlman 综合征、Sotos 综合征以及 Simpson-Golabi-Behmel 综合征。BWS 和偏身肥大病人中,有 4%~10% 可发展为肾母细胞瘤,且 21% 为单侧肿瘤。肾脏肥大的病人风险最高。

WT2 基因与 BWS 相关,该基因位于 11p15,同时伴随有该基因位点的一系列杂合子丢失。WT2 基因位点被广泛地研究,大量的基因已被识别,包括 H19 和 IGF2。IGF2 基因可诱发细胞生长,其过表达可导致肾母细胞瘤和 BWS。来自父系等位基因的复制或是来自母系等位基因的印记缺失(loss of imprinting,LOI)可导致 IGF2 基因的过表达。存在 IGF2 印记缺失(LOI)的肾母细胞瘤患儿发病年龄通常较大。

最近的研究表明,另一个之前未被确认的抑癌基因——“位于 X 染色体上的肾母细胞瘤基因”(Wilms' tumor gene on the X chromosome)或被称作“WTX”,被证实在 1/3 的肾母细胞瘤病人体内被灭活。WTX 基因位于男性病人 X 染色体上,在女性病人则位于有活性的 X 染色体上,出现频率无明显性别差异。具有 WTX 基因突变的肿瘤缺乏 WT1 基因突变。

p53 基因是一种公认的抑癌基因。在肾母细胞瘤病人中,肿瘤病理组织类型为组织分化良好型 p53 的突变率非常低,而组织分化不良的间变型肾母细胞瘤中突变率达到 75%,因而认为 p53 与肾母细胞瘤组织间变成分的发生有关。p53 突变与肾母细胞瘤产生的关系目前尚不明确,主要是与治疗及预后的关系。p53 突变与组织分化良好型的病理分期无关,而与肾母细胞瘤分化不良型的分期有相关性。治疗前肿瘤组织 p53 阳性表明其对化疗敏感,如经过标准治疗后,肿瘤标本 p53 阳性则提示病人预后不良,但在分化良好型中不具有这样的特点。

另外,约 20% 肾母细胞瘤病人存在 16q 染色体杂合子丢失,10% 的病例存在 1p 染色体杂合体丢失。16q 和 1p 染色体的杂合子丢失被认为与肿瘤复发和死亡风险相关。NWTS-5 研究结果表明,Ⅰ~Ⅱ期组织学预后好的肿瘤病人中,存在 1p 或 16q 杂合子丢失的病人具有相对更高的复发和死亡风险。在Ⅲ~Ⅳ期组织学预后好的肿瘤病人中,仅同时存在 1p 和 16q 杂合子丢失的病人具有相对更高的复发和死亡风险(表 85-3)。目前进行的 COG(Children's Oncology Group)临床试验中,强化了对那些肿瘤中存在 1p 或 / 和 16q 杂合子丢失的病人的治疗。

表85-3　存在 1p 和 16q 杂合子缺失的 FH 肾母细胞瘤病人预后的显著性(NWTS-5)

分期	杂合子缺失状态(1p,16q)	无瘤生存率(RFS)			总存活率(OS)		
		4年 RFS /%	RR	P值	4年 OS /%	RR	P值
I或II	均无	91.2	—	—	98.4	—	—
I或II	均有	74.9	2.88	0.001	90.5	4.25	0.01
III或IV	均无	83.0	—	—	91.9	—	—
III或IV	均有	65.9	2.41	0.01	77.5	2.66	0.04

注:RR 为相对风险;—为对照组

【病理】

肾母细胞瘤是一种边界清晰、有包膜的实体瘤,可发生于肾的任何部位。肿瘤剖面呈鱼肉样膨出,灰白色,常因出血及坏死而呈黄色及棕色,可有囊腔形成。约 5% 病例合并钙化,多位于既往坏死区,呈线状位于周缘被膜区域。肿瘤突破包膜后,可广泛浸润周围组织及器官。肿瘤经淋巴转移可至肾门及主动脉旁淋巴结,也可形成瘤栓沿肾静脉延伸入下腔静脉,甚至右心房。血行转移可至全身各部位,以肺转移最常见,其次为肝转移。若为双侧病变而又无他处转移,则可认为双侧原发性,虽然双侧不对称,但在绝大多数病例两侧肿瘤系同时发生。多数单侧肾母细胞瘤是单中心发生,约 7% 是多中心发生。

显微镜下可见肿瘤由胚芽、间叶、上皮 3 种成分构成。胚芽成分为成巢状分布的中等大小的幼稚细胞,细胞核圆形或卵圆形,核仁不明显,胞质中等量,核染色质深染并可见核分裂。上皮成分是与胚芽幼稚细胞形态相似的肿瘤细胞,排列成原始肾小管形态。间叶成分肿瘤细胞呈梭形,细胞成分较胚芽型略少,其内可见骨骼肌、软骨或较成熟的结缔组织。

肾母细胞瘤被认为是起始于肾源性剩余。根据在肾叶的分布位置,肾源性剩余被分为两类:叶内型和叶周型。叶内型肾源性剩余多以胚芽为主,与 WT1 基因和 CTNNB1 基因突变相关,在虹膜缺失、WAGR、DDS 及 WT1 基因突变的病人中多见。叶周型肾源性剩余具有以间叶为主的典型组织学特征,多与 11p15 和 IGF2 杂合子缺失相关,在 BWS 病人中多见。

肾母细胞瘤病指的是多发的肾源性剩余。弥散增生的叶周型肾源性剩余形成一个厚厚的外壳挤压正常的肾组织。这类病人容易发展成肾母细胞瘤,且多为双侧病变。

【分类】

美国国家肾母细胞瘤研究(Nationnal Wilms' Tumot Study,NWTS)-1 于 1978 年提出肾母细胞瘤以上皮、间叶、胚芽 3 种基本组织成分及细胞未分化或间变程度为基础的组织学分类方案。肿瘤组织中 3 种基本组织成分之一占 65% 以上,则分别定为上皮型、间叶型和胚芽型;如 3 种成分均未达 65%,则定为混合型。从以上各型中检出肿瘤具有间变者,归入间变型或称未分化型(anaplasia)。肿瘤细胞间变诊断须具备下述 3 条标准:①间变肿瘤细胞核的直径至少大于相邻同类肿瘤细胞核的 3 倍;②这些大细胞核染色质明显增多;③有多极核分裂象。间变型约占肾母细胞瘤 5%,在 2 岁以下小儿很少见,但 5 岁以上间变型占到肾母细胞瘤 13%。间变型诊断应慎重,要求取材广泛,有作者认为应按肿瘤长轴每 1 厘米取材一块。

NWTS-3 根据组织分型与预后的关系,将肾母细胞瘤分为两大类:

1. 预后好的组织结构(favorable histology,FH)　上皮型、间叶型、胚芽型和混合型。

2. 预后差的组织结构(unfavorable histology,UH)　间变型。

【临床分期】

目前北美儿童肿瘤学研究组 COG(Children's Oncology Group)采用的肾母细胞瘤分期是以外科手术及组织病理为基础(表 85-4)。欧洲儿科肿瘤学国际协会 ISOP(International Society of Paediatric Oncology)则是在术前化疗后对肿瘤进行分期(表 85-5)。

根据 NWTSG(National Wilms' Tumor Study Group)的研究结果,活检或是术中肿瘤溢出可增加局部肿瘤的复发率,所以在 COG 的肾母细胞瘤分期中,严格地将活检或是术中溢出的肿瘤列为 III 期肿瘤。

【症状】

1. 腹部肿块或腹大　为最常见症状。肿瘤较小时不影响患儿营养发育及健康状态,亦无其他症状。少数巨大肿瘤可引起慢性肠梗阻,还可伴有气促、食欲低下、消瘦,甚至贫血和恶病质。

2. 血尿　30% 左右患儿有血尿,其中 10%~15% 为肉眼血尿。血尿出现与肿瘤侵入肾盂有关。

表 85-4　COG（Children's Oncology Group）肾母细胞瘤分期系统

分期	表现
Ⅰ期	肿瘤限于肾内,肾包膜完整,完整切除;切除前无活检或破溃;肿瘤未涉及脉管及肾窦,切除边缘无肿瘤残存。局域淋巴结阴性
Ⅱ期	肿瘤完整切除,切除边缘无肿瘤残存。局域淋巴结阴性。具有以下 1 项或更多:肾被膜受侵或针刺穿入;脉管系统受侵,扩散至肾实质外
Ⅲ期	肿瘤残存,限于腹部,伴有以下一项或多项:1 个或多个局域淋巴结阳性;肿瘤侵及腹膜或已突破腹膜;肉眼或镜下切除边缘有肿瘤残存;术前或术中肿瘤溢出,包括活体组织检查;肿瘤分为 2 块及以上取出
Ⅳ期	肿瘤有血源性转移,如肺、肝、骨、脑、或腹腔、盆腔以外的远处淋巴结转移,如胸腔
Ⅴ期	双侧肾母细胞瘤

表 85-5　ISOP（International Society of Paediatric Oncology）肾母细胞瘤分期系统

分期	表现
Ⅰ期	肿瘤限于肾内,如果肿瘤范围超过了肾轮廓,肿瘤有假包膜包绕;完整切除;无涉及肾窦脉管
Ⅱ期	肿瘤扩展超出肾脏达肾周脂肪囊、肾窦、邻近器官,或是下腔静脉,完整切除,切缘无肿瘤残存
Ⅲ期	肿瘤不完整切除;腹腔、盆腔淋巴结阳性;肿瘤突破腹膜;脉管切除边缘可见肿瘤血栓
Ⅳ期	血源性转移;腹腔、盆腔外淋巴结转移
Ⅴ期	双侧肾母细胞瘤

3. 发热、腹痛　偶有低热及腹痛,但多不严重,高热罕见。

4. 其他　个别肿瘤自发破溃可有严重腹痛及休克症状,以急腹症就诊。下腔静脉有瘤栓梗阻时可有腹壁静脉曲张及腹水,但绝大多数病例并无栓塞表现。脑转移可出现颅内压增高症状,如头痛、喷射状呕吐,偶有以此为首发症状就诊者。骨转移可有局部隆起及疼痛。

【体征】

1. 约 95% 病例在首次就诊时可触及肿块,一般位于上腹季肋部一侧,表面光滑,中等硬度,无压痛,一般不越过中线,早期肿块可有一定活动性。少数巨大肿瘤可越过中线,活动度消失,引起慢性肠梗阻时可有相应体征。

2. 部分患儿可有高血压,可能与肾血管受压缺血,肾素分泌增加或肿瘤细胞分泌肾素有关,切除肿瘤后血压可恢复正常。

3. 肿瘤自发破溃、瘤栓栓塞、肿瘤转移时有相应体征。

【辅助检查】

1. 泌尿系 X 线片　可见患侧肾区软组织密度影,偶可见钙化。

2. 静脉尿路造影　静脉尿路造影约 2/3 患儿显示肾盂肾盏受压、被拉长、移位、变形。约 1/3 患儿因肾被严重压迫,肾盂被肿瘤充满或肾血管闭塞而不显影,如静脉尿路造影不显影,必要时可经膀胱逆行插管造影。

3. 超声　超声检查可分辨肿块为囊性或实性,肿块大小,了解有无腹膜后肿大淋巴结,还可检出肾静脉、下腔静脉瘤栓及确定瘤栓范围。

4. CT　可进一步确定肿瘤浸润范围,肿瘤与周围脏器的关系,有无肝转移及腔静脉瘤栓。平扫与增强扫描的 CT 值变化有助于区别肾错构瘤。

经上述检查基本可与肾外伤血肿、肾囊肿、肾周感染及其他腹膜后肿块鉴别。

5. 胸部 X 线检查　肺为肾母细胞瘤最常见的转移部位,胸部 X 线片应为常规检查。

6. 骨 X 线或骨扫描检查　疑有骨转移时可行相应检查,必要时局部穿刺活体组织检查。

7. 尿 VMA（3- 甲氧基 -4- 羟基苦杏仁酸）检查和骨髓穿刺　有助于与神经母细胞瘤鉴别。

8. 染色体检查　肾母细胞瘤合并先天畸形时可行染色体检查。

【诊断】

肾母细胞瘤需与腹膜后常见肿物如肾积水、畸胎瘤及神经母细胞瘤等相鉴别,确诊靠术后病理（表 85-6）。

如患儿来自牧区,尚需考虑包囊虫症:肿物囊性,卡索尼（Casoni）试验阳性。罕见的小儿肾肿瘤如肾癌以及炎症引起的肾脏肿物等,须依靠病理组织学检查来确定。

表85-6 肾母细胞瘤与腹膜后肿物鉴别

	肾积水	畸胎瘤	神经母细胞瘤	肾母细胞瘤
病程	长,肿物可间歇出现,可有腹痛,并发感染时有发热、脓尿	长	短	短
肿物特点	光滑,囊性,透光(+)	光滑,部分囊性	坚实,大结节状,多越中线,较固定	光滑,实质性中等硬,一般不过中线
常见转移部位	—	多为良性,如恶性,多转移至肺	骨髓、肝、骨、肾、眼眶,原发瘤可很小就有转移	肺
腹部X线片	无钙化	骨骼或牙齿影	多见分散钙化点	罕见钙化
静脉尿路造影	肾盂肾盏扩大或不显影	肾受压移位	肾受压移位	肾内占位性病变或不显影
超声检查	囊性	大部分囊性	实质性	实质性
尿VMA	—	—	+	—

【治疗】

肾母细胞瘤需综合治疗,包括手术、化疗,必要时加用放射治疗。

(一)单侧肾母细胞瘤的治疗

1. 手术治疗 患侧上腹横切口,经腹打开后腹膜,游离瘤肾,如有可能先结扎肾蒂血管,肿瘤较大时可使解剖关系改变,注意勿伤腹主动脉、下腔静脉、对侧肾血管和肠系膜血管。注意保护周围组织,避免全腹腔污染。若术中肿瘤破溃,将使术后腹腔种植或局部复发概率增加6倍。若术前影像学检查未提示肝脏及对侧肾脏病变,肝脏及对侧肾脏探查不是必需,疑有肿瘤时需探查并取活检。注意肾蒂及腹主动脉旁淋巴结有无肿瘤转移,术中应取活检。切除转移淋巴结并不能改善预后,但助于判定肿瘤临床分期,决定术后化疗及放疗方案。各种术前影像学检查对于腹膜后淋巴结转移诊断的假阳性和假阴性率分别达18%和31%,充分显示术中取淋巴结活检的重要性。如肾外肾静脉或下腔静脉内肝静脉水平以下有瘤栓,则需游离下腔静脉,于远、近端

分别阻断,切开下腔静脉,取出瘤栓。一般瘤栓与腔静脉壁无粘连,较易取出。如果瘤栓与腔静脉壁有粘连,经腔静脉切口向近心端插入气囊导管使气囊超越瘤栓上极,适当充盈气囊,向下轻柔牵引有助于取出瘤栓。如瘤栓延伸至肝静脉水平以上,则需术前化疗,使肿瘤和瘤栓缩小,方有可能取出瘤栓。如肿瘤巨大或浸润重要脏器而不能完全切除肿瘤时,不可强行手术。放置银夹标记肿瘤范围,经化疗、放疗3~6个月后肿瘤缩小,再行二次手术切除。对于巨大肿瘤、超越中线或术前检查发现已侵及周围重要脏器,或下腔静脉内长段瘤栓,预计手术困难或危险较大者,需有计划地进行术前化疗,时间为2~3个月,如效果不显著可加术前放疗。经术前化疗肿瘤缩小后手术,可减少手术危险,减少术中破溃,提高完整切除率。由于单侧肾母细胞瘤约7%是多中心发生,而且大宗病例报道单侧肾母细胞瘤瘤肾切除术后罕有肾功能不全者,多数学者认为对于单侧病变没有必要保留患肾。

目前有学者对肾母细胞瘤病人实行单侧部分肾切除术或是腹腔镜肾切除术,特别是在对病人实施术前化疗的欧洲,此类病例的数目较多,但这些手术方式是否适当尚不确定,目前尚未被COG所推荐。

2. 化疗 应用联合化疗使肾母细胞瘤患儿的生存率大为提高,是近50年来治疗学上重要的进展。

(1)肾母细胞瘤首选药物有长春新碱、放线菌素D,用于肾母细胞瘤各型各期。

长春新碱(vincristine,VCR):$1\sim2mg/m^2$ 体表面积,静脉注射。每周1次,连用10周后改为每2周一次,作为维持量可用至完成化疗全程。单次极量为2mg。1岁以内剂量减半。不良反应有便秘、神经炎。

放线菌素D(dactinomycin,ACTD):每疗程量为$75\mu g/kg$体重,分5天,即$15\mu g/kg\times5$天,静脉注射。第一疗程与第二疗程间隔1.5个月,以后每3个月1疗程。单次极量为$400\mu g$。1岁以下剂量减半。不良反应有恶心,呕吐、脱发、口腔炎、骨髓抑制。国产放线菌素D为放线菌素K,放线菌素K中95%以上为放线菌素D,作用与用法同放线菌素D。

(2)其他可选用药物有多柔比星、顺铂、依托泊苷等。

多柔比星(doxorubicin,ADM):每疗程量为$40\sim60mg/m^2$,分2~3天静脉注射。每疗程间隔1个月以上,累积量5岁以下不超过$300mg/m^2$,5岁以上不超过$400mg/m^2$。2岁以下小儿慎用。不良反应有脱发、口腔溃疡、骨髓抑制,累积量超过

500mg/m² 可能导致不可逆心力衰竭。多柔比星与长春新碱、放线菌素 D 配合，用于预后好的组织结构Ⅲ期、Ⅳ期和预后差的组织结构Ⅱ~Ⅳ期。

顺铂（cisplatin，DDP）：每疗程量为 80~100mg/m²，分 4~5 天溶于生理盐水 200ml 静脉滴注，1 个月后可重复。不良反应有恶心、呕吐、骨髓抑制、肾功能损害、听神经障碍。肾功能不全时禁用。一般用于复发瘤或转移瘤的治疗。

依托泊苷（etoposide，VP-16）：又称鬼臼乙叉苷、足叶乙苷，50mg/m² 连用 5 天溶于生理盐水 200mg 静脉滴注，不能与葡萄糖溶液混合，滴注速度不少于半小时，速度过快可致血压下降。不良反应有恶心、呕吐、口腔炎、脱发、骨髓抑制。用于复发瘤或转移瘤的治疗。

可选用药物还有卡铂（carboplatin，CBP）、替尼泊苷（teniposide，VM-26）、表柔比星（epirubicin，EPI）、环磷酰胺（cyclophosphamide，CTX）和异环磷酰胺（ifosfamide，IFO）。

术前化疗：尽管术前化疗可使肿瘤缩小，包膜增厚，减小手术危险，避免肿瘤破溃扩散，提高完整切除率已得到公认，但在使用适应证上尚不统一。在欧洲 ISOP 认为在临床诊断基础上即可对大于 6 个月龄患儿进行术前化疗 4 周或 8 周，不必等待病理组织学结果。而 NWTSG（National Wilms Tumor Study Group）的研究者认为术前化疗可能干扰病理组织分型，影响间变型检出率，降低临床分期，还可能使某些双侧肾母细胞瘤漏诊。因而强调在病理组织学诊断基础上，只对手术不能切除的巨大肿瘤、双侧肾母细胞瘤、腔静脉瘤栓达肝静脉以上者进行术前化疗。

3. 放疗 术前放疗适用于曾用化疗而缩小不明显的巨大肾母细胞瘤。6~8 天内给 800~1 200cGy。2 周内可见肿瘤缩小再行手术。术后放疗用于 FH Ⅲ期、Ⅳ期及 UH 即间变型Ⅱ~Ⅳ期。术后 48 小时与术后 10 天开始放疗相比，疗效无明显差异。早期给予放疗并不影响伤口愈合。但术后放疗不宜晚于手术后 10 天，否则增加局部复发率。NWTS-3 结果显示，FH Ⅲ期接受放疗剂量 1 000cGy 与 2 000cGy 效果相同。

NWTS-5 对 1p 和 16q 染色体杂合子缺失在推测 FH 肾母细胞瘤预后中的意义进行了评估。其资料显示同时具有 1p 和 16q 染色体杂合子缺失的病人，与无杂合子缺失或单条染色体异常的病人相比，其复发率和死亡率是后者的 2~4 倍。目前进行的 COG 研究根据杂合子缺失的状态对病人进行了分层，接受不同治疗方案。

NWTS-5 开始时曾对年龄小于 2 岁、肿瘤重量小于 550g、FH Ⅰ期的患儿术后不做化疗，密切随访，由于发现一定数量的病人肿瘤复发，此方案于 1998 年停止。这组病人 2 年复发率为 13.5%，包括部分病人为对侧复发。值得注意的是，经历了肿瘤复发的病人在 3 年后，即该试验结束结果公开时仍然存活。Green 等对该队列病例进行了长期随访，发现两组病人 5 年生存率无明显差异，单纯接受手术治疗的病人无瘤存活率为 84%。目前进行的 COG 临床试验将对这类病人继续进行研究。NWTS-5 临床试验 4 年结果见表 85-7。

表 85-7　NWTS-5 临床试验 4 年结果

分期/病理/肿瘤质量/g	病例数（年龄，月）	化疗	4 年无复发率（FH）或 4 年无瘤存活率（FA/DA）/%	4 年总存活率/%
Ⅰ期/FH/<550	75（<24）	无（仅行瘤肾切除）	86.5	100.0
Ⅰ期/FH/<550	97（<24）	VCR，AMD	97.9	99.0
Ⅰ期/FH/≥550	248（≥24）	VCR，AMD	93.8	97.0
Ⅱ期/FH	555	VCR，AMD	84.4	97.2
Ⅲ期/FH	488	VCR，AMD，DOX	86.5	94.4
Ⅳ期/FH	198	VCR，AMD，DOX	75.1	85.2
Ⅴ期/FH	68	VCR，AMD，DOX	66.4	87.7
Ⅰ期/FH+DA	29	VCR，AMD	69.5	82.6
Ⅱ期/DA	23	VCR，DOX，CTX，ETOP	82.6	81.5
Ⅲ期/DA	43	VCR，DOX，CTX，ETOP	64.7	66.7
Ⅳ期/DA	15	VCR，DOX，CTX，ETOP	33.3	33.3
Ⅴ期/DA	20	VCR，DOX，CTX，ETOP	25.1	41.6

注：FA，favorable histology；FA，focal anaplastic；DA，diffuse anaplastic；VCR，vincristine；AMD，dactinomycin，也叫 actinomycin D；DOX，doxorubicin；CTX，cyclophosphamide；ETOP，etoposide

2000 年儿童癌症研究组（Children's Cancer Study Group, CCG）、小儿肿瘤组（Pediatric Oncology Group, POG）、横纹肌肉瘤研究协作组（Intergroup Rhabdomyosarcoma Study Group, IRS）以及美国肾母细胞瘤研究组（National Wilms Tumor Study Group, NWTS）四个独立的研究组合并为 Children's Oncology Group（COG），自 2006 年开始，在世界范围内目前正在进行关于肾母细胞瘤的临床试验。目前正在进行的临床试验如表 85-8 所示。

表 85-8　COG 目前正在进行的临床试验

AREN 0532：极低危 / 中危 FH 肾母细胞瘤

1. 极低危病人（Ⅰ期 FH 肿瘤 <550g，年龄 <2 岁）仅行瘤肾切除术，目标是达到 4 年无瘤生存

2. 不够资格仅行肾切除术的低危病人（Ⅰ或Ⅱ期 FH 肿瘤 >550g，年龄 >2 岁）将接受 18 周放线菌素 D 和长春新碱的化疗（EE-4A 方案）

3. Ⅲ期 FH 肾母细胞瘤，且不具有 1p 和 16q 染色体杂合子缺失的病人，接受长春新碱、放线菌素 D、多柔比星化疗（DD-4A 方案），并加用放疗。目标是 4 年无瘤存活率 ≥ 85%，4 年总存活率 ≥ 95%

4. Ⅰ或Ⅱ期 FH 肾母细胞瘤，且具有 1p 和 16q 染色体杂合子缺失的病人，接受 DD-4A 方案化疗但不加用放疗。目标是提高目前的 4 年无瘤生存率

AREN 0533：高危 FH 肾母细胞瘤

1. Ⅳ期 FH 肾母细胞瘤病人，接受 DD-4A 方案化疗；若 6 周后肺转移灶消失，则不接受放疗。目标是不接受全肺放疗，4 年无瘤存活率达到 85%

2. Ⅳ期 FH 肾母细胞瘤病人，接受 DD-4A 方案化疗；若 6 周后肺转移灶不消失，则在 DD-4A 方案基础上加用环磷酰胺与依托泊苷化疗。目标是 4 年无瘤存活率达到 85%

3. Ⅲ或Ⅳ期 FH 肾母细胞瘤，且具有 p 和 16q 染色体杂合子缺失的病人，在 DD-4A 方案基础上加用环磷酰胺与依托泊苷化疗，同时加用放疗。目标是将 4 年无瘤存活率提升至 75%

AREN 0321：高危肾肿瘤

1. Ⅰ期发散间变型或Ⅰ～Ⅲ期局灶间变型肾母细胞瘤病人，接受 DD-4A 方案化疗，加用放疗

2. Ⅰ期肾透明细胞肉瘤病人接受长春新碱、放线菌素 D、多柔比星（DD-4A 方案），不加用放疗

3. Ⅳ期局灶间变型、Ⅱ～Ⅲ期发散间变型肾母细胞瘤、Ⅳ期肾透明细胞肉瘤或是Ⅰ～Ⅳ期肾恶性横纹肌瘤病人接受新化疗方案尝试提高生存率

续表

AREN 0534：双侧、多中心或是具有发展为双侧肾母细胞瘤的易感性

1. 双侧肾母细胞瘤病人接受 6~12 周长春新碱、放线菌素 D 和多柔比星化疗；手术不晚于 12 周。目标是提高 4 年无瘤生存率至 73%

2. 弥漫增生叶周型肾源性残余（diffuse hyperplastic perilobar nephrogenic rests）病人接受 18 周长春新碱和放线菌素 D 化疗。目标是评估化疗在肾母细胞瘤患儿保留肾单位和预防肾母细胞瘤进展中的有效性

3. 单侧肾肿瘤和虹膜缺失病人、BWS、偏身肥大或是其他生长过度型综合征病人，行肾切除术前接受 6 周长春新碱和放线菌素 D 化疗。目标是在争取 25% 患儿可以实行肾脏部分切除术

COG 目前对肾母细胞瘤的治疗计划如表 85-9。

表 85-9　COG 目前对肾母细胞瘤的治疗计划

分期 / 病理	放疗	化疗
Ⅰ期 FH 肾母细胞瘤 <2 岁且 <550g	无	无
Ⅰ期 FH 肾母细胞瘤 >2 岁或 >550g	无	方案 EE-4A
Ⅱ期 FH 肾母细胞瘤	无	方案 EE-4A
Ⅰ、Ⅱ期 FH 肾母细胞瘤，有 1p、16q 杂合子缺失	无	方案 DD-4A
Ⅲ期 FH 肾母细胞瘤，无 1p、16q 杂合子缺失	有	方案 DD-4A
Ⅰ～Ⅲ期局灶 UH 肾母细胞瘤	有	方案 DD-4A
Ⅰ期弥漫 UH 肾母细胞瘤	有	方案 DD-4A
Ⅲ、Ⅳ期 FH 肾母细胞瘤，有 1p、16q 杂合子缺失	有	方案 M
Ⅳ期 FH 肾母细胞瘤		
确诊时肺转移灶切除	有	方案 DD-4A
化疗 6 周后肺转移灶消失	无	方案 DD-4A
化疗 6 周后肺转移灶未消失	有	方案 M
确诊时无肺转移	有	方案 M
Ⅱ、Ⅲ期弥漫 UH 肾母细胞瘤	有	方案 UH-1
Ⅳ期弥漫 UH 肾母细胞瘤（病灶无法测量）	有	方案 UH-1
Ⅳ期局灶 UH 肾母细胞瘤	有	方案 UH-1
Ⅰ期透明细胞肉瘤	无	方案 I
Ⅱ、Ⅲ期透明细胞肉瘤	有	方案 I

分期/病理	放疗	化疗
Ⅳ期透明细胞肉瘤	有	方案 UH-1
Ⅰ~Ⅲ期恶性横纹肌样瘤	有	方案 UH-1
Ⅳ期恶性横纹肌样瘤	有	方案 UH-2
Ⅳ期 UH 肾母细胞瘤(病灶可测量)	有	方案 UH-2

（续表）

注：方案 EE-4A：长春新碱、放线菌素 D 脉冲强化化疗 18 周；方案 DD-4A：长春新碱、放线菌素 D、多柔比星脉冲强化化疗 24 周；方案 M：长春新碱、放线菌素 D、多柔比星、交替联合环磷酰胺和依托泊苷化疗 24 周；方案 UH-1：环磷酰胺、卡铂、依托泊苷与长春新碱、多柔比星、放线菌素 D 交替化疗 30 周；方案 I：长春新碱、多柔比星、环磷酰胺、依托泊苷化疗 24 周；方案 UH-2：长春新碱、多柔比星、环磷酰胺、卡铂、依托泊苷、长春新碱、伊立替康化疗 30 周；FH：组织学预后好的；UH：组织学预后不好的（间变型）

欧洲儿科肿瘤学国际协会（International Society of Paediatric Oncology, ISOP）自 1971 年起开始研究肾母细胞瘤术前治疗。其研究目的是寻求最小的不良反应，达到最大的治疗效果。ISOP1 比较了术前放疗与直接手术的效果，发现两组病人的总存活率相同。ISOP2 研究发现，术前治疗能够降低肿瘤破裂的比率。在 ISOP5 的研究中，术前化疗取代了术前放疗。ISOP6（1980—1986 年）的资料表明，Ⅰ期病人行 17 周化疗效果与 38 周化疗效果相同；未接受放疗的Ⅱ期、淋巴结阴性病人肿瘤复发率增高。在这一组病人的化疗方案中加入了表柔比星，且放疗剂量由 30Gy 降至 15Gy。ISOP9（1987—1993 年）试验的目的是确定能够提高生存率的术前化疗时间。研究发现，术前 4 周和 8 周的化疗对生存率的影响没有差别。ISOP93-01 研究的目的是减少化疗的时间。Ⅰ期病人术后使用长春新碱和放线菌素 D 化疗 4 周，与化疗 8 周相比，对肿瘤的分期及Ⅰ~Ⅲ期肿瘤的萎缩程度有近似效果。同时，他们还对术前化疗后肿瘤组织学的改变进行了研究，这些研究结果更加强调了肿瘤的临床分期反映的是肿瘤对化疗的反应，而不是肿瘤的浸润性。经术前化疗的肾母细胞瘤组织学亚型的比率与直接行手术切除的肿瘤不同，经过术前化疗后，间叶和上皮为主型更为常见，这两种类型肿瘤易于耐药但却因肿瘤持续存在而易于诊断。胚芽为主型的肿瘤化疗后胚芽比率下降，表明其对化疗较为敏感。但是在 SIOP-9 中，胚芽为主型病人肿瘤复发率达 31%。SIOP-9 中，接近 10% 的肿瘤在化疗后完全坏死而完整切除。这部分病人中，5 年无瘤存活率达到 98%。ISOP 将化疗后完全坏死的肿瘤归类为"低危"，弥漫间变型及化疗后的胚芽为主型归类为"高危"，其余归类为"中危"。在 SIOP93-01 和 SIOP2001 中，Ⅰ期低危患儿在化疗后的肾切除术后不再接受化疗。SIOP93-01 研究表明，Ⅰ期中危及间变型肾母细胞瘤术后化疗可由 18 周减为 4 周。目前正在进行的 SIOP2001 以确定Ⅱ、Ⅲ期中危病人是否可以不接受多柔比星化疗作为主要研究目的，而高危患儿则接受强化的术后化疗，包括环磷酰胺、卡铂、依托泊苷以及多柔比星的联合化疗。SIOP 与 NWTSG 临床试验并发症发生率比较见表 85-10。

表 85-10 SIOP 与 NWTSG 临床试验并发症发生率比较

	SIOP 93-01	NWTS-5
病例数	360	326
并发症发生率	6.4%	9.8%（P=0.12）
术中肿瘤溢出	2.2%	15.3%（P<0.001）
小肠梗阻	1.1%	4.3%（P=0.002）
Ⅲ期肿瘤	14.2%	30.4%（P<0.001）
其他器官切除	6.9%	15.0%（P<0.001）

（二）双侧肾母细胞瘤治疗

根据 NWTS-1、2 资料，1 547 例肾母细胞瘤中有同时发生的双侧肾母细胞瘤 74 例（4.8%）。双侧肾母细胞瘤发病年龄平均约 15 个月龄，较单侧病变年龄小。双侧病变中预后差的组织结构约占 12%（内含间变型、透明细胞肉瘤、恶性横纹肌样瘤），其中 50% 预后差的组织结构只在一侧。文献报道 CT 和 MR 诊断双侧病变优于超声。尽管如此，根据 NWTS-4 资料仍有 7% 双侧肾母细胞瘤术前影像学检查漏诊。由于双侧病变发病率较高，术前影像学检查有假阴性可能，对于一侧肾脏发现肾肿瘤应仔细评估对侧。

双侧肾母细胞瘤病人治疗后 15 年肾衰竭的发生率接近 15%，所以手术原则是尽可能保留肾组织。建议术前化疗，使肿瘤缩小，便于分清肿瘤与正常肾组织的界限。目前 COG 提出的针对双侧肾母细胞瘤病人的治疗方案，推荐术前进行 6 周长春新碱、放线菌素 D、多柔比星化疗，6 周后可行 CT 或磁共振了解肿瘤对化疗的反应。若化疗反应不佳，可行活检术确定肿瘤性质，根据活检结果决定是否继续化疗。SIOP 曾报道对化疗反应不佳的双侧肾母细胞瘤预后较差。不管肿瘤对化疗的反应如何，化疗 12 周内，病人必须接受肾脏手术。12 周以后的持续化疗对减少肿瘤负荷没有意义。

首先选取肿瘤负荷低的一侧肾脏进行手术。如果该侧肾脏肿瘤完整切除，且肾脏功能良好，对侧肿瘤广泛侵犯的肾脏可行肾切除术。只有在肿瘤切除术不能进行，但能够保证切缘干净的情况下，可实施部分肾脏切除术或肿瘤楔形切除术。肿瘤剜除术在某些情况下可以考虑替代常规的部分肾切除术，比如位于肾脏中心的巨大肿瘤，如果移除大量的肾组织将会危及肾脏血供时。即便术前化疗后双侧仍有巨大肿瘤残留，多数病人能够成功地接受肾脏节约手术（renal sparing surgery）。双侧肾切除及肾移植罕有需要，如拟作肾移植，宜待2年后无肿瘤复发时进行。对于有双侧肾母细胞瘤高风险或是肾脏衰竭高风险的病人，COG制定了肾脏节约治疗计划。如果肿瘤能够被完整切除且保证切缘干净，可仅行肾脏部分切除术。只有化疗后仍为高危组织学类型的病人才接受肾脏切除术。双侧肾母细胞瘤病人预后较单侧病变者差，NWTS-5 68例FH双侧病变病人4年无瘤存活率为66.7%，20例间变型双侧病变病人4年无瘤存活率仅为25.1%。

（三）转移与复发瘤治疗

肾母细胞瘤最好发远处转移部位是肺。接近12%的肾母细胞瘤病人在确诊时已有血行转移，其中80%是肺转移。据NWTS-1结果分析，经治疗15个月以后才发生转移的患儿再经综合治疗，约90%可获存活，而治疗后6个月以内发生转移者仅28%可望存活。Ⅳ期组织学预后好的肿瘤病人仍然有较好的预后，但间变型肿瘤病人及伴有转移的复发瘤病人预后不佳。伴有肺转移的病人需化、放疗联合治疗。因转移灶对化疗敏感，所以多不需行肺切除术。在COG的AREN0533临床试验中，针对Ⅳ期病人采用了以治疗反应为基础的新的治疗方案。采用DD-4A方案化疗6周后，影像学检查肺转移灶完全消失的病人，或者是残余淋巴结活检未见到肿瘤细胞的病人，将继续采用DD-4A方案化疗，而不接受放疗。肺转移灶未完全消失的病人将转而采用M方案化疗，并加用全肺野放疗。对于在确诊时即有肺转移灶并接受了转移灶切除的病人，因为在化疗中不能观察到转移灶对化疗的反应，而将接受DD-4A方案化疗及全肺野放疗。所以，医师在诊断时需对是否切除肺内病灶进行权衡。若肺内病灶为良性病变，病人将不需要接受多柔比星化疗（如果肾脏病变为Ⅰ~Ⅱ期）以及放疗；若肺内病变为肾母细胞瘤转移灶，对转移灶的切除则可导致病人失去判断对化疗是否敏感的机会而

需接受全肺野放疗。

（四）囊性部分分化性肾母细胞瘤

部分分化性囊性肾母细胞瘤（cystic partially differentiated nephroblastoma，CPDN）与典型的肾母细胞瘤相同，来自出生后肾胚芽组织，属肾母细胞瘤的一种少见特殊亚型。本病多发生在1岁以内。其临床表现与多房性囊性肾瘤（multilocular cystic nephroma）相似，均表现为偶然发现腹部肾区无痛性肿物，不伴有血尿、高血压。术前影像学检查及B超示肾多囊性占位，可有少量的肾皮质，术前难确诊。1998年Eble等提出了较完善的诊断方案：①患儿多为2岁以内的幼儿；②肿块由纤维假被膜环绕；③瘤体全部由囊及间隔构成，间隔内无膨胀性实性结节；④囊内衬扁平、立方及鞋钉样上皮细胞；⑤间隔内含有类似于肾小管的上皮结构；⑥间隔内含芽基，胚胎的间质及上皮成分。间隔内含芽基，胚胎的间质及上皮成分是诊断的关键，也是与囊性肾瘤区别的要点。有学者认为，Wilms瘤、部分分化性囊性肾母细胞瘤和囊性肾瘤可能为同一类肿瘤分化发育中相互关联的不同阶段。对于CPDN的治疗，目前多数学者认为CPDN为肾母细胞瘤的一种特殊类型，如Ⅰ期、年龄小于6个月、肿瘤重量少于550g、一般不伴有微小转移灶，只行单纯肾脏切除术，不行化疗，术后需密切随访，如有残留应按肾母细胞瘤预后好的组织结构化疗。如术中与其他囊性肾肿瘤难区别，应行术中冰冻切片，如诊断为CN或CHRP，可仅行肿瘤切除，保留部分肾实质，可避免全肾切除。

二、神经母细胞瘤

神经母细胞瘤（neuroblastoma）是起源于神经嵴的胚胎性肿瘤，可发生于交感神经系统的任何部位，包括脑、颈部（3%）、纵隔（20%），主动脉旁的交感神经节（24%），盆腔（3%），肾上腺髓质（50%），是幼儿时期常见的恶性肿瘤。50%发生于2岁之前，90%病例诊断于3岁以内，男女之比为2:1，发病率为1:10 000~1:7 000。国外尸检资料证实，新生儿期肾上腺神经母细胞瘤的发现频率高于临床诊断40倍，说明仅极少数病例继续发展，并在临床上有所表现。由于肿瘤发生部位隐匿，且无特殊症状，难以早期诊断，从而影响预后，加以恶性程度高，所以生存率极低。

【病因】

分子遗传学研究认为肿瘤发生以两步理论解释，突变发生在合子形成前和合子形成后，经计算

22%神经母细胞瘤是遗传性的,可伴有遗传性疾病。家族特征为多个原发,发生于幼年9~22个月时。常染色体显性遗传,不常见。

细胞遗传学研究发现 1 号染色体短臂远端的杂合性丢失(LOH),编码区位于 1p36.1~2,提示在该区可能存在一个假定的 NB1 抑癌基因。后又发现在 1p32 区可能有第二个假定的抑癌基因 NB2存在。另外,还有约 50% 病例并不显示 1 号染色体短臂的杂合性丢失,提示还有第三个假定的抑癌基因 NB3 位于其他染色体上,但迄今这三种基因均尚未被克隆出来。研究发现染色体经常出现双微体(DM)和均匀染色区(HSR),现已认识是反映基因的扩增;亦有发现异常在 14 号染色体长臂(14q32)和 17 号染色体长臂(17q)。此外,定位于 2号染色体 2p24 的 MYCN(N-myc)基因,可能在交感神经细胞的分化中起关键作用。MYCN 基因主要在神经嵴起源的小儿肿瘤中,由于扩增而活化,并转录成一些 mRNA 拷贝和翻译产生异常量的相关蛋白,导致正常细胞功能失调。未治的肿瘤检出30% 扩增,1、2、4S 期 5%~10%,进展期 30%~40%,现已将此基因扩增的拷贝数作为肿瘤进展和预后的指标。

维 A 酸在体外能诱导神经母细胞瘤的分化,用维 A 酸处理后,细胞的形态改变,从细胞体伸出轴突样结构,而细胞停止增生。在维 A 酸诱导的分化中,MYCN 基因的表达减少,并随着 MYCN的转录降低,细胞表现出成熟的表现。故可能MYCN 基因的扩增能抑制细胞的分化,迫使细胞维持在细胞周期和增生。而在发育中的神经母细胞停止分化,可能是神经母细胞瘤发病机制的重要特点。但企图用维 A 酸对神经母细胞瘤病人治疗的尝试,并未能诱导完全的缓解。

此外,还曾发现 C-myb、src、rdc-1、TrkA、IGF-Ⅱ及 mdr-1 等基因在神经母细胞瘤中表达。其中TrkA 基因属于神经生长因子受体家族,与 MYCN扩增呈负相关关系,多见于早期、1 岁以内病例,与较好预后相关。IGF-Ⅱ是肿瘤细胞体内外生长重要的刺激性配体。mdr-1 基因产物 P- 糖蛋白(P-gp)的表达与 MYCN 扩增呈负相关关系。生长因子在神经母细胞瘤的增殖、分化、成熟的控制中起重要作用,如目前已较明确的神经生长因子(包括 NGF、BDNF、NF-3、NT4/5)、胰岛素样生长因子(IGF)和神经肽 Y(NPY)等。神经母细胞瘤的癌基因蛋白可通过如下途径干扰破坏生长因子对神经细胞的生长发育的调控:①癌基因产物模拟神经生长因子而起作用;②癌基因产物活化受体触发组织内信号传导反应;③癌基因产物参与受体后信号传导机制,通过自身分泌环路刺激无节制的增殖而发生恶性肿瘤。

【生物学特性】

神经母细胞瘤的自然消退和向良性肿瘤转化的倾向,历来是研究恶性肿瘤自然逆转的范例。研究资料表明,出生后 3 个月内婴儿尸检常见肾上腺"原位神经母细胞瘤",其发生率为临床诊断的40~200 倍。并鉴于 1 岁以内和 4S 期病例的预后较好等临床特点,可以推测,肾上腺在胚胎发育期都有一个组织学上类似于神经母细胞瘤的正常发育阶段,并可延伸至出生后 1 岁之内,以后在某些因素或基因调节下,大部分患儿发生自然逆转而致肿瘤自然消退。

神经母细胞瘤的自然逆转被认为是由于某些体内分化诱导剂的存在,重新分化向正常方向逆转的过程。神经母细胞瘤在病理形态、功能和代谢方面都表现为未分化的神经胚胎细胞,当在体内分化诱导剂作用下,恶性的神经母细胞被诱导而重新向正常细胞的方向演变分化,使其形态、生物学和升华方面均向正常细胞转化,即重分化或再分化,也即自然逆转。体外实验发现,环磷酸腺苷的衍生物(8- 溴 cAMP、双丁酰 cAMP)可使神经母细胞的恶性表现逆转,形成具有正常形态的细胞集落。发现维生素 A 及其衍生物(维 A 酸、维甲酰胺)作为宿主细胞内的内源性分化诱导剂,可抑制神经母细胞瘤的生长,并诱导其向正常方向分化。此外,宿主自身的免疫功能引起肿瘤细胞的杀伤。研究发现神经母细胞瘤病人的淋巴细胞能抑制自身和一体的神经母细胞瘤,而对非神经母细胞瘤或自身正常细胞不起抑制作用。这种组织交叉反应肿瘤抗原,对于宿主对肿瘤的免疫反应记忆调节免疫系统促使肿瘤消退有重要作用。一般认为年龄小于 6 个月及 4S 期病例的自然消退率较高。大约 2% 的神经母细胞瘤可呈现向神经节母细胞瘤和神经节细胞瘤分化逆转或自然消退。

神经母细胞瘤属分泌型肿瘤,具有合成、分泌、排泄儿茶酚胺的能力。血或尿中儿茶酚胺代谢产物作为特异性肿瘤标记物,对其诊断、预后评估、疗效观察具有指导价值。尿或血清的香草扁桃酸(VMA)和高香草酸(HVA)在 65% 的神经母细胞瘤病例中均有异常增高,如 VMA 和 HVA 均增高,确诊率可达 90% 以上。诊疗前儿茶酚胺代谢物水平常与肿瘤病变的严重程度呈正相关关系。神经母细胞瘤虽然分泌儿茶酚胺,但在进入血循环前,大部分已被代谢失去活性,因此不能与瘤外组织的受体结合产生临床症状,高血压更属罕见。

【病理】

神经母细胞瘤来源于胚胎神经嵴的交感神经元细胞。如呈恶性增殖,则演变为神经母细胞瘤;如呈瘤性分化,则形成良性的神经节细胞瘤;如混合含有未分化与分化的神经节细胞,则为神经节母细胞瘤。

神经母细胞瘤可发生在身体各个部位,主要起源于肾上腺髓质、腹膜后、后纵隔、盆腔和颈部交感神经节细胞,肿瘤呈结节状,由血管丰富的结缔组织假被膜覆盖,切面呈灰白色的髓样组织,间杂有出血和坏死,有时有钙化灶。镜下病理分为未分化型和低分化型。未分化型由小圆形及卵圆形细胞组成,核深染,胞质少,呈弥漫密集分布,多见于婴幼儿病例。低分化型瘤细胞较大,多呈圆形、卵圆形、长梭形,核染色淡,核中央可见小核仁。瘤细胞20~30个呈放射状排列,形成菊花团,为神经母细胞瘤的病例特征之一。

光镜下的病理形态与其他小圆细胞肿瘤常难以鉴别,近年应用神经丝蛋白(NFP)、突触囊泡蛋白(synaptophysin,Syp)和神经元特异性烯醇化酶(NSE)等免疫组化标记,对其与淋巴瘤、横纹肌肉瘤、尤文肉瘤等的鉴别有所帮助。超微结构观察下,神经母细胞瘤表现为神经元和肿瘤细胞异形性的双重特性。细胞核常呈圆形或椭圆形,有大量的粗面内质网及多聚核糖体(Nissl体);并可观察到无髓神经纤维及其中的神经微丛、微管。肿瘤细胞的异形性表现为细胞大小不一、形态不规则,细胞核呈锯齿状、多角形等。根据肿瘤细胞的大小、形态、胞质内容物,神经纤维的分化,可将神经母细胞瘤分为4型,即未分化型、低分化型、分化型及神经节细胞型。肿瘤细胞及神经胞突中存在不同直径的圆形或椭圆形的神经分泌颗粒,其数量随细胞分化而一次递增,即分化好的颗粒多,预后好。肿瘤组织中发现神经分泌颗粒是诊断神经母细胞瘤的特征之一。已知分泌颗粒与儿茶酚胺的储存、释放有关。

肿瘤显示高度恶性,发展迅速,早期转移。常于短期内突破被膜,扩张至周围组织及器官。如肿瘤来自肾上腺,则肾被推下移。如来自交感神经链,则将肾推向外侧,肿瘤可浸润肾脏。当肿瘤破裂时则沿腹膜后大血管迅速生长,超越中线,并包绕下腔静脉及腹主动脉。如肿瘤位于脊柱旁沟,则常沿神经根扩延,从椎间孔侵入椎管,形成哑铃状肿瘤。肿瘤可沿淋巴管转移至局部淋巴结或远处淋巴结,如锁骨下淋巴结,或经血行转移。50%以上有骨髓转移,幼儿常见骨转移,特别是颅骨、眼眶、脊柱及长骨,少见肺转移。新生儿及婴儿常见肝及皮下转移。有时转移瘤很大,而原发瘤很小,甚至难以发现。

目前推行Shimada组织病理分类,根据基质的丰富与贫乏,以及瘤细胞分离和核碎裂指数(MKI)而分为预后好的组织类型和预后差的组织类型。

【分期】

儿童肿瘤协作组(COG)1988年首次提出国际神经母细胞瘤分期系统(INSS),1993年重新修改发布,是最为广泛接受的分期系统,该系统为术后分期系统;分期级别可受外科医师水平的高低影响(表85-11)。

表85-11 国际神经母细胞瘤分期系统(INSS)

分期	依据
1期	肿瘤局限于原发组织和器官;肉眼观察完全切除,同侧和对侧淋巴结镜检正常
2A期	单侧肿瘤肉眼观察切除不完全,淋巴结镜检正常
2B期	单侧肿瘤切除完全或不完全,伴有同侧淋巴结镜检阳性
3期	肿瘤扩展超越中线,伴有或不伴有淋巴结转移
4期	肿瘤播散到远处淋巴结、骨、骨髓
4S期	原发病灶2期以下,仅有肝、皮下或骨髓转移(限于1岁以内婴儿)

2004年国际神经母细胞瘤风险协作组(International Neuroblastoma Risk Group,INRG)协作组成立,在世界范围内共收集了8 800例的初诊病例,并于2009—2011年陆续发布了阶段性报告。2009年,INRG提出了基于影像学定义的危险因子(image-defined risk factors,IDRFs)这一概念,其目的是指导手术时机选择,降低手术相关并发症。初诊的神经母细胞瘤,首先利用CT和/或MRI、^{123}I-MIBG、^{99m}Tc-MDP骨扫描影像学技术评估原发病灶和转移病灶,如果存在IDRFs中的一项或多项危险因子应推迟手术,通过化疗降低手术并发症的危险性再行手术治疗。IDRFs依据不同部位进行危险因子定义如下:

1. 单侧病变延伸到两个间室 颈部-胸腔;胸腔-腹腔;腹腔-盆腔。

2. 颈部 肿瘤包绕颈动脉、椎动脉和/或颈内静脉;肿瘤延伸到颅底;肿瘤压迫气管。

3. 颈胸连接处 肿瘤包绕臂丛神经根;肿瘤包绕锁骨下血管、椎动脉和/或颈动脉;肿瘤压迫气管。

4. 胸部 肿瘤包绕胸主动脉和/或主要分支;肿瘤压迫气管和/或主支气管;低位后纵隔肿瘤,侵犯到 T_9 和 T_{12} 之间肋椎连接处。

5. 胸腹连接处 肿瘤包绕主动脉和/或腔静脉。

6. 腹部/盆腔 肿瘤侵犯肝门和/或肝十二指肠韧带;肿瘤在肠系膜根部包绕肠系膜上动脉分支;肿瘤包绕腹腔干和/或肠系膜上动脉的起始部;肿瘤侵犯一侧或双侧肾蒂;肿瘤包绕腹主动脉和/或下腔静脉;肿瘤包绕髂血管;盆腔肿瘤越过坐骨切迹。

7. 椎管内延伸 轴向平面超过 1/3 的椎管被肿瘤侵入、环脊髓软脑膜间隙消失和/或脊髓信号异常。

8. 邻近器官/组织受累 心包、横膈、肾脏、肝脏、胰-十二指肠和肠系膜。

下列情况应当记录,但不作为 IDRFs:多发原发病灶;胸腔积液伴有/无恶性细胞;腹水伴有/无恶性细胞。

INRG 在 INSS 分期系统的基础上,提出了以 IDRFs 和远处有无转移为依据的 INRG 分期系统(INRGSS),该系统为术前分期,不受外科医师水平影响(表 85-12)。

表 85-12 国际神经母细胞瘤风险协作组分期系统(INRGSS)

分期	依据
L1	局限性肿瘤,位于一个间室内,不具有影像学定义的危险因子(IDRFs)。孤立的椎管内的肿物的范围不能满足 IDRFs,则归到 L1 组别中
L2	局限区域性病变,具有 1 项或多项影像学定义的危险因子。同侧连续 2 个间室的病变(比如左侧胸腔和左侧腹部)则为 L2 组,但如果明显异侧 2 个间室的病变(比如左侧腹部和右侧胸腔)则视为转移
M	存在远处转移病变(除外 MS)。区域性淋巴结转移不视为远处转移,应归为局限病变,如上腹部的肿物伴有下纵隔的淋巴结转移或盆腔肿物伴有腹股沟淋巴结肿大;原发病灶同一间室的胸腔积液或腹水,即使存在肿瘤细胞也不定义为远处转移
MS	年龄 <18 个月的婴儿,远处转移病变限于皮肤、肝和/或骨髓。骨髓中的肿瘤细胞 <10%,[123]I-MIBG 扫描骨骼和骨髓必须阴性,原发病变为 L1 或 L2,与肿瘤是否越过中线无关

注:下列 3 种情况必须记录:多发原发病灶;胸腔积液;腹水。若存在多发原发病变,按照受累范围最广的病变进行分期

【临床表现】

神经母细胞瘤多见于婴幼儿。因无疼痛、无功能障碍,可较长时期隐蔽而不被发现。由于肿瘤发生部位广泛、症状众多且早期发生转移,易误诊,所以对其症状要有充分认识。

初发症状常是不明原因的发热,早期病例为低热,晚期则显不规则高热。因面色苍白、贫血、食欲差而行检查。腹胀、腹块常为婴幼儿症状,儿童期常诉腹痛、肢痛而就诊。腹部肿瘤呈结节状或圆球形,坚硬而固定,增长迅速而超越中线,压迫症状表现为消化道功能障碍、食欲减退、呕吐等。

颅骨、眼眶发生转移时,局部出现瘀斑和隆起,有时引起眼球突出。骨转移多侵犯长骨骨骺短、颅骨、脊柱、骨盆、胸骨等部位。常因骨痛、关节痛而懒于行走,甚至出现病理性骨折。骨髓转移表现为难治性贫血、出血及血小板减少。左侧腹膜后肿瘤常有左锁骨上淋巴结转移瘤。转移到皮肤者形成皮下结节,尚可转移至肝、脑、肺等处。

因肿瘤分泌血管活性肠肽(VIP),可表现难治性水样腹泻、低血钾等,因儿茶酚胺代谢异常引起的高血压并不多见,但可出现多汗、心悸、易激惹等现象。哑铃状肿瘤压迫脊神经后,表现为感觉异常、肌萎缩、下肢麻痹、尿失禁等。

【诊断与筛检】

儿茶酚胺代谢物的测定,已成为诊断神经母细胞瘤的重要手段。同时检测 VMA 和 HVA,诊断率可达 90% 以上;若再加测其前提物质 3-甲氧基-4-羟基苯乙二醇(MHPG)、3-甲氧基-4-羟基苯乳酸(VLA),诊断率可达 100%。由于对婴幼儿采集 24 小时尿液困难,现可通过随机采尿测定,采用 mmol/mol 肌酐表示法,同样可确定衡量代谢水平。测定值显著升高,具有诊断价值。应用高效液相色谱法测定血清儿茶酚胺代谢物,则更为敏感、快速、简便,并可避免尿液测定假阴性结果。

为了早期发现病例,应用尿布或尿渗透试纸,对小婴儿进行大规模筛检工作,各国均在开展。日本于 1984—1991 年间筛检 700 万例以上乳儿,检出 824 例,检出率 1:7 373。以后每年登记总病例数和筛检发现病例数,筛检发现病例占 60%。婴儿 6 个月时行尿液 VMA、HVA 测定,应用高效液相色谱(HPLC)可提高检出率,根据登记的 837 里分析,1+2+4S 期占 77%。诊断时 92% 无症状,但检查 51% 已有转移,预后良好,生存率为 97%。问题在于预后不良组 MYCN 基因扩增。第 2 次复查在婴儿 18 个月时进行,10 万人受检,又发现 2 例(3 期

UH,2 期 FH)。检出病例的治疗尚有不同看法,涉及有关自然消退问题。

影像学诊断的目的是了解肿瘤大小、部位和扩展范围,有无区域或远处转移,能否切除原发肿瘤。当腹部扪及肿块,超声检查是最常用的初筛方法,并需用 CT 对比摄片,从颈部至骨盆包括肺部,提供原发肿瘤的各种信息,包括部位、血管包绕情况、区域淋巴结的状况、肝和骨的转移。MRI 更可提供大血管累及情况,确定肝转移,有助于可能切除困难的病例,提高判断和诊断水平。

骨髓穿刺涂片作为诊断的常规方法,常能看到典型的肿瘤细胞,但由于转移成区域性,故容易漏诊。应用核素骨显像和 ^{123}I-MIBG 显像,可清楚显示骨髓区域性转移的扫描图像,可发现骨髓及骨转移的病例,长骨 X 线摄片亦可证明骨皮质转移。目前可以获得经核素标记的 MIBG 有两种:^{123}I-MIBG 和 ^{131}I-MIBG。前者具有放射危险性小,不需要严格的甲状腺保护,并且能够产生高质量的成像,INRG 选择 ^{123}I-MIBG 为首选扫描技术。

测定神经元特异性烯醇化酶(NSE),由于良性神经节细胞瘤也可升高,故不能以此鉴别良、恶性交感神经源肿瘤,但可用于与肾母细胞瘤的鉴别。应用放射免疫测定血中 VIP 值,亦较正常者为高,可用于诊断及鉴别肿瘤性与非肿瘤性腹泻。测定血清铁蛋白(ferritin)可估计预后(表 85-13)。

表 85-13　神经母细胞瘤诊断的检查项目

诊断方法	检查项目
形态学诊断	B 超、CT、血管造影、MRI、^{131}I-MIBG、^{131}I- 核素显像、ECT
肿瘤标志诊断	VMA、HVA、NSE、铁蛋白、LDH、MYCN 基因扩增
细胞学诊断	骨髓穿刺、病理活检

【治疗】

目前国际上广泛使用的治疗方案是建立在 INSS 基础上的,按预后将患儿分为低危、中危和高危组,不同组别患儿给予不同处理。对于有良好生物学特征的神经母细胞瘤来说,更倾向于减少治疗的强度;而对于进展快、预后差的神经母细胞瘤,仍主张提高放、化疗的强度。

先病理确诊,再行术前化疗,手术切除病灶,术后再化疗、放疗。采用多药联合化疗的多方案交替或序贯应用。推行延期手术和二次手术。对于进展期病例,开展强化诱导化疗辅以自体骨髓移植或造血干细胞移植。对于复杂或难治的病例,需以个体化治疗方案等为原则。

1. 初期外科处理　依据影像学检查和临床检查的发现,如未能证明已有播散,判断肿瘤可能切除时,必须是小的、局限和容易切除的原发肿瘤,则施行手术切除,手术目的是肉眼全部切除原发肿瘤和转移的区域淋巴结。对已有转移的病例,在化疗前和原发瘤诊断时作切除,只能增加并发症,并不能改善生存率,可发生血管损伤和肾脏损伤或需肾切除的后果。化疗后手术可提高切除率和减少并发症。如肯定已有播散的病例,初期工作是切开活检,运用最小的侵袭技术或小切口(<6cm),切取足量的肿瘤组织($1cm^3$ 或更多),以便诊断检查。

2. 肿瘤诊断检查　先做光镜检查病理确诊,确定 Shimada 组织类型。提取 DNA 监测 MYCN 基因拷贝数,>10 表明基因扩增,预后甚差。3~10 是临界,<3 表明未扩增。应用流式细胞分析仪检测 DNA 含量,计算 DNA 指数值亦很重要。尤其诊断 1 岁以内的病例,二倍体肿瘤(DNA 指数为 1.0)和异倍体肿瘤三倍体核型预后较好,近二倍体核型预后较差。染色体检查如 1 号染色体短臂远端大段缺失提示预后极差。免疫组化检测 Trk 或 CD44 基因表达可反映肿瘤行为、信息,如两种蛋白表达提示有更好的预后。

3. 危险组的评定　国际上目前主要有两种危险度分级系统:COG(Children's Oncology Group)制定的分级系统和 2009 年发布的 INRG 分级系统(INRGCS)。

COG 分级系统依据临床和生物学参数,简化描述如表 85-14。

表 85-14　COG 神经母细胞瘤的生物学和临床危险因素与分组

参数	低危	中危	高危
MYCN	正常	正常	扩增(>10 拷贝)
DNA 倍型	多倍体 近三倍体	近二倍体 近四倍体	近二倍体 近四倍体
17q gain	少见	常见	常见
11q、14q LOH	少见	常见	少见
1p LOH	少见	不常见	常见
TrkA 表达	高	低或无	低或无

续表

参数	低危	中危	高危
TrkB 表达	低或无	低或无	低或无
TrkC 表达	高	低或无	低或无
年龄	<1 岁	>1 岁	1~5 岁
分期	1、2、4S	3 或 4	3 或 4

INRG 分类系统(INRGCS)在 COG 分类系统的基础上,对 7 个影响预后的因素进行分析,认为 INRG 分期、年龄、组织学分类、肿瘤分化级别、MYCN 基因扩增、染色体 1q 缺失与否及 DNA 倍型是影响神经母细胞瘤患儿预后最重要的因素,并将患儿分为极低危组、低危组、中危组与高危组,其相应的 5 年无事件生存率(EFS)分别为 >85%、75%<EFS ≤ 85%、50% ≤ EFS ≤ 75% 与 <50%。该分类系统更为详尽和合理,但其有效性及准确性尚需在临床中进一步验证(表 85-15)。

4. 治疗方案 以 INSS 为基础,按预后将患儿分为低危、中危和高危组,采用不同治疗方案。

(1)低危病例治疗:婴儿(1 岁以内)和儿童(1 岁以上)INSS 1 期、2A、2B,婴儿 4S 期 MYCN 未扩增,Shimada FH 型,DNA 指数 >1,属低危分类。采用单纯外科切除,无须进一步治疗。4S 期病例亦可采用密切随访,而不急于治疗,期待肿瘤凋亡和自然消退。在此组病例中,如有 MYCN 扩增、Shimada UH 型和 DNA 二倍体,则提示预后不良,需要应用化疗。如婴儿出生后 3 个月内,快速的肝大而引起呼吸功能不全时,亦需应用化疗和放疗。

(2)中危病例治疗:婴儿 3 期和 4 期,儿童 3 期 FH 型,4S 期 UH 型或 DNA 指数 =1,属中危分类。均需接受化疗,多柔比星、顺铂、VP-16、环磷酰胺 4 药组合联用。4 个疗程后进行评估,如认为肿瘤可切除,则进行探查,在肉眼下将肿瘤组织全部切除;如认为不可能在手术时达到全部切除,则再化疗 4 个疗程(全部 8 个疗程)。再作评价切除。如仍然不能实行,则作观察。

表 85-15 INRG 危险度分级系统(INRGSS)

INRG 分期	年龄(月)	病理类型	分化程度分级	MYCN 扩增	11q 异常	DNA 倍型	危险度
L1/L2		中分化 CN;混合型 CNB					极低危
L1		除了中分化 CN 和混合型 CNB 的任何类型		阴性			极低危
				阳性			高危
L2	<18	除了中分化 CN 和混合型 CNB 的任何类型		阴性	缺乏		低危
					存在		中危
	≥ 18	结节性 CNB 和神经母细胞瘤	中分化	阴性	缺乏		中危
					存在		低危
			低分化或未分化	阴性			中危
				阳性			高危
M	<18			阴性		超二倍体	低危
	<12			阴性		二倍体	中危
	12~18			阴性		二倍体	中危
	<18			阳性			高危
	≥ 18						高危
MS	<18			阴性	缺乏		极低危
					存在		高危
				阳性			高危

注:CN:节细胞神经瘤;CNB:节细胞神经母细胞瘤

（3）重危病例治疗：儿童 2A 或 2B、Shimada UH 型，婴儿和儿童 3 期 MYCN 扩增，儿童 3 期 UH 型，婴儿 4 期 MYCN 扩增，儿童 4 期，婴儿 4S 期 MYCN 扩增，均属高危分类。目前主张采用超大剂量联合化疗与灭髓治疗，并给予自体外周血干细胞移植（autologous peripheral blood stem cell transplantation，APBSCT）及免疫治疗等进行联合处理，以提高患儿的存活率。方案是大剂量环磷酰胺、多柔比星和长春新碱，交替应用 VP-16 和顺铂。实施 5 个疗程后进行手术，不管能否完成全切除，接受自体骨髓移植或造血干细胞移植，随后放疗 20Gy，服用维 A 酸。

【预后】

决定预后的重要因素是分期和组织类型。但诊断时患儿的年龄更重要，故应强调早期诊断。

1 岁以内的预后最好，不能切除者用化疗也有很多治愈者。肿瘤能全切除者，1 期、2 期病例的预后较好。4S 期自然消退与治愈率最高。预后好的 Shimada 组织类型，血清 NSE 和铁蛋白正常水平，DNA 为异倍体，MYCN 扩增的拷贝数 <3，诊断时营养良好者，均属预后好的。原发肿瘤位于颈部、盆腔和纵隔者较腹部为好。VIP 存在于分化成熟的肿瘤组织。因此，VIP 的出现提示预后较好，相当于良性性质。相比之下，预后差者为 3 期和 4 期。腹膜后原发肿瘤，HVA、VMA 比例升高，NSE 高值，铁蛋白水平升高，MYCN 扩增 >10 拷贝数，DNA 为二倍体，诊断时营养不良者，以及预后差的 Shimada 组织类型。LDH 高值和 VMA、HVA 回升，提示必须加强治疗。

（孙 宁 黄澄如）

第八十六章
骨科基本问题

第一节　骨科学的命名与内容

一、骨科学的命名

有关医治骨骼、关节、肌肉疾病的历史,至少可以追溯到 5 000 年前。1741 年,法国 Nicholas Andry 出版了一本名为 *L'Orthopedie* 的专著,书名由两个希腊单词组 Orthos(opOs,矫正畸形、矫直) 和 Pais(παδ Lov,儿童) 组成,从而诞生了 orthopaedics(或 orthopedics) 这一学科名称。Orthopaedics 或 orthopedics surgery 在中国被译为矫形外科学或骨科学,其中后者应用更为普遍,在日本则被译为整形外科学,从而造成了学科名称上的混乱。

20 世纪 20 年代,上海圣约翰大学医学院先后聘任牛惠生和胡兰生为骨科教授,并将骨科从外科中独立出来。20 世纪 30 年代,北京协和医学院、上海医学院又分别聘任孟继懋、任廷桂为骨科教授。1937 年,抗日战争爆发前夕,中华医学会上海总会在上海成立骨科小组,当时仅有 6 人(上述 4 位教授及上海叶衍庆、朱履中教授),骨科作为外科的一个分科获得了认可。抗日战争、解放战争、抗美援朝战争的爆发,以及脊髓灰质炎(小儿麻痹症)、骨关节结核等骨 - 肌系统疾病的流行,促使骨科在临床与研究两方面飞速发展,并造就了一大批骨科医师和研究人员,1980 年 5 月,中华骨科学会在天津成立,随后各省、自治区、直辖市相继成立了骨科分会。目前全国二、三级医院普遍建立骨科专科门诊与病房,病人数与床位数不断增加,成为外科学的一个重要分支。骨科学的防治范围涉及骨骼、关节、肌肉、肌腱、筋膜、韧带及相关的神经、血

管组织,在广义上还包含中医正骨理念与技术,以及上述组织伤病的内科治疗,骨科学一词显然难以覆盖。运动系统外科学、或骨 - 肌系统外科学可能会更达意一些,但要以此替代已沿用近百年的骨科学一词,在近期内似不可能,也不符合民间的习惯。骨科学以及矫形外科学估计还会使用相当长的一段时间。

二、骨科学的内容及亚学科

同其他临床学科一样,骨科学的发展遵循了由粗到细的轨迹,随着细胞和分子生物学、组织工程学、材料学、影像学、计算机科学等的发展,骨科临床医学也取得了重大进展。前面已经提及,骨科学研究范围涉及整个运动系统,目前它可分为骨科基础、创伤骨科、关节外科、脊柱外科、手外科、足踝外科、小儿骨科、微创骨科、显微外科、关节镜外科、骨肿瘤、运动医学、骨科康复学、骨内科等众多亚学科,这些亚学科既相互联系又相互影响,有些按照一定的解剖区域划分,如手外科、足踝外科;有些按年龄分,如小儿骨科;有些按肌肉骨骼疾病的病因区分,如创伤骨科、骨肿瘤等;有些则按治疗方法来区分,如关节镜外科、显微外科、骨科康复、骨内科。在骨科学技术与基础理论的不同发展阶段出现的不同亚学科,尽管使用了不同的划分标准,但每一个亚学科的出现都不同程度地推进了骨科学的发展。下面将对主要的亚学科分别作一概述。

1. 骨科基础　骨科学是一门实践性很强的学科,但是临床工作的创新发展,又必须从基础研究入手。20 世纪下半叶,以分子生物学、细胞分子生

物学为核心的现代生物学的发展,形成了生命科学的理论基础,与此相关的骨关节肌肉系统生物学与生物力学等骨科基础学科的发展正是以这些为理论基础的。

2. 创伤骨科 创伤骨科学是一门古老而又充满活力的学科,它是诊断、治疗和研究四肢骨关节与脊柱损伤的科学,其内容包括四肢骨折;关节、神经、血管、肌肉及肌腱损伤;四肢皮肤创伤性缺损;肢体离断伤;脊柱脊髓损伤等创伤的诊治以及与以上诸多方面相关的基础科学研究,十分繁杂。

3. 关节外科 随着人口平均寿命的增加,各种关节疾病特别是退行性疾病的发病率不断升高。病人对医疗服务需求的增加极大地促进了骨与关节外科的发展。其中新技术的应用和学科间的交叉,进一步提升了关节外科的发展空间。近几年来关节外科发展最快的当属人工关节置换技术,其中包括材料学、生物力学、假体设计、个性化人工关节及手术技术等各个方面,在生物替代关节(如组织工程关节等)达到成熟之前,人工关节仍将继续不断发展。

4. 脊柱外科 脊柱外科是建立在现代医学、脊柱矫形内植物和生物力学基础上的骨科学的重要分支。随着生物科学的发展、材料学和工程学地密切结合以及新医疗技术的出现,脊柱外科也得以不断发展和完善。我国的脊柱外科起步较晚,1985年中华医学会骨科学分会脊柱外科学组的成立标志着我国脊柱外科进入了一个新的发展阶段。

5. 手外科 现代医学的发展,使手外科的发展达到了登峰造极的程度,而中国的手外科更是世界领先。从手外科医疗的简单定义上讲,只要是影响了手存活和手功能需要外科治疗的疾病或损伤,都属于手外科的治疗范围。手的解剖复杂、组织精细,再加上手的特殊性,治疗后对手部的功能恢复要求也高,手外科要求术者不仅要有高超的手术操作技巧,还要有艺术家般的审美能力。

6. 足踝外科 足踝外科是骨科新兴的分支学科,在科技发达国家早在19世纪初就诞生了"足科专业",我国足踝外科作为一个单独专业起步较晚,与国外有较大差距。足踝部在生物力学、解剖学以及其临床治疗上具有比常规骨科相对更高的独特性和复杂性。随着诊断手段和手术技术地不断更新、手术器械设备的进一步专业化,近年来足踝外科也取得了快速发展,其中关节镜技术的应用、关节置换及畸形矫正是目前的研究热点。

7. 小儿骨科 小儿骨科是研究儿童运动系统疾病的学科。儿童是不断生长发育的个体,其解剖、生理及病理变化与成年人有着质与量的不同。小儿运动系统疾病包括各种先天性和继发性畸形、各种特异性和非特异性骨与关节感染、各种创伤骨折、儿童时期各种骨和软组织良恶性肿瘤和营养、内分泌、代谢性、遗传性疾病引起的骨关节生长紊乱及所产生的畸形以及神经、肌肉系统疾病。

8. 微创骨科 微创化是21世纪外科手术发展的方向。随着微创外科手术的日益普及,越来越多的医疗单位将微创外科手术技术引入骨科领域。微创骨科是微创外科技术在骨科领域中的应用。它与传统手术比较,具有手术切口更小、创伤更小、功能恢复时间更短和心理效应更好的特点。

9. 显微外科 显微外科是用光学放大设备和显微外科器械,进行精细手术的学科,主要的应用范围是小血管、淋巴管、神经等的显微缝合修复。它并不是骨科学所独有,但在骨科学当中具有相当重要的地位,尤其是在断肢再植、骨移植等方面。1963年,陈中伟教授成功地完成了世界首例断肢再植术,被称为医学史上的奇迹;1986年,第四军医大学骨科完成了世界首例十指完全离断全部再植成功的病例,证明我国的显微外科技术已经位于国际骨科领域的前列。多年来,由于广大医师的努力,显微外科得到了快速地发展,断肢再植技术已相当普及,多年来挽救了数以万计的病人的肢体,使其恢复生活和劳动能力,我国的显微外科技术也得到了国际外科学术界的承认与高度评价。

10. 关节镜外科 关节镜外科为关节外科和微创骨科的分支。关节镜是一种观察关节内部结构的直径5mm左右的光学器械,是用于诊治关节疾病的内镜。关节镜技术是骨科技术的重大进步。尽管关节镜技术已有相当长的时间,但是近30年才得到飞速发展,使一些原来需要开放操作的关节手术绝大部分可以在关节镜下完成。

11. 骨肿瘤 骨肿瘤是在多种不同因素的共同刺激下所引起的骨组织本身的细胞及其他附属组织细胞的异常新生细胞群。其中,恶性骨肿瘤发病率虽然并不高,但由于其具有发病年龄相对年轻、恶性程度大及转移早等特点,严重危害人类健康。对于恶性四肢骨肿瘤,截肢并不能延长生存时间,因此目前对于没有突破肌间隔的恶性骨肿瘤,普遍倾向于采用综合保肢治疗,即在有效放化疗的基础上,通过瘤段切除及功能重建等去除肿瘤组织、保存肢体及其功能。随着分子生物学研究的迅速发展,对骨肿瘤的认识和诊治已进入分子水平。

12. 运动医学　运动医学是医学与体育运动相结合的综合性应用科学。它研究与体育运动有关的医学问题,运用医学的知识和技术对体育运动者进行医学监督和指导,从而达到防治疾病、保障运动者健康、增强体质和提高运动成绩的目的。其中关节镜的使用极大地促进了运动医学的发展。

13. 骨科康复学　康复医学与预防医学、临床医学、保健医学一起被认为是现代医学体系的四大支柱。骨科康复学是一门在骨科病人身上进行综合性康复治疗的学科,既是康复医学的分科,也是骨科学的分科,现代骨科治疗理念越来越提倡康复概念,所谓"三分手术七分康复",非常形象地反映了康复治疗在骨科中的地位。现代骨科康复医学把功能训练、假肢和矫形器辅助、手术治疗作为它的三个基本组成部分。最近,国内外出现的外骨骼机器人辅助行走系统,为截瘫等严重肢体残障病人带来了曙光。

三、骨科医师的专业化培训

如此广泛丰富的骨科学内容,一名骨科医师要完全掌握是很困难的,但又必须达到一定水平,因此骨科医师的成长,需要经过长时期的理论学习和技术操作训练。

目前,我国的骨科专科医师主要是由各医院骨科自行培养,许多医学院校的附属医院拥有强大的师资力量、系统的医学教学体系、丰富的临床资源,培养了许多优秀的骨科人才,并形成了一套规范且行之有效的骨科专科医师培养制度。但总的来说,中国专科医师培训并不完善,全国还没有形成统一的培训规范,不过我们已经开始着手建立骨科住院医师培养基地,制定统一的培养标准和考核制度。在这方面,国外已有较为成功的经验可以借鉴。例如在美国,在完成 4 年的本科学习和 4 年的医学专科院校学习并取得医师执照之后即可申请骨科专科住院医师(resident)职位,一旦申请成功即开始在骨科专科住院医师培养基地开始为期 3~5 年的骨科住院医师学习。在培训过程中,他们不仅每天要承担大量的临床第一线工作,还要经常参与专门的交流研讨活动。他们并没有统一的教材而只有统一的考纲,需要阅读大量的骨科书籍杂志,并在临床实践当中逐步完善对骨科知识经验的积累。在那里,每年都会组织统一的骨科住院医师考试,经过 3~5 年住院医师培养并通过考试后才能毕业并成为一名骨科医师,然后往往再申请骨科亚专科医师(fellow)培训。经过 2 年左右更为专业的

骨科亚专科医师培训并通过考试后才能毕业并成为一名独立骨科亚专科执业医师。考虑到我国的国情,我们不可能完全照搬国际上的某一种成功的专科医师培训制度,我们需要总结取得突出成绩的医院的经验,同时借鉴国外的成功经验并吸取其教训,争取建立适合我国国情的统一的骨科医师培训与考核制度。

作为骨科医师本人,应当掌握足够的骨科基础医学理论和相关学科的知识,并注重在临床实践中的应用,骨科是一门实践操作性很强的学科,内容涉及面非常广泛,需要长期不断地积累。在科学技术高速发展的今天,骨科理念和知识日新月异,一名优秀的骨科医师还应该具有熟练的电脑操作技能,要善于通过网络获取信息,扩大自己的学术视野。外语能力也必不可少,正如中国当代骨科创始人之一的叶衍庆教授早年指出的那样,良好的外语能力是骨科医师必须具备的素质之一,在国际交流日益频繁的今天,为快速、动态地了解国外学术发展的进展和趋势,并将我国的骨科学术成就推广到国际学术界,良好的外语阅读和交流能力是必不可少的工具。骨科医师不仅要有精湛的手术技巧,还要加强临床科研能力的培养。在临床工作中要学会运用转化医学的理念,发现新问题并不断去解决新问题。要提高对病人的随访质量,遵循循证医学的理念,争取得到科学有意义的临床结论,提高自己的专业水平。骨科医师不仅要努力提高自己的诊治水平解除病人的痛苦,还应重视预防和康复,不要将注意力过分集中于手术,要贯彻全过程,直到病人完全治愈。另外,医师的职责是解决病人的病痛,而良好的医患关系则是解决问题的前提,骨科医师应当掌握医患交流的技巧,重视语言能力的培养,要充分尊重病人的生命权和知情权,以高度负责的态度对待病人及其家属,建立良好的医患关系。

四、骨科学的发展及前景

医学与其他学科以及医学内各学科的交叉和融汇极大地促进了骨科学的发展,在以信息技术、生命科学为特征和先导的 21 世纪,骨科学必将继续绽放灿烂的花朵。下面将主要从以下几个方面对骨科学的发展作一总结和展望。

1. 材料学及组织工程学　人工关节、人工椎间盘、同种异体骨、异种骨等人体组织的替代材料以及可降解的内固定材料等已经越来越广泛的应用到骨科,随着这些材料的不断改进,拥有更好的

生物相容性、耐蚀性、耐疲劳性、强韧性，且弹性模量更接近人体皮质骨的生理特性的材料将会不断出现，有望将人工关节等推向一个"以假乱真"的新高度。另外，虽然人工关节技术在我国已得到了突飞猛进地发展，但我国人工关节假体在设计理念和制造水平上多仿制国外，这些人工假体都是按照欧美白种人的解剖参数进行设计的，而中国人关节解剖参数仍然匮乏，因此应当组织专业队伍对国人关节解剖参数进行研究、统计，作为设计人工关节的根据。对于骨肿瘤、骨与关节畸形、骨缺损等的病人，厂商直接提供的系列产品常常不能满足要求，计算机辅助设计（computer aided design，CAD）和计算机辅助制造（computer aided manufacturing，CAM）技术已成功运用于个性化假体置换手术中，这种个性化医疗产品将对临床治疗技术的发展产生巨大的推动作用。人工关节假体术后无菌性松动是影响假体使用寿命的主要因素之一。降低翻修率和提高翻修手术效果的重要途径是对导致翻修的主要因素——松动和骨溶解进行早期诊断和早期干预，以避免松动和骨溶解的加剧。根据上海交通大学医学院附属第九人民医院的研究，周围血中 CD14 和 CD16 双阳性单核细胞的增加，是提示存在骨溶解及其严重程度的有效指标（应注意类风湿关节炎也可导致上述细胞增加）。而 X 线立体摄影测量分析法（roentgen stereophotogrammetric analysis，RSA）可以早期发现假体相对于周围骨骼的细微活动。我们进行的动物实验还证实，多西环素或二膦酸盐类药物，可明显抑制磨损颗粒导致的骨吸收。早期诊断与早期干预如能相辅相成，将有可能在未来提供一个新的早期预防与治疗假体松动与骨溶解的非手术方法。

组织工程学的出现和发展将有望从根本上解决组织和器官缺损所致的功能障碍或无法治疗的问题。近年来，组织工程学的发展极具生命力，它所展示的巨大应用价值与产业化前景备受国际学术界以及各国政府的关注与支持。未来组织工程学研究的重点将集中在构建出与正常组织生物学特性及机械特性相近似的人造骨和软骨组织，可望为病人提供与正常人相同形态功能的骨骼、软骨、韧带等，使组织工程学技术能够真正造福于人类。

2. 微创骨科　微创化是 21 世纪外科手术发展的方向之一。随着现代医学的发展，高精度手术器械、数字影像技术、纳米材料、组织工程和基因工程在医学领域的应用，不仅促进了微创骨科的发展，也拓展了微创骨科的手术种类，尤其是以内镜、影像技术、计算机导航辅助等为介导的微创骨科发展迅速。

微创骨科技术中使用最早并且发展最快的应属关节镜技术，它的应用不仅已经从初始时单纯的膝关节扩展到肩、肘、腕、髋、踝甚至指间关节，而且从原先简单的处理半月板损伤和滑膜疾病发展到能够做半月板移植、前后交叉韧带重建和软骨缺损移植等。另外，随着关节镜性能的提高和手术器械的改善，关节镜手术时间也明显缩短，而治疗的准确性和针对性也明显提高。关节镜技术为关节疾病的诊疗提供了全新的手段。然而，当前该技术普及还不够，无论是关节镜技术本身还是对关节镜下关节生理或病理解剖的认识还有进一步深化拓展的余地，而新近出现的虚拟肩、膝关节镜训练系统，必将有助于临床急需的关节外科微创手术技术的普及与提高。

微创外科技术在脊柱外科中也得到了良好的应用，脊柱显微内镜的诞生突显了椎间盘突出症治疗的全新概念，保证了脊柱外科应遵循的"减压"与"稳定"的基本原则，从而受到骨科医师的重视。脊柱显微内镜虽然发展历史短暂，但其发展十分迅速，目前胸腔镜已普遍应用于交感神经节的切除、胸椎间盘突出的治疗、胸椎活检、胸椎畸形矫正以及肿瘤切除等。腹腔镜亦应用于腰椎间盘突出治疗、椎体间融合术等。

微创技术作为有创技术和无创技术发展的桥梁，将骨科学带入一个全新的境界，具有广阔的发展前景。

3. 分子骨科学　分子骨科学是分子医学的一个分支，传统骨科临床对疾病的认识和治疗是在个体水平上，而分子骨科对临床疾病的治疗是在基因和蛋白质这两个分子水平上进行的。将分子医学的内容与骨科临床发展综合分析，分子骨科学的核心任务包括两个方面：一是研究与人类骨科疾病有关的基因组、转录组、蛋白质组及表型组的具体器官的生理和病理生理机制；二是将上述研究结果转化为临床检测、诊断、预防和治疗的有效手段，最终的目的是提高临床治疗效果。未来，随着分子骨科学的发展，人们可以通过生物信息分析结果筛查各种骨科疾病的高危人群，预防疾病发生；还可以拓展非手术治疗计划，如口服活性小分子蛋白治疗、基因治疗和细胞治疗等。

4. 数字骨科学　国际上不少学者提出了"数字骨科学"这一新兴交叉学科概念，戴尅戎院士在国内成立了第一个教育部数字医学工程研究中心。

数字骨科学将现代解剖知识、现代影像诊断技术、先进的内固定材料和骨科医师有机地结合起来，充分利用现代医学手段，不仅可使病人接受安全、精确、微创的手术，而且可以应用到骨科教学，实现由二维到三维、由平面到立体、由静态到动态的现代化教学模式的转变，对骨科医师进行规范化、程序化与标准化的手术基本功及技能的训练。它的发展具有突出的临床应用价值。

5. 计算生物力学研究方面　采用三维图像重建后有限元分析的虚拟仿真实验不仅可以模拟人体标本外部的力学变化，而且可以反映机体内部的应力变化情况，还可在持续性研究中重复模拟实验或改变部分参数，反映变化后情况，这已经越来越多地应用到骨科手术治疗规划、运动损伤的机制分析、骨科矫形及器械优化设计、术后效果评价等众多方面。

6. 计算机辅助骨科手术（CAOS）　CAOS 在术前规划、术中操作、术后评估中发挥了重要的作用，但它仍处于高速发展的起步阶段，还没有统一的 CAOS 设备技术标准及临床应用的适应证，手术流程随意性强，不能取得良好的手术效果，最大限度地发挥 CAOS 的技术优势，但随着远程遥控技术、数字化系统与新技术新理念的结合，CAOS 有可能成为未来骨科手术的标准治疗技术，实现骨科技术的远程化、微创化、智能化。可以期待，CAOS 将极大改善和提高骨科的救治水平，造福更多的骨科病人。

7. 个性化医疗产品或医疗辅助设计　计算机辅助设计（CAD）及计算机辅助制造（CAM）技术已成功运用于个性化假体置换手术中，并且它的使用将会逐渐普及。

众多先进的骨科新技术逐渐进入现实生活之中，但它们能否取得与传统手术相同、相似或更佳的疗效，需要运用循证医学方法对大样本病例进行综合评价，客观分析其可行性、安全性、近期和远期效果。在考虑到需要和可能的基础上，以提高治愈率、改善病人的生存质量、使病人获得最佳疗效为目标制定手术方案。展望今后，将有更多骨科教学、科研和临床的应用可以充分利用"数字化虚拟人体"这种基础研究平台。在基础医学领域，对于骨形态发生蛋白（BMP）的基础和临床研究进一步深入。随着分子生物学学科的飞速进展，应用分子生物学的方法进行骨科疾病的治疗也越来越引起重视，基因治疗也很快会成为骨科疾病治疗的新领域。组织工程研究的开展，预示着医学将超越组织和器官移植的旧模式，进入人工制造组织和器官的新时代。但是迄今为止，能转化进入临床应用的组织工程化组织构建极为有限，有待努力突破。

总之，未来骨科医师的双手将从传统开刀手术中解脱出来，逐渐进入操纵内镜和微创器械的微创手术时代，走向由骨科医师指挥机器人来完成的极微创或无创时代。

（戴尅戎）

第二节　骨的结构与生理

骨是人体的重要器官，主要的生理功能是运动、为机体提供支持和保护内脏器官。骨作为钙、磷及其他离子的贮存库，在机体需要时可将钙、磷离子释放入血，或将上述离子贮存于骨，从而保证机体内环境的稳定。作为一种构筑完美的材料，骨具备复杂的力学性能和独特的自我修复能力。骨折的发生、愈合及治疗均与骨所处的力学环境密切相关。

一、骨的组成和种类

（一）骨组织的组成

骨组织是一种特殊的结缔组织，由细胞和钙化的细胞间质（骨基质）组成。骨细胞系包括骨原细胞、成骨细胞、骨细胞和破骨细胞四种细胞。骨细胞数量最多，位于骨基质内，其他三种细胞分布于骨组织表面。不同于其他结缔组织，骨基质中有大量的钙盐沉积，质地坚硬，主要由有机质、无机质和少量水组成，其比例可随年龄而变化。

1. 骨细胞系

（1）骨原细胞（osteoprogenitor cells）：又称前成骨细胞，来源于中胚层间充质细胞，位于骨外膜及骨内膜贴近骨组织处，具有多向分化潜能，可分化为成骨细胞、成软骨细胞或成纤维细胞。骨原细胞胞体小，呈不规则梭形，核染色浅，胞质呈弱嗜酸性或弱嗜碱性，其中有少量核糖体及线粒体。在骨的生长和改建过程中骨原细胞分化为成骨细胞，形态由扁平状变为立方状，分泌细胞的特征逐渐增多。

（2）成骨细胞（osteoblast）：由骨原细胞分化而来，

位于骨质表面。成骨细胞的形态与其功能状态有关。成骨功能活跃时，细胞体积较大，形态丰满而呈立方形或多边形，胞质丰富而呈强嗜碱性。胞质内线粒体含量丰富，高尔基复合体发达，碱性磷酸酶呈强阳性反应，过碘酸希夫反应(periodic acid Schiff,PAS)呈阳性，表明有糖原存在。新骨形成停止后，成骨细胞转为静止状态，形态呈扁平状，胞质碱性磷酸酶反应减弱，PAS阳性颗粒消失，细胞数量减少。成骨细胞能合成和分泌骨基质中的有机成分如骨胶纤维和无定形基质以及多种生长因子，包括胰岛素样生长因子(IGF)、转化生长因子(TGF-β)、骨形态发生蛋白(BMPs)、血小板源性生长因子(PDGF)和碱性成纤维细胞生长因子(bFGF)等。

(3)骨细胞(osteocyte)：由成骨细胞转化而来，是骨组织中的主要细胞。骨细胞位于骨陷窝内，每一陷窝中只有一个骨细胞。胞体呈扁椭圆形，胞质呈弱嗜碱性，有许多细长突起伸进陷窝周围的骨小管内，相邻骨细胞突起以缝隙连接接触。骨陷窝通过周围的骨小管彼此连通，并和骨单位中央管相联系。骨细胞通过骨陷窝和骨小管中的组织液获取营养，并排出代谢产物。骨细胞的形态结构与细胞的成熟度和功能状态有关。幼稚的骨细胞体积较大，超微结构与成骨细胞相似，含有丰富的粗面内质网、高尔基复合体以及线粒体，这与其活跃的蛋白合成功能相适应。随着骨细胞趋于成熟，骨细胞在钙化的骨基质中陷入更深、体积变小，胞内的细胞器如线粒体和粗面内质网等明显减少，合成蛋白的功能下降。骨细胞对骨形成和骨吸收都具有调节作用。在甲状旁腺激素的作用下，骨细胞中的溶酶体增多，能释放枸橼酸、乳酸、胶原酶和溶解酶，溶解周围的骨质，并可将骨钙释放入血液，引起骨细胞性骨溶解(osteocytic osteolysis)。另一方面，骨细胞在降钙素的作用下可进行继发性骨形成。正常生理条件下，骨细胞性溶骨和骨细胞性成骨交替进行，处于动态平衡。

(4)破骨细胞(osteoclast)：来源于骨髓造血系统中的单核巨噬细胞系，是一种特殊类型的多核巨细胞。破骨细胞直径为50~100μm，其核为4~20个不等，胞质内含有丰富的酸性磷酸酶及抗酒石酸酸性磷酸酶(tartrate resistant acid phosphatase,TRAP)、溶酶体酶及组织蛋白酶等。破骨细胞主要负责骨质吸收，其通过骨质吸收作用产生的骨陷窝称为Howship陷窝，是鉴定破骨细胞的重要指标之一。在骨髓微环境中，破骨细胞的前体细胞在骨髓基质细胞和成骨细胞分泌的巨噬细胞集落刺激因子(macrophage colony stimulating factor,M-CSF)与核刺激因子受体(receptor activator for nuclear factor-κB,RANK)的配体RANKL的作用下，逐渐分化融合成多核巨细胞。破骨细胞的分化、增殖和发挥骨吸收功能的过程处于诸多细胞因子和激素的调控之下，其中RANK/RANKL/OPG系统是目前发现的最重要的调节途径。

2. 骨基质(bone matrix)　骨基质是由有机质、无机质和很少量的水构成。有机质占成人骨干重的35%，其中绝大部分为胶原纤维(占95%)，另有少量的无定形基质(占5%)。无机质又称骨盐，占骨干重的65%，主要成分是磷酸钙和碳酸钙，并有少量的钙、镁和氟化物。有机质使骨具有韧性，而骨盐的存在使骨具有特有的强度和刚度。有机质与无机质的比例随年龄增长而变化，儿童骨中二者约各占骨干重的一半；成人骨中有机质约占1/3，无机质约占2/3；老年人骨中无机质增多，因此骨的硬度增大，易发生脆性骨折。

(1)无机质：主要成分按含量多少，依次为磷酸钙(84%)、碳酸钙(10%)、柠檬酸钙(2%)、磷酸氢二钠(2%)和磷酸镁(1%)等。骨基质中的钙磷含量非常丰富，占全身总钙量的99%，总磷量的90%。骨基质中钙与磷的主要结合形式是羟基磷灰石结晶(hydroxyapatite,HAP)和无定形的磷酸钙。羟基磷灰石结晶分子式为$Ca_{10}(PO_4)_6(OH)_2$，其Ca/P比值为1.66，呈细针状，长10~20nm，沉积在胶原纤维中，沿胶原纤维长轴平行排列。无定形的磷酸钙多为钙盐沉积的初级形式，可进一步转化为羟基磷灰石结晶。在新钙化的未成熟骨中，无定形磷酸钙含量较多，而在成熟骨中主要是羟基磷灰石。

(2)有机质：主要成分是骨胶原，其余为非胶原蛋白、脂质等物质。骨胶原以Ⅰ型胶原(占有机质的90%)为主，还包括少量的Ⅴ型胶原。非胶原蛋白种类较多，包括骨钙素(osteocalcin,BGP)、骨涎蛋白(bone sialoprotein,BSP)、骨桥素(osteopontin,OPN)、骨连接蛋白(osteonectin)、蛋白多糖类、磷蛋白和生长因子等。脂质主要为游离的脂肪酸、磷脂类和胆固醇等，含量较少，约占有机质0.1%。

Ⅰ型胶原分子由两条α1链和一条α2链组成三螺旋结构，分子长度为300nm。甘氨酸、脯氨酸和羟脯氨酸构成胶原含量的60%，这一特殊的氨基酸序列决定了三螺旋构型十分稳定。许多胶原分子平行排列，形成原纤维和纤维束。胶原纤维中存在洞和孔，分别位于胶原分子的两端和两侧之间，内有非胶原蛋白和矿盐沉积，是骨基质矿化的起始位点。

除胶原蛋白外,骨基质中还有很多非胶原蛋白,对维持骨的正常代谢、骨形成和骨吸收有重要的调节作用。骨钙素在骨组织中含量丰富,可占非胶原蛋白的 10%~20%,由成骨细胞合成分泌,其主要功能是调节骨矿晶体的成熟程度,募集破骨细胞到骨吸收区,缺少骨钙素会引起骨的过度矿化。骨涎蛋白和骨桥素含有 RGD(精氨酸-甘氨酸-天冬氨酸)序列,这些序列可被整合素识别,与细胞黏附功能有关。骨组织中的骨连接蛋白主要由成骨细胞和骨细胞分泌,含量依骨的发育状况而定,最高可达非胶原蛋白的 15%。骨连接蛋白可调节基质中的钙浓度、加强成核现象和稳定磷酸钙,促进矿化过程。磷蛋白多位于胶原纤维的洞区,含有的磷基团能够诱导钙离子到该区,并在矿化初期负责成核现象。蛋白多糖类占骨有机质的 4%~5%,是由一条复杂的多肽链与几个硫酸多糖侧链及其共价链连接而成。骨中主要的多糖是硫酸软骨素 A,其作用为通过 Ca^{2+} 抑制骨的矿化过程。在某些疾病如黏多糖类病,多糖类在尿液中排出增多,可导致骨与软骨多糖类丢失,发生特殊的骨骼畸形。骨源性生长因子如骨形态发生蛋白(BMPs)、胰岛素样生长因子(IGF)、β-转化生长因子(TGF-β)、成纤维细胞生长因子(FGF)等在骨基质中的含量较少,但对骨细胞的分化成熟、增殖及激活等方面具有重要的调节作用。

(3)骨基质矿化:骨基质的矿化是矿物质晶体分子有序沉积于骨基质内有机质中的过程,其机制十分复杂,涉及多种影响因素,如钙和磷酸的离子浓度、成核剂的存在、矿化促进因子及抑制因子的调控等。骨基质的矿化过程分为两个阶段:①初始矿物质晶体的形成;②大量矿物质晶体在初始矿物质晶体基础上的累积。目前认为,生长板软骨和编织骨处的矿化与板层骨中的矿化机制并不相同。在生长板软骨的矿化部位,基质小泡被认为是矿化的初始位点。基质小泡内的钙离子和磷酸盐累积至足够量时,先形成无定形磷酸钙,继而转变为磷酸八钙,最后形成羟磷灰石结晶。基质小泡膜破裂,羟磷灰石结晶释放到胞外基质中,作为种晶(seeds)发生同质晶核化,并不断扩大矿化区域。同样,在编织骨的矿化区域也能观察到大量基质小泡的存在,这种矿化机制被称为同质晶核理论。与此不同的是,板层骨处的最初矿化发生在胶原微纤维的洞孔区,羟磷灰石结晶沿胶原微纤维的纵轴规则沉积,其长轴平行于微纤维的纵轴。随着矿化的进行,微晶体的数量增多、体积增大,直至占满带区微纤维中所有的洞或孔。在这个过程中,羟磷灰石结

晶与胶原的立体化学和物理结构密切相关,实验证实在亚稳定钙和磷酸盐溶液中,特有的 64nm 胶原能够沉积羟磷灰石结晶,而高纯度胶原则不能沉积结晶。由于这种矿化机制是以胶原作为成核剂,因此称为异质晶核理论。体内骨基质的矿化受多种激素调控,如 PTH、CT 及 1,25-二羟维生素 D_3 等,任何环节的变异都会导致骨矿化不良或骨矿化过度。

(二)骨组织的种类

骨组织根据其发生的早晚、骨细胞和细胞间质的特征及其组合形式,可分为未成熟的骨组织(非板层骨)和成熟的骨组织(板层骨)。所有成年骨的骨组织几乎均为板层骨,按照骨板的排列形式和空间结构,又可分为松质骨和密质骨。

1. 非板层骨(non-lamellar bone) 又称初级骨组织。胚胎时期最初形成的骨组织和骨折修复早期形成的骨组织,都属于非板层骨。非板层骨的骨胶原纤维较粗大,骨盐含量多少不等,与有机质的结合不紧密,可分为编织骨(woven bone)和束状骨(bundle bone)两种。编织骨较常见,骨胶原纤维呈编织状排列。骨细胞分布和排列方向均无规则,细胞体积较大,形态不规则,按骨的单位容积计算,其细胞数量约为板层骨的 4 倍,骨细胞代谢比板层骨细胞活跃。编织骨的溶骨活动使骨组织出现多囊形态,这种吸收过程是清除编织骨以备板层骨取代的正常生理过程。编织骨存在于胚胎和新生儿生长期的干骺区,并逐渐被板层骨取代,直到青春期才取代完全。在牙床、近颅骨缝处、肌腱及韧带附着处等,仍终身保存少量编织骨,这些编织骨往往与板层骨混合存在。但在骨折愈合过程中的骨痂期以及假体植入后的骨整合过程中,编织骨也会出现。某些骨病如变形性骨炎(Paget 病)、氟中毒、肾性佝偻病和原发性甲状旁腺功能亢进引起的囊状纤维性骨炎等,也会出现编织骨。束状骨比较少见,骨胶原纤维呈平行排列,骨细胞分布于相互平行的纤维之间。

2. 板层骨(lamellar bone) 又称次级骨组织。骨胶原纤维较细,高度有规则,成层排列,与骨盐和有机质紧密结合,共同构成骨板。骨板的厚薄不一,一般为 3~7μm,同一层骨板内的纤维大多是相互平行的,相邻两层骨板的纤维层则互相交叉。骨细胞多位于相邻骨板之间的钙化基质中,少数骨细胞位于骨板内,其体积一般比编织骨中的骨细胞小,且长轴基本与骨胶纤维平行,排列规则。在板层骨中,相邻骨陷窝的骨小管彼此通连,构成骨小管系统,其内充满组织液,维持骨组织与体液之间的物质交换。板层骨中蛋白多糖复合物含量比编织骨少,骨

基质染色呈嗜酸性,与编织骨明显不同。

二、长骨的组织结构

骨按形态可分为长骨、短骨、扁骨和不规则骨。扁骨结构较简单,以颅顶骨为例:其内、外两层均为密质骨,称之为内、外板;中间层为松质骨,称为板障,有血管通行其间。颅骨的表面覆有骨外膜,称颅外膜;内板表面由硬脑膜覆盖。长骨的结构较复杂,骨干为圆柱形,外、内面有骨膜覆盖,两端膨大,称为骨骺。骨骺内为松质骨,由粗细不一的骨小梁构成,其表面为密质骨覆盖,而关节面为透明软骨覆盖,组成关节的一部分。

(一) 骨膜

骨膜是由致密结缔组织组成的纤维膜,包被骨表面者称为骨外膜,衬覆于骨髓腔、哈佛管内以及骨松质的骨小梁表面者称为骨内膜。骨膜的主要功能是营养、保护骨组织,并在骨的生长、改建和修复中起到重要作用。因此,手术时应尽可能保护骨膜,避免过多剥离。

1. 骨外膜 一般分为内外两层,外层为纤维层,由致密、排列不规则含有成纤维细胞的结缔组织构成。结缔组织中粗大的胶原纤维交织成网,有的纤维向内穿入外环骨板,即穿通纤维或夏贝纤维,可使骨膜牢固地附着于骨面。内层为新生层或成骨层,细胞丰富,主要为多功能的扁平棱形细胞,一般认为是骨原细胞。内层中粗大的纤维成分较少,弹力纤维较多,形成一薄层弹力纤维网。骨外膜内层的组织成分随年龄和功能状态而变化,在胚胎期和生长期骨原细胞数量较多,可分化为成骨细胞,直接参与骨的生长。成年后骨原细胞数量减少,呈棱形,与成纤维细胞很难区别,但仍参与骨改建及骨折时的修复活动。

2. 骨内膜 纤维细而少,细胞呈单层排列,较骨外膜薄。骨内膜的细胞也具有成骨和造血功能,成年后处于不活跃状态,发生骨损伤时则可恢复造骨功能。

(二) 密质骨

密质骨又称皮质骨,其骨板排列十分规律并紧密结合,仅在一些部位留下血管和神经的通道。从长骨的横断面上可以观察到,密质骨的骨板按排列方式可分环骨板、骨单位骨板和间骨板。

1. 环骨板 环绕骨干排列,分为外环骨板和内环骨板。外环骨板由排列较整齐的十余层或数十层骨板组成,位于骨干的外面,与骨外膜紧密相接。内环骨板在骨干髓腔周围,表面衬以骨内膜,

其骨板层数较少,且排列不如外环骨板整齐。在内、外环骨板中可见与骨干纵轴垂直的横向穿行孔道,称为穿通管或福尔克曼管(Volkmann canal),骨外膜的营养血管可通过穿通管与骨单位中央管中的血管和骨髓血管相连通。

2. 骨单位骨板 又称哈弗斯骨板(Haversian lamella),位于内、外环骨板之间,是骨干密质骨的主要部分。骨单位骨板以中央管,即哈弗斯管为中心呈同心圆排列,一般有 4~20 层,与中央管共同组成骨单位(osteon),又称哈弗斯系统。骨单位是长圆柱形结构,长 0.6~2.5mm,直径 30~70μm,与骨干长轴平行,中央为哈弗斯管,直径不一,内有伴行的血管、神经纤维和骨内膜组织。骨单位各层骨板中的骨细胞通过骨小管相互连通,最内层的骨小管开口于中央管,中央管通过穿通管与骨髓腔、骨外膜和相邻骨单位的中央管相通连,在这些管道中含有组织液,可以供给骨细胞营养,并排出代谢产物。骨单位的表面有一层黏合质,厚约 2μm,由一层含骨盐较多而胶原纤维较少的骨基质形成,构成骨单位的边界线,称为黏合线(cement line)。骨单位边缘部分的骨小管在黏合线处折返,与相邻骨单位的骨小管互不相通(图 86-1)。

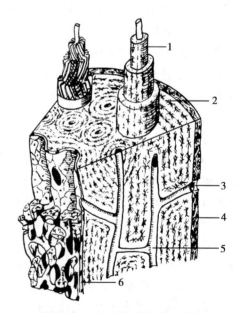

图 86-1 长骨骨干壁结构示意图
1. 骨单位(哈佛系统);2. 外环骨板;3. 穿通管;
4. 骨外膜;5. 中央管(哈佛管);6. 骨内膜

3. 间骨板 填充于骨单位之间的一些不规则的平行骨板,是旧的骨单位或内外环骨板未被吸收后的残存部分,可见骨陷窝和骨小管,但中央管一般缺如。

(三) 松质骨

松质骨呈海绵状,由许多片状或针状的骨小梁

交织而成,分布于骨的干骺端和骨髓腔表面。骨小梁的基本组织结构也是骨板,但与密质骨的骨板相比排列不规则、层次较少,一般不显示骨单位。骨小管经表层骨板开口于骨髓腔,可为骨细胞提供营养物质。松质骨空隙内和骨髓腔内充以骨髓、神经和血管等。在胎儿及幼儿时期,骨髓全是红骨髓,具有造血功能。成年之后,红骨髓逐渐被脂肪组织代替,成为黄骨髓,失去造血功能,但失血时会转变为红骨髓,恢复造血功能。

(四) 骨的血管和神经

1. 骨的动脉　长骨的动脉来自三个系统:①骨干的营养动脉;②骨骺和干骺端的动脉;③骨外膜动脉。按照解剖位置,具体可分为六组:①骨干营养动脉;②近侧干骺端动脉;③远侧干骺端动脉;④近侧骨骺动脉;⑤远侧骨骺动脉;⑥骨外膜动脉。骨干营养动脉多由局部主要动脉的分支供给,供应长骨全部血量的50%~70%,有1~2支,经滋养管进入骨内,在滋养管内无分支,进入骨髓腔内分为升、降两支,分别到达骨的两端,在骺板骨化后即与干骺端动脉和骺动脉分支吻合。髓腔内营养动脉的升、降支沿途发出分支,大部分进入骨皮质形成骨皮质动脉,沿长骨长轴纵向延伸或呈放射状走行,经过穿通管与哈弗斯管内的血管吻合,形成皮质内毛细血管,供给骨单位营养。一些骨皮质动脉穿出骨皮质与骨外膜动脉吻合。髓腔内营养动脉的部分分支形成髓内毛细血管系统(骨髓血管窦)。髓腔内滋养动脉中的血液大约有30%流经髓内毛细血管系统,70%流经皮质内毛细血管系统,主要供给骨髓和内侧2/3的皮质骨。干骺动脉和骺动脉来自骨附近的不同动脉,进入骨内的部位也不相同。干骺动脉由 Hunter 环状关节动脉发出,骨骺动脉发自靠近骨骺的环状动脉网。在幼年时,干骺端动脉与骺动脉分别由骺软骨的近侧和远侧进入骨质。成年后,干骺端动脉与髓动脉和骺动脉形成大量的血管吻合支,血液可相互流通。骨外膜动脉系统由围绕长骨的肌肉中心血管分支组成,其小动脉细支穿过外环骨板的穿通管,与哈弗斯管内的血管吻合,供应骨干皮质骨外层的1/3(图86-2)。骨髓营养动脉系统与骨外膜动脉系统存在吻合连通,正常条件下,骨干皮质骨内的血液呈离心性流动,血液先从骨髓营养系统进入骨内膜,而后从骨外膜流出。若骨髓营养系统受到损伤中断,血流方向变为向心性流动,皮质骨由骨外膜系统提供较大份额的血液供应。骨干的这种双重血供,在血供不足时可以互相代偿,对骨折的愈合、决定骨折治疗方案

及术中操作等均具有重要意义。

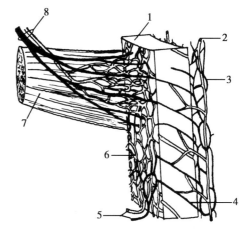

图 86-2　长骨的血供示意图

1. 长骨;2. 骨髓动脉;3. 骨髓血管窦;4. 骨皮质血管窦;5. 骨膜纤维层动、静脉;6. 骨膜毛细血管网;7. 肌束;8. 肌肉动、静脉

2. 骨的静脉　长骨有一个较大的中央静脉窦,骨髓毛细血管床(血管窦)的血,经横向分布的静脉管道汇入中央静脉窦,后者进入骨干滋养孔,作为营养静脉将静脉血引流出骨,有5%~10%的静脉血经营养静脉回流(图86-3)。长骨的静脉血主要经骨外膜静脉丛回流。另有相当量的静脉血经骨端的干骺端血管回流。

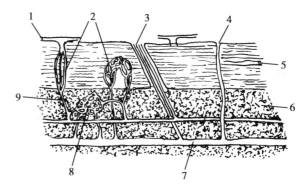

图 86-3　长骨骨干静脉回流示意图

1. 骨膜静脉;2. 哈佛毛细血管;3. 滋养动、静脉;4. 静脉导血管;5. 骨皮质;6. 骨髓;7. 中央静脉窦;8. 骨髓血管窦;9. 滋养动脉外侧支

3. 骨的神经　长骨两端、椎骨、较大的扁骨及骨膜,均有丰富的神经分布。骨的神经可分为有髓和无髓两种,有髓神经纤维伴随滋养血管进入骨内,分布到哈弗斯管的血管周围间隙,有些有髓神经纤维还分布到骨小梁之间、关节软骨下面及骨内膜;无髓神经纤维主要分布至骨髓及血管壁。

三、骨的形成、改建和重建

膜内成骨和软骨内成骨是骨形成的两种方式。

膜内成骨是成骨细胞在胶原支架内形成类骨质并钙化,发生于所有骨的骨膜表面及颅骨、上颌骨、部分锁骨和下颌骨。软骨内成骨的过程则是成骨细胞在软骨支架表面形成类骨质,发生于脊椎骨、四肢骨、骨盆和部分颅底骨。这两种成骨方式最初形成的都是初级或未成熟骨组织,并最终被次级骨组织的板层骨所取代。

(一) 膜内成骨

膜内成骨(intramembranous bone formation)是指直接在原始结缔组织膜内形成骨组织。在将要形成骨的部位,间充质首先形成富含血管的原始结缔组织膜,继而间充质细胞分化成为成骨细胞,合成类骨质并发生钙化,成骨细胞被包裹而成为骨细胞,形成原始骨组织。结缔组织膜内最早成骨的部位称为骨化中心(ossification center)。同一骨的若干骨化中心呈放射状生长,最终发生融合,取代了原来的结缔组织,形成由骨小梁构成的初级骨松质,骨周围的间充质则分化成为骨膜。初级骨松质为未成熟骨组织,在破骨细胞的骨吸收作用下,初级骨松质改建成为具有骨板的密质骨和松质骨。以顶骨为例,其内外表面为密质骨(内板和外板),中央部分(板障)仍为海绵状结构的松质骨。出生后,原始顶骨不断生长与改建,内表面和外表面均为骨形成过程明显超过骨吸收过程,顶骨的形状和曲度发生改变以与脑的发育相适应。

(二) 软骨内成骨

软骨内成骨(endochondral bone formation)分为两个阶段:第一阶段为软骨雏形的形成与退变;第二阶段为成骨细胞在残留的钙化软骨基质上的成骨。软骨内成骨的过程是一个由无血管组织(软骨)转变到高度血管化组织(骨)的过程,其关键在于组织血管化。以长骨为例,软骨内成骨的具体过程如下(图86-4)。

1. 软骨雏形形成 在将要成骨的部位,间充质密集、细胞增殖分化,形成透明软骨,称为软骨雏形。周围的间充质分化为软骨膜。

2. 骨领形成 软骨雏形中段的软骨膜以膜内成骨的方式形成领圈样的环形骨组织,称骨领,骨领外侧的软骨膜改称为骨膜。

3. 初级骨化中心形成 骨领阻断了营养液向软骨基质弥散,骨领内软骨雏形中段的软骨细胞肥大、变性,软骨基质钙化,软骨细胞退化、死亡,软骨基质中形成腔隙。软骨雏形中首先出现的这一钙化区,称为初级骨化中心或骨干骨化中心。

4. 骨髓腔形成 来自骨外膜的血管、间充质细胞、成骨细胞和破骨细胞等,穿越骨领进入初级骨化中心。破骨细胞溶解钙化的软骨基质,形成初级骨髓腔,并逐渐融合扩大形成骨髓腔,腔内含有血管和造血组织。成骨细胞在残留的钙化软骨基质上成骨,形成初级骨小梁。

5. 初级骨化中心向骨骺两端延伸 骨干两端的软骨继续生长,初级骨化中心的骨化过程向两端扩延。从软骨端到骨干的骨髓腔,可观察到软骨内化骨的连续过程,依次可分为四区:①软骨储备区:又叫静止区。由原始透明软骨组成,软骨细胞数量较少,散在分布,细胞体积小,分化能力强。该区的细胞不活跃,处于相对静止状态。②软骨增殖区:位于储备区深面。软骨细胞迅速分裂堆积而呈柱状,细胞柱与骨之长轴平行。随着软骨细胞的增殖和基质增加,长骨逐渐加长。③软骨钙化区:软骨细胞停止细胞分裂,软骨细胞由成熟到肥大,逐渐退变、死亡,基质内有大量矿盐沉积。④成骨区:毛细血管和来源于骨外膜的细胞分裂产生的骨原细胞侵入软骨细胞死亡后留下的空腔。骨原细胞分化为成骨细胞,沿着残留的钙化软骨基质表面进行成骨形成初级骨小梁。在成骨细胞的成骨和破骨细胞溶骨的共同作用下,骨干长度不断延长,骨髓腔纵向扩大。上述各

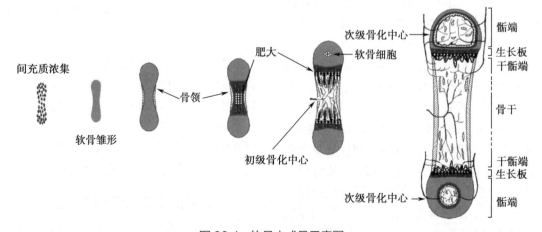

图86-4 软骨内成骨示意图

区连续变化,持续至成年骺板闭合为止。

6. 次级骨化中心形成 出生前后,长骨的两端出现次级骨化中心,骨化过程与初级骨化中心相似,不同之处在于呈放射状生长而非纵向生长。次级骨化中心生发的骨组织最后取代大部分软骨组织,形成骨骺,但在两处有软骨残留:①关节软骨,保持终生,不参与骨的形成;②骺软骨,又称骺板,为骨骺与骨干的连接部位。随着骺板软骨的生长,其软骨成分不断被由骨干骨化中心形成的新生骨质取代,长骨得以增长。青春期末,骺板软骨细胞失去增生能力,被骨组织取代,在骨骺和骨干之间形成骺线,长骨的纵向生长随之终止。

(三) 骨的改建与重建

骨组织经软骨内成骨和膜内成骨逐渐骨化发育成形后,通过骨改建和骨重建两种生理过程继续完成骨的生长发育及代谢。Frost 将骨结构的生长发育以及其形态适应性定义为骨的改建(bone modeling),而将骨结构的动态平衡定义为骨的重建(bone remodeling)。在生长阶段和骨适应性阶段,骨改建塑造了骨的结构。在平衡阶段,骨重建维持了骨的结构。骨改建和骨重建均由成骨细胞的骨形成活动和破骨细胞的骨吸收活动共同完成,但却是截然不同的两个生理过程。

骨改建的骨形成和骨吸收在骨的不同表面进行,高度协调但并不存在耦联关系,其结果会导致骨结构的几何形状、大小和骨量的变化。骨改建主要发生在骨的生长期,在成年后骨的局部区域也会发生。生长期骨未成熟时,骨外膜处成骨细胞的成骨活动导致皮质骨的沉积,使骨的外径不断增加。骨内膜处的破骨细胞则不断溶骨,使骨髓腔的直径不断增大。由于骨形成的速度大于骨吸收的速度,因此骨干的厚度也不断增加。成年后,骨结构稳定,骨改建活动停止,但是当局部应力过高时,骨改建活动可被重新激活,沿应力线成骨而在应力遮挡处溶骨,从而调整骨的结构和骨量分布而适应力学环境的改变,这就是著名的 Wolff 定律,这一阶段称为骨的形态适应性阶段。此外,在骨折愈合过程中,骨折处膜内化骨和软骨内化骨形成的原始骨痂也经过骨改建在骨折处恢复骨的正常结构。

骨重建不同于骨改建,是新骨代替旧骨,骨组织新陈代谢的生理过程,并不改变骨的几何形态及骨量。骨重建的骨形成和骨吸收发生于同一骨表面,存在高度的耦联关系,其顺序表现为开始激活(activation)、骨吸收(resorption)和骨形成(formation),称为 ARF 现象(图 86-5)。这一顺序的细胞活动

由执行相应功能的细胞群组成的基本多细胞单位(basic multiceluler unit,BMU)完成,基本多细胞单位又称为骨重建单位,由破骨细胞、成骨细胞、骨细胞和衬细胞组成。骨重建是持续终生的骨生理现象。在生长期,骨重建的主要功能是把骨形成和骨改建过程中形成的编织骨转换为板层骨,使其具备骨的结构和力学性能。成年后,骨重建的主要功能是更新微损伤骨质,维持骨的力学功能完整性,并参与调节维持钙、磷离子代谢的平衡。人体每年有 2%~5% 的皮质骨被重建,松质骨的骨重建较皮质骨活跃,其重建速度约为皮质骨的 10 倍以上。

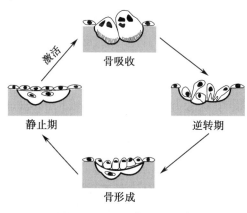

图 86-5 骨重建 ARF 现象

四、骨代谢的影响因素

(一) 磷、钙、镁在骨代谢中的作用

1. 磷 人体内磷的总量为 400~800g,80%~90% 以无机磷酸盐存在于骨内,其余存在于血液、软组织和脏器的细胞内和细胞外液中。磷对骨代谢有直接影响,是促进骨基质合成和骨矿化的必要条件。磷缺乏时,破骨细胞的骨吸收作用加强,成骨细胞合成胶原的速度下降,骨矿化减慢,可并发低磷性佝偻病或骨软化病。高磷血症可引起代偿性甲状旁腺激素增多,加强骨吸收,造成骨营养不良。在体内,磷代谢过程受多种激素调控,如甲状旁腺激素、降钙素、1,25-二羟维生素 D_3、生长激素及甲状腺激素等。

2. 钙 钙是人体骨骼生长发育及代谢必不可少的元素。人体内钙的总量约为 1kg,其中约 99% 以羟磷灰石的形式存在于骨组织和牙齿中。骨钙代谢涉及骨形成和骨吸收两个过程,使钙离子在血液中和骨组织中进行交换。生长期时,骨形成作用大于骨吸收,骨骼生长发育,骨钙总量增加。成年人的钙释放和钙沉积相等,呈钙代谢平衡状态。而老年人的骨吸收过程明显,骨钙丢失,钙代谢呈负平衡。人体内的钙代谢由多种激素进行调控,其中

1,25- 二羟维生素 D_3、降钙素、甲状旁腺激素和雌激素较为重要,并通过骨、肠和肾参与完成。1,25-二羟维生素 D_3 可增加小肠黏膜和肾小管对钙的吸收,甲状旁腺激素能直接促进肠吸收钙离子并可增加肾小管对钙的再吸收,降低钙从尿液中的排泄,降钙素通过阻碍骨细胞和破骨细胞的作用,从而抑制骨吸收,降低血钙。

3. 镁　人体中镁的含量为 21~28g,约 2/3 的镁存在于骨内,其余部分在肌肉和体液内。镁对骨代谢有重要影响,缺乏镁时,会导致骨的生长发育障碍和骨质疏松症。镁缺乏所致的骨质疏松可能涉及缺镁导致成骨细胞减少、羟磷灰石结晶形成障碍及1,25- 二羟维生素 D_3 生成不足等原因。镁作为一种辅因子,可辅助细胞内许多酶的反应过程,在一些反应过程中钙、镁两种离子能交换或起协同作用。

(二)影响骨代谢的内分泌激素

1. 甲状旁腺激素(parathyroid hormone,PTH)由甲状旁腺合成分泌,主要作用是调节钙、磷代谢。PTH 可增加破骨细胞的数量和活性,促进骨吸收,升高血钙。PTH 还能抑制成骨前身细胞的分化成熟、成骨细胞合成和分泌骨基质蛋白。在机体中,PTH 的整体效应也可表现为促进骨形成,其机制是刺激成骨细胞分泌的胰岛素样生长因子(insulin like growth factor,IGF)-1 以及破骨细胞骨吸收中释放的 IGF-1、IGF-2 和 TGF-β 的成骨效应所致。因此,在骨组织中,PTH 既可促进骨吸收,又可促进骨形成,取决于 PTH 的浓度及对破骨细胞和成骨细胞的相对作用。此外,PTH 通过降低肾小管对磷的吸收,增加尿液中磷的排出,使血磷降低,以维持血浆中钙离子的恒定水平。

2. 降钙素(calcitonin,CT)　主要由甲状腺滤泡旁细胞(C 细胞)分泌,甲状旁腺及胸腺也可少量分泌。降钙素的主要作用是降低血钙和血磷。降钙素降低血钙的机制是抑制 PTH 刺激骨的吸收作用,减少了钙从骨进入血液的量。降低血磷是降钙素直接作用的结果,即促进磷从血液中排出,进入骨和软组织。降钙素对破骨细胞的骨吸收呈直接抑制作用。由于降钙素具有抑制骨吸收的作用,临床上可用以治疗高钙血症、骨质疏松症、Paget 病和肾源性骨营养不良等疾病。降钙素对成骨细胞也有作用,如可增加成骨细胞中碱性磷酸酶的活性,促进骨的形成和矿化,抑制成骨细胞凋亡等。

3. 生长激素(growth hormone,GH)　生长激素能促进蛋白质合成以及软骨和骨的生成,从而促进全身生长发育。幼年期生长激素分泌不足,可致生长发育迟滞,身材矮小,称为侏儒症;生长激素分泌过多会使身体各部分过度生长,四肢尤为突出,称为巨人症。如分泌过多发生在成年人,则只能促进短骨生长,出现肢端肥大症。近年来研究发现,IGF 在体内发挥作用对生长激素具有依赖性。生长激素作用于靶细胞如肝细胞上的受体,促进 IGF的合成与释放。IGF 作为内分泌因子进入体循环,作用于软骨细胞和成骨细胞而发挥生理作用。

4. 性激素　主要包括雌激素、雄激素和孕激素。性激素对骨的整体作用是维持骨代谢的稳态,防止骨量丢失。雌激素能刺激成骨细胞增殖、合成骨基质并抑制成骨细胞凋亡。对于破骨细胞,雌激素的作用是抑制其生成、增殖和骨吸收功能,促进破骨细胞凋亡。雌激素对骨髓基质细胞的分化具有直接作用,可增加成骨细胞的来源。此外,雌激素还能够拮抗 PTH 的骨吸收作用,降低骨组织对PTH 骨吸收作用的敏感性。女性绝经后雌激素减少可使骨组织对 PTH 敏感性增强,使骨盐溶解增加,容易发生骨质疏松,此时需给予雌激素进行替代治疗。孕激素与雌激素在促进骨形成方面有协同作用,研究发现孕激素对成骨细胞有直接作用,可促进成骨细胞的增殖、ALP 活性及胶原合成。雄激素对骨的发育和代谢有重要的调节作用,临床研究证实,睾丸功能减退可导致男性骨质疏松发生,而应用雄激素则有预防作用。

5. 糖皮质激素(glucocorticoids,GC)　生理条件下,GC 对成骨细胞及破骨细胞的分化和功能起到必要的调节作用,但超生理剂量的 GC(如库欣综合征或长期使用 GC)对骨组织的发育、生长代谢有不利影响,如糖皮质激素所致的骨质疏松。人和鼠的成骨细胞表面存在 GC 受体,GC 通过与其特异性受体结合而抑制成骨细胞功能,减少新生骨形成。此机制包括:①抑制成骨细胞复制;②减少成骨细胞生成;③抑制成熟成骨细胞的 I 型胶原合成;④诱导成骨细胞死亡或凋亡。对破骨细胞,GC 很可能具有双重调节作用,即在用药初期抑制破骨细胞合成,而长期使用则又显著促进该类细胞的生成,使骨吸收增强。

6. 1,25- 二羟维生素 D_3　维生素 D_3 首先在肝脏羟化成为 25- 羟化维生素 D_3,然后在肾内再发生1 位羟化成为 1,25- 二羟维生素 D_3。1,25- 二羟维生素 D_3 的结构与作用途径与经典的类固醇激素相似,现认为是类固醇激素之一,主要的生理作用是升高血钙和血磷。1,25- 二羟维生素 D_3 主要通过增加小肠和肾小管对钙、磷的吸收以及促进破骨细胞的骨吸收作用,使血中的钙磷浓度升高,为骨基质的钙化提供足够的钙和磷。在体内,1,25-二羟维生素 D_3 在其他细胞因子的协同下,可以耦联骨形成和骨吸收,既可促进骨形成,又可促进骨吸收,从而表现为双相性。人体的许多代谢性骨病都与 1,25-二羟维生素 D_3 有关。缺乏维生素 D 时,软骨钙化过程和骨样组织矿化过程受阻,骨生长中出现佝偻病和骨软化症;但若维生素 D 过多,可刺激甲状旁腺激素,产生骨质吸收,使血清钙水平增高,钙转移性沉积,增加钙从尿液中排出,并可形成磷酸钙管型和结石。

(三) 影响骨代谢的细胞因子

1. 骨形态发生蛋白(bone morphogenetic protein, BMP) BMP 属于 TGF-β 超家族(BMP-1 除外,属金属蛋白酶类),是一种疏水性酸性糖蛋白,广泛存在于骨基质中,具有多种功能。BMP 家族包含多种亚型分子,其中 BMP2、BMP4~8 和 BMP14 具有骨诱导作用,并以 BMP2 和 BMP7 的成骨诱导作用最强。BMP 作用于间充质细胞的表面受体,可以诱导未分化的间充质细胞定向分化为骨和软骨细胞。多种骨病病人的骨和血清中 BMP 含量亦有变化,如佝偻病时骨基质不能钙化,其血清 BMP 含量减少;绝经后骨质疏松 BMP 也减少,而 Paget 病 BMP 含量增加。成骨肉瘤不仅肿瘤组织中 BMP 含量较高,血清 BMP 和 BMP 抗体含量也增高,因此,BMP 对骨病的诊治有重要价值。

2. 转化生长因子 β(transforming growth factor-β, TGF-β) TGF-β 是一族具有多种功能的蛋白多肽,广泛存在于动物正常组织细胞和转化细胞中,以骨组织和血小板中含量最为丰富。哺乳动物体内已发现 TGF-β 的 5 种异构体,即 TGF-β1~5,其氨基酸序列有 64%~82% 相同。TGF-β 在胚胎发育、细胞外基质形成、骨形成及重建方面也起重要作用。研究表明,TGF-β 可促进骨膜间充质细胞的增殖和分化,促进成骨和成软骨细胞的增殖,刺激 I 型胶原、骨黏连蛋白和骨桥蛋白的合成。TGF-β 可抑制骨关节炎对关节软骨的破坏,促进软骨细胞的合成及修复。TGF-β 还对破骨细胞生成及成熟破骨细胞的活性有抑制作用,从而抑制骨吸收。TGF-β 还可调节骨生长因子在骨与软骨组织中的表达。由于 TGF-β 的作用广泛,所以当 TGF-β/TGF-β 受体的结构和功能异常时会导致各种代谢性骨病。

3. 胰岛素样生长因子(insulin-like growth factor, IGF) 是一类类似胰岛素原并具有胰岛素样生物活性的多肽,包括 IGF-1 和 IGF-2 两类。IGF-1 和 IGF-2 在骨组织中含量非常丰富,IGF-2 在骨基质中的含量可达 1 500ng/g,是骨内含量最高的生长因子之一。IGF-1 和 IGF-2 是骨代谢中最主要的旁分泌调节因子,IGF-1 能够促进成骨细胞的增殖、分化和存活,IGF-2 则有较强的抑制人成骨细胞凋亡的能力,其抗凋亡作用呈剂量和时间依赖性。IGF 还可作用于破骨细胞促进骨吸收。研究证实,破骨细胞表达 IGF-1 受体,IGF-1 可通过直接激活破骨细胞前身细胞和破骨细胞,或间接通过 OPG/RANKL 系统促进破骨细胞进行骨吸收。

4. 成纤维细胞生长因子(fibroblast growth factor, FGF) 广泛存在于人体组织中,能够促进细胞生长和有丝分裂、血管分化和形成,对骨骼发育、伤口愈合和组织修复等也有促进作用。迄今已发现 19 种 FGF,参与骨代谢的主要是 FGF-1 和 FGF-2。FGF-1 和 FGF-2 的等电点(isoelectric point, PI)不同,分别为 5.6 和 9.8,所以又称作酸性 FGF(acidic FGF, aFGF)和碱性 FGF(basic FGF, bFGF)。bFGF 的含量较多,约为 aFGF 的 10 倍,能刺激软骨细胞、成纤维细胞有丝分裂及软骨细胞多糖合成。此外,FGF-1 和 FGF-2 还可促进骨吸收,其机制涉及增强胶原酶 1 和 3 的活性及促进破骨细胞的形成等。

5. 血小板源性生长因子(platelet-derived growth factor, PDGF) 因最先从血小板中提取获得而命名。PDGF 由两个亚基(A 链和 B 链)通过二硫键连接,可形成同二聚体(PDGF-AA 和 PDGF-BB)和异二聚体(PDGF-AB),其中以 PDGF-BB 的生物学作用最强。PDGF 的分布广泛,在骨组织和血管内皮细胞中含量丰富,有研究证实骨基质中的 PDGF 的含量为每克骨含 50ng。PDGF 的作用主要是促有丝分裂、促进伤口愈合及骨折愈合。PDGF 能促进血管内皮细胞的增殖,诱导血管内皮细胞生长因子(VEGF)的表达,有利于骨折部位的血管再生。由于 PDGF 可明显促进骨折愈合,所以许多研究正致力于利用 PDGF 基因来治疗骨折延迟愈合及骨不连。

6. 骨保护素(osteoprotegerin, OPG) 又称破骨细胞生成抑制因子,OPG 由骨髓基质细胞和成骨细胞产生,具有抑制破骨细胞分化、抑制成熟破骨细胞的活性并诱导其凋亡的功能。OPG 基因敲除的小鼠成年后表现为严重的骨质疏松,而正常小鼠及切除卵巢后的骨质疏松小鼠注射重组人 OPG 2 周后,出现明显的骨矿物质密度上升和骨量增加。NF-κB 受体活化因子(receptor activator of NF-κB ligand, RANKL)由骨髓基质细胞和成骨细胞合成分泌,与破骨细胞表面的受体 RANK 结合后,可促使破骨细胞分化增殖。OPG 作为诱饵蛋白,可与 RANKL 结合以阻断其与 RANK 的相互作用而抑制破骨细胞分化。

五、力学因素与骨折愈合

骨折的发生及愈合与力学因素密切相关,这些过程涉及三个方面内容:①骨折发生的生物力学因素,主要包括骨的力学性能和骨承受的载荷;②骨折愈合过程中的生物力学和力学生物学,分别研究愈合过程中骨组织的力学性能变化及力学信号对骨组织分化的影响;③骨折治疗的生物力学,目的是通过各种固定系统赋予有利于骨折愈合的生物力学环境,促进骨折愈合。

(一)骨的力学性能

骨的力学性能取决于骨的几何结构和材料特性。骨受到外力后的反应可通过载荷 - 变形曲线定量描述,它反映了完整的骨的结构力学特性。该曲线包括一个线性区域及随后的一个非线性区域,分别对应骨组织在载荷作用下发生的弹性变形和塑性变形。线性区域与非线性区域的连接处,表示骨在此时发生了屈服,骨的内部结构重新排列,常常伴有损伤的积聚。屈服以后,塑性变形出现并持续至骨折断裂为止。骨在屈服时的载荷称为屈服载荷,断裂时的载荷称为极限或断裂载荷(图 86-6A)。局部骨组织的材料特性通过应力 - 应变曲线定量描述,它反映了骨材料固有的力学特性,消除了几何形状的影响。与载荷 - 变形曲线类似,应力 - 应变曲线也分为两个区域:弹性变形区和塑性变形区。骨发生屈服时的应力称为屈服强度,当应力继续增大时,骨结构发生破坏和永久变形,进入塑性变形区。当应力超出一定数值时,骨发生断裂,此时的应力水平为断裂强度或极限强度(图 86-6B)。

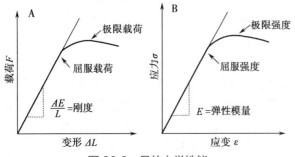

图 86-6　骨的力学性能
A. 载荷 - 变形曲线;B. 应力 - 应变曲线

(二)骨折类型的力学机制

骨折是指骨的完整性和连续性中断。从生物力学角度来看,骨折是由于骨承受的载荷大于断裂载荷,应力超过骨材料所能承受的极限强度造成的。骨承受的载荷形式有多种,可分为拉伸载荷、压缩载荷、弯曲载荷、扭转载荷或是多种载荷形式的复合。不同的载荷形式决定了不同类型的骨折发生(图 86-7)。承受拉伸载荷时,长骨干上在与载荷方向垂直的最大张应力平面上形成横行骨折。承受压缩载荷时,在与长轴成 45° 的平面上产生较高的剪切应力,骨折将沿着产生最大剪切应力的斜面发生,形成斜行骨折。弯曲载荷会在骨的凸侧产生最大张应力,而凹侧产生最大压应力,结果在张应力侧产生横行骨折而在压应力侧产生斜行骨折,斜行骨折通常沿两个平面发生,产生楔(蝶)形骨块,这种骨折也被称作蝶形骨折。扭转载荷先从骨表面上小的缺损处产生骨折,并沿最高张应力平面呈螺旋状扩展,形成螺旋形骨折。临床上的创伤通常由多种载荷形式复合引起,其骨折形式可能是上述形式的综合。另外,高速载荷导致的骨折常呈粉碎状,由多方面的骨折平面交汇和延伸而成,这与高能量积聚后骤然释放有关。

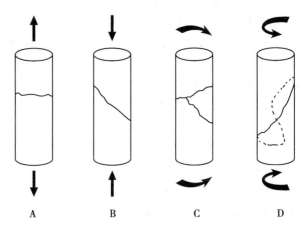

图 86-7　不同类型骨折的力学机制
A. 横行骨折;B. 斜行骨折;C. 蝶形骨折;D. 螺旋形骨折

(三)骨折的愈合

1. 力学环境与骨折的愈合方式　骨的修复能力较强,骨折后可实现新骨的完全替代,恢复骨组织的原有结构和功能。骨折愈合的过程非常复杂,基本前提条件是稳定的力学环境和良好的血供。骨折愈合的关键因素是骨折断端间的活动,这种活动可以引发骨折部位的细胞反应和组织应变,对骨折的愈合方式产生影响。按照是否应用内固定以及骨折处断端活动程度,骨折的愈合可分为以下四种情形。

(1)在不进行内固定、但局部制动保持骨折端较稳定的情况下,骨折愈合经历了自然发展阶段,其过程包括四个阶段:血肿炎症机化期、原始骨痂形成期、骨痂矿化期和骨痂改建期。这四个阶段相互连续,不能截然分开。这种愈合方式是一种间接愈合,又称为"二期愈合"。

(2)骨折断端间移动太大时,骨的桥接会被延迟或阻止,并且大的断端移动会产生较大的组织应变和静水压,阻碍骨折处的血管化。在这种情况下,稳定的力学环境和良好的血供都不能在骨折处实现,从而造成骨折的延迟愈合和不愈合。

(3)当骨折完全解剖复位,同时坚强内固定时,骨折断端在骨折处保持紧密接触和绝对稳定,骨折端之间可发生直接愈合,又称为"一期愈合"。在实际骨折病例中,断端间在某些接触点间会存在微小间隙,因此在组织学上直接愈合又分为接触愈合和间隙愈合两种形式。在接触愈合区域,骨重建单位直接跨越骨折线进行连接,无内、外骨痂形成。在间隙愈合区域,愈合常通过膜内成骨进行,间隙内形成的编织骨随后由板层骨替代,最后通过骨改建成为正常骨组织。在骨折处,接触愈合和间隙愈合常同时存在,但间隙愈合是主要形式。

(4)当骨折非坚强固定,骨折断端存在微小活动时,其愈合的方式类似于间接愈合,如应用外固定、钢丝环扎及髓内钉进行固定时。但是如果断端间移动太大,骨折的愈合受到阻碍,也会造成延迟愈合和不愈合。

2. 骨折愈合的生物力学　骨折愈合可以看作是骨逐渐恢复承载能力并达到原有组织结构和力学性能的过程,伴随着骨折愈合处的组织学变化,其力学性能也发生相应变化。White 等采用家兔胫骨横断骨折模型,研究了骨折愈合过程中的生物力学特征。实验证实,该过程存在四个生物力学阶段。

(1)第一阶段:发生在骨折后 21~24 天(3 周左右),骨折部位表现出类似橡胶的力学性能,较小的力矩可导致大的角变形,骨破坏发生在原来的骨折处,骨折部位表现为低刚度软组织模式。

(2)第二阶段:发生在骨折后 27 天(4 周左右),骨折部位的刚度较前一阶段迅速增加,表现为高刚度硬组织模式,较大的力矩产生小的角变形,骨破坏发生在原来的骨折处。

(3)第三阶段:发生在骨折后 49 天(7 周),骨折处为高刚度硬组织模式,骨破坏部分发生于骨折处,部分发生于完整骨。

(4)第四阶段:发生在骨折后 56 天(8 周),骨折处刚度恢复到正常骨水平,为高刚度硬组织模式,骨破坏与原来的实验性骨折无关。

整个愈合过程可按骨折处的刚度分为低刚度软组织阶段和高刚度硬组织阶段,其刚度的明显变化发生在骨折后的 26~27 天。

3. 骨折愈合的力学生物学　增加骨折断端的稳定性,减少断端间活动,会减少愈合早期阶段的骨痂形成。在骨痂内组织分化的早期阶段,骨折部位的适当力学负荷可刺激再血管化和骨痂形成,增强骨折愈合的强度,这些现象提示了力学环境对骨折愈合过程中的组织分化有重要的调节作用。骨折自然的愈合过程中,多能祖细胞侵入炎症阶段形成的肉芽组织内,分化成不同类型的细胞并增殖。在远离骨折间隙处,沿着骨外膜和骨内膜,细胞分化为成骨细胞并通过膜内化骨直接成骨。在骨痂和间隙中,多能祖细胞分化为成纤维细胞或软骨细胞,增殖并分别形成纤维结缔组织或软骨基质。整个愈合过程中,骨痂内的不同细胞均受周围组织力学环境的调节。体外研究发现,周期性静水压能够促进骨髓间充质干细胞向软骨细胞分化并刺激软骨基质形成。循环拉伸应变会促进成骨细胞的增殖和类骨质产生,而双轴拉伸可以调节成骨细胞的凋亡及其不同分化状态下的增殖。目前已提出多种关于骨折愈合过程中的组织分化力学调节模式的理论,其中有代表性的是 Claes 和 Heigele 提出的静水压和应变控制的力学调节理论。该理论指出,不同大小的组织应变和静水压会导致不同的细胞反应和组织分化过程。较小的组织应变(<5%)和静水压(<-0.15MPa)可导致成骨细胞的直接膜内成骨,较大数值的组织应变(5%~15%)和静水压(>-0.15MPa)则导致软骨内成骨,但是高于 15% 的组织应变则会导致纤维软骨和结缔组织的形成,影响骨的愈合(图 86-8)。其他的力学调节理论还有 Carter 等提出的静水应力史和应变控制的力学调节理论,以及 Prendergast 和 Huiskes 等提出的偏差应变和间隙流体速度控制的力学调节理论等。这些理论尽管细节不同,但都指出低组织应变会导致软骨和骨形成,而高组织应变导致纤维结缔组织生成。此外,在骨折愈合后期的骨痂改建阶段,力学环境通过 Wolff 定律实现对新生骨组织的改建过程,新生骨小梁沿力线方向分布,这一过程也是骨组织对力学信号做出的生物学反应。

(四)骨折内固定的生物力学

从生物力学角度分析,理想的骨折内固定系统应满足两个条件:①维持骨折端的对位对线,使骨折端获得稳定;②允许部分力通过骨折端传导。坚强的内固定虽然有利于骨折端的稳定,但在骨折愈

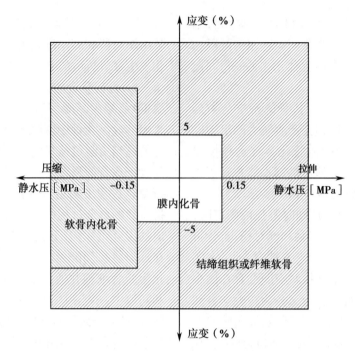

图 86-8　Claes 和 Heigele 的静水压和应变控制的力学调节理论

合的改建阶段,由于应力遮挡效应使骨折愈合部位得不到足够的应力刺激,造成骨质减少和局部骨质疏松。内固定系统的局部力学效应除了应力遮挡外,在钢板两端和螺钉平面还存在应力集中,可发生螺钉断裂和疲劳性骨折。内固定系统的刚度是反映其力学性能的重要指标。刚度决定了材料受

力时会产生多大的应变。当刚度较小时,内固定系统的应变太大,骨折端难以维持稳定,且受力后形成的较大反复应变,将不利于愈合。但刚度太大时,内固定系统承载后应变很小,应力大部分经内固定系统传递,对骨折处的应力遮挡效应明显。

(戴尅戎)

第三节　骨科诊断学

一、骨科病史和理学检查

没有正确的诊断,就不可能有正确的治疗。一般,骨科诊断步骤依次为:①采集病史。②理学检查(以下简称为查体)。③联系、分析,作出合理的初步拟诊。④进一步询问病史和搜集有关体征,以与类似病症鉴别。⑤采用适当的辅助诊断法,包括实验室检查、影像诊断学检查、电生理检查、内镜检查等,找出有力证据,加强诊断和鉴别诊断。⑥若仍不能作出正确诊断,可作活体组织学检查。⑦如再不能诊断,则有两种可能,其一为病人已借其自然力而获痊愈;其二是在可能的情况下,将在以后由尸解中明了病理。

病史和查体是最重要和最根本的诊断步骤。由于这方面已有很多专业书可参考,本节将只谈一些原则和要求。

(一)重视病史和查体

要加强这两步检查的基本训练,避免滥用特殊检查。病史和体检虽在排列上一前一后,但在实践中却难以截然分开。询问病史时常需兼做一些简单检查,而在检查时又需追问、补充一些病史。骨科病人常因疼痛、肿块、畸形、功能障碍而来就医。在诉述病情时,最好让病人自己同时检查患部:指出准确的疼痛部位,或充分暴露肿块或畸形,或活动患肢或来回步行,表演出病部的反常活动或畸形步态的真实情况。此时,医师也可做一些简单的初步检查。这些资料对获得正确病史极为有用。有时,肿块和畸形,经过一看一摸,便能知其大概诊断。

(二)骨科疾患以急慢性损伤、感染、畸形或肿瘤等较为多见,病史要求各不相同

急性损伤,尤其开放骨折,其诊断显而易见。但对医师而言,必须详细知道受伤时间、机制、急救和

运输情况、神志和失血情况等,以利诊断和治疗合并伤及并发症。如遇不红、不肿或轻度肿胀的局限性压痛,要考虑与职业和生活劳动有关的慢性损伤,要详细询问年龄、职业,和劳动与生活姿势等情况,结合局部解剖,思考病理和诊断。很多情况,病人常否认有局部受伤史。他们常不理解长期反复而轻微的伤力也能致伤,而认为是风湿所致。又以骨与关节感染为例,对经久不愈的窦道,在鉴别结核性或化脓性骨髓炎时,发病时的病史极为重要。但在广泛使用抗生素后,病程将被改变,病史不典型,容易混淆。总之,询问病史时要耐心倾听病人申述,但要避免离题太远;要善于引导病人谈出相关病情,又要避免医师的主观片面的想法;要一面询问病情,一面去伪存真,由此及彼,不断修正诊断和鉴别诊断。

(三)骨科的查体内容和步骤各不相同

骨科检查为望、触、动、量。所谓"动"是指肌肉和关节的活动。所谓"量"是指肢体长短、粗细和关节活动范围以及肌肉收缩力大小的测量等。必要时,尚可包括叩、听以及有关学科的查体,如神经系统检查等。这些检查步骤与胸腹部检查不同,后者是望、触、叩、听。其所以不同是以检查部位的解剖和功能而定。望、触、叩、听是结合胸腔内的心、肺和腹腔内的胃、肠、肝、脾、膀胱等器官的不同功能和物理性能而设立的特殊查体法。骨科也如此,望诊和触诊是基本的检查法,而动诊和量诊是结合肢体和躯干的支架与活动功能而设的特殊查体法。

(四)骨科查体时的要求

最重要的是:暴露广、光线好、两侧对比。卷起裤管检查膝关节和拉起长衣检查腰背部都是不正确的检查法,等于坐井观天,尤其冬季,衣服穿得很多、很厚,更难获得正确的检查结果。因此,为了达到上述要求,需做到:①检查必须在单独的检查室中进行或以布幔相隔。如为女病人,须有护士或家属陪同。②下肢检查,须脱去长裤,仅穿三角内裤检查。脊柱检查,须脱去所有上身的外衣和内衣,冬季可将其反穿,使被检查者不易着凉。为此,检查室必须有保暖设备。③灯光要明亮。④为了检查步态,病人须脱去衣服后,赤脚在地毯上来回行走。在此情况下,与健侧对比后,即使患部只有轻微肿胀、畸形、肌肉萎缩等也能暴露无遗,有利于诊断。

(五)骨科查体必须结合局部解剖,尤其是表面解剖

医师必须在体检中通过皮肤、皮下脂肪和肌肉等组织,熟悉看到的和摸到的骨与关节等结构是什么、是正常还是反常、有何功能障碍以及是何病理。

眼、手所及,要在脑海中出现一幅幅解剖和病理图,以此作为诊断和治疗依据。在祖国医学中,此即所谓"手摸心会"。要做到这一点,必须要有良好的基础医学和专业基础知识。局部解剖很重要,但要与表面解剖、全身解剖相结合,要形态与功能结合、大体与微体结合、正常与病理结合。

(六)疾病和损伤在其发生、发展过程中各有不同主诉和体征

书本所述仅是某一时期的典型症状和体征。因此,在思考症状和体征的意义时,要结合病理学作解释。举例说明:新鲜骨折的主要症状为局部的严重疼痛,主要体征为骨折处的反常活动和压痛。兹以"痛""动"二字作代表,叙述其各期的主要症状和体征如下:有痛有动——新鲜的完全骨折;有痛无动——新鲜的不完全骨折,或深部骨折;轻痛轻动——骨折在愈合中;轻痛有动——延缓连接;无痛无动——骨折已连接;无痛有动——骨折不连接,假关节形成。

由此可见,在诊断和鉴别过程中,抓住主要症状和体征给予辩证思考,是极为重要的步骤。

(七)反复询问病史和查体

在骨科临床工作中,有的诊断极为简单,甚至一见畸形,便能知其大概,但有的则不然,在反复询问病史和查体后,尚不能做出诊断。一般,在询问病史和查体中,必须各得一个拟诊。如果二者吻合,则可以此作为初步诊断。如果二者不符,则须反复询问病史和查体,以与其他疾病相鉴别、确立该病人的诊断。有时,尚须等待一个短时期,观察病情的发展,以利具有诊断意义的症状和体征的出现。有时需要参考文献以广开思路。更多的时候需要生化、影像等辅助检查。为了对病人负责,病史和查体资料必须反复进行。

二、实验室检查

骨科伤病的实验室检查与其他系统的疾病相同,除血、尿、便常规,肝、肾功能等外,不同伤、病在不同阶段可能需要某些生化检查,故难以作出硬性规定。本书有关章节中,均有不同需要的相应检查的叙述,兹不赘述。在骨代谢过程中,一直存在骨吸收和骨形成,这二者通常处于相对平衡状态,一旦不平衡就会表现出骨质破坏或骨质增生。检测与骨吸收或骨形成有关的敏感生化指标,对骨的伤、病,特别是内分泌代谢性骨病和骨肿瘤的诊断具有很大意义,这也是骨科生化检查方法中的特色部分。

（一）有关骨吸收的生化指标

1. 羟脯氨酸　占胶原蛋白的 10%~13%，而骨基质中 95% 由胶原组成。当无皮肤和其他结缔组织疾病时，尿中羟脯氨酸的排出量在很大程度上反映了骨胶原的分解速度。正常人每日尿羟脯氨酸排出量为 191μmol/d，在甲状旁腺功能亢进、肢端肥大症、软骨病、佝偻病以及骨质疏松等情况下，尿中羟脯氨酸均增高。值得注意的是，骨生成增加时尿羟脯氨酸也会增高，故严格意义上讲，尿羟脯氨酸是骨更新的指标。

2. 血清酸性磷酸酶　骨内酸性磷酸酶是由破骨细胞所释放，故血中该酶增加提示破骨过程的活跃。另外，血中酸性磷酸酶另一重要来源是前列腺，当前列腺肿瘤转移到骨后，也会使血中酸性磷酸酶含量增加。

（二）有关骨形成的生化指标

1. 血清碱性磷酸酶　成骨细胞可分泌碱性磷酸酶，故血清中碱性磷酸酶可部分反映骨的生长和成熟情况。儿童为成人量的 3 倍；在 30 岁以后，随年龄增加碱性磷酸酶含量也逐渐增高，并与骨矿含量呈负相关。凡骨更新率增加的疾病，如甲状旁腺功能亢进、畸形性骨炎、骨质疏松、佝偻病、软骨病及恶性骨肿瘤等，均可使血清碱性磷酸酶增加。值得注意的是，尚有部分碱性磷酸酶来自肝脏和小肠，故疑有碱性磷酸酶增高的骨病时，应除外肝、肠疾病。目前，部分医院已可单独检测骨碱性磷酸酶，即可排除这一疑虑。

2. 骨钙素　又称为骨钙蛋白（bone Gla-protein, BGP），是骨中最多的一种非胶原蛋白，占非胶原基质的 15%~20%。它由新的成骨细胞合成并释放到血中，其含量较稳定。故骨钙素的血中含量代表了新形成骨中成骨细胞的活动状态，即骨更新率快的骨疾病，骨钙素即增高；反之，则下降。

（三）降钙素

这种激素是甲状腺 C 细胞分泌的一种单链多肽，可减少骨吸收，减少肾小管对钙、磷的重吸收及降低血钙，其具体机制尚不清楚。降钙素的含量在不同年龄段和不同性别均有较明显差别，故判断其正常与否应予以注意。目前对于降钙素与骨量减少的关系各家报道尚有较多分歧，但从其主要生理作用看，在绝经后骨质疏松病人其降钙素水平大多偏低，此点有诊断和鉴别意义，而对其他疾病，尚待进一步研究。

有关血清总钙、游离钙、血清无机磷、血清镁及尿钙、磷、镁的检测及其意义在基础医学中已有较详细介绍，在此不再赘述。

三、影像诊断

由于电子技术应用于临床诊断，使普通 X 线诊断方法发展为由 X 线、核医学、超声及磁共振成像等组成的综合性影像诊断学。这些影像诊断方法从敏感性、特异性、准确性及经济实用性等方面来看各有其优缺点，因而迄今尚不能用一种方法取代其他方法。故应根据不同疾病的特点，有选择地采用，相互配合，才能更有效地诊断而不致盲目使用。

（一）X 线诊断

1. X 线片　是骨科伤病的基本诊断方法。由于较其他影像诊断法具有更多的特异性及经济实用性，故又是首选的方法。骨科医师对此了解甚多，兹不赘述。但应强调 X 线片的质量，得到高质量 X 线片的原则包括：①正确的投照范围：摄片应包括患部和其近侧或远侧关节之一；②正确的摄片角度：除常规的正、侧位片及必要的斜位片外，还需根据情况拍摄特殊体位的 X 线片，如下肢关节需站立位摄片，为了诊断髌骨软骨病变的斜位片（球管在膝一侧，以 45° 角对准髌骨侧方投照），显示腕钩骨、豆状骨的特殊投照位片，诊断急性前交叉韧带、侧副韧带断裂的膝关节应力位片，以及了解颈椎是否稳定的动态摄片等，均可明显提高诊断率；③对不同体型被检查者选择适当的曝光条件和灰阶：可增加骨与软组织的对比度，显示骨小梁的细微结构。为了准确诊断，有时还需拍摄健侧片，予以对照。X 线片对骨科诊断的作用甚大，尚存在很大的诊断潜力，有待我们进一步发掘和利用。

2. X 线造影　本法是将不透 X 线的对比剂或更透 X 线的空气注入体内某些部位，然后再摄片以显示 X 线片上难以观察到的软骨、关节囊、腱鞘、肌腱及窦道、无效腔等。可用的方法有：①脊髓造影、硬膜外造影及脊椎血管造影：这些方法是为了显示椎管内的通畅度，进而分析脊髓受压的原因（椎间盘突出、骨折脱位、炎症或新生物）以及神经根卡压的情况；②关节造影：用于显示膝关节半月板有无撕裂或畸形、肩关节、指关节的关节囊及软骨板有无破裂、腕三角软骨有无破裂等；③腱鞘造影：区别病变来自腱鞘内还是腱鞘外，了解肌腱或腱鞘的病变范围及程度；④窦道造影：显示窦道形态、走向及与骨病灶的关系。此外，四肢血管造影（数字减影血管造影）可诊断血管损伤的部位及程度，了解血管吻合后的通畅率以及协助判断肿瘤的良、恶性等。

3. 电子计算机体层摄影（computerized tomography, CT） CT在骨科的应用范围如下。

（1）脊柱病变

1）椎间盘突出：在CT上有以下四种表现。①椎管内椎体后缘出现突出的椎间盘影，其CT值低于骨但高于硬膜囊；②椎管和硬膜囊之间的脂肪层消失；③神经根被推压移位；④硬膜囊受压变形。CT诊断椎间盘突出病变的准确率超过90%。CT扫描对于椎间盘术后瘢痕与复发鉴别的准确率仅43%，若行CT静脉造影增强扫描则可提高到74%。

2）骨性椎管狭窄（包括后纵韧带钙化）、侧隐窝狭窄及椎间孔狭窄：由于骨性结构在CT上非常清晰，故诊断不难。腰椎椎管较大，其前后径的改变有时并不与症状成正比，而与硬膜囊的大小关系密切；有的椎管前后、左右径均不小，而椎管从椭圆形变为三角形或三叶状，也会出现症状。这些在CT上容易显示，较X线片优越。黄韧带位于高密度的椎板和低密度的脂肪之间，正常腰椎黄韧带厚约5mm，其肥厚、增生均可在CT上测出。

3）脊髓及神经根损伤：利用CT脊髓造影增强扫描可在伤后及时发现脊髓及神经根损伤的程度、椎管骨性结构破裂及移位情况，有助于决定是否需要立即进行减压手术并判断其预后。脊髓内、外血肿在单纯CT扫描时由于高密度的新鲜血液CT值（50~90HU）与脊髓及脑脊液有明显区别，故起到类似造影剂的作用，而不一定需要作造影剂增强扫描。

4）脊髓肿瘤：髓内、外肿瘤表现与血肿相似，仅CT值随肿瘤性质不同而有所区别。

5）椎体及附件病变：虽然CT的诊断率较X线片有显著提高，但不宜作为常规的首选方法。仅对某些X线片上显示困难又有怀疑时才行CT扫描。

（2）骨肿瘤：CT扫描对骨肿瘤侵犯软组织及髓腔情况的显示优于X线片，对肩胛带及骨盆这类结构复杂的病变约95%可提供有助于治疗的重要资料。但CT扫描在确定肿瘤的性质及术后早期复发或转移等方面仍受到限制，前者不及X线片，后者不及放射性核素骨显像。

（3）关节病变：单纯CT扫描可发现X线片难以显示的关节内骨折、脊柱小关节及寰枢椎骨折脱位。关节造影CT增强扫描对半月板各型撕裂、退行性变、关节内游离体及关节滑膜皱襞综合征等均有较高诊断价值。膝关节交叉韧带损伤后做关节双对比造影，延迟24小时后再行CT扫描可得到最佳效果。总的来说，CT扫描对关节病变的检查优于关节造影，但次于MRI和关节镜检查。

（4）其他：X线片可以诊断的骨折、脱位无需CT扫描，但对脊椎爆裂型骨折、腰椎横突骨折伴肾损伤、骨盆骨折伴腹膜后血肿以及枪弹伤骨折伴弹道软组织损害等情况均可在CT扫描上显示出来，有利于治疗。X线片上死骨影常见于骨髓炎及骨关节结核。此外，嗜伊红细胞肉芽肿、纤维肉瘤时也可见到类似病变，CT扫描对鉴别这些死骨的来源有所帮助。CT扫描对骨愈合的大体形态学变化过程的显示优于X线片。

（二）放射性核素骨显像

放射性核素检查骨与关节疾病，是将能被骨和关节浓聚的放射性核素或标记化合物引入体内，使骨和关节显像。其敏感性极高，能在X线检查或酶试验出现异常之前查出骨与关节疾病。假阴性率<3%，假阳性率<5%。它不仅能显示骨的形态，还可反映局部骨代谢和血供情况。对早期诊断骨与关节疾病，特别是骨的转移性肿瘤极有价值。此外，对区分骨的新、旧病变，探索骨痛原因，评价骨组织坏死率、修复率和愈合情况均有用处。目前最大的缺点是诊断的特异性较低。

1. 适应证 ①鉴别不明原因的躯干、四肢痛是否由骨病所致；②过去或现在有恶性肿瘤者，用以早期发现是否有骨转移灶；③了解骨肿瘤的真实大小，以便确定手术范围；④血清碱性磷酸酶增高而无肝病者，骨显像可明确有无早期无症状的骨病；⑤某些骨肿瘤或骨病行放射治疗或化疗后作疗效观察；⑥疑有早期急性骨髓炎而X线片阴性者；⑦肢体严重感染时，鉴别病灶在骨或骨外软组织；⑧观察骨或移植骨的血供，以决定是否成活或愈合；⑨单关节疼痛者，全身骨显像可鉴别是否为系统性疾病的局部表现；⑩早期诊断应力性骨折和小骨的无移位骨折（如腕舟骨骨折）。

2. 几种骨与关节疾病的骨显像

（1）骨肿瘤：骨显像图上恶性骨肿瘤均表现为异常浓聚。其浓聚范围为肿瘤的实际大小，常较X线片上更大，手术应以此作为切除标准。这在保留肢体的肿瘤段切除时特别有意义。一次骨显像可显示全身骨骼，而将没有症状的骨转移灶准确地检查出来，一般较X线检查早3~6个月。这点是核素骨显像法较其他影像诊断法的优越之处。大多良性骨肿瘤和类肿瘤病变在骨显像图上有不同程度地浓聚，其中除嗜伊红细胞肉芽肿、骨囊肿和骨巨细胞瘤呈环状浓聚有一定特征性外，其他良性骨肿瘤的浓聚形态并无特殊，故不及X线检查有用。

(2)骨血供的显示:①股骨头缺血性坏死:通常将其分为三期。早期,无症状或发病后1个月左右,可见股骨头放射性缺失,周围亦无浓聚现象,此期X线片为阴性;中期,病程在2年左右,放射性缺失的股骨头周围由于炎性充血和修复代谢而出现不规则的环状浓聚,X线片上有不同程度的缺血坏死征;晚期,由于羟基磷灰石代谢进一步增加而显示为片状浓聚,X线片上则有明显的股骨头增白或变形。正常人股骨头/股骨干显像剂摄取比为2.5:1,当股骨头缺血、坏死后无论在哪一个病理阶段,其头/干比均不同程度大于正常;②骨移植后监测:异体骨移植后,待软组织创伤性反应消失即可作骨显像检查。如移植骨放射性不低于邻近正常骨,与受区骨床相连处有浓聚则是血运建立、愈合过程在进行的表现;反之,则提示植骨未能存活。带血管蒂骨移植时,如血管通畅,术后4天即可见移植骨有浓聚。而早期骨显像无浓聚或浓聚低于正常骨者,表示血管不通畅,植骨不能全部存活。

(3)骨与关节炎症:①早期骨髓炎:在骨髓炎发病后24小时即可显示异常放射性浓聚,较X线片早10~14天,对诊断治疗和预后均有极大价值。②骨髓炎和深部软组织感染的鉴别:动态骨显像(血流显像、血池显像及延迟显像)对骨髓炎抑或深部软组织感染的鉴别有突出作用。软组织感染表现的放射性浓聚是由于局部血流量增多之故,故在注射显像剂后立即扫描呈阳性(血流显像),3小时后浓聚逐渐减少;骨感染时,不单血流量增加,且有明显的破骨和成骨活动,故尚有放射性核素及其标记物在骨内离子交换、吸附和结合,所以3小时后放射性浓聚不会减弱反而随时间延长逐渐加强,在血流显像、血池显像和延迟显像中均呈阳性。③关节炎:关节术后的创伤性炎症反应消退后仍有持续疼痛和发热,如骨显像为阳性则提示存在感染。非特异性关节炎在X线检查呈阴性,甚或无症状时即可有阳性的骨显像。正常关节与骨的放射性比值小于1.8,而类风湿关节炎时比值大于1.8,由此可观察类风湿关节炎的活动度并评价治疗效果。④关节假体置换后监测:人工关节置换术后假体周围可出现放射性浓聚,这种现象应在术后8个月左右消失。如超过此时间仍呈阳性,甚或浓聚增加,可准确地提示关节假体周围存在病变,如松动、感染、钙化或骨化等。

(4)代谢性骨病:全身骨显像时,中轴骨、长骨、腕骨、颅顶骨、下颌骨隆突及胸骨等处放射性浓聚,伴有肾脏放射性减少或不显影者,是代谢性骨病的

特点。骨显像检查代谢性骨病敏感性高于X线检查,但对骨质疏松的定性不及X线检查好。

(5)骨折:骨折后24小时局部即可见^{99m}Tc-MDP浓聚,伤后3天更显著。因此,骨显像可用于诊断早期X线片阴性的线型无移位骨折或不全骨折,如腕舟骨、颅骨、肋骨等。应力性骨折在发病1个月左右X线片亦显示阴性,而骨显像已呈阳性浓聚,其阳性率达100%。

(6)不明原因疼痛的鉴别:躯干及四肢不明原因疼痛时行全身骨显像,如为阳性,虽无特异性,但可为活检或其他检查方法指明方向。如为阴性,则较阳性时意义更大,此时基本上可排除骨病的存在。

(三)磁共振成像

磁共振成像(magnetic resonance imaging,MRI)是从核子角度研究人体的生理、生化改变及多断面显示组织和器官结构的影像诊断方法。MRI可以在一次检查中提供CT显示的解剖资料和核素骨显像的生理、生化代谢信息,而无辐射损害。

【临床应用】

1. 脊柱病变 在一张MRI图像上,可同时显示脊椎、椎间盘、硬脊膜、黄韧带、脊髓、前后纵韧带、硬膜外脂肪、侧隐窝及神经根,故对椎间盘突出症、椎管狭窄、神经根卡压综合征等疾病较其他影像诊断方法容易识别。脊椎炎性病变(比如:椎旁或腰大肌冷脓肿)也能清晰显示,同时能发现脊髓压迫的部位(包括节段及髓内或髓外)及程度。

2. 关节病变 MRI对显示膝关节半月板和后交叉韧带损伤能力可超过关节镜,而对前交叉韧带损伤的诊断低于关节镜检查。肩袖破裂的大小和部位诊断率较B型超声或关节镜更精确。股骨头缺血性坏死在MRI图像上可分为全股骨头型、表面型和环状、带状型,这三型均以异常的低灰阶区表现出来。对早期病人的形态学诊断率较X线片、CT和核素骨显像均高。研究证实,MRI是诊断股骨头缺血性坏死的最佳选择,其敏感性约88%,特异性接近100%。对关节滑膜病变,T_2加权像高信号强度的积液内可显示相对低信号强度的增生滑膜结节。从非创伤性检查的角度看,此点优于关节造影和关节镜检查。

3. 软组织疾病 X线对软组织分辨能力差,CT检查因骨伪影干扰和分辨率限制,对软组织疾病的诊断均不理想。MRI对肌腱和韧带损伤、肌肉病变及软组织钙化等,均可清晰显示出位置、形态和与周围组织的关系。在诊断骨科范畴软组织病

损时,MRI 和 B 型超声有相似的能力,但因 B 型超声检查简单、费用低廉、可重复性强,MRI 通常不作为肢体软组织病损的首选诊断方法。

4. 骨肿瘤　虽然 MRI 不能显示骨皮质的细微结构,但对骨髓和骨外软组织均能明晰分辨,故骨皮质有破坏时仍能对比出来。对了解肿瘤的范围和邻近组织被侵犯的情况,相当于 CT 和骨显像二者效果的总和。MRI 增强造影对治疗效果的观察和肿瘤复发与否有重要帮助,如出现造影增强区域,则可明确肿瘤组织存在。

5. 骨挫伤(bone contusion or bone bruise)　是 Mink 等(1987 年)从影像学角度提出的一个骨内微损伤概念,是指直接暴力、剪切暴力、垂直挤压以及关节囊或韧带的牵拉伤后骨髓内弥漫性或局限性充血、水肿、出血伴或者不伴有骨小梁的微骨折,而相应的软骨和骨皮质正常。这种病理变化在 X 线片和 CT 上难以发现,仅在 ECT 和 MRI 上能显示出来,以 MRI 最具诊断价值。

骨挫伤按照形态可分为三型:Ⅰ型表现为干骺端和骨干区的弥漫性信号改变;Ⅱ型为软骨下骨质的连续性中断;Ⅲ型为软骨下骨内可见到局限性的信号改变区。临床上多见于中青年,有明确的外伤史,膝、踝、肩关节为好发部位,常伴有关节结构损伤。

MRI 上见骨骺或干骺端 T_1WI 呈低信号,T_2WI 及准 T_2WI 呈高信号,范围广,境界不清,可表现为不规则形、地图样及网状等多种形态,但不累及骨皮质。短时间反转恢复序列(short time inversion recovery,STIR)为骨挫伤 MRI 诊断的最佳序列。需注意骨挫伤和隐性骨折的鉴别诊断,后者应在骨皮质上发现不同程度的裂纹信号变化。

6. 骨髓水肿　是由多种骨髓病变引起的非特异性、继发性改变,包括:一过性或急性骨质疏松、骨肿瘤、骨缺血、骨梗死、反射性交感神经性营养不良、骨急性或慢性感染、骨髓水肿综合征等。骨髓水肿的形成机制较为复杂,且不同病因的疾病,其形成机制也可不同。一般认为,骨髓水肿与病变组织血管过多、灌注过度及细胞外液的外渗有关。在 MRI 上骨髓水肿与骨挫伤的表现基本一致,有无近期外伤史是鉴别的关键。

7. 磁共振血管成像(MRA)　有两种方式,一种为不用注射对比剂,利用血液流动与静止的血管壁及周围组织形成对比而直接显示血管;另一种方法为高压注射器注入对比剂(为钆制剂)同时快速 MR 成像,这类似于 CTA,称为增强 MRA(contrast enhance MRA,CE-MRA)。

直接 MRA 与 CE-MRA 各有优势。直接 MRA 不用对比剂,简便无创,成本低,对于显示血管非常有其实用价值,已经成为临床不可少的检查方法。

8. 磁共振神经根成像　磁共振在额状面上显示神经根对臂丛神经及腰骶神经根病损的诊断非常直观,可鉴别外伤断裂、水肿、粘连及肿瘤。缺点是不容易在同一剖面上显示所有神经根,故对图像的认识和分析需有一定经验。

9. 注意事项　①体内装有起搏器者,可因起搏器磁化而发生意外;②原有心律不齐者,可因时间梯度场变化过快而产生感应电压,诱发或加重心律不齐;③体内有较大金属假体者,在磁场内可产热,而对周围组织有一定损害。

(四)B 型超声诊断

B 型超声诊断法(B 超)是一种对人体没有损害的影像诊断法。具有操作简便、重复性强,可任意选择组织或器官作各方向断面显像的特性,且费用低廉,故使用广泛。B 超的显像方式称为声像图,各种人体结构在声像图上以不同灰阶的回声(反射)表现出来。一般来说,体内除含液体结构无回声反射外(无声区),实质性结构均有不同程度回声。组织结构愈致密,回声就愈强。医用超声无法穿透成人皮质骨,故难以诊断骨骼疾病。但利用超声对液体的高度敏感性、对软组织的良好分辨力及能显示软骨的特点,可作为以下运动系统疾病的辅助诊断方法。

1. 发育性髋关节脱位　声像图上以强回声显示软骨,故能直接观察到婴幼儿髋关节全部结构的形态和相对位置,从而早期诊断不完全性脱位。又因 B 超无辐射损害,可多次重复,便于动态监测关节软骨发育情况,对可疑半脱位进行预测。这是 X 线片和 CT 难以做到的。

2. 结核性冷脓肿　脊柱结核的椎旁冷脓肿、腰大肌冷脓肿在声像图上表现为不规则无声区。理论上 B 超可检测出数毫米范围的积液,但临床上常受到一些因素的干扰,达不到这样的精确度,然而椎旁或腰大肌有 2cm² 以上的积脓,是可以被 B 超准确扫查出来的。对 X 线片上椎旁的梭形影及腰大肌的形态变化是炎症、增生结缔组织或是脓液,均可由 B 超鉴别出来,准确率达 90% 以上。故 B 超检查有助于建立脊柱结核手术的指征和选择切口的部位。

3. 躯干及四肢深部包块　声像图可判断包块是实质性或囊性,并显示出包块所在位置和毗邻关系,这将对诊断和手术提供极为有用的资料。必要时还可在 B 超引导下进行诊断性穿刺活检或引流。

4. 关节内、外感染的鉴别 深部大关节周围炎症往往表现出关节功能障碍。用 B 超检查可准确地区分感染所在部位。如声像图上代表关节囊的强回声带光滑、完整,而关节外软组织增厚,回声降低,其间有无声区,则为关节外感染;如关节间隙增宽,其内为无声区填充,关节囊强回声带完整,关节外仅为软组织增厚、回声降低,则为关节内感染;如关节囊强回声带缺断,关节内外均有不规则无声区,则为关节内、外感染。B 超检查可减少由于诊断性穿刺误将感染灶带入关节内的危险。

5. 脊柱手术术中监测 外伤性脊髓压迫或髓内病变,术中进行 B 型超声探查,可清晰地观察到脊髓受压情况、压迫物的位置以及髓内病变的物理性质(实质性或液性),以协助诊断及决定手术方法。此外,在减压术中,肉眼见到脊髓搏动,习惯认为减压已完成,但术中 B 型超声检查发现,当脊髓前方压迫物紧压脊髓前动脉时,脊髓后方仍可见到传导性搏动,而解除前方压迫后这种搏动即停止。对复合因素所致脊髓压迫症,这一发现极具临床意义。

6. 其他 椎间盘突出症、椎管狭窄、膝关节半月板撕裂和滑膜皱襞综合征、肩袖破裂及肌腱不全断裂、周围神经损伤等均可在声像图上显示出来。但由于这些部位的局部超声解剖复杂,其诊断的准确性与操作者的解剖知识和临床经验关系较大。

四、关节镜检查

关节镜主要用于四肢大关节,以膝关节使用最多,效果也最好。其次为肩关节、踝关节、腕关节、肘关节及髋关节等。近年来手指关节检查也有开展。

(一) 适应证

1. 用于诊断 ①非感染性关节炎的鉴别,从观察到的关节滑膜的充血和水肿、软骨损伤的程度以及关节内有无晶体物等病理改变,可协助区别类风湿性关节炎、骨关节病及晶体性关节炎。②了解关节内附属结构的状况,如:膝关节半月板损伤的部位、程度和形态,交叉韧带及肌腱止点损伤情况,膝关节滑膜皱襞综合征及脂肪垫病变的诊断;肩袖破裂的部位、程度及肱二头肌腱粘连情况;腕三角软骨破裂等。③了解关节内关节软骨损害情况、有无关节内游离体等,以确诊骨关节病。④分析慢性滑膜炎的病因,例如色素沉着绒毛结节性滑膜炎。⑤关节内病变活检。

2. 用于研究关节内病变的变化 在关节疾病发展过程中,可多次进行关节镜检查,通过拍照、录像或滑膜活检,可取得其他诊断法所难以得到的资料,对诊断、治疗和预后判断均有极大帮助。

3. 用于治疗 对关节内的一些病变,在明确诊断后,可在镜视下用特殊器械进行手术而取得满意效果。例如骨关节病的关节腔灌洗清创术;对裸露的硬化骨钻孔,可诱导纤维软骨再生,从而改善骨关节炎症状;关节内游离体摘除术;膝关节撕裂半月板部分或全部切除术、半月板边缘撕裂缝合术、前交叉韧带修复术、滑膜皱襞切除术、关节内粘连松解术、胫骨平台或髁间嵴骨折修整、固定术;腕管切开术、肌腱粘连松解术等。此外,四肢大关节的类风湿性关节炎可行滑膜大部切除术;踝关节可行关节镜下钻孔植骨融合术及距跟韧带修复术;髋臼唇修整术;对化脓性关节炎进行引流、灌洗术等。

(二) 禁忌证

仅有的一个绝对禁忌证是关节强直,因为它妨碍关节镜的操作。对近期内做过关节造影者,由于有继发化学性滑膜炎的可能,如在造影后 1 周内行关节镜检查可得出假阳性结果,故间隔 2 周后检查为好。有出血性疾病的病人术中出血虽可用大量生理盐水冲洗,从而获得良好的视野以便进行诊断,但术后可发生大量关节积血。以上两点,在选择关节镜检查时应特别注意。为了避免关节感染,皮肤局部有病变者应治愈后再做关节镜。

(三) 并发症

1. 感染 任何一种关节手术均有感染的可能。但如消毒严密、操作正规,关节镜检查可避免术后感染,有报道上千例检查而无感染者。

2. 神经损伤 关节镜插入部位偶可发生神经损伤。如膝关节附近的隐神经、踝前外侧的腓肠神经等,但这些都是皮神经,有自动恢复机会。肩关节镜时可牵拉尺神经和肌皮神经,肘关节镜损伤桡神经,膝关节外侧半月板缝合术损伤腓总神经,需特别注意。

3. 关节滑膜瘘和无菌性骨坏死 有报道膝关节行关节镜术后发生滑膜瘘(0.61%),但制动后可自行愈合。关节镜术后股骨髁与胫骨平台发生无菌性坏死到底是手术操作的结果,还是膝关节特发性无菌性坏死,目前尚不清楚。髋、踝、指关节间隙较窄,行关节镜容易损伤关节软骨面。

4. 血管损伤 多因解剖不清、操作错误所致。如肘前入路损伤肱动脉;膝后入路损伤腘窝血管等。一种特殊的情况是肩腋下入路时,灌注液渗漏到腋窝而压迫腋血管。

5. 关节积血 关节内镜下手术后易因渗血而导致关节内积血。如伤及关节囊外血管也可发生。

6. 器械事故 不正确的操作可使纤细的治疗器具断裂;在局部麻醉下检查,病人不自觉地突然活动关节,可使关节镜弯曲或灯泡破裂。

(四)错误率

约 2%。在关节镜直视下对局部解剖及大体病理变化的认识不足是误诊的主要原因。漏诊则常因关节镜有一定盲区,无法全面观察所致。

五、生物电诊断

生物电诊断方法是检查神经系统疾病的基本方法之一。在骨科主要用于了解脊髓及周围神经损伤的部位、程度及预后,并鉴别肌肉的损害是肌肉本身病变抑或是支配肌肉的神经损害所致。

(一)肌电图

肌电图是记录神经和肌肉生物电活动以判断其功能的一种电诊断方法。检查时将电极插入肌肉,通过放大系统将肌肉在静息和收缩状态的生物电流放大,再由阴极射线示波器显示出来。肌肉在正常静息状态下,细胞膜内为负电位,膜外为正电位;肌肉收缩时,细胞膜通透性增加,大量正离子转移到细胞内,使细胞膜内、外与静息时呈相反的电位状态。于是收缩与未收缩肌纤维间产生电位差,并沿肌纤维扩散,这种扩散的负电位被称为动作电位。一个运动神经元及其触突支配的肌纤维为一个运动单位。触突支配的肌纤维数目差异极大,少到 3~5 条,多达 1 600 条。当电极插入肌肉的瞬间,可产生短暂的动作电位的爆发,称为插入电位。其后,肌肉在松弛状态下不产生电位变化,示波器上呈平线状,称为电静息。当肌肉轻度收缩时,肌电图上出现单个运动单位的动作电位,这是脊髓前角 α 细胞所支配的肌纤维收缩时的综合电位活动,其时限为 2~15 毫秒,振幅为 100~2 000μV。动作电位波形可为单相或多相,4 相以下为正常,5 相波超过 10% 时为异常。在肌肉用力收缩时,参加活动的运动单位增多,此时运动单位的动作电位互相重叠而难以分辨,称为干扰相。用两根针电极插入同一肌肉,两者距离大于一个运动单位的横断面直径时,则每个电极记录的动作电位仅 10%~20% 同时出现,这种同时出现的电位称为同步电位。但在一些小肌肉(手的骨间肌、伸指短肌等)电位易于扩散到整个肌肉,同步电位量就会超过 20%。

神经损伤后,插入电位的时限明显延长,可达数秒甚或数分钟,且出现连续排放的正相峰形电位。这种情况见于损伤后 8~14 天,也见于神经再生期。肌肉放松时,肌电图上本应表现为电静息,但神经损伤后却出现多种自发电位:①纤颤电位:常是一种无节律的双相棘波,时限为 0.2~3.0 毫秒,振幅 5~500μV,多在神经损伤 18~21 天后出现。若神经损害不恢复,肌肉变性后纤颤电位也随之消失,称为病理性电静息。②正尖波:为一种正相尖形主峰向下的双相波,仅见于失神经支配的肌肉。时限 5~100 毫秒,振幅 50~4 000μV。早于纤颤电位发生,在伤后 1~2 周即可见到。③束颤电位:是一种时限为 2~20 毫秒、振幅为 100~4 000μV 的近似于正常运动单位动作电位的自发电位。只有同纤颤电位同时发生才有病理意义。当脊髓前角细胞病变或慢性周围神经损伤后,未受损害的运动单位的触突代偿性增生,长入病变部分的肌纤维,导致其电位时限和振幅均明显增加,形成巨大的多相电位。

肌电图不单能诊断神经损害的程度,评估预后,还可鉴别肌肉萎缩是神经源性、肌源性或失用性萎缩。后者在用力收缩时,除运动单位动作电位振幅减小、多相电位轻度增多,此外呈正常肌电图表现。这点不单对治疗有意义,还是劳动力鉴定时的重要参考资料。

(二)神经传导速度测定

神经传导速度测定也是一种诊断周围神经有无损害的方法,包括运动神经传导速度(motor nerve conduction velocity,MCV)和感觉神经传导速度(sensory nerve conduction velocity,SCV)测定两种。测定 MCV 时,在神经干上不同距离的两点用短时程脉冲电流分别进行强刺激,并在该神经支配的相应肌肉上记录电位变化,测出两刺激点之间出现肌肉电位的时间(潜伏期)。

$$MCV(m/s) = \frac{两点间刺激距离(cm)}{近端潜伏期 - 远端潜伏期(m/s)}$$

测定 SCV 时,将一电极置于指(趾)远端,另一电极置于相应传导神经的近端。如以远侧电极为刺激点、近侧电极为记录点,称为顺向记录法。反之,为逆向记录法。

$$SCV(m/s) = \frac{刺激点到记录点距离(cm)}{刺激点到记录点的潜伏期(m/s)}$$

上肢神经传导速度较下肢快;同一神经近端传导速度较远端快。成人比小儿和老人的传导速度快。周围神经损伤后,神经传导速度减慢,这是特异性的病理表现。

(三) 躯体感觉诱发电位

诱发电位是中枢神经系统在感受外界或内部刺激过程中产生的生物电活动。所谓诱发是相对脑电图这类大脑皮质在安静状态下自发的生物电活动而言。诱发电位可按不同方式分为若干种类，较为复杂，有的目前尚难以应用于临床。这里仅介绍与骨科关系密切的躯体感觉诱发电位 (somatosensory evoked potential，SEP)。SEP 是指对躯体感觉系统的任一点给予刺激，在该系统的特定通路上的任何部位均能检测出的生物电反应。它可按电极放置部位、刺激后 SEP 的潜伏期、刺激频率和按记录电极距 SEP 神经发生源的远近分为不同电位形式。其中，短潜伏期体感诱发电位 (short latency somatosensory evoked potentials，SLSEP) 的反应形式特定，并与刺激有明显的锁时 (time-locker) 关系，不受睡眠、昏睡、药物及全身麻醉的影响，多次重复同样刺激后，反应不减弱，在一般条件下可获得稳定结果，故使用最多，也较成熟。

1. 周围神经损伤时 SLSEP 的意义

(1) 确定周围神经轴索与中枢的连续性：周围神经断裂后，感觉神经动作电位 (sensory nerve action potential，SNAP) 不能测出。如为不完全性损伤，即使仅少数轴索与中枢保持连续性，也可记录到较弱的一级体感皮层原发电位 (S_1PR)。这点有非常高的特异性。

(2) 跨越受损部位感觉神经传导速度测定：当神经损伤后恢复期时，在损伤点的上、下方分别检测其 SCV，均表现正常，肌电图也可正常。但跨越损伤点作 SLSEP 检测，见 SNAP 消失。此时，这一表现是神经损伤仅有的客观证据。

(3) 神经再生和再生速度的判断：神经损伤后恢复期，跨越损伤点的 SNAP 测不出，而相应的 S_1PR 可记录到。这是证实感觉神经纤维已再生的唯一依据。临床感觉完全恢复后，SNAP 即可测出，但波幅低、起始潜伏期延长，且与相应 S_1PR 的潜伏期延长一致。

2. 压迫性周围神经损害　周围神经受压时(包括各部位的卡压综合征)，在受压点远侧刺激相应的神经支配区，可见 S_1PR 波幅降低、潜伏期延长和时程增宽。刺激压迫点近侧，SLSEP 均在正常范围。

3. 臂丛与颈丛神经根损伤

(1) SNAP 和上肢 SLSEP：刺激腕或肘部正中神经和尺神经，记录 SLSEP (包括 N9、N13 和 N20) 和相应的 SNAP。如患侧 N9 和 N13 波幅低于健侧 50% 以上，则属异常；然后比较患侧的 SNAP 和

SLSEP：①N20、N13 缺失或波幅明显低于 N9，则为节前性损害；②N9 波幅明显降低，等于或低于 N13，为节后性损害；③SNAP 消失或低于健侧 50% 以上为节后性损害；④患侧上肢感觉完全消失，而 SNAP 存在，说明至少有一条神经根为节前性损害；⑤N13 消失，N9 波幅明显降低，表示有节前和节后的合并损害；⑥N9、N13 消失，N20 波幅降低，表示神经周围部分与中枢还有残存轴索保持连续性，此时不一定手术治疗也有希望恢复。

(2) 肌电图和 SNAP：椎旁深肌受相应节段前根支配，肌电图可查出前根损害范围和与中枢的连续性。SNAP 可了解相应后根损害范围、部位 (节前或节后) 及其与中枢的连续性。如肢体某神经支配区感觉丧失而相应 SNAP 尚存，则伤在节前；如 SNAP 消失，则伤在节后。这一方法简单，但在损伤早期有可能失误。

(3) 多种电生理方法综合检测：①桡浅神经的 SLSEP 和 SNAP 对 C_{5-7} 神经根损伤的诊断较好；②尺神经、正中神经的 SLSEP 和 SNAP 对 C_8 和 T_1 神经根损伤的诊断较好；③上肢 SLSEP 和 SNAP 的异常对判断根性或周围性神经损伤有困难时，椎旁深肌的肌电图可提供重要的资料。

4. 脊髓损伤

(1) 损伤程度的判断：脊髓完全性横贯伤时，下肢的 SLSEP 的 S_1PR 消失；不完全性损伤时，即便是在脊髓休克期，临床上表现为完全性瘫痪，此时 S_1PR 常可测出，且有一定规律性：伤后 3~6 天 S_1PR 的波幅明显降低；3 周后逐渐开始恢复；6 周后同时可见到波幅较低及潜伏期延长。这对鉴别脊髓休克和脊髓横贯伤帮助甚大。

(2) 损伤范围的判断：同时检测上、下肢不同神经节段区的 SLSEP，可对脊髓损伤的纵向范围作出判断。但如为颈脊髓损伤时，除检测 SLSEP 外，还需检测脊髓诱发电位 (spinal cord evoked potential，SCEP)。近年来研究发现，刺激下肢混合神经时，除在损害平面以上的传导性 SCEP 不能被检出或有异常外，损害平面以下也有部分病例表现出异常。

(3) 预后的判断：一般来说，在脊髓损伤早期可检测出 SLSEP 者，预后良好，且 SLSEP 的恢复早于临床运动功能的恢复；反之，则预后不佳。目前尚有研究指出，少数脊髓损伤者，可长期记录到稳定的 SLSEP，但运动功能却无恢复，故有必要加做一些其他诱发电位检查来协助判断。

5. 脊髓或脊柱手术时的监护：在脊髓压迫症行减压手术、脊椎骨折复位固定术、脊柱畸形矫正

术及椎板成形术、椎间盘摘除术时，由于各种原因（移动的骨块、手术器械或内固定器材等）刺激脊髓，或在切开硬脊膜时，相应的 S_1PR 均会发生变化，如立即纠正以上原因，SLSEP 也即可恢复正常。这样可保证手术安全进行，不产生严重并发症。术中 SLSEP 的变化与术后病人神经系统变化的相关性良好，故本方法具有较好的临床价值。

（四）运动诱发电位

运动诱发电位（motor evoked potential，MEP）是用电流或磁脉冲刺激脑运动区或其传出通路，在刺激点下方的传出通路上及效应器（肌肉）所记录到的电反应。对神经系统常见伤病的诊断、疗效评价、预后判断及术中监护均起到了较为重要的辅助作用。与体感诱发电位（somatosensory evoked potential，SEP）所不同的是，MEP 检测的是神经系统运动传导功能的状况，提供病损对神经运动功能损害的程度（不是病损的性质）。

目前根据刺激器的不同，可分为经颅电刺激（transcranial electric stimulation，TES）和经颅磁刺激（transcranial magnetic stimulation，TMS）两种诱发电位，分别简写为 TES-MEP 和 TMS-MEP。MEP 在运动系统损伤和疾病的研究虽然不少，但尚缺乏公认统一的标准。且某些运动实验的结果又难以在人类伤病员中得到验证，故探索的空间甚为广阔。已在运动系统伤病中进行研究和应用的有以下四种。

1. 脊髓损伤 在脊髓损伤早期，病变主要在中央灰质，以后逐渐向白质扩散。前后索白质结构无破坏者，MEP 和 SEP 均可测出；单纯前索破坏者，MEP 异常而 SEP 正常。当产生脱髓鞘病变时，MEP 潜伏期延长，当前角细胞或轴索变性时，则波幅降低或消失。此外，检测多节段肌肉的 MEP 也可协助脊髓损伤的定位诊断。在脊髓损伤后，临床尚无恢复表现而能检测到 MEP，则提示可能有良好的预后。有的研究还指出，MEP 是评价运动功能的敏感指标，且无假阴性。值得注意的是，对脊髓损伤的临床和动物实验研究中，TES-MEP 具有肯定价值，但尚存在有待解决的问题。

2. 颈椎病性脊髓、神经根损害 在脊髓型颈椎病时，对受损水平以下脊神经支配的肌肉进行记录，中枢运动传导时间（central motor conduction time，CMCT）往往延长，而下肢肌肉则以反应缺失或潜伏期延长为主。有资料显示，对下肢肌肉的检测较上肢肌肉更为敏感，大部分亚临床型病人可被检出。对脊髓型颈椎病联合应用 MEP 和 SEP 检测，可较准确地评价病情的严重程度。而将 MEP 和 F 波检测结合起来，则是诊断和评价神经根型颈椎病的良好方法。由于从影像学图像上诊断的颈椎病数量较大，难以正确判断其临床意义，此时辅以 MEP 检查，则能了解神经功能是否被损害，为选择治疗方法提供参考依据。

3. 周围神经损害 在检查近端神经 MEP 时如发现波幅降低至远端靶肌肉动作电位波幅的 50% 以下，则提示这两点之间存在运动传导障碍，再结合肌电图和神经传导速度的检测，就可较为准确地找出损伤点并估计预后。采用电刺激多肌 MEP 记录法，通过对刺激肌的节段性神经支配关系，即可将损伤的部位和范围正确地反映出来，对神经根病损的定位具有特别意义。虽然肌电图也可达到这一目的，但不能同时反映神经的传导异常；神经传导速度测定只能发现外周部的问题，对神经根、丛甚或部位较深的神经干（臀部坐骨神经）均不能检测出来。

4. 术中监护和预后估计 过去脊髓压迫减压术、脊柱侧弯矫形术和多种复杂的内固定器械植入术均在术中使用 SEP 进行监护。由于 SEP 不能反映运动系统的功能状态，术中 SEP 没有异常而术后出现运动障碍的情况已有报道，因此联合应用 SEP 和 MEP 即可达到全面监护脊髓功能的目的。此外，比较术前和术后即刻 MEP 的检测结果，对今后脊髓运动功能恢复的判断也有较好的参考价值。

六、活组织检查术

活组织检查术是一种重要的，且往往是有决定意义的诊断方法。但这种方法应在临床其他检查方法的基础上，对于疾病的诊断或鉴别诊断仍有疑问时方考虑采用，而不是一种首选方法。未详细了解病史、检查病人，未充分掌握其他临床检查资料而盲目进行活组织检查术者，常不能达到目的，反而会增加病人的痛苦。为达到活组织检查术的目的，除应按照上述原则外，还应重视取得一个完整标本的技巧。所谓完整标本，应包括病变组织、病变和正常组织的过渡区及相邻的部分正常组织。这样才有利于病理科医师作出正确的诊断。

骨科活组织检查术包括切开活检术（冰冻活检和石蜡切片检查）和穿刺活检术两种。

（一）切开活检术

这种方法常用于需要手术处理的病变，在手术同时切取标本进行病理检查。如术中进行快速冰冻活检者，其标本还应送作石蜡切片检查，并应以石蜡切片检查结果来最后审定原治疗方式是否恰当。若二者结果不一致,需按石蜡切片结果为准进行补充治疗。如病变组织较小,则可一次全部切除作石蜡切片检查。切开活检术的诊断准确率可达98%。

(二) 穿刺活检术

穿刺活检术对组织损伤较小,穿刺后不影响局部的进一步手术治疗,且可预先作出基本诊断,有利于完善治疗方案,这是它的优点。在X线或B型超声的引导下进行穿刺活检,更增加了它的准确性和实用性。对不宜手术治疗的多发性病变,能以最小的代价取得病理诊断,确定治疗方案及随访观察化疗效果,是穿刺活检术最有价值之处。

1. 粗针穿刺法 用内径在0.9mm以上的粗针,穿刺到病灶,取得条状或小块组织,用以作石蜡切片进行病理诊断。骨病的穿刺器其内芯呈钩状,可在病灶内钩取小块骨组织,或用空心环钻,钻取条状骨组织。粗针穿刺法的诊断准确性为80%左右。

2. 细针抽吸术 用内径小于0.9mm的细针,穿入组织后,利用针筒的抽吸负压取得一定组织浆液,从中观察脱落细胞,进行细胞学诊断。本方法仅适用于运动系统软组织病变的诊断,其准确率为75%~90%。

穿刺活检术后的肿瘤细胞针道种植率虽有报道为0.3%,但因穿刺后多即行手术或化疗,故发生这种并发症的情况甚少。此外,粗针穿刺活检后病灶出血较多见,一般通过压迫即可止血,很少需要特殊处理。在脊椎或重要血管、神经附近作骨穿刺活检,如操作方法不正确或缺乏X线、B型超声引导,可引起脊髓或血管、神经损伤,此并发症是可以避免的。

七、骨内矿物质量测定

骨内矿物质量(骨量)的测定,对诊断和治疗骨质疏松或其他代谢性骨病均起到重要作用,还能警告由于骨量减少而导致的病理性骨折。

经过对骨质疏松的多年研究,一般认为,四肢长骨骨质疏松的程度及发生的时间和中轴骨并不同步。因此,在测定人体骨量时仅对四肢长骨进行测定势必有片面性。而中轴骨(椎体、骨盆等)的骨量测定又较为复杂,故一种能两者兼顾又有实用价值的检测方法就成了目前研究的主要对象。

骨量的测定可分为:①形态学测量法;②骨密度测量法;③定量CT及光子吸收测定法及双能X线摄影吸收法;④超声检测法。

1. 形态学测量法 该方法最简单,但无量化标准,仅可提供一临床初步估量,不适于作科学研究。

2. 骨密度测量法 该方法较形态学方法准确,但仍是以测定皮质骨的含量为主,而难以测定松质骨的骨量。然而该方法简便,目前仍有临床使用价值。

3. 定量CT及光子吸收测定法及双能X线摄影吸收法 这两种方法的敏感性和准确性均高于前两种方法,其中双能X线摄影吸收法(dual-energy X-ray absorptiometry, DXA)是公认的检测骨质疏松的标准方法。这一方法可对椎体皮质骨和骨小梁的矿物质含量分别进行测定,并能除外骨赘、软组织钙化等假性骨密度增加的影响。

4. 超声检测法 前述几种方法是对骨内矿物质含量(bone mineral content, BMC)或骨内矿物质密度(bone mineral density, BMD)进行检测,而研究证明,除此以外,还可通过皮质骨的强度变化来诊断骨的松脆性。骨强度的大小与骨量变化有关,故测定其相关指标能从另一侧面反映骨质疏松情况,而且能更直接地预测骨折发生的危险性。是否发生骨折,与皮质骨的生物力学强度关系最大。随着年龄的增大,皮质骨逐渐变薄,且其上的孔隙变大、增多,从而降低骨刚度和强度。因此,通过对长骨轴向的骨质量检测可以对骨折的潜在危险性提出预告。超声在骨内传播速度取决于骨的弹性模量和骨密度,因此声速的变化既可反映局部骨量的多少,也可反映其力学强度。骨质疏松时,其声速传导比健康人明显降低,故超声作为一种诊断方法有其理论基础。

目前用于临床的超声骨检仪不仅可测皮质骨(通常检测胫骨),也可检测松质骨(髌骨、跟骨)。现有文献报道,超声在人体检测的精确度为0.17%~0.36%,其诊断正确率可达87.80%。此外,超声检查对人体无电离辐射的危害,费用相对低廉,故认为这种检测方法在诊断骨质疏松,特别是预测骨折的警戒点有较大的意义。此外,也是作为健康普查的首选筛选方法。本方法的最大缺陷是对深部的中轴骨和髋部骨的检查困难,而这两处又是骨质疏松骨折的好发部位。

(安 洪)

第四节 骨科基本技术

一、骨科石膏技术

随着材料学及手术技术的发展,骨科手术的开展更加广泛,但石膏技术在骨科中应用历史悠久、效果确切,特别是在伤后稳定骨折和矫形术后维持矫形位置方面仍具有重要地位,本节首先介绍石膏技术的基本知识和临床应用。

(一)适应证和禁忌证

石膏技术主要用于四肢闭合性骨折的固定或术后的辅助治疗,此外也应用于畸形的矫正、椎体骨折、骨与关节急性炎症的临时固定等。除开放性骨折、皮肤损伤、静脉曲张外,无其他明显的禁忌证。

(二)石膏绷带的制作

石膏绷带是将熟石膏粉撒在浆性网眼纱布上,用木板刮涂匀净,并制成绷带卷,目前可由工厂加工为成品。常见的规格为 8cm×500cm、10cm×500cm 和 15cm×500cm,可根据需要固定的部位酌情选用。

(三)操作方法

1. 术前准备 将石膏绷带浸入水中,注意水温不能过高,否则会加快石膏硬结,缩短操作时间。浸湿的石膏绷带一般在 15~20 分钟后逐渐硬结,因此为避免操作慌乱影响塑形,应事先准备好其他需要的物件,如剪刀、纱布、棉垫等。此外,需肥皂水清洁患肢,并将患肢或躯干置于需要固定的位置,一般为功能位,如固定困难,可先将患肢置于牵引架上。操作一般需要 2~3 人,分别负责制作石膏条带、固定患肢或躯干以及包扎石膏。

2. 制作石膏条带 如果单纯用石膏托固定,将石膏绷带卷浸湿后挤掉多余水分,之后在石膏台上快速铺开,边铺边用手掌压平,并根据所需长度来回折叠 10~12 层,制成石膏托。如将石膏条带和石膏绷带合用,石膏条带折叠 6 层即可。

3. 患肢(或躯干)的石膏固定 可分为单纯的石膏托固定及石膏条带和石膏绷带联合固定两种。为防止石膏压迫导致皮肤坏死,固定前应在肢体骨骼凸起部位垫上棉垫加以保护(图 86-9)。单纯的石膏托固定是将制作好的石膏托(即上述制作的 10~12 层的石膏条带)置于需要固定的部位,按肢

体的形状加以塑形,并用手掌大鱼际将石膏托压平挤出残余的空气,切勿用手指按压以免造成石膏托不平整引起局部皮肤压伤。一般需要将石膏托上下两端反折,保持其平整,以防划伤皮肤。为避免石膏托在经关节处褶皱,可横向剪开约 1/3。安置好石膏托后即用纱布绷带缠扎,内层用浸过水的湿纱布,外层用干纱布。缠扎绷带时从肢体近端开始,逐一向远端缠扎,每层可重叠 1/3 或 1/2,最后在绷带末端用胶布固定牢靠。如采用石膏条带和石膏绷带联合固定,同样将石膏条带安放好后,用浸湿的石膏绷带缠扎固定,方法同上述缠扎纱布绷带,缠扎时挤压出多余水分和残余空气以保持石膏绷带的平整和各层之间服帖。缠扎绷带时用力要均匀、合适,过紧会造成挤压,过松则有损固定效果。

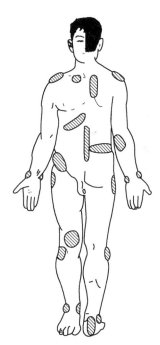

图 86-9 在肢体骨骼凸起部位
垫上棉垫保护

4. 修整石膏 为保证无须固定的关节的活动,对超过固定范围的石膏应进行修剪。石膏的远近端需保持圆钝,避免割伤皮肤。操作完毕后应用记号笔在石膏上标注诊断、固定日期及术者姓名。

(四)关节固定的功能位置及时间

肩关节:前屈 30°,外展 45°~60°,外旋 15°;肘

关节:前臂中立位,屈曲 90°;腕关节:背屈 20°~30°,尺偏 5°~10°;手指关节:掌指关节屈 60°,指间关节屈 30°~60°;髋关节:屈曲 15°~20°,外展 10°~20°;膝关节:屈曲 10°~20°;踝关节:中立位,无内外翻。石膏固定的时间,由不同的固定部位和固定类型确定,一般为 6~12 周。

(五) 新型石膏托(医用高分子夹板)

这种石膏托成品采用聚氨酯制成,主要用于四肢的固定。一般在 3 分钟后开始硬结,5~10 分钟即可固定成形,20 分钟后可完全承重。常用的石膏托长度为 30cm、50cm 和 75cm,宽度为 7.5cm、10.0cm 和 15.0cm。使用时选择合适规格的石膏托,用冷水浸湿后立即安放于需要固定的患肢,塑形后用绷带缠扎 2~3 层即可。聚氨酯石膏托操作简单,较传统石膏轻便透气,病人佩戴较为舒适,方便日常生活,因此依从性较高。聚氨酯石膏托对 X 线通透性好,方便观察骨折愈合情况,且抗水性能好,在浸水硬结后若再次遇水并不影响固定效果,但价格相对较高,固定的牢靠程度不如传统石膏。

(六) 注意事项

1. 管形石膏 管形石膏常用于腕部骨折及小腿骨折。前臂石膏管形的固定范围,近端起自肘关节下约 2cm,远端至掌横纹处(不能超过掌指关节),以利于掌指关节的屈伸活动,并保证拇指掌指关节游离能做对掌运动。小腿管形石膏的远端在足底应超过足趾,背侧到跖趾关节即可,并注意足弓的塑形(图 86-10)。应用管形石膏时更须严密观察肢体的肿胀情况,如固定过紧,则可能引发骨筋膜室综合征。

2. 头颈胸石膏及石膏背心 头颈胸石膏用于颈椎的固定,固定时病人取坐位,两眼平视前方,石膏硬结后应注意修整,并常规在喉部石膏处开窗,以利于呼吸、吞咽动作及意外发生时的抢救(图 86-11)。躯干石膏较为巨大,在颈胸、胸腰段应加厚,以防石膏折断,且常在胸腹部位置开窗,以利于病人的呼吸及饮食(图 86-12)。

3. 其他 石膏固定后应严密观察肢体远端的血运、感觉和运动情况,如固定过紧引起肢端肿胀、疼痛或麻木,则需纵行剖开石膏,观察症状是否缓解,若情况无好转或继续加重,应立即拆除石膏,积极处理。如固定后肢体肿胀减轻,使石膏固定松弛达不到固定效果,则需及时更换石膏。

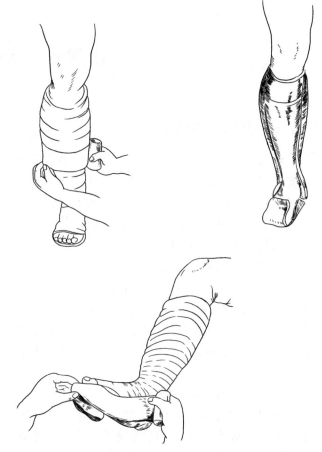

图 86-10 小腿管形石膏的远端在足底应超过足趾,背侧到跖趾关节即可,并注意足弓的塑形

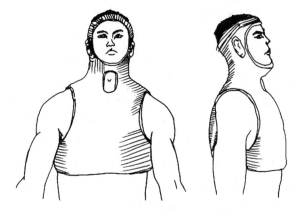

图 86-11 头-颈-胸石膏固定范围及喉颈部开窗部位

二、小夹板技术

小夹板技术操作简单,价格低廉,在骨科外固定中应用的历史久远,目前在基层医院仍然被广泛应用。小夹板常采用柳条或杉木,经处理后使其表面光滑、边缘圆钝,并套以纱布缠扎。其原理是采用三点加压(图 86-13),纠正骨折畸形并稳定骨折。

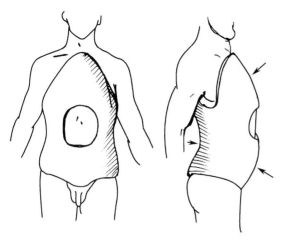

图 86-12 躯干石膏固定范围及开窗部位

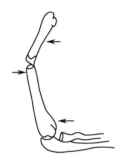

图 86-13 小夹板三点
加压固定原理示意图

(一) 适应证

小夹板技术适用于肱骨、尺桡骨及胫腓骨的闭合性骨折,一般不用于股骨骨折(图 86-14),且很少用于除桡骨远端以外的关节内或附近的骨折。

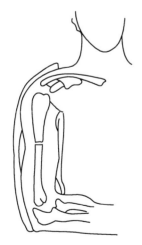

图 86-14 肱骨干骨折小夹
板固定示意图

(二) 禁忌证

1. 移位明显的不稳定骨折或预期可能发生骨折不愈合者。

2. 开放性骨折。

3. 皮肤广泛损伤。

4. 患肢肿胀明显,有血液循环障碍者。

5. 患肢皮下脂肪多,无法牢靠固定者。

6. 无条件进行定期随访的病人。

(三) 操作方法

1. 放置纸压垫 将患肢骨折复位并清洗干净皮肤后,选择大小、形状及厚度合适的纸压垫安放在患肢的适当位置,并用胶布固定,以免滑动。

2. 安放夹板 根据骨折的部位选择合适的夹板按顺序放置,一般由前、后、左、右四块夹板固定患肢,并由助手扶住。

3. 捆扎布带 选用合适长度的四条布带捆扎夹板,先捆扎中间两条,再分别捆扎患肢远、近端。保持四条布带的间距均匀,捆扎布带的松紧度以布带在夹板上能上下移动 1cm 为宜。

4. 操作完成后再次检查夹板的松紧度及纸压垫的位置,并拍摄 X 线片确认骨折的复位情况。

(四) 注意事项

1. 由于小夹板固定后导致的患肢缺血性肌痉挛甚至缺血、坏死的情况并不罕见,因此应密切观察并定期随访,特别是在固定后的前 4 天更应严密观察。如一旦发现异常,应立即调整小夹板松紧度甚至拆除小夹板。

2. 患肢肿胀减轻后应适当收紧布带,保证固定确实。

3. 定期拍摄 X 线片,了解骨折的断端是否再次移位及骨折的愈合情况。

三、骨科牵引技术

骨科牵引技术是利用牵引力和反牵引力作用于肢体,主要用于骨折或脱位的复位并予以维持。常用的牵引技术可分为皮肤牵引、骨骼牵引和特殊牵引。

(一) 皮肤牵引

1. 适应证与禁忌证 皮肤牵引的牵引重量较小,最大不超过 3~5kg,适用于小儿及老年病人的股骨骨折,对于成年人的下肢骨折由于其肌肉收缩力量大,皮肤牵引难以牵开骨折断端,一般仅作为骨牵引、术前准备的辅助牵引或下肢关节炎、骨髓炎的制动等。当牵引处皮肤有损伤、炎症或对胶布过敏者禁用皮肤牵引,此外牵引处的肢体存在静脉曲张时也不宜采用皮肤牵引。

2. 操作方法

(1)准备胶布:胶布的宽度以需要粘贴的肢体

最细处周径的 1/2 为宜,长度适宜。患肢粗壮时可将近端的胶布剪成条以增加胶布与皮肤之间的摩擦力,同时保持胶布的平整。

(2)粘贴胶布及安装扩张板:贴胶布时应保持内外侧长度一致,远端超出足底两横指,并安装扩张板,扩张板中央打孔以穿入牵引绳。

(3)绷带缠扎:胶布固定好后可在外周缠扎绷带,使胶布与皮肤贴得更紧,缠扎时从远端至近端,松紧度适宜。此外,应在骨骼突出处放置棉垫,保护该处皮肤。

(4)牵引:穿入牵引绳,安装滑轮实施牵引,最大重量以不超 5kg 为宜。下肢牵引应使患肢处于轻度外展位,防止外旋,必要时可辅以"丁"字鞋防止旋转,同时应保持牵引绳与下肢的纵轴方向一致。

3. 注意事项 ①皮肤牵引的时间一般为 2~3 周,如需继续牵引,应更换胶布或者采用其他牵引方式;②实施皮肤牵引应注意定期观察患肢的皮肤情况,若有过敏、皮肤拉伤等情况出现时,应及时更换牵引方式;③每日观察胶布是否松脱、砝码是否触地以及牵引方向是否与下肢纵轴方向一致,如发现以上问题,应及时调整;④粘贴胶布以及缠扎绷带时应避开腓骨头颈处,以免长期压迫引起腓总神经麻痹。

4. 其他 目前已有公司制造皮肤牵引工具,操作简便、快捷,同时易于护理。该产品不采用胶布固定,而是直接利用牵引套与皮肤之间的摩擦力达到牵引作用,包扎时可用柔软的毛巾包裹患肢,尤其是有骨突部位,以减少对皮肤的损伤。

(二)骨骼牵引

1. 适应证与禁忌证 骨骼牵引较皮肤牵引而言,牵引力量较大,可达体重的 1/12~1/7,同时牵引力量是直接作用于骨骼,因此可有效对抗肌肉收缩的力量,从而使骨折复位并使之稳定,疗效明显好于皮肤牵引。主要用于成人长管状骨的不稳定骨折。此外,也可用于伴有其他严重合并伤时的临时治疗、骨盆环骨折、开放性骨折(或合并感染者)、髋臼中心性脱位、无法采用皮肤牵引者以及骨折术前的辅助治疗。但牵引处骨骼存在严重骨质疏松或其他病变时,应禁用骨骼牵引。

2. 操作方法

(1)术前准备:骨科病房应常规备好经消毒的牵引包,主要含:不同型号的克氏针或斯氏针、手摇钻或钢锤、刀片、治疗巾、纱布等。同时,应准备好所需的牵引弓、砝码、滑轮、牵引绳等。常规消毒铺巾后,给予麻醉,成人可采用普鲁卡因局部麻醉,儿童可采用全身麻醉。

(2)穿针:麻醉生效后助手将患肢固定于中立位,术者根据牵引的部位(具体在后文详述)选取合适的进针点,将克氏针或斯氏针刺入皮肤,直到触及骨质后用手摇钻或钢锤将针拧入或打入骨骼,穿过对侧皮质后从对侧相应的出针点穿出,保持针在肢体两侧的外露部分长度一致。穿针的过程中助手在侧方观察进针方向是否垂直,术者在上方观察进针是否水平而无偏斜,注意切勿损伤附近神经、血管。

(3)安装牵引弓:安装好牵引弓,将两侧的螺丝旋紧,并保证牵引弓两侧所留长度相等。此外,需要在外露的克氏针或斯氏针两端套以抗生素瓶以防针尖划伤病人。

(4)实施牵引:安装滑轮,并系上合适重量的砝码,勿使砝码触碰床沿或地面。操作完成后调整牵引的方向使其与患肢纵轴力线一致。

3. 骨骼牵引的进针部位及操作要点 在骨骼牵引的操作过程中,最重要的部分即是掌握克氏针或斯氏针的进针部位,这样不仅能保证牵引能正确、有效地实施,更紧要的是避免操作中误伤血管和神经,因此下面将介绍几种常用的骨牵引的进针部位和操作要点。

(1)尺桡骨远端牵引:前臂置于中立位,在桡骨茎突的近侧 1.5~2.0cm 处选择无肌腱的位置为进针点,其尺侧对应的位置为出针点。

(2)尺骨鹰嘴牵引:患肢屈肘 90°,扪及肱骨干,沿其内侧缘作一条直线向远端与尺骨背侧缘相垂直,并在尺骨背侧缘两侧各 1.5~2.5cm 处分别做平行于尺骨背侧缘的平行线,相交的两点即为克氏针或斯氏针的进出针点(图 86-15)。为避免损伤肘内侧的尺神经,一般均由内侧进针,从外侧穿出,并防

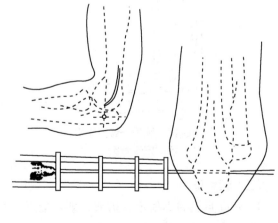

图 86-15 尺骨鹰嘴牵引示意图

止牵引针进入关节腔。牵引的重量为 2~4kg,牵引方向与患肢上臂的纵轴方向一致,同时将前臂用三角巾悬吊。

(3)股骨髁上牵引:病人平卧于病床上使膝关节呈完全伸直位或将患肢置于布朗架上,于髌骨上缘约 1cm 处作一条与股骨干垂直的横线,再沿腓骨小头前缘以及股骨内髁隆起的最高点分别作一条与髌骨上缘横线相垂直的直线,两侧交点即为进出针点(图 86-16)。一般均由内侧进针,以免损伤血管、神经。用于股骨骨折时牵引的重量为体重的 1/7~1/9,骨盆环骨折时,牵引的重量要大,可达10kg 甚至以上。老年病人骨质较疏松,适当减轻牵引重量,并将进针点稍向近侧上移。为防止下肢外旋,可同时穿戴"丁"字鞋。

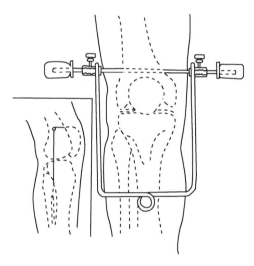

图 86-16 股骨髁上牵引示意图

(4)胫骨结节牵引:体位同股骨髁上牵引,于胫骨结节下约一横指处作一条直线与胫骨结节纵轴线相垂直,以此交点为中心,垂线两侧各约 3cm 处即为进出针点(图 86-17)。为避免损伤腓总神经,均从外侧进针。牵引的适应证及重量同股骨髁上牵引,但骨盆骨折时由于牵引重量大一般不采用胫骨结节牵引。老年病人骨质疏松,进针点稍移向远端。胫骨结节牵引的操作相对于股骨髁上牵引更安全,但在需要长期牵引的病人中,会引起膝关节囊的拉伸松弛,影响牵引效果,可更换为股骨髁上牵引。

(5)跟骨牵引:踝关节取中立位,自内踝下端与足跟后缘连线的中点即为进针点,外侧相对应处为出针点(图 86-18)。跟骨牵引较为安全,不易损伤血管、神经。

(6)颅骨牵引:病人剃发,取仰卧位,颈部两侧用沙袋固定。先沿鼻尖至枕骨粗隆间作矢状线,

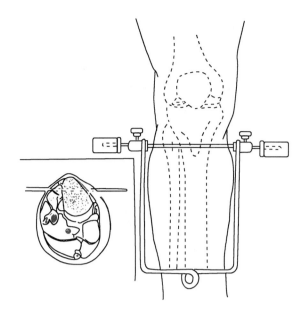

图 86-17 胫骨结节牵引示意图

再在两侧乳突之间作一条冠状线与之相交,交点即为颅骨牵引弓支点的对准位置,再以此交点沿冠状线向两侧约 4cm 处做记号,为牵引弓两侧的进钉点(图 86-19)。消毒后横行切开进钉点处皮肤约1cm,直至骨膜,并稍作剥离。垂直于颅骨钻孔,仅钻入颅骨外板(成人 4mm,小儿 3mm),有条件者可使用安全钻头,以免穿过内板,损伤脑组织。然后安装颅骨牵引弓,实施牵引,牵引的重量为 6~8kg,若伴有小关节交锁,重量可增至 12kg。除上述传统的"小弓"外,还可采用改良的"大弓"牵引

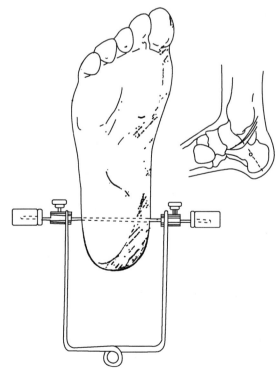

图 86-18 跟骨牵引示意图

（图86-20），较"小弓"更安全、方便，螺钉尖端锋利，不需要预先切开皮肤及钻孔，在两侧耳廓最高处上缘两横指处，将螺钉抵住颅骨拧入即可。颅骨牵引过程，常出现牵引弓松动，应每天观察、及时调整，且颈椎骨折脱位经牵引矫正后应立即减轻牵引重量改用维持牵引。

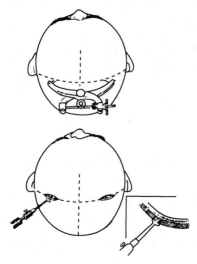

图86-19　颅骨牵引示意图

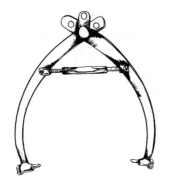

图86-20　改良颅骨牵引弓
示意图

4. 注意事项　①牵引时可将进出针点的皮肤沿牵引的反方向切开少许，由此可减轻病人牵引过程中因对皮肤的牵拉而引起的疼痛；②进针时当克氏针或斯氏针穿入皮肤深层后，应确认针抵住骨质后再锤入或钻入；③骨牵引应注意无菌操作，防止穿针处的皮肤感染，若一旦发现感染，可局部涂以消毒剂，无法控制者应更换牵引；④牵引时应抬高床尾（颅骨牵引抬高床头）以达到对抗牵引的目的，同时防止砝码触地、牵引绳接触床沿等；⑤严密观察有无血管、神经损伤的表现，一旦出现，应作相应处理；⑥牵引的时间可根据伤情决定，一般不超过6~8周，若需继续牵引，应更换牵引部位或采用皮肤牵引。

（三）常用特殊牵引

1. 枕颌带牵引　适用于轻度的颈椎骨折脱位、颈椎病（禁用于脊髓型颈椎病）。常采用专门的牵引带如Glisson枕颌带牵引，牵引带分别置于下颌部和后枕部，病人可采用仰卧位或坐位牵引。仰卧位采用持续牵引，重量一般为3kg，维持重量为1~2kg（图86-21）；坐位牵引每天1~2次，每次约30分钟，可由病人在家中自行进行，牵引重量为6~8kg（图86-22）。

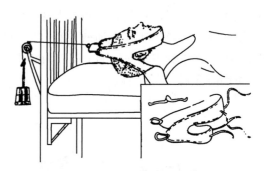

图86-21　卧式枕颌带牵引示意图

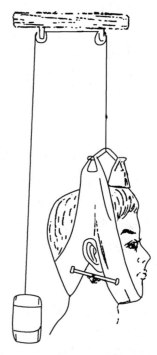

图86-22　坐式枕颌带牵引示意图

2. 骨盆悬吊牵引　适用于骨盆骨折伴有分离移位的病人。所用牵引带较宽，30cm左右，以便能托住病人臀部，操作时将牵引带置于病人臀部下，牵引重量要能将病人的臀部抬离床面8~10cm为准。骨盆悬吊牵引常与股骨髁上牵引同时进行，两者牵引方向垂直，以使骨盆骨折复位。

3. 胸腰椎悬吊牵引　适用于胸腰椎压缩性骨

折且不伴有脊髓或神经损伤的病人。操作时应将牵引带的中点对准伤椎的棘突，重量要能将病人的胸腰部抬离床面 8~10cm 为准，并使病人胸腰部过伸（图 86-23）。牵引的时间为 3~5 天，经 X 线片确认压缩骨折复位后改用石膏背心固定。

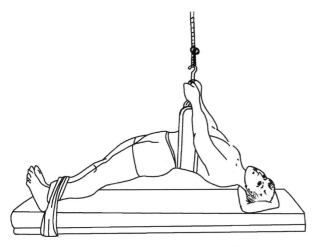

图 86-23　胸腰椎悬吊牵引示意图

四、骨科支具

最初由于材料及制作工艺的相对落后，支具在矫形外科中的疗效并不能让矫形医师和病人满意。近几十年来，支具的发展较为迅速，疗效也逐渐得到肯定，特别是在脊柱矫形中，效果较为确切。目前支具多采用复合聚丙烯材料，其具有重量轻、强度大、容易调整的优点。本节主要介绍支具在脊柱和四肢矫形中的应用。

（一）脊柱支具

1. 特发性脊柱侧凸　支具治疗特发性脊柱侧凸的疗效确切，通过三点固定原理，依靠牵拉力和侧方压力矫正或控制畸形，因此支具的设计必须同时将骨盆固定。矫正侧凸的支具根据固定的位置，分为颈胸腰骶支具（cervical thoracic lumbar sacral orthosis，CTLSO）和胸腰骶支具（thoracic lumbar sacral orthosis，TLSO）。前者的代表性支具为 Milwaukee 支具，后者又称为腋下型支具，分为高轮廓和低轮廓两种，应用较多的为 Boston 支具。一般来讲，顶椎在 T_{10} 或以下时，选择低轮廓 TLSO；顶椎在 T_7~T_9 时，使用高轮廓 TLSO；顶椎在 T_6 或以上时，使用 CTLSO。支具穿戴每天应在 23 小时以上，目前也有学者主张间歇性穿戴支具，穿戴的时间只需达到每天 16 小时，依从性较高。

2. 颈椎疾病　颈部支具可以维持颈椎的稳定、限制颈椎的活动，用于颈椎的骨折脱位、颈椎病

以及颈椎不稳等的治疗。一般所用的颈围只能部分限制颈椎的屈伸活动，不能控制旋转，Halo 架则能同时控制颈椎的屈伸和旋转活动。

3. 胸腰椎疾病　胸腰部支具用于胸腰椎骨折脱位、腰椎间盘突出症、腰椎不稳及腰椎结核等，同时可用于胸腰椎手术后早期下床的辅助治疗。普通腰围很难达到维持椎体稳定的目的，目前市场上有用于腰椎疾病的马鞍形支具，强度大，且能固定骨盆从而限制椎体的旋转。

（二）四肢支具

1. 四肢畸形或发育不良　支具可用于畸形的矫正，如膝内/外翻、马蹄内翻足、先天性髋关节发育不良、先天性斜颈等。矫形支具相比传统应用的石膏而言，具有重量轻、透气性好、易调整、方便穿戴等诸多优势。

2. 其他　支具除了以上的应用以外，还可用于四肢骨折的固定，较石膏更轻便且方便穿戴。

五、关节腔穿刺术

关节腔穿刺技术不仅用于骨科诊断方面，同时也可用于治疗。穿刺最重要的是要了解穿刺部位的解剖关系，以便准确穿刺，避免对其他结构的损伤。

（一）关节腔穿刺的适应证

1. 有关节腔积液或积血，需抽出或引流，或需要进行关节液的化验检查以尽早明确诊断。

2. 需向关节腔内注射药物进行治疗，如抗生素、抗结核药物或玻璃酸钠等。

3. 关节造影注射造影剂。

（二）关节腔穿刺的禁忌证

关节腔穿刺无绝对禁忌证，但当病人有出血性疾病或正在进行抗凝治疗时，应视为相对禁忌证，需要在穿刺前进行相应预防处理后再行穿刺。

（三）主要关节的穿刺部位及操作方法

1. 肩关节穿刺　病人取仰卧位，于肩部后方垫高，或坐位使上臂轻度外展外旋，在肱骨小结节与喙突之间的间隙（即喙突的外侧、三角肌的内侧）垂直穿入（图 86-24）。此外，也可从后方三角肌和冈下肌之间穿针，但前者操作更为简单、精准，更常用。

2. 肘关节穿刺　屈肘 90°，在肘关节后方、尺骨鹰嘴突顶点与肱骨外上髁的间隙，靠近鹰嘴处进行穿刺（图 86-25）。也可屈肘 90°，使前臂旋前，在桡骨小头和肱骨头之间由后外侧穿刺（图 86-26）。

3. 腕关节穿刺　可分为背侧和尺侧穿刺。前者在拇长伸肌腱与示指固有伸肌腱之间穿刺(图86-27);后者在尺骨茎突下尺侧屈腕肌和尺侧伸腕肌之间穿刺。为避免损伤桡动脉,经验欠缺者尽量采用尺侧穿刺。

4. 髋关节穿刺　分为前侧和外侧穿刺。前者让病人取仰卧位,双下肢伸直,先扪及股动脉搏动,然后在腹股沟韧带中点下约2cm处股动脉的外侧1cm穿刺;后者同样采用仰卧位,在股骨大粗隆顶点的前缘沿着股骨颈的方向(与大腿约成45°)穿刺(图86-28),当针头触及骨质后,稍后退即可抽出关节液,成人进针8~10cm,儿童约4cm。

5. 膝关节穿刺　膝关节位置表浅,且不易损伤血管神经,因此膝关节穿刺在临床上应用也最多。病人多取仰卧位,略屈膝(在门诊穿刺时亦可取坐位,患肢悬于床沿),可在髌骨上下方的内外两侧共四点,紧贴髌骨后方进针(图86-29)。但临床上多采用髌骨外上方穿刺,即髌骨上缘切线与外缘切线的交点处进针,穿刺方向与髌骨平面成45°角斜向内下方穿刺。另外,有时膝关节积液位于髌上囊,此时需要直接由髌骨上方进针以利于尽可能多地抽出积液。

6. 踝关节穿刺　病人仰卧,足内翻,在伸趾肌腱外缘与外踝之间的凹陷处,刺向下内后方向可达关节腔(图86-30)。也可使足外翻,在内踝靠前方斜向外下方。

(四) 关节穿刺的注意事项

1. 严格无菌操作,避免人为引起关节内的感染。

2. 穿刺时左手绷紧穿刺点皮肤,右手持针穿入以免针头滑动误伤神经、血管,边抽吸边进针,注射药物前应回抽。

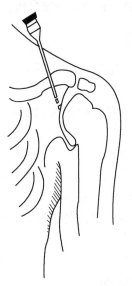

图86-24　肩关节穿刺示意图

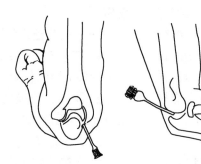

图86-25　肘关节后方穿刺示意图

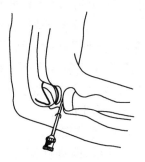

图86-26　经肱桡关节穿刺示意图

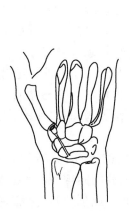

图86-27　腕关节穿刺示意图

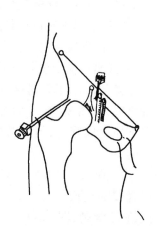

图86-28　髋关节穿刺示意图

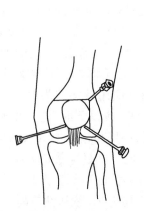

图86-29　膝关节穿刺示意图

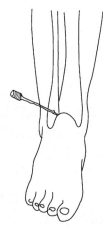

图86-30　踝关节穿刺示意图

3. 抽吸积液时应尽量将关节腔内积液抽吸干净，有时需将针头刺入更深方能抽出积液，但应避免针尖损伤关节软骨，切勿使针尖在软骨上来回滑动。

4. 对抽出的积液应及时注入无菌试管或培养瓶送检，并记录积液的色泽、数量及透明度等。

5. 若关节腔积液较多，抽吸后需加压包扎。

6. 若向关节腔内注射激素类药物时，为避免感染，除严格无菌操作外，应尽量避免在夏季操作。

（蒋电明）

第五节　骨科新概念与新技术

一、微创外科理念与新技术

当前在骨科临床已广泛采用的关节镜、内镜、经皮骨折内固定、微创人工关节置换、手术导航等手术技术，是微创外科的实体部分，也是微创理念的体现。我们首先必须从更新理念的层次上，去理解微创外科的内涵与意义，才能不断推动技术创新。

（一）微创外科与传统外科

各种医疗措施，包括各种非手术治疗（如服用药物），都有可能给病人带来附加损害。当然，其中最突出、最直接的是外科手术。外科手术一般要求在充分暴露的前提下，对病变进行切除、修复或替换，从而治愈疾病、恢复功能。微创外科（minimally invasive surgery，MIS）强调以尽可能小的创伤，达到治愈疾病的目的。与传统的手术方法相比，更注意对病变区及其周围组织的保护，追求更小的组织损伤、更小的全身及局部反应、更少出血、更快愈合、更早功能锻炼、更满意的心理及社会效应，以降低并发症的发生率，缩短治疗时间，使病人尽早康复，即以最小的局部与全身附加损害换取最好的治疗效果。

外科医师经常面临两难的抉择：是冒手术扩大化的风险以提高治愈率，还是冒疾病未能根治和／或复发的风险以减少手术危险性？但事实上我们应该能够以最小的手术创伤换取最佳的治疗效果，使治疗效果不因手术"小"而下降，病人反因手术的微创化而增加安全性，更快获得康复，这就是微创外科所追求的最终目标。

（二）骨科微创技术

尽管传统骨科手术技术也能够满足常规治疗的需要，但在微创理念的指导下，手术技巧和治疗效果将得到进一步的改进。相应的骨科微创技术也从最初单一技术的应用到目前在各个亚专科的广泛传播，那正是微创理念魅力的体现。

早在20世纪50年代，关节镜就开始应用于膝关节疾病的诊疗。应该说，这是骨科微创手术的先例，也是范例。最初，关节镜仅用于膝关节且主要是诊断工具，并只能完成活组织采集手术。目前关节镜已能完成除关节置换术之外的几乎所有关节内手术，而且关节镜已不再是膝关节的专用设备，已在肩、肘、腕、髋、踝关节广泛应用。

同样，微创外科理念推动了骨折治疗观念的转变。生物接骨术（biological osteosynthesis，BO）的骨折治疗理念在世界范围内获得认可，其核心为对长骨骨折不再强求解剖复位，而着重恢复力线和长度，并更加重视对骨折部位血供的保护以及术后早期功能锻炼。在技术上鼓励采用闭合复位和闭合穿钉，不要求以牺牲局部血供为代价的精确复位和广泛的软组织剥离，不要求内固定物与骨骼间的紧密贴合，甚至不要求骨折端间的绝对稳定，使骨折的愈合时间与质量得到进一步的保证。在BO理念的指导下，多种创新性的内固定技术与内固定器，包括经皮微创接骨术（minimally invasive percutaneous osteosynthesis，MIPO）、点接触式内固定系统（point contact fixator，PC-Fix）、微创固定系统（limited invasive stabilization system，LISS）、锁定加压接骨板（locking compression plate，LCP）的相继成功研发和推广应用，所使用的钉板锁定结构和接骨板-骨皮质有限接触或不接触技术，体现了微创理念在医疗实践中所发挥的巨大作用。目前，微创理念在骨科各个亚专业得到广泛应用。

近来，计算机辅助手术（computer aided surgery，CAS）的出现给微创手术带来新的突破性进展。基于微创理念和计算机图像技术的CAS用于骨科，称为计算机辅助骨科手术（computer assisted orthopedic surgery，CAOS）。CAOS的智能化与可视化更使微创的外科理念得到进一步实现。在CAOS技术的辅助下，传统意义上暴露不佳的小切口并不影响手术医师对手术区域具体情况的判断，借助于骨性标志和监视器,实现了最小创伤和最大疗效的完美结合。此外,CAOS 的内涵和意义远远超出了"手术"的范围,除术中导航的功能外,还可通过对医学影像的计算机处理进行术前计划和手术模拟,可以用于学生和青年医师的外科决策训练和手术技巧训练。

(三) 微创外科应用中的问题

MIS 往往意味着手术医师在施行手术时不能获得常规的视觉、听觉或是触觉反馈,参考的往往是一些间接的线索。早期对间接线索的不熟悉,也是导致 MIS 开展初期总并发症发生率不降反升的原因。为实现微创的目的,外科医师们必须通过学习,习惯和熟练应用相关技术,来获取更佳的手术效果。

微创外科理念的形成与应用过程中,必将带来许多新问题:几乎所有不同年资的医师都将面临再学习、掌握新知识和新技术的挑战,各种微创技术既可以使病人更安全地接受高精度的手术,但也可能由于手术者没有理解和熟练掌握应用技术,或技术本身具有缺陷,而给病人带来意外伤害。

微创手术的外科技能,来源于传统手术,但要求更高。对周围组织的保护更充分、即对操作的容错度更苛刻。MIS 对传统外科操作中的反馈信号依赖程度下降。但在经验丰富的手术医师中,相应的传统反馈信号已经成为一种下意识的需要,这也给新技术的推广带来阻力。特殊的解剖畸形也将给 MIS 带来更大的困难,这就对手术的适应人群提出更苛刻的要求。需强调的是,常规手术仍是骨科医师训练中不可缺少的部分,是关键时刻的有力后备。

对于年轻医师,MIS 切口更小、视野狭窄,不利于学习、观察。MIS 对操作失误的容忍度下降,不利于受训者上手操练,也不利于对受训者操作情况进行评估、把握。最后,对间接线索的认识往往要在传统手术的基础上进行类推,因此,MIS 的广泛开展将对年轻医师的培训带来一定的变化,包括借助虚拟现实技术对年轻医师进行 MIS 和传统手术的交叉虚拟培训。

微创外科的开展导致对高新医疗设备更多的依赖性。正像计算机的发展过程一样,与微创外科相关的设备与器械,也将经历一个从质量一般而价格高昂到质量优良而价格下降的过程。微创外科的实施过程还将涉及更多的理工人员进入医院以及医院工作人员与科室结构发生巨大变化等所带来的困难与问题。外科治疗的微创化虽然已是大势所趋,已有巨大的实质性进步,但从发展的角度看,一切还仅仅是开始。及时了解并领会微创理念的内涵与意义,对不同年资的外科医师都是十分必要的。

二、虚拟现实技术在骨科的应用

(一) 虚拟现实技术的概念

虚拟现实技术(virtual reality,VR)是一种综合计算机图形技术、仿真建模技术、传感器技术、人工智能及实时计算技术等多学科成果的计算机新技术。20 世纪 60 年代,计算机图形学的鼻祖 Ivan Sutherland 曾做出过以下经典描述:虚拟现实由计算机生成一个模型世界,体验者通过与现实世界类似的视觉、听觉和触觉等感官反馈而形成身临其境的沉浸感,并通过手势、体势及语言等自然的方式而非鼠标及键盘与其互动。

虚拟现实的基本特征包括以下三个元素:沉浸、互动及构象。沉浸即体验者自然融入一个人机互动的环境;互动即体验者能在虚拟场景中进行类似日常生活的自然操纵,同时能得到一个与现实生活类似的反馈;而构象即通过虚拟环境,与定性和定量的综合集成环境相结合,从而引导人们自然而然地深化体验,产生与现实世界相似的学习效果。

国内对于 VR 的研究始于 20 世纪 90 年代初,并在"九五"期间成为预研项目,最初主要集中于航天航空及军事领域,目前逐步向教育及医疗方向发展。

(二) 虚拟现实技术的组成

为营造真实的场景,提供真实的沉浸式体验,虚拟现实技术必须具备视觉、触觉、听觉、实时显示等方面的相关功能和设施。

1. 视觉显示设备 是虚拟现实技术的核心,计算机图形学是虚拟现实技术发展的基石,将大量数据通过图形显示,创造真实的视觉体验。常见的立体现实系统包括立体显示器及立体眼镜。其中,最常见的立体显示器为头盔式显示器,以机械法固定头部,上面装有位置跟踪器,将头部位置及朝向实时传输给计算机,在计算机上实时显示特定头位下的场景图像。此外,还有洞穴式立体显示器等。

2. 触觉感知设备 触觉反应是手术医师做出操作判断的重要感觉,可通过充气式、震动式、电刺激式和神经肌肉刺激式设置实现。

3. 跟踪设备位置传感器 是虚拟现实技术的关键传感器之一,通过检测对象的位置及朝向,将特定物体的相关信息在视觉显示设备上显示,量化显示 x、y、z 轴的平动和转动。其性能指标包括精度、分辨率、定位性能和抗干扰能力等。

4. 数据手套 可让使用者完全沉浸于虚拟场景。鼠标及键盘无法满足该要求,需要通过带有传感器的手套将真实的手部姿势数据转换为数字信号,在计算机上进行量化显示。

5. 听觉感知设备 虚拟相关声音的真实传导方向。

(三) 虚拟现实技术在骨科的应用

虚拟现实技术可用于教育、工业、商业、工程设计、医疗等领域,具有广阔的应用前景。在医疗方面,主要集中于虚拟解剖训练系统、外科手术模拟系统、辅助诊断及术前规划等。就骨科而言,常常是将术前采集的 CT、MRI 等影像数据在虚拟现实技术平台上进行三维重建及可视化,实现旋转、平移、模拟切骨、截骨、置入器械等功能,从而可观察、分析、预测预定方案的结局,辅助医师合理、量化地规划个体手术方案,有助于选择最佳手术路径、减轻手术损伤、开展复杂骨科手术和提高手术成功率。不足之处是创建虚拟环境的绘制速度较慢,对电脑硬件要求高、价格昂贵,技术上也较难实时显示术中情况。因此,尽管虚拟现实技术的部分模块(如增强现实技术)可应用于计算机辅助骨科手术,但其核心应用仍集中于医学生和住院医师教育与考核、辅助临床诊断、手术模拟演练、手术规划、各种手术技能训练、术后康复、个体化内植物或假肢的虚拟模型设计和虚拟安装等工作中。

(四) 虚拟技术在骨科应用的未来

骨科手术虚拟系统在临床培训及手术规划上的应用是借助其三维可视化技术及互动性能来进行的。它不仅可预见个体手术的技术难点,有利于节约手术时间和降低手术风险,同时还可提高教育和培训的效率及安全性,便于推广且费用低廉。但目前骨科虚拟手术培训及规划系统在技术上尚未成熟,如在互动环节上,尚难以将手术过程中的组织变形实时逼真地显示,在不同组织的触觉反馈方面也有不足。理想的骨科手术虚拟系统还需要进一步提高绘制速度和图像质量,改进互动环节中的失真,解决如何通过术中实时 2D 图像校正术前建立的 3D 模型的手术虚拟系统,以及建立能适用于多种手术、具备系统升级和模块添加功能的开放手术虚拟系统等,从而给骨科学的发展带来更深刻的变革。

三、计算机辅助骨科手术

计算机辅助骨科手术是计算机技术与骨科结合最为紧密的研究领域之一。现有的计算机辅助手术系统可分为被动系统、半主动系统及主动系统。被动系统是指导航系统本身不执行任何操作,但能辅助手术医师进行手术规划、作可视化显示以及完成导航功能;半主动系统将参与部分手术操作,如辅助移动手术导板及定位切割设备等;而主动系统则在手术医师完成手术入路后,由预先设定的电脑程序指导机器人完成整个手术操作。本文主要介绍导航及机器人辅助骨科技术。

(一) 骨科导航技术

外科导航是目前计算机辅助技术的研究热点,即在术中应用各种定位导航系统来提高术野三维可视度及手术精确性,最早应用于神经外科,并很快转入耳鼻喉、口腔颌面外科、放疗及骨科等。导航理念已存在千年,从指南针、雷达到卫星导航系统,其实质就是量化全局及局部坐标系之间的空间位置关系,从而实现对目标物体的精确定位,提供关键位置参数。它具有广阔的应用前景,可涵盖航天、航海、军事及交通等。在 20 世纪 80 年代末开始进入医学领域,最终促成了外科导航技术。

骨骼具有影像上高密度及材料特性上类刚体的特点,因而骨性结构建模方便,且手术操作所致形变较小,不至于造成虚拟影像和骨性结构出现明显差异。以上特点使得导航技术在骨科的应用具有得天独厚的优势。在 20 世纪 90 年代,骨科导航技术开始应用于临床。

骨科导航的工作原理类似于卫星导航,通过多个探测设备对经标示的目标物体,如手术对象、器械等,进行捕捉、计算及追踪,将其空间位置数据化,然后将计算机重建影像和经标示的目标物体在空间位置上进行准确叠加,建立实时映射关系。这样,手术医师就可在计算机监视器上看到手术部位和器械之间的实时位置。其关键技术——追踪定位系统有以下四类:机械手定位、电磁定位、超声波定位及光学方法定位。其中,光学定位系统是目前精度最高、应用最为普遍的定位方法。

目前主流的骨科导航系统采用光学导航系统,根据不同手术的需要,可进一步细分为容积图像导航系统、术中透视导航系统及无图像导航系统。容积图像导航系统是目前最为精确的导航系统,不足之处为费用昂贵、过程相对繁琐、放射剂量高等,但是适用范围广泛,可涵盖脊柱经椎弓根置钉、髋膝关节置换、各类截骨术及膝关节韧带重建等。

近年来手术导航的研究热点是增强现实技术(augmented reality,AR),它将计算机生成的虚拟场景同外部真实世界在人眼中进行融合,从而使手术医师能同时看到真实手术场景和计算机虚拟产生的手术规划内容,产生犹如实时 X 线透视的效果。实现方法较多,其中以光学穿透式头盔显示器最为普遍。这种导航技术可以让手术医师恢复到最熟悉的工作状态,无需盯着显示屏来进行手术。

(二) 手术机器人技术

手术机器人是计算机辅助骨科手术的另一研究热点,它的出现是手术医师对自身手术技巧的一种反思。手术规划再好,观察再立体、直观,但最终医师自身往往无法毫无纰漏地完成规划。手术机器人在保证虚拟再现手术区域和辅助术中定位的基础上,还能进一步保障手术步骤的精确性。传统观念中,手术机器人被归入主动式计算机辅助手术系统,但是随着机器人技术在自动化程度和人机交互模式方面的明显进步,目前又进一步细化为以下三类。

1. 完全自动化手术机器人 在手术医师完成手术入路之后,剩余的工作完全依靠机械手根据术前编定的程序进行精确操作。但由于可能增加感染率、出血、神经软组织损伤等原因,完全自动化手术机器人的使用遭到质疑。

2. 半自动式手术机器人 机器人辅助完成移动安放截骨或置钉导板,但最终截骨或置钉的动作是由手术医师完成。

3. 触觉反馈手术机器人 在手术过程中起辅助作用,在医师主导下开展手术,在提供视觉反馈的同时通过预先设定的程序来限定机器人的临界活动范围,即在范围内医师可以随意操作,但到达临界区域,机器人可自动提供触觉及听觉反馈,如当操作超过安全范围,手术系统将产生较大的阻力,同时发出警告,辅助手术医师更为安全地完成手术操作。

无论是导航系统,还是手术机器人,均存在以下不足:尚无法将软组织纳入考虑范围;初始价格昂贵,常需不断进行软件更新及校准,会进一步增加经济负担,因而仅适用于手术量大的骨科中心。尽管初步报道可减少住院时间、减少出血量、提高准确度,但是长期临床疗效及性价比需要进一步的临床实践来证实。

(三) 骨科数字化手术室

骨科导航系统及手术机器人作为数字化技术的排头兵,已经开始出现在大型医疗机构的手术室,它们的出现给手术室带来了进一步发展的契机。骨科作为操作性很强的外科科室,大部分医、教、研工作都集中在手术室完成。一个设计完善的数字化手术室可满足:①随时调用各种医疗信息;②施行微创化、精确化及个体化的手术;③保证临床高效率及高性价比;④获取并妥善保存临床标本,为实验室更进一步的科研提供组织材料;⑤记录相关临床数据;⑥进行术中录像,开展临床教育及行业内交流。

目前,伴随信息技术的发展,手术室内已先后出现了各种高科技配套设施,如医疗信息系统、数字化图像存档系统(picture archiving and communication system, PACS)、计算机辅助手术系统、术中影像系统(如术中透视、术中 MRI)、术中摄像系统,甚至显微镜和内镜等。这些高科技设施使临床医师获取信息的渠道更为通畅。但大量的信息往往会成为新的负担,如何进行信息的处理及分类将上升为新的主要矛盾。因此,一个设计完善的骨科数字化手术室,需要一个集成的信息处理系统对不同媒介来源的信息进行整合,实现对各类信息的分类及管理,如:妥善安排时间来增加手术室使用率;空间上合理安排,避免计算机辅助手术及其他设施的频繁调整,使手术过程更为流畅;实现信息集成和设备集控,优化相关手术间的业务工作交接;增强手术过程记录、分析及总结的功能;降低手术室洁净工程成本和使用能耗,以创造手术室的高效率、高安全性,最终在整体上提升手术室的综合性能。

(戴尅戎)

参 考 文 献

[1] PELTIER L F. Orthopedics: a history and iconography [M]. Novato, CA: Noman Pub, 1993.

[2] MOHAN A, PROCTOR M. Virtual reality—a 'play station' of the future. A review of virtual reality and orthopaedics [J]. Acta Orthop Belg, 2006, 72 (6): 659-663.

[3] 吴孟超, 吴在德. 黄家驷外科学 [M]. 7 版. 北京: 人民卫生出版社, 2008.

[4] 陈峥嵘. 现代骨科学 [M]. 上海: 复旦大学出版社, 2010.

[5] 王澍寰. 临床骨科学 [M]. 上海: 上海科学技术出版

社, 2004.

[6] 于秀淳, 李建民. 骨肿瘤诊治纲要 [M]. 济南: 山东科学技术出版社, 2009.

[7] 邱贵兴. 以人为本发展骨科 [J]. 中华外科杂志, 2009, 47 (1): 4-6.

[8] 李晖. 骨科学的新进展及其在治疗中的应用 [J]. 医学与哲学 (B), 2006, 27 (2): 30-31.

[9] JIANG B G. The current situation and future of orthopaedic traumatology [J]. Chin Med J, 2010, 123 (21): 2965-2966.

[10] 田伟, 赵丹慧. 应发挥分子骨科对骨科发展的引领作用 [J]. 中华医学杂志, 2008, 88 (37): 2593-2596.

[11] 裴国献, 张元智. 数字骨科学: 一门骨科学新分支的萌生 [J]. 中华创伤骨科杂志, 2007, 9 (7): 601-604.

[12] 黄若昆, 谢鸣, 勘武生, 等. 数字骨科学研究进展 [J]. 中国矫形外科杂志, 2010, 18 (12): 1003-1005.

[13] CARTER D R, BEAUPRÉ G S, GIORI N J, et al. Mechanobiology of skeletal regeneration [J]. Clin Orthop Relat Res, 1998 (355 Suppl): S41-S55.

[14] CLAES L E, HEIGELE C A. Magnitudes of local stress and strain along bony surface s predict the course and type of fracture healing [J]. J Biomech, 1999, 32 (3): 255-266.

[15] HOOPER G. Orthopaedics [M]. 3rd ed. New York: Churchill Livingstone, 1997.

[16] PRENDERGAST P J, HUISKES R, SOBALLE K. ESE Research Award 1996. Biophysical stimuli on cells during tissue differentiation at implant interface [J]. J Biomech, 1997, 30 (6): 539-548.

[17] WHITE A A 3rd, PANJABI M M, SOUTHWICK W O. The Four Biomechanical Stages of Fracture Repair [J]. J Bone Joint Surg Am, 1977, 59 (2): 188-192.

[18] 戴尅戎. 微创外科理念的形成与发展 [J]. 中华创伤杂志, 2005, 21 (1): 18-20.

[19] 裴国献, 任高宏. 21 世纪骨科领域新技术—— 微创外科 [J]. 中华创伤骨科杂志, 2002, 4 (2): 89-95.

[20] 王亦璁. 骨折治疗的微创术式 [J]. 中华骨科杂志, 2002, 22 (3): 190-192.

[21] BANKS S A. Haptic robotics enable a systems approach to design of a minimally invasive modular knee arthroplasty [J]. Am J Orthop (Belle Mead NJ), 2009, 38 (2 Suppl): 23-27.

[22] ROCHE M W, AUGUSTIN D, CONDITT M A. Accuracy of robotically assisted UKA [J]. J Bone Joint Surg (Br), 2010, 92-B (Suppl): 127.

[23] BARGAR W L. Robots in orthopaedic surgery: past, present, and future [J]. Clin Orthop Relat Res, 2007, 463: 31-36.

[24] WOLF A, JARAMAZ B, LISIEN B, et al. MBARS: mini bone-attached robotic system for joint arthroplasty [J]. Int J Med Robot, 2005, 1 (2): 101-121.

[25] PLASKOS C, CINQUIN P, LAVALLÉE S, et al. Praxiteles: a miniature bone-mounted robot for minimal access total knee arthroplasty [J]. Int J Med Robot, 2005, 1 (4): 67-79.

[26] NOLTE L P, BEUFLER T. Basic principles of CAOS [J]. Injury, 2004, 35 Suppl 1: S-A6-16.

[27] LANGLOTZ F. Potential pitfalls of computer aided orthopedic surgery [J]. Injury, 2004, 35 (1-supp-s): 17-23.

[28] PELTIER L F. The history of hip surgery[M]// CALLAGHAN J J, ROSENBERG A G, RUBASH H E. The Adult Hip. Phialdelphia: Lippincott, 1998: 4-19.

[29] MCCORMICK P H, TANNER W A, KEANE F B, et al. Minimally invasive techniques in common surgical procedures: implications for training [J]. Ir J Med Sci, 2003, 172 (1): 27-29.

[30] MABREY J D, REINIG K D, CANNON W D. Virtual Reality in orthopaedics: is it a reality？ [J]. Clin Orthop Relat Res, 2010, 468 (10): 2586-2591.

[31] GU L, XU J, PETERS T M. Novel multistage three-dimensional medical image segmentation: methodology and validation [J]. IEEE Trans Inf Technol Biomed, 2006, 10 (4): 740-748.

第八十七章
先天性骨与关节畸形

人类身体各部都有正常差异。差别过大时则无论外观和功能都将受损。骨和关节的先天性畸形，可导致小儿运动系统功能障碍。近年来其发生率有增加趋势，原因可能是异常的新生儿的存活较前增加。

第一节　骨和关节先天性畸形的病因学

1952 年 Duraiswami PK 将胰岛素注入鸡蛋内而产生畸形，如畸形足、脊柱裂、胫骨假关节和软骨发育不良等。该实验不仅证明某些致畸因素可导致肢体外形缺陷，还可影响细胞的转化，如骨纤维结构不良。

一、形态发生异常的相关名词

形态发生（morphogenesis）异常可分为四大类。

1. 畸形（malformation）　发生在器官形成阶段引发的缺陷，发生的原因是致畸因素（teratogen）造成或是遗传。多因素遗传是先天性骨关节畸形最常见的原因，新生儿中有明显畸形的约占 3%，另外还有 3% 的畸形为日后逐渐被发现。大约 20% 的围产期死亡是因为先天性畸形。小婴儿中常有多发先天性轻微异常。一旦发现异常，应尽快查找有无重要畸形。肌肉骨骼方面的问题约占先天性畸形的 1/3，髋关节发育不良和畸形约占肌肉骨骼畸形中的半数。

遗传性疾患可在婴儿时期有所表现，不少的婴儿期肌肉骨骼系统畸形是由于环境因素（如营养不良、感染和外伤）所致。

2. 发育不良（dysplasia）　是由于出生前后生长的异常，多系内在因素造成。

3. 断裂（disruption）　妊娠后因致畸因素、外伤或其他物理因素加害了胎儿而影响了生长，如羊膜条索可致肢体束带畸形。

4. 变形（deformation）　妊娠后期因子宫内挤压而引发的。这类畸形较轻，多在婴儿期自然消失。

怀孕最初 2 个月以内大多数器官均已形成，因此在该阶段即应着手对不利于胚胎发育的因素加以预防。例如为了避免发生脊柱裂，则应补充叶酸或消除其他致畸因素。

二、致畸因素

（一）内在因素

基因变异和染色体异常：人类基因组工程的最终目标是确定全人类全部染色体的分子序列。对人类基因组的这种详尽认识最终将发现所有致病的基因。这些基因的特征对从细胞和分子水平上解释病理生理过程的价值是无法估量的。这些新发现必然会为所有医学领域包括矫形外科提供诊断及治疗的有效手段。DNA 是由腺苷酸（A）、鸟苷酸（G）、胸腺嘧啶（T）和胞嘧啶（C）四种碱基所组成的双股螺旋结构。人类遗传学的全量或称基因组，含 50 000~100 000 个基因。这些基因存在于 23 对染色体中。每个常染色体或称非性染色体，在所有体细胞中以一对同源染色体的形式存在。男性体细胞含一个 X 及一个 Y 染色体；女性体细胞含有一对 X 染色体。性细胞包含每个染色体的二套复制品，产生精子、卵子，只含一个同源染色体。染色体结构缺陷可自然发生或继发于致畸形因素的作用。结构缺陷大致有某一臂的反向（inversion）、缺失（deletion）、重复（duplication）或移位（translocation）（图87-1）。

由于特定基因突变导致单基因异常的疾病可分为以下三种类型：①常染色体隐性遗传疾病，常染色体隐性遗传疾病携带者往往在生育患病的子代以后才能被发现；②常染色体显性遗传疾病，如大多数的成骨不全，只需出现一个突变基因即可发病；③X连锁隐性疾病，血友病则是遗传基因传给男性下一代时，遗传变异始终占优势，因男性只有一个X染色体的复本。女性主要作为携带者，在多数情况下只有在两个突变基因的复本同时出现时才发病。

从光谱中可观察到基因的表达，但目前对基因的数目异常和缺陷位置尚无明确解释。多数学者认为用不同的成因解释畸形，同时成因不同治疗的结果也不同。在确定致病基因以后，才能设法用一个功能正常的基因取代缺陷基因。这种介入的类型统称为基因治疗。

发现新的致病基因和对遗传分析的逐步简化，以后定能对临床医学产生重大影响。目前从文献报道中已发现超过20种肌肉骨骼疾病与特定的基因或染色体有关。

成骨不全有从轻度频繁骨折到围产期致死等不同的临床表现，因受累的Ⅰ型胶原链以及突变的类型和位点不同导致临床表现各异，对基因的全面分析始能预测各种类型的分子缺陷导致的不同表现型。

诊断学进展和新知识使我们更全面了解遗传病并能不断改进治疗方法。基因本身也可成为治疗手段。基因治疗虽处在幼稚阶段，无疑将改变矫形外科医师治疗病人的方式。

基因治疗本身可分成两类：种系细胞治疗和体细胞治疗。种系细胞治疗，可致永久性遗传学改变，即可传递给该个体的后代。关于种系细胞治疗的

伦理后果有许多争论，现在和将来都不会推广这种疗法。体细胞治疗，类似器官或组织移植，并不改变胚细胞，而且基因的改变只限于该病人本身。

随着更多的人类基因组的发现，临床医学的面貌将发生根本改变。

（二）外在因素

1. 机械性　羊膜异常断裂可致束带畸形；压迫可致肢体变形，如跟骨外翻足或仰趾外翻足。

2. 体内致畸因素　母体感染，如风疹、巨细胞病毒、水痘、弓形虫病和梅毒等。

3. 母亲罹病　如糖尿病、其他内分泌病以及高热等。

4. 药物和化学物质　酒精、细胞毒性药物、苯妥英钠、锂、沙利度胺（thalidomide）等。

5. 环境因素　放射物、汞、缺氧症等。

从1万例新生儿的调查中发现，有174例畸形儿；其中45例需接受矫形外科治疗，包括畸形足16例、髋关节脱位5例、神经管发育缺陷13例。

许多患儿的家长都迫切希望了解他们孩子发生畸形的原因。对此不应过于简单地回答，只讲"不知道"或"还没有研究明白"，而应耐心地回答为：50%原因不明；25%是多因素的；10%为染色体异常；8%为单一因素；7%为环境因素，包括母亲糖尿病、服药和感染等。这样更符合当前医学科学的发展水平和有针对性地配合计划生育工作。

三、畸形的类型

1. 单一发育区受累　如脊柱先天性半椎体畸形、多指/趾畸形等。

2. 继发畸形　羊水过少致肢体受压，生后可出现畸形足和髋关节脱位。又如神经管发育不良导致的畸形足或麻痹性髋关节脱位。

3. 综合征　单一原因造成的多种畸形，如结缔组织中甘油蛋白（glyceroprotein）、原纤维蛋白（fibrillin）异常所致的马方综合征（Marfan's

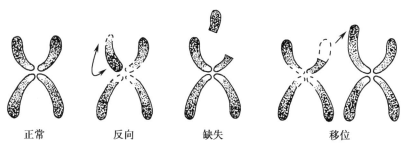

正常　　　　反向　　　　缺失　　　　移位

图 87-1　染色体结构异常

syndrome)。因正常心脏、眼和骨骼组织中均含有原纤维蛋白，故造成的影响是多方面的。

4. 并发畸形 指多发畸形而彼此无明确关联，如 VACTERL/VATER 联合征，包括拇指关节和并指等手、脚、耳的异常，直肠肛门畸形，感觉神经性耳聋以及合并食管闭锁和肾脏异常。

上述描述有助于临床医师对某一先天性畸形有更加全面的认识，无论在诊断或治疗上都要作整体考虑，以提高处理的水平。

（潘少川）

第二节　先天性肌性斜颈

单侧胸锁乳突肌挛缩可导致先天性肌性斜颈（congenital muscular torticollis），女性较为多见。

【病因学】

因胸锁乳突肌纤维化逐渐挛缩而造成斜颈外观。对肌肉纤维化的原因尚不十分明了。最早有肌肉内静脉回流受阻的学说。实验证实，肌肉内的动脉完全闭合可引起肌肉的坏死或萎缩而不出现纤维化。肌肉内的出血无论损伤神经与否，也不发生肌肉的纤维化。臀位或产钳助产的新生儿中发现肌性斜颈的较为多见，因而有人认为外伤致肌肉断裂产生血肿，最终导致肌肉纤维化。但手术标本的镜下检查从未见到有出血和含铁血黄素，故不支持肌肉纤维化系外伤后的反应。究竟是臀位诱发肌性斜颈，还是肌性斜颈引起臀位或宫内体位异常，均难断定。75% 的肌性斜颈发生在右侧；每5 个肌性斜颈患儿中可见到 1 例髋关节发育不良。这说明先天性因素在起作用。虽家族史不能说明有遗传倾向，但有肌性斜颈发生于同卵孪生的文献报道。

【临床表现】

肌性斜颈很少在出生时被发现，出生 1 周后在胸锁乳突肌的下部出现一肿物，2~3 周后头向对侧旋转，颈部活动似有限制。平卧时患儿总是睡在患侧，从而使患侧头部较为平坦。局部触诊可摸到一个硬性、没有压痛的梭形肿物。通常胸骨头和锁骨头均受累，该肿物出现 2~4 周后有所增大，有如成人拇指，以后逐渐缩小，绝大多数可自然消退。少数未治疗又未缓解的，逐渐双侧面部发育不对称，健侧面颊明显肥大。患侧眼的外眦与同侧口角的距离大于健侧。

偶有不是因为胸锁乳突肌纤维化而造成的肌性斜颈，有文献报道因前斜角肌挛缩和肩胛舌骨肌短缩所致的斜颈，后者可伴有喉头和气管被拉向患侧。

【鉴别诊断】

1. 先天性异常 姿势性斜颈、颈椎半椎体、单侧环椎颅底融合和先天性单侧胸锁乳突肌缺失均偶可见到。

2. 外伤 C_1~C_2 旋转性脱位和颈椎骨折。

3. 炎症 一侧颈部淋巴结炎、环椎充血性自发性半脱位和类风湿性关节炎。仔细询问病史均可获得诊断线索。

4. 神经性疾患 最常见的有"眼性斜颈"，如垂直斜视（即麻痹性斜视），占眼性斜视的 80% 以上。此外，还有脊髓空洞症、颈段脊髓肿瘤、后颅窝脑膜瘤和急性颈椎间盘钙化，往往为多学科问题，需请眼科、放射科和神经外科医师会诊。

【治疗】

一旦确诊可选择生活矫正疗法，即从患侧喂养嬉戏。另外，局部按摩较手法被动牵拉安全。待生后 5~6 个月龄时可在保证呼吸道通畅，不致发生堵嘴的条件下，采用俯卧位睡眠，有利于矫正旋转畸形体位。总之，约 90% 的患儿在生后 2 年可自愈；仅 10% 的患儿最终需手术松解，保守疗法无效或患儿就诊已迟的适于手术。超过 3 岁的患儿，其纤维化的胸锁乳突肌被紧张的纤维条索替代。颈部向患侧旋转平均受限 30°、面部发育不对称均为手术适应证。手术方法有三种：①胸骨头和锁骨头下方一端切断松解；②锁骨头缝接在预留的胸骨头残端的延长术；③胸锁乳突肌上下两端切断松解。上下两端切断松解的疗效优于下端切断松解。下端松解更适用于婴幼儿，上下两端松解更适用于儿童或畸形较重的病例。延长法可保留颈前方正常肌肉轮廓，但操作复杂，延长程度不易掌握，多不需要。

无论采用哪种手术方法，都应防止损伤颈部血管、副神经、膈神经和舌下神经。在做上端切断术时，还应避免损伤在耳下通过的面神经。

对较大儿童，术后最好加用支具或石膏保持适当矫枉过正的体位 1~2 个月。

（潘少川）

第三节 短颈综合征

短颈综合征又称 Klippel-Feil 综合征,也称先天性颈椎融合。本病可分三型:第 I 型为多数颈椎椎体、寰椎和上胸椎的广泛融合;第 II 型包括颈椎 1~2 节椎体融合,伴先天性半椎体、寰椎和颅底融合以及其他畸形;第 III 型颈椎融合并发下胸椎或上腰椎的融合。

【病因学】

本病为胚胎第 3~8 周中胚层原椎的分节不良所致。具体病因尚不清楚,多认为系常染色体显性遗传,见于 C_2 和 C_3 之间融合的病人。

【临床所见和并发畸形】

临床表现与畸形的严重程度有关,若只有 2~3 节椎体融合,多系拍 X 线片时偶然发现的。融合范围较大的颈部较短,颈部活动度明显受限,颈部的前屈、后伸较侧方活动好些。颈部两侧常有颈蹼,起于乳突部向外下到肩峰,又称颈翼(pterygium colli)。颈蹼从外观上增加了颈部的宽度,蹼内包含肌肉、筋膜和皮肤。

有些病例并发斜颈,或为胸锁乳突肌挛缩或因骨性畸形,并发高肩胛症、脊柱侧弯、颈肋、肋骨融合、拇指发育不良、赘生指、胸小肌发育不良、畸形足以及骶椎发育不良等。

与短颈综合征同时存在的泌尿系统畸形有肾发育不全、马蹄肾、肾盂积水、肾小管扩张、异位肾等。静脉肾盂造影对诊断有价值。

心血管系统的并发畸形以室间隔缺损最为多见,还可能有动脉导管未闭、主动脉狭窄等。

此外,短颈综合征常并发耳聋,由于听力低下可引发语言障碍。

不自主的协同动作使双手同时运动,而不能单手单独动作。

神经系统症状可能因脊髓或神经根受压而出现异常。神经麻痹、腹直肌麻痹、眼睑下垂以及腭裂等都可并发。

【X 线检查】

放射线造影对诊断和了解畸形范围很有帮助,常由于下颌骨与颈椎重叠而妨碍观察。有时不得不依赖椎板造影术。椎体常扁而宽,椎间隙狭窄甚至消失,颈椎的椎板裂也很常见。鉴别诊断要注意区别双侧高肩胛症、骨折或类风湿等后天原因造成的颈椎椎体融合。侧方屈曲和前屈后伸位的颈椎 X 线片可显示椎体的稳定程度和病变部位,对年幼小儿椎板融合较前方椎体融合更显而易见。

【治疗】

生后宜尽早开始牵动理疗,以增加颈椎的活动度,长期坚持终能生效。Milwaukee 支具有些撑开作用,特别是对并发侧弯后突的病例有益。颈椎不稳定的病例应行脊柱融合术,手术要着眼于改善外观和功能两个方面。

(潘少川)

第四节 先天性肩关节脱位和半脱位

先天性肩关节脱位(congenital dislocation of the shoulder)非常罕见。发育性脱位可见于臂丛神经麻痹或儿童时期自发性脱位。多数脱位系外伤所致。习惯性肩关节脱位可见于儿童和青少年的关节松弛。一侧或双侧肩关节脱位或半脱位的治疗相当困难。肩关节的适当运动,避免引起自发性脱位的动作对患儿有益。经过一段时间不再复发,可望自愈。

(潘少川)

第五节　先天性高肩胛症

先天性高肩胛症(congenital high scapula)在文献中也称为 Sprengel 畸形。Eulenberg 曾于 1863 年对本病有所描述,1880 年 Willet 和 Walsham 提出了切除肩椎骨的治疗方法,最终于 1891 年德国医师 Sprengel 详细介绍本畸形,故又称本病为 Sprengel 畸形。

【病因】

肩胛骨系胚胎第 5 周时在颈部形成,在第 10 周时逐渐向胸廓外侧的背部下移。在下移过程中遇到障碍则形成本病。发病与肩胛骨本身无关,而是与脊柱、运动神经根及附近肌肉发育短小有关。此外,还有学者报道本畸形的形成与脑脊液分泌过多或吸收不良而形成皮下扩散,导致炎症反应所致,即所谓的"水泡理论"。有些学者除用此理论解释高肩胛症的发病原因外,还用以说明许多其他畸形,如短颈综合征,肱、桡、尺骨变异和并指等畸形的成因。

【临床表现】

患侧肩胛骨高位,整体小,横径较正常者宽,并有一定程度的旋转,使肩外形异常,颈肩角变钝,肩部向后上隆起。该侧肩关节外展有一定程度受限。

约有 25% 的患儿有肩椎骨(omovertebral bone)。该异常的骨组织从肩胛骨的内上角连接颈椎下方,有些病例是以纤维组织或软骨构成这种异常的连接。

并发畸形包括脊柱侧弯(39%)、椎板裂(28%)、脊髓纵裂(3%~20%)、肋骨畸形(25%)、短颈畸形(20%)等。

【分类及治疗】

Ⅰ度:不太影响美观,肩外展功能不受限,无需治疗。

Ⅱ度:外观畸形明显,肩外展受限,宜采用 Woodward 手术和锁骨截骨术治疗。锁骨截骨术一般截断 2~3 处以使锁骨变软从而预防因肩胛骨下移而并发臂丛神经损伤。为此,锁骨截骨应在下移肩胛骨前,预先做好。

Ⅲ度:严重影响外观,肩外展受限明显,有肩椎骨,应行 Woodward 手术、锁骨截骨和肩椎骨切除术。

过去有多种手术方法治疗本病,但手术打击过大,效果并不理想。

目前多数学者认为 Woodward 设计的手术为最佳方案。沿中线从 C_1 到 T_9 的棘突作切口,从 C_4 切断部分斜方肌,将大小菱形肌翻起,斜方肌连同肩胛骨向下剥离数厘米,经此切口可从骨膜外切除肩椎骨,助手下推肩胛骨,前锯肌、背阔肌使之下移,再与肩胛骨的脊柱缘错位缝合。斜方肌在 T_9 部分未剥离。对肩胛骨下移后该区域出现的松弛部分加以修整。

(潘少川)

第六节　先天性锁骨假关节

先天性锁骨假关节(congenital pseudarthrosis of the clavicle)是一种原因不明的罕见疾病。假关节可能是锁骨两个骨化中心未能正常融合或是因锁骨下动脉搏动磨蚀的结果。经常发生在右侧锁骨。

【临床表现】

假关节使锁骨局部隆起,该侧肩关节间隙变窄,有些患儿肩部活动力弱。X 线片可见锁骨中部缺陷,还可并发胸廓出口综合征(臂丛神经和血管受压)。长期随访发现本病对功能影响不大,多只影响外观。

【治疗】

手术能消除锁骨局部的隆起并能改善双肩的不对称。切口瘢痕如位于锁骨下方则不太明显,注意切口长度和采用皮内缝合则外观较好。

1. 早期手术　可在婴幼儿时期切除假关节的硬化段,小心剥离保留套袖状骨膜,以粗的可吸收线缝接。无须内固定和植骨。骨表面不规则通过塑形可消除。

2. 晚期手术　学龄前和学龄儿童常需克氏针或钢板内固定并加用自体骨移植,以促进愈合。

(潘少川)

第七节 先天性上肢畸形

一、先天性桡尺骨融合

先天性桡尺骨融合(congenital radioulnar synos-tosis),融合部位多在桡尺骨近端,同时前臂固定于不同程度的旋前位。病变可为单侧或双侧,大约60%的患儿为双侧融合。男女性别无明显差异。

【病因学】

有的患儿为显性遗传,系胚胎上肢纵向分节的发育停滞,桡尺骨均源于中胚层的软骨柱状组织,胚胎第5周上肢的下端靠近躯干。随后该柱状软骨成熟,演变成桡尺骨介于旋前和旋后位之间的中立位。二者未能分开或二者的近端因有中胚组织填充而骨化形成融合。

有理论认为本病是一种返祖现象,桡尺骨融合在低级脊椎动物属正常所见。

【分型】

本病可分为以下三型:

1. 第一型 真性融合。桡尺骨近端完全融合,二者之间只有松质骨而无皮质骨。桡骨头可与尺骨近端连为一体或根本没有桡骨头,称为"无头型"。桡骨干较正常者弯曲,似比尺骨略长且粗,桡尺骨远端关节发育正常,无头型的多为双侧发病。

2. 第二型 桡骨头变形并向后脱位。桡骨近端与尺骨干的近端融合。第二型并发于桡骨头脱位,发生在胎儿晚期。

3. 第三型 桡尺骨近端的稍下方被一短而厚的骨间韧带限制致前臂不能作旋前和旋后运动。有如二者之间有骨性融合。本型罕见,并非真性骨性融合,但因其主要体征为前臂旋转严重受限,故分类在此。

【临床所见】

桡尺骨的正常旋转运动丧失,前臂多处于中等度或过度旋前位。借肩关节旋转补偿前臂不能旋后,但最终手掌也不能达到充分旋后位。肘、腕关节的活动范围均正常,但偶有肘关节活动轻度受限的。

功能障碍程度视前臂固定的异常旋转位置而定。患儿扭转门柄、系紧纽扣和用餐具时有困难。

患侧前臂轻度萎缩,外观有扭曲状,在桡骨头部位常因其前后移位或发育不良而有局部的皮肤凹陷。

【治疗】

每个患儿应分别制定其治疗方针。手术分离融合的桡尺关节,因前臂旋转肌群未发育致疗效不佳。对前臂呈高度旋前位的患儿,可行尺桡骨截骨术,将前臂置于中立的功能位。术后在肩关节的协助下可明显改善患侧前臂和手部功能。

二、先天性桡骨头脱位

先天性桡骨头脱位(congenital dislocation of the radial head)不并发其他先天性畸形的非常罕见。前脱位者多属于外伤所致。

桡骨头脱位的方向有的向前,有的向后或向外。多数为单侧脱位。文献中亦有父女均患双侧桡骨头后脱位的报道。还有的是发育性桡骨头后脱位而非外伤性。同时可伴尺骨上端向后弯曲。畸形为进行性的,主要受累的是桡骨近端骺板,因而影响桡骨正常发育。

【诊断】

病理和临床表现取决于患儿就诊年龄和脱位的方向。本病很少在生后马上被发现,大都在儿童时期因轻微外伤而被查出。通常肘关节无症状,有时主诉为肘部轻微弹响或肘关节伸屈活动轻度受限。

尺骨弯曲,其突出的方向与脱位的类型有关。桡骨头前脱位的,尺骨弯曲突向前方;后脱位的突向后方;侧方移位的突向外侧。前脱位的肘关节屈曲受限较明显,在肘前窝可触及桡骨头。后方脱位的也会影响肘关节的伸直,在肘后方也可能触及桡骨头。

X线片可显示如下变化:沿桡骨长轴画一条直线,其延长线不能像正常一样通过肱骨小头。桡骨头的上缘呈半球形,其颈部与肱骨小头相关节,二者接触部可呈凹陷状。

重要的是要与外伤性桡骨头脱位相鉴别,外伤性脱位的损伤类型有漏诊的孟氏(Monteggia)骨折脱位、桡骨颈骨折、牵拉肘以及偶见于桡骨头外伤性脱位伴有其他损伤。尺骨弯曲并不是先天性桡骨头脱位的病因,有时属未复位的外伤性桡骨头脱位。先天性桡骨头脱位的可靠体征是肱骨小头明显发育不良和桡骨头呈卵圆状。主要致病缺陷很可能是肱骨小头未正常发育,而桡骨头的变形只是继发的适应性改变。桡骨干相对加长是先天性和外伤性桡骨头脱位的共同表现。桡骨头附近的软组织骨化提示为未整复的外伤性脱位。肘关节造影对确诊新生儿和婴儿桡骨头脱位有用。

【治疗】

在新生儿和婴儿时期诊断的,可先行手法复位。桡骨头后脱位用前臂旋后并伸展肘关节的方法多可复位。相反,前脱位时屈肘可复位,复位后用长臂石膏制动4~6周。

手法复位成功的机会较少,对3岁以上的患儿宜行手术复位同时短缩桡骨。桡骨的短缩部位宜在骨干中部,旋前圆肌止点处(靠近桡骨颈截骨可能影响其生长,甚至发生桡尺融合)切开复位。手术入路:前脱位用肘前方切口;后脱位宜选用肘后切口。前脱位如肱二头肌腱挛缩成为致畸因素的,应在其肌肉和肌腱的联接部行Z形分段延长。有时环状韧带纤维化,无法修复会变成复位的障碍。此时宜切除环状韧带,用肱三头肌一条筋膜重新做成一个新的环状韧带。从骨干短缩截骨处逆行送入一枚克氏针,经肘关节贯穿肱骨小头,然后再回送到桡骨干的远端。保持桡骨头复位。术后以长臂石膏固定,6周后拆除并拔除钢针。以后练习肘关节活动。肘关节再用夹板保持3个月。大儿童一般很难复位,有症状的可等到20岁以后行桡骨头切除。

三、先天性桡骨纵向缺失

先天性桡骨纵向缺失(congenital longitudinal redial deficiencies)是由一组畸形组成,可由简单的桡骨发育不良直到桡骨完全缺失。

【发生率】

本病罕见,约每十万新生儿中可见1例。双侧约占半数,单侧者右侧约为左侧的2倍,男女之比为1.5:1。

【病因学】

根据胚胎肢芽的发育过程显示,肱骨、尺骨、2块腕骨,第五掌骨和第五指骨的3块指骨构成上肢的主干。桡骨、腕舟状骨、大多角骨、第一掌骨和拇指的两节指骨组成第一分支。第二、三和四分支包括小指、中指和环指以及对应的腕骨和掌骨。本畸形为上肢的第一分枝的发育缺陷。病因为多因素致病,每与其他内脏异常组成综合征,如并发心脏畸形的Holt-Oram综合征(房间隔缺损并发桡骨缺失)。

【病理学】

先天性桡骨纵向缺失可有三种类型。

1. Ⅰ型　为桡骨发育不全(hypoplasia of the radius),系最轻型。桡骨因远端骺板缺失,骨骺骨化延迟故桡骨远端短缩。腕骨桡向动作加大。腕舟骨、大多角骨发育不全,拇指发育落后。

2. Ⅱ型　常有桡骨中下段缺失,肘关节尚稳定。残存的桡骨均与尺骨有融合,偶尔与肱骨融合。尺骨短、弯且增粗,腕关节因无桡骨作为基础而不稳定,有桡偏畸形。

3. Ⅲ型　表现为桡骨完全缺失,最为常见,约占病例总数的50%,手与前臂成90°角,在屈肘的体位,手的桡偏可与前臂平行。此型的腕舟骨、大多角骨、第一掌骨和拇指的指骨常完全缺失。肱骨多较正常的短,肱骨小头均发育不全,肱骨下端的各骨骺骨化晚。尺骨与腕骨之间没有关节软骨而为纤维组织连接。腕骨有的向桡骨和掌侧移位。若不及时治疗,畸形随年龄增长而加重。桡偏手并不单是桡侧骨性畸形,同时也有肌肉、神经和血管的异常。肌肉变化主要是起自桡骨的伸肌缺失、发育不全或纤维化,肱二头肌长头多缺失。肌皮神经常缺失。尺动脉正常,是前臂和手部供血的唯一来源,术中切勿损伤。桡动脉和掌侧动脉随桡骨畸形的程度也相应发育不全。

【临床所见】

前臂变短,向桡侧弯曲,尺骨茎突明显隆起,而桡骨茎突触摸不到。单侧畸形多由健侧上肢发挥作用,而双侧畸形则严重影响功能,如穿衣、吃饭、洗漱均有很大困难。桡侧的两根手指功能丧失,而尺侧两根手指还能起一些作用。拇指发育不全,非常短小由皮肤和软组织与手相连,无甚活动能力。

【治疗】

桡骨发育不全的,早期可用牵引石膏,夜间夹板等方法矫正挛缩畸形,患儿8~10岁后可做桡骨延长术,必要时在12~14岁时再行分期延长。

桡偏加重、腕关节不稳定、外观畸形严重者可行腕骨中央化(centralization),将腕骨与尺骨融合并加内固定术。

四、先天性尺骨纵向缺失

先天性尺骨纵向缺失(congenital longitudinal deficiency of the ulna)可能是上肢最罕见的畸形。文献中称之为尺侧畸形手(ulnar club hand)、尺侧畸形肢(ulnar dysmelia)或轴旁尺侧半肢(para-axial ulnar hemimelia)等。

【分类】

根据Ogden的划分,本畸形有三型:Ⅰ型,除远端骨骺发育不全外,全尺骨正常;Ⅱ型,尺骨远端及其骨骺缺失;Ⅲ型,全尺骨缺失。但随着年龄增长至大儿童期,原尺骨的纤维软骨始基再骨化者应改划为Ⅱ型。Swanson采用解剖形态和功能影响分为轻、中、重三型。轻型为尺骨轻微短缩(与Ogden Ⅰ型一致);中型为尺骨大部缺失,桡骨弯曲,桡骨头脱位同时有尺侧手指缺失;重型为尺骨完全缺失,尺侧手指也缺失,桡骨正常或轻微弯曲,甚或与肱骨融合。

此外,本畸形可并发同侧肩胛骨发育不全、肱骨短缩、尺骨手指发育落后以及先天性脊柱侧弯。有时伴有股骨近端局部发育不良、发育性髋关节脱位、髌骨缺失和畸形足。有时先天性尺骨纵向缺失可见于Cornelia De Lange综合征(面部特征为半月形"鱼"嘴,翻鼻孔,眼距窄;脑发育不全,肢体短小,拇指上移,小手指移位以及桡骨头脱位等)。

【治疗】

治疗方法取决于尺骨畸形的类型和患儿年龄。

Ⅰ型:患儿尺骨短但完整,最初宜用手、腕和前臂的支具防止腕关节移位。患儿长到8岁左右可行尺骨延长。

Ⅱ型:尺骨远端包括骨骺缺失,宜在生后6~12个月内切除尺骨远端纤维软骨始基,松解附着在桡骨和腕骨上的肌腱,以免妨碍残留的尺骨生长。同时预防桡骨的弯曲。对本型应强调及早治疗。

Ⅲ型:尺骨完全缺失,在6~12个月内切除尺骨的纤维软骨始基。桡骨弯曲的,可行截骨术矫正。若有肱桡融合的,可行肱骨和桡骨延长术,以改善短缩。

(潘少川)

第八节　手部先天性畸形

手部先天性畸形比较常见,但其发病率尚缺乏准确和理想的统计,而且各地报道差异很大。欧洲的研究表明,肢体缺损为新生儿的59.1/10 000;Woolf等(1974年)统计1951—1967年间,发生率为成活新生儿的1/1 064;Leck报道,英国伯明翰1950—1962年间发生率为成活和死亡新生儿的1/2 228;Lamb等在7个国际医院的调查,上肢先天性畸形为18/10 000。1974年,新生儿缺陷监测系统国际情报所开始进行预防新生儿缺陷的任务。目前有23个国家的27个中心参加,其发生率为2.3/10 000~9.5/10 000。王炜(1985年)曾对上海市35万新生儿出生记录进行调查,上肢先天畸形的发生率为0.85‰。

一、病因

上肢先天畸形的病因虽有很多还不清楚,但可能与两个主要因素有关,即内因——遗传因素,外因——胚胎所处环境的影响。Wiodemann(1962年)认为约20%的畸形是由于遗传,20%是单纯由外环境影响所致,剩余部分可能是由于遗传和环境因素相互作用的结果(Fraser,1959年)。

1. 遗传因素　大多数先天畸形是由于遗传。有人认为5%的手部畸形是遗传所致。Aperrt综合征的短指畸形和Holt-Oram综合征是单纯遗传引起手部先天畸形的例子。李守民报道一个家系4代中连续出现16例拇指畸形病人,畸形的特点是双手均呈多指畸形以及拇指三节畸形,且病人双亲之一必是手足6指(趾)畸形者,但是配偶双方均无畸形者其子代中无一例畸形病人出现,符合常染色体显性遗传病的发病特点。蔡太生报道5个多指(趾)畸形的家系,在56人中有病人9人,其中2个家系多指(趾)畸形属常染色体显性遗传。在双亲正常时,一个孩子有缺陷,则下一孩子有缺陷的可能性比正常大25倍。

2. 环境因素　从胚胎发育过程来看,上肢基本成分的形成主要在胚胎早期,从第3周开始,至第7周已基本形成(图87-2)。因此,胚胎所处的环境在妊娠开始的3个月对其生长和发育影响是关键性阶段。目前,从临床实践观察,已知能致畸的环境因素如下:

(1)母亲的营养:如铜、碘、维生素A、维生素B₂、维生素D等缺乏。

(2)化学因素:抗生素、缺氧症、某些药物。1956—1962年在中欧,很多早孕妇女服镇静剂沙利度胺(thalidomide),致大量胎儿畸形,尤以上肢为多。

(3)放射线:X线照射、核辐射的影响等。

(4)内分泌因素:糖尿病产物的影响,可使先天性畸形的发生率增加5~7倍。

(5)感染:如早孕妇女患流行性蔷薇疹,先天性畸形可高达40%~80%。

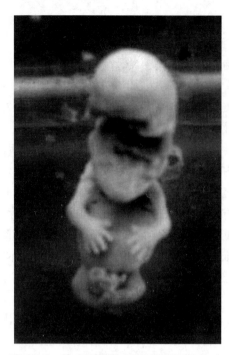

图 87-2　第 8 周胚胎,上肢及手已形成

(6)创伤:特别是母亲的严重创伤。

由于很多先天性畸形在治疗上十分困难,了解

上述可能的致畸因素,在妊娠开始 3 个月,特别是妊娠开始 2 个月内尽量予以避免,可以减少先天性畸形的发生。

二、分类

　　1951 年 O'Rahilly 提出了长骨缺损的简单分类,主要包括缺损导致远端一定关节的所有结构缺失(终末缺损,terminal defect)和保留正常远端结构的节段性缺损(间介缺损,intercedlary defect)。随后 Franf 和 O'Rahilly(1968 年)、Burfch(1966 年)进一步将其发展,在此基础上 Swanson 等(1968 年)以畸形发生的机制,将其分为 6 个类型。国际假肢和矫形外科学会于 1972 年在 Dundee 和 1974 年在 Montreux 对这个分类和其他的分类方法进行了讨论。Swanson 于 1976 年根据胚胎学发育障碍将上肢先天性畸形分为 7 类,并进行了详细的描述。并于 1983 年再次发表了对于其亚型详细描述的分类,从而形成了现今沿用的国际手外科学会联合会手部先天性畸形的分类(IFSSH 分类)法(表 87-1)。

表 87-1　IFSSH 分类

Ⅰ.肢体形成障碍
A.横向肢体缺损
1.肩部
a.肩部水平(无肢畸形)(图 87-3)
b.锁骨
2.臂部
上臂水平
①上臂高位(图 87-4A)
②上臂低位(近肘关节)
3.肘部水平
4.前臂水平(图 87-4B)
5.腕部水平(无手畸形)(图 87-4C)
6.腕骨部水平(无掌骨存在)
a.近排腕骨
b.远排腕骨
7.掌骨部水平(无指畸形)
8.指骨水平
B.纵向肢体缺损
1.桡侧列(轴前)
桡侧列缺失
①桡骨正常
(a)拇指发育不全-功能正常
(b)拇指发育不全-无功能
(c)拇指缺失
②桡骨发育不全(完全但短小)

③桡骨部分缺失(远端缺失)
④桡骨完全缺失
⑤鱼际肌发育不全或缺如
2.尺侧列(轴后)
尺侧列缺失
①尺骨正常
(a)掌、指骨发育不全
(b)掌骨发育不全、指骨缺失
(c)掌、指骨缺失
②尺骨发育不全(完全但短小)
③尺骨部分缺失(远端缺失)
④尺骨完全缺失
⑤尺骨缺失伴肱、桡骨骨性融合
⑥小鱼际肌发育不全或缺失
3.中间列缺失(分裂手)
①典型分裂手(缺失型)
②非典型分裂手:并指、多指、单指型
4.纵向节间(间界)型　海豹手(短肢畸形)(图 87-5)
Ⅱ.肢体分化障碍
A.累及软组织
1.散布型(disseminated)　关节挛缩症(包括先天性多关节挛缩症)
2.肩部
a.高肩胛症(undescended shoulder)
b.胸肌缺失(包括 Poland 综合征)

3. 肘和前臂异常肌肉(aberrant muscle) 长屈肌、长伸肌、手内部肌异常肌肉

4. 腕部和手

    a. 皮肤性并指(完全性和不完全性)

    b. 先天性屈曲挛缩(camptodactyly)

    c. 拇指屈曲内收畸形(thumb-in-palm deformity)

    d. 无骨畸形的斜指(肌肉、韧带和关节囊分化的继发性松弛)、桡侧/尺侧漂浮指[包括"风吹手"(windblown hand)]

    e. 先天性扳机指(手指和拇指)

B. 累及骨骼

1. 肩部 先天性肱骨内翻(congenital humerus varus)

2. 肘部骨融合 肱骨桡骨、肱骨尺骨、肘部完全性骨融合

3. 前臂 尺桡骨近端融合伴或不伴桡骨头脱位、尺桡骨远端融合

4. 腕部和手

    a. 腕骨融合:月骨-三角骨、头状骨-钩骨、舟状骨-月骨融合

    b. 掌骨融合:环指—小指掌骨融合

    c. 指骨融合(骨性并指、完全性并指):铲形手(mitten hand)(包括 Aper 手)

    d. 指关节融合(symphalangia)

    e. 先天性侧屈畸形(clinodactyly):小指、拇指(包括三角形指骨)

    f. 多节指畸形(hypersegmentation):三指节拇指

C. 先天性肿瘤致畸

1. 血管系统 血管瘤、血管畸形

2. 神经源性肿瘤

    a. 神经纤维瘤病

    b. 神经母细胞瘤(neuroblastoma)

3. 结缔组织 幼年性腱膜纤维瘤

4. 骨(不包括过度生长综合征)

    a. 骨软骨瘤病

    b. 内生软骨瘤病

    c. 骨纤维异样增殖症

    d. 骨骺异常

Ⅲ. 重复畸形

1. 整个肢体(图 87-6)

2. 肱骨、桡骨、尺骨、镜手

3. 手指 多指桡侧、中央、尺侧多指

4. 骨骺 第一指列、第二指列

Ⅳ. 过度生长

1. 整个上肢体 半侧肥大(hemihypertrophy)

2. 部分肢体肥大

3. 手指

    巨指

    ①伴有血管改变

    ②伴有神经纤维瘤病

    ③伴有骨或软骨外生骨疣

Ⅴ. 生长迟缓

1. 整个上肢

2. 前臂和手

3. 手 全手或部分手

4. 掌骨 掌骨短小畸形(brachymetacarpia)

5. 手指

    a. 短指并指畸形(brachysyndactyly)

    ①伴有胸肌缺失(Poland 综合征)

    ②不伴胸肌缺失

    b. 短指畸形:中节指骨缺失(brachymesophalangia)两节或两节以上、近节或远节指骨缺失

Ⅵ. 先天性环状缩窄综合征

1. 局灶性坏死

    a. 缩窄带(部分或环状),伴或不伴有淋巴水肿

    b. 指端并指(acrosyndactyly)

2. 截肢(宫内)腕部、掌部、手指

Ⅶ. 广泛性异常和综合征

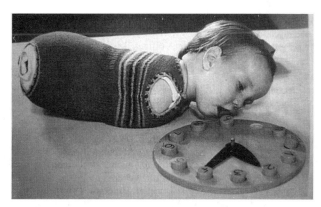

图 87-3 先天性无肢症

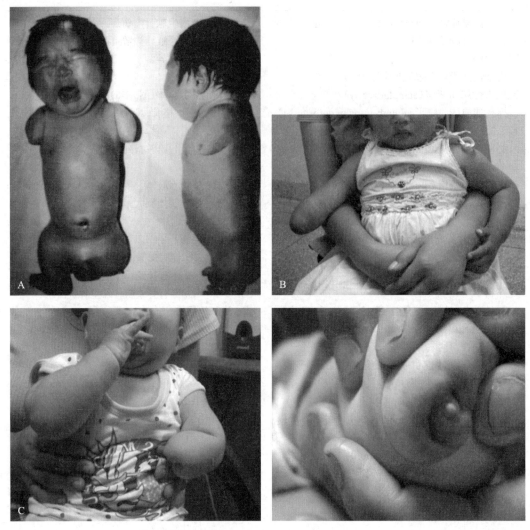

图 87-4　先天性缺肢畸形
A. 先天性缺臂；B. 先天性缺前臂；C. 先天性缺腕（无手畸形）

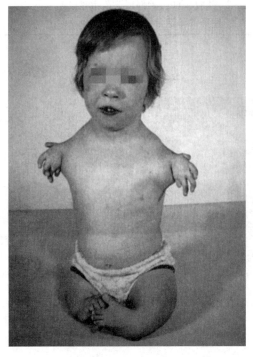

图 87-5　海豹手

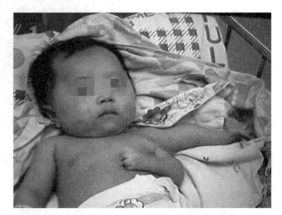

图 87-6　左上肢重复畸形

三、治疗原则

手部先天性畸形的治疗包括非手术治疗和手术治疗。非手术治疗包括夹板应用、功能训练和心理治疗以及假体的应用等,可根据不同的病情加以选择。有些治疗,如功能训练、夹板应用,在某些病例可能是仅有的治疗方法,有些病例则是术前准备和术后处理措施。

手部先天性畸形的手术治疗首先要仔细考虑预期功能效果。因此,必须了解手的基本功能、患儿手部现有的功能以及畸形发展对这些功能的影响;采用手术治疗改善患手功能的可能性;治疗的时间和这些治疗方法本身存在的问题等。

必须强调,并非每一个手部先天性畸形都需要手术治疗,当治疗不能达到明显功能改善时,应尽量避免原有手部功能进一步丧失。因此,手部先天性畸形应由有经验的医师治疗,并必须遵循下列基本原则:

1. 手部先天性畸形的治疗应包括功能和外观两个方面,原则上应以恢复功能为主。有的仅涉及外形的畸形,如末节多指,从美容角度出发,亦应进行手术治疗。

2. 必须考虑到患儿手部所保留的功能在生长发育过程中的代偿性作用,如先天性拇指缺损其食指常能逐渐代替拇指功能,应从幼小起积极加以指导和训练,如患儿已完全适应患手的功能,则不宜轻易进行手术。仅在必要时,才考虑手术治疗。

3. 手术时机应因人而异,一般应在局部组织达到足以辨认及固定的功能障碍形成前进行。通常畸形矫正手术的最好时机是2~4岁。需要进行主动功能锻炼的手术,如肌腱手术,应考虑到患儿的理解能力和主动配合度,宜于年龄稍大进行。

先天性手部畸形手术时间的选择存在争议,有的主张越早越好,有的主张于成年后手术。我们认为应根据畸形的特点和病人的具体情况而定。

(1)主张早期手术的理由是:

1)很多父母希望早日给患儿矫正畸形,以免患儿较大后由于畸形产生自卑感。同时,也解除了父母在心理上因患儿手部畸形而承受的压力。

2)防止现有畸形的发展引起继发性骨关节畸形。如不等长的并指、末节骨桥并指、交叉并指伴手指远节发育不良、先天性缩窄带、三节指骨拇指的楔形中节指骨、影响手指发育的其他畸形等最好在6个月左右即手术。

3)婴儿生理和精神上的适应性。使患儿在手术后能较好地适应由于骨与软组织的生长,所产生的手部改变和新的功能。

4)外科医生的经验。一个具有良好手外科和显微外科技术的医师,可为较小的婴儿手术而不损伤手部的精细结构。如较深的先天性环状缩窄带可在3个月的患儿手术而无困难。但是,对于一个没有经过手外科特殊训练的医师,先天性手部畸形矫正手术最好在2~3岁或学龄前进行。

(2)主张较晚手术的理由是:

1)部分患儿通过反复训练,可能可以熟练地应用畸形的手而不需要手术。

2)早期手术有损伤重要组织、骨骺和婴儿患手血供的危险。

3)较大的儿童在功能锻炼方面能够较好地配合。

4. 在患儿发育过程中,由于不同程度的生长,手部畸形会不断发展。应对患儿进行定期观察,分析患手的形态和功能。对妨碍发育的畸形,如末节骨桥并指、交叉并指伴手指远节发育不良、先天性缩窄带以及远端在同一平面的中、环指完全性并指(继续发展常致中指弯曲),均应及早手术。

可能影响骨骺的骨矫形手术,应在接近成年,骨骼停止发育后再进行手术,以免影响肢体的生长发育。

5. 很多先天性畸形,如缺肢、短指畸形等,目前尚无有效的治疗方法。有些畸形,如巨肢、巨指畸形,治疗效果还不满意,对此应有充分认识,并应在临床实践中努力探索有效的治疗方法。

四、多指畸形

多指(polydactyly)即正常手指以外的赘生手指或手指的孪生畸形,为最常见的手部先天性畸形。多见于拇指桡侧和小指尺侧,Buck-Gramcko Behrens报道1959—1984年手术的177例336个多指(趾)中,112例为多指,24例为多趾,41例同时有多指和多趾。多指中,拇指多指占54.6%,小指多指占28.6%。按多指部位分,指中占150个,手指末端占22个,远指关节多指22个,近指关节多指13个,掌指关节多指61个,以掌指关节多指为最常见。Wassel报道,Iowa医院778例上肢先天性畸形中,多指占13%(102例)。

【病理与临床表现】

多指分为桡侧(轴前)多指、中央多指和尺侧(轴后)多指,以桡侧多指即拇指多指为最多见。拇指多指畸形种类繁多,Wassel(1969年)对拇指多指畸形作了详细的分类(图 87-7)。拇指多指可在拇指的桡侧或尺侧,且两个拇指常大小不同,较大而功能较好的为主指,应予以保留,另一个则为赘生的次指,应予以切除。有时两个拇指形态相似,称为镜影拇指。

多指根据其所含的组织成分,可表现为三种类型:

1. 软组织多指　仅为一个小肉赘,或一个发育极不完全的手指仅以一皮肤蒂与手部相连。

2. 单纯多指　一个发育完全的手指。

3. 复合性多指　多指伴有掌骨部分或完全重复畸形(图 87-8~图 87-10)。

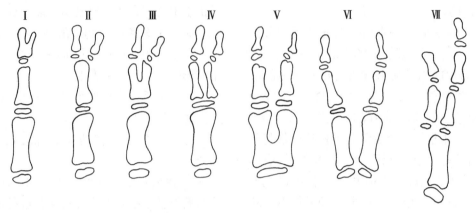

图 87-7　Wassel 拇指多指分类

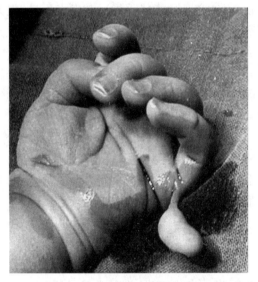

图 87-8　软组织多指

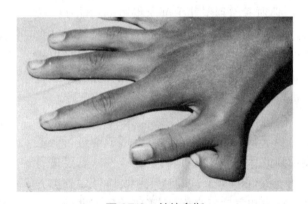

图 87-9　单纯多指

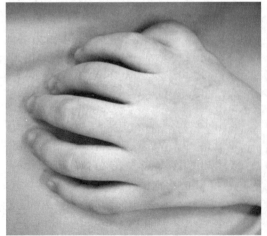

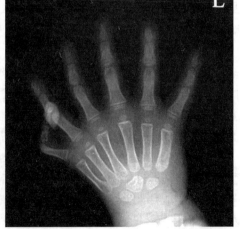

图 87-10　复合性多指

多指大多数为多1个手指,亦有多2个手指者而使一手有7个手指者。

多指可发生于双手或与多趾同时存在,而且还可伴有其他手部畸形,如并指、三指节拇指等。

【治疗】

多指畸形均需手术切除,其手术时机和手术方法应根据多指的部位及其组织结构的类型而定。一般来说,多指畸形术前均应行 X 线检查,以明确多指近端骨骼与健指之间的关系。特别是在两指基本相似时,X 线片可帮助区别和确定主指和次指,为手术时手指的去留提供依据。

1. 手术时间 多指应及早切除。仅为窄蒂的肉赘状拇指桡侧或小指尺侧多指,可在出生 3~6 个月时即切除。仅需结扎蒂部的多指,甚至可在新生儿期进行,其手术简单,又可尽早解除家长的精神负担。多指于两指近端共用一个关节时,特别是多指对较正常的拇指发育有影响者,宜在 1 岁以内手术。发育较健全而又不影响健指发育者,以 2~3 岁手术为宜。Schneider-Sichert(1976 年)主张,Bilhaut-Clogret 手术(即楔形切除拇指末节多指,并重建一个外形正常的拇指)应推迟至 10 岁,甚至十几岁进行,以避免损伤骨骺。而在注意保护骨骺的情况下,两个等大的末节多指合并术,亦可在 1 岁左右手术。

2. 尺侧多指的畸形比桡侧多指为轻,其治疗通常是切除尺侧的次要指,并将附着在次要指上的小鱼际肌止点剥离,重新附着到保留的主指上,术后外形良好。

3. 中央型多指常伴有并指畸形,可能有血管、神经的变异,切除时应注意相邻指的血供状况及其神经支配,并通过适当的韧带修复和骨与关节矫形,以矫正畸形和恢复功能。

4. 桡侧多指,即拇指多指,其形态和结构复杂多变,且功能要求高。手术的目的是切除多指,重建一个有功能的拇指。由于在很多情况下,保留的拇指并不能达到一个完全正常的拇指,但应达到下列要求:①有足够的骨及软组织,即接近正常的大小;②稳定的关节、良好的关节活动;③拇指的正常力线;④正常的肌肉和肌腱功能;⑤有良好的外形。

拇指多指的手术方法依据其类型不同而异:

Wassel Ⅰ型和 Wassel Ⅱ型中两指等大难以区别主、次指者:可采用两指合并术,即切除两指中间部分的指甲、软组织、指骨,将保留的各种组织成分分别予以修复,使之成为一个指。

Wassel Ⅱ型中两指不等大者:可保留较大的主指,切除较小的次指,将其软组织予以保留,用于修复所保留的手指。

Wassel Ⅲ型中,如两指等大,亦可采用两指合并术。如两指不等大,可切除较小的一个指,将其软组织予以保留,修复所保留的手指。

Wassel Ⅳ型,即位于掌指关节处的多指。大多数病例两指不等大,呈主次型复拇畸形,常需切除较小的次指。手术时应注意以下几点:①从关节离断切除多指时,应注意将呈小薄片状、白色的多指指骨近端的骨骺切除,以免术后由于残留骨骺的继续生长,在局部形成骨性突起,不仅将继续影响所留健指使其形成偏斜畸形,而且残留的骨块尚需再次手术切除;②应注意保留部分关节囊,以便予以修复;③所保留的掌骨头关节面膨大或略呈分叉状时,应适当予以修整,以免日后形成局部突起;④多指切除后,健指位置偏斜影响外形和功能者,可在适当时机行截骨矫形予以矫正;⑤应特别注意将止于多指桡侧的拇短展肌分离下来,重新固定于保留指近节指骨基底部的桡侧。

Wassel Ⅳ型中最为困难的是龙虾钳复拇指畸形,切除其中一个后,另一指的畸形尚需截骨矫形,而手指很小,又难以立即进行。建议采用以下两种方法处理:①采用两指合并术;②先切除较小的指,或两者等大者,根据其功能需要,以有利于与其他手指相对为原则,切除偏尺侧的一个手指,保留偏桡侧的手指,所剩余的拇指偏斜畸形,必要时以后再行矫正。

Wassel Ⅴ和Ⅵ型,原则上是保留主指,并根据上述对保留拇指的要求,在切除次要的手指后,进行肌肉、关节囊及韧带的重建,特别是将止于多指桡侧的拇短展肌分离下来,重新固定于保留指近节指骨基底部桡侧,以保留对掌功能。如有必要则行截骨矫形等综合措施,重建一个有良好功能和外形的拇指。

Wassel Ⅶ型,原则上是切除次指,如主指为三指节,则将其适当短缩,使之成为两个指节。

尽管 Wassel 将复拇畸形已做了详尽的分型,但仍有在此以外的病例可见。Egawa 就在 Wassel 分型的基础上又增加了两种类型:即带有部分发育不完全掌骨的多指和仅为一块多余的软组织块,而没有骨骼、关节和肌腱等组织。即使如此,也还可能有这些分型未能包括的特殊类型的多指。因此,多指手术方法的选择必须因人而异,特别强调个性化的手术设计。

五、并指畸形

并指(syndactyly)即两指或多指之间有连续的皮肤、软组织或骨组织桥相连,是仅次于多指的手部最常见的先天性畸形,在英格兰和威尔士为新生儿的 1/2 400。Hatt 报道的 2 758 例手部先天性畸形中,并指畸形 501 例,占 18.2%。男性多见,为女性的 2 倍,10%~40% 的病例有家族史。常伴有其他畸形,如多指、短指、缺指等。

【病理与临床表现】

并指畸形中,其相并连的手指数目、并连的程度以及相并连的组织结构各不相同。并指可发生在任何一个指蹼,但以中环指及食中指相并连的皮肤并指最为常见。

按并连的程度分为部分性并指和完全性并指,部分性并指为相邻手指部分组织相连;完全性并指为相邻两手指从手指基底部至指尖完全相连。

按并连的组织结构可分为单纯性并指和复杂性并指。单纯性并指为相邻两手指仅有皮肤及皮下组织相连,又称为皮肤并指(图 87-11);复杂性并指即相邻手指除皮肤软组织外,还有骨组织相连,又称为骨性并指(图 87-12)。

并指不仅外形上影响手的美观,而且会引起一定的手部功能障碍。单纯性并指不仅妨碍手指内收、外展,影响手指屈伸的灵活性,而且可能在不同平面上相并连,影响手指的发育而使其出现偏斜畸形。特别是复杂性并指,常出现多种畸形,不仅影响手的发育,而且严重影响手的功能。

【治疗】

并指畸形的治疗应注意下列几点:

1. 手术时机 并指手术不宜过早,因患儿年幼手小,手术操作困难;患儿处于生长旺盛期,植皮区赶不上正常的手指生长,易形成瘢痕挛缩,容易导致并指复发,常需再次手术,甚至需多次手术。并指的手术时间选择宜遵循如下原则。

(1)并指手术一般以学龄前为宜,影响发育者,

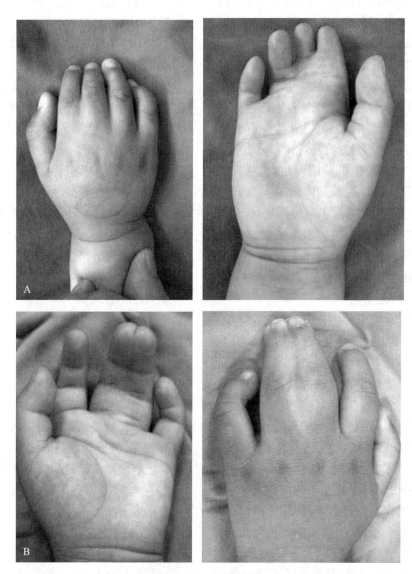

图 87-11 皮肤并指

A. 部分性并指;B. 完全性并指

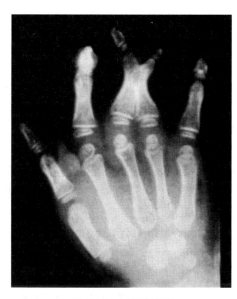

图 87-12　骨性并指

31 例并指畸形中就有 14 例有既往手术史。

并指手术的关键是：重建指蹼、Z 字形或锯齿状彻底切开，以及良好的皮肤覆盖(图 87-13)。

(1)重建指蹼是防止畸形复发的重要措施。新指蹼必须有足够的宽度和深度，必须形成自背侧近端向掌侧远端的斜坡，必须是具有弹性的正常皮肤组织。可采用矩形皮瓣、双三角皮瓣或其他类型的皮瓣，形成一个具有弹性近似正常的指蹼。

(2)采用 Z 字形或锯齿状切口切开两指间的皮肤和软组织桥，分开手指。切口至少延伸至邻近手指屈侧和伸侧的中线，避免在手指形成纵行切口，引起瘢痕挛缩，导致手指屈曲畸形。分离并指时，注意勿损伤两指相邻的血管神经束，如血管神经分叉位置靠远端时，可结扎一侧动脉分支，并将指神经行干支分离予以劈开。

(3)良好的皮肤覆盖和伤口一期愈合是保证手术效果、避免发生挛缩的重要因素，即使是指间软组织桥较宽的并指，分指后也不能希望能够直接闭合创面。手指侧方的皮肤缺损，宜用全厚层或厚的断层皮片覆盖，并需保证植皮存活。如无明显感染迹象，术后 10~14 天才第一次换药并拆线，拆线后宜继续加压包扎 1 周后，再去除敷料，进行手指活动功能锻炼。

为了解决并指分指后能用正常皮肤覆盖，减少或不用皮肤移植，近年来有些学者应用微型扩张器以扩张并指间的皮肤，当皮肤扩张达到一定程度后再行分指，可将创面完全用正常的皮肤覆盖而无需皮肤移植，初步取得良好效果。Vladimir(2008 年)

如不等长的手指间并指，可提前于 1 岁以内手术。

(2)特殊类型的并指，如末节手指间骨桥并指，部分远节发育不良的交叉并指，因严重影响手指发育，最好在出生后 6 个月即予以分开。

功能良好、对发育完全无影响的并指，不一定需要手术或待手发育成熟后再手术。

2. 并指手术并不复杂，但常常低估了分离并指的困难，很容易导致畸形复发和产生瘢痕挛缩，严重影响手术效果。据初步统计，笔者所在医院 1995 年以前治疗的 61 例先天性并指畸形中，经他院手术不当导致畸形复发或手指瘢痕性屈曲挛缩和侧偏畸形者就达 21 例。于韵超(1987 年)报道

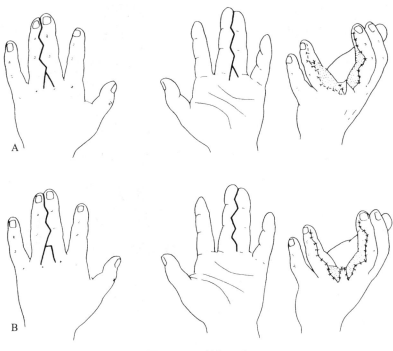

图 87-13　并指手术

报道,应用一种新型并指骨骼外固定器,即细克氏针,连接指骨与外固定器,经过调整外固定器产生缓慢分离作用,加速并指之间的皮肤生长。当并指之间产生充足的皮肤后,二期进行多个三角皮瓣成形,修复并指分离所产生的皮肤缺损,避免皮肤移植和植皮的并发症。所治疗的 40 例幼儿并指畸形,80% 的病例均获得满意的功能与外观形态。以上方法尚有待进一步积累经验。

3. 多个手指相并时,不宜于一个手指的两侧同时一次性分开,应分期手术,以免影响中间手指的血液循环,甚至导致手指坏死。

六、分裂手

分裂手(cleft hand or split hand)即为中央列手指发育不良或缺失,而致手指和手掌明显分开,成为桡侧和尺侧两部分。Rogala 等报道发病率为成活新生儿的 0.4/10 000,而 Birch-Jensen 报道仅为 0.14/10 000。Flatt 报道在 2 758 例上肢先天性畸形中分裂手占 3.9%。代礼等研究了中国人先天性裂手/裂足畸形(split hand/split foot malformation, SHFM)的流行病学特征和临床特点,在 4 489 692 例围产儿中诊断出 SHFM 的病例 736 例,总发生率为 1.64/10 000。

【病理与临床表现】

分裂手的特征是中央列手指缺损,手被分为桡侧和尺侧两部分。由于其缺失的组织结构及其数目和程度的不同,手及其手指分裂的临床表现也各不相同,而且其变化十分复杂。最轻者仅有第三、四掌骨头横韧带缺失,使其间隙增宽,表现为第三指蹼加深,可伴有中指发育不良;可为中指缺失,第三掌骨存在或部分或全部缺失;可为食指、中指缺失而成为三指分裂手;还可表现为仅拇指正常,食指、中指缺失伴环指、小指发育不全等。典型的分裂手,常伴有分裂足(图 87-14)。

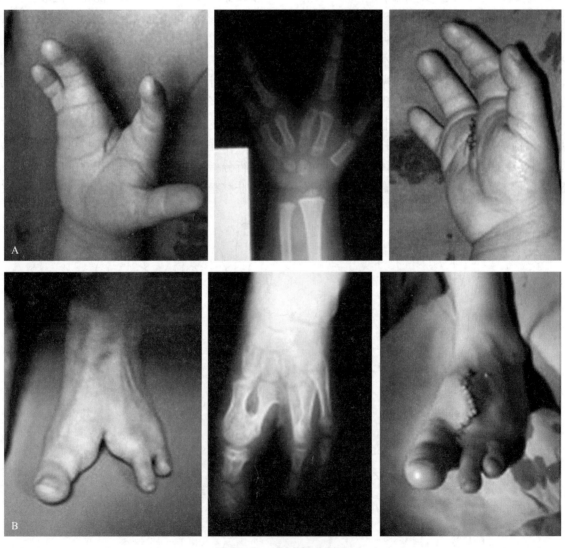

图 87-14 分裂手、分裂足
A. 分裂手;B. 分裂足

Sandzen(1985年)将手指中央列缺失大体上分为所谓的"典型"和"非典型"分裂手。国际手外科学会联合会于1992年在巴黎开会决定采用分裂手和短指并指畸形的名称。此后非典型的分裂手即归类于短指并指畸形(symbrachydactyly)。

Sandzen分裂手分型:

Ⅰ型:为典型分裂手,常为双侧,并累及足部,通常有家族史。有一个或多个中央列手指缺失,而使手形成锥形缺损,并延伸至掌骨部。

Ⅱ型:为非典型分裂手,常为单侧,不累及足部。且为单发性而非遗传性。手呈U形裂开,掌骨部分或完全缺失,可伴有拇指发育不全或小指发育不全。

Ⅲ型:即有一个、两个或三个中央指列缺失,伴并指和多指畸形。

【治疗】

分裂手手术治疗应包括如下5个方面:①切除横位的指骨;②闭合难看的裂隙;③松解拇指的内收挛缩(包括并指);④松解相并的关节挛缩;⑤矫正手指的偏斜畸形。应该注意的是,患儿虽有明显的手部畸形,还可能存在一定的功能。手术治疗的目的应使其外形和功能均得到改善,而决不能为了改善外形而损害其功能。

典型的分裂手手术为分裂手合并术,其关键是裂隙闭合。如中指缺失分裂手,切除第三掌骨后,应修复虎口和闭合裂隙。闭合裂隙时应将第二、四掌骨并拢,可于掌骨头间用钢丝固定,或按Tsuge和Watarl法从A₁滑车处将相邻指的屈肌腱鞘切开,翻转后相互缝合(图87-15A),或第二掌骨截骨后移位于第三掌骨,松解第一背侧骨间肌内收肌后,按Snow和Liffler法修复掌深横韧带(图87-15B)或按Miura和Kamada法用克氏针将二、四掌骨固定(图87-15C)。

值得注意的是,由于分裂的手指长期处于分裂位,存在向两侧偏斜的倾向,掌骨头间固定,掌骨靠拢手掌部的裂隙闭合后,还要将近节指骨基底部予以缝合,以矫正手指的偏斜。同时要注意使手指尖的方向均指向腕舟状骨结节,以防手指屈曲时发生碰撞。

其他类型的分裂手,则应根据缺指的情况和功能要求,进行并指分指、手指转位开大虎口、切除赘生指,并根据要求采用足趾移植或皮瓣移植加植

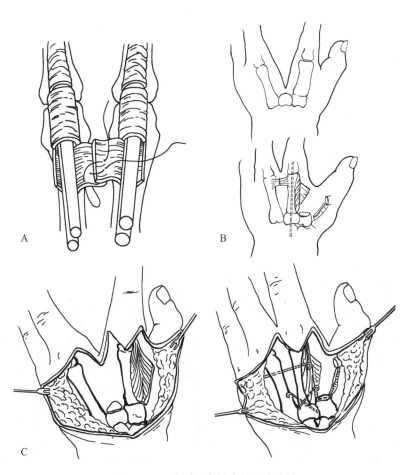

图87-15 分裂手合并术的固定方法

骨等方法再造一个或两个手指,以改善病人手的功能。

七、桡侧纵列缺失

桡侧纵列缺失(longitudenal redial deficiencies),表现为手于前臂远端向桡侧偏斜,而呈"高尔夫球棒"状,又称之为桡侧球棒手(radial club hand)。其发病情况报道不一,差异很大,为新生儿的0.03‰~0.09‰,为先天性手部畸形的0.5%~10.0%,Flatt报道2 758例上肢先天性畸形中,桡侧球棒手占4.6%。

【病理与临床表现】

桡侧纵列缺失常呈桡骨部分或完全缺失,伴拇指发育不良或缺失以及桡侧腕骨缺失(图87-16)。

桡侧球棒手不仅仅是由于单纯的桡骨不同程度的缺失,而使前臂短小,向桡侧弯曲,尺骨远端突出并向尺侧脱出,致使手偏向桡侧;而且涉及整个上肢桡侧的组织结构,即前臂、肘部、上臂和肩部的皮肤、肌肉、骨、关节、血管和神经等组织的病理变化,且最为常见的是前臂、腕部和手部的变化。特别是前臂肌肉变化的严重程度与其桡侧纵列缺失的程度有关。旋前圆肌可与肱二头肌或肱肌、桡侧腕屈肌或掌长肌融合;桡骨完全缺失时肱桡肌亦缺失;肱桡肌可与桡侧腕长、桡侧短伸肌融合,并可止于腕骨或尺骨;掌长肌缺失或与指浅屈肌或其他屈肌融合;桡侧腕屈肌缺失或与其他肌肉融合等。拇指完全缺失或呈不同程度的发育不良,鱼际肌缺失。桡神经浅支常缺失,手的桡侧由正中神经支配或与尺神经感觉支吻合。桡动脉常缺失或细小,骨间动脉发育良好,并可能替代桡动脉和尺动脉。桡侧软组织可挛缩,皮肤呈蹼状。这些变化在手术治疗时应予以考虑和注意。

按1976年的国际手外科学会联合会所采用的分类,桡侧球棒手属于桡侧纵列肢体形成障碍,其亚型可表示畸形的严重程度、类型或复杂性。1987年Bayne和Klug加以改良,根据X线特征将其分为四型。

Ⅰ型:桡骨短缩,即由于桡骨远端骨骺出现较晚,出生迟缓,使桡骨比尺骨短,但外形正常。桡骨近端骨骺正常,通常伴有拇指发育不良。

Ⅱ型:桡骨发育不良,桡骨近、远端骨骺存在,但均发育不良。由于严重的生长迟缓,桡骨因此而短小。

Ⅲ型:桡骨部分缺失,即桡骨近、中或远段1/3缺失,最常见的是桡骨远端1/3或2/3缺失。桡骨近端部分缺失而远端部分完整者罕见。患手呈桡偏,腕部缺乏支撑,尺骨增粗、缩短,向桡侧呈弓形弯曲。

Ⅳ型:桡骨完全缺失,为桡骨发育不良最严重和最常见者。文献报道,此型占报道病例的50%~90%。前臂短小、患手严重桡偏,完全失去桡骨的支撑。尺骨向桡侧弯曲,前臂桡侧软组织挛缩。

桡侧纵列缺失可能伴有心血管畸形,如室间隔缺损、再生障碍性贫血、血小板减少及肛门闭锁等。

【治疗】

桡侧球棒手治疗的目的是矫正畸形、改善患手和上肢的功能,并尽可能地改善其外形。

治疗措施包括三个方面:①无须治疗;②按摩、石膏和支具的应用;③手术矫正。应根据桡骨缺失的程度、伴随的其他畸形、功能损害的状况以及病人的年龄适当加以选择。

1. 无需治疗 Bayne提出以下5种情况应不予以治疗:①畸形很轻,拇指存在,且腕和手部功能良好者;②伴有严重的其他畸形,且预后差、生命期短,但又有足够功能者;③成人或老年病人,已经适应使用患手完成日常生活和选择工作的患者;④肘

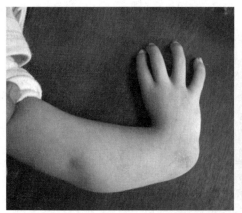
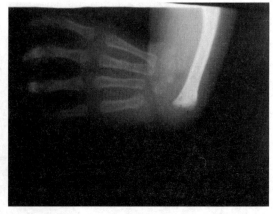

图87-16 桡侧球棒手

关节屈曲受限(90°)的病人,手于伸直位则不能到达口和会阴者;⑤严重的软组织挛缩,包括神经血管,手术将其矫正可能危及手的血液供应者。

2. 按摩、石膏和支具的应用 适用于Ⅰ、Ⅱ型患儿,手轻度桡偏,腕部稳定者。出生后即应采用按摩进行桡侧组织的被动牵伸,出生后2~3个月即可用石膏、夹板或支具矫正桡侧紧缩的组织结构,直至骨发育成熟。

3. 手术矫正 手术的目的是减轻腕部向桡侧和掌侧的脱位,稳定腕关节;使手位于尺骨上并保留某种程度的腕关节活动度,增加前臂的长度,改善手的功能,特别是抓、握、掐功能。其手术治疗包括下列几个方面:

(1)腕部中心化手术:即切除部分腕骨或在头状骨及月骨处用半圆凿凿出一个足够大小的洞,以能容纳尺骨远端为准;切除尺骨茎突,修整尺骨远端,但应保留骨骺;将尺骨远端纳入到腕骨洞中,矫正腕骨脱位和手部桡偏畸形,用克氏针从第三掌骨穿过腕骨至尺骨予以固定。6周后去除克氏针,夜间用矫形支具直至骨骺生长完成。此手术宜在3岁之前进行。

(2)桡侧化手术(radialization):此手术方式1985年由Buck-Gramcko提出,目的是提高腕部中心化的效果,减少畸形复发。具体方法为:适当松解软组织挛缩后,使手连同桡侧腕骨移位至尺骨远端,用克氏针通过第二掌骨进行固定,使之有轻度尺偏。尺骨弯曲过大时可于其中1/3截骨矫正,并将桡侧腕伸肌移位至尺侧腕伸肌,以产生较好的肌力平衡而防止畸形复发(图87-17)。其优点是不切除腕骨,在纠正畸形的同时,保留了一定程度的腕部活动,同时也可保持腕部的稳定性和上肢的长度。

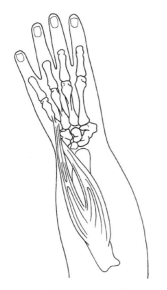

图87-17 桡侧球棒手桡侧化手术

(3)矫正软组织挛缩:长时间的手部桡偏,桡侧软组织挛缩限制了畸形的矫正,应行切断及松解,皮肤可行Z字延长或用皮瓣修复。

(4)重建桡骨支架:对Ⅱ、Ⅲ型病人,在矫正软组织挛缩和手部桡偏的同时,可采用吻合血管的游离腓骨移植,重建桡骨。

(5)拇指缺失和畸形的矫正:详见拇指发育不良章节。

八、尺侧纵列缺失

尺侧纵列缺失(longitudinal ulnar deficiencies),表现为手在前臂远端向尺侧偏斜,呈"高尔夫球棒"状,又称为尺侧球棒手(ulnar club hand),于1693年由Gaoller首先描述。本症比较少见,Birch-Jensen统计其发生率为新生儿的0.01‰,其与桡侧球棒手相比,大多数据道为1∶10。Flatt报道,2 758例上肢先天性畸形中,尺侧球棒手仅占1%。

【病理与临床表现】

尺侧纵列缺失常呈尺骨部分或完全缺失,伴有尺侧手掌和手指发育不良或完全缺失,尺侧腕骨缺失。

尺侧球棒手由于尺骨不同程度的缺失,而致前臂短小,桡骨向尺侧弯曲,手向尺侧偏斜。肘关节活动有不同程度的功能障碍,直至关节完全强直。桡骨近端脱位,并偶有桡骨-肱骨融合或尺骨-肱骨融合。可合并并指、马蹄足、腓骨发育不良、髌骨缺失、股骨发育不良、脊柱裂及下颌缺失等。

按Dobyns分型将尺侧球棒手分为4型:

Ⅰ型:尺骨发育不良,即尺骨短小,尺骨近、远端骨骺存在。腕部无明显偏斜,呈非进行性,可伴有桡骨头脱位。

Ⅱ型:尺骨部分发育不良,此型最为多见,表现为尺骨远端部分缺失,桡骨呈弓形弯曲,桡骨向近端移位。因而前臂缩短,肘关节功能障碍,腕部明显向尺侧偏斜(图87-18)。

Ⅲ型:尺骨完全发育不良,此型少见。表现为尺骨完全缺失,可伴有肘部严重屈曲挛缩及皮肤蹼形成或肘部屈曲挛缩较轻,桡骨头向近端移位。由于无尺骨原基的牵拉,桡骨弯曲不明显,手部仅轻度或无明显尺偏。

Ⅳ型:桡骨肱骨融合,此型罕见。表现为两种骨性融合,即一个小的尺骨残端与弓形的桡骨近端融合,尺骨近侧段存在,肱骨与尺骨融合。桡骨明显弯向尺侧,手亦向尺侧移位。

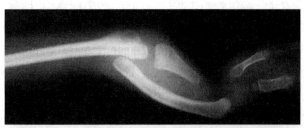

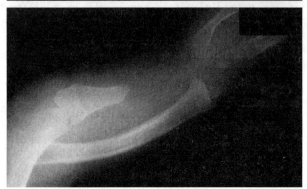

图 87-18　尺侧球棒手

【治疗】

尺侧球棒手治疗的目的是改善功能,主要包括预防和矫正桡骨和手部尺偏畸形、改善肘关节和前臂旋转功能,同时矫正其他伴随畸形。手的外形虽然难以改变,但通过手术则确实可以恢复一定的功能。

1. 非手术治疗　应用夜间夹板,以矫正腕部的尺偏,在 1~2 岁的小儿是有效的。父母亲用轻柔的手法按摩,有益于腕部尺偏的矫正。

2. 手术治疗

(1)矫正腕尺偏畸形:包括松解软组织挛缩和切除尺骨的纤维软骨基质,使之成为单一桡骨的前臂,消除其对腕部向尺侧的牵拉,使患手处于良好的直线位置,并与桡骨远端保持稳定。这一手术主要适用于Ⅱ型和Ⅳ型尺侧球棒手。

(2)桡骨截骨矫形:由于尺骨缺失,桡骨向尺侧弯曲,使前臂呈弯曲畸形,特别是Ⅳ型的患儿。可行桡骨楔形截骨,使前臂和手保持在伸直位。伴有肱骨桡骨融合者,常有肱骨内旋畸形,可行肱骨旋转截骨予以矫正。

(3)桡骨小头切除:尺侧球棒手,多伴有桡骨向近端移位,而致桡骨小头脱位,不仅影响肘关节的屈伸,而且影响前臂的旋前、旋后活动。如尺骨近段存在,则可行桡骨小头切除以改善其功能。

(4)桡骨远段与尺骨近段接骨:在Ⅱ型病例,尺骨近段存在,可于松解软组织挛缩,矫正腕部尺偏畸形的同时,于桡骨适当部位截骨,将桡骨远段连接到尺骨近段上。

(5)矫正其他畸形:本病多伴有手部畸形,如并指畸形,可通过背侧矩形皮瓣等重建指蹼,Z 字形切口分指和全厚皮片移植予以矫正。虎口挛缩可行 Z 字成形或皮瓣移植修复。

九、拇指发育不良

拇指发育不良(aplasia of the thumb)是指拇指不同程度的发育障碍,可为拇指轻度短小,直至拇指完全缺失(图 87-19)。在所有上肢先天性畸形中,拇指先天性畸形,包括拇指发育不良和缺失,环状缩窄带综合征,短指畸形和横向缺失等约占 11.2%,其中 6.6% 为桡侧多指畸形。Flatt 报道2 758 例先天性手部畸形中,拇指发育不良占 3.5%。拇指发育不良是由于胚胎发育过程中受到不同程度的影响,而致肢芽生成障碍。遗传也是本病发生的重要因素,作者曾遇 1 例父子两代双手拇指发育不良。

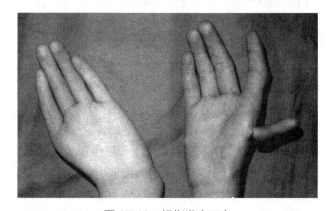

图 87-19　拇指发育不良

【病理与临床表现】

拇指发育不良临床表现的程度不一,功能影响差异也很大,Blauth(1967 年)将其分为 5 种类型(图 87-20)。

Ⅰ型:拇指轻度发育不良,仅其外形比对侧稍小,功能完全正常。

Ⅱ型:比正常拇指小且稳定性较差。表现为鱼际肌缺失、拇指内收、虎口挛缩,尺侧侧副韧带松弛而使掌指关节外翻,骨骼虽小而关节正常。

Ⅲ型:第一掌骨部分发育不全,腕掌关节发育不全,拇指失去稳定性,鱼际肌缺失,外在肌残存或异常。

Manske 和 McCarroll 将 Blauth Ⅲ型又分为两个亚型,即Ⅲ~A~和Ⅲ~B~。Ⅲ~A~型表现为广泛的内部、外部肌肉和肌腱缺失,而腕掌关节完整。Ⅲ~B~型表现为广泛的内部、外部肌肉和肌腱缺失,伴掌骨基

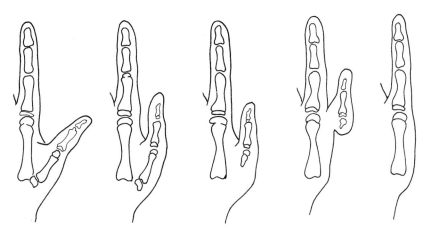

图 87-20 拇指发育不良的 Blauth 分类

底部发育不全。

Ⅳ型:漂浮拇指,即拇指指骨细小,第一掌骨近端和腕掌关节缺失,拇指仅有软组织与手相连,悬垂于手的桡侧。

Ⅴ型:拇指完全缺失,即拇指、第一掌骨和腕掌关节完全缺失。

Kleinmann 将拇指发育不良分为:①功能正常小拇指畸形;②功能不全小拇指畸形;③功能严重不全内收型小拇指畸形;④浮动拇指畸形;⑤拇指缺失。这种分类实际上与 Blauth 的 5 型分类相似,且相互对应。

【治疗】

拇指发育不良治疗的目的是改善功能和外形。尽管临床的分类是为了准确地进行矫正治疗,但由于其畸形的临床表现变异很多,较为复杂,因此除以上分类可作为确定治疗方案的重要依据外,还应根据病人的具体情况和要求加以选用。常用的手术方法有以下几种。

1. 手指拇指化手术 适用于 Blauth Ⅳ、Ⅴ 型拇指发育不良,即漂浮拇指和拇指完全缺失。Littler 和 Riordan 认为,对于 Blauth Ⅲ 型拇指发育不良、严重功能不全者,一个具有良好运动和感觉功能以及关节稳定的再造的拇指,将能提供更好的功能,因此,也适宜于手指拇指化手术。

通常采用食指拇指化手术(图 87-21),其手术的要点为:①通过适当的设计,转移皮瓣,以形成一个新的虎口;②切除第二掌骨干,将食指旋转至对掌位,使第二掌骨头与第二掌骨基底部或大多角骨固定,形成新的腕掌关节,并使拇指化的食指与正常拇指的长度相当。拇指化食指的近节指骨变成第一掌骨,掌指关节变成腕掌关节。③重建新拇指的动力肌腱,稳定新拇指。用第一背侧骨间肌代替拇短展肌,第一掌侧骨间肌代替拇收肌,即将其止

点分别缝合于指伸肌腱的桡侧和尺侧束。指浅、深屈肌腱分别变成拇长、短屈肌;缩短指总伸肌腱使其成为拇长伸肌,而将食指固有伸肌腱固定于拇指化食指的近节指骨基底部,变为拇长展肌。

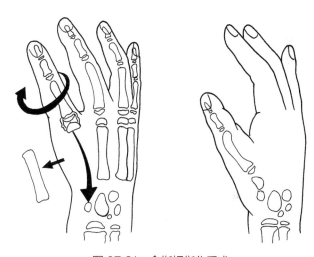

图 87-21 食指拇指化手术

2. 拇指对掌成形术 适于 Blauth Ⅱ 型拇指发育不良、鱼际肌缺失者。可用掌长肌、环指指浅屈肌或小指外展肌移位等,行拇指对掌功能重建。

3. 跖趾关节移植重建腕掌关节 适用于 Manske-McCarroll Ⅲ_B 型(Blauth Ⅲ型)拇指发育不良。采用吻合血管的跖趾关节移植,重建部分掌骨及腕掌关节。由于骨骼太小、固定困难,本手术宜在 6 岁左右进行。

4. 足趾移植再造拇指 对于拇指完全缺失和漂浮拇指,即 Blauth Ⅳ型、Ⅴ型拇指发育不良,也可选择吻合血管的足趾移植再造拇指。

十、巨指畸形

巨指畸形(macrodactyly)是指一个手指的所有组织,包括指骨、肌腱、神经、血管、皮下脂肪、指

甲和皮肤均增大,可为一侧或双侧。有时手掌、前臂甚至整个肢体均肥大,而称为巨肢症。以往认为十分罕见,Barsky 仔细复习近 140 年的文献仅发现 56 例,加上他自己的病例共 64 例,Lamb 和 Flatt 的报道均为上肢先天性畸形的 0.9%,而我们则已见到 30 余例。

【病理与临床表现】

发病原因不明,Barsky 认为是胎儿发育过程中,一些生长限制因素紊乱,形成进行性过度生长。1942 年 Moore 指出,手指局部的肥大恒定地伴有神经组织病变,则认为是神经系统失去了对生长进程的控制所致。有人认为,神经组织的变化为神经脂肪浸润或称神经脂瘤。我们所见的病例,均有局部神经组织显著增粗,伴有明显的脂肪浸润,并在一定的部位显著扩大呈肿瘤状,但其浸润性的组织与神经组织无法分离(图 87-22)。Kelikian(1974 年)认为,最常见的巨指与手部正中神经支配密切相关,而我们所见到的病例除正中神经支配区外,尺神经支配区亦可见,还有巨趾畸形者(图 87-23)。

巨指畸形,出生时就可见一个或几个手指增大,随患儿生长发育而逐渐长大,巨大的手指由于一侧生长过度常呈弧形侧方偏斜。以骨和脂肪组织增殖为特点,特别是脂肪组织肥大更为明显。一般在青春期停止生长。巨指畸形不仅严重影响外形,而且严重影响功能,如肿大的组织位于腕管内,还可引起正中神经卡压症状。

Temfamy 和 McKusick 将巨指畸形分为单纯性巨指畸形和巨指为综合征的一个表现,如先天性肢端肥大症、神经纤维瘤病、Ollier 病、Maffucci 综合征、Klippel-Trenaunay-Weber 综合征和先天性淋巴水肿。单纯性巨指畸形可分为以下两类。

1. 真性巨指畸形 即出生时或出生后即已出现的手指粗大、畸形,按其生长状况可分为静止型和进行型。

(1)静止型:出生时即有手指粗大,但无进行性增大,并且仅为单个手指明显增大。

(2)进行型:出生时手指无明显异常或仅轻度肥大,但随儿童生长发育而迅速增大,且不断发展。

2. 假性巨指畸形 为其他疾病引起的肢体增大,通常仅累及软组织,如血管瘤、软组织肿瘤、动静脉瘤或动静脉瘘、先天性环状缩窄带综合征所致的肢体远端水肿等。

【治疗】

巨指畸形常需手术治疗,但其治疗十分困难。目前为止,在改善外形和改进功能方面,均难以达到满意的效果。为避免功能和形态的继续损害,要尽可能早地进行手术。Buck-Gramcko(1971 年)提倡 1 岁时手术,治疗方法的选择因畸形的类型、范围和严重程度而异。

1. 局部组织切除术 适用于静止型巨指畸形,切除局部组织以改善外观,手指过长者可行部分远侧指关节或部分指切除。

2. 截骨及骨骺阻滞术 适用于进行型巨指畸形,手指不断继续增大,可采用骨骺阻滞以阻止骨的纵向生长。通常用钻破坏骨骺或切除骺板。

由于一侧软组织过度生长,手指向一侧偏斜,

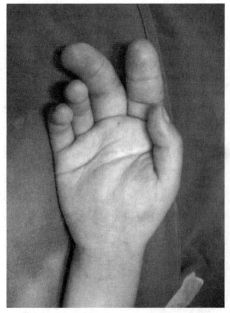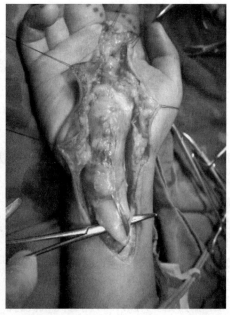

图 87-22　食、中指巨指,正中神经神经脂肪浸润(文末有彩图)

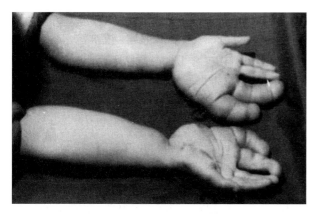

图 87-23　手尺侧巨指畸形

致使骨关节亦向一侧偏斜，可采用一侧骺干固定术（epiphysiodesis）或截骨矫形术予以矫正。

3. 神经切除和神经移植　考虑到神经病变与巨指畸形的关系，Tsuge 认为可用保留指神经而剥离其分支及切除过多的软组织来阻止手指进一步生长，局限于手指的巨指畸形可切除指神经并行神经移植。由于指神经多病变严重，且儿童在指掌侧神经切除后，手指感觉大多可较好地恢复，因而切除病变的指神经后可不予修复。

4. 截指或截肢　过大的巨指或巨手，不但本身失去功能，而且影响手部其他功能者，可考虑行截指或截肢。

十一、先天性拇指扳机指

先天性拇指扳机指（congenital trigger thumb）是指儿童拇长屈肌腱在腱鞘内滑动受阻，处于屈曲或伸展状态的拇指指间关节在被动活动时，产生像枪的扳机一样的阻挡感。本病较多见，Flatt 报道的 2 758 例上肢先天畸形中，先天性扳机指占 2.3%，绝大多数为拇指，双侧多见。

【病理与临床表现】

本病病因尚不清楚，与其解剖因素相关的有：①籽骨异常，使其间的腱鞘狭窄；②腱鞘异常；③肌腱异常。Hueston 和 Wilson 提出，屈肌腱的腱内结构可使肌腱在鞘内的任何部位发生皱褶，这一皱褶发生在腱鞘的起始部并在腱鞘内形成结节，而且其结节一旦形成可继续发展并持续存在。Sampon 等在成人扳机指发现 A_1 滑车有纤维软骨变性。因此，Wood 和 Sicilia 认为原发性病变在腱鞘，肌腱结节形成是继发的。有些较大的结节在腱鞘松解后可逐渐消失，随访时已不复存在。

本病多在患儿 6 个月到 1 岁时，无意中被家长发现而来就诊，一般外科医生对本病常不认识。临床表现为拇指指间关节呈屈曲畸形，可为一侧，亦可双侧拇指同时存在，被动活动已不能伸直，拇指掌指关节掌侧可触及一个硬节（图 87-24）。只要考虑到本病，诊断十分容易。

【治疗】

先天性拇指扳机指有自愈的可能，因此对于手术时机的选择存在不同的看法，Dinham 和 Maggitt 在回顾分析 105 例扳机指的自然病程后指出：①出

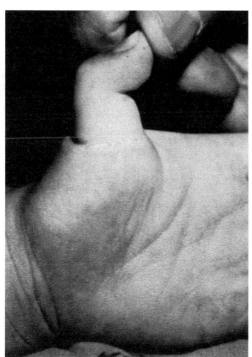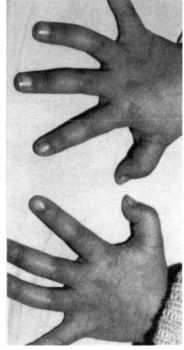

图 87-24　先天性拇指扳机指

生时即已存在的扳机指在出生后的第 1 个月至少有 30% 可自愈；②这种畸形在 3~6 个月才被发现，在其后的 6 个月中有 12% 可自愈；③4 岁以后手术者，很有可能发生指间关节挛缩。亦有认为无自愈可能，因此，本病可在 1~2 岁行手术治疗。

于掌指关节横纹处做横形切口，显露拇长屈肌腱鞘，纵行切开或部分切除 A₁ 滑车，拇指即可伸直，手术以达到拇长屈肌腱能自由滑动为止，肌腱结节可不予处理。切口两端为血管神经束，应予以保护，避免术中损伤。经皮下腱鞘切开，有可能造成血管神经损伤，故对小儿不宜采用。

十二、环状缩窄带综合征

环状缩窄带综合征（ring constriction syndrome）可能是胚胎肢体部分被羊膜纤维索带缠绕或压迫所致，可发生于手指、腕部、前臂，甚至上臂和下肢。其缩窄带可浅可深，浅者仅限于皮肤及皮下组织，深者可达骨骼，致使肢体远侧出现淋巴水肿。并由于对血管神经的压迫，严重影响肢体远端的发育，以致远端肢体显著较对侧为小，感觉、运动功能和血液循环均较差，发生于手指者，可出现短指或缺指畸形（图 87-25）。

Paterson 将其分为 4 型：①单纯环状缩窄；②环状缩窄伴肢体远端畸形和 / 或淋巴水肿；③环状缩窄伴远端融合；④宫内截肢。

环状缩窄带严重影响发育，应尽早进行手术。手术方法为：用多个 Z 字形切口，解除皮肤及皮下组织的环状缩窄，直至挛缩的所有组织被松解为止。此时，还应特别注意对重要血管神经所受压迫的松解，以达到促进肢体远端生长发育的目的。但对于已经存在的肢体远端明显畸形，则术后难以得到改善。肢体全周性较深的环状沟，如有可能危及远端肢体的血液循环时，应分 2 期手术，一次仅处理肢体周径的一半。

十三、马德隆畸形

马德隆畸形（Madelung deformity）是软骨骨发育不全所致的腕部畸形，又称腕关节进行性半脱位，于 1879 年由 Madelung 首先描述而得名。典型表现为桡骨变短并向掌侧呈弓形弯曲，其远端关节面向掌侧和尺侧倾斜，尺骨远端较长并向桡背侧及远端突出。

【病理与临床表现】

本病被认为是软骨骨发育不良的遗传性疾病，

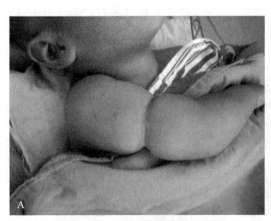
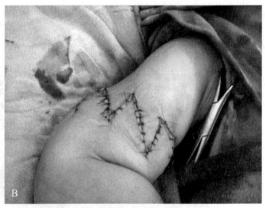
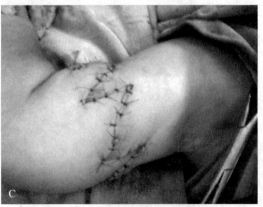

图 87-25 上臂环状缩窄带综合征
A. 术前；B、C. 多个 Z 字成形术后

通过显性基因伴不完全性外显率遗传,可发生于黑种人、白种人和黄种人。常为双侧,女性居多,也有单侧发病者。作者曾遇 1 例三胞胎,三个女儿双侧同时患有此病。

临床以局部畸形及疼痛为主,多为 12 岁左右的女孩因腕部畸形,伴腕关节活动时疼痛、无力及腕关节不稳定而就诊。一般腕关节背伸活动受限,而掌屈活动范围反而增大,前臂旋前受限,旋后正常。

X 线片见桡骨远端关节面和骨骺向尺侧倾斜,内侧部分骨性愈合;尺骨远端旋转、硬化,骨骺和关节面向桡侧倾斜。近排腕骨近端由屈拱形变成尖顶形。侧位片见桡骨远端关节面向掌侧倾斜,月骨被隐埋于其中,尺骨远端向背侧凸起(图 87-26)。

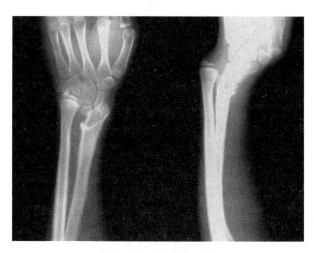

图 87-26 马德隆畸形

【治疗】

本病为软骨骨发育不全所致,其治疗方法与年龄密切相关,不同时期其治疗方法各异。

1. 桡骨切骨术 由于本病的病变主要位于桡骨骨骺和干骺端的尺侧,在未成年期,可通过切除桡骨尺侧骨与软组织病变,达到恢复其生长的目的。其手术包括:①从掌侧入路,通过桡骨的尺侧纵行切骨约 5mm;②切下的骨片予以保留,从干骺端的边缘可以清楚地确定骨骺;③从前臂近端切取足够大的皮下脂肪,将其填充于切骨的间隙内,必要时用可吸收缝线将脂肪组织予以固定(图 87-27)。术后用掌侧石膏托固定 2 周后予以拆除。

2. 桡骨楔形截骨术 成年后,腕关节畸形严重者,可行桡骨截骨术予以矫正。从背侧入路,与桡骨远端桡背侧作一个楔形截骨,矫正旋转后用克氏针行骨固定,同时将尺骨头切除,以改善前臂的旋转功能。

十四、手指发育不良和异常

手指畸形表现为长指、短指和缺指畸形。这些畸形可以单独存在,但常与其他畸形同时存在,而成为某种综合征的一部分。

(一) 长指畸形

长指畸形即手指长度超过正常范围。可能是单纯骨骼生长过度,指骨过长所致;亦可是多指节畸形而使手指长度过长,如三指节拇指和四指节手指。不仅表现为手指过长,而且可能因为多指节骨的形状不同而使手指偏斜或呈屈曲畸形位(图 87-28)。三指节拇指常与多指同时存在。

长指畸形的治疗根据指骨发育状态不同而异。单纯指骨过长者,可行截骨缩短来改善畸形,如果缩短的距离较长,影响伸、屈肌腱的张力时,应根据情况加以适当调整。多指节指骨所致的长指畸形,可切除多余的畸形指骨,并根据切除多余指骨后手指的状况同时进行截骨矫形或关节融合(图 87-29)。

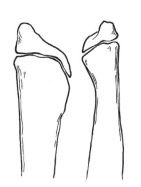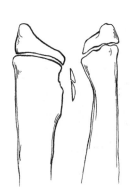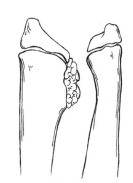

图 87-27 马德隆畸形桡骨切骨术

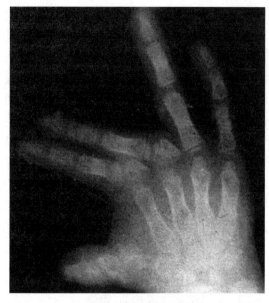

图 87-28　四指节手指

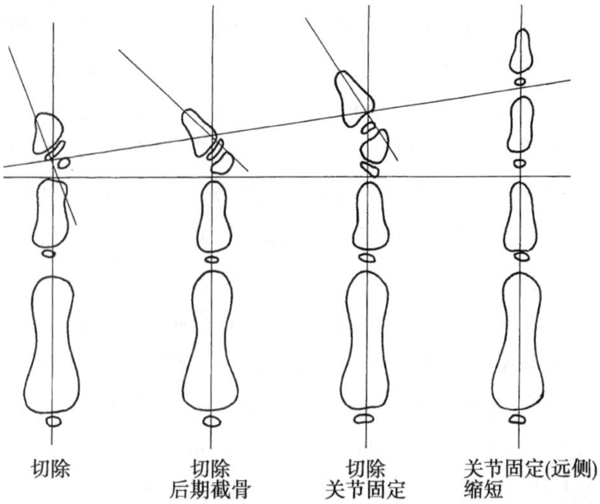

图 87-29　多指节指畸形的手术

切除　　切除　　切除　　关节固定（远侧）
　　　　后期截骨　关节固定　缩短

（二）短指畸形

短指畸形（brachydactyly）是先天性指骨或掌骨发育不良而使手指短小。轻者可仅有一节指骨或掌骨短小，严重者手指仅呈肉赘状。

短指畸形可有以下几种类型：①短指型（brachydactyly）；②短中节指（brachymesophalangia）；③短近节指（brachybasophalangia）；④短末节指（brachytelephalangia）；⑤少指节指（hypophalangia）；⑥并指短指（syndactyly）。还有少见的短掌骨指（brachymetacarpia）。

短指的治疗根据畸形的类型予以选择。发育一致的短指畸形，除了手指短小外，具有手的基本功能，可以不予以治疗（图 87-30）；单纯指掌骨短小者，可酌情行骨延长术；单指节短指伴有手指偏斜畸形者，可切除畸形的短指节或行截骨矫形术；严重发育不全的短指或缺指者，可根据情况采取不同方法再造手指。

（三）缺指畸形

缺指畸形是严重手指发育不良所致手指部分缺如或一个/多个手指完全缺失。更为严重者掌骨亦缺如而成为分裂手，甚至全手完全缺失。

缺指畸形可与手的其他畸形同时存在，而形成复杂的畸形。其中，拇指缺失对手的功能影响较大。

缺指畸形的治疗应根据畸形的状况和功能的需要来考虑。拇指缺失可采用食指拇指化或足趾移植再造拇指治疗（详见拇指发育不良），其他手指缺失亦可根据需要再造一个或两个手指。

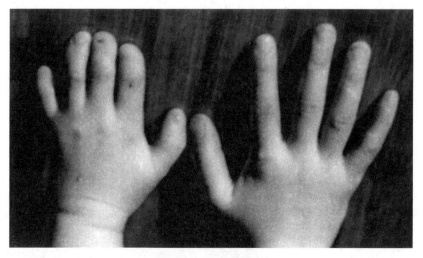

图 87-30　短指畸形

十五、肌肉发育不全和异常

肌肉解剖上的异常比较少见，且多数无明显功能障碍，只有在出现某种症状时，才被注意到。

较为多见的肌肉异常如掌长肌缺失和肌腹异常，异常的食指指短伸肌和指浅屈肌异常。自1980年以来作者曾治疗2例指浅屈肌异常肌腹，其中1例还伴有鱼际肌和拇长屈肌腱缺如。

【病理与临床表现】

指浅屈肌异常肌腹是一种返祖现象。人类的指浅屈肌是手外部肌，属于前臂中间肌群；两栖类动物的屈趾肌也属于中间肌群，但它是短肌型，起于腕部，肌腹位于掌部；爬行类动物，前臂的长肌止于腕部，短肌在掌部，互不相连。人类的趾短屈肌就是起于跟骨结节足底中间肌群的短肌。两栖类和低等哺乳动物，由于腕部肌肉与前臂肌肉端对端融合而变成长肌，最后与腕部分离。人类的手发展到具有独特的功能，有些活动手指的掌部肌肉即退化消失。掌部异常指浅屈肌肌腹即为这种退化肌肉的再现。

指浅屈肌异常（anomalies of the flexor digitorum superficialis）有三种类型：①指浅屈肌肌腹从前臂延伸至腕管远端；②短肌型，指浅屈肌不是起于前臂，而起于腕横韧带和掌腱膜或一个异常肌腹起于它本身；③二腹肌型，异常的肌腹位于手掌，代替部分肌腱，远端与肌腱相连。作者治疗的2例均为二腹肌型（图87-31，图87-32）。这种异常的肌腹少见，国外文献报道的病例病变均在食指，大多数发生在女性。我们的2例病变亦在食指，且均为双侧。

异常的指浅屈肌常不引起症状。报道的病例多因出现无明显症状的肿块而误诊为软组织肿瘤，或在引起腕管综合征后手术治疗时发现。Tazer报道34例腕管综合征手术，有2例为食指指浅屈肌肌腹延伸至腕管远端所致。Wesser报道1例食指指浅屈肌异常肌腹起于掌腱膜和腕横韧带远侧缘。Vichare报道1例食指指浅屈肌异常肌腹附着于掌部肌腱掌面，Case、Smith、Spinner、Christensen、Hayes等报道的病例均为二腹肌型，与我们的病例相同。Christensen报道1例女孩，其三代家族中，母亲和姨母有同类病史，但其他报道和我们的2例均未发现家族史。

【治疗】

无症状的指浅屈肌异常肌腹可不予处理，局部肿块突出或压迫周围组织，特别是压迫神经引起神经症状者，可将其切除。指深屈肌功能完好者，切除后指浅屈肌腱可不予修复。伴有其他肌肉异常者，则根据具体情况予以处理。作者所见第2例，伴有鱼际肌和拇长屈肌缺失者（图87-32），保留该异常肌腹近端的血管及神经支配，将其游离，从两端的肌腱处切断，并将其移位，将该肌腹的近端缝于腕横韧带，远端通过皮下隧道缝到拇指桡侧侧腱束上，使拇指处于外展对掌位，用其代替拇短展肌。并切取环指指浅屈肌腱，将其移位，用Bunnell钢丝抽出缝合法固定于拇指末端，代替拇长屈肌腱。术后2个月随访，拇指对掌及屈曲功能即已明显改善。

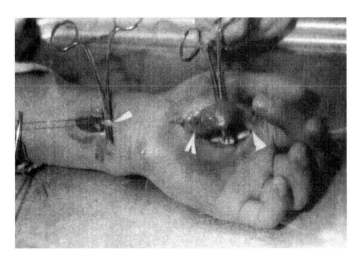

图 87-31　指浅屈肌异常肌腹

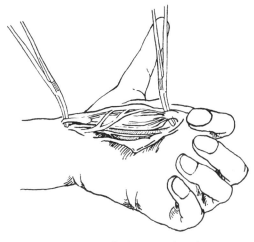

图 87-32　指浅屈肌异常肌腹

（洪光祥）

第九节　先天性下肢畸形

一、发育性髋关节发育不良

发育性髋关节发育不良（developmental dysplasia of the hip，DDH）是近年来为本病命名的新提法。用意是强调对一些患儿在没有发生脱位以前及早发现，采用改变关节的位置等措施，防止发生脱位。同时，更改命名也是为了指出本病不是生后即有脱位，且脱位是可预防的，从而唤起儿科、妇产科以及矫形外科等多学科对本病的关注。此外，发育性髋关节发育不良又是一个遗传学名词，用来描述小儿先天性发育性髋关节解剖异常。从轻的浅髋臼到严重的畸胎性脱位。畸胎性脱位生前即存在，包括髋臼和股骨近端的明显异常。

【发病率】

发育性髋关节发育不良的发病率要按其病理轻重而界定。出生后即有髋关节不稳的发生率为0.5%~1.0%。典型的发育性髋关节脱位约占正常婴儿的0.1%。轻型病例与日后成人的退行性关节炎有关。半数的成年妇女所患的退行性关节炎是继发于髋关节发育不良的。

【病因学】

发育性髋关节发育不良为多因素的遗传，常见于臀位产的新生儿，常伴有关节松弛，女孩多见。

【病理学】

髋臼浅，朝向异常，股骨近端表现有前倾和髋外翻、脱位的股骨头和髋臼之间有结构异常。髂腰肌腱挡在股骨头和髋臼之间并压在关节囊前方，导致关节囊呈沙钟样。髋臼的盂唇向内翻入关节，圆韧带增粗或拉长，髋臼内纤维脂肪组织增多。

【诊断】

早期诊断是治疗成功的关键。关节脱位和半脱位促使髋臼发育不良，延迟治疗则会有残存异常改变，最终发生退行性关节炎。

1. 新生儿期的检查　应筛查每一个新生儿有无关节不稳的体征。要用 Barlow 和 Ortolani 法检查髋关节。每次检查一侧髋关节。应保持患儿安静，体位舒适，以使髋关节的肌肉放松。检查手法要轻柔，其轻柔的程度可用 Salter 提出的白指甲征来衡量（手握鸡蛋，指甲或指节背侧皮肤没有因用力握紧而发生的变白现象）。Barlow 法是将髋内收后轻向后压，视能否使股骨头脱出臼外；Ortolani 法系指向后脱出的股骨在外展位时有复位的弹响。简而言之，Ortolani 是试验髋关节的可否复位，而 Barlow 法是试验髋关节是否易脱位。

2. DDH 的表现　随婴儿生长发育其表现各有不同。例如髋关节稳定性差的表现有可能很快消失，生后髋关节不稳的在第 1 周内消失的占 50%。数周后典型的关节僵和肢体短缩等日益明显，成为幼儿常见的体征。

3. 反复检查　对正常婴儿定期体检，其中应包括髋关节检查。新生儿阶段，随其发育有不同表现。小婴儿查出关节不稳定是可靠的体征。以后，髋关节外展受限和肢体短缩的表现日益多见。双侧髋脱位有时会给诊断增加困难。若双侧髋关节外展均小于 60°，应行 X 线检查。

4. 患儿母亲的直觉　未经证实的临床经验说明，凡是患儿母亲认为孩子有异常时，对诊断有一定的帮助。因此，要认真对待母亲的直觉。

5. 髋关节的危险因素　新生儿出现如下危险因素时，如阳性家族史、女孩、第一胎、臀位产、羊水少、双胞胎使宫内压力增加、斜颈、斜头畸形、婴儿型脊柱侧弯、骨盆倾斜、对侧髋关节内收性挛缩、膝关节伸直性挛缩、跖骨内收和跟骨外翻畸形等，应重复检查并加用超声波和 X 线协助诊断。

6. 髋关节弹响和大腿皮纹不对称　高调的弹响常为正常所见。这应与股骨头从臼缘弹出的感觉区分。弹响和大腿皮纹不对称可见于 20% 的正常婴儿。

【影像学检查】

1. X 线片　随患儿年龄增长，X 线片对诊断的重要性日益加大。生后 2~3 个月 X 线检查已很可靠，是筛查的合适时期。一张正位 X 线片已足够，从患侧与健侧的髂骨下端画一条水平线，再从髋臼外上缘沿髋臼画线与水平线相交描出髋臼指数（AI），正常婴儿 AI<30°，凡增加到 30°~40° 之间的则为可疑，超过 40° 的则为不正常。髋关节半脱位和全脱位时，股骨的干骺端外移到经髋臼外缘的垂直线以外。

2. 超声波检查　超声波影像的有效性取决于检查者的技巧和经验。技术精良的超声波检查对

DDH 的诊断非常有效,存在的主要问题是对客观所见的主观解释。若只是髋关节不稳定,则无超声波检查的必要。检查只对体征可疑、出现危象和监测治疗效果时有用。

3. 记录　对检查结果要详加记录。医生被控告的常见原因是由于对 DDH 的漏诊。延迟诊断但有髋关节各项检查记录是对自己最好的保护。技术高超的医师,也会发生对 DDH 的漏诊。按目前的标准,DDH 的漏诊是不能接受的。

【治疗】

DDH 的治疗具有挑战性。延迟诊断或治疗中出现问题日后常残存解剖上的缺陷或退行性关节炎。治疗本病的目标是:①及早诊断整复脱位;②防止股骨头骺发生缺血性坏死;③矫正残留的发育不良。

1. 出生后到 6 个月　是理想治疗时间,本年龄组最初宜使用外展支具,如 Pavlik 吊带。

(1) Pavlik 吊带:应用最广,穿上以后髋关节能自由屈曲和外展活动。要确定在初用时和家长更换时操作恰当。指导家长在携婴儿出行时的正确方法,如用背在母亲身上的带子或特制的小椅子等。每周应复查 1 次,以确定支具位置和姿势是否妥当。

用 Pavlik 吊带的治疗如很顺利,应持续使用 6~8 周使髋关节更加稳定。每 2~4 周用超声波或拍正位 X 线片复查。夜间坚持用支具直至髋关节的 X 线片完全正常。

Pavlik 吊带治疗如果失败(指 3~4 周仍不能复位)则应放弃本法。若再坚持使用,可能引起股骨头变形、向后脱位且患髋僵硬可妨碍计划中的手法复位。此时宜立即改用闭合或手术复位。上述治疗适用于初生到 6 个月的婴儿。

(2) 夜夹板:髋关节复位并较稳定的可继续使用夜夹板以促进髋臼的发育,直到 X 线片显示正常。简单的外展夹板价格便宜,患儿也容易耐受。

2. 6~18 个月　此年龄组多数 DDH 可经手法复位,然后以髋人字石膏固定。

(1) 牵引:是否需要牵引各家意见不同。目前对多数病例不主张用牵引,若计划手法复位而髋关节较僵硬的,牵引可能有益,还可在家中牵引。双髋外展 45° 于屈曲位,以 2~3 磅(1 磅≈0.45kg)重量牵引 3 周左右。

治疗计划应取得家长书面同意。

(2) 复位:开始应先试行手法复位,如失败应改用手术复位,复位不甚满意或治疗方法难于确定的宜行关节造影。

(3) 随诊:复位成功后,随生长发育观察复位是否满意以及髋臼的变化。婴儿时期每 3 个月拍双髋正位 X 线片;幼儿期每年拍 X 线片 1 次;学龄前和学龄期每 3 年拍 X 线片 1 次。随诊的频率应按每个患儿的轻重程度和残留发育不良的情况而定。

3. 18~30 个月　本年龄组多需手术复位,偶尔有个别所谓的松弛性脱位患儿可用手法复位。如脱位的关节很僵,则需按照 30 个月以上的患儿增加股骨短缩截骨术。

(1) 治疗:经前外侧切口,切开复位的同时加 Salter 或 Pemberton 骨盆截骨术。切开复位也具挑战性,增加骨盆截骨术可改善疗效并省去日后的再次手术。

(2) 切开复位:是手术治疗中最困难的一步。骨盆截骨相对简单,切开复位需要充分显露,仔细剥离以减少缺血性坏死的危险。同时应做到使髋关节中心复位。影响复位的因素有肥大的圆韧带,臼内的纤维脂肪垫、盂唇、髂腰肌腱和横韧带等,均应逐一解决。

髂腰肌腱:介于髋臼和股骨头之间,必须松解。

关节囊紧缩:打开关节囊彻底解决狭窄和粘连并加成形修复。

横韧带:靠近髋臼,如不松解影响股骨头彻底中心复位。

脂肪垫:位于臼底的纤维脂肪组织,可用咬骨钳清除。

圆韧带:拉长,有时肥大,多需切除,经此韧带的血运很少,不必顾虑。

盂唇:内翻或较正常肥大,不必切除,一旦股骨头中心复位,盂唇则恢复原位并可塑形成为正常的盂唇。这对稳定髋关节和使关节耐用来说是重要的。

(3) 截骨术:在切开复位的同时如何选择截骨术,取决于局部病理变化、术者的经验和爱好。

1) 股骨截骨术:股骨近端内翻截骨术较少采用,去旋转截骨术也渐少用。因髋臼发育不良是突出变化。

2) Salter 骨盆截骨术:适用于单侧轻到中度的髋臼发育不良,操作较简单,较安全,疗效好。

3) Pemberton 关节囊周围截骨术:很多情况下都可使用,双侧髋脱位时也可采用,不影响骨盆的稳定和口径,矫正效果明显而且不需要内固定。本手术不会矫枉过正。因手术改变了髋臼的形状,容积变小,虽不进入关节,但术后仍易发生关节僵硬。

股骨头增大的不宜选用本法。

（4）术后护理：要根据所用疗法而定。如采用手法或手术复位并同时行截骨术者，至少需要髋人字石膏固定12周。在此过程中要更换1~2次石膏。未行截骨术而关节稳定性已得到改善者，石膏固定6周即可。

（5）随访：应观察到生长发育停止。每6个月拍1次正位X线片，共3年，以后每年拍1次X线片到发育成熟。每次复查X线片要与上次X线片对比，以了解时间对髋关节发育的效应。

4. 30个月以上 此年龄段的DDH患儿需行手术复位、股骨短缩和骨盆截骨术治疗。若为双侧脱位，每次只做一侧手术，两侧手术需间隔6个月以利于患儿康复。

双侧髋脱位也要依据患儿年龄而制定治疗方案。

（1）骨盆截骨术：选择何种骨盆截骨术，取决于畸形的轻重和手术时患儿的年龄。Salter截骨术较好，对"任何年龄"的小儿均可施行。这种骨盆截骨术不改变髋臼的形状，与股骨短缩截骨术同时并用矫正效果更好。

（2）股骨短缩截骨术：几乎每个病例都需要做股骨短缩截骨术。若畸形较重，应首先行股骨短缩截骨，然后再作切开复位，最后行骨盆截骨术。主要操作是短缩股骨，股骨颈干角内翻轻的不需去旋转，这对多数病例都适用。

【并发症】

1. 缺血性骨坏死 除关节中心复位外，其次就是预防骨坏死。骨坏死可造成股骨近端生长障碍，出现畸形并过早出现退行性关节炎。

（1）分型：股骨头缺血性坏死的程度可分为重型和轻型两类。重型骺板中有广泛骨桥形成，股骨颈变短，日后引发退行性关节炎。轻型病变可自行消退，股骨头有不规则的骨化，骺板内无骨桥形成，日后无变形。

（2）预防：治疗伊始采用牵引，有盂唇内翻关节僵硬的用手术切开复位；经皮内收肌腱切腱术，较大幼儿行股骨短缩截骨术。石膏固定时采用人字位而不用蛙式位。虽注意上述种种措施，仍难免不再发生。

（3）早期骨坏死征象：有生长障碍，如股骨头骺出现晚；轻型者头骺有节裂，但为一时现象；重型者股骨头变形明显，股骨颈变短。

2. 畸形 畸形的轻重与骺板中骨桥的部位和范围有关。骨桥和畸形在年幼时不常出现，到生长发育停止前日益明显。骨桥限制生长，即使中心复位也可致骺板倾斜。大的中心性骨桥可发生股骨颈生长停滞变短。大转子相对生长过度以及股骨全长轻微短缩。

治疗：若骨坏死没有得到防止，则按其严重程度和畸形类别给以矫正。

3. 持久性发育不良 治疗DDH的第三个目标是矫正持久不愈的发育不良。应在患儿生长发育期间矫正，以免并发退行性关节炎。

发育不良可波及股骨和髋臼，或二者均受累。最突出的畸形是髋臼。严重的发育不良还包括关节半脱位。半脱位和发育不良可导致退行性关节炎。早在10岁以前就可发生。日后单纯的发育不良也可致残。①股骨发育不良：股骨近端前倾角加大，股骨头因脱位而丧失圆形，变形可由于缺血所致。②髋臼发育不良：由此造成的畸形最为明显，主要是臼浅而且朝向前外方。③髋臼与股骨的关系：股骨头不能中心复位时则有半脱位。股骨头半脱位随头的发育而逐渐偏外。髋臼呈碟形，引起关节不稳。股骨头因缺血而失去其原有圆形，因而股骨头与臼的解剖位置和形状不协调。经过数年发育，髋臼的形态适应变形的股骨头的形状。

（1）矫正的时间选择：原则上应尽早矫正，一旦出现变形则矫正效果不理想。矫正手术宜在5岁以前。婴幼儿到学龄前儿童每隔4~6个月要拍连续骨盆正位X线片，测量髋臼指数，注意臼顶是否平滑，并观察髋臼内侧壁（泪滴）的发育，进行对比。随访2~3年，髋臼指数仍不正常并有其他发育不良所见，则应及时行骨盆截骨术，而不应推迟。

（2）矫正的原则：正确矫正DDH髋部持久性发育不良要基于下列原则。

1）矫正最主要的畸形，通常指髋臼的变形。

2）矫正必须充分，如果畸形严重宜行骨盆和股骨截骨的联合手术或行造盖术。

3）应避免股骨头和髋臼不协调。年长儿不宜行Pemberton手术。头臼已有不协调的，头已失去圆形的大童宜行造盖术或Chiari手术。

4）对股骨头外移的大童宜行Chiari手术使之内移。

5）Salter骨盆截骨术后关节软骨的耐用时间较之造盖术和Chiari手术后产生的纤维软骨持久。

（3）矫正的措施：根据畸形部位、患儿年龄、变形程度以及头臼是否匹配有多种方法可供选择，常用的有如下几种。

1）股骨截骨术：对未复位的大童来说，股骨短缩术是最常用的。截除的股骨段以能使头臼复位为度,切不可过多。同时降低髋外翻 20°,去旋转 20° 即可。

2) Salter 骨盆截骨术:适于任何年龄小儿较轻畸形。此截骨术可减少髋臼指数 10°~15°,减少 CE 角 10°。

3) Pemberton 关节囊周围骨盆截骨术:适于 6 岁以下,畸形中等到严重变形的髋臼发育不良,如臼前方和上外侧缺损的。

4) 三联截骨术:对青少年股骨头在 25° 以上外展位始能包容好的或双侧中等度变形者为最佳选择。但此操作复杂,术后并发症较多。

5) Chiari 骨盆内移截骨术:股骨头外移严重发育不良及有患髋疼痛的患儿适合行此手术。对股骨头不圆,头臼不协调也可用。术中应避免过度内移,术后关节为纤维软骨覆盖。因此,属于姑息性手术。

6) 造盖术:手术后髋臼扩大,其中覆盖的是纤维软骨,对青少年头臼不匹配严重发育不良的,股骨头无外移者为最佳选择,术后很少有并发症。但应避免造盖的位置过高。术后应随访有无造盖吸收。最好行 Staheli 的髋臼加强术(Staheli's acetabular augmentation)。此外,还有许多术式可选择(图 87-33)。

二、股骨近端局部缺失

股骨近端局部缺失(proximal femoral focal deficiency)属先天性缺陷。胚胎第 9 周时髋关节发育已完成。与本畸形有关的致畸因素中有放射线、缺氧、局部缺血、细菌毒素、病毒感染、机械外力以及内分泌激素等,但被证实的致畸因素只有沙利度胺(thalidomide)。

【分类】

Aitken 根据患儿的 X 线片将其分为 4 型:

1. A 型 股骨短小,有髋内翻,上 1/3 股骨有弯曲变形,髋臼发育正常,可容纳股骨头,生后 1 年,股骨下 2/3 的骨干均骨化,而上 1/2 的股骨头、颈部仍保持软骨状态。2~3 岁时股骨上 1/3 出现股骨头骨骺,股骨近端渐骨化,大转子间部常有假关节形成,由此加重髋内翻畸形。随着骨的发育成熟,多数病例假关节骨化,但髋内翻严重。

2. B 型 髋臼和股骨头存在,而股骨头骨骺的骨化较晚,因而髋臼发育不良。股骨干向外上移位。股骨干短小,上端变粗,股骨颈和股骨干之间

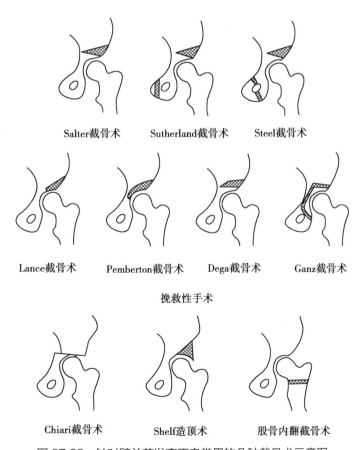

Salter截骨术　　Sutherland截骨术　　Steel截骨术

Lance截骨术　　Pemberton截骨术　　Dega截骨术　　Ganz截骨术

挽救性手术

Chiari截骨术　　Shelf造顶术　　股骨内翻截骨

图 87-33 针对髋关节发育不良常用的几种截骨术示意图

只有发育不良的软骨相连,因而大转子下部弯曲,呈明显髋内翻畸形。

3. C 型　髋臼明显发育不良,股骨头永不骨化,股骨干异常短小,其上端变尖,髋关节极不稳定。股骨头和骨干不能同时活动,变尖的硬化的股骨干上端能在髋臼侧壁上滑动。

4. D 型　是股骨近端局部缺失中最严重的一型。股骨头和髋臼无缺失,股骨非常短小,只残存其远端的髁部。

上述分型有的要等到股骨近端软骨部骨化以后才能确定,有时需关节造影以确定有无股骨头。

【并发畸形】

股骨近端局部缺失常并发其他畸形,文献报道 65%~69% 的病例并发有其他畸形,因此说明是多种致畸因素共同起作用的结果。并发先天性腓骨纵向缺失的最多见,高达 50%~80%,此外足部畸形如垂直距骨、马蹄内翻足和跗骨融合者也偶可见到。

【临床表现】

生后即有明显畸形。大腿短而粗,短缩的程度取决于股骨近端局部缺失的类型。患肢的踝关节每与健侧膝关节处在同一水平高度。患髋有屈曲、外展和外旋挛缩。同时膝关节有屈曲挛缩。测试患髋的活动度时很难区分是股骨与骨盆之间的活动,还是股骨假关节或膝关节的活动。股四头肌多有发育不全,以致髌骨退化且处于高位。缝匠肌发育好,但更加重髋关节的挛缩,髂腰肌和腘绳肌也能加重髋关节的畸形。检查患髋活动时患儿无疼痛感。同时要注意有无其他并发畸形。

【治疗】

治疗本畸形是个很复杂的问题。首先要注意患儿的心理状态,适当地给予心理疏导工作;其次是治疗前后的理疗。有的病例手术后要用特殊的支具配合。总之,没有单一的治疗措施。

双侧股骨近端局部缺失的畸形均较严重,身材矮小和走路功能障碍都需要解决。通常用增高靴可使患儿达到一般身高,但多数患儿仍需借助双拐行走。偶尔需行 Syme 截肢或膝关节融合术始能适合穿特制的增高靴。

单侧畸形需解决的问题有下肢不等长、骨盆和股骨之间的不稳定、髋关节的屈曲、外展和外旋挛缩畸形以及近端肌肉无力等。

出生后到 1 岁之间宜尽力预防髋、膝挛缩变形,牵拉手法有益。

骨盆和股骨之间不稳定的患儿会加重髋内翻。产生假关节后,不稳定变得更加严重。切除假关节

的纤维软骨段,使之骨对骨连接。术前宜先行内收肌松解,常需内固定使骨愈合。若股骨头、颈和髋臼均有严重发育不良的,宜行 Chiari 骨盆截骨,将残留的股骨远段的近端融合在新建的髋臼内。术后利用升高的膝关节替代髋关节的部分功能。股骨和骨盆的融合可使患髋稳定,但正常应有的球臼关节变成了枢纽关节。术后只能发挥伸屈动作。

肢体短缩致与健侧肢体长度相差太多,很难用肢体延长手术解决。因此多主张用增高靴补偿,配合使用增高靴方面还有一些准备性手术如 Van Nes 旋转 180° 的成形术(足转向后方以踝替代膝关节)(图 87-34);Syme 截骨加膝关节融合(使残端等同于健侧膝关节水平),然后配制假肢(图 87-35)。

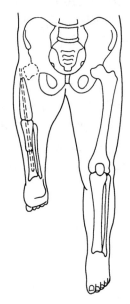

图 87-34　Van Nes 旋转 180° 的成形术

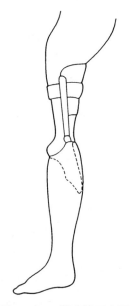

图 87-35　增高靴示意图

三、股骨发育不全

股骨发育不全(hypoplasia of the femur)是先天性股骨纵向缺失中最常见的一种。除股骨较短外,无任何其他异常。髋关节和股骨颈干角均正常。此畸形多为单侧,有时并发先天性膝十字韧带缺失致膝关节不稳。男女性别无差异。有在同卵双生中只有一人发病的报道。

【临床表现】

大腿短缩明显,Galeazzi 征阳性。受累下肢每有外旋姿势,髋关节伸直情况下内旋受限,在 X 线片上除股骨短外无其他所见,偶有股骨头骺骨化延迟。在随访中最终股骨和髋臼发育均正常,一般股骨较健侧短 10%,短缩很少超过 6cm。

【治疗】

短缩轻者多能借助降低同侧骨盆而自行代偿,很少导致结构性脊柱侧弯或固定性骨盆倾斜。为了避免对侧膝关节屈曲或短肢足下垂的自行代偿现象,可将短侧鞋跟垫高,若测量股骨短缩 2cm,最好垫高其足跟不超过 1.5cm,以免走路时鞋底擦地而出现高抬患肢的步态,容易出现疲乏现象。若短缩超过 2cm,最好垫高全部鞋底,以防止跟腱发育落后或萎缩。如预测在骨龄成熟时短缩超过 6cm者可考虑行肢体延长术。

四、发育性髋内翻

发育性髋内翻(developmental coxa vara)是股骨颈软骨发育缺陷致股骨颈干角变小的一种发育性异常,并由此致患侧下肢短缩。本病又称先天性或婴儿型髋内翻,但发育性髋内翻应与真正的先天性髋内翻区分。后者股骨短缩明显,生后即出现,属于股骨近端局限性发育缺失的一类。此外,发育性髋内翻还应与后天性短髋症(coxa brevis)鉴别,后者为股骨头骺缺血坏死以及感染、外伤等造成的后遗症。

【发病率】

本病罕见,有学者统计大约每 25 000 个新生儿中可见 1 例。发育性髋内翻与发育性髋关节脱位之比约为 1 : 13。即每 1 000 个新生儿中可有 1 例发育性髋关节脱位,而每 13 000 新生儿中有 1 例发育性髋内翻。本病无种族差异,男女发病率相仿,单侧髋内翻较双侧者多见,为(2~3): 1。

【发病机制】

因有同一家族发病的和异卵双生发生髋内翻的病例,所以从理论上支持本病有遗传性。胚胎早期,股骨近端的骺板呈半月形,其软骨柱不久分化成为股骨颈的骨骺和大转子的骨突骨骺两部分:内侧股骨颈部分成熟较早,延长的股骨颈和股骨头的化骨中心于生后 3~6 个月即可出现。受走路和髋外展运动的影响,半月形的骺前期的外侧分化成熟,至 4 岁时大转子骨突骨骺渐骨化,说明股骨上端有两个发育中心,促使快速生长。颈干角的大小和股骨的总长度取决这个发育区。正常股骨的颈干角在 1 岁时为 148°,至成年逐渐降至 120°。

发育性髋内翻可能是股骨颈内侧软骨化骨的缺陷,但真正病因尚不十分明了。对胎儿股骨头颈的观察,股骨颈的干骺部内侧为大量纤维组织而不是海绵骨。因股骨颈有力学上的弱点,经肌肉拉应力和体重作用下出现内翻的成角。

【临床表现】

一般到学会走路后始出现异常体征,主要有无痛跛行、容易疲乏,双侧发育性髋内翻除了摇摆步态很像双侧髋关节脱位外,同时还有腰椎生理前突加大、患髋有外展和内旋受限。随着髋内翻的发展,同侧股骨大转子的位置上升,使髋外展肌的起止点接近,从而出现臀中肌力弱的步态。Trendelenburg 征阳性,患侧下肢短缩,轻重取决于颈干角的变化程度。

【X 线表现】

除股骨颈干角变小,X 线片还显示股骨颈靠近股骨头部位有一个三角形透亮区,横贯股骨颈呈倒 V 字形。内侧界限是股骨头下的骺板,外侧界限是不成熟的软骨和骨化不规则的透亮区。这个区域形状越垂直,髋内翻的发展越快。股骨头下的骺板从接近水平位变为日益垂直。

【治疗】

治疗的目的是刺激股骨颈缺陷部的骨化和愈合;矫正异常的颈干角使之恢复到正常角度;将近乎垂直的股骨头骺板转成水平位,同时重建髋外展肌的生理张力。上述四项治疗目标,只有依靠手术才能达到。

手术的指征如下:两髂骨最低点连线,即水平线与沿股骨头骺板线的交角(HE 线)小于 60° 者;患儿年龄在 1 岁半至 2 岁时为最佳手术时机。

手术设计包括方法和部位不同的截骨。转子间截骨优于转子下截骨是因为局部松质骨多,愈合快;截骨部位接近畸形的部位,易于收到矫正效果。但要注意的是,截骨部位靠近股骨头的骺板和大转子应防止造成骺板损伤。常用的是 Borden 转子间外翻截骨术(图 87-36)。

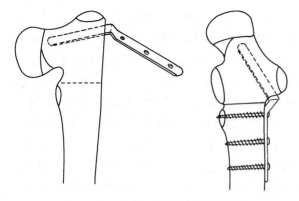

图 87-36 Borden 粗隆间外翻截骨术

治疗单侧髋内翻的截骨术宜避免进一步造成肢体短缩,凡属闭合式楔形截骨术均有此可能。有些斜形截骨术的设计是考虑可同时纠正股骨头后倾畸形。

为了截骨后保持对端的角度和固定的需要,常需外展下肢,因此要预先行内收肌松解,否则下肢外展会受限。依截骨端的形状,患儿年龄、肌肉发育状况决定术后是否需要内固定,术后都需石膏外固定 6~8 周。

近年来用 Ilizarov 技术矫正髋内翻,同时可对短缩的下肢行肢体延长术。

五、先天性膝关节脱位和半脱位

先天性膝关节脱位和半脱位(congenital dislocation and subluxation of the knee)非常罕见。

【发生率】

有报道为 0.017‰ 或相当于发育性髋关节脱位的 1%。有的文献将先天性膝关节过伸也包括其中,使发生率的准确性下降。

女性多见,统计 17 所医院 155 例患儿,其中女孩为 99 例,男孩为 55 例,也有报道男女之比为 10:3。大约 1/3 的病例为双侧发病,左、右侧无明显区别。

【病因】

胎位异常可能是发病的原因,足部固定在下颌或腋下的胎位可造成膝关节过伸,但 15 例有膝过伸的病例中虽有 11 例膝关节向前半脱位,但并发髋关节脱位、畸形足和多关节挛缩者不少,这使病因不明。此外,有的学者观察到膝关节脱位的患儿有股四头肌纤维化或挛缩,对这一发现有的学者认为是本病的病因,有的考虑为该病的后果。

本畸形中家族史阳性的报道可见于文献,例如 200 例先天性膝关节脱位中有 7 个病例家族中有同样畸形。

【病理与临床表现】

股四头肌和阔筋膜纤维化并与股骨粘连;髌上囊消失;腘绳肌腱向前移位;前十字韧带明显拉长,甚至消失。腘窝中的神经血管均正常。

依畸形的程度可分三级(图 87-37)。

Ⅰ级:膝关节过伸 15°~20°。

Ⅱ级:胫骨向前半脱位,到达股骨髁前缘但胫骨和股骨之间的关节面仍有接触。股骨和胫骨的长轴在关节线上不相遇。临床检查膝关节过伸可达 25°~45°,被动屈曲只能到中立位。

Ⅲ级:胫骨向前移位超过股骨髁,胫骨和股骨二者关节面无接触,呈完全脱位。

【诊断】

膝关节过伸的体位和被动屈膝受限使本畸形诊断无困难。此外,被动屈曲的膝关节多又自动弹回到过伸位。正、侧位 X 线片还可发现有无向外

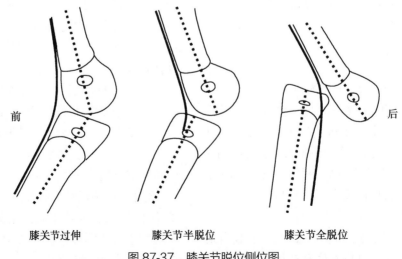

前   后

膝关节过伸   膝关节半脱位   膝关节全脱位

图 87-37 膝关节脱位侧位图

半脱位,侧位片还可见胫骨平台向后倾斜,膝外翻和旋转性半脱位。股骨下端和胫骨上端的骨化中心发育落后,甚至消失。

先天性膝关节脱位和半脱位应与单纯性膝反张(genu recurvatum)鉴别。后者虽外观有膝关节过伸,但腘绳肌并不向前移位。引起膝反张的原因不明。

X线片可除外股骨下端或胫骨上端骨折产伤。

【治疗】

治疗应尽早开始,最好早到初生时,若为半脱位可立即轻柔手法整复使之屈膝,并在屈曲位用石膏固定。2周后拆除石膏,再屈曲更大角度使之整复。如此直到膝关节稳定后为止。通常需时6~8周,然后可用Pavlik吊带使膝关节保持动态的屈曲。同时教会家长给患儿增加屈膝的练习,估计这样的治疗需时2~3个月。

若有向外旋转的半脱位者,禁忌使用Pavlik吊带,因其前方的吊带会加重向外的半脱位,对此可改用双叶石膏保持屈膝位置。

对半脱位不能用手法整复的宜改用平卧位屈膝的皮牵引,同时每天请理疗师作屈膝练习数次。一旦膝关节可屈曲到45°~60°,可改用石膏固定,每周更换石膏,并进一步屈膝直到100°为止。届时改用膝以上支具,维持6~12个月。

对完全脱位的患儿多需骨牵引,用细克氏针1枚经股骨下方的干骺端;另2枚细克氏针,1枚经胫骨上方的干骺端,1枚经胫骨下方干骺端。穿针最好在X线透视下进行,以防止损伤骺板。股骨牵引朝向前上方;胫骨牵引朝向下方。开始可沿已有畸形的方向,渐向后使膝关节屈曲。同时每日数次轻柔手法使膝进一步屈曲,但一定要注意防止医源性骨折。逐渐改变牵引的方向,使之屈曲角度加大,一般经过2~3周可以使之复位,然后可改用长腿屈膝石膏固定6~8周,其余治疗同手法复位。值得提出的是,有文献报道在19例患儿的治疗中有6例发生股骨干或胫骨的骺骨折分离,应引以为戒。

保守治疗无效时,应尽快行切开整复。手术时间至关重要,一定要在患儿不会站立和走路以前施行。手术方法包括髌骨两侧切口松解髌韧带的粘连,Z形延长股四头肌腱,松解外侧肌间隔,横向切开前方关节囊和股骨松解股四头肌,如此可使膝关节屈曲。最后使腘绳肌、侧副韧带回复原来位置,视需要重建十字韧带,最后以长腿石膏固定6周。术后宜用膝踝足支具,防止膝关节过伸。

六、先天性胫骨纵向缺失

先天性胫骨纵向缺失(congenital longitudinal deficiency of the tibia)极为罕见。有报道称,本畸形的发病率为每百万活产新生儿中约为1例。常并发其他先天性畸形,如股骨近端局限性发育不良,足部缺跖、趾骨,并指或赘生指,脊柱侧弯,尺骨和腓骨重复畸形以及股骨重复畸形等。

【分型】

按Kalamchi和Dawe分型如下。

I型:胫骨完全缺失,足部明显内翻和内收,有时内侧距骨缺失,膝关节屈曲挛缩,腓骨头前移,股骨下端发育不全,骨骺骨化延迟,股四头肌无力。

II型:胫骨下段缺失,其上段有不同程度的保留,股骨和胫骨的关节正常,腓骨上移,膝关节屈曲较轻,在20°~30°之间。

III型:胫骨下段发育不良,胫腓下联合分离,足部呈内翻,腓骨茎突隆起,胫骨短缩。

【治疗】

治疗方法取决于胫骨发育不良的程度和单双侧受累而定。

I型重点考虑股四头肌的肌力和是否伴有股骨发育不良。股四头肌无力的不适合行股腓关节成形术,效果不理想。术后使用支具困难,不如在2~3岁时行膝关节离断。术后再配膝上义肢。不应行膝上截肢,因股骨继续生长会使残端的皮肤破溃,而且短缩的大腿不易装配假肢。

II型的治疗目的是提供稳定的膝关节,因此最好是行胫腓上端侧面融合术。肢体短缩问题可行肢体延长术矫正,双侧II型胫骨纵向发育不良的足部畸形宜保留足部,行矫形手术,避免用双侧假肢。

III型融合跟骨和腓骨后,患儿的后足稳定,足部功能得到改善。胫骨短缩和距骨前移明显的可行距骨切除和胫腓下联合的融合术。对罕见的胫骨近端发育不良,可行股骨腓骨关节成形术,同时融合胫腓下联合。

七、先天性腓骨纵向缺失

先天性腓骨纵向缺失(congenital longitudinal deficiency of the fibula)又称腓骨轴旁半肢(paraxial fibular hemimelia),通常均伴有其他的下肢畸形。腓骨纵向发育不良包括腓骨全部缺失到部分缺失,3/4的病例并发股骨先天性异常。胫骨几乎都较正常的短缩。并发的畸形有踝关节变形(如球臼关节)以及足部畸形。本病少见,右侧多于左侧,偶尔也有双侧发病的。男孩较女孩多见。病因不明。

【分类】

本畸形分为两型:①Ⅰ型为腓骨部分缺失,其中又分两个亚型:Ⅰ型 A 腓骨完整无缺,但有短小,其近端骺板低于胫骨上端骺板,且腓骨远端骺板较胫骨下端骺板高;Ⅰ型 B 较Ⅰ型 A 重,腓骨上端缺失,其长度仅为正常腓骨的 30%~50%,腓骨远端骨骺存在,但位置高,使踝关节外侧壁不稳。②Ⅱ型为腓骨全部缺失或仅留有变性的纤维软骨或纤维性的下端。

按畸形是否进行性加重和功能是否良好分为三型:①Ⅰ型为单侧肢体受累,腓骨缺失为上部缺失或仍保留全部腓骨。胫骨短缩轻,不并发其他足部畸形。预后良好。②Ⅱ型为单肢畸形,整个腓骨缺失,偶在下端残留变性的始基。该侧下肢发育不良,儿时短缩 5~7cm,成年后患肢可短缩 12~15cm,胫骨短且向前内侧弯。足部也有畸形,外观和功能方面均不佳。③Ⅲ型最为严重,波及双侧,可并发其他畸形如上肢部分或全部缺失,股骨近端局部发育不良或对侧胫骨和足部缺失。

【诊断】

患肢短小且周径变细,胫骨和股骨可能都较正常者短,胫骨短小尤为明显。X 线片有助于诊断。

【治疗】

治疗目的是恢复下肢等长和稳定足踝关节,因此治疗方案取决于畸形的类别。Ⅰ型适于保守治疗。下肢短缩在 2cm 以上、脊柱失代偿者可垫高鞋底。短缩加重者还可行腓骨延长术。腓骨完全缺失的病例因踝关节不稳、足部并发畸形和重度下肢不等长,治疗难度增加。肢体延长可解决肢体短缩。足部畸形僵硬者可以考虑 Syme 截肢并佩戴假肢。

踝外侧壁缺失致使踝关节不稳者,可行 Gruca 分叉截骨术,即胫骨外侧斜行截骨,使外侧段下移以使后足内移,恢复后足与胫骨的轴线,从而矫正足跟外翻畸形。

八、胫骨内翻

胫骨内翻(tibia vara)或称 Blount 病,是胫骨上内侧骺板生长异常而产生的局限性畸形。病因不明,可能由于胫骨上端骺板受机械外力损伤,致使生理性膝内翻变为胫骨内翻。

【分类】

胫骨内翻可分为两类:①婴儿型,发病早,多在 3 岁以前出现畸形,常为双侧发病。②晚发型,本型中又可分为两种,一种为少年型,另一种为青年型。少年型一般在 4~10 岁起病,而青年型在 11 岁以上才会出现畸形。

【病理】

婴儿型胫骨内翻的组织学异常位于骺板内侧的静止细胞层,有密集的细胞和无细胞的纤维软骨岛。未发现骨的缺血性坏死和炎症。青年型的病理改变与少年型的相仿,标本中无骺板骨桥。婴儿型的胫骨内翻更为严重,可能系小儿第二次骨化中心较青年的胫骨上端已骨化的骨骺更为柔软有关。

【临床表现】

婴儿型的患儿在 9~10 个月间已开始学会走路,外观不容易与较重的生理性膝内翻区分。此型病例中 50%~75% 为双侧受累,女孩稍多,生后 1 年内表现为明显的膝内翻。膝内翻的特点是膝关节呈明显内弯,胫骨内侧可触摸到一鸟嘴样隆起,没有自觉疼痛和局部压痛。这种患儿常伴有肥胖、胫骨内旋。单侧畸形的患儿可有轻度肢体短缩。少年型多为双侧畸形;青年型单侧发病者占 80%,患肢可较健侧短 2~3cm,内翻角度较轻,不超过 20°,胫骨近端内侧时感疼痛并有压痛。

【放射线造影所见】

婴儿型的主要表现为胫骨近端的内侧骨皮质骤然向内成角,而外侧骨皮质几乎平直。早期病变与生理性膝内翻的鉴别方法为在 X 线片上测量胫骨上端 MD 角(干骺端和骨干相交角)。生理性和其他原因所致的膝内翻畸形角度主要位于胫骨中下部。

根据 X 线片上可分为 6 个阶段(图 87-38):

第Ⅰ期(2~3 岁):干骺端的全部骨化带不规则。

第Ⅱ期(2 岁半~4 岁):干骺端内侧 1/3 的骺板有下陷,形成鸟嘴状。上方形成一透亮区。

第Ⅲ期(4~6 岁):鸟嘴样上方的透亮区更加下陷,形成阶梯状。

第Ⅳ期(5~10 岁):随生长骺板日益变薄,骨性的骨骺增大,上述阶梯状外观加深。婴儿型部分愈合的Ⅳ期很像青年型的晚期。

第Ⅴ期(9~10 岁):横向走行的骺板向下弯,将骨骺分成两块。

第Ⅵ期(10~13 岁):双骨骺之间的内侧骺板骨化,只遗留外侧骺板。

【鉴别诊断】

1. 生理性膝内翻 胫骨内翻畸形发生在紧靠膝关节的下方,而生理性膝内翻的弯曲角度在胫骨中下部。

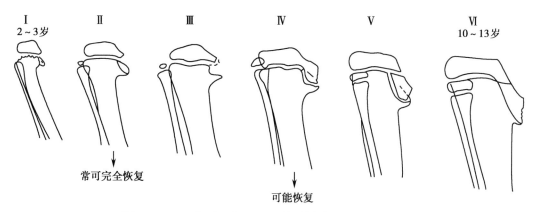

Ⅰ 2~3岁　Ⅱ　Ⅲ　Ⅳ　Ⅴ　Ⅵ 10~13岁

常可完全恢复

可能恢复

图 87-38　婴儿型胫内翻——随年龄增长的6个进行阶段

2. 先天性胫骨弯曲（congenital bowing of the tibia）或先天性胫腓骨后内侧弯曲（congenital postero medial angulation of the tibia and fibula） 畸形位于胫骨中下 1/3 交界部，胫腓骨弯向内后。X 线片显示股骨下段和胫骨上段均正常。此畸形常引发小腿短缩而不发生假关节。

3. 多发性内生软骨瘤病虽可并发膝内翻，但在 X 线片上有其肿物的特征。

4. 骨折所造成的后遗畸形多可经塑形而逐渐减轻或消失。

5. 骨髓炎和局灶性纤维软骨发育不良（focal fibrocartilaginous dysplasia）偶可发生胫骨畸形，但组织学检查可区分。

【治疗】

Ⅱ和Ⅲ型可行半侧镉钉，暂时限制胫骨上端外侧的生长。

骺板中骨桥切除术只适用于 CT 或 MRI 确诊有骨桥的病例。

大儿童和青年型并发肥胖的病例，可行截骨术并用外固定器矫正。术后可随意调整矫正的角度。

九、先天性胫骨假关节

先天性胫骨假关节（congenital pseudarthrosis of the tibia）为胫骨下段骨内生长障碍和正常成骨缺陷的复杂畸形。局部骨的硬度减弱使胫骨向前外侧弯曲，最终形成病理性骨折。在骨折部位有错构组织形成，因无正常骨痂致发生假关节。本病于 1708 年由 Hatzoecher 首先报道。

初生时胫骨有假关节的极为少见，每在新生儿阶段出现胫骨前外侧弯曲。此时应尽量预防发生病理骨折。其病因每为先天性，但假关节并非生后即存在。

【发病率】

本病较罕见，Andersen 估算约在 190 000 新生儿中有 1 例。意大利学者 Pais 报道 50 年中遇到50 例；Sofield 统计美国 Shriners 医院治疗的总病例中占 0.1%。左侧稍多于右侧，双侧者罕见。

【病因学】

先天性胫骨假关节的真正病因尚不明了。过去有不少理论性解释，如宫内外伤、代谢障碍和血管畸形等，近年来多被否定。1937 年 Ducroquet 首先发现本病与神经纤维瘤有关。在他报道的 11 例病例中有 9 例有皮肤咖啡色素斑，2 例有皮下结节，证实为神经纤维瘤病。有学者报道胫骨假关节部位有骨内的神经纤维瘤，还有的作者发现胫骨假关节与骨纤维异样增殖症有关，并认为胫骨假关节、神经纤维瘤和骨纤维异样增殖症三者均有局部纤维母细胞团块，可能系神经通路受阻而产生异常生长。

神经纤维瘤病是常染色体显性遗传，但胫骨假关节多为散在发病。

又有学者发现假关节四周多环以增厚的骨膜和纤维组织的瘤状物，妨碍局部骨的形成，不能产生正常骨痂，减少局部血运以及因压力导致骨萎缩。同时有实验证实，小鼠胫骨骨干用玻璃纸条约束可造成胫骨假关节的模型，其 X 线片和病理切片宛如人类的胫骨假关节。该实验提示骨内机械性因素与该疾病的形成有关。因而使人推测胫骨假关节与先天性束带综合征和先天性截肢的成因有关联。还有的学者采用电镜下超微结构观察，有的胫骨假关节内含施万细胞、纤维母细胞和无髓鞘的轴突。经电镜检查还不能区分神经纤维瘤病、骨纤维异样增殖和与两者都不相符的结构，因此超微结构研究既不能证实本病的真正原因，也不能支持本病系由神经组织或血管组织分化而来。病因复杂，可能系多因素造成。

【分类与X线所见】

通常有三种分类方法，即发育不全型、囊样型和晚发型。

1. 发育不全型 是胫骨中下段直径变窄、硬化以致髓腔部分或完全消失。此种变化有时也波及腓骨。长管状骨的沙钟样狭窄为其特征。胫骨前弯或向前外侧弯曲,生后可能出现骨折,但大多数为走路后的18个月左右出现假关节。一旦发生假关节,则骨端变细、骨膜肥厚、骨折处不愈合或愈合后再骨折。

2. 囊样型 开始在胫骨中下段为囊状骨质稀疏,囊状部位的组织很像骨纤维结构不良。最初胫骨可能并不弯曲,随后逐渐向前变弯,平均在出生8个月后发生骨折。此型多无神经纤维瘤病变。

3. 晚发型 开始小腿外观正常,但较对侧小腿轻度短缩。多在5岁以后因轻微外伤而致骨折。本型患儿本身及其家族中均无神经纤维瘤病病例。有的病例是因为胫骨弯曲经截骨术矫正后发生假关节而难治愈,故对此种病情施行截骨术应慎重。

【治疗】

治疗胫骨假关节是矫形外科的一个难题。随着植骨方法日益改进、内固定设计不断进步、直流电和电磁场疗法的使用、游离带血管蒂腓骨移植术以及近年来的Ilizarov加压等技术又使疗效进一步提高,假关节连接从60%提高到80%左右。如何一次手术即取得假关节的愈合和保持长久不再骨折,尚无特别满意的解决措施,有时需多次手术。随之而来的问题是肢体短缩。目前截肢仍不失为治疗方法之一。

先天性胫骨假关节的病因和治疗方法均有莫名其妙之处,但正因为如此而促使很多骨科医师想出更多的方法治疗本病。

胫骨假关节治愈后仍可能遗留如下问题和并发症:

1. 再骨折 治疗之初是千方百计促使假关节愈合。而愈合后仍容易发生再骨折。正是因为这种愈合容易发生再骨折,手术中应矫正其前弯;术后虽有愈合现象,一定要用膝踝足支具保护数年。待愈合部位更加成熟后,仍应坚持小腿夹板保护直到胫骨髓腔畅通,到骨龄发育成熟为止。成年后虽有发生再骨折的报道,但属罕见。

髓内针作为体内保护措施,宜尽可能延后取出。

2. 踝关节和距下关节僵硬 多由于长时间石膏固定或经关节的髓内针的影响。这种并发症不易避免,宜预先向患儿家长耐心解释。

3. 肢体短缩 是常见的并发症,治疗后患肢

平均短缩5cm。手术切除病变骨和胫骨下端骺生长障碍都是造成肢体短缩的原因。此外,患肢缺少负重的刺激和其他致病因素的影响也应考虑。对侧股骨下端或胫骨上端骺阻滞术等待患侧肢体的发育,双下肢等长后取除铜钉;在假关节完全愈合数年后,也可慎重考虑肢体延长术。近年来,使用Ilizarov外固定器加压和同时撑开的方法或用单侧架桥式的DeBastiani技术均有成功经验。截肢后配制假肢也可补偿患肢不等长。

4. 踝外翻 这是因为胫骨下端内外侧骺板发育不平衡所致。个别病例是由于腓骨同时有假关节,使踝关节外翻。治疗之初行胫腓下端骨融合和胫腓骨同时用髓内针固定,可发挥预防踝外翻的作用。此外,胫骨假关节愈合后并发的踝外翻可采用Wiltse截骨术矫正。

十、肢体不等长

肢体不等长(anisomelia)是矫形外科常见的问题。所谓不等长,系指单一或多个骨短缩或生长过度。不等长的病因很多。矫正前应预先明确病因,分析其病理生理和临床后果。一侧肢体长度发生变化,会使运动中躯干和肢体的动力学受到干扰。

【病因】

脊髓灰质炎过去是肢体不等长最常见的原因。经普及免疫接种后,脊髓灰质炎的发病率已明显降低。近年来,因感染、外伤以及先天性或发育异常引起的肢体不等长日益多见。骨折常致轻度不等长。肢体过度生长可见于先天性半侧肢体肥大或血管畸形,如动静脉瘘。邻近骺板的炎症(如干骺端骨髓炎或膝部类风湿性关节炎)可使骺板的血流量加大,从而刺激骨的生长。长管状骨的骨折和截骨术的愈合过程也会因骺板充血而致生长过度。综合肢体不等长的原因如表87-2。

表87-2 肢体不等长的原因

分类	短缩	生长过度
先天性	先天萎缩	增生
	发育不全	
	发育性髋关节脱位	
	畸形足	
神经性	麻痹	交感神经切除术后
	失用	
血管性	局部缺血	动静脉瘘
	Perthes病	

续表

分类	短缩	生长过度
感染性	骺板损伤	刺激
肿瘤	骺板受累	血管病变
外伤	骺板损伤	骨折刺激
	错位愈合	过度牵引

两下肢轻微不等长是常见的,其原因尚不清楚。轻微下肢不等长没有临床意义,可经骨盆倾斜而代偿。右下肢轻度短缩多于左侧。临床无症状的轻度下肢不等长可并发功能性脊柱侧弯。

【病理生理学】

长骨的纵向生长。

长骨可分为中部(骨干)和两端区(干骺端、生长板和骨骺)。

四肢骨的骨骺有两大类,即压力骨骺和拉力骨骺。压力骨骺系关节骨骺,位于长骨的近端,参与关节的形成。长管状骨的主要纵向生长部位是在压力骨骺。拉力骨骺远离关节,在肌肉的止点,如股骨小转子是髂腰肌的止点。因其只承受拉力,对长骨的纵向生长无大作用。

矫正小儿肢体不等长之前,重要的是既要测定既往生长状况,也要预测未来可能的生长状况。

1. 生长率 年龄不同,其生长率各不相同。婴儿时期生长最快。其后的 10 年生长渐慢。至青春期的生长高峰阶段,生长再次加快。青春期生长高峰阶段可持续 1~2 年。此阶段还与小儿年龄和性别有关。女孩在 10~12 岁,男孩在 12~14 岁。生长快的青少年,其长骨的生长率加倍;在随后的 4 年左右,其生长率降至 0。在青春期生长高峰前的数年间,下肢生长较躯干快,而生长高峰后,躯干生长又较下肢为快。长骨生长停止后,脊柱仍继续生长 2 年左右。

出生后最初 10 年,男孩和女孩的生长率相似。青春期生长高峰阶段,男女的生长率明显不同。一般来讲,女孩生长高峰的开始和结束均较男孩早 2 年。女孩完成下肢生长是在 14 岁,而男孩是在 16 岁。正常情况下从 4 岁起到发育成熟,股骨平均每年增长 2.0cm,胫骨平均每年增长 1.6cm。

有的作者以骨的暂时生长停止线的方法研究骨的纵向生长。所谓暂时生长停止线,是 X 线片上位于骨干的一端、与骺板平行、境界清晰的致密条纹。此线的形成与饥饿或患病时软骨生长差,不能形成软骨细胞柱有关,但成骨细胞仍持续产生骨样组织,因之有新骨堆积,在 X 线片上就可看到横向的致密线。Green 和 Anderson 用暂时生长停止线作为观察手段,发现 10~15 岁间股骨全长增长的 75% 在其远端;胫骨全长的 57% 长在其近端。通常股骨远端每年生长 1cm;胫骨近端每年生长为 0.6cm。

2. 相对长度 从骨龄角度看,股骨和胫骨的相对长度是预测日后生长的重要因素。显然,未来身材高的孩子,到成年后最终体高增长较多。高身材者最终下肢长度不会与矮身材者相同。父母身材高矮和成年的孪生兄弟之一对预测成年后的体高有重要参考价值。

3. 相对成熟 相对成熟度借骨龄测定。

Todd Greulich 和 Pyle 用新生儿到 18 岁不同年龄小儿的手和腕部 X 线片做成统一标准。再用患儿的手或腕部 X 线片与标准 X 线片的相应部位作对照,从而测出骨龄。对可疑病人或疑难病例,用膝部 X 线片测骨龄也有帮助。

骨龄是衡量骨成熟的最好方法。骨龄对预测未来生长较按日历计算年龄更为可靠。测骨骼成熟的另一线索是第二性征,包括阴毛出现、发音变化、乳房发育和月经初潮。但外表体征出现的早晚及其明显程度个体差异很大,只能作为参考。

生长预测表如 1977 年 Mosley 的直线图形方法只能作为参考指南并非十分准确。有若干因素可影响骺阻滞术矫正下肢长度的效果,除了手术本身的作用外,性别和个体相对成熟情况也应考虑在内。

4. 短肢对侧肢体的生长 骺阻滞术矫正下肢不等长只是暂时限制较长的肢体生长,等待短侧肢体的增长。若短侧肢体生长不正常,则需重新调整。若下肢不等长系因胫骨上端骺板损伤提早融合,长肢骺阻滞并不能矫正胫骨短缩问题,总的效果至多是控制住进一步不等长。

生长抑制的程度可分为:低度(0~10%)、中度(11%~20%)、高度(21%~30%)和重度(30% 以上)。依生长抑制率,对骺阻滞的每个病例宜调整到预测表的低值。例如,某女孩,骨龄 11 岁,中度生长抑制(11%~20%)。预测矫正长度调整到 2.5cm 更好。若为高度抑制(21%~30%),预测矫正长度为 2cm;如属重度抑制,到成熟期最多矫正到 1.5cm。

5. 临床因素 要考虑某些实际变化:首先是头、颈、躯干和骨盆的平衡。脊柱突向下肢短的一侧。在足下置木板垫,记录其高度和有无结构性脊柱侧弯,垫高短肢后能否调直脊柱。对脊柱不能代偿的患儿行下肢等长术是不可取的。

步态有无异常。下肢不等长造成功能障碍的轻重；患儿自己能否调整；不垫高鞋底或鞋跟，患儿能否正常走、跑。短下肢如需配制膝以上支具，最好要较对侧（长肢）短 1.0~1.5cm。这样的支具在向前迈步时可减少疲乏和患足擦地而跌倒的风险。同时，应注意双下肢不等长的差距有无增加。

【肢体延长术适应证】

两侧下肢相差 5cm 以上，患儿年龄大于 6 岁，身材中等者为肢体延长术的最佳适应证。轻型病例主张用骺固定术治疗。骨龄成熟的病人也可短缩长侧肢体。如为侏儒延长肢体不能单纯为了提高身材，而应为病人作全面考虑。原则上一定要有功能障碍（如上肢过短而影响洗澡、挂衣服、接电话、打字等），造成生活或工作困难，或在延长下肢的同时还有明显的畸形需要矫正或上肢过短致上厕所后清洁会阴困难。另外为侏儒延长肢体，要注意其心理反应，争取按计划完成延长步骤。

【肢体延长术必要条件】

1. 延长骨的上、下关节要稳定，如延长股骨，髋和膝关节要稳定。有髋臼发育不良或髋关节半脱位者，在延长术前要先得到矫正。

2. 神经肌肉的功能应正常。

3. 肢体的血运要好。

4. 无皮肤和软组织异常。

5. 骨结构正常。

6. 病人精神状态稳定。

7. 患儿已达到了解手术的年龄，而且手术后能够合作。

【肢体延长术简介】

鉴于经骺板牵开延长肢体可导致关节强直及骺板早闭等并发症，故目前多不主张用经骺板牵开法，故在此不再赘述。经骨延长的技术有如下几种。

1. 骨干延长、植骨并用钢板固定的 Wagner 技术（图 87-39）。另外，还有切开干骺端骨皮质，缓慢延长，延长后的间隙无需植骨的方法（Ilizarov 和 De Bastiani 骨痂延长术）（图 87-40）。

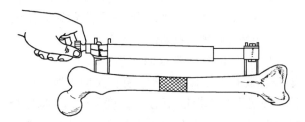

图 87-39 Wagner 肢体延长术——牵开区植骨

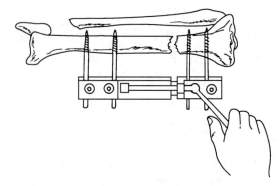

图 87-40 De Bastiani 法用 Orthofix 固定器延长软骨痂

延长后用皮质骨填充，再以髓内针固定（Wassertein 技术）。

延长用的外固定器可分为两大类：

（1）粗钢针（Shanz 螺钉）或锥形钉单臂系统：Wagner 延长器和 De Bastiani Orthofix 轴向加压牵开器。

（2）细钢针贯穿系统：钢针具张力连以环形外固定器的 Ilizarov 系统。

Wagner 于 1978 年首创骨干中部截骨，并将骨膜、骨皮质、骨内膜和髓腔内组织切断。截骨两端以 4 枚粗 Shanz 钉和特别设计的单劈架桥式外固定器固定。粗钉只从外侧钻入骨的双侧骨皮质，而不贯穿肢体对侧软组织。术中当即用外固定器延长 0.5~1.0cm。随后每日延长 1mm，直到达到计划延长的长度。然后，在延长间隙内植入松质骨并以钢板作内固定。待骨实变并有骨皮质形成后，取出钢板并更换一种有韧性的半管状钢板作内固定。待骨皮质坚强，髓腔重新贯通后再取出半管形钢板。此后，用拐杖支持，患肢部分负重。

2. 软骨痂牵开的肢体延长术（callotasis-callus distraction，De Bastiani 技术） De Bastiani 首先采用软骨痂牵开法。切开骨皮质，软骨痂形成后再以活动轴外固定器（orthofix）缓慢延长。术后 10~14 天开始牵开。达到计划延长的长度，继续用此固定器直至软骨痂实变后开始负重。待 X 线片可见到新骨皮质后，再取下外固定器。

选择骨皮质切开的部位，最好在骨干的近端——股骨宜在髂腰肌止点稍下；胫骨在髌腱止点稍下；肱骨在稍低于三角肌止点处。

外固定器的安装位置：股骨和肱骨在外侧面；胫骨在小腿前内侧。

3. 1963 年 Wasserstein 在截骨部牵开，术后立即以每日 1~2mm 的速度牵开。达到计划延长的长度后，切开骨膜管，将预备的植骨块嵌入间隙中。

最后,以髓内针固定并用外固定器加压,使植骨块稳定。植骨块放在血管丰富而有高度成骨能力的骨膜管内。因此,骨连接较快。通常经 2 个月即能连接,届时可去除外固定器。

4. Ilizarov 肢体延长术

(1)理论根据:Ilizarov 根据大量实验室研究发现一种生物学规律,即任何组织在张力应力的影响下均出现极高的生成能力(genesis),细胞代谢旺盛,生长能力强,即所谓的牵张骨形成(distraction osteogenesis)。但这要靠消除其他应力,如扭曲、旋转、剪切等应力为条件,单纯施加张力应力始能实现。牵张的速度和频率也十分重要。在牵张过程中,截骨中间的横断面上都产生新生骨,其中央部有 X 线透明的含 I 型胶原纤维的纤维带。在此区域中形成新的骨小梁,并向截骨两端延伸。骨小梁走行方向与牵张方向平行,且有血管环绕。随不断牵张,这些微小的柱样组织实化,并很快塑形成为与宿主自身骨结构完全相同。此过程称之为固化(consolidation)。肢体延长 10%,其肌肉仍能适应。但延长达到原肢体 30% 者,神经、血管会有暂时性退变,延长 2 个月后可复原。

由于 Ilizarov 环形骨外固定器可以达到上述要求,同时加用一些配件即可组装成各种部位所需要的矫形工具。具体来讲,这种骨外固定器可以发挥纵向延长、加压、去成角、去旋转和横向移位等各种功能。近年来借助此种骨外固定器组装成有推拉双重功能的装置来矫正严重足部和踝部畸形,因此受到很多骨科医师和病人的欢迎,已经在许多国家普遍推广使用(图 87-41)。

(2)Ilizarov 外固定器简介:Ilizarov 外固定器由 4 个基本配件组成。

1)不同直径的环形配件,此外还包括克氏钢针、螺纹杠和固定钢针用的螺栓。环形配件通常按直径大小分为 12 种(80mm、100mm、110mm、120mm、130mm、140mm、150mm、160mm、180mm、200mm、220mm 和 240mm)。小儿常用的是直径 80~140mm 大小的配件;成人则多用直径 150~240mm 大小的配件。另外,环形配件又可分为半环和整环两类。半环组装方便,有 18~28 个孔,每个孔直径为 8mm,孔与孔之间的距离为 4mm,而整环不用螺栓连接故重量稍轻,且平均较半环组装后多 6 个孔,为插入螺纹杠和固定栓有了更多的余地。

另外,为延长肱骨使用的有近端的 Omega 环和远端的相当于全周径的 5/8 环,以利肘部屈伸。

2)克氏针:按体重和肌肉力量选择 0.8~1.2mm 粗的克氏针。根据解剖学知识,避开大的神经、血管钻入克氏针,每个环形配件的平面可钻入 2~3 根。

两根钢针相交尽量接近 90° 最为稳定,否则穿过克式针的骨局部承受外力过于集中,而且钢针易在骨内滑动。

3)固定螺栓:分为中央子 L 洞和偏口型两类,目的是保持钢针笔直而不应利用弹性而任意弯动。克氏针穿过中央孔洞或偏口沟槽中,然后将螺栓的螺纹部插入环形配件的对应部位的孔中,再以螺母拧紧在环形配件上,拧紧前要将钢针以 90~110kg 力量拉紧。拉紧钢针方法很多,有很多种钢针拉紧器,其中以俄法最简易,即克氏针的一端固定直接转动中央孔洞的固定螺栓,其另一端缠绕在螺栓的螺纹。

4)螺纹杠:通常粗为 6mm,螺距为 1mm,即螺

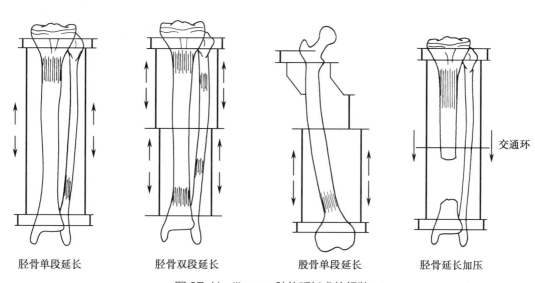

胫骨单段延长　　　胫骨双段延长　　　股骨单段延长　　　胫骨延长加压

图 87-41 Ilizarov 肢体延长术的组装

母在螺纹杠上转动1圈可前进1mm。此外,还有一些其他配件可为不同目的而选用,如增高柱、2~8个孔的条形长固定板、活动轴、弓形板(Cattaneo板)以及斜行连接杠等。

增高柱多用于在环形配件以上或以下固定钢针,或增加另一排钢针之用。

条形长固定板可加强组装后骨外固定器的整体稳定性。

活动轴多在矫正成角时用,但要注意安装部位一定要恰当,应与成角平面一致。轴有单向和"万向"(多方向)两种。

弓形板常借斜行连接杠与其下方的环形配件连接,在弓形板上利用钢针夹子与钻入股骨上端的粗钢针相连接,达到不贯穿胶体预防损伤神经、血管的目的。

(3)技巧要点

1)钻入克氏针时,两根之间尽可能保持接近直角交叉以求稳定。进针和出针的位置应与环形配件平行一致,提前注意钢针走行方向的环形配件上有无合适的用孔。此外,钻入对侧骨皮质后宜改为锤出而不再用钻,以免扭卷神经血管,造成严重损伤。

2)欲横向移动截骨断端时可用橄榄针,平行贯穿两枚橄榄针可起到理想的横向拉动矫正的功效。

3)骨皮质切开取代截骨术,部位尽量在干骺端和骨干的移行部,以免损伤骨的主要营养血管。一般采用皮肤小切口,逐步调换骨刀的方向,逐渐切断骨皮质,保持髓腔完整。后面的骨皮质切断有困难时,偶可增加另一小切口。相反方向扭转上、下环形配件,以确定骨皮质是否已全部切开。

在干骺端截骨也可用传统截骨术,但需预先考虑邻近关节的环形配件的位置,钢针是否有穿入关节的可能性。

4)环形配件的选择:手术前要按照病人的肢体直径,尤其是计划安装环形配件水平的粗细选用口径合适的环形配件。最准确的测量方法是在术前将组装的环形配件套在患肢上,肢体的相应高度与环之间要有两横指宽(two-fingers breadth rule)的间距。环的口径过小,术后软组织肿胀会引起压迫性坏死;环的口径过大,会影响骨外固定器的稳定性。

5)去除骨外固定器的标准:一般延长进度是每日4次(频率),每次延长0.25mm,全天延长1mm(速度),即螺母在螺纹杠转动1圈。假如病人需延长100mm时,则需用时100天。另外,骨外固定器的

全部固定时间,即延长的软骨痂固化(consolidation)的时间平均为自开始延长之日算起,每延长1cm需固定1个月,称之为平均延长指数(average lengthening index),但这与骨皮质切开的技巧、部位、病人骨的质量、年龄等因素有关。此外,还应注意另外的两项条件:X线片上延长段固化的同时,已出现新的骨皮质;将螺纹杠固定环形配件上、下的螺母松开0.5cm,病人继续负重而无异常感觉。综合以上三个条件(即固定时间大体符合平均延长指数、X线片上延长段有新骨皮质形成和松动螺母后无异常感觉),始可拆除骨外固定器,切勿提前,否则有发生再骨折的可能。若因某些原计划需要提前拆除骨外固定器,宜在麻醉下拆除,并立即用石膏固定。

(4)问题和并发症:问题和并发症均有明确的定义。问题是指在延长过程中所遇到的困难,这些困难常是可以想到而又不容易避免的。问题本身多不致影响治疗的最终效果。在处理上,只要做适当改变,即可得到解决。例如,螺钉或钢针滑动、皮肤受压或小切割等可用延长皮肤切口缓解。

并发症多是没有预料到的,但采取预防措施有些也是能够预防的。例如,伤口感染就属于并发症而不是问题。轻的并发症不妨碍治疗及其效果。相反,较重的并发症会遗留永久性后遗症,并可能无法达到原定的治疗目的。延迟愈合在小儿属轻的并发症,但对青少年或成人来讲,这类问题一定要预先对病人讲清楚可能需要植骨。骨不连接则属于并发症。

肢体延长手术一般无大风险,但在延长的过程中,可能发生大小问题和并发症。因此术前要对病人耐心讲清,如:①术中应注意钻针过程中的神经和血管损伤和避免牵拉腓总神经;②术后早期留心观察间隙综合征、皮肤坏死和切口感染;③牵开延长期观察螺钉或针道问题:肌肉挛缩、肌肉无力和神经损害,延长速度低于2mm/d时不易发生。

此外,还应注意有无关节半脱位、脱位、关节僵硬和偏离中心的半脱位。

【肢体延长术禁忌证】

1. 禁忌证 ①关节不稳定,如先天性短股骨常并发交叉韧带缺失所致的膝关节不稳定。②肢体麻痹也属禁忌,因延长术后正常肌肉也会发生肌力减弱。例如,臂丛麻痹并发上肢短则不适于延长。因原有的力弱肌群在术后更加无力,以致丧失功能。③骨结构不良,如胫骨假关节初期。④精神状态不稳定。⑤缺乏主观愿望;术后不能充分合作

者。为 6 岁以下的小儿行肢体延长术宜慎重。

2. 对肢体延长的相对禁忌证 Wagner 认为,延长肢体前要先矫正肢体的其他畸形,使肌肉功能和骨结构接近正常,如延长股骨前,若股骨髁后倾致膝关节屈曲的应先行髁上伸直截骨术,1~2 年后膝关节活动达正常范围、骨结构良好后,再行股骨延长。若髋关节有明显内收畸形,应先行内收肌腱松解术。严重髋外翻或股骨前倾角过大,先用内收或去旋转截骨术矫正。踝关节不能背伸到中立位者,要先做跟腱延长矫正足下垂。髋关节强直者可行股骨延长术。

相反,Ilizarov 认为矫正肢体畸形可与肢体延长术同时进行。通常,不应为了延长肢体而牺牲肢体的功能。例如,膝内翻或内翻畸形并发肢体短缩的患儿,对畸形部位应预先测定:依 X 线片上经股骨头中心向下达踝穴中点的机械轴,此线应途经膝关节中点或偏移在 8mm 范围以内(图 87-42);同时,也应画出畸形上、下的骨干中轴线。两线相交点即"旋转成角中心"(center of rotation angulation CORA)。经相交点行截骨术始可充分矫正成角畸形而不致发生横向移位(图 87-43)。

后天性肢体不等长,其软组织的长度相对正常。延长肢体后软组织可恢复其原来的长度,先天性肢体短缩则不然。先天性腓骨发育不良或缺失伴短胫骨或短股骨。不仅骨短而且筋膜、肌间隔、骨间膜、肌肉和血管均有明显短缩。因此,常需预先松解软组织,广泛松解 6~12 个月后再行骨延长术。Wagner 坚持上述意见,但 Ilizarov 主张用他的方法可延长骨,还可同时延长软组织,无需广泛松解。

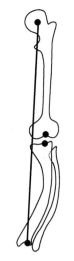

图 87-42 矫正肢体成角畸形时要注意机械轴内移

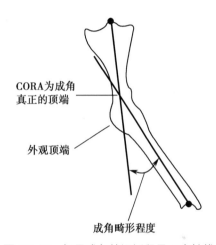

图 87-43 长骨成角的远近段骨干中轴线相交点为"成角旋转中心"(CORA)。此角反映成角的程度,即应截骨矫正的部位

（潘少川）

第十节 先天性足部畸形

一、先天性马蹄内翻足

先天性马蹄内翻足(congenital equinovarus)是先天性足畸形中最常见的一种,占全部足畸形的75% 以上。该病发病率约为 1‰,可单独存在或合并有其他部位的先天性畸形。

【病因】

该病病因至今仍不清楚,有很多种学说,一般可归纳为 4 种原因。

1. 遗传因素 Wynne-Davies 等认为发病与遗传因素有关,同卵双胎的发病率远比异卵双胎的为高,而且具有明显的性别差异。正常人群的发病率为 1.24‰,男性为 1.62‰,女性为 0.8‰;而马蹄内翻足家族的发病率高达 2.9%,为正常人群的 20~30倍,该病为常染色体显性遗传。近年的研究结果显示,基因 CASP10 变异与先天性马蹄内翻足发病有关。

2. 宫内机械因素 最初是由 Hippocrates 提出的。由于胎儿在子宫内姿势不正常,足被机械外力强制在马蹄内翻位,使足发育畸形,Denis Browne

也认为由于子宫的异常或羊水过少使子宫内的压力增加,胎儿的下肢不能自由活动和改变位置,使发育中的足骨和软组织产生异常。

3. 胚胎发育因素　Hüter 提出马蹄内翻足是胚胎发育期某一阶段足发育受阻滞的结果。Böhm 将人类足的发育分为 4 个阶段:第一阶段自妊娠第 2 个月开始,足处于显著下垂位,几乎与小腿平行,前足内收,舟骨与内踝相接近。第二阶段自妊娠第 3 个月开始,足仍处于下垂位,但开始内翻,跖骨明显内收位。第三阶段自妊娠第 3 个半月开始足下垂有所减轻,但仍有明显内翻和跖骨内收。第四阶段自妊娠第 4 个月开始,足处于旋转中立位,跖骨轻度内收,足沿长轴开始外翻,达到正常足的位置。若在妊娠第 3、4 个月时发育受到障碍,就会残留马蹄内翻畸形。

4. 神经和肌肉的功能缺陷　Man 和 Wiley 观察了马蹄内翻足腓肠肌的组织学变化,发现肌肉失去正常的条纹,而且肌纤维大小也有变化。Isaacs 等对马蹄内翻足腓肠肌和腓骨肌群进行了组织化学和电子显微镜观察,发现有神经支配异常,主要表现在神经纤维和运动终板的退变与再生,认为先天性马蹄内翻足可能是一种神经相关性疾病。

【病理】

先天性马蹄内翻足的病理变化表现为不同程度的骨畸形和软组织挛缩纤维化,病理改变是进行性的,步行后尤为严重。

1. 骨变化　在踝关节内,距骨因足下垂而向前移,上关节面脱出踝穴,下关节面则发生扭曲,距骨头颈向内侧及跖侧扭曲成角,正常距骨体和颈的轴心线相交角为 150°~155°,而马蹄内翻足此角减少至 115°~135°。跟距关节在三个平面上均有畸形,在矢状面跟骨下垂,跟距角度小(正常跟距角为 35°~55°);冠状面跟骨内翻以及有水平面的内旋。由于其水平面的内旋,使跟骨的前部滑向距骨头颈

的下方,而跟骨后结节则向外移至外踝处。舟骨发育小,变扁或呈楔形,其内侧结节增大,近侧关节面滑向足的内侧和跖侧,与距骨的内侧面甚至内踝接触。骰骨和楔骨随舟骨和跟骨向内侧旋转,骰骨呈楔形变,距骨可发生内翻、下垂。

2. 软组织变化　足和踝内侧、后侧及跖侧的软组织均有挛缩。小腿三头肌、踝关节和距下关节的后关节囊、跟腓韧带、胫距后韧带短缩,同时跟腱的附着点偏向跟骨内侧,加重了跟骨的内翻。踝关节背内侧的分歧韧带、三角韧带、胫舟韧带,足底的跖腱膜、蹈展肌、跟舟跖侧韧带、趾短屈肌以及跗骨间、跖跗关节囊和韧带均有短缩。此外,胫后肌止点常见异常或扩大成片状,胫前肌止点也可内移,胫前肌、胫后肌、蹈长屈肌、趾长屈肌均有不同程度的挛缩纤维化,严重者呈条索状。

【临床表现】

男性发病多于女性,双侧和单侧者各占半数。一般患足有四种畸形:①前足内收、高弓;②足跟内翻;③踝关节马蹄;④小腿内旋。典型的马蹄内翻足前部较宽,足跟尖而小,足的内侧缘短,外侧缘长。足心部常有一条深陷的横行皮肤皱襞,足跟后上方也有一两条深陷的横行皮肤皱襞(图 87-44)。足内侧皮肤紧张,跟腱及跖腱膜挛缩,小腿后侧肌肉瘦小缺乏弹性。将膝关节屈曲时,可见患足尖向内,外踝位置较正常者偏前并突出,内踝则偏后且不明显。患者站立时畸形轻者用足跖外侧负重,重者则常用足背外侧负重,久之负重部位可出现胼胝及局部滑囊。如单足畸形患者走路有跛行,如双足畸形则向两侧摇摆。

一般临床上可有两种类型:①松弛型,约占本病总数的 3/4,患足畸形较轻,足跟大小正常,小腿粗细没有变化,足背及踝前部仍有皮纹,足较柔软,一般认为此型为外因型,可能为子宫内位置不良所致,早期保守治疗 2~3 个月可获得满意纠正。②僵

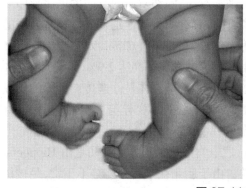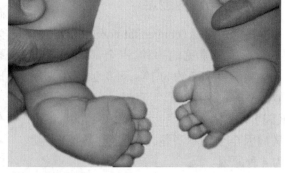

图 87-44　马蹄内翻足外形

硬型,畸形较严重,足跟小而内翻,小腿肌肉萎缩,足背和踝前部皮肤拉紧,足内侧和足底有较深的皮纹,可伴有小腿内旋甚至股骨内旋畸形。足下垂呈棒状,足跟向上,距骨头可在足背外侧隆起。患儿用足背外侧行走,使整个足发生扭曲,甚至足底朝上,足外侧负重部位出现较大的胼胝和局部滑囊。此型多表现为双侧,早期保守治疗往往难以获得满意效果,即使有好转,日后畸形也易复发。

X线检查:X线诊断并不困难,但在新生儿仅见跟、距、骰骨钙化阴影,骨体呈圆形轮廓,画线有些困难。正常足侧位X线片上跟、距骨轴心线交叉成角(Kite角)为30°~50°。足正位片上跟骨轴心线经过骰骨至第4跖骨底;距骨轴心线经第1跖骨至大踇趾,两线交叉成角为20°~40°(图87-45)。在马蹄内

翻足,跟距角极度减小,甚至两线平行(图87-46)。

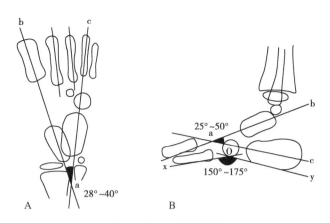

图 87-45 正常足划线

A. 正位X线片:∠bac为跟距角;B. 侧位X线片:∠bac为距骨角、∠xoy为跟骨与第5跖骨轴线夹角

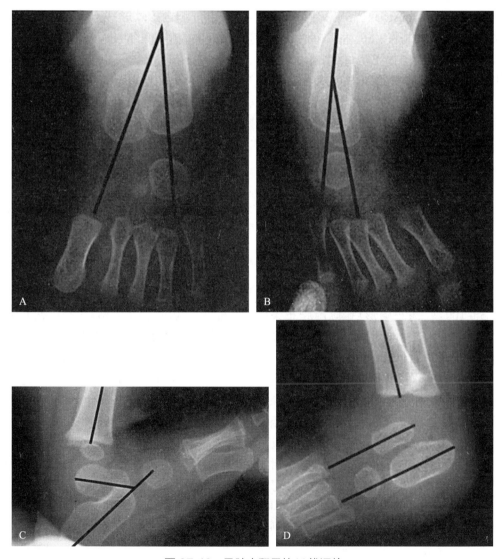

图 87-46 马蹄内翻足的X线评价

A. 马蹄内翻足(右足)的正位片显示跟距角减小,距骨-第1跖骨角为负值;B. 正常左足正位片的跟距角;C. 马蹄内翻足(右足)背伸时侧位X线片,跟距角为0°,胫跟角为负值;D. 正常左足背伸时侧位X线片的距跟角和胫跟角

(源于:Beaty JH.In Canale ST,editor:Campbell's operative orthopaedics,ed 9,St Lonis,1998.)

【治疗】

先天性马蹄内翻足的治疗应尽早进行,即在新生儿期一经发现就应及时治疗,而不能等待观望以免影响疗效。治疗方法分非手术治疗和手术治疗两大类,采取何种方法应根据患儿年龄、畸形的类型和程度而定。

(一) 非手术治疗

1. 手法按摩治疗　一般适用于3~4个月以下的婴儿,最好能在出生后第1天就开始治疗,生后1~2周疗效最显著。要教会患儿父母如何正确进行手法按摩,在婴儿吃奶或睡眠时进行治疗效果最好。松弛型畸形不严重者,大多可获得纠正。Waisbrad提出,手法治疗的好坏和距骨颈畸形程度有关,当距骨颈和体的轴线交角大于150°、非僵硬型的马蹄足,手法治疗最有效。最具代表性的方法为Kite(1964年)法和Ponseti(1966年)法。

(1) Kite法:操作时应使患儿屈膝90°,以免膝关节侧副韧带受到牵拉。如患儿左足畸形,术者用右手握住踝关节,四指按住足跟内侧,左手捏住前足,拇指在跖侧,四指在背侧。首先用右手固定踝关节,左手捏住前足向外推动,使前半足外移外展,待前足内收畸形矫正满意后,再矫正足跟内翻。用右手拇指按住外踝,其余四指按住足跟内侧向外推动,使踝关节内侧的三角韧带以及其他软组织受到牵拉。在纠正内收内翻畸形后,最后用左手大鱼际顶住足底将全足渐渐背伸牵拉跟腱,纠正马蹄。应注意的是,足部背伸时,不能只局限于前半足,而必须是整个足背伸以牵拉跟腱,否则会引起前足上翘,后足马蹄的"摇椅足"畸形。每日早晚各一次,每次手法50~100次,纠正畸形后,应用胶布条维持矫正位置,胶布条每3~4天更换一次,这样经过2~3个月治疗,畸形可完全矫正。

(2) Ponseti法:Ponseti强调足的各部畸形应作为一个整体矫正,其中内侧高弓造成的短缩应该是首先矫正的畸形。方法是在第一跖骨头处加压使前足置于旋后位同时外展,外侧在距骨头处加压,使舟骨和跟骨以距骨为中心逐渐复位。按摩后于矫正位行长腿石膏管型固定,每周更换一次,每次固定前按摩。一般经4~6次后,前足高弓、内收、内翻及跟骨内翻可完全矫正并可达到外翻位,马蹄畸形亦可得到部分改善。85%经过按摩改善的患儿最后一次石膏固定前需行跟腱延长,指征为跟骨矫正位达到外翻,踝背伸矫正位达0°~5°。延长后于矫正位行石膏固定3周,然后全天穿戴维持足外展、外翻的支具3~4周,晚间支具到4~6岁。

2. 胶布固定法　新生儿满月后,可行手法进行畸形矫正后,再用胶布固定。一条宽2.5cm的胶布从足背外侧开始向内绕过足背,再经足底转至小腿外侧。另一条胶布自小腿内侧开始向下经足距至外侧,向上环绕膝关节上大腿下部再至小腿内侧;再在小腿上端用宽胶布环绕1周完成固定(图87-47),胶布需4~7天换一次,大腿下部、小腿上部、足背中部需松紧棉织套或绷带保护皮肤,勿使其受压。更换固定可先作手法治疗再作固定,以后10~14天换一次。

3. 石膏矫正法　一般3岁以内的畸形足,可用石膏矫正,治疗顺序同手法按摩,先矫正前足内收,再矫正后足内翻,最后矫正马蹄畸形。石膏应打长腿屈膝位置型石膏。好处是:①不易脱落,尤其肥胖、足小的患儿,伸直位石膏极易脱落。②可矫正小腿内旋畸形,先天性马蹄内翻足患儿小腿往往有内旋畸形,行长腿屈膝位石膏,在矫正足畸形时,对小腿内旋畸形也可矫正。石膏每2~3周更换一次,使足畸形逐渐得到矫正。

(二) 手术治疗

婴幼儿的手术方法主要以软组织松解术为主,一般主张先经过半年左右系统的保守治疗,畸形矫正不满意的应改行手术治疗。关于手术年龄问题,很多学者主张早期手术。Main(1977年)提出6个月以上的婴儿即应施行手术,若超过4岁则手术效果不理想。Turco(1979年)总结240只畸形足,一期行后内侧软组织松解术,随诊2~15年,其中1~2岁接受手术治疗的101只效果最好,但6个月以下的10只畸形足中,有6只足手术失败,失败的原因与足小、解剖关系不清、容易误伤有关。因此认为6个月~1岁是手术的最佳时机。先天性马蹄内翻足的手术可分类三大类:①软组织松解术;②肌力平衡术;③骨畸形矫正术。术式的选择应依据患儿年龄,患足畸形程度而定。

1. 软组织松解术　手术指征:1岁或超过1岁,从未做过任何治疗,畸形比较严重的僵硬型,手法治疗、石膏纠正失败或治疗好转又复发者,应行手术治疗。一般首选软组织松解手术治疗;并在此基础上建立动态肌力平衡是获得良好疗效的关键所在。年龄越小、畸形越轻,术后足部发育及功能恢复越好,6个月以内儿童手术效果更好。常用的手术方法有:

(1) 后路松解手术:本术适用于1.5岁以下病儿,石膏纠正后复发,足跟内翻不能纠正,足内侧挛缩不太严重的病例。手术先Z形延长跟腱,切开踝

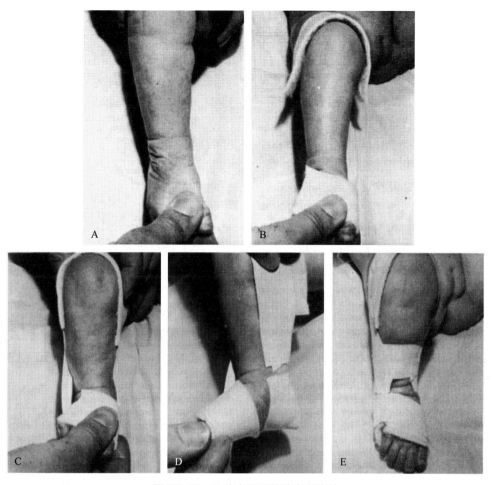

图 87-47　马蹄内翻足的胶布固定法

关节距下关节囊及内侧三角韧带的浅层,纠正马蹄做石膏固定。必要时可用克氏针固定跟距关节(图87-48)。术后 6 周拆除石膏,然后采用矫形支具固定 6~9 个月。

　　(2)内侧松解手术:经内侧切口切断楔舟、舟距、距跟关节囊及韧带,切断跖筋膜、跟骰韧带,纠正马蹄内翻畸形。用 2 根克氏针固定距舟、跟距关节而后做石膏固定。手术松解广泛,要求很高,但手术效果很好。2~3 岁小儿有 80%~85% 能完全纠正畸形(图 87-49)。

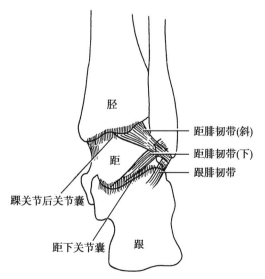

图 87-48　马蹄内翻足后路松解手术
切开距下关节囊

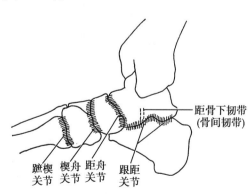

图 87-49　马蹄内翻足内侧松解手术
切断楔舟、距舟、跟距关节囊及韧带

　　(3)广泛的后内侧和后外侧松解术(改良Mackay 手术):近年来,许多学者认为单纯内侧或单纯后侧松解不够完全,外侧跟腓、跟距后韧带、胫腓下韧带以及载距突、距骨窦间的挛缩组织也必须完全切断,以便跟骨可以向外旋转,恢复正常跟距关系。手术采用横环形切口,先分离跟腱上、下缘的皮下组织,Z形延长跟腱,分离跟腓韧带、跟距后韧带、增厚的腓骨肌上支持带及腓骨肌腱鞘,于近跟骨处切断跟腓韧带,从跟骨的外侧提起腓骨肌腱鞘和腓骨肌上支持带,将其锐性切开。切断外侧距跟韧带,再从跟距关节囊与跟骰关节的附着点,与长屈肌腱鞘之间,切开跟距关节囊。在切口内侧,将血管神经束游离,沿着跖内侧血管神经束进入肌间隔,将展肌和胫后肌腱、长屈及趾屈肌腱腱鞘牵开,切断位于跖神经内外侧之间的狭窄筋膜束,可使展肌向远端滑移。于内踝后上方显露胫后肌腱鞘,切开腱鞘并从胫骨上方切断三角韧带浅层纤维,显露胫后肌,Z形切断胫后肌并延长胫后肌腱2.5cm。于载距突处切开趾长屈肌和长屈肌腱鞘,再向近端切开腱鞘直至进入跟距关节。继续向舟骨及周围解剖,切开距舟关节囊,切断位于距舟关节外下方的分歧韧带,以矫正跟骨水平面的旋转畸形。

2. 外侧足弓缩短(Evans)术 Evans认为舟状骨向内移位中,外侧足弓有适应性增长与增宽。内侧松解手术外侧足弓依旧未变,因此复发率很高。他认为手术松解后侧、内侧的挛缩组织,延长跟腱之外,需作外侧跟骰关节切除融合,以保证内侧组织不再向内移位。手术后石膏固定4~5个月(图87-50)。

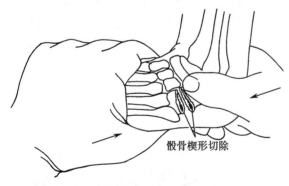

骰骨楔形切除

图87-50 马蹄内翻足骰骨楔形切除手术
缩短足外弓

3. 胫前肌转移术 陆裕朴认为胫前肌有强大的内翻拉力,必须消除,以早期平衡肌力,否则前半足内收不能纠正。手术前先在后方皮下切断跟腱,然后在足内侧切口取出胫前肌止点,转位并固定在中间楔骨上。肌力平衡手术以0.5~2岁为宜。吴守义认为跟腱切断不如作后路松解,内侧切口中可

以同时切断胫后肌腱,纠正畸形更有力。

4. 三关节固定术 各种治疗失败,年龄超过12岁时,唯一的纠正骨性畸形方法是切除距跟、跟骰、距舟关节而予以融合。约有50%的病人最终需作三关节固定术,因为各种软组织手术松解,并不直接改变距骨头畸形及其旋转,关节畸形到青少年时期已无法再纠正了。三关节固定术后,约95%的病人的畸形可以得到纠正,外观正常,穿普通鞋行走而无疼痛。

二、先天性扁平足

先天性扁平足(congenital flatfoot)是小儿较常见的足部畸形,又称平足或外翻足。该病是由先天性因素造成的足内侧纵弓塌陷。这些因素包括跗骨联合、副舟骨、先天性垂直距骨、第一跖骨发育过短、舟骨结节发育过长、先天遗传性平足、先天性仰趾外翻、马方综合征等,其中前三种先天性因素发生率较高。

(一)跗骨联合

在先天性平足中,跗骨联合是较常见的一种病因,尤以跟距联合和跟舟联合较多见;其他跗骨联合,如距舟联合、跟骰联合、舟骰联合、舟楔联合等较少见。跗骨联合可以是骨性连接、软骨性连接或纤维性连接。多数跗骨联合患者存在不同程度的固定性足跟外翻和足内侧纵弓消失而出现平足。详见本节跗骨联合节,此处不再赘述。

(二)足副舟骨

许多人有足副舟骨,也有正常的足内侧纵弓。Geist等报道10%~14%的正常足存在足副舟骨,但Kidner提出部分可屈性扁平足是因足副舟骨的存在而导致的。足副舟骨存在时,舟骨结节不发达。详见本节先天性足副舟骨,此处不再赘述。

(三)先天性垂直距骨

目前对先天性垂直距骨(congenital vertical talus,CVT)的病因尚不清楚。一般认为本畸形在胚胎前3个月已形成。出生后即表现为平足外翻足,而且多数为僵硬性平足。详见本节足副舟骨,此处不再赘述。

三、先天性副舟骨

先天性副舟骨(congenital accessory navicular)又称外胫骨或赘蹠,是足舟骨第二骨化中心的先天性异常,为常染色体显性遗传。Geist等报道10%~14%的正常足存在足副舟骨,但Kidner提出部分可屈性扁平足是因足副舟骨存在导致。足副舟骨

位于足舟骨的内侧，可依据X线表现分为三种类型。

Ⅰ型：圆形，与舟状骨无接触面，像髌骨似的长在胫后肌腱上，为胫后肌腱内的一个小骨片，故常被称作第二舟骨。

Ⅱ型：较Ⅰ型大的三角形骨板，通过软骨连接于足舟骨上（图87-51）。

Ⅲ型：为一柱状舟骨，因足副舟骨与舟骨主体相连而融合。足副舟骨存在时，舟骨结节不发达。Kidner指出，由于存在足副舟骨，胫后肌腱走行的方向与正常人不同，存在足副舟骨时，胫后肌腱走行于足副舟骨内面的"上面"，且比较牢固的止于足副舟骨上；而无足副舟骨时，胫后肌腱经过舟状骨的内侧面的"下面"。这一方向及止点的改变破坏了胫后肌腱固有的提起足纵弓及使足内翻的作用，破坏了足弓正常生物力学功能，易导致平足发生，并因劳损而引起症状。若长久行走摩擦，鞋的压力刺激骨突表面组织而形成滑囊炎，还可使胫后肌腱发生腱鞘炎，产生肿胀、加重疼痛症状。

先天性足副舟骨一般分两种类型，一种足副舟骨很小，呈圆形或卵圆形；另一种足副舟骨较大，呈三角形或钩状，与舟骨结节间相隔一层纤维软骨（图87-51），此型到青少年时常与舟骨融合。由于足副舟骨的存在，胫后肌止点异常，减弱了胫后肌维持足纵弓的力量，使足纵弓塌陷，形成扁平足。患儿常因走路多或因鞋的摩擦压迫迫使足底或足内侧疼痛，并可引发舟骨结节处滑囊炎或胫后肌腱炎。

【临床表现与诊断】

女性多见，常为双侧发病，足内侧纵弓塌陷，舟骨结节处较突出，局部肿胀、压痛；足抗阻力内翻，活动时疼痛加剧。拍摄足的舟状骨位X线片可明确诊断。

【治疗】

1. 保守治疗 本畸形无症状者无需治疗。对有疼痛症状者，早期应给予保守治疗，包括局部封闭或局部涂抹抗炎止痛药，如双氯芬酸二乙胺乳膏剂（扶他林乳胶剂）、布洛芬（波菲特擦剂）等。如有扁平足，鞋内可加用足弓垫。保守治疗无效，滑囊炎反复发作者，可考虑手术治疗。

2. Kidner手术方法 从内踝下至第一跖骨基底作一足内侧向跖面呈弧形切口。纵行切开筋膜，舟状骨、内侧楔骨及距骨颈的骨膜，并向上、下方翻转。从副舟骨的背侧和跖侧分离胫后肌腱，游离胫后肌腱最背侧部分的附着点，但小心保留它在

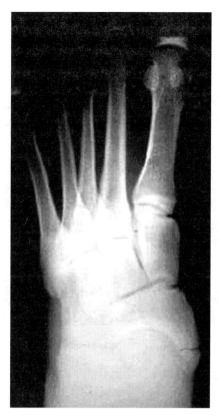

图87-51 足副舟骨X线片表现

足副舟骨和楔骨跖侧面上的附着点，后从舟状骨和距骨头、距骨颈的上、下掀起筋膜和骨膜，形成一背侧瓣和跖侧瓣，用一薄的骨凿从舟状骨的结节处凿下一小片骨块，将胫后肌腱随同此骨片一起游离。剥离来自第1楔骨的肌腱内侧纤维，但保留下方远端的纤维不受损伤，如此可保全足的纵弓下方肌腱的远端附着点。当肌腱移位后，保证有一直线的牵引力量。肌腱向跖侧、向外侧移位到舟状骨跖侧面的沟中。一般在此处存在一沟槽，若没有，可用骨刀制作一个骨沟。此时可切除足副舟骨以及舟状骨内侧的突出部分，使它与距骨、楔骨齐平。移入舟状骨下方沟内的胫后肌腱，如骨膜完整，将胫后肌腱缝合在骨膜上，若骨膜松弛无力，可在舟状骨上钻孔，把胫后肌腱固定在新的肌腱床内。当缝线收紧之后肌腱应处在轻度的张力之下，足呈中度的高弓和旋后。背侧和跖侧掀起的骨膜筋膜瓣相互缝合，覆盖舟状骨创面，肌腱埋入新肌腱床。

四、先天性垂直距骨

先天性垂直距骨（congenital vertical talus，CVT）又称先天性外翻凸形足、先天性"摇椅"扁平足（图87-52）、垂直距外翻足、船状足等，是一种生长发育畸形，可能在胚胎3个月内产生的一种少见

的先天性畸形,可以单发,也可以作为全身多发畸形的一部分,如先天性多发关节挛缩症、先天性马蹄内翻足、神经纤维瘤病等。

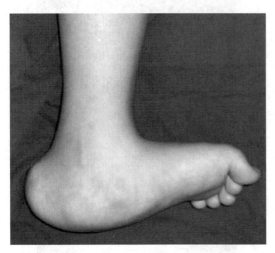

图 87-52 先天性垂直距外翻足的外形

【病因】

本病原因不明,很多与神经系统疾病有关。有人报道,脊柱隐裂中约有 10% 垂直距外翻足。一般认为是由多种因素所致:胎儿在子宫内的姿势不正常,神经性或肌肉性因素,$S_{2,3}$ 神经根麻痹所造成的足底内在肌力弱均可引起这种畸形。另外,本病也可能与遗传因素有关,有人报道先天性垂直距骨容易发现于一个有较高先天性马蹄内翻足发病倾向的家族中,也有两姐妹、孪生兄弟、父与子同时发病的报道。

【病理】

距骨呈垂直位,距骨颈发育小,头扁平呈卵圆形,舟骨移向距骨背侧与距骨颈相关节,舟骨的近侧关节面朝向跖侧。距下关节的前关节面往往缺如,后关节面向外倾斜。跟骨位于距骨的后外并跖屈,载距突发育差,内侧关节面变圆,后关节面向内倾斜。跟骰关节向背、向外半脱位,踝关节仅与距骨后半关节面接触。舟骨和骰骨及楔骨间的解剖关系不变。足背外侧的软组织及韧带均挛缩,胫前肌、趾长伸肌、姆长伸肌短缩。胫后肌、腓骨肌常常移向踝前,收缩后非但不能跖屈足,反而加强背伸足的作用。足后侧软组织挛缩,包括跟腱、踝关节及距下关节的后关节囊挛缩。而足跖内侧的韧带、肌腱如胫后肌、姆长屈肌、趾长屈肌等则被拉长。

【临床表现】

出生时畸形即很明显,典型的先天性垂直距骨表现为:足跟呈马蹄位,前足背伸外翻,足底突出呈摇椅状(见图 87-52)。踝关节的活动范围,特别

是跖屈活动明显受限。站立时,患足明显外翻,以足心着地,行走时呈跟足步态,足心部出现较厚的胼胝。

X 线表现:侧位片可见足底反凸,距骨垂直,其纵轴与胫骨长轴平行,距骨颈延长变形,舟骨与距骨颈相接触,跟骨马蹄足,跟距轴线交角增大(图 87-53)。

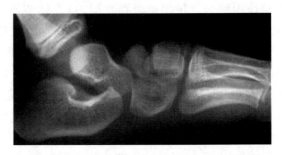

图 87-53 先天性垂直距外翻足的侧位 X 线片

【治疗】

1. 保守治疗 对新生儿和婴儿保守治疗还是手术治疗意见不一,但保守治疗只限于新生儿与婴儿才可能有效。3 岁以上患儿,手术是唯一的治疗方法。保守治疗是将足制动于极度跖屈内翻位,使距舟关节逐渐复位。在这个位置上,无论距舟关节能否复位,均可起到牵拉伸肌腱和皮肤的作用,对以后的手术治疗也是有益的。

2. 手法矫正治疗 一手将前足向下作跖内翻和内收的手法矫正,以牵拉足背外侧的皮肤和挛缩的软组织,同时另一手使跟骨前部背伸,跟骨结节向下向内牵拉跟腱,每日按摩矫正 2~3 次,每次 15 分钟,待挛缩的软组织有所改善后,可用长腿石膏固定于矫正位置。定期拍摄足侧位 X 线片,观察距舟关节复位情况。若距舟关节已复位,可用克氏针自第一、二趾间穿入距舟关节以保持复位后的位置,并用长腿石膏固定。开始时足固定于跖屈内翻位,2~3 周后更换石膏,使踝关节逐渐背伸。石膏至少固定 3 个月。

3. 手术治疗 CVT 手术方法有 20 余种,可归纳为 3 种基本术式。

(1)单纯切开复位术:适用于 3~12 个月龄的婴儿。手术须充分松解挛缩的关节囊及韧带,继之在直视下将距舟关节复位,恢复足的正常力线,用一枚克氏针将楔骨、舟骨和距骨固定。然后紧缩缝合跟舟跖侧韧带、距舟关节囊跖侧及内侧部分,将胫后肌腱向远端移位,固定在第一楔骨的跖侧。术后用长腿石膏管形固定 8~12 周。术后 6 周拔除克氏针。以上方法为一期手术法。对畸形较严重者可

分期进行手术:一期通过背外侧切口延长挛缩的腓骨长短肌、趾长伸肌、蹞长伸肌和胫前肌,松解挛缩的韧带,恢复背侧脱位的距舟、跟骰关节正常解剖关系,切除跟距关节的前外侧关节囊,维持距下关节恰当的位置。6周后二期手术,松解踝关节后囊和距下关节后囊,延长跟腱,重建脱位的胫后肌以支持距骨头颈。

(2)切开复位及舟状骨切除术:1~3岁患儿单纯行切开复位则不能成功或复位极不稳定,目前许多学者主张做舟状骨切除,使距骨与内侧楔骨成关节,缩短了足内侧的骨性支柱,不但复位稳定可靠、成功率高,而且足部功能满意,足外形也无异样变化,到成年时仍保持接近正常的外形和功能。该术式已被公认是治疗CVT的主要手术方法。

(3)稳定性手术:超过6岁,软组织病变和骨性畸形更趋严重,切开复位已不可能,手术应推迟到10岁以后,并以稳定性手术为主,如三关节固定术。Eyre-Brook手术是切开复位及舟状骨切除术的一个特殊术式。切开复位及舟状骨切除后,虽然距骨头与内侧楔骨形成关节样对合,但距骨头长期处于垂直位,抬起的距骨头总是存在着向下滑动的倾向,故新形成关节的稳定性仍然较差。Eyre-Brook手术是以楔行切除的舟状骨将抬起的距骨头从下方牢牢地托住,从而克服了距骨头向下滑动的倾向。术后数年托住距骨头的部分舟状骨仅为1~2个种子骨样的小骨块,实际上仍然是距楔关节样对合。该手术最大的优点是防止距骨再形成垂直位,是其他术式所不具备的。

4. 垂直距骨切开复位术 手术方法如下:①在小腿下端前侧作纵切口,显露胫前肌腱、蹞长伸肌腱、趾长伸肌腱,分别做Z形延长。②在小腿下端后内侧切口,显露跟腱,作Z形延长,显露踝关节及距下关节后关节囊在直视下切开踝关节和距下关节后关节囊。③在足内侧自第一跖骨基底沿舟骨结节至内踝尖下0.5cm做弧形切口,分离蹞展肌显露胫后肌腱腱鞘,将胫后肌腱腱鞘纵行切开,显露胫后肌腱,以胫后肌腱为引导找到距舟关节,切开距舟关节周围关节囊及韧带,将舟骨自距骨颈背侧小心游离。注意勿损伤关节囊进入距骨颈的营养血管,该组血管是距骨彻底松解后保持血运的唯一来源。切开距下前关节的关节囊及韧带,沿载距突上缘切开距下关节内侧关节囊及三角韧带浅层,在跟骨外翻切断跟距骨间韧带。④在足背外侧以跗骨窦为中心做弧形切口,分离趾短伸肌显露跗

骨窦、跟骰关节,分别切开跟骰关节和距下关节外侧关节囊及韧带,同时显露腓骨长、短肌腱,根据情况作Z形延长。此时距舟关节已分离,距骨内、外、后侧已完全松解。⑤用骨膜剥离器插入距下关节,将距骨头翘起,同时将前足跖屈内收,使距舟关节复位,用一根克氏针从第一楔骨背侧穿入固定距舟关节,远端留置皮下。⑥分离并紧缩足底的跟舟跖侧韧带,修整距舟关节囊。术后长腿石膏足中立位固定3个月,拆石膏后,穿配有足弓垫的矫形鞋下地行走。

对6岁以上患儿,足畸形严重且僵硬,完全靠软组织松解很难矫正畸形,可考虑做舟骨切除或将胫前肌移位至距骨颈,这样有利于上抬距骨。在10岁以后可行三关节融合术。

五、先天性分裂足

先天性分裂足(congenital cleft-foot)又称裂足或龙虾爪,为少见的先天性足畸形。临床上单侧少见,双侧者多见,可合并有裂手或其他畸形,为常染色体显性遗传。

【临床表现与诊断】

裂足的特点是中央2、3趾列缺如,前足呈V形分裂(图87-54),第1跖骨可能正常,也可能第1、2跖骨融合,蹞趾呈外翻位。外侧趾列为第4、5跖骨或只有第5跖骨,外侧趾通常向中线偏移,后足正常。

Blauth和Borisch将裂足分为六型:①Ⅰ型,5个跖骨正常,2~5趾部分或完全缺如,多为2、3趾发育不全,偶尔可见交叉骨。②Ⅱ型,有5个跖骨,但可能部分发育不良或形成骨桥。第2或第3趾列常常受累,至少有1趾缺如。③Ⅲ型,只有4个跖骨,第2或第3跖骨常缺如,其他跖骨发育不良。④Ⅳ型,只有3个跖骨,第2、3或3、4跖骨缺如,2~4趾常常缺如。⑤Ⅴ型,即典型的龙虾爪,2~4列完全缺如。⑥Ⅵ型,为单列裂足,仅有第5列趾、跖骨。

【治疗】

一般在1~2岁作矫形手术,手术目的是改善足的外观和功能。Ⅰ、Ⅱ型很少需要手术,但如存在交叉骨,可切除交叉骨有助于缩窄前足的宽度。Ⅲ、Ⅳ、Ⅴ型治疗方法很多,常通过并趾的方法来闭合裂足(图87-55),如果跖趾分裂较大,需行跖骨基底截骨,使各骨向中央靠拢,用克氏针固定。对无用的跖骨可以切除,并作韧带重建以稳定跖骨间距离。Ⅵ型治疗很困难,根据条件可行足趾蹞化。

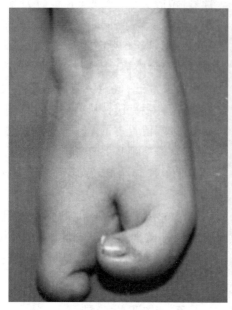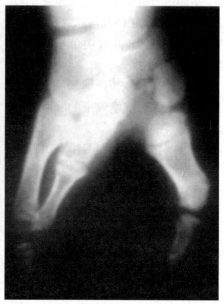

图 87-54 分裂足外形与 X 线片

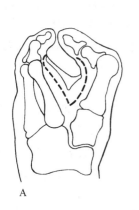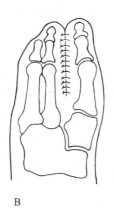

A   B

图 87-55 先天性分裂足的矫正
A. 手术切口;B. 术后

六、先天性仰趾外翻足

先天性仰趾外翻足(congenital pes calcaneus)是出生时较常见的足部畸形,发生率大约占新生儿的1‰或更高,因为有些病例常常被忽略或漏诊。女孩比男孩更常见,男女比例为 0.61:1。多见于第一胎或年轻初产妇的婴儿。可能是因宫内胎位不正,在妊娠后期子宫及腹壁肌肉紧张,胎儿受压有关。

【临床表现】

出生后可见整个足背伸和外翻,足背侧和外侧软组织挛缩限制跖屈和内翻。畸形轻重程度不同,严重者足背伸时可触及胫前。X 线片显示足和踝关节正常,没有跗骨关节脱位或半脱位,也没有继发的适应性骨改变或骨化中心发育不良。

【诊断与鉴别诊断】

主要根据临床表现、物理检查和拍摄 X 线片

确定诊断。先天性仰趾外翻足应与先天性垂直距骨和隐性脊柱裂所致的小腿后群肌肉瘫痪的足畸形相鉴别。

【治疗】

先天性仰趾外翻足预后良好,轻度畸形者可采取手法按摩,使足被动跖屈,内收活动,牵拉足背外侧挛缩的肌肉和软组织,每日数次。畸形严重者除用手法按摩外,需用石膏管型将足逐渐过度矫正,4~6 个月畸形可完全矫正。

七、先天性跗骨联合

先天性跗骨联合[congenital tarsal coalition(s)]指足由两个或两个以上跗骨发生不同程度的骨性、纤维性或软骨性连接。它可以是独立的畸形,或合并有其他的骨性融合(如腕骨或趾骨),也可以是全身综合征的一部分。跗骨由中胚层演变而来,在生长发育至成人时才完成。发育受到抑制时距骨与跟骨之间、跟骨与舟状骨之间(图 87-56),距骨、跟骨、舟状骨之间都可以出现联合。联合的形式不同,可能是骨性的骨桥,亦可能是一个软骨桥,或仅仅是一段坚固的纤维组织。偶尔,跟骨与舟状骨之间有一小副骨存在。如骨桥存在,两骨之间则无活动;若两骨之间为软骨桥时,或有少许活动;两骨之间为纤维组织时,活动可能更多一些,但这些活动与正常相比均有很大的差别。第一类最多见的跗骨联合是距骨内侧与跟骨联合,联合骨片在载距突的后方,临床上称之为跟距骨桥。跟距联合使足跟外展而限制内收,体重与步

行的应力增加跟距关节的负荷,造成距舟关节的退行性变化,距骨前上方常有骨唇出现。第二类常见的跗骨联合是跟骨前方与舟状骨之间有完整或不完整的骨桥存在,跟骨与舟状骨间的副骨亦可能是骨桥的一个类型。骨桥的骨性、软骨性、纤维性很难区别(图87-57),只能在手术中明确。其他少见的联合尚有跟、距后关节联合,距舟联合,舟状骨与楔骨联合,骰骨与舟状骨联合以及跟骨与骰骨联合。亦可以有多处关节联合,但其症状有共同之处。

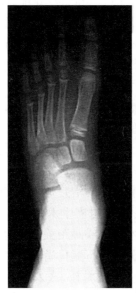
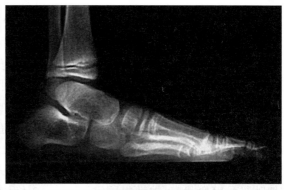
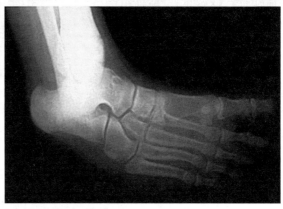

先天性距舟联合(正位、侧位、斜位)

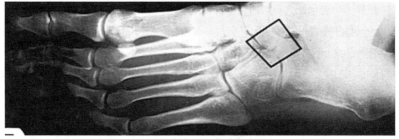

不完全性跟舟联合

图87-56 跗骨联合

(引自:Richardson EC.In Canale ST,editor:Campbell's operative orthopaedics, ed 9,St Louis,1998.)

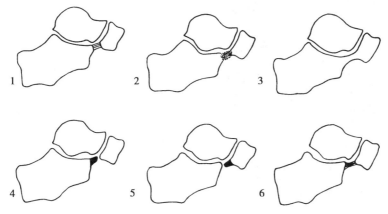

图87-57 跟舟骨桥的不同类型

【病因】

跗骨联合的确切原因尚不清楚,可能是由于原始间充质的分裂和分化不良所造成的关节结构缺陷。也有人认为与遗传因素有关,在同一家族中有几个成员或几代都有跗骨联合的报道,其遗传方式为常染色体显性遗传。

【临床表现】

在婴幼儿期跗骨间联合多为纤维性或软骨性,跗骨间尚有一定活动,一般无症状,很少能发现。随着年龄增长,跗骨间融合逐渐骨化,且随着体重和活动量增加,跖跗间劳损机会加大,到青少年期会出现症状,轻者长时间站立、跳跃或剧烈运动后出现足背部疼痛,休息后可缓解。重者可出现痉挛性外翻足,足较僵硬、后足外翻、前足外展、足纵弓塌陷、腓骨肌和伸趾肌呈痉挛状态,被动内翻足跟时疼痛加重。局部封闭腓总神经后,肌痉挛可消失。

X线检查:儿童在9~10岁前,跗骨尚未有足够钙化,X线报告常为阴性。通常足正侧位X线片不易显示跗骨联合,常需拍足45°斜位片或跟骨轴位片以明确诊断。有时跗骨重叠会被误认为是足跗骨联合,这种情况时,需从不同角度拍摄X线片,必要时需做CT检查(图87-58)。跟距联合以内侧联合最为常见,可分为完全性和不完全性骨连接。完全性骨连接在跟骨载距突与距骨之间有连续骨小梁,充填了在轴位片所见的软骨间隙。不完全性骨连接,距骨载距突和距骨之间被一透亮带隔开,透亮带在跟距关节内侧斜向内下方,边缘不规则,缺乏完整的皮质象。跟距关节间隙常变窄,跗骨间关节可见一些继发性改变,最常见的是距骨头背外侧有鸟嘴样突起,严重的可出现跗骨关节退行性变以及关节面变形。有的可有球踝关节。

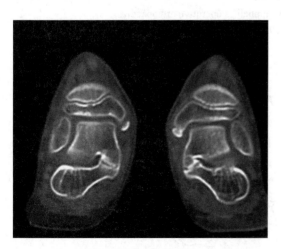

图 87-58 跟距骨桥

【治疗】

1. 保守治疗 治疗方法应根据联合类型,病人年龄以及临床症状的严重程度而定。许多跗骨联合的病人无任何症状,不需给予治疗。对急性外伤疼痛或劳累后足部疼痛及不适者,可用热敷或按摩、理疗、局部封闭和热敷并配制纵弓垫以及足跟内侧垫高的矫形鞋进行治疗。如果发现了腓骨肌痉挛性外翻足,应在局部麻醉或蛛网膜下腔阻滞下行腓骨肌按摩,短腿行走石膏管型制动3~4周,拆除石膏后用足踝支具维持3个月。经保守治疗无效者,可考虑手术治疗。距跟关节完全性连接且跟骨外翻不超过15°,只做距舟关节融合即可。跟骨外翻超过15°或距跟关节不完全性连接,应做三关节融合。

2. 手术治疗 治疗原则是当以上治疗无效,疼痛与畸形加重时需手术治疗。单纯跟距内侧联合,可作手术切除或跟距关节融合手术。若有跟舟骨桥,在骨关节退行变化尚未出现时,在9~10岁之前,可切除一大段骨桥,嵌入足背伸趾短肌使之不再联合。术后石膏靴固定2个月,术后活动可以增加,效果较好。若年龄超过12~14岁,关节已有退化现象,足三关节固定术即跟距、距舟、跟骰关节融合,效果最好且稳定。

(1)跟距联合:跟距联合的骨桥切除相对困难,因其骨桥多位于内侧,需经内侧切口显露自跟腱至舟骨全部距下关节内侧。骨桥切除后可采用游离脂肪或部分跗长屈肌肌腱、趾短屈肌等作为间置物植入,以防复发。因其手术困难且复发率高,近年来多主张行距下关节囊外融合(Grice-Green手术),对伴有疼痛的痉挛性外翻足有效。

1)跟距骨桥切除术:该手术适用于跟距骨桥畸形、距下关节无骨性关节炎改变、年龄在14岁以下的患者。

手术方法:作足背外侧弧形切口,将趾短伸肌起点整块剥离,向下部转,暴露跟距骨桥。将该桥作长方形整块切除,不要切成楔状。将趾短伸肌起点全部纳入切除骨桥后遗留的空隙中,缝合切口。

术后处理:用小腿石膏固定。8~10周后开始负重行走。

2)跟距关节和距舟关节固定术(Harris和Beath法):该术式作足内侧略呈弧形皮肤切口,自第一楔骨基底部开始,止于内踝尖后下方约2cm处。将胫后肌腱向后下方牵开保护,显露距下关节和距舟关节内侧。纵行切开距下关节和距舟关节内侧关节囊,显露上述两个关节。查明跟距联合情况,决定关节固定范围。如不需要做跟距关节固定,仅做距舟关节固定也可。如需做双关节固定,需先切除阻挡距下关节活动的骨桥,再切除关节软骨面,内侧多切除些骨质,以便矫正足跟外翻。再切除距骨头和舟状骨近侧关节软骨面,作距舟关节固定,注意在跖侧多切除些骨质,以便矫正内侧纵弓塌陷。按层次缝合切口。该术式主要并发症为足跟外翻或足内侧纵弓塌陷未矫正,以及跟距关节或距舟关节未发生骨性融合。

术后治疗:石膏托固定6周;若足部血管神经状况良好,再更换小腿石膏管形,继续固定6周;最后用弹力绷带固定4~6周以减轻水肿。

(2)跟舟联合:跟舟联合通常在8~12岁儿童开始出现症状,因为这一时期软骨的骨化开始发生。此时减少活动或石膏固定制动4~6周,可以造成一段时间的症状缓解,缓解期的长短不一。经非手术治疗无效的跟舟联合才考虑手术治疗,常用的手术方式有两种,即切除跟舟骨桥,在其间置入肌肉或脂肪组织填塞或行三关节固定术。

1)跟舟骨桥切除术:在跟舟关节上方作一斜形切口,注意保护腓浅神经足背皮支,尽量不伤及趾长伸肌和腓骨肌腱鞘,识别趾短伸肌之肌腹,在跗骨窦区域从近端到远端用锐刀掀起该肌,充分显露整个跗骨窦,并以此显露骨桥。骨桥从跟骨前突前关节面前内侧缘的外侧方,走向舟状骨的外侧相背外侧缘。用小的Hohmann牵开器环绕骨桥腰部,以更清楚地显露手术野。用骨刀与跗骨窦底部平行方向开始截骨,然后在舟状骨的背外侧方,从背侧向跖内侧方截骨,截骨刀略倾斜与垂直面成30°角;经过骨桥完成截骨后,再用骨刀在下面截骨,经内侧骨皮质造成骨桥骨折,以此切除骨桥,用咬骨钳或骨挫将粗糙的骨面磨光。用这种方式切除骨桥,可以减少对距下关节前关节面或距骨颈、头下方的损伤。一般主张充分切除骨桥,通常的情况是切除范围不足,因此可考虑切除骨桥后术中摄片检查。最后,用可吸收的缝线和直缝针经趾短伸肌的近侧缘贯穿编织,将缝针穿向内侧将肌肉带入截骨的缺损处。仔细止血,缝合皮肤,用小腿石膏管形固定。

术后治疗:若足的血管神经状况良好,3周后去除石膏,逐渐开始足的内翻和外翻锻炼,持拐负重。

2)三关节固定术:在年长的儿童和成年人,完全切除跟舟骨桥不可能完全改善距下关节活动和减轻症状,尤其对于在X线片上已存在距下关节

和距舟关节退行性改变者更是如此。因此,对于14岁以上的女孩、16岁以上的男孩、成年人或者距骨周围已存在退行性改变者,应考虑行三关节固定术。若后足基本上处于可接受的位置上,则行标准的三关节固定术。若后足的位置需要矫正,则须切除骨桥及部分距下关节面,以恢复后足正常位置。通常跟舟联合行三关节固定术仅需一个外侧切口。在成年人,为了能较容易处理舟状骨和距骨头的内侧部分,加作内侧切口是有帮助的。

该术式主要并发症:切除骨桥时损伤距骨头颈或距下关节。

(3)跗骨联合伴腓骨肌痉挛:腓骨肌痉挛性平足疼痛的原因是足所承受的活动度超过其实际的可能性(由于存在先天性跗骨联合)而造成的所谓韧带的斜向应力所致。按后足外翻产生症状的观点,采用经外侧跟骨张开式楔形截骨加植骨手术治疗腓骨肌痉挛性扁平足疗效较理想。Cain和Hyman对手术方法作了改良,他们采用跟骨闭合式楔形截骨,楔形基底在跟骨内侧,这样可避免跟骨外侧张开式楔形截骨术中常遇到的皮肤张力过大的麻烦。部分骨骼发育已成熟的青少年,存在复合的跗骨联合,如跟距联合和跟舟联合伴足跟外翻和顽固性的外侧足跟痛,或者存在其他任何形式的跗骨联合伴明显固定性的足跟外翻和疼痛,可考虑行跟骨截骨术治疗。

八、先天性踇外翻

先天性踇外翻(congenital hallux valgus)是踇趾自跖趾关节向外偏斜的一种先天性畸形,常因先天性第1跖骨内翻或横弓塌陷,前足增宽而引起,婴幼儿时不易发现,到青少年时才出现踇外翻。女孩多见,有明显家族史。

【临床表现】

先天性踇外翻常为双侧,也有单侧者。踇趾外翻,第2趾因受踇趾挤压常骑在踇趾背侧或形成锤状趾。第1跖骨头内侧隆起,由于鞋的挤压和摩擦,局部软组织增厚,容易发生踇囊炎。急性踇囊炎可引发跖趾关节内侧红肿、疼痛、滑囊积液。

X线表现:第1跖骨内翻,第1、2跖骨间隙增宽,两骨夹角>10°,踇趾向外偏移,跖趾关节外翻角>20°。

【治疗】

踇外翻不严重,临床症状较轻的病人,可采用保守治疗缓解症状,穿合适的鞋子,减少前足的挤压和摩擦。对有扁平足的病人应穿配有纵弓垫的

矫形鞋,将足弓托起,防止蹈外翻进一步发展。手术治疗适用于年龄较大、畸形严重者。手术方式很多,应根据畸形程度和局部病理变化选择。畸形及病理变化较轻的,应用软组织手术,包括蹈囊肿切除,蹈跖趾关节囊及内侧侧付韧带重叠缝合,蹈收肌止点切断并移位至第一跖骨头近端外侧。如跖内翻严重,可于第1跖骨基底外侧楔形截骨,矫正跖内翻。畸形严重、跖趾关节出现骨关节病的,应行蹈趾近节趾骨近端切除,使第1跖趾关节形成无疼痛性假关节,手术效果是较好的。

九、先天性跖骨内收

跖骨内收是前足相对于中足和后足所产生的内收,此处限定为前足(跖骨)在横断面上异常的内收变化,而后足正常或轻度外翻的前足畸形。先天性跖骨内收(congenital metatarsus adductus)为较常见的足畸形,发生率为1‰,女性多见。病因有遗传因素,也有环境因素,但遗传方式不明确。胎位和家族遗传导致了部分病例,有的可能与内侧楔骨的先天发育畸形有关。

一般将跖骨内收分为畸形可以被动矫正的柔软型与不能被动矫正的僵硬型。前者均可自行矫正畸形,后者95%以上可通过石膏固定矫正畸形,很少有需要手术治疗者。较大儿童由于畸形严重,引起显著的疼痛,穿鞋困难时可考虑手术矫形。

【临床表现】

畸形在出生时即有表现,但也经常在数月后才被发现。前足内收、内翻,足内侧跖跗关节处通常有一条较深的皮肤皱褶,蹈趾常与其他四趾分开,内侧纵弓较高,第5跖骨基底部突出。后足正常或略外翻,常伴有胫骨内旋畸形(图87-59A)。踝关节跖屈受限,使前足被动外展时,后外展肌明显紧张。患儿行走时,足尖向内,用足外侧负重。穿鞋很困难,鞋面内侧和鞋底外侧很早出现磨损。

X线表现:五个跖骨均在跖跗关节处呈内收、内翻位,第1跖跗关节畸形最严重,从第1~5跖跗关节逐渐减轻。距舟关节正常或舟骨略偏距骨头外侧。前后位X线片显示跟距角正常或略增大(图87-59B)。

【诊断与鉴别诊断】

先天性跖内翻应与先天性马蹄内翻足相鉴别,这两种畸形,前足均有内收和内翻,但先天性跖内翻,足跟常常有很轻度的外翻,没有马蹄畸形;先天性马蹄内翻足,足跟是在马蹄内翻位。

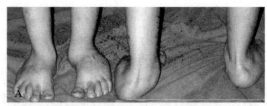
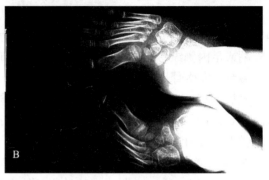

图 87-59　先天性跖骨内翻
A. 外观除有跖骨内翻外合并胫骨内翻;
B. X 线片显示跖骨内翻

【治疗】

1. 保守治疗　出生后应积极地进行手法矫正。正确的手法是:后足置于轻度跖屈位,将跟骨前结节向内推至距骨头下,一手拇指压住骰骨外侧,另一手捏住前足,使跖骨在跖跗关节处充分外展。每次按摩 5~10 分钟,每日数次。轻者畸形可完全矫正,畸形严重者按摩后可采用石膏矫形。应用长腿屈膝位管型石膏,前足固定于外展,后足固定于内翻和轻度跖屈位。注意内侧石膏压力应作用于第 1 跖骨头和颈而不是拇趾。每两周更换石膏一次,直至足外侧缘变平,第 5 跖骨基底突出消失为止。

2. 手术治疗　经保守治疗后尚未矫正的严重畸形,表现为:严重疼痛、外形不美观和穿鞋困难者可行手术治疗。一般对 2~4 岁婴幼儿采用跖跗关节囊切开术(Heyman、Hemdon 和 Strong 手术)。对于大于 4 岁的儿童,主张采用多处跖骨基底杵臼截骨术(Bekman 和 Gartland)(图 87-60,图 87-61)。

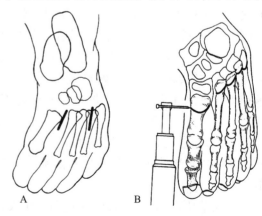

图 87-60　跖骨基底杵臼截骨术
A. 切口;B.跖骨基底杵臼截骨

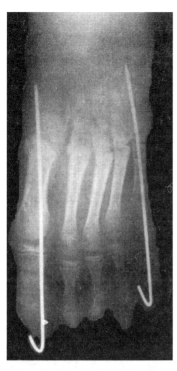

图 87-61 跖骨基底杵臼截骨后克氏针固定

（1）关节囊松解术：Heyman、Hemdon 和 Strong 手术采用足背部两个纵行切口显露所有跖跗关节与跖骨基底部；一个切口位于第 1、2 跖跗关节之间，另一个切口对准第 4 跖骨表面的近侧延长线上。切开皮肤皮下组织后，仔细游离皮瓣，纵行切开骨膜并行骨膜下剥离，显露出每个跖骨的基底部及跖跗关节。切开所有的跖间关节、跖跗关节背侧与内侧的关节囊及韧带。然后，将前足外展矫正内收畸形。术后无菌敷料包裹后用短腿石膏固定前足 10° 外展位。

（2）跖骨基底杵臼截骨术：Bekman 和 Gartland 手术切口与显露同上。纵行切开骨膜并行骨膜下剥离，显露出每个跖骨的干骺端与基底部。用低功率电钻对每个跖骨做杵状截骨，其圆顶位于近端，注意避免损伤第 1 跖骨基底的骺板。截骨完成后外展前足矫正跖骨内收，用 2 根细的无螺纹克氏针从第 1 和第 5 跖骨干的远程插向近端止于楔骨近端，进行固定；使足维持在矫正的位置，防止截骨两端向背侧或跖侧成角以及重叠移位。

十、先天性第 1 跖骨短缩

先天性第 1 跖骨短缩（congenital short first meta-tarsal bones）是一种少见的先天性畸形（图 87-62），有明显的家族史。它可单独存在，也可以是跖骨内翻或马蹄内翻足畸形的一部分。正常人第 1 跖骨长度与第 2 跖骨相比有差异。Harris 和 Beath 对 7 167 个足进行测量，发现第 1 跖骨比第 2 跖骨短缩的有 40%；第 1 跖骨比第 2 跖骨长的有 38%；第 1 跖骨与第 2 跖骨等长的有 22%。一般情况下，第 1 跖骨长短对功能没有影响，但如果第 1 跖骨过短，足的负重点就会移向第 2 或第 3 跖骨，使足横弓下陷，前足第 1、2 跖骨头下方出现胼胝而疼痛。

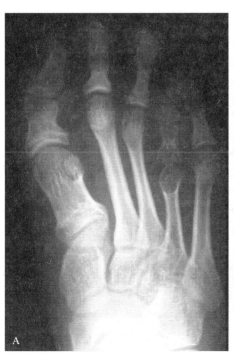
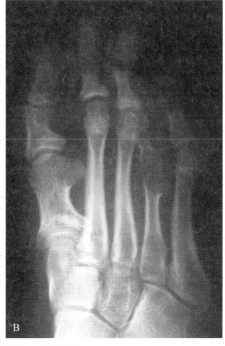

图 87-62 先天性第 1 跖骨短缩
A. 正位 X 线片；B. 侧位 X 线片

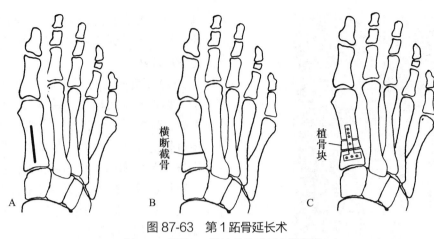

图 87-63 第 1 跖骨延长术
A. 切口；B. 截骨；C. 移植骨块后用钢板固定

【治疗】

幼年多无症状不需治疗，成年后有疼痛症状时，可用足弓垫将第 1 跖骨托起，使负重点均匀分布于各跖骨头之间，以消除症状。当跖骨头跖侧因负重过度引起顽固性胼胝，疼痛严重，影响足的行走时，可行延长手术治疗。

一次性跖骨延长术：该术适用于跖骨短缩 1cm 以内并引起足底痛性胼胝，临床症状显著，保守治疗无效者。

在趾背侧部基底干骺端为中心做切口，显露趾骨基底部，在干骺端部，距离基底关节面 1.5~2.0cm 处用微型摆动锯或锐利骨刀横行截断跖骨；在小腿近端胫骨平台内下方或髂嵴部另作切口切取移植骨块。一次性延长的长度极限为 1cm。将移植骨块修剪成圆柱形；将其移植后的远端做成垂直于纵轴的横断面，其近端应为斜面。这是因为移植后的骨块之纵轴与第 1 跖骨倾斜角应该达到正常或术前负重位测量的其他正常跖骨的倾斜角的数值，故在矢状面上应留有同样大小的背侧成角的角度。如果术前有第 1 跖骨内翻，术中要同时矫正跖骨内翻，这样在水平面上内侧要长于外侧，其内、外侧形成的角度等于要矫正内翻的度数。然后用撑开钳牵开截断的跖骨，植入植骨块，检查满意后用 T 形钢板或松质骨螺钉固定（图 87-63）。

当跖骨短缩在 1cm 以上需要延长时，可行跖骨撑开逐渐牵引延长术进行治疗。

十一、多趾与并趾

（一）多趾

多趾是先天性足趾畸形中最常见的畸形（图 87-64）。可发生于已经明确的某些遗传性综合征，但最常见的是以一个独立的畸形存在，属常染色体

显性遗传，其总的发病率约为存活婴儿的 2‰。

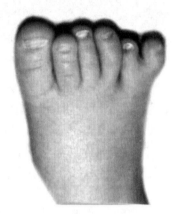

图 87-64 多趾外形

临床表现：多趾多位于小趾外侧，位于𧿹趾内侧者少见，可呈双侧多趾，也可单侧多趾。多趾可有下列五种：①多趾发育较好，两趾与同一跖骨形成关节，跖骨头宽大或分叉状；②多趾发育并与跖骨不形成关节；③多趾并有多跖骨；④皮赘样多趾；⑤多趾只限于末节趾骨，常为并趾，有的末节趾骨融合在一起。为了便于手术，Venn-Watson 将多趾进行分类，并分为两大类：轴前型与轴后型（图 87-65）。

治疗：应尽早手术切除多趾，术前应拍摄 X 线片，弄清骨骼情况，根据骨关节情况设计手术。多趾并多跖骨应将多余跖骨切除，若跖骨头宽大或分叉，切除多趾后应修整跖骨头，附着在多趾上的肌腱要移位到保留的足趾上，并修复关节囊和侧副韧带。

（二）并趾

并趾较多见，常伴有多趾或并指。并趾多不影响足的功能，一般不需手术治疗，若有明显症状而病人又有美容的强烈要求时可考虑手术，可采用 Skoog 手术分趾（图 87-66）。此外，若合并有多趾，

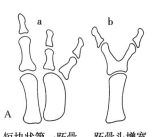
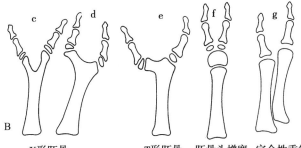

短块状第一跖骨　跖骨头增宽　　　　Y形跖骨　　　　　T形跖骨　跖骨头增宽　完全性重复

图87-65　Venn-Watson 的多趾分类

A. 轴前型多趾畸形；B. 轴后型多趾畸形

应按多趾处理。

Skoog 法应用三角形皮瓣分指术。手术操作：首先在跖趾关节水平，跖侧与背侧两边均形成"∧"形皮瓣，其"∧"形尖端指向趾尖，皮瓣伸出1.0~1.5cm；然后游离皮瓣，一定注意要有足够的皮下组织，否则易造成皮瓣的坏死。然后从两面分趾，为了防止纵行切口所带来的瘢痕挛缩，以行小的">"形齿状（图87-66）或波浪状切开为宜。术中在解剖游离过程中小心勿损伤趾神经和血管束。两并趾共用一趾甲者劈开，松止血带进行止血。然后，两趾对面的皮肤缺损区，一般均以中厚层植皮覆盖之。最后将两"∧"形皮瓣交叉缝合，缝合线最好用细丝线或 4-0 或 5-0 肠线，形成新的趾蹼。在接受植皮后适当缝线打包敷料压迫包扎。

术后处理：术后以石膏托外固定 3 周后去石膏拆线。

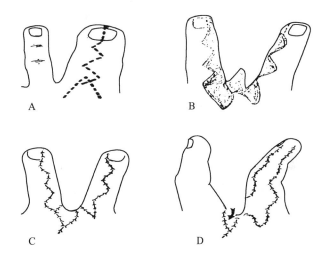

图87-66　Skoog 分趾术

A. 背侧切口；B. 切开分趾；C. 缝合背侧趾蹼；
D. 缝合跖侧趾蹼与植皮

（王正义）

参 考 文 献

[1] BOR N, HERZENBERQ J E, FRICK S L. Ponseti management of clubfoot in older Infants [J]. Clin Orthop Relat Res, 2006, 444: 224-228.

[2] SUDA R, SUDA A J, GRILL F. Sonographic classification of idiopathic clubfoot according to severity [J]. J Pediatr Orthop B, 2006, 15 (2): 134-140.

[3] FARSETTI P, CATERINI R, MANCINI F, et al. Anterior tibial tendon transfer in relapsing congenital clubfoot: long-term follow-up study of two series treated with a different protocol [J]. J Pediatr Orthop, 2006, 26 (1): 83-90.

[4] ESLAMI M, TANAKA C, HINSE S, et al. Acute effect of orthoses on foot orientation and perceived comfortin indi-viduals with pes cavus during standing [J]. Foot (Edinb), 2009, 19 (1): 1-6.

[5] KERNBACH K J, BLITZ N M, RUSH S M. Bilateral Single-stage Middle Facet Talocalcaneal Coalition Re-section Combined with Flatfoot Reconstruction: A Report of 3 Cases and Review of the Literature. Investigations Involving Middle Facet Coalitions—Part1 [J]. J Foot Ankle Surg, 2008, 47 (3): 180-190.

[6] JEROSCH J, SCHUNCK J, ABDEL-AZIZ H. The stop screw technique—A simple and reliable method in treating flexible flatfoot in children [J]. Foot Ankle Surg, 2009, 15 (4): 174-178.

[7] COUGHLIN M J, MANN R A, SALTZMAN C L. Sur-

gery of the foot and ankle [M]. 8th ed. Philadelphia: Mosby, 2007: 1744-1748.

［8］MYERSON M S. Reconstructive foot and ankle surgery: Management of complications [M]. 2nd ed. Toronto: Elsevier, 2010: 191-199.

［9］王正义. 足踝外科手术学 [M]. 北京：人民卫生出版社, 2009: 133-139.

第十一节　成骨不全

成骨不全（osteogenesis imperfecta）是常染色体遗传疾病，有的病例属自然突变。临床表现为一种综合征，包括全身性骨质疏松、易骨折和成牙不全、巩膜蓝染、听力减退或耳聋、韧带松弛、腹股沟斜疝和多汗等。本病在文献中有多种名称，如脆骨症、Lobstein 氏病等。

【分类和遗传学】

成骨不全分为两型：①先天性成骨不全，特征为出生后即有多处骨折；②迟发型成骨不全，第一次骨折多发生在 1 岁以后，而且畸形和残疾并不严重。迟发型并不总是与疾病的严重程度有关。因而又有学者将迟发型再分为两类，即有长骨弯曲的称为迟发Ⅰ型；无长骨弯曲的称为迟发Ⅱ型。长骨弯曲与否与骨折次数和畸形程度密切相关。

随后，又有学者将本病按遗传学分为四型；其中两型为常染色体显性遗传，而另两型为常染色体隐性遗传。成牙不全的为显性遗传的异型。

Ⅰ型：约占病例总数的 40%，特点是全身性骨质稀疏，骨质脆性增加，终生有巩膜蓝染、早老性耳聋，遗传学研究为常染色体显性遗传。本型中所有病例均无成牙不全。在Ⅰ型中还有两个亚型，无成牙不全的病例为Ⅰ型 A；有成牙不全的为Ⅰ型 B。

Ⅱ型：占 10%，特点是骨的脆性大，以至于患儿在围产期和婴儿早期即死亡，长骨、肋骨和颅骨有多处骨折，颅骨顶部触诊时感到有如多块碎骨。属常染色体隐性遗传。

Ⅲ型：占 30%，本型也是常染色体隐性遗传，较为罕见。骨脆性增加，因多发骨折致进行性的严重畸形并有严重的生长发育障碍。生后巩膜有蓝染但日益消退，至青少年时巩膜颜色正常。患儿多不能走路，能走路的罕见。

Ⅳ型：占 20%，本型属常染色体显性遗传，初生时巩膜颜色正常，后来即使有些蓝染，也随生长发育而消失。有骨质疏松、易骨折和不同程度的长管状骨或脊柱畸形。牙齿没有乳白色的牙质。若牙质正常的可列为Ⅳ型 A，如有成牙不全的为Ⅳ型 B。

成骨不全的某些病例系自然突变，多为Ⅱ型病例。

【发病率】

有报道本病发病率为每百万人中可发现 16 例。本病初生时即可确诊。另一组统计结果为每 20 000 例新生儿中有 1 例。

按上述分型统计，Ⅰ型新生儿中为 1∶30 000；Ⅱ型为 62 487 个新生儿中有 1 例；Ⅲ型极为罕见。Ⅲ型、Ⅳ型在文献中无确切统计报告。

【病理】

成骨不全的根本缺陷是胶原不能跨过网状纤维阶段而成熟，骨母细胞正常或活性增加但不能产生编织胶原。正常情况下，随胶原分子形成，其分子间交织并与附近分子相互连接。这种进行性相互编织是胶原的化学和物理性能是否成熟的重要环节。交叉编织缺陷的结果使聚合的胶原稳定性下降。

患儿的软骨化骨和骨膜成骨二者均不正常。骨小梁较正常的薄，失去正常排列。骨小梁中可见折断的小嵴，海绵骨少、骨细胞多，相互挤压而致细胞内基质减少。破骨细胞的形态正常，数目多而吸收面增加。骨样组织的接合部增宽，骨母细胞挤成一团。矿化的格子样软骨由嗜碱性物质围绕。可见大量的骨母细胞和破骨细胞，体积较大的骨母细胞和骨样组织覆盖在薄层的骨小梁上，表明已向骨组织转变。经四环素标记更明确有成骨增加。

电子显微镜可见胶原小纤维不如正常的粗壮，而由松散的粗丝替代。皮质骨内包含粗的丝状不成熟骨而没有哈氏系统。骨膜和软骨膜正常。骺板增宽而不规则，其增殖层和肥大细胞层排列失常。第二次骨化中心成熟较晚，骨骺仍有残存的软骨岛。

发生骨折后，骨内膜的骨痂是丰富的来自软骨和骨外膜，主要含编织骨。

【临床表现】

严重的患儿出生后即有多发骨折。分娩过程中轻微损伤即可致多发骨折。骨折部位有明显的骨摩擦音,颅骨软,呈膜状。此型常并发颅内出血于生后或生后不久死亡。

中等或轻型病例的特点是极易发生骨折,有时肌肉收缩就可引发骨折。骨折的次数与疾病的严重程度有关。骨折发生越早,说明病情越重。下肢骨发生骨折的多见是因为易于遭受外伤。股骨骨折较胫骨多见。骨折愈合的时间正常。发生骨折后患儿很少诉说疼痛,且无明显软组织损伤。一次骨折后,因成角畸形明显,并因长期固定或卧床,软组织萎缩更容易助长发生再骨折。骺端微小骨折会影响长骨的发育。屡发横形骨折加肌肉牵拉,长骨极易成弓形。股骨颈常呈髋内翻,髋臼下陷者也不少见。韧带松弛造成关节活动度加大,寰枢椎可因此而有半脱位。足外翻很多见,习惯性髌脱位也不少见,并可因此易跌跤而诱发骨折。桡骨头脱位和髋脱位也偶有报道。肌肉张力低下。皮肤薄,可有皮下出血。前额增宽,颞骨部突出,颅盖骨膨出,致颅面比例失常,耳郭低位。成骨不全患儿的巩膜颜色正常。结缔组织中的胶原成分也正常,但其对去极化作用不稳定。巩膜菲薄,透亮度增加,能见到眼球内天蓝色或蓝白色色素。同时,可看到白颜色的巩膜环绕角膜,即所谓的"土星环"。患儿常有远视。偶可见到角膜周围混浊,与虹膜剥脱。

牙齿受累是由于牙质缺乏,但牙釉质正常。牙齿源于外胚层,乳牙和恒牙均受累。牙齿易折断,也易生龋齿。补牙的填充物多不能持久。患儿牙齿多是棕黄色或透亮的蓝灰色。下门齿先长出,同时也受累最严重。成牙不全见于Ⅰ型B和Ⅳ型B,也可见于Ⅴ型。Ⅱ型因在围产期夭折,故不知其是否有成牙不全问题。Ⅰ型A和Ⅳ型A的患儿牙齿是正常的。在Ⅰ型患儿当中有40%患有耳聋,Ⅳ型中发病者少些。耳聋可能系耳硬化引起的传导性耳聋,或是由于听神经在颅内受压而并发的神经性耳聋。耳聋常在成年后发病。有的患儿还诉说有耳鸣和眩晕。还有的患儿有发音异常。

成骨不全的患儿因严重骨质疏松、椎体压缩骨折以及韧带松弛而并发重度脊柱畸形。脊柱侧弯、后突占患儿总数的20%~40%。胸椎发生侧弯者居多数。

骨折后的成角和重叠等畸形愈合会导致肢体畸形,骺板受累造成生长障碍以及脊柱侧弯、后突等原因均可导致身材矮小。

【放射线造影所见】

严重者生后即有明显异常,如肢体短粗,骨皮质菲薄,骨干的粗细如同干骺端。同一骨可有多处骨折,其中有新鲜的也有处于愈合不同阶段的。多发肋骨骨折、胸廓变形酷似窒息性胸廓发育不良。

有的学者将成骨不全患儿的X线片分为厚骨型、纤弱型、脆骨型和囊肿型四类。在一段时间里,几型可以渐进转化。厚骨型可能为骨痂形成所致。薄骨型表现为骨干细小,骨皮质菲薄,髓腔内骨质缺乏,骨小梁也很薄。髓腔有时很窄,甚至消失。这是由于骨膜下成骨功能不良的结果。孩子虽然生长,但始终不能走路。因缺少正常的应力作用,长骨的骨骺部形成蜂窝状影像。有的作者形容其影像如爆米花状,这也可能系骺板软骨受外伤后断裂使然。一旦患儿发育成熟,这种现象可以消失。

成骨不全患儿的X线片上可以见到骨痂增生,应注意之处是要与成骨肉瘤相鉴别。文献中有3例报道截肢后病理检查证实不是成骨肉瘤。同时,在文献中也有成骨不全的患儿真的并发了成骨肉瘤。骨痂增生还可表现为局部炎症,如肿胀、压痛、皮肤张力增高,伴有较长时间的低热。实验室检查红细胞沉降率增快,碱性磷酸酶增高,骨痂增生在X线片上显示有如蝴蝶状,而不是梭形。CT检查有助于区分骨痂增生和成骨肉瘤。骨痂增生的X线片多可见有骨折线。病理活检对诊断有用。

【鉴别诊断】

新生儿和小婴儿的成骨不全应与先天性低磷酸酶血症相鉴别。后者病情凶险,血清检查磷酸酶水平低下,白细胞碱性磷酸酶的活性下降,尿中磷酸乙醇胺脂酶(phorphorylethanotamine)排出增多。患儿头大、肢体短小,还应与软骨发育不良鉴别,可由X线片所显示的特点不同加以区分。

特发性青少年骨质疏松症有时很难与成骨不全相鉴别。前者均在骨成熟前1年发病,属于自限性疾病。此外,长期使用激素类药物也可因骨质疏松而引发椎体压缩性骨折。

【治疗】

经长期观察,药物试验性治疗,如性激素、氟、氧化镁、降钙素等均无效。支具预防骨折,一旦骨折,应尽可能恢复其对位,骨折的愈合时间正常。可望在4~5岁以后行下肢髓内钉加强骨的承重力,佐以多段截骨术矫正畸形,对患儿练习行走有帮助。

不少患儿在生长接近成熟时,骨折频率下降。但终生能自由走路的患儿不足半数。

(潘少川)

参 考 文 献

［1］ 王澍寰. 手外科学 [M]. 2 版. 北京：人民卫生出版社，1999: 708-751.

［2］ 邱贵兴，戴尅戎. 骨科手术学 [M]. 3 版. 北京：人民卫生出版社，2005: 1184-1208.

［3］ 顾玉东，王澍寰，侍德. 手外科手术学 [M]. 2 版. 上海：上海医科大学出版社，2010: 1009-1041.

［4］ 洪光祥，朱通伯，王发斌，等. 食指指浅屈肌异常肌腹二例报告 [J]. 手外科杂志，1985, 1 (1): 51-52.

［5］ 路来金，宣昭鹏，张晓杰，等. 复拇畸形 391 例临床治疗分析 [J]. 中华手外科杂志，2007, 23 (5): 258-260.

［6］ 宫旭，路来金，宣昭鹏，等. 先天性单纯并指畸形的治疗 [J]. 中华手外科杂志，2007, 23 (5): 266-268.

［7］ 洪光祥，王炜. 手部先天性畸形 [M]. 北京：人民卫生出版社，2004.

［8］ 崔杰，沈卫民，王顺荣，等. 微型扩张器治疗小儿并指畸形 [J]. 中华小儿外科杂志，2006, 27 (12): 665-666.

［9］ 代礼，李艳华，邓莹，等. 中国人群先天性裂手 / 裂足畸形的流行病学特征 [J]. 四川大学学报 (医学版)，2010, 41 (2): 320-323.

［10］ 秦伟，舒安利，秧茂盛，等. 一先天性并指中国家系的遗传学研究 [J]. 遗传学报，2003, 30: 973-977.

［11］ 韩金豹，陈居文，马栋梁，等. 马德隆畸形的治疗方法探讨 [J]. 中国修复重建外科杂志，2005, 19 (5): 361-363.

［12］ SAWABE K, SUZUKI Y, SUZUKI S. Temporal skin grafts following straight incision for syndactyly correction [J]. Ann Plast Surg, 2005, 55 (2): 139-142.

［13］ GUPTA A, KAY S P, SCHEKER L R. The Growing Hand: Diagnosis and Management of the Upper Extremity in Children [M]. London: Mosby, 2000.

［14］ BUCK-GRAMCKO D. Radialization as a new treatment for radial club hand [J]. J Hand Surg Am, 1985, 10A (6 Pt 2): 964-968.

［15］ DOBYNS T H, WOOD V E, BAYNE L G. Congenital hand deformities [M]//GREEN D P. Operative Hand Surgery, Vol. 1. New York: Churchill Livingstone, 1993: 251-548.

［16］ MANSKE P R. Classification and treatment of the hypolastic Thumb [M]//VASTAMAEKI M. Current trends in Hand Surgery. Amsterdam: Elsevier, 1995: 457-461.

［17］ SAMPSON S P, BADALAMENT M A, HURST L C, et al. Pathology of the humen A_1 pulley in trigger finger [J]. J Hand Surg Am, 1991, 16 (4): 714-721.

［18］ SHIBATA M, YOSHIZU T, SEKI T, et al. Reconstruction of hypoplastic thumb using toe joint transfer [M]// VASTAMAEKI M. Current trends in Hand Surgery. Amsterdam: Elsevier, 1995: 467-471.

［19］ WOOD V E, SICILIA M. Congenital trigger digit [J]. Clin Orthop Relat Res, 1992 (285): 205-209.

［20］ CLARK D I, CHELL J, DAVIS T R. Pollicisation of the index finger. A 27-year follow-up study [J]. J Bone Joint Surg Br, 1998, 80 (4): 631-635.

［21］ SHEVTSOV V I, DANILKIN M Y. Application of external fixation for management of hand syndactyly [J]. Int Orthop, 2008, 32 (4): 535-539.

［22］ DUIJF P H, VAN BOKHOVEN H, BRUNNER H G. Pathogenesis of split-hand/split-foot malformation [J]. Hum Mol Genet, 2003, 12 Spec No 1: R51-R60.

［23］ GOLDFARB C A, CHIA B, MANSKE P R. Central ray dificiency: subjective and objective outcome of cleft reconstruction [J]. J Hand Surg Am, 2008, 33 (9): 1579-1588.

［24］ SCHMIDT-ROHLFING B, SCHWÖBEL B, PAUSCHERT R, et al. Madelung deformity: clinical features, therapy and results [J]. J Pediatr Orthop B, 2001, 10 (4): 344-348.

［25］ COOKE S J, BALAIN B, KERIN C C, et al. Clubfoot [J]. Curr Orthop, 2008, 22: 139-149.

［26］ JEROSCH J, SCHUNCK J, ABDEL-AZIZ H. The stop screw technique—a simple and reliable method in treating flexible flatfoot in children [J]. Foot Ankle Surg, 2009, 15 (4): 174-178.

［27］ ZAFIROPOULOS G, PRASAD K S, KOUBOURA T, et al. Flat foot and femoral anteversion in children—a prospective study [J]. Foot (Edinb), 2009, 19 (1): 50-54.

［28］ BRANTINGHAM J W. Foot position and low back pain [J]. J Manip Physiol Ther, 2007, 30 (5): 381-385.

［29］ 王正义. 足踝外科手术学 [M]. 北京：人民卫生出版社，2009: 146-158.

［30］ YOUNGER A S, HANSEN S T Jr. Adult cavovarus foot [J]. J Am Acad Orthop Surg, 2005, 13 (5): 302-315.

［31］ DOBBS M B, GURNETT C A, PIERCE B, et al. HOXD10 M319K mutation in a family with isolated congenital vertical talus [J]. J Orthop Res, 2006, 24 (3): 448-453.

［32］ COUGHLIN M J, MANN R A, SALTZMAN C L. Surgery of the foot and ankle [M]. 8th ed. Philadelphia: Mosby, 2007: 193-214.

［33］ MYERSON M S. Reconstructive foot and ankle surgery: Management of complications [M]. 2nd ed. Toronto: Elsevier, 2010: 156-172.

［34］ JAFFURS D, EVANS C H. The Human Genome Project: Implications for the treatment of musculoskeletal disease [J]. J Am Acad Orthop Surg, 1998, 6 (1): 1-14.

［35］ EVANS C H, ROBBINS P D. Possible orthopaedic applications of gene therapy [J]. J Bone Joint Surg Am, 1995, 77 (7): 1103-1114.

［36］ CHENG J C, TANG S P, CHEN T M, et al. The clinical presentation and outcome of treatment of congenital muscular torticollis in infants—a study of 1, 086 cases [J]. J Pediatr Surg, 2000, 35 (7): 1091-1096.

［37］ WILLIAMS C R, O'FLYNN E, CLARKE N M, et al. Torticollis secondary to ocular pathology [J]. J Bone Joint Surg Br, 1996, 78 (4): 620-624.

［38］ SPIEGELBERG B, PARRATT T, DHEERENDRA S K, et al. Ilizarov principles of deformity correction [J]. Ann R Coll Surg Engl, 2010, 92 (2): 101-105.

［39］ CLEEMAN E, FLATOW E L. Shoulder dislocations in the young patient [J]. Orthop Clin North Am, 2000, 31 (2): 217-229.

［40］ HERRING J A. Tachdjian's Pediatric Orthopaedics [M]. 4th ed. Philadelphia, PA: Saunders, 2008.

［41］ BORGES J L, SHAH A, TORRES B C, et al. Modified Woodward procedure for Sprengel deformity of the shoulder: long-term results [J]. J Pediatr Orthop, 1996, 16 (4): 508-513.

［42］ ZADEH H G, CATTERALL A, HASHEMI-NEJAD A, et al. Test of stability as an aid to decide the need for osteotomy in association with open reduction in developmental dysplasia of the hip [J]. J Bone Joint Surg Br, 2000, 82 (1): 17-27.

［43］ VEDANTAM R, CAPELLI A M, SCHOENECKER P L. Pemberton osteotomy for the treatment of developmental dysplasia of the hip in older children [J]. J Pediatr Orthop, 1998, 18 (2): 254-258.

［44］ FUJIOKA F, TERAYAMA K, SUGIMOTO N, et al. Long-term results of congenital dislocation of the hip treated with the Pavlik harness [J]. J Pediatr Orthop, 1995, 15 (6): 747-752.

［45］ DIMÉGLIO A, BENSAHEL H, SOUCHET P, et al. Classification of clubfoot [J]. J Pediatr Orthop, 1995, 4 (2): 129-136.

［46］ YAMAMOTO H, MUNETA T, MORITA S. Nonsurgical treatment of congenital clubfoot with manipulation, cast, and modified Denis Browne splint [J]. J Pediatr Orthop, 1998, 18 (4): 538-542.

第八十八章
骨与软骨损伤及修复

第一节　骨折及其愈合

骨在承受异常(作用方式、大小)负荷或某一部位的应力超出承受极限时,可发生骨的完整性或连续性中断,导致骨折。不同程度的外力造成不同程度的骨损伤,能量较小的外力仅造成轻微骨折,如骨小梁骨折和裂缝骨折,此时骨丧失其连续性但仍保持外形完整;能量高的外力不仅造成骨连续性中断,还破坏其外形完整,甚至形成大范围骨缺损。骨折的成因主要包括:直接暴力、间接暴力、肌拉力、积累性劳损以及由于骨骼疾病在遭受轻微外力时的骨折。

一、骨折愈合机制

骨折的愈合需要全身大环境及局部微环境的支持,是多种因素影响的结果,因此骨折出现的结果包括:骨折愈合、骨折不愈合、骨折延期愈合或畸形愈合。

(一) 骨折愈合的组织学与细胞学

骨折愈合是一个连续的过程,大致可分为两期:前期是骨折愈合的准备阶段,包括局部出血、炎症反应、局部组织坏死、骨生成细胞的聚集、增殖以及断端间纤维组织、软骨和新骨的形成。后期是骨痂或新骨的成熟与重塑阶段,包括新骨的矿化、板层骨的形成和新骨为适应肢体的力学需求而重新塑形。从组织学与细胞学上,骨折愈合可分为三个相互连续的阶段。

1. **肉芽组织修复期**　骨折导致骨膜的血管、髓腔内血管及骨单位内血管断裂,大量血液聚集在骨折端及周围,形成血肿。血肿提供对骨折愈合过程中细胞级联机制的启动起关键作用的一些细胞因子,如内源性骨形成蛋白(bone morphogenetic protein,BMP)、血小板源性生长因子(platelet-derived growth factor,PDGF)等。骨折端部分坏死的软组织和骨组织细胞释放的产物可引起局部血管扩张、血浆渗出、水肿和炎性细胞浸润。骨折断端周围在局部炎性因子的作用下,大量毛细血管内皮细胞和成纤维细胞增生,形成富含毛细血管的幼稚结缔组织,血肿被逐渐清除。此期,骨折端坏死的骨细胞、成骨细胞、被吸收的骨基质均可向周围释放内源性生长因子,成骨的细胞级联机制被启动,包括成纤维细胞在内的大量具有成骨能力的细胞开始增殖,并向成骨细胞方向转化。肉芽组织内成纤维细胞合成和分泌大量胶原纤维,形成纤维骨痂。此期在伤后 2~3 周完成。

2. **原始骨痂形成期**　骨折后 24 小时内,骨折端附近内、外骨膜开始增生、肥厚,新生血管长入骨膜深层,成骨细胞大量增生,合成并分泌骨基质,开始膜内成骨。充填于骨折端和被剥离的骨膜下的血肿机化后形成的纤维骨痂逐渐转化为软骨组织,成骨细胞随新生毛细血管侵入软骨基质,软骨细胞发生变性而凋亡,软骨基质经钙化而成骨,即软骨内成骨。来自骨外膜的膜内化骨所形成的新骨为外骨痂,来自骨内膜的膜内成骨所形成的新骨称为内骨痂。软骨内成骨所形成的骨痂为连接骨痂。连接骨痂形成后与内、外骨痂相连,形成桥梁骨痂。桥梁骨痂的出现,意味着原始骨痂的形成,骨折端被幼稚编织骨松散地连接起来,断端活动逐渐减少,达到临床愈合阶段。这一过程需要 6~12 周。

3. **塑形期**　骨小梁逐渐增粗,排列渐趋规则。

骨折端死骨经新生血管、破骨细胞和成骨细胞的侵入而逐步被吸收，完成死骨清除和爬行替代过程。原始骨痂期形成的编织骨逐渐被破骨细胞吸收，并被排列规则的板层骨替代，伴有哈佛系统的重新建立，新的骨单位渐渐形成，从而在骨折端形成坚强的骨性连接。在骨痂形成成熟骨板后，破骨细胞与成骨细胞相互作用，在应力强的位置成骨细胞相对活跃，合成和分泌骨基质，局部有更多的新骨沉积，并最终形成坚强板层骨，而机械功能不需要的多余骨痂内破骨细胞相对活跃，骨吸收增强，多余骨痂被吸收，骨折处可完全恢复原形，不留任何骨折痕迹，但这种改建有一定限度，畸形严重者将很难完全矫正。此期过程较长，需2~4年，有学者认为重建的时间会更长，甚至终生都在逐步塑形。

临床上，横行骨折经切开解剖复位后用加压钢板固定，骨折断端可通过哈佛系统重建直接发生连接，X线片上并无明显的外骨痂形成，狭窄的骨折线逐渐消失。一般将这种骨折愈合方式称为一期愈合。在长骨骨折，一期愈合多见于骨折行坚强内固定后，许多嵌入性骨折、干骺端和椎体骨折，在松质骨及皮质骨某些部位断端骨面交错造成直接接触，也可发生一期愈合。一期愈合的特征为：愈合过程中无骨皮质区吸收，坏死骨在被吸收的同时由新生的板层骨取代，达到皮质骨间的直接愈合，哈佛系统重建一步完成，无内外骨痂形成。而在骨折采用保守治疗或未获坚强内外固定的情况下，因骨折愈合过程受到各种因素的干扰，如断端间的活动，骨折端出现吸收，断端骨膜在应力下形成大小、形状不同的骨痂，经过塑形改建而达到愈合，这就是二期愈合。其之所以称为二期愈合，是由于在骨折间隙中先有过渡性的纤维组织或纤维软骨形成，以后才逐渐被新骨替代。二期骨折愈合在临床上多见，上述骨愈合的三个阶段即为二期愈合的主要生物学过程。

（二）骨折部位的细胞外微环境

骨愈合是一个复杂的生理过程，再生组织中各种细胞、细胞外基质成分及细胞因子等相互作用，构成一个动态的微环境，包括力学环境、电环境、氧张力、pH、自由基及一氧化氮等理化及生物因子。上述细胞外微环境因素在骨折愈合过程中均发挥一定作用。

1. 力学环境 骨折端力学环境可影响该部位的组织分化，从而决定骨折愈合的类型或改变其进程，不利环境甚至会导致延迟愈合或不愈合。有限的骨折块移动有利于骨折的愈合，因为它可以促进骨痂的生长，增加骨折部位的刚度，但是活动过多则会延长其愈合时间。

2. 电环境 骨的生物电位来自细胞与组织的电特性，细胞密度高、血供丰富、蛋白质/矿盐比率高的部位常呈负电性。骨折后，整个长骨的负电性增强，在骨折部位可记录到负电最大值，骨愈合后骨骼各部分的电位分布即恢复正常。

3. 氧张力 骨折后，由于血管断裂而在损伤部位形成低氧区，其中心部位氧张力极低。骨折后出现的低氧环境诱导了某些生长因子表达，会促使多种细胞，尤其是成骨细胞的血管内皮生长因子（vascular endothelial growth factor，VEGF）表达增加，从而导致新血管形成，而血管形成和恢复供氧对于调节骨折愈合有重要作用。

4. 免疫学环境 骨折愈合的微环境涉及免疫系统的复杂作用，包括T淋巴细胞、B淋巴细胞和白介素1、6、11、17，转化生长因子β和肿瘤坏死因子α等细胞因子的作用。上述诸因素共同参与调节成骨细胞和破骨细胞的活性。

5. pH 骨折后局部缺血，细胞乏氧代谢加强以求满足其能量需求，使局部微环境变为酸性。成骨细胞代谢活动和基因表达受到细胞外环境中pH调节，成骨前体细胞表达其表型标志物的能力亦随pH的改变而发生变化。

6. 脂质过氧化产物 骨折部位血流减少可引起局部缺血性损伤。进入骨痂形成期后，随着新生毛细血管携带成纤维细胞和其他炎症细胞长入，氧自由基生成增加，会引起骨折部位的氧化性损伤。氧自由基攻击细胞膜的脂质成分，导致脂质过氧化产物的生成，测定氧化中间产物丙二醛的含量，可据以评定氧化应激的强度。骨折部位在缺血缺氧期之后才开始出现氧化应激性损伤，随着再血管化的增强，会出现强烈的氧化反应，此种反应一直持续至骨痂形成。使用抗氧化药物可减轻再灌注损伤中的细胞和亚细胞变化。

7. 一氧化氮 一氧化氮（nitric oxide，NO）对成骨细胞、破骨细胞和骨细胞均有显著影响。在骨折正常愈合时并无强刺激增加诱导型一氧化氮合酶（inducible nitric oxide synthase，iNOS）的产生，但一旦发生感染，iNOS局部水平升高从而产生大量NO，可抑制破骨细胞性骨吸收，改变正常的骨愈合途径，且因产生亚硝酸过氧化物之类的自由基，加重细胞损伤，不利于新骨生长，易导致骨折延迟连接或不连接。

8. 前列腺素 机械应变或剪应力可使成骨

细胞和骨细胞合成前列腺素 E_2（prostaglandin E_2，PGE_2）的量增加，载荷引发的前列腺素合成是由环氧合酶-2（Cyclooxygenase-2，COX-2）介导，吲哚美辛可部分抑制此效应。剪应力诱导的 PGE_2 合成受多个信号途径的调控，包括蛋白激酶 C（protein C kinase，PKC）、G 蛋白和细胞骨架。PGE_2 参与骨的代谢，可刺激成骨细胞增殖，增强碱性磷酸酶（alkaline phosphatase，ALP）活性，促进胶原合成，还可募集成骨细胞前体细胞，促进其增殖和黏附。

二、影响和促进骨愈合的因素

（一）影响骨愈合的病人因素

1. 全身因素 影响骨愈合的全身因素主要有：①年龄：老年人骨折愈合时间较长，婴幼儿骨折愈合最快，很少出现骨不连。②性别：有人发现男性骨不连的概率是女性的 4 倍，但在肥胖和绝经后的妇女中，肱骨骨不连的概率比男性高。③营养不良与贫血：缺乏钙、磷元素会延迟骨痂形成，从而影响骨愈合。蛋白质缺乏会影响骨痂的强度，营养状况较差者骨不连概率高。贫血时铁缺乏也是影响因素之一，因与铁有关的细胞色素中含卟啉，铁缺乏可直接影响能量代谢。④激素缺乏：生长激素缺乏会导致骨延迟连接，采用替代疗法保持体内正常激素水平，可促进骨愈合。⑤吸烟：烟碱直接抑制成骨细胞增殖及其功能，并使血管收缩，从而使骨愈合延迟。

2. 局部因素 ①局部血液供应障碍：血供的良好与否对骨愈合至关重要。在肱骨、腕舟状骨、胫骨和距骨骨折，如骨折发生于滋养血管进入骨的部位以远处，骨折一端的血供必然减少，骨愈合慢，甚至可发生骨不连。合并血管损伤的骨折不愈合率比不合并血管损伤的骨折高。②骨折部位和周围软组织损伤程度会影响骨折愈合。合并筋膜室综合征的骨折，愈合时间比一般骨折愈合时间长 1 倍。③骨缺损将导致骨折的延迟愈合或不愈合。④感染直接影响骨折的愈合，应尽可能避免感染的发生。⑤神经损伤也不利于骨愈合。

（二）影响骨愈合的医源性因素

骨折治疗中处置不当也会影响骨折愈合，以下是几种常见的情况。

1. 手术操作 切开复位内固定的手术适应证选择不当，术中过多剥离骨膜，将在增加创伤的同时削弱骨的血供。

2. 骨折断端间分离 造成骨折断端间隙的因素有：过度牵引；内固定手术方法不当；肌肉收缩力；开放性骨折清创时，过多去除碎骨片而导致骨缺损；软组织嵌入骨折端等。

3. 制动不当 固定不完善造成骨折端不稳定，是骨延迟连接和骨不连的主要原因。断端不稳可影响血管再生和骨形成，从而影响骨折愈合，去除不稳定因素后，修复过程可重新开始。

4. 放疗或药物的影响 患肢因肿瘤行大剂量放疗可导致骨延迟愈合。氢化可的松类、抗凝血类、非甾体抗炎药及化疗药物的使用，均有可能导致骨延迟愈合和骨不连。

5. 骨水泥用于骨质疏松性骨折或病理性骨折的充填固定，其放热反应可影响骨细胞活性和血供，且骨水泥占位可影响骨愈合的自然进程。

6. 微动 骨折端一定程度的活动可刺激骨痂的形成。在骨折愈合过程中，通过控制骨折部位的力学环境，在直接骨单位重建之前形成外骨痂，可以增加骨折部位的强度，达到力学性能较好的二期愈合。

（三）促进骨愈合的物理因素

为促进骨折愈合，可对骨折部位施以物理刺激，以激发骨的再生修复功能。常见的物理治疗方法包括：

1. 电刺激和电磁刺激 电刺激能明显改变骨细胞的跨膜电位值，促进成骨细胞的合成与增殖，加速局部血管的增生和扩张，缩短骨折断端的软骨化骨过程，加速骨折愈合过程。磁场促进骨折愈合可能与磁流体力学现象有关，血管和血液是一种导体，当磁场作用于导体时，机体组织和血液中的多种金属元素和无机物离子浓度发生变化，从而加强细胞内外物质交换，促进骨愈合。

2. 激光 低强度激光有促进骨损伤修复的作用。激光能有效激活与骨形成有关的原始细胞，促其分裂、增殖，产生成骨细胞、成软骨细胞等。

3. 超声 低强度脉冲超声波（low intensity pulsed ultrasound，LIPUS）可使与骨、软骨形成相关的某些蛋白表达量增加，提高骨矿质含量、骨密度及骨的生物力学性能，加速整个软骨内化骨过程。

4. 体外冲击波（extracorporeal shock wave，ESW）体外超声波的主要作用机制是其产生的气穴现象，为冲击波的张力波表现。体外超声波能产生两种基本效应，包括直接生成的机械作用（初始效应）和因气穴作用引起的机械作用（继发效应）。临床上用高能 ESW 治疗骨不连、骨延迟连接，效果良好。

（四）生长因子对骨愈合的影响

在骨折愈合过程中有多种生长因子表达，这种表达具有相对固定的空间和时间分布,其间各种生长因子相互作用,共同调节骨愈合过程。

1. 骨形态发生蛋白(bone morphogenetic protein,BMP)　骨折早期在创伤等因素刺激下,骨折局部骨膜中成骨细胞及周围间充质细胞增殖,使局部 BMP 高表达细胞增加,BMP 合成、分泌增加;局部 BMP 浓度的增高又进一步促使间充质细胞向成软骨细胞和成骨细胞转化,并刺激这几种细胞增殖,于是局部高表达细胞进一步增加,形成正反馈调节,因而局部 BMP 浓度迅速增高。骨折修复晚期,随着成熟骨细胞的增加,成软骨细胞、成骨细胞和间充质细胞减少,BMP 合成减少,骨诱导作用减弱,直至达到维持正常骨代谢的平衡水平。

2. 转化生长因子 β(transforming growth factor-β,TGF-β)　TGF-β1 和 TGF-β2 主要由成骨细胞产生并贮存于细胞外基质。软骨细胞和成骨细胞有大量 TGF-β 受体,TGF-β 在骨愈合的各个阶段均能发挥作用。骨折早期创伤反应中,血小板脱颗粒释放 TGF-β 和 PDGF,此后骨折局部组织浸润的巨噬细胞、其他炎症细胞及软骨细胞、成骨细胞等也都表达分泌 TGF-β。

3. 成纤维细胞生长因子(fibroblast growth factor,FGF)　可刺激间充质细胞、软骨细胞和成骨细胞增殖,促进骨结节形成,并可刺激血管生成,其中 bFGF 的作用强于 aFGF。在骨折愈合早期,aFGF 和 bFGF 由巨噬细胞和骨膜细胞表达,扩展的骨外膜生发层细胞也有 bFGF 表达,同时成纤维细胞样间充质细胞的数量急剧增加,晚期则由成骨细胞和软骨细胞表达。

4. 类胰岛素生长因子(insulin-like growth factors,IGF)　在骨折愈合过程中 IGF-Ⅰ 和 IGF-Ⅱ 均有表达。IGF-Ⅰ 全身给药可使 6 个月龄小鼠血清中骨形成标志物明显增加。持续给药 6 周,可以剂量依赖方式增加大鼠腰椎、胫骨近段和中段的骨矿质密度。

5. 血小板衍生生长因子(platelet-derived growth factor,PDGF)　在骨折愈合早期,PDGF 由血小板分泌,迁移至骨折部位的巨噬细胞也表达 PDGF;以后在增殖的软骨细胞中可检出 PDGF-A 表达,成骨细胞仅表达 PDGF-B。

骨折修复是一个复杂的过程,需要多种生长因子的参与和协调作用。在应用外源性生长因子对骨折进行治疗时,必须研究各种生长因子的复杂相互作用、各生长因子在骨折部位出现和消失的时间,以及为产生某一特殊效应所必须达到的浓度等。在此基础上还可考虑联合应用生长因子的可能性,如联合应用 BMP 和 PDGF 或联合应用 BMP 和 bFGF 修复骨缺损,可使新骨形成及骨愈合率显著增加。如将生长因子与缓释载体结合,则可延长生长因子的作用时间,从而提高治疗效果。

三、骨组织工程与基因治疗

骨组织工程学是采用组织工程学的原理与方法,研制具有修复骨缺损能力的骨替代物的一门科学。一般而言,组织工程是将活细胞种植于生物支架材料(载体),经体外培养(赋予材料以生命)后植入体内,以替代或修复组织、器官的缺损及功能。组织工程包含三个要素,即生物活性因子(信号因子)、种子细胞和基质材料。骨组织工程的目的是修复创伤、肿瘤和感染所造成的骨缺损,以恢复肢体功能。骨组织工程的详细内容见第五章再生医学与组织工程。

基因治疗(gene therapy)是将某种功能的基因在载体的介导下转入宿主细胞内,并使其有效表达,以达到治疗目的。带有目的基因的腺病毒在体内、体外可高效转染骨细胞、软骨细胞、成骨细胞、破骨细胞、骨髓基质细胞、间充质细胞及成纤维细胞等,并有效表达目的基因。腺病毒载体携带 BMP-2、7 等生长因子局部注射后,可促进骨折愈合和骨缺损修复。当前,基因治疗应用于骨创伤修复及骨病治疗仍处于试验阶段,但其成熟应用有可能改变现有治疗理念甚至手术方式。通过提高骨骼微环境内成骨因子的水平(如 BMP-2),可能有效预防和治疗骨折。将基因治疗与组织工程概念相结合,发挥两种技术的优点,为骨组织工程和基因治疗注入新的内涵,必将极大地推动骨折与骨缺损的治疗。

(郭全义　卢世璧)

第二节　骨折分类与治疗原则

一、骨折的分类

(一) 骨折分类的意义

分类法是人类学习和掌握知识的重要科学方法,可以使复杂的事物简单化,有助于人类对事物的构成、发展、结果等多重属性进行全面认知、清楚表述和精确控制。

3 600 年前,古埃及的伤科医生 Edwin Smith 便在其流传下来的书稿中提到了略显粗糙的骨折分类概念。骨折分类方法是几千年来骨科前辈们通过大量实践,对骨折的性质、程度、结果等潜在规律的总结,对骨科临床和科研活动起着指导性的作用。掌握必要的骨折分类知识,能够明确判断骨折的部位、性质,做出正确的诊断和根据原则采取正确的治疗措施是作为一个临床骨科医师非常重要的基础技能。

骨折分类方法的意义在于:①命名骨折;②揭示和描述骨折的特征;③指导骨折的处理和治疗;④预判骨折的结局;⑤归纳整理资料,总结规律。

有价值的骨折分类方法不仅仅能够帮助医师或科研工作者对骨折的情况进行恰当的客观描述和记录,还有助于从受伤机制、生物学和生物力学等角度理解骨折病变,并可较准确地判断治疗的最终结果。简洁、准确而有效的分类方法亦有利于临床和科研活动中对骨折数据的提取、记录和整理分析,更方便地以计算机系统进行信息化管理。随着整个人类文明在近 200 年间的加速发展,医学科学知识也随之爆炸性地扩展,目前全世界 30% 的数据信息属于医学范畴。在总结和学习骨折相关知识的过程中,掌握并应用骨折分类的必要性已不言而喻。

(二) 目前骨折分类的问题

目前,骨折分类系统主要是根据形态学的表征以及观察者的主观评价作为主要依据,例如:根据骨折部位的形状,分为横行、斜行、螺旋形、粉碎性、压缩性、嵌插性骨折等;根据骨折是否与外界相通,分为开放性、闭合性骨折;根据骨折的程度,分为完全性骨折和不完全性骨折;根据骨折的解剖部位分型,包括 AO 分型等,皆不外乎于上述两条原则。

自从 1895 年伦琴发现 X 射线以来,在医学领域首先应用于骨骼影像学检查,因此现在临床中应用比较广泛的骨折分类大多以影像学检查结果作为分类基础。这种分类方法在临床应用中易于理解和掌握,获得分类参考凭证较简捷,所以也能够被广泛接受。但是这种分类方法的限制性在于:①近百年来,绝大多数此类分型方法根据单纯前后位和侧位 X 线投照影像进行分类,而骨折本身是一个立体的复杂结构,单纯的平面 X 线图像不足以全面反映骨折的形态学特征,且不同的投照体位也会影响医师对骨折的判读,尤其是对于解剖形态不规则的关节周围骨折。如 Schtzker 胫骨平台骨折分型,虽然分类标准清楚易解,但无法反映整个平台骨折的立体情况,同一骨折类型,实际手术操作中的治疗原则可能大相径庭。虽然近几十年来,很多医师在以 CT 影像作为凭据的骨折分类工作中做了大量的工作,其中包括著名的 Sanders 跟骨骨折 CT 分型。但是仅仅靠影像学信息,无法全面反映骨折的特征。②骨折并非简单的身体局部的病变,而是全身性、系统性的疾病,例如病人可能合并严重的骨质疏松、恶性肿瘤骨转移、先天性成骨不全、类风湿等骨折好发因素,或者病人严重嗜烟、患有严重的糖尿病或闭塞性脉管炎等影响骨折愈合的因素,目前广泛应用的分类方法做不到在骨折描述和记录中表达这些信息。③分类系统的可重复性不够,即使是被最为广泛认可的骨折分类系统,在不同的骨科医师中也有不同的理解程度和把握标准,导致同一个病例在不同医师诊断处理时有可能出现争议。④虽然几乎所有的骨折分类都是以影像学表现为基础,但往往同一部位的骨折存在多种分类方法,而且利弊兼有,无法互相认同,甚至不同的区域各自有其所习惯应用的分类系统,没有足够权威的国际标准来统一这些骨折分类,所以无法在临床描述和学术交流中达到一致性,导致信息的混乱。⑤某些根据损伤机制的分类比较复杂,而且理论与临床存在不一致的情况,如踝关节的 Lauge-Hansen 分型,该分型对于踝关节骨折机制的理解和诊断有明确的帮助,但理解和掌握该分型概念需要一个学习周期,而且该分型机制无法完全涵盖临床中见到的骨折类型,甚至其最为典型的旋后外旋型骨折迄今未能在实验室中模拟出来。

(三) 骨折分类的展望

内固定研究学会 (Arbeitsgemeinschaft für Osteosynthesefragen, AO) 组织创始人 Maurice E.Müller 教授曾经对骨折分类方法进行过如下评述:"一个骨折分类方法是否有效,在于其是否能够反映骨损伤的严重程度,其能否作为指导治疗及判断预后的基础。" 从这一点而言,目前应用较广泛的骨折分类系统皆或多或少达到了这个标准。但是随着学科日新月异地发展,对骨折分类方法的要求也在不断更新变化。

令人满意的骨折分类应当达到以下几个要求:①明确地反映骨折特征,包括局部特点和全身情况;②简单易理解掌握,分类凭据容易获得,便于推广;③覆盖范围广,不会出现某些临床病例无法分类的情况;④有统一的标准;⑤精确度高,可重复性、一致性好;⑥能够明确地指导骨折干预措施和判断预后;⑦便于数据的提取、归类和整理,适用于数字信息化处理分析。

21 世纪是以信息技术革命为标志的时代,信息化、数字化、全球化、网络化是 21 世纪人类社会的重要特征,这就注定计算机技术将会渗透进骨科学的发展进程中,以计算机人工智能化全面利用病人骨折信息进行分型的标准化软件或许会成为将来统一骨折分类的方法,这种分类方法可以获得高度的一致性,且利用计算机快速处理、分析能适应高速发展的社会节奏,并可以利用网络将其数字化综合信息进行存储、传输和共享。但是达成这一目标需要大量的科研力量投入,包括学术界统一标准的制定、骨科专家与计算机专家的密切合作等,工作量势必非常巨大。

(四) 目前常用的成熟骨折分类

1. 概括性分类　在现代骨科学中骨折分类根据不同角度有多种方法,概括性比较强的分类方法包括:

(1) 根据致伤原因分类:①外伤性骨折;②病理性骨折;③疲劳性骨折。

(2) 根据稳定程度分类:①稳定性骨折;②不稳定性骨折。

(3) 根据骨折与外界是否相通分类:①开放性骨折;②闭合性骨折。

(4) 根据骨折程度分类:①不完全性骨折,包括青枝骨折、裂缝骨折、楔形骨折、穿孔骨折、凹陷骨折等;②完全骨折。

(5) 根据骨折块的形状及骨折线的走行分类:①横行骨折;②斜行骨折;③纵行骨折;④蝶形骨折;⑤螺旋形骨折;⑥粉碎骨折;⑦星状骨折;⑧压缩性骨折;⑨嵌插性骨折;⑩撕脱骨折;⑪爆裂性骨折等。

2. AO 分型　19 世纪 40 年代,比利时外科医生 Robert Danis 提出了相对完整的骨折内固定和一期愈合的理论,在这一理论的基础上,Maurice Müller、Hans Willenegger、Robert Schneider 和 Martin Allgower 等继续予以发扬并成立了 AO 组织,该组织所奉行和推广的骨折内固定理论即 AO 理论得到了国际广泛的认可和学术声誉。该组织对于骨折治疗理念的创举性贡献之一便是提出了著名的 AO 骨折分型。

各种繁杂不一的分类方法奉行其各自的标准而缺乏互相印证和一致性,给进行比较研究或信息分享时带来很大的限制。Maurice Müller 等发现临床实际中存在这个问题后,便开始尝试使用一种新的骨折分类系统,能够更加有条理地表达和记录骨折的特征,并且有利于数据的存储和分析。AO 分类方法从解剖部位、骨折形态以及生物力学机制等角度出发,主要以字母、数字符号等表达方式对骨折予以描述,其中最为成熟的分类是长骨的分类方法。

(1) 常规 AO 分类:AO 分类方法由 5 位诊断数码组成,前两位数分别表示骨折的部位以及节段,第三位以字母表示骨折的形态特点,根据骨折严重程度分为三种亚型,成为第四位数字,在上述亚型的基础上根据严重程度可再分为三种亚型,成为第五位数字。

部位编码:1. 肱骨;2. 尺桡骨;3. 股骨;4. 胫腓骨;5. 脊柱;6. 骨盆;7. 手;8. 足;91.1. 髌骨,91.2. 锁骨,91.3. 肩胛骨,92. 下颌骨,93. 颅面骨。

节段编码:1. 近段;2. 中段;3. 远段;4. 踝(胫腓骨远端)。

骨干骨折分型:A. 简单骨折;B. 楔形骨折;C. 复杂骨折。

干骺端骨折分型:A. 关节外骨折;B. 部分关节内骨折;C. 完全关节内骨折。

长骨干骨折分类亚型中包括:A. 单纯斜行骨折(A1. 螺旋型;A2. 短斜型;A3. 横断型);B. 楔形骨折(B1. 螺旋楔形;B2. 屈曲楔形;B3. 多段楔形);C.(C1. 螺旋形粉碎;C2. 多段性骨折;C3. 不规则粉碎性骨折)(图 88-1)。

干骺端骨折分类:AO 干骺端(即 1 区和 3 区),骨折分类包括 A 关节外骨折(A1 干骺端简单骨折,A2 干骺端楔形骨折,A3 干骺端复杂骨折),B 部分关节内骨折(B1 外髁矢状面骨折,B2 内髁矢状面骨折,B3 额状面骨折),C 完全关节内骨折(C1 关节内和干骺端均为简单骨折,C2 干骺端粉碎,关节内简单,C3 关节内和干骺端均为粉碎)(图 88-2)。

(2)AO 特殊部位分型

1)踝关节骨折分型:踝关节部位编码为 44。根据腓骨骨折线相对于下胫腓联合水平的位置分为 44-A:腓骨骨折在下胫腓联合水平下方;44-B:腓骨骨折在下胫腓联合水平;44-C:腓骨骨折在下胫腓联合水平上方(图 88-3)。

2)肱骨近端骨折分型:肱骨近端部位编码为 11。关节外单处骨折为 11-A;关节外两处骨折为 11-B;关节内骨折为 11-C(图 88-4)。

3)股骨近端骨折分型:股骨近端骨折分型编码为 31。粗隆间骨折为 31-A;股骨颈骨折为 31-B。股骨头骨折为 31-C(图 88-5)。

4)股骨转子间骨折分型:A1 为转子间简单骨折:A1.1 沿转子间线;A1.2 经大转子部;A1.3 经小转子下方。A2 为经转子部多块骨折:A2.1 有一内侧骨折块;A2.2 有数块内侧骨折块;A2.3 延伸至小转子下超过 1cm。A3 为转子间骨折:A3.1 反向简单骨折;A3.2 横行简单骨折;A3.3 粉碎骨折(图 88-6)。

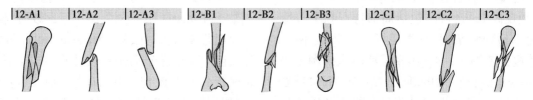

图 88-1 AO 长骨(肱骨)骨干分型示意图,图中颜色由绿变红表示骨折程度越来越严重

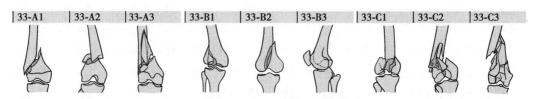

图 88-2 AO 干骺端(股骨)骨折分型

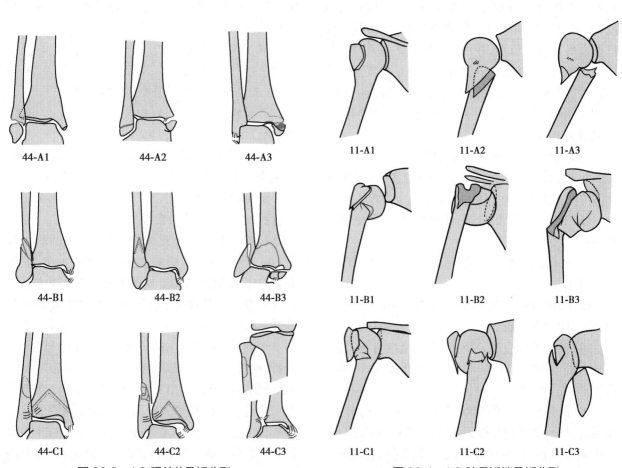

图 88-3 AO 踝关节骨折分型　　　　图 88-4 AO 肱骨近端骨折分型

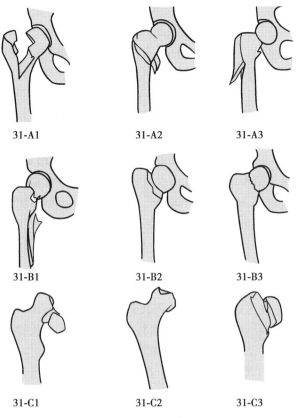

图 88-5　AO 股骨近端骨折分型

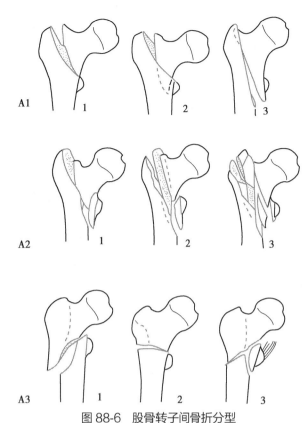

图 88-6　股骨转子间骨折分型

3. 开放骨折分型　Anderson-Gustilo 分型。

Ⅰ型：伤口不超过 1cm，伤口边缘清洁，伤口由内向外所致。

Ⅱ型：撕裂伤长度超过 1cm，但无广泛软组织损伤或皮肤撕脱，肌肉挫伤轻。

Ⅲ型：有广泛软组织损伤包括皮肤或皮瓣的撕裂伤，伤口为由外到内暴力形成，常合并多段骨折、创伤性截肢以及需要修复血管的损伤。

1984 年，Gustilo 在临床应用中又将Ⅲ型分为三个亚型：ⅢA，骨折处仍有充分的软组织覆盖，骨折为多段或为粉碎性；ⅢB，软组织广泛缺损，骨膜剥脱，骨折严重粉碎，广泛感染，需要软组织重建；ⅢC，包括并发的动脉损伤或关节开放脱位。

4. 应用较为广泛的特殊部位骨折分型

（1）上肢骨折

1）锁骨骨折 Craig 分型：锁骨骨折按部位分为三类。①锁骨中 1/3 骨折。②锁骨外 1/3 骨折，根据骨折和喙锁韧带损伤程度的不同，再分为五个亚型。Ⅰ型：发生于喙锁韧带外侧；Ⅱ型：发生于喙锁韧带内侧；Ⅲ型：外侧端包括肩锁关节面的骨折；Ⅳ型：儿童喙锁韧带与骨膜相连而骨折近段移位；Ⅴ型：粉碎骨折，喙锁韧带附着骨折与远近骨折端分离。③锁骨内侧 1/3 骨折。

2）肩锁关节脱位 Tossy 分型：Ⅰ型，关节囊及肩锁韧带不完全破裂，喙锁韧带完整，锁骨只有轻度移位；Ⅱ型，关节囊及肩锁韧带完全断裂，喙锁韧带牵拉伤，锁骨外端直径的一半上翘突出超过肩峰；Ⅲ型，关节囊及肩锁韧带及喙锁韧带完全断裂，锁骨远端完全移位。

3）肱骨近端骨折 Neer 分型：将肱骨上端 4 个组成部分即肱骨头、大结节、小结节和肱骨上端，判断骨块移位的标准是移位 >1cm 或成角 >45°，否则不能认为是移位骨块。Ⅰ型：轻度移位骨折，肱骨上端可为一处骨折也可是多处骨折，但任何一处骨折的移位都 ≤ 1cm，骨端成角 ≤ 45°。Ⅱ型：肱骨解剖颈骨折，且骨端间移位 >1cm 或成角 >45°。Ⅲ型：肱骨外科颈骨折。骨折移位 >1cm 或成角 >45°。单一骨干移位，肱骨上端分成两个分离的部分，因此也属于"二部分骨折"。如同时再合并一个结节骨折且移位也 >1cm 以上时，因为肱骨上端分成三个各自分离的部分，因此应属于"三部分骨折"。如同时合并两个结节的骨折，且均有 >1cm 的移位，肱骨上端则分成四个各自分离的骨块，即肱骨头、大结节、小结节和肱骨干上端。这种骨折属于"四部分骨折"。Ⅳ型：大结节骨折，大结节骨折且移位 >1cm 以上。Ⅴ型：小结节移位骨折，可为单独小结节撕脱骨折，移位 >1cm 以上。Ⅵ型：肱骨上端骨折合并肱盂关节脱位。

4）肱骨内上髁骨折分型：根据肱骨内上髁骨折块的移位程度，分为四度。Ⅰ度，内上髁骨折块轻度分离或旋转移位；Ⅱ度，撕脱的内上髁骨块向下、向前旋转移位，可达肘关节间隙水平；Ⅲ度，撕脱的骨块嵌夹在内侧关节间隙，实际上肘关节处于半脱位状态；Ⅳ度，伴肘关节向后或向外后侧脱位。

5）肱骨髁骨折 Milch 分型：根据外侧滑车是否受累分为两型。Ⅰ型，外侧滑车未受累及；Ⅱ型，外侧滑车受累并成为骨折块的一部分。

6）肱骨内上髁骨折分型：Ⅰ型，肱骨内上髁骨折，轻度分离或旋转移位；Ⅱ型，内上髁骨折片，牵拉移位明显，可达肘关节水平位；Ⅲ型，骨折片撕脱瞬间外翻暴力较大，使关节内侧张开，骨折片嵌夹在关节间隙内；Ⅳ型，肱骨内上髁撕脱骨折伴肘关节脱位，少数合并有尺神经损伤。

7）肱骨小头骨折分型：Ⅰ型，完全性骨折（Hahn-Steinthal 骨折），骨折块包括肱骨小头及部分滑车；Ⅱ型，单纯肱骨小头完全骨折（Kocher-Lorenz 骨折），有时因骨折片小而在 X 线片上很难发现；Ⅲ型，粉碎性骨折，或肱骨小头与滑车均骨折且二者分离；Ⅳ型，肱骨小头关节软骨损伤（Broberg-Morrey 骨折）。

8）尺骨鹰嘴骨折脱位 Mayo 分型：根据尺骨鹰嘴骨折移位程度和肱尺关节稳定性分为三型。Ⅰ型，肱尺关节对应性良好。Ⅰa 型，尺骨鹰嘴骨折较完整；Ⅰb 型，尺骨鹰嘴骨折粉碎。Ⅱ型，肱尺关节半脱位。Ⅱa 型，尺骨鹰嘴骨折较完整；Ⅱb 型，尺骨鹰嘴骨折粉碎。Ⅲ型，肱尺关节脱位。Ⅲa 型，尺骨鹰嘴骨折较完整；Ⅲb 型，尺骨鹰嘴骨折粉碎。

9）桡骨小头骨折 Mason 分型：Ⅰ型，骨折无移位；Ⅱ型，骨折有分离移位；Ⅲ型，桡骨头粉碎性骨折。

10）孟氏（Monteggia）骨折 Bado 分型：Ⅰ型（前侧型或伸展型）为尺骨任何水平骨折，向掌侧成角，并合并桡骨头前脱位。Ⅱ型（后侧型或屈曲型）为尺骨干骨折，向背侧成角，并合并桡骨头后脱位。Ⅲ型（外侧型或内收型）为尺骨近侧干骺端骨折，合并桡骨头的外侧或前侧脱位，仅见于儿童。Ⅳ型（特殊型）为桡骨小头前脱位，桡骨近 1/3 骨折，尺骨任何水平的骨折。

11）桡骨远端骨折 Fryman 分型：根据桡腕关节、桡尺关节的骨折线情况及与之并存的尺骨的骨折情况分为八型。Ⅰ型，关节外骨折，无尺骨远端骨折；Ⅱ型，关节外骨折，合并尺骨远端骨折；Ⅲ型，关节内骨折波及桡腕关节但无尺骨远端骨折；Ⅳ型，关节内骨折波及桡腕关节合并尺骨远端骨折；Ⅴ型，关节内骨折波及下尺桡关节但无尺骨远端骨折；Ⅵ型，关节内骨折波及下尺桡关节，合并尺骨远端骨折；Ⅶ型，关节内骨折波及桡腕关节及下尺桡关节，但无尺骨远端骨折；Ⅷ型，关节内骨折波及桡腕关节及下尺桡关节，合并尺骨远端骨折。

（2）骨盆骨折

1）Tile 分型：Tile 基于骨盆垂直面的稳定性、后方结构的完整性以及外力作用方向将骨盆骨折分为 A、B、C 三型，病情严重程度按顺序逐渐增加。每型又分为三个亚型，每个亚型又可以进一步分型。该分型有利于指导临床医师决定手术方式和治疗方案。

A 型：稳定的骨盆环损伤，骨折轻度移位。A1 型，骨盆边缘骨折，不累及骨盆环，撕脱伤；A2 型，骨盆环有骨折或有轻度移位；A3 型，不累及骨盆环，骶骨或尾骨骨折无移位。

B 型：旋转不稳、垂直稳定的骨盆环损伤。B1 型，外旋损伤，翻书样损伤；B2 型，骨盆侧方挤压损伤，内旋不稳定，闭书样损伤；B3 型，双侧旋转不稳定。

C 型：旋转和垂直不稳定的骨盆环损伤。C1 型，单侧垂直不稳定；C2 型，骨盆一侧旋转不稳定，一侧垂直不稳定；C3：双侧垂直不稳定。

2）Young-Burgess 分型：主要有四个主要类型。

APC 型，为前后挤压型损伤。它又可以分为三种亚型。① APC Ⅰ型，耻骨联合分离 ≤ 2.5cm，有单侧或双侧耻骨支的垂直骨折或骨盆环的破裂。② APC Ⅱ型，耻骨联合分离 >2.5cm，伴有骶髂关节的分离，但是仍保留有垂直稳定性。③ APC Ⅲ型，前方和后方结构的完全破裂，伴有明显的骶骨分离或垂直方向的骨折移位，该类型稳定性差，常伴有严重的复合伤。

LC 型，为侧方挤压损伤。也有三个亚型。① LC Ⅰ型，后方应力使骶骨受到冲击，是稳定性骨折。② LC Ⅱ型，前方应力导致后部韧带结构破裂，但是垂直稳定性仍然被保留，可能伴有骶骨前方挤压伤。这两种损伤常常并发许多其他创伤，包括颅脑外伤和腹腔内脏损伤。③ LC Ⅲ型，侧方暴力持续通过骨盆产生双侧半骨盆的损伤，与被挤压或碾压引起的孤立性损伤类似。这种损伤一般不伴有严重的复合伤。

VS 型，为垂直不稳定型骨折或剪力型损伤。轴向暴力作用于骨盆产生骨盆环前后韧带和骨复合物破裂。骶髂关节分离并纵向移位，偶有骨折线

通过髂骨翼和 / 或骶骨,它导致不稳定骨折,常有较严重的腹膜后出血。

CM 型,为复合机制损伤。

(3) 髋臼骨折:Letournel 分型,是根据髋臼解剖、生物力学、影像学和临床表现,将髋臼骨折分为简单骨折和复杂骨折两大类。这一分类方法较为全面、详细,目前已被普遍接受。①简单型髋臼骨折,指髋臼的一柱或壁的部分或全部骨折,包括后壁、后柱、前壁、前柱和横行骨折;②复杂型髋臼骨折,指含有两种以上基本骨折形式的骨折,包括 T 形骨折、后柱伴后壁骨折、横行伴后壁骨折、前柱或前壁骨折加后半横行骨折和双柱骨折。

(4)下肢骨折

1)股骨颈骨折:有三种分型方式。

按骨折移位程度的分型(Garden 分型):Garden Ⅰ 型,不完全性骨折;Garden Ⅱ 型,完全骨折,无移位;Garden Ⅲ 型,有部分移位;Garden Ⅳ 型,完全移位。

按稳定程度分型(Pauwels 分型):外展型,Pauwels 角 <30°,股骨头向外翻,外侧骨皮质有嵌插,为稳定型;中间型,30°<Pauwels 角 <50°,为不稳定型;内收型,Pauwels 角 >50°,为极不稳定型。

按骨折位置分型可分为头下型、经颈型和基底型。

2)股骨转子间(粗隆间)骨折:Jensen-Evans 分型,该分型是基于大、小粗隆是否受累及骨折是否稳定。首先分为顺粗隆间骨折和逆粗隆间骨折两类,前者分为五型。Ⅰ 型,两骨折块,骨折无移位;Ⅱ 型,两骨折块,骨折有移位,大、小粗隆完整;Ⅲ 型,三骨折块,有大粗隆骨折;Ⅳ 型,三骨折块,有小粗隆骨折;Ⅴ 型,大、小粗隆同时骨折,为 Ⅲ 型和 Ⅳ 型的合并。R 型,逆转子间骨折,骨折线自大转子下外方斜向小转子内上方。

3)髌骨骨折:A 型,无移位骨折;B 型,横断骨折;C 型,上极或下极骨折;D 型,粉碎性无移位骨折;E 型,粉碎性移位骨折;F 型,垂直骨折;G 型,骨块骨骨折。

4)胫骨平台骨折:Schatzker 分型。Ⅰ 型,单纯外侧平台劈裂骨折;Ⅱ 型,侧平台劈裂合并压缩骨折;Ⅲ 型,单纯外侧平台中央压缩性骨折;Ⅳ 型,内侧髁骨折;Ⅴ 型,双髁骨折;Ⅵ 型,伴有干骺端和骨干分离的平台骨折。

5)踝关节骨折:Lauge-Hansen 分型,该分型是据受伤时足所处的位置和暴力的方向分型。

旋后 - 外旋型:受伤时足处于旋后位,距骨在踝穴内受到外旋应力或足部固定而小腿内旋,距骨受到相对外旋的应力,距骨在踝穴内以内侧为轴向外后方旋转,迫使外踝向后移位。Ⅰ°,前胫腓韧带断裂;Ⅱ°,腓骨远端螺旋斜行骨折;Ⅲ°,后胫腓韧带断裂后踝骨折;Ⅳ°,内踝骨折或三角韧带断裂。

旋前 - 外旋型:受伤时足处于旋前位,距骨受到外旋应力,以外侧为轴向前外方旋转,踝关节内侧结构受到牵拉破坏。Ⅰ°,内踝横行骨折或三角韧带断裂(骨折线位于踝关节水平间隙);Ⅱ°,前胫腓韧带断裂或撕脱骨折;Ⅲ°,踝关节水平以上腓骨短斜行骨折;Ⅳ°,后胫腓韧带断裂或后踝骨折(胫骨后外侧撕脱骨折)。

旋前 - 外展型:受伤时足处于旋前位,距骨受到强力外展或外翻应力,踝关节内侧结构受到强力牵拉,外踝受到挤压应力。Ⅰ°,内踝横行骨折或三角韧带断裂(骨折线位于踝关节水平间隙以下);Ⅱ°,联合韧带断裂或其附着点撕脱骨折;Ⅲ°,踝关节水平以上腓骨短,水平,斜行骨折(骨折线位于下胫腓联合水平,即踝关节水平间隙上 0.5~1.0cm,外踝成横行骨折(或外侧皮质可见蝶形骨片),距骨外移。

旋后 - 内收型:受伤时足处于旋后位,距骨在踝穴内受到内收应力,踝关节外侧结构受到牵拉,内踝受到距骨的挤压应力所致。Ⅰ°,外踝骨折牵拉撕脱骨折(骨折线位于下胫腓联合水平以下);Ⅱ°:内踝骨折(内踝受距骨的撞击)。

6)距骨颈骨折:Hawkins 分型。Ⅰ 型,距骨颈骨折,骨折线垂直,无移位;Ⅱ 型,距骨颈移位,距下关节脱位或半脱位;Ⅲ 型,距骨由踝穴及距下关节脱位;Ⅳ 型,距骨由踝穴及距下关节脱位并伴有距舟关节脱位。

7)跟骨骨折:Sanders 分型,该分型是根据 CT 扫描到距骨下关节面最宽层面的距下关节骨折移位程度来分型的。Ⅰ 型,指所有未移位的骨折,无论骨折线的多少;Ⅱ 型,后关节面被分为两个部分的骨折,根据原发骨折线的位置由内向外可分为三个亚型即 ⅡA、ⅡB 和 ⅡC;Ⅲ 型,中心的压缩骨块将关节内骨折分为三部分,根据原发骨折线由内向外的位置分为三种亚型包括 ⅢAB、ⅢAC 和 ⅢBC;Ⅳ 型,骨折高度粉碎,经常有超过 4 个关节内骨折碎片存在。

8)跖跗关节骨折脱位:Myerson 分型。A 型损伤(total incongruity),包括全部 5 块跖骨的移位伴有或不伴有第 2 跖骨基底骨折,跖骨作为一个整体移位。B 型损伤(partial incongruity),一个或多个关节仍然保持完整,其中 B1 型损伤为内侧移位,有时累及楔间或舟楔关节;B2 型损伤为外侧移位,可累及第 1 跖楔关节。C 型损伤(divergent),为裂开性损伤,可以是部分(C1)或全部(C2)损伤。

二、骨折的治疗原则

骨骼是一种具有自我修复能力的器官,骨折后周围骨组织可通过细胞再生重新形成骨连接,不同于软组织的瘢痕形成过程。但是骨折的愈合需要三个最基本的条件:①可靠的稳定性;②良好充足的血供;③适当的力学环境。因此,对于骨折的治疗原则,应当结合生物学和生物力学的原则,在尽可能保存其周围血供的条件下予以可靠的固定,并通过适当的功能锻炼予以骨折端生理应力刺激,促进骨折修复。

早在我国唐代,著名医僧蔺道人便在其骨伤科著作《仙授理伤续断秘方》中对骨折脱位治疗提出了复位、固定、药物治疗和功能锻炼等较为完整的理论,其理论直至今天依然对骨折治疗具有明确的指导意义。

现代医学理念中,不论骨折的位置、程度和类型,所有骨折的治疗都应遵循"复位、固定、功能锻炼"三条原则。

(一) 复位

复位是指通过保守治疗或手术干预使骨折恢复原来的解剖形态或力线排列。重建骨的支架作用,它是治疗骨折的首要步骤,也是骨折固定和康复治疗的基础。

1. 复位标准

(1)解剖复位:骨折通过复位恢复原先正常的解剖形态、对位(两骨折端的接触面)和对线(两骨折段在纵轴上的关系),称解剖复位。

(2)功能复位:经复位后,骨折块虽未恢复至正常的解剖关系,但在骨折愈合后对肢体功能无明显影响者,称功能复位。

不同部位的骨折对复位的精确程度有着不同的要求。如关节内骨折必须解剖复位,否则畸形愈合后会导致创伤性关节退变,产生功能障碍。而骨干的骨折并不需要精确的解剖复位,只需要恢复其正常的力线排列及功能复位就可以(前臂双骨折除外,该骨折要求解剖复位,否则影响前臂旋转功能)。

一般认为功能复位的标准是:①骨折部位的旋转移位、分离移位必须完全矫正。②短缩移位在成人下肢骨折不超过 1cm;儿童若无骨骺损伤,下肢短缩在 2cm 以内,在生长发育过程中可自行矫正。③成角移位:下肢骨折轻微的向前或向后成角,与关节活动方向一致,日后可在骨痂改造期内自行矫正。向侧方成角移位,与关节活动方向垂直,日后不能矫正,必须完全复位,否则易引起创伤性关节炎。肱骨干可允许 20° 以内的内外翻成角和旋转畸形、3cm 以内的短缩畸形,对功能影响不大;前臂双骨折则要求解剖复位,否则影响前臂旋转功能。④长骨干横行骨折,骨折端对位至少达 1/3 左右,干骺端骨折至少应对位 3/4 左右。

2. 复位方法

(1)保守治疗

1)手法复位:对于四肢闭合骨折不合并血管、神经损伤的情况下,可首先采用手法复位,恢复骨的相对正常位置,以维持骨的长度,减轻周围组织损伤。对于合并关节脱位的病例,就应当急诊对脱位进行整复,否则脱位的关节会导致关节面软骨压力异常、周围的血管受压迫,影响血液回流,出现关节周围的严重肿胀和软骨的破坏。

2)牵引复位:有时由于骨折端肌肉力量过强,短缩移位明显,靠手法无法复位或复位后无法维持,便需要进行持续牵引复位。牵引是利用牵引装置,悬垂重物作为牵引力,身体重量为反牵引力,以克服肌肉的收缩力,达到整复骨折脱位、矫正和预防软组织挛缩、恢复肢体长度的目的。

3)器械复位:利用机械的力量进行牵开、旋转等多维方向调整骨折对位,获得骨折的复位和临时稳定。临床上应用较为多见。

(2)手术切开复位:当具备下列指征时,需施行手术切开,显露骨折端,直视下将骨折复位。

1)骨折端之间有软组织嵌入,手法复位失败者。

2)关节内骨折,手法复位后对位不良,将可能影响关节功能者。

3)手法复位未能达到功能复位的标准,将严重影响患肢功能者。

4)手法复位后骨折不稳定,无法维持在复位状态者。

5)并发主要血管、神经损伤,修复血管、神经的同时,宜行骨折切开复位。

6)多处骨折,为便于护理和治疗,防止并发症,行切开复位固定骨折。

7)陈旧性骨折,如骨折局部血肿已机化,软组织瘢痕形成,需手术松解。

8）其他：因外观、职业等特殊需要，要求行手术治疗者。

切开复位的优点在于可在直视下达到解剖复位，同时进行有效的内固定，可使下肢骨折病人提前下床活动，减少肌萎缩和关节僵硬。还能方便护理，减少并发症。但缺点在于切开复位时损伤剥离骨折周围软组织和骨膜，减少骨折部位的血液供应，如原始损伤较重，在术中又予以广泛剥离显露时可导致周围软组织或骨块缺血坏死，增加感染风险，影响骨折的愈合。同时，切开手术也是增加感染的危险因素。内固定并发症和二次手术等也是切开复位的弊端。

切开复位的时机取决于病人的全身状况、局部骨折和软组织的条件、医院配备和病人意愿等多种因素。根据创伤的种类，切开复位的时机可分为急诊手术、限期手术和择期手术。

需要急诊处理的损伤包括开放性骨折、无法复位的大关节脱位、伴有手术区撕裂伤或全层皮肤脱落的骨折、神经障碍正在加重的脊柱损伤、伴有主要血管神经损伤危及肢体或局部软组织血运的骨折脱位以及并发骨筋膜室综合征的骨折。

限期手术是指伤后 24~72 小时内应当进行的手术，如严重开放骨折的再清创及多发性创伤病人、老年髋部骨折。

择期手术是指可延迟 3~4 天甚至 3~4 周的手术。如时间较长的陈旧性骨折、经保守治疗已行复位和固定的骨折，但需二期更换内固定以保障更好的治疗效果。软组织条件较差、急诊手术风险较高的骨折，需消肿制动治疗后二期处理，如严重肿胀的胫骨平台和 Pilon 骨折。

（二）骨折固定

1. 固定的原则

（1）保证骨折端的稳定。

（2）在骨折愈合前保证固定的有效。

（3）尽可能允许肢体早期功能锻炼。

（4）定期检查骨折对位，定时调整牵引重量、更换石膏夹板等。

2. 固定方法　主要分为外固定和内固定。

（1）外固定：目前常用的外固定方法包括中医小夹板、石膏绷带、高分子支具、吊带、外展架、持续牵引和外固定架等。

1）小夹板固定：1 700 年前，东晋医药学家葛洪便在其著作《肘后备急方》中记载了小夹板（竹片）治疗骨折的技术。小夹板固定骨折适用于不完全骨折、手法复位后稳定的四肢管状骨骨折。

对于移位明显的不稳定骨折、软组织条件差或合并开发性损伤、感染、血液循环差的骨折、病人意识不清或依从性差的情况下，应禁忌使用小夹板技术。

2）石膏绷带固定：应用熟石膏固定骨折方法已有 200 余年历史。

石膏绷带固定的适应证：①某些部位的骨折，如关节的骨折脱位小夹板难以固定者；②某些骨折切开复位内固定术后的辅助性外固定；③畸形矫正后矫形位置的维持和骨关节手术后的固定，如腕关节融合术后；④脊柱的压缩骨折；⑤手法复位后骨折稳定性差者。

对于全身情况差、心肺功能不全者及妊娠期妇女应禁忌胸腹石膏。

石膏固定后应当密切观察患肢血运，如出现患肢苍白或发绀、明显肿胀疼痛、肢体末端感觉运动功能障碍者，应立即将石膏取下减压。

3）外展架固定：利用固定于体侧的外展架将上肢外展固定，可使肩、肘、腕关节固定于功能位，患肢处于抬高位，有利于消肿、止痛，且可避免肢体重量的牵拉，产生骨折分离移位，如肱骨骨折。

外展架固定的适应证：①肱骨骨折合并桡神经损伤或肱骨干骨折手法复位、小夹板固定后；②肿胀严重的上肢闭合性骨折和严重的上臂或前臂开放性损伤；③合并臂丛神经牵拉伤的骨折；④肩胛骨骨折。

4）持续牵引：牵引既有复位作用，也有外固定作用。可维持骨折在复位位置，临床上应用广泛。持续牵引分为皮肤牵引和骨牵引。适用于小儿股骨干骨折、成人不稳定性骨折（斜行、螺旋形、粉碎性）；肌肉强大容易移位的骨折和脱位，如股骨、胫骨、骨盆、颈椎；骨折部位皮肤条件差者；开放性骨折感染者；复合伤，暂不宜做内固定者；肢体合并血液循环障碍，暂不宜使用其他固定者。

年老体弱、内科合并症多、神志障碍者不适合牵引治疗。

5）外固定架：外固定架治疗骨折的历史可追溯到古希腊时代，据称医圣希波克拉底便曾尝试应用杠杆固定股骨骨折。1840 年，法国外科医生 Malgaigne 用 2 枚钢针经皮穿入胫骨骨折的远端与近端，皮外的钉尾固定于金属带上，后者再连接于可调整周径的皮带上来控制骨折端移位。这一尝试体现了现代外固定架的设计概念。此后百余年间，发展成由固定针、固定夹与连接杆组成的外固定支架，并不断改进、应用愈加广泛。比较有代表性的有 Maurice E.Müller 设计的 AO 管状外固定架、

Ilizarov 设计的环形外固定架、Bastiani 设计的单边动力加压外固定支架等。

外固定架的适应证包括：①Gustilo Ⅱ度、Ⅲ度开放性骨折；②骨折伴有感染性伤口；③严重的外伤病人的创伤控制；④伴有严重软组织损伤的闭合骨折的固定（软组织套的撕脱、烧伤、皮肤病病人）；⑤关节周围骨折脱位复位后固定；⑥切开复位内固定前临时稳定骨折。

禁忌证包括：社会、生理原因不适宜外固定支架的治疗；因骨及软组织疾病而不适合置入骨针的病人。

外固定架的优势在于安装、固定方便，手术技术及医院设备条件要求低，术后易于控制、便于观察伤口并换药。但存在长时间影响患肢外观、影响病人生活质量、固定欠牢固等弊端。

外固定架的术后并发症包括：针道感染、固定针松动、骨折端移位、延迟愈合和血管神经损伤等，其中针道感染是外固定架技术的最常见并发症。

（2）内固定：内固定是指在切开复位手术时，应用金属或其他材料的螺钉、接骨板、髓内针、钢（钛）丝等物直接在断骨内或外面将断骨连接、固定起来的固定方法。

内固定的优点在于：①对位准确，可以达到解剖复位，尤其是关节内骨折，需要复位精确并固定；②固定较牢靠；③种类较多，器材可选范围广；④患肢可早期功能锻炼，患者可早期恢复工作和正常生活；⑤对外观和术后功能影响小。

但内固定同时也带来了感染风险增加、因骨折血运被破坏而影响愈合、过于坚强的内固定导致骨质疏松、瘢痕生成、内置物过敏、断裂、松动、二次手术等问题。

内固定的适应证应慎重把握，内固定适应证同切开复位技术适应证。对于严重开放、重度污染的骨折，限制应用内固定。

内固定的种类：主要分为髓内固定和髓外固定。

1）髓内固定：髓内固定是以内固定器械（髓内钉）通过髓腔纵轴过骨折端后，对骨折形成固定作用。髓内钉的作用如同髓内放置夹板，对骨折的稳定性控制略逊于坚强内固定的钢板，但是髓内钉通过与髓腔内壁紧密贴合也可形成可靠的稳定骨折的作用。髓内钉的历史远较接骨板悠久，早在 500 年前，西班牙传教士 Bernardino de Sahagu 在其游记内描述了墨西哥阿兹特克（Aztec）族的一位女医师用木棍插入病人骨髓腔中治疗骨折不愈合；在

19 世纪，象牙骨和牛骨制成的髓内钉开始在骨折不愈合病例中被应用，当前髓内钉系列包括 Ender 氏钉、交锁髓内钉、股骨近段髓内钉等多种产品。髓内钉在弹性固定和对骨外膜血供的保护方面也优于接骨板技术。

髓内钉的传统适应证为：长管骨骨折，尤以中段、中上 1/3 或中下 1/3 的骨折最适合；对于多段骨折特别适用，在部分病理骨折、Gustilo Ⅱ度甚至ⅢA 度开放骨折中亦可应用。

对于小儿或青少年骨骺未闭、入点邻近关节处有骨折者，应避免使用髓内固定方式。多发损伤，尤其是伴有肺部损伤的病人，急诊应用髓内钉固定可能增加脂肪栓塞的危险，应当慎用。严重污染的开放骨折也是髓内钉手术的禁忌。

2）髓外固定：主要包括接骨板、螺钉、螺栓、钢丝或钛缆等。

以 AO 理念为指导设计的钢板螺钉组合是目前临床应用最广泛的髓外固定方式，AO/ASIF 组织于 1960 年在世界上首次推出了标准化圆孔钢板及配套手术器械，并成功地在大批骨折病例中应用。AO 的接骨板产品经历了三次代表性的设计理念变革：1969 年 AO 的动力加压钢板（dynamic compression plate，DCP）问世，成为创伤骨科内固定的主流产品；在发现 DCP 影响皮质骨血供的负面效应后，1981 年有限接触性动力加压钢板（limited contact-dynamic compression plate，LC-DCP）上市；又经历了 20 年的总结和进步后，2001 年 AO 锁定加压钢板（locking compression plate，LCP）成为当前最先进的接骨板产品。

接骨板的优势在于可为骨折端提供足够坚强的内固定，允许患肢早期活动、功能锻炼，减少关节僵硬、肌肉挛缩等并发症，促进病人的恢复。但传统接骨板的最大的一个缺点就是对皮质骨血供的破坏，虽然设计理念的改进使这一问题得到了部分缓解，但是手术操作往往需要大范围的显露和剥离软组织，不可避免会损伤骨折周围的骨膜、软组织附着和滋养血管。而骨外膜和周围血供是保证骨折愈合的重要组织，这一技术的弊端也依旧无法完全解决。而且技术上的错误或原则使用不当皆有可能产生不良并发症，如骨折延迟愈合或不愈合、内固定断裂等。目前，使用髓外固定的方法更多是配合以微创技术，以尽量减少对骨折局部软组织的附加损伤。

（三）功能锻炼

功能锻炼是骨折治疗必不可少的环节，关系到病人生活和劳动水平的恢复，以及病人是否能够达

到伤前职业和生活中对于功能的要求。

1. 功能锻炼的主要目的 ①防止关节僵硬和关节退变;②防止或减轻肌肉萎缩;③防止骨质疏松;④促进伤肢肿胀减退,维持骨折对位;⑤促进局部血液循环/加快骨折愈合进程;⑥减少卧床并发症;⑦增强病人信心,促进其快速重新融入社会。

2. 功能锻炼的基本原则 ①早期开始功能锻炼;②循序渐进,逐渐恢复;③持之以恒,不能松懈;④锻炼目的应以恢复肢体功能为中心;⑤避免进行干扰骨折内固定和影响愈合的活动,活动应以病人骨折部位不感到疼痛为限度;⑥因人而异、因伤而异,不同的人群和伤势应有个性化的功能锻炼计划,需要有专业的医师指导。

3. 功能锻炼的方式 包括主动运动、被动运动。骨折不同阶段功能锻炼方法如下。

(1) 早期(伤后1~2周):为炎症消退期。患处仍有局部肿胀、疼痛,骨折也容易发生再移位,软组织正处于修复阶段。功能锻炼以主动肌肉等长收缩和被动关节活动为主,目的是促进血液循环,使肿胀早日消退,防止肌肉萎缩和关节粘连。

(2) 中期(伤后3~10周):为骨痂形成期。患肢肿胀疼痛明显消退,软组织创伤已基本修复,骨折断端部分纤维连接并在逐渐形成骨痂,骨折部位日趋稳定。功能锻炼的主要目的在于恢复关节活动,预防关节退变、软组织挛缩。此期锻炼的形式除继续进行患肢肌肉的舒缩活动外,可在医生的指导下,逐步活动骨折附近的关节;动作可由简至繁、由少至多,动作须柔和缓慢。此期后段在确认骨痂生长较多、骨折基本稳定后,可进一步加大活动范围、频率和强度。

(3) 后期(伤后>10周):为临床愈合期。骨折已达临床愈合,功能锻炼的主要目的为加快恢复患肢功能,恢复伤前水平。主要形式是加强患肢关节的主动抗阻力运动,使各关节迅速恢复正常功能。

(四) AO原则

1958年,AO/ASIF根据Lambotte总结的骨折治疗经验提出了最初的AO四项原则,成为20世纪中后期指导骨折创伤治疗的经典理论。包括:①骨折端的解剖复位,特别是关节内骨折;②骨折块之间加压、坚强内固定;③无创外科操作技术,保留损伤区的血液供应;④早期功能锻炼。

最初的AO四项原则的核心是骨折端间的加压和坚强内固定,加压后的骨折块紧密接触,在有良好血运的情况下达到骨折一期愈合。对于复杂及关节内骨折取得优良的治疗效果。这些关于骨折切开复位内固定的原则在大量临床病例治疗中得到验证,并为国际上广泛认同。然而在后续约30年的实践中,上述AO四项原则开始暴露出一些问题和缺点,主要有:①粉碎和复杂骨折,为达到骨折端间的坚强固定,有时不得不进行广泛剥离,实际上对于这类情况进行无创操作是不可能的,后果是严重破坏周围血供,导致固定端骨质疏松,骨折碎块缺血、坏死,骨折延迟愈合或不愈合,甚至发生感染。②骨折经精确解剖复位、加压坚强内固定,骨折发生一期愈合后其强度不可靠,往往在取出钢板后发生再次骨折。

由于骨折不愈合、钢板断裂、骨质疏松、再骨折等并发症的出现越来越多,AO组织开始对其最初的治疗原则进行了反思。提出了应力遮挡作用的概念并指出钢板下皮质骨血供破坏的弊端,在这些基础上,AO学派从起初强调生物力学固定的观点,逐渐演变为以生物学为主的观点,即20年代90年代初所开始提倡的BO(bioloigical osteosynthesis)生物学内固定原则。

BO生物学固定的原则:①远离骨折部位进行复位,以保护局部软组织的附着;②不以牺牲骨折部的血运来强求粉碎骨折块的解剖复位,如必须复位的较大骨折块,也应尽力保存其供血的软组织蒂部;③使用低弹性模量、生物相容性好的内固定器材;④减少内固定物与所固定骨之间的接触面(髓内及皮质外);⑤尽可能减少手术暴露时间。

关节内骨折的治疗原则:①关节面的无创性解剖复位;②关节内骨折块的稳定固定;③通过植骨或支撑获得干骺端重建。

(五) 开放骨折处理原则

覆盖骨折部位的皮肤及皮下软组织损伤破裂,使骨折断端和外界相通者,称为开放性骨折。

开放性骨折的主要致伤原因:车祸、坠落伤、工厂/农场事故、枪伤等,常见于胫腓骨、股骨、尺桡骨、踝关节、肱骨、鹰嘴。由于多为高能量损伤、粉碎骨折、并发血管神经损伤的情况多见,且骨折端暴露于外界环境中易发生感染。

在遵循"复位、固定、功能锻炼"原则的基础上,AO/ASIF对于开放性骨折和潜在开放性骨折特别强调以下处理原则:

1. 视所有开放性骨折为急症。

2. 进行全身彻底检查,以排除危及生命的损伤。

3. 在急诊室便应用抗生素(最迟也要在手术

室应用),一般连续应用 2~3 天。

4. 立即清创,充分冲洗,对 Ⅱ/Ⅲ型开放性骨折应在 24~72 小时内反复清创。

5. 稳定骨折。

6. 伤口开放 5~7 天。

7. 早期行自体骨移植。

8. 伤肢早期功能锻炼。

（王满宜）

第三节　软骨特性及其损伤

被覆于滑膜关节面的软骨称为关节软骨,除个别关节(如颞下关节)属纤维软骨外,绝大多数软骨属透明软骨。关节软骨厚 1~5mm,呈浅蓝色半透明状,光滑而有光泽。关节软骨相互构成软骨面,在滑液的参与下,关节面之间几乎没有摩擦(摩擦系数为 0.225~0.050)。关节软骨能够承受经骨骼传导的负荷、吸收振荡、减小或缓冲挤压应力和剪切应力。关节软骨的这些功能特性与其组织结构密切相关。

一、关节软骨的结构及成分特性

(一) 关节软骨的结构

关节软骨为透明软骨,是一种特殊的结缔组织,由大量的细胞外基质和少量的软骨细胞组成,没有血管、神经和淋巴管。营养主要来源于滑液。从表面至软骨下骨,软骨细胞的形态与大小、蛋白多糖的浓度及含水量的多少等,依软骨的深度而变化。关节软骨的成熟以潮线(tidemark)的出现为标志。根据软骨组织结构和形态的不同,关节软骨由浅至深可分为四层:切线层或浅表层(superficial zone)、中间层或移行层(transitional zone)、深层或辐射层(deep zone)、钙化软骨层(zone of calcified cartilage)。每层基质可划分为三种类型:细胞周围区,为紧邻细胞周围 1~2μm 范围的基质;软骨囊,为细胞周围 7~9μm 范围,此区基质呈高度异染性;囊间基质,此区基质异染性较低。

1. 切线层或浅表层　关节软骨的浅表层,也称切线层,其厚度为 200~600μm,占关节软骨厚度的 5%~10%。相差显微镜下表现为透亮板,容易从关节面上机械剥离。该层的 Ⅱ 型胶原、纤维连接蛋白和水含量高,而蛋白多糖含量低,因此,阿尔辛蓝过碘酸雪夫(AB-PAS)染色和阿尔辛蓝染色显示,该层对阳性染料着色浅。该层胶原纤维排列方向与关节面平行,而纤维之间的方向则相互垂直。表层下基质的流体静力学膨胀作用使其经常处于绷紧状态。浅表层的表面由细胶原纤维构成厚

4~10μm 的皮肤样结构,在电镜下呈波浪状起伏。浅表层的软骨细胞较小,呈梭形,形似纤维细胞,细胞的长轴与软骨表面相平行。此层的特点是具有良好的抗剪切力作用。

2. 中间层或移行层　浅表层的下方为移行层,占关节软骨厚度的 40%~45%。层内有直径不同的两种胶原纤维,一种是直径 4~10nm 的小纤维,另一种是直径 10~80nm 的大纤维。大纤维呈斜行排列,利于抵抗关节表面的剪切力,小纤维随机排列呈晶体状并为大纤维提供支持。移行层的软骨细胞呈圆形或卵圆形,此层内细胞代谢较浅表层活跃。此层胶原和水含量低,而蛋白多糖浓度高,因此,AB-PAS 染色和阿尔辛蓝染色显示,该层对阳性染料着色深。

3. 深层或辐射层　辐射层位于钙化软骨层的表层,由于其内部的胶原纤维呈辐射状排列而得名,是关节软骨最厚的部分。此层的胶原纤维最粗,胶原纤维排列垂直于关节面走行,部分纤维穿越潮线和钙化软骨层,起着固定关节软骨的作用。软骨细胞呈圆形或卵圆形,排列呈柱状,与关节面走行垂直。该层基质内蛋白多糖含量最高,而水含量最低,因此 AB-PAS 染色和阿尔辛蓝染色显示,该层对阳性染料着色最深。细胞周围基质区和软骨囊的蛋白多糖(proteoglycans,PGs)与胶原纤维联系密切,PGs 的单体比例较多。而聚合型的 PGs 较多地位于囊间基质内。移行层和辐射层具有抵抗挤压负荷的良好性能。

在 HE 染色的脱钙组织切片上,有一条淡蓝色的波状条纹介于深层和钙化软骨层之间,表现为不规则的嗜苏木素的齿线,称为潮线。潮线是深层和钙化软骨层的分界线。骨关节炎时潮线的数目会增多或紊乱。

4. 钙化软骨层　钙化软骨层位于关节软骨的最深层。钙化软骨层的水分含量最少,软骨细胞数极少,其组织学表现是被胶原纤维包绕的羟基磷灰石晶体。该层基质内不含蛋白多糖,因此 AB-PAS

染色和阿尔辛蓝染色均不着色。该层的主要作用是抵抗剪切应力。

关节软骨的各层次之间并无明确的界限,变化呈过渡性。关节软骨结构的层次变化与关节软骨所承受的力学环境相适应。表层主要适应承受剪力负荷,越向深层其结构越适应承受挤压负荷。钙化软骨层和纵行纤维主要起着将关节软骨面牢固地固定在软骨下骨质上的作用。

(二)关节软骨的组成成分

关节软骨由细胞外基质(extracellular matrix,ECM)和软骨细胞(chondrocytes)构成。

1. 细胞外基质 水、胶原和蛋白多糖,是构成软骨基质的三种主要成分,另有存在于电解质溶液中的 Na^+、Ca^{2+}、Cl^- 等离子。基质中含量最多的是水,占软骨体积的 65%~80%,不同年龄、不同部位的关节软骨水的含量不同。胶原和糖蛋白由软骨细胞产生并分泌到细胞外,占关节软骨湿重的20%~40%。

(1)胶原(collagen):胶原又称胶原纤维,占关节软骨湿重的 10%~30%,是关节软骨主要的纤维蛋白成分,呈网状结构。其功能是维持软骨的结构和形状,也是关节软骨张力强度的决定因素。关节软骨内胶原有多种不同的类型,但以 II 型胶原为主,占胶原总量的 80%~90%。多条胶原纤维相互形成具有更大张力强度的交叉链,再与具有高度亲水性的糖蛋白分子结合成稳定的、不可溶的复合物,能够抵抗剪切应力和张应力。关节软骨内其他的胶原类型有 VI、IX、X、XI、XII型等。

从关节软骨的浅层到深层,胶原的含量逐渐减少。表层关节软骨含胶原最多,胶原纤维束沿切线方向排列与软骨表面平行,相互交叉形成纤维网状结构,称"薄壳结构",此结构既耐磨又能抵抗多种应力破坏,起防止软骨发生拉裂折断的作用。中层胶原较浅层粗,纤维围绕在软骨囊周围保护软骨细胞免受挤压。深层的胶原纤维较粗。软骨的胶原纤维自深向浅走行过程中,由于方向不同而交织成无数独特的排列方式,称纤维的"拱形结构"。拱形结构能使软骨更好地承受压力,尤其有利于抵抗压缩力的破坏。

(2)蛋白多糖(proteoglycans,PG):蛋白多糖是一类大的蛋白多肽分子,由核心蛋白和氨基葡聚糖构成,约占关节软骨干重的一半。蛋白多糖广泛分布于关节软骨内,并且其在软骨内不同区域的密度与该区域内胶原的密度成反比,如在软骨表层胶原密度最高,而蛋白多糖的密度很低。蛋白多糖带大量负电荷,这些负电荷间的排斥力增加了关节软骨的弹性。蛋白多糖的这种结构反映出了它的功能,即为关节软骨提供一定的抗压和分散负荷的能力。

蛋白多糖为大分子,具有高度的亲水性,在结缔组织与组织之间进行物质交换以及避免结缔组织水分流失中起重要作用。蛋白多糖结合大量的水,使蛋白多糖膨胀而产生膨胀压,当软骨组织受到压力时,水分可从间隙间被挤压出去,而压力去除后则又可将水分重新吸收进来。因为蛋白多糖受到胶原纤维网的限制,所以膨胀压不是无限增加,而是最终达到与胶原纤维的张力平衡为止,这可使软骨具有良好的抗震性能。正常关节软骨的蛋白多糖不断被分解并从软骨中排出,使组织维持正常的生理活动。其分解速度受多种水溶性介质与关节负荷的影响,当关节退变时,蛋白多糖的分解加速。

水是软骨中含量最多的成分,可通过液压作用承载负荷,并通过在软骨内外的流动将承受的能量进行弥散。胶原的含量仅次于水,具有良好的抗拉伸作用,胶原纤维在基质中有特殊的排列(拱形结构和薄壳结构),保证了关节可以承受不同的应力。蛋白多糖中黏多糖分子上的氨基葡聚糖(glycosaminoglycans,GAG),也就是硫酸软骨素和硫酸角质素链,带有负电荷,黏多糖体积较大,且与透明质酸相互作用产生高分子聚合体,因而起着维持软骨基质中黏多糖分子的作用并使其所带的负电荷恒定不丢失,这种与蛋白多糖有关的软骨内恒定负电荷,决定了软骨的理化性质,如渗透压大、外张力倾向及电渗透效果等,并与软骨的机械力学特性有直接关系。因此,软骨的力学特性与其理化特性相互依赖起作用,对关节软骨的作用有重要意义。当发生骨性膝关节炎时,软骨的理化性质发生改变,从而影响软骨的功能。

软骨的细胞外基质是由软骨细胞分泌的,但基质对软骨细胞有不可缺少的支持和营养作用。在生理条件下,关节软骨承受的最主要的力是间歇性生理液态压力。关节软骨吸收载荷震荡,并将负荷均匀分布至软骨下骨,其负荷与润滑特性取决于细胞外基质的成分和排列方式。如行走时髋关节压力高达 3 000psi(1psi=6.895kPa),由于软骨细胞基质中存在的液体压可承担 95% 的负荷,胶原和蛋白多糖只承载总负荷的 5%。如果全部负荷均由胶原和蛋白多糖负担,即基质内无液体压时,关节表面的摩擦系数将增加 20 倍。关节软骨基质中的水、胶原和蛋白多糖三种成分不仅各自的总体数量不等,而且在软骨的三个不同层面中的含量也不均一。

2. 软骨细胞(chondrocytes) 软骨细胞位于软骨基质的软骨陷窝内,细胞在软骨内的分布有一定规律。近软骨膜的细胞较幼稚,体积较小,呈扁圆形,单个分布;越靠近深层,软骨细胞越成熟,逐渐形成2~4个细胞聚集在一起的细胞群。它的主要功能是分泌胶原纤维、蛋白多糖等软骨基质成分。

软骨细胞约占关节软骨总容积的1%,软骨陷窝被胶原纤维所包绕,其周围是富含硫酸软骨素和水的蛋白多糖基质。软骨细胞生存在一个相对缺氧的环境中,细胞内沉积有大量的糖原作为能量储备。软骨细胞既可进行无氧代谢,又可进行有氧代谢,但是主要是以无氧糖酵解的形式产生高能磷酸键来提供能量。软骨细胞可以根据局部环境的需要改变自身的新陈代谢活动。在细胞因子和生长因子的调节下,软骨细胞可以精确调节蛋白酶及其抑制因子的含量,诱导基质成分的正常转化。化学信号和机械压力都能增加软骨细胞分泌细胞外基质的产量。因为软骨细胞的含量比基质少,所以在维持其周围环境的稳定时每个细胞的新陈代谢率相对较高。每个软骨细胞都可以合成不同数量和种类的基质成分,同时也能以不同的速率将其降解,并对细胞外信号做出不同的反应。

二、关节软骨的主要生物力学特性

关节软骨覆盖在正常的关节骨端,是一层厚结缔组织,软骨的主要功能是分散接触应力和减少摩擦。

(一) 关节软骨的渗透性和黏弹性

为了更好地理解关节软骨的生物力学行为,这种固体组织可被描述为是一种可渗透的多孔组织,水分可由于压力梯度或挤压在多孔基质中流动。因此可将其理解为一双相的介质:水相和固体相。

1. 渗透性 软骨中网状排列的胶原纤维,能够限制大分子物质的自由扩散,小分子物质则不受限制,蛋白多糖是大分子,不能在网状结构中自由扩散。关节软骨具有渗透性,当存在压力差时液体通过多孔基质在软骨中运动或流向关节表面,健康关节软骨的渗透性很小,负重时水分受压流出,软骨变形。

2. 黏弹性 软骨的变形与施加外力的速度密切相关。在快速加载和卸载时(如跳跃),水分没有时间流出,这时软骨组织像一种弹性的单相材料,承载时立即变形,卸载时立即恢复。在缓慢加载时

(如门口长期站立),水分被挤出,组织发生变形,卸载时恢复较慢,如有充分的时间,软骨组织获得液体又可以恢复原状。实际上,由于达到平衡所需要的时间较长,生理状态下的关节软骨总是处于动态负载中,以保持软骨组织存在的液体压力,因此是一种动态的平衡。

(二) 关节软骨的润滑

正常的关节有两种基本润滑类型:界面润滑,滑液中的分子通过化学作用吸附在关节面上形成一个界面层;液膜润滑,此液膜由原来的滑液和挤压出来的软骨组织液组成,使关节面间形成压力液膜,它的内压可以在短期内支撑较大的载荷。在关节运动的周期中,两种润滑机制都起作用。当关节承载时,关节表面的载荷由非接触处的液膜压力和接触处的界面润滑层共同承担。

三、关节软骨损伤

任何作用于软骨的来自外部的化学的、物理的及生物的因素都有可能造成软骨损伤,但最常见的仍然是软骨磨损。

磨损是通过机械作用将材料从固体表面磨除。磨损分两种:由两个承载面相互作用引起的界面磨损和关节变形引起的疲劳磨损。前者往往发生在关节缺乏润滑而使承载面直接接触,如退变性骨关节痛;后者往往发生于长期应力作用下微损伤的积累,可以是相对较短时间内的高载荷或长期的低载荷作用,可发生于润滑良好的关节,如创伤性骨关节炎。关节软骨的磨损会中断组织的正常承载功能,破坏关节活动时正常润滑程序。

软骨磨损的不断加重,最终导致软骨发生退变。有两个原因:①软骨本身的缺陷,如软骨随着年龄的增加,软骨成分发生变化,软骨弹性减弱,降低了软骨载荷承受能力,即使正常的关节活动和负重也可导致软骨磨损,因此老年人退行性关节病多见;②外力载荷过重、过频繁或反常载荷,或几者兼有,不但对软骨产生机械磨损,而且使关节软骨的合成与降解失去平衡,导致软骨结构变化,因此足球运动员的膝关节和芭蕾舞演员的踝关节易发生退变。

正如以上所提到的软骨组织的结构特性,由于无神经、血管的分布,因而软骨遭到破坏后修复能力极其有限,因此一旦发生磨损,损伤就不断积累,直到关节面丧失,软骨下骨暴露。

(郭全义 卢世璧)

第四节　软骨损伤的治疗

一、软骨组织工程

1743 年，Hunter 发现关节软骨损伤后，缺乏自我修复能力这一现象，随后的研究发现，关节软骨没有血供，软骨细胞包埋于丰富致密的软骨细胞外基质中，无法移动到损伤部位参与修复，滑液细胞数量太少，无法承担起修复的重任，这样使极小的软骨缺损都无法自然修复。

20 世纪 80 年代末期发展起来的一门新兴边缘学科——组织工程学，为软骨缺损的修复带来了新的希望，其主导思想是综合应用工程学和生命科学的基本原理、理论和技术，在正确认识哺乳动物的正常及病理两种状态下的组织结构与功能关系的基础上，在体外研究、开发、构建有生命的种植体，然后植入体内修复组织缺损，替代组织器官的部分或全部功能。组织工程学在软骨的应用叫软骨组织工程，其内容包括种子细胞、支架和生物调控因子。详细内容见第五章再生医学与组织工程。

二、关节软骨损伤的修复

临床上用于治疗关节软骨损伤的治疗包括内科（保守）治疗和外科（手术）治疗。内科治疗主要是利用非甾体消炎止痛药物及康复理疗。外科治疗方法主要分两类，一类是侧重于改善病人症状的手术，一类为侧重于彻底治疗疾病的修复手术。前者的目的是设法利用不同程度的纤维软骨覆盖裸露的软骨下骨，纤维软骨虽然没有透明软骨的力学特性，但能减轻关节的肿胀和疼痛；而后者的目的是用一种类似于透明软骨或真正的透明软骨来修复缺损，两类手术各有优势。第一类最常用的手术为软骨下钻孔或微骨折；第二类手术包括的方法很多，主要有：自体骨关节软骨移植（mosaicplasty）、异体骨关节软骨移植、组织工程化关节软骨修复关节软骨损伤。

（一）微骨折技术

关节镜技术在临床的应用，使很多需要手术切开治疗的关节疾病，可以通过微创手术得到治疗。微骨折（microfracture）技术由 Steadman 等于 1985 年开始应用于临床。这项技术是使用特制的关节镜手锥，在裸露的骨面上制造微型骨折，使骨髓成

分溢出，促进关节面软骨的修复。

微骨折技术方法：病人麻醉后，利用关节镜技术清理软骨损伤区软骨碎片，使围绕缺损周围的软骨边缘具有健康活力，形成一个池子状的结构，可容纳超级凝血块（super clot）。然后用刨刀或刮匙轻轻刮除缺损区残留的帽状钙化软骨层，完全暴露出骨床。为了避免软骨下骨的过度损伤，必须注意绝不能清理过深。然后再用特殊设计的关节镜手锥在暴露的软骨下板上打孔，即制造微骨折。从完好的软骨边缘附近开始，直到软骨缺损区的中央，制造出许多微骨折穿孔。这些孔要做得尽量紧密，孔与孔间隔为 3~4 mm（或每平方厘米 3~4 个孔），但彼此必须是独立的，不能损坏其间的软骨下板。当看到从骨髓散发出脂肪滴时，则打孔深度已达到要求。手术目的是建立一个黏附在创面上的超级凝血块，以便在软骨缺损区内分化形成稳定的修复组织，为多能骨髓细胞（网织干细胞）的生存提供一个最适宜的环境。

对于股骨髁负重区和胫骨平台的软骨缺损，术后即可应用持续被动运动（continuous passive motion，CPM）机进行康复锻炼。如果不能使用 CPM 机，也可指导病人进行被动屈伸膝关节活动，其目的就是让患膝尽可能多地做被动屈伸活动。

（二）自体骨关节软骨移植

Wagner H 在 1964 年首先使用自体移植的技术，将身体非负重部位，或是运动时很少会用到的软骨连带软骨下骨组织取下，植入受损部位，称为自体骨关节软骨移植（osteochondral graft），来治疗软骨的缺损。

自体骨关节软骨移植术也叫马赛克移植术。基本方法是采用关节镜或有限关节切开方法，先进行常规关节镜检查，明确病变部位及损伤情况，确认软骨缺损区边缘。在软骨缺损区用射频等离子刀和刨削器，清理软骨缺损部位，边缘达到正常软骨，底部达到有活性的软骨下骨。直视下根据缺损灶大小，在导向器的引导下在受区垂直钻孔，可根据损伤区域的大小选择相应直径的空心钻。每孔之间相隔 1mm，孔深 15~25mm。孔与孔之间应相互平行，以免交叉钻空使骨块不成形，孔径和孔的数量、位置根据具体情况安排得当，病灶的深度越

深,钻孔也越深。然后,在同侧股骨髁滑车边缘关节非负重区,应用软骨取出器钻取与相应受区骨孔大小、数量及长度相等的骨软骨移植条块(直径可比受区直径大 1mm)。每条骨块之间的间隙为2~3mm,方向与软骨面垂直。将所凿取的圆柱形骨软骨块在专用器械的引导下均匀用力地徐徐向相应大小的受区骨洞推入,待所有的移植骨块植入受区后用平头棒轻打移植骨块,使受区移植骨块平面与关节平面在同一弧面上。移植的骨软骨至少应覆盖 70% 的软骨缺损区。供区的骨洞用受区取下的相应骨块填充。

(三) 异体骨关节软骨移植

1908 年,Lexer 提出异体骨关节软骨移植,已经有近百年的历史,取得了一系列令人鼓舞的进展。许多学者应用新鲜的同种异体骨关节软骨移植治疗创伤后膝关节孤立的软骨缺损或剥脱性骨关节炎。Pap 最早于 1961 年开展此项实验,效果满意。

异体骨关节软骨移植适用于面积较大的缺损的修复,当缺损直径 >3cm、深度 >1cm,适合于异体骨关节软骨移植。异体骨关节软骨移植有如下优势:①不存在供区的损害,因为组织取自死者捐献的器官;②能得到和缺损相适合的确切的大小和形状;③软骨细胞可长期存活。

异体骨关节软骨移植存在以下几个问题:最大问题是新鲜异体骨关节软骨应用的时效性,骨软骨得到后最好在 24 小时内手术应用,临床应用时间紧促、不方便;如果保存时间延长,应用相对方便,但是软骨细胞活性低,应用效果差。异体骨关节软骨保存的时效性极大地限制了骨软骨移植的临床应用。由于软骨细胞被相对抗原性较低的基质包埋,移植软骨组织的免疫原性相对较低,但无法完全排除免疫排斥反应。此外,还有骨软骨供体经常不确定、有疾病传播的危险及退变等。

(四) 组织工程化关节软骨修复软骨损伤

组织工程化关节软骨修复关节软骨损伤正如前面所叙述的,这种技术逐渐成为修复软骨损伤的主要方法,以中国人民解放军总医院骨科研究所开展的第四代组织工程修复软骨技术为例叙述如下。

1. 植入前的准备　通过关节镜技术,从非负重区关节软骨面,获取病人关节软骨组织,通过消化处理获得软骨种子细胞,扩增培养,达到一定数量后接种到脱细胞软骨基质构建的组织工程软骨支架上,植入关节软骨损伤区。植入前对组织工程软骨进行细菌学、细胞生物学及致热原鉴定。

2. 手术方法　将病人按常规备皮麻醉后,采用小切口暴露软骨缺损区,对软骨缺损区进行彻底清创,测量缺损区的大小范围,然后取相同形状的组织工程化关节软骨植入缺损处,缺损周围注射生物蛋白胶,逐层缝合伤口。

3. 组织工程化关节软骨移植术后的处理　术后进行 CPM 锻炼。一个合适的康复计划对于病人的恢复以及软骨缺损手术的预后非常关键。事实上,康复计划会影响软骨修复、成熟、修复组织的质量、关节功能恢复以及避免再次关节损害的能力。

【典型病例】

病人男性,45 岁,建筑工人,6 年前无明显诱因出现右膝关节疼痛,无绞痛,活动后疼痛明显,特别是蹲下时站起困难,影响工作。关节镜检查发现股骨髁局部软骨缺损。病人于 2008 年 11 月接受组织工程软骨治疗手术,术后 CPM 功能锻炼 1 个月,术后 3 个月开始全部负重,术后 5 个月恢复全部体力活动,返回工作岗位。术后 3 年,损伤的关节软骨修复(图 88-7),病人膝关节功能满意。

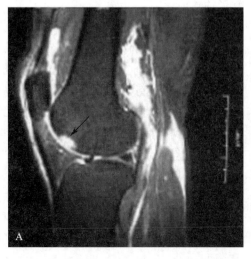

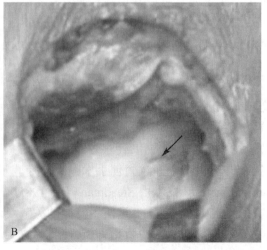

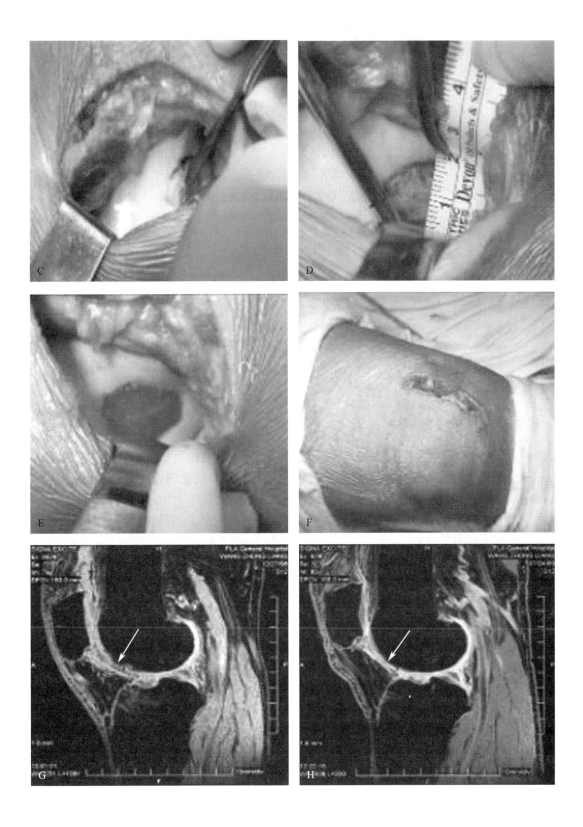

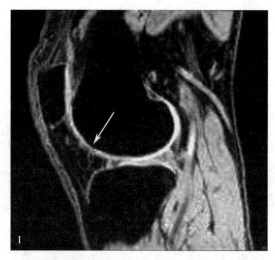

图 88-7 修复软骨损伤（文末有彩图）
A. 术前 MRI 可见软骨损伤明显；B. 术中损伤位置和影像一致；C. 术中清创软骨损伤区；
D. 测量软骨损伤大小；E. 植入组织工程软骨；F. 微创手术切口；G. 术后 3 个月 MRI 复查；
H. 术后 8 个月 MRI 复查；I. 术后 16 个月 MRI 复查

（郭全义　卢世璧）

第五节　骨骺及骺板损伤

一、骨骺及骺板组织解剖学

骨骺（epiphysis）损伤的重要意义在于骺板（epiphyseal plate）损伤。区分骨骺与骺板十分重要，骨骺指长骨两端的第二次骨化中心，而骺（physis）或称为骺板或生长板（epiphyseal growth plate），指介于骨骺和干骺端之间的软骨板。

生长板与骨骺之间又有骨板（bone plate）相连。骨板由 6~8 层原始皮质骨组成，其厚度约为骺板的 1/5。骨板有多数小孔，血管可由此穿过。接近骨成熟时在骺板闭合前，骨板在 X 线片上仍然可以看出。骺板又借 Ranvier 带和 Lacroix 软骨周围环连于长骨的干骺端。Ranvier 带系由楔形的胚细胞组成，与骺板连接，它能协助骨骺纵向和环周生长。此带中含三种细胞，即骨母细胞、软骨细胞和纤维细胞。骨母细胞来自骺端的软骨周围基质。软骨细胞有助于长骨的纵向生长。纤维母细胞居于 Ranvier 带四周，有助于将骺板上下两面固定。Lacroix 软骨周围环是借纤维母细胞连接在 Ranvier 带和干骺端的骨外膜上，从而形成生长板与骨和软骨连接的有力机械支撑。

骺板因形态学、代谢和功能不同分为四层。

1. 第一层　未分化层或称静止软骨细胞层，与骨板相邻，该层为分散的不规则软骨细胞团，其间有丰富的软骨基质。本层为静止层（germinal layer），不断地提供软骨细胞。软骨细胞来自四周的软骨环，本层受伤后该部骨的生长将停滞不前。

2. 第二层　增殖软骨带，借软骨细胞的生长，使长骨纵向延长。既往认为在本层内软骨细胞沿长骨纵轴呈柱状排列的概念是不正确的，实则本层软骨细胞是扁平的，横径宽，有如串状的硬币堆积。各串软骨细胞之间含丰富胶原纤维束以及大量软骨基质。本层的细胞增殖，数目变化反映了骺板的活性。本层内软骨细胞数目越多，骺板的生长能力越旺盛。静止细胞层和增殖层加在一起相当于骺板总厚度的 1/2。

3. 第三层　也称为肥大细胞层，也称为空泡层，即软骨细胞由成熟走向死亡的过程。由于软骨细胞的肿大，细胞间的基质逐渐消失。

4. 第四层　软骨细胞退化层，又称钙化预备带。本层的软骨细胞接近死亡，但可产生碱性磷酸酶使纵向走行的软骨细胞基质钙化。死亡的细胞被干骺端侵入的血管间质吸收。

据 Dale 和 Harris 用猴所做的一系列试验观察骨骺静止层的血运，描述骨骺血运有两种类型。I 型的骨骺全部由关节软骨覆盖，其血管是穿过骨外膜从四周进入。因此,这种骨骺一旦与干骺端分离,血运容易受损。Ⅱ型骨骺只有部分有关节软骨覆盖,血管从骨骺侧方进入。当骨骺分离时,血管多不受损。股骨近端和桡骨近端为Ⅰ型骨骺。经研究证实,家兔桡骨远端Ⅱ型骨骺伤后血运不损伤(图88-8)。

二、骺板损伤原因

1. 直接损伤　骺板静止层的损伤造成的后果最为严重。损伤因素可分为直接损伤、血供不足和压力的纵向捻挫三种。

实验证明,表浅切割伤对骺板的生长无影响;而深切割可致生长停止。骺板的第一、二层细胞的间质多,因而比较坚固。肥大细胞层则因基质甚少,所以最为脆弱,对扭曲、张力等应力不能抵挡。第四层内因有钙化反而较为牢固。干骺端的骨小梁也增加了骺板的坚强度,同时可将骺板稳定在干骺端上。骺板最脆弱的部分是软骨肥大细胞层。动物实验证明,如将骺板四周的骨膜切开则骺板较易自干骺端上脱落。脱落总是发生在第三层。临床也发现骺板分离后,静止细胞的静止层都存留在骨骺上,一般不影响日后的生长。

临床上可见到韧带附着点的撕脱骨折和并发感染的病理骨折。

根据骺板骨折的层次不同,可看到三种愈合过程:第一种是肥大的细胞层内的近端骨折,愈合是借近端软骨和骨折碎屑的吸收。在这个过程中有一时性软骨内化骨延迟和骺板增宽。待软骨和骨片吸收后,恢复正常的软骨内化骨,大约需时3周。第二种是骨折深达肥大细胞层,其近端的软骨吸收更加缓慢,骨折远端骺明显增宽。增宽的骺板中部细胞成熟并有血管的组织侵入,愈合会推到第5周以后。第三种的骨折深达骺板全层,愈合不完整。若缺损面积过大则不能愈合,使该部骺的生长停止。

2. 丧失血运　从骨骺一侧为骺板供血的血管有很多分支经骨板的孔道到达骺板。这些小动脉在骨板的骺板一侧形成血管襻,最终再经另外的孔道成为静脉回流到骨骺。这种血供非常丰富,其血管内皮细胞与静止层软骨细胞接触密切,以不断满足软骨细胞的需要。

从干骺端一侧为骺板供血的是由营养血管终末分支提供。这个供血来源约占总供血的4/5,其分布居骺板中部约3/4或更大的面积。干骺端一侧为骺板边缘供血的是骨膜下的大血管穿支。

缺血对骺板的影响:骨骺一侧缺血直接影响骺板静止层细胞的增殖能力,严重者可致不可逆的损害。干骺一侧血管提供血清中的钙、维生素D和红细胞中的磷。此外,对骨基质的钙化,清除退化变性细胞以及在骨小梁的堆积也起作用。也就是说,干骺端一侧的血管不直接对增殖细胞的营养起作用。反之,骺板内的软骨细胞不钙化,则延长软骨细胞的生存时间。

3. 压力作用　骺板受压过久,则降低骺板某一侧甚或两侧的血供。骺板两侧受压相等时,早期受影响的是干骺端一侧,损伤是可逆的。对生长造成影响的是骨骺一侧受压的程度和时间长短,这与生长障碍成正比。因此,对骺板持续大力加压造成血供减少,也会阻碍其正常生长。

三、骨骺和骺板损伤的分类

近年来有不少对骨骺和骺板损伤的分类和报道,如Poland、Aitken和Ogden等作者。最常用的是1963年Salter-Harris分类法,本六型分类法涵盖内容完整且符合临床实际(图88-9)。

Ⅰ型:骨骺与干骺端分离,不附带任何骨块,多为剪力或撕脱外力造成。常见于骺板很厚的小婴儿,有时见于佝偻病、维生素C缺乏病、骨髓炎等引发的病理性骨折。骨折部位是通过骺板的肥大细胞层,而静止层仍留在骨骺一侧。本型常不需复位,也不妨碍骨的生长。但如果血供中断而并发缺血性坏死时也会使生长受阻。例如外伤性股骨头骨骺分离。

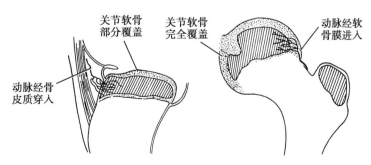

图88-8　骨骺动脉分布示意图

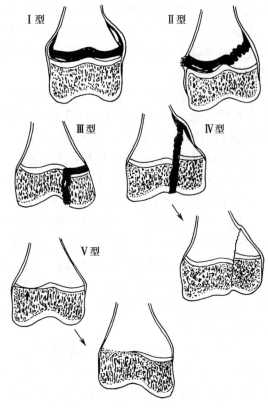

Ⅰ型　Ⅱ型

Ⅲ型　Ⅳ型

Ⅴ型

图 88-9　Salter-Harris 骺损伤分类

Ⅱ型：骨折线通过或长或短的一段骺板肥大细胞层，然后斜向干骺端。X 线片上显示干骺端有一个三角形的骨折块，即所谓的 Thurston Holland 征。如有成角变形多在干骺端有骨折的一侧。凹侧的骨膜完整，有利于骨折复位后稳定；突侧的骨膜剥脱或撕裂。本型骨折也多因剪力或撕脱力造成，是骺损伤中最常见的。本型骨折多发生在 10 岁以上的儿童，容易整复和维持对位。凹侧完整的骨膜和干骺端的三角形骨块均能防止过度整复。静止层细胞未受损，血运未断，故不影响骨的正常生长。

Ⅲ型：本型罕见，多系关节内的剪力造成。常发生在胫骨上端或下端骺部，关节内骨折经骨骺伸向骺板的肥大细胞层，然后与之平行转向骺板的边缘。治疗时应特别注意恢复关节面的平整，因此常需手术使之达到解剖复位。若无严重血管损伤，骨的生长多不受损。

Ⅳ型：本型多见于肱骨外髁骨折。骨折线自关节面开始，经过骨骺穿通骺板的全层再延伸到干骺端的一部分。这是一种波及骺板静止层的纵向完全劈裂，骨折块可有不同程度的移位。治疗要求解剖复位以使关节面平整和预防跨骺板的骨桥形成从而导致骺的局部过早闭合。经骺板的内固定只能用细的光滑克氏针，术后 4~6 周拔除。

Ⅴ型：容易发生在枢纽关节，如膝、踝部的骺板。这类关节只有伸、屈单一方向的活动，在承受严重的外展或内收外力时，就会对某一段骺板产生很大的压力。这种外力可传导到骺板，对其静止层造成一定程度的捻挫和挤压。因这种损伤无移位，故常发生漏诊或误诊为单纯的扭伤。治疗时对局部要用石膏保护，至少 3 周免于负重。常因此出现骨骺早闭，继而出现畸形。

Salter-Harris 分类法未将骺的关节面软骨骨折和骺板周缘 Ranvier 区的骨折和某些复合的损伤包括在内。Salter 的同事 Mercer Rang 对此类损伤命名为 Salter-Harris Ⅵ型损伤。本型也列入 Ogden 分型之一。1981 年 Ogden 又将骺损伤分为 9 型以及若干亚型。择其要点作如下补充介绍。

软骨周围环损伤：软骨周围环系骺板四周围绕的胶原纤维组成的纤维环。在干骺端由此环与骨骺的 Ranvier 区的骨膜相连，而 Ranvier 区组成楔状的细胞与骺板的静止层相接。Ranvier 区的细胞向静止层的外围提供细胞以增加骺板的横径。软骨周围环的损伤罕见，这类损伤均与局部挫伤或其表面的皮肤和软组织的撕脱等合并发生。软骨周围环破裂会有骨骺和干骺端之间的骨桥形成，最后导致进行性成角畸形。软骨周围环的移位可发生外伤性骨疣。本型骺损伤属 Ogden 6 型（图 88-10）。

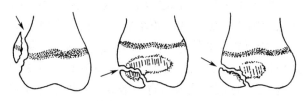

图 88-10　Ogden 6 型

骨骺内的软骨化骨中心损伤：本型损伤较常见。损伤局限于骨骺范围内，对骺板无影响。骨折线始于关节面，经骨骺软骨到达骨骺的次级骨化中心。伤时次级骨化中心可能是软骨或已骨化。本型属 Ogden 7 型。而 7 型中还可再分为两个亚型。7 型 A 的骨折线经关节面累及骨骺内的次级骨化中心，再从另一处关节面裂出；7 型 B 的骨折线从骨骺的关节面深入，再从骨骺另一点裂出，而不累及次级骨化中心。这两个亚型所包括的都是软骨成分，因而诊断困难。

四、发生率

小儿骨折波及骺板的约占 15%，其中以桡骨、肱骨、胫骨和腓骨远端为多发部位,股骨远端、尺骨、胫骨和腓骨的近端很少发生(表88-1)。

表88-1 骨骺骨折的发生率(%)

部位	Neer 分型	Peterson 分型	Ogden 分型
桡骨远端	46.0	30.0	26.0
肱骨远端	14.0	6.0	13.0
腓骨远端	13.0	6.0	3.0
胫骨远端	11.0	18.0	14.0
尺骨远端	5.0	4.0	2.0
桡骨近端	5.0	0.2	1.0
肱骨近端	3.0	5.0	6.0
股骨远端	1.0	5.0	0.2
尺骨近端	1.0	—	0.6
胫骨近端	0.8	2.0	2.0
腓骨近端	0.2	—	0.4

五、骨骺和骺板骨折的治疗原则

一般说来,骺骨折的治疗原则除少数外均与所有骨折相似。首先对病儿进行全面检查,如呼吸道是否通畅、呼吸状况和心脏功能等。要牢记骺骨折有可能并发神经血管损伤和开放性损伤,应先处理开放伤口再处理骺骨折。

无论是手法复位或切开复位均应轻柔操作,以免损伤娇嫩的骨骺和骺板的软骨。手术复位时,禁忌使用钝性器械对骺板施加压力。

骨骺分离应立即急诊整复,拖延时间将增加复位的困难。Salter-Harris Ⅰ型、Ⅱ型骨折如就诊时已晚于7~10天,宜接受错位愈合。否则采用暴力手法或手术整复反而会导致生长停滞,要相信日后行截骨术治疗也较之强力整复对骺板的损伤更小。Ⅲ型、Ⅳ型骨折的治疗原则以恢复关节面的平整为至关重要。即使对晚期患儿,也应考虑手术以求解剖复位。

对适于手术的病例,要注意避免损伤骺板的血运。内固定除细克氏针外,不宜使用螺钉或跨骺板的钢丝等其他方法。骨愈合后宜及早取出内固定物。

多平面活动度大的关节如肩关节有后遗畸形较单一平面活动的膝、踝关节易于接受。

Salter-Harris Ⅰ型、Ⅱ型和Ⅲ型骺骨折,其愈合时间快,约相当于干骺端骨折愈合时间的一半。Ⅴ型骨折与干骺端部骨折愈合所需时间相仿。

对波及骺板的骨折因可能并发生长障碍,更强调密切随访。应耐心向家长解释清楚,但要注意不应造成不必要的恐慌。

影响骺骨折的因素有:骺骨折的类型、发生骨折的年龄、有无血运障碍、整复操作方法以及是否为开放性骨折。

(潘少川)

参 考 文 献

[1] LYNN T, STAHELI C. Practice of Pediatric Orthopedics [M]. Philadelphia: Lippincott Williams & Wilkins, 2001: 206-211.

[2] OGDEN J A. Injury to the growth mechanism of the immature skeleton [J]. Skeletal Radiol, 1981, 6 (4): 237-253.

[3] CRAIG J G, Cramer K E, Cody D D, et al. Premature partial closure and other deformities of the growth plate: MR imaging and three-dimensional modeling [J]. Radiology, 1999, 210 (3): 835-843.

第八十九章
骨科并发症与防治

第一节 早期并发症

一、创伤性休克

创伤性休克(traumatic shock)是指机体受到强烈的刺激因素,重要组织器官受损,发生的神经-体液失调以及急性微循环障碍,以致有效循环血量锐减,使重要生命器官组织灌流不足而急性缺血、缺氧的失代偿综合征。

【病因】

1. 交通事故伤　这是引发创伤性休克最常见的原因,尤其是高速公路上的交通伤,病人往往遭受强大暴力,可能在受伤当时或很短的时间内即因失血、重要脏器受损、严重粉碎性骨折、剧烈疼痛等而引发休克。

2. 高处坠落伤　由于受伤机制的不同,病人可能仅仅只有骨折,但也可能因直接损伤的重要脏器或骨折造成的大失血而引起创伤性休克。

3. 机器损伤　如机器造成的轧伤、切割伤、撕脱伤等。

4. 其他　如煤矿坍塌或地震伤。

【临床表现与诊断】

1. 受伤史　创伤性休克的病人多有严重的创伤。神志不清的病人同样可从病人外观或目击者的描述中判断。

2. 临床表现　病人表情淡漠,甚至神志不清,或由于剧烈疼痛而表情痛苦、惊恐;由于失血过多或微循环障碍,病人可出现皮肤苍白或发绀等,触诊可发现病人脉搏微弱,早期细快,晚期脉搏缓慢或不能扪及;此外,病人可因环境缺氧或中枢性乏氧、代谢性酸中毒而出现呼吸急促或呼吸紊乱,晚期可出现呼吸衰竭。

3. 血压和休克指数(shock index,SI)　除急性失血外,早期收缩压降低或不明显,但脉压差一般低于4kPa(30mmHg)。临床上多用休克指数来判断休克的程度。

4. 实验室检查　除三大常规检查、血气分析外,应记录病人尿量。在有条件的医院,需密切监测中心静脉压(central venous pressure,CVP)、肺动脉楔压(pulmonary artery wedge pressure,PAWP)。

【治疗】

目前对于创伤性休克的治疗,仍然是基于改善微循环、纠正器官衰竭的原理。主要措施是在治疗病因、有效止血的基础上补充血容量,使用血管活性物质,阻止或改变休克的进程,改善全身状况。抗休克治疗以液体复苏为主,临床上常用的主要有晶体液、胶体液及全血和成分血。另外,还有其他的一些复苏液正在积极地研究当中,如全氟碳化合物乳剂、无基质血红蛋白及人工红细胞等,希望可以改善目前血源紧张的局面,特别是在战伤、地震伤时,血源极其匮乏且储存运输困难情况下。

在液体复苏的基础上,有时需要用到一些血管活性药物、利尿剂、洋地黄类药物等,但在应用这些药物的时候,需要严格掌握用药指征、密切监测病人的血流动力学,否则可能适得其反。

【预防】

创伤性休克一旦发生,治疗起来非常困难,对病人危害极大,因此对休克的预防极为重要。对于骨科病人来说,出血严重的骨折部位进行早期固定极为重要,不仅能减缓疼痛,更重要的是减少骨折断端的出血,因此尽量在受伤现场施救。

二、感染

感染在骨折早晚期均可发生,特别是在开放性骨折当中,感染发生率极高,如果处理不当,会影响后续的骨折治疗,并有发展成慢性化脓性骨髓炎或关节炎的可能。本节主要介绍骨科早期感染的病因及诊治。

【病因】

1. 污染　开放性骨折发生时,外界细菌进入伤口,成为感染原,是骨科早期感染的主要原因。

2. 病人自身情况　病人的全身或局部情况较差,对细菌的抵抗力相对低下,发生感染的可能性比正常人高。

3. 处理不当　对开放性骨折的早期处理会影响感染的发生及发展,而且是外科医师所能干预的一个重要环节。

【临床表现与诊断】

1. 受伤史　有外伤史特别是开放性骨折。

2. 临床表现　污染程度及病人自身情况的不同,其临床表现可不相同,除局部伤口有明显的污染物、伤口皮肤肌肉发黑外,早期表现大多不明显,后期可见伤口化脓、坏疽等,严重者可有全身菌血症或脓毒症的表现。

3. 实验室检查　入院后应作血常规、红细胞沉降率、C反应蛋白、降钙素原等检查,但在受伤后6~8小时内,以上指标可不增高或增高不明显,因此需要反复检查。此外,应做血和伤口渗出物的细菌学检查,不仅能明确诊断,还能帮助选用合适的抗生素。

【治疗】

1. 全身支持治疗　对于严重感染如菌血症、脓毒症等,应采用全身支持疗法,以增强病人自身的抵抗能力。

2. 抗生素疗法　在获得细菌培养之前,选用广谱抗生素,此后根据细菌培养结果选用强力有效的抗生素治疗。在缺氧或无氧的环境中受伤的病人,应选用针对厌氧菌的抗生素。

3. 特殊感染　原则上对开放性骨折或创面较深的病人,都应使用破伤风抗毒血清。如伤处红肿剧烈,局部皮下有捻发音,应高度怀疑产气荚膜梭菌感染,其对抗生素敏感性差,治疗困难。

4. 清创　清创彻底,是预防和控制感染的关键。若肢体发生坏疽,除选用合适抗生素、进行高

压氧治疗以外,必要时应行截肢。

5. 引流和局部灌注引流　在组织深部的感染或关节腔内的感染,需充分引流,必要时行抗生素溶液灌注引流。

【预防】

开放性骨折时,除了应立即脱离现场的污染环境外,可选用清洁的织布等包扎创口,除不能控制的出血外严禁用污染物品遮盖。此外,禁用自来水等冲洗伤口,以免将表面的污染物带进创面深部,增加感染机会。

三、重要脏器损伤

重要脏器损伤是骨折早期的并发症之一,主要是肋骨、骨盆骨折的合并伤,前者可合并肺、肝和脾的损伤,严重者可大出血危及生命;后者主要引起盆腔内脏器的损伤,如直肠、膀胱、尿道及女性生殖道。肢体的移位骨折,可引起伴行的重要血管和神经损伤。脊柱骨折则可引起脊髓、神经损害。具体内容参照相关章节。

四、脂肪栓塞综合征

脂肪栓塞综合征(fat embolism syndrome,FES)是创伤病人,特别是骨折病人严重的并发症之一。FES主要见于长管状骨(尤其是股骨干)或骨盆骨折的病人中,以呼吸困难、皮肤瘀点和意识障碍为主要临床表现,其死亡率可达5%~15%。研究认为,FES的发生与创伤的严重程度和骨折的数量相关,并且更倾向于发生在闭合性骨折病例中。

【病因】

1. 创伤因素　①骨折:主要见于富含骨髓的长管状骨骨折和骨盆骨折;②骨科手术:髓内钉内固定、全髋或全膝关节置换术,主要由扩髓或破坏髓内血管所致;③软组织损伤:胸腹部的挤压伤;④烧伤:皮下脂肪进入血管所致;⑤吸脂手术;⑥骨髓穿刺或骨髓移植。

2. 非创伤因素　脂肪栓塞综合征还可由胰腺炎、糖尿病、骨髓炎、骨肿瘤、长期使用类固醇激素、镰状细胞血红蛋白病、减压病、酒精肝、脂肪肝、输注脂肪乳等非创伤因素引起,但较为罕见。

【临床表现与诊断】

Sevitt将其分为三种类型:暴发型(多在12~24小时发病,症状重,死亡率高)、完全型FES(即典型FES,多在48小时内出现典型的FES症状)、不完全型FES(症状不典型,可在伤后数天至数周后发病)。

1. 临床表现

(1)呼吸系统症状:发生率可高达95%,一般为FES最早出现症状。与一般肺炎不同,FES肺部表现出现早、发展更快,可迅速发展为呼吸功能不全,但差异较大,有些病情严重者可发展为急性呼吸窘迫综合征(acute respiratory distress syndrome, ARDS)。FES病人胸部X线片的典型表现为"暴风雪"征象,呈弥漫性肺部浸润,这种改变可长达3周,但并非一定出现。

(2)中枢神经系统:发生率为60%~86%,一般在肺部症状之后出现,可表现为头痛、谵妄、嗜睡、意识模糊等,可伴有呕吐、尿失禁等自主神经症状,有时可出现癫痫和去皮质强直等。但中枢神经系统的症状一般为一过性的,大部分可完全逆转,不留任何后遗症,只有极少数发展为慢性脑病。

(3)皮肤、黏膜出血点:发生率为50%~60%,主要出现在上半身的颈肩部、腋部,眼结膜、口腔黏膜也较常见。一般在受伤后36小时内出现,具有自限性,在7天后可完全消失。

(4)眼部征象:眼底视网膜是人体唯一能直接观察到脂肪栓子的部位,且出现早、持续时间长、改变特异,通过眼底检查可发现视网膜动脉内脂肪栓子及视网膜乳黄色棉絮状渗出、黄斑水肿和黄斑出血等征象。

(5)心血管系统:FES病人可表现为早期出现持续性的心动过速,虽然不具有特异性,但几乎在所有的FES病人中均会出现。

(6)发热:为FES的常见症状之一,一般高于38℃,较少超过39℃。

2. 实验室检查 脂肪栓塞综合征主要依靠临床诊断,实验室检查无法确诊FES,但可为FES提供诊断依据或监测治疗效果。

3. 诊断标准 Gurd于1970年提出了脂肪栓塞综合征的诊断标准,并与Wilson在1974年提出了经修改后的诊断标准(表89-1)。

Schonfeld在1983年提出了用脂肪栓塞指数进行评分,采用半定量的方式诊断FES,总分>5分者可考虑诊断为FES(表89-2)。

【治疗】

目前脂肪栓塞综合征尚无特殊有效的治疗方法,FES是一种自限性疾病,而导致病人死亡的主要原因为进行性的呼吸衰竭,因此治疗上主要为对症支持治疗,以呼吸支持为主,辅以其他药物治疗。

表89-1 Gurd脂肪栓塞综合征诊断标准

主要标准	①呼吸功能不全(非胸部外伤而突发呼吸窘迫综合征)
	②排除头部外伤的中枢神经系统症状
	③皮肤、黏膜出血点
次要标准	①发热(通常<39℃)
	②心动过速(>120次/min)
	③眼底改变
	④黄疸
	⑤无尿或少尿
	⑥进行性贫血(较入院时下降20%以上)
	⑦血小板进行性减少(较入院时下降50%以上)
	⑧血沉>71mm/h
	⑨尿液中出现脂肪滴

表89-2 Schonfeld半定量评分表

临床表现	评分
①瘀点(皮肤、眼结膜、口腔黏膜)	5
②胸部X线片表现为"暴风雪"样征象	4
③低氧血症(PaO_2<9.3kPa)	3
④发热(≥38℃)	1
⑤心动过速(≥120次/min)	1
⑥呼吸急促(≥30次/min)	1
⑦意识障碍	1

1. 呼吸支持 ①对于轻度的FES病人,其PaO_2≥60mmHg,可给予鼻饲或面罩吸氧,氧浓度以40%为宜,使PaO_2维持在70~80mmHg以上,但需定期行血气分析了解病人呼吸情况;②对PaO_2≤50mmHg的,或有意识障碍的重型病人及暴发型FES病人,应采取机械通气。有学者提出采取定容或定压型呼吸器,但对于症状严重的病例呼吸终末正压通气(positive end expiratory pressure, PEEP)为最常用的通气模式。机械通气需持续4天以上或者采用PEEP仍不能改善通气的病人,应及时行气管切开。

2. 肾上腺皮质激素 肾上腺皮质激素具有抗炎、减少血管周围出血和降低血浆游离脂肪酸的作用,在20世纪70年代后被广泛应用于治疗FES,但用法不一。后来许多学者发现,激素治疗除了本身会引起不良反应外,对FES病人的病情并无改善作用。目前对于激素治疗FES仍存争议,但国内大多数临床医师仍采用激素治疗。

除了糖皮质激素外，还有其他药物如肝素、阿司匹林、抑肽酶、低分子右旋糖酐等用于治疗 FES，但临床效果并不确切，其应用与否仍存在较大争议，笔者只建议酌情使用。

【预防】

FES 一旦发生，治疗困难，因此更加强调早期预防。骨折发生后早期制动能有效降低 FES 的发生率，且与采用手术固定相比，保守治疗能减少 FES 的发生。在骨折手术中操作轻柔，防止骨内压增高，能减低脂肪栓塞的发生。

五、骨筋膜室综合征

骨筋膜室综合征（osteofascial compartment syndrome）是四肢创伤后早期的严重并发症，系创伤后筋膜室内压力增高，导致筋膜室内的神经、肌肉受压继而发生缺血、坏死，最终将遗留不同程度的神经肌肉功能障碍。骨筋膜室综合征主要发生在前臂、小腿和手部。

【病因】

凡是可引起骨筋膜室内压力增高的原因均可引起骨筋膜室综合征，包括内外部两方面的因素：内部因素主要是指筋膜室内液体积聚或内容物体积增加如出血、水肿、肌肉肿胀，外部因素主要是肢体外部增压导致筋膜室容积减少。常见病因如下：骨折、软组织创伤或挤压伤、血管损伤、出血性体质或凝血功能障碍、烧伤、石膏或小夹板固定不当、手术缝合过紧、缺血再灌注损伤等。

【临床表现与诊断】

1. 病史　骨筋膜室综合征的病人往往有比较严重的创伤，发病迅速，严重的病人在 24 小时内即有典型的症状和体征。

2. 临床表现

（1）早期表现：①疼痛：患肢疼痛明显，特别是当筋膜室内的肌肉被被动牵拉时疼痛剧烈，难以忍受，且疼痛呈持续性并逐渐加重；但在严重脑外伤或中毒、使用全身或局部麻醉药物、感觉神经损伤及伴有其他严重创伤情况下，骨筋膜室综合征病人疼痛并不明显，这类病人容易被漏诊。②肿胀：患肢肿胀、骨筋膜室张力增高，甚至皮肤可出现张力性水泡，但有些深在的筋膜室如前臂深部屈肌骨筋膜间隔室和小腿后侧的深部筋膜室，肿胀可不明显甚至完全正常，容易被漏诊。③感觉异常：患肢感觉异常提示筋膜室内神经缺血、缺氧。

（2）后期表现：①肌肉麻痹或瘫痪。②无脉：骨筋膜室综合征在后期可能出现远端搏动消失，此时

必须做血管彩超，排除血管断裂或栓塞可能。此外，即使远端脉搏正常也不能排除骨筋膜室综合征的诊断。③苍白：后期可出现皮肤苍白或"大理石花纹"等毛细血管灌流减少的征象。④挤压综合征：骨筋膜室综合征继续发展，肌肉缺血、坏死，可继而发展为挤压综合征。

3. 理学检查　①观察患肢肿胀程度、皮肤色泽以及有无水疱；②触诊检查皮肤张力；③被动牵拉试验对诊断骨筋膜室综合征意义重大；④肌张力检查，早期可增高，晚期出现麻痹或瘫痪；⑤感觉功能检查，帮助判断神经受损情况。

4. 辅助检查

（1）筋膜室内压力测定：筋膜室内压力测定装置操作简单，准确性高，并能持续监测筋膜室内压力。测量压力时，须将针头插入骨折附近的骨筋膜室内，因为此处压力最高，并应同时测量前臂 3 个和小腿 4 个骨筋膜室内压力，以防漏诊。正常人在休息状态下，骨筋膜室内压力在 0~8mmHg。压力在 10~30mmHg 时，怀疑骨筋膜室综合征可能，压力超过 30mmHg，则几乎能得出骨筋膜室综合征的诊断。但由于个体基础血压不同，对骨筋膜室内压力的耐受性不一样，有些在低于 30mmHg 时即发生严重的骨筋膜室综合征，因此目前推荐采用骨筋膜室内压力与舒张压之间的差值 ΔP（ΔP= 舒张压 − 筋膜室压力）来反映肌肉灌注压：$\Delta P<40mmHg$ 时，肌肉即可出现缺血、缺氧；$\Delta P<30mmHg$ 即主张骨筋膜室切开减压。对疑似病例应作多次压力测定，最好能连续监测，及时发现骨筋膜室综合征并作果断处理。

（2）其他检查：其他检查只能帮助排除其他诊断可能或判断骨筋膜室综合征的严重程度等，主要包括凝血功能、C 反应蛋白、红细胞沉降率、血和尿中肌红蛋白、血管造影或多普勒超声、基础血压的监测以及肌电图等。

5. 诊断　根据病史、临床表现、理学检查以及辅助检查等，不难对骨筋膜室综合征作出诊断，诊断应越早越好，以免延误治疗，造成严重后果。

【治疗】

一旦发生骨筋膜室综合征，手术切开筋膜减压是唯一有效的治疗方法。减压最重要的原则是必须将骨筋膜室完全打开，方能充分减压，改善预后。目前主张骨筋膜室内压力 >30mmHg 或 $\Delta P<30mmHg$ 时行切开减压，而实际情况下，即使压力测定未达到上述参考值，但患肢临床表现明显，仍应及时切开减压。以下简单介绍各部位骨筋

膜室的减压方式。

1. 手部减压 此部位的骨筋膜室综合征少见，一般受累的间隙为第 2、3、4 掌骨间间隙及拇内收肌间隙，减压时在手背第 2、3 掌骨之间的尺侧纵行切开，拇内收肌间隙减压则在虎口背侧纵行切开拇内收肌肌膜。

2. 前臂减压 包括 3 个筋膜室。皮肤切口始于肘前窝，行前臂掌侧 S 形全长切口直至腕管，即在肘前窝肱二头肌止点的内侧开始，通过肘纹至桡侧，再沿肱桡肌的内侧向远侧切开，直至腕横韧带，然后沿皮肤切口方向，切开浅层筋膜，将浅层屈肌、深层屈肌 2 个骨筋膜室切开减压，一般不需切开背侧伸肌骨筋膜室即可使前臂充分减压。

3. 小腿减压 小腿共包括胫前、外侧、后方浅层以及后方深层 4 个骨筋膜室，常用的减压方式为小腿双侧切开，即由膝至踝行小腿前外侧皮肤切开，向前牵拉显露胫前外筋膜，近全长切开，再将皮肤切口向外侧牵开，使腓神经留在筋膜原处，在外侧筋膜上做近全长切开，由此可减压胫前和外侧 2 个骨筋膜室；另一切口为小腿内后方，沿胫骨内缘后方 1~2cm，大隐静脉后纵行切开皮肤近小腿全长，于腓肠肌前缘切开筋膜使浅层减压，再将腓肠肌和比目鱼肌向后牵开，显露出小腿深筋膜，切开全长，减压后方深层骨筋膜室。

4. 术中及术后处理 减压应严格无菌操作，注意保护重要的血管、神经，若发现大的血管、神经损伤，可行一期缝合，同时须判断肌肉活力，对发黑坏死或经判断已无功能的肌肉应果断切除。

【预防】

1. 骨科病人采用石膏、小夹板固定时松紧度应合适。

2. 创伤或术后出现肢体肿胀者，可适当抬高患肢以利静脉回流，或使用甘露醇、活血化瘀药物帮助减轻肢体肿胀，降低筋膜室内压力。

六、挤压综合征

挤压综合征（crush syndrome，CS）是四肢和躯干肌肉丰富的部位遭受挤压伤后造成肢体肿胀，肌肉组织缺血、坏死，进而出现以肌红蛋白尿、高血钾为主要表现的急性肾功能衰竭的综合征。挤压综合征的概念最早由 Bywaters 医师于 1941 年提出，之前称之为"横纹肌溶解症（rhabdomyolysis）"，现统一称为"挤压综合征"。挤压伤并不等同于挤压综合征，且并不是所有的挤压伤都会发生挤压综合征。挤压综合征常常发生在挤压被解除，血供恢复以后，而在此前，病人并无挤压综合征的表现。

【临床表现与诊断】

1. 受伤史 挤压综合征常发生于地震、煤矿坍塌、战伤、车祸及建筑倒塌等情况，病人肢体受重物挤压后可出现。一般认为在受加压 1 小时后会发生挤压综合征，但有报道受压 20 分钟也可出现。事实上，如果肢体遭受到足够大的暴力，瞬间造成肌肉严重创伤，以致出血、坏死，即使受压时间不长，也可能出现挤压综合征。

2. 临床表现

(1)伤肢局部情况：一般在解除压迫后出现伤肢的肿胀，并逐渐加重，皮肤张力增高，甚至出现水泡，可见皮肤淤血瘀斑，伤肢远端可呈缺血性改变，脉搏变缓变弱甚至无脉。病人自觉伤肢剧痛，可出现典型骨筋膜室综合征的"5P"表现。但临床上有些病人肢体局部表现始终不明显，甚至基本正常。

(2)全身表现：主要在解除挤压后出现，病人一般情况差，由于血容量突然减少可出现相应症状，严重时可出现休克。挤压综合征病人的典型表现是出现肌红蛋白尿，尿液呈红棕色或茶色，这也是区别挤压综合征与其他原因使肾功能急性衰竭的根据。后期逐渐出现与急性肾功能衰竭相似的临床表现。

3. 实验室检查

(1)血和尿中肌红蛋白（myoglobin）升高：血清肌红蛋白的正常值一般低于 85ng/ml，挤压综合征时可以高达 150 000ng/ml 以上。一般在伤肢解除挤压 12 小时后，尿中肌红蛋白浓度达到高峰，随后逐渐下降，1~2 天后尿液变清，尿中肌红蛋白试验转为阴性。

(2)电解质紊乱：表现为血清钾、磷、镁升高，伴有血钙降低，系肌肉坏死释放和肾脏排泄吸收功能障碍所致。

(3)血气分析：表现为代谢性酸中毒。

(4)生化检查：氮质血症，血肌酸磷酸激酶（creatine phosphokinase，CPK）升高。

4. 其他辅助检查 如 B 超、MRI、肌电图等，可了解肌肉受伤的程度；对诊断不明者，有时需要肾脏穿刺活检。

【治疗】

1. 补液抗休克治疗 挤压综合征的病人往往伴有血容量不足、休克等，因此需要强调液体复苏。

2. 碱化尿液 肌红蛋白管型易在酸性尿液中形成，轻者可输入平衡盐溶液，重者可每日输入 5%碳酸氢钠液 200~800ml。

3. 利尿 在足够液体输入的情况下,可使用利尿剂,以利毒性物质从肾脏排出以及降低骨筋膜室内的压力。

4. 纠正电解质紊乱、酸中毒,同急性肾衰竭的治疗。

5. 肾脏替代疗法。

6. 其他治疗 目前挤压综合征的治疗主要是针对急性肾功能衰竭,但挤压综合征又不同于单纯的急性肾功能衰竭,必须考虑到伤肢的处理。

【预防】

挤压综合征的发生与否很大程度上取决于伤肢受挤压的时间,因此无论何时都应尽早地解除挤压。对伤肢受压超过1小时者,可在解救病人后现场或转运过程中即予口服碱性饮料;对于腹部受压或不能口服者,可静脉输入5%碳酸氢钠液150~200ml,同时予以补液治疗。此外,对已发生骨筋膜室综合征的伤肢,应予及时切开减压。此外,关于是否需要早期截肢,由于截肢并不能降低挤压综合征的发生,因此截肢要慎重。

七、深静脉血栓形成

深静脉血栓形成(deep venous thrombosis,DVT)是血液在深静脉内不正常凝结引起的病症,多发生于下肢,血栓脱落可引起肺栓塞(pulmonary embolism,PE),合称为静脉血栓栓塞症(venous throboembolism,VTE)。国外最新统计DVT每年发生率为67/100 000;亚洲7国的19个骨科中心的研究,其VTE的发生率为43.2%。VTE的后果主要是PE和DVT后综合征(post thrombosis syndrome,PTS),不进行治疗的近端DVT中有30%~50%会发生PE,12%导致死亡。中华医学会外科学分会血管外科学组和中华医学会骨科学分会分别颁布了《深静脉血栓形成的诊断和治疗指南》(2007年9月)和《中国骨科大手术静脉血栓栓塞症预防指南》(2009年6月),以加强临床医师对DVT的重视,对诊疗加以规范。

【发生机制与手术风险分级】

静脉血栓形成有三大要素,即静脉血流缓慢、静脉壁损伤和血液高凝状态。严重创伤、骨科大手术等触发了上述三要素,容易导致DVT。DVT主要发生在下肢深静脉,可分为小腿肌肉DVT和髂股静脉DVT。

易导致DVT发生的手术主要是骨科大手术(主要是指人工髋关节置换术、人工膝关节置换术和髋部周围骨折手术)。根据病人年龄、手术时间

以及其他危险因素,《中国骨科大手术静脉血栓栓塞症预防指南》将骨科手术病人患DVT的风险分为4级(表89-3)。

表89-3 DVT手术风险分级

风险分级	危险因素	不加预防的近端DVT发生风险
低危	手术时间<45分钟,年龄<40岁,无危险因素	<10%
中危	手术时间<45分钟,年龄40~60岁,无危险因素	10%~40%
	手术时间<45分钟,有危险因素	
	手术时间>45分钟,年龄<40岁,无危险因素	
高危	手术时间<45分钟,年龄>60岁,有危险因素	40%~80%
	手术时间>45分钟,年龄40~60岁,有危险因素	
极高危	手术时间>45分钟,年龄>40岁,有多项危险因素 骨科大手术,重度创伤,脊髓损伤	

注:危险因素指既往静脉血栓栓塞症病史、肿瘤、肥胖等

【临床表现与诊断】

1. 病史 DVT多见于手术后、创伤、晚期肿瘤、昏迷或长期卧床的病人。

2. 临床表现

(1)症状:一般起病较急,患肢肿胀、发硬、疼痛,活动后加重,抬高患肢症状可好转。偶可出现发热、心率加快。若血栓始于小腿肌肉内静脉丛,开始症状轻微,直至髂股静脉受累时,才出现典型症状。

(2)体征:血栓远端肢体或全肢体肿胀是下肢DVT主要特点。血栓部位可有压痛,有时沿血管行径可扪及血栓机化形成的条索状物。患肢皮肤可正常或轻度淤血,严重时可呈青紫色,皮温降低。如影响动脉,可出现远端足背动脉或胫前动脉搏动减弱或消失。当血栓延伸至下腔静脉时,双下肢、臀部、下腹和外生殖器均可出现明显水肿。血栓发生在小腿肌肉静脉丛时,Homans征和Neuhofs征阳性。Homans征(直腿伸踝试验):患肢伸直、踝关节背屈时,由于腓肠肌和比目鱼肌被动牵拉而刺激小腿肌肉内病变的静脉,引起小腿肌肉深部疼痛为阳性。Neuhofs征(腓肠肌压迫试验):挤压刺激小

腿肌肉内病变的静脉,引起小腿肌肉深部疼痛为阳性。

后期血栓机化,常遗留静脉功能不全,患肢出现浅静脉曲张、色素沉着、疼痛、慢性体位性肿胀等DVT后综合征(PTS)的表现。若血栓脱落进入肺循环,可引起肺动脉栓塞的临床表现。

3. 辅助检查

(1)彩色多普勒超声探查:适用于对病人的筛选和监测,并帮助确定抗凝治疗效果,可反复检查。

(2)血浆 D- 二聚体测定:急性 DVT 时,D- 二聚体 >500g/L 有重要参考价值。由于术后短期内病人 D- 二聚体几乎都呈阳性,因此对于术后早期 DVT 的诊断或者鉴别诊断价值不大,但可用于术前 DVT 高危病人的筛查。该检查对 80 岁以上的高龄病人特异性较低,不宜用于这些人群。

(3)阻抗体积描记测定:对有症状的近端 DVT 具有很高的敏感性和特异性,且操作简单,费用较低。但对无症状 DVT 的敏感性差,阳性率低。

(4)放射性核素血管扫描检查(ECT)。

(5)螺旋 CT 静脉造影(computed tomo-venography,CTV):是近年出现的 DVT 诊断方法,可同时检查腹部、盆腔和下肢深静脉情况。

(6)静脉造影:是诊断 DVT 的"金标准",属有创检查。

4. DVT 的临床可能性评估 可参考 Wells 临床评分(表 89-4),DVT 临床可能性:≤ 0 分为低度;1~2 分为中度;≥ 3 分为高度。若双侧下肢均有症状,以症状重者为准。

表 89-4 Wells 临床评分

临床特点	评分
进展期癌症(6 个月内接受过治疗或近期接受过姑息性治疗)	1
瘫痪或近期下肢石膏固定	1
近期卧床 >3 天,或大手术后 12 周内	1
沿深静脉走行有局部压痛	1
整个下肢的水肿	1
与健侧相比,小腿肿胀 >3cm(胫骨粗隆下 10cm 处测量)	1
既往有 DVT 病史	1
下肢凹陷性水肿	1
有浅静脉的侧支循环(非静脉曲张性)	1
其他诊断可能性大于 DVT 者	−2

5. 诊断 根据病史、临床表现和辅助检查可对 DVT 作出诊断,但有些病人临床表现不明显甚至表现正常,对高度怀疑者应反复检查,方能作出诊断。此外,诊断 DVT 后,注意有无 PTE 的发生。DVT 诊断流程可参考图 89-1。

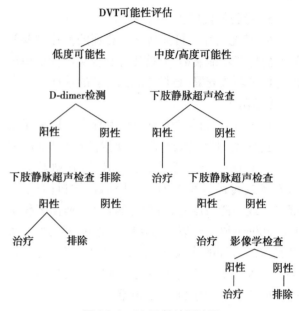

图 89-1 DVT 的诊断流程

【治疗】

DVT 一经确诊,应尽快治疗,以防血栓蔓延或引起肺栓塞。目前 DVT 的治疗主要包括抗凝、溶栓等非手术方法为主,一般情况下不需要安置下腔静脉滤器和手术取栓。

1. 抗凝治疗 抗凝仍然是 DVT 的标准治疗方法,能抑制血栓的蔓延,降低 PE 的发生率,改善预后,并能减少复发。目前常用的抗凝治疗是采用低分子肝素或普通肝素皮下注射:①普通肝素(在此专指肝素):肝素的起始剂量可以一次性给予 6 250U 静脉注射,随后根据部分凝血活酶时间(activated partial thromboplastin time,APTT)结果调整肝素剂量,肝素的治疗效果应尽快使 APTT 达到和维持抗凝前的 1.5~2.5 倍。②低分子肝素的应用:使用低分子肝素时大多数病人不需要实验室监测,推荐每小时皮下注射 1~2 次,但肾功能不全者和孕妇慎用,可考虑使用肝素。对于急性 DVT 病人,推荐皮下注射低分子肝素每 12 小时 1 次。③维生素 K 拮抗剂:属于香豆素类衍生物,可抑制维生素 K,推荐在治疗的第 1 天开始联合应用维生素 K 拮抗剂和低分子肝素或肝素。在 INR 达到 2.0 后停用肝素。

临床上对于高度怀疑 DVT 但未确诊的病人,如无禁忌,在等待检查结果期间,可考虑抗凝治疗,然后根据检查结果决定是否继续抗凝治疗。

2. 溶栓治疗　理论上可使用溶栓药物溶解静脉血栓(发病 3 天以内)，迅速减轻血管阻塞，但溶栓治疗可能增加出血的风险。而骨科大手术后发生 PTE 使用溶栓药物，出血危险更大，所以一般很少使用。推荐急性期严重的 PTE，在适当抗凝的情况下可考虑溶栓。溶栓首选尿激酶，后改用链激酶。除全身溶栓以外，可采用导管溶栓，一般仅用于严重的髂股静脉血栓形成。

3. 手术取栓　主要用于早期(3 天内)严重的近端 PTE，目前多采用带囊导管取栓，但手术后仍有复发可能。

4. 安置下腔静脉滤器　下腔静脉滤器可防止肺栓塞，但需终身抗凝，《深静脉血栓形成的诊断和治疗指南》不推荐常规应用腔静脉滤器；对于抗凝治疗有禁忌证或有并发症，或者经充分抗凝治疗仍反复发作血栓栓塞症的病人，建议放置下腔静脉滤器。

静脉血栓形成后综合征的治疗：PTS 的发生率为 20%~50%，治疗以穿戴压力梯度弹力袜为主，对下肢肿胀严重者，采用间歇加压治疗。

【预防】

根据《中国骨科大手术静脉血栓栓塞症预防指南》，现阶段应对所有下肢大型骨科手术病人进行积极预防，包括基本预防、机械预防和药物预防。对 DVT 高危病人应采用三种措施联合应用，有高出血危险的病人应慎用药物预防，以机械预防为主，辅以基本预防。

1. 基本预防

(1) 在四肢或盆腔邻近静脉周围的手术操作应轻巧、精细，避免损伤静脉内膜。

(2) 术后抬高患肢时，不要在腘窝或小腿下单独垫枕，以免影响小腿深静脉回流。

(3) 鼓励病人尽早开始足、趾的主动活动，并多作深呼吸及咳嗽动作。

(4) 尽可能早期离床活动。

2. 机械预防　包括足底静脉泵、间歇充气加压装置及压力梯度弹力袜。但在临床试验中，抗凝药物的疗效优于非药物预防措施，因此这些方法只用于有高危出血因素的病人或与抗凝药物联合应用以提高疗效。

3. 药物预防

(1) 术前 12 小时或术后 12~24 小时(硬膜外腔导管拔除后 2~4 小时)开始皮下给予常规剂量低分子肝素，或术后 4~6 小时开始给予常规剂量的一半，次日增加至常规剂量。现多主张使用低分子肝素钠或钙。

(2) 噻氯匹定(抵克力得，ticlopidine)是腺苷酸环化酶激活剂，抑制血小板黏附、聚集和释放反应，每次 250mg，每天 1~2 次，但可引起中性粒细胞减少。

(3) 沙格雷酯(安步乐克)是世界上首次开发合成的 5- 羟色胺受体选择性拮抗剂，即只拮抗 5-HT$_2$，可抑制血小板聚集。它不抑制 5-HT$_1$ 和 5-HT$_3$，从而避免了药物不良反应，每次 100mg，每天 2~3 次。

(4) 术前或术后当晚开始应用维生素 K 拮抗剂，用药剂量需要作监测，维持国际标准化比值(international normalized ratio，INR) 在 2.0~2.5，勿超过 3.0。

(5) 利伐沙班是 X 因子抑制剂，术后 6~10 小时开始，每次 10mg，每天 1 次。

上述任何一种抗凝方法的用药时间一般不少于 7~10 天，抗凝药物的联合应用会增加出血的可能性，故不推荐联合用药。此外，不建议单独应用低剂量普通肝素、阿司匹林、压力梯度弹力袜、间歇充气加压装置或足底静脉泵预防血栓，也不建议预防性置入下腔静脉过滤器。

与人工全膝关节置换术相比，人工全髋关节置换术术后的抗凝预防时限更长。全髋关节置换、髋部骨折手术后 DVT 高风险病人的预防时间应延长至 28~35 天。

第二节　晚期并发症

一、坠积性肺炎与泌尿道结石

(一)坠积性肺炎

骨科病人尤其是脊柱损伤、骨盆骨折、股骨近端骨折的病人一般需要长期卧床，而老年病人由于基础状况较差，采取保守治疗者较多，更增加了卧床时间，容易发生坠积性肺炎(hypostatic pneumonia)。

【临床表现与诊断】

1. 临床表现　肺炎症状如畏寒、高热、咳嗽、胸痛等症状可不明显，多表现为呼吸急促、食欲不振、嗜睡、意识模糊、反应迟钝等低氧血症的症状,病人痰液黏稠,咳痰困难,听诊喉部可有痰鸣音,肺部呼吸音减弱,可闻及干啰音或湿啰音。

2. 诊断　长期卧床的病人如有上述症状或体征应高度怀疑坠积性肺炎可能,结合血常规、痰培养或血培养检查细菌、胸部 X 线片或 CT、血气分析等检查,一般不难诊断。

【治疗】

抗感染治疗为主,同时加强病人的对症支持治疗和护理。

1. 在痰培养结果之前,采用广谱抗生素,推荐静脉滴注三代头孢类药物,待药敏试验结果后选取针对病原菌的有效抗生素。抗感染治疗不少于 2 周,可根据病情酌情与其他抗生素联合应用,待症状、体征以及实验室检查正常后,再继续治疗 3~5 天以防复发。

2. 可采用雾化吸入帮助排痰。

3. 治疗期间应予低浓度吸氧,补充营养。

4. 加强护理,勤翻身,鼓励病人咳痰。

【预防】

尽可能让病人减少卧床时间是最根本的措施,此外应让病人勤翻身、鼓励咳痰。行动不便者,应让家属或陪护帮助翻身、拍背等。

(二) 泌尿道结石

泌尿道结石是脊髓损伤病人后期常见的并发症。

【病因】

1. 低位脊髓损伤直接损伤支配膀胱和尿道的神经,引起排尿功能障碍。

2. 尿路感染。

3. 长期留置导尿管。

4. 脊髓损伤后下肢瘫痪,导致下肢骨的去矿化作用增强,尿钙增多。

【临床表现与诊断】

1. 临床表现　一般在脊髓损伤后 6 个月内易发生泌尿道结石,而且膀胱结石一般出现较早,肾结石出现较晚,通常在数年之后。病人可出现腰部胀痛、尿痛以及肾绞痛等泌尿结石的临床表现,但由于长期持续导尿以及病人长期卧床,脊髓损伤后的泌尿道结石表现可能并不典型。

2. 诊断　脊髓损伤后容易并发泌尿道结石,且终生都有发病可能,对疑似病例应做 B 超或 X 线检查。

【治疗】

可采用药物溶石、体外冲击波碎石、激光碎石

以及手术等,具体见泌尿系统相关章节。

【预防】

1. 尽早停止留置尿管,实行间歇导尿,每日饮水量控制在 1 500~2 000ml,间隔 4~6 小时导尿一次。

2. 定期更换导尿管,预防感染。

3. 根据尿动力学的结果应用恰当的排尿方式和药物,使膀胱保持低压贮尿($<40cmH_2O$)及低压排尿($<60cmH_2O$)的状态。

4. 定期行泌尿系统 B 超、尿常规检查。

5. 可口服预防结石形成的药物。

二、压迫疮

压迫疮(压疮)主要见于骨折后的中晚期,系外固定(石膏、小夹板)、长期卧床导致躯干或四肢皮肤受压而引起皮肤损伤,继而出现感染、坏死性改变。由于长期卧床导致四肢或躯干的骨骼突出部位的皮肤受压而造成的压迫疮又称为褥疮。

【临床表现与诊断】

1. 临床表现　外固定引起的压迫疮易发生在骨骼突出及石膏不平整部位的皮肤,当固定的肢体发生肿胀而未及时放松固定的时候更易发生;而褥疮多发生于无肌肉包裹或肌肉层较薄、缺乏脂肪组织保护又经常受压的骨突起处,如骶尾部、足跟以及股骨粗隆部位的皮肤。临床上将压疮分为四度:Ⅰ度,表皮无损伤,只是皮肤发红;Ⅱ度,表皮发红、出现大小不等的水疱,水疱易破溃,显露出粉红色湿润创面,但未损及真皮,伴有疼痛,无坏死组织;Ⅲ度,出现皮肤溃疡,深达真皮,但不超过皮肤全层,溃疡色泽浅黄或苍白,伴有渗出液和感染,可出现组织坏死;Ⅳ度,皮肤溃疡超过皮肤全层,甚至深达肌组织及骨,组织坏死发黑,可出现局部或全身性感染。

2. 诊断　根据病史及临床表现,诊断不难,但应排除其他皮肤疾病,发生感染时须做细菌培养。

【治疗】

根据临床分度,予以相应的治疗。

Ⅰ度:加强护理、保持皮肤干燥清洁,解除石膏或小夹板压迫,褥疮病人应勤翻身,以此改善皮肤受压缺血。局部可用 75% 酒精或生理盐水擦拭或外敷硫酸镁。

Ⅱ度:此期水疱易破裂,应严防感染,因此除以上措施外,避免摩擦皮肤导致水疱破裂,大的水疱可用空针抽吸,然后以无菌纱布覆盖。

Ⅲ度:此期皮损已达真皮层,应加强换药,预防

和控制感染。已发生感染者合理使用抗生素。如有皮肤坏死,应及时剪除。

Ⅳ度:除加强换药和使用抗生素治疗感染外,往往需要外科清创。如创面过大,待感染控制后行二期植皮。

【预防】

保持皮肤清洁、勤翻身,对长期卧床病人可使用气垫床。石膏或小夹板固定时,防止石膏凹凸不平或塑型不佳,缠包时松紧度合适。此外,应注意观察骨骼突出部皮肤情况,早发现早治疗。

三、创伤性骨化性肌炎

创伤性骨化性肌炎(myositis ossificans traumatica, MOT)系肢体遭受创伤(如骨折、手术等)后,肌肉组织出血,继而血肿机化,最终在肌肉组织中出现成熟骨的一种病症。

【病因】

肢体骨折、脱位(尤其是肘关节的骨折或脱位)或软组织创伤是最主要的原因,此外还和多次手法复位、手术创伤以及粗暴的按摩方式相关。

【临床表现与诊断】

1. 临床表现　创伤性骨化性肌炎好发于青壮年,以肘部多见,其次是髋、膝以及股骨。早期表现缺乏特异性,局部软组织出现肿块,可伴发热,疼痛可有可无,关节功能轻度受限。随着病情发展,局部肿块增大变硬,后期关节活动度明显受限,严重者仅存留轻微的活动度。

2. 诊断

(1) 30 岁以下的青壮年好发,男性多于女性。

(2) 有明确的创伤或手术史。

(3) 局部肿块、关节功能受限。

(4) X 线检查:早期(3~6 周)可见肌肉内有大片云雾状钙化阴影,可见骨小梁;中期(8 周以后)可见大量新生骨生成,边缘有致密骨质包绕;晚期(6个月以后)骨化局限,更加致密,与邻近骨之间出现明显的分界线。

(5) CT、MRI 检查。

(6) 核素骨扫描可帮助早期诊断,并能了解骨化的活跃度及成熟度,可作为手术的一项重要参考指标。

(7) 实验室检查:碱性磷酸酶(AKP)能反映成骨细胞活性。

【防治】

1. 早期治疗以预防为主,国外提出"RICE"方针,即休息(rest)、冰敷(ice)、加压包扎(compression)

和抬高(elevation)患肢。

2. 常用非甾体类抗炎药来抑制炎性反应。

3. 双膦酸盐,主要作用是抑制成骨。

4. 其他如放射性治疗、冲击波治疗等。

5. 以上治疗方式的临床效果,国内外都存在一定的争议,唯一确切有效的是手术治疗。手术治疗的时机一般在 6~12 个月之后,一般要求 AKP 降至正常、骨扫描正常或接近正常及 X 线片显示异位骨已生长成熟,这样可减少术中出血以及术后复发。

四、关节僵硬与创伤性关节炎

(一) 关节僵硬

关节僵硬(stiffness of joint)系关节损伤或患肢长时间固定导致关节周围组织渗出、水肿、纤维变性,继而发生纤维粘连,伴有关节囊和周围韧带、肌肉的挛缩,最终导致关节活动障碍,是骨折和关节损伤最常见的并发症。

【病因】

1. 关节外固定时间过长。

2. 患肢缺乏及时有效的功能锻炼。

3. 关节内积血,血肿机化引起广泛纤维性粘连。

4. 关节周围水肿、炎症、纤维性渗出增多。

【临床表现与诊断】

1. 临床表现　主要表现为关节活动度丧失,严重者仅有几度的活动范围,一般不会引起疼痛。随着关节僵硬的发展,关节附近肌肉可出现明显萎缩。医师在做检查时,被动活动关节可感明显阻力。

2. 诊断　询问病人受伤史、外固定时间以及功能锻炼情况,再根据临床表现一般不难诊断。但需要与创伤性骨化性肌炎、异位骨化相鉴别,行 X 线片检查可发现后两者有异位骨形成。此外,关节僵硬时,关节主动与被动活动都受限,且两者活动度基本一致,可借此与神经、肌肉损伤相鉴别,后者关节被动活动可以正常。

【治疗】

1. 非手术治疗　关节僵硬首先采用非手术治疗,最主要的就是加强僵硬关节的主被动活动。

2. 手术治疗　经过正规非手术治疗不能改善功能或治疗后功能仍然达不到病人要求的,可行关节松懈术。

【预防】

1. 合理使用外固定、加强功能锻炼。

2. 关节固定期间,应早期进行合理的功能锻炼,循序渐进,防止关节僵硬。

3. 关节内积血较多者,可穿刺抽吸,行加压包扎,以防血肿机化引起广泛粘连。

(二) 创伤性关节炎

创伤性关节炎(traumatic arthritis)系创伤导致关节软骨及其他关节内附属结构的变性破坏,最终演变成类似退行性骨关节炎的改变。创伤性关节炎的病理过程和临床表现与骨关节炎相似,但前者主要发生在青壮年,发病和关节创伤有直接关联。

【病因】

1. 关节内骨折(主要原因)。

2. 关节软骨、韧带、滑膜、关节囊等其他关节附属结构的急慢性损伤。

3. 其他原因 包括自身免疫反应、关节内异物存留等。

【临床表现与诊断】

1. 临床表现 早期关节疼痛,疼痛与关节活动有明显关系,休息后可明显缓解;后期关节反复肿胀,疼痛加剧,且逐渐频繁,可伴关节积液等,严重者遗留关节畸形。

2. 诊断 根据受伤史、发病年龄、临床表现以及 X 线片显示的骨关节炎表现,诊断一般不难,必要时可行关节镜检查。

【防治】

1. 一般治疗 避免关节的过度活动,急性期可卧床休息,制动患肢。

2. 物理疗法 包括红外线照射、超声波疗法、磁疗以及中医理疗等。

3. 药物治疗 常用的为非甾体类药物。另外,可应用硫酸软骨素、透明质酸等保护关节软骨的药物,早期应用效果较好。

4. 关节镜手术 关节镜手术不仅可以帮助诊断创伤性关节炎,还可以在关节镜下行关节清理术。此外,可利用自体软骨组织修复软骨面缺损,国外已开展自身软骨细胞的体外培养,达到可观数量后再行镜下移植,但价格昂贵。

5. 截骨和关节融合术 可缓解疼痛、改善症状,但创伤性关节炎病人大多为青壮年,手术会影响生活质量和劳动能力,应严格把握手术指征。

6. 关节置换术 能缓解疼痛并较好地保留关节功能,现在更倾向于用于治疗年龄较大、关节活动较少的病人。

五、缺血性肌挛缩

1881 年 Volkmann 描述了第 1 例前臂的缺血性肌挛缩(ischaemic contracture),也称为 Volkmann 缺血性肌挛缩(Volkmann's contracture),此症易发生于前臂骨折,也是骨筋膜室综合征的后遗症,严重影响肢体功能以致造成残疾。130 年来,虽然对其进行了大量的基础和临床研究,但发生率仍然较高,其发生很大程度上是由于骨科医师缺乏经验、疏于管理的结果,应加以杜绝。

【病因】

1. 血管因素 指骨折脱位致使主要动脉损伤,引起远端肌肉缺血坏死,常见的是肘、膝关节附近的骨折脱位,尤其是肱骨髁上骨折(伸直型),另外止血带使用不当导致的远端缺血也属于此类。

2. 直接损伤 是指暴力直接作用于肢体远端,导致肌肉出血水肿,如前臂骨折、胫腓骨骨折、挤压伤等。

3. 机械压迫 主要是指石膏、小夹板固定过紧,导致肌肉缺血。不论是哪一种原因,都可引起骨筋膜室综合征,造成肌肉缺血,不及时处理即可引起缺血性肌挛缩。

【临床表现与诊断】

1. 临床表现 缺血性肌挛缩多是骨筋膜室综合征未经及时、有效治疗的结果,其早期表现可参照"骨筋膜室综合征"章节。后期肌肉组织若已发生不可逆的损伤,即表现为肌肉挛缩、僵硬、无力,患肢功能障碍甚至残疾,可出现典型的爪形手或爪形足畸形(图 89-2)。

2. 诊断 根据病史(尤其是出现过骨筋膜室综合征者)、临床表现以及典型的肢体畸形,诊断不难。

【防治】

1. 本病一旦发生,治疗困难,应认识到本病的严重性,以针对病因预防为主,包括骨筋膜室综合征时及时切开减压,防止外固定过紧,对于肘、膝关节周围的骨折脱位应注意有无血管损伤。

2. 如已发生缺血肌挛缩,视受累肌组织的部位和挛缩严重程度,可行手术治疗,部分重建患肢功能,包括:软组织松解、肌腱延长术、肌腱移位术、前臂屈肌群起点移位术以及游离肌皮瓣移植术。组织松解术仅用于挛缩范围小、程度轻的患肢,且有一定的复发率。其他术式各有一定的优缺点,多适用于较为严重的病例。笔者早年曾采用前臂屈肌群起点移位术治疗前臂 Volkmann 缺血性肌挛缩患肢 7 例,其中 6 例获得比较满意的功能恢复,但手术创伤较大,术后手部握力可能降低。关于手术时机的选择存在一定争议,有些学者主张早期即病

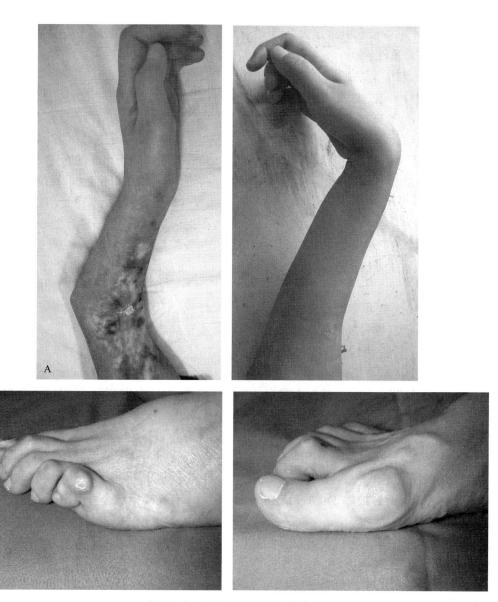

图 89-2　爪形手及爪形足畸形
A. 爪形手畸形；B. 爪形足畸形

程在1~3个月以上，最迟6个月即可行功能重建术，有些学者主张应在病情稳定后即病程在1年以后再行功能重建术。目前缺血性肌挛缩手术的主要问题还是术后功能恢复尚不十分理想，只能减轻病人的伤残，其功能恢复程度很大程度上还是取决于病人术前的功能情况。因此，笔者不得不再次强调本病主要在于预防，引用我国顾玉东教授的一句话提醒医师同道们："缺血性肌挛缩的发生是医生的耻辱，不是医生的无知，就是医生的无德。"

六、骨折愈合障碍

（一）骨折延迟愈合和不愈合

关于骨折不愈合（nonunion）的概念目前还未达到真正的共识，定义存在一定的主观性，主要在于对愈合时间上存在争议。美国食品和药品管理局（U.S.Food and Drug Administration，FDA）将骨折不愈合定义为：超过9个月时间骨折未愈合，且已连续3个月仍无任何进展迹象。而有些其他学者将超过6~8个月仍未愈合或超过正常愈合时间2倍仍未愈合的称为骨折不愈合。因此国外有学者认为，骨折不愈合应定义为：在无医师干预的情况下，没有明显愈合潜力的有症状的骨折。而对于骨折延迟愈合（delayed union），到底"延迟"多久，就更难定义了。因此笔者认为：超过预期的愈合时间骨折仍未愈合，且结果仍不明朗的骨折就可称之为延迟愈合。骨折延迟愈合和不愈合两者是一个延续性的过程，延迟愈合若超过一定的时间仍未愈合，即发展为不愈合。

【病因】

1. 机械性不稳定　包括固定不当（固定时间

及范围不够;固定不确实)、牵引过度导致断端分离、骨缺损以及骨质严重疏松。

2. 血供不足　包括严重创伤、过多的软组织剥离、血管损伤以及骨骼本身的血供特点。

3. 骨折断端接触不良　包括软组织嵌入、骨折断端对位对线不佳、骨缺损、断端分离。

除上述三大方面原因外,还包括一些其他局部或全身性因素,如高龄、营养不良、肥胖、吸烟酗酒、感染、代谢性骨病等。

【临床表现与诊断】

1. 临床表现　主要表现为患肢疼痛和活动障碍如肢体无力,无法负重,骨折不愈合者,可出现假关节活动等。

2. 影像学检查　X线片多能发现骨折延迟愈合和不愈合的可靠征象,骨科医师需仔细对比治疗前后的影像学检查。骨折延迟愈合的X线片显示骨折断端边缘不整、间隙增宽,骨痂质量差、数量少,但断端无硬化,髓腔未封闭。骨折不愈合的X线影像则表现为两种类型,即硬化型和萎缩型。硬化型骨折断端硬化,髓腔封闭,周围有增生的骨痂,常形成假关节;萎缩型骨折表现为骨折断端萎缩疏松,骨质吸收,断端间隙较大,无明显骨痂。除了X线片外,有时尚需要借助CT或3D-CT、MRI来帮助诊断和鉴别诊断。

3. 诊断　从之前的定义可以看出要诊断骨折延迟愈合和不愈合是比较困难的,由于骨折部位以及全身、局部因素不同,单靠愈合时间是无法正确诊断的,而临床表现也缺乏特异性。因此,对骨折延迟愈合和不愈合的诊断,更多地是要靠临床检查、影像学资料以及医师的丰富经验来综合判断。

【治疗】

包括非手术治疗和手术治疗两方面。

1. 非手术治疗

(1)低强度脉冲超声:该治疗方式自2000年美国FDA批准用于骨折延迟愈合和不愈合的辅助治疗以来,治愈率可达到85%。目前主要用于治疗陈旧性骨折、骨折延迟愈合和骨不连,对新鲜骨折促进愈合的作用效果会减低。

(2)震波治疗:高能震波在骨折断端附近通过空化效应,可击碎硬化的骨端,产生微骨折,以改善局部血运,同时可刺激局部成骨活性物质的生成和释放,促进成骨。据报道,其治愈率可达72%~80%。

(3)经皮注射成骨活性物质:如自体红骨髓和骨形态发生蛋白(BMP)。FDA已批准BMP-7用

于治疗骨折不愈合的多中心临床实验,但治疗中有引起异位骨化的风险。

(4)其他:包括点刺激疗法、磁疗等。

2. 手术治疗　骨折延迟愈合经过上述治疗后仍然不愈合者,一般多需手术治疗。

(1)更换固定方式:骨折不愈合最常见的原因是骨折断端缺乏牢靠的固定。可采用加压钢板、髓内钉固定,恢复对位对线、重新稳定骨折。

(2)植骨:植骨术用于治疗骨折不愈合的历史久远,是治疗骨折不愈合的一个重要方面,特别是在萎缩型骨折不愈合中,骨折断端的成骨能力极差,通常需要植骨才能愈合。

(3)此外,感染会严重影响骨折愈合,因此在治疗骨折不愈合时必须清除感染灶,必要时给予局部或全身性抗感染治疗。

(二)骨折畸形愈合

骨折畸形愈合(malunion)是指骨折在非功能位的愈合,存在成角、旋转或重叠畸形。骨折畸形愈合的定义是从功能意义讲的,因此未达到解剖复位者并非都是畸形愈合,而只将影响肢体功能的错位愈合归为骨折畸形愈合。

【病因】

骨折畸形愈合可由于骨折复位不佳、固定不牢靠以及过早的负重,骨折断端受肌肉牵拉、肢体的重量以及不恰当的负重所致。如肱骨髁上骨折,常出现肱骨内侧皮质对合不佳,加之旋前圆肌的牵拉及上肢外展时骨折端受到前臂重量的影响,容易形成肘内翻畸形。

【临床表现与诊断】

1. 临床表现　畸形愈合主要表现为肢体功能障碍,因骨折的位置、畸形的种类及程度的不同,功能丧失的程度也不相同。此外,骨折畸形愈合可能影响形体美观,这也是许多病人就诊的重要原因。

2. 诊断　根据骨折畸形愈合后肢体的功能障碍、外观以及影像学表现,容易作出诊断。

【治疗】

骨折畸形愈合和不愈合不同,骨折断端已经愈合或基本愈合,治疗的目的是恢复患肢功能,因此需要严格把握适应证,并不能单纯因为形体美观或少许的功能丧失而盲目手术,否则不仅增加病人痛苦,甚至可能加重功能障碍。畸形较轻,对功能影响不大者,可不予处理。同时,在儿童骨折的畸形愈合,由于儿童在生长发育过程中骨骼的塑形能力强,常能将骨折畸形愈合全部或部分矫正,因此只有畸形明显、预计很难自行矫正者才考虑手术治

疗。骨折畸形愈合的治疗主要为手术矫形,但如骨折愈合时间在2~3个月,骨痂尚不坚固时,可手法折骨,将其在原骨折处折断,重新复位及固定。若骨痂已经成熟,则应行截骨矫形术,根据畸形的位置和程度,截骨的大小及部位也不相同。对短缩畸形者,可通过骨延长术恢复或减轻畸形,笔者所在科室通过外固定器行"骨搬运",效果良好。

(蒋电明)

参 考 文 献

[1] GURD A R, WILSON R I. The fat embolism syndrome [J]. J Bone Joint Surg Br, 1974, 56B (3): 408-416.

[2] ELLIOTT K G, JOHNSTONE A J. Diagnosing acute compartment syndrome [J]. J Bone Joint Surg Br, 2003, 85 (5): 625-632.

[3] MALINOSKI D J, SLATER M S, MULLINS R J. Crush injury and rhabdomyolysis [J]. Crit Care Clin, 2004, 20 (1): 171-192.

[4] GONZALEZ D. Crush syndrome [J]. Crit Care Med, 2005, 33 (1 Suppl): S34-S41.

[5] 吴庆华, 董国祥, 罗小云. 深静脉血栓形成的诊断和治疗指南 (2007 年版)[J]. 中华普通外科杂志, 2008, 23 (3): 235-238.

[6] DEITELZWEIG S B, MCKEAN S C, AMIN A N, et al. Prevention of venous thromboembolism in the orthopedic surgery patient [J]. Cleve Clin J Med, 2008, 75 suppl 3: S27-S36.

[7] 邱贵兴, 戴尅戎, 杨庆铭, 等. 预防骨科大手术后深静脉血栓形成的专家建议 [J]. 中华骨科杂志, 2005, 25 (10): 636-640.

[8] HANSEN R B, BIERING-SØRENSEN F, KRISTENSEN J K. Urinary calculi following traumatic spinal cord injury [J]. Scand J Urol Nephrol, 2007, 41 (2): 115-119.

[9] HOLDEN C E. The pathology and prevention of Volkmann's ischaemic contracture [J]. J Bone Joint Surg Br, 1979, 61-B (3): 296-300.

[10] 顾玉东. 如何治疗肱骨髁上骨折防治前臂缺血性肌挛缩 [J]. 中华手外科杂志, 2007, 23 (3): 129-130.

[11] ANDERSON D D, CHUBINSKAYA S, GUILAK F, et al. Post-Traumatic Osteoarthritis: Improved Understanding and Opportunities for Early Intervention [J]. J Orthop Res, 2011, 29 (6): 802-809.

第九十章
上肢骨折与关节脱位

第一节　肩　部　损　伤

上肢借肩带与躯干相连,其前侧通过锁骨与胸骨相关节,为真正的关节连接;后侧则通过肩胛骨以强大的肌肉与躯干相连接。这种结构是肩部活动范围极大,使上肢功能极具灵活性的解剖学基础。

一、锁骨骨折

锁骨骨折(fracture of the clavicle)在肩部创伤中最为常见,约占全身各种骨折的 6%。在婴幼儿常为青枝骨折,在成人则为完全性骨折。

【创伤机制】

锁骨呈 S 形,其近心段向前凸,远心段向后凹,中 1/3 段为移行部,横截面由棱柱形移行为扁平形。肩外侧受力,如跌倒、碰撞时,应力间接传导至锁骨,造成锁骨斜行、短斜行或楔形骨折;如果锁骨前上方遭到直接打击,暴力将造成锁骨横行、短斜行、蝶形或粉碎性骨折。

【分类】

按解剖部位将锁骨骨折分为三个类型:锁骨中 1/3 骨折,约占锁骨骨折的 80%,有典型的骨折移位和畸形;锁骨内(近)1/3 骨折,最少见,多无明显移位;锁骨外(远)1/3 骨折,喙锁韧带完整,骨折位于其外侧者,多无明显移位。位于韧带止点的骨折,多伤及韧带,骨折也发生移位。

【创伤病理】

骨折端出血形成血肿,局部饱满和肿胀;锁骨解剖连续性丧失,近端受胸锁乳突肌牵拉向后上方翘起,远端因上肢重力的牵拉而向下移位;外力加上锁骨下肌的痉挛收缩使骨折端彼此重叠,锁骨短缩,锁骨后下方的骨膜仍保留良好的连续性。移位

严重的骨折端可以刺破皮肤,形成开放性骨折,甚至损伤锁骨下血管及臂丛神经。如果直接暴力过于强大,可同时造成上位肋骨骨折;肩部在暴力作用下向外下方移位,牵拉臂丛导致神经损伤。

【临床表现与诊断】

伤者常持自然保护体位:用健手托扶伤肢,头颈向伤侧倾斜,使患侧肩部低于健侧,以此减轻锁骨骨折所造成的疼痛。患侧锁骨上凹肿胀,触诊骨折处有明显疼痛及骨擦音,病人常拒绝做伤肢的任何活动。合并血管神经损伤的病例,可能出现相应的血液循环和神经支配障碍。拍摄正位 X 线片可以确定诊断,明示骨折的类型及移位情况。

【治疗】

多数锁骨闭合性骨折可以非手术治疗,因为锁骨骨折容易愈合。文献报道,非手术治疗者锁骨骨折的不愈合率低于 1.0%,比手术治疗不愈合率低(3.7%)。再则,非手术治疗虽然未能使骨折解剖复位,但畸形愈合并不影响其功能。

手法复位时,令病人双肩部向后伸展,纠正骨折的重叠移位,常能使骨折复位,用 8 字石膏绷带维持固定,直至骨折愈合。嘱病人日后常以双手插腰,保持双肩外展后伸,有助于维持骨折复位,还能避免石膏绷带的下缘压迫皮肤,提高病人的顺应性。用于固定的还有 T 形板或各种锁骨带,目的是维持肩部后伸,使骨折端制动,减少疼痛。8 字绷带的松紧要合适,避免发生腋下皮肤压疮。固定时间以 3~4 周为宜。

锁骨骨折手术治疗的适应证包括:骨折端之间有软组织嵌入,手法复位难获成功;合并神经、血管

损伤,需要手术处理;骨折不愈合需要切开复位内固定,同时植骨。相对手术适应证包括:合并喙锁韧带损伤的锁骨外1/3骨折;职业特殊,如演员、模特等需要保持形体美观者。

锁骨骨折切开复位内固定有髓内固定(图90-1)和髓外固定(图90-2)两种方法,可以根据骨折的部位、类型以及手术医师的偏好和经验,进行个体化选择。锁骨外侧端骨折时,近端骨片因肌肉牵拉而向上移位,采用钩钢板固定(图90-3)可以取得比较好的效果。

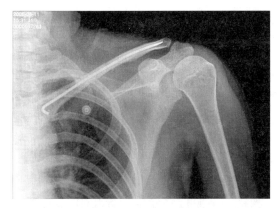

图90-1 左锁骨骨折,弹性钉内固定,术后X线片

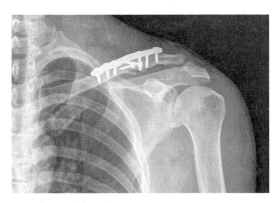

图90-2 左锁骨骨折,切开复位钢板螺钉内固定,术后X线片

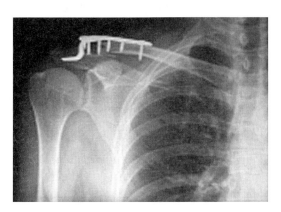

图90-3 右锁骨外侧端骨折,切开复位钩钢板固定,术后X线片

二、肩锁关节脱位

肩锁关节脱位(dislocation of the acromioclavicular joint)多发生于青壮年,约占肩部创伤脱位的12%。

【应用解剖】

肩锁关节由锁骨的肩峰端和肩胛骨的肩峰关节面构成,为凹面关节;或呈垂直方向,或不同程度地向外侧倾斜,各占一半;约20%的肩锁关节有纤维软骨盘。关节囊薄弱,但其上方有肩锁韧带、斜方肌和三角肌腱纤维加强;锁骨下方强劲的喙锁韧带(有斜方韧带及锥形韧带两部分)维持着肩锁关节的稳定性。肩锁关节参与肩部各方向的活动,但活动度不大。

【创伤机制】

损伤原因多为跌倒、肩部直接着地;肩部外上方遭到直接打击或碰撞也可造成肩锁关节脱位。肩部在外力作用下向下方移位,而锁骨内侧端因第1肋骨的阻挡而不能下移,结果应力集中在肩锁关节和喙锁韧带,造成该关节捩伤、半脱位或脱位。

【创伤病理】

轻度损伤者,肩锁关节外观完好,仅关节囊及肩锁韧带捩伤,纤维结构部分断裂,但关节内积血,周围组织肿胀。中度损伤者,关节囊及肩锁韧带完全断裂,但喙锁韧带仍然完好,结果肩锁关节前后方向的移动性加大,亦或出现向上的半脱位。重度损伤者,喙锁韧带、附着于锁骨远端的斜方肌和三角肌纤维断裂,导致关节完全脱位。如果喙锁韧带完好,喙突却撕脱骨折,肩锁关节也会完全脱位;偶尔也有合并锁骨外侧端肩峰关节面边缘撕脱骨折的。

【分类】

Weaver & Dunn(1972年)根据创伤程度及表现将Alman(1967年)的分型扩展为三型。

Ⅰ型:关节结构损伤,但关节囊及韧带未断裂。肩锁关节局部肿胀、压痛,但没有畸形;X线片阴性,即使手持重物行应力位摄片也没有阳性发现。

Ⅱ型:关节囊及肩锁韧带完全撕裂,而喙锁韧带完好,关节半脱位。局部肿胀明显,有压痛和活动痛,锁骨前后方向的活动度加大,按压其远端有浮动感。X线检查关节间隙增宽(正常时为1.1~1.3mm),双手持重物拍双肩正位X线片,可清晰显示肩锁关节半脱位。

Ⅲ型:关节囊、肩锁韧带、喙锁韧带完全断裂,肩锁关节完全脱位。关节局部明显肿胀压痛,波及锁骨下区,喙突处压痛明显,锁骨肩峰端凸于皮下,呈台阶状畸形,锁骨上下及前后活动度加大。X线片显示锁骨外端明显上移,关节脱位,关节间隙增宽,达 5mm 以上。

Rockwood(1974 年)在此基础上又增加了三个类型,成为六个类型。所增加的三个类型均为完全性脱位,只是损伤和移位程度更加严重,锁骨端分别向后穿入斜方肌、向上脱位至颈部皮下、向下脱位至喙突下,在临床上均极为罕见。

【临床表现与诊断】

外伤后肩锁关节局部肿胀、压痛,肩部活动时引发疼痛。脱位明显者,体检可见锁骨外侧端隆起于皮下。诊断上主要依赖 X 线检查,拍摄双侧肩关节前后位 X 线片多能明确诊断,临床可疑病例,可以令病人双手提重物,站立位拍双肩正位片,就能发现肩锁关节损伤的迹象。

【治疗】

Ⅰ型:对症进行非手术处理,包括服用活血止痛药物、早期局部冷敷、晚期热敷,外用消肿散瘀药物,颈腕带或三角巾悬吊制动,患肢避免运动 1 周。症状消失后开始功能练习,预后良好。

Ⅱ型:多采用非手术治疗。锁骨外侧端向下、肘部向上施压,使肩锁关节复位,用医用橡皮胶带、弹力绷带以及各种加压背带固定,制动肢体维持复位。通常固定 4 周,以容许撕裂的关节囊和韧带愈合。2~3 个月内患肢避免提重物。治疗后即使遗留有半脱位,也多无症状和功能障碍。

Ⅲ型:可采取与Ⅱ型相同的非手术疗法。尽管晚期仍多有畸形存在,但症状和功能丧失都不明显。文献报道的 0 度位牵引治疗也取得较满意的结果,但卧床时间长,需要病人忍耐和配合。

肩锁关节脱位究竟要不要手术治疗,一直存在争论。不过,纵观临床比较研究的文献报道,多数学者还是认为非手术治疗是主要的治疗方法,除非有明确的手术适应证:40 岁以下病人、肩锁分离超过 2cm;保守治疗结果差需要进一步处理者。手术治疗的方式有以下几类:肩锁间固定;喙锁间固定;韧带修复或重建;肌肉移位动力重建;锁骨外侧端切除;肩锁关节融合。近年的趋势是几类方法的联合使用。

相比较而言,肩锁关节间固定、修复或重建韧带的方法优于喙锁间固定的术式,后者术后脱位复发率达 9%。陈旧性肩锁关节脱位和保守治疗失败者,如果疼痛严重,以锁骨远端切除及韧带重建为宜。临床上应根据伤者的年龄、合并损伤情况、伤者的要求、技术和设备条件来决定手术方式,贸然手术可能比非手术治疗结果更糟。

三、胸锁关节脱位

胸锁关节脱位(dislocation of the sternoclavicular joint)在临床上较少见。在肩部创伤中胸锁关节前脱位仅占 0.5%,在各种脱位中占不到 3.0%;胸锁关节后脱位更为罕见,仅占各种脱位的 0.1%。

【应用解剖】

胸锁关节由锁骨的胸骨端及胸骨柄的锁骨切迹所构成,为球窝状关节,关节腔被纤维软骨盘分隔成两部分。关节囊四周有韧带加强:前侧为胸锁前韧带,后侧为胸锁后韧带,上方为锁骨间韧带,下方为肋锁韧带。锁骨下肌为动力性稳定结构。胸锁关节虽小,却有三轴的运动,为上肢活动的轴心。前后运动发生在胸锁关节下腔,可使锁骨有前后 10cm 的运动;上下运动发生在关节的上腔,可使锁骨做上下各 20° 的运动;旋转活动时,两个关节腔均参与,可使锁骨有 60° 的前后旋转活动。

【创伤机制】

胸锁关节脱位多发生于青壮年,系激烈运动中碰撞肩部所致,也可发生于摩托车事故中。肩的前外方或后外方遭受强力冲击,应力沿锁骨传导至胸锁关节,使锁骨的胸骨端发生脱位。来自前外方的外力迫使肩胛骨沿胸壁急骤内移,同时带动锁骨肩峰端急骤向后,而在锁骨的胸骨端形成向前的分力,造成胸锁关节向前脱位。来自后外方的外力使锁骨肩峰端急骤前移,在锁骨胸骨端形成向后的分力结果造成胸锁关节后脱位。

【创伤病理】

轻微损伤者,关节囊部分纤维断裂,关节纤维软骨盘和肋锁韧带完好;胸锁关节外观完整,关节肿胀、积液,但不发生脱位。严重损伤者,关节囊及其加强韧带完全破裂,纤维软骨盘撕裂,关节完全脱位,局部有明显血肿。严重的后脱位可伤及上纵隔内的血管、气管等重要组织结构(图 90-4)。

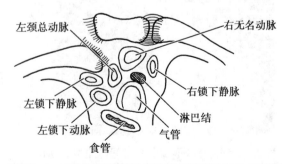

图 90-4　左胸锁关节脱位后所毗邻的器官结构示意图

【分型】

胸锁关节脱位依脱位方向,可分为前脱位和后脱位两个类型。前脱位常见,但合并损伤甚少;后脱位罕见,但合并上纵隔损伤的发生率可高达25%,远较前脱位严重。Rockwood(1974年)按损伤程度,将胸锁关节脱位分为三型:Ⅰ型,关节轻度挫伤,无脱位;Ⅱ型,关节中度损伤,半脱位;Ⅲ型,关节严重损伤,完全脱位。

【临床表现与诊断】

胸锁关节肿胀、压痛、肩胛沿胸壁内外移动时会引起剧烈疼痛。前脱位时,锁骨内侧端凸于皮下,极易发现和触及;后脱位时,锁骨内端移位至胸骨柄后侧,触诊关节有空虚感,而胸骨的颈静脉切迹(上切迹)则于皮下凸出。常规X线片检查常不易判断,特别是后脱位,极易漏诊。CT检查是诊断胸锁关节损伤最佳的影像学检查方法。

【治疗】

对于Ⅰ型、Ⅱ型损伤,保守治疗预后良好。损伤急性期予局部冷敷,内服或外敷活血散瘀的药物,伤肢颈腕带或三角巾悬吊制动,症状消失后逐渐增加活动。

Ⅲ型损伤,首选闭合复位。前脱位者,令其仰卧,用布卷将患侧肩胛间垫起,用另一布单绕过胸部以做对抗牵引,患肩外展90°,实施上肢牵引,在肩关节后伸的同时,用手指将脱位的锁骨内端压向后方,感觉到声响意味着已经复位。复位后稳定者,仅以8字绷带或各种带有锁骨内端加压垫的锁骨带固定,固定时间3周以上。一般而言,前脱位容易整复,但极不稳定。非手术治疗的结果是常遗留有半脱位或复发性脱位,但晚期功能结果均较好。后脱位的闭合复位方法同前脱位,只是不必按压锁骨内端。复位困难者,可以在麻醉后用巾钳经皮夹住锁骨中段,向前提拉以复位,多能成功。后脱位整复后均较稳定,用8字绷带固定3周。

闭合复位不成功或脱位复发者,可以考虑切开复位内固定:修复破裂的关节囊及肋锁韧带;用螺钉或张力带钢丝将复位的锁骨端固定在胸骨上。手术难以复位及固定者,有人建议切除1~4cm锁骨内侧端。由于会造成上肢无力,多数人并不推崇。

四、肩胛骨骨折

肩胛骨骨折(fracture of the scapula)仅占肩部创伤的10%~20%。原因是肩胛骨的前后均被肥厚的肌肉所包绕,形成一个保护性软垫,不容易骨折。

【创伤机制】

肩胛骨骨折多由强大暴力所引起,常合并肩部附近器官和组织的损伤,如肋骨骨折、胸部损伤。合并的损伤可能比肩胛骨骨折更重要,需要紧急处理。

直接暴力引起的骨折多发生于肩胛体下部,骨折呈横行、斜行或粉碎性。由于肌肉被覆的关系,肩胛体骨折多无明显移位;如果骨折发生在肩胛骨的腋缘或脊柱缘,骨折片可因肌肉的牵拉而发生不同程度的移位。

当暴力作用于上肢,通过肱骨间接传导到肩胛骨的盂和颈时,可造成肩胛颈骨折。多数骨折位于肩胛上切迹处,起自喙突的内侧,向下通过肩胛颈止于肩胛骨腋缘,喙锁韧带完好无损,骨折无明显移位。如果骨折起于喙突的外侧,或者虽然发生于喙突内侧方,但同时有喙锁韧带损伤,骨折片在上肢重力的作用下明显向内下方移位。

附着在肩盂的肱三头肌如果强烈收缩,会造成盂下结节撕脱骨折;肩关节脱位时肱骨头撞击肩胛盂边缘,则可导致肩胛盂缘骨折。此类情况时骨折块通常都比较小。当暴力经肱骨传导而撞击肩胛盂时,可造成肩胛盂关节面的骨折,常为压缩性或粉碎性骨折。

如果造成肩锁关节脱位的暴力没有引起喙锁韧带断裂,则可能造成喙突撕脱骨折;当附着在喙突上的肱二头肌、喙肱肌及胸小肌强烈收缩时,也可以造成喙突的撕脱骨折,骨折多发生于喙突基底部,移位常常比较明显。

【临床表现与诊断】

肩胛骨体部骨折者,肩胛部伤后迅速肿胀、疼痛,肩部因而不敢主动活动,体检发现肩胛体部有明显触痛,有时能感知骨擦音。肩胛正位X线片能显示骨折的具体情况,为减少肩胛与胸壁相重叠,拍片时肩关节外展,影像更清晰。可疑者,拍肩胛骨切线位X线片或CT扫描以明确诊断。

肩胛颈骨折者,伤后肩部肿痛,活动受限,腋下压痛明显,可闻及骨擦感。骨折向内下方移位者,肩峰凸于皮下,呈方肩畸形,肘部向上托扶可使畸形消失,此与肩关节前脱位不同。正位X线片能够确诊,必要时可拍腋位片。

肩胛盂骨折位置比较深,临床上表现为伤后肩部肿痛、主被动活动受限、肩周有压痛,如果同时有肩脱位,体检时可发现有方肩畸形、弹性固定等体征。X线检查,特别是腋位X线片有助于确诊,肩胛盂关节面损伤的细节在CT片上显示得更清晰(图90-5),有助于制订治疗方案。

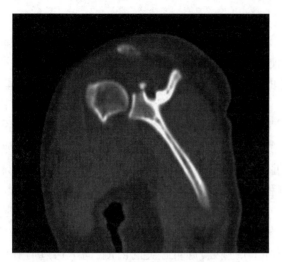

图 90-5 肩胛部 CT 扫描显示肩胛盂骨折

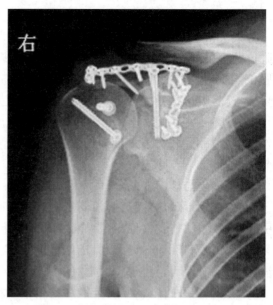

图 90-6 肩胛颈骨折切开复位钢板内固定,术后 X 线片

喙突骨折者,锁骨下窝处肿胀,局部压痛,深呼吸时胸小肌牵拉喙突引起局部疼痛,对抗阻力屈曲肘关节或外展肩部均可因肱二头肌短头及喙肱肌牵拉骨折部而引起疼痛。拍正位 X 线片时,球管向头侧倾斜 30°,喙突有骨折即可清晰显现。腋位 X 线片也能显示喙突骨折。

【治疗】

没有移位的肩胛体和肩胛颈骨折,多行非手术治疗:先用颈腕带或三角巾悬吊患肢 2~3 周,然后进行功能锻炼;对症服用活血散瘀药物,有助于消肿止痛。骨折移位者应予复位,手法推挤或改变上肢体位减少肌肉牵拉,使之复位,然后用颈腕带、三角巾或外展支具制动,亦可行上肢外展位牵引,以维持复位。4 周后去除固定或牵引,进行功能锻炼。骨片间有肌肉软组织嵌夹、不能手法复位或闭合复位不满意者,应行手术复位内固定治疗(图 90-6)。不过,肩胛体血运丰富,骨折后愈合迅速,预后良好,即使畸形愈合也不会引起显著功能障碍。

肩胛盂缘骨折常常随着肩关节脱位的整复而自然复位。重要的是,复位后固定的时间要充分,通常为 4 周,让骨折牢固愈合,以防肩关节脱位复发,造成习惯性脱位。肩胛盂关节面骨折除非无移位都应切开复位内固定,以确保关节面的解剖复位。这不仅是恢复正常关节功能的前提,也能防止发生肩关节不稳定。

无移位的喙突骨折宜用颈腕带或三角巾悬吊患肢 2~3 周,而后进行关节功能练习,预后良好。移位明显,特别是合并肩锁关节脱位者应行手术治疗,行切开复位螺钉内固定,使喙突骨折和肩锁关节脱位都得到治疗。喙突骨折波及肩胛体和肩盂时通常有移位,须手术复位内固定。

五、肱骨近端骨折

肱骨近端骨折(fracture of the proximal humerus)是一组累及肱骨头颈、大结节、小结节或干骺端不同部位、不同机制、单一或各种组合的骨折,占各种骨折的 2%~3%。

【解剖与分类】

肱骨近端由肱骨头颈、大结节、小结节、干骺端四部分组成。Neer 正是根据骨折的解剖部位、骨折块数目和移位程度将肱骨近端骨折分为四部分六个类型,因为能反映创伤的严重程度和肱骨头部的血运状况,对预后的判断及治疗方法的选择有指导意义,临床上应用比较广泛。分类将移位定义为骨折块移位 >1cm 或骨折端之间成角 >45°。

第一型:轻度移位骨折。骨折的部位和骨折块的数目不论,只要骨折无移位或仅有轻微移位,均属一部分骨折。这类骨折软组织损伤轻微,骨折断端或有嵌入,较为稳定,约占肱骨近端骨折的 85%。

第二型:关节端移位骨折。肱骨解剖颈骨折移位,形成两个分离的骨折块,为二部分骨折。肱骨头血运受到破坏,容易发生骨不愈合或肱骨头坏死。

第三型:骨干段移位骨折。如果仅肱骨外科颈骨折移位,为二部分骨折;如合并大结节或小结节骨折移位,则为三部分骨折;如大、小结节同时骨折移位,即为四部分骨折。

第四型:大结节移位骨折。单纯肱骨大结节骨折移位,为二部分骨折。由于肱骨大结节的三个面上分别有冈上肌、冈下肌和小圆肌附着,当大结节整个或其某个面撕脱,且肩袖纵行撕裂,骨折块向上移位。如同时发生肱骨外科颈骨折移位,而小结节完好,即为三部分骨折,受肩胛下肌牵拉,肱骨头将内旋。如小结节也有骨折移位,则为四部分骨折。

第五型:小结节移位骨折。小结节上有肩胛下肌附着,受肌肉牵拉发生撕脱骨折并移位,则为二部分骨折,临床上少见。如果合并外科颈骨折移位,即为三部分骨折。近侧骨折段失去肩胛下肌的附丽,因冈上肌、冈下肌和小圆肌的牵拉引发外展外旋畸形。如果大结节同时有移位骨折,则为四部分骨折。

第六型:肱骨近端骨折合并肩关节脱位。Neer进一步将其细分为三型。①肩关节前脱位合并大结节骨折移位,为二部分骨折脱位;如再合并肱骨颈骨折,则为三部分骨折脱位;如小结节也骨折,则为四部分骨折脱位。三、四部分骨折脱位将严重影响肱骨头血运,导致肱骨头缺血坏死。②肩关节后脱位合并小结节骨折移位,为二部分骨折脱位;如同时合并肱骨颈骨折,则为三部分骨折脱位;如大结节一并受累,则为四部分骨折脱位。三、四部分骨折脱位时肱骨头严重缺血,容易发生肱骨头缺血、坏死。③肩脱位合并肱骨头关节面骨折,后者系肩关节脱位时肱骨头与关节盂缘碰撞所致,可以是关节面压缩,也可以是劈裂骨折。肩关节前脱位时,骨折位于肱骨头的后外方,而后脱位时在其前内侧。

【临床表现与诊断】

外伤后肩部疼痛,迅速肿胀,肩关节周围及肱骨近端部位有明显触痛和压痛,叩击肘部亦能引起肩部疼痛。肩部的主、被动活动都因疼痛而受限。肩部畸形常常因明显的肿胀及肥厚的肌肉所掩盖而难以发现。合并血管神经损伤者出现相应的症状和体征。X线检查可以确诊,除拍肩关节正位片以外,有时尚需拍摄肩关节穿胸位及腋位X线片(图90-7)。

【治疗原则】

1. 一部分骨折 骨折无明显移位,软组织损伤轻,只需非手术治疗,患肩可以用颈腕带或三角巾悬吊3周,然后进行功能练习。

2. 二部分骨折 肱骨外科颈骨折移位,先行手法整复,复位成功后患肩用石膏、支具制动,3~4周后去除,进行肩关节功能练习;手法复位不成功,则行切开复位螺钉、钢针或钢板内固定,术后早期进行关节功能练习。大结节骨折移位,手术切开复位,螺钉或钢丝张力带固定,缝合撕裂的肩袖,术后

早期进行肩关节功能锻炼。小结节骨折移位,切开复位,钢丝或螺钉内固定。

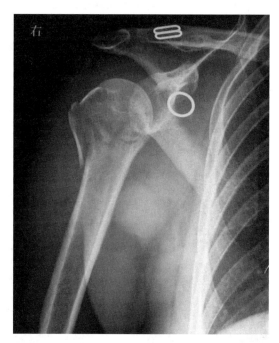

图90-7 肩关节正位X线片显示肱骨近端骨折

老年人肱骨解剖颈或外科颈骨折,不必进行复位、制动,以免造成肩关节僵硬。治疗时伤肢以三角巾或颈腕带悬吊,立即进行悬垂位肩关节功能锻炼。骨折即使畸形愈合,仍可望保留较好的肩关节功能。青壮年肱骨外科颈骨折,利用完整的软组织附着当铰链,大多数骨折可以手法复位。方法是:将患肢置于体侧,顺畸形方向牵引,腋下做反牵引,术者一手在肱骨颈部向后加压,另一手置于肘部,在保持牵引的同时令上臂前屈,使之过顶,骨折多能复位,骨折端已紧紧咬合,X线透视证实后将上肢徐徐放回胸前,以医用橡皮胶带或绷带包扎固定。注意在腋下放置衬垫,以防汗液浸渍。3~4周后去除固定,进行肩关节功能锻炼。肱骨颈骨折合并肩关节前脱位并不常见,可以尝试手法复位,但难以成功,多需切开复位内固定,而且肱骨头缺血坏死发生率比较高。

3. 三部分骨折 闭合复位成功的可能性不大,应切开复位内固定。目前临床上多采用锁定钢板固定骨折,利用它所具有的角稳定性,为骨折块提供稳定的固定,允许术后早期开始肩关节活动锻炼,恢复功能。

4. 四部分骨折 骨折片相互分离,即便切开复位内固定,难度也比较大。应用锁定钢板进行内固定,有望取得良好的效果(图90-8)。由于肱骨头血供遭到破坏的缘故,骨折愈合后仍可能发生肱骨头

缺血、坏死,但功能影响不大,往往都在病人能够忍受的范围之内。骨折严重粉碎,尤其是肱骨头无法保留、骨折愈合无望的老年骨质疏松病人(图90-9),治疗上应考虑行人工肱骨头置换术,只要术中注意假体的准确高度和位置,仔细修复肩袖,术后鼓励病人早期功能锻炼,多能获得良好的功能恢复(图90-10)。

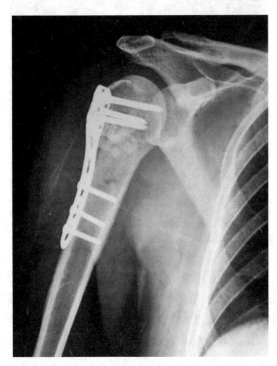

图90-8 肱骨近端骨折切开复位锁定钢板内固定,术后X线片

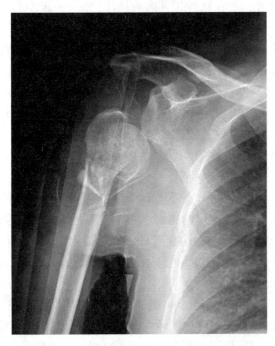

图90-9 肱骨近端四部分骨折,合并脱位、严重骨质疏松,伤后X线片

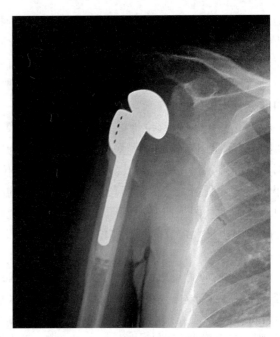

图90-10 人工肱骨头置换,术后X线片

六、肩关节脱位

肩关节脱位(dislocation of the shoulder joint)约占全身关节脱位的40%,仅次于肘关节脱位。肩关节脱位可发生于各个年龄组,但大样本的统计表明,其发生高峰年龄为20~30岁及50~70岁,男性发生率高于女性。肩关节脱位按脱位方向可分为四种类型:前脱位、后脱位、上脱位及下脱位。前脱位最为多见,约占肩关节脱位的95%,男性多于女性,其比值为(4~5):1。

(一)肩关节前脱位

【创伤机制与分类】

肩关节处于外展外旋位时跌倒或受到撞击,轴向或后伸的暴力经肱骨传导至肩关节。如暴力足够大,肱骨头可穿破前下方关节囊,造成前脱位。肌肉强力收缩,如癫痫大发作、电休克时,肌肉的强烈牵拉也可造成肩关节前脱位。由于外力的方向和大小不同,损伤时肩关节所处的位置不同,脱位后肱骨头的位置因而存在差异。根据脱位后肱骨头所处位置将肩关节前脱位分为喙突下脱位、盂下脱位、锁骨下脱位和胸腔内脱位四种。

【创伤病理】

关节囊的前部或前下部撕裂,可以连同关节盂唇一并撕脱。在年轻病人,脱位的肱骨头位于肩胛颈的前侧、肩胛下肌的深面,肩胛下肌肌腹或附丽处损伤,可不同程度地自肩胛骨前面剥离。在老年病人,脱位的肱骨头可穿破肩胛下肌到达其浅面,靠近喙突。脱位过程中,肱骨头撞击关节盂,或者造成肩胛盂前部关节面压缩骨折,或者导致肱骨头后外侧压缩骨折。如果损伤时肩关节极度外展,肱骨大结节或与肩峰碰撞,或因冈上肌、冈下肌、小圆肌的收缩牵拉而发生骨折。喙肱韧带断裂和肩袖损伤也时常存在。个别病例肱二头肌长头腱撕裂,肌腱从结节间沟中滑脱,处于肱骨头颈的后侧,成为阻碍复位的因素。脱位过程中外力的急骤牵拉和脱位肱骨头的冲顶,可以损伤邻近部位的神经和血管,尤以腋神经损伤为多见,但极少造成其断裂,多为牵拉伤,能自行恢复。脱位肱骨头受巨大轴向应力驱使穿破胸壁进入胸腔时可能造成肺损伤,其严重性远大于肩关节脱位。

【临床表现与诊断】

损伤后患侧肩部肿胀,出现方肩畸形:肩峰在皮下明显突出,肩峰下空虚,而于喙突下、锁骨下或腋下可触及脱位的肱骨头。肩关节各方向的活动均受限制,肱骨头弹性固定于脱位处,是与骨折相鉴别的重要体征。肩关节前脱位的另一个重要体征是 Dugas 征阳性,即伤肢肘部接触胸前部时手部不能触及健肩;反之伤肢手部触及健肩时,其肘部不能接触胸前部。如合并神经、血管损伤,则出现相应的症状和体征,检查中不要遗漏。临床表现和体征可以诊断肩关节前脱位,仍应拍肩关节正位及腋位 X 线片,以了解脱位程度及有否合并骨折等其他损伤(图 90-11)。

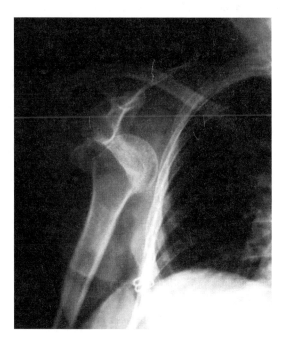

图 90-11　肩关节正位 X 线片显示肩关节脱位
合并肱骨大结节骨折

【治疗】

急性肩关节前脱位一经诊断,即应实施闭合复位。复位在麻醉下进行,以减轻病人的疼痛和肌肉痉挛,使复位易于成功,有效预防发生肱骨头或肱骨颈发生医源性骨折,尤其在肌肉发达的年轻病人或骨质疏松的老年病人。

常用闭合复位方法如下:

1. Hippocrates 法　病人取平卧位,操作者立于伤侧,双手握住伤肢腕部,将自己与病人伤肢同侧的足跟置于病人伤肢腋下并向上外方蹬推肱骨头,双手持续牵引,并轻轻使伤肢外旋、内收,即可感知复位时的响声和滑动。牵引要充分、操作要轻柔,否则可能造成肱骨头或肱骨颈骨折,尤其在老年骨质疏松或肱骨头有裂纹骨折的病人,危险性更大,需要引起警惕。因此,临床上多改用牵引复位的技术,复位的原理相同,但显得更为安全。方法是:令一位助手在伤肢腋下置布巾固定并向头侧牵引,另一位助手用布巾将肱骨上端向外侧方牵引,而操作者握住伤肢腕部,沿畸形方向牵引并轻柔外旋和内收,即可使脱位得以整复。虽费人力,但却安全、有效。

2. Kocher 法　病人取坐位或卧位,伤肢肘部屈曲 90°。操作者一手握其肘部,另一手握住前臂,沿畸形方向持续牵引,保持牵引下徐徐外旋上臂,然后将其上臂内收,使肘部达于伤胸前,此时即可感知复位的响声和滑动;再将上臂内旋,伤侧手部即可触及健侧肩部(Dugas 征阴性),表明复位成功。此法为借助杠杆力复位,一人即可操作,但操作不当可在外旋过程中造成肱骨颈骨折,因此外旋要缓慢、充分,而内收时要快速。

3. Stimson 法　悬重牵引复位,安全、简便。病人俯卧于检查台上,伤肢自然悬垂于台侧,于其腕部悬重 5~10kg,持续牵引 15~30 分钟,肩部肌肉松弛后多已自行复位。如仍未复位,医师可轻旋伤肢或自腋下推挤肱骨头即可完成复位。

无论用何种方法复位,完成后均应将上臂固定于胸壁 3~4 周,以利损伤组织,特别是破裂关节囊的修复,减少发生复发性脱位的机会,去除制动后循序练习肩关节活动。肩关节脱位合并肱骨头关节面骨折,治疗方法依骨折类型而定:压缩骨折者脱位整复后不需处理;肱骨头劈裂骨折者,尤其是骨折块超过肱骨头的 1/3 时,应及时切开复位并用可吸收螺钉固定,以恢复关节面完好的形态,为关节功能的恢复奠定基础。

（二）创伤性肩关节后脱位

肩关节后脱位在临床十分罕见,仅占肩关节脱位的 2.0%~3.8%，而其实际发生率可能会高一些，因为此种创伤极易漏诊。

【创伤机制】

多为间接暴力损伤所致，常见为上臂前屈内收内旋位跌倒，应力沿肱骨轴向传导，使肱骨头穿破后侧关节囊向后侧脱位。肩前方遭受直接打击或碰撞亦可造成后脱位。

【创伤病理】

肩关节囊自其关节盂后缘的附着处撕裂，后侧盂唇可一并撕脱；肱骨头的撞击可使关节盂后侧边缘骨折或肱骨头关节面前内侧发生凹入骨折；肱骨头向后方移位可引起肩胛下肌牵拉伤或小结节撕脱骨折。

【临床分型】

Nobel（1962 年）按脱位后肱骨头所处的位置将肩关节后脱位分为三型：肩峰下后脱位、肩盂下后脱位和肩胛冈下后脱位。

【临床表现与诊断】

体征不如前脱位的明显，与健侧比较，可以发现伤侧肩关节前方变平而后方显得饱满、膨隆，喙突比平常突出。伤肢处于中立位或固定于内收内旋位，不能做外展动作。盂下或肩胛冈下后脱位时，上臂固定于轻度外展及明显内旋位，任何方向的运动均可引起疼痛。常规 X 线片影像怀疑肩关节后脱位者，应摄肩关节 45° 斜位片，此时肩盂的前后缘相重叠，关节间隙清晰可见。如 X 线片上肱骨头与肩盂重叠，即可诊断后脱位。若因肩外展疼痛，难以拍摄腋位片时，可采用身体后仰 30° 投照，即可判断脱位方向。

【治疗】

肩关节后脱位一般无需麻醉即可手法闭合复位。方法是：沿畸形位置牵引，轻柔外旋上臂，同时于肩后侧向前推挤肱骨头，脱位即获整复。个别肌肉发达者可给予麻醉。复位后将上臂固定于躯干 3~4 周，以利损伤组织愈合。

七、创伤性肩关节不稳定

创伤性肩关节不稳定（posttraumatic shoulder instability）是指创伤后盂肱关节在某些运动方位或姿势中出现复发性脱位或半脱位。它可以经常发生或偶尔出现；可以无症状或有疼痛；脱位方向可以是向前、向下、向后或者混合。

（一）创伤性复发性肩关节前脱位

【创伤机制】

肩关节不稳定中，复发性前脱位是最为常见

的，绝大多数在原始脱位 2 年内发生，好发于年轻男性。肩部遭受外展外旋的应力即发生肩关节前脱位。其发生率与脱位时病人的年龄、脱位时损伤的严重程度以及脱位后制动的时间长短有关。不过，脱位原始损伤严重的病例，脱位的复发率反而低，原因是软组织损伤修复过程中形成的瘢痕既广泛又致密，不容易再脱位。原始脱位合并肩胛盂前缘骨折者，容易发生复发性前脱位。

【创伤病理】

病理改变包括：80%~85% 的病例存在前侧关节囊在肩盂的附丽处分离或盂唇撕脱；原始脱位后分离的关节囊未能愈合，导致前侧关节囊松弛，盂肱韧带和盂唇的损伤导致肩盂前缘的退行性变；原始脱位时肱骨头后外侧发生压缩性骨折；原始前脱位损伤肩胛下肌使之松弛，肩关节外展外旋时无力限制肱骨头向前侧的移动。

【临床表现与诊断】

病人多有急性创伤性肩关节前脱位的病史，以后在做肩部外展、外旋、后伸动作时再度或数度发生肩关节前脱位，出现方肩畸形，但局部肿痛不明显。频繁脱位者，肩关节周围肌肉明显萎缩。由于恐惧发生复发性脱位，病人常拒绝做患肢外展、外旋、上举动作。诊断需要 X 线检查：拍肩关节外展 45°、内旋 60° 正位片，以显示肱骨头的改变；腋位 X 线片以判断肩盂倾斜度；改良腋位片以显示肩盂前缘的半月形钙化影。在 X 线片上测量盂肱关节指数，可以判明盂肱关节的发育状况。盂肱关节指数 = 肩盂最大横径 ×100/ 肱骨头最大直径，其正常值为 57.6 ± 5.6，小于此值则关节有不稳定倾向。

【治疗】

肩关节复发性前脱位多需手术治疗。文献报道和临床使用的手术方法很多，包括修补撕脱的前侧盂唇和关节囊，修复肱骨头后外侧的骨缺损，增强肩胛下肌，肩盂前侧植骨建立机械性阻挡，肱骨上端旋转截骨减少肱骨头后倾，关节镜下缝合紧缩前关节囊等。它们各有相应严格的手术适应证，临床医师应根据病人的不同情况、不同病理特点、自身经验和设备条件来选择术式，以期取得最佳效果。不论做何种修复，术后都应有足够的制动时间，年龄愈轻，需要制动的时间愈长，以减少术后复发率。一般而言，软组织手术制动不少于 4 周，而骨性手术不少于 6 周。

（二）创伤性复发性肩关节后脱位

【创伤机制与病理】

创伤性复发性肩关节后脱位和半脱位仅占创

伤性肩关节不稳定的 3%,其病理基础是:原始后脱位时损伤的组织结构未能良好修复,如关节囊后侧附着点分离、盂唇后侧分离,肩盂后缘骨折,肱骨头关节面前内方沟状缺损,肩胛下肌自小结节撕脱,冈下肌松弛等。患侧肩关节作外展、内旋、前屈运动即可发生后脱位。

【临床表现与诊断】

症状、体征比原先急性脱位时轻,且常因病人自行活动肩部或摄 X 线片时变换体位而自行复位。复发频繁者肩部肌肉可有萎缩。X 线检查有助于确诊,表现为肱骨头关节面缺损、肩盂后缘扁平、肩盂后倾角加大。

【治疗】

治疗的选择取决于复发脱位的频数及症状的严重程度。脱位次数较少者采取保守治疗,加强肩部肌肉锻炼以增加动力稳定机制,避免和防止肩的外展内旋动作。频繁发作、症状较重者,选择手术治疗,方法有:将分离的后关节囊和盂唇缝合固定于肩盂后缘;遇冈下肌松弛、后关节囊显著松弛的病例,重叠缝合关节囊和冈下肌腱,也可以缝合后关节囊并将肱二头肌长头腱自附着点处切下,绕过肱骨头固定在肩盂后缘,加强后侧结构,不过术后肩关节内旋活动将受到影响;还可以在冈下肌及后关节囊短缩重叠之后,在肩胛颈后侧移植髂骨骨块,用螺钉固定;肩胛颈截骨以减少后倾、加大前倾角度,或者行肱骨颈旋转截骨,减少肱骨头的后倾角度。

（三）创伤性复发性肩关节前侧半脱位

【创伤机制与病理】

病理基础包括:约 50% 的病人肩盂前缘变平;24%~40% 的病人肱骨头有切迹;71% 的病人肩盂前缘有半月形钙化影。创伤机制为:肩关节外展、外旋、后伸活动时,肱骨头向前滑脱,形成瞬间的半脱位,然后自动复位。有时表现为当肩部运动到某一特定方位时,突然出现持续数秒的剧烈疼痛。半脱位的方向可以是向前或向后,也可以是向前下或后下方,以向前侧半脱位为多见。

【临床表现与诊断】

绝大多数病人在肩关节做外展、外旋、后伸动作的某一瞬间,突然发生持续数秒的剧痛;少部分病人并无剧痛而觉得关节"出槽"了。体格检查时作恐惧试验有助于诊断:检查者将病人肩部外展并做最大外旋,同时以手向前推挤肱骨头,此时病人会感觉疼痛和"出槽",因而发生恐惧并抗拒检查。依据病史和临床表现作出诊断,X 线检查能发现病理性改变,肩关节镜检查及关节造影有助于确诊。

【治疗】

发作频率不高者行保守治疗:加强肩部肌肉、内旋肌的锻炼,以增加关节的动力稳定作用。保守治疗无效或发作频繁者,则行手术治疗,修补盂唇并紧缩前侧关节囊。

第二节　肱骨干骨折

肱骨干骨折(fracture of the shaft of the humerus)在各种骨折中占 1%~2%,在长骨骨折中居第四位。可发生于各种年龄,但好发于青壮年。

【创伤机制】

上臂遭受直接暴力,如碰撞、打击、重物压砸等均可造成骨折。骨折形态可呈横行、短斜行、蝶形、粉碎性,甚至多段骨折;间接暴力也可造成肱骨骨折,成角应力,如跌倒时手或肘撑地常导致楔形骨折;而扭转应力,如投掷活动则造成长斜行或螺旋形骨折。

【创伤病理】

骨折移位不严重者,部分骨膜仍然具有连续性,对维持骨的血运和骨折复位后的稳定性均有益处。肱骨中下段骨折时,滋养血管中断,使远侧骨段失去内源性血液供应,影响骨折的愈合。肱骨中下段骨折容易损伤桡神经,但多为牵拉伤,完全断裂或嵌压在骨折端者罕见。骨折移位的方向与骨折的平面有关:骨折线位于三角肌粗隆和胸大肌止点之间时,骨折近端受胸大肌、背阔肌、大圆肌的牵拉向内侧移位,而远骨折端受三角肌牵拉移向外上方;当骨折线位于三角肌止点远侧时,在三角肌、胸大肌的共同作用下,骨折近段处于中立或轻度外展位,而骨折远段受肱三头肌、肱二头肌和喙肱肌的牵拉向近侧移动,使骨折端重叠、短缩。

【骨折分类】

根据骨折的部位,分为胸大肌止点以近的肱骨近段骨折、胸大肌和三角肌止点之间的中段骨折以及三角肌止点以远的远段骨折。

根据骨折线的形状,分为横行、斜行、螺旋形及粉碎性骨折。

根据软组织损伤的情况,分为开放性骨折和闭合性骨折。

AO分型将肱骨干骨折分为简单(A型)、楔形(B型)和复杂(C型)骨折。每一型骨折又根据骨折线的位置和形态分为不同的亚型:A1型,螺旋形骨折;A2型,斜行骨折(骨折线与骨干纵轴的垂线的成角>30°);A3型,横行骨折(骨折线与骨干纵轴的垂线的成角<30°)。B1型,螺旋楔形骨折;B2型,折弯楔形骨折;B3型,粉碎楔形骨折。C1型,螺旋粉碎性骨折;C2型,多段骨折;C3型,不规则的粉碎性骨折。

【临床表现与诊断】

伤后上臂肿胀、疼痛,多有畸形和假关节活动,可有骨擦感。合并血管或神经损伤者,可出现桡动脉搏动异常或桡神经支配区感觉和运动障碍的症状和体征。除临床资料外,骨折的诊断还需要拍包括肩、肘关节在内的上臂正、侧位X线片,明确诊断的同时显示骨折的细节。

【治疗】

1. 保守治疗　大多数肱骨干骨折都可以采用非手术治疗,因为肩关节是多轴活动的关节,肱骨骨折即使没有完全复位,存在2cm以内的短缩、20°以内的成角或旋转畸形,也不会对上肢功能造成显著影响。对骨折移位不显著或虽有移位经整复后能达到以上标准者,均可采用夹板、石膏托或悬吊石膏管型固定8~10周(图90-12)。固定期间进行上臂肌肉的等长收缩练习,防止肌肉萎缩和骨折端分离;适当活动肩关节以防僵硬;直至X线检查证实骨折愈合,再去除外固定,积极进行肩、肘关节功能锻炼。用小夹板固定者,要注意压垫的位置及捆扎带的松紧度,及时随访调整。有人倡导使用功能支具,其局部固定作用与夹板、石膏固定无异,有利于功能活动是其长处。

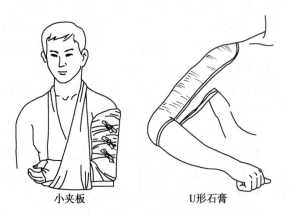

图90-12　肱骨干骨折保守治疗示意图

2. 手术治疗

(1)适应证:开放性骨折;骨折端有软组织嵌夹,无法手法复位;合并血管损伤需要手术处理;移位明显的多段骨折或粉碎性骨折;多发损伤或同一肢体的多发骨折。合并桡神经损伤并非绝对的手术适应证,只有在骨折有指征而行手术治疗者,根据实际情况决定是否探查桡神经,因为闭合性肱骨干骨折合并的桡神经损伤中,95%以上的病例均可在伤后3~4个月内得到满意恢复。

(2)手术方法:临床上应用的有髓内、髓外内固定和外固定支架固定(图90-13),方法的选择取决于骨折的情况、医师的经验、医院的设备条件和病人的经济状况,不能一概而论。

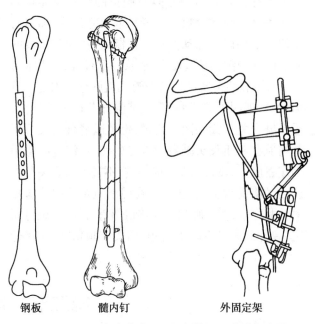

钢板　　　髓内钉　　　外固定架

图90-13　手术治疗肱骨干骨折的不同方法示意图

1)钢板内固定:可用于治疗各种类型骨折。横行、短斜行或楔形骨折等简单骨折,可以手术切开,直视下解剖复位,用加压钢板或拉力螺钉和中和钢板给予坚强固定;粉碎性或多段骨折等复杂骨折,通过微创或经皮微创技术,闭合或间接复位,恢复肱骨的长度、排列和旋转对位,用有限接触钢板或锁定钢板进行桥接固定,为骨折提供相对稳定的固定。无论是直接还是间接复位,手术中都应尽量减少软组织剥离的范围和程度,以保护骨折部位的生物学环境,有利于骨折的愈合。

2)髓内钉固定:目前临床上常用的有带锁髓内钉和可膨胀髓内钉,既可以闭合复位,又能够有效维持复位,防止骨折端分离和旋转。手术方式有两种,即从大结节顺行进针和从肱骨后侧髁上部位逆行进钉,各有其优缺点。弹性钉只用于固定儿童肱骨干骨折,能避免损伤骨骺是其优势所在。

3)外固定支架固定:外固定支架提供的是相对稳定的固定,可以用于治疗肱骨干粉碎骨折和多段骨折。临床上多使用单臂外固定支架,从外侧进钉,不损伤内侧结构。外固定支架还可用于治疗开放性骨折,方便软组织损伤的处理,日后适时改行内固定,以克服钉道感染和固定稳定性不足的缺陷。术中插入固定螺钉时必须避开桡神经,术后要加强螺钉出口的护理,防止发生钉道感染,一旦发现螺钉松动,要及时处理,包括更换固定方式。

第三节　肘 部 创 伤

解剖上,肘关节由肱骨远端、桡骨头、尺骨鹰嘴构成,共同拥有一个关节腔,生理上,具有屈伸和旋转两种活动功能:屈伸运动发生在肱桡关节和肱尺关节,而旋转运动发生在上尺桡关节和肱桡关节。肱尺关节由肱骨滑车和尺骨鹰嘴的滑车切迹(半月切迹)构成,滑车的中央沟与半月切迹的拱形嵴相互吻合;肱桡关节由半球形的肱骨小头与桡骨头的杯形面构成;在肘关节屈伸运动中两者联合动作,形同一个关节面。肘关节的屈伸范围为0°~145°,女性或关节柔软者可过伸10°。当肘关节完全伸直时,前臂的轴线向外侧偏移而与上臂的轴线形成5°~20°的夹角,称为携带角。角度因人而异,女性大于男性。

一、肱骨远端骨折

肱骨远端是骨折的好发部位,发生率占所有骨折的15%,儿童及少年时期尤然。肱骨远端前后扁平,其末端为滑车和肱骨小头关节面。滑车关节面的上方有两个凹陷,前侧为冠状突窝,屈肘时容纳尺骨的冠状突;后侧为鹰嘴窝,伸肘时容纳尺骨鹰嘴突,两者有时贯通。窝的两侧骨质坚实,形成叉状支柱,终止于肱骨内外上髁,支撑着肱骨小头 - 滑车联合体。从侧面看,肱骨远端向前凸出,肱骨小头 - 滑车联合体处于肱骨轴线的前侧,与肱骨干

成45°角。

(一)肱骨内上髁骨折

肱骨内上髁骨折(fracture of the medial epicondyle of the humerus)多见于儿童,因为内上髁骨骺尚未闭合前,骺线处最为薄弱,易受损伤。

【创伤机制】

伸肘位跌倒手部撑地,产生的轴向应力向上传导,由于携带角的存在,转为外翻应力,加上前臂屈肌的强烈收缩,致使内上髁撕脱骨折。在极少数情况,手腕用力过猛或运动中前臂屈肌强烈收缩亦可造成肱骨内上髁骨折。

【创伤病理】

创伤后肘内侧皮下血肿,内上髁骨折块向前下方移位。要是外翻应力很大,可以撕裂内侧关节囊,骨折块因关节腔负压而被吸入,外翻应力去除后骨折片嵌在关节间隙里,形成关节半脱位。如果外翻应力过于强大,关节囊及其内外侧副韧带被广泛损伤,肘关节将向后外方完全脱位,可能造成尺神经的牵拉伤,但断裂者少见。

【分类】

Watson-Jones 根据损伤的程度将肱骨内上髁骨折分为四度:Ⅰ度,无显著移位;Ⅱ度,内上髁骨折块向前下方移位达关节水平;Ⅲ度,内上髁骨折块嵌入关节,关节半脱位;Ⅳ度,关节完全脱位(图 90-14)。

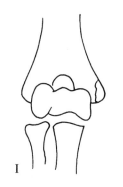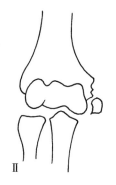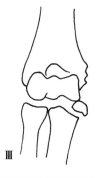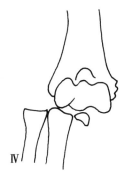

图 90-14　肱骨内上髁骨折分类示意图

【临床表现与诊断】

伤后肘内侧肿胀、疼痛,肘关节伸屈活动或用力握拳时疼痛加重。内上髁部位明显压痛,皮下可及移位的骨折块。Ⅳ度损伤者出现肘关节后脱位的典型体征。合并尺神经损伤者,出现尺神经支配区感觉和运动功能异常。X线检查可明确诊断,由于儿童肱骨远端存在骨骺,阅读X线片要仔细,以免误判。

【治疗】

Ⅰ度、Ⅱ度骨折均可保守治疗。令患侧肘关节屈曲90°,前臂旋前以放松屈肌,用长臂石膏后托固定3周,去除固定后练习肘关节活动,预后良好。

Ⅲ度骨折亦应先行手法复位,力求将嵌在关节间隙的骨片拉出来。方法是:伸肘、前臂旋后、背伸腕部、加大肘外翻,利用屈肌总腱将骨折块牵出关节,然后按Ⅱ度骨折处理。手法复位不成功者需手术处理。

Ⅳ度骨折同样采用手法复位肘关节,一般随着肘关节脱位的整复,内上髁骨折即由Ⅳ度变成Ⅱ度,随即按Ⅱ度骨折处理。重要的是,肘关节复位的整个过程中一定要使前臂屈肌保持紧张,别让内上髁骨折块嵌夹于关节内,使Ⅳ度损伤变成Ⅲ度骨折。

有人以尺神经沟不平整可能引发迟发性尺神经炎为由,主张对移位的肱骨内上髁骨折实施切开复位内固定,不过尚缺少循证医学的证据。一般认为,只有Ⅲ度骨折复位失败或病人强烈要求,才对移位骨折进行切开复位内固定。

(二)肱骨外上髁骨折

肱骨外上髁骨折(fracture of the lateral epicondyle of the humerus)较为少见,多发生于成人。

【创伤机制与病理】

肱骨外上髁是前臂伸肌总腱的附丽处,该肌强烈收缩可造成外上髁撕脱骨折,骨折块呈月牙形,可向前下方移位。临床最多见的是肘关节脱位合并肱骨外上髁骨折,乃外侧副韧带牵拉肱骨外上髁造成撕脱骨折。

【临床表现与诊断】

骨折后肘关节外侧肿胀、疼痛,局部有压痛,做握拳、伸腕、旋前等伸肌收缩的动作会加重疼痛,X线片可明确诊断。

【治疗】

首选保守治疗:移位不明显者,患肢肘关节屈曲,用颈腕带或三角巾悬吊;有移位者,石膏托功能位制动3周。骨折块分离者,骨折可能不愈合,仅

纤维连接,但对功能没多大影响,因而不必要手术。对有特殊要求的病人,例如职业的需要,可以对移位的骨折进行切开复位螺钉内固定。

(三)肱骨髁上骨折

肱骨髁上骨折(supracondylar fracture of the humerus)好发于儿童,居儿童肘部骨折的首位。

【创伤机制】

伸肘位跌倒手部撑地,应力向上向后传导,作用于髁上部位造成骨折,远端向后向上移位,呈伸展型骨折;跌倒时肘关节屈曲,肘关节后部着地,应力向上向前传导,也可造成髁上骨折,骨折远端向前向上移位,呈屈曲型骨折(图90-15)。伸展型骨折占肱骨髁上骨折的95%,屈曲型骨折仅占5%。

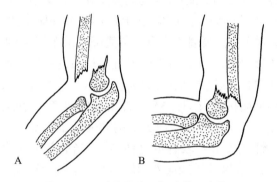

图90-15 肱骨髁上骨折移位示意图

【创伤病理】

外伤后肘上局部出现血肿。伸展型骨折的远端向后向上移位,前侧骨膜破裂而后侧虽有剥离但多保持连续,近侧断端的内外侧骨皮质压缩。屈曲型骨折的远端向前向上移位,后侧骨膜断裂而前侧完好。严重移位者软组织损伤重,前后方骨膜均断裂,骨折不稳定,还可能损伤邻近的血管和神经。

【骨折分类】

除了根据损伤机制将肱骨髁上骨折分为伸展型和屈曲型之外,又按移位程度将伸展型骨折进一步分为三型,每型细分出两个亚型:Ⅰa型,骨折无移位,后倾角度<5°;Ⅰb型,骨折无移位,后倾角度<15°~20°,侧方移位<1mm。Ⅱa型,骨折移位<2cm,后倾角度<15°~20°,侧方骨皮质压缩,或移位>1mm;Ⅱb型,骨折移位2~15mm,断端接触,有不同程度的倾斜;Ⅲa型:骨折完全移位,断端无接触,骨折端重叠<20mm或旋转移位<15mm,断端尚有接触,但有不同程度的倾斜;Ⅲb型,骨折完全移位,断端分离较大,骨折端重叠>20mm或旋转移位>15mm,断端无接触,有不同程度的倾斜。

【临床表现与诊断】

损伤后肘部肿胀畸形,骨折严重移位、近端骨片穿入肘前皮下者,出现皮肤皱褶,并可触及骨折端;关节活动受限;肘后三点关系正常。如果累及血管和神经,可能出现桡动脉搏动及手部血运异常,正中神经或桡神经支配区运动或感觉障碍。肘关节的正侧位 X 线检查可以明确诊断,还能显示骨折的细节,为制订治疗方案提供信息。

【治疗】

1. 非手术治疗 有移位的肱骨髁上骨折应尽早进行闭合复位。复位可在血肿内麻醉或臂丛神经阻滞麻醉下进行。遇到伸展型骨折,先伸肘位牵引,纠正侧方移位和旋转移位,然后在持续牵引的情况下,纠正前后移位,同时逐渐屈曲肘关节,利用后侧完好的软组织"铰链"来维持整复的位置。透视确认位置良好后,以长臂石膏后托固定 3 周。固定时宜将前臂置于旋前位,实验证实,这样做可以减少肘内翻的发生率。屈曲型骨折整复方法与伸展型的类似,但复位后固定于伸肘位。两种骨折在闭合复位时都应力求纠正内翻及内旋畸形,以免后遗肘内翻畸形。复位固定后务必密切观察桡动脉搏动、肢体肿胀情况、疼痛情况、皮肤颜色、手指感觉和运动功能,要高度警惕前臂缺血性肌挛缩的发生。为此有人主张,闭合复位成功之后,经皮用克氏针固定骨折。固定时可以分别从肱骨内、外上髁进钉做交叉固定,也可以从外髁及外上髁向内向上平行穿 2 枚克氏针,越过骨折线固定骨折。术后外固定时,肘关节可置于中立位或更伸直点,对防止发生缺血性肌挛缩有积极意义。

2. 手术治疗 肱骨髁上骨折本身很少需要手术治疗,因为骨折多能闭合复位。手术治疗的适应证包括:①开放性骨折需要在清创之后实施骨折内固定者;②骨折合并血管神经损伤需要手术探查者,在处理和重建血管神经后对骨折进行内固定;③骨折端分离严重,刺入皮肤软组织阻碍闭合复位者;④骨折端有软组织嵌入,非手术无法解脱者。相对适应证是闭合复位后骨折端不稳定,复位难以维持。固定的方法多采用克氏针固定,辅以术后外固定,很少需要行钢板固定。

(四)肱骨外髁骨折

肱骨外髁骨折(fracture of the lateral condyle of the humerus)占肘部骨折的 6%~7%,在肘部骨折中仅次于肱骨髁上骨折;儿童好发,4~8 岁居多,实际上是儿童Ⅳ型骨骺损伤。

【创伤机制】

伸肘位跌倒手掌撑地,产生的应力经桡骨头向上传导,作用于肱骨小头;经尺骨半月崎向上传导,作用于中央沟;由于肘关节存在携带角,外翻力增加,最终造成肱骨外髁骨折。

【创伤病理】

肱骨外髁骨折为部分关节内骨折,骨折线经过关节面,骨折血肿进入关节腔造成关节积血。骨折块大小不等,可以大到包括外上髁、肱骨小头、小头滑车沟和滑车的桡侧唇。骨折块可以分离、偏斜或旋转。骨折片分离较大者常有软组织嵌夹其间。伸肌筋膜和骨膜断裂,关节囊破裂。若外翻应力足够大,内侧关节囊及副韧带可被拉伤,甚至破裂和断裂,导致关节脱位。移位的骨折块可能挫伤桡神经。

【骨折分类】

按损伤程度和移位情况将肱骨外髁骨折分为四型(图 90-16):Ⅰ型,骨折无移位,筋膜骨膜完好;Ⅱ型,骨折侧方移位,骨折端分离,筋膜和骨膜有不同程度损伤,甚至断裂;Ⅲ型,骨折在矢状轴或冠状轴上旋转移位,骨折端分离,筋膜骨膜断裂;Ⅳ型,骨折合并脱位,骨折端分离。

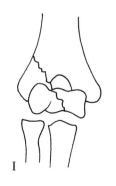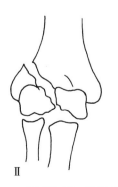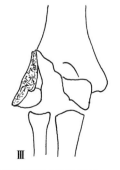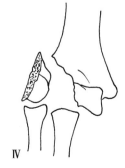

图 90-16 肱骨外髁骨折分类示意图

【临床表现与诊断】

外伤后肘部肿胀、疼痛,肘关节主动和被动活动都受限;外髁部位压痛明显,可触及移位的骨折块;骨折移位严重者出现肘外翻畸形;伸肌收缩的活动,如伸腕、前臂旋前等动作可引起疼痛。肘后三点关系异常。肘关节正侧位 X 线片可明确诊断。但读片应仔细,尤其在儿童病人,因为 X 线片上可能只显示儿童肱骨小头的骨化中心和干骺端的骨折片,而大部分软骨并未显影。实际的骨折块比 X 线片所显示的要大得多,甚至可占肱骨远端关节面的一半。

【治疗】

肱骨外髁骨折在成人为关节内骨折,在儿童还同时是骨骺骨折,原则上要求解剖复位,以免造成关节功能障碍和骨骼发育障碍。

Ⅰ型骨折没有移位,可以用长臂石膏托固定,肘关节屈曲 90°,前臂处于中立位,3 周后去除石膏,进行功能练习。

Ⅱ型骨折,先闭合复位,若成功,则按Ⅰ型骨折处理;如复位失败,应手术切开复位并以 2 枚克氏针内固定。克氏针为圆形且直径较细,对骨骺损伤小,针尾可以留置于皮肤之外。术后长臂石膏后托固定 4 周,去除石膏后练习肘关节活动,至少 6 周才能拔除用于固定的克氏针。

Ⅲ型、Ⅳ型骨折应手术治疗,切开复位并用克氏针内固定。骨骺接近闭合者或成人的外髁骨折,可使用细的螺钉或可吸收钉内固定。只要固定足够牢固,术后就可以不用外固定,早期开始活动关节。

儿童肱骨外髁骨折累及骨骺,即使复位良好,滑车骨折处骨骺常会早期闭合,以致中央沟加深,使肱骨远端关节面呈鱼尾状畸形,但肘关节功能多不受影响。儿童肱骨外髁骨折如果没有治疗,骨折可能不愈合,外髁的发育将受到影响,逐渐形成肘外翻畸形,引发迟发性尺神经炎。

(五)肱骨内髁骨折

肱骨内髁骨折(fracture of the medial condyle of the humerus)占肘部骨折的 1%~2%,其发生率远低于外髁骨折。肱骨内髁骨折可发生于任何年龄,但儿童相对多见。

【创伤机制】

肘关节伸直位跌倒手撑地,应力向上传导,经尺骨鹰嘴关节面的半月嵴作用于肱骨的滑车沟造成肱骨内髁骨折。应力也可经桡骨传导,但只有在内翻时才会造成肱骨内髁骨折,而这种情况比较少,因为肘关节有携带角,桡骨头撞击造成肱骨外髁骨折的机会更多。如果跌倒时肘关节屈曲,肘后着地,尺骨鹰嘴的半月嵴犹如利斧劈向滑车中央沟,结果也会造成肱骨内髁骨折。

【创伤病理】

肱骨内髁骨折为关节内骨折,骨折线通关节腔,骨折出血造成关节积血。骨折端有不同程度的分离、偏斜或旋转,可能有肌肉嵌夹其间。随着移位程度的增加,内侧关节囊、骨膜、屈肌筋膜的损伤逐渐加重,直至完全断裂。外伤时的内翻应力过大,可能损伤外侧的关节囊和韧带结构,甚至导致肘关节脱位。骨折移位也可能使尺神经遭受钝性挫伤,造成尺神经麻痹。

【骨折分类】

按损伤及移位程度可将肱骨内髁骨折分为 3 型(图 90-17):Ⅰ型,骨折无移位,筋膜及骨膜完好;Ⅱ型,骨折分离并向尺侧偏移,屈肌筋膜、骨膜有部分损伤;Ⅲ型,骨折分离明显并伴有沿矢状轴或冠状轴的旋转,筋膜和骨膜断裂,关节可向尺侧脱位。

【临床表现与诊断】

外伤后肘部肿胀、疼痛,肘关节主、被动活动均受限,可出现肘内翻畸形。内髁部压痛明显,肘后三点关系异常。合并尺神经损伤者出现尺神经麻痹症状和体征。拍摄肘关节正侧位 X 线片可以明确诊断。在儿童,X 线片上肱骨滑车骨化中心可以不止一个,不要误读。

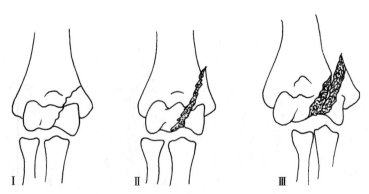

图 90-17 肱骨内髁骨折分类示意图

【治疗】

Ⅰ型，骨折无移位，肘关节屈曲 90°，在中立位上用长臂石膏后托固定，制动 3~4 周，去除外固定后练习关节活动，预后良好。

Ⅱ型，骨折移位，先行闭合复位，成功后按Ⅰ型骨折处理，如复位失败或固定中复位丢失，应采取切开复位内固定。儿童用克氏针、成人用螺钉或可吸收钉内固定。内固定牢固者，可不使用外固定而早期活动关节。

Ⅲ型，骨折不稳定，软组织损伤重，应手术治疗，行切开复位内固定。

与肱骨外髁骨折一样，儿童肱骨内髁骨折如果累及骨骺，日后也可以留有鱼尾状畸形。

(六) 肱骨小头骨折

肱骨小头骨折(fracture of the capitallum of the humerus)较为罕见，在肘部骨折中只占 0.5%~1.0%。

【创伤机制】

肘关节伸直位跌倒，手部撑地所形成的应力经桡骨向上传导，结果桡骨头撞击肱骨小头导致肱骨小头前半部分骨折。

【创伤病理】

肱骨小头骨折为关节内骨折，骨折出血造成关节积血。肱骨小头的骨折片可以是较小的骨软骨块，也可以是整个肱骨小头的前半部，甚至还包括滑车桡侧唇的前部或整个滑车关节面的前半部，骨折块多向近侧移位。滑车骨折块的内侧常有软组织相连，因此骨折块向近侧移位时，桡侧移位多，尺侧移位少，使骨折片呈倾斜状。骨折片可以是完整的一块，也可以是破碎的。内侧副韧带常有损伤，如果断裂可引发肘关节脱位。

【骨折分类】

Grantham(1971 年)将肱骨小头骨折分为三型：Ⅰ型，肱骨小头前半部骨折，或带有滑车前部的骨折，骨折块大，也称完全骨折；Ⅱ型，肱骨小头的骨折片仅为小块骨软骨，也称为部分骨折；Ⅲ型，同Ⅰ型，但骨折块破碎。

【临床表现与诊断】

外伤后肘关节肿胀、疼痛，肘关节主动、被动活动受限。肘前区压痛明显，因肿胀严重很难触及骨折块；肘后三点关系正常。肘关节正侧位片能明确诊断，但阅读正位 X 线片应仔细辨认，因为正位片上肱骨小头骨折片与肱骨远端重叠，容易忽视；而侧位片则不然，在正规的侧位片上，肱骨小头骨折片显示得十分清楚，不易漏诊(图 90-18)。遇到Ⅲ型骨折，其破碎骨片可以上下分布，也可以水平排列。诊断有困难时，CT 检查极有帮助。

【治疗】

尽管临床上闭合复位的成功率不高，仍不妨一试：伸肘内翻位牵引，以手指在肘前由近侧向远侧推挤骨折块使其复位，成功后屈肘 90° 位长臂石膏托固定 4 周。

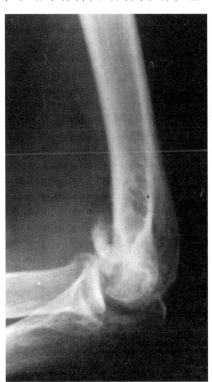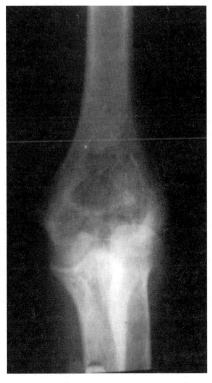

图 90-18　肘关节正侧位 X 线片，侧位片明确显示肱骨头骨折

Ⅱ型骨折的骨块小,极难闭合复位,而且不容易愈合,应手术治疗,切除骨折移位的骨软骨块或经关节镜摘除骨块,及早活动肘关节,多能获得良好的功能结果。

Ⅰ型骨折和Ⅲ型骨折究竟是手术内固定还是切除骨折块有过争论,现在主张,只要能获得牢固的内固定,术后早期主动活动肘关节或使用持续被动运动器(CPM)辅助,对Ⅰ型和Ⅲ型骨折都应切开复位螺钉或可吸收螺钉内固定,术后进行计划性功能康复锻炼。如果做不到,则应切除骨折块,早期活动关节以祈求得到较好的结果。

(七)肱骨髁间骨折

肱骨髁间骨折(intercondylar fracture of the humerus)好发于中老年,为肘部较严重的创伤,如肱骨远端关节面损伤严重,常遗留关节功能障碍,预后较差。

【创伤机制】

肘关节伸直或屈曲,跌倒时产生强大的暴力,应力传导至肱骨远端,造成该部位的 T 形或 Y 形骨折。骨折后外部应力继续作用以及骨折块间的相互作用,可形成多样性骨折形态。

【创伤病理】

骨折部位包括肱骨干骺端、内髁和外髁三个部分,各部分又可继续发生裂纹骨折或分离成数块。骨折片移位与损伤机制密切相关,伸肘位损伤者,内外髁骨折块向背侧移位;屈肘位损伤者,骨折片向前侧移位,两者也可发生冠状轴和/或矢状轴上的旋转。移位严重者,骨膜多已破裂,关节囊可不规则破裂,干骺端两侧骨皮质骨折,外侧常较内侧保持更加完好。肘部血肿明显,关节囊内外相通。邻近肱骨内上髁的尺神经可能拉伤或嵌夹在骨折块之间,发生率达 15%。

【骨折分类】

按损伤及移位程度,Riseborough 和 Radin(1969年)将肱骨髁间骨折分为四型(图 90-19):Ⅰ型,骨折无移位;Ⅱ型,骨折轻度移位;Ⅲ型,骨折移位、分离、旋转;Ⅳ型,骨折分离、旋转,关节面粉碎。

【临床表现与诊断】

外伤后肘部肿胀、疼痛,常有肘内翻畸形;肘关节主动、被动活动均受限,肘后三点关系异常。两髁及髁上明显压痛,有时可检及异常活动和骨擦音。并发尺神经损伤者,出现尺神经支配区运动和感觉功能障碍。肘关节 X 线检查可确定诊断,CT三维成像能直观显示各个骨块的形态和位置,便于确定治疗方案。

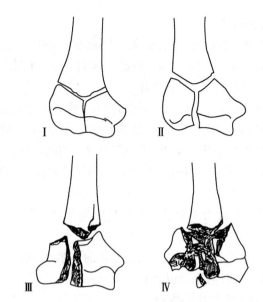

图 90-19　肱骨髁间骨折的 Riseborough-Radin 分型

【治疗】

肱骨髁间骨折为复杂关节内骨折,治疗上需要解剖复位、骨折片间加压和坚强固定,临床上多选择手术治疗,即切开复位内固定。倘若骨折严重粉碎,预计手术治疗做不到解剖复位坚强内固定的,或者病人不能耐受手术者,只能选择非手术治疗,如闭合复位石膏固定、牵引以及功能疗法等。一般主张,Ⅰ型骨折,没有移位,屈肘 90° 石膏管型固定,制动 3~4 周,然后进行积极的功能锻炼;Ⅱ型、Ⅲ型骨折,切开复位内固定,术后不使用外固定,早期活动关节;Ⅳ型骨折,关节面严重粉碎,难以牢固内固定,术后应短期使用外固定。

手术入路采用后侧切口,以不切断肱三头肌及其肌腱、充分暴露骨折的关节面、便于复位内固定为原则,或者通过尺骨鹰嘴截骨,或者经三头肌腱膜两侧显露关节面和骨折线。直视下复位关节面,尽可能恢复平整,用拉力螺钉加压固定;关节端、干骺端及骨干用锁定或普通钢板螺丝钉固定。锁定钢板的成角稳定性好,适用于固定干骺端严重粉碎以及骨质疏松性骨折,由于价格不菲,应严格掌握使用指征,以免陡然增加病人的经济负担。为了恢复或重建肱骨远端的叉状结构,以支撑肱骨小头 - 滑车联合体,主张用 2 块钢板固定,术后可早期活动关节,有利于关节功能的恢复。钢板安放的位置有两种:①尺侧钢板放在肱骨的内侧,桡侧钢板放在肱骨的背侧,因为那里比较平坦,适合钢板的安置。②生物力学研究提示,2 块钢板分别放在肱骨的内侧和外侧,固定的强度更大。无论钢板如何放置,其长度要适当选择,使 2 块钢板的近端不处在同一平面上,避免应力集中导致肱骨干骨折(图 90-20)。

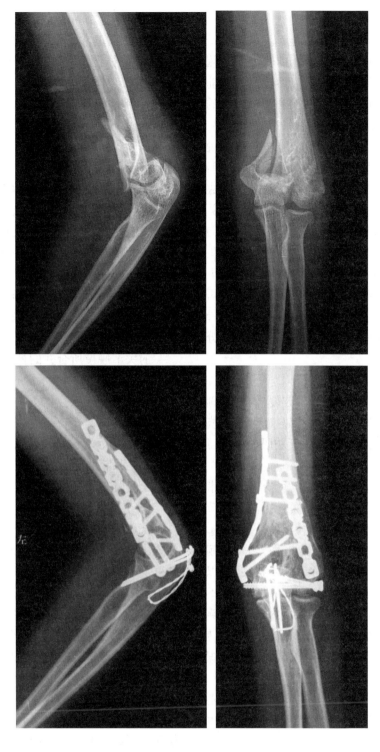

图 90-20　肱骨髁间骨折切开复位双侧钢板内固定,手术前后 X 线片

二、肘关节脱位

肘关节脱位(dislocation of the elbow)在全身四大关节脱位中居首位,约占脱位总数的 50%;可发生于任何年龄段,但以青壮年多见。肘关节由于其骨性结构的特点,容易发生后脱位,而不容易发生前脱位。

【脱位分型】

按脱位后尺骨鹰嘴和桡骨头的位置,可以将肘

关节脱位分为:①后脱位,尺骨鹰嘴和桡骨头脱到肱骨远端的后侧;②侧方脱位,尺骨鹰嘴和桡骨头脱到肱骨远端的内侧或外侧;③前脱位,鹰嘴骨折,尺桡骨脱到肘前,实际是骨折脱位;④爆裂性脱位,上尺桡关节分离,尺骨鹰嘴和桡骨头分别位于肱骨髁的前后侧或左右侧,损伤严重。其中后脱位最常见,爆裂性脱位极罕见。

【创伤机制】

肘关节伸直位跌倒时，手部撑地产生的应力经前臂传导到肘关节。由于肱骨滑车内侧半向外侧倾斜，形同机械上的凸轮，使传导应力转换为使前臂强力旋后的应力，加之尺骨鹰嘴突在鹰嘴窝中的杠杆作用，迫使尺桡骨近端移向肘后，造成后脱位。如果外翻应力强大时，尺桡骨近端随之向桡侧脱位；内翻应力强大时，尺桡骨近端向尺侧脱位。肘关节屈曲时，如果肘后遭受直接碰撞、打击，先造成尺骨鹰嘴骨折，进而使尺桡骨脱到肘前，造成肘关节前脱位。肘关节爆裂性脱位是旋前应力与轴向应力复合作用的结果。首先旋前应力造成桡骨头前脱位，环状韧带破裂，继之发生尺骨的后脱位，上尺桡关节分离，骨间膜撕裂，形成尺骨居后桡骨居前的脱位，此时若再受到旋后和外翻应力，则尺骨移至肱骨内侧而桡骨移至肱骨外侧，形成尺桡骨分居两侧的脱位。

【创伤病理】

肘关节后脱位者，前侧关节囊破裂，内外侧副韧带损伤。有时桡骨头与外髁后缘碰撞，可造成桡骨头骨折或肱骨小头后缘骨折；由于肱肌的牵拉可造成尺骨冠状突骨折。

肘关节桡侧脱位者，内侧关节囊、内侧副韧带断裂或韧带完好而肱骨内上髁撕脱骨折。肘关节尺侧脱位者，外侧关节囊及韧带断裂。

肘关节前脱位者，后侧关节囊损伤，内外侧韧带的后部纤维断裂，尺骨骨折常靠近冠状突，可以有粉碎骨块，由于骨膜完全断裂，多严重移位。不伴鹰嘴骨折的肘关节前脱位仅有数例报道，乃是侧方脱位后继续受到旋转应力的作用而使尺桡骨转至肱骨前侧，此时关节囊、韧带及关节周围软组织损伤极为严重。

肘关节爆裂性脱位者，前后关节囊、内外侧副韧带均有断裂，环状韧带、方形韧带、前臂骨间膜也已撕裂，损伤极为严重。

无论何种肘关节脱位，都有可能造成尺神经、桡神经的牵拉伤。

【临床表现与诊断】

受伤后肘关节肿胀、疼痛并出现畸形。活动明显受限，呈弹性固定于半伸直位，这是与骨折的重要区别。随着脱位的方向出现相应的肘部畸形：后脱位表现为肘后凸畸形；侧方脱位表现为肘的侧方突出伴肘内翻或肘外翻。仔细触诊可触及处于皮下的桡骨头和鹰嘴突，借此可初步判断脱位方向。肘后三点关系异常。伴有鹰嘴

骨折的前脱位，可于肘后触及鹰嘴骨折块，但肘后三点关系正常。爆裂性脱位，肘部肿胀严重并波及前臂中上部。合并神经、血管损伤者出现相应的症状和体征。拍摄肘关节正侧位 X 线片可明确诊断，同时脱位的类型及伴随的骨折也一览无遗，诊断爆裂性脱位的主要依据是上尺桡关节分离。

【治疗】

肘关节脱位的治疗关键在于早期诊断及时治疗，因为无论是何种脱位，只要能早期诊断就都能闭合复位。方法是：沿畸形位置的方向牵引，固定住肱骨下端，向脱位的反方向推挤桡骨头和鹰嘴突即可复位。复位成功之后，以长臂石膏后托中立位固定，制动 3 周以利损伤的软组织愈合，避免遗留关节不稳定。前脱位者，尺骨鹰嘴骨折应行切开复位内固定，方能复位与维持。

肘关节脱位所合并的神经损伤多为牵拉伤，多能自行恢复，无早期手术探查的必要。

三、尺桡骨近端骨折

尺桡骨近端包括桡骨头、桡骨颈、尺骨鹰嘴和冠状突。尺桡骨近端骨折临床上不少见，其发生率约占全身骨折的 2%。

（一）桡骨头骨折

桡骨头骨折（fracture of the head of the radius）为成人常见的损伤，约 40% 病例发生于 50~60 岁，60 岁以上仅占 17%。

【创伤机制】

多为桡骨头与肱骨小头撞击的结果，可以是伸肘位跌倒手部撑地，应力沿前臂向上传导，使桡骨头与肱骨小头撞击；也可以是肘关节后脱位过程中，桡骨头与肱骨外髁后缘撞击造成。

【创伤病理】

外伤后，肘关节桡侧局部形成血肿。骨折可以粉碎也可以压缩，但环状韧带多保持完好。桡骨头劈裂者，骨折多在桡侧缘，骨折片移位或倾斜。外翻应力较大时，可造成内侧副韧带损伤或肱骨小头骨折。

【骨折分类】

Mason（1934 年）根据骨折的部位和移位程度将桡骨头骨折分为三型，Delee（1974 年）又增加了第四型（图 90-21）：Ⅰ 型，桡侧边缘劈裂骨折，无移位；Ⅱ 型，桡侧边缘骨折，移位、倾斜或压缩；Ⅲ 型，整个桡骨头粉碎性骨折；Ⅳ 型：合并于肘关节后脱位的骨折。

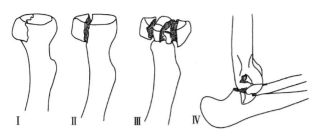

图 90-21　桡骨头骨折分类示意图

【临床表现与诊断】

外伤后肘部外侧偏后方肿胀、疼痛。关节主动伸屈，特别是前臂旋转会引起疼痛。肘后三点关系正常。无移位或移位轻微的桡骨头骨折，症状轻微，容易漏诊。拍摄肘关节正侧位 X 线片可以明确诊断，不过要仔细读片，因为无移位的桡骨头骨折不易辨识。X 线检查结合临床体格检查可以防止漏诊；对可疑病例，做 CT 检查有助于诊断。

【治疗】

桡骨头骨折属关节内骨折，对复位和固定的质量要求比较高，多需手术治疗。

无移位或移位在 2mm 之内者，如Ⅰ型骨折可行非手术治疗，方法是肘关节中立位石膏托固定，制动 2~3 周后去除，进行康复练习，预后良好。

Ⅱ型骨折，移位较重者应手术治疗，切开复位微型螺钉内固定，术后早期活动关节，可获得满意功能结果。

Ⅲ型骨折，桡骨头粉碎，治疗有三种选择：①切开复位内固定；②桡骨头切除；③人工桡骨头置换。这三种治疗方式各有其适应证和优缺点。一般主张，只要能够做到复位内固定的，就勿行桡骨头切除；伴有尺骨近端骨折、肘内侧副韧带损伤、下尺桡关节分离者，不能只单纯切除桡骨头，必须同时行人工桡骨头置换，才能重建肘关节的稳定性。因此，只有当桡骨头粉碎性骨折无法复位内固定而肘关节内侧稳定结构完整的病例，才考虑行桡骨头切除。桡骨头骨折可以用螺钉、可吸收螺钉或小钢板固定。内置入物要妥善安放，以免影响前臂的旋转活动。

Ⅳ型骨折在脱位整复后按上述原则处理。

（二）桡骨颈骨折

桡骨颈骨折（fracture of the neck of the radius）好发于成人，儿童发生率不足成人的 1/6。

【创伤机制】

伸肘位跌倒手部着地，产生的应力经前臂向上传递，与经上臂向下传递的重力在肘部相遇，加上肘关节携带角的因素，形成外翻应力，结果肱骨小头挤压桡骨头，导致桡骨颈骨折。

【创伤病理】

桡骨近端局部血肿，桡骨头不同程度向桡侧倾斜，外侧骨折端有相应程度的嵌入，骨膜常有一定的连续性。移位严重者环状韧带破裂，方形韧带则保持一定的连续性。外翻应力过大可造成内侧副韧带损伤，或者内侧副韧带保持完整而内上髁撕脱骨折，或有尺神经牵拉伤。偶有尺骨鹰嘴突顶部骨折，系鹰嘴尖冲顶肱骨远端的鹰嘴窝所致。

【骨折分类】

Judet 按损伤及移位程度将桡骨颈骨折分为四型（图 90-22）：Ⅰ型，骨折无移位或轻度移位；Ⅱ型，骨折侧方移位不超过骨直径的 1/2，桡骨头倾斜 <30°，骨折端嵌入；Ⅲ型，桡骨头倾斜 30°~60°，骨折端仍有接触；Ⅳ型，桡骨头完全移位，倾斜 60°~90°，环状韧带断裂。

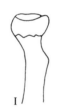

图 90-22　桡骨颈骨折 Judet 分型

【临床表现与诊断】

外伤后，肘部的外侧偏后处肿胀、疼痛，桡骨头及颈部有明显压痛，肘关节伸屈及前臂旋转均能引起疼痛，肘后三点关系正常。合并肱骨内上髁、鹰嘴突骨折或内侧副韧带损伤者，相应部位会出现肿胀和触痛；合并尺神经损伤者有尺神经麻痹的症状和体征。拍摄肘关节正侧位 X 线片可明确诊断，疑而不决的，CT 扫描检查可以提供帮助。

【治疗】

Ⅰ型和Ⅱ型，骨折移位不显著，桡骨头倾斜在 30° 以内，对功能影响较小，骨折端又有嵌入，骨折比较稳定，可行保守治疗：患肢用颈腕带或三角巾悬吊，制动 2~3 周之后进行功能练习，预后良好。

Ⅲ型，桡骨头骨折后倾斜度大，需要复位，但骨折端仍有接触，可以进行手法闭合复位：肘关节伸直，牵引时施加内翻的力量，透视下旋转前臂，确定桡骨头倾斜的方位,以拇指向上向内推挤倾斜的桡骨头,使之复位。由于骨折端彼此嵌插,常需较大的推挤力量,有时手法无法复位,需要经皮插入克氏针撬拨桡骨头,使之复位。插入钢针时注意避免损伤桡神经。

Ⅳ型以及手法复位失败的Ⅲ型骨折应手术治疗,切开复位,手术中保护尚有连接的骨膜,骨折稳定者不需内固定,术后长臂石膏后托制动3~4周。骨折复位后仍不稳定的,可以用小钢板固定,便于术后早期活动。一般不必修复断裂的环状韧带,因为健存的骨间膜斜索及方形韧带足以维系上尺桡关节,不至于分离。

成年人Ⅳ型骨折,如果内固定无望,又无肘内侧结构损伤、尺骨近端骨折和下尺桡关节不稳定,可以行桡骨头切除。儿童的桡骨颈骨折系骨骺损伤,事关桡骨近端的生长发育,只能复位不能切除。

(三) 尺骨鹰嘴骨折

尺骨鹰嘴骨折(fracture of the olecranon of the ulna)好发于中老年人,国内文献报道病例多集中在40~55岁。

【创伤机制】

直接暴力、间接暴力均可造成尺骨鹰嘴骨折。直接暴力多见于跌倒时肘部直接着地;亦可为肘后部遭到直接打击、碰撞的结果;利器损伤导致鹰嘴骨折者多为斜行开放性骨折。间接暴力见于伸肘位跌倒手部撑地,肱三头肌的强烈收缩造成尺骨鹰嘴的撕脱骨折。直接和间接暴力联合作用将造成鹰嘴粉碎性骨折并明显分离。

【创伤病理】

组织损伤的性质和程度与创伤机制相关。直接暴力引起的骨折常无明显移位,骨折线可为横行、短斜行,亦可为粉碎性骨折;骨折周围软组织损伤轻,部分骨膜保持连续性,关节囊及侧副韧带完好。当鹰嘴骨折的位置靠近冠状突水平,而且外伤的暴力又比较大的时候,肘关节可能发生前脱位,此时关节囊破裂,尺骨近端的骨膜断裂,骨折端分离明显,局部形成较大血肿,还可能牵拉损伤尺神经。利器切削所致的尺骨鹰嘴开放骨折,骨折线呈斜行或长斜行,与软组织创缘一致,骨折端分离,关节开放,常累及尺神经、桡神经深支;也有连同桡骨上端和肱骨远端一起被切断的报道。间接暴力引起的撕脱骨折的骨折块较小而分离明显。骨折可以是关节外的,只是鹰嘴顶部肱三头肌附丽处的小片撕脱,骨折片被肌肉牵

拉而分离,但肱三头肌肌腱的扩展部、深筋膜多保持完好,局部可形成小血肿;骨折也可以是关节内的,撕脱的骨片较大,波及关节面,骨折线呈横行,骨折端分离,肱三头肌肌腱扩展部和筋膜断裂。

【骨折分类】

当鹰嘴骨折的骨折块分离不到2mm、肘关节屈曲90°时骨块分离的程度不增加,而且患肢可以对抗重力主动伸直肘关节时,被认为是无移位骨折;否则就是移位骨折。Delee(1974年)改良了以往的分类,将移位骨折分为四型(图90-23):Ⅰ型,撕脱骨折,A关节内,B关节外;Ⅱ型,横行或斜行骨折;Ⅲ型,粉碎性骨折;Ⅳ型,靠近冠状突水平骨折,常伴前脱位。

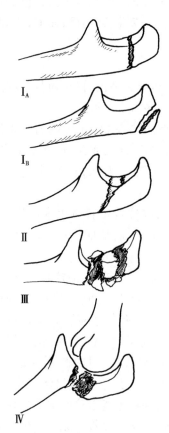

图90-23 尺骨鹰嘴移位骨折Delee分型

【临床表现与诊断】

外伤后肘关节后部肿胀、疼痛,直接暴力损伤者肘后皮肤常有挫伤痕迹。鹰嘴局部明显压痛,有时可触及骨擦感和骨折块分离的间隙。主动、被动活动肘关节均能引起疼痛。肘后三点关系正常。骨折分离移位大、肱三头肌肌腱扩张部撕裂者肘关节对抗重力不能伸直;伴有前脱位者,肘部肿胀明显,并出现畸形;合并尺神经损伤者,出现相应体征。拍摄肘关节正侧位X线片可以明确诊断,

显示骨折类型和分离情况,为决定治疗方案提供依据。

【治疗】

治疗目的是恢复关节面平整和伸肘力量,肘关节稳定、关节活动度正常,避免并发症。应根据骨骼的质量、骨折移位程度、病人的功能要求和期望来选择治疗方法。

无移位骨折,以长臂石膏后托中立位固定,制动3周后进行功能康复,预后良好。移位骨折除非病人有手术禁忌证,否则均应行切开复位内固定治疗。

ⅠA型骨折,复位后用克氏针钢丝张力带固定;ⅠB型骨折,将回缩的肌腱连同撕脱骨片一起缝回原处,骨片过小或估计愈合困难者,可切除骨片,直接将肌腱固定在尺骨鹰嘴上。

Ⅱ型骨折,复位后用螺丝钉或张力带固定。

Ⅲ型、Ⅳ型骨折,切开复位钢板螺丝钉内固定。固定的材料和固定的方式可根据手术医师个人的经验与偏爱进行选择。对于高龄病人,如果骨折严重粉碎移位,内固定难以奏效,可以考虑切除骨折碎块,将肱三头肌肌腱重新固定在鹰嘴残端上,保留关节功能,有文献报道效果良好。

第四节　前臂骨折

一、应用解剖

前臂由尺桡骨组成,两骨以骨间膜相连,两骨的近端形成上尺桡关节,而其远端形成下尺桡关节,主要负责前臂的旋转。

上尺桡关节:环状韧带与尺骨的桡骨切迹围成一个纤维骨环,包绕着桡骨头的柱状唇,构成上尺桡关节。环状韧带占纤维骨环的3/4,因而能适应椭圆形桡骨头的旋转。关节下方有方形韧带加强,旋前时该韧带后部纤维紧张,旋后时该韧带前部纤维紧张(图90-24)。

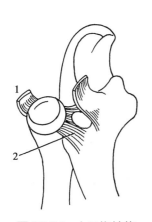

图90-24　上尺桡关节
1.环状韧带;2.方形韧带

下尺桡关节:由尺骨头的侧方关节面和桡骨的尺骨切迹组成。三角纤维软骨盘附着在切迹的远侧缘,止于尺骨茎突的基部。旋转活动中软骨盘在尺骨头上前后滑动,旋前时其背侧缘紧张,旋后时其掌侧缘紧张(图90-25)。

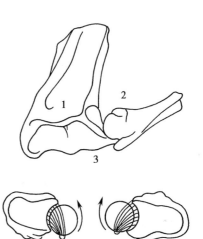

图90-25　下尺桡关节的结构与运动
1.桡骨远端;2.尺骨头;3.三角纤维软骨盘

下尺桡关节的掌侧和背侧分别有下尺桡前韧带和下尺桡后韧带加强,旋前时下尺桡后韧带紧张,旋后时下尺桡前韧带紧张。桡骨远端关节面向掌侧及尺侧倾斜,称为掌倾角和尺偏角。掌倾角为9°~20°,平均13.54°,尺偏角为20°~35°,平均27.05°。桡骨茎突与尺骨茎突不在同一水平,桡骨茎突在尺骨茎突以远10~12mm(图90-26)。

旋转弓:桡骨有两个弯曲,即旋转弓。近侧弯曲以桡骨结节为最高点,为旋后弓;远侧弯曲以旋前圆肌粗隆为最高点,为旋前弓。两者不在同一平面,正侧面都能见到这两个弯曲。在前臂正位X线片上,旋后弓为13.1°,旋前弓为9.3°;侧位X线片上旋后弓仍为13.1°,而旋前弓为6.4°(图90-27)。旋转弓位于前臂旋转轴的两侧,其角度的改变将影响前臂的旋转活动。

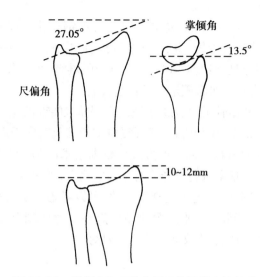

图 90-26　掌倾角和尺偏角及尺桡骨茎突的关系

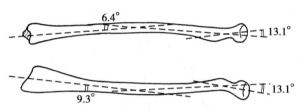

图 90-27　桡骨旋转弓，侧位（上）和正位（下）相

骨间膜：由纤维结缔组织构成，致密呈膜状张于尺桡骨之间，其远近两侧较薄弱，中部最厚韧。掌侧纤维起于尺骨骨间嵴，斜向近侧，止于桡骨骨间嵴。骨间膜不仅为前臂肌提供了肌止，也借以将桡骨所承受的应力传导到尺骨。更重要的是，骨间膜为前臂的旋转活动限定了不能超越的活动范围，因此骨间膜挛缩将导致前臂旋转功能障碍。由于桡骨有旋转弓，即使在同一个旋转方位，骨间膜各处的张力也不相同。前臂轻度旋后时中部和远部骨间膜的张力最大，继续旋前或旋后则松弛；而近侧骨间膜于完全旋后时张力最大，旋前时逐渐松弛（图 90-28）。

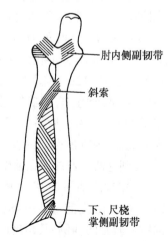

图 90-28　前臂骨间膜

前臂的旋转活动：屈肘 90° 位，前臂旋后范围约 90°，旋前范围约 85°。但个体差异甚大，与年龄、性别、职业等均有密切关系。一般而言，年轻者、女性、脑力劳动者前臂的旋转活动范围较大。前臂的旋转活动是相当复杂的运动。在尺骨保持固定不动时，其旋转轴是由桡骨头中心点到尺骨茎突基部三角纤维软骨盘附着处。沿此轴心，桡骨头在上尺桡关节处做"自转"运动；而桡骨远端则在下尺桡关节处围绕尺骨头做"公转"运动。但桡骨头为椭圆形，在"自转"过程中其旋转轴心是变动的，变动范围约 1.5mm（桡骨头长短径之差的 1/2）；此外，正常前臂旋转过程中尺骨也在运动，这种运动发生在肱尺关节，当前臂由旋后位旋转到旋前位时，尺骨同时做着轻度伸展及向桡侧的摆动。因此，在正常旋转过程中，前臂的旋转轴是在一定范围中变动的，而非固定不变。

二、尺桡骨骨干骨折

尺骨和桡骨可以单独发生骨折，也可以一起发生骨折，即尺桡骨双骨折（fracture of ulna and radius），是日常生活及劳动中常见的创伤，占各种骨折的 11.2%，好发于青壮年。前臂不仅使人类上肢具有一定长度，其旋转功能对手部的灵巧活动具有重要作用。因此，前臂骨折后最大限度地恢复其功能至关紧要。

【创伤机制】

单纯尺骨骨干骨折多系直接暴力打击所致，而直接暴力和间接暴力都可能造成单纯桡骨干骨折或尺桡骨双骨折，只是暴力的性质和强度不同，所造成的骨折会具有不同的特点（图 90-29）。直接打击或碰撞前臂，所引起的尺桡骨双骨折多为横行、蝶形或粉碎性，骨折线常处于同一水平。间接暴力，如跌倒时手部撑地所产生的应力，经腕骨传导至桡骨造成骨折，同时也经骨间膜纤维方向传导至尺骨，造成比桡骨骨折平面低的尺骨骨折。骨折线常为斜行，短缩重叠移位重，骨间膜损伤重。新鲜尸体的静力学实验表明，受力时腕背伸角度 <40°，才能产生尺桡骨骨干骨折；>40° 将引起桡骨远端骨折。骨间膜紧张时可以将应力由桡骨传导至尺骨，其承受的传导应力约相当于腕部所受承载力的 16%。机器绞轧、重物碾压多造成开放性损伤；尺桡骨多段骨折、粉碎性骨折，常合并腕、肘及肱骨损伤，皮肤碾挫、撕脱，甚至肌肉、肌腱、神经、血管损伤，骨间膜损伤严重。

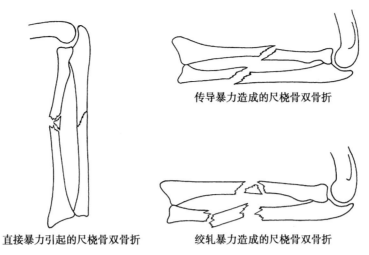

传导暴力造成的尺桡骨双骨折

直接暴力引起的尺桡骨双骨折　　绞轧暴力造成的尺桡骨双骨折

图 90-29　尺桡骨双骨折的创伤机制与骨折特点的关系示意图

【创伤病理】

单纯桡骨或尺骨骨干骨折的骨折线为横行、蝶形、短斜行或粉碎性,可有侧方移位或成角,但由于另一根完整骨干的支撑,骨折不会出现重叠和短缩。不过,桡骨干骨折多有旋转畸形,其方向和程度与骨折的平面有关(图 90-30)。骨折线在旋前圆肌止点以远者,骨折近段受旋前圆肌和旋后肌、肱二头肌共同作用,基本处于旋转中立位,骨折远段受旋前方肌作用而处于旋前位。骨折线在旋前圆肌止点近侧者,骨折近段受旋后肌、肱二头肌作用处于旋后位,骨折远段受旋前方肌、旋前圆肌共同作用而处于旋前位。

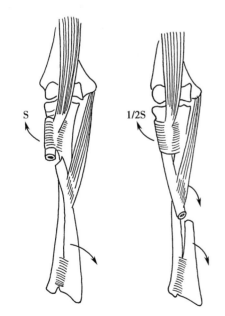

图 90-30　桡骨不同平面骨折时的旋转畸形

【骨折分类】

尺桡骨双骨折通常采用多元界定进行分类。

按有否与外界交通的伤口,分为开放性和闭合性;按骨折位置分为近段、中段和远段骨折;按骨折形态分为多段骨折、粉碎性骨折等。骨折的分型与治疗的选择及其预后有关,例如开放性骨折的治疗比闭合者复杂而预后较差;粉碎性骨折和多段骨折处理困难,预后也差;尺桡骨近段骨折闭合复位的成功机会极少。

【临床表现与诊断】

外伤后前臂肿胀、疼痛,活动受限,主动、被动旋转前臂均引起剧烈疼痛。骨折部位有压痛,可出现成角畸形、异常活动和骨擦感。拍摄包括上下尺桡关节的前臂正侧位 X 线片既可以明确诊断,又能用以判断桡骨近端确切的旋转方位,指导骨折复位。

【治疗】

闭合复位外固定,适合于移位不明显、比较稳定的骨折的治疗。在臂丛神经阻滞下手法复位,选用石膏或小夹板固定,注意通过分骨保持骨间膜的张力以稳定复位的骨折,同时预防压疮。维持外固定直到 X 线检查证实骨折愈合,一般时间为 6~8 周。制动期间,鼓励主动活动手指、练习握拳以及肩关节活动。去除外固定后,再积极进行功能康复训练。

桡骨近 1/3 的骨折或其他不稳定骨折,如斜行、楔形、粉碎性或多段骨折闭合复位困难,不应强求。因为反复多次整复只会加重创伤,导致严重肿胀,甚至出现水疱。既未达到整复目的,又失去了早期手术的机会。其实,旋转活动是前臂最重要的功能之一,而尺桡骨双骨折的复位和固定的质量与前臂旋转功能息息相关,因此临床上常将尺桡骨双骨折作为关节内骨折来对待,主张手术治疗,做到解剖复位、坚强固定。

钢板螺钉固定，是前臂双骨折最多选用的方法，术后不用外固定，可早期进行康复活动，以获得良好的功能结果。为减少钢板下骨皮质坏死，多采用有限接触的动力加压钢板（limited contact dynamic compression plate，LC-DCP），手术中尽量减少对骨膜的剥离，保护骨折的生物学环境。选用的钢板要有足够的长度，一般不少于骨骼直径的5倍。有人比较过钢板长度超过桡、尺骨中段直径5倍及不足5倍者的治疗效果，发现其内固定失败率分别为5.8%和37%，不愈合率分别为2.9%和21.0%。

对于粉碎性骨折或骨质疏松性骨折，锁定钢板固定具有其优势：钢板不必紧贴骨骼，不需要严格塑形，容易恢复和保持桡骨的旋转弓；不需要剥离骨膜，可以间接复位，进行桥式钢板固定，有利于保护骨折的血供；具有良好的角稳定性，能为骨质疏松性骨折提供稳定的固定，有利于术后早期活动。临床上使用的还有一些点状接触，甚至非接触性钢板，减少骨膜损伤、缩小钢板与骨皮质的接触面，避免钢板下骨坏死的发生，取得了良好效果。

理论上，桡骨骨折不宜用髓内钉固定，理由是桡骨有旋转弓，髓内固定可能使旋转弓消失，还会引起尺骨骨折端分离，造成不良后果。不过，文献上有人报道用闭合复位带锁髓内钉固定治疗尺桡骨双骨折取得良好效果，但尚缺乏循证医学的支持。

三、Monteggia 骨折

Monteggia 在 1814 年首先描述了一种尺骨近侧 1/3 骨折合并桡骨头脱位的复合损伤，以后人们就将伴有桡骨头脱位的尺骨骨折称为 Monteggia 骨折（Monteggia's fracture）。

【骨折分类】

Bado（1967年）将 Monteggia 骨折归纳为四型（图90-31）：Ⅰ型，尺骨骨折向前成角，桡骨头向前脱位，在 Monteggia 骨折中占60%；Ⅱ型，尺骨骨折向后成角，桡骨头向后脱位，在 Monteggia 骨折中约占15%；Ⅲ型，儿童尺骨近侧干骺端骨折，合并桡骨头外侧或前外侧脱位，在 Monteggia 骨折中约占20%；Ⅳ型，尺骨及桡骨近1/3骨折，合并桡骨头前脱位，较少见，仅占5%。

【创伤机制】

尸体实验研究表明，强力使前臂旋前可造成Ⅰ型 Monteggia 骨折。临床上发现，当病人跌倒手部撑地时，体重迫使上臂外旋，前臂就极度旋前，结果引发Ⅰ型 Monteggia 骨折。此外，运动或意外损伤时尺骨和前臂背侧遭受直接的打击或碰撞，也可以造成Ⅰ型损伤。Ⅱ型 Monteggia 骨折的发生机制与肘关节后脱位相似，只是因为肱尺关节的稳定结构比尺骨骨质更为坚韧，跌倒手撑地时产生的应力向后传导，造成了桡骨头后脱位和尺骨近侧1/3骨折。Ⅲ型骨折仅见于儿童，或者肘内侧遭受直接打击或碰撞，或者伸肘位跌倒时遭受强大的内翻应力，可以造成此型骨折。Ⅳ型骨折的创伤机制与Ⅰ型相同，桡骨骨折是附加损伤所致。

【创伤病理】

肘关节及尺骨骨折处形成血肿，环形韧带、方形韧带断裂，关节囊及外侧副韧带多有损伤，桡骨头脱位，桡神经深支常有牵拉伤。尺骨骨折线多为横行、短斜行或楔形，其成角侧骨膜断裂，而对侧骨膜虽有剥离但多保持连续性。Ⅲ型骨折仅见于儿童，骨折位置高，多为青枝骨折，骨折线横行或纵行，向桡侧成角，骨折端没有分离。

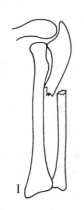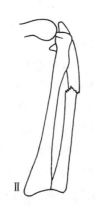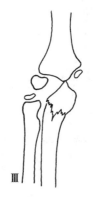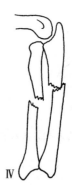

图90-31 Monteggia 骨折的 Bado 分型

【临床表现与诊断】

外伤后,肘及前臂出现肿胀、疼痛、活动受限并出现畸形。骨折的类型不同,畸形的表现也不同:Ⅰ型骨折,尺骨向前成角,肘前可触及脱位的桡骨头;Ⅱ型骨折向后成角,肘后可触及脱位的桡骨头;Ⅲ型骨折,肘内翻畸形,可触及桡骨头向外侧方脱位;Ⅳ型骨折,肿胀严重,尺桡骨骨折处有异常活动,肘前可触及脱位的桡骨头,肘后三点关系正常。桡神经损伤者,可出现伸腕、伸拇指、伸掌指关节功能障碍。

前臂X线检查能够明确诊断,重要的是正侧位X线片都必须包括肘关节,阅片必须与体检相结合,不要忘记检视桡骨头的位置,避免漏诊。

【治疗】

Ⅰ型和Ⅱ型骨折都可以尝试保守治疗,因为闭合复位并不困难。要点是,首先在牵引下推挤桡骨头使之复位,脱位整复后尺骨骨折已大致就位,再适当纠正其侧方移位即可。

Ⅰ型骨折,屈曲肘关节纠正尺骨成角,并在该位置用石膏托固定。

Ⅱ型骨折,则伸直肘关节纠正尺骨成角畸形,并在该位置用石膏固定。根据整复后的稳定情况决定是将前臂置于中立位还是放在旋后位。旋后位有利于稳定脱位,但应于4周后改为中立位继续制动,以利旋转功能的恢复。石膏固定应维持到尺骨骨折愈合,大约8周。

Ⅲ型骨折,即儿童型Monteggia骨折,采用非手术治疗,手法复位石膏外固定。方法是:肘关节伸直、前臂旋后位牵引,将桡骨头向内侧方推挤,纠正桡骨头脱位和尺骨近端骨折的成角。复位成功后用长臂石膏托固定,令肘关节屈曲90°、前臂旋后,固定3~4周,再去除固定进行康复练习,预后良好。

Ⅳ型骨折,手法整复极难成功,应行切开复位钢板内固定。手术指征包括:开放性Monteggia骨折、多部位伤、同一肢体多处骨折、闭合复位失败或整复后尺骨成角超过10°、前臂旋转畸形大于10°等。尺骨骨折的复位和固定是手术的关键,因为只要尺骨骨折得到解剖复位和坚强固定,桡骨头脱位多可自然整复,很少需要切开复位,也没有必要进行手术探查和重建环状韧带。除非环状韧带没有破裂,而桡骨头脱到环状韧带之外,完整的环状韧带成了桡骨头脱位整复的障碍,需要手术切开环状韧带,使桡骨头脱位得以整复。术中复位固定之后,

要对其稳定性进行检查;直视下伸直屈曲肘关节的同时旋转前臂,如果桡骨头不再脱位,提示复位固定很稳定,术后无需外固定,及早开始活动锻炼;如果桡骨头发生再脱位,表明复位固定不稳定,术后需要辅以石膏外固定。

四、Galeazzi骨折

Galeazzi骨折(Galeazzi fracture)系桡骨中下1/3骨折合并下尺桡关节脱位,早在1934年由Galeazzi详细描述,故而得名。临床上它比Monteggia骨折更常见,其发生率是后者的6倍。

【创伤机制】

多种机制均可造成Galeazzi骨折:前臂桡侧遭受直接打击或碰撞;跌倒手部撑地的传导应力;机器对前臂的绞轧等。

【创伤病理】

桡骨骨折处形成血肿,骨折端明显短缩、重叠。前臂旋后位损伤者,远侧骨折端向掌侧移位、成角;前臂旋前位损伤者,远侧骨折端向背侧移位;前者比后者多见。下尺桡关节明显脱位者,其关节囊和掌、背侧韧带断裂,三角纤维软骨盘破裂,前臂骨间膜损伤。如果三角纤维软骨盘完好,则多有尺骨茎突撕脱骨折。机器绞轧伤者,皮肤破裂、软组织损伤严重,往往伴有尺骨骨折或尺骨的外伤性弯曲。

【骨折分类】

按骨折和脱位的特点,将Galeazzi骨折分为三型(图90-32):Ⅰ型,桡骨远段青枝骨折,尺骨头骨骺分离,见于儿童,损伤较轻,易于整复;Ⅱ型,桡骨

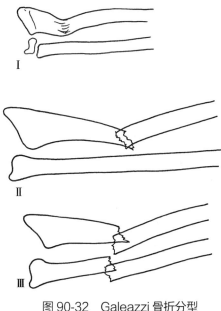

图90-32 Galeazzi骨折分型

远 1/3 骨折,下尺桡关节明显脱位,可伴有尺骨茎突撕脱骨折;Ⅲ型:桡骨远 1/3 骨折,下尺桡关节脱位,合并尺骨骨折或尺骨干外伤性弯曲。

【临床表现与诊断】

外伤后患肢疼痛、肿胀;前臂及腕关节活动受限;桡骨短缩、成角畸形,尺骨头膨出并有压痛,腕关节向桡侧偏斜,尺骨茎突与桡骨茎突可处于同一水平线;桡骨有异常活动,可触及移位的骨折端。拍摄前臂及腕关节的 X 线片可以明确诊断,桡骨的骨折线通常位于桡骨中下 1/3 交界处,呈横行或短斜行,少有粉碎。在正位片上,桡骨远侧骨折端向尺骨靠拢,而在侧位上则多向掌侧移位成角,尺骨头向背侧突出。

【治疗】

Ⅰ型骨折:非手术治疗,手法复位 U 形石膏托外固定。固定位置:中立位。固定时间:4 周。

Ⅱ型、Ⅲ型骨折:手法固然可以复位,但难以维持。原因是,桡骨远侧端在旋前方的作用下向尺骨靠拢、向掌侧移位,在肱桡肌、伸拇肌及拇长展肌的作用下向近侧移位。即便是腕关节尺偏,将前臂用石膏固定,这些引起移位的力量依然存在。有鉴于此,临床上多主张手术治疗,切开复位钢板螺钉内固定,术后前臂中立位 U 形石膏托固定,以利于下尺桡关节周围损伤组织的修复和愈合,3~4 周后去除外固定,进行功能康复。

五、创伤后前臂旋转功能障碍

前臂旋转功能障碍是前臂骨折治疗不满意的主要原因,文献报道的发生率有达 40%~71% 者,旋转功能受限 20° 以上者达 17%。国际内固定研究学会(AO)报道的功能不满意率也达 3.1%~6.0% (旋转受限 10°~30°)。前臂的旋转功能一旦发生障碍,势必将严重影响手部功能,给生活和工作带来诸多不便。前臂旋前障碍虽然可以通过肩关节外展得到部分代偿,但是书写、扣纽扣、拧毛巾等动作会受到不同程度的影响;而旋后功能障碍时,肩关节无法代偿,将食物送入口中等需要前臂旋后活动的动作就做不到。因此,临床上必须重视前臂旋转功能障碍的预防和治疗。

【病因机制】

前臂旋转功能障碍的解剖学基础包括:骨性阻挡,骨间膜紧张和瘢痕挛缩;上、下尺桡关节功能紊乱;上、下尺桡关节囊及其加强韧带挛缩;旋转肌变性挛缩。

前臂旋转功能障碍的病因包括:尺桡骨骨折交叉愈合;尺桡骨骨折旋转与成角畸形愈合;骨筋膜间室综合征后遗缺血性肌挛缩;前臂肌肉、关节的粘连和挛缩;前臂深度烧伤。

【病理机制】

前臂的旋转运动是在骨间膜所允许的范围之内进行的。前臂骨折畸形愈合,无论是成角或者旋转,还是两者的混合,都会引起骨间膜张力的变化或瘢痕挛缩,是构成前臂旋转功能障碍的重要因素。临床手术所见和尸体实验证实,尺桡骨之中,无论 1 根还是 2 根骨骼发生成角畸形愈合,都会造成旋转障碍,角度愈大,障碍的程度也愈大。前臂向尺桡骨成角的那侧旋转时,尺骨与桡骨相互抵触,朝相反的方向旋转时,又会引起骨间膜紧张,两者均造成前臂旋转活动障碍。桡骨旋转畸形愈合者,桡骨近侧骨折段旋后,结果骨间膜和方形韧带紧张,限制了旋后运动;尺骨远侧段要是畸形愈合于旋后的位置,将因骨间膜及下尺桡背侧韧带的紧张而妨碍旋前。

临床上尺桡骨骨折畸形愈合多为复合畸形,即成角与旋转畸形并存,如果造成同一旋转方向的障碍,则其障碍作用便相互加强,所造成的旋转障碍较其各自造成者为重;要是造成旋转功能障碍的方向相反,则其作用相互抵消,它们所造成的障碍比其各自所造成者为轻。有的时候,造成旋转障碍的主要因素可能掩盖其他因素的存在,应当引起临床医师的警惕。

【治疗】

创伤后前臂旋转功能障碍需要手术治疗,方案有赖于对各个致病因素的综合分析和准确判断。致病因素的多重性和复杂性使有些严重病例需要经过两重或多重手术才能得以改善。常用手术包括:

1. 截骨复位内固定　在尺桡骨骨折畸形愈合处截骨,纠正成角和旋转畸形,使之解剖复位,用钢板螺钉内固定;如果仍有旋转障碍,应行广泛的骨间膜松解。适用于畸形愈合时间长而软组织条件较好者。

2. 旋转截骨内固定　在骨折畸形处截骨,不做解剖复位,仅根据功能需要选择截骨后远近骨段的旋转对位,通过钢板螺钉内固定维持。旋转截骨内固定不能增加前臂旋转活动的范围,只是将现存的旋转范围重新分配,使病人获得一个在生活和工作中最有用途的旋转范围。例如现存的前臂旋转范围为旋前 0°~ 旋后 90°,旋转截骨时将桡骨远侧置于旋前 45° 的位置,并做内固定,结果将前臂旋转活动范围从中立位~旋后 90° 调整为旋前 45°~旋后 45°。这样尽管前臂旋转的活动范围没有增加，还是 90°，但兼顾了旋前和旋后的功能，给生活和工作带来便利。截骨旋转内固定适于创伤后尚存相当的旋转范围，只需合理分配旋前旋后活动范围以改善功能者。

3. 骨突切除　尺桡骨双骨折交叉愈合者，手术切除尺桡骨间的骨桥。尺桡骨骨折处形成骨赘妨碍旋转活动者，切除骨赘；桡骨头或尺骨头陈旧脱位或半脱位妨碍前臂旋转活动者，切除桡骨头或尺骨头以改善旋转功能。

4. 骨间膜松解　前臂旋转功能障碍而骨折畸形愈合不严重者，广泛的骨间膜松解有可能获得满意的治疗结果。其实，在截骨治疗时，要是术中检查发现旋转功能改进不满意，也应该同时松解挛缩的骨间膜，往往能够获得满意的结果。骨间膜松解范围应超过 10cm，重点是前臂中部骨间膜最厚韧处。

5. 旋转肌松解　适用于前臂深度烧伤、筋膜间室综合征后遗肌肉缺血性挛缩的病例，旋转肌的瘢痕挛缩是妨碍旋转的始作俑者，应逐一松解以改善旋转功能。

尽管可用上述各种手术改进旋转功能，但最好的治疗莫过于预防，在尺桡骨骨折早期处理中就要严格遵循治疗原则，采用正确的手术方法、规范操作细节，避免发生前臂旋转功能障碍。

第五节　桡骨远端骨折

桡骨远端骨折几乎占骨折急诊病人的 1/6，发病年龄的高峰有三个分布，一是 5~14 岁的儿童，二是 50 岁以下的男性，三是 40 岁以上的女性。随着现代生活方式的改变和社会的老龄化，桡骨远端骨折在两个人群中好发：老年女性的低能量损伤和年轻男性的运动及高能量损伤。大多数病例属于关节外稳定性骨折、轻微移位的关节内骨折、老年人骨质疏松性骨折，非手术治疗即能够奏效。约 30% 的病例比较复杂，必须手术治疗才能获得比较满意的功能效果。要是忽略了不稳定性关节内骨折合并的腕骨间韧带以及下尺桡关节损伤，即便骨折愈合也将后遗疼痛的症状。

【骨折分类】

人们对桡骨远端骨折的关注已经超过一个世纪。Puteau（1783 年）和 Colles（1814 年）先后介绍和详细描述了桡骨远端骨松质骨折并向背侧移位的损伤，称之为 Colles 骨折（Colles' fracture）（图 90-33）；1847 年 Smith 详细描述了桡骨远端骨折向掌侧移位合并下尺桡关节脱位的损伤，称之为 Smith 骨折（Smith's fracture）（图 90-34）；1838 年 Barton 描述过一种桡骨远端关节面背侧缘或掌侧缘骨折伴有腕关节半脱位的损伤，称之为 Barton 骨折（Barton's fracture）（图 90-35）。

随着放射线检查的出现和应用，临床上能够观察到更多桡骨远端骨折的细节，不仅有累及干骺端的关节外骨折，还有部分或完全累及关节面的关节内骨折，移位的程度更是纷繁复杂。Frykman（1967 年）根据骨折线的位置、是否累及桡腕关节和下尺桡关节、有没有合并尺骨茎突骨折，将桡骨远端骨折分成八个类型。其实，临床上处理的重点和难点是桡骨远端关节内骨折，为了指导治疗方法的选择，更需要对关节内骨折进行详尽的分类。Melone（1974 年）将桡骨远端分成桡骨茎突、尺侧背侧骨块、尺侧掌侧骨块和骨干四个部分，根据受累骨块的细节将桡骨远端关节内骨折分为四型，1993 年又将 II 型分为两个亚型并增加了第五型（图 90-36）。I 型，粉碎轻微，无移位或尺侧复合块整体移位。II 型，关节面中心压缩骨折（Die Punch 骨折），尺侧复合块明显移位，干骺端粉碎：IIa 型，尺侧复合块向掌侧移位；IIb 型，尺侧复合块向背侧移位。III 型，同 II 型，同时有刺状骨块指向腕管。IV 型，关节面严重破坏，尺侧掌块与背块分离或旋转，软组织损伤较重。V 型：高能伤引起的爆裂骨折，关节面及干骺端广泛粉碎，伴严重软组织损伤。

国际内固定研究学会（AO/ASIF）将桡骨远端骨折分为关节外骨折（A 型）、部分关节内骨折（B 型）和完全关节内骨折（C 型），每型又根据骨折累及的部位、移位和粉碎的程度进一步分成三个亚型。

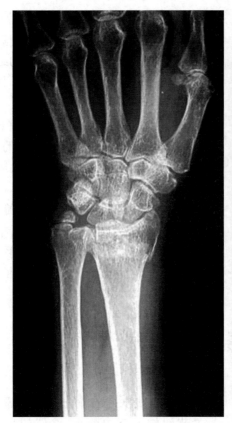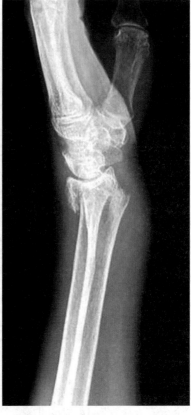

图 90-33　Colles 骨折，X 线片显示骨折向背侧桡侧移位

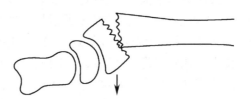

图 90-34　Smith 骨折

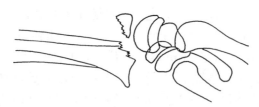

背侧缘骨折

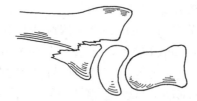

掌侧缘骨折

图 90-35　Barton 骨折

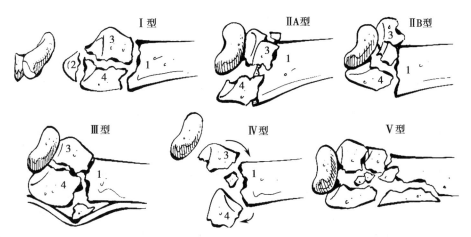

图 90-36　桡骨远端关节内骨折 Melone 分型

A 型:桡骨远端关节外骨折

　A1 型:桡骨完整而尺骨远端骨折

　　A1.1 型:尺骨茎突骨折

　　A1.2 型:干骺端简单骨折

　　A1.3 型:干骺端复杂骨折

　A2 型:桡骨远端关节外简单和嵌插骨折

　　A2.1 型:骨折没有成角

　　A2.2 型:骨折向背侧成角

　　A2.3 型:骨折向掌侧成角

　A3 型:桡骨关节外粉碎性骨折

　　A3.1 型:骨折嵌插,轴线短缩

　　A3.2 型:有楔形骨片

　　A3.3 型:粉碎性骨折

B 型:桡骨远端部分关节内骨折

　B1 型:矢状面部分关节内骨折

　　B1.1 型:外侧简单骨折

　　B1.2 型:外侧粉碎性骨折

　　B1.3 型:内侧骨折

　B2 型:背侧部分关节内骨折

　　B2.1 型:简单骨折

　　B2.2 型:合并外侧矢状面骨折

　　B2.3 型:合并腕骨背侧脱位

　B3 型:掌侧部分关节内骨折

　　B3.1 型:简单骨折,骨片小

　　B3.2 型:简单骨折,骨片大

　　B3.3 型:粉碎性骨折

C 型:桡骨远端完全关节内骨折

　C1 型:桡骨远端完全关节内骨折,关节面及
　　　　干骺端简单骨折

　　C1.1 型:关节面骨折线呈前后向

　　C1.2 型:关节面骨折线为矢状位

　　C1.3 型:前侧关节面骨折

　C2 型:桡骨关节内骨折,关节面简单骨折,
　　　　干骺端粉碎性骨折

　　C2.1 型:关节面骨折线呈矢状位

　　C2.2 型:关节面骨折线位于前侧

　　C2.3 型:干骺端骨折线延伸到骨干

　C3 型:桡骨远端关节内粉碎性骨折

　　C3.1 型:干骺端简单骨折

　　C3.2 型:干骺端粉碎骨折

　　C3.3 型:干骺端骨折延伸到骨干

【创伤机制】

　　日常生活中多为跌倒手部撑地,所产生的应力向上传导至尺桡骨远端,造成骨折;直接暴力造成者少见。受伤时腕关节所处的位置、受力的方向和大小与骨折的类型、移位的方向和程度有密切关系。应用新鲜尸体进行的静力学试验证实,当腕关节处于背伸 40°~90° 位受到传导应力(男性平均 282kPa,女性平均 195kPa)即可造成 Colles 骨折;造成骨折所需要的载荷力与腕关节背伸的角度有关,背伸角度愈小,造成骨折的载荷力愈小,反之亦然;当腕背伸 <40° 将造成前臂近端骨折,<90° 时将引起腕骨骨折。动力学试验也证实了骨折的发生与力的方向密切相关。跌倒手撑地时如果是腕背触地,传导的应力将造成 Smith 骨折,骨折远端骨片向掌侧移位。

【创伤病理】

　　骨折处形成血肿,远端骨折块移位的方向和程度各不相同,取决于外伤应力的方向、大小以及受伤时手腕所处的位置。成角畸形者一侧骨骼可以有嵌入,骨质虽然破碎但骨膜常保持完好,而对侧的骨膜可能断裂。前臂常有旋后畸形。桡侧移位严重者,常合并下尺桡关节损伤、三角纤维软骨盘撕裂或尺骨茎突骨折。累及关节面者,桡骨远端关节面有不同程度的压缩或粉碎。高能损伤或粉碎骨折块严重移位可造成相邻部位肌腱及神经损伤。

【临床表现与诊断】

外伤后腕部肿胀、疼痛、活动受限。不同类型的骨折可出现相应典型的腕部畸形,如 Colles 骨折者腕部有典型的餐叉样畸形;Smith 骨折者腕部畸形的方向与之相反。不过两种骨折的尺骨头都明显膨出,因为桡骨骨折后长度缩短了。桡骨骨折嵌插或向近侧移位,使桡骨茎突和尺骨茎突的相对关系出现异常,桡骨茎突可以与尺骨茎突处于同一水平,或者尺骨茎突比桡骨茎突更向远侧突出。累及神经、肌腱者将出现相应的症状和体征。拍摄腕关节正侧位 X 线片可明确诊断,并能显示骨折移位的方向和程度以及下尺桡关节和桡骨远端关节面受累的情况。关节内骨折者,腕部 CT 扫描或三维重建能展示骨折的细节,对手术设计和预后的判断极有帮助。

【治疗】

1. 非手术治疗　无移位的桡骨远端骨折,功能位短臂石膏托或小夹板固定 3~4 周,去除固定后进行康复练习,其预后良好。非手术治疗还适用于轻微移位的关节内骨折以及对功能要求不高的老年人骨质疏松性骨折,方法是闭合复位外固定。复位应尽早进行,因为延迟整复不仅加重病人痛苦,也会增加整复的困难。采用血肿内麻醉,简便、易行,能满足手法复位和固定的需要。病人取卧位或坐位,术者握住病人患侧手掌及拇指,前臂旋前,腕部尺偏,沿前臂长轴方向行对抗牵引,待骨折部位松弛后实施复位。牵引下加大畸形,纠正重叠,在 Colles 骨折使背侧皮质对齐,在 Smith 骨折令掌侧骨皮质对合,然后与骨折成角的相反方向掌屈或背屈腕关节,恢复桡骨远端正常掌倾和尺倾的角度,通过放射线检查确认复位的准确性。复位可以接受的标准如下:桡骨的长度恢复(即恢复桡骨茎突和尺骨茎突之间的正常关系)、桡骨远端的掌倾角和尺偏角正常、关节面平整,如果存在台阶也不要超过 2mm。确认复位满意后用石膏托外固定,制动 4 周。固定时前臂旋前、腕关节尺倾,利用完整的尺骨来维持桡骨的长度,尤其是干骺端粉碎性骨折的病例。外固定物也可以使用小夹板、热塑材料、支具等,但从简便、经济和环保的方面考虑,仍以石膏为上。移位骨折整复后用短臂石膏固定的病例,固定时间仍以 4 周为宜,没必要延长或用长臂石膏固定,其治疗优

良率可达 58%~76%。闭合复位外固定者,术后要注意随访。肢体肿胀消退、外固定松动者,要检查复位是否丢失,及时重新外固定,确保固定的有效性和骨折的愈合。

2. 手术治疗　手术治疗适用于闭合复位达不到标准或高能量损伤合并广泛的软组织损伤和肢体其他部位骨折者。有两类桡骨远端骨折本身就需要切开复位内固定:一类是关节面剪式骨折,例如 Barton 骨折和桡骨茎突骨折,由于骨折极不稳定,即便闭合复位成功也难以维持;另一类是关节面压缩或关节面骨折片移位、旋转,即便进行有限的手术暴露也无法复位的骨折。当然,如果局部软组织严重肿胀只好延迟手术,而缺乏必要的手术设备或者对手术技术不熟悉的情况下,不应当贸然手术,需要把病人转给能胜任手术的专家治疗。手术治疗的方法包括外支架固定、有限切开复位内固定和切开复位内固定。

(1)外固定架固定:最适合于能够闭合复位,但用非手术手段难以维持的病例。因为这种情况下,单纯外固定架就能提供理想的治疗,不需要植骨和其他辅助外固定。不过,如果闭合复位未能奏效,单用外固定架也不足以提供有效的治疗;而如果准备放置固定螺钉的部位有感染,即便有适应证也不能使用外固定架。外固定有两种方式,即跨关节固定和不跨关节固定。两者的差别在于远侧固定螺钉的位置。前者固定螺钉安置在第 2 掌骨上,后者则安置在桡骨远侧骨片上;前者桡腕关节被固定住,而后者允许术后开始腕关节功能锻炼。手术中先放置固定螺钉、装好固定装置,然后复位,再紧固所有部件,完成固定。

(2)有限切开内固定:适用于桡骨远端关节面压缩的骨折,因为这个压缩骨片或者深深嵌插在干骺端,或者因为附着的软组织不多,通过闭合或单纯韧带牵拉的间接复位技术无法复位。手术中先安置外固定架,然后手法复位,恢复桡骨的长度和倾斜度,再利用外固定架维持。透视确定复位不完全,即准备行有限切开复位。用 C 形臂 X 线透视机确定桡骨干骺端的中部和压缩骨片的近极。在前臂背侧离骨片近极 1cm 做长 1~2cm 的纵行切口。切开皮肤,避开皮神经和伸肌腱分离皮下组织,在 Lister 结节的近侧尺侧插入小的撬开器,经骨折线扭转进入骨折块,向下到达压缩骨块中部的软骨下皮质。在透视下操作,松开嵌插的骨片,轻柔抬起骨块使之复位,直至关节面平整,可以稍微过度,但关节面台阶不要超过 2mm。用克氏针将骨片固定

在位,最好有一根钢针从桡骨茎突插入,恰在软骨下皮质下横行跨过,支撑复位的关节面骨片。骨缺损小、骨骼质量好、钢针固定牢靠者,可以不植骨。需要植骨时,可以从尺骨鹰嘴切取骨骼填充骨缺损,加强对关节面骨块的支撑,防止再塌陷,钢针尾端可以留在皮肤外面(图90-37)。

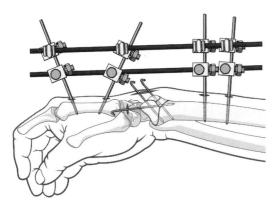

图90-37　有限切开复位内固定外支架固定示意图
(文末有彩图)

(3)切开复位内固定:可以取背侧入路,直视下复位骨折,将钢板放置在背侧进行固定;也可以取掌侧入路,复位后将钢板置于掌侧,实施内固定。固定的接骨板可以是普通的钢板,也可以用锁定钢板。后者尤其适合于骨质疏松性骨折的内固定,因为锁定钢板的螺钉固定在位后与钢板融为一体,角稳定性极好(图90-38)。

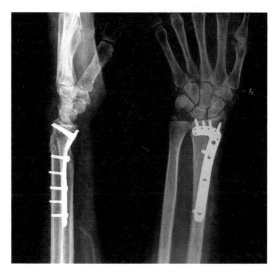

图90-38　桡骨远端骨折,切开复位钢板内固定,
术后X线片

术后功能锻炼和康复治疗对桡骨远端骨折病人尤其重要,否则容易发生关节僵硬,影响手腕的整体功能。

(曾炳芳　雍宜民)

参 考 文 献

[1] NEER C S 2nd. Displaced proximal humeral fractures. Ⅰ. Classification and evaluation [J]. J Bone Joint Surg Am, 1970, 52 (6): 1077-1089.

[2] MELONE C P Jr. Articular fractures of thr distal radius [J]. Orthop Clin North Am, 1984, 15 (2): 217-236.

[3] 邱贵兴,戴尅戎.骨科手术学 [M].3版.北京:人民卫生出版社,2006: 259-302.

[4] SHRADER M W, SANCHE-SOTELO J, SPERLING J W. Understanding proximal humeral fractures: Image analysis, classification and treatment [J]. J Shouder Elbow Surg, 2005, 14 (5): 497-505.

[5] GAO H, LUO C F, ZHANG C Q, et al. Internal fixation of diaphyseal fractures of the forearm by interlocking intramedullary nail: short term results in eighteen patients [J]. J Orthop Trauma, 2005, 19 (6): 384-391.

[6] BHANDARI M, DEVEREAUX P J, MCKEE M D, et al. Compression plating versus intramedullary nailing of humeral shaft fractures—a meta-analysis [J]. Acta Orthop, 2006, 77 (2): 279-284.

[7] WILLLIS A A, KUTSUMI K, ZOBITZ M E, et al. Internal fixation of dorsally displaced fractures of the distal part of the radius. A biomechanical analysis of volar plate fracture stability [J]. J Bone Joint Surg Am, 2006, 88 (11): 2411-2417.

[8] 曾炳芳,刘旭东.锁骨骨折治疗现状分析 [J]. 中华外科杂志,2007, 45 (20): 1372-1374.

[9] ITOI E, HATAKEYAMA Y, SATO T, et al. Immobilization in external rotation after shoulder dislocation reduces the risk of recurrence. A randomized controlled trial [J]. J Bone Joint Surg Am, 2007, 89 (10): 2124-2131.

[10] JAKOBSEN B W, JOHNNSEN H V, SUDER P, et al. Primary repair versus conservative treatment of first-time traumatic anterior dislocation of the shoulder: a randomized study with 10 year follow-up [J]. Arthroscopy, 2007, 23 (2): 118-123.

[11] ALTAMIMI S A, MCKEE M D, Canadian Orthopaedic Trauma Society. Nonoperative treatment compared with plate fixation of displaced midshaft clavicular fractures. Surgical technique [J]. J Bone Joint Surg

Am, 2008, 90 Suppl 2 Pt 1: 1-8.

［12］ AN Z Q, ZENG B F, WANG Y M, et al. Minimally invasive plating osteosynthesis (MIPO) of middle and distal third humeral shaft fractures [J]. J Orthop Trauma, 2007, 21 (9): 628-633.

［13］ WATTS A C, MORRIS A, ROBINSON C M. Fractures of the distal humeral articular surface [J]. J Bone Joint Surg Br, 2007, 89 (4): 510-515.

［14］ RIKLI D A, CAMBELL D A. Distal radius and wrist [M]//RUEDI T P, BUCKLEY R E, MORAN C G. AO principles of fracture management. 2nd ed. New York: Thieme, 2007.

［15］ 曾炳芳. 骨干骨折治疗理念与技术的演变 [J]. 中华创伤骨科杂志, 2008, 10 (1): 1-4.

［16］ 言湛军, 郑祖银, 董启榕, 等. 尺、桡骨交锁髓内钉的设计与临床应用 [J]. 中华骨科杂志, 2008, 10 (1): 3-6.

［17］ 姜保国, 张殿英, 付中国. 人工半肩关节置换治疗高龄肱骨近端粉碎性骨折的临床研究 [J]. 中华创伤骨科杂志, 2008, 10 (10): 905-907.

［18］ ZENG B F. Minimally invasive surgery in fracture management [J]. Chin Med J (Engl), 2008, 121 (15): 1349-1351.

［19］ 向川, 梁材, 卫小春. 桡骨远端关节内骨折手术与非手术治疗的 Meta 分析 [J]. 中华创伤骨科杂志, 2009, 11 (12): 1105-1109.

［20］ 黄强, 张力丹, 蒋协远. 不稳定肩胛颈骨折的手术治疗 [J]. 中华创伤骨科杂志, 2009, 11 (4): 306-309.

第九十一章
骨盆及下肢骨折与关节脱位

第一节 骨盆骨折

一、骨盆的解剖及生物力学

(一) 骨盆的解剖

人体骨盆由双侧对称的髋骨(或无名骨)前方经耻骨联合结合,后方经双侧骶髂关节与骶骨结合,构成解剖学上的环形盆腔结构,发挥传导负荷及保护盆腔内脏器的作用。

1. 髋骨 髋骨由髂骨、耻骨及坐骨发育而成,青春期时三者骨化中心在髋臼处完全融合。髂前上棘、髂前下棘、坐骨结节、髂后上棘、髂后下棘、耻骨结节及耻骨联合等通过体表均可扪及,为重要的体表骨性标志。

2. 骶骨 骶骨成楔形,由 5 个褪化骶椎体融合而成,中间容纳骶管,骶管上起 L_5 与 S_1 之间,下至骶管裂口,容纳马尾。尾骨由 3~5 节显著褪化的尾椎融合成细锥样,其中第 1 尾椎常可见短小的褪化横突。尾骨形态变异较多,如倾斜及成角等,在诊断骨折脱位时须注意。

3. 耻骨联合 双侧髋骨在前正中经耻骨联合连接。耻骨联合非滑膜关节,无关节囊,其主要的稳定结构为中间的纤维软骨盘,周围的薄层韧带仅起辅助作用。

4. 骶髂关节 双侧髋骨与骶骨经对称的骶髂关节连接,骶髂关节由骶骨、髂骨相对应的凹凸不平的耳状关节面构成,活动度极少,中年后常发生纤维或骨性强直。骶髂关节由周围坚强的韧带维持稳定。

5. 韧带与肌肉 连接双侧髋骨之间的盆底肌、坐骨棘与骶骨外侧缘之间的骶棘韧带、坐骨结节与骶髂关节后方骨突之间的骶结节韧带、L_5 横突与髂嵴间的髂腰韧带也共同参与骨盆带的连接与稳定。

6. 神经系统 与临床密切相关的盆部神经系统包括腰骶干、骶丛及盆内脏神经。

(1) 腰骶干:腰骶干由 $L_{4,5}$ 神经根合成,经骶骨翼表面进入真骨盆后加入骶丛,其在骶骨翼前缘处距骶髂关节仅 1~2cm,因此在骶髂关节脱位或骨折脱位时,是最容易受牵拉致伤的盆部神经,同时在此区域手术操作时,也容易造成医源性损伤。

(2) 骶丛:骶丛由 $S_{1~4}$ 神经前支组成,因此骶骨骨折时,可导致骶管内的马尾神经或神经根管内的骶神经前支直接受压或牵拉致伤。

(3) 盆内脏神经:盆内脏神经属副交感植物神经系统,经 $S_{2~4}$ 神经前支出骶孔,与上腹下丛发出的交感神经纤维在直肠两侧组成盆丛,与交感神经纤维共同参与排便、排尿及性功能,因此当有骶神经损伤时,要高度怀疑盆内脏神经损伤。

7. 骨盆血管 骨盆出血主要涉及髂内血管系统,其中动脉性出血主要指髂内动脉主干及其各分支的出血,包括髂腰动脉、骶外侧动脉、臀上动脉、臀下动脉、阴部内动脉及闭孔动脉。其中臀上动脉及阴部动脉行程需折弯分别绕过坐骨大切迹及坐骨棘,因此最易发生牵拉撕裂伤。髂内静脉系统各属支间存在极丰富的吻合,在骶前区、各脏器周围尚形成蔓状静脉丛,因此骨盆损伤后,盆腔内的静脉性渗血为骨盆出血的主要原因。

(二) 骨盆的生物力学

骨盆环在运动系统中最主要的作用为传导负

荷,在站立或坐位时上身负荷分别经骶骨、骶髂关节、弓状缘传导至髋臼或坐骨结节,因此传导所经过的骨质明显厚实,形成致密的骶-髋臼及骶-坐骨骨小梁系统。要发挥上述负荷的传导作用,必须保证骨盆环的稳定。

骨盆前环提供骨盆约 40% 的稳定,主要控制骨盆的内外旋转不稳。单纯耻骨联合纤维软骨盘撕裂仅导致前环部分不稳,耻骨联合分离不超过2.5cm;但当包含骶棘韧带的盆底结构也撕裂时,前环则发生完全不稳,分离加大。骨盆后环提供骨盆约 60% 的稳定,主要控制骨盆上下及前后的垂直不稳。只有当骶髂骨间韧带完全损伤失去悬吊作用时,骶髂关节才失去稳定。后环不稳定时,盆底结构常伴严重撕裂,前环也常失去稳定。

二、骨盆骨折的诊断与分型

(一) 骨盆骨折的诊断

骨盆骨折(fracture of the pelvis)多为高能量损伤,合并伤发生率高,且有导致盆腔大出血的可能,可危及生命,因此诊断上首先要排除其他部位的致命性合并伤,并确认病人的血流动力学是否稳定,再考虑进行针对骨盆环损伤的诊断检查。

1. 病史及查体 了解骨盆受力部位及暴力方向,观察局部软组织肿胀、挫伤程度,判断下肢是否存在短缩、旋转畸形,排除会阴部裂伤,同时确认骨盆周围是否存在皮肤剥脱伤。骨盆分离、挤压及下肢的纵向推拉试验存在加重出血的风险,因此并不适用于急性病人。骨盆损伤中神经损伤发生率为 10%~15%,在不稳定类型中则高达 40%~50%,因此必须记录下肢的运动、感觉及二便功能。

骨盆损伤容易合并泌尿系统及直肠、阴道损伤,前者发生率高达 16%,后者则极易被忽视、漏诊,因此也必须予以排除。

2. 放射学检查 骨盆各骨经骨连接形成的环形结构——真骨盆缘,在站立或仰卧位时,开口指向前下,与水平面有 45°~60° 的夹角,即骨盆的倾斜度,因此常规骨盆正位实际是骨盆的斜位,只有真骨盆缘切线位或垂直位才能正确反映骨盆环前后或上下的移位,即需要拍摄骨盆出、入口位。需要注意的是,骨盆倾斜度受腰椎生理前凸的影响,且女性略大,因此拍摄骨盆出、入口位时,放射线球管倾斜角度在不同个体、不同体位时需作相应调整。

(1)骨盆正位:骨盆正位是严重创伤病人急诊常规必须检查的,对于有经验的医生,可以获得约

90% 骨盆环及髋臼骨折的信息,应该养成按解剖顺序读片的习惯,以免漏诊。若病人病情允许,应该拍摄骨盆出、入口位。

(2)骨盆入口位(inlet view):骨盆入口位即真骨盆缘切线位,球管对准脐部,向头侧倾斜约 45°,理想入口位 $S_{2,3}$ 椎体前缘影像应该重叠。入口位能清晰准确地显示骨盆环前后移位以及内外旋转畸形,并能显示移位轻微的骶骨翼骨折。

(3)骨盆出口位(outlet view):出口位即骶骨正位,球管对准耻骨联合上缘,向尾侧倾斜约 45°,与入口位垂直,理想出口位耻骨联合上缘应位于 $S_{1,2}$ 椎间孔间,能清晰显示圆形的 $S_{1,2}$ 椎间孔。出口位能清晰准确地显示骨盆环上下移位以及骶骨骨折形态(图 91-1)。

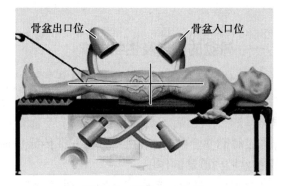

图 91-1 骨盆出、入口位

(4)CT:也是骨盆损伤的常规检查,对后环损伤的诊断具有决定性意义,能排除 X 线片不易诊断的轻微或无移位的骶骨骨折,明确高位耻骨支骨折是否涉及髋臼,准确显示骶髂关节或骶骨骨折的分离及髂骨翼的旋转移位,清晰显示骶管、椎管受压情况等。三维重建后,则有助于理解骨折后骨盆的空间形态变化。

需要强调的是,对于任何一个完整的环形结构,只要有一处破裂,则理论上其对侧应也存在损伤,因此阅读任何放射学影像时,必须要注意明显损伤部位对侧结构的细微改变,以免漏诊。

(二) 骨盆骨折的分型

骨盆损伤目前常用的 Young-Burgess 分型及 Tile 分型,对于骶骨骨折,通常尚加用 Denis 分型。

1. Young-Burgess 分型 完全根据骨盆创伤机制分型,对是否存在复合伤有一定指导意义。

(1)前后挤压型(anteroposterior compression injury,APC):骨盆直接受前后方向或双下肢外旋暴力,导致骨盆外旋畸形。根据暴力的大小,分三个亚型(图 91-2)。

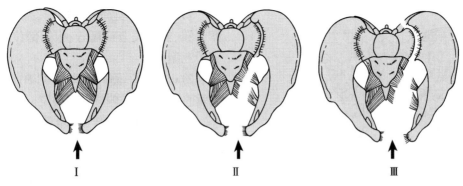

图 91-2　Young-Burgess 分型 APC 型

1）APC- Ⅰ型：耻骨联合受牵拉致伤，暴力足够时，耻骨联合纤维软骨盘撕裂，耻骨联合发生分离，但分离不超过 2.5cm。

2）APC- Ⅱ型：当暴力加大时，骶棘、骶结节及骶髂前韧带也先后撕裂，耻骨联合完全失去稳定，分离超过 2.5cm。

3）APC- Ⅲ型：当暴力继续加大时，则可撕裂骶髂骨间韧带，骶髂关节发生分离，骨盆后环也完全失去稳定，此时盆底存在广泛撕裂，APC- Ⅲ型为最易合并神经、血管牵拉伤的骨折类型。

在非典型病例中，前环损伤也可表现为耻坐骨支骨折，骨折线呈纵行，有分离移位。

（2）侧方挤压型（lateral compression injury，LC）：暴力经侧方大转子或髂骨翼撞击骨盆，受力侧半骨盆受损发生内旋畸形，但盆底及维持骨盆稳定的韧带保持完整。根据暴力大小，分为三个亚型（图 91-3）。

1）LC- Ⅰ型：骶髂关节前缘发生撞击，导致骶骨翼压缩骨折，容易漏诊，前方则可发生耻坐骨支骨折。

2）LC- Ⅱ型：当暴力足够时，后方则表现髂骨翼骨折，且多涉及骶髂关节，形成典型的新月形（crescent type）骨折类型，下肢常有明显内旋畸形。

3）LC- Ⅲ型：骨盆首先受侧方挤压，随后暴力转成前后挤压骨盆，如车轮碾压骨盆时，实际为双侧损伤，侧方受力侧后方多为新月形骨折脱位，而对侧则表现为 APC- Ⅲ型样损伤，形成所谓的风卷样骨盆（windswept pelvis），骨盆完全失去稳定。

LC- Ⅰ型、Ⅱ型损伤中，前环多表现为同侧耻坐骨支骨折，骨折线呈短斜行，短缩移位，也可表现为对侧或双侧的耻坐骨支骨折，后者即形成桶柄样损伤（bucket-handle injury），此时伤侧半骨盆可发生前屈畸形，导致下肢短缩，但因骨盆底及韧带完整，短缩不超过 1cm。少数情况下，前环损伤表现为耻骨联合的重叠扣锁（locked symphysis）或耻骨支的翻转移位（tilt fracture），后者可造成阴道或会阴部的明显挤压。

（3）垂直剪切型（vertical shear injury，VS）：骨盆受纵向暴力，多见于高处坠落伤，暴力完全撕裂前后环及盆底结构，骨盆完全失去稳定。后环损伤可表现为髂骨翼骨折或骨折脱位、骶髂关节脱位、骶骨骨折，前环损伤可表现为耻骨联合撕裂、单侧或双侧纵行耻坐骨支骨折。VS 型中，伤侧半骨盆常显著上移，超过 1cm，为区别于 APC 型及 LC 型损伤最显著的特征（图 91-4）。

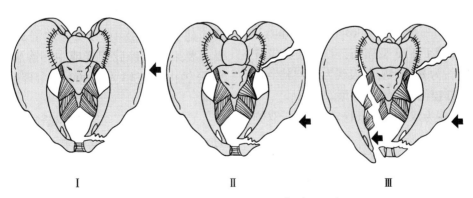

图 91-3　Young-Burgess 分型 LC 型

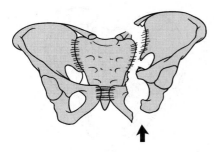

图 91-4　Young-Burgess 分型 VS 型

（4）联合损伤型（combined mechanical injury，CM）：VS 暴力联合 LC 或 APC 暴力所致，其中以前者多见，合并伤发生率高。

2. Tile 分型　在创伤机制基础上，根据骨盆环稳定性分型，对指导治疗及判断预后有一定指导意义。

骨盆在正常生理负荷下，不发生变形则称骨盆稳定。后环是骨盆的主要稳定结构，因此一般根据后环移位程度来判断，后环在任何一个方向移位超过 1cm，或骶髂关节间隙、骶骨骨折分离超过 0.5cm，即认为骨盆不稳定。但放射学影像并不能完全反映受伤时骨盆的移位程度，因此髂腰韧带在 L_5 横突上、骶结节韧带在骶骨侧缘上以及髂骨或骶骨粗隆的撕脱骨折也为骨盆不稳定的间接指标。临床上对骨盆稳定性判断常存争议，最可靠的方法为麻醉下应力试验。

（1）A 型：稳定型，骨折后不影响骨盆环稳定性。

1）A1 型：髂前上棘、髂前下棘、坐骨结节、髂峰等部位的撕脱骨折。

2）A2 型：无移位或轻微移位的髂骨翼、耻坐骨支骨折。

3）A3 型：不涉及骨盆环的 S_2 以下部位的骶、尾骨骨折或脱位。

（2）B 型：部分稳定型，骨折后有旋转不稳定，但没有上下及前后方向不稳定。

1）B1 型：即开书样损伤（open book injury），相当于 APC-Ⅰ型或 APC-Ⅱ型损伤。

2）B2 型：即闭书样损伤（closed book injury），相当于 LC-Ⅰ型或 LC-Ⅱ型损伤。当前环耻坐骨支骨折为同侧时，为 B2-1 型；若表现为对侧耻坐骨支骨折，即桶柄样损伤时，为 B2-2 型。

3）B3 型：表现为双侧旋转不稳定，多见于双侧开书样损伤。

（3）C 型：不稳定型，同时存在旋转及垂直不稳定，维持骨盆稳定的结构完全破坏，明显后上移位，容易合并神经、血管损伤。

1）C1 型：单纯垂直不稳定，后环损伤可发生于髂骨翼、骶髂关节或骶骨，根据部位的不同又分为若干亚型。

2）C2 型：一侧 C1 型，对侧 B1 或 B2 型，即一侧垂直不稳定，对侧旋转不稳定。

3）C3 型：双侧 C1 型，即双侧同时垂直不稳定。

3. Denis 分型　根据骶骨骨折部位的不同分型，对判断合并神经损伤有一定指导意义。

（1）Denis Ⅰ型：骨折线位于骶骨翼，神经损伤发生率为 5.9%，多为腰骶干损伤。

（2）Denis Ⅱ型：骨折线涉及骶孔，神经损伤发生率为 28.4%，多为骶神经损伤。

（3）Denis Ⅲ型：骨折线涉及骶管，神经损伤发生率为 56.7%，常伴二便及性功能障碍。Denis Ⅲ型中，尚包括骨折线呈 H 形或 U 形的特殊类型骶骨骨折，多为纵向暴力所致，如跳楼自杀，因此也称跳楼自杀骨折（suicidal jumper's fracture），因可能不合并前环损伤而容易漏诊。

三、骨盆骨折的急救

骨盆损伤多为高能量暴力所致，60% 以上的病人合并有颅脑、胸部、腹部损伤或其他部位骨折，死亡率高达 10%~15%，因此急诊复苏应遵循多发伤的诊治原则，根据高级创伤生命支持（advance trauma life support，ATLS）指南，迅速进行 ABCDEF 的初步评价及处理，并作多科室协调，依据各系统病情缓急，根据有关诊疗流程或途径，有步骤地进行诊治抢救。

骨盆损伤可引起腹膜后大出血，导致血流动力学不稳定，发生率为 10%~20%，本节即讨论单纯骨盆损伤导致大出血的急诊处理。

1. 快速初步评价　对怀疑有骨盆损伤的病人，首先监测生命体征，明确血流动力学状况，并初步排除颅脑、胸部、腹部等损伤。若存在骨盆周围开放出血伤口，应立即无菌敷料加压包扎。

2. 输液　对于血流动力学不稳定的病人，应迅速建立双上肢 16 号以上的静脉输液通道，必要时要果断行静脉切开或中心静脉穿刺，要求在 20 分钟内快速输入 2 000ml 生理盐水或平衡盐溶液。

3. 急诊检查　实验室检查方面，血气分析中的 pH、乳酸、碱缺乏（或剩余碱）较 Hb、HCT 更能真实反映机体缺氧状态，说明休克严重程度，乳酸 >2.5mmol/L 提示有严重休克需紧急复苏，碱缺乏 >10mmol/L 则死亡率超过 50%。对于严重创伤，

1/4~1/3 的病例存在凝血功能障碍,其死亡率是正常凝血功能病人的 3~5 倍,同时输液及输血会进一步影响凝血功能,加重出血,因此需动态检测,指导成分输血。

放射学检查方面,如病情允许,首选全身CT,不仅可排除颅脑、胸腹等合并伤,也可清晰显示骨盆骨性结构的破坏、腹膜后大血肿等,对于动脉性出血,增强 CT 的敏感性与动脉介入造影相似。

体格检查方面,强调对阴道及直肠检查,排除潜在开放骨折。

4. 输血　对任何潜在或明确血流动力学不稳定的病人,应迅速配血做输血准备,严重创伤病人中,1/4~1/3 存在凝血功能障碍,因此应尽可能按全血成分输入血液制品,当输入的压积红细胞与冰冻血浆比例 >3∶1 时,死亡率将显著上升。

5. 控制出血　当快速输入液体后,休克不能纠正,或短暂纠正后继续加重,则说明机体存在严重的进行性出血,必须尽快输血并及时控制骨盆出血。在骨盆损伤导致的大出血中,85% 以上的病例主要为静脉性出血,只有 5%~15% 的病例主要为动脉性出血,因此首先应考虑控制静脉性出血,采取较简单的临时复位并稳定骨盆的方法,再根据血流动力学的变化,考虑控制动脉性出血,采取动脉造影栓塞术,对于少数严重危急病例,则可考虑紧急骨盆填塞术。

(1) 骨盆环形压迫(pelvic circumferential compression):适用于任何类型的骨盆损伤,抗休克裤、骨盆带、布单等均属于这一类,操作要点为经双侧大转子捆绑并压迫骨盆,其对骨盆前环损伤的临时复位及固定效果与前方的外固定架相当,但会影响对下腹部、会阴的检查及治疗,因此应尽早更换成外固定架。此方法主要用于院前运输。

(2) 外固定架:主要适用于表现为部分不稳定的骨盆损伤,尤其开书样损伤。Schanz 针可置于髂嵴或髋臼上缘,作为急救临时固定,要求简单、快速,首选经髂嵴固定,15~20 分钟内完成,紧急情况下可在抢救室操作,行双侧单针固定。外固定架也可保留作为前环固定的最终固定方式,注意外架空间构造不能影响病人起坐。

(3) C 或 Ganz 钳(C-clamp):适用于后环不稳。经皮操作,直接加压复位骶髂关节及骶骨分离。髂骨翼骨折为手术禁忌,操作较外架复杂。C 钳仅作为临时固定,病情稳定后应尽早去除,否则容易导致局部感染。

(4) 动脉造影栓塞止血(TAE):适用于经上述控制静脉性出血的操作后,需排除合并动脉性出血的病例。动脉造影术能清晰明确髂内动脉及其各分支的出血,对其远近端进行机械性栓塞后,有效率超过 90%,但从开始准备到完成栓塞常超过 1 小时,且介入室多缺乏抢救设备,因此并不适用于病情不稳定的严重病例,多作为外架或骨盆填塞术后的强化措施。

(5) 骨盆填塞术(pelvic packing):适用于经快速输液、布单或外固定架等临时固定骨盆后,血流动力学仍不能纠正的严重病例。应果断迅速地将病人送至手术室,经耻骨联合上缘正中切口,在腹膜外真骨盆缘下方由后向前,单侧或双侧,分别在骶前、四边体内侧、耻骨联合后方放置 3 个纱布团,进行机械性压迫止血。填塞术前应首先用外固定架或 C 钳初步稳定骨盆,术后根据病情可再做 TAE,24~48 小时后取出填塞物。

6. 重症监护　经过上述处理,纠正血流动力学不稳定后,复苏并没有结束,机体因创伤、输液、输血及抢救手术导致的系统性炎症反应综合征(systemic inflammatory response syndrome, SIRS)并没有稳定,需在 ICU 进一步复苏,以稳定或缓解机体 SIRS,降低晚期多器官功能障碍(multiple organ dysfunction failure, MODF)的发生风险。

需要再次强调的是,骨盆环损伤病人多为多发伤,影响此类病人死亡率最重要的因素为其合并伤情,即损伤严重度评分(ISS),在骨盆损伤死亡病例中,单纯由骨盆大出血导致的死亡仅占 7%~11%。因此,急救阶段必须多科室会诊合作,根据各科救治流程迅速制订综合的抢救方案,才能提高此类严重创伤病人的存活率。

四、骨盆骨折的治疗

如前所述,骨盆损伤是一种潜在危及生命的骨科急症,腹膜后大出血导致的血流动力学不稳定,需要迅速诊断并及时处理,但骨盆内固定手术复杂,对机体内环境影响较重,容易加剧 SIRS,因此对于骨盆损伤的治疗应遵循损伤控制的原则进行处理:第一步即上述急诊复苏(emergent resuscitation)以降低死亡率;第二步才为最终治疗骨折(definitive treatment)以降低致残率,一般建议伤后 5~7 天进行。

(一) 手术适应证

根据 Tile 分型,即骨折后骨盆环的稳定性,决定手术指征。

1. A 型　多采用保守对症治疗,对于坐骨结节撕脱骨折,若移位显著,因可能影响坐姿,可选择手术治疗。

2. B 型　手术存在争议,从骨盆稳定性的角度考虑,可保守对症处理,但为减少卧床时间、减轻局部症状以及预防发生进一步移位,目前多采用手术治疗。

3. C 型　骨盆完全失去稳定,因此手术指征明确,单纯前环固定对后环稳定几乎不起作用,甚至还会加重后方移位。单纯固定后环,因失去环形结构前方的支撑,容易发生固定失效,因此对于任何 C 型损伤,需要同时复位固定前后环损伤。

(二) 手术入路

在可能的情况下,对前后环损伤都应尽可能采用闭合复位微创固定的方式,但由于功能预后及固定物强度与骨折复位质量密切相关,因此闭合复位不满意时,应果断选择切开复位,但需考虑病人的耐受性及局部软组织条件。

1. Pfannestiel 入路　适用于耻骨联合分离及内 1/2 耻骨支骨折,钢板常固定于腹直肌后方、耻骨联合上缘,为增加螺钉把持力,尽可能经耻骨体长轴固定。少数情况下,可在耻骨联合前方加用 1 枚垂直钢板以增加固定强度。

2. 髂窝入路　适用于髂骨翼骨折、骶髂关节脱位、经髂骨的骶髂关节骨折脱位。为避免伤及腰骶干,骶骨侧剥离不能超过 2cm。复位后,可采用骶髂螺钉或钢板固定。

3. 髂腹股沟入路　可同时固定前后环损伤,前环适用于外 1/2 耻骨支骨折的复位固定,后环适应证与髂窝入路相同。髂腹股沟入路操作较复杂,需较长的学习曲线。

4. Stoppa 入路　适用于外 1/2 耻骨支骨折的复位固定。切口与 Pfannestiel 入路相似,但沿真骨盆缘剥离扩大,钢板跨髋臼固定于骨盆内侧,较髂腹股沟入路操作简单。需要注意闭孔动脉与腹壁下动脉之间的异常交通支(corona mortis)。

5. 后方骶旁或骶正中入路　骶旁入路适用于骶髂关节脱位或骨折脱位、骶骨骨折,且为骶骨骨折切开复位的唯一入路,并可同时探查、减压骶神经。

(三) 固定方式

骨盆前后环固定方式不存在统一模式,应根据病人病情、局部软组织条件、术者经验及手术室装备,灵活选择最佳方案。对前后环均需固定的病人,应在复位固定后环损伤后,再复位固定前环损伤,但若前环损伤为单纯耻骨联合分离,也可首先复位固定耻骨联合,但必须保证解剖复位,否则将影响对后环的复位。

1. 前环固定　前环损伤包括耻骨联合分离、单纯或双侧耻坐骨支骨折、耻骨联合分离合并耻坐骨支骨折、耻骨联合扣锁。

(1) 外固定架:适用于耻骨联合扣锁外的其他任何类型前环损伤,Schanz 针可经髂嵴由外上向内下置入髂骨翼内外板间,也可经髂前下棘由前下向后上置入真骨盆缘上方骨质内。后者强度高,连接双侧 Schanz 针而成的空间构造不会影响病人起坐活动。根据后环损伤及固定情况,外固定架一般于术后 8~12 周去除,其间注意针道护理。

(2) 耻骨支螺钉:为微创固定,适用于耻骨支外 1/2 部位的骨折,可采用经耻骨结节下方的逆行置入法与经髂骨外板的顺行置入法,要求在透视或导航下操作。

(3) 钢板:根据损伤部位不同可选择 Pfannestiel、Stoppa 或髂腹股沟入路,对骨折或耻骨联合分离的复位及固定的效果均较外固定架和耻骨支螺钉固定要可靠。

2. 后环固定　后环损伤包括髂骨翼骨折、骶髂关节脱位或骨折脱位、骶骨骨折以及以上联合损伤。

(1) 前方钢板:经髂窝或髂腹股沟入路,适用于髂骨翼骨折,经髂骨翼的骨折脱位及骶髂关节脱位。

(2) 骶髂螺钉:适用于骶髂关节脱位、骶骨骨折、部分经髂骨翼的骶髂关节骨折脱位。可完全微创闭合复位后经皮置入,也可切开复位后置入。仰卧及俯卧体位均可操作。手术必须在透视或导航监视下操作。

(3) 后方钢板:根据骨折部位不同,有三种方式。

1) 髂骨翼钢板:适用于部分经髂骨翼的骶髂关节骨折脱位。复位后首先用 1~2 枚拉力钉将髂骨翼固定于新月形骨块上,再用 1 枚中和钢板保护,此种固定方式不干扰骶髂关节,因此不需要透视监视,操作简单。

2) 张力带样钢板:也称眼镜蛇样钢板(cobra plate),由骶骨棒演变而成,主要用于单侧骶骨骨折,钢板放置于前后上棘下方,两侧螺钉固定于双侧髂骨翼,与上述后方髂骨翼钢板一样,具有不干扰骶髂关节、不需透视、操作简单的特点。

3）骶骨钢板：将钢板直接固定于骶骨后方，技术要求高，容易损伤骶神经根及马尾。

（4）脊柱骨盆固定（spino-pelvic fixation）：主要用于双侧骶髂脱位、双侧骶骨骨折，尤适用于 H 形或 U 形骶骨骨折，此种方式为目前最为稳定的固定方式，但手术对后方软组织干扰重，有较高的切口并发症。

（四）神经损伤处理

神经损伤能明显影响骨盆骨折的预后，其与骨折部位、骨折后的稳定性密切相关。骨盆损伤合并的神经损伤多为牵拉伤，严重移位的情况下，甚至发生神经的根性撕脱，因此一般并不建议作神经探查及骶管减压术，80% 左右的病人将部分或完全恢复，治疗的重点为恢复骨盆环的解剖并维持其稳定，以利神经恢复。当 CT 明确骶神经根管或骶管内有明显占位性骨块，并出现与受压部位相对应的神经损伤体征时，才可考虑作探查减压术。

（五）预后评价
骨盆损伤合并伤发生率高，其合并的颅脑、胸腹、泌尿道损伤，其他部位的骨折以及神经损伤等都将严重影响预后，因此多采用机体健康状况的结果来评价，其中 SF-36 应用最为广泛。局部疼痛、坐姿异常及短肢步态则为针对骨盆环骨性结构破坏的检查，可用于判断畸形愈合或不愈合的手术指征。

第二节　髋 臼 骨 折

一、髋臼骨折的解剖及生物力学

（一）髋臼的解剖

髋臼包含在髋骨之中，髋骨是由髂骨、坐骨和耻骨 3 块骨组成，这 3 块骨在 14 岁以前由 Y 形软骨相连，16~18 岁以后，Y 形软骨愈合，3 块骨合成为一体，称为髋骨（innominate bone）。

髋臼为一半球形深窝，占球面的 170°~175°。正常站立位的情况下，髋臼向前、向下、向外倾斜。将整个髋臼球面分为五份，髂骨约占顶部的 2/5，坐骨占后方及下方的 2/5，耻骨占前方的 1/5。

髋臼并非整个覆以关节软骨，其关节面呈半月状，因其后部和顶部承受应力最大，所以，此处的关节软骨也相应宽而厚。半月软骨面在髋臼切迹处中断，此处附以髋臼横韧带（图 91-5）。

髋臼的底凹陷，和髋臼切迹相连续，无关节软骨覆盖，称为髋臼窝，其内被股骨头圆韧带所占据。

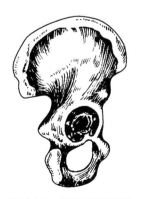

图 91-5　髋臼的外面观

1. 髋臼的柱　从外观上看，髋臼好似位于一个弓形之中，这个弓形包括两个臂，前方称为前柱，后方称为后柱。为了更好地理解髋臼骨折的病理解剖，就必须理解这种解剖结构。两个柱之间形成的夹角约为 60°。前柱高，从髂嵴的顶点到耻骨联合；后柱低，其上方为坐骨大切迹，在此处和前柱的后部相连而构成坐骨支柱（图 91-6）。

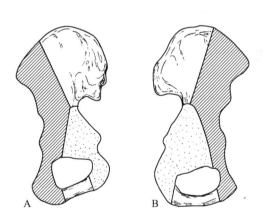

图 91-6　前后柱的外面（A）和内面（B）观（斜线为前柱，格线为后柱）

（1）后柱：后柱也称为髂骨坐骨柱，它的上部由部分髂骨组成，下部由坐骨组成。后柱比较厚实，可为内固定提供较坚实的骨质；它的横断面为三角形。后柱有三个面，分别为内侧面、后面及前外侧面。

（2）前柱：前柱又称为髂骨耻骨柱，它从髂嵴的前方一直到耻骨联合，形成一个向前、向内凹的弓形结构，它的两端由腹股沟韧带连接。前柱从上到下可分为三个节段:髂骨部分、髋臼部分和耻骨部分。

2. 髋骨内部结构和负重的关系　髋骨的内部结构与从股骨头到脊柱的应力传导之间有密切联系。1967 年,Campanacci 通过放射学研究,区分出了髋骨内的 3 组骨小梁系统,即骶骨 - 髋臼、骶骨 - 坐骨、骶骨 - 耻骨。后柱包含髋臼后下方的骶骨 - 髋臼及骶骨 - 坐骨骨小梁;而前柱包含髋臼前方的骶骨 - 髋臼及骶骨 - 耻骨骨小梁以及髂骨 - 髋臼骨小梁(图 91-7)。

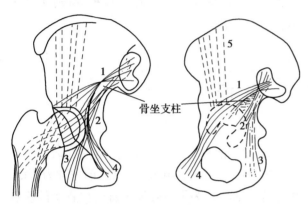

图 91-7　髋骨内部骨小梁结构
1、2. 骶骨 - 髋臼;3. 骶骨 - 坐骨;4. 骶骨 - 耻骨;
5. 髂骨 - 髋臼

3. 髋臼的血液供应　髋臼周围有广泛的肌肉附着,它们提供着丰富的血液供应。另外,在髋骨的内外均有大量的血管分支围绕着髋臼走行。对于手术中有关血管的解剖和保护,在手术入路一节中会详细介绍。尽管髋臼的血供很丰富,但手术中仍要避免骨膜下剥离,以减少缺血性骨坏死的发生。

(二) 髋臼骨折的生物力学

1. 正常髋关节的生物力学　正常行走步态中,站立期髋关节的平均接触压力为 3~5MPa;摆动期为 0.5MPa。行走时的压力峰值为 5~10MPa,从椅子中站起时,作用在髋臼后部的压力可以是峰值的 3 倍,即能达到 18MPa,这是肌肉作用的结果。研究指出,髋关节的负重接触均位于其顶部。

2. 髋臼骨折后的生物力学　关于创伤后退变性关节炎,尽管推测有几个因素和其有关,但其真正的发病机制还不十分清楚。临床上发现,关节的不良复位和快速退变之间有着密切的联系。即使很难确定受伤时关节面的损伤程度,但毫无疑问,它在关节退变的发生过程中起着重要的作用。软骨损伤可能会改变关节软骨内的糖蛋白基质,从而

引起软骨细胞坏死,最终导致关节面的退变。造成关节炎发生的主要因素尚不清楚,但可以肯定,关节的生物力学改变是一个主要因素。

临床上,髋臼负重区可由顶弧角的测量来确定。Matta 和 Merritt 认为,髋臼骨折后的顶弧角如果 ≥ 45°,说明有足够的负重区关节面未涉及骨折,此时,如果股骨头和髋臼顶的对合关系好,则可采用非手术治疗。

一些有关接触面积和压力的研究指出,由于关节面的不完整而使关节内应力增加或由于负重状态的改变等都会造成软骨反复磨损而最终导致创伤后退变性关节炎的发生。具有指导性的假设是软骨内应力的增加超出其耐受范围,从而引起一连串退变性改变,并最终导致关节炎的发生。有证据表明,压力峰值的增加,尤其是髋臼顶部,也会导致退变性关节炎的发生。

3. 髋臼内固定的生物力学　许多研究者都在寻找不同的固定技术和固定强度之间的关系。有一项研究是在尸体上造成髋臼后壁单一骨折,粉碎性骨折或集中型粉碎性骨折,然后采用四种不同的固定方法进行固定,分别是单纯螺丝钉固定、单纯重建钢板固定、重建钢板加螺丝钉固定以及重建钢板加弹性钢板固定。经测试,最合理的方法是:对粉碎性骨折,采用折块间拉力螺丝钉伴随 1 块支撑钢板固定;对于集中性粉碎骨折,采用支撑钢板和弹性钢板联合固定。

二、髋臼骨折的诊断与分型

(一) 髋臼骨折的诊断

髋臼骨折的诊断包括明确的外伤史、物理检查以及影像学检查等。

1. 病史　髋臼骨折多发生在青壮年,为高能量损伤,常见于车祸或建筑工地受伤,常常伴有多发损伤。近些年,由于人口老龄化,老年人的户外活动不断增加,受伤机会也在增加,导致老年髋臼骨折的病例也在增加。髋臼骨折的主诉是患侧骨盆或髋关节疼痛,尤其是患髋活动时疼痛明显。

2. 物理检查　病人不能站立及坐,卧位被抬入医院就诊,如合并有髋关节后脱位,则表现出典型的患侧下肢短缩、内收、内旋畸形。暴力作用于大粗隆部位会引起局部软组织挫伤或擦伤,应仔细检查皮肤的损伤情况,这会影响手术切口的选择。

患侧骨盆或髋关节明显地压痛及活动痛,髋臼骨折的受伤机制常常是暴力作用于膝部和足部,所

以要检查膝关节及踝关节周围的损伤情况。

髋臼骨折常常会造成坐骨神经损伤，所以要检查神经损伤的情况。

有些髋臼骨折会合并尿道损伤，所以常规应急诊导尿，以判断尿道是否有损伤。

个别情况下会合并血管损伤，如前柱骨折会伤及髂外血管，后柱骨折会伤及臀上血管等。

由于髋臼骨折是高能量损伤，常常合并全身多发损伤，所以应对全身情况进行全面检查，以防漏诊。

3. 影像学检查　影像学检查是髋臼骨折的主要诊断方法，熟练掌握髋臼的 X 线表现，这对于理解和判断骨折类型，做好术前计划，选择手术入路都很重要。

（1）髋臼的 X 线表现：对于髋臼骨折，常规应拍摄 4 组 X 线片，即骨盆前后位、患髋前后位、髂骨斜位和闭孔斜位片。在拍摄斜位片时，病人因为要移动骨盆产生疼痛难以配合，对此类病人可考虑麻醉下拍摄，以确保 X 线片的拍摄质量。以下对每个位置 X 线的具体表现特点分别介绍如下。

1）骨盆前后位片：拍骨盆前后位片时，病人取仰卧位，X 线球管中心对准耻骨联合，将骨盆所有骨性结构完整拍摄下来。在骨盆前后位片上，主要观察以下内容：①少见的双侧髋臼骨折；②独立于髋臼骨折以外的骨盆环其他部位的骨折，如髂骨翼骨折、骶骨骨折、闭孔环骨折等；③骨盆环上一处或多处关节脱位。

2）患髋前后位片：大多数情况下，一张骨盆前后位片可以作为患侧髋臼的前后位片来看待，但有时需要拍摄患髋的前后位片，拍摄患髋前后位片时，X 线球管的中心对准患侧髋臼中心。在正常髋臼的前后位片上，可看到以下 6 个基本放射学标记（图 91-8）：①髋臼后壁的缘；②髋臼前壁的缘；③髋臼顶；④泪滴；⑤髂骨坐骨线；⑥髂骨耻骨线。牢记这 6 个基本放射学标记，对于阅读和理解髋臼骨折的 X 线片，以及判断骨折类型都很重要。

3）髂骨斜位片：拍摄此斜位片时，病人向患侧倾斜，即健侧抬高 45°（和拍摄台面之间的夹角），X线球管中心对准患侧髋臼中心。在髂骨斜位片上主要观察以下内容（图 91-9）：①髂骨的后缘（后柱）；②髋臼的前缘；③髂骨翼。

4）闭孔斜位片：病人向健侧倾斜，即患侧抬高 45°，X 线球管中心对准患侧髋臼中心。如果拍摄准确，则应该显示尾骨的尖位于髋臼窝中心的上

方。在闭孔斜位片上可看到（图 91-10）：①骨盆入口缘（前柱的基本线）；②髋臼的后缘；③整个闭孔环；④髂骨翼的切线位。

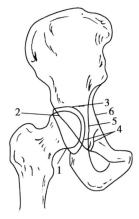

图 91-8　髋臼正位 X 线片上显示的
6 个基本放射学标记
1. 髋臼后壁的缘；2. 髋臼前壁的缘；3. 髋臼顶；
4. 泪滴；5. 髂骨坐骨线；6. 髂骨耻骨线

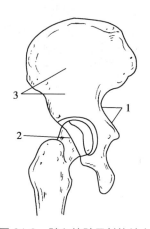

图 91-9　髋臼的髂骨斜位片上
主要观察内容
1. 髂骨的后缘（后柱）或髂坐线；
2. 髋臼的前缘；3. 髂骨翼

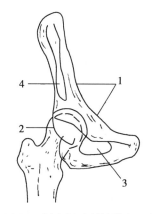

图 91-10　髋臼闭孔斜位片显示内容
1. 髂耻线；2. 髋臼的后缘；3. 整个闭孔环；
4. 髂骨翼的切线位

(2)髋臼的CT表现:计算机断层扫描(CT)可更详细地显示髋臼骨折的某一层面,尤其在以下几个方面可显示出CT的优点:①前后壁的骨折块大小及粉碎程度;②是否存在边缘压缩骨折;③股骨头骨折;④关节内游离骨折块;⑤髋关节是否有脱位及半脱位;⑥骶髂关节损伤情况;⑦是否有骶骨骨折。

(3)三维CT扫描:应用计算机软件可以将CT扫描片转换为三维立体图象,可从整体角度反映骨折的形态,而且当把股骨头从图像中取出,可进一步显示整个髋臼关节面的形态。所以,尽可能多的、详细的放射学资料有助于作出准确的诊断和合理的治疗计划(图91-11)。

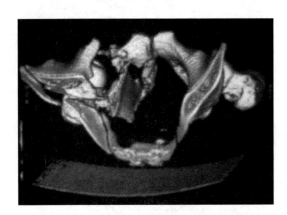

图91-11 三维CT扫描可从立体角度了解髋臼骨折的形态

(二)髋臼骨折分型

任何骨折分型的目的都要满足三个用途:①可判断骨折的严重程度;②可指导治疗方法的选择;③可判断预后及便于进行结果比较。所以,一种成熟的骨折分型必须要有实用性和被广泛接受性。

髋臼骨折比较复杂,骨折类型繁多,所以进行分型很困难。目前被广泛采用的分型系统是Letournel & Judet分型,而AO分型和Marvin Tile分型很少被使用。

1. Letournel & Judet分型 Letournel和Judet于1961年首次发表了他们的髋臼骨折分型系统,并在1965年做了部分修改,到现在,这一分型系统一直被广泛地接受和应用。此分型系统主要是从解剖结构的改变来分,而不是像大多数骨折分型那样,要考虑骨折移位的程度、粉碎程度、是否合并脱位等因素。而正是由于从解剖角度来分型,使得其容易被理解和接受。

根据髋臼前后柱和前后壁的不同骨折组合,Letournel和Judet将它们分为两大类、十个类型的骨折。

(1)单一骨折:涉及一个柱或一个壁的骨折,或一个单一骨折线的骨折(横断骨折)。共有五个单一骨折类型。

1)后壁骨折:髋臼的后关节面一块或多块骨折,但整个后柱未断裂。后壁骨折块的大小、部位及粉碎程度各不相同,后壁骨折最常见,约占整个髋臼骨折的23%。

2)后柱骨折:后柱骨折发生率低,约占3%。后柱骨折线最高从坐骨大切迹的角处开始,向下经髋臼后壁,纵穿髋臼窝底,最后达耻坐骨支。

3)前壁骨折:骨折线通常从髂前下棘的下缘开始,穿经髋臼窝底,达闭孔上缘的耻骨上支。前壁骨折的发生率最低,约为2%。

4)前柱骨折:根据骨折线所波及的范围可分为最低骨折、低位骨折、中间骨折和高位骨折。前柱骨折的发生率为4%~5%。

5)横断骨折:一个横形的骨折线将髋骨分为上、下两部分,也就是说横行骨折线将前后柱各自分为上、下两部分,但在上、下两部分中,前后柱之间保持完整而并未分离。Letournel将横断骨折进一步分为高位横断骨折、中位横断骨折以及低位横断骨折。横断骨折占整个髋臼骨折的7%~8%。

(2)复合骨折:至少由以上两个单一骨折组合起来的骨折称为复合骨折,共包括五个类型。

1)T形骨折:T形骨折是在横断骨折的基础上,由一个垂直骨折线将横断骨折的远折端再分为两部分,这一垂直骨折线有时不是处于髋臼的中心,而是偏向前柱或后柱。T形骨折约占髋臼骨折的7%。它的放射学表现很复杂,而且它的手术难度也很大,所以应认真阅读X线片,做出明确诊断。

2)后柱伴后壁骨折:后柱伴后壁骨折是在后壁骨折的基础上伴有后柱骨折。此种复合骨折中,后柱骨折通常移位不大。此类型骨折的发生率为4%~5%。

3)横断伴后壁骨折:横断伴后壁骨折是在横断骨折的基础上伴有后壁骨折。横断伴后壁骨折约占19%,在所有复合骨折中,仅次于双柱骨折而排在第二位。

4)前方伴后方半横行骨折:此种复合骨折是指在前壁骨折和/或前柱骨折的基础上伴有一个横断的后柱骨折,它的发生率为6%~7%。此骨折和T形骨折及双柱骨折有时很难区分。前方伴后方半横行骨折中,前方骨折的严重程度大于后方,前柱骨折范围通常很高且粉碎,或前方为前壁骨折,后柱为一相对低位的横断骨折,仍有一部分未骨折的髋臼顶和主骨(和骶髂关节相连而未损伤的髂骨部分)相连;T形骨折是在横断骨折的基础上加一个垂直的骨折线,前方骨折和后方骨折在粉碎及严重程度上无区别,且髋臼顶和主骨相连;而双柱骨折中,前后柱均骨折,髋臼顶不和主骨相连。

5) 双柱骨折:两个柱完全分离,骨折涉及所有的髋臼关节面,它的最大特点是没有任何髋臼顶和主骨相连。双柱骨折的发生率很高,约占 23%。虽然双柱骨折的第一印象是很"粉碎",但是在放射学片上很容易诊断。

2. AO 分型　AO 组织将髋臼骨折分为 A、B、C 三型。

A 型:骨折仅波及髋臼的一个柱或一个壁。

B 型:骨折波及两个柱,髋臼顶部保持与完整的髂骨成一体。

C 型:骨折波及两个柱,髋臼顶部与完整的髂骨不相连。

3. Marvin Tile 分型　Marvin Tile 将髋臼骨折分为两大类。

A:所有无移位的髋臼骨折。

B:有移位的髋臼骨折。进一步将有移位的髋臼骨折分为以下三型:后部骨折 ± 后脱位;前方骨折 ± 前脱位;横形骨折 ± 中心性脱位。

三、髋臼骨折的治疗

(一) 病人情况评估

对于一个髋臼骨折,在治疗以前,需要对病人的个人情况和骨折的特点进行详细地评估,这些评估包括以下内容。

1. 骨折的特点　首先对患侧肢体总体状况进行判断,包括是否合并其他骨折、皮肤及软组织情况、血管及神经情况等。再根据前后位及两个斜位的 X 线片、CT 扫描片以及三维 CT 影像资料,仔细判断骨折的形态和类型。

2. 病人的一般情况　包括病人的年龄、身体状况、是否合并有全身其他部位的损伤以及骨质情况等。

3. 医疗提供情况　现有医疗人员及设备和器械能否完成这种骨折的治疗。

结合以上的具体评估,再作出是保守治疗还是手术治疗的决定。

(二) 保守治疗

1. 适应证　有以下因素存在可考虑进行保守治疗。

(1) 有手术禁忌证者:如年老、体弱及合并有全身系统性疾病的病人者,手术可能会给病人带来巨大的风险,对于这些病人,则考虑保守治疗。

(2) 局部感染:由于骨牵引针或其他原因造成

手术切口范围有感染存在者,则应采取保守治疗。

(3) 伴有骨质疏松症的病人:关于骨质疏松症,目前还没有明确的测量标准,大多数情况下需要综合判断。因为髋臼骨折术中复位时的牵拉力很大,所以伴有骨质疏松症的病人很难用复位器械进行把持复位,而且内固定也难以获得牢靠固定。

(4) 无移位或移位 <3mm 的髋臼骨折。

(5) 低位的前柱骨折或低位的横断骨折。

(6) 粉碎的双柱骨折经闭合处理而恢复髋臼完整性者,可采取保守治疗。

2. 保守治疗的方法　病人取平卧位,最好置于屈髋屈膝位,以使病人感到舒服。通常采用股骨髁上或胫骨结节骨牵引,牵引重量不可太大,以不使股骨头和髋臼发生分离为宜。持续牵引 5~7 天后,每天可小心被动活动髋关节数次。牵引时间为 6~8 周,去牵引后,不负重练习关节功能;8~12 周后开始逐渐负重行走。

3. 保守治疗的目的　主要目的是防止骨折移位进一步增加。所以,想通过保守治疗使原始骨折移位程度得到改善的想法是不现实的。因此,在决定采取保守治疗前,我们就应对最后的结果有所预料,这一点也应向病人交代清楚。

Letournel 认为,对于无移位及稳定的髋臼骨折,可以不作牵引,病人平卧位 5 周,从伤后 3~4 天开始,每天进行几小时的被动活动,7 周后挂拐下地并逐渐开始部分负重。

(三) 手术治疗

Letournel 和 Judet 强调,手术治疗是获得长期良好功能的基础,其中解剖复位的病人中,90% 的结果为优良。Marvin Tile 对 220 例髋臼骨折进行总结指出,在不考虑并发症的前提下,治疗结果的好坏和医生的经验有直接关系。Matta 强调,对于有移位的髋臼骨折,通过闭合的方法不能获得解剖复位,骨折移位超过 3mm,尤其是通过顶部的骨折,是切开复位内固定的适应证。Matta 提出的顶弧角测量方法对于判断未涉及骨折的髋臼顶部分的大小以及决定治疗方案很有指导意义。在标准的前后位、髂骨斜位和闭孔斜位片上,以髋臼的几何中心为中点,分别向上画一垂线和向髋臼顶的骨折线画一连线(图 91-12),然后测量这两条线的夹角,如果角度 ≥ 45°,则说明有相当大的髋臼顶部分未涉及骨折,即髋关节比较稳定,可以考虑采取保守治疗;如果此角 ≤ 45°,则说明髋臼顶已涉及骨折,最好行切开复位内固定,恢复股骨头与髋臼顶的正常接触。

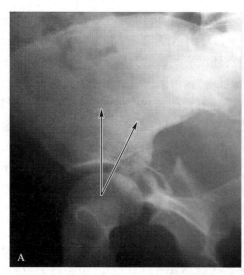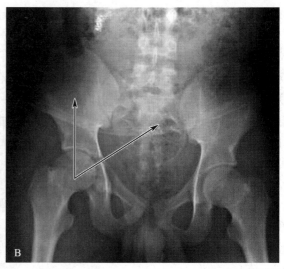

图 91-12 两个髋臼骨折患者的正位片

A. 顶弧角均小于 45°,说明骨折涉及到髋臼顶;B. 顶弧角大于 45°,表示骨折未涉及髋臼顶

1. 手术适应证　任何有移位的髋臼骨折在伤后 3 周以内均可手术治疗,但需除外以下条件:①有明确的手术禁忌证;②有明确的髂骨骨质疏松症;③低位的前柱骨折或低位的横断骨折;④粉碎的双柱骨折经闭合处理而恢复髋臼完整性者。

2. 手术治疗的目的　同所有关节内骨折的治疗原则一样,做到解剖复位,牢固固定,早期进行关节功能锻炼。

3. 手术时机　髋臼骨折后,由于骨折端和周围组织容易出血,暴露相对较困难,所以最好是在病情稳定、出血停止后进行手术。最佳手术时机一般认为在伤后 4~7 天,但是有以下几种情况时建议急诊手术:①难复性的股骨头脱位;②复位后难以维持(不稳定)的髋脱位;③髋关节后脱位同时伴有股骨头骨折。

有以下合并损伤时,建议急诊先行合并损伤手术,4~7 天后再进行髋臼骨折的手术:①合并同侧股骨颈骨折,先急诊行股骨颈骨折闭合复位,空心钉内固定术;②合并同侧股骨干、膝关节、胫腓骨、踝关节骨折,急诊先处理这些骨折,并做到牢固固定,以利于髋臼骨折手术时对同侧肢体的活动不受影响。

4. 手术入路

(1)髋臼骨折手术入路的选择:没有一个理想的手术入路适用于所有的髋臼骨折!由于髋臼的解剖特点,使其不同部位的暴露需要不同的入路,如果手术入路选择不当,则可能无法对骨折进行复位和固定。手术前要全面、仔细地分析病人的 X 线片、CT 片及可能有的三维 CT 扫描片,并在此基础上作出正确的分型。如果有条件,最好在一块髋骨上将所有的骨折线画出。通过这些全面的分析并结合主刀医生对手术入路的掌握情况,最后再做出恰当的入路选择。

(2)常用手术入路的要点:髋臼骨折的手术入路分为后方入路(Kocher-Langenbeck 入路)(图 91-13)、前方入路(Ilioinguinal 入路)、髂骨股骨入路、扩展的髂骨股骨入路、前后联合入路以及放射状入路。

1) Kocher-Langenbeck 入路:病人通常置于俯卧位,俯卧位可以提供以下几个优点:①股骨头处于一个复位的位置,即它向内侧移位的趋势被限制;②该体位使医师在手术台上可以很好地控制牵引;③可允许膝关节屈曲以松弛坐骨神经。需要强调的是,术中始终有一位助手负责保持膝关节处于屈曲位。对于合并股骨头骨折、术中需要进行髋关节脱位时,应考虑采取侧卧位,以便允许术中髋关节的屈伸。

手术注意事项:对于骨折涉及髋臼顶部范围大时,可行大粗隆截骨,以扩大暴露。始终注意保护坐骨神经,完成固定关闭伤口前,要仔细检查坐骨神经,以防其被压迫或使其活动范围受到限制。注意保护臀上血管和神经。术后口服吲哚美辛,以预防异位骨化。

2)髂骨腹股沟入路:开创髂骨腹股沟入路是 Letournel 等对髋臼骨折治疗的最大贡献之一。该入路从肌肉和血管神经间隙进入,对软组织损伤小,通过三个窗口,可以暴露整个前柱,而且通过第二个窗口可以显露后柱。因此,该入路可以对几乎所有新鲜的双柱骨折进行复位和固定。

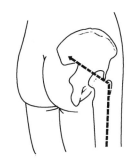

图 91-13 Kocher-Langenbeck
入路的皮肤标志

髂骨腹股沟入路的三个窗口分别是:经过髂外血管的内侧可进入耻骨后间隙(第三窗);通过髂腰肌和髂外血管之间可暴露四边体表面和髋臼前壁(第二窗);经髂腰肌的外侧可达到髂窝和骶髂关节(第一窗)(图 91-14)。

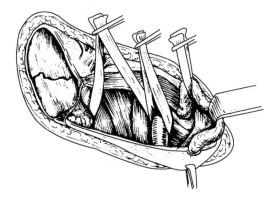

图 91-14 髂腹股沟入路暴露完成后所显示的三个窗

(3)术后处理

1)抗生素使用:术后抗生素使用 5~7 天。对于盆腔及腹部有损伤者,可联合使用抗生素。

2)伤口引流:伤口引流持续 48 小时。前方髂骨腹股沟入路,有时需放置 2 根引流管,分别置于耻骨后方和髂窝。

3)预防异位骨化:许多文献报道指出,吲哚美辛具有防止异位骨化发生及减少其发生的作用。所以,对于 Kocher-Langenbeck 入路和扩展的髂骨股骨入路,术后第 2 天建议开始口服吲哚美辛预防异位骨化,每次 25mg,每天 3 次,持续 4 周。有作者报道,术后放疗对防止异位骨化的发生也有效。

4)术后牵引:如果复位和固定牢靠,术后不需要牵引;对于陈旧性股骨头后脱位的髋臼骨折,如果术中发现股骨头向后向上移位的力量很大,则术后牵引 2~4 周,以减轻股骨头的压力,保护内固定。

5)术后活动:术后患肢置于屈髋屈膝位,第 2 天开始进行股四头肌的主动收缩锻炼及髋关节的屈伸锻炼(主动或被动),术后 1 周,在患肢不负重的情况下,鼓励病人站立位主动锻炼髋关节的屈曲、外展及后伸(对于扩展的髂骨股骨入路,术后 4 周内禁止患髋主动外展和被动内收)。

6)负重:术后 4~12 周内,根据具体情况,可开始逐渐部分负重。如果骨折较简单、固定牢固,部分负重的时间可提早;如果骨折粉碎程度严重、固定不是很牢固,则部分负重的时间向后拖延。部分负重一定要逐渐增加,从最小量(5kg)开始,并严密观察。一般在 13 周以后,逐渐恢复完全负重。

7)功能锻炼:不管是在部分负重期还是恢复完全负重期以后,髋关节的功能锻炼应始终坚持,尤其是髋外展肌、臀大肌及股四头肌的锻炼。

8)术后 X 线检查:术后应定期复查三个常规体位的 X 线片,必要时加 CT 扫描,以便判断骨折的固定和愈合情况,以指导进一步的功能锻炼。

第三节 髋部骨折

髋部骨折多发生于老年人,通常由于低能量间接暴力所致。与老年人骨质疏松有明确关系。随着社会人口年龄的增长,髋部骨折的发生率不断上升。中国已经进入老年社会,老年人髋部骨折是创伤骨科医生目前面临的重大课题。年轻人中髋部骨折的发生主要由于高能量创伤所致,常合并有其他骨折。

一、股骨颈骨折

髋部骨折多发生于老年人,通常由于低能量间接暴力所致。与老年人骨质疏松有明确关系。随着社会人口年龄的增长,髋部骨折的发生率不断上升。年轻人中股骨颈骨折(fracture of the femoral neck)的发生主要由于高能量创伤所致,常合并有其他骨折。股骨颈骨折存在两个主要问题:①骨折不愈合;②晚期股骨头缺血坏死。因此,一直是创伤骨科领域中重点研究的对象之一。

【临床解剖】

髋关节囊由非常致密的纤维组织构成,包绕股骨头及大部分股骨颈,其前后方起自粗隆间线。股骨颈外侧约一半的部分位于关节囊外,位于关节囊内的股骨颈部分没有骨膜覆盖。因此,在骨折愈合过程中,如同其他部位的关节内骨折一样,没有外骨痂生成,因而是骨内愈合。

1. 股骨头颈部血运 许多学者对于股骨头颈部的血运进行了大量研究。目前公认的观点是:Crock 所描述的股骨近端有 3 组动脉系统提供血运:①位于股骨颈基底部的关节囊外动脉环,由关节囊外动脉环发出,走行于股骨颈表面的颈升动脉;②圆韧带动脉;③骨内动脉系统。

2. 骨骼解剖 股骨近端骨骼内的解剖结构形态与其所受到的生理应力情况完全适应。骨小梁的分布及走行与股骨近端所受到的不同应力相一致。1838 年,Ward 首先研究并描述了股骨近端骨小梁的分布情况,股骨头颈部在正常生理状态下主要承受压力。一组起自股骨距,向上行至股骨头负重区的骨小梁承受了大部分压力,称之为主要压力骨小梁。另一组骨小梁起自股骨矩下方,向外上止于大粗隆,称之为次要压力骨小梁。股骨颈上部主要承受张力,有一组骨小梁自圆韧带窝后下方经股骨颈上部至大粗隆下方及外侧骨皮质,称之为主要张力骨小梁。在大粗隆部位还有一组自上向下的大粗隆骨小梁。主要压力骨小梁、主要张力骨小梁及次要压力骨小梁之间形成一个三角区,称之为"Ward 三角"。该区域较为薄弱。以上几组骨小梁在股骨颈中的分布形成了一个完整的抗应力结构(图 91-15)。

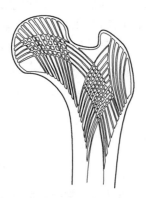

图 91-15 Ward 三角

【病因学因素】

1. 骨骼质量 股骨颈骨折多发生于老年人,女性发生率高于男性。Atkin 在 1984 年的研究结果显示,84% 的股骨颈骨折病人有不同程度的骨质疏松。

2. 创伤机制 大多数股骨颈骨折创伤较轻微,年轻人股骨颈骨折则多为严重创伤所致。Kocher 认为创伤机制可分为两种:①跌倒时大粗隆受到直接撞击;②肢体外旋。在第二种机制中,股骨头由于前关节囊及髂股韧带牵拉而相对固定,股骨头向后旋转,后侧皮质撞击髋臼而造成颈部骨折。此种情况下常发生后外侧骨皮质粉碎。造成年轻病人股骨颈骨折的暴力一般较大,暴力延股骨干直接向上传导,常伴有软组织损伤,骨折也常为粉碎性。

【分型】

股骨颈骨折分型很多,概括起来可分为三种:①根据骨折的解剖部位分型;②根据骨折线方向分型;③根据骨折移位程度分型;④ AO 分型。

1. 解剖部位分型 许多作者曾根据骨折的解剖部位将股骨颈骨折分为三型:头下型、经颈型和基底型。其中头下型和经颈型属于关节囊内骨折,而基底型则属于关节囊外骨折。头下型是指位于股骨颈上部的骨折;经颈型是指位于股骨颈中部的骨折;基底型是指位于股骨颈基底部与粗隆间的骨折。

Klenerman、Garden 等认为,在 X 线片上由于投照角度不同,很难区分头下型与经颈型。Klenerman、Marcuson 及 Banks 均研究发现,实际上单纯的经颈型骨折极为罕见。由于经颈型骨折发生率很低,各型的 X 线表现受投照角度影响很大,目前此类分型已很少应用。

2. 骨折线方向分型(Pauwels 分型) 1935 年,Pauwels 根据股骨颈骨折线的方向将股骨颈骨折分为三型。Ⅰ型:骨折线与水平线夹角为 30°;Ⅱ型:骨折线与水平线夹角为 60°;Ⅲ型:骨折线与水平线夹角为 70°。Pauwels 认为,夹角度数越大,即骨折线越垂直,骨折端所受到的剪式应力愈大,骨折越不稳定,不愈合率也随之增加。由于 Pauwels 分型受 X 线投照影响较大,与骨折不愈合率及股骨头缺血坏死率缺乏对应关系,目前也较少应用(图 91-16)。

3. 骨折移位程度分型(Garden 分型) Garden(1961 年)根据骨折移位程度将股骨颈骨折分为四型。Ⅰ型:不完全性骨折,股骨颈下方骨小梁部分完整,该型包括所谓"外展嵌插型"骨折;Ⅱ型:完全性骨折,但无移位;Ⅲ型:完全性骨折,部分移位,该型骨折 X 线片上可以看到骨折远端上移、外旋,股骨头常后倾,骨折端尚有部分接触;Ⅳ型:完全性骨折,完全移位,该型骨折 X 线片上表现为骨折端完全失去接触,而股骨头与髋臼相对关系正常(图 91-17)。

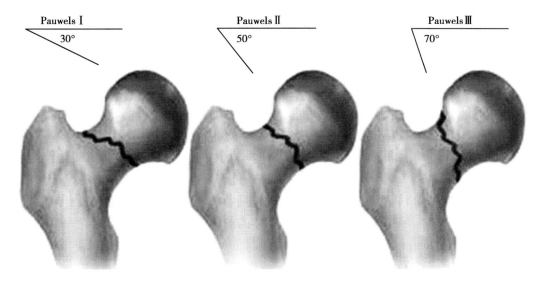

图 91-16　Pauwels 分型

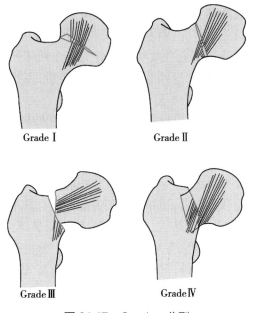

图 91-17　Garden 分型

Garden 分型中自 Ⅰ 型至 Ⅳ 型,股骨颈骨折严重程度递增,而不愈合率与股骨头缺血性坏死率也随之增加。Garden 分型在国际上已被广泛应用。

【治疗】

无移位及嵌插型股骨颈骨折(Garden Ⅰ 型、Ⅱ型)占所有股骨颈骨折的 15%~20%。无移位的股骨颈骨折虽然对位关系正常,但稳定性较差。嵌插型股骨颈骨折的骨折端相互嵌插,常有轻度内翻。由于骨折端嵌入松质骨中,其内在的稳定性也不可靠。保守治疗具有避免手术风险、降低治疗费用等优点。主要缺点是骨折会发生再移位。

移位型股骨颈骨折(Garden Ⅲ 型、Ⅳ 型)的治疗原则:解剖复位、坚强内固定。

移位型股骨颈骨折如病人无手术禁忌证,均应采取手术治疗。

手术时机:目前多数作者主张应予以急诊手术。由于股骨颈骨折的病人多为老年人,尽快手术可以大大减少骨折合并症的发生及原有心肺疾病的恶化。Bredhal 发现 12 小时之内进行手术治疗的病人死亡率明显低于延迟手术对照组。另外,急诊手术尽快恢复骨折端的正常关系,对于缓解对股骨头颈血运的进一步损害有一定的益处。

（一）骨折复位

复位的方法有两种,闭合复位和切开复位。应尽可能采取闭合复位,只有在闭合复位失败、无法达到解剖复位时才考虑切开复位。

1. 闭合复位

（1）McElvenny 法:将病人置于牵引床上,对双下肢一同施行牵引;患肢外旋并加大牵引;助手将足把持住后与术者把持住膝部一同内旋;肢体内旋后将髋关节内收。

（2）Leadbener 氏法:Leadbener 采用髋关节屈曲位复位方法。首先,屈髋 90° 后行轴向牵引,髋关节内旋并内收。然后轻轻将肢体置于床上,髋关节逐渐伸直。放松牵引,如肢体无外旋畸形即达到复位。

（3）对复位结果的评价

1）X 线评价:闭合复位后,应用高质量的 X 线影像对复位的满意程度进行认定。Lowell 提出,股骨头的凸面与股骨颈的凹面在正常解剖情况下可以连成一条 S 形曲线,一旦在正侧位 X 线片任何位置上看到 S 形曲线不平滑甚至相切,都提示未达到解剖复位。

2）对位指数:Garden 提出利用"对位指数"(后被称为 Garden Index)对股骨颈骨折复位进行评

价。Garden Index 有两个角度数值:在正位 X 线片上,股骨颈内侧骨小梁束与股骨干内侧骨皮质延长线的夹角正常为 160°,在侧位 X 线片上股骨头中心线与股骨颈中心为一条直线,其夹角为 180°(图 91-18)。Garden 认为,如果复位后 Garden Index 在 155°~180° 之内即可认为复位满意。

2. 切开复位 一旦闭合复位失败,应该考虑切开复位,即直视下解剖复位。以往认为切开复位会进一步损害股骨头颈血运。近年来,许多作者都证实切开复位对血运影响不大。Banks 的结论甚至认为,切开复位后不愈合率及股骨头缺血坏死率均有下降。其理由是,首先切开复位时关节囊切口很小,而解剖复位对血运恢复起到了良好的作用。切开复位可采用前侧切口或前外侧切口(Watson-Jones 切口)。

(1)内固定:三翼钉曾经作为治疗股骨颈骨折的代表性内固定物曾被应用多年,由于其本身存在许多问题而无法满足内固定原则的要求,在国际上早已废用。目前经常应用的内固定材料可分为多针、螺钉、钩钉、滑动螺钉加侧方钢板等。

1)加压螺钉:多根加压螺钉固定股骨颈骨折是目前主要提倡的方法,其中常用的有 AO 中空加压螺钉(图 91-19)、Asnis 钉等。中空加压螺钉的优点有:骨折端可获得良好的加压力;3 枚螺钉固定具有很高的强度及抗扭转能力;手术操作简便、手术创伤小等。由于骨折端获得加压及坚强固定,骨折愈合率提高。但对于严重粉碎性骨折,单纯螺钉固定的支持作用较差,有继发骨折移位及髋内翻的可能。

2)滑动螺钉加侧方钢板:滑动螺钉加侧方钢板主要有 AO 的 DHS 及 Richards 钉,其特点是对于股骨颈后外侧粉碎,骨折端缺乏复位后骨性支持者提供可靠的支持。其头钉可沿套管滑动,对于骨折端产生加压作用,许多作者指出单独应用时抗扭转能力较差,因此建议在头钉的上方再拧入 1 颗加压螺钉以防止旋转(图 91-20)。

(2)人工关节置换术:在新鲜股骨颈骨折的治疗方面,人工关节置换术曾被广泛应用于老年人移位型骨折(图 91-21)。应用人工关节置换术治疗老年人股骨颈骨折主要基于两点考虑:①术后病人可以尽快进行肢体活动及部分负重,以利于迅速恢复功能,防止骨折合并症,特别是全身合并症的发生,降低老年人股骨颈骨折的死亡率。②人工关节置换术对于股骨颈骨折后的骨折不愈合及晚期股骨头缺血性坏死是一次性治疗。关于这一点有许多不同意见。首先,目前无论采用何种技术方法,对于新鲜骨折不愈合及晚期股骨头缺血性坏死都无法预测。其次,应用当代内固定材料后,多数作者报道股骨颈骨折不愈合率低于 5%。

另外,晚期股骨头缺血性坏死的病人中只有不到 50% 因症状而需进一步治疗。总体而论,股骨颈骨折的病人内固定治疗之后,如骨折愈合而未发生股骨头缺血性坏死者,其关节功能评分大大高于人工关节置换者。同时,人工关节置换有其本身的缺点:①手术创伤大,出血量大,软组织破坏广泛;②存在假体松动等危险而补救措施十分复杂。因此目前的趋势是,对于新鲜股骨颈骨折首先应争取内固定。

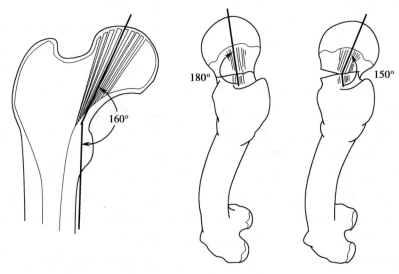

图 91-18 Garden 指数

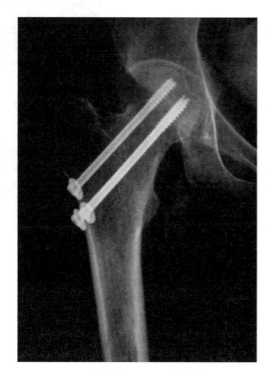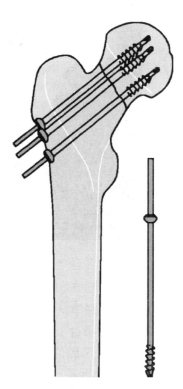

图 91-19 空心钉

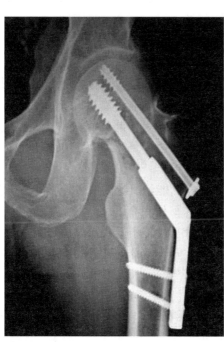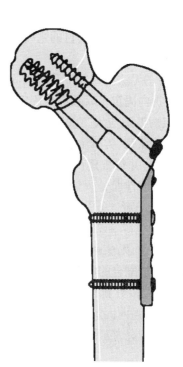

图 91-20 DHS

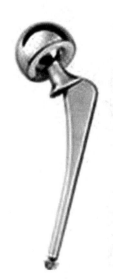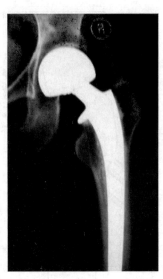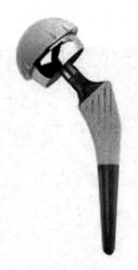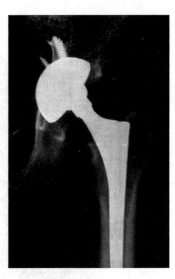

图 91-21　人工关节

相对适应证：①病人生理年龄在 65 岁以上。由于其他病患，预期寿命不超过 10~15 年。②髋关节骨折脱位，主要是指髋关节脱位合并股骨头骨折，特别是股骨头严重粉碎骨折者。③股骨近端严重骨质疏松，难以对骨折端牢固固定，但严重疏松的骨质不但难以支撑内固定物，同样也难以支撑人工假体。如应用人工假体，常需同时应用骨水泥。④预期无法离床行走的病人，其目的主要是缓解疼痛并有助于护理。

绝对适应证：①无法满意复位及牢固固定的骨折。②股骨颈骨折内固定术后数周内固定物失用。③髋关节原有疾病已适应人工关节置换，如：原来已有股骨头无菌性坏死、类风湿、先天性髋脱位、髋关节骨性关节炎等，并曾被建议行人工关节置换。④恶性肿瘤。⑤陈旧性股骨颈骨折，特别是已明确发生股骨头坏死塌陷者。⑥失控性发作的疾病病人，如癫痫、帕金森病等。⑦股骨颈骨折合并髋关节完全脱位。⑧估计无法耐受再次手术的病人。⑨患有精神疾病无法配合的病人。

总之，对于绝大多数新鲜股骨颈骨折，首先应先考虑解剖复位、坚强内固定。人工关节置换术则应根据病人的具体情况，按照其适应证慎重选用。

二、股骨转子间骨折

股骨转子间骨折（intertrochanteric fracture）多发生于老年人。女性发生率为男性的 3 倍。老年病人致伤原因多为摔伤。Griffin 和 Boyd 对 300 例股骨转子间骨折病例的研究显示，伤后 3 个月内病人死亡率为 16.7%，大约是股骨颈骨折病人死亡率的 2 倍。他们分析，如此高的死亡率有以下原因：病人年龄较大；造成骨折的创伤较重；骨折后失血量大；手术治疗范围相对较大。由此可见，转子间骨折是较为严重的骨折。

年轻病人致伤原因多为高能损伤，如交通伤、高处坠落伤等，需注意股骨头、股骨颈、胸部以及腹部损伤情况。此时，骨折线可延至转子下或为反斜行转子间骨折，治疗较困难。

【创伤机制】

多数病人的股骨转子间骨折为跌倒所致，由于病人多为老年人，其跌倒的原因与其原有疾病所引起的步态异常有关，如心脑疾病、视力听觉障碍、骨关节疾病等。此类病人中合并其他部位骨折的发生率为 7%~15%，常见有腕部、脊柱、肱骨近端及肋骨骨折。

高能量所致的股骨转子间骨折较为少见，多为机动车伤和高处坠落伤。其骨折类型多为逆转子间骨折或转子下骨折。Barquet 发现在此类病人中合并同侧股骨干骨折的发生率为 15%，如不注意则容易漏诊。

【放射学诊断】

标准的正侧位 X 线片对于正确诊断尤为重要。正位 X 线片应包括双侧髋关节，对于患侧应施以轻度内旋牵引，以消除患肢外旋所造成的重叠影像，从而对于骨折线方向、小转子是否累及、骨折粉碎和移位的程度作出正确判断。

【分型】

Evans 分型和 AO 分型为大家熟知并得以广泛应用。

1. Evans 分型　根据骨折线方向,大小转子是否被累及和骨折是否移位而将股骨转子间骨折分为六型。其中 1 型、2 型为稳定型,其余均为不稳定型。Evans 的结论是基于保守治疗的结果。Jensen 对于 Evans 分型进行了改进。基于大小转子是否受累及复位后骨折是否稳定而分为五型。

2. AO 分型　将股骨转子间骨折纳入其整体骨折分型系统中,归为 A 类骨折。A1 为简单骨折;A2 为粉碎骨折;A3 为粗隆下骨折。每型中根据骨折形态又分为三个亚型。

【治疗】

股骨转子间骨折多见于老年人,保守治疗所带来的肢体制动和长期卧床使骨折合并症的发生难以避免。牵引治疗无法使骨折获得良好复位,骨折常常愈合于短缩、髋内翻的畸形状态,从而造成病人步态异常。因此,手术治疗、牢固固定是股骨转子间骨折的基本治疗原则。

(一)保守治疗

保守治疗只在某些情况下考虑应用。对于长期卧床肢体无法活动、患有全身感染疾病、手术切口部位皮肤损伤以及严重内科疾病无法耐受手术的病人,通过牵引保守治疗更为安全。对于根本无法行走的病人无需牵引或短期皮牵引,止痛对症治疗即可,积极护理防止皮肤压疮,鼓励尽早坐起。

保守治疗合并症较多,如压疮、尿道感染、关节挛缩、肺炎以及血栓等。因此,近年来一致认为,如病人伤前能活动,股骨转子间骨折的治疗原则是骨折的坚强内固定及病人术后早期肢体活动。随着手术技术的改进和内固定材料的不断发展,手术合并症的发生大大减少。手术治疗股骨转子间骨折已成为首选方法。

(二)手术治疗

手术治疗的目的是使骨折得以良好复位、牢固固定,以允许病人术后早期肢体活动及部分负重,从而尽快恢复功能。

骨折能否获得牢固固定取决于以下因素:①骨骼质量;②骨折类型;③骨折复位质量;④内固定物的设计;⑤内固定物在骨骼中的置放位置。

1. 手术时机　目前多数作者认为伤后 72 小时内进行手术较为安全。在最初的 12~24 小时内应该对于病人进行全面检查,对于异常情况予以纠正,其中包括血容量的补充、吸氧及对病人原有疾病进行相关药物治疗。与此同时,进行充分的术前计划和麻醉准备。

2. 内固定材料　近年来治疗股骨转子间骨折的内固定材料不断发展更新,其中常用的标准内固定物可分为两类:①滑动加压螺钉加侧方钢板,如 Richards 钉板和 DHS;②髓内固定,如 Ender 针、带锁髓内针和 Gamma 钉等。

大致可归纳为两类:髓内固定材料和髓外固定材料

(1)髓外固定材料:滑动加压螺钉加侧方钢板固定在 20 世纪 70 年代即应用于股骨转子间骨折的治疗,其基本原理是将加压螺钉插入股骨头颈部以固定骨折近端,在其尾部套入一侧方钢板以固定骨折远端。由于滑动加压螺钉加侧方钢板系统固定后承受大部分负荷直至骨折愈合,固定后股骨颈干角自然恢复,骨折端特别是骨距部分可产生加压力,目前已成为股骨转子间骨折的常用标准固定方法。

(2)髓内固定材料:目前常用的髓内固定可分为两类,即弹性髓内针和顺行髓内针。

1)弹性髓内针:1970 年 Enders 等首先报道应用 3 根较细而且更有弹性的髓内针治疗股骨转子间骨折,该方法在 20 世纪 70—80 年代曾得以广泛应用。但也暴露出一些缺点,其中包括术后膝关节疼痛、髓内针脱出、髓内针穿出股骨头、术后外旋畸形愈合等。近年来,Enders 针的应用逐渐减少。

2)顺行髓内针:顺行髓内针固定股骨转子间骨折在近年来有很大发展,主要有 Gamma 钉、PFN、PFN-A、Intertam、Asian IMHS 等。其特点是通过髓内针插入一螺栓至股骨头颈(interlocking)。其优点是:①有固定角度的螺栓可使股骨颈干角完全恢复;②有效防止旋转畸形;③骨折闭合复位,髓内固定使骨折端干扰减少,提高骨折愈合率;④中心位髓内固定,内固定物所受弯曲应力较钢板减少,内固定物断裂发生率降低。目前,股骨头髓腔髓内针已逐渐成为股骨转子间骨折,特别是粉碎性、不稳定型的首选固定方法(图 91-22)。

3)外固定支架:外固定支架治疗股骨转子间骨折时有报道。其优点是手术操作简便、创伤轻微;缺点是术后活动不方便,需严格进行针道护理。主要应用于严重多发创伤及老年体弱多病,无法耐受内固定手术的病人。

4)人工关节置换:人工关节置换术主要应用于严重粉碎性股骨转子间骨折并伴有严重骨质疏松的病人。其目的在于减少卧床时间,早期下地部分或全部负重。由于股骨转子间骨折常累及股骨矩,使得人工关节置换术后的稳定性降低,因此适应证的选择非常严格。

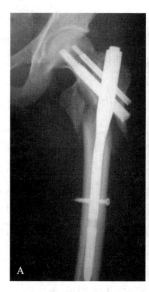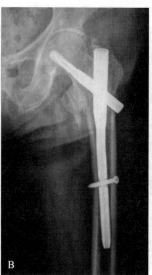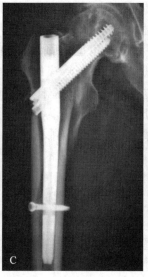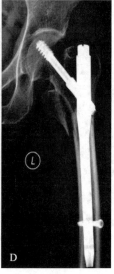

图 91-22　顺行髓内针

A. PEN；B. PFNA；C. Intertan；D. Asian IMHS

三、髋部骨折与脱位

髋关节脱位（dislocation of the hip joint）和骨折脱位是一种高能量创伤，常见致伤原因为车祸伤，好发于青壮年。该类创伤应严格按急诊处理，否则将诱发创伤性休克或增加股骨头缺血性坏死等并发症的发生。如能在 6 小时（最迟 24 小时）内进行复位脱位，常能获得较好疗效。

髋关节脱位常合并股骨头、髋臼后壁或股骨颈骨折以及其他部位骨骼和重要脏器损伤。骨盆、脊柱及膝部的合并损伤，可改变脱位后的典型体征，容易漏诊。髋关节复位后，关节内可能残留的碎骨片将导致创伤性关节炎甚至髋关节活动受限等严重并发症。

髋关节常分为后脱位、前脱位及中央型脱位。其中，中央型脱位将依据其主要损伤部位在髋臼骨折章节中论述。

（一）髋关节前脱位

髋关节前脱位较少见，仅占髋脱位的约 10%。

【损伤机制】

当股骨在暴力下外展外旋时，大粗隆或股骨颈以髋臼上缘为支点，迫使股骨头穿破前关节囊脱位。此时若髋关节屈曲较大，则常脱位于闭孔或会阴处；若髋关节屈曲度小，则易脱位于耻骨横枝处。

【骨折分类】

1973 年 Epstein 将髋关节前脱位分为两型，具体见表 91-1。

表 91-1　髋关节前脱位分型

Ⅰ 型：高位型	Ⅰ A 型：单纯前脱位于耻骨横枝
	Ⅰ B 型：前脱位伴有股骨头、颈骨折
	Ⅰ C 型：前脱位伴有髋臼骨折
Ⅱ 型：低位型	Ⅱ A：单纯前脱位于闭孔或会阴部
	Ⅱ B：前脱位伴有股骨头骨折
	Ⅱ C：前脱位伴有髋臼骨折

【诊断】

病人有明确外伤史。患肢剧烈疼痛、髋活动受限。患肢常处于外旋、外展及轻度屈曲位，有时较健肢稍长。

应强调复位后再次拍片，以明确是否合并骨折，CT 检查可以发现关节内接近 2mm 的碎骨块，MRI 则可帮助判断关节唇的完整性及股骨头的血运情况。

【治疗】

早期诊断和急诊复位是十分重要的，全麻或腰麻可放松髋部强大的肌肉，避免暴力下复位时对股骨头关节软骨的进一步损伤。试行闭合复位次数应限定在 3 次以内，否则会加重软组织损伤而影响愈后。

闭合复位方法与髋关节后脱位大致相同，主要有以下三种。

1. Stimson 法　令病人上半身俯卧于检查床一端，患髋及膝各屈曲 90°，一助手通过下压骶骨或抬伸健肢而固定骨盆。术者一手握持病人足踝部，并轻度旋转股骨，另一手用力下压小腿近端后部而复位。此法不适用于患髋处于伸展位的耻骨前脱位。

2. Allis法　病人仰卧于低床或地上，一助手面向病人足侧蹲位，用一手和前臂向下按牢患侧骨盆，另一手于患肢股骨近端向外侧持续牵拉股骨。术者面对病人头侧，使患侧髋和膝屈曲接近90°，将病人足踝抵于术者会阴部，用双手或前臂合抱患肢小腿近端，利用腰背肌伸直力量向上提拉患髋，再适度内、外旋使股骨复位。

3. Bigelow法　病人仰卧，术者面对病人头侧，适度屈曲病人髋和膝关节，双手合抱患肢小腿近端。先沿大腿纵轴方向持续牵引，同时将患髋依次内收、内旋和屈曲，然后再外展、外旋并伸直。此复位轨迹类似于"?"，在复位过程中，如感到或听到弹响，患肢伸直后畸形消失，则已复位（图91-23）。

如在麻醉下两次以上闭合复位失败，应急诊行切开复位。闭合复位成功后应行3~4周的皮牵引，对合并股骨颈或股骨头骨折的病例可在手术后牵引4周。

【并发症】

早期并发症主要为神经血管损伤及闭合复位失败。前者主要为Ⅰ型前脱位或开放损伤时股骨动静脉或股神经损伤，此时最有效的治疗方法为立即复位髋关节脱位。造成后者的原因为闭孔处的骨性阻挡，或为股直肌、髂肌和髋关节前关节囊的阻挡，对此切开复位是必要的。

晚期并发症：大多数髋关节前脱位病例的最终治疗结果是满意的，但最新研究表明约1/3的病例因发生创伤性关节炎而疗效欠佳。这主要集中在合并股骨头颈骨折、髋臼骨折或发生股骨头缺血性坏死的病例。

单纯性髋关节前脱位病例的股骨头无菌性坏死率稍低于后脱位者，约为8%。其发生主要是由原始损伤的程度决定，且与延迟复位和反复多次闭合复位密切相关，可在脱位后2~5年内发生。

（二）髋关节后脱位

髋关节后脱位占急性髋关节脱位的绝大多数，且随着车祸等高能量损伤的增多而变得较为常见。

【损伤机制】

最常见的创伤机制为髋及膝关节均处于屈曲位时，外力由前向后作用于膝部，再经股骨干而达髋部。如高速行驶的汽车突然刹车，乘客膝部暴力撞击仪表板而脱位，此时屈曲的股骨干若处于内收位或中立位，常发生单纯后脱位，若处于轻度外展位，则易发生合并髋臼后上缘骨折的后脱位。

另一种创伤机制为外力由后向前作用于骨盆，使股骨头相对后移而脱位，如弯腰劳动时被塌方的重物砸击腰及骨盆。

【骨折分类】

临床上多采用Thompson和Epstein分型，共分五型。

Ⅰ型：单纯后脱位或合并裂纹骨折。

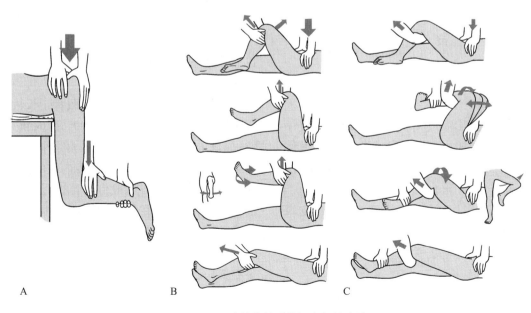

图91-23　髋关节前脱位闭合复位方法
A. Stimson法；B. Allis法；C. Bigelow法

Ⅱ型：髋关节后脱位，合并髋臼后缘较大的单一骨折块。

Ⅲ型：髋关节后脱位，合并髋臼后唇粉碎性骨折，无或有一个主要骨折块。

Ⅳ型：髋关节后脱位，合并髋臼唇和顶部骨折。

Ⅴ型：髋关节后脱位，合并股骨头骨折。

经上述分型，判断髋关节复位后的稳定性无疑是十分重要的。通常Ⅲ型以上的骨折脱位可发生不稳定，判定的方法除根据复位前X线片显示骨折块大小和复位后头臼的位置关系外，还应依据复位中及复位后术者的手感而定。

【诊断】

典型病人有明确创伤史，患肢呈现屈曲、内收、内旋和短缩畸形，可触及大粗隆上移和臀后部隆起的股骨头，髋关节主动活动丧失，被动活动时常出现剧痛。但有报道，当合并股骨头骨折时，股骨头嵌顿于髋臼后缘，未出现患肢的短缩、内收和内旋畸形，特别是合并同侧股骨干骨折时，常因症状不典型而容易漏诊。

髋关节后脱位中合并坐骨神经损伤的病例占10%~14%，同时合并股骨头、股骨干骨折及膝关节韧带损伤的病例也不少见，所以在急诊检查时应除外上述合并伤的可能。

应在麻醉后及复位前拍片，详细观察是否存在股骨头及髋臼骨折，以及可能在复位时移位的股骨颈无移位骨折。复位后应立即拍摄双髋正位及患髋侧位X线片，以便了解复位的程度、关节内是否残留骨折块和髋臼及股骨头骨折是否需要进一步手术。有多位作者认为，当髋关节间隙较健侧可疑增宽时，应行CT检查，其原因在于此类病人多数存在能被CT发现的髋臼及股骨头骨折。

【治疗】

1. Ⅰ型骨折 Ⅰ型骨折的治疗以急诊闭合复位为主，近年文献强调：①麻醉下复位以减少进一步的损伤；②12小时内复位并发症发生率低，其闭合复位方法仍以Stimson法、Bigelow法和Allis法为主。

复位后应行影像学检查，并行3周左右皮牵引，以利关节囊恢复并避免再脱位的发生。在复位4周后，疼痛及痉挛消失，关节活动大致正常时开始负重，必要时可延长至12周再完全负重。

2. Ⅱ~Ⅳ型骨折 在Ⅱ~Ⅳ型骨折脱位的治疗上争议较大，大多数作者同意闭合整复是多数病例的首选，但强调只能在麻醉下试行一次，以避免多次整复造成股骨头的进一步损伤。

Epstein认为，一期切开复位内固定（ORIF）的疗效明显好于闭合复位者、先闭合复位再ORIF者及延期复位者，且先闭合复位再ORIF者又优于单用闭合复位者。因此，他建议对Ⅱ~Ⅳ型病例采取急诊切开复位内固定术。其理由主要有：①91%以上的Ⅱ~Ⅳ型病例存在关节镜下的关节腔内碎骨片或经软骨骨折，切开复位可去除碎骨；②对有髋臼后壁较大骨块的病例可重建关节稳定性；③可确保精确复位，降低创伤性关节炎的发生率。

多数作者认可的ORIF的指征主要包括：①髋臼后壁骨折块较大等原因引起的髋关节不稳定；②CT等证实复位的关节腔内有碎骨块残留；③髋臼或股骨头骨块可能阻挡闭合复位者。

临床上如何判断复位后关节的稳定性十分重要，除依据主治医师经验及复位时的手感外，复位后的髋关节一般应满足内收位屈髋90°而不脱位。有作者试验后认为，骨折块小于髋臼后壁面积的20%时，髋关节稳定；而大于40%时，髋关节不稳定。所以采用螺旋CT估计后壁骨折块的大小对判定关节的稳定性或有帮助。

（三）髋关节后脱位合并股骨头骨折（Ⅴ型）

髋关节后脱位合并股骨头骨折是一种少见的损伤。在1869年，Birkett首次报告了此种损伤，近年来，随着高速交通的发展，此类病人明显增多。

【损伤机制】

髋关节后脱位合并股骨头骨折是一种高能量损伤，多与车祸有关；尤其在撞车时未使用安全带，屈髋、屈膝状态遭受撞击引起。其次为摔伤，也有报道称对大粗隆的直接暴力也能引起此种损伤。

创伤作用的机制为暴力沿股骨干长轴传导，股骨头向后上移位，此时：屈髋90°，造成髋关节后脱位；屈髋60°，坚硬的髋臼后缘对股骨头产生剪式应力，造成骨折。Pipkin Ⅰ型为内收位损伤，Pipkin Ⅱ型为外展位损伤；当股骨头骨折后，与颈相连的部分呈锐性边缘，在暴力的继续作用下，向近端从骨膜下剥离，有时甚至达髂嵴，此时股骨头在骨膜下固定，持续的脱位暴力造成股骨颈骨折为Pipkin Ⅲ型损伤。

当屈髋>60°时，则易发生髋臼骨折，且髋臼及股骨头的关节软骨破坏，Ⅱ期形成变性，愈后差。

【分类】

Thompson 分型的第Ⅴ型为髋后脱位合并股骨头、颈的骨折,之后 Pipkin 又将第Ⅴ型分为四个亚型。

Ⅰ:髋关节后脱位伴股骨头陷凹中心远侧的骨折。

Ⅱ:髋关节后脱位伴股骨头陷凹中心近侧的骨折。

Ⅲ:Ⅰ型或Ⅱ型伴股骨颈骨折。

Ⅳ:Ⅰ型或Ⅱ型伴有髋臼骨折(图 91-24)。

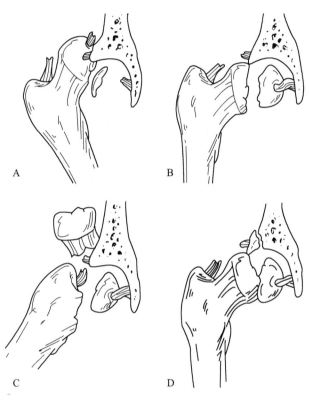

图 91-24 Pipkin 分型

【诊断】

病因多为交通伤。临床表现典型特征为患肢的短缩、内旋、内收、屈曲畸形,有时伴有同侧肢体的损伤,如股骨干、膝、小腿等,有时因为搬运等原因,会使脱位复位,而失去上述体征,且常因高能量损伤致全身大脏器损伤或伴有休克等病情,容易漏诊。

影像学:对创伤病人一定要有骨盆正侧位 X线片,必要时辅以 CT 等检查。

【治疗】

对髋关节后脱位合并股骨头骨折的治疗方法,包括手法整复及手术治疗,然而到底使用何种方法仍有很大分歧。Epstein 等研究表明,手术能获得较好的效果,且提倡一期手术,因为手法复位对关节面、股骨颈会造成进一步损伤,即使尝试手法复位后再行手术治疗,预后也会较差。而 Stewart 等研究则显示,经手法复位治疗后,功能随时间的增长会有改善;而手术治疗只能逐渐变差。根据临床及随诊发现,早期复位能使股骨头血运尽早及完全恢复,延至 12 小时以上则有害。且由于高能量损伤,在纠正心肺异常及出血的同时,尽早复位能减轻低血压。

1. 手法复位 手法复位后应摄双髋正位 X 线片,确定复位及做双侧对比,如与对侧 X 线片比较,关节间隙增大超过 2mm 则提示:①关节内游离碎骨块;②复位不完全;③软组织嵌入。此时,应作 CT 等检查并考虑切开复位内固定。

2. 手术治疗 由于存在关节内碎骨块及软组织嵌入等因素影响复位,故多需手术治疗。

(1)手术适应证:①手法复位失败或髋关节在复位后的 X 线片及 CT 片上未及解剖复位;②复位后髋关节不稳定;③明显的髋关节粉碎骨折或复位后骨折块移位 >2mm;④手法复位后出现坐骨神经症状;⑤合并股骨颈骨折;⑥股骨头承重区大块骨折。

(2)手术方法

1)手术入路的选择:Ⅰ型骨折位于股骨头前内下部,采用髋后侧入路时,需极度内旋股骨,股骨头脱位时骨折面正对着髋臼方向,不便于骨折块复位及内固定。而后侧入路便于髋臼后壁骨折的处理,不影响股外侧动脉升支等血液供应,当骨块较小而仅需切除时,是一种较好的选择。

髋后外侧入路既可保护血运,又利于骨折块固定,且对于Ⅲ型骨折股骨颈的空心钉固定也十分方便,是一种较为常用的手术入路。

2)对股骨头骨折块的处理:较大骨折块(>1/3)时内固定是必要的,股骨头中心凹陷远侧骨折块通常较小,且属于非负重区,可行切除,不影响功能;有作者认为没有必要切除,因为股骨头部分缺损,会影响与髋臼的适合性,但研究中未发现明显差异。不论手术切除还是内固定,术后有时需要牵引 6 周。

切开复位时应注意保护股骨头的血运,超过 1/3 的病例其残留于关节内的较大骨块仍有关节囊等软组织与髋臼相连,原则上应尽量保留,但不能因此而过分延长手术时间或影响复位质量。部分作者对圆韧带提供血运的重要性持怀疑态度。

3)人工关节置换术:主要考虑年龄因素。小于 40 岁的病人,即使为 Pipkin Ⅲ 型损伤也应考虑切开复位内固定;而对于大于 65 岁或原先关节内就有病变的病人,可考虑各种形式的关节置换成形术。

【并发症】

早期并发症主要有坐骨神经损伤、闭合复位失败及漏诊膝关节损伤,后者有股骨远端、胫骨平台或髌骨骨折,其发生率可高达 25% 左右。而前两者的发生率与其他髋关节骨折脱位大致相仿,并也

多需手术治疗。

晚期并发症:①股骨头缺血坏死:Ⅰ、Ⅱ、Ⅳ 型坏死率为 6%~40%,Ⅲ 型坏死率高达 90% 以上。多数作者强调应在受伤后 6~12 小时内复位髋关节,并应在 3~6 个月内避免负重。其早期诊断及治疗请参阅股骨颈骨折篇。②创伤性关节炎:其发病率在 30% 以上。早期行 ORIF 可通过清除关节内碎骨块,准确复位及确保髋关节稳定性而减少关节炎的发生。③髋关节周围骨化。

第四节 股骨骨折

一、股骨干骨折

股骨干骨折(fracture of the shaft of femur)是下肢常见的骨折,近 30 多年由于治疗方法的进步,并发症明显减少,但股骨干骨折仍是下肢损伤病人致残和致死的重要原因之一。

【功能实用解剖】

股骨是一个长管状结构,近端起于髋关节,远端止于膝关节,它是人体最长和最坚强的骨。股骨干骨折后受到多个肌肉力量的作用而使大腿产生畸形。在粗隆下骨折和高位股骨干骨折后,臀中肌的作用使股骨近端外展;髂腰肌牵拉小粗隆而使近骨折端屈曲和外旋。内收肌使多数股骨干骨折产生短缩和内收。股骨远端特别是到达股骨髁上部位的骨折,由于腓肠肌的牵拉作用则使骨折端趋向于屈曲成角。

【损伤机制】

正常股骨干在遭受强大外力时才发生骨折。多数原因是车祸(车内人员、行人或摩托车等),也可能是坠落伤和枪弹伤等高能量损伤。行人被撞多数合并头部、胸部、骨盆和四肢损伤;摩托车车祸主要合并骨盆和同侧小腿损伤;摔伤很少合并主要器官的损伤。很小的力量即引起股骨干骨折通常是病理性骨折。

【分类】

股骨干骨折现在还没有一个统一的分类,常用的分类是 AO 分类:分为简单(A)、楔形(B)和复杂骨折(C)。简单骨折按照骨折线的倾斜程度又分为几个亚型;楔形骨折包括螺旋、弯曲和粉碎性;复杂骨折则包括节段性骨折和骨干广泛粉碎性骨折。AO 分类对于选择合适的治疗方法或预测预后的

作用还未明确。

【诊断】

1. 症状和体征 股骨干骨折临床容易诊断,可表现为大腿疼痛、畸形、肿胀和短缩。多数骨折由于为高能量损伤所致而常合并其他损伤,所以进行包括血流动力学在内的全面体检非常重要。做骨科诊断时应全面检查整个肢体,观察骨盆和髋部是否有压痛,同时合并骨盆或髋部骨折者可以出现局部淤血和肿胀。神经血管损伤虽然少见,但必须在术前进行详细检查。

脂肪栓塞综合征(fat embolism syndrome,FES)是股骨干骨折的严重并发症,若检查发现有不明原因的呼吸困难和神志不清,需考虑发生 FES 的可能,应进行血气分析等进一步的检查。

2. X 线检查 X 线投照应包括骨盆正位、膝关节正侧位和整个股骨的正侧位,如果术前髋关节处于外旋位,应内旋股骨近端拍摄髋关节正位 X 线片,以免漏诊股骨颈骨折。胸部 X 线片有助于诊断 FES 和判断其进展情况。

【治疗】

(一) 非手术治疗

牵引是治疗股骨干骨折历史悠久的方法,可分为皮牵引和骨牵引,皮牵引只在下肢损伤的急救和转运时应用。骨牵引有足够的力量作用于肢体使骨折获得复位,通常使用胫骨结节骨牵引或股骨髁上骨牵引。股骨髁上骨牵引比胫骨结节骨牵引能够对骨折端提供更为直接地纵向牵拉,但在骨折愈合后膝关节强直的发生率较高。

(二) 手术治疗

1. 外固定架 由于外固定架的固定针经常把股四头肌与股骨干固定在一起,所形成的瘢痕

能导致永久性膝关节活动丧失。另外,股骨干骨折外固定架固定针横穿髂胫束和股外侧肌的肌腹后针道感染率高达 50%,所以现在外固定架不能作为闭合股骨干骨折的常规治疗方法。外固定架可作为一种股骨干骨折的临时固定。外固定架固定股骨干骨折最主要的适应证是多发创伤,这种损伤由于合并其他损伤需要进行快速、稳定地固定。

2. 钢板内固定 切开复位钢板内固定现在不再是治疗股骨干骨折的首选方法。其手术适应证包括髓腔极度狭窄的骨折;邻近骨折的骨干有畸形;股骨干骨折合并同侧股骨颈骨折;合并血管损伤需广泛暴露以修补血管的严重骨折;多发创伤不能搬动的病人等。

钢板内固定的优点主要有直视下骨折切开复位可以获得解剖复位或近解剖复位;不会增加骨折以远部位的损伤,如股骨颈骨折和髋臼骨折等;术中不需要特殊的设备和放射科人员。缺点:①固定需要广泛剥离软组织、形成股四头肌瘢痕、大量失血;②钢板固定属偏心固定,力臂比髓内针长 1~2cm,增加了内固定失效的危险,文献所报道的内固定的失效率是 5%~10%,股骨干骨折钢板内固定的感染率高于保守治疗和闭合复位髓内针内固定,感染率是 0~11%;③由于钢板下骨皮质的血运受到损害或产生的应力遮挡效应,可造成钢板取出后发生再骨折。

尽管钢板有许多缺点,但只要正确选择其适应证,正确掌握放置钢板的手术技术,也可取得优良的结果。

3. 带锁髓内针 可以分为顺行带锁髓内针(髓内针从近端向远端插入)和逆行髓内针(髓内针从远端向近端插入)。髓内针有多个优点:第一,髓内针所受到的负荷小于钢板,使得它不易发生疲劳折断;第二,骨痂受到的负荷是逐渐增加的,刺激了骨愈合和骨塑形;第三,通过髓内针固定可以避免由于钢板固定所产生的应力遮挡效应而导致的骨皮质坏死。闭合髓内针技术是股骨骨折的一种生物固定,较小地手术剥离也可减少感染率。

4. 术后康复 闭合髓内针术后,病人尽早进行能够忍受的肌肉和关节活动。指导病人股四头肌力量练习和渐渐负重,所有病人应尽早离床活动,对于多发创伤病人,即使仅仅是坐起来也可减少肺部并发症。

【并发症】

并发症的类型与严重程度和治疗骨折的方法

有关。近年随着治疗的改进,特别是闭合带锁髓内针的出现,使并发症明显降低。

1. 神经损伤。

2. 血管损伤。

3. 延迟愈合和不愈合 骨折不愈合的定义和治疗还存在许多争议,延迟愈合指愈合长于骨折的正常愈合时间。股骨干骨折 6 个月未愈合即可诊断为延迟愈合。结合最少在术后 6 个月的临床和连续 3 次 X 线无进一步愈合的迹象可诊断不愈合。多数骨不愈合的原因是骨折端血运不良、骨折端不稳定、感染、骨折端分离骨缺损和软组织嵌夹。骨折端血运不良的主要原因是开放性骨折和手术操作中对骨折端软组织的广泛剥离;骨折端不稳定主要是髓内针长度不够和继发的锁钉松动。另外,既往有大量吸烟史、术后非甾体消炎药的应用和多发创伤也是骨折不愈合的因素。

4. 畸形愈合 股骨干骨折畸形愈合在文献中被广泛讨论,短缩畸形愈合一般认为短缩 >1cm,但 >2cm 病人就可能产生症状。成角畸形通常定义为在矢状面(屈 - 伸)或冠状面(内 - 外翻)>5° 的成角,髓内针固定总发生率在 7%~11%。旋转畸形 <10° 的病人无症状,超过 15° 可能有明显的症状,表现在跑步和上楼梯有困难。术后发现超过 15° 的旋转,应立即矫正。

5. 膝关节强直 股骨干骨折后一定程度的膝关节强直非常常见,强直与骨折部位、治疗方法及合并的损伤有关。颅脑损伤和异位骨化都会影响膝关节活动,多数认为钢板固定会使膝关节强直。

6. 再骨折 股骨干骨折愈合后在原部位发生骨折非常少见,多数发生在钢板取出后 2~3 个月,且多数发生在原螺丝钉钉孔的部位。预防再骨折:一是内固定物一定要在骨折塑形完成后取出,通常钢板是术后 2~3 年,髓内针是术后 1 年;二是取出钢板后,应逐渐负重,以使骨折部位受到刺激,改善骨痂质量。

二、股骨髁上骨折

【实用解剖】

股骨髁上被定义为在股骨髁和股骨干骺端的区域,从关节面测量这部分包括股骨远端 9cm,区分股骨髁上和股骨干远端骨折非常重要,因为两者的治疗方法和预后明显不同。

股骨髁上骨折(supracondylar fracture of the femur)

的移位方向继发于大腿肌肉的牵拉。股四头肌和腓肠肌的收缩使骨折短缩,典型的内翻畸形是内收肌的强力牵拉所致。腓肠肌的牵拉常导致远骨折端向后成角和移位,在股骨髁间骨折,止于各髁的腓肠肌分别牵拉骨折块可造成关节面的不平整以及旋转畸形,股骨髁上骨折很少发生向前移位和成角。

【损伤机制】

多数股骨髁上骨折的受伤机制被认为是轴向负荷合并内翻、外翻或旋转的外力引起。在年轻病人中,常发生在与摩托车祸相关的高能量损伤中,这些骨折常有移位、开放、粉碎和合并其他损伤。在老年病人中,常由于屈膝位滑倒和摔倒在骨质疏松部位发生粉碎性骨折。

【分类】

股骨髁上骨折的分类还没有一种是被广泛接受的。所有分类都涉及关节外、关节内和单髁骨折,进一步根据骨折的移位方向和程度、粉碎的数量和对关节面的影响进行分类。AO组织将股骨远端分为三个主要类型:A(关节外);B(单髁);C(双髁)。每一型又分成三个亚型:A1,简单两部分骨折;A2,干楔型骨折;A3,粉碎骨折;B1,外髁矢状面骨折;B2,内髁矢状面骨折;B3,冠状面骨折;C1,无粉碎股骨髁上骨折(T形或Y形);C2,髁上粉碎性骨折;C3,髁上骨折和髁间粉碎性骨折。

【诊断】

1. 病史和体检 仔细询问病人的受伤原因,明确是车祸还是摔伤,对于车祸创伤的病人必须进行全身检查和受伤下肢的整体检查(包括骨折以上的髋关节和骨折以下的膝关节和小腿),仔细检查血管神经的情况,怀疑有血管损伤者用 Doppler 检查,必要时进行血管造影。

2. X线检查 常规拍摄膝关节正侧位 X 线片,如果骨折粉碎,牵引下摄正侧位 X 线片对骨折的形态显示得更清楚,有利于进行骨折分类,当骨折涉及膝关节粉碎性骨折和合并胫骨平台骨折时,倾斜45°X线片有利于明确损伤范围,股骨髁间骨折进行 CT 检查可以明确软骨骨折和骨软骨骨折。

【治疗】

(一)闭合治疗

传统非手术治疗包括闭合复位骨折、骨牵引和管型石膏。闭合治疗后病人需要卧床,治疗时间长、花费大,不适合多发创伤和老年病人。闭合治疗虽然避免了手术风险,但经常遇到骨折畸形愈合和膝关节活动受限。为了减少股骨髁上骨折牵引时间长的问题,管型石膏治疗成为主要治疗方法,多数作者认为用这种方法住院时间短,可以早期行走和负重,关节功能好、减少不愈合的发生。

股骨髁上骨折非手术治疗的适应证:不合并关节内骨折。相关指征:①无移位或不完全性骨折;②老年骨质疏松嵌插骨折;③无合适的内固定材料;④医生对手术无经验或不熟悉;⑤严重的内科疾病(如心血管、肺和神经系统疾患);⑥严重骨质疏松;⑦脊髓损伤;⑧严重开放性骨折(Gustilo ⅢB型);⑨部分枪伤病人;⑩骨折合并感染。

(二)手术治疗

由于手术技术和内固定材料的发展,在过去25年移位的股骨髁上骨折的内固定治疗已被广泛接受,内固定的设计和软组织的处理以及抗生素应用和麻醉方法的改进结合在一起使内固定更加安全、可靠。股骨髁上骨折的手术目的是达到解剖复位、稳定的内固定、早期活动和早期进行膝关节的康复锻炼。

1. 适应证 移位关节内骨折、多发损伤、多数的开放性骨折、合并血管损伤需修补、严重同侧肢体损伤(如髌骨骨折、胫骨平台骨折)、合并膝重要韧带损伤、不能复位的骨折和病理骨折。相对适应证:移位关节外股骨髁上骨折、明显肥胖、年龄大、全膝置换术后骨折。

2. 禁忌证 严重污染的开放性ⅢB型骨折、广泛粉碎或骨缺损、严重骨质疏松、一般情况不稳定的多发伤病人、设备不全以及医生缺少手术经验。

手术治疗股骨髁上骨折的顺序是:①复位关节面;②稳定的内固定;③骨干粉碎部位植骨;④老年骨质疏松的骨折嵌插;⑤修补韧带损伤和髌骨骨折;⑥早期膝关节活动;⑦延迟、保护性负重。

3. 内固定选择

(1)95°角钢板:对于多数髁上骨折的病人需手术内固定治疗,95°角钢板由于与内固定是一体,可对骨折提供最好的稳定,是一种有效的内固定物。在北美和欧洲用这种方法成功治疗了大量病例。

(2)动力加压髁螺丝钉(DCS):许多作者报道用动力加压螺丝钉和侧板治疗股骨髁上骨折的优良结果。这种内固定的设计和髋部动力螺丝钉相似,多数医生容易熟悉和掌握这种技术,另外的特点是可以使股骨髁间骨折块加压,对骨质疏松的骨能够得到较好地把持。

(3)髁支持钢板:髁支持钢板是根据股骨远端外侧形状设计的一体钢板,它属于宽动力加压钢板,应用这种内固定物严格限制在股骨外髁粉碎性骨折和髁间在冠状面或矢状面有多个骨折线的病人。

(4)LISS(limited invasive stabilization system):LISS 的外形类似于髁支持钢板,它由允许经皮在肌肉下滑动插入的钢板柄和多个固定角度能同钢板锁定的螺丝钉组成,属于生物固定钢板,不需要植骨。主要用于长段粉碎的关节内骨折以及骨质疏松症病人,还可以用于膝关节置换术后的骨折,但需要 C 形臂 X 线透视机和牵开器等设备(图 91-25)。

(5)髁上髓内针:这种髓内针的优点是髓内针比钢板分担负荷好;对软组织剥离少,插入不需要牵引床,对于多发损伤可以节省时间。髁上髓内针应用于股骨远端的 A 型、C1 型和 C2 型骨折。

髁上髓内针的并发症有膝关节感染、膝关节强直、髌股关节退变和滑膜金属反应或螺丝钉折断等。

4. 外固定架 外固定架并不常用于治疗股骨髁上骨折,最常见的指征是严重开放性骨折的临时固定,特别是ⅢB 损伤。一旦软组织条件允许,则考虑更换为内固定,因此安放外固定架固定针时应尽量避开切口和内固定物的位置。

外固定架的主要优点是快速、软组织剥离小、可维持长度、方便换药和病人能够早期下床活动;其缺点是针道渗出和感染,股四头肌粘连继发膝关节活动受限,骨折延迟愈合和不愈合概率增加以及去除外固定架后复位丢失等。

【并发症】
1. 复位不完全。
2. 内固定不稳定,内固定物折断。
3. 膝关节活动受限。
4. 感染。
5. 骨折不愈合。
6. 膝关节创伤后关节炎。

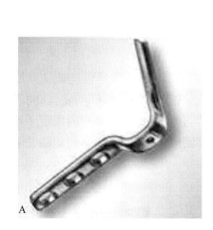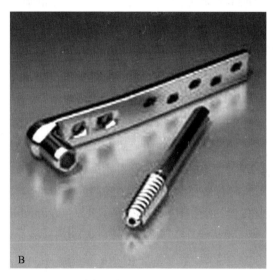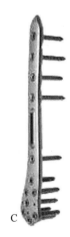

图 91-25 不同类型内固定
A.95° 角钢板;B. 动力髁螺钉;C.LISS 钢板

第五节　膝 部 损 伤

一、股骨髁部骨折

股骨髁部骨折因损伤涉及股骨远端关节面，并可改变下肢负重力线，因此治疗要求较高，有移位的骨折大多需行切开复位内固定术。损伤暴力通常导致髌骨如同楔子一样击向股骨两髁间隙，因此骨折块常表现为向两侧分离和旋转，这与胫骨髁骨折常表现的关节面塌陷是明显不同的。

【股骨远端的解剖特点】

股骨远端由内外侧髁及干骺端组成，外髁较宽、内髁较长，其远端更低且扁平。内髁的内侧面突起，是内侧副韧带的附着点，其最上方为内收肌结节，内收大肌止于此。外髁的外侧为外侧副韧带的起点。两髁前侧的关节面与髌骨构成髌股关节，与髌骨接触的关节面大部分位于外髁。两髁后侧由髁间窝分开，为交叉韧带的附着。股骨髁与胫骨髁相匹配，直接向下传导体重，负重时股骨髁向内向下倾斜。股骨的解剖轴与垂直线呈平均 9° 的外翻角。

【骨折分型及损伤机制】

股骨髁部骨折包括股骨髁间骨折和股骨单髁骨折，前者更为常见。

（一）股骨髁间骨折

股骨髁间骨折的骨折线通常表现为 T 形或 Y 形，严重暴力可导致干骺端多个粉碎骨片。股四头肌和腓肠肌的收缩使骨折端短缩，内收肌的牵拉可导致骨折端内翻畸形。股骨髁后方附着的腓肠肌的牵拉，使得股骨髁常发生向后旋转的移位。

Neer 分类依据骨折移位程度、方向及是否合并髁上和股骨干骨折分为 1~4 型，其方法较简单，但对治疗帮助不大。AO 分型是应用更为广泛的分型方法，A 型为关节外骨折，B 型为单髁骨折，C 型为双髁骨折，依据其严重程度再分为 1~3 三个亚型（图 91-26）。

（二）股骨单髁骨折

股骨单髁骨折并不常见，损伤机制通常是在内翻或外翻位的轴向暴力作用下，胫骨髁间嵴撞击髁间窝的一侧，股骨髁或一部分发生劈裂。骨折线可表现为矢状位或冠状位，冠状位骨折又称 Hoffa 骨折，外髁较内髁多见。

【临床表现与诊断】

骨折后膝部出现明显肿胀、疼痛和畸形。由于局部软组织较薄，近骨折端可顶于皮下，或穿破皮肤形成开放性骨折。体检时应注意观察肢体远端的血运及神经损伤等表现。常规拍摄膝关节正侧位 X 线片，通过 X 线片可了解骨折大体形态。尽可能行 CT 检查，CT 扫描可发现隐匿骨折线和骨软骨骨折，了解骨折粉碎程度，更多地掌握骨折细节。

【治疗】

股骨髁部骨折治疗要求尽可能地恢复股骨远端的解剖结构，关节面须获得解剖复位，同时确保正常的膝关节力线，避免内外翻。内固定手术应使骨折端获得牢固固定，允许术后早期的膝关节功能练习。

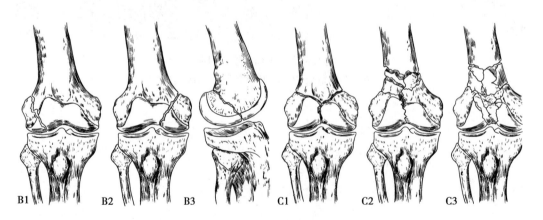

B1　　　　B2　　　　B3　　　　C1　　　　C2　　　　C3

图 91-26　股骨远端骨折的 AO 分型（B 型和 C 型）

B1. 外髁矢状面骨折；B2. 内髁矢状面骨折；B3. 冠状面骨折（Hoffa 骨折）；C1. 关节内 T 型或 Y 形骨折；
C2. 干骺端粉碎骨折；C3. 髁和干骺端均为粉碎骨折

(三) 股骨髁间骨折

绝大部分股骨髁间骨折应行切开复位内固定手术治疗。非手术治疗仅限于不全或无移位骨折以及严重的内科疾病无法耐受手术者。

1. 非手术治疗　非手术治疗的方法包括石膏固定和牵引治疗。无移位或不完全性骨折可采用长腿石膏管型或前后托固定,肿胀消退后应及时调整石膏。骨折移位、力线不良者可采用胫骨结节骨牵引治疗,通过牵引恢复肢体力线和长度。牵引时屈膝 20°~30°,以放松腓肠肌的牵拉,避免股骨髁后倾。待疼痛缓解,形成早期骨痂后可改石膏或支具固定。有时也可做有限地切开,复位髁间骨折后行螺钉固定,髁上部分骨折则通过牵引维持。

2. 手术治疗　切开复位,接骨板螺钉内固定是主要的治疗方法。应仔细阅读术前 X 线片和 CT 检查结果,计划好选用何种内固定及是否需要植骨,并做好相应的充分准备。

(四) 单髁骨折

单髁骨折的骨折形态较为简单,但因其重要性,治疗也应非常慎重。无移位的单髁骨折可采用长腿石膏管型或石膏托固定,应注意严密观察,一旦出现移位趋势,即应手术治疗。

术后处理:内固定稳定者,术后早期即应开始康复治疗,可通过膝关节被动活动器(continuous passive motion,CPM)行膝关节功能锻炼。

【并发症与预后】

感染是股骨髁部骨折手术治疗的主要早期并发症,一旦发生,治疗困难,并严重影响预后。开放性骨折的感染发生率更高,因此应仔细清创,预防感染。晚期并发症主要为骨折不愈合和畸形愈合,骨折不愈合者常伴有内固定失效,需再次行翻修手术。伸膝装置粘连、膝关节僵硬是另一常见并发症,牢固的内固定及早期膝关节功能练习可减少膝关节僵硬的发生。

二、胫骨平台骨折

胫骨平台骨折占所有骨折的 1%,占老年人骨折的 8%,可导致不同程度的关节面压缩和移位。外侧平台受累最为多见(55%~70%),单纯内侧平台损伤占 10%~23%,而双髁受累的有 10%~30%。因损伤程度不同,分为低能量损伤和高能量损伤。

【应用解剖】

胫骨是下肢的主要承重骨之一,而腓骨承受约 1/6 的体重。胫骨近端向内、外侧增宽,组成了胫骨髁。近端关节面自前向后倾斜约 10°。两髁之间有胫骨棘,是交叉韧带和半月板附着的区域。平台的周边部分均由半月板纤维软骨覆盖。外侧半月板覆盖的区域比内侧多,胫骨平台边缘和半月板之间有半月板胫骨韧带相联系。内侧、外侧副韧带(MCL、LCL)和前、后交叉韧带(ACL、PCL)以及关节囊提供了膝关节的稳定。

胫骨近端骨折经常累及周围的神经和血管。腓总神经在发出腓深、腓浅神经之前绕腓骨颈走行,此处易被高能量损伤所导致的严重移位的胫骨平台骨折或腓骨头骨折损伤。腘动脉在胫骨髁的后方上胫腓联合水平分为胫前动脉和胫后动脉,胫后动脉在下方又分出腓动脉。其中胫前动脉跨过胫腓骨骨间膜的上缘来到骨间膜前方走行。此处易被高能量损伤造成的胫骨平台骨折或膝关节骨折脱位损伤。

【损伤机制】

受伤原因以交通事故汽车撞击、高处坠落或运动损伤为多见。胫骨平台骨折是强大轴向应力合并外翻或内翻应力的结果。由于膝关节存在 6° 左右的生理外翻,且多数撞击来自膝关节外侧,55%~70% 的胫骨平台骨折是胫骨外髁骨折。此时,股骨髁对下面的胫骨平台施加了剪切和压缩应力,可导致劈裂骨折、塌陷骨折或二者并存。

【骨折分类】

根据骨折部位及移位程度进行区分,有许多分类方法,但不管何种分类,均应符合简单实用的原则。

现在,比较合理、临床上应用也最广泛的一种分类是 Schatzker(1993 年) 分类,它归纳总结了以前的分类方法,将其分为六种骨折类型(图 91-27)。

Ⅰ型:外侧平台劈裂骨折,无关节面塌陷。

Ⅱ型:外侧平台的劈裂塌陷,常发生在 40 岁左右或年龄更大的年龄组。

Ⅲ型:单纯的外侧平台塌陷。关节面的任何部分均可发生,但常常是中心区域的塌陷。

Ⅳ型:内侧平台骨折,常由中等或高能量创伤所致,常合并交叉韧带、外侧副韧带、腓神经或血管损伤。

Ⅴ型:双髁骨折,伴有不同程度的关节面塌陷和移位。

Ⅵ型:双髁骨折合并干骺端骨折。X 线相检查常呈"爆裂"样骨折以及关节面破坏、粉碎、塌陷和移位。

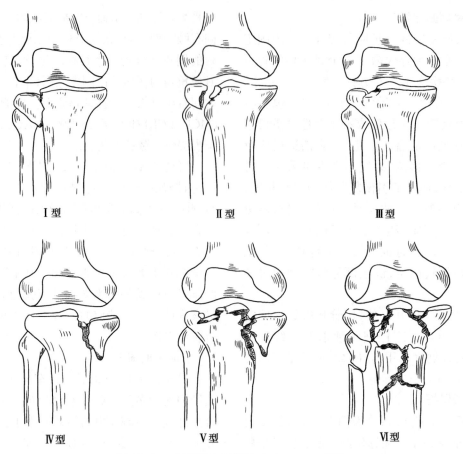

图 91-27　胫骨平台骨折的 Schatzker 分型

【诊断】

1. 病人膝部疼痛、肿胀，不能负重。仔细询问病史可使医师了解是属于高能量损伤还是低能量损伤，这一点非常重要，因为几乎所有高能量损伤都存在合并损伤，如局部水疱、骨筋膜室综合征、韧带损伤、血管神经损伤等。

2. 体检可发现主动活动受限，被动活动时膝部疼痛，胫骨近端和膝部有压痛。应注意检查软组织情况、骨筋膜室张力、末梢脉搏和下肢神经功能状态。若有开放伤口，应查清其与骨折端和膝关节的关系。必要时测定骨筋膜室压力。若腘动脉、足背动脉、胫后动脉搏动减弱或缺如，应进一步行动脉造影术检查。同样，亦应注意神经功能状况，特别是腓总神经功能，因为它同样可以影响远期疗效。

3. 膝关节附近的任何开放伤口都应该考虑到关节开放的可能。如果医生检查不能确定伤口是否与关节腔相通，可于远离创口处行关节腔内灌注（至少 50ml 生理盐水），如发现有液体明显外溢，即可明确诊断。

【影像学检查】

1. X 线检查包括拍摄膝关节前后位、侧位、内旋 40° 和外旋 40°X 线片。

2. 当无法确定关节面粉碎程度或塌陷的范围时，或考虑采用手术治疗时，可行 CT 或 MRI 检查。在国内外已开始用轴向、冠状面和矢状面的三维 CT 重建来取代普通 CT 扫描。

3. 当末梢脉搏搏动有变化或高度怀疑有动脉损伤时，可考虑行血管造影术。

【治疗】

（一）治疗目的

治疗目的是获得一个稳定的、对线和运动良好以及无痛的膝关节，并且最大限度地减少创伤后骨关节炎发生的危险。大家都已经认识到，理想的膝关节功能取决于关节稳定、对合关系良好、关节面正常，以允许均衡地传导通过膝关节的载荷。

（二）治疗原则

Schatzker 结合大量的临床总结，提出以下的治疗原则。

1. 对胫骨平台骨折制动超过 4 周以上，可导致某种程度的关节僵硬。

2. 平台骨折的内固定后结合膝关节制动，亦可导致膝关节僵硬。

3. 若不考虑治疗方法或固定技术，一定要使膝关节早期活动。

4. 只要关节活动得到了保护,亦可考虑二期重建。

5. 因为关节内骨折块缺乏软组织附丽,故而单纯采用牵引或手法不能使嵌插的关节内骨折块向上撬起以恢复平整。

6. 若不经过正确的关节手术治疗,塌陷的关节面缺损不会有透明软骨充填,将成为一个永久性缺损,是关节不稳定的病理基础。

(三) 治疗方法

1. 非手术治疗　主要适用于低能量损伤所致的外侧平台骨折、无移位或轻微移位的骨折。保守治疗的目的不是使骨折获得解剖复位,而是恢复轴线和关节活动。方法包括闭合复位、骨牵引或石膏制动。可控制的膝关节铰链支具可以缩短住院时间,使患者早期下床活动,从而使膝关节活动恢复较好。

相对适应证包括:①无移位的或不完全性平台骨折;②轻度移位的外侧平台稳定型骨折;③某些老年骨质疏松病人的不稳定型外侧平台骨折;④合并严重内科疾病的病人;⑤医师对手术技术不熟悉或无经验;⑥有严重进行性骨质疏松症的病人;⑦脊髓损伤合并骨折的病人;⑧某些枪伤病人;⑨严重污染的开放骨折(Gustilo ⅢB 型);⑩感染性骨折病人。

2. 手术治疗　对于有移位的,出现"台阶"的不稳定和对合不良的平台骨折,可选择切开复位内固定(ORIF)或外固定架治疗。手术指征和获得稳定的方法取决于骨折类型、部位、粉碎程度、移位程度以及合并软组织损伤的情况。手术治疗的绝对适应证包括:①开放胫骨平台骨折;②胫骨平台骨折合并骨筋膜室综合征;③合并急性血管损伤。相对适应证包括:①可导致关节不稳定的外侧平台骨折;②多数移位的内髁平台骨折;③多数移位的胫骨平台双髁骨折。

手术时机:开放骨折、合并骨筋膜室综合征、血管损伤者,需要紧急手术治疗。若属多发创伤的一部分,应待病人全身状况允许后尽早手术。在危重病人或软组织损伤重的病人,可采用经皮或局限切口对关节面进行固定,可临时使用关节桥接外固定架,使这些严重损伤得以稳定。对于高能量损伤所致的平台骨折,若病人情况危重,不可能获得早期稳定的情况下,可采用简单的关节桥接外固定架或在胫骨远端横穿骨圆针进行牵引,以替代石膏固定。若属于单纯的闭合骨折,手术时间主要取决于软组织状况,其次是能否获得适当的放射学检查,手术小组的经验和是否有适当的内固定物。若损伤为低能量损伤,软组织条件较好,无明显的肿胀

或水疱,无禁忌证,尽早进行手术是可行的。在高能量损伤的病人,切开复位内固定手术可延迟到创伤后 10~14 天,至肿胀减轻、皮肤情况改善后进行。

【并发症】

并发症分为两类,一类是早期并发症,包括复位丧失、深静脉血栓形成、感染;另一类是晚期并发症,包括骨折不愈合、内植物失效、创伤后骨关节炎等。

【预后】

胫骨平台骨折切开复位内固定后长期预后良好,功能与年龄无关。胫骨平台的长期随访报告 OA 发生率约 30%,大多(60%)能耐受。平台术后膝关节对线不良或膝关节不稳定是可能引起创伤性 OA 的重要危险因素;关节面轻到中度移位对 OA 的发生影响不明显。骨折严重程度和病人的年龄对长期功能的影响目前还在争论中。

三、伸膝装置损伤和髌骨骨折

(一) 伸膝装置损伤

伸膝装置包括股四头肌、股四头肌肌腱、内外侧髌旁支持带、内外侧髌股韧带、内外侧髌胫韧带、髌腱(髌韧带)及胫骨结节。创伤、代谢性疾病、胶原性疾病、肥胖、肌腱疤痕等是损伤常见的诱因,老年人由于肌腱的血液供应较差,更容易发生这类损伤。

1. 股四头肌肌腱撕裂损伤

【症状与体征】

股四头肌肌腱断裂的主要症状是疼痛和行走障碍。当髌旁支持带没有断裂时,疼痛可能是比较轻的。病人往往不能自行行走。

体征主要是肿胀,当病人主动伸膝时,可以在肌腱断裂处触及肌腱空虚感。肌腱完全断裂的病人不能做直腿抬高或伸膝运动,不完全断裂的病人则有可能做直腿抬高,但不能将屈曲位的膝关节伸直。陈旧性股四头肌肌腱断裂的病人可以行走。

X 线检查可见到髌骨低位,必要时可行双侧 X 线摄片对比髌骨位置。磁共振检查可以获得完全性或不完全性断裂的鉴别诊断。正常的股四头肌肌腱信号为低密度信号,纤维影连续。断裂者则有密度增高的信号,纤维不连续,周围有水肿。

【治疗】

保守治疗主要用于股四头肌肌腱部分断裂。石膏制动患膝关节于伸直位,时间为 4~6 周。去除制动后,逐渐恢复肌力及膝关节的活动。

手术治疗主要是端对端吻合修复术。早期的

佩戴石膏直腿抬高练习可以从手术后 7~10 天开始。借助支具的帮助,活动膝关节,1 个月内逐步让患膝达到屈膝 90°。完全康复一般需要 6 个月的时间。对于陈旧性股四头肌肌腱断裂修补,时间可能还要更长一些。

2. 髌腱损伤

【症状与体征】

同股四头肌肌腱断裂一样,病人有明确的创伤史及疼痛。查体有髌腱空虚感,髌骨上移,在侧位 X 线片上可以看到高位髌骨。磁共振检查可为医生提供良好的影像学依据,判断完全性断裂或是不完全性断裂。

【治疗】

对于部分髌腱断裂,伸膝位长腿石膏制动 3~6 周,去除石膏后功能练习,方法类似于部分股四头肌腱断裂。手术治疗用于急性完全髌腱断裂和陈旧性断裂的重建。

急性断裂如果在髌骨下极骨与肌腱交接处,可采用骨槽骨道法缝合修复。如果急性髌腱断裂在实质部,可采用环行内锁缝合法修补。有时还能用半腱肌或股薄肌作加强缝合。术后长腿石膏制动 4~6 周,功能练习同上面的叙述。

陈旧性髌腱断裂的方法有直接缝合加强法,同种异体肌腱移植法,人造肌腱移植法。不管使用何种方法,重建时应注意髌骨的位置高度,旋转及股四头肌的张力。术后长腿石膏制动 5 周,去除石膏后支具下功能练习。

(二)髌骨骨折

髌骨是人体内最大的籽骨,它的功能是增加股四头肌腱的力学优势,同时将四头肌的拉伸应力传导至髌腱,还能保护股骨髁免受外力冲击。髌骨骨折约占所有骨骼损伤的 1%,男性大约为女性的 2 倍,主要发生在 20~50 岁年龄组。

髌骨骨折可以是直接或间接暴力所致。直接暴力包括:跪倒膝部着地,交通事故伤或者其他外力直接作用于髌骨。当附着于髌骨的软组织所产生的拉力超过了髌骨能承受的强度,可以发生间接暴力所致的骨折。主要原因是跌倒伤或绊倒伤。直接暴力和间接暴力混合损伤的情况比较少见。

髌骨骨折按骨折形态大致分为 6 种类型:横断骨折,星状骨折,粉碎骨折,纵行或边缘骨折,上级或下级骨折以及骨软骨骨折。横断骨折最多见,占 50%~80%,其中 80% 的横断骨折位于髌骨中部或下 1/3。

【临床表现与诊断】

通过病史、体检和 X 线检查,一般可以做出诊断。直接暴力作用于膝部后出现疼痛、肿胀及力弱,或者是间接暴力后膝部出现凹陷,伴有肿胀和疼痛,常提示发生了骨折。直接暴力常引发同侧肢体其他部位的损伤。

髌骨位于皮下,骨折端压痛是最重要的临床表现,通过触诊可以发现压痛范围,骨折分离或缺损的情况。多数髌骨骨折有关节内积血,浮髌试验阳性。积血进入邻近的皮下组织可以使组织张力增加,并会让疼痛加剧,必要时可以抽吸或者紧急外科减压。

应常规拍摄髌骨斜位和侧位相,极少需要轴位相。CT 或 MRI 有助于诊断边缘骨折或游离的骨软骨骨折。

【治疗】

治疗髌骨骨折的目的是保证恢复伸膝装置的连续性,保护髌骨的功能,减少与关节骨折有关的并发症。治疗原则是尽可能保留髌骨,充分恢复后关节面的平整,修复股四头肌扩张部的横行撕裂,早期练习膝关节的活动和股四头肌肌力。即使存在很大的分离或移位,也尽量不要选择部分或全髌骨切除。

1. 非手术治疗 对于无移位的髌骨骨折可以采取保守治疗。前后长腿石膏托是一种可靠的治疗方法,其长度应自腹股沟至踝关节,膝关节固定在伸直或轻度屈曲位,不能有过伸。早期就可以开始直腿抬高训练,并可带石膏部分负重。一般石膏固定 3~6 周,拆除后可以进行主动和被动功能锻炼。内侧或外侧面的纵行骨折或无移位的边缘骨折可不必石膏固定,用绷带加压包扎即可,3~6 周减少体力活动,也可以进行主被动功能训练。

2. 手术治疗 手术适应证包括:关节面移位超过 2mm 或者骨折块分离大于 3mm;粉碎骨折合并关节面移位;骨软骨骨折进入关节腔,移位的边缘或者纵行骨折。

(1)解剖复位,稳定的内固定:髌骨重建的技术主要是采用钢丝环绕结合克氏针或拉力螺钉固定。最常应用的技术由 AO/ASIF(图 91-28)推荐,适用于横断骨折和粉碎骨折。生物力学研究表明,当钢丝放置于髌骨的张力侧时能极大地增加固定强度。一般可以用 2 枚克氏针或 2 枚 4.0mm 的松质骨螺钉控制骨折的旋转和移位,同时为张力带钢丝提供了安全的"锚定"。固定的时候可以有意识地使后方关节面产生轻微分离,术后屈膝时这种张应力会转化为压应力,有利于骨折愈合。

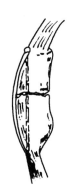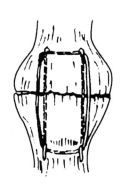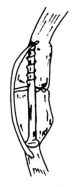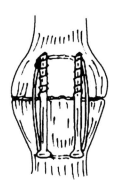

图 91-28 髌骨骨折 AO/ASIF 张力带固定

（2）髌骨部分切除术：如果髌骨骨折后不可能进行关节面的重建，或者粉碎的上下极骨折无法内固定时，可以考虑髌骨部分切除和伸膝装置修补术。注意保留髌骨的主要部分，同时进行牢固的固定。

（3）全髌骨切除术：适用于严重粉碎无法保留较大的髌骨骨折块的情况。手术的关键是准确地修复伸膝装置。这种手术缩短了制动时间，可以早期恢复工作。但缺点是远期疗效不佳，并发症较多。

（4）术后处理和康复训练：使用张力带获得了稳定的固定后可进行早期膝关节功能训练，并在外固定保护下部分负重。粉碎骨折的内固定不会特别牢固，需要外固定保护 3~6 周，但可以进行股四头肌等长训练，防止粘连，等 X 线片上出现骨痂再行负重。部分髌骨切除和全髌骨切除术后均应保护 3~4 周，再进行功能康复，而且需要持续外固定保护直到最大限度地恢复运动范围和肌力。

【并发症】

髌骨骨折术后骨折块分离和再移位比较少见，常因内固定不牢靠或者术后指导功能锻炼不当所致。缺血性坏死也很少见。如果发生，没有特殊治疗，仅随诊观察。一般 6~8 个月常能恢复膝关节活动，但会表现为不同程度的髌股关节炎，2 年内出现再血管化。髌骨骨折的早期并发症常见的有伤口感染。晚期并发症表现为髌股关节疼痛或骨性关节炎症状。髌骨骨折的不愈合率为 2.4%。

四、半月板损伤

半月板是膝关节内的半月形纤维软骨，是维持膝关节正常功能的重要结构，具备多种功能。本节简要介绍关于半月板的相关基础理论，为治疗半月板相关疾病提供依据。

【应用解剖】

半月板位于股骨髁和胫骨之间，其外缘增厚，与关节囊紧密相连，内缘较薄，呈游离状态。上表面呈凹形，下表面平坦，与胫骨平台和股骨髁的外形相适应。

内侧半月板呈 C 形，前角附着于胫骨髁间棘和前交叉韧带前方，前角的后部纤维与连接内、外侧半月板前角的半月板横韧带相融合。后角附着点位于后交叉韧带止点的前方及胫骨髁间棘后部。内侧半月板边缘牢固附着于关节囊，并经冠状韧带附着于胫骨上缘。

外侧半月板接近 O 形，前角附着于胫骨髁间棘前方和前交叉韧带止点后方，后角止于髁间棘后部和内侧半月板后角的前方（图 91-29）。

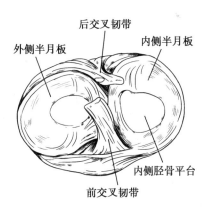

图 91-29 半月板解剖示意图

【功能】

半月板的主要功能包括：承载负荷、吸收震荡、增加关节稳定性、润滑和本体感受等功能。

【血供特点及分区】

根据半月板的血供特点可以进行分区，即所谓的红白区分类法。半月板的"红 - 红区"或血管区是指外侧半月板周围 10%~25% 的区域或内侧半月板周围 10%~30% 的区域，这些区域的血供起源于半月板周围囊和滑膜毛细血管丛。半月板的游离缘区域是相对无血管的,或称为"白-白区"。两者中间的区域称为"红-白区"。理论上讲,"红-红区"血供丰富,损伤后愈合潜力较大;"红-白区"有部分血供,损伤后有一定的愈合潜力,因此前两个区域的半月板损伤可以考虑进行修复。"白-白区"损伤理论上没有愈合能力,因此这一区域半月板损伤通常考虑进行切除(图91-30)。

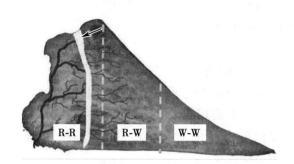

图91-30 半月板损伤血供分区示意图

R-R:红-红区,R-W:红-白区,W-W:白-白区

【损伤发生率】

半月板损伤(meniscus injury)发生率较高,青少年和中年人为半月板损伤的好发人群。内侧半月板损伤发生率远高于外侧,后角损伤发生率远高于前角。

【临床评估】

(一) 病史

年轻病人半月板损伤多见于运动过程中的扭伤,通常是由于膝关节受到间接、扭转暴力造成。对于中老年病人,与年龄相关的退行性改变也是相关因素,这些病例可能没有外伤史。高能量直接暴力造成的膝关节损伤,在骨折和韧带撕裂的同时,半月板也可能受到损伤。

(二) 症状

膝关节间隙水平出现疼痛、肿胀。膝关节过度屈曲或扭转时出现疼痛。病人可能出现机械性症状,如关节交锁、别卡感或关节错动感。

(三) 体格检查

针对半月板的体格检查包括视诊、触诊和特殊检查,同时还需评估韧带的完整性和关节的立线。

1. 视诊 主要是评估关节是否肿胀,多数半月板损伤的病人存在关节积液。

2. 触诊 主要检查膝关节有无压痛和包块。关节间隙压痛对于半月板损伤的诊断非常重要。

3. 特殊检查

(1) 麦氏征(McMurray test):病人取仰卧位,屈

髋90°,膝关节最大程度屈曲。检查者一只手抓住病人足跟,稳定膝关节,另一只手触摸关节间隙。在膝关节缓慢伸直过程中,施加外翻和内、外旋的应力用于检测内侧半月板;施加内翻和内、外旋的应力用于检测外侧半月板。阳性表现为在膝关节在由屈到伸的过程中出现疼痛并伴有弹响。

(2) Apply试验:病人取俯卧位,屈膝90°,检查者一只手握足部,向下施加轴向和旋转的应力,另一只手触摸关节间隙,出现疼痛和弹响为阳性表现。

【影像学检查】

对怀疑半月板损伤的病人应当常规拍摄前后位和侧位X线片。对于怀疑膝关节存在退行性改变的病人,还应拍摄站立位、膝关节屈曲45°后-前位X线以评估关节间隙的狭窄程度。

MRI检查在当前被证实是诊断半月板损伤最为准确的无创检查。通过MRI能够诊断大部分的半月板损伤,随着影像学技术的发展,通过MRI能够较为准确地判断半月板撕裂的部位、范围、形态以及相关部位的损伤。当前,有研究表明MRI对于半月板损伤的评估准确率超过90%(图91-31)。

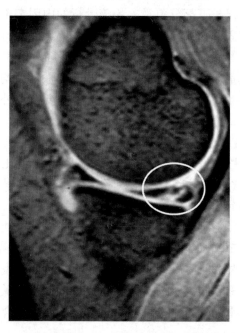

图91-31 膝关节MRI,半月板后角可见高信号中断

【分类】

O'Conner等在1974年根据半月板撕裂的形态学特点,将半月板撕裂分为五型。

Ⅰ型:纵裂。

Ⅱ型:水平裂。

Ⅲ型:斜裂。

Ⅳ型:放射状裂。

Ⅴ型:复合裂。

【治疗】

(一) 非手术治疗

半月板损伤的初期治疗包括:保护下负重、减少活动、冰敷及应用非甾体抗炎药。有些半月板撕裂的病人通过保守治疗后症状消失,并恢复正常的活动度、无疼痛和肿胀,这些病人可以暂时避免手术。

(二) 手术治疗

如果病人经过保守治疗后症状仍然持续存在,甚至出现关节交锁,则应考虑手术治疗。手术治疗的原则在于尽可能保留稳定、有活力的半月板组织。当前,关节镜下治疗半月板损伤已成为常规治疗手段。

对于"白 - 白区"半月板损伤以及存在退变、撕裂严重、水平撕裂等类型的半月板损伤,由于愈合的潜力较差,可以选择部分切除、次全切除或完全切除。半月板切除的原则在于切除不稳定的碎片,避免棱角,最终获得光滑、稳定的边缘。另外,要尽量多地保留半月板组织,对于半月板与关节囊交界区的边缘要尽量保留。

对于具备愈合潜力的半月板撕裂,如"红 - 红区""红 - 白区"损伤,应当尽可能进行修补缝合。

半月板修补后的短期随访结果满意率在80%~90%。但随着时间推移,有一部分固定和缝合可能会失效,原因是有些短期随访结果满意的病例其半月板撕裂的部分可能没有完全愈合。

对于无法修复、最终需要完全切除半月板的病人,多项研究证实由于半月板的缺损,关节承载压力显著增高,关节可能迅速退变,最终发展成为骨性关节炎。对于这类病人,同种异体半月板移植技术可以作为治疗的选择。当前,这项技术日趋成熟,早期和中期随访结果表明临床结果满意率超过80%,但这项技术能够起到减少骨性关节炎发生的作用,还需更长期和更高循证等级的研究。

当前随着组织工程学研究的发展,半月板胶原支架移植也成为新兴的治疗方法。另外,对于促进半月板组织修复的各种生长因子的研究也在不断探索与发展中。

五、膝关节韧带损伤及其不稳定

膝关节是由三个独立的间室所构成,包括髌股关节间室、内侧间室和外侧间室。维持膝关节的稳定性主要依赖于关节中央部和周围的韧带结构。

它们主要包括前交叉韧带、后交叉韧带、内侧副韧带、后外复合体。下面分别对各个结构进行详细阐述。

(一) 前交叉韧带

【功能解剖】

前交叉韧带(anterior cruciate ligament,ACL)位于膝关节中央,股骨附着点为椭圆形,位于股骨外髁的后内侧面。胫骨附着点同样为椭圆形,前后径长、左右径短,位于两侧胫骨髁间棘的前内侧区域,可分为两束:前内束和后外束。两束的张力随膝关节的屈伸发生变化,前内束屈曲时紧张,后外束伸直时紧张。ACL 的作用主要是限制胫骨前移和内旋,对于限制膝关节内外翻和过伸也有一定作用(图 91-32)。

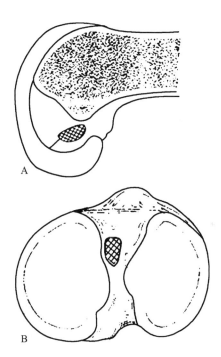

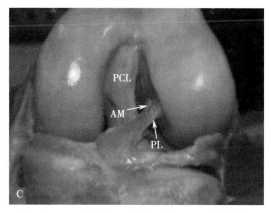

图 91-32 前交叉韧带

A.前交叉韧带股骨附着点示意图;B.前交叉韧带胫骨止点示意图;C.前交叉韧带解剖图(PCL 后交叉韧带,AM 前内束,PL 后外束)(文末有彩图)

【损伤机制】

ACL 损伤多发生于运动中,通常为非接触性损伤。最常见的受伤机制为落地伤和急停扭转损伤。通常发生于起跳落地过程中,膝关节处于过伸和外翻位;或者当足部相对固定时,膝关节作扭转、外翻动作时发生扭伤。典型的外翻损伤常常合并膝关节内侧结构的损伤,多见于足球、篮球、羽毛球、滑雪等运动以及日常生活滑倒伤。

【临床表现与诊断】

1. 病史 病人在急性扭伤过程中经常能够听到或感受到膝关节的弹响,随后出现疼痛和肿胀,丧失运动能力。慢性损伤的病人会出现膝关节不稳定的症状。病人经常主诉患肢无力,腿打软,甚至弹响和交锁。运动中恐惧做某些动作,容易反复扭伤。

2. 常规检查 对 ACL 损伤的常规体检首先包括对病人姿势、步态和关节力线的观察。另外,需要对膝关节进行全面检查,包括视诊、触诊、活动度测量、神经血管功能的检查以及对韧带和半月板的特殊检查。

3. ACL 损伤特殊检查

(1) Lachman 试验:Lachman 试验为病人取平卧位,屈膝 30°,检查者一只手抓握大腿远端的前外侧以稳定股骨,另一只手抓握在胫骨后内侧,在胫骨后方施加向前的力量,使胫骨向前方移位。检查者能够感觉到和/或看到胫骨相对于股骨前移。

检查者在进行 Lachman 检查时,要感受胫骨前移的距离和终末点。前移距离需要与健侧对比,如果胫骨前移 1~5mm,定义为Ⅰ度松弛;6~10mm 为Ⅱ度;>10mm 为Ⅲ度。

(2) 轴移试验:轴移试验为病人取仰卧位,尽可能放松肌肉。检查者一只手抓握患肢的踝关节并抬起,使膝关节伸直,同时施加内旋应力;另一只手置于膝关节外侧,施加外翻应力。对于 ACL 断裂的膝关节,胫骨会出现向前方半脱位。检查者慢慢屈膝,在屈膝 30°~40° 时,胫骨会出现突然复位,即为轴移试验阳性。

(3) 前抽屉试验:前抽屉试验为病人取仰卧位,屈膝 90°,胫骨保持中立位。正常情况下,胫骨内侧平台应位于股骨内髁前方约 1cm 的位置(台阶征)。在进行前抽屉检查之前,首先要确认这种正常的关系,防止将后交叉韧带损伤的病例误诊为 ACL 损伤。当病人足够放松时,检查者双手抓住胫骨近端,两个拇指置于前方关节间隙水平对胫骨施加前向应力。如果胫骨前移增加,而且终末点为软性,表明前抽屉试验阳性。

(4) Slocum 试验:Slocum 试验是检查膝关节 ACL 损伤合并后内侧结构损伤的临床检查方法。检查者首先进行前抽屉试验检查。对于 ACL 损伤的病人,前抽屉试验时会发现胫骨相对于股骨前移增加。然后,将病人的足外旋并固定在外旋 15° 的位置,使膝关节后内侧结构紧张,此时胫骨前移会减少。如果胫骨前移没有减小,表明 Slocum 试验阳性,膝关节内侧结构也存在不稳定。Slocum 试验需要与对侧膝关节进行对比。

(5) KT-1000 和 KT-2000 关节测量仪:使用 KT-1000 或 KT-2000 关节测量仪测量膝关节前向不稳定的机制与 Lachman 试验相同。它能够以毫米为单位量化胫骨前移的程度,方便临床结果的评估和记录。并且能够施加固定的应力,准确性和可信度都较高。已成为临床上评估韧带和移植物稳定性最常用的手段之一。

4. 影像学检查

(1) X 线检查:在 ACL 损伤的检查诊断中,X 线检查是必要的。它应包括标准的前后位和侧位。目的在于检查是否存在撕脱骨片,如胫骨髁间棘、侧副韧带附丽点骨片等。另外,可以了解骨关节情况,有无明显的骨关节退变出现。

(2) 磁共振:磁共振对于 ACL 损伤有很高的诊断价值,它的敏感性为 92%~100%,特异性为 89%~97%(图 91-33)。

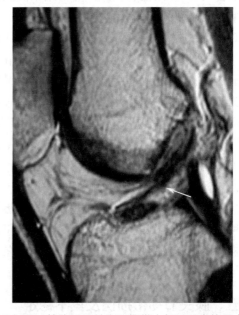

图 91-33 箭头显示前交叉韧带内部可见高信号中断

【治疗】

1. 保守治疗 ACL 损伤的病人如果继续参加

跳跃、扭转等体育运动,膝关节反复出现扭伤将进一步危害到半月板和关节软骨。因此,对于体育运动的要求较低、单纯 ACL 损伤的老年病人可以采取保守治疗,目的在于恢复大部分的日常活动,但无法满足剧烈运动的要求。

常规的保守治疗包括休息、冰敷、石膏或支具制动等,目的是消除炎症反应、恢复关节活动度和肌肉控制力。康复训练还应包括平衡训练和本体感觉训练。

2. 手术治疗

(1) ACL 胫骨附丽撕脱骨折:带有附丽区骨块的急性 ACL 损伤最易发生于胫骨棘附丽区,股骨附丽区罕见。关节镜下采用微创技术复位固定胫骨附丽区骨片,相对于切开手术技术具有明显的优点。

(2) ACL 重建术:ACL 损伤的手术治疗在近年有了显著进步。一期修复因为失败率太高而被逐渐废弃,关节外的切开手术因远期疗效差也逐渐丧失了优势。当前对于 ACL 损伤,多数的医生采用的标准治疗方法是关节镜辅助下的 ACL 重建术。

重建 ACL 的移植物选择包括:骨-髌腱-骨、半腱肌股薄肌(即腘绳肌腱)、股四头肌腱以及同种异体肌腱。骨-髌腱-骨曾被认为是重建 ACL 的"金标准",但近来腘绳肌腱的应用越来越广泛,而同种异体肌腱更多的应用于 ACL 重建术后再损伤的翻修手术中或用于多发韧带损伤。

(二) 后交叉韧带损伤

【功能解剖】

后交叉韧带(posterior cruciate ligament, PCL)股骨附丽点呈半月形,位于髁间窝顶部距关节软骨边缘向内下延伸约 3cm。胫骨附丽区大致呈长方形,位于胫骨正后方,距关节面 1.0~1.5cm。PCL也由两束组成,分为前内束和后外束,前外束屈膝位紧张,伸直位松弛,后外束与之相反。前外束的机械性能与生物力学功能明显强于后内束(图 91-34)。

【损伤机制】

1. 全屈损伤 为最常见的运动性 PCL 损伤机制。伤者跳起后膝关节全屈位落地,应力沿胫骨向上传导,造成胫骨近端向后半脱位趋势,当应力超过 PCL 自身的弹性塑变极限时发生断裂。

2. 直接应力损伤 即"dashboard(仪表板)"损伤,是最常见的 PCL 损伤机制。受伤时膝关节处于屈曲位,胫骨前方遭受后向直接应力,PCL 于胫骨平台水平断裂或附丽点撕脱骨折。直接应力

所导致的 PCL 损伤比全屈损伤更严重,不稳定程度大。

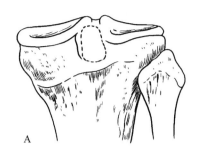

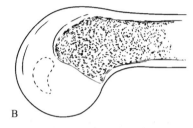

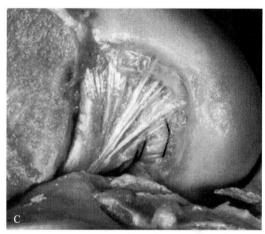

图 91-34 后交叉韧带

A. 后交叉韧带胫骨附着点示意图;B. 后交叉韧带股骨止点示意图;C. 后交叉韧带解剖图(分为前外束,后内束)(文末有彩图)

3. 过伸损伤 膝关节过伸损伤可损伤 PCL 及后关节囊,严重者可造成膝关节脱位并损伤血管神经。PCL 通常于近股骨附丽点损伤。

【临床表现与诊断】

1. 病史 单纯 PCL 损伤的病人很少主诉关节不稳或交锁,复合 PCL 损伤病人可以主诉不稳定。急性期病人通常主诉膝关节肿痛,不能负重。陈旧性损伤病人最常见的主诉是疼痛,以长距离行走及下楼梯为著。疼痛部位集中在髌骨后方及内侧间室区域,还可能有膝关节不稳症状。

2. 临床检查 观察胫前区域软组织外观,如挫伤、皮下淤血、皮肤裂伤等,有助于判断外力作用的部位。其他还包括步态、关节活动度及血管神经的检查。

3. PCL 损伤的特殊检查

（1）后抽屉试验：是确诊 PCL 损伤最准确的试验。这项试验最重要的是判断胫骨平台的正确起始点位置。由于 PCL 损伤时胫骨平台受重力影响总是处于后沉位置，因此检查者容易作出前抽屉试验阳性的错误判断，所以检查之前一定要首先确认胫骨平台是否处于中立位置，如果胫骨平台处于后沉位置，要首先恢复其中立位置，然后再作前、后抽屉试验，否则会出现 ACL 假阳性或 PCL 假阴性的错误判断。

（2）台阶征：这是在膝关节屈曲 90° 位时所做的检查。检查者用拇指指腹沿股骨内髁向下滑动，可触及胫骨内侧平台前缘向前方突出约 1cm，即为正常状态下的台阶征。PCL 断裂时，胫骨平台向后方移位，台阶征消失。

（3）后向 Lachman 试验：Lachman 试验主要用于 ACL 损伤的诊断，但也可用于诊断急性期 PCL 损伤。

（4）胫骨后沉试验：病人屈膝 90°，检查者鼓励病人尽可能完全放松，从膝关节侧面观察，如发现胫骨前缘出现"后沉"现象，低于股骨髁的前缘或低于健侧膝关节，即为胫骨后沉试验阳性。

（5）股四头肌主动收缩试验：病人取平卧位，屈膝 90°，固定病人足的同时嘱病人用力伸膝，股四头肌的收缩会引起已经后沉或向后半脱位的胫骨前移。在股四头肌主动收缩试验中，胫骨相对于股骨前移 >2mm 为阳性，说明存在 PCL 损伤。

（6）KT-1000 和 KT-2000 关节测量仪检查。

4. 影像学检查

（1）X 线片：可以发现 PCL 胫骨附丽点撕脱骨折，另外如果发现腓骨头撕脱骨折则表明外侧结构存在损伤。

（2）应力 X 线片：用于量化评估胫骨后移的距离。采用 Telos 装置可以对施加的应力进行量化，使结果更加准确可信。

（3）骨扫描：用于观察早期的软骨下骨的退行性改变。

（4）MRI：具有很高的敏感性和特异性，有报道统计接近 100%。但是 MRI 的诊断与 PCL 的松弛度并不成比例，所以不能作为判断是否手术的标准。

5. 麻醉下检查 麻醉下检查非常重要，在确认 PCL 损伤的同时还可以更准确地判断其松弛程度。对于合并侧方韧带损伤者，可以进一步进行 PCL 的特殊检查。

6. 关节镜检查 PCL 损伤有以下一些间接征象：① ACL 假性松弛（pseudolaxity），由于胫骨后移所致，术中作前抽屉试验纠正后移后可看到 ACL 张力恢复；②内侧半月板相对于股骨内髁后移；③内侧室及髌股关节软骨退变现象。以上间接征象中，ACL 假性松弛现象应予以特别注意，不要将 PCL 损伤误诊为 ACL 损伤而行 ACL 重建手术。

【分类】

1. 按照受损结构分为单纯性 PCL 损伤和复合性 PCL 损伤。

2. 按照损伤程度分为三度。

3. 按照损伤机制分为全屈损伤、直接应力损伤和过伸损伤。

【治疗原则】

PCL 损伤的治疗主要取决于损伤部位和松弛程度。PCL 胫骨附丽点损伤多为骨性撕脱，股骨附丽点损伤常为非骨性撕脱，这两种特殊部位的 PCL 损伤类型都具有可修补性，需要早期手术治疗。PCL 的韧带实质部损伤可根据松弛程度分为三度，Ⅰ度和Ⅱ度损伤的治疗方案较为统一，最好采用保守治疗，Ⅲ度损伤的治疗尚有争议。

对于单纯的Ⅲ度损伤，主张手术的医生认为Ⅲ度松弛可导致关节内侧室和髌股关节承受超生理性负荷，特别是对于运动员和运动水平较高的年轻病人，更容易发生关节退行性改变，所以应采取手术治疗。虽然有些文献表明，早期手术的疗效优于晚期手术，但目前尚无法证实手术重建可以防止骨关节病的发生。对于Ⅲ度损伤合并其他韧带损伤的，较为一致的治疗方案是手术治疗。

1. 非手术治疗 单纯性Ⅰ度和Ⅱ度损伤的 PCL 损伤采取非手术治疗可获得很好的预后。急性期治疗方案包括保护性负重、早期关节活动度锻炼及积极的康复治疗，强调股四头肌肌力训练和恢复本体感觉功能。陈旧的Ⅰ度和Ⅱ度 PCL 损伤不推荐使用支具治疗及手术治疗。Ⅲ度损伤病人经过 3 个月的保守治疗及康复训练后部分病人能够恢复以前的运动水平，如疗效不佳可考虑手术治疗。

2. 手术治疗 手术治疗的适应证包括有症状的Ⅲ度单纯损伤及包含 PCL 的复合韧带损伤。PCL 重建手术技术包括关节镜下重建与 inlay 技术、单束重建与双束重建。

（三）内侧副韧带损伤

【功能解剖】

膝关节内侧结构分为动态稳定结构和静态稳定结构两种。

动态稳定结构：腘绳肌（缝匠肌、股薄肌、半膜肌)能够起到屈曲、内旋膝关节的作用,是膝关节内侧的动态稳定结构。

静态稳定结构:关节囊韧带复合体,分为深、浅两层(图91-35)。

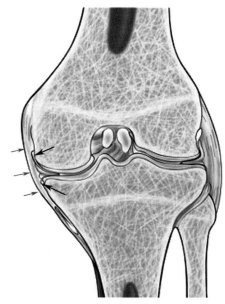

图91-35 内侧副韧带解剖示意图
(红箭头:浅层;黑箭头:深层) (文末有彩图)

内侧副韧带(medial colateral ligament,MCL)浅层较宽,长度为 10~12cm,起于股骨内上髁,止于胫骨内侧面鹅足的深层、关节间隙水平以下约 4cm 的位置,屈膝时其前部纤维紧张。

深层也称为关节囊层,它由股内侧肌加强,中 1/3 部分是由半月板股骨韧带、半月板关节囊及半月板胫骨韧带组成,Hughston 和 Eilers 将内侧关节囊的后部纤维称为后斜韧带,它在股骨内髁的后方形成悬吊结构,与后关节囊融为一体。伸膝时紧张,屈膝时松弛。

内侧副韧带的主要作用是抵抗外翻应力。当屈膝 25° 时,能够对抗 78% 的外翻应力。当膝关节伸直时,其抵抗外翻的作用下降,在屈膝 5° 时,只能对抗 57% 的外翻应力。因此,当膝关节伸直时,ACL 及后内角(后斜韧带、内侧半月板、半膜肌)共同起到对抗外翻应力的作用。

【损伤机制】

内侧副韧带的损伤主要由膝关节外翻应力引起。该种损伤常见于各种体育活动中,如足球、曲棍球、摔跤等。内侧副韧带损伤是膝关节最常见的运动损伤之一。

【临床表现与诊断】

1. 病史 通常为外翻位扭伤或由直接暴力撞

击膝关节外侧造成损伤。常伴有膝关节疼痛、肿胀和活动受限。

2. 体检 外翻应力试验:病人取仰卧位,患侧髋关节轻度外展,屈膝 30°,检查者一只手放在膝关节外侧,另一只手抓住踝关节,施加外翻力量,感觉膝关节内侧间隙张开程度和终末点的质量。然后伸直在屈膝 0° 位重复检查。

外翻应力试验根据内侧关节间隙张开程度和检查终末点的情况将损伤分为三度。

Ⅰ度损伤:膝关节内侧关节间隙张开≤ 5mm,而且终末点为硬性。

Ⅱ度损伤:内侧关节间隙张开 6~10mm,且终末点为硬性。

Ⅲ度损伤:内侧关节间隙张开 >10mm,且终末点为软性。

在屈膝 30° 位时,内侧副韧带浅层是对抗外翻应力的主要的稳定结构。因此,如果屈膝 30° 位外翻应力试验明显不稳定,而 0° 位相对稳定,表明单纯内侧副韧带浅层损伤。如果在 0° 位外翻应力试验也为阳性,表明膝关节后内角和内侧副韧带同时损伤。Ⅲ度损伤通常伴有交叉韧带的损伤。

3. 影像学检查

(1)X 线检查:规 X 线检查有时可以发现股骨内上髁的撕脱骨块,另外可以除外胫骨平台骨折。

应力位 X 线检查可以通过和健侧对比进行评估,另外结合 Telos 装置可以定量评估内侧副韧带松弛程度。

(2)MRI:MRI 可以对韧带损伤的部位及程度进行良好评估,同时可以发现其他合并损伤。

【治疗】

大多数内侧副韧带损伤均为单纯损伤,可以进行保守治疗。通常外翻应力试验为Ⅱ度或Ⅱ度以下的损伤表明是单纯的内侧副韧带损伤,对于这类损伤需要采用支具制动,避免膝关节受到外翻应力,但应当允许膝关节进行被动活动,有研究表明长期制动不利于内侧副韧带的愈合。

如果外翻应力试验为Ⅲ度,往往提示内侧副韧带浅层和深层均有损伤,并且常合并有交叉韧带的损伤,对于这类损伤,对内侧副韧带损伤的治疗存在争议。多数学者认为,对于急性期病例应当进行交叉韧带的重建和内侧副韧带的修补。

对于慢性内侧副韧带松弛的病人,无论是否合并前交叉韧带还是 PCL 损伤,治疗的难度均较大。多数学者认为,应当进行交叉韧带和内侧副韧带的同时重建,还有学者认为应当进行内侧副韧带浅层和深层(后内角或后斜韧带)的同时重建。

(四) 后外复合体损伤

【功能解剖】

膝关节的外侧结构由髂胫束、腓侧支持带、豆腓韧带、弓状韧带、腘肌腱、腘腓韧带和关节囊组成。

当前的研究表明,膝关节后外复合体(posterolateral complex,PLC)主要由三个重要结构组成,它们是腓侧副韧带、腘肌腱和腘腓韧带(图 91-36)。

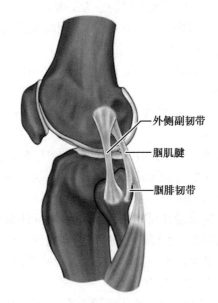

图 91-36　膝关节后外复合体解剖示意图

腓侧副韧带起于股骨外髁,止于腓骨头,与股二头肌腱止点合并。腘肌腱起源于胫骨后方的腘肌,绕过膝关节后外侧面通过外侧半月板的腘肌腱裂孔斜向上止于股骨外髁前方的腘肌腱沟内。腘腓韧带是连接腘肌腱与腓骨头后缘韧带的结构。

腓侧副韧带主要起到限制膝关节内翻的作用,腘肌腱和腘腓韧带主要起到限制胫骨过度外旋的作用。

【损伤机制】

膝关节 PLC 损伤通常是由于膝关节受到向后和向外的直接暴力造成的过伸位损伤,例如在美式足球运动中,高速奔跑时膝关节受到撞击和阻挡时造成的膝关节过伸位损伤。

【临床表现与诊断】

1. 症状　膝关节后外侧疼痛,站立不稳,膝关节负重时出现过伸和错动感。

2. 体格检查　对于膝关节后外复合体的特殊检查方法包括:内翻应力试验、胫骨外旋试验、反轴移试验、后外抽屉试验和外旋反屈征。

(1)内翻应力试验:病人取平卧位,检查者将胫骨置于轻度内旋的位置,一只手置于大腿内侧,另一只手置于胫骨远端,首先进行屈膝 30° 位检查,施加内翻应力,然后在膝关节完全伸直位进行检查。

根据外侧关节间隙张开程度与健侧膝关节对比的结果可分为三级。Ⅰ级:患侧膝关节外侧间隙张开程度比健侧增加 0~5mm;Ⅱ级:增加 6~10mm;Ⅲ级为增加 10mm 以上。

如果 0° 和 30° 位的内翻应力试验均为阳性,而且 30° 位的内翻应力试验松弛更明显,表明是腓侧副韧带和 PCL 合并损伤。如果 0° 位出现明显的外侧关节间隙张开,表明是膝关节的后外复合体、PCL 的合并损伤,甚至 ACL 也可能受累。

(2)胫骨外旋试验:病人取俯卧位或仰卧位,由屈膝 30° 开始,检查者双手抓住病人双足,握住足跟,拇指置于足内侧缘,四指握住足外侧和足跟,同时施加最大的外旋力量,评估足 - 大腿角度并且与对侧比较,然后屈膝 90°,再次测量外旋角度。

如果患侧与健侧相比,胫骨外旋角度增大 10°或更多,则为胫骨外旋试验阳性。如果屈膝 30°位胫骨外旋试验阳性,而屈膝 90° 位阴性,表明为单纯膝关节 PLC 损伤,因为随着屈膝角度增加到90°,患侧膝关节完整的 PCL 被逐渐拉紧,限制膝关节的外旋不稳定。如果屈膝 30° 和 90° 位胫骨外旋试验均为阳性,意味着 PCL 损伤合并 PLC 损伤。胫骨外旋试验是有效评估膝关节后外旋转稳定性的方法,结果可以量化,能够用于术前与术后的结果随访和评估。

(3)反轴移试验:病人取平卧位,屈膝 90°,胫骨最大程度外旋。检查者一只手置于胫骨近端外侧,施加外翻应力;另一只手置于胫骨中段的前内侧,控制小腿,同时维持胫骨外旋,并且施加一定的轴向推力。然后检查者使膝关节逐渐伸直。试验开始时,胫骨外侧平台会向后半脱位,随着膝关节被动伸直,胫骨外侧平台会发生滑动或跳动复位(大约在屈膝 30° 时)。

(4)后外抽屉试验:病人取平卧位,屈膝 90°、屈髋 45°,使胫骨外旋 15°,固定足,然后进行后外抽屉试验检查。在最初的描述中,阳性结果为外侧胫骨平台相对于股骨外髁的外旋,表明膝关节 PLC损伤。但是,如果施加后向应力后,胫骨外旋明显增加,表明 PLC 合并 PCL 损伤。

(5)外旋反屈征:病人取平卧位,伸膝,检查者抓住病人双足跗趾提起。外旋反屈征阳性表现为与健侧对比患侧膝关节出现内翻、过伸及外旋,意味着 PLC 损伤。如果内翻和过伸明显,意味着PLC 合并 ACL 或 PCL 损伤。

【治疗】

1. 非手术治疗 对于膝关节后外复合体的部分损伤,保守治疗能够得到良好的效果。因此对于Ⅰ度和Ⅱ度损伤,首先需要支具制动,维持膝关节伸直位3~4周。随后可以逐渐开始关节活动度训练,在能够忍受的范围内开始部分负重。在10周内限制腘绳肌的主动收缩。3个月后开始体育活动。

对于Ⅲ度损伤的病人,非手术治疗效果较差。许多学者主张进行手术治疗。

2. 手术治疗 对于急性的单纯PLC损伤,多数学者主张进行早期修复。

膝关节PLC损伤常常合并有PCL损伤,约60%以上的PCL损伤合并膝关节PLC。对于急性的复合PLC损伤,多数学者主张在早期修补PLC,同时对合并的韧带损伤进行重建。

慢性PLC损伤的手术治疗过程中常常会遭遇更多的困难,如瘢痕组织增生、肢体力线不佳,使得治疗成为挑战。尽管重建PLC的方法很多,但当前还没有一个可以成为"金标准"的方法。对于病人的仔细评估非常重要,如果病人存在肢体力线不良,如内翻畸形等,应当首先进行截骨术纠正力线。

总之,治疗的目标在于重建正常的解剖关系,使膝关节能够获得足够的、允许早期进行功能锻炼的稳定性。

第六节 胫腓骨骨折

一、胫腓骨骨干骨折

【实用解剖】

(一) 小腿解剖特点

胫骨体呈三棱柱形,有三个嵴或缘和三个面。其前方的嵴及前内侧面从胫骨结节至内踝上仅位于皮下,易触及,而且骨质坚硬。胫骨全长的内侧1/3面仅位于皮下而无肌肉组织保护,骨折易成为开放性,污染常较严重。小腿肌肉主要分布在后外侧,在骨连续性中断后由于力量的不平均而易产生成角、短缩和旋转畸形。胫骨血供不如其他有较多肌肉组织包绕的骨骼那样丰富,骨折后易发生不愈合及感染等。

腓骨头及远1/3腓骨外侧仅有皮肤覆盖,可触及。其余部分有肌肉和韧带附着。腓骨远1/4与胫骨远端共同构成踝穴,目前认为腓骨的完整性对踝穴稳定有重要作用。

(二) 小腿的血管和神经

腘动脉进入小腿在腘肌下缘分为胫前、胫后动脉。胫前动脉穿过骨间膜后沿其前方走行于小腿前间隔内。胫前动脉过两踝中点后的终支移为足背动脉。它在小腿中1/3处的分支常与腓动脉及胫后动脉相吻合,故有时胫前动脉虽已受损,但是足背动脉搏动仍可扪及。胫后动脉在小腿后方中线下行于比目鱼肌深层,至内踝与跟结节之间,终支为足底内、外侧动脉。胫后动脉主要分支为腓动脉。

在小腿部有5条静脉系统,即大、小隐静脉,胫前、胫后静脉和腓静脉。

腓总神经分为腓浅和腓深神经。腓浅神经支配腓骨长、短肌。腓深神经支配足及踝的伸肌,包括胫前肌、伸踇长肌,伸趾长肌。

胫神经支配所有小腿后侧肌群,它行走于深浅两层肌肉间隔中,远端位于内踝后屈趾长肌及屈踇长肌之间。

(三) 小腿的肌间隔

小腿有致密的深筋膜,它将小腿的肌肉分为四部分,形成四个筋膜间隔(图91-37)。

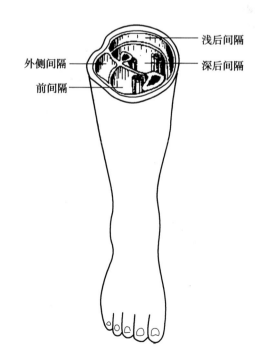

图91-37 小腿有致密的深筋膜,它将小腿的肌肉分为四部分,形成四个筋膜间隔

1. 小腿前间隔　前间隔内有胫前肌、伸趾长肌、伸姆长肌、第三腓骨肌、胫前动脉及腓深神经位。前间隔的内侧是胫骨前方，外侧是腓骨，后侧是骨间膜，前方是坚韧的筋膜。

2. 外侧间隔　外侧间隔内有腓骨长、短肌。腓浅神经走行于伸趾长肌与腓骨肌之间支配此二肌，主要作用为使足跖屈外翻。

3. 浅后间隔　浅后间隔内包括腓肠肌、比目鱼肌、腘肌及跖肌，还有腓肠神经和大、小隐静脉。

4. 深后间隔　深后间隔内包括胫后肌、趾长屈肌、姆长屈肌、胫后神经，胫后动脉和腓动脉。

【损伤机制】

导致胫腓骨骨折(fracture of the tibia and fibula)的常见损伤形式有三种：超越骨自身能力的损伤即疲劳骨折(应力骨折)；低能量暴力导致的较稳定的闭合骨折；高能量暴力造成的严重软组织破坏、神经血管损伤、粉碎性骨折或骨缺损。

当暴力以旋转形式作用于胫骨时常形成螺旋形骨折，三支或四支点弯曲外力作用于小腿将造成短斜行或横行骨折，如外力较大使支点范围增大时导致粉碎性骨折。当外力大并且集中作用于较小范围时常形成骨和周围软组织严重创伤。

【骨折分类】

以 Müller 分类为基础建立的 AO/ASIF 分类方法已被广泛采用。

【治疗】

对于闭合胫骨骨折的治疗有下列方法：①闭合复位以石膏、支具等制动；②外固定架固定；③切开复位内固定；④闭合复位髓内针内固定。

不论选择何种治疗方法，目的都是为了使病人获得最大程度的功能恢复，保持胫骨的稳定性，恢复其对线、对位，消除旋转、短缩、成角畸形。此外，选择治疗方法必须考虑到软组织损伤情况和治疗会对软组织的进一步影响。

1. 非手术治疗　对于不稳定型和开放的胫骨骨折，由于内固定的发展，手术治疗取得了较好的结果。但对于低能量造成的移位小的简单胫腓骨骨折，非手术闭合复位使用石膏外固定就能有效地治愈骨折。

2. 外固定架治疗胫腓骨骨折　外固定架在治疗胫骨骨折中较为常用，特别是开放骨折。目前医生更趋向于使用单边的、不穿透肢体双侧的、充分而不绝对牢固稳定的单边型外固定架。

3. 髓内针治疗胫腓骨骨折　髓内针治疗胫骨骨折的魅力在于它能采用闭合技术，既保护了胫骨周围的软组织，且操作简单，还能使病人早期活动和负重。

由于髓内针及其器械不断被改进，治疗骨折的适应证范围逐渐扩大。最初髓内针只适用于股骨干及胫骨髓腔最为规则和狭窄的中 1/3 部位骨折。使用锁定螺钉后，在髓腔较宽的近、远 1/3 骨干的稳定性也能获得。所以，髓内针可适用于骨干全长。

使用髓内针的禁忌证为：①感染性骨折不愈合；② Gustilo 三度开放骨折。

4. 钢板螺丝钉内固定治疗胫腓骨骨折　随着对骨折周围软组织更加重视以及对内植物特性地深入研究，钢板螺钉固定骨折趋向于有限地显露骨折而间接复位，尽量减少紧密接触骨而造成的坏死以及促进骨痂形成。

5. 小腿开放骨折的治疗　治疗开放骨折包括下列五项原则：①多次彻底清创；②尽量避免对骨折进行固定的同时进一步破坏软组织；③合理应用抗生素；④尽可能在 4~7 天内关闭伤口；⑤早期功能恢复及早期植骨。

【预后】

对于低能量的闭合胫骨骨折，愈合时间一般为 10~14 周。高能量闭合骨折一般需 12~26 周愈合。开放骨折平均需 12~26 周愈合。而ⅢB 和ⅢC 开放骨折往往需要 30~50 周才能获得稳定愈合。感染、骨端分离及骨缺损的预后较差。如果不发生感染、不愈合、血管损伤或反应性交感神经性骨萎缩(reflexible symphathetic atrophy)，病人能恢复原来从事的工作。体育活动的恢复有赖于病人灵活性和力量的恢复。

【并发症】

1. 骨折延迟愈合和不愈合。

2. 感染。

3. 骨缺损。

4. 畸形愈合　判断畸形时需考虑下面四个方面：矢状面和冠状面上的成角畸形、旋转畸形和移位。大于 15°~20° 的畸形且临床上膝踝关节有症状时常需手术纠正畸形。

5. 皮肤缺损　常用皮肤移植、局部皮瓣或带血管蒂游离皮瓣覆盖创面，较少使用交腿皮瓣。在暴露的胫骨上直接植皮很少成功。如果一期使用内固定稳定骨折，则大于 7~10 天关闭伤口者感染率较高。

6. 血管损伤　高能量损伤所致粉碎、移位的开放胫骨骨折、特别是近 1/3 处的胫骨骨折，常易造成血管损伤。这是由于在胫骨近端胫前动脉从后方穿过骨间膜。动脉损伤常由于骨块直接刺伤，或由于骨块压迫及软组织肿胀阻塞血管。不可修复的动脉损伤将导致在损伤平面水平的截肢。

7. 骨筋膜室综合征（fascial compartment syndrome）　对于骨筋膜室综合征，最重要的是早期诊断和及时处理。如怀疑有骨筋膜室综合征的病人可使用压力测定仪测量前室内压力，明确诊断后应立即行筋膜减张术，因为肌肉组织只能耐受 6~8 小时的缺血。减张要彻底，皮肤待二期关闭，骨折则用外固定架或不扩髓髓内针固定。

8. 神经损伤　小腿部由于创伤造成的原发神经损伤并不常见。高能量损伤造成的胫腓骨近端骨折伴有严重内翻畸形或直接暴力作用于腓骨颈可以损伤腓神经。石膏固定后 48 小时内每隔 4 小时应检查足趾背伸和跖屈活动，确定没有石膏压迫情况。神经受压 1 小时将出现功能障碍，但如及时解除压迫，则神经功能可以恢复。神经受压 6~12 小时将出现永久性损害。如神经功能已出现损害，则足踝应以石膏后托固定，维持中立位以等待神经功能的恢复。6 周后开始定期行肌电图检查以明确神经恢复情况，如 10~12 周内无恢复迹象，则应考虑行神经探查、松解或切除腓骨头以减压。如果足背伸活动完全丧失，行胫后肌前移能获得满意的功能恢复。

9. 关节僵硬和强直。

10. 反射性、交感性萎缩（Sudek's atrophy）Sudeck 萎缩多见于胫骨骨折后不能早期负重及石膏固定过长的病人，这些病人往往骨折及软组织损伤严重。临床表现为早期肢体肿胀、疼痛，后期发生肢体萎缩。X 线表现为足和胫骨远端斑点状脱钙。早期活动关节及负重可以减少 Sudek 萎缩的发生。

11. 再骨折。

12. 爪形趾畸形　后室肌肉缺血可以造成较严重的爪形趾畸形，胫骨前方的伸肌粘连一般不造成爪形趾畸形。

二、Pilon 骨折

1911 年，Destot 首次报道累及胫骨远端负重区关节面的踝关节骨折，并将其称为 Pilon 骨折。这类骨折占所有下肢骨折比例不足 1%，占所有胫骨骨折的 5%~10%。

【应用解剖】

胫骨远端关节面呈不规则长方形，前宽后窄，冠状面和矢状面上凹陷，与距骨顶相关节。内踝向

关节面以远延长约 1.5cm，与腓骨远端内侧面一起和距骨内外侧壁相关节并构成踝穴。

位于胫骨远端外侧面的腓骨切迹与腓骨远端形成下胫腓关节。前方有起自胫骨远端腓骨切迹前方的 Chaput 结节、止于腓骨远端 Wagstaffe 结节的下胫腓前韧带；后方有向外下走行的下胫腓后韧带；骨间膜向远端的延续部分——骨间韧带以及位于下胫腓后韧带深层的下横韧带。

【损伤机制】

Böhler、Rüedi 等发现骨折类型与损伤时足所处的位置有关。当踝关节处于中立位时，轴向负荷会造成中央塌陷骨折；当位于背伸或跖屈位时，分别造成前踝或后踝骨折。当垂直暴力合并弯曲、旋转或剪切应力时，会造成不同骨折类型。

【骨折分型】

1996 年，创伤骨科学会（OTA）以 Rüedi 分型为基础提出了一个相似的分型法。现在这一部分的骨折被定义为 43A、43B 和 43C 骨折。

【影像学检查】

X 线检查应包括踝关节正、侧位片和踝穴位片，以明确关节面粉碎、压缩部位和范围以及腓骨是否有骨折。应注意有无胫距关节、距腓关节或下胫腓联合脱位以及有无后足合并损伤。对侧 X 线片可做术前计划模板。

CT 能更清楚地判断关节面损伤情况，了解主要和次要骨折线，发现易遗漏病变（如 Chaput 结节撕脱、距骨顶损伤），有助于手术切口设计。但建议在对肢体进行临时固定、骨折长度恢复（最好是超关节外固定架）后再做 CT 扫描，以便通过韧带牵拉改善各关节面骨块位置后更准确地判断其相互关系。

【治疗方法】

历史上曾认为胫骨远端骨折累及关节面时"不适合行内固定"。20 世纪 70 年代之前，安全的治疗方法是跟骨牵引。Rüedi 等报道了 82 人 84 例 Pilon 骨折手术治疗后长期随访的结果，并提出了能指导预后的分型方法。自此之后，发表了大量 Pilon 骨折相关文献，但至今仍无法达到良好的远期疗效。虽然尚未获得公认，但对于高能量 Pilon 骨折，目前多数学者认为应急诊行接骨板螺钉固定腓骨骨折，胫骨侧上超关节外固定架撑开制动，术后 CT 扫描了解关节内损伤情况，待软组织条件改善后再行胫骨侧骨折切开复位内固定。

（一）一期手术

腓骨固定多采用标准正外侧切口，需要注意

与二期胫骨切口间距最小应在5~7cm,以免破坏中间部分的皮瓣血供。外固定架固定方式包括类似Orthofix的单边外固定架和A字形外固定架。前者在内侧分别向距骨颈和跟骨远端各拧入1枚半螺纹针,后者则在跟骨横向穿针。在操作外固定架时,必须注意:①所有半螺纹针都应远离二期切口,以免针道细菌菌落繁殖,感染手术切口;②胫骨干骺端力线恢复满意,以免出现距骨向后半脱位造成近骨折端戳入前方软组织引起胫前皮肤坏死;③如选择跟骨横向穿针,应同时在前足穿针或佩戴足底支具以免引起马蹄足畸形。术后10~14天左右,待皮肤消肿、皱褶出现后再行胫骨远端骨折手术治疗。根据CT扫描所见到的胫骨远端骨折线位置,可以选择前内侧、正前方、前外侧及后外侧等手术入路。

(二)二期胫骨手术入路

1. 前内侧入路　沿胫骨前嵴外缘作切口,自胫骨干下段起,沿胫前肌腱内侧向远端延长,跨过踝关节后沿内踝下缘切开。保持皮肤、皮下组织和骨膜完整,作为全层皮瓣掀开,以免破坏内侧皮肤来自骨膜的血供。尽量保留胫前肌腱鞘完整。经撕裂软组织显露关节面,或平行皮肤切口切开关节囊显露之。标准前内侧入路对胫骨外侧显露有限,如沿胫前肌腱切开直至其止点处能改善外侧显露。

2. 前入路　前入路以踝关节为中心,沿胫骨嵴外侧切开,切口远端止于距舟关节。保护下方的腓浅神经,切开伸肌支持带,显露胫前肌腱和𧿹长伸肌腱,将胫前动脉和腓深神经以及𧿹长伸肌腱拉向外侧,将胫前肌腱拉向内侧。经软组织撕裂处显露关节内或纵行切开关节囊。此入路与前内侧入路相似,能很好地显露内侧和前侧。如需扩大外侧显露,可向远端剥离、改善术野。

3. Böhler外侧入路　Böhler外侧入路起自踝关节近端5cm、Chaput结节内侧,向远端延长至第3、4跖骨基底。保护下方的腓浅神经,切开伸肌支持带后将𧿹长伸肌腱、第三腓骨肌腱、腓深神经以及胫前动脉拉向内侧。远端需扩大显露时,可以游离𧿹短伸肌肌腹。此入路能显露胫骨远端整个前表面。

4. 后外侧入路　后外侧入路时病人应取俯卧位,沿跟腱外侧作切口长约10cm。保护下方的腓肠神经。经小腿后浅、后深间室和外侧间室之间隙进入,向外拉开腓骨长、短肌显露腓骨后表面全长。近端分离比目鱼肌,从腓骨和骨间膜后表面分离𧿹长屈肌,在胫骨后内侧放置一把骨撬,将整个后深间室从胫骨上掀开;此时即可显露整个胫骨后表面。其优势包括:①一个切口能同时固定胫骨和腓骨;②当发生伤口浅表破溃时,可以游离𧿹长屈肌将其充填在胫骨和皮肤、皮下组织之间,游离植皮即可覆盖伤口,而无需使用游离皮瓣技术。其主要的缺点是关节前方显露有限。

(三)二期胫骨复位

关节面骨折必须解剖复位关节面和干骺端轴线,通常先复位关节面再复位干骺端。首先拆除外固定架连杆,保留固定针,消毒患肢和固定针。术中使用无菌外固定架连杆或股骨牵开器撑开关节间隙,通过仍然保持完整的韧带、关节囊所产生的软组织张力来复位骨折块,即ligamentotaxis。

如果下胫腓后韧带完好,在腓骨解剖复位固定后,与该韧带相连续的关节面后外侧骨块位置将恢复正常,以此骨块为标准,来逐一复位其他关节面骨块。使用1.5mm克氏针临时固定,结合术中透视判断复位情况。然后复位干骺端骨折;如干骺端压缩严重需要植骨,可以使用自体/异体松质骨或人工骨充填缺损。植骨支撑关节面后,用3.5mm拉力螺钉、3mm/4mm空心钉固定关节面代替临时固定用克氏针,避免使用4.5mm以上螺钉以免造成皮质劈裂。最后使用接骨板桥接固定关节面骨块和骨干。无张力下闭合切口,使用敷料加压包裹后支具固定踝关节于中立位。

(四)接骨板固定技术

解剖型接骨板、锁定螺钉接骨板等新设计推动了微创手术和间接复位技术的发展,能更有效地保护受损骨骼血供,改善骨折愈合,减少植骨需求,降低感染等并发症的发生率。间接复位骨折后,通过皮肤小切口经肌肉下或皮下隧道置入解剖型接骨板。锁定接骨板能提供角度固定和轴向稳定,不再依赖接骨板和骨面间摩擦力达到加压和绝对稳定,这样不仅能保留接骨板下血供、改善骨折愈合,而且无需精确预弯接骨板,降低了一期骨折再移位的危险。

【术后治疗】

住院期间病人应给予抗生素治疗。术后第1天行CT扫描判断关节面复位情况,术后第2天开始扶拐或助行器活动,但3个月内患肢不能负重。免负重期入睡时应佩戴支具等,避免发生马蹄足畸形。伤口拆线约需在术后3周左右。早期关节活动有利于软骨愈合,弹力加压袜有助于减轻肢体肿胀。术后3个月,如果X线片显示出现桥接骨痂,且病人活动良好、没有疼痛,可逐渐开始负重。约在术后 4 个月可完全负重。术后 1 年左右踝关节功能达到较为稳定的状态。

【手术并发症】

1. 切口并发症　切口浅表坏死或部分破溃是 Pilon 骨折切开复位内固定术后最常见的切口并发症。此时应停止踝关节活动,并口服抗生素和定期换药。如果治疗后无改善,可考虑使用静脉输注抗生素。抗生素治疗应持续到切口边缘发红完全消退、出现结痂为止。皮肤全层破溃需住院手术,尽早清创,去除坏死组织,做深部组织培养。由于骨性稳定对稳定软组织很重要,所以除非固定物明显松动,否则应保留在原位而无需取出。多次清创至伤口清洁后决定伤口闭合方法,如游离植皮、旋转肌瓣或游离组织移植等。

2. 创伤后关节炎　距骨、胫骨关节面软骨破坏,关节面复位不良等都与创伤后关节炎的发生有关。但 X 线片表现可能与疼痛、功能受限等临床表现不相符。多数病人使用非甾体类抗炎药物、垫高足跟(以适应背伸受限)或改变活动方式有效。对于晚期创伤后关节炎,如果胫骨远端力线良好可以考虑踝关节原位融合;如果伴有力线异常,则需同时植骨矫正力线后再行关节融合。目前有学者开始使用全踝关节置换术替代关节融合治疗创伤后关节炎,但疗效尚待进一步观察。

3. 固定失效和畸形愈合　最常见的固定失效是关节面骨折愈合而干骺端不愈合。在拆除外固定架或内侧接骨板断裂之后,常出现胫骨内翻,此时干骺端不再分离,出现内翻位畸形愈合和内侧软组织挛缩。早期发现能避免晚期畸形时内侧皮肤张力过大所造成的皮肤全层破溃。矫正畸形通常都应打开畸形愈合端或作胫骨斜行截骨。力线异常轻微时(10°~15°),可以用接骨板或髓内针一期固定。更大幅度的力线异常多需分期治疗,一期取出固定物、截骨、闭合伤口,二期用 Ilizarov 架矫正。

4. 不愈合　不愈合多见于干骺端。取出失效或断裂的固定物后,将不愈合端处理新鲜,选择接骨板或髓内针固定。如果选择髓内针固定,可以使用阻挡螺钉确保骨块端力线正常。接骨板固定可使用普通非锁定或锁定接骨板,如果骨缺损明显,则需在力线恢复后植骨。对于晚期内翻畸形严重的病例,内侧切口闭合可能存在困难。

5. 骨感染　Pilon 骨折术后胫骨慢性骨髓炎处理困难。多数闭合 Pilon 骨折内固定术后出现的早期骨髓炎都属于只累及胫骨外表面的浅表骨髓炎,是胫骨外皮质浸泡在切口下方脓液中使其感染所致。此时可用高速磨钻清创直至露出正常的骨皮质。当晚期出现死骨或是弥漫性骨破坏时,必须清创扩髓、取出内固定物、去皮质化至正常骨缘,用外固定架维持稳定性。术中取活检,根据细菌培养选用特异性抗生素静脉输液治疗 6 周。软组织缺损可使用 VAC 覆盖伤口,骨性巨大空腔可使用带抗生素甲基丙烯酸酯间隔物填充。反复清创直至活检细菌培养阴性。待感染控制后,使用接骨板、髓内针或 Ilizarov 架骨运输完成骨愈合,术中需取自体髂骨块进行结构植骨,并植入周围松质骨粒促进愈合。

第七节　足踝骨折损伤

一、跟腱断裂

【损伤机制】

跟腱急性断裂常见于篮球、足球、体操及羽毛球等剧烈运动中。Weiner 和 Lipscomb 报道跟腱断裂(achilles tendon rupture)在肌腱断裂中的发病率居第 3 位。流行病学显示,男女发病率为(2.1~1.9):1,是骨科常见病。典型的病人就是被称为"周末运动员"的中年人。运动前的热身活动不足以及受伤前的跟腱炎可能都是跟腱断裂的因素之一。最常见的损伤机制为膝关节伸直状态下负重前足踩地,足跟抬起时胫距关节突然意外背伸,或落下着地时已经跖屈的踝关节剧烈背伸。在处于收缩状态下的跟腱被直接暴力或锐器切割也会造成跟腱断裂。

【病理生理】

跟腱长约 15cm,自上而下逐渐变窄增厚,以跟骨结节近端 2~6cm 为最窄。Langeren 等通过血管造影证实,跟腱止点侧及腱腹交界处血运较好,而腱中间的体部血供较少,慢性损伤后易造成局部营养不良,发生退行性改变;随着年龄的增长,跟腱的主要血供来源——前腱系膜的血供减少,跟腱硬度增加、弹性降低,这都是跟腱断裂的病理因素。此外,严重的跟腱周围炎和痛风等疾病都可以使跟腱强度降低而容易断裂。

【临床表现与诊断】

跟腱新鲜断裂表现为跟部疼痛,足踝活动受限,不能站立及行走。局部检查踝关节后方肿胀、压痛,并能触及跟腱连续性中断及凹陷,跖屈力弱。Thompson试验阳性:病人取俯卧位,屈膝90°,踝关节中立,捏病人小腿三头肌踝关节不能被动跖屈。另一种方法是O'Brien试验:在小腿三头肌的肌腹中线经皮刺入1枚细针,被动活动踝关节,如果针随之移动,表明跟腱连续性存在。

跟腱的陈旧性断裂表现为跛行、不能提踵,触诊跟腱有凹陷,小腿肌肉萎缩,但由于瘢痕粘连,Thompson试验多为阴性。

小腿三头肌不是唯一使踝关节跖屈的肌肉,因此跟腱断裂后,在胫后肌、腓骨肌等的作用下踝关节仍可做30°的跖屈。

跟腱在X线检查中不显影,偶见软组织钙化和肿胀影。B超检查可显示肌腱纤维断裂和囊性改变。MRI有极高的软组织分辨率和多平面成像特点,能清晰显示肌腱断端形态以及周围软组织的挫伤、出血、水肿、积液等(图91-38)。

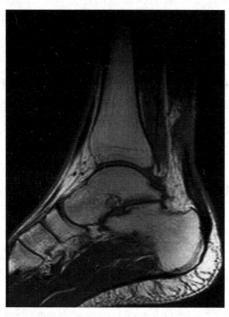

图91-38　MRI检查

【损伤类型】

1. 横断型　多见于切割伤,跟腱断面整齐,向近端回缩3~5cm,可完全也可部分断裂。

2. 撕脱型　多见于跟腱部直接遭受钝性暴力所致,跟腱止点撕脱或止点近端1.5cm内部分断裂,断面呈斜行尚整齐,近端回缩>5cm。

3. 撕裂型　多见于剧烈运动受伤,跟腱体部好发。完全断裂,断端呈马尾状。常合并跟腱退行性改变。

【治疗】

Lea与Smith、Nistor等学者报道非手术治疗与手术治疗在跟腱强度、力量、耐力及功能方面无明显差异。而其他学者大多主张手术治疗,因为在良好的外科条件下手术治疗的再断裂率明显低于非手术治疗。

1. 非手术治疗　踝关节跖屈位固定6~12周,每周更换外固定并逐渐减少跖屈角度,外固定去除后,使足跟抬高,继续在中立位用双直立足踝支具4~8周。

2. 手术治疗　手术的目的是修复肌腱并保持其生理长度。手术方法可分为切开缝合与经皮微创缝合。

术后处理:通常将踝关节跖屈位外固定制动3周,踝关节中立位外固定制动3周,然后防背伸支具保护下负重6周。6个月内不做剧烈运动。

手术并发症:手术的并发症主要是手术切口不愈合,瘘管形成,皮肤、肌腱坏死,再断裂及深部感染。其中最常见的是再断裂和感染。

二、距骨骨折

距骨骨折(fracture of the talus)较为少见,仅占全身骨折的0.14%~0.90%。由于距骨具有独特的形状和功能,其表面的60%~70%为关节面所覆盖,在下肢与足之间起着重要的力学衔接作用,加之其血供主要集中于距骨颈周围,距骨骨折合并脱位时常易发生距骨体缺血坏死及创伤性关节炎,使其治疗极具挑战性。

应用解剖:距骨分为头、颈、体三部分,其表面约70%的面积被7个关节面所占据。距骨体内侧关节面呈半月形,其面积仅为呈三角形的距骨体外侧关节面的1/2,后者尖端向外突出,称为距骨体外侧突或外侧肩。距骨体向后方延续称为距骨后突。

距骨的血液供应主要来自胫后动脉、足背动脉及腓动脉的分支。其中近端跗骨窦动脉与走行于三角韧带内的三角支动脉和跗骨管动脉最为重要。

(一)距骨颈骨折

距骨颈骨折占距骨骨折总数的50%以上。

【骨折分类】

最常采用Hawkin's分型.

【诊断】

距骨颈骨折的致伤原因主要为坠落伤、车祸伤或运动伤。

X线片常见距下关节内翻脱位,若距骨体于踝穴内旋转超过90°,骨折面朝向后外或距骨体逸出踝穴外,则为Ⅲ型骨折。

区别距骨颈、体骨折的方法为观察侧位距下关节面的骨折线位置,若骨折线涉及距下关节面则为距骨体骨折。

【治疗】

1. Ⅰ型骨折 踝关节中立位,短腿石膏前后托固定6~8周后行关节功能锻炼,逐渐开始负重行走。

2. Ⅱ型骨折 首先可试行麻醉下的闭合手法或撬拨复位。若成功则应用短腿石膏前后托固定8~12周,若一次整复后骨折端移位仍超过1mm或存在任何旋转畸形,应切开复位。

3. Ⅲ型以上骨折 多数作者选择切开复位内固定术,闭合复位极少成功。

切开复位内固定可取得50%以上的Ⅲ型骨折治疗优良率。部分病人术后关节活动度好,行走时关节囊牵扯痛小而症状轻微。Ⅲ型以上骨折手术治疗预后差。由于距骨缺血坏死率可达70%,且多数继发踝关节和距下关节创伤性关节炎,有少数作者对Ⅲ型以上骨折首选一期胫距及距下关节融合术,并认为早期距下关节融合术可促进距骨血管再生,改善血运。

【并发症】

1. 早期并发症主要为皮肤坏死和继发感染。手术中不应勉强闭合伤口。

2. 晚期并发症

(1)距骨缺血坏死(avascular necrosis of talus, ANT):Hawkins Ⅰ型骨折坏死率为0~10%;Ⅱ型坏死率约为20%;Ⅲ型坏死率约为70%。MRI是最早且最为敏感的无创诊断方法。

(2)创伤性关节炎:常继发于距骨缺血坏死之后,也可因距骨复位不良而发病。创伤性关节炎以距下关节多见,踝关节次之。

(3)距骨畸形愈合:发生率约为30%,以内翻畸形最为常见,该畸形因改变足内侧纵弓、限制踝关节及距下关节活动而严重影响疗效。治疗方法为截骨矫形、植骨内固定或关节融合。

(二)距骨头骨折

距骨头骨折仅占距骨骨折的5%。该骨折常伤及距骨头关节面及距舟关节,晚期常可发生距舟关节创伤性关节炎。

无移位距骨头骨折可用石膏固定6~8周。移

位者切开复位内固定的指征为:①骨折涉及>50%的距骨头关节面;②应力下中跗关节不稳定;③关节面移位>3mm。

创伤性关节炎症状较重时,可采用距舟关节融合术或三关节融合术,内侧柱短缩时应考虑撑开植骨和外固定架撑开等治疗。

(三)距骨体骨折

距骨体骨折的发生率占距骨骨折的13%~23%。该骨折缺血坏死及创伤性关节炎的发生率高,前者为25%~50%,后者约为40%。

【骨折分类】

最常采用Sneppen分型。

Ⅰ型:距骨滑车关节面的软骨骨折。

Ⅱ型:距骨体冠状面、矢状面或水平面的骨折。

Ⅲ型:距骨后突骨折。

Ⅳ型:距骨体外侧突骨折。

Ⅴ型:距骨体压缩粉碎性骨折。

【诊断】

其症状体征类似于距骨颈骨折。

CT扫描对了解距骨体粉碎情况及手术入路的选择十分重要。

【治疗】

1. Ⅰ型骨折 Ⅰ型骨折为关节面的软骨骨折,容易漏诊。对进入关节内的游离小骨块应在关节镜下去除;<1.5cm^{2}的软骨缺损区可利用"微骨折"技术进行镜下钻孔治疗;>2.0cm^{2}的软骨缺损区则可用"软骨柱移植"术进行治疗。

2. Ⅱ型骨折 Ⅱ型骨折相对较为常见,可用3.0~4.0mm的空心钛钉固定。

3. Ⅲ型骨折(距骨后突骨折) 占距骨体骨折的20%。由于强大的距腓后韧带附着,距骨后突外侧结节骨折较距骨后突内侧结节(posterior medial tubercle of the talus,PMTT)骨折多见。治疗常采用短腿石膏跖屈15°位固定4~6周。若有病人因骨折不愈合、疼痛而再次就诊,行骨块切除术后疗效满意。

4. Ⅳ型骨折 约占距骨体骨折的20%。当外侧突骨折块直径>1cm或移位>2mm时,应行切开复位内固定术。对于保守治疗骨折未愈合,影响足外翻且有疼痛症状者,可行关节镜下骨块摘除术。

5. 垂直压缩骨折(Ⅴ型骨折) 骨折块较完整者可切开复位,可吸收钉或空心钛钉内固定;粉碎较重者由于缺血坏死率及创伤性关节炎发生率较高,可考虑一期踝关节和/或距下关节融合。

【并发症】

常见并发症与距骨颈骨折类似,其中创伤性关节炎的发生率较高。治疗方法仍以选择适当的关节进行融合为主,第二代人工踝关节置换术亦有较好的中短期疗效。

三、跟骨骨折

跟骨骨折(fracture of the calcaneus)是一种很常见的骨折,约占全身骨折的2%,占跗骨骨折的60%,而跟骨关节内骨折约占跟骨骨折的75%。跟骨骨折经常作为多发骨折的一部分,常常合并脊柱及下肢近端的骨折。

【应用解剖】

跟骨是最大的一块跗骨,跟骨的上表面有前、中、后3个关节面,位于跟骨的前1/2。后关节面最大而孤立,呈向外凸出的椭圆形;中关节面位于载距突上,轻度内凹;前关节面亦轻度内凹位于跟骨前突上。在中、后关节面之间有一个骨间沟为跟骨沟,它的外侧开口较大,与距骨沟共同组成跗骨窦,跟骨的三个关节面与距骨的关节面组成复杂的距下关节。

跟骨后1/2的最后部分是跟骨结节,跟腱附着于其下2/3处。跟骨的外侧面有一浅沟,腓骨肌腱在此走行。内侧表面向内凹陷,结构坚固,可以看见载距突,其下是宽大的屈踇长肌腱沟。跟骨的前面是马鞍形的关节面与骰骨相关节。

【损伤机制】

扭转暴力是导致许多跟骨关节外骨折的原因,尤其是跟骨前突、载距突和内侧突的骨折。而跟骨结节骨折大多由于肌肉牵拉暴力所致。直接暴力可以导致跟骨任何位置的骨折。

轴向应力是导致跟骨关节内骨折的原因。跟骨与距骨的特殊关系,是发生常见骨折的基础,跟骨骨折通常是剪切与压缩应力共同作用的结果。

【骨折分类】

跟骨骨折分为涉及距下关节面的关节内骨折及不涉及距下关节面的关节外骨折。跟骨关节外骨折大致包括跟骨前突、内侧突、跟骨体及跟骨结节的骨折。

对于跟骨关节内骨折最广泛应用的分类法是Essex-Lopresti 在1952年提出的,已经应用了将近60年,他依靠X线片将跟骨骨折分为舌型和关节塌陷型(图91-39)。

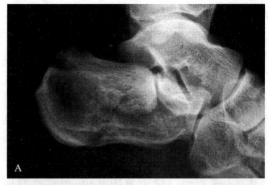
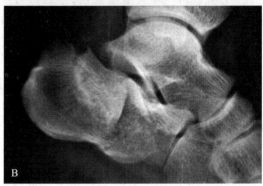

图 91-39　跟骨关节内骨折分型
A. 跟骨舌型骨折;B. 跟骨关节塌陷型骨折

目前临床常用的CT分型是 Sanders 分型,它根据跟骨距下关节后关节面骨折线和骨折块数,将跟骨关节内骨折分为四型:Ⅰ型,无移位骨折(<2mm);Ⅱ型,有一条骨折线两个骨折块,骨折明显移位(≥2mm);Ⅲ型,有两条骨折线三个骨折块;Ⅳ型,有三条骨折线和四个及以上的骨折块(图91-40)。

【临床检查和诊断】

1. 对于跟骨骨折的诊断有赖于详细询问病史、物理检查及必要而全面的放射学检查。

2. 放射学检查　在诊断跟骨骨折时,应当具有如下资料:双跟骨侧位X线片、轴位X线片、患侧踝正位X线片、患侧足正位X线片;患侧跟骨距下关节后关节面垂直位及水平位CT扫描。

跟骨的侧位X线片可以发现大多数的跟骨骨折。在跟骨侧位X线片上可以见到两个角:一个是结节关节角(Böhler's angle),另一个是交叉角(Gissane's angle)(图91-41),它们都用以反映跟骨高度。

Böhler 角范围是 25°~40°,Gissane 角范围是120°~145°。跟骨骨折后通常在侧位片上表现为Böhler 角变小和 Gissane 角变大。足正位X线片可以发现跟骰关节的受累情况和跟骨外侧壁的膨出。跟骨轴位X线片可以发现跟骨的增宽,看到后关节面骨折、载距突骨折及成角畸形的结节骨块。

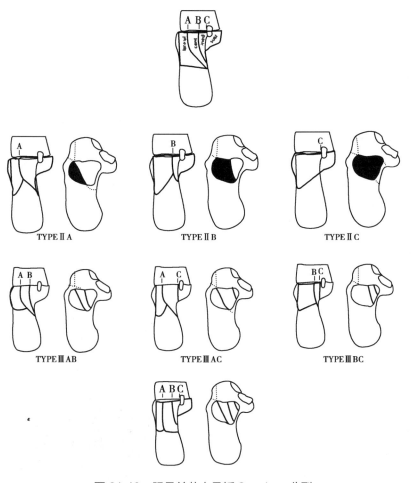

图 91-40　跟骨关节内骨折 Sanders 分型

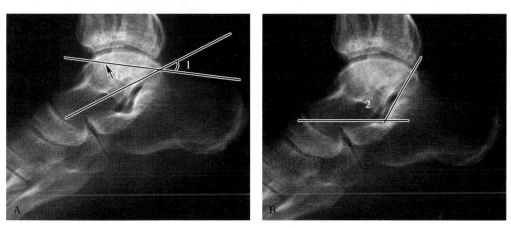

图 91-41　跟骨骨折的 X 线片

A. 跟骨侧位线条图所示的 Böhler 角；B. 跟骨侧位线条图所示 Gissane 角

　　跟骨冠状位和水平位 CT 扫描可以清楚地判断跟骨骨折的部位及移位程度，为骨折分型和指导手术治疗带来很大帮助。

【治疗】

　　跟骨关节外骨折的预后大多很好，对于大多数关节外骨折，都可以采取保守治疗的方法。但是对于明显移位的跟骨结节骨折应予切开复位内固定。

　　跟骨关节内骨折的治疗方法很多，主要包括如下两种。

（一）保守治疗

　　1. 保守治疗指征　对于后关节面骨折移位 <2mm 的病人，因有严重的心血管疾病和 / 或严重的糖尿病而不能承受麻醉和手术者；不适合进行关节重建（包括不能行走的老人以及半身不遂者）；不能与医生配合者（比如吸毒者）；有生命危险的多发创伤病人以及不能进行有限切开手术的病人，都可

以保守治疗。

2. 保守治疗的方法 包括传统的短腿石膏托固定和现代功能治疗、伤后早期消肿治疗。应较早进行关节功能锻炼,允许病人水肿消退后早期部分负重,伤后 3 个月完全负重。

(二) 手术治疗

1. 手术治疗指征 根据 Sanders 的分类,所有移位 >2mm 的 Ⅱ 型和 Ⅲ 型骨折病人,估计软组织条件不会增加发生并发症的风险且病人可以配合术后康复治疗的,都是手术治疗的指征。

2. 手术时机及方法 由于骨折后,足跟部往往明显肿胀,不宜急诊手术,一般在 5~6 天消肿后再手术,出现软组织问题的概率明显降低。

手术方法大致包括以下几种:闭合复位多根针内固定(撬拨复位)、有限切开复位内固定(semi-open)、切开复位内固定(open reduction and internal fixation,ORIF)包括有限内固定(螺钉 + 克氏针)和钢板螺钉内固定(minimal plate)等。

3. 术后处理 术后早期应积极消肿治疗。继之进行肌肉和关节功能练习,到第 10~12 周,令病人逐渐增加负重直至完全负重。

【跟骨骨折的并发症】

1. 保守治疗的并发症 保守治疗虽然可以免除手术带来的不利影响,但是也会发生一些并发症,诸如足跟增宽、腓骨长短肌腱卡压综合征、距下关节及跟骰关节创伤性关节炎、腓肠神经炎、创伤后平足、创伤后足内翻、创伤后肢体变短及跟腱短缩等。

2. 手术并发症 手术并发症包括:①感染;②腓骨肌腱撞击综合征;③腓肠神经炎;④距下关节炎;⑤软组织问题;⑥跟骨缺血性坏死等。

【预后】

对于跟骨骨折的预后,舌型骨折经过治疗后一般较关节塌陷型好。Sanders 分型越高预后越差,即 Sanders Ⅳ 型最重。目前有不少足部评分方法,根据这些足部评分系统我们可以更清楚地了解到病人的功能情况,将骨折的分型与预后联系起来,并可以评价治疗效果,从而起到指导治疗的作用。

四、Lisfranc 损伤

Lisfranc 损伤(涉及跖跗关节复合体的任何骨性或韧带损伤)是相对少见的损伤(每年发病率为 1/55 000,或骨折中 15/5 500),约占所有骨折的 0.2%,男性为主。发病率随着交通伤增加和漏诊率降低而增多。将近 20% 的 Lisfranc 损伤可能被忽略(尤其是多发创伤的病人)。漏诊将导致慢性疼痛、畸形和功能障碍。

【应用解剖】

跖骨基底组成一个横弓(Roman arch),内高外低。在冠状面,横弓外侧面比内侧面偏后 2cm。横弓的顶点在第 2 跖骨或中间楔骨。跖跗关节的稳定性取决于以下三个方面。

(一) 骨的稳定性

第 2 跖骨基底嵌入内侧楔骨(8mm)和外侧楔骨(4mm)组成的间隙(mortise),发挥基石(key-stone)样作用。同样的内锁机制存在于外侧楔骨嵌于第 2 和第 4 跖骨基底间隙(图 91-42)。

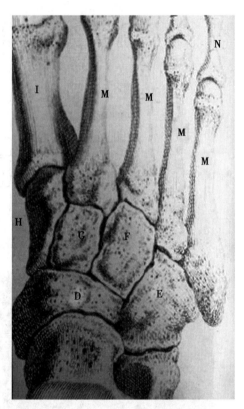

图 91-42 Lisfranc 关节解剖

(二) 关节囊稳定性

关节囊被跖跗关节复合体分为三柱。

1. 内侧柱 第 1 跖跗关节。

2. 中柱 第 2、3 跖跗关节。

3. 外侧柱 第 4、5 跖跗关节。

在矢状面活动度:内侧 3.5mm、外侧 13.0mm、中柱 0.6mm。

(三) 韧带稳定性

跖跗关节分为背侧、跖侧和骨间韧带,每侧韧带都有纵行和横行部分。但是在第 1 和第 2 跖骨间没有跖骨间韧带。背侧韧带最弱,所以背侧断裂和脱位常见。

Lisfranc 韧带——最强大的骨间韧带,从内侧楔骨外侧走行到第 2 跖骨内侧(图 91-43)。

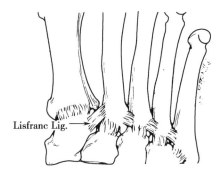

图 91-43 Lisfranc 韧带

【损伤机制】

1. 直接暴力 开放伤,骨筋膜室综合征。

2. 间接暴力 足跖曲位,纵向力作用于足和踝,背侧韧带断裂,跖跗关节先背侧移位,后内侧或外侧移位。多见于跳舞者足、交通伤。

【临床症状与体征】

临床症状变异大:在轻微伤、运动员和老年病人中,仅表现为轻压痛和中足轻度肿胀;在高能量伤、开放压砸伤病人中,表现为显著肿胀、疼痛和畸形。需立即清创固定。

由于跖跗关节脱位后部分自行复位,掩盖病情,易导致漏诊。间接表现——跖侧瘀斑。

内侧柱稳定性检查有旋转试验。该试验的方法是相对第 1 跖骨头提、压第 2 跖骨头,从而对第 2 跖跗关节施加应力,以此来诱发 Lisfranc 关节疼痛。

【影像学检查】

(一)X 线检查

1. 标准正位 X 线片 ①第 2 跖骨干内侧和中间楔骨内侧在同一直线上;②内侧柱线评价:足舟骨与内侧楔骨有无脱位;③楔骨和第 2 跖骨间隙内侧斑点征(fleck sign)提示 Lisfranc 韧带骨性撕脱。

2. 内旋 30° 斜位 X 线片 ①第 4 跖骨干内侧与骰骨内侧在同一直线;②观察有无骰骨压缩骨折。

3. 标准侧位 X 线片 ①足舟骨、楔骨和距骨在一条直线上;②检查背侧或跖侧脱位——即矢状面不稳定。

4. 应力像 以上所有检查可疑时,做应力像检查。

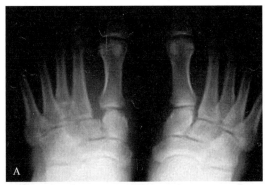

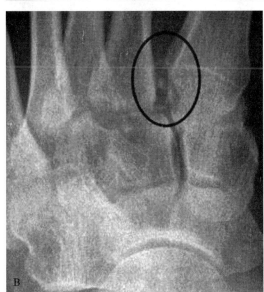

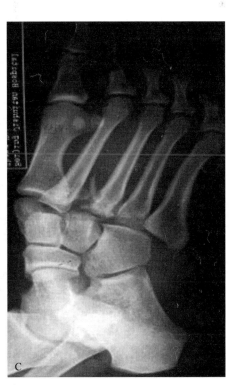

图 91-44 X 线片

A. 标准正位 X 线片,左足 Lisfranc 损伤;B. 斑点征 fleck sign;C. 内旋 30° 斜位 X 线片

（二）MRI 或 CT

【治疗】

1. 闭合复位克氏针固定　矢状位牵引复位，术后短腿石膏固定 6 周，6~8 周后取出克氏针。缺点：克氏针移走、断裂、感染和复位丢失。

2. 切开复位内固定　目标是解剖复位。注意内侧柱（内侧楔骨、足舟骨压缩）和外侧柱（骰骨压缩）长度的恢复。

以下三种都将产生不好的结果：①内侧和中间楔骨间隙移位 >2mm；②距跖角 >15°；③任何冠状面移位。

手术时间：24 小时内手术。优点：减少血管压力、皮坏死危险和易于解剖复位。如肿胀明显，手术可待肿胀减轻后再做，但需先除外骨筋膜室综合征。无骨折的脱位，伤后 >3 个月，建议行融合术。

早期并发症：①血管损伤；②骨筋膜室综合征；③脱位复发（少部分 4 个月取出螺钉后）；④复杂区域疼痛综合征；⑤皮坏死等。

晚期并发症：①骨性关节炎；②畸形；③慢性疼痛；④外生骨疣突出；⑤不愈合；⑥步态异常等。

（王满宜）

第九十二章
脊柱与脊髓损伤

第一节 脊柱与脊髓的应用解剖

【脊柱的解剖】

脊柱包括脊椎、椎间盘、韧带及关节突复合体,不仅承受躯体,还能够保护脊髓,脊髓是连接大脑与躯体之间传递运动和感觉信息的主要通路,脊椎由颈椎 7 节、胸椎 12 节、腰椎 5 节及骶尾椎组成。

1. C_1 为寰椎(atlas),C_2 为枢椎(axis),寰枢椎以两侧块组成关节和齿突、与寰椎组成可旋转之关节复合体、与枕骨相连。寰枢椎之间的旋转度约为颈椎总旋转度的一半。$C_{3~7}$ 则由椎体、椎弓、关节突和棘突组成。下颈椎有屈伸和侧屈 - 旋转联合运动,关节突上关节面呈前上向后下倾斜,较胸、腰椎者易于脱位。

2. $T_{1~10}$ 段脊柱有肋骨组成的胸廓与胸椎及横突连接的肋椎、肋横突关节,从而增加了胸椎的稳定性。其屈伸活动较少,在下胸椎有一定的旋转活动。

3. 胸腰段一般指 $T_{11~}L_1$ 段脊椎。此段结构有三个特点:①胸腰段成为活动的腰椎与固定的胸椎之间的转换点,躯干活动应力易集中于此;②胸椎生理后凸,腰椎生理前凸,肩背负重应力集中于此;③关节突关节面的朝向在胸腰段移行。胸腰段脊柱在结构上的特点,构成胸腰段脊柱损伤发生率高的因素。

4. 腰椎横径大于矢状径,椎间盘与关节突组成椎间连接。有较好的活动性及稳定性。其生理前凸的存在,对人体适应站、坐、卧三种姿势甚为重要。对脊柱固定及融合,均需维持腰椎的生理前凸序列。

【脊髓的解剖】

由延髓下行自 $C_1~L_1$ 节为脊髓,其下端为圆锥(conus),大约终止于 L_1,其下为马尾(cauda equina)。

1. C_1 脊髓节的神经自 C_1 上缘穿出为枕大神经,$C_{2~7}$ 神经依次由同序数椎弓上缘穿出,C_8 神经由 C_7 椎弓下即 $C_7~T_1$ 椎间孔穿出,自 T_1 以下,各节段神经根自同序数椎下椎间孔穿出,故下颈段脊髓节较同序数椎骨高出一个椎骨。

2. 胸段脊髓较细,神经根离开脊髓出椎间孔,自上而下,由横行变为斜行至下胸椎,同序数脊髓节段约比同序数椎骨高 2~3 节。

3. 胸腰段脊髓有两个特点 ①以 $T_{12}~L_1$ 骨折脱位为例,脊髓圆锥终止于 $T_{12}~L_1$ 及 L_1 上 1/3 者,是下运动神经元损伤(lower neuron injury),表现为松弛性截瘫。圆锥终止于 $L_{1~2}$ 间者,在脱位间隙以下可有数节脊髓,系上运动神经元损伤(upper neuron injury)。同一水平的骨折脱位,由于圆锥的水平不同,而出现不同的截瘫;②由于圆锥多终止于 L_1 椎体中上部,如 T_{10} 脊椎下缘相当于 L_1 脊髓节,则 $T_{11}~L_1$ 下缘处,就集中了 $L_2~S_5$ 脊髓及其相应的神经根(nerve root),即胸腰段为脊髓与神经根混在的部位。骨折脱位既损伤了脊髓,又损伤了神经根。脊髓对损伤的抵抗力低,而神经根则相对抵抗力较强,不存在脊髓损伤进行性病理过程的特点,脊髓损伤未恢复者,其神经根损伤可能已恢复。

4. 脊髓血供由脊髓前动脉、脊髓后动脉和根动脉组成。脊髓前动脉和后动脉均起于颅内,由枕骨大孔下行。脊髓前动脉有 1~2 条,走行于脊髓前正中裂,至脊髓圆锥为止与脊髓后动脉吻合;脊髓后动脉有 2 条,走行于脊髓后外侧沟,至圆锥与前动脉支吻合。此 2 条动脉均较细,走行距离又长,故需不断接受由颈升动脉、肋间动脉和腰横动脉分出之根动脉补充血供,但不是每一椎节均有根动脉。颈段脊髓多由颈升动脉之分支成为根动脉,$T_{4\sim6}$ 节段的血供相对较少,是易发生缺血的部位。在下胸椎的根动脉中有一支较大者,称为根大动脉或 Adamkiewicz 动脉,80% 起自左侧 $T_{9\sim11}$ 水平,供应下半胸髓,亦称大髓动脉(great medullary artery,GMA)。其出肋间动脉后沿椎体上升约 1~2 个椎节段进入椎间孔,根动脉又分为上升支和下降支,并与脊髓前动脉和后动脉相吻合。当 GMA 由于脊椎骨折脱位遭受损伤时,如无其他动脉分支与其吻合,则会导致下胸段脊髓缺血。

【马尾的解剖】

L_2 以下硬膜内为神经根沿脊髓圆锥下降,形成马尾,终丝在中间。

马尾的排列:左右两侧神经根排列有规律,在 L_3 椎间孔以上,马尾纤维束多密集在一起,各前根纤维束居前半,后根纤维束居后半。此特点对马尾断裂伤的修复甚为重要。

L_3 椎间孔以下,马尾中纤维束的数量逐渐减少,并在脑脊液中互相分开,各个神经根的后根束在远侧集合为一束,并与前根纤维束互相接近并行至出各自椎间孔。终丝则向后正中位移至 L_4、L_5 水平,形成终丝居后正中浅面,两侧各神经根由中线向两侧排列,腰椎者在两侧前部,骶椎者在后面

近中线,横切面上呈马蹄状。每一神经根的前根束在前内,后根束在后外。若马尾于此水平断裂,即需逐条缝合或黏合修复,上述排列规律可作为判断纤维束归属的参考依据(图 92-1)。

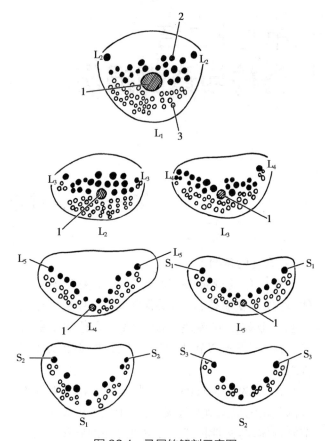

图 92-1 马尾的解剖示意图
1. 终丝;2. ●前根纤维;3. ○后跟纤维
L_3 椎间盘平面以上:终丝居中,前根纤维在前,后根纤维在后;L_3 椎间盘平面以下:终丝居后中表浅,前后根接近,上位神经根(腰神经根)在外侧,下位神经根(骶神经根)居中间

第二节　病因和发生率

脊柱脊髓损伤的原因有多种,交通意外事故是现代发生脊柱脊髓损伤的首要原因(40%~50%);其次是高空坠落(20%);其他暴力伤有工伤、采矿、运动伤等,占 10%~25%。脊髓损伤(spinal cord injury,SCI)中,80% 会并发多发伤。近代战争,脊柱脊髓火器伤约占 0.3%~4.6%,随着全球暴力行为的增加,火器伤也不断提高。2003 年,Scott 报道脊髓火器伤已成为美国脊髓损伤继交通事故的第二原因,完全性 SCI>50%,胸椎损伤最多见。随着人口老龄化,颈椎退变、椎管狭窄,遇轻度外伤即可发生脊髓损伤,导致颈髓损伤有所增加;脊柱骨质疏松性骨

折也逐年增加,>50 岁的女性中,椎体骨折发生率达 20%~25%,全世界每 22 秒钟发生 1 例脊柱骨折。

50% 的脊柱骨折(spine fracture)及 40% 的脊髓损伤(spinal cord injury)发生于 $T_{11}\sim L_1$。脊柱骨折一旦发生 SCI,早期死亡率约 17%,SCI 可导致严重的致残,最终功能恢复程度更多地取决于神经功能的保留程度。在发达国家,SCI 的年发生率是 11.5~53.4/100 万。日本 Shingu 等报道,1990—1992 年 SCI 年发生率是 40.2/100 万。2000 年,Karacan 报道土耳其脊髓损伤中截瘫 54%,四肢瘫 46%。2001 年,Lali 等报道脊髓损伤按美国脊柱损

伤协会(America spinal injury association,ASIA)损伤分类评定,完全性损伤 ASIA A 级 45%,不完全性损伤 ASIA B 级 15%、ASIA C 级 10%、ASIA D 级 30%,脊髓损伤水平 C_1~T_1 损伤占 55%,T_1~T_{11} 损伤占 15%,T_{11}~L_2 损伤占 15%,L_2~S_5 损伤占 15%。我国尚无全国性统计,北京市 2002 年 SCI 年发生率 60 人 /100 万,比 1996 年上升了近 10 倍。2004 年,Jackson 等报道 SCI 中四肢瘫在美国占 54.1%,50.0% 为完全性损伤;2005 年,Dahlberg 等报道芬兰赫尔辛基 SCI 中,截瘫 54%,四肢瘫 43%,不完全性损伤 57%。急性 SCI 在治疗早期的病死率约 4.4%~16.7%。2006 年,Wyndacle 等对 SCI 的发生率根据以往文献的报道进行总结:SCI 年发生率 10.4~83.0/100 万,此数据还不包括那些当场死亡的病例,1/3 的 SCI 病人为四肢瘫,其中 50% 为完性损伤,平均年龄为 33 岁,男女比率 3.8∶1。脊柱脊髓损伤的劳动丧失给家庭、医疗和社会均带来了沉重的负担。

第三节　脊柱损伤的分类

【按损伤机制分类】

1. 屈曲压缩　是轴向压力负荷所致的脊柱前柱损伤。轻者椎体前方楔形压缩骨折;重者发生骨折脱位,脊柱前部压缩、后部分离。

2. 屈曲分离损伤　例如安全带损伤,是轴向分离应力所致的脊柱中、后柱损伤。前柱因铰链作用不会发生半脱位。

3. 垂直压缩　如重物砸于头顶或肩部,或从高处落下足着地或臀部着地,脊柱受轴向负荷所致前、中柱损伤,又称爆裂骨折。

4. 旋转及侧屈　侧屈暴力时常伴有旋转、旋转侧屈或前屈,可发生单侧关节脱位,常见于颈椎损伤,侧屈可致椎体侧方压缩骨折。

5. 伸展损伤　常发生在颈椎,头或前额撞击于物体上致颈向后伸展则发生伸展损伤,常无骨折或脱位;有时可见棘突被挤压骨折或椎体前下缘撕裂小骨折片,称泪滴骨折。

上述损伤暴力亦可为复合的,如屈曲合并垂直压缩、屈曲旋转等。

【按骨折形态分类】

Denis 将胸腰椎骨折分为四个类型。

1. 压缩骨折(compression fracture)　椎体前方压缩骨折。压缩程度以椎体前缘高度占后缘高度的比值计算,分为:Ⅰ度(轻度),压缩 1/3;Ⅱ度(中度),压缩 1/2;Ⅲ度(重度),压缩 2/3。Ⅱ度及Ⅲ度压缩骨折常伴有其后方棘上韧带和棘间韧带断裂(图 92-2)。

2. 爆裂骨折(bursting fracture)　髓核突入椎体致爆裂骨折,其骨折块可向左右前后移位,但主要是向椎管内移位,并常损伤脊髓。骨折向两侧移位,致两侧椎弓根距离加宽。

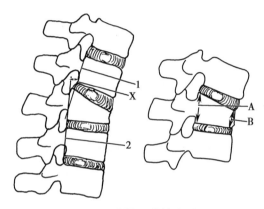

图 92-2　脊柱 X 线检查测量

左 . 脊柱后弓角测量;1. 上位椎体后缘线;2. 下位椎体后缘线;X. 脊柱后弓角;右. 椎体压缩骨折程度 $(\frac{B}{A} \times 100\%)$;A. 椎体后缘高度;B. 椎体前缘高度

3. 屈曲 - 分离(安全带型)骨折　骨折线呈水平走行,由椎体前缘或椎间盘向后经椎弓根至棘突发生水平骨折,或致棘间韧带断裂,即 Chance 骨折。常见于安全带损伤,骨折移位不大,脊髓损伤少见。

4. 骨折脱位(fracture dislocation)　椎体骨折可为屈曲压缩或爆裂骨折,其上位椎体向前方脱位。在腰椎可发生反向损伤,例如腰背部被横向暴力打击,可发生上位椎体向后方脱位。前脱位程度以关节突算分为:Ⅰ度,脱位;Ⅱ度,关节突起跳跃,上位椎下关节突尖正在下位椎体上关节突上;Ⅲ度,关节突起交锁,即上位椎体的下关节突位于下位椎体上关节突的前方,两者发生交锁导致不能自行复位。脱位程度以椎体前后径计算,上下椎体后缘相差 1/4 椎矢状径以内为Ⅰ度,1/4~2/4 为Ⅱ度,大于 2/4 不超过 3/4 为Ⅲ度,大于 3/4 为Ⅳ度,大于 4/4 为全脱位。Ⅱ度、Ⅲ度脱位常伴有脊髓损伤。

【按脊柱稳定性分类】

分为稳定骨折与不稳定骨折。McAfee 等将伴有后柱损伤的爆裂骨折分类为不稳定骨折,而无后方结构损伤的爆裂骨折分类为稳定骨折。所有骨折脱位的三柱均受破坏,属不稳定骨折;对压缩骨折伴有棘间韧带断裂的颈椎、胸腰段及腰椎骨折应视为不稳定骨折。

第四节　脊髓损伤分类

(一) 完全性脊髓损伤

临床表现为完全截瘫,除损伤平面以下感觉、运动完全丧失,排尿排便功能障碍(括约肌失控)之外,必须包括肛门会阴区感觉和运动(括约肌)丧失。在圆锥损伤,则仅为括约肌和骶区感觉和运动丧失。

(二) 不完全脊髓损伤

损伤平面以下感觉和 / 或运动功能,或括约肌反射不完全丧失,但必须包括肛门骶区感觉存在。

(三) 特殊类型脊髓损伤

1. 脊髓休克(spinal shock) 脊髓休克本身无明显病理改变。其机制不详,可能与损伤动能所引起的轴突膜迅速去极化有关。在临床可表现为在损伤平面以下所有脊髓功能丧失,其早期效应一般在伤后 24 小时内消退。

2. 脊髓中央综合征(central cord syndrome)主要见于颈椎后伸损伤或爆裂骨折,其特征是上肢瘫痪重,下肢瘫痪轻,感觉不完全丧失,括约肌可无障碍或轻度障碍,此乃因中央脊髓损伤的范围近中央灰质者重,离开灰质近周边者轻,而皮质脊髓侧束和前束中的神经纤维排列,正是支配上肢者近中央,支配下肢者远离中央,故下肢神经纤维受累轻。其预后较好(图 92-3)。

3. 脊髓半侧损伤综合征(Brown-Séquard syndrome) 脊髓半侧遭受损伤,系不完全损伤,伤(同)侧平面以下运动障碍,对侧感觉障碍,括约肌功能多存在。因同侧皮质脊髓束下行受损,而肢体感觉传入脊髓后,交叉至对侧上行,故出现对侧感觉障碍。

4. 前脊髓综合征(anterior cord syndrome)见于颈椎爆裂骨折,骨折块移位突然击入椎管,损伤或压迫前部脊髓,亦可见于颈后伸损伤。所以,颈椎后伸损伤和爆裂骨折,既可引起中央脊髓损伤,又可导致前脊髓损伤。当椎管较狭窄时,爆裂骨折的骨折块自前方损伤脊髓,后方因椎管狭窄对脊髓形成反作用,使脊髓受前后应力损伤,造成中央脊髓损伤;当椎管较宽时,后伸损伤时脊髓向后弯曲,后方未受挤压而前方被牵拉,造成前脊髓损伤。

前脊髓损伤的主要表现是损伤平面以下大多数运动完全瘫痪,括约肌功能障碍,深部感觉、位置觉保存,此乃薄束与楔束得到保存之故。其损伤机制除直接损伤脊髓前部之外,还可有中央动脉损伤,其供养脊髓前 2/3,与临床表现相一致,这也是前脊髓损伤运动功能恢复困难的原因之一(图 92-4)。

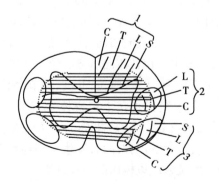

图 92-3　中央脊髓综合征示意图
划线区为损伤范围,累及上肢多
1. 薄束、楔束;2. 皮质侧束;3. 丘脑束

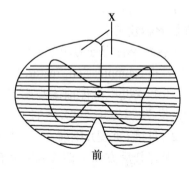

图 92-4　前脊髓综合征
划线区为损伤范围;X. 深感觉保存

5. 后脊髓综合征(posterior cord syndrome)很少见,可见于椎板骨折下陷压迫脊髓后部,感觉

障碍包括深感觉丧失,较运动功能障碍严重。

6. 创伤性上升性脊髓缺血损伤(traumatic ascending ischemic cord injury) 多见于下胸椎损伤,伤后截瘫平面持续上升,有两种表现:①伤后截瘫平面与骨折脱位平面一致。伤后2~3天截瘫平面开始上升。胥少汀等报道5例胸腰段损伤,其中3例上升至C_{2-4}平面,因呼吸衰竭致死,其中1例死亡病例解剖见整个脊髓自C_2至骶髓软化坏死;另2例于伤后4周至6个月行手术探查,见胸髓自T_4以下坏死软化或呈瘢痕化。②截瘫平面上升3~5个节段,大多数在T_{7-8}平面停止上升。停止时间最晚在伤后23天。

死亡的3例病人下肢截瘫一直呈松弛性,其原因有二:①截瘫平面上升至颈髓致死者,系T_{10}受伤节段脊髓血管(前后动静脉)血栓,逐渐扩大蔓延至整个脊髓缺血坏死;②胸腰段的大髓动脉(GMA)受损伤,致其供养之下胸段脊髓段缺血坏死。

7. 无骨折脱位脊髓损伤(spinal cord injury without fracture-dislocation,SCIWOFD,或 spinal cord injury without radiographic abnormality,SCIWORA) 指在MRI以外的影像学检查中未见明显异常,可分为四型。

(1) 儿童颈椎 SCIWOFD:见于6个月至16岁儿童,9岁以下者过半,多因车祸、高处坠落、牵拉等严重损伤造成。可发生脊髓损伤而无骨折脱位。脊髓中央损伤约占一半,其次为完全脊髓损伤、不完全脊髓损伤,个别为Brown-Séquard。其一个特点是约一半的病例在伤后至脊髓损伤有一个潜伏期,时间自数小时至4天。

(2) 成人颈椎 SCIWOFD:以50岁以上多见。轻微后伸损伤占大多数,伤后即发生截瘫,中央脊髓损伤约占70%,其他为完全脊髓损伤、不完全脊髓损伤、Brown-Séquard和神经根损伤。影像学检查提示病人多有颈椎病、椎管狭窄等病理基础,存在前纵韧带损伤、椎间盘突出者过半,还有后纵韧带出血,棘上韧带断裂等。

(3) 胸椎 SCIWOFD:主要发生在儿童和青壮年,儿童组之年龄在1~11岁,青壮年为18~38岁。致伤原因系严重砸压伤,成人伤后立即截瘫,儿童则半数有潜伏期,自伤后2小时到4天才出现截瘫,截瘫平面在上部胸椎者占1/3,在下部胸椎者占2/3,绝大多数为完全截瘫,且系松弛性瘫痪。胸椎 SCIWOFD 还有一个特点是胸部或腹部伴发伤较多,胸部伤主要为多发肋骨骨折和血胸,腹部伤则主要为肝脾破裂出血。胸椎 SCIWOFD 的损伤机制可能有大髓动脉(GMA)损伤,或由于胸、腹腔压力剧增致椎管内高压,小动静脉出血而脊髓缺血损伤,部分病例表现为脑脊液(cerebrospinal fluid,CSF)中有出血。

(4) 一过性腰椎 SCIWOFD:少见,胥少汀和Macmillan 共报道5例,均为青壮年男性,致伤原因有背部撞伤、倒立过伸位摔倒等,伤后双下肢不全瘫。X线检查,4例有腰椎椎管狭窄,可能是发病的基础因素,经保守治疗,截瘫完全恢复。

8. 圆锥综合征(conus syndrome) 爆裂骨折可造成圆锥损伤。圆锥损伤可分为三类:①脊髓、圆锥、神经根损伤,临床表现为脊髓平面损伤;②腰骶神经根圆锥损伤;③单纯圆锥损伤,支配下肢的腰骶神经根无损伤,仅表现为圆锥损伤,即肛门会阴区感觉障碍,括约肌功能障碍,球海绵体反射和肛门反射消失。第二类马尾神经根损伤一般较圆锥损伤为轻,可获得恢复,而遗留括约肌障碍和会阴感觉障碍。MRI 可观察到圆锥部损伤改变。

9. 马尾综合征(cauda equina syndrome) 单纯损伤马尾,可引起感觉丧失,运动瘫痪为松弛性,腱反射消失,包括S_{2-4}神经损伤者,括约肌功能障碍,球海绵体反射和肛门反射消失。

10. 脊髓锐器或火器伤 锐器刺伤脊髓,可为全横断或部分横断,MRI 可显示脊髓损伤情况,锐器常从椎间隙或椎间盘刺入。火器伤直接损伤脊髓,多致脊髓横断,椎管外脊椎火器伤冲击压力波损伤脊髓,根据脊椎伤部位至椎管的距离和弹丸速度,脊髓损伤程度分为完全脊髓损伤,不完全脊髓损伤和脊髓轻微损伤不等。

第五节　脊髓损伤的病理改变和临床

脊髓原发性损伤指由于局部组织变形和创伤能量传递引起的初始机械性损害和出血,损伤被动地发生在损伤后短时间内,神经损害是不可逆的。

继发性的脊髓损伤则指的是原发性损伤激活的包括生化和细胞改变在内的链式反应,可以使神经细胞损伤进行性加重甚至死亡,并导致脊髓自体溶解破坏,髓内结构发生不可逆的损害,脊髓损伤区域的进行性扩大(包括水肿、炎症反应、缺血、细胞因子、再灌注等对脊髓产生的毒害作用),在原发损伤后的数分钟到数天内逐渐形成,并伴随一系列的细胞内代谢和基因改变,这些均会加重致残程度和增加死亡率。继发性损伤是一种细胞和分子水平的主动调节过程,具有可逆性且可被调控。

一、实验脊髓损伤的病理

(一) 原发性脊髓损伤

1. 脊髓横断伤 受伤瞬间暴力、骨折脱位或骨折片侵入椎管内损伤脊髓;6小时中心灰质液化坏死。伤后6周,脊髓断端1~2cm内均为胶质及纤维细胞、瘢痕所代替。

2. 完全性脊髓损伤 脊髓在解剖上连续,但损伤却不可逆转,伤后15分钟至3小时,可见中央管出血,灰质呈多灶性出血,出血区神经细胞部分退变。6小时出血遍布灰质。24~48小时灰质中几乎看不到神经细胞,白质中神经轴突退变,并部分开始坏死。伤后1~2周脊髓大部分坏死。6周时脊髓的神经组织完全消失,被神经胶质替代。

3. 不完全性脊髓损伤 此类损伤类似完全损伤的改变,但损伤相对较轻,脊髓解剖连续性完好,伤后1~3小时,中央管内渗出及出血,灰质中有数处点状或灶性出血,6小时灰质出血区部分神经细胞开始退变。24小时少数白质发生退变。6周时脊髓中已不见出血,神经细胞存在,少数仍呈退变。

4. 脊髓轻微损伤或脊髓震荡 脊髓损伤中最轻微的一种病理损伤,伤后出现短暂的可恢复的脊髓功能障碍,在镜下可以见到中央灰质的小灶性出血,少数的神经细胞或轴索退变,但不形成坏死灶,一般于伤后24~48小时内症状体征消失。多不遗留神经系统的后遗症。

(二) 继发性脊髓损伤

继发性损伤的概念最初由 Allen 在1911年提出,他在动物实验中观察到急性脊髓损伤的狗在清除血肿后神经功能获得了一定的改善,并认为可能存在源于局部血肿及坏死物的生化物质会导致进一步的脊髓损伤。20世纪70年代中期,Kobrine 和 Nelson 分别提出了导致脊髓继发损伤的神经源性理论和血管源性理论,前者认为神经膜的损伤诱发了一系列病理生理的代谢改变,后者认为脊髓微血管破裂,血管痉挛,血栓形成等引起脊髓缺血,最终导致中央性出血性坏死。近30年的大量研究相

继提出了各种与继发性脊髓损伤相关的因素,主要包括:①血管改变,包括局部缺血、微循环紊乱、血管痉挛、栓塞及血管自动调节机制的丧失;②离子紊乱,包括细胞内钙增加、细胞外高钾及钠离子通透性增加;③神经递质如5-羟色胺、儿茶酚胺和兴奋性氨基酸的聚集;④花生四烯酸的释放、游离铁的升高、自由基产生和脂质过氧化反应;⑤内源性阿片样物质;⑥一氧化氮(NO);⑦炎性反应;⑧细胞能量代谢的异常;⑨程序性细胞死亡(凋亡)等。

尽管如此,对于继发性脊髓损伤机制的认识目前仍然还不十分精确,在这些相关因素中最值得重视的仍然是局部微循环障碍带来的缺血改变和自由基引起的脂质过氧化反应。

二、人体脊髓损伤的病理

人体脊髓损伤,很难观察到随时间推移而呈现的一系列病理改变。随着临床病例数的积累,发现人体脊髓损伤的病理改变规律和过程与实验脊髓损伤病理基本一致,只是人体脊髓损伤的病理过程较实验动物为长,没有实验动物的典型。但是灰白质出血、水肿、坏死、囊腔、退变、胶质化以及再生规律都是一致的。

Kakulas(1999年)报道西澳大学神经病理研究所自1950—1999年尸检资料共1815例脊髓,其中创伤566例,内有354例在院前死亡,125例生存期少于6个月,87例生存期6个月以上。

组织学改变早期:伤后组织破裂、出血,数分钟后水肿开始,1~2小时时肿胀明显。出血主要在灰质中,健存的毛细血管内皮细胞肿胀,伤段血液灌流减少、缺血、代谢物蓄积。白细胞从血管移出成为吞噬细胞,轴突退变,脱髓鞘及一系列生化改变。24小时胶质细胞增多。5~7天胶质纤维产生,神经纤维中断后,近端传入纤维和远端传出纤维退变。

组织学改变中期:反应性改变和碎片移除,留下多囊性空腔,胶质细胞和胶质纤维增生。

组织学改变晚期:胶质细胞和纤维持续增多,大约半年到达终期,多囊腔常被胶质细胞衬里,上下通道的沃勒(Wallerian)变性持续进行,神经根再生开始。

三、临床和病理联系

由于继发性脊髓损伤具有严重的危害性,在伤后早期阻断、逆转这一进程对于脊髓损伤的救治有极其重要的意义,有效的治疗应针对继发性脊髓损伤的病理生理机制,保护尚未受损的白质传导束,

从而达到保全部分神经功能的目的。

（一）尽早减压治疗

继发性损害程度与压迫时间有直接关系，去除受伤脊髓的致压物，包括骨折碎片和移位的椎间盘，有利于保存未损伤神经组织的完整性。如条件允许，应力争伤后尽早减压，如果在伤后72小时内或更早接受减压和内固定手术，可能有益于神经功能的恢复。

（二）早期药物治疗

1. 大剂量甲泼尼龙（methylprednisolone，MP）伤后8小时内给予大量MP，在临床上才确实有效。美国根据第三次国家急性脊髓损伤研究（Natonal acute spinal cord injury study Ⅲ，NASCIS Ⅲ）的结果，建议第1小时首次冲击量30mg/kg，于15分钟内静脉滴入；45分钟后5.4mg/（kg·h）连续静滴23小时。应于伤后3小时内用药，持续24小时；如果给药延迟至伤后3~8小时，则宜保持用药48小时治疗。

2. 神经节苷脂（GM-1） 该药具有保护细胞膜、减轻组织水肿、促进轴突再生等作用。GM-1同样强调早期应用，对不完全性脊髓损伤疗效相对较好。

3. 钙通道阻断剂 该类药物作用于微血管系统，减轻损伤引起的血管痉挛，防止周围血管舒张导致的系统性低血压，改善损伤后脊髓血流，改善轴索功能。

（三）高压氧治疗

脊髓损伤后4~6小时即应开始使用，以2.0~2.5个大气压的高压氧治疗，每次2小时，每天2~3次，持续10~14天。防止脊髓肿胀，增加组织内氧含量，改善局部细胞的缺氧情况，促进损伤部位新生成的纤维细胞的胶原合成，调整酶系统因缺氧导致的破坏。

（四）局部亚低温疗法

亚低温治疗是脊髓损伤后在局部较长时间应用的冷却疗法。低温可以降低细胞的代谢率，减少组织的氧耗量，故可增强脊髓缺氧的耐受性，减轻脊髓水肿，降低脑脊液压力；降温还可阻止酸性物质的产生。治疗开始设定2~8℃的低温，以后逐渐维持在15℃左右，持续7~8天。

（五）其他

针对病情变化过程中的不同时机和环节采用不同的治疗是临床治疗的理论基础。目前对各种神经营养因子、生长抑制因子、细胞外基质复合物、褪黑色素、腺苷等药物对脊髓损伤治疗作用的研究正在不断深入；抗凋亡治疗、T-细胞疫苗的接种、转基因治疗等治疗方法在试验中逐渐被证实有利于脊髓损伤的恢复；有些中药如人参、丹参、三七等因为能改善脊髓的血液循环，提高脊髓组织耐受缺氧的能力，在脊髓损伤中越来越受到重视。但是，由于多种原因的限制，许多治疗方法现在仍然只处于试验阶段，距离真正临床应用还有很长的路要走。

第六节　脊髓损伤的急救、搬运和预防

一、急救与运送

所有创伤病人在未排除脊柱损伤前，均应按不稳定性脊柱损伤予以保护，除非脊柱损伤已被排除。在急救、搬运及急诊室救治中，应充分了解外伤机制、可能发生某些损伤的规律性并详细检查，排除SCI的可能，并建立急救医疗服务系统。虽然发达国家在急救、搬运过程中，由不完全性SCI转变为完全性SCI已逐渐减少，但是急救（first aid）与运送（transportation）的要点是自始至终保持脊柱相对稳定，以避免脊髓遭受再次损伤，因此仍需重视。在全身多部分损伤中，只有脊柱损伤伴SCI对急救和运送的要求最高。我国北京市5年回顾性调查资料表明，SCI在急救运送中二次损伤者高达22.6%。

急性脊髓损伤急救与运送的要求是：有健全的急救组织、训练有素的急救专业人员，有急救设施和快速运送设施。发达国家急救反应时间（response time）短，大多可在2小时内送到治疗医院。脊柱脊髓损伤病人的受伤现场，应待专业急救人员进行搬动及运送，应当有至少3人将病人平移动至担架上，颈椎损伤更需进行颈椎制动，宜处于屈伸中立位。

二、脊髓损伤的预防

Ⅰ级：预防（prevention）脊髓损伤的发生，主要是加强宣传教育，强制性使用安全带；跳水先知池水深浅；骑马从前面摔下多系头向下，易致颈椎脊髓损伤，而从马背向后摔下，常是臀部着地，易发生胸腰椎骨折脊髓损伤。

Ⅱ级:院前急救,伤后预防脊髓损伤进一步加重。

Ⅲ级:脊髓损伤后,全身多系统发生改变,并发症多,如基本确定SCI者,现场即使用MP冲击治疗。

第七节　临床表现和神经学检查

【临床表现】

1. 脊柱骨折或骨折脱位　确定创伤病史,不能忽视潜在的脊柱脊髓损伤。多发伤病人可能会导致颈椎骨折的漏诊。如病人意识清晰,均会主诉伤处疼痛,骨折脊椎棘突间压痛,或可见皮下出血,X线检查是首选的放射学检查。

2. 脊髓损伤　颈脊髓损伤致上下肢均瘫称四肢瘫(tetraplegia),而胸腰脊髓损伤致双下肢瘫,称截瘫(paraplegia)。伤后可呈现一段脊髓休克期,致损伤节段和其以下脊髓功能暂时丧失,表现为感觉丧失,肌肉瘫痪,深、浅反射消失等下运动神经元损伤;待休克期过后,其支配的肌肉肌张力增加、腱反射恢复,由于失去上运动神经元的控制,表现为反射亢进,并出现病理反射。脊髓休克期的长短不定,在伤后72小时至1周内的评估结果要远比在最初24小时内检查结果能更精确地提示其预后。而胸段脊髓损伤的脊髓休克期短,肛门及阴茎海绵体反射的出现,表示脊髓休克期将过,待下肢腱反射、肌肉张力增高和痉挛,则常需更长的时间。

【神经学检查】

1. 截瘫平面　依据感觉和运动平面而定。身体左右两侧的平面常是不一样的,因而应分别记录,即左、右侧感觉节段和运动节段。感觉平面指该侧正常感觉功能的最低脊髓节段,运动平面则指该侧正常运动功能的最低节段。感觉及肌力减低节段均不是正常节段,而是截瘫平面以下的节段,是部分功能保留即部分神经节段的支配区。

2. 感觉检查　应检查上肢躯干及下肢共28个皮节区的关键点,如C_3为锁骨上窝;C_4为肩锁关节顶部;T_1为肘前窝尺侧;T_2为腋窝;T_3以下为同序数肋间(图92-5)。每个关键点应检查轻触觉与针刺痛觉,以缺失为0,障碍、部分障碍或感觉过敏为1,正常为2来记录与评分。

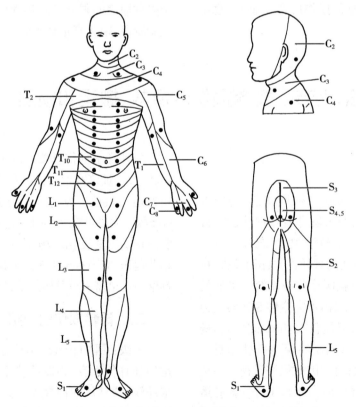

图92-5　感觉检查
•为感觉检查的皮区关键点

3. 运动检查　推荐检查 10 对肌节中的关键肌。自上而下按肌肉分级，C_4 为三角肌；C_5 为肱二头肌、肱肌；C_6 为桡腕伸肌、肱桡肌；C_7 为肱三头肌；C_8 为中指屈指肌；T_1 为小指外展肌；L_2 为髂腰肌；L_3 为股四头肌；L_4 为胫前肌；L_5 为趾长伸肌；S_1 为小腿三头肌。肌力按 0~5 级记录，运动平面的确定，应根据肌力至少为 3 级的关键肌来确定，要求该平面以上的节段支配的关键肌肌力必须在 4~5 级，即以肌力为 3 级的神经节段为运动平面。

4. 肛门括约肌及会阴感觉检查　肛门括约肌的检查系带指套插入肛门中，问其有无感觉及令其收缩肛门，存在肛门括约肌收缩与肛门黏膜感觉及会阴部感觉者为不完全脊髓损伤，消失者为完全性脊髓损伤。

5. 脊髓损伤严重程度的临床分级　2000 年和 2006 年美国脊柱损伤协会（ASIA）根据 Frankel 分级修订的 ASIA 脊髓损害分级是目前被公认和被广泛应用的。

A 级：完全性损害。在损伤神经平面以下，包括骶段 S_{4-5} 无任何感觉和运动功能。

B 级：不完全性损害。在损伤神经平面以下，包括 S_{4-5} 存在感觉功能，但无运动功能。

C 级：不完全性损害。在损伤神经平面以下，存在感觉和运动功能，且平面以下，至少一半以上的关键肌肌力 <3 级。

D 级：不完全性损害。在损伤神经平面以下，存在感觉和运动功能，且平面以下至少一半的关键肌肌力 ≥ 3 级。

E 级：正常。感觉和运动功能正常。

注：C 级和 D 级除 S_{4-5} 有感觉或运动功能保留之外，还必须具备如下两点之一：①肛门括约肌有自主收缩；②神经平面以下有 3 个节段以上运动功能保留。

6. 截瘫平面高于骨折脱位平面　通常脊椎骨折或骨折脱位损伤其同平面的脊髓与神经根，截瘫平面与脊椎损伤平面是一致的。但损伤节段脊髓内出血可以向上、向下累及 1~2 个脊髓节段，如高于脊椎损伤平面 2 个脊髓节段，表示脊髓遭受严重损伤，恢复可能性甚小。腰段神经根损伤，腰椎侧方脱位，可牵拉损伤神经根，当上位腰椎向右脱位时，则牵拉对侧即左侧的神经根，可以是同平面神经根，或为上位椎神经根，则截瘫平面高于脊椎损伤平面。

【电生理检查】

1. 体感诱发电位（somatosensory evoked potential, SEP）　体感诱发电位主要监护的是上行传导系统的脊髓内侧丘系，包括触觉辨别、振动觉及本体感觉，而不是脊髓丘脑的痛温觉传导系统。四肢的感觉信息通过初级神经元到达脊髓并通过薄束与楔束核上传，SEP 就是在感觉传导通路上记录到的电活动。监护时，上肢 SEP 常选择正中神经、尺神经和桡神经，下肢则选择胫后神经与腓总神经。312 例行皮质感觉诱发电位（cortical evoked potential, CEP）检查的结果显示：179 例完全截瘫病例中，CEP 未引出者占 97.8%，假阳性率为 2.2%；133 例不完全截瘫病例中，CEP 表现为潜伏期延长或波幅降低者占 96.25%，假阴性占 3.75%，诊断较为准确。在颈脊髓损伤病例中，C_5 节段存在，正中神经 CEP 可引出；C_6 节段存在，桡神经 CEP 可引出；C_7 节段存在，尺神经 CEP 可引出。在颈髓伤及中央型损伤中，尺神经 CEP 受损最重。在胸腰段脊椎脊髓损伤，CEP 检查有重要意义，此段脊髓圆锥、腰骶神经根混合存在，股、胫、腓 3 根神经 CEP 均引出，表明脊髓与神经根损伤均不完全，有恢复的可能；三者 CEP 均引不出，表明脊髓及神经根均损伤严重且无法恢复；股神经 CEP 可引出，胫、腓神经 CEP 引不出者，表明腰神经根不全损伤有恢复，而脊髓损伤无恢复。在急性脊髓损伤，伤后 12 小时以后引不出 CEP 者，表明为完全性脊髓损伤。CEP 检查有鉴别诊断及评估预后的意义（图 92-6）。

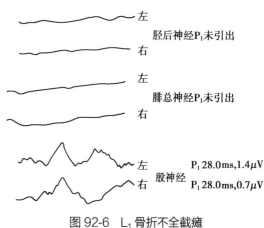

图 92-6　L_1 骨折不全截瘫
胫后神经、腓总神经 CEP 引不出，股神经 CEP 引出，
表明腰神经根恢复，脊髓未恢复

2. 运动诱发电位（motor evoked potential, MEP）　CEP 检查只代表脊髓的感觉通道有无传导功能，MEP 则系刺激大脑皮质通过脊髓运动通道（锥体束），在其支配的上肢肌或下肢肌引起收缩，以肌电图形式检出。MEP 的引出表明脊髓运动通道功能存在。脊髓损伤时，感觉通道与运动传导束均被破坏者，CEP 可以代表；而二者不同损害者，则需

分别检查 CEP 与 MEP 才代表整个脊髓功能情况（图 92-7）。

手功能：Curt 和 Dietz 指出，正中神经和尺神经 SEP 正常者，手功能的 90% 正常；正中神经 SEP 一半为病理性，尺神经 90% 为病理性者，手有被动功能；而正中神经、尺神经 SEP 均消失者，手无功能。MEP 亦可预测手功能，外展小指肌 MEP 代表手内在肌，急性 SCI 测不出小指展肌和肱二头肌 MEP 者，手无功能或仅有被动功能。

下肢功能：胫后神经 SEP 消失者预后差，可引出者 80% 以上在 1 年内可恢复下肢活动；80% 的不完全截瘫可引出胫前肌病理性 MEP，伤后 4 天可引出胫前肌 MEP 者预后较好。

膀胱功能：男性检查阴茎 SEP，女性检查阴部 SEP。可引出 SEP 者，表示膀胱功能预后较好。

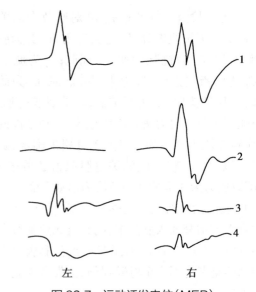

图 92-7　运动诱发电位（MEP）
1. 伤前胫后神经 MEP；2. 左半脊髓切断后的 MEP；
3. 伤前胫后神经 SEP；4. 左半脊髓切断后的 SEP

第八节　影像学检查

【X 线检查】

假阴性率为 0.5%，敏感度为 90.3%，特异性为 96.3%。正位应观察椎体有无变形、上下棘突间隙、椎弓根间距等有无改变；侧位应观察棘突间隙有无加大。测量椎体压缩程度、脱位程度和脊柱后弓角。正常胸椎后弓角 ≤ 10°，在颈、腰椎为生理前凸。根据 X 线片脱位程度间接来评估脊髓损伤程度。

【CT 检查】

可见有无椎板骨折下陷、关节突骨折以及爆裂骨折骨折块突入椎管的程度。以该骨折块占据椎管前后径的比值算，占 1/3 以内者为 I 度狭窄，占 1/2 者为 II 度狭窄，大于 1/2 者为 III 度狭窄。II 度、III 度狭窄多压迫脊髓。

【磁共振成像检查】

磁共振成像（magnetic resonance imaging，MRI）检查方面有以下四个。

1. 评估 PLC 完整性的重要依据　T_2 加权像的脂肪抑制序列（short time inversion recovery，STIR）能突出显示软组织的水肿信号。

2. 显示压迫脊髓的因素及部位　MRI 可显示爆裂骨折向后移位的骨折片或脱位椎下方的椎体后缘、椎间盘突出等。

3. 显示椎管狭窄的程度　在矢状位横扫，可见椎管狭窄脊髓压迫的程度，特别是脊柱后弓角对脊髓的压迫，并显示出压迫的长度及范围。

4. 显示脊髓实质损伤改变

（1）急性脊髓损伤：MRI 表现有三型。①出血型，脊髓成像中有较大的中心低信号区，表明灰质出血细胞内的去氧血红素；周围围绕以高信号区，表明脊髓水肿；②水肿型，脊髓伤区呈现一致高信号；③混合型，表现为脊髓内混杂高低不匀信号。水肿型有较高（60% 以上）的恢复率；而混合型的明显恢复在 38%；出血型恢复率最低，仅 20%。

（2）亚急性脊髓损伤：MRI 的 T_2 加权像经常可以显示受损水平脊髓后索上方和外侧柱下方的白质束中高信号。

（3）晚期脊髓损伤：脊髓损伤晚期其组织学改变在 MRI 的表现不同。脊髓中的囊腔，MRI 亦显示囊腔；脊髓内的坏死软化，胶质组织疏松，MRI T_1 为低信号；脊髓内白质组织胶质化与软化灶混在者，MRI 为斑点不匀信号；脊髓缺血胶质化萎缩，MRI 表现为近正常稍高信号，但较正常脊髓为细。

对脊髓损伤程度的判断及对预后的评估，以临床神经学、诱发电位及 MRI 检查三者结合最有参考及指导意义。

第九节　脊髓损伤的治疗原则和非手术治疗

【治疗原则】

1. 尽早治疗　治疗应是愈早愈好,伤后 6~8 小时内是黄金时期,24 小时内或 72 小时内可获得最佳效果,应根据病人全身情况及手术早晚利弊权衡界定。

2. 整复骨折脱位,使脊髓减压并稳定脊柱　应尽早整复骨折脱位、恢复椎管矢状径;存在椎体骨折块、椎体后上角或椎间盘突出压迫脊髓者,需行前方减压。稳定脊柱详见下述。

3. 治疗脊髓损伤　由于脊髓伤后出血、水肿及许多继发损伤改变,需要进行积极治疗。

【药物治疗】

详见本章第五节"临床和病理联系"相关内容。

【牵引复位】

详见下述。

第十节　各节段脊柱骨折的治疗

一、上颈椎损伤的治疗

(一) 寰椎前后弓四部骨折(Jefferson 骨折)

头顶受垂直暴力,枕骨髁向下撞击寰椎,致其薄弱处前后弓骨折,多无脊髓损伤。病人头颈疼痛,可以有枕大神经(C_2)刺激或损伤症状,通过 X 线轴位片及 CT 检查可明确诊断,治疗方法为牵引复位、头颈胸外支具石膏或 Halo-vest 架固定 12 周(图 92-8)。

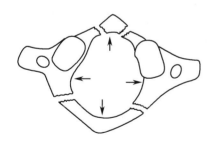

图 92-8　寰椎前后弓骨折

(二) 寰枢椎脱位合并齿突骨折或无骨折

多由屈曲暴力引起,寰椎横韧带断裂、齿突无骨折,寰椎向前脱位,常于齿突与寰椎后弓间压迫脊髓;在齿突骨折者,可随同寰椎一同向前移位,其压迫脊髓较前者为轻。Anderson 和 D.Alonzo 将齿突骨折分为 I 型尖部骨折、II 型腰部骨折及 III 型经椎体骨折,后者复位后易于愈合,而腰部骨折由于齿突血供不丰富而愈合延迟或困难。病人头颈疼痛,不敢转动,摄开口正位和侧位 X 线片及薄层螺旋 CT 的横断面成像能很好地显示寰枢椎脱位(图 92-9、图 92-10)。

处理:应用颅骨牵引或 Halo-vest 架牵引治疗,将头后仰以使寰椎复位及齿突骨折复位,牵引 3 周后,摄 X 线片证实复位满意、神经症状缓解后,可换头颈胸石膏固定或 Halo-vest 架固定 3 个月,或于复位后行前路经枢椎体寰椎侧块螺钉固定术。对齿突腰部骨折不愈合者,Magerl 主张应行寰枢椎融合及椎板下钢丝固定或经关节螺钉技术,齿突 II 型腰部骨折无脱位或复位满意后,腰部因愈合率低亦可经颈椎前路用 3.5mm 直径空心螺丝固定(图 92-11、图 92-12)。

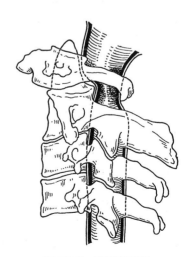

图 92-9　寰椎前脱位
寰椎后弓与齿突之间压迫脊髓

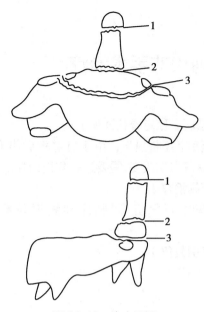

图 92-10　齿突骨折
1.尖部骨折;2.基底骨折;3.累及椎体的骨折

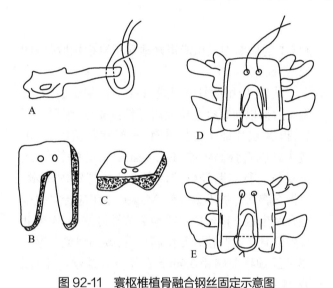

图 92-11　寰枢椎植骨融合钢丝固定示意图
A.双股钢丝在骨膜下穿过寰椎后弓;B.髂后上棘取骨做成门形,下端缺口容纳枢椎棘突;C.植骨块上横切面凹处为寰椎后结节;D.枢椎棘突横穿克氏针,固定植骨;E.拉紧钢丝,绕过克氏针两端一周,在枢椎棘突下缘打结

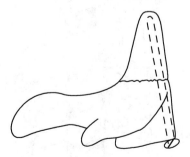

图 92-12　空心螺丝固定齿突骨折

3 周以上的陈旧性寰枢关节脱位压迫脊髓者,仍可行颅骨牵引复位。对不能复位者,处理的选择

有:①对单纯寰枢关节脱位、齿突压迫脊髓严重者(经 MRI 或脊髓造影证实),可经口行寰椎前弓与齿突切除(用磨钻)及侧块与枢椎融合;②对寰椎后弓压迫脊髓严重者,行寰椎后弓切除减压,枕 $C_{2,3}$ 植骨融合术;③对齿突骨折寰枢关节脱位骨折已愈合者,由于寰椎后弓压迫脊髓,应行后弓切除枕颈融合(图 92-13)。

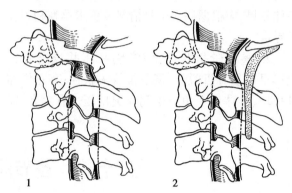

图 92-13　齿突骨折向前移位的治疗示意图
1.寰椎后弓压迫脊髓;2.寰椎后弓切除减压,枕颈植骨融合

(三) Hangman 骨折

绞刑骨折,也称枢椎椎弓根骨折(traumatic spondylolisthesis of the axis),多由过伸牵张、轴向压缩等暴力所引起,枢椎双侧椎弓根骨折,枢椎椎弓向后移位而椎体可向前滑移。X 线片可见枢椎弓根处发生骨折。Levine 和 Edwards 认为,大多数 Ⅰ、Ⅱ、Ⅱ A 骨折可石膏固定或用 Halo-vest 架固定 12 周,对椎体移位大者牵引复位;对椎弓根不愈合者,Ⅲ型、Ⅳ型不稳定性骨折可行后路 $C_{1\sim3}$ 植骨融合术及 C_2 椎弓根钉固定或前路 $C_{2,3}$ 内固定融合术(图 92-14)。

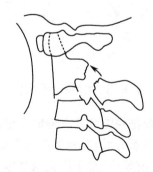

图 92-14　枢椎椎弓骨折(Hangman 骨折)

二、下颈椎损伤的治疗

下颈椎损伤发生于 $C_{3\sim7}$ 椎节。

1. 压缩骨折　多无神经症状,应后伸复位并石膏固定或颈胸支具制动 8~10 周。

2. 爆裂骨折 可先行颅骨牵引和闭合复位，对不稳定性骨折或伴有脊髓损伤者，行椎间盘切除、伤椎次全切除、前路减压植骨或钛网钢板固定术；对不伴脊髓损伤或不宜行手术治疗者，用石膏或 Halo-vest 架固定 8 周（图 92-15）。

3. 骨折脱位 面转向无脱位侧，X 线片见椎体前脱位不超过椎体矢状径的 25% 为单侧关节脱位，超过 25% 的为双侧关节脱位，CT 也可助诊断。对单侧关节脱位，使用颅骨牵引弓，对非脱位一侧使用轴向压缩，对脱位一侧使用纵向牵引，脱位的关节应可被解锁。维持牵引 4~6 周，经 X 线片证实关节被解锁后，改石膏固定。对双侧关节脱位之 Ⅰ 度、Ⅱ 度者行颅骨牵引，先垂直牵引，而后向后伸复位。对关节突交锁者，如合并脊髓损伤，宜选择手术复位；如用牵引复位，必须定时行 X 线检查，一旦牵开，立即后伸复位，减轻牵引重量，因持续牵引可加重脊髓损伤。脱位者由于后方韧带断裂，复位愈合后，可发生不稳定，对此应行前路减压植骨或钛网固定，或行后路侧块或椎弓根螺钉固定及植骨融合（图 92-16）。

三、胸椎损伤的治疗

T_{10} 以上胸椎有胸廓保护，除非剧烈暴力，否则不会发生严重脱位，但由于胸廓的存在，复位亦很困难。对 1/2 以内压缩骨折或爆裂骨折，未合并脊髓损伤者，可卧床 8 周或用支具、石膏背心 8 周；对伴有脊髓损伤者应行后路减压；对骨折脱位者，可行手术复位、椎弓根内固定、植骨融合。

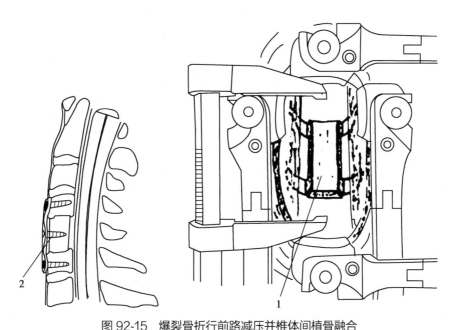

图 92-15 爆裂骨折行前路减压并椎体间植骨融合
1. 将伤椎次全、上下椎间盘切除后，成长窗状减压；2. 植骨行椎体间融合 + 钢板固定

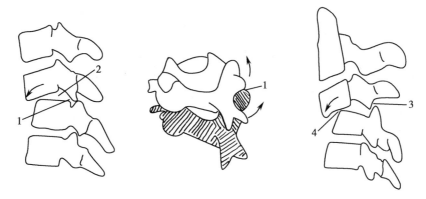

图 92-16 脊椎关节脱位
1. 单侧关节突关节脱位；2. 椎体前移位不超过椎体矢状径的 25%；
3. 双侧关节突关节脱位；4. 椎体前移位超过椎体矢状径的 25%

四、胸腰椎损伤的治疗

$T_{11} \sim L_1$ 骨折,此段为脊柱骨折发生率最高之部位。

1. 压缩骨折 Ⅲ度压缩常伴有其与上位椎棘间韧带断裂,触诊此间隙加大且有压痛,伴有背伸肌损伤者,伤处有肿胀压痛。X线片测量椎体压缩程度与脊柱后弓角度。

处理:大多数压缩骨折是稳定的,无明显神经损伤者,影像学检查提示椎体高度丢失 <20%~40%,后凸成角 <20°~25°,具有内在稳定。可过伸姿势复位,并应用过伸位支具或石膏背心固定 6~8 周。椎体高度丢失 >50%,后凸角 >25°~30°,或后纵韧带断裂,可用椎弓根螺钉固定。

2. 爆裂骨折 X线片和CT扫描可见椎弓根间距及椎体横径加宽,椎体骨折块向后移位,椎管受累 >50%。早期即可出现神经症状。对未合并脊髓损伤、后纵韧带又完整的稳定性骨折者,卧床 12 周或石膏支具固定 12 周;无神经损伤的爆裂骨折,椎体高度丢失、椎管受压 <50%,后纵韧带和/或后侧纤维环完整连续者,纵向牵引复位后可达间接复位,应在伤后 1 周内行后路椎弓根内固定,复位会更满意。近年来,有微创手术治疗胸腰椎骨折的方法,尚存在争议,也未被广泛接受。但骨质疏松性椎体脆性骨折,椎体压缩骨折后壁完整者,因疼痛可行椎体成形术(percutaneous vertebroplasty,PVP)或脊柱后凸成形术(percutaneous kyphoplasty,PKP),该方式已被普及。对伴有脊髓损伤者,见述后处理。

3. 屈曲-分离损伤及 Chance 骨折 Anderson 等建议对后凸畸形 <15° 且无脊髓损伤者,可试行非手术治疗,卧床或石膏固定 12 周。大多数采用后路椎弓根加压固定。

4. 骨折脱位 凡骨折脱位者均为不稳定骨折,可见棘突间隙加大,有压痛,甚者背伸肌损伤。X线检查应测量后弓角、椎体移位及压缩程度。骨折脱位大多合并脊髓损伤。骨折脱位病例都需手术复位内固定,常采用后路椎弓根技术,均可获得复位和稳定。长节段加用横连杆比短节段更理想。

处理:对未合并脊髓损伤者,治疗原则为复位及固定。Ⅰ度、Ⅱ度脱位可于局部麻醉下俯卧过伸复位,然后过伸位石膏固定。后期观察如有不稳定者行植骨融合,亦可选择切开复位、内固定并植骨融合。

对合并脊髓损伤者处理见后述。

5. 胸腰椎损伤分型及评分 2005 年美国脊柱创伤研究所(spine trauma study group,STSG)提出一种新的胸腰椎损伤的分型方法——胸腰椎损伤分型及评分系统(thoracolumbar injury classification and scoring,TLICS)。该分类的有效性和可信度,得到相关研究和应用的一定认可。

该分类根据三方面进行评分:①基于骨折的放射学形态。压缩骨折 1 分,爆裂骨折 1 分,移位旋转骨折 3 分,过伸骨折 4 分。若有重复,取最高分。②基于后方韧带复合体的完整性。完整者 0 分,完全断裂者 3 分,不完全断裂或不确定者 2 分。③基于病人的神经功能状态。无神经损伤者 0 分,神经根损伤者 2 分,完全性脊髓损伤者 2 分,不完全性脊髓损伤或马尾综合征者 3 分。以上多项分别评分相加后得到 TLICS 的总评分。

TLICS 建议 ≥ 5 分者应考虑手术,≤ 3 分者考虑非手术,4 分者可选择手术或非手术,并建议:①来自前方压迫的不完全的神经功能损伤需行前路减压内固定;②后方韧带复合体的损伤行后路手术;③既是不完全神经功能损伤又是后方韧带复合体损伤者行前后路联合手术。

五、腰椎损伤的治疗

1. 爆裂骨折、压缩骨折、Chance 骨折、骨折脱位 其处理原则同胸腰段骨折。之所以不将 L_2 骨折列在胸腰段骨折中,是因为从 L_2 水平开始的骨折神经损伤为马尾损伤,与胸腰段不同。腰椎不稳骨折,应手术内固定并植骨融合。

2. 横突骨折 有的可合并有神经根牵拉损伤,根据该神经根支配的感觉区及肌肉运动可以诊断。横突骨折移位小者骨折可以愈合,移位大者多不愈合,腰痛症状缓解后起床活动,约需 4~6 周。

第十一节 脊柱与脊髓损伤的治疗

一、骨折脱位的复位要求

在伴有脊髓损伤的骨折脱位,只有完全复位恢复脊柱序列及椎管的矢状径,才能完全解除对脊髓的压迫。在整复胸椎或腰椎骨折/骨折脱位,应达到以下三项标准:①脱位完全复位;②压缩骨折椎体前缘张开达正常之80%;③脊柱后弓角恢复正常,胸椎不大于10°,胸腰段为0°~5°,而腰椎需恢复生理前凸,颈椎亦需恢复生理前凸。整复方法主要是依靠手术台调整。最主要且有效的方法是手术台过伸,过伸30°可使脱位完全复位;过伸45°,才使椎体张开80%及后弓角消失。恢复颈椎应使头向后仰。

复位后应采用内固定,既可恢复脊柱的稳定性,也可预防骨折再脱位,有利于早期康复。

二、内固定的选择

1. 脊柱后固定 20世纪80年代末设计出椎弓根螺钉短节段固定,至今被广大学者所公认,可提供三柱固定和三维坚强的稳定性,一般选用短节段椎弓根螺钉固定,即将椎弓根钉置于伤椎相邻上、下位脊椎,已有研究表明短节段固定有更高的螺钉失败率和椎体高度丢失。Dick采用经椎弓根伤椎椎体内植入松质骨,但多个研究结果尚存在质疑。有主张除伤椎相邻上、下位脊柱椎弓根螺钉植入外,再在伤椎置入一枚短椎弓根螺钉,使加大前弓角,使伤椎复位高度更满意。对骨折脱位稳定性差者,主张长节段固定,即伤椎上、下各两个脊椎,并附加连接杆。短节段与长节段各有利弊,应综合考虑骨折部位、类型和神经系统损伤情况(图92-17)。

2. 脊柱前固定 前路手术减压彻底并能有效矫正后凸畸形,获得良好的植骨融合,减少融合节段,促进神经功能恢复。多数学者主张,对不完全神经功能损伤且椎管前方压迫采用前路手术是有意义的。颈椎骨折脱位牵引复位后,可行前路椎间植骨或椎体次全切除,并用钛网加钢板固定。胸腰段前路伤椎部分切除减压后,可行钛网加钢板固定。

此外,对脊柱三柱损伤的严重骨折,单纯前路或后路无法实现充分减压及牢固固定时,可考虑前后路联合手术。

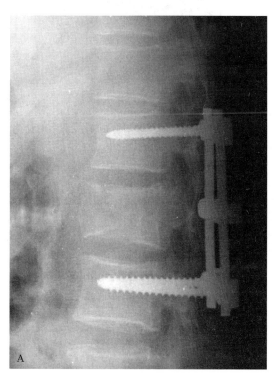
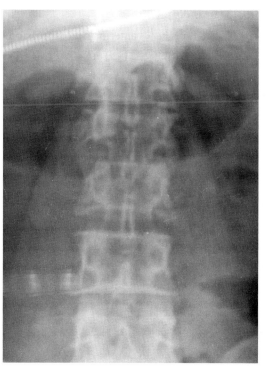

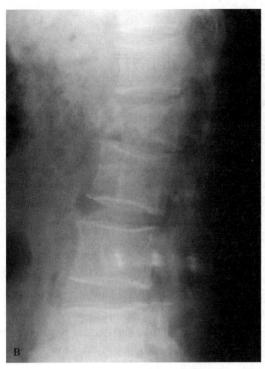
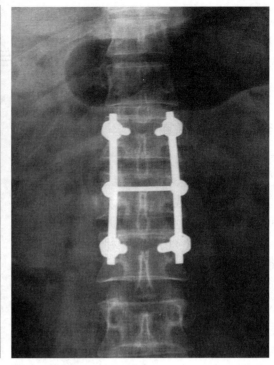

图 92-17　脊柱后路椎弓根内固定
A. L₁ 爆裂压缩骨折术前；B. 复位：椎弓根螺钉固定术后

三、脊髓减压术的选择

脊髓减压术的适应证：脊柱骨折或骨折脱位在复位恢复椎管矢状径后，脊髓即已减压，但下述情况需要行脊髓减压术：①爆裂骨折，后纵韧带断裂，骨折块突入椎管（图 92-18）；②椎间盘突出；③椎板骨折下陷压迫脊髓；④无骨折脱位，颈脊髓损伤伴颈椎管狭窄者。具有上述压迫脊髓者，应行减压术。

常用的减压方式有三种：

1. 颈椎前路减压术（anterior decompression and fusion of cervical spine）　适于 C₃~T₁ 段损伤，椎体骨折块或椎间盘突出压迫脊髓者。行颈椎前入路椎体次全切除减压并植骨融合术，亦可加用前路钢板固定增加其稳定性。

2. 经椎弓根前减压术（perpedicle anterior decompression）　后正中入路行椎板切除，经过关节突内侧椎弓根行脊髓前方减压，称经椎弓根前减压术。适于胸椎、腰椎及胸腰段的爆裂骨折、椎间盘突出及椎体后上角压迫脊髓者。手术创伤较小，可探查脊髓及神经根，并做后方固定及融合；但不能在直视下减压。

3. 侧前方入路前方减压术（anterior decompression through antero-lateral approach）　在胸椎，需剖胸经胸膜腔，或剖胸行胸膜外显露，或行肋横突切除术显露；在胸腰段，需切开膈肌，行胸腹膜外显露；在腰椎，需行侧腹切口，腹膜后显露。可在直视下行脊髓前方减压及椎体间植骨融合术，但手术创伤较大。

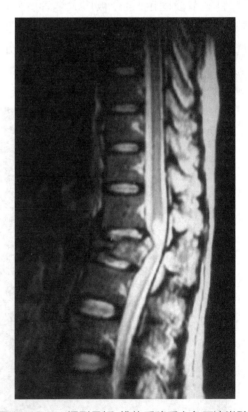

图 92-18　L₁ 爆裂骨折、椎体后移后上角压迫脊髓，需前减压

4. 椎板切除减压术(laminectomy) 适于椎板骨折下陷压迫脊髓者。扩大半椎板减压术适于颈椎管狭窄者。

四、特殊类型脊髓损伤的治疗

1. 中央脊髓损伤 有3~4个节段椎管狭窄者,又有颈椎前凸存在者,行后路扩大半椎板切除减压;由前方椎间盘突出压迫者,行前路减压与固定。

2. 无骨折脱位脊髓损伤 有椎管狭窄者行扩大半椎板切除减压或椎管扩大成形术。

3. 前脊髓损伤 有椎间盘突出压迫或爆裂骨折压迫者,行前路减压、植骨钢板内固定。

4. 马尾损伤的修复 马尾神经虽无外膜,但其纤维已是周围神经,临床及实验研究证实:马尾修复后可以再生,使截瘫病人下肢肌力及盆腔内器官的功能得到一定程度的恢复。因此,凡神经学及影像学检查疑为马尾断裂者,应手术探查予以修复。

(1)修复时机:伤后愈早愈好,7~10天内均可进行,修复过迟断裂处粘连一起,则修复困难。

(2)马尾断裂修复的方法:利用损伤平面以上健存的神经根修复下肢及盆腔内器官功能。L_2~L_5及S_1~S_2是支配下肢肌肉的神经根,单纯横断伤可将其原位吻合。T_{11}、T_{12}、L_1神经根的功能较次要,可用来修复S_2、S_3神经根以恢复膀胱的功能。

5. 陈旧性脊髓损伤的治疗 由于错过初期治疗的机会或初期治疗效果不够满意,因而在后期仍需治疗。

(1)陈旧性脊髓损伤病例存在的问题 ①椎体压缩骨折,椎体后上角突入椎管或伴有椎间盘突出,向后压迫脊髓;②骨折脱位未能完全复位,下位椎体上缘压迫向前移位的脊髓;③爆裂骨折的骨折块突入椎管压迫脊髓;④脊椎骨折存在不稳定,压迫脊髓;⑤严重骨折脱位未复位,后弓角加大驼背畸形,压迫脊髓者。

术前应行脊髓MRI检查,明确压迫脊髓的部位及上下范围。

(2)手术适应证:主要适用于不完全性截瘫,各节段有所不同。

1)颈椎:对于完全性截瘫存在脊髓压迫者,如果同序数节段的神经根未恢复,例如$C_{5,6}$骨折脱位,C_5神经根未恢复,且MRI示C_5以上脊髓信号正常者,则减压后C_5甚至C_6神经根可能恢复,有利于手功能重建。

2)胸椎:仅适于不完全性截瘫。对于完全性截瘫,即使减压术后有一神经根恢复,对功能亦无济于事,手术无多大效果。

3)胸腰段:不完全性截瘫,特别是感觉恢复好于运动恢复者,是明确的适应证。对完全性截瘫,如损伤平面以上的MRI脊髓信号正常,由于腰椎神经根与腰骶脊髓混合存在,脊髓损伤不能恢复,但神经根解除压迫后,有可能恢复,特别是L_{2-4}神经根恢复,可使股四头肌、股内收肌恢复,有助于病人站立及步行。

4)腰椎:不完全性截瘫存在压迫者,手术减压效果较好;即便是完全性截瘫,如影像学检查提示马尾非断裂伤存在压迫者,亦应予以减压,有可能部分恢复。

5)迟发性后凸畸形:主要发生于胸腰椎骨折术后,由于伤后手术不当(如未进行良好的脊柱融合、椎体高度未恢复或术后再丢失等),未能重建脊柱正常矢状面,内固定断裂松动等并发症。

(3)手术选择

1)颈椎:应选择前减压术,包括椎体次全切除及其上下椎间盘切除的长窗式减压术。

2)胸椎:肋骨横突切除侧前方减压术。

3)胸腰段:如尚有椎间不稳定者,可行前外侧入路前方减压,并同时行椎体间植骨融合。

4)腰椎:一般可行后正中入路经关节突内侧行前减压术。

5)胸腰椎迟发后凸畸形:可经椎弓根行椎体V形截骨脊柱缩短术,矫正驼背畸形并前方减压及后方椎弓根螺钉内固定融合术(图92-19)。

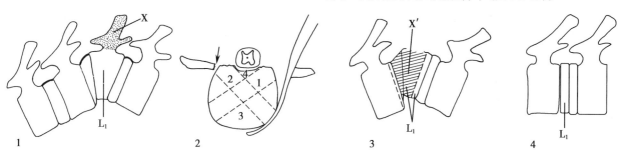

图92-19 T_{12}~L_1骨折脱位严重畸形,行次全脊椎切除复位示意图
1. X 先切除L_1椎板,上下关节突及椎弓根;2. 依1~4次序切除椎体;3. X′示椎体切除范围;4. 复位

五、脊柱融合

颈椎骨折脱位以及 T_{11}~L_5 骨折脱位,在行内固定的同时应行植骨融合,充分做好植骨床,用自体骨为金标准。植骨方法有椎间植骨、椎板植骨、关节突间植骨和横突间植骨等。

第十二节 并发症的预防及治疗

截瘫及四肢瘫病人的并发症是导致截瘫病人死亡的主要原因。我国截瘫病人多死于肺部感染、泌尿系统感染、肾衰竭及褥疮感染。

(一) 肺部并发症

肺部并发症是早期死亡的重要原因。四肢全瘫病人,肺炎发生率更高,呼吸困难是最常见的并发症。此时肋间呼吸肌已麻痹,如果损伤在 C_4 以上,膈肌也麻痹,如无呼吸机妥善辅助呼吸,病人会很快因呼吸衰竭而死亡;C_4 以下的损伤,虽仍有膈肌运动,但无力咳嗽,肺活量减少,残气量升高,致肺部痰液不易排出,加之交感神经麻痹而副交感神经亢进,使肺小支气管紧张收缩,排痰更为困难,导致肺部感染与肺不张。

1. 肺部并发症的预防　四肢瘫及截瘫病人卧床,呼吸道分泌物不易排出,因此,每 2 小时应翻身一次,鼓励病人咳嗽及咳痰,经常做深呼吸运动及上肢外展活动,以扩张胸廓。每次翻身都叩击背部及胸部协助排痰。

2. 气管切开　C_5 节段损伤,虽保存了膈神经 (C_4),但早期脊髓水肿及出血很易波及 C_4,致膈神经受累而造成呼吸极为困难,而后缺氧又加重脊髓损害,因而应早做气管切开,以便用呼吸机辅助呼吸。C_6 节段损伤,一旦出现肺部感染,排痰不畅,即应尽早行气管切开。C_7 节段损伤,行血气分析有助于决定是否进行气管切开。

3. 肺部并发症的治疗　除坚持翻身、叩击背部排痰外,可应用抑制副交感神经紧张的药物以减少分泌物,并应用有效抗生素及化痰药物。由于排痰不畅而发生肺不张时,应用气管镜排出堵塞物,恢复通气。

(二) 高热与低温

截瘫病人交感神经受损,与副交感神经系统失去平衡,皮肤排汗及体温调节功能丧失。特别是四肢瘫病人,躯干及下肢失去出汗散热功能,尤其在夏季可出现高热。交感神经多在伤后 1 个月开始恢复,因此四肢瘫病人伤后高热可持续 1~2 个月,而后逐渐恢复正常。四肢瘫病人还可出现低温,由于失去体温调节功能,而受环境低温影响,发生低体温,可至 35℃ 以下,常同时伴有低血压。但与创伤休克者不同,四肢瘫病人无内脏缺血表现,交感神经麻痹时,内脏血管舒张,血流充足。体温及血压过低,例如 32℃ 以下,则血红蛋白的氧解离曲线左移,凝血机制障碍,而引起血浓缩,最后导致主要脏器血液灌注不足,直至死亡。

高热及低温的预防,在于随着室温的改变采取适当措施。对高热的治疗有物理散热、酒精擦浴、通风等;对低温的治疗则是物理复温。

(三) 深静脉血栓及肺栓塞

截瘫病人下肢无自主活动,导致血流缓慢,促进血栓形成。鉴于深静脉血栓(deep venous thrombosis,DVT)的危险性,且可能进一步发展成为肺栓塞(pulmonary embolism,PE),因此伤后 48 小时即应开始 DVT 的防治,病人被动活动,使用医用弹力袜和血栓泵等,并可预防性给予抗凝药物。

(四) 低钠血症

SCI 后,支配肾脏的交感神经活性下降,肾脏保钠排水功能下降或因低渗性液体输入过多和进食差等原因引起低钠血症。入院后定期做生化检查,一旦发现低钠血症,应积极补充钠盐,并控制水量输入。如有嗜睡、神志淡漠、谵妄等表现,应立即静脉点滴高渗盐水,并严格限制摄入水量。

(五) 泌尿系统感染

圆锥以上脊髓损伤的截瘫病人,尿道外括约肌失去高级神经支配,不能自主放松,因而出现尿潴留。在圆锥损伤的病人,阴部神经中枢受损,尿道外括约肌放松,出现尿失禁。对截瘫病人排尿障碍的治疗主要是恢复排尿反射,并预防泌尿系统感染与肾衰竭。

排尿反射的建立,截瘫初期 2 周应留置导尿,以后随着脊髓休克的恢复及自主神经系统功能的恢复,可采用间歇导尿;继续留置导尿者亦应定时开放。坐位及站立排尿有助于排空膀胱,减少残留尿。预防膀胱感染的重要方法是尽量排空尿液及间歇导尿;一旦发生膀胱感染,则应留置导尿,定时冲洗膀胱,应用抗生素,碱化尿液。

(六)压疮

截瘫平面以下,皮肤失去知觉,下肢不能活动,受压的皮肤因缺血缺氧而坏死,最易发生在骶区、跟骨结节后方(仰卧)及股骨大转子区(侧卧)等部位。坐骨结节区及骶尾部的为坐位压疮(pressure sore)。足底还可发生神经性溃疡。

预防方法:及时翻身,受压部位进行皮肤按摩。床单应平、床垫应软,两踝间、足跟后方上面,均应有软垫。精心护理,压疮是可以预防的。

治疗:Ⅰ度、Ⅱ度压疮(bed sore)定时翻身,更换敷料,可以愈合。Ⅲ度压疮因皮下深层肌肉坏死、骨质外露,应切除坏死组织,以肌皮瓣修复之。

(七)神经源性异位骨化

截瘫病人的神经源性异位骨化(neurogenic heterotopic ossification)好发于髋关节前方,发生率为16%~30%。其诱发因素可能与体液因素、神经免疫因素及局部因素(DVT、感染、压疮、痉挛、创伤和过度活动等)有关。早期异位骨化,可检测到CRP与AKP升高。一旦确诊,应早期制动,冷敷并应用吲哚美辛等药物。

(八)肌痉挛

颈、胸椎脊髓损伤为上运动神经元损伤,呈痉挛性截瘫,可分为屈曲型和伸直型两种。肌痉挛(muscle spasticity)机制可能是γ运动神经元抑制减弱的因素。肌张力增高主要由锥体束、锥体外系病损后肌张力的正常抑制作用减弱或消失所致。

治疗:不完全性截瘫加强走步活动锻炼,可使痉挛慢慢缓解;较重的痉挛可服用巴氯酚等解痉药,如与艾司唑仑合用可增进疗效。对于剪刀步态,可行闭孔神经前支与内收肌切断;对踝阵挛足下垂者,可行腓肠肌腱膜切断及胫神经腓肠肌支选择性切断,以减轻阵挛;对下肢屈曲痉挛者,可行选择性脊神经后根切断。

(九)中枢性痛

中枢性痛(central pain)系脊髓损伤平面以下、痛觉已消失区域的疼痛。可发生于脊髓损伤至少4周以后的任何时期。发生机制不详,可能与脊髓中枢兴奋性过高有关。治疗手段较多,但疗效不确切,治疗方法有:①药物治疗:如抗抑郁药、抗癫痫药,其他药物如巴氯芬、普瑞巴林与可乐宁(clonidine)联用也有一定疗效;②手术治疗:包括脊髓前外侧柱切断术;③其他:心理和物理治疗等。

(十)幻觉痛

幻觉痛在脊髓损伤后早期(数月)或晚期(数年)均可发生,约有9%持续加重,在中青年病人,神经系统退变较轻,对疼痛的适应及耐受性较强,因而可逐渐减轻。老年人神经系统退变较重,幻觉痛缓解较慢。

幻觉痛发生机制与身体想象理论、激惹理论、心理因素、疼痛的双向作用及中枢神经兴奋性增高等有关。由于机制不清,故缺乏有效治疗方法,需从多方面入手,如按摩。皮肤刺激可兴奋体内某些A类纤维而抑制传导痛觉的细纤维的兴奋性;穴位刺激抑制疼痛;加强身体活动分散注意力;注意情绪,镇静安神等。

(十一)创伤性脊髓空洞症

脊髓损伤后,损伤节段囊腔向上和/或向下扩大,成为创伤性脊髓空洞症(post-traumatic syringomyelia),少数发生于脊髓损伤后1年之内,为亚急性,多数发生在1年之后。

形成之原因可能并不是脊髓空洞内压的机械性压迫扩张,而更可能是营养性、循环性或自身免疫改变所致。

MRI检查可见脊髓空洞在T_1加权像为低信号,T_2加权像为高信号,空洞长度可达数椎节至十数椎节,甚至更长。

治疗:无症状的脊髓空洞无需治疗;对有症状、发展中的脊髓空洞,适于行外科治疗,以蛛网膜下腔引流为首选。

第十三节　后期康复重建

1. 手功能重建　C_{5-6}脊髓损伤的四肢瘫者,大多手功能丧失,伤后1年才考虑手功能重建术,多因病人需足够的时间接受截瘫的现实,并且有改进手功能之需要。手功能重建的基本条件是:手部无痉挛,手的各关节无强直,被动活动灵活,最好拇指恢复感觉,对不完全脊髓损伤者,可采用肌腱移位,重建关键肌功能。

2. 排尿功能重建　圆锥以上的脊髓损伤,膀胱壁的逼尿肌收缩力存在,但因失去大脑控制以及括约肌与逼尿肌功能不协调而造成排尿困难,故对其治疗主要采取功能训练、间歇导尿等。圆锥损伤，S_{2-4}节段损伤，膀胱壁失去骶髓神经支配，无力收缩，膀胱成为充盈性尿失禁。如括约肌松弛，则尿淋漓，马尾损伤亦出现此种尿失禁，对此种情况可行损伤平面以上健康神经接 S_2、S_3 神经前根，以恢复膀胱逼尿肌功能。

3. 功能性电刺激　通过训练上肢特别是手的抓握功能、下肢功能、膀胱控制、呼吸控制和心血管功能得到满意恢复。下肢矫形器或助行器已被广泛应用，功能性电刺激与下肢矫形器结合使用，可在一定程度上改善站立及行走功能。脊髓置入电极行电刺激尚需要更加深入的研究和临床验证。

（唐天驷）

参 考 文 献

[1] 胥少汀. 胸椎脊髓损伤电生理和临床感觉检查的进展 [J]. 中国医学科学院学报, 2005, 27 (2): 254-257.

[2] WYUDAELE M, WYUDAELE JJ. Incidence prevalence and epidemiology of spinal cord injury: what learns a worldwide literature survey?[J] Spinal Cord, 2006, 44 (9): 523-529.

[3] PARIZEL P M, VAN DERZIJDEN T, GAUDINO S, et al. Trauma of the spine and spinal cord: imaging strategies [J]. Eur Spine J, 2010 (19)(Suppl 1): S8-S17.

[4] PATEL A A, VACCARO A R, ALBERT T J, et al. The adoption of a new classification system [J]. Spine (Phila Pa 1976), 2007, 32 (3): E105-E110.

[5] 胥少汀. 脊髓原发和继发损伤 [J]. 中华骨科杂志, 2005, 25 (9): 575-576.

[6] VADERA S, RATLIFF J, BROWN Z. Management of cervical facet dislocations [J]. Semin Spine Surg, 2007, 19 (4): 250-255.

[7] 陈亮，杨惠林，唐天驷. 后凸成形术治疗多椎体骨质疏松性压缩骨折的疗效分析 [J]. 中华骨科杂志, 2009, 29 (4): 310-314.

[8] LIU J B, TANG T S, YANG H L. Antioxidation of quercetin against spinal cord injury in rats [J]. Chin J Traumatol, 2006, 9 (5): 303-307.

[9] LIU J, TANG T, YANG H L. Protective effect of deferoxamine on experimental spinal cord injury in rat [J]. Injury, 2011, 42 (8): 742-745.

[10] Zhang Q, Huang C, Tang T S, et al. Comparative neuroprotective effects of methylprednisolone and rosiglitazone, a peroxisome proliferator-a ctivated receptor-γfollowing spinal cord injury [J]. Neurosciences (Riyadh), 2011, 16 (1): 46-52.

[11] Joaquim A F, Fernandes Y B, Cavalcante R A, et al. Evaluation of the thoracolumbar injury classification system in thoracic and lumbar spinal trauma [J]. Spine (Phila Pa 1976), 2011, 36 (1): 33-36.

第九十三章
手部损伤与疾病

第一节 手部皮肤损伤

一、甲下血肿

【损伤机制】

多为指端背侧遭受直接暴力，如压砸伤所引起，甲下呈黑紫色，指甲与甲床部分或全部分离。暴力较大者可引起末节指骨骨折。

【损伤病理】

外伤致甲床损伤出血，但指甲完整；合并末节指骨骨折者甲床可以破裂。出血积聚在指甲和甲床之间形成血肿，压力过大并持续较长时间者，甲床可能发生坏死。随着血肿逐渐吸收和指甲的生长，最终恢复正常。

【临床表现与诊断】

伤后指甲之下出现黑紫色病灶，一般呈椭圆形伴疼痛，随着出血量的增加而加重。如有指腹肿胀，压痛明显，需摄片检查，以确诊或排除末节指骨骨折。

【治疗】

伤后即予局部冷敷，以减少甲床渗血，日后改用热敷，促进血肿吸收。如果血肿张力逐渐增大，疼痛严重，可以在局部消毒后用烧红的钝针于血肿表面的指甲上烙至少两个孔，将积血引流出来，操作仔细一般不会灼伤甲床。术后用无菌敷料包扎，如因处理不当发生甲下感染化脓，需拔除指甲，用凡士林纱布覆盖甲床，待指甲生长复原。

二、甲床损伤

【损伤机制】

多为指端背侧遭受直接暴力，锐性或钝性损伤所致。

【损伤病理】

受伤后指甲断裂或破裂，甲床挫伤、破裂或缺损，常合并末节指骨骨折。指甲可与甲床保持连接，亦可与甲床分离，取决于暴力的性质和大小。

【临床表现与诊断】

伤后患指末节背侧疼痛出血，检查可见到指甲断裂，甲床瘀血或破裂，合并指骨骨折者可以看到骨折线。根据临床症状和体征可以明确诊断，X线片可以诊断和确定骨折的部位和状态。

【治疗】

局部冲洗消毒后，实施外科清创。指甲与甲床在同一平面断裂者，清创后直接用细尼龙线同时缝合甲床和指甲；如果指甲和甲床已经分离，则可在清创时拔除指甲，再用细尼龙线缝合甲床。如果合并指骨骨折，可在清创后用 1 枚克氏针贯穿固定指骨，再修复甲床。遇甲床缺损，如果直径不超过 0.5cm，清创后敷以凡士林纱布，无菌包扎，待其自行瘢痕愈合。如甲床破碎较严重或缺损较多，可移植足趾的甲床进行修复。如果甲床破碎或缺损较大难以修复，尤其是合并指骨粉碎性骨折者，可切除远端骨折碎片，缩短末节指骨，利用指端掌侧皮肤覆盖并闭合伤口。术后按开放性损伤常规注射破伤风抗毒素，进行感染的预防和治疗。

三、指端缺损

【损伤机制】

多因挤压或压砸伤而致指端毁损，手指末节离断伤,再植手术失败也会造成指端缺损。

【损伤病理】

随着损伤外力的性质和程度不同,损伤的部位和平面不同,损伤所造成的损害也不一样。如果手指的末节远端损伤,可能只有皮肤缺损,指骨没有损伤,也不外露,断面可以整齐(如剪切伤之后),也可以不整齐(如挤压伤之后)。如果损伤的部位经过指骨,势必造成指骨外露;不同平面损伤所合并的肌腱神经损伤的平面和程度也不一样,有些病例远端部分毁损,但屈指肌腱却还连着。

【临床表现与诊断】

伤后手指远端缺失,或者虽然残存但完全毁损,丧失血运又无法修复。诊断不难,确定指骨残端的情况则需要 X 线片,还可以发现可能存在的其他部位的骨骼损伤,防止漏诊。

【治疗】

指端缺损的平面和残端创面的情况不同,处理的方法也不一样。手指末端单纯皮肤缺损,清创后创面基底部的软组织血液循环状况良好者,行中厚皮片游离植皮覆盖断端创面,为确保植皮与创面贴紧,可以利用缝线在残端打包加压。

指端缺损创面中有指骨外露者,创面的处理办法有两种:①缩短指骨,直接缝合皮肤覆盖创面;②局部或远处转移皮瓣覆盖创面。两种方法各有千秋:前者处理简单,日后手指残端耐磨、耐寒,感觉比较好,但手指进一步短缩是其缺点,可用于除拇指以外其他手指残端缺损的处理;后者手术相对复杂,还可能累及正常的部位,但能保留残存手指的长度是其优点,适合于拇指残端缺损和其他需要保留残指长度的指端缺损的处理。

局部转移皮瓣常用的方法有两种:掌侧 V-Y皮瓣(图 93-1)和两侧 V-Y 推进皮瓣(图 93-2)。远处转移皮瓣常用的也有两种方法:邻指皮瓣带蒂转移(图 93-3)和岛状皮瓣带蒂转移(图 93-4)。

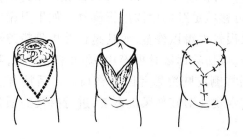

图 93-1　指端缺损,掌侧 V-Y 皮瓣覆盖创面示意图

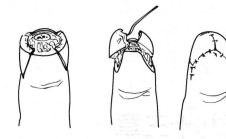

图 93-2　指端缺损,两侧 V-Y 推进皮瓣成型示意图

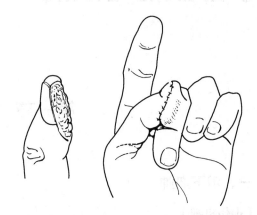

图 93-3　拇指指端缺损,中指背侧带蒂皮瓣转移覆盖创面,手术示意图

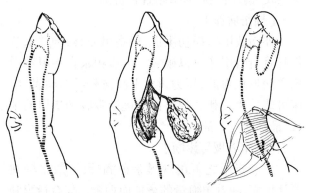

图 93-4　指端缺损,逆行指动脉岛状皮瓣转移覆盖创面手术示意图

四、皮肤损伤和缺损

【损伤机制】

多为直接暴力损伤和撕脱伤,可见于工作意外的机器伤。损伤的程度取决于外力的性质和程度。例如,工业疏毛机损伤可以造成手背皮肤连同伸肌总肌腱的损伤和缺损(图 93-5);机器夹住手部加上撕拉的暴力,可造成手指连同手掌和手背皮肤的撕脱性缺损(图 93-6)。

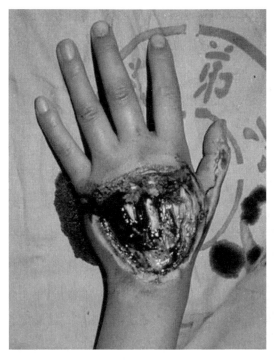

图 93-5　左手疏毛机损伤,手背皮肤及伸肌腱缺损

【损伤病理】

手背部皮肤移动性大,常从深筋膜的浅层撕脱。手掌皮肤有横纹,相对较稳定,多由掌腱膜浅层撕脱,处于坚韧的掌腱膜深面的神经、血管常免遭损伤。不过,手指皮肤撕脱时,神经和血管可连同皮肤一起撕脱(图 93-6)。全手皮肤完全撕脱后,手掌部以及近节手指的创面的血液供应通常没有问题,可用游离植皮进行覆盖,远侧手指部分的创面往往供血不足,只能用血供正常的皮瓣覆盖或者暂时包埋在腹壁下

【临床表现与诊断】

随着损伤范围及程度的不同,创面呈现相应的形态,包括深部组织结构的裸露。根据临床检查多能做出诊断,要了解合并骨骼损伤的细节,则需要进行放射学检查。

【治疗】

根据损伤的部位和损伤及缺损的程度,从功能的需要出发,选择处理的方法,以最大限度地保留和重建手的功能为目标,但应考虑手术的可行性,并与可能存在的风险一起进行评估。

拇指功能占手功能的 40%,即使是单一的拇指皮肤脱套伤,也要尽可能积极处理,保留拇指,重建手的功能。有条件的可以游离移植姆趾皮肤趾甲瓣,包裹覆盖拇指残存的骨支架,同时缝合姆趾皮甲瓣上的趾神经与拇指的指神经,可以取得满意的治疗效果。没有条件做显微外科修复的,也可以行锁骨下或腹部皮管成形,包裹拇指的骨支架,日后再做环指或中指末节带血管神经蒂的尺侧皮岛转移,重建拇指末节尺侧的感觉功能(图 93-7)。如果是其他单个手指的脱套伤,一般不需要这样处理,因为修复后的手指无论外形上还是功能上都不及正常的手指,反而影响其他正常手指功能的发挥,常常得不偿失。遇此种情况,截指手术可能更合适,除非病人出于特殊需要强烈要求保留手指。

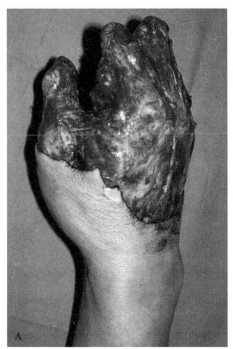
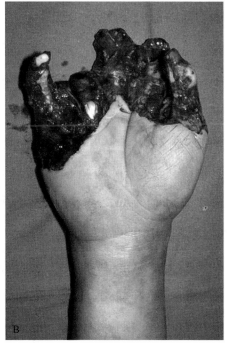

图 93-6　右手机器伤,手指及近侧手部皮肤撕脱缺损

A. 背面;B. 掌面

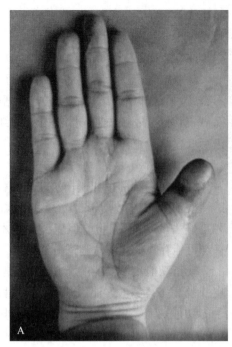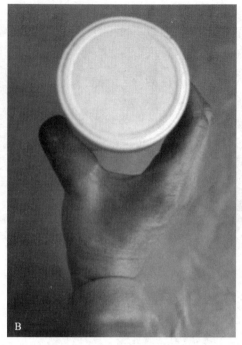

图 93-7　拇指脱套伤皮管成型修复
A. 二期行中指末节尺侧带血管神经皮岛转移;B. 重建感觉功能

遇手和手指脱套伤,如果脱套的皮肤不含轴性血管,回植无望,近段创面又有骨骼肌腱裸露不适宜游离植皮覆盖者,可在清创之后,将手指和裸露的手部埋于腹部袋状皮瓣下。5~6周后,创面肉芽生长可以接受游离植皮时,再将伤手取出,植皮覆盖,结果常致手指关节强直,效果并不理想。因为是不得已而为之,仍不失为保留部分手指的一种方法。从功能的有效性考虑,遇全部5个手指都脱套的病例,尺侧四指中只应选择保留2~3个手指,每根手指以保留近侧一节半到两节为宜。

遇手背皮肤缺损合并伸指总肌腱缺损的病例(图 93-5),有条件的医学中心可以游离移植带伸趾长肌腱的足背皮瓣覆盖创面,同时修复皮肤和肌腱的缺损,术后可以取得满意的功能重建(图 93-8)。同样,如图 93-6 所示,手部皮肤撕脱合并手指缺失的病例也可以通过游离移植右足的踇趾皮肤趾甲瓣、左足第 2 和第 3 足趾以及股前外侧皮瓣,一期手术同时再造缺失的拇指和示、中指,修复手背和手掌的皮肤缺损,手术固然复杂费时,技术要求也很高,但治疗效果好(图 93-9)。

五、手及手指挤压伤

【损伤机制】

手部挤压伤多为工业机器损伤或重物砸伤,暴力直接作用于手部,造成从皮肤到深层结构的损伤,暴力严重者造成毁损伤。

【损伤病理】

这类创伤常造成掌骨和腕骨骨折、移位及不同面积的深部组织,如血管、神经、肌腱、肌肉的严重碾挫伤。轻者,在肿胀后深部组织形成大量瘢痕,遗留较严重的晚期功能障碍。重者,伤肢很快发生严重肿胀、血液循环障碍和坏死。

【临床表现与诊断】

临床表现与创伤的性质和程度有关,就皮肤而言,可以破裂或者因严重挤压毁损血管床,血液供应丧失表现为苍白。损伤轻微者就诊时表现为手指的肿胀,有骨折者出现畸形、异常活动的症状和体征。根据病史和损伤机制多能做出诊断,放射学检查有助于了解骨骼及关节受累的程度和范围。

【治疗】

务必注意挤压伤的特性,不能只将注意力集中在骨折的整复固定及皮肤创口的缝合上。清创时一定要探查深部组织,切除一切因碾挫而失去活力的组织,尤其是骨间肌;切开有关的深筋膜或肌间隔,防止发生骨筋膜室综合征,毋忘在伤口内放置引流,以引出深部创面可能出现的渗血,改善远端肢体的血运并预防感染的发生。只要可能和可行,就应以适当方式复位骨折并固定。术后严密观察血液循环状况,万一发生坏死,应在酿成感染之前果断处置,包括截肢。遇热压伤病例,则首先按灼伤处置,再处理骨折等其他损伤。

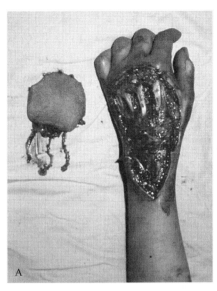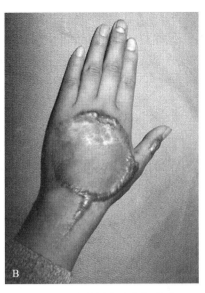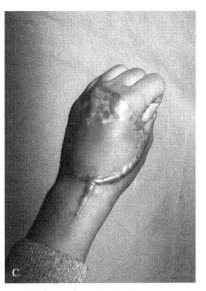

图 93-8　图 93-5 病例，游离移植带趾伸肌腱的足背皮瓣（A）修复皮肤和肌腱缺损，术后功能（B、C）恢复满意

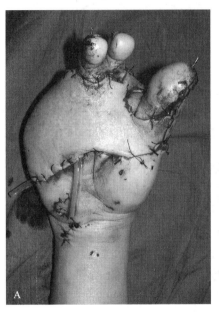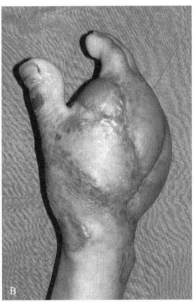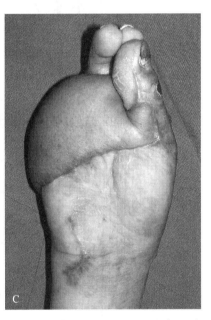

图 93-9　图 93-6 病例，应用显微外科技术一期手术再造缺失的手指、修复手部的皮肤缺损（A），取得满意功能重建（B、C）

第二节　指屈肌腱损伤

【应用解剖】

手指深、浅屈肌的肌腹位于前臂的掌侧，各手指的屈肌腱一起穿过腕管至手掌。每根手指拥有深、浅两条屈指肌腱，走行中指浅屈肌腱位于浅层，指深屈肌腱位于深层；两肌腱在掌骨头水平进入同一纤维骨性鞘管；在近节指骨近端，指浅屈肌腱分成两束，从两侧绕到深肌腱背侧，两束纤维再相互交叉，止于中节指骨近段的掌面。深肌腱穿过浅肌腱后变宽，止于末节指骨基的掌面。指浅屈肌腱主

要屈曲近侧指间关节，指深屈肌腱主要屈曲远侧指间关节（图 93-10）。拇指的屈肌有长短肌之分，屈拇短肌位于手掌桡侧的大鱼际，屈拇长肌的肌腹则位于前臂，其肌腱经腕管进入拇指，止于末节指骨基部掌侧，主要作用为屈曲拇指的指间关节。

腱鞘内手指屈肌腱的营养血管呈节段性分布，血管分别在滑膜鞘近端起始处及屈指肌腱止点处进入肌腱，供给肌腱少量血液；内有少量血管，也能提供营养。深肌腱的长腱纽，是腱鞘内肌腱血液循环

的重要来源(图 93-11)。屈肌腱鞘,即纤维鞘管是由 5 个环状及 3 个交叉韧带组成的(图 93-12)。手指屈曲时,腱鞘起滑车作用,能有效地发挥屈指作用并加强屈指力量。

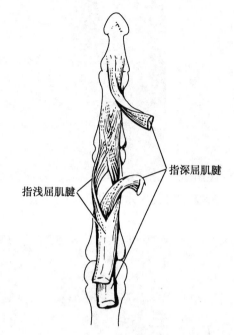

图 93-10 手指屈肌腱解剖结构示意图

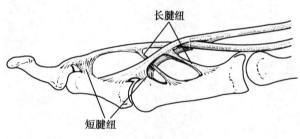

图 93-11 屈指肌腱腱纽

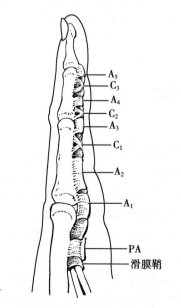

图 93-12 手指纤维鞘管纽带结构

由于和治疗密切相关,有必要根据屈指肌腱的解剖特点,将其分为 5 个区域(图 93-13)。Ⅰ区:从手指近侧指间关节到末节指骨基底。Ⅱ区:手指从纤维鞘管近端起始处起到近侧指间关节止,深、浅屈肌腱同位于这个纤维骨性鞘管内。Ⅲ区:从纤维鞘管以近至腕横韧带远侧缘以远,位于手掌内。Ⅳ区:腕横韧带远侧缘和近侧缘之间,即在腕管内。Ⅴ区:在腕横韧带近侧缘以近,即在前臂。

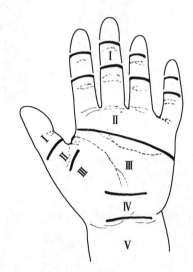

图 93-13 屈指肌腱分区

【损伤机制】

多为锐性损伤,如刀子或利器切割或刺伤。手指的强力收缩可能引起屈指深肌腱止点的损伤,可能伴有末节指骨的撕脱骨折。手指撕脱性离断时,屈指肌腱可以自其与肌腹交界处撕脱。

【损伤病理】

取决于损伤的机制,切割伤者肌腱断面整齐,有可能直接缝合修复;撕脱伤者,肌腱断面不整齐,伤面肌腱可能毁损,需要切除后再进行修复。

【临床表现与诊断】

外伤后出现拇指或手指指间关节屈曲活动障碍。单纯屈指深肌腱损伤者,其外伤部位多在中节指骨平面,因在那里只有屈指深肌腱。屈指深肌腱断裂者,远侧指间关节不能主动屈曲,而近侧指间关节仍能主动屈曲。创伤平面在近节手指者,如果创口深,导致深浅屈指肌腱都断裂,远近指间关节均不能主动屈曲;如果创口比较浅,仅累及位于浅层的屈指浅肌腱使其断裂者,近侧指间关节不能主动单独屈曲,但在屈指深肌腱的作用下仍可主动屈曲:远侧指间关节首先屈曲,屈指深肌的肌腹继续收缩,可以使近侧指间关节屈曲。检查时需要加以鉴别。由于疼痛,检查时病人可能配合得不好,使检查出现假阳性,因此检查者需要耐心,必要时在局部麻醉后检查;开放损伤者,可以在清创时通过探查确定诊断。

【治疗】

手指屈肌腱和腱鞘的关系在不同的平面各有其特点,在不同的解剖区域,损伤肌腱的处理原则及方法也不一样。

Ⅰ区:腱鞘管内只有一条指深屈肌腱或拇长屈肌腱,断裂后可早期修复。如果肌腱断裂处距止点不到 1.0cm,可将断腱的远端切除,将其近端前移,固定在原止点处。这样,不存在肌腱缝合口,也就没有粘连的机会。如果断端和止点之间的距离超过 1.0cm,应将肌腱断端直接缝合,予以修复。

Ⅱ区:在此区的远侧,浅肌腱位于深肌腱的背侧,其纤维交叉平铺附着在中节指骨近侧的掌面,因此那里实际上只有一条深肌腱在滑动。遇深肌腱断裂应一期修复。在Ⅱ区中部,浅肌腱分成两个脚,绕过深肌腱的掌面在其背侧止于指骨的掌面。若单纯深肌腱断裂,可一期修复;若深肌腱、浅肌腱的一脚断裂,另一脚仍可维持浅腱的功能,故只需缝合深肌腱;若深肌腱、浅肌腱的两脚都断裂,需缝合深肌腱及浅肌腱的一脚。Ⅱ区的近侧正好位于 A_1、A_2 韧带下,腱鞘最狭窄。浅肌腱位于浅层,若单独断裂,仍可一期缝合。若浅、深肌腱均断裂,则只缝合深肌腱并适当切除浅肌腱两端,以减少粘连机会。因伤裂开或手术切开的腱鞘,若壁层滑膜完整,应予以修复,因为完整的鞘管和壁层滑膜能分泌和储积滑液,有利于肌腱愈合,还可以减少肌腱粘连。如遇腱鞘破损严重,无法修复,则应将其部分切除以减少粘连,但应保留腱划,以防屈肌收缩

时出现弓弦状态,妨碍功能。

拇长屈肌腱在此区断裂,不宜作直接缝合,因为拇指掌指关节处有 2 枚籽骨,其间通路狭窄,肌腱缝合点容易卡在籽骨之间。为避免在籽骨附近缝合肌腱,可以在肌腱肌腹联合处 Z 形延长肌腱,使断腱近端前移,在籽骨远侧与肌腱远端缝合。

Ⅲ区:在手掌内。指浅和指深屈肌腱单独或一起断裂,均可以缝合,以利手指的屈曲。同一手指深、浅肌腱同时断裂者,缝合点应妥善安排,相互避开,以减少粘连机会,或利用蚓状肌将两腱缝合点隔开。拇长屈肌腱在此区断裂,应一期缝合。

Ⅳ区:在腕管内。腕管的四周为硬韧的腕横韧带及腕骨,有 9 条肌腱、1 根正中神经在这条狭窄的管道内通过。肌腱周围被有滑膜鞘,断裂的肌腱缝合后发生肿胀,修复的肌腱就容易与相邻的肌腱及腕管的管壁粘在一起。如果只有一两条肌腱断裂,缝合后粘连的机会较少。如果所有指浅屈肌腱都断裂,只可缝合功能重要者,如示、中指的指浅肌腱,不宜将断裂的肌腱一一缝合,以减少粘连机会。如果腕管内所有的肌腱都断裂,只应缝合拇长屈肌腱及指深屈肌腱;修复屈指肌腱时可以将指浅屈肌腱近端与指深屈肌腱远端缝合,利用屈指浅肌作动力,手指术后可以单独屈曲活动。不予缝合的肌腱应当切除,以减少腕管的内容物和肌腱粘连的机会。

Ⅴ区:在前臂。屈指、屈拇肌腱于平面上滑动,肌腱被有腱周组织,周围又多为松软组织,肌腱一旦断裂,均应一期缝合,术后粘连机会较少。肌腱修复后即便有轻度粘连,可以连同周围组织一起滑动,对功能的影响也不明显。

第三节　指伸肌腱损伤

【应用解剖】

指总伸肌腱和示指、小指固有伸肌腱,经过伸肌支持带后,呈扇状分别走向 2~4 指。在手背,肌腱之间有斜行的腱性结构相连。指伸肌腱掌面有纤维止于掌指关节囊及近节指骨基部背侧,起背伸掌指关节作用。肌腱在此处分成中央束及两条侧束,有斜形纤维相连,形成腱帽。两侧束接受骨间肌肌腱,在桡侧还有蚓状肌的肌腱加入。中央束继续向前,止于中节指骨基部背侧及近侧指间关节囊,可伸直近侧指间关节。两侧束、骨间肌及蚓状

肌肌腱向远端延伸,至中节指骨背侧汇合成一条,止于末节指骨基部的背侧及远侧指间关节囊,可伸直远侧指间关节。在近节指间关节背侧,两侧束有部分纤维相互交叉,并与中央束连接成片,能保持手指屈曲时两侧束不会向掌侧滑脱(图 93-14)。指伸肌腱分成 8 个区,分区情况见图 93-15。

拇指伸肌腱在掌指关节背侧形成腱帽,包括拇长伸肌腱、拇短伸肌腱、桡侧的拇短展肌腱及拇短屈肌腱的部分纤维以及尺侧的拇收肌腱部分纤维。拇长伸肌腱组成腱帽的尺侧部分。拇短伸肌腱越

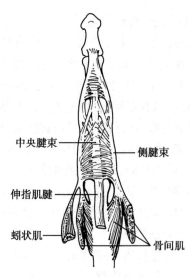

图 93-14 手指背侧伸肌腱结构

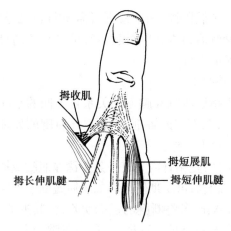

图 93-16 拇指背侧伸肌腱结构

【临床表现与诊断】

临床表现多为手指指间关节伸指活动障碍,产生相应的畸形,由于损伤平面的不同,活动障碍的程度不一样,引发的畸形各不相同。指伸肌腱止点损伤者,远侧指间关节不能主动伸直,但关节形状和被动活动正常。如果肌腱撕脱带着末节指骨的基底部,局部肿胀明显,指间关节可能脱位或半脱位。指伸肌腱中央索完全断裂者近侧指间关节不能主动伸直,且呈屈曲状态,远侧指间关节却因为健全侧索的牵拉而处于过伸状态。手背平面伸指总肌腱损伤将影响掌指关节的伸直活动。对示指及小指来讲,由于有固有伸肌,因此只有和伸指总肌腱一起受伤者,掌指关节才完全不能伸直。另外,由于各指伸指总肌腱之间有腱划相连,因此单根肌腱断裂,该掌指关节可能仍能主动伸直活动,只是力量会有所减弱,临床上要注意防止漏诊。诊断主要依靠病史和临床检查,疑似累及伸肌腱附着处损伤者,需要拍 X 线片检查,以确定有无撕脱骨折。

【治疗】

依损伤平面的差异,治疗措施有所不同。

Ⅰ区:手指和拇指的指间关节背侧系伸指、伸拇肌腱止点处。此区因切割伤而断裂的肌腱应早期缝合;外伤导致肌腱撕裂者,不易缝合,宜将拇指固定在过伸位,手指固定在远侧指间关节过伸、近侧指间关节屈曲位;使断腱两端靠近,待其自行愈合。手术治疗时可以应用带缝线的锚钉修复撕脱的伸肌腱。

Ⅲ区:在手指近侧指间关节的背侧,指伸肌腱由中央腱束及侧腱束组成,内在肌的肌腱在此加入侧束,形成薄而结构复杂的腱帽,其中央部分与关节囊融合。此区损伤应早期缝合,遇中央束缺损不能直接缝合者,将两侧的侧束在关节背侧交叉缝合,以重建伸指功能(图 93-17)。

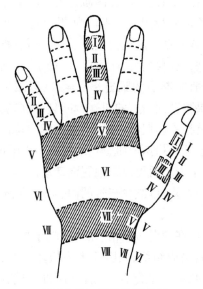

图 93-15 指伸肌腱分区

过掌指关节分成两束,较深的部分止于近节指骨基底背侧,主要伸掌指关节;浅层纤维组成腱帽的桡侧部分,并继续向前和拇长伸肌腱一起止于末节指骨基底背侧。在拇长伸肌麻痹或肌腱断裂后,拇短伸肌腱仍能使拇指末节有伸直功能,但力量较弱。拇伸肌腱分成 6 区(图 93-16)。

【损伤机制】

多为锐器损伤,指伸肌腱的强力收缩也可招致其止点撕脱,带或不带骨片都有可能。

【损伤病理】

损伤病理与损伤原因密切相关。锐器切割伤,肌腱断端整齐,可望直接缝合修复。手指背侧挫裂伤者,皮肤、肌腱可能都有缺损,给处理带来困难。肌腱自附着处撕脱,断面多不整齐,由于肌腱的移动性较小,不太容易通过手术重新固定在原处。

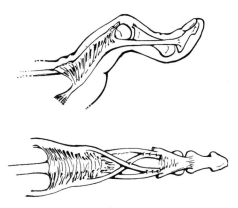

图93-17　用侧腱束交叉缝合修复中央腱束缺损

Ⅴ区:指伸肌腱在手指掌指关节的背侧开始分中央束及侧束,有薄斜纤维连接腱束及内在肌肌腱形成腱帽。此处肌腱断裂,应早期缝合肌腱并修复腱帽。

Ⅶ区:伸肌腱在腕背部居于滑膜鞘内,为硬韧的伸肌支持带所覆盖。此区伸肌腱断裂应早期缝合,同时切除滑膜鞘及伸肌支持带,以减少粘连机会。若能用显微外科技术缝合肌腱,则可同时修复损伤或手术时切开的滑膜鞘及伸肌支持带。拇长、

短伸肌腱在Ⅴ区的损伤也应做同样处理。

手指的Ⅱ、Ⅳ、Ⅵ、Ⅷ区伸肌腱及拇指的Ⅱ、Ⅳ、Ⅵ区伸肌腱,周围被有腱周组织,且在平面上滑动,损伤后均可作一期修复。

【肌腱粘连的处理】

肌腱手术后在愈合的过程中,难免与周围组织粘连,如果粘连广泛或粘连在较硬韧的组织上,则会妨碍肌腱的滑动功能。肌腱修复手术时即应注意尽量减少粘连的机会。肌腱手术的皮肤切口不应与肌腱纵行重叠,只能垂直或斜行跨越肌腱。这样,切口与肌腱只有点而不是线的接触,粘连机会可以大为减少。肌腱缝合点应放在松软的、血液循环良好的基床上,尽量避开腱鞘、韧带、关节囊、骨性沟管、瘢痕或裸露骨质等硬韧组织。肌腱缝合点要光滑,端端缝合时,避免肌腱断端纤维劈散;端侧缝合时,要将断端埋入肌腱,不使其外露。肌腱手术的全过程都要注意无创技术操作,保护腱周组织,切勿暴露过久而使肌腱表面干燥。肌腱术后6个月,如因粘连妨碍功能时,可做肌腱松解手术。

第四节　腕部骨折脱位

一、腕舟骨骨折

【应用解剖】

舟骨位于腕关节桡侧,连接两排腕骨,跨越腕中关节。其近端与桡骨远端形成关节,背侧有一狭窄、无关节面的粗糙区,有滋养血管由此进入舟骨。舟骨远端有两个关节面,分别与大、小多角骨形成关节。舟骨掌侧没有软骨面,其中部有一凹陷粗糙面,有较大的滋养血管孔。凹陷远端有一突起为舟骨结节,有掌侧桡腕韧带附着。舟骨尺侧有两个关节面,近端者和月骨形成关节,远端者和头状骨的头形成关节。

【损伤机制】

腕骨中舟骨发生骨折的机会最多,多为跌倒时以手支撑着地所致。

【损伤病理】

骨折的位置不同,所造成的血供破坏各异,预后也就不一样。骨折发生在舟骨结节时,不论舟骨滋养血管分布如何,均不影响骨折端的血液循环。最多见的舟骨腰部骨折,引起血供破坏的概率取

决于舟骨滋养血管的分布情况,有时骨折远、近段均有血液供应,但有时近侧骨折段因缺血而发生坏死。舟骨近端骨折者,其近侧骨折段常易发生缺血坏死,使骨折不愈合。

【临床表现与诊断】

舟骨骨折后常出现腕部桡侧疼痛,鼻烟窝处有肿胀压痛,依据临床症状和体征常能做出初步诊断,确诊有赖于X线检查。有些裂纹骨折早期不易明确诊断,可作CT扫描,或伤后2周再拍X线片复查,若有骨折,该处将因充血及脱钙使骨折线增宽,在X线片上清晰可见。

【治疗】

新鲜骨折,没有移位或成角,或虽有移位、成角但能手法复位者,予短臂石膏管形固定,直至骨折愈合,一般6~10周。腕部位置视骨折线方向而定,一般通过腕部桡偏或尺偏,使骨折线与前臂纵轴垂直,骨折端对合加压,消除剪力,以利骨折愈合。若新鲜骨折移位>1.0mm,或成角>30°,而闭合复位不成功者,应切开复位并用克氏针或Herbert钉做内固定。

陈旧性舟骨骨折不愈合,包括骨折端有囊性变者,只要骨折端无明显硬化,仍可采用非手术治疗,只是外固定的时间要足够长,多需数月。骨折端硬化或近骨折段坏死明显者,需手术治疗——植骨或切除近侧骨折段。

二、月骨脱位

【应用解剖】

月骨从侧面看呈半月形,掌侧及背侧有韧带附着,滋养血管从此进入。月骨脱位或月骨周围脱位,很少同时影响掌、背侧的血液供应,因而发生缺血坏死的机会不多;不过有时并无明显外伤或仅有轻微损伤,却发生月骨缺血性坏死,原因还不清楚。

【损伤机制】

月骨掌侧端为四方形,背侧端较尖,当身体跌倒着地,患肢支撑腕关节极度背屈时,头骨与桡骨相挤而使月骨向掌侧脱位。

【损伤病理】

月骨掌侧脱位者,月骨掌侧韧带断裂,月骨向掌侧旋转 90°~270°,月骨背侧韧带仍可供应血液,早期复位后效果较好。若掌背侧韧带均断裂,月骨可移至桡骨远端掌侧,即使复位,月骨仍常发生缺血改变。脱位的月骨可压迫屈指肌腱、正中神经,引发相应的功能障碍。

【临床表现与诊断】

外伤后腕关节局部肿痛,呈不同程度的背屈畸形,腕部掌侧可触及脱位的月骨。屈指肌腱因脱位月骨的压迫使手指不能完全伸直;正中神经受压者有桡侧 3 个手指掌侧感觉障碍,甚至出现大鱼际乏力或麻痹。依外伤史、症状与体征常可做出诊断,X 线检查能确诊。

【治疗】

新鲜月骨脱位,应早期手法整复。伤后超过 3 周,闭合整复很难成功,手术切开,也常不易复位;可将脱位的月骨摘除,腕关节虽可有轻度塌陷变形,但对功能影响不显著。

三、经舟骨月骨周围脱位

【损伤机制】

损伤机制与月骨脱位相似,多为跌倒上肢撑地伤,腕关节背屈遭受暴力。尸体研究证实,腕关节过伸位遭受轴向应力,可以引发经舟骨月骨周围脱位。

【损伤病理】

腕关节脱位但伴有舟骨骨折,结果舟骨近侧骨折段及月骨与桡骨关节面关系仍维系正常,而舟骨远侧骨折段与其他腕骨一起向背侧移位。桡骨头及桡三角韧带损伤在先,随后发生腕骨脱位。此外,常合并有桡、尺骨茎突骨折。损伤部位邻近正中神经和尺神经,均可能累及。

【临床表现与诊断】

外伤后腕部畸形肿痛,腕关节活动障碍;累及正中神经或尺神经者,出现相应的症状和体征。体检须仔细,以防漏诊,同时注意远端肢体的血液循环状况。诊断需要拍腕关节前后位片和真正的侧位片,读片要仔细,文献报道有接近 20% 的漏诊率,必要时应行 CT 扫描,以期准确判断腕骨之间的关系,进一步发现可能存在的骨骼损伤。

【治疗】

治疗的目标是解剖复位,维持腕骨的稳定性。新鲜损伤病例应手法复位外固定,以减轻对周围结构的压力。由于腕关节不稳,需在屈曲位固定腕关节 1 周,改中立位固定 3 周,再改为功能位固定,直至骨折愈合。如复位满意又能维持者,可以经皮穿钢针固定。不过,非手术疗法弊端明显,主要有移位复发、腕骨对合不佳及引发关节病。闭合复位和早期切开复位的比较研究显示,闭合治疗的效果差。现多趋于手术治疗,切开复位,修复韧带,内固定或经皮穿针固定。原则是先将月骨复位至桡骨,经桡骨向月骨插入钢针临时固定桡月关节于中立位,再将大多角骨、头骨及舟骨复位至月骨。舟月韧带事关远期效果,应予牢固修复。如果骨折粉碎、韧带完整性缺失,或者软组织损伤广泛,手术切开也无法复位固定和修复韧带者,可以切除近排腕骨。差不多有 25% 的病例因漏诊而成为陈旧病例,假如关节软骨还完整,病史在 2 个月之内者,应争取切开复位内固定并修复韧带,病史超过 2 个月者,只能行近排腕骨切除。

四、外伤性腕关节不稳

【损伤机制】

腕关节由桡、尺骨下端,8 块腕骨及 5 个掌骨基部构成。腕骨小而关节面平,运动功能复杂,主要依靠腕骨的外来韧带与内在韧带维持其稳定性。外伤后,由于骨折脱位、韧带破裂或软骨损伤等,早期或晚期引发腕关节位置异常变化,出现腕关节不稳。

【分类】

1. 1972 年,Linscheid 根据移位的方向将腕关节不稳分为四个类型。

(1)腕背屈不稳:此型最常见,多系桡腕韧带及舟月韧带撕裂所致。侧位 X 线片上可见月骨旋转背屈,头状骨的纵轴移向桡骨纵轴的背侧,舟骨向水平位倾斜(正常的舟骨纵轴与月骨纵轴交角为30°~60°,平均为 47°)。用力握拳,或将患手向近侧加压摄正位 X 线片,可见舟月分离,间隙 >3.0mm。

(2)腕掌屈不稳:此型外伤性者少见,常见于类风湿关节炎。侧位 X 线片可见月骨向掌侧旋转,正位片上见月骨与头状骨近端部分重叠。

(3)腕尺侧移位:此型整个腕骨向尺侧移位。正位 X 线片上见舟骨与桡骨茎突间隙增大,移位的月骨与尺骨小头关节面相对。

(4)腕骨背侧半脱位:此型整个腕骨向桡骨远端背侧半脱位,常伴有桡骨茎突或桡骨远端关节面背侧缘骨折。

2. 1980 年,Taleisnik 从关节结构及生物力学角度出发将腕关节不稳分成四种类型。

(1)外侧腕关节不稳:病变包括舟骨与大、小多角骨的关节分离;舟骨与头状骨关节分离;舟骨与月骨关节分离。

(2)中间腕关节不稳:此型头骨、月骨与桡骨的关节链发生腕背侧不稳、腕掌侧不稳。

(3)内侧腕关节不稳:主要表现为三角骨与月骨间的关节分离。

(4)近侧腕关节不稳:病变包括整个腕骨从桡骨远端关节面上向背侧、掌侧或尺侧移位。

【临床表现与诊断】

通常有腕部外伤史,腕关节局部肿、痛,活动受限。晚期病例除疼痛、活动受限、握物无力外,有时活动有弹响。X 线片可明确诊断,必要时于腕关节施加外力再拍片,以便显示腕骨的移位和腕骨间关节的分离。

【治疗】

创伤性腕关节不稳若能早期诊断、及时治疗,效果较好;如延误到伤后 4 周以上才诊断,则进入晚期,治疗困难,且效果多不理想。

早期腕关节不稳,力争用手法复位,在比较稳定的位置上行外固定。如为单纯韧带损伤,固定 4 周即可开始活动;如伴有骨折,需固定到骨折愈合。

手法复位失败者应考虑切开复位,缝合修复韧带,用克氏针内固定,维持腕骨间的正常位置。手术一般先从腕背侧进入,必要时可同时从掌侧显露,以利操作。

晚期可通过韧带重建来治疗腕关节不稳。如用桡侧腕屈肌腱的一半穿过预先在舟、月骨或舟、月、头状骨上做好的孔,再将肌腱固定到桡骨远端掌侧,重建桡腕韧带,用以控制舟月分离或部分腕关节外侧不稳。有些腕关节不稳可以通过局限性关节融合来治疗。如舟骨与大、小多角骨融合,桡骨与月骨融合,三角骨与钩骨融合等,增加关节稳定性但能保留部分腕关节的活动功能,减少疼痛,增加腕力。

五、月骨无菌性坏死

【损伤机制】

月骨无菌性坏死可有外伤史,亦可无明确的外伤史。其病理变化是缺血引起的骨坏死,其病因机制尚不十分清楚。多见于从事需要经常背伸腕关节,又常有外力从手掌向腕部冲击活动的体力劳动者,如工作时需手握像风钻一类高频振荡工具的工人,容易发生月骨坏死。

【临床表现与诊断】

临床症状为腕背有时稍肿,屈伸活动受限;腕部疼痛逐渐加重,腕背正中相当于月骨的部位有局限性压痛。X 线片可以明确诊断:早期显示月骨有不均匀的致密阴影,而轮廓无明显改变;晚期骨密度增加,并可出现变形甚至碎裂。由于骨质破坏,周围关节面长期磨损,可出现创伤性关节炎。

【治疗】

如临床症状轻微,月骨只有密度变化,而无明显轮廓改变,可行非手术治疗:减轻腕部劳动量,用石膏托或支具固定腕部。有月骨塌陷变形者,需行手术治疗,可以切除月骨,以减少发生创伤性关节炎的机会;术后腕关节会有轻度塌陷变形,但对腕部功能影响不严重。亦可通过手术缩短桡骨,减轻对月骨的压力,达到缓解症状的治疗目的。如创伤性关节炎已很明显,可根据病变范围做局限性腕关节融合术。

第五节　掌骨和指骨骨折的治疗

一、第1掌骨基部骨折

骨折发生在第1掌骨的基底部,骨折远端受大鱼际肌牵拉向掌侧及内侧移位;近端则因拇长展肌的牵拉向背侧及外侧移位;骨折呈桡背侧成角畸形。置拇指于外展位,向远端牵引第1掌骨,同时在第1掌骨基部加压,使骨折复位。治疗时,闭合复位用拇指人字石膏将第1掌骨固定在外展对掌位,直到骨愈合;也可切开复位钢板、螺钉内固定,便于早期功能锻炼(图93-18)。

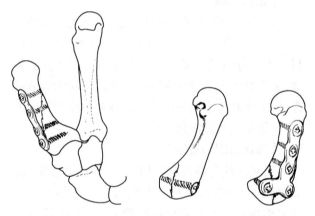

图93-18　第1掌骨基底骨折钢板、螺钉内固定

二、贝内特骨折

贝内特(Bennett)骨折系第1掌骨基底部骨折脱位,累及第1掌腕关节,属关节内骨折。第1掌骨基部内侧的三角形骨块被附着其上的掌侧韧带固定在大多角骨上,而骨折远端被附着其上的拇长展肌牵拉,从大多角骨关节面上滑脱,移至背外侧。治疗时,置拇指于外展位,沿纵轴牵引,同时在掌骨基部加压,很容易使骨折复位,但放松后容易再脱位,需要用拇指人字石膏固定维持复位,要不然就经皮穿克氏针将远侧骨折段与第2掌骨基底固定在一起(图93-19)。

三、掌骨干骨折

直接暴力导致单一或多根掌骨干骨折,骨折线多为横行或螺旋形。受骨间肌及屈指肌的牵拉,骨折多向背侧成角。治疗时纵向牵引手指,同时挤压骨折端,矫正成角畸形,使骨折复位,经皮穿

克氏针行髓内固定,也可切开复位小钢板螺钉内固定。

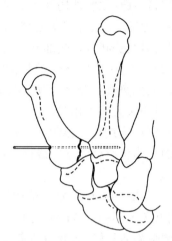

图93-19　第1掌骨基底骨折
脱位不锈钢针内固定

四、掌骨颈骨折

多发生在第5掌骨,其次为第2掌骨。常由间接暴力,如拳击所致。骨折向背侧成角。手法复位需充分利用掌指关节伸直时侧副韧带松弛屈曲时侧副韧带紧张的解剖特点:令掌指关节屈曲90°,以近节指骨基部托住掌骨头,近侧指间关节屈曲90°,在近节指骨头上施力将掌骨头推向背侧,同时从手背将骨折近端压向掌侧,骨折即可复位。用双直角石膏托将掌指关节和近侧指间关节均固定在屈曲90°位(图93-20),或经皮用克氏针穿过近节指骨、掌骨头进入掌骨髓腔行内固定。

五、指骨骨折

指骨骨折有近节、中节及末节指骨骨折之分。近节指骨骨折多由间接暴力所致,常向掌侧成角(图93-21)。沿纵轴牵引纠正短缩,再折向掌侧即可复位;固定时让病人手握绷带卷,令掌指关节和指间关节屈曲,外用胶布及绷带包扎。亦可切开复位用小钢板、螺钉内固定,优点是可以早期活动,但手术技术要求较高。斜形、螺旋形或进入关节的骨折,复位后不稳者,可用细不锈钢针做内固定(图93-22)。

中节指骨骨折多由直接外力所致。骨折线若位于指浅屈肌止点近侧,骨折向背侧成角;若位于指浅屈肌止点远侧,则向掌侧成角(图 93-23)。复位时应与成角方向背道而驰进行矫正和固定:背侧成角者复位后固定在伸直位,掌侧成角者治疗同近节指骨骨折。切开复位内固定也是一个可选择的治疗方法。

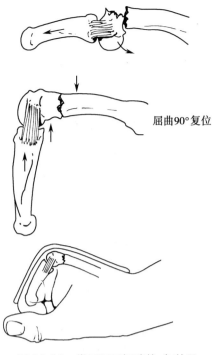

屈曲90°复位

图 93-20　掌骨颈骨折移位、复位及
外固定示意图

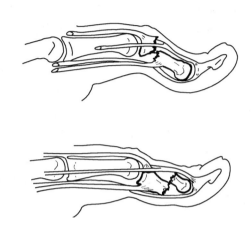

图 93-23　中节指骨的骨折平面与成角移位的关系示意图

末节指骨骨折或为直接外力,如压砸所致,骨折为横行或粉碎性,治疗一般不需复位及特殊固定,但骨折有时不易愈合;或为间接暴力,如戳伤所致,结果指骨基部背侧撕脱骨折,临床表现为锤状指。治疗时将近侧指间关节屈曲、远侧指间关节过伸,骨折片即可自动复位,再用石膏或金属板固定(图 93-24)。如骨折片较大或闭合复位不满意时,可切开复位,并用不锈钢针做内固定。

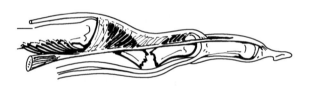

图 93-21　近节指骨骨折掌侧成角移位

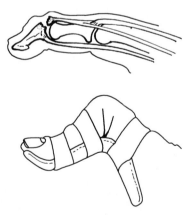

图 93-24　末节指骨撕脱骨折及其复位固定示意图

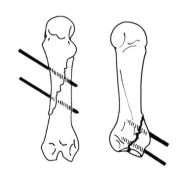

图 93-22　近节指骨不稳定骨折行
克氏钢针内固定示意图

第六节 关节韧带损伤及关节脱位

一、掌指关节侧副韧带损伤

掌指关节侧副韧带损伤在拇指较为常见,多由戳伤或扭伤造成。临床表现为局部肿胀、压痛,掌指关节偏斜畸形、有异常侧方活动。桡侧副韧带损伤多为部分断裂,关节侧方偏斜或异常活动不严重,治疗时用石膏托或夹板将损伤拇指的掌指关节固定于伸直位3周。尺侧副韧带损伤可为完全断裂,侧方异常活动明显,应手术治疗,缝合修复断裂的韧带,术后外固定3周。其他手指掌指关节侧副韧带损伤,只要骨间肌完整,仍能维持关节的稳定,不需特殊治疗。

二、拇指掌指关节脱位

拇指的掌指关节由掌骨头及近节指骨基部构成,掌侧还有2个籽骨。关节囊背侧薄,掌侧厚。关节两侧有侧副韧带,自掌骨头背侧略斜向掌侧,止于近节指骨基部,该韧带较厚。副韧带较薄,位于侧副韧带掌侧部分,连接籽骨及掌侧纤维软骨板(图93-25)。拇长屈肌腱的腱鞘与掌板、籽骨及副韧带相连。拇长屈肌腱从两籽骨之间穿过。拇指掌指关节在外力作用下极度背伸时,掌骨头穿破掌侧关节囊直达皮下造成脱位。由于关节囊的纵行裂口往往嵌住掌骨颈,籽骨可能嵌在脱位的两关节面之间,拇长屈肌腱还可能绕住掌骨头,使得单纯牵引不容易复位,而手法复位不成功则需手术切开复位。

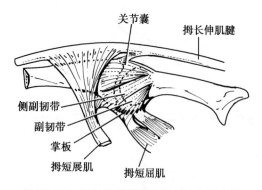

图 93-25　拇指的掌指关节解剖结构示意图

三、手指掌指关节脱位

除了没有籽骨之外,手指掌指关节的解剖结构与拇指相似,其脱位的外伤机制也和拇指掌指关节脱位机制一样。手指的掌指关节强力过伸,导致掌侧关节囊破裂,掌骨头从中脱出,形成脱位。掌指关节脱位后,屈指肌腱被推向掌骨头尺侧、蚓状肌脱向桡侧,掌侧关节囊软骨板移至掌骨头背面,掌骨头掌面被掌浅横韧带卡住。当牵拉伤指时,掌骨头四周组织更加紧张,卡住掌骨颈难以复位(图93-26)。手法复位时,先将掌指关节尺偏,使屈指肌腱松弛,然后缓慢掌屈,同时从掌面将掌骨头推向背侧,有时能复位。闭合复位失败者,须切开复位,只要将掌侧软骨板及掌浅横韧带纵行切开,掌骨头即容易复位。

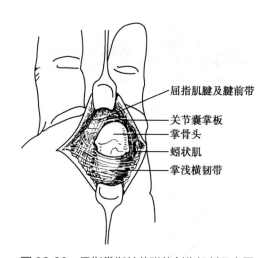

图 93-26　示指掌指关节脱位创伤解剖示意图

四、指间关节侧副韧带损伤

指间关节韧带损伤以近侧指间关节为多见,常由间接暴力如戳伤及扭伤所引起,有时合并有撕脱骨折。伤后指间关节侧方异常活动不太严重者,可用石膏或夹板将伤指在伸直位固定3周,轻者可以邻指固定;若侧方异常活动明显或伴有关节脱位者,应手术治疗,缝合断裂的侧副韧带。有撕脱骨折者,骨折片小的可予以切除,再修复关节囊;骨折片较大、骨折线通过关节面者,复位后用不锈钢针固定。

第七节 腱 鞘 炎

一、桡骨茎突部狭窄性腱鞘炎

【应用解剖】

拇长展肌肌腱及拇短伸肌肌腱经过桡骨茎突部的纤维骨性沟管。肌腱出鞘管后折成一定角度，分别止于第1掌骨基部及拇指近节指骨基底。当拇指及腕活动时，折角加大，肌腱与管壁摩擦力增加，容易引发炎症和损伤（图93-27）。

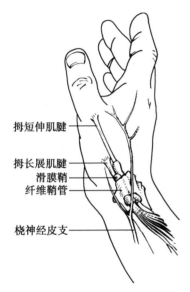

拇短伸肌腱
拇长展肌腱
滑膜鞘
纤维鞘管
桡神经皮支

图 93-27　桡骨茎突部解剖示意图

【病因机制】

桡骨茎突腱鞘炎系拇长展肌肌腱及拇短伸肌肌腱在纤维骨性沟管内滑动时反复摩擦造成慢性损伤所致，因此多见于经常使用拇指进行捏持操作者，女性病人多于男性，尤其是哺乳期及更年期妇女患此病者更多。

【损伤病理】

桡骨茎突及纤维骨性沟管的局部有炎症反应，管壁增厚，肌腱变粗，在沟管内滑动不利。

【临床表现与诊断】

临床症状表现为桡骨茎突部疼痛，可放射至肩、臂或手；伸拇活动有时受限；局部皮下可触及硬结节；握拳尺偏试验阳性。

【治疗】

早期可采用非手术疗法，如制动、热敷、理疗、鞘管内注射皮质激素类药物。病程长，局部隆起明显，用非手术疗法治疗后反复发作者可手术治疗。切除纤维鞘管，松解妨碍肌腱滑动的粘连，清除存在的肉芽组织。术中如发现鞘管内有迷走的肌腱，或有纤维间隔，必须将其切除。手术切口应注意避开桡神经皮支以免损伤之。

二、屈指肌腱狭窄性腱鞘炎

【病因机制】

在拇指掌指关节的掌侧，籽骨与韧带形成狭窄的环；在手指掌指关节的掌侧，屈指肌腱纤维鞘管的起始部，鞘管又厚又硬，构成屈指活动时肌腱向远方传达力量的支点，肌腱滑动时与腱鞘摩擦，形成反复慢性的损伤是致病的主要原因。小儿的拇长屈肌腱的腱鞘狭窄，有人认为是胎生期拇长屈肌腱畸形，或由于籽骨肥大，或两籽骨间韧带肥厚所引起。

【病理改变】

肌腱与腱鞘反复摩擦后，局部肌腱变粗，腱鞘的管壁变厚。

【临床表现与诊断】

发病初期，手指屈伸时，膨大的屈肌腱还可勉强通过鞘管的狭窄环，产生枪扳机样动作及弹响，故称扳机指。严重时，患指可交锁在屈曲位或伸直位。局部皮下可触及硬结节，有压痛。患儿在出生后不久或2、3岁时，家长可偶然发现患儿拇指屈伸时发生弹响，或拇指末节交锁在屈曲位，掌指关节掌侧皮下可触及硬结、压痛。病变经常同时发生在双侧。根据症状和体征多能明确诊断。

【治疗】

早期或症状轻者，采用非手术疗法，如蜡疗或鞘管内注射皮质激素类药物。病程较长或反复发作者，可手术切除鞘管上增厚的狭窄环。切除范围以手指屈伸时不再阻挡膨大的肌腱为限。儿童病例保守治疗多无效，须手术切除狭窄的鞘管或籽骨韧带。

第八节 手部化脓性感染

一、治疗原则

近年来,血源性化脓性手部感染已少见。临床所见感染多源自外伤,开放性损伤清创不彻底会引发感染;挤压、刺伤或脓肿处理不当,也可造成感染。感染不论是血源性还是外伤性的,除了经由血液、淋巴、皮下和筋膜下等一般途径扩散外,还可沿手的滑膜鞘、腱鞘、间隙等特殊结构扩散。治疗上要根据感染的不同时期、不同病理变化,采取不同的处理措施。

1. 制动和抬高患肢 简便易行,能有效减轻症状,控制感染扩散和促进创面愈合。对广泛而严重的感染,尤其是腱鞘、滑囊和间隙的感染,广泛的蜂窝织炎等,固定也是必要的。

2. 药物治疗 在感染的浸润期,应当全身应用适当的抗生素,但必须注意局部情况的处理,不能盲目、大量和长期地全身应用抗菌药物。倘若脓肿已经形成,必须切开引流;在组织修复期,也要妥善处理伤口,不能依赖药物治疗。

3. 局部药物治疗 在感染早期,局部使用鱼石脂软膏、金黄散等药物,可减轻症状,促进炎症吸收或使脓肿局限。在创面修复期使用生肌膏、生肌散等中药,有明显的去腐和促进上皮生长的作用。

4. 物理治疗 理疗和热敷,超短波和透热等物理治疗有助于炎症吸收,可使脓肿局限。

5. 手术治疗 开放性损伤清创术后发生的感染,一旦确诊,应及时打开伤口引流;遇血源性感染,或由挤压、刺伤导致的感染,如果脓肿形成,也应及时切开引流。

(1)指征:一般在感染已经形成脓肿时,才做切开引流。但有些情况下可以例外:腱鞘、滑囊和间隙感染者,当肿胀严重,局部渗出积液较多时,虽未形成脓肿,也可早做切开减张,以减少深部重要组织的破坏和感染的扩散机会。患脓性指头炎时,由于肿胀,局部组织硬韧,没有缓冲余地,末节指腹内压力增高,产生剧痛,影响局部血液循环,有人主张早期切开减张,以缓解症状、防止组织发生坏死。

(2)麻醉和止血带:采用效果比较肯定的区域阻滞麻醉,因为良好的麻醉允许医生从容仔细地进行手术,也可使病人较长时间地耐受手术。合理使用止血带可以造成无血的手术野,便于清楚地辨认脓肿界限和范围,做到彻底清创。

(3)探查脓腔:脓液引流不是切开手术的唯一目的,还应仔细探查脓腔,检查是否存在间隔或哑铃状脓肿,以便做到彻底引流。

(4)病灶清除:切开引流放出脓液,清理脓腔内的坏死组织;对脓腔及脓肿壁进行擦拭或适当搔刮,去除残余的坏死组织。清创手术务必轻柔操作,以防感染扩散。脓肿周围有明显浸润性炎症时不宜搔刮,以免加重感染。

(5)处理创缘:对引流切口两边的皮肤,包括膨出的脂肪球,做适量的梭形切除,使伤口敞开,免得术后伤口过快变窄,妨碍换药处理。

(6)创口填充与覆盖:清创结束,要冲洗创口直至洁净,用凡士林或浸有防腐剂的敷料填充,内松外紧,便于肉芽组织由深至浅地生长,并保持伤口敞开。对口引流时,不宜以一条敷料贯通两切口,而应从两侧分别填入,免得换药时敷料不易取出,还妨碍伤口愈合。

(7)术后处理:术后适时更换敷料,清洁创面,直至愈合。必要时可以用中厚皮片植皮覆盖创面,避免肉芽过度生长,还能缩短病程。一旦炎症消退,进入修复期,就应立即开始锻炼,以早日恢复功能。

二、甲沟炎、甲下脓肿

指甲的两侧埋于皮肤皱襞下,形成甲沟。感染发生在甲沟的为甲沟炎,发生在指甲与甲床之间的,酿成甲下脓肿。两者常可相互转化或并存(图93-28)。感染常源于修甲过短、嵌甲等,表现为局部红肿,很少有全身反应,但局部疼痛难忍,尤其是甲下脓肿压力过高者。多需手术治疗,纵行切开甲后皱襞,清除脓液;根据感染范围切除部分或全部指甲,以免引流不畅,拖延恢复时间。拔甲时勿使碎

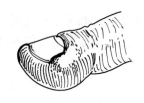
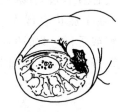

图93-28 甲沟炎示意图

甲残留在甲沟或后皱襞内，否则伤口将经久不愈。术后甲床表面覆盖凡士林纱布，换药待其愈合，直至长出新的指甲。

三、表皮下脓肿

感染多发生在指腹及指蹼处，因脓肿位于表皮下，容易诊断。单纯表皮下脓肿，症状多很轻微，局部肿痛明显者，需考虑有哑铃形脓肿的可能：即真皮下脓肿穿破真皮层后在表皮下积脓。切开引流时，剪除表皮拭净脓液后，仔细察看其底部，若有小洞通向深部，即应切开真皮，引流皮下脓肿（图93-29）。

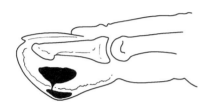

图93-29　哑铃状脓肿示意图

四、脓性指头炎

手指的指腹内有纤维束条分隔，其间充满脂肪细胞；指端神经感受器丰富，皮肤厚韧少弹性。若指腹被刺伤，带入的污物残留其间可能引发感染；指腹挤压伤也会引起感染。由于指腹皮肤厚韧，感染形成的脓肿不易破出，局部肿痛严重；感染灶与指骨毗邻，容易累及末节指骨；脓肿要是破入屈指腱鞘，即成化脓性腱鞘炎。

治疗多需手术，已经形成的脓肿应及时切开引流。手术时在指腹侧方作纵形切口，而不要在掌侧切开皮肤，免得术后局部形成瘢痕，影响指腹的功能。遇较大脓腔，可于两侧切开行对口引流。不主张做鱼嘴样切口，尽管那样引流会比较通畅，但愈合后多形成鱼嘴状指腹畸形（图93-30）。

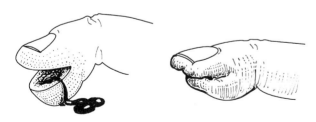

图93-30　脓性指头炎鱼嘴状切口引流（左）及愈合后畸形（右）示意图

五、化脓性腱鞘炎

化脓性腱鞘炎是手部感染中最严重的一种。常有针或其他尖物刺伤的病史，也可因皮下感染破入腱鞘而发病。起病急、进展快，全身反应明显，可有高热、寒战、头痛、恶心、呕吐等。外周血白细胞计数明显增高。局部有极其剧烈的疼痛。患指多处于微屈位，因为腱鞘及肌腱松弛可稍缓解疼痛。主、被动屈伸患指都能引发剧烈疼痛。

化脓性腱鞘炎诊断一经确立，除全身药物治疗外，应积极采取措施进行局部处理。感染初期，脓液稀薄时，可自腱鞘两端各放一根细导管，定时冲洗腱鞘并注入抗生素溶液。如脓液稠厚，则需从侧方切开鞘管，彻底引流。若发现腱鞘及肌腱已坏死，需一并切除以利引流，并可明显缩短疗程。除手术治疗外，应同时给予理疗、固定等，以利控制炎症。

六、滑囊、间隙感染

滑囊、间隙感染比较少见，多有明显外伤史，或由化脓性腱鞘炎扩散所致。血源性感染者，其发病过程与化脓性腱鞘炎类似，但全身及局部反应更剧烈。手掌部红肿、压痛严重而广泛，掌心隆起。

间隙和滑囊感染在临床上常不易区别。借助解剖知识常有助于鉴别。例如，同时伴有拇指或小指腱鞘炎的，多为滑囊感染；示指、中指和环指的化脓性腱鞘炎，如继发手掌深部感染，则多为鱼际间隙或掌中间隙的感染。由于间隙和滑囊是紧邻的，临床鉴别虽有困难，但手术治疗时切口相似，入路也相同。因此，可在手术过程中确定感染部位。

间隙和滑囊感染的诊断一旦确立，在进行全身治疗的同时，应及时切开引流。引流尺侧滑囊炎和掌中间隙感染时，从远端掌横纹开始，沿小鱼际的桡侧缘切开皮肤、皮下组织、掌腱膜，切断并结扎掌浅弓，进入感染部位。桡侧滑囊炎的引流切口在大鱼际部，自相当于拇短屈肌深、浅头之间进入，务必小心防止误伤正中神经鱼际支。鱼际间隙感染的掌侧入路稍偏尺侧，但需切断并结扎掌浅弓，将示指屈指肌腱拉向尺侧，进入鱼际间隙。鱼际间隙也可从手背入路引流，即从背侧相当于第1背侧骨间肌桡侧边缘切开皮肤，自第1背侧骨间肌和拇收肌的掌侧进入该间隙。

前臂掌侧间隙感染多继发于滑囊、间隙的感染。切开引流的径路，多自前臂的远端经尺侧腕屈肌腱、尺神经、尺动脉的桡侧和尺骨的掌侧进入该间隙，也可从桡侧进入间隙引流脓液（图93-31）。

滑囊、间隙感染切开引流后，待伤口渗出物减少、炎症基本控制后，即不应再往深部填充敷料，以利伤口早日愈合。

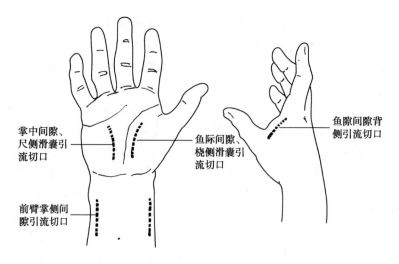

掌中间隙、
尺侧滑囊引
流切口

鱼际间隙、
桡侧滑囊引
流切口

鱼际间隙背
侧引流切口

前臂掌侧间
隙引流切口

图 93-31　间隙、滑囊感染引流的手术切口示意图

第九节　掌腱膜挛缩症

掌腱膜挛缩症又名 Dupuytren 挛缩,发病与种族有些关系,白种人发病多,黑种人发病少。我国较少见。多见于中老年人。男多于女,比例约为 7:1;双手对称发病者多,也有发生在单手者;以环指多见,其次为小指、拇、示、中指少见。病因尚不清楚,有人报道 1/3 的病人有家族史;有人认为发病与局部反复受伤有关;此外,类风湿病、内分泌紊乱、局部血管异常等因素,也可能与发病有关。

【解剖】

掌腱膜是由手部深筋膜的浅层增厚转化形成,为一三角形筋膜样组织,位于手掌中部。掌腱膜的近端与腕横韧带相连,并有部分纤维与掌长肌腱连接;两侧与大、小鱼际肌深筋膜相连;深层有两个纤维间隔,从大鱼际肌的尺侧与小鱼际肌的桡侧向背

侧延伸,分别止于第 1 与第 5 掌骨上。掌腱膜的掌面有垂直纤维与手掌皮肤紧密相连,屈曲横纹处尤其明显。在接近掌骨头部位,深层有部分横行纤维连接掌腱膜的纵束;另有部分纵行纤维,向远侧延伸至指蹼处,再由较薄的横行纤维相连,形成掌浅横韧带。在手掌远端 1/3 处,掌腱膜有垂直纤维走向手掌深层与骨间肌筋膜相连,形成 8 个隧道,其中 4 个对着掌骨,包绕着屈指肌腱。另外 4 个对着掌骨间隙及示指桡侧,呈膜状,其中有指血管、神经束及蚓状肌通过,又称蚓状肌管。掌腱膜进入手指后分成 3 束,其中 1 束位于指掌侧中央,达手指全长,与皮肤相连,另外 2 束位于手指两侧,与屈肌腱纤维鞘管、骨膜、关节囊相连,但不到远侧指间关节(图 93-32)。

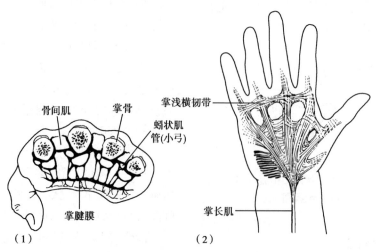

骨间肌　掌骨

蚓状肌
管(小弓)

掌腱膜

掌浅横韧带

掌长肌

（1）　　　　　　　　（2）

图 93-32　掌腱膜解剖结构示意图
(1)横断面;(2)掌面

【病理改变】

在掌腱膜挛缩症，掌腱膜由于瘢痕组织增生而增厚，多在环指根部；手掌皮肤出现小结节或皱褶，多始于远侧掌横纹。增生挛缩的瘢痕组织挤压皮下脂肪、汗腺、血管、淋巴管等，甚至使之消失。病理变化主要为结缔组织增生和浆细胞浸润。掌腱膜纤维呈现小断裂和含铁血黄素沉着。在增生组织周围有血管增生、管壁增厚和栓塞。

【临床表现与诊断】

挛缩处皮肤呈橘皮样改变，在表皮与掌腱膜之间形成坚韧的团块。病变继续发展，逐渐出现活动障碍，先影响掌指关节伸直，继而导致近侧指间关节发生挛缩（图93-33）。

【治疗】

掌腱膜挛缩症病变轻微，病程变化缓慢，没有明显症状者，可不需特殊治疗。如屈曲挛缩已经导致功能障碍并继续发展，则应及早手术治疗，彻底切除病变的掌腱膜，包括手掌部腱膜及其垂直与皮肤相连的纤维，掌骨两侧的纤维间隔以及进入手指掌侧中央及两侧的索条。闭合创口之前放置引流。若挛缩严重、病变范围广，彻底切除掌腱膜造成皮肤血液循环不足或皮肤缺损者，需行皮片或皮瓣移植，以覆盖创面。

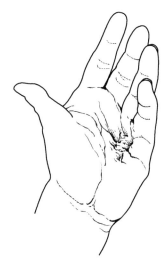

图93-33　掌腱膜挛缩症临床表现示意图

术后患手加压包扎，24~48小时后去除引流条。加压包扎需维持至伤口愈合后，去除敷料，练习功能活动。

（曾炳芳）

第九十四章
断肢（指）再植与手部缺损再造

第一节　断肢（指）再植

外伤所致肢体断离，没有任何组织相连或虽有残存的损伤组织相连，但在清创时必须切除者，称为完全性断肢；肢体骨折或脱位伴有 2/3 以上软组织离断、主要血管断裂、不修复血管远端肢体将发生坏死者称为不完全性断肢。

我国陈中伟等 1963 年首次报道 1 例前臂远段完全性离断再植成功。此后，Malt McKahn 于 1964 年报道了 1962 年 5 月为 1 例 12 岁男孩上臂离断再植成功。1965 年以来国内外又陆续成功地进行了断指再植。我国断肢（指）再植现已普及到基层医院、边疆偏僻地区及高原寒冷地区。1992 年，河北邯郸市魏县西野马村卫生所再植断指 261 个，成功率达 92.7%。1996 年，统计国内 11 个单位共再植末节断指 344 个，平均再植成活率为 93.0%。并有多指、多段离断再植和 20 例双手十指断离十指再植成活的报道（图 94-1、图 94-2）。

今后不仅应注重成活率的提高，更应注重再植肢体的功能恢复。

一、断肢（指）的急救

现场急救包括止血、包扎、固定、保存断肢和迅速转送。

1. 止血　完全性断肢（指）近端，由于断离的血管收缩，一般用局部加压包扎即可止血，如确有大血管损伤所致的大出血，可采用止血带止血。上肢应用气囊止血带缚于上臂上 1/3 部位，敷好衬垫，压力控制在 250~300mmHg；下肢气囊止血带缚于大腿近端，压力控制在 500~600mmHg。应准确记录上止血带的时间，迅速转运。如止血带时间超过 1 小时，应放松 3~5 分钟后再加压，以免引起肢体缺血性肌挛缩或坏死。放松止血带时，应在受伤部位加压以减少出血。

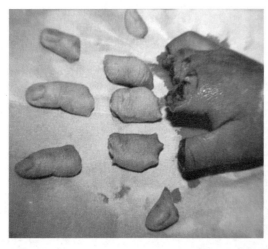
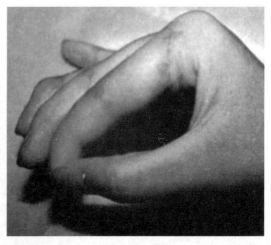

图 94-1　多指多段离断再植

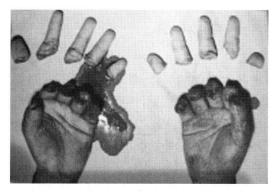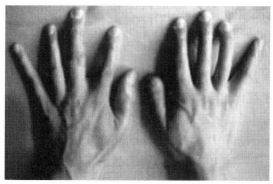

图 94-2　双手十指离断再植

2. 创口包扎　完全性断肢（指）近端，用无菌敷料或清洁布类包扎伤口，防止创口进一步被污染，创口内不要涂用药水或撒消炎药物。

3. 局部固定　不完全性断肢应将肢体用适当的器材予以固定，以减轻病人疼痛并避免进一步加重组织损伤。固定器材可就地取材。

4. 离断肢体的保存　离断肢体的状况是其能否再植和再植后功能否恢复功能的重要条件。因此，尽可能好地保护离断肢体至关重要。

如离断肢体仍在机器中，应将机器拆开取出断肢，切不可强行拉出断肢或将机器倒转，以免加重对离断肢体的损伤。

离断肢体的保存视运送距离而定，如受伤地点距医院较近，可将完全离断的肢体用无菌敷料或清洁布类包好，无需作任何处理，连同病人一起迅速送往医院即可。如需远距离运送，则应采用干燥冷藏法保存，即将断肢（指）用无菌或清洁敷料包好，放入塑料袋中再放在加盖的容器内，外周加冰块保存。但不能让断肢与冰块直接接触，以防冻伤，也不能将断肢（指）用任何消毒液体浸泡。

到达医院后，立即检查断肢，用无菌敷料包好，放在无菌盘上，置入 4℃ 冰箱内。若为多个手指，应分别予以标记，按手术程序的需要逐个取出再植，以缩短断指的热缺血时间。但不能放入冷冻层内，以免冻坏肢体。

二、断肢（指）再植的适应证

断肢（指）再植的目的不仅是再植肢体的成活，更重要的是恢复再植肢体有用的功能。随着显微外科技术的普及及临床经验的积累，医师对于断肢（指）再植的适应证不断地扩大并对其有了新的认识。甚至在急诊情况下，把再植与重建结合起来，如拇指离断毁损不能再植，而立即移植第 2 足趾再造拇指。

1. 全身情况良好是断肢（指）再植的必要条件，若有重要器官损伤，应先抢救危及生命安全的损伤。可先将断肢（指）置于 4℃ 冰箱内，待病人全身情况稳定后再植。

2. 肢体的条件　断肢（指）的状况与受伤的性质有关，如切割伤常由切纸机、菜刀、斧头等所致，其特点为断面整齐，污染较轻，血管、神经、肌腱等重要组织挫伤轻，再植成活率高，效果较好。如为碾压伤，如冲床、火车碾压，虽然受伤部位组织损伤严重，但切除其碾压部分后，仍可使断面变得整齐，在肢体一定范围缩短后再植成功率仍可较高。撕裂伤，由滚动的轮带或车轮压伤，其组织损伤广泛，且血管、神经、肌腱从不同平面撕脱，常需复杂的血管移植或移位方能再植，其再植成功率低且功能恢复均较差。广泛地撕脱、碾压或爆炸伤，导致受伤肢体严重毁损者，则不宜再植。

如为双下肢离断伤，离断的肢体一侧毁损，另一侧肢体较完好时，可根据伤肢的具体情况，将较完好的离断肢体，原位再植或异位再植于对侧肢体的近端。如能再植成功，另一侧未再植的肢体装上假肢，仍可获得一定的功能。如为双侧上肢离断，出于对病人今后生活的需要，应尽可能再植。原则是先再植损伤较轻的肢体，再行损伤较重的肢体再植。如为多个手指离断，可根据离断手指的情况，将有条件再植的断指分别原位再植。应先再植拇指，并按其手指的重要性依次再植，或将条件较好的断指异位再植于主要功能的手指，以期获得最好的功能。

3. 再植时限　肢体离断后，组织通过有氧和随后的无氧代谢，形成细胞内的中毒，使细胞和细胞膜结构受损，蛋白质和离子通透性障碍，导致组织细胞死亡。虽然各种组织对缺血的耐受性不一，但这种变化会随着时间的延长而加重。特别是肌肉丰富的高位断肢,常温下 6~7 小时,肌肉组织变性释放出的钾离子、肌红蛋白和肽类有毒物质积聚在断肢的组织液和血液中,再植后,有毒物质进入全身可引起严重的全身毒性反应。而断掌、断指和断足,由于肌肉组织较少,这种变化较轻。因此,再植的时限与断肢的平面有明显关系。再植时限原则上是越短越好,因此,对断肢(指)病人的处理应分秒必争。一般以 6~8 小时为限,如伤后早期开始冷藏保存,可适当延长。上臂和大腿离断,再植时限宜严格控制。断指再植可延长至 12~24 小时。虽有个别数十小时手指离断病例再植成功者,亦不能因此而成为有意耽误和无限延长再植时限的理由。而且随着再植时限的延长,再植成功率越低、再植成功后功能也会越差。

4. 离断平面 断肢的平面与再植时限对全身情况的影响及功能恢复有明显关系,应予以特别注意。离断平面高,断肢肌肉丰富,对缺血、缺氧的耐受性差,组织细胞变性较重,离断平面低则反之。特别是下肢的高位离断伤,当再植重建血液循环后,再植肢体由于长时间缺血、缺氧,细胞膜的通透性改变以及组织内毒素的大量吸收,对病人的全身状况影响严重,应慎重对待。手指部只有肌腱,对缺血、缺氧的耐受性最强,因而再植时限可较长。对于断指来说,虽然离断的平面对病人全身情况影响不大,但其与术后功能状况有关。末节断指再植的成功,使目前断指再植已无明显的平面限制,断成两段的断指亦可再植,而且越是远端的断指,再植术后功能越好。

5. 年龄 青年人由于缺乏工作经验,易于发生肢体离断伤。伤后出于生活和工作的需要,对断肢(指)再植要求十分强烈。因此,凡有一定条件者,应尽量设法予以再植。小儿处于生长发育阶段,修复能力和适应能力强。出于对患儿长远生活的考虑,亦应努力争取再植。老年人断肢(指)机会较少,且多有慢性器质性疾病,常不宜接受长时间手术,且术后的功能恢复较差,是否再植应根据病人的全身情况予以慎重处理。

6. 以下情况不宜再植 ①患全身性慢性疾病,不允许长时间手术或有出血倾向者;②断肢(指)多发性骨折及严重软组织挫伤,血管床严重破坏,血管、神经、肌腱高位撕脱者;③断肢(指)经刺激性液体及其他消毒液长时间浸泡者;④在高温季节,离断时间过长,断肢未经冷藏保存者,特别是高位断肢;⑤病人精神不正常,本人无再植要求且不能配合者。

三、断肢再植

断肢再植(extremity replantation)是创伤外科各种技术操作的综合,要求手术者既有良好的骨科、整形外科技术基础,特别是血管吻合的基础,又要求有较强的应变能力,其手术操作虽有一定顺序,但也要根据具体情况加以适当调整。如离断时间较短,可先修复其他深部组织,再吻合动、静脉,恢复血液循环,减少修复其他组织对已吻合血管的刺激。如离断时间较长,则应在骨支架修复后,尽快吻合血管,恢复血液循环,缩短离断肢体组织缺血时间。基本原则和程序如下:

1. 彻底清创 清创既是手术的重要步骤,又是对离断肢体组织损伤进一步了解的过程。一般应分两组医护人员对离断肢体的近、远端同时进行清创,同时两组之间还要相互配合,特别是对重要的组织,如血管、神经、肌肉、肌腱和骨组织的损伤情况、切除的长度及缺损的程度要相互通报,以便为肢体再植创造更为良好的条件。首先应遵循一般创伤的清创原则,在对创面进行清洗、消毒后,切除创缘、清除异物、切除坏死和失去活力的组织,尽可能地使污染创面变成清洁创面。其次是要仔细寻找和修整需要修复的重要组织,如血管、神经、肌肉、肌腱,为再植时能够更好地进行组织修复,既要将这些组织被污染和严重毁损的部分彻底切除,又要尽可能地保留其完整性和适当的长度,并分别予以标记,以便再植时容易寻找。并且在再植肢体血管重建、血液循环恢复后,需再次对无血供的组织进行彻底切除,以保证清创的彻底,减少术后组织反应和感染机会。

大部分离断的不完全性断肢,虽然相连接的软组织并不很多,在做到彻底清创的前提下,只要还是健康的组织,则不能随意予以切除,应注意将其保留,这些软组织中的毛细血管及淋巴管对断肢的存活还有一定的作用。

2. 重建骨的连续性 恢复骨的支架作用是断肢再植的首要步骤,由于肢体软组织损伤部分被切除,使再植肢体短缩,其骨骼必须适当修整和缩短。其缩短后的长度应以血管和神经在无张力下缝合、肌腱或肌肉在适当张力下缝合、皮肤及皮下组织能够将创面完全覆盖为标准。对骨骼内固定的要求是:简便迅速、确实稳固、组织剥离较少、愈合较快。固定方法可根据病人具体情况,选用螺丝钉、克氏针、钢丝、髓内针或钢板内固定。

3. 修复肌肉和肌腱 一般情况下,重建骨支架后,应先修复肌肉和肌腱组织,再吻合血管重建断肢的血液循环。一方面,缝合的肌肉或肌腱组织可作为适当的血管床,既有利于保护吻合血管,也有利于调节吻合血管的张力;另一方面,可避免先吻合血管再缝合肌肉、肌腱时的牵拉,对血管吻合口的刺激和影响。缝合的肌肉和肌腱应以满足再植肢体的主要功能为准,不必将离断的所有肌肉或肌腱组织全部缝合。一般来说,下肢的主要功能是负重,大腿离断,主要修复膝关节伸屈功能的主要肌组织;小腿离断主要修复足踝关节伸屈功能的主要肌组织。如为上臂离断,应修复肱二头肌和肱三头肌;如为前臂远端离断,掌侧应修复屈腕肌、拇长屈肌、指深屈肌或用指浅屈肌腱的近端与指深屈肌腱远端交叉缝合,可使2~5指有单独的屈曲动作;背侧修复拇长伸肌、拇长展肌、指总伸肌和桡侧腕长、腕短伸肌等,其他肌腱可不予缝合。

如离断肢体损伤严重,清创时不能完全判断清创是否彻底,则可先重建血液循环,待肢体恢复血供后,进行再次清创,然后再修复肌肉和肌腱。

4. 重建血液循环　重建良好的血液循环是断肢再植成功的关键,在病人全身状态良好的情况下,一定要保证血管缝合的质量。首先要将需要吻合的动、静脉彻底清创,直至内膜光滑完整。检查调整血管张力,并应保证血管在无张力下吻合,如有血管缺损,张力较大时,应行血管移植或采用附近的血管移位予以修复。一般来说,在可能的条件下,缝合血管的数目应尽可能多一些。如有1条以上的主要血管断裂,一般均应将其缝合,如前臂离断伤,应将尺、桡动脉均缝合。小腿离断伤,应将胫前、胫后动脉均缝合。

动静脉比例以1:2为宜。同时应注意的是,在手部和足部,静脉血主要是通过从深静脉向浅静脉流向近端,而在腕关节和踝关节以上,静脉血由远端向近端逐渐向深部经深静脉回流。因此,如在腕部或踝部水平离断再植,主要应缝合浅静脉。在小腿和前臂中段以上离断再植时,除了缝合主要的浅静脉以外,还必须同时缝合1~2条深静脉。

血管缝合的顺序,一般是先缝合静脉,后缝合动脉,这样可以减少开放血管夹后肢体远端的出血。而在离断肢体缺血时间较长的病例,也可先缝合一条静脉,再缝合一条动脉,开放血管夹,尽早恢复肢体的血液供应,然后再缝合其余的静脉和动

脉。为保证血管缝合的质量,血管缝合应在显微镜下进行。

5. 缝合神经　神经修复是断肢再植术后功能恢复的重要条件。神经修复的时机应根据损伤的性质和神经损伤的程度而定。一般来说,只要断裂的神经完整性良好,且无明显挫伤,均应尽可能行一期缝合。仅在神经严重撕脱伤或广泛挫伤、无法准确断定损伤程度和切除范围时,可在清创后,将神经断端缝合固定在适当的位置,3~4周后再行神经修复。神经修复应保持在无张力状态,如有缺损应行神经移植。修复方法可根据具体情况采用神经外膜缝合或神经束膜缝合。

6. 闭合创面　断肢再植的创面闭合是保护修复的深部组织、预防感染、减少瘢痕形成、保证再植肢体成活及其后必要的组织修复创造良好条件的重要措施。断肢再植的创面闭合在清创时就应充分估计。如果皮肤软组织损伤范围较大,在可能的范围内,应适当缩短骨骼以满足软组织修复的需要,这样既有利于组织的修复,也有利于创面闭合。创面应达到完全闭合。创面皮肤能够直接缝合时,为了避免环形瘢痕,可采用Z字成形术,使直线创口变为曲线创口。如仍有皮肤缺损,应立即采用中厚或全厚皮片覆盖创面或采用局部皮瓣转移或其他皮瓣移植予以修复。根据具体情况创口内放置引流条或引流管。

7. 包扎固定　术毕用温生理盐水洗去再植肢体的血迹,以便与健侧肢体对比,观察再植肢体的皮肤颜色。用多层松软敷料包扎,指间分开、指端外露,便于观察血液循环。手、腕功能位石膏托固定。固定范围根据断肢部位,从手指至前臂近端,必要时超过肘关节或整个上肢。下肢则根据再植的部位及内固定的情况,用石膏托固定或放于牵引架上适当抬高即可。

四、断指再植

断指再植(digital replantation)有两种方法,即顺行法和逆行法。两种方法各有其优缺点。大多数学者都采用顺行法,其基本手术程序与断肢再植相同。

(一)顺行法断指再植术

1. 清创　断指的近远端同时进行。由于手指的组织细小,清创时在保证清创彻底的情况下,应十分爱惜未受损伤的组织,尽量将其保留。皮缘可用眼科剪剪除2~3mm,并仔细寻找需要修复的肌腱、血管和神经,分别予以标记。一般来说,指掌侧

的指固有动脉和指固有神经位于屈指肌腱鞘的两侧，较易寻找。较为困难的是指背的静脉，特别是远端的断指，静脉细小、瘪陷，难以找到。可根据指背静脉一定的行走规律仔细寻找，必要时也可采用手指掌侧的静脉。

2. 骨与关节固定 适当缩短骨端，成人骨端可根据情况缩短 3~5mm，小儿骨端缩短不应超过 2~3mm。应尽量保留关节的完整性，近关节的离断，应缩短骨干较长一端的指骨。关节平面的断指，应根据不同情况予以处理：掌指关节平面离断，拇指掌指关节可行融合，而 2~5 指掌指关节则不宜行关节融合；指间关节平面离断，均可于功能位行关节融合。远侧指间关节应融合于伸直位，近侧指间关节则从示指起向尺侧逐渐增加屈曲度数；小儿任何关节均不宜行关节融合。指骨固定时，应注意手指的方向，应在手指屈曲时，使手指的纵轴延长线对准腕部舟状骨结节。固定方法多用克氏针固定，亦可用微型螺丝钉、钢丝等固定。无论用什么方法固定，都要达到迅速有效、固定牢靠、利于愈合的目的。

3. 修复肌腱 一般是先用 3-0 或 5-0 尼龙单线 8 字缝合指伸肌腱，使近侧指间关节和远侧指间关节处于伸直位。然后可选择双十字、Kessler、Tsuge 等方法修复指深屈肌腱，使各指处于休息位。伸、屈肌腱缝合后可以显著改善骨骼内固定的稳定性，因此尽可能一期予以修复。肌腱缝合完毕，应将手指两侧的皮肤各缝合 1 针，以保持手指远端的稳定。

4. 缝合指背静脉 特别是在近侧指间关节以远，指背静脉细小、壁薄，缝合质量是再植成功的关键。应将粗细相当的近、远静脉予以缝合，最好是将断裂的静脉两端原位缝合。一般以缝合 2~3 条静脉为宜。如有更多的静脉可以缝合，均应尽可能将其缝合，以利于血液回流，减轻术后肿胀。即使个别缝合的静脉发生栓塞，也能保证再植指的成活。

5. 缝合指背皮肤 缝合指背静脉后，处理好创面内的出血点，缝合指背皮肤，完成指背的手术操作，也是对已缝合的指背静脉的保护。由于缝合的指背静脉直接位于皮下，缝合皮肤时注意避免将其损伤。缝合的皮肤要对合整齐、外翻，避免压迫静脉影响血液回流。为了避免环形瘢痕，可采用 Z 字成形术。

6. 修复指神经 指固有神经应尽可能一期修复，以尽早恢复手指的感觉功能。一般情况下，断

裂的指神经多能直接缝合。如有神经缺损，可采用神经移植或神经移位予以修复。如确有困难，可先修复手指主要一侧的指神经，即拇指、小指尺侧，示、中、环指桡侧。

7. 缝合指动脉 缝合手指的指固有动脉，重建手指的血液供应是断指再植成功的关键。指动脉的口径一般在 1 mm 左右，血管清创后，在无张力的情况下，在显微镜下用 11-0 无创伤缝线进行缝合。由于手指尺、桡侧指动脉口径并不完全一致，应先选择血管口径较大的一侧进行吻合。如血管有缺损，可采用血管移植或血管移位予以修复。虽然吻合 1 根指动脉已足以满足手指的血液供应，如缝合质量良好，再植指完全可以成活。但为确保手术成功，应尽可能缝合两侧指动脉。一方面可以降低血管危象的发生率，另一方面也有利于再植指术后功能的恢复。

8. 缝合指掌侧皮肤 动脉吻合完毕，松开血管夹，可见手指远端血液循环迅速恢复，指端皮肤转为红润，指甲毛细血管充盈良好，并可见远端皮缘有血液外溢。仔细止血后，缝合指掌侧皮肤，完成再植手术。

9. 包扎固定 用松软的纱布交叉放置于指间，将再植手指的指尖外露，以便观察其血液循环状况。包扎不能过紧，将纱布垫于手掌和前臂，用石膏托从前臂远段至指尖于功能位固定。

（二）逆行法断指再植术

逆行法断指再植术的手术顺序是从手指的一侧完成全部手术过程，不用翻动手指。在清创完毕后，最先缝合指掌侧皮肤，然后缝合指掌侧的指动脉、指神经，再缝合屈指肌腱，随后行指骨内固定。为避免固定指骨对已缝合的血管神经的牵拉，在再植开始前即将指骨的内固定放置好。如用交叉克氏针固定，再植前就在离断的手指上将克氏针穿好，于屈指肌腱缝合后，再将克氏针穿过近端指骨即可。继之缝合指伸肌腱、指背静脉，最后缝合指背皮肤，完成再植手术。

（三）特殊类型的断指再植

1. 手指末节断指再植 手指远侧指间关节及其以远的离断伤常见，且多为青年人。虽对手指功能影响不大，但对手的外形有一定影响。而且我国末节断指再植的成活率已达 95% 左右。因此，只要离断的末节手指有一定的完整性，有条件者，均可予以再植，其功能和外形均良好。

2. 小儿断指再植 小儿处在生长发育期，再生修复能力较强。国内外均有不少小儿断指再植

成功的报道，且功能恢复良好。如有可能，应尽量予以再植。

3. 撕脱性离断的手指再植　撕脱性离断的手指，其肌腱、神经和血管常从近端抽出，保留于离断的手指上。只要离断的手指完整性较好，无明显挫伤，其血管、神经条件较好，虽然近端血管、神经被撕脱，可利用邻近手指的血管、神经移位或血管、神经移植予以再植。

五、断肢（指）再植的术后处理

1. 一般护理　病房应安静、舒适、空气新鲜，室温保持在 20~25℃。局部用一落地灯照射，以利于观察血液循环恢复情况并可局部加温，一般是 60W 侧照灯，照射距离 30~40cm。抬高患肢，使之处于心脏水平面，根据情况卧床 10 天左右。严防寒冷刺激，严禁吸烟及他人在室内吸烟，以防止血管痉挛发生。

2. 密切观察全身反应　一般低位断肢和断指再植术后全身反应较轻，高位断肢再植，由于伤后出血较多，手术时间长，加之血液循环恢复后肢体的灌注及术后创面不可避免的渗出等，随时可能出现血容量不足引发失血性休克。除在术中根据情况适当输血外，术后应密切观察病人的血压、脉搏，如有必要，应及时有效地输入全血，避免因血容量不足引起休克和对再植肢体血液循环产生不良影响。特别是缺血时间较长的高位断肢再植，还有可能因心、肾、脑中毒而出现持续高热、烦躁不安甚至昏迷，心跳加快、脉搏微弱、血压下降、小便减少和血色素尿，甚至出现无尿等心肾功能衰竭症状，均应及时加以处理。如情况无好转，保留肢体可能危及病人生命时，应及时截除再植的肢体。

3. 定期观察再植肢体血液循环状况，及时发现和处理血管危象　再植肢体血液循环状况观察的指标有：皮肤颜色、皮温、毛细血管回流试验、指（趾）腹张力及指（趾）端侧方切开出血等。以上指标应综合分析并进行正确判断。一般术后 48 小时内易发生血管危象。因此，应每 1~2 小时观察一次，并作好记录。

正常情况下，再植肢体的指（趾）腹颜色红润，早期颜色可比健侧稍红，皮温亦可比健侧稍高，毛细血管回流良好，指（趾）腹饱满，如果切开指（趾）腹侧方，将在 1~2 秒钟内流出鲜红色血液。如果颜色变成苍白、皮温下降、毛细血管回流消失、指腹干瘪、指腹切开不出血，则表示动脉血供中断。

如颜色由红润变成紫灰色、指腹张力降低、毛细血管回流缓慢、皮温降低、指腹侧方切开缓慢流出暗红色血液，则是动脉血供不足的表现。如指腹由红润变成暗紫色，且指腹张力高、毛细血管回流加快、皮温从略升高而逐渐下降、指腹切开立即流出暗紫色血液，不久又流出鲜红色血液，且流速较快，指腹由紫逐渐变红，则是静脉回流障碍。由于动脉危象和静脉危象处理上不同，必须将其加以区别。

血管危象由血管痉挛或栓塞所致（表 94-1），一旦发现应敞开敷料，解除压迫因素，采用臂丛或硬膜外麻醉，应用解痉药物如罂粟碱、山莨菪碱、妥拉苏林等。有条件者，可行高压氧治疗。经短时间观察仍未见好转者，多为血管栓塞，应立即行手术探查，去除血栓，切除吻合口重新吻合，可使再植肢体转危为安。

表 94-1　血管痉挛与血管栓塞的鉴别

	血管痉挛	血管栓塞
原因	机械、化学、温度、疼痛刺激	管壁粗糙、血流缓慢
病理	管腔缩小、部分或全部闭塞	管腔内血栓阻塞
解痉药物	有效	无效
交感阻滞	有效	无效
局部加温	有帮助	有害
指端切口	可有少量血水溢出	不出血
血管造影	管腔有锥状阴影	管腔阴影突然中断
高压氧	有效	无效
处理方法	保守治疗，严密观察	一旦确诊，立即手术

4. 防止血管痉挛，预防血栓形成　除保温、止痛、禁止吸烟外，可适当应用抗凝解痉药物，如低分子右旋糖酐（成人 500ml 静脉滴注，每日 2 次，用 5~7 天，儿童用量酌减）。还可适量应用复方丹参注射液和山莨菪碱等。一般不用肝素。

5. 适当应用抗生素预防感染。如有高热，应首先观察是否有局部感染。

6. 肢体成活，骨折愈合后拆除外固定后，应积极进行主动和被动功能锻炼，并适当辅以物理治疗，促进功能恢复。若肌腱、神经有需二期修复者，应在适当时机尽早修复。

（洪光祥）

第二节　手部缺损再造

拇指功能占全手功能的一半以上，缺失后即严重影响手捏、握、抓的功能。反之，拇指健全，手指全缺，亦有同样障碍。因此，再造一个拇指或手殊属需要。目前，再造方法很多，再造的水平明显提高，达到"缺什么补什么""缺多少补多少"的境界，但十分满意的不多。故并非所有拇指或手指缺失，均需进行再造手术，需考虑残指的长度、残端情况、病人的年龄、职业和工作实际需要等。如单个手指缺损或末节指缺损一般无再造指征，对美容要求高者可再造。

一、拇指与手指再造

（一）再造拇指和手指的要求

1. 要有足够的长度　拇指需长5~6cm，再造的拇指应略短于正常的拇指。手指需长7~8cm，再造手指的长度，应与拇指长度相适应，一般再造的手指相当于原来手指近侧两节的长度即够，或与邻指等长。

2. 位置相当　拇指再造后主要完成对掌、对指功能，当第1掌骨完整时，由于大鱼际肌存在，这个要求很易达到；但当同时缺损时，应将再造拇指安置在对掌位。再造手指的位置不仅要能与拇指对捏，而且应考虑与邻近手指的关系，防止交叉旋转畸形。

3. 要有良好的血供　再造指的良好血供不仅色泽美观，而且对防冻极为重要。

4. 要有一般感觉和实物感觉　手不仅是劳动器官，而且是感觉器官。手指的感觉对完成精细、协调动作尤为重要。用力的部位、用力的次序、用力的大小及各种力的配合，都必须在良好的感觉下才能完成。

5. 屈伸有力　对拇指而言，对掌伸直位已基本达到功能，但对手指而言，有力的屈伸活动才能发挥手指功能。

6. 要有良好的外观　手不仅是劳动与感觉器官，而且也是美容器官，是社交活动中的重要工具，有了良好的外观使病人乐意经常使用，会促进功能的恢复。

（二）指移位术

指移位术是将受伤的或正常的手指，连同它的神经、血管、肌腱等移接于拇指位置，以代替拇指。

这样再造的拇指，能屈能伸，血供和感觉正常，外形亦较满意。但因手指数目未增加，病人多不愿接受。

【手术指征和供指选择】

1. 拇指全缺或其掌骨亦有部分缺失者。

2. 选用残指最好，其次是正常的示指或环指。

3. 选用残指时，其长度不短于近指节，而残端软组织需丰满，并且无残端痛者。

【手术要点】

1. 在示（残）指根部背侧及拇指残端背侧各设计一个三角形皮瓣，示（残）指皮瓣中应保留通向示指的静脉以利回流，并保留其伸肌腱。

2. 在示（残）指根部掌侧游离神经血管束及屈指（深、浅）肌腱。直达掌心游离整个长度，以利移位后无张力。于腱性部位切断骨间肌及蚓状肌。

3. 根据拇指残端长度做第2掌骨截骨，或掌指关节解脱，与拇指残端做骨固定或关节囊缝合，移位后的手指不宜过长。

4. 将拇指残端处的大鱼际肌止点重建于移位指的相应部位。

5. 若移位指系环指，则应将指背侧静脉、伸肌腱切断，移位后再缝接。

6. 将拇指背侧的三角皮瓣移位于虎口，残留创面作全层植皮覆盖（图94-3）。

（三）游离足趾移植

此法是将病人自己的足趾，经过一次手术（缝接血管、肌腱、神经、骨等）移植于拇指或手指部位，称游离组织移植再造拇指或手指。再造的拇指或手指具有血供佳、感觉好、屈伸有力且外形亦较满意的效果，是当前再造方法中比较良好的方法。

1966年，上海第一医学院附属华山医院与中山医院共同协作，首创用游离足趾（第2趾）移植再造拇指，获得成功。

Gobbett（1969年）、Buncke（1973年）分别报道1例游离踇趾移植再造拇指获得成功。

【适应证】

1. 拇指全缺者。

2. 拇指及其掌骨缺失者。

3. 拇指与手指全缺者。

4. 2~5指缺失或残指长度难与拇指对指，或相应的掌骨亦缺失者。

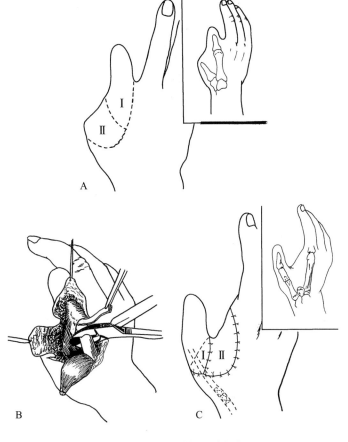

图 94-3　示指转位再造拇指

【供趾选择】

1. 供趾可以选自同侧或对侧，以后者较为合适。

2. 供趾正常而无感染。脚癣在术前需治愈。

3. 前需检查足背动脉搏动情况，一般不需做血管造影检查。

【手术要点】

1. 供区解剖与游离　在第 2 趾根部设计三角形皮瓣，其大小按手部情况而定。游离大隐静脉及足背趾静脉，循静脉交通支暴露第 1 跖骨背侧动脉，注意其口径及在趾蹼部分支情况，证实有可靠分支进入第 2 趾后，游离足背动脉；若口径细或无主要分支进入第 2 趾时，应保留足底穿支跖底动脉及进入第 2 趾的分支，或保留第 2 跖骨背侧动脉，继游离趾屈伸肌腱、趾神经后，根据拇指残缺情况做第 2 跖骨截骨或跖趾关节解脱。最后待供区准备完毕后，切断动静脉进行再植。

2. 受区解剖与游离　在拇（手）指残缺、腕背部及掌心部作切口，分别暴露指残端、桡（尺）动脉、头静脉或手背静脉及伸屈肌腱及指神经。在指残端切口与腕部血管切口间作皮下隧道，要求有两指宽度，以便容纳血管、肌腱通过。

3. 再植步骤　切断移植足趾血管蒂后，先用 2% 普鲁卡因肝素溶液灌注 5ml，再用 2% 利多卡因溶液灌注 5ml，在对掌位作骨固定或关节囊缝合，将趾部血管蒂通过皮下隧道引至腕部，依次缝合静脉（大隐静脉与头静脉）、动脉（足背动脉与桡动脉）及肌腱［肌腱趾长、短伸与肌腱拇（指）伸］于掌切口，缝接屈肌腱及神经。最后闭合创面（图 94-4）。

（四）踇甲皮瓣再造拇指

1980 年，Morrison 应用踇甲皮瓣加髂骨片移植再造拇指。由于再造的拇指外形接近正常，足趾个数又不减少，很受欢迎。

【手术指征】

踇甲皮瓣的最佳指征应考虑为：①拇指脱套伤；②拇指断指再植失败后，采用本法可保留骨关节及肌腱；③拇指近节指骨部分缺损，保留掌指关节的拇指再造。

【手术要点】

①在切取皮瓣时，于踇趾内侧保留 0.5~1.0cm 长的舌形皮瓣，以利于残留踇趾的血供及感觉；②皮瓣应在肌腱旁膜的表面，于趾骨处应在甲床与

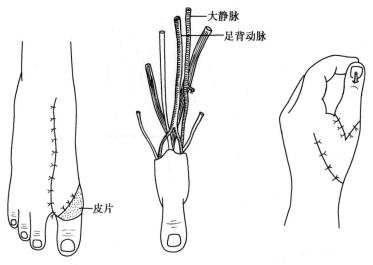

图 94-4 足趾游离移植再造拇指
皮瓣根部残留的创面以皮片移植覆盖

骨膜之间分离。破坏骨膜则使趾骨创面难以闭合；③再造拇指的骨支架，可以用髂骨片，也可以利用断指的骨关节或第2趾的骨关节；④要十分注重姆趾残留创面的闭合，可以用残留的舌形皮瓣，去除部分趾骨，游离植皮或第2趾的皮肤等方法处理。处理不当常造成经久不愈的创面；⑤血管、神经、肌腱的分离与缝接与第2趾移植术相似。

（五）拇指残端脱套加长术

1946年，Gillies首先应用此法加长残留拇指。本法最佳指征为近节指节部分缺损，而其残端皮肤条件较好（血液循环正常、感觉灵敏）者。

【手术要点】

1. 于拇指根部作一环形切口，将切口远端的皮肤、皮下组织、神经、血管束一起从骨残端及肌腱、肌腹表面完全分离形成帽状脱套的岛皮瓣。

2. 取 2.0~2.5cm 长、1.0cm 左右直径的髂骨块插入指骨，延长拇指。

3. 将帽状脱套的岛状皮瓣再套在植骨块上。

4. 在皮瓣根部残留的创面以皮片移植覆盖（图94-5）。

（六）腹股沟轴心皮瓣再造拇指

传统的皮管移植再造拇指，几乎已被腹股沟轴心皮瓣术所代替，因腹股沟轴心皮瓣中含有知名的旋髂浅动、静脉，使皮瓣设计不受长宽比例限制。由于有足够长度，在皮瓣根部可形成皮管，有利于肢体活动，减少了手术后固定的不适感。特别是可同时切取含血供的髂骨，加速了植骨块的愈合。故本手术是目前非显微外科方法中较为满意的方法。特别适合无显微外科条件或经验的基

层应用。本法最佳指征：①手指脱套伤；②拇指脱套伤而不能做姆趾甲瓣者；③手指或拇指再植或再造失败的病例。用本法可保存骨关节支架及肌腱。

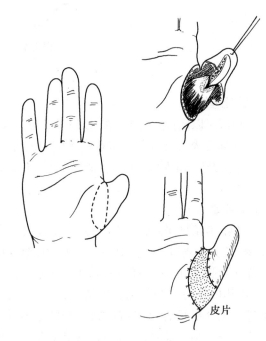

图 94-5 拇指残端脱套加长术

【手术要点】

1. 皮瓣的设计 在腹股沟韧带下3cm处扪及股动脉搏动。此点为旋髂浅动脉的发支点。作与髂前上棘的连线，此线为旋髂浅血管的行径线（此线可沿髂嵴向后延伸）。在此线上可设计皮瓣的长度和宽度，一般为 6~7cm 宽，15~20cm 长。

2. 在腹外斜肌筋膜及腿臀部深筋膜表面游离皮瓣，在皮瓣根部形成 6~8cm 皮管。

3. 若切取髂骨块,则应在髂骨块两侧保留1cm宽深筋膜与骨皮瓣相连,则此骨块即有血供,与拇指残端作骨固定。

4. 用皮瓣闭合拇指创面,3周后可断蒂。断蒂前1周即可进行皮管训练。

5. 为了恢复指端感觉,可于术后3~6个月进行环指神经血管蒂岛状皮瓣移位。

(七) 局部皮瓣再造拇指

本法是利用残存拇指背侧的正常皮肤作倒舌形皮瓣,翻转作为再造拇指的掌侧,再在示指近节指背形成顺舌形皮瓣,移位作为再造拇指的背侧,在两个舌形皮瓣间植骨加长拇指。此法再造的拇指由于局部皮瓣的血液循环、感觉、质地较腹股沟皮瓣优越,加以就地取材,操作简单,也是基层较易开展的方法。

本法的手术指征:①掌指关节远端的拇指或手指断指;②残留指背及手背有正常皮肤者。

【手术要点】

1. 残指背侧的倒舌形皮瓣长宽比例应在2:1以内。

2. 示指背侧的顺舌形皮瓣,因常含有一小血管,长宽比例可适当放宽,为了便于移位,可在皮瓣根部形成1cm宽的皮下软组织(含血管)蒂。避免皮瓣移位后"猫耳"出现(图94-6)。

二、手指全部缺损的功能重建

拇指与其他4个手指同时缺损,其再造方法应根据缺损程度、患手局部条件(主要是血管及皮肤)、病人要求及术者经验的不同而确定。

(一) 虎口开大术

【手术指征】

1. 拇指与手指全缺,缺损平面在掌指关节水平。

2. 虎口区皮肤条件较好。

3. 手及腕部血管条件差。

4. 全身情况差。

【手术要点】

1. 虎口区应有较好的皮肤及软组织覆盖条件,以便能在开大虎口后可挟持物体。故在皮肤切口设计时,将手背及手掌较佳的皮肤组织转移至虎口区。

2. 开大后的虎口能否有合拢及张开的能力,关键是第一掌骨应保持拇短展肌(开大)与拇收肌(合拢)的功能,做开大手术时应注意保护这两块肌肉的止点与神经支配。

3. 若原虎口区瘢痕挛缩严重,第1与第2掌骨间开大困难者,可考虑将第2掌骨切除以开大虎口,必要时还可将第3乃至第4掌骨切除,仅保留第1及第5掌骨,使虎口区有足够的空间以利持握物体(图94-7、图94-8)。

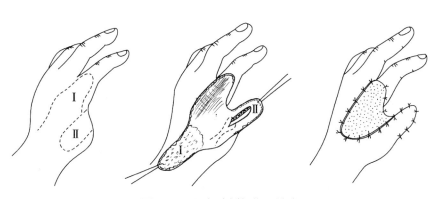

图94-6 局部皮瓣拇指再造术

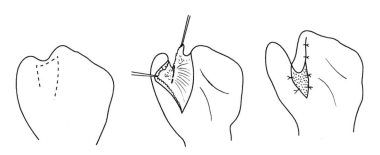

图94-7 手指全部缺损的功能重建,掌骨指骨化之一

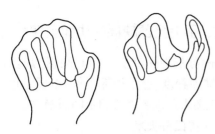

图 94-8 手指全部缺损的功能重建，掌骨指骨化之二

（二）足趾移植术

【手术指征】

1. 拇指与手指全缺，缺损平面在掌骨任何部位。

2. 手及腕部血管条件好。

3. 全身情况佳。

【手术要点】

1. 再造指数 以再造 1 个拇指与 2 个手指为佳。也可以再造 1 个拇指与 1 个手指。

2. 供趾部位 一足供应第 2 趾再造拇指，另一足供应第 2、3 趾再造 2 个手指。

3. 受趾部位 再造拇指时应与第 1 掌骨相配，再造手指部位应根据虎口区条件而定，虎口有挛缩者应再造中、环指或环、小指。虎口正常者，应再造示、中指。

4. 技术要点 请参阅有关章节。

（三）躅甲皮瓣与足趾移植术

【手术指征】

1. 拇指与手指全缺，缺损平面在掌骨任何部位。

2. 手及腕部血管条件好。

3. 全身情况佳。

4. 美观要求高，要求 5 指全造者。

【手术要点】

1. 当病人要求再造 5 个手指时，一般从一足取踇甲皮瓣与第 2、3 趾，另一足取第 2、3 趾。

2. 当病人仅要求再造拇指与 2 个手指时，可以从一足取踇甲皮瓣与第 2、3 趾；也可以从一足取踇皮甲瓣，另一足取第 2、3 趾。前者术式简单，但虎口区难以开大；后者术式较为复杂，但虎口开大程度可任意选择。

3. 踇甲皮瓣的切取可参阅有关章节，连同第 2、3 趾切取时关键是在第 1 趾蹼游离与保护其间的向踇与第 2 趾方向发出的趾间静脉与动脉。

三、全手缺损后功能重建

全手缺损系手指（包括拇指）及手掌全部缺损，对这类病人，手的功能重建既重要又困难，目前重建方法主要有两类。

第一类是装配假手。假手有两种，一种是机械性假手，利用上肢的肱二头肌或胸部胸大肌的收缩与放松，通过弹簧滑轮等机械性装置，转变为机械手指与拇指的持握动作；另一种是电子假手，是借助于肢体近端肌肉或神经在收缩或兴奋时所产生的生物电流来控制一系列电子仪器，产生假手的持握动作。由于假手功能非如人手那样灵活自如，又无感觉，加上繁杂的装置，增加了使用不便，故目前假手仍以装饰为主要用途。作为功能性电子假手的产品已在不断改进中。

第二类是功能重建术，根据病人残存肢体的条件（包括皮肤、神经、血管、骨组织）及病人的要求与术者的经验，可选择下述方法重建功能。

（一）前臂分叉手术

前臂分叉手术亦称 Krukenberg 手术。

【手术指征】

1. 双侧全手缺损最为合适，单侧全手缺损术后如刻苦训练效果也会不错。

2. 前臂残存长度在 9cm 以上，残端皮肤条件好。

3. 前臂残存肌肉至少应 2 块，最佳残存肌肉是旋前圆肌与旋后肌。

4. 无血管条件者进行足趾移植或踇甲皮瓣移植再造。

【手术要点】

1. 前臂残留长度不得短于 9cm，也不宜长于 20cm。一般以 12~18cm 为佳。

2. 前臂皮肤应作掌背侧两个底在肘部的倒 L 形切口，倒 L 形切口的底边与肘关节相距 5cm。两个皮瓣各包裹尺、桡骨。

3. 前臂伸屈肌群除保留肱桡肌、尺侧腕屈肌、旋前圆肌、旋后肌外，其余全部切除，以利尺、桡骨支被皮肤包裹及相互活动。

4. 剪开骨间膜，使尺、桡骨残端之间的距离开大到 5cm 以上。

5. 皮肤包裹尺、桡骨支时，应尽量使皮肤切缘不在两骨支的相对面，以免日后持挟物体时，瘢痕受压产生不适感。

6. 两骨支残端皮肤应既不太紧（影响皮肤血运），又不太松（日后挟物时滑动不稳）。

【术后锻炼要点】

1. 坚持每天在指导与督促下训练 8 小时。

2. 坚持正确的训练方法，要求两骨支做相互垂直的持挟动作,应避免旋转动作。

3. 坚持每天检查训练效果,要求两骨支的持挟动作由每分钟 1~2 次逐日增加,直达每秒钟 1~2 次。持挟力量逐日增加,最后可达 10kg。

(二) 足趾移植术

【手术指征】

1. 单手全缺失。

2. 肢体残端局部条件(皮肤、神经、血管)佳。

3. 对足部外形要求高者(要求保留跗趾)。

【手术要点】

1. 再造手的方式如下。

(1) 两足分别移植第 2 趾于尺、桡骨支上,各造 1 指。

(2) 一足移植第 2 趾于尺桡骨代拇指。另一足移植第 2、3 趾于尺骨代 2 个手指。

2. 移植趾应带跖骨,以保留跖趾关节。跖骨与桡尺骨残端固定时应注意 30° 成角,并注意 2 个趾的对指位(一般需旋转 90°)。

3. 单蒂移植足趾时,血管缝接通常采用桡动脉与头静脉;双蒂移植足趾时,血管缝接通常采用桡动脉、尺动脉与头静脉、贵要静脉。

4. 肌腱缝接时,应尽量选用前臂拇屈、伸肌腱及示指屈、伸肌腱为动力腱,有利于日后对指活动。

5. 神经缝接应尽量选用正中神经,应在前臂下段,正中神经大多为感觉束,可以接纳 4~6 股趾神经,术后可获得较好的感觉恢复。

(三) 跗甲皮瓣 + 足趾移植术

【手术指征】

1. 单手全缺失最为合适,双手全缺失也可选用。

2. 肢体残端局部条件(皮肤、神经、血管)佳。

3. 对足部外形会有一定破坏,应取得病人的理解。

【手术要点】

1. 再造手的方式有

(1) 一足取跗甲皮瓣与第 2、3 趾联合移植于桡、尺骨,再造拇指与 2 个手指,两足可再造两个手。

(2) 一足取跗甲皮瓣与第 2、3 趾联合移植于桡骨上,另一足取第 2、3 趾移植于尺骨上,两足再造 5 个手指。

2. 手术的关键是处理好多蒂的血管搭配,保留每个血管蒂的粗大分支足够长度(如足底穿支),是重组血管的方法。

3. 术者与病人均应达成共识——手部重建越多,足部损失越大。

随着科学技术的发展,手部缺损的重建出现了一些新的方法与动向。如 1998 年法国医生首先报道异体手移植成功。此后,美国及我国也相继有成功的报道。异体手移植成功的关键是组织配型及高效免疫抑制药物的应用,而绝不是手术技术。异体手移植的关键问题是清醒地认识,病人得到的手的外形及功能与免疫抑制药物应用后的风险与并发症是否平衡,这个问题有待长期细致观察与谨慎探索。兴起的干细胞克隆技术又给器官与组织重建带来希望,人们期待着微创无害地重建组织与器官。人类生存质量的提高不仅是局部组织与器官功能的提高,而是整体功能的提高;不仅改善肉体形态,而且改善精神活动;不仅是个体的单纯生存,更应能够参与社会活动,这才是重建组织与器官的真正意义。

(顾玉东)

参 考 文 献

[1] 程国良. 手指再植与再造 [M]. 2 版. 北京:人民卫生出版社, 2005.

[2] 陈中伟. 前臂创伤性完全截肢的再植 (一例成功报告)[J]. 中华外科杂志, 1963, 49: 615.

[3] 刘毅. 手指多段离断再植三例报告 [J]. 手外科杂志, 1989, 4 (2): 20.

[4] 鲁开化. 十指离断再植成功 [J]. 中华显微外科杂志, 1986, 2: 122.

第九十五章
周围神经损伤

第一节　周围神经损伤的病理变化

（一）周围神经损伤（peripheral nerve injury）后的退变与再生

神经断裂后，在24小时内神经元发生变性，主要表现为核染色质及尼氏体溶解，核仁消失，一般在21天达高峰，恢复过程为3~6个月，此时期内进行修复为最佳。由于失去神经元的联系与营养供应，在远侧断端中，神经纤维轴索及髓鞘断裂成碎片，经2~8周碎片渐被施万（Schwann）细胞消化，由吞噬细胞吞噬消失，即沃勒变性（Wallerian Degeneration，WD）。同样变化在神经近侧断端一样发生，但退变距离只限于一两个郎飞（Ranvier）结。神经纤维及髓鞘退变后，施万鞘空虚、塌陷。以后，施万细胞渐增生恢复原状。神经修复后，近端的神经纤维沿施万管长入远端，平均以1~2mm/d速度生长，为神经再生。开始，再生神经纤维较原来细，数目也多达4~5倍，但通常只有一条纤维长入远端一个施万管，其余纤维则退变消失。长入远端的纤维，开始较细，以后渐变粗，逐渐成熟。近段有髓鞘的纤维，长入远端可渐生髓鞘；无髓鞘者也不再生髓鞘。

如果断裂的神经未修复，近端再生的神经纤维被增生的施万细胞及结缔组织包绕，断端形成球状，是为假性神经瘤。神经远侧断端呈椭圆形膨大，但较近侧断端者小，其中无神经纤维，成为神经胶质瘤。

除了上述神经元，神经干近、远两断端改变外，周围神经的末梢结构肌细胞运动终板及感觉感受器均发生一系列的变性与再生变化。通常伤后二年内，若肌细胞与运动终板得不到神经元的营养，将发生不可逆的改变。

（二）神经损伤分类

根据神经损伤轻重及病理变化、损伤可分为三类。

1. 神经传导功能障碍　又称神经失用症。可由轻度外伤、压迫等原因引起。有时无明显外伤史。神经失去传导功能，可持续数小时、数天或数月，以后可自行恢复传导功能。动物实验发现，此类损伤中，神经纤维有局限性脱髓鞘改变。

2. 神经轴索中断　损伤处神经纤维中断，损伤处以远的神经纤维及髓鞘发生退行性改变，即沃勒变性。由于周围神经支持组织，如各层神经膜及施万鞘仍保持连续，如果致伤的原因解除，断流的轴索近端即可沿原通道长入末梢，功能即可恢复，而且质量较好。一般不需特殊治疗。

3. 神经断裂　神经完全断裂，或外观连续性虽未断，但神经内有瘢痕间隔，阻挡神经纤维往远端生长。多由切割伤、牵拉伤致断裂。神经干内或其附近注射某些药物及缺血等原因，可致神经干瘢痕化；需经手术修复，才能为轴索生长创造条件。

（王澍寰　顾玉东）

第二节 周围神经损伤的修复

（一）神经松解术

神经受牵拉、压迫、磨损，可产生神经内瘢痕，如肘部尺神经炎、腕管综合征及其他神经卡压综合征等；神经本身虽无原发性损伤，但其周围有瘢痕或缺血挛缩的肌肉压迫或绞窄神经，使其发生继发性损伤。这些都需做神经松解术，将神经从瘢痕组织或其他压迫的原因中松解出来，并去除其致伤原因，将神经放置在条件较好的基床上，以利恢复。如有神经内瘢痕，需在5~10倍放大镜下或手术显微镜下做神经内松解术，即打开神经外膜，切除束间瘢痕组织，做神经束膜切开术，才能做到彻底松解。

（二）神经外膜缝合术

用粗细适宜的尼龙单丝缝合神经外膜，以吻合神经断端。以神经干和神经束断端的形状，神经干表面营养血管的部位等为标志，尽力使神经断端做到精确的对合。神经外膜吻合对神经断端的手术创伤较小。但其缺点是，神经断端不能对合得非常理想。例如，外膜较松弛，神经束断端较短，吻合后神经束断端间留有间隙；如外膜较短，神经束断端相对较长，吻合后神经束断端会发生卷曲（图95-1）。但如果操作得当，用缝合外膜法吻合神经常常可获得满意效果。

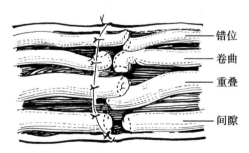

图 95-1　神经外膜缝合后神经束可能
发生的几种情况

右侧标注：错位、卷曲、重叠、间隙

（三）神经束膜缝合术

为了神经断端对合精确，用11-0尼龙单丝缝合两断端相对应的神经束或束群，每束缝合1~2针。神经束的吻合平面最好相对错开，以减少相互粘连的机会。神经束膜很薄，不能耐受张力缝合。同时，断端的神经束也不能分离过多，否则，会影响神经束断端的血液供应，造成缺血。神经束膜缝合如果操作不当，会给吻合处增加不必要的创伤（图95-2）。

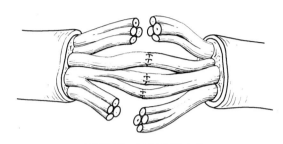

图 95-2　神经束膜吻合

（四）神经套管缝合术

根据神经再生过程中有定性选择的特点，设计了"小间隙吻合术"及"套管吻合术"。套管的材料有生物合成及自体组织两大类。

（五）端侧缝合术

当神经损伤后缺损过长，又无可供移位的神经时，可将损伤神经的远断端缝合于邻近的神经主干的侧方，切除神经外膜与束间组织，进行端侧缝合。为了扩大神经组织的接触面，必要时作螺旋形缝合。该法疗效不确切，不能作为常规术式。

（六）带蒂神经移植术

并行的两个神经干同时缺损较多时，可用其中一条神经的近端，带着血管蒂修复另一条神经。如在前臂，正中神经与尺神经都有较大缺损，可将尺神经带血管蒂移植给正中神经（图95-3）。第一期手术将两神经近端切除瘢痕后相互吻合，然后从吻合点往尺神经近端在稍长于正中神经缺损处切断尺神经，但需要注意保存神经外膜中的营养动脉。这样，尺神经从切断处以远的一段仍保持有血液供应，同时，可发生沃勒变性，以便于正中神经的轴索往尺神经中生长。待正中神经与尺神经吻合处建立侧支循环后，再做第二期手术，将尺神经近端切断处完全离断，翻转转移至正中神经远断端，将瘢痕切除后，再与正中神经远断端吻合，即完成移植。下肢坐骨神经缺损时，可利用胫神经带血管蒂修复腓总神经缺损，也可利用腓总神经修复胫神经缺损。

（七）游离神经移植术

周围神经缺损不能直接吻合时，可切取身体某

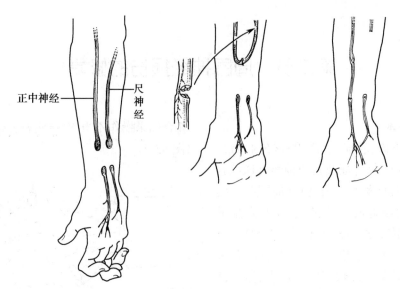

图 95-3　带蒂神经移植,利用尺神经修复正中神经

些部位的皮神经,游离移植桥接缺损处。游离移植的神经,因已断绝血液供应,需靠由受区长入血管,始建立血液循环。所以,移植的神经不宜太粗,不然,会因血液供应不足,移植段发生中心坏死。为此,多用较细的神经,按缺损所需长度截成数段,组成电缆式移植段修复缺损,还可以应用显微外科技术,用电缆式移植段来桥接神经两断端的神经束或束群。将移植段的神经外膜与神经断端的束膜缝合,这样,更有利于神经纤维的再生(图 95-4)。还有利用带血管的神经段移植,因移植的神经具有血液循环,有利于神经段内退行性变及神经再生。如切取桡神经皮支时,保留桡动脉到皮支上的血管,带此血管蒂移植到缺损的正中神经上;或取腓肠神经时带伴行的小隐静脉,移植后与受区动脉吻合,使静脉动脉化,以重建神经移植段的血液供应。如受区是前臂,在桥接

正中神经或尺神经的同时,如有桡动脉或尺动脉缺损,还可将移植静脉的两端与缺损动脉的远、近端吻合,还可改善患手的血液循环。

腓肠神经是比较理想的可游离移植的供应神经,可切取 30~40cm,中途无分支。该神经在近侧有 2~3 束,在远侧有 6~8 束。切取后只在踝外侧及足中部外侧有小范围麻木区。其他如桡神经浅支、前臂内侧皮神经、股外侧皮神经等,均可切取做游离神经移植用。

(八) 神经移位术

当神经近断端毁损,如臂丛根性撕脱伤,无法作原位缝合时,可利用邻近的切取后有代偿功能而不产生明显功能障碍的神经,进行移位缝合于损伤神经的远断端,如修复臂丛损伤的膈神经、副神经、肋间神经及健侧 C_7 神经根等。

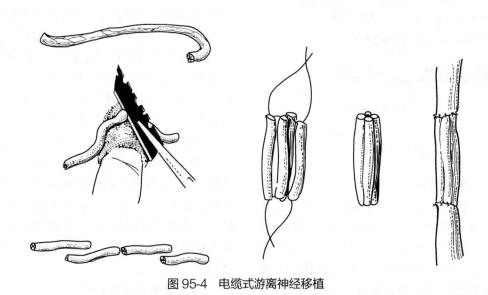

图 95-4　电缆式游离神经移植

(王澍寰　顾玉东)

第三节　影响神经功能恢复的因素

神经修复后,影响神经功能恢复的因素很多。主要原因有下列 7 种。

1. 手术操作　修复神经做断端瘢痕切除、剥离、缝合等操作时,都要强调用无创技术。手术创伤小,术后神经纤维容易生长。如果手术粗暴,对断端反复夹捏、捻挫,用粗针、粗线缝合,对组织损伤严重、广泛,吻合点势必瘢痕增生,妨碍神经再生。

2. 缝合张力　吻合处张力过大,断端间会产生间隙,会生长较多瘢痕。神经干张力过大,也会使神经内缺血。这些都不利于神经纤维的再生。

3. 损伤部位　损伤平面越高,修复效果越差。神经修复后,神经纤维需要从近端生长到神经终末,才能恢复功能。组织失去神经支配后,时间过长就会变性。如肌肉麻痹时间过久,就会发生萎缩、纤维变性,即使再想恢复神经支配,也难于恢复其功能。

4. 不同的神经　不同的神经损伤修复后,效果常不一样。如桡神经,其中主要为运动纤维,所支配者均为较大肌肉,肌支发出位置较高,修复后恢复所需时间较短,恢复程度较好。尺神经包括运动纤维及感觉纤维,且所支配者主要为小肌肉——手的内在肌。这些肌肉失去神经支配后,极易萎缩变性,神经修复后效果多不理想。

5. 伤后时间　受伤到修复的时间越长,感觉及运动功能特别是后者恢复越差。

6. 年龄与机体状况　一般来说,儿童及青年人神经损伤修复后,神经再生能力强,效果好。成年人,特别是年长者,功能恢复较差,机体状况不良者,如贫血、维生素缺乏、营养不良者,再生能力差。

7. 局部条件　修复的神经需要有一个良好的基床,才能很好地愈合、生长。如果紧贴骨痂,包埋在瘢痕或其他缺血组织之中,吻合或移植的神经缺乏足够的血液供应,甚至受瘢痕压迫绞窄,会严重影响神经再生及妨碍功能恢复。

（王澍寰　顾玉东）

第四节　臂丛神经损伤

【应用解剖】

臂丛神经由 $C_{5\sim8}$ 与 T_1 神经根组成；$C_{5、6}$ 组成上干,C_7 组成中干,$C_8 T_1$ 组成下干。每干又分前后两支,上干与中干前支组成外侧束,下干前支组成内侧束,3 个干的后支组成后束。外侧束分出胸前外侧神经,支配胸大肌锁骨部,其终末支为肌皮神经及正中神经外侧头。内侧束其起始部分出胸前内侧神经,支配胸大肌胸肋部,其终末分为前臂内侧皮神经、尺神经及正中神经内侧头。后束分出胸背神经及肩胛下神经,前者支配背阔肌及小圆肌,后者支配大圆肌及肩胛下肌。后束终末分为桡神经及腋神经(图 95-5)。

【损伤原因】

臂丛神经损伤多见于:

1. 牵拉伤　如上肢被皮带卷入致伤。

2. 对撞伤　如被快速汽车撞击肩部或肩部被飞石所击伤。

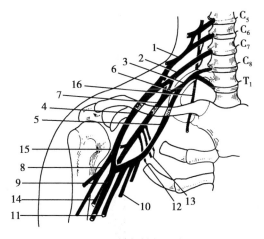

图 95-5　臂丛神经示意图

1. 上干；2. 中干；3. 下干；4. 外侧束；5. 内侧束；6. 后支；7. 后束；8. 肌皮神经；9. 正中神经；10. 前臂内侧皮神经；11. 尺神经；12. 胸背神经；13. 肩胛下神经；14. 桡神经；15. 腋神经；16. 胸长神经

3. 切割伤或枪弹伤。

4. 挤压伤 如锁骨骨折或肩锁部挤压。

5. 产伤 分娩时胎位异常或产程中牵拉致伤。

【损伤类型】

1. 臂丛神经上干损伤 常为肩部对撞伤所致,主要表现为腋神经及肩胛上神经麻痹,致使肩关节不能外展及上举;肌皮神经麻痹,致使肘关节不能屈曲。

2. 臂丛神经下干损伤 常为上肢牵拉伤所致,主要表现为正中神经麻痹,致使手指与拇指不能屈曲、拇指不能对掌;尺神经麻痹致使小指处于外展位,手指不能内收与外展,指间关节不能伸直。

3. 全臂丛损伤 对撞或牵拉暴力强烈并持续所致,主要表现即上述上干与下干损伤的联合症状,并出现桡神经麻痹,上肢全瘫。

【诊断步骤】

1. 明确有无臂丛神经损伤 上肢五大神经,即腋神经、肌皮神经、桡神经、正中神经、尺神经中任何两根神经组合损伤即为臂丛神经损伤,但切割伤除外。

2. 明确臂丛神经损伤的部位 首先根据胸大肌、背阔肌有无萎缩及麻痹区分锁骨上或下损伤。此两块肌有麻痹者为锁骨上损伤。其次根据损伤神经的不同组合,再区分锁骨上的根或干的损伤,及锁骨下的束或支的损伤。相邻两大神经的联合损伤为干损伤,如腋与肌皮神经的联合损伤为上干损伤;正中与尺神经损伤为下干损伤,不相邻的两大神经的联合损伤为束损伤,如腋与桡神经的联合损伤为后侧束损伤;肌皮与正中神经的联合损伤为外侧束损伤。

3. 明确臂丛神经损伤的性质 首先根据有无斜方肌萎缩所致耸肩受限及 Horner 征区分孔内(即节前)与孔外(节后)损伤。有斜方肌萎缩所致耸肩受限者常提示 $C_{5,6}$ 神经根节前损伤。有 Horner 征者常提示 C_8T_1 神经根节前损伤。其次对节后损伤,依据受伤时间及相应神经支配的感觉、运动麻痹程度,区分为神经振荡、神经受压、神经部分断裂及完全断裂。

4. 根据临床的初步判断进行必要的特殊检查以明确诊断 依据躯体感觉诱发电位(somatosensory evoked potential,SEP)的消失及感觉神经动作电位(sensory nerve action potential,SNAP)的存在确诊为节前损伤;SEP 与 SNAP 二者均消失者提示节后损伤。依据肌电图及神经传导速度的不同改变,判断节后损伤的程度。计算机断层扫描(CT)及磁共振成像(MRI)也有利于臂丛神经损伤的判断。

【治疗原则】

1. 闭合性损伤 应用药物治疗、体疗、理疗,观察 3 个月。若 3 个月后无任何症状恢复者,应积极手术探查。根据术中不同病理发现,对节后损伤,可采用神经减压松解、神经缝接、神经移植等手术。对节前损伤,应采用神经移位术。目前临床上采用的神经移位术为膈神经移位于肌皮神经,以恢复屈肘功能;颈丛运动支移位于腋神经,以恢复肩外展功能;副神经移位于肩胛上神经,以恢复肩关节上举,或移位于桡神经以恢复伸腕功能;肋间神经移位于正中神经,以恢复屈指功能。若患侧无神经可利用,则可切取健侧 C_7 移位到患侧相应神经以恢复功能。单纯上干根性撕脱伤,尚可选用同侧尺神经部分神经束(1/6)移位于肌皮神经支,或同侧 C_7 神经根移位于上干远侧断端。单纯下干根性撕脱伤,除可利用同侧 C_7 神经根外,尚可利用肱肌肌支移位于前骨间神经及旋后肌支移位于后骨间神经。

2. 开放性损伤 应立即手术治疗。

3. 晚期臂丛神经损伤的治疗 利用未损伤的或已恢复的肌肉进行肌腱移位术,以改善功能。利用各种神经移位术进行游离肌肉移植,以重建屈肘或屈指功能。个别病例可做关节融合或腱固定,以改进患肢功能。

4. 分娩性臂丛神经损伤(obstetric brachial plexus palsy)的治疗 应注意对连续性神经瘤的正确判断,切除神经瘤重接神经效果更佳,另外,患儿屈肘功能较易恢复,而肩外展功能受限常不易恢复,应查明原因,区分为动力型(神经功能未恢复)、阻力型(肩胛下肌挛缩及肩外展肌与内收肌同步兴奋现象)及混合型(动力因素与阻力因素同时存在),采用相应措施进行治疗。

(顾玉东)

第五节　其他常见的神经损伤

（一）腋神经损伤

腋神经（图 95-6）发自臂丛后束，神经纤维来自 C_5 及 C_6。与旋肱后动脉伴行，走行于大、小圆肌之间及肱三头肌长头与肱骨之间，即通过四边形间隙。发出小圆肌肌支后，绕过肱骨发出一感觉支到覆盖在三角肌上的皮肤，再发一肌支支配三角肌。

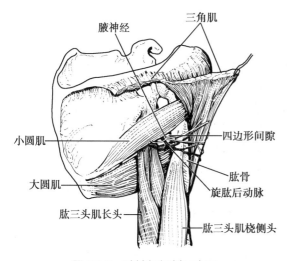

图 95-6　腋神经解剖示意图

腋神经损伤后，感觉功能检查不可靠，小圆肌麻痹又不易单独查清，只靠三角肌麻痹明确诊断。

肩关节脱位或使用拐杖所致的腋神经麻痹，多可自行恢复。锐器所致神经损伤，需手术修复。不可修复的腋神经损伤，可做斜方肌移位重建三角肌功能，或做肩关节融合术。

（二）肌皮神经损伤

肌皮神经来自臂丛外侧束，由 C_5 及 C_6 组成。其在肱动脉及喙肱肌之间发出分支，支配喙肱肌、肱二头肌及肱肌。皮支为臂外侧皮神经（图 95-7）。

肌皮神经损伤原因多为枪弹或刺伤。伤后喙肱肌及肱肌不易单独查明，只能检查肱二头肌。一般可直接缝合，缺损较多时可作移植，晚期不可逆损伤可作功能重建，常用动力肌为胸大肌或背阔肌。

（三）桡神经损伤

桡神经发自臂丛后束，主要由 $C_5 \sim T_1$ 组成；自腋动脉之后斜向外下方，绕过肱骨后方，从上臂外前方至前臂；支配肱三头肌、肘后肌、肱桡肌、桡侧腕长、短伸肌、旋后肌、指总伸肌、小指固有伸肌、尺侧腕伸肌、拇长展肌、拇短伸肌、示指固有伸肌及

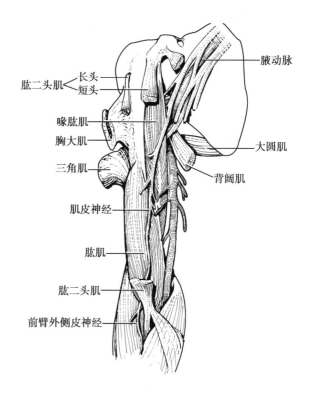

图 95-7　肌皮神经解剖示意图

拇长伸肌（图 95-8）。桡神经感觉支虽分布在上臂、前臂外侧及手的背侧，但只有拇指蹼背侧一小块皮肤，为桡神经皮支单独分布区。

肱骨干骨折容易致桡神经损伤。闭合骨折所致的神经损伤，开始可采取密切观察，到预期应开始恢复功能的最近距离肌肉仍未恢复功能时，再手术探查。上臂开放性损伤伴有桡神经损伤者，应及早探查桡神经，争取尽早修复。

桡神经内主要为运动纤维，感觉纤维很少，而且支配的是前臂伸肌，肌支距离损伤处较近，所以损伤神经修复后，一般恢复效果较好。

（四）正中神经损伤

由臂丛内侧束及外侧束发出的两支组成正中神经，神经纤维来自 $C_5 \sim T_1$。其从上臂内侧下行至肘前方入前臂，支配旋前圆肌、桡侧腕屈肌、掌长肌、指浅屈肌、拇长屈肌、指深屈肌桡侧一半、旋前方肌；在手内支配拇短展肌、拇对掌肌、拇短屈肌、第一、二蚓状肌（图 95-9）。感觉支分布在桡侧 2 个半或 3 个半手指上。正中神经单一感觉分布区只限于示、中指远端一节半手指。

肘部骨关节损伤为常见的正中神经致伤原因，

2737

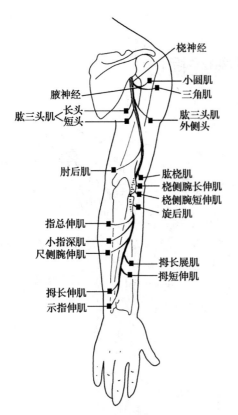

图 95-8 桡神经支配的肌肉

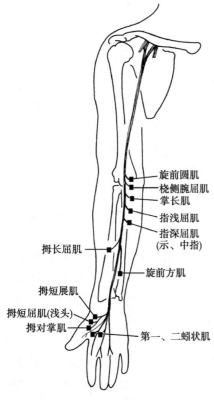

图 95-9 正中神经支配的肌肉

但多能自行恢复。切割伤所致的正中神经损伤,应尽早做神经吻合或移植。因肌肉缺血挛缩合并神经损伤,应早日将神经从瘢痕中松解出来。应用小夹板治疗前臂骨折时,注意分骨垫安放位置及所施

加的压力,避免发生压疮。晚期正中神经损伤,也应考虑修复,争取改善手的感觉功能及营养状况。因正中神经中含交感纤维较多,故有助于手的血液循环及营养的改善。

(五) 尺神经损伤

尺神经发自臂丛内侧束,由 C_8、T_1 组成;在上臂没有分支,在前臂发出肌支支配尺侧腕屈肌及指深屈肌尺侧一半;在手内支配小鱼际肌,第三、四蚓状肌,所有骨间肌,拇收肌及部分拇短屈肌(图 95-10)。感觉支分布在尺侧 1 个半或 2 个半手指。其单一感觉分布区只限于小指远端两节手指。

损伤机会较正中神经少。肘关节脱位或肱骨内上髁骨折时,尺神经可嵌夹在关节或骨折片中。前臂肌肉缺血性挛缩,也可合并尺神经损伤。腕部切割伤多伤及尺神经。

尺神经损伤应尽早修复,因手内在肌失去神经支配后,极易萎缩变性,如果拖延过久,即使修复神经,也多不能恢复骨间肌功能。在腕上,尺神经为运动与感觉纤维混合的神经,修复后由于神经纤维交错长入远端,使功能恢复常不理想。腕以下尺神经分成运动支及感觉支,损伤后如果及时修复,效果较好。

(六) 坐骨神经损伤

坐骨神经由 L_4 至 S_3 神经组成,出坐骨大孔经梨状肌下缘进入股后侧。该神经特点为粗大,神经干内包括两条完全分离的神经,即腓总神经及胫神经。

骨盆骨折或髋关节脱位时,可致坐骨神经牵拉伤。如果骨折或关节脱位需做手术时,可同时探查神经。开放性损伤伴有神经断裂时,应及时修复腓总神经及胫神经。

(七) 腓总神经损伤

该神经在大腿部支配股二头肌短头;在小腿支配胫前肌,拇长伸肌,趾长伸肌,第三腓骨肌,趾短伸肌及腓骨长、短肌(图 95-11)。感觉支分布在小腿外侧、足背及足外侧皮肤。

腓总神经在小腿上端外侧位置表浅,绕经腓骨颈时,与周围组织关联较为紧密,移动性小且神经内支持组织相对较少,神经束较粗大,因此,腓总神经在此处容易受伤,如直接打击、压迫、膝关节损伤时神经受牵拉伤等。神经麻痹后,临床表现为垂足及垂趾。该神经断裂,由于神经内多为运动纤维,及时做吻合或神经移植后,肌肉功能恢复多较满意。

(八) 胫神经损伤

该神经支配股二头肌长头、半腱肌、半膜肌、内收大肌、腓肠肌、比目鱼肌、胫后肌、趾长屈肌、拇长屈肌等(图 95-12)。感觉支分布在足跖面的皮肤。

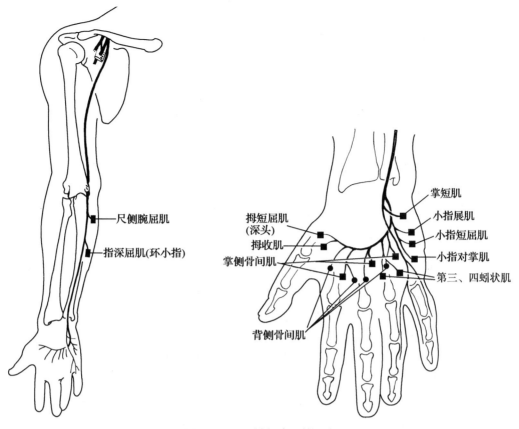

图 95-10 尺神经支配的肌肉

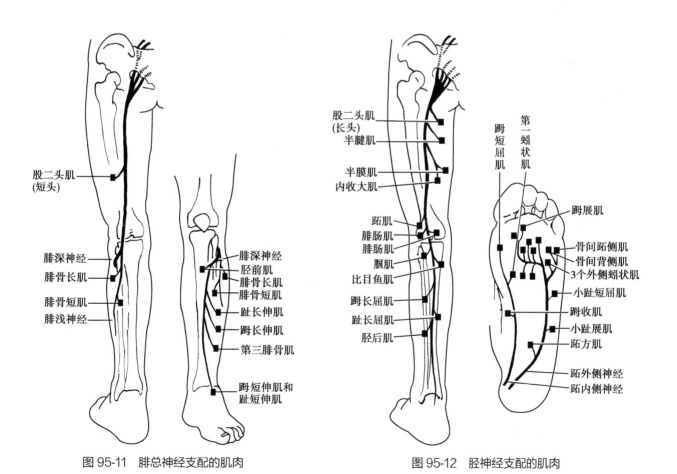

图 95-11 腓总神经支配的肌肉   图 95-12 胫神经支配的肌肉

胫神经位置较深,且周围组织较松动,受伤机会较少。

由于足底感觉对足的行走功能十分重要,因此损伤后应积极治疗,根据伤情做松解、减压或缝合术。

(王澍寰　顾玉东)

第六节　神经卡压综合征

周围神经经过肌肉的腱性起点处、穿过肌肉处及绕过骨性隆起处或行经骨性纤维鞘管处,因这些部位的组织较硬韧,神经经过长时间压迫或肢体活动时对神经的牵拉摩擦,可致神经损害,产生感觉或运动障碍,称为周围神经卡压综合征。上述部位的一些局部病变,如腱鞘滑膜炎、肿物或先天性结构异常等,也常能压迫神经导致损害。其他一些全身因素,如更年期、糖尿病、甲状腺功能不全等,也可能与发病有关。卡压综合征起病多缓慢,多无明显诱因。有时局部轻微外伤后可使症状变得显著。损伤神经所支配的肌肉及皮肤,发生不同程度的感觉及运动障碍。与神经伴行的重要血管也可同时受压,发生血液循环障碍。

(一) 胸廓出口综合征

见第六十一章第二节。

(二) 肩胛上神经综合征

肩胛上缘外侧有一肩胛上切迹,有一坚韧的韧带横跨切迹上,与切迹间形成一狭窄的骨纤维性孔;发自臂丛上干的肩胛上神经穿经该孔,支配冈上肌和冈下肌(图95-13)。

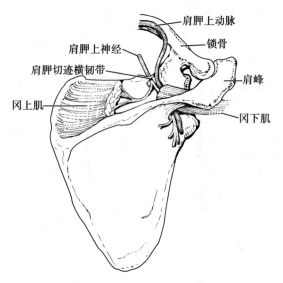

图95-13　肩胛上神经与肩胛上切迹

任何使肩胛上缘纤维孔变小或来自周围组织的原因,压迫肩胛上神经,即可引起症状。起病早期,肩胛后部酸痛,手提物时肩部无力。随着时间延长,冈上、下肌可发生萎缩,肩不能外展。

早期可采用非手术疗法,肩部休息,物理治疗等。肌肉发生萎缩者,应手术切除肩胛切迹横韧带,扩大切迹,必要时做神经松解。

(三) 肩四边孔综合征

四边孔位于肩关节后方。上缘为肩胛骨颈、肩肱关节,外侧为肱骨外科颈内侧缘,下缘为大圆肌,偏内侧为肱三头肌长头。上述组织形成一近四边形间隙,直径约1.5cm(见图95-6)。

腋神经发自臂丛的后束,位于腋动脉后方下行,绕经肱骨外科颈后方,在三角肌深面向前走,支配三角肌;桡神经也由臂丛后束分出,走行于肩胛下肌、大圆肌、背阔肌前方。桡神经的肱三头肌分支,紧靠肩肱关节处的骨组织。由后上方下落的物体直接砸到肩后部,或身体向后跌倒后,有坚硬的物体撞击四边孔处,肩胛骨、肱骨颈骨折、肩关节脱位等,均可伤及四边孔内的腋神经及其附近的桡神经肱三头肌肌支,致三角肌及肱三头肌麻痹。

四边孔综合征早期,采取非手术疗法。3个月以上若三角肌、肱三头肌麻痹仍无恢复迹象者,应做神经松解或神经吻合。

(四) 旋后肌综合征

即前臂骨间背侧神经受卡压。桡神经在上臂远端发出肌支,至肱桡肌及桡侧腕长伸肌,到肱桡关节水平,发出浅支及深支。浅支主要为感觉纤维,桡侧腕短肌肌支也常由此发出。深支,即骨间背侧神经,进入旋后肌深、浅两层之间,并向桡背侧绕过桡骨颈,支配拇指及手指伸肌。

旋后肌浅层近侧边缘为腱性组织,称为旋后肌弓(supinator arcus)(图95-14)。腱弓肥厚,可压迫骨间背侧神经,产生伸拇指运动障碍,称旋后肌综合征(supinator syndrome)。此处如发生脂肪瘤、血管瘤、腱鞘囊肿等占位性病变,亦可造成骨间背侧神经功能障碍。肘关节的病变或外伤,如类风湿关节炎、肘内翻以及局部软组织损伤形成瘢痕粘连等,都可以引起骨间背侧神经麻痹。

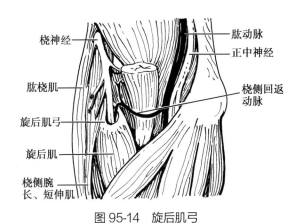

图 95-14　旋后肌弓

骨间背侧神经损伤后,由该神经支配的旋后肌、指总伸肌、小指固有伸肌、尺侧腕伸肌、拇长展肌、拇短伸肌、拇长伸肌及示指固有伸肌等肌肌力减弱或麻痹,没有感觉障碍。

早期诊断,早期手术,解除压迫,松解神经,疗效多满意。

(五) 旋前圆肌综合征

正中神经在前臂近端,穿过旋前圆肌肱骨头(浅头)和尺骨头(深头)之间;再穿过指浅屈肌内侧头与外侧头之间;然后自正中神经背侧发出骨间掌侧神经,位于指深屈肌及拇长屈肌之间;再行向远侧,位于骨间膜掌侧。骨间掌侧神经没有皮肤感觉纤维。

旋前圆肌两头之间、指浅屈肌起点边缘处,常有腱性硬韧组织或异常纤维带、局部瘢痕形成、局部肿物、前臂骨折等均可压迫神经。前臂旋后时,肌肉的腱性组织或纤维带更紧张、压迫就更显著,导致不同程度麻痹。但多致骨间掌侧神经麻痹。而正中神经主干常不受侵犯。

骨间掌侧神经(图 95-15)支配拇长屈肌、示指和中指的指深屈肌、旋前方肌。神经麻痹后,拇、示、中指屈指力弱;前臂对抗旋前力弱。骨间掌侧神经麻痹又称 Kiloh-Nevin 综合征。

了解症状特点后诊断比较容易。手术解除神经受压原因,必要时做神经内松解,疗效多较满意。

(六) 肘管综合征

尺神经于上臂远端绕经肱骨内上髁的后方,进入尺侧腕屈肌的肱骨头与尺骨头之间走行至前臂。在肱骨内上髁与尺骨鹰嘴之间有筋膜形成一纤维骨性鞘管,称肘管。管底即尺神经沟,尺神经由此管沟经过(图 95-16)。尺神经在管沟部位较固定不易移动,肘关节有病变时,如肱骨髁部骨折复位不良、骨骺发育异常出现肘外翻、创伤性肘关节炎、关节边缘骨质增生、关节内囊状突出、局部肿物等,或肘关节屈伸时,尺神经反复滑脱越过肱骨内上髁至前方,都可使尺神经受牵拉、压迫、磨损而致损害。

此病起病缓慢,开始时只觉手的尺侧麻木不

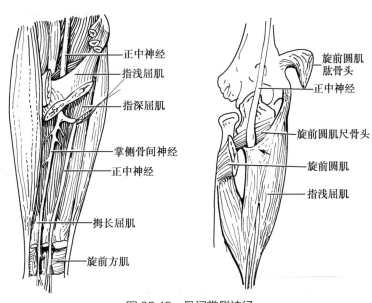

图 95-15　骨间掌侧神经

适、疼痛,手指做精细动作不灵便。症状加重后,可出现尺神经支配的手内在肌萎缩,出现爪形指畸形。尺神经沟丰满,局部尺神经变粗硬,局部叩击有过敏感。必要时可摄尺神经沟切线位X线片,观察尺神经沟有无畸形、不平整现象,以助诊断。肘部尺神经传导速度检测可确诊。

治疗:病变早期单纯减压即可;病变后期应将尺神经自沟管中移出至前方,同时自前臂屈肌起点处翻转一片肌膜,将移位的尺神经固定在肘前部,以免伸肘时滑回原位。如神经变粗且硬韧,应在手术显微镜下做神经内松解,切除神经束间瘢痕组织,以利恢复。

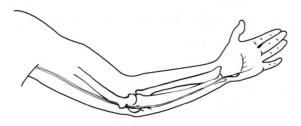

图 95-16 尺神经与肱骨内上髁关系

为了规范诊断与治疗,结合国内外有关资料,提出肘管综合征的临床分型与治疗方案如表 95-1。

表 95-1 肘管综合征临床分型与治疗方案

分型	感觉	运动	爪形手	肌电（肘部 NVC）/(m/s)	治疗
轻度	间歇性振动感异常	自觉无力,灵活性差	—	>40	保守
中度	间歇性刺痛感减退	握力差,手指内收及外展受限	—	40~30	减压术
重度	持续性感觉异常 2-PD 异常	肌萎缩,手指不能内收、外展	+	<30	前置术

(七) 腕管综合征

腕管综合征是周围神经卡压综合征中最常见的一种。腕管为一纤维骨性鞘管,掌侧为腕掌侧支持带即腕掌横韧带,桡侧、尺侧及背侧均为腕骨(图 95-17)。有拇长屈肌腱、指浅屈肌腱、指深屈肌腱等9条肌腱及正中神经通过腕管。肌腱外被有滑膜鞘。正常情况下,肌腱及神经在腕

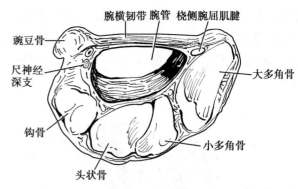

图 95-17 腕管横断面

管内排列十分紧密,无多余的潜在空隙,而且腕管的组织硬韧,管内张力增大时无缓冲余地。任何原因使腕管内压力增高时,正中神经都将直接受到压迫,产生神经功能障碍。多数腕管综合征的诱因不清楚,常发生在停经期、妊娠期或哺乳期的妇女,可能与内分泌的改变使肌腱滑膜增厚有关。类风湿关节炎、肌腱滑膜炎、腕管内腱鞘囊肿、脂肪瘤、指屈肌、蚓状肌肌腹过长进入腕管内、腕骨骨折脱位、前臂远端骨折畸形愈合等,均可减少腕管内容积,或增加腕管内压力,而压迫正中神经。

腕管综合征起病缓慢,开始时感觉桡侧3个手指麻木、胀痛,夜间或清晨较明显,甩动或用健手挤压患手后可觉缓解。疼痛有时放射至肘或肩部。有时拇指外展、对掌无力。检查可发现正中神经分布区皮肤感觉迟钝,但感觉完全丧失者少见。以手指压迫腕管掌侧或被动极度屈腕1~2分钟,麻木及疼痛感会加重,放松外力压迫或将腕由屈位改为伸直位后,症状立刻减轻,这是诊断的主要依据,并用这一检查与颈椎病等相鉴别。有拇指外展障碍的病例,可见拇短展肌和拇对掌肌有不同程度的萎缩。早期病例采用非手术疗法,如无禁忌证,可用含普鲁卡因的泼尼松龙溶液做腕管内注射,每周1次,3次为一疗程。可使腕管内组织水肿减轻,肌腱滑膜变薄,正中神经本身充血水肿减少,可缓解症状。注意不要将药液注入神经内。起病急、疼痛较重者,可用前臂支托,将腕关节制动,局部理疗。腕管内注射后,症状反复发作,或发生鱼际肌萎缩者,应手术切开腕横韧带以减压。手术同时应探查腕管内有无占位性病变,应一并解决。对肌萎缩严重、对掌功能明显障碍者,可同时利用掌长肌移位做对掌功能重建。

也可在内镜下做腕横韧带切开,创伤小,恢复快,但操作技术要求高,注意韧带必须切开彻底,勿损伤正中神经及肌腱。

为了规范诊断与治疗,提出腕管综合征的临床分型与治疗方案如表95-2。

表 95-2　腕管综合征的临床分型与治疗方案

分型	麻木	感觉	肌萎缩	对掌受限	2-PD/ mm	潜伏期/ ms	治疗
轻度	+	−	−	−	<4	<4.5	保守
中度	++	减退	−	−	>4	>4.5	手术
重度	+++	消失	+	+	>10	>10	手术

(八) 腕尺管综合征

尺神经在腕部经过豌豆骨及钩骨之间进入手掌。两骨之间深层有豌豆骨钩骨韧带,浅层由腕掌侧横韧带及尺侧腕屈肌腱扩展部分的纤维所覆盖,构成一骨性纤维鞘管,即腕尺神经管(图95-18),又称 Guyon 管。重复性劳动刺激,局部反复压迫摩擦;腕尺神经管附近的肿物,如腱鞘囊肿、血管瘤、脂肪瘤等;掌长肌腱变异止于豌豆骨的腱性条带,都会压迫尺神经。如腕尺神经浅支受压明显,则尺神经分布区麻痛,皮肤感觉减退。如以深支受压为主,则出现小鱼际肌及骨间肌力减弱或麻痹。

患腕尺管综合征时,压迫腕尺管部位症状加重,叩击局部尺神经有过敏感觉。早期病例,可行氢化可的松类药物腕尺管内注射,每周1次,3周为一疗程,注意避免将药物直接注射到尺神经内。晚期病例或出现肌肉萎缩时,应行手术治疗,切开尺神经管,解除一切压迫原因,必要时做神经内松解术。

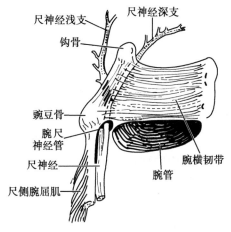

图 95-18　腕尺神经管

(九) 梨状肌综合征

梨状肌起自骶骨前面,经坐骨大孔向外,止于股骨大转子内、后上方,是髋关节的外旋肌。坐骨神经从梨状肌下缘出骨盆,从臀大肌前下方进入大腿后侧,在该处分为胫神经及腓总神经,支配大腿、小腿及足部的肌肉。感觉支分布到小腿及足部的皮肤。

坐骨神经与梨状肌的关系有时有变异(图95-19)。髋关节过度内、外旋或外展,可损伤梨状肌,产生臀后部及大腿后侧疼痛。由于坐骨神经与梨状肌关系密切,梨状肌有变异,或局部瘢痕压迫、粘连等,可引起坐骨神经症状,疼痛可放射至整个下肢。俯卧位放松臀部时,可在臀中部触到横条纹较硬或隆起的梨状肌,局限性压痛明显,髋内旋、内收受限并加重。

治疗可行局部手法推拿、理疗或梨状肌封闭等,可缓解梨状肌痉挛及粘连等。经非手术治疗无

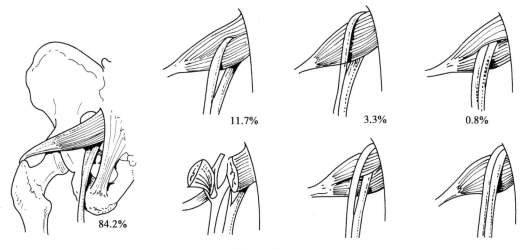

图 95-19　坐骨神经与梨状肌关系及其变异

(Beaton 和 Anson)

效,而诊断又比较肯定时,可行手术探查,根据肌肉有无变异、有无瘢痕粘连等原因,解除神经的卡压。

(十) 腓总神经综合征

腓总神经在膝上后方自坐骨神经分出后,沿股二头肌腱深侧向外下行,绕过腓骨颈至其前方,分成腓浅神经及腓深神经。腓浅神经分布到小腿外侧及足背皮肤;腓深神经支配小腿外侧肌肉。腓总神经绕经腓骨头处较固定,不移动,且位于皮下,其深面又为腓骨,易受损伤(见图95-11)。

局部外来的压迫,如长时间盘膝坐,极度屈膝位(蹲位)劳动时间过长,长期卧床病人下肢体位不当,石膏管型或绷带包扎过紧等;内在压迫,如腓骨头颈部骨折、肿瘤,局部软组织肿瘤或囊肿等,均可致腓总神经麻痹。

腓总神经压迫综合征,多数在一次局部压迫后发生足下垂症状,小腿外侧及足背部感觉减退,根据病史或局部肿物以及典型症状,不难作出确切诊断。

外来压迫所致的腓总神经麻痹,原因去除后多可自行恢复。如局部发生压迫性溃疡,神经已瘢痕化,则需做神经内松解或神经移植,以修复损害的神经。内在原因所致的压迫,可切除腓骨头或去除压迫的原因。

(十一) 跗管综合征

又称踝管综合征。跗管是自内踝后下方由屈肌支持带连到跟骨后内侧而形成的一纤维骨性管沟。趾长屈肌腱、胫后肌腱、踇长屈肌腱、胫后动脉、胫后静脉及胫后神经,从小腿内侧远端下行,绕过胫骨内踝后下方,经过跗管,向前行至足的内侧及跖侧(图95-20)。

当踝关节骨折或脱位,使跗管基底不平滑;足的姿势变异如扁平足、跟骨畸形;局部肿物如腱鞘囊肿;外力压迫摩擦等原因伤及胫后神经时,即产生跗管综合征。

发病时足内侧、跖侧至足趾可有烧灼性痛,夜间较明显。胫后神经的跟支和其主要分支——跖内侧神经及跖外侧神经在足部分布区感觉减退,肌电图显示跖部小肌肉有纤颤。在跗管部位压迫胫后神经时症状加重。可借此体征与一般跖痛症、末梢血管病或末梢神经炎等相鉴别。

病情早期可采用理疗,跗管内注射类固醇药物及穿稳定踝关节的特制鞋等。经保守治疗无效或病情较重者可考虑手术治疗,包括切断跗管的屈肌支持带、纤维索带或间隔,使跗管充分减压。探查并修平跗管的基底。切除压迫神经的肿物。矫正踝关节及足部畸形。

(十二) 足底神经综合征

1876 年 Morton 首先描述此症,故又称 Morton 跖痛症。

足底内、外侧神经在足底组成趾总神经,向前走行经过跖骨头跖侧相连的跖骨深横韧带的跖侧,分出趾固有神经至各趾。

有高弓足、平足畸形,走路跖趾关节背伸时,趾总神经与跖骨深横韧带接触摩擦,致使神经损伤可形成神经瘤,多发生于第 3、4 跖骨头(图95-21)。

无明显原因发生足部远端疼痛,可向足趾、足心、踝部放射,走路时加重。第 3、4 跖骨头间跖侧压痛明显,有时可触及神经瘤。

非手术疗法可用鞋垫将第 3、4 跖骨头托起,矫正足横弓,避免穿高跟鞋,局部注射类固醇药物封闭等。如症状严重,保守治疗无效,可从背侧入路松解跖骨深横韧带,如发现已形成神经瘤可予以切除,预后良好。

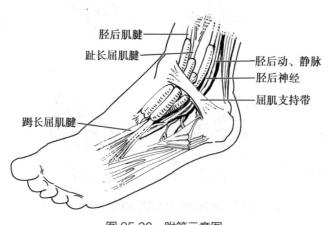

图 95-20　跗管示意图

标注:
胫后肌腱
趾长屈肌腱
胫后动、静脉
胫后神经
屈肌支持带
踇长屈肌腱

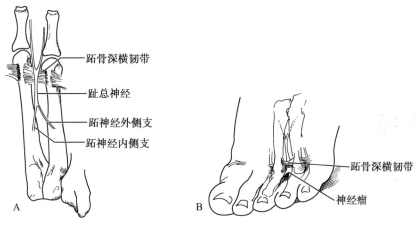

跖骨深横韧带

趾总神经

跖神经外侧支

跖神经内侧支

A

B

跖骨深横韧带

神经瘤

图 95-21　足底神经及神经瘤示意图

（王澍寰　顾玉东）

第九十六章
运动创伤

第一节　概　述

运动创伤学是骨外科学的分支,主要研究运动性创伤的发病规律,重点在于运动创伤的预防、诊断和治疗,旨在减低运动创伤的发病率,减少运动创伤对病人运动能力的影响,为病人及早恢复功能和运动能力提供科学的解决方案。

(一) 运动创伤的特点及其在诊断和治疗过程中应该注意的问题

运动创伤与其他创伤不同,是与运动不当直接联系在一起的。与其他损伤相比,运动创伤有3个特点,即小损伤多、累积伤多和慢性伤多。所谓小损伤,主要是指导致外伤的暴力较小,一些可能不被骨科医师重视的损伤,对普通人生活和工作影响不大,但是对运动员来讲,已经不能完成一些高难度的动作,必须要进行诊治。比如发生在肌腱止点部位的劳损即末端病,对普通人可能仅有一些不适或轻微疼痛,但对运动员来说却可能因此而不能参加训练,必须要进行治疗。这种小损伤,从流行病学分析,可能占到整个运动创伤发病率的一半以上。

运动创伤许多是慢性创伤,有相当部分具有累积的特征。由于运动项目的要求,常常是重复动作训练,每天重复几千次乃至几万次,如果所涉及的部位不能承受这么大的负荷,久之必然发生劳损,劳损的长期累积,就可能在局部导致创伤。

运动创伤与训练有密切的关系,一些教练的水平不高,不是从提高运动员全身素质着手,采取单一的办法训练,就非常有可能导致运动创伤;有一些人对自己的运动能力缺乏准确的判断,从事一些平时不熟悉或者技术要求很高的运动,就可能导致严重损伤。比如在最近的北京地区滑雪伤调查中,由于从未接触过滑雪运动,缺乏教练的指导而导致膝关节损伤的病人占滑雪损伤的绝大多数;有一些人在运动前没有做好热身,身体各部分尚不能适应运动的要求就开始进入正式训练程序,也会导致意想不到的伤害。除此以外,场地因素、气候因素、心理因素、运动员的着装等都与运动创伤的发病有密切的关系。

随着我国人民生活水平的不断提高,普通人群对运动健身的需求也日益提高。许多普通人为了健身,参加各种各样自己所喜好的运动,但是却很少考虑这种运动形式有可能对自己所产生的伤害。近年来,运动创伤在普通人群的发病率大大提高,而专业运动员却由于运动医学知识的普及,发病率有所下降,运动创伤的发病趋势正从专业运动员向普通人群转移。

在进行运动创伤治疗前的一个重要步骤是功能评定。虽然功能评定对一般骨科病人也都需要做,但运动创伤病人的功能评定尤为重要。将病人的功能与伤前比较,常常有极其重要的作用。如果从功能评定的结果看,与伤前没有很大的差别,则病人的治疗应以保守为主。不应仅恢复解剖上的完整性而不考虑功能的损失。因此客观地对运动创伤病人的病情进行评定、衡量病人功能丧失的程度,是运动创伤医师决定治疗方案的关键所在。如果运动员正在巅峰时期,其治疗的方法要尽一切可能不影响其成绩的发挥,某些不可能很快恢复的治疗应该尽可能延缓到过了这段时期再进行。同样一个损伤,由于运动员所处时期的不同,治疗方案可以完全不同,这是与其他骨科损伤的治疗完全不同的。这个处理原则,长期应用于运动创伤的治疗中,在既往我国运动员参加各种世界大赛特别是奥运会的实践中得到了充分的应用。

运动创伤的诊断和治疗目的非常明确,就是以病人能够恢复运动能力为首要。如果运动创伤的治疗仅仅只能恢复一般生活能力,而丧失了运动能力,应该说诊治是不成功的。从这个目的出发,要求诊断精确,治疗方案得当,尽可能采用微创或无创的方法,同时还加上恰如其分的康复方法。

既然许多运动创伤是由于训练不当所造成,因此改变不良的训练习惯也是运动创伤治疗的关键。运动创伤的治疗不能只在医院内进行,必须要延伸到训练场。运动创伤医师和教练员、队医乃至队员本身的配合至关重要。改变不良的训练习惯常可使运动创伤的发病率大大降低,对巩固疗效、较早地把病人从伤病状态拯救出来、早出成绩、出好成绩有重要的意义。比如改变运动员踝关节的起跳角度,常常可以降低运动员的跟腱断裂发生率;改变举重运动员提杠铃而起时的并膝动作,常常可以预防髌股关节软骨病的进一步恶化。

(二) 运动创伤的流行病学特点

在我国曾经有过两次较大规模的运动创伤流行病学调查报告。第一次是 1965 年曲绵域报告的 2 725 例北京医科大学运动医学研究所的门诊病例分析;第二次是 1999 年田得祥、任玉衡等所做的 6 810 名全国优秀运动员的运动创伤流行病学调查。这两次报告都提出了一些高发病率的运动创伤如末端病、关节软骨损伤、韧带断裂、半月板损伤等,对产生损伤的原因进行分析并提出了防治方法。第二次报告还就多种运动项目的运动创伤发病规律进行总结,具有更好的针对性。

但是这两个调查的背景已与目前情况有相当的不同,当时所做的调查主要集中在专业运动员。随着国家经济条件的提升,许多普通人都开始参加运动,而至今还没有对这个人群进行过大样本的流行病学调查;即使是专业运动员,由于运动员选材、营养状况、身体素质条件、运动项目本身的要求以及运动器具的变化,所发生的运动创伤种类和严重程度也与以前相比有很大的不同,因此急需在我国针对这两种不同人群进行更大样本的流行病学调查。

从运动创伤发病部位来看,关节部位的损伤占有较大的比例。而其中膝关节损伤为最多,其次为踝、肩、肘关节。在一些特殊运动项目中存在一些由于专项要求而产生的损伤,比如举重运动员的腰伤,体操运动员的腕、肘、踝、髋关节伤,跑跳运动员的髌腱或跟腱末端病等。

从组织损伤的情况看,韧带断裂、肌腱断裂、关节软骨损伤、半月板损伤占有较高比例。随着不同运动项目技术要求的不断提高,前交叉韧带断裂、跟腱断裂、关节软骨损伤的发病率均有上升。而随着一些用肩的运动如高尔夫、棒球等项目的逐渐普及,肩袖损伤、肱二头肌牵拉的盂唇撕裂(superior labrum anterior and posterior,SLAP)等发病率也逐年升高。

(三) 运动性适应与运动创伤的关系

机体在长期运动过程中,存在一个适应过程。这种由于运动所产生的适应称为运动性适应(athletic adaptation)。由于运动过程本身对机体产生的影响是全身性的,因此这种适应也应该是全身性的,比如心肺功能、内分泌功能的适应等。

由于运动项目的特别要求,机体局部常常也会产生一些改变,这些是机体为了适应特殊运动要求而产生的,不能认为这是病理改变。虽然从形态上看,与一般解剖有不同,但是,这些改变对完成运动的要求有利,运动员本身还能进行正常的训练和比赛,这种改变属于运动性适应,是不需要进行治疗的;其中有一些改变在停训后还可能恢复,如射击运动员的脊柱弯曲、跳跃运动员的髌韧带止点部位改变等。

但是,即使存在这种运动性适应,如果超过适应的范围,还是会导致运动创伤,这就是失代偿,需要进行治疗。需要注意的是要正确判断运动员机体的一些改变是运动性适应还是真正的运动创伤。

(四) 微创外科技术在运动创伤诊治中的地位与作用

由于运动创伤主要集中在关节部位,而膝关节又是运动创伤发病率最高的,采用微创外科关节镜手段来解决膝关节运动创伤诊治问题从 20 世纪 70 年代起在国际上推广,以后逐渐发展应用到其他关节,到目前已经广泛应用于运动创伤的诊治,甚至用于非关节部位。

应用关节镜来治疗运动创伤,优点是创伤小,不需要用大切口和广泛暴露,术后较容易康复,不容易产生粘连,也减少了感染的机会;由于手术变得简单、快速,对病人整体干扰也小,有益于保持全身的功能状态;关节镜还对一些原来手术不容易彻底解决的问题提供了较好的解决方法,比如关节内游离体摘除、全关节滑膜切除等。目前对一些小关节及非关节部位的手术应用关节镜的效果远好过传统的切开手术方式,如腕管综合征、弹响髋等。

(五) 运动创伤的康复原则

康复对运动创伤病人有两个重要的作用,首先是运动创伤病人并不都需要进行手术治疗,绝大多数的病人可采用保守治疗的方法,而保守治疗本身就含有大量的康复手段,比如关节活动度的训练、肌力训练和本体感觉训练等,既是康复方法又是运动创伤病人的保守治疗方法。许多病人经过严格的康复训练,病情好转,甚至避免了手术,可以恢复到原有的运动水平,这又具备了预防大伤的效果。其次是一些运动创伤术后的病人,由于手术部位的功能受到影响,同时也因为停训的影响,必须要在术后进行严格的康复训练,才能够重新恢复功能,对这些病人来说,康复是恢复运动功能的关键方法。

运动创伤的康复开始于运动能力的评估,只要在评估中发现运动能力下降,就必须要进行康复干预。但是,运动能力的评估不是单纯医生的事,最先发现运动能力下降的应该是运动员本身以及教练。运动员在每次训练完毕后必须要对自己的状况进行自我评判,发现问题要及时与教练商量训练中可能存在的不足,也要与队医讨论如何进行康复干预,这种自我医务监督的方法可以避免小伤的累积。

几乎常规的理疗(physiotherapy)、水疗(hydrotherapy)、职业治疗(occupational therapy)以及运动治疗(exercise therapy)的方法均可以用在运动创伤的康复上。在进行系统康复的基础上,特别需要注意及时对运动员的情况进行评估,同时应特别注意康复至少包括局部以及全身两个方面以保持运动员最好的功能状态。

(六) 组织工程及基因治疗在运动创伤治疗中的地位与作用

由于运动创伤常见的组织损伤有关节软骨、韧带和半月板等。这些组织一旦损伤后自我修复能力较差,因此采用组织工程的方法修复这些组织是运动创伤学研究的重要课题。目前,除了韧带修复较多采用自体或者异体肌腱为材料,其生物学功能基本可以满足临床工作需要外,关节软骨的组织工程研究是运动创伤研究的重点。研究内容除了细胞来源包括自体软骨细胞、骨髓干细胞、脐带干细胞外,支架的设计已经成为关键。由于支架对细胞的诱导及信息沟通起主导作用,目前在软骨移植中的仿生化已经成为共识。对细胞来源的研究则集中在定向诱导和透明软骨细胞表型维持这两个方面。对于半月板而言,由于半月板组织的特殊性,目前多采用异体半月板移植来治疗半月板全切后的病人,以保证关节的稳定性,避免骨性关节炎的发生。但是受到供体来源的限制,目前这方面的工作进展还不尽人意。人工半月板由于力学上仍不能与真正半月板相比,在应用上还不够广泛。组织工程半月板可能是今后研究的主要方向。

基因治疗是运动创伤研究的一个方向,由于运动创伤具有累积的特性,如何应用基因治疗的方法使病程延缓(如骨性关节炎),对于一些需要加速愈合的组织如何应用基因治疗来达到加速的目的(如交叉韧带或者跟腱的愈合),或者对一些难治性运动创伤如何进行基因水平的干预以达到治疗的目的(如软组织创伤性异位骨化),这些目前还处在研究阶段的成果可能在将来影响一些运动创伤疾病的治疗途径。

第二节 关节软骨损伤

一、骨软骨骨折

骨软骨骨折(osteochondral fracture)是涉及关节软骨的急性损伤。从病理上区分既有骨软骨的切线骨折,也有骨软骨的压缩凹陷骨折或者穿透骨折。由于骨本身是依靠血液循环代谢的,当发生骨软骨骨折后,由于血供中断,骨本身将发生坏死;但是,软骨是依靠关节液营养弥散代谢的,因此软骨本身仍有条件存活。

多数骨软骨骨折在一次性外力作用下发生,但是,也存在一些没有外伤史的,这种情况多发生在年轻运动员,可能是由于反复微细损伤导致疲劳性骨折,先造成骨折分离,在此基础上骨折部位表面的软骨再发生断裂,形成骨软骨骨折。

关节的稳定性是避免骨软骨骨折的关键。由于关节不稳导致继发骨软骨骨折屡有发生,比如由于膝外翻导致髌骨脱位继发骨软骨损伤、膝关节半月板损伤或者前交叉韧带断裂导致关节异常活动而产生骨软骨损伤、踝外侧副韧带损伤的同时引起距骨上关节面切线骨软骨骨折等。

骨软骨骨折如果是切线骨折,骨折后由于骨床出血,关节很快肿胀,疼痛明显,血性关节液中可以看到有油滴;这种情况常会引起病人和医生的注意,从而较早就医;但是如果是压缩凹陷骨折,由于关节腔内出血不明显,疼痛症状取决于骨折程度,可轻可重,病人症状可以比较隐匿。

(一) 髌骨骨软骨骨折

发生在髌骨的骨软骨骨折主要有以下情况:一种是由于外脱髌骨在复位时髌骨内下关节面与股骨外侧关节面缘产生剪切力而导致;另一种是由于跪地或膝扭转时髌骨关节面与股骨关节面相撞碾错造成的损伤。而发生在髌骨脱位时的髌骨内缘撕脱骨折,多不带有关节软骨,不属于骨软骨骨折。

【症状与诊断】

多数病人有明确的外伤史,如有髌骨脱位或跪地伤史。如果存在骨折,关节疼痛及肿胀会比较明显;如果骨折片进入关节腔内形成游离体可以产生交锁。X线髌骨正侧位及轴位片常可以明确诊断。如果仅为软骨损伤或者骨软骨压缩凹陷或穿透伤,MRI可以观察到软骨损伤的程度。

【治疗】

急性期应该手术治疗。对于髌骨脱位的应复位髌骨,取出分离的骨软骨块,同时要根据髌骨不稳定的因素加以修复,包括内侧支持带紧缩、外侧支持带松解、髌腱止点移位等。对Q角过大的还应进行截骨术。对关节面有损伤的病人要清理关节面,如果面积在1cm²以内,可以采用微骨折(microfracture)的原则处理;对于较大面积的损伤应考虑用自体软骨细胞移植等方法处理。慢性期的病人如果症状严重,保守治疗无效,应在关节镜下行病灶清理,对比较表浅的软骨损伤区可以打磨,但是对达到软骨下骨的缺损,需要根据面积的大小采用上述的治疗原则。

(二) 股骨滑车面骨软骨骨折

股骨滑车面骨软骨骨折有一些是与髌骨软骨面的"镜像"损伤,有一些可能是直接损伤(图96-1)。

【症状与诊断】

一般应有外伤史,急性期如果骨折面暴露,则可有明显肿胀与疼痛,血性关节液可含油滴。如仅为压缩凹陷骨软骨骨折或者软骨骨折,肿胀与疼痛可以不明显。但是"镜像"损伤在髌骨与股骨损伤面对应接触时,往往有比较明显的疼痛。慢性期软骨下骨已经愈合,而软骨损伤本身不能恢复,则可

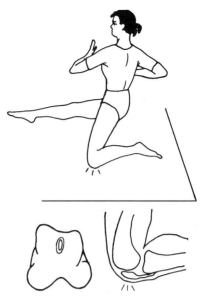

图 96-1　跪倒撞击髌股关节,可引起骨软骨骨折或软骨损伤

以表现为滑膜炎症或早期骨性关节炎。膝关节X线片和MRI可以明确诊断。

【治疗】

对于急性期骨软骨损伤面积大、症状明显者可以采用手术方法将骨软骨片复位固定;如果面积小,症状不明显,关节镜下清除不稳定的碎片后,采用微骨折的原则处理。慢性期主要是关节镜下清理病灶,根据软骨缺损面积按微骨折、自体软骨细胞或组织移植的原则处理。

(三) 股骨髁骨软骨损伤

股骨髁骨软骨骨折常常是由于半月板损伤或者前交叉韧带断裂后继发产生的;另外在临床上常常可以见到青少年运动员的剥脱性骨软骨炎发生在股骨髁部位,推测也可能是由于软骨下骨的疲劳性骨折后引起的骨软骨骨折。

【症状与诊断】

股骨髁骨软骨骨折常常导致游离体,关节产生疼痛,肿胀和交锁比较多见。如果骨折片没有离开骨床,则可有下蹲疼痛。由于合并其他损伤,因此症状经常会反映几种损伤同时存在。MRI在诊断股骨髁骨软骨骨折时有非常重要的意义。

【治疗】

对于没有移位的股骨髁骨软骨骨折采用外固定3~6个月常常可以使骨折部位愈合,尤其是青少年病人并不需要手术治疗,但为了防止粘连,患膝应每天不负重伸屈一次。已经成为游离体者需要在关节镜下摘除,同时处理缺损部位,同上述按照缺损大小决定处理的方式。如合并其他损伤必须同时处理,否则疗效不佳。

（四）肱骨小头骨软骨骨折

本病多发于青少年，体操项目多见。由于脱落的游离体多为软骨性质，从潮线部位分离，因此骨本身没有受到牵连。与剥脱性骨软骨炎病理有所不同，这种慢性骨软骨骨折，多数认为是由于反复微细损伤导致关节软骨潮线部位的疲劳性骨折而成，由于软骨本身依靠关节液营养仍可存活，因此软骨本身可以在剥离的情况下继续长大；从病理看可以发现软骨性的游离体，其底部为钙化软骨，而在其下则为覆盖有纤维软骨的骨面。

【症状与诊断】

本病一般无明显外伤史，病人经常从事用上肢支撑的运动。患肘逐渐不能伸直并有支撑痛；有时有交锁；肱骨小头变大并可有明显压痛；此外还可以有肘关节滑膜挤压痛。由于游离体本身为软骨，X 线片早期多不能显示，但有时可见骨面不平整或囊性变；MRI 可以显示局部骨软骨缺损。

【治疗】

对于症状轻的可以采用保守对症治疗，如理疗、局部封闭等。如果软骨是从潮线部位分离，外固定多数没有效果，但是如果从软骨下骨分离，则外固定有时有效。晚期关节镜治疗为首选，摘除游离体可以获得较好的疗效。

二、骨性关节炎

骨性关节炎一般是指由于创伤因素导致关节软骨破坏，继而引起关节滑膜炎性改变，导致软骨破坏范围逐步扩大，软骨下骨硬化及囊变，关节肿胀疼痛畸形，骨赘形成，关节活动度减少，是一种由关节软骨损伤为始动因素的进行性退行性关节病变。

软骨损伤虽然有一次性外力作用的情况，比如软骨的碾错伤或者穿透伤，但是多数情况下软骨损伤是由于软骨组织过劳引起的（wear and tear），长期的超负荷导致软骨细胞发生退行性改变，继而细胞合成Ⅱ型胶原和酸性黏多糖蛋白的能力下降，使软骨组织力学性能变差，不能承受正常负荷，胶原网架破裂，软骨内黏多糖蛋白进一步丢失，导致软骨损伤。此时，在外力和炎性因素的共同作用下，软骨损伤的范围将继续扩大，成为典型的骨性关节炎。

多种细胞因子在骨性关节炎的发病过程中起主导作用，其中白介素 -1（IL-1）和肿瘤坏死因子 -α（TNF-α）为炎性启动因子。在关节软骨损伤后引起的炎性反应导致关节滑膜细胞大量分泌 IL-1 和 TNF-α，由此导致关节内多种因子和蛋白酶释放，

如金属蛋白酶、一氧化氮合酶等，在这些因子和蛋白酶的共同作用下炎症进一步加重，关节软骨进一步退变、脱落；病变区软骨下骨暴露在关节腔内，产生硬化囊变；由于病损部位承载力下降，关节边缘增生形成骨赘以增加关节面的受力面积，是一种机体适应的表现；但是当骨赘大量增生后，关节的正常活动范围受到限制，导致活动度减少。在骨性关节炎发病过程中，这些因素互为因果相互作用，导致炎症的进行性发展。

关节软骨细胞在骨性关节炎时发生多种变化，既可以发现大量的软骨细胞坏死，同时又有软骨细胞的反分化、凋亡、簇聚（cluster）等。其中簇聚实际上是软骨细胞对损伤的反应，是在同一个陷窝内细胞增生的表现，但并不能由此对软骨产生修复效果。

骨性关节炎的症状、诊断及治疗方法与发病部位有密切关系，下面以最常见的膝骨性关节炎为例来说明。

【症状与诊断】

膝骨性关节炎症状主要有关节疼痛、肿胀、畸形和活动范围减少。如果有游离体，关节交锁也经常发生。临床检查可以发现滑膜肥厚，有压痛，可以扪及骨赘，关节活动度受限。X 线片可以显示关节畸形、骨赘形成、关节面硬化、囊性变、关节间隙变窄等。MRI 则可以看到关节积液、滑膜肥厚、软骨变薄缺损、软骨下骨硬化、囊变、骨赘形成等。游离体如果是软骨性质则仅可以在 MRI 显示。

【治疗】

膝骨性关节炎的保守治疗主要是在早期。由于滑膜炎症是导致多种炎性因子释放的关键，因此保守治疗的目的就是减轻滑膜炎症反应以减缓病程，但是对关节软骨的修复并没有明确效果。理疗如超短波对滑膜炎有效；另外，一些口服非甾体抗炎药及关节腔内注射可的松类激素有时也有减轻滑膜炎的作用；采用关节腔内注射分子量较大的润滑剂如透明质酸或口服硫酸软骨素或氨基多糖类药物也对部分病人减轻症状有一定效果。

由于骨性关节炎的启动在于软骨损伤，因此如能及早处理软骨损伤是预防骨性关节炎发生和发展的关键。软骨损伤本身没有自愈能力，早期发现如果损伤范围不大不深，可以在关节镜下修整；如果已经到软骨下骨，则可以采用微骨折方法处理。如果范围在 $3cm^2$ 以上，可以进行软骨细胞或组织移植。晚期如果关节功能尚可，可以采用关节镜下清理冲洗方法将炎性因子尽量消除，常可以减轻症

状,减缓病程;但是如果关节已经严重畸形,活动范围明显受限,关节置换往往是唯一的解决方法。

三、运动员髌股关节疼痛综合征

运动员髌股关节疼痛综合征(patellofemoral pain syndrome)主要是指发生在髌股关节的半蹲痛,其原因除了发生在髌骨和股骨滑车面的软骨损伤外,还有其他能够导致膝关节半蹲痛的损伤,如滑膜嵌入等。本节主要讨论髌股关节的软骨损伤,即髌骨软骨病及股骨滑车软骨病。其中髌骨软骨病是最常见导致运动员半蹲痛的损伤。

髌骨本身有7个关节面,关节面与股骨滑车面的接触随膝关节伸屈角度不同而不同。在膝关节伸屈时髌骨存在弧形的活动轨迹,容易产生剪切力而导致软骨损伤。如果由于一些其他因素导致髌骨关节面的压力不均,或者产生异常活动轨迹,比如膝内外翻、高位或低位髌骨等,就更容易产生髌骨软骨病。而如果对应关节面软骨损伤在股骨滑车软骨面,就会发生股骨滑车软骨病。

髌骨软骨病或股骨滑车软骨病的起因与骨性关节炎相似,主要是损伤,也有少部分是由于软骨的碾错伤或者软骨骨折。其病理表现与骨性关节炎也相似。只是骨性关节炎是全关节的改变,而髌骨软骨病或股骨滑车软骨病的病变主要集中在髌股关节。当然,髌骨或者股骨滑车软骨损伤后最终演变的结果仍然是全关节的骨性关节炎。只是对运动员来说,由于髌骨软骨病或者股骨滑车软骨病会产生半蹲痛,影响动作的完成,发病率比较高;而如果不能得到及时处理,又很容易发展成为骨性关节炎,因此特别受运动员和教练员的重视。

【症状与诊断】

髌股关节疼痛主要表现在半蹲痛。在膝关节屈曲到一定角度时可有明显疼痛,有时伴有突然无力支撑(脱膝感)和交锁感,但与游离体和半月板交锁不同,这种交锁主要是感觉,而不是真正膝关节卡在某一角度;另外在关节活动时可有响声,为略粗糙的细小摩擦声。可见轻中度关节肿胀积液及滑膜肥厚;如果主要是髌骨软骨病,则由于髌骨髌腱附着部位的肿胀,可扪及髌骨增大;检查时可发现髌骨周围有触痛,在髌腱附着的髌骨尖部位及其两侧血管部位触痛更加明显;压髌试验、磨髌试验以及推髌抗阻试验阳性可以确定在髌股关节之间存在问题,除了滑膜嵌入症以外,多数是髌股软骨病。伸膝抗阻试验对判断髌骨或股骨滑车面的软骨损伤部位有一定帮助。

X线片可见髌股关节软骨损伤部位软骨下骨的囊性变或硬化,有时可见髌骨上下关节面边缘小骨赘形成;但不是全关节的退行性改变。MRI可见髌股关节软骨缺损以及缺损深面的骨髓水肿等改变。

【治疗】

髌股关节的软骨损伤治疗与骨性关节炎早期治疗原则大体相同,但有几个特殊问题需要注意:一是必须要注意髌骨的力线及活动的轨迹,如果有问题需要同时解决;二是需要排除滑膜嵌入症,一般滑膜嵌入的压髌试验阳性部位主要集中在嵌入处,压痛多为锐痛,MRI看不到明显软骨损伤,有时可显示滑膜嵌在髌股关节内,关节镜是诊断和治疗滑膜嵌入的最佳方法;三是为了增强髌股关节的稳定性,加强股四头肌的肌力对缓解症状和减缓病程发展有重要意义。无论采用保守治疗还是手术治疗,均必须强调股四头肌的肌力训练。采用抗阻等长训练如静蹲或者等张训练如BIODEX等均有较好疗效。

髌股关节软骨损伤手术治疗方法与损伤程度和面积有关,小而浅的损伤可以在关节镜下清理;小的Ⅲ~Ⅳ度损伤可以用微骨折方法处理;如果损伤较大,需要用组织工程等方法解决,如自体软骨细胞移植、自体骨软骨组织移植(马赛克法)。硬质硅橡胶充填对治疗股骨滑车软骨缺损有效。对于髌骨关节面破坏面积过大,而关节其他结构基本正常者,也可以采用髌股关节表面置换手术。

治疗髌股关节疼痛综合征还有一个手术方法,就是采用外侧筋膜松解的方法来改变髌骨活动轨迹和髌股关节之间的压力,对缓解半蹲痛有一定的效果。

四、投掷肘

投掷肘(thrower elbow)是肘关节的骨性关节炎,好发于投掷运动员,因此而得名。

投掷肘的病因主要是过量的肘关节不合槽运动,是典型的过度负荷导致关节软骨的劳损,在此基础上引发骨性关节炎。

由于动作要求不同,投掷肘可以分为肘关节过度外展和过伸两种类型,这两种类型所产生的骨赘位置有不同,但到晚期,由于关节内多处骨赘形成,均导致肘关节伸屈受限。

【症状与诊断】

本病为典型骨性关节炎,病人早期肘关节训练后疼痛,关节隙有挤压痛,晚期则影响伸屈,活动范围逐渐变小。X线片可见关节隙变窄,有骨赘形成,如有带骨的游离体则可以显影。

【治疗】

在训练过程中避免过伸和过度外展是预防本病的关键，因此需要加强肘关节周围肌肉力量，改进动作要领，使用保护支具等。早期可以通过调整训练内容和理疗、中医中药等方法治疗，晚期则需要手术清理，影响伸屈的骨赘可以切除后创面用电刀烧灼以免骨赘重新生长。多数经过手术处理后症状有缓解，但关节功能并不能完全恢复，因此预防是最为重要的。

五、足球踝

足球踝（footballer ankle）是踝关节的骨性关节炎。由于从事足球的运动员多见而得名。其病因主要是踝关节的长期不合槽运动损伤关节软骨，在此基础上演变成为骨性关节炎。在病理上除了关节软骨损伤外，距骨颈及关节软骨边缘有骨赘形成；可见游离体；滑膜增生肥厚。

由于踝关节韧带损伤导致关节不稳，本体感觉功能下降，常常因此导致继发踝关节的不合槽运动，也极容易引起距骨关节面边缘的骨软骨切线骨折或软骨损伤，这些均可导致足球踝。

【症状与诊断】

早期踝关节活动后肿胀疼痛，关节隙有挤压痛，一般活动范围正常；如果有合并韧带损伤可以发现关节不稳，特别是内翻旋后不稳；有游离体则出现交锁。晚期则踝活动范围受限，关节肿胀疼痛、滑膜肥厚；运动时症状加重；可扪及距骨颈部骨赘。X线片（图 96-2）及 MRI 可以确诊，并且 MRI 可观察到软骨损伤。

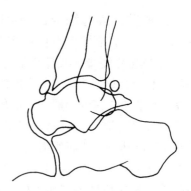

图 96-2　足球踝（X线示意图）
胫骨骨唇、距骨骨疣及关节鼠

【治疗】

早期多采用保守治疗，理疗、中药熏洗等均有一定疗效。对踝关节轻度不稳者训练时用弹力绷带捆绑；必须要加强肌力训练和本体感觉训练。有游离体的可以在关节镜下取出，并同时清理软骨损伤部位。对骨赘一般不予切除，除非明显影响踝伸屈动作，切除后必须用电刀烧灼以免复发。对踝关节明显不稳者要采用手术修补韧带以恢复稳定性；对距骨关节面的局限性软骨缺损，视缺损面积可以采用微骨折法或软骨组织移植。足球踝后期症状严重时可以考虑关节置换，但是疗效目前尚不理想。

第三节　运动员末端病

肌腱或韧带在效应骨上的止点部分称为腱或韧带末端。由于劳损等诸因素导致末端结构的退行性病变称为末端病（enthesopathy）。

一、解剖分型及相关病理改变

末端结构分为主要结构和附属结构两部分。主要结构是指所有的腱或韧带末端都相同的部分，即由腱或韧带逐步过渡到骨的结构。这部分结构的特点是由软到硬，横截面积由小到大；从组织学经历了由腱（韧带）到纤维软骨，再到钙化软骨然后入骨的过程（图 96-3）。

附属结构是指位于主要结构附近，并协助主要结构完成末端力学功能的一些组织。由于末端的位置不同，这些组织也有不同，在运动员末端病时，

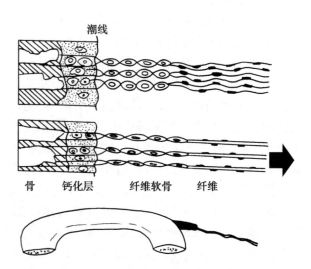

图 96-3　腱及韧带止点固有结构（末端结构）及其缓冲作用（似电话线接头）

这些组织也有相应的病理变化,并产生不同的临床症状。根据附属结构的不同,可将末端结构分成三种类型(图96-4):

1. 滑车型(trochlea type) 这种末端的附属结构包括一个在末端主要结构深面的弧状软骨面,使效应骨在受力后产生一个旋转运动。弧状软骨面是确定滑车形末端的解剖标志。肩袖和跟腱止点属于这一类型。

2. 牵拉型(traction type) 这种末端受力后主要对效应骨起牵拉作用,在主要结构周围存在一些滑囊、脂肪垫等组织,以减少摩擦及吸收热量。这类末端的代表有肱骨内、外上髁的肌腱止点,跖腱膜在跟骨的止点等。

3. 折曲牵拉型(traction and bending type) 这种末端特指髌腱在髌骨下极的止点,其特点是当膝关节从伸直位到完全屈曲时,末端的主要结构受到一个较大程度的折曲。为了防止过度折曲,在末端主要结构的深面有一个纤维软骨垫,帮助主要结构避免过度折曲,便于力的传递,这个纤维软骨垫是折曲牵拉型末端的主要解剖标志。

研究证明,末端是后天为适应机体功能的要求而形成的。由于多数运动员从年幼即开始训练,其末端根据功能的要求发育可能与一般人有所不同,但主要的区别还是在于附属结构。附属结构对于完成末端的功能至关重要,在末端病时也是产生症状的重要因素。

主要结构的病变包括腱或韧带的胶原纤维的玻璃样变、纤维变;有时可以看到有软骨或骨的化生;纤维软骨区有潮线抬高、异常钙化、软骨细胞簇聚等;在骨质部分主要可以看到骨赘形成、骨髓腔开放和纤维化等。

附属结构的病变根据不同类型有所区别:滑车型末端主要有腱下软骨面的变性,类似于骨关节病时关节软骨面的变化;附属结构中有滑囊组织或脂肪垫者,常常呈现滑囊炎或脂肪垫炎;腱表面的疏松结缔组织出现纤维变、血管增生、小圆细胞浸润;折曲牵拉型的纤维软骨垫也会出现变性、基质降解、软骨细胞变性死亡等改变。

二、末端病治疗原则

运动员末端病的治疗往往需要较长时间,因此预防比治疗更具实际意义。首先是训练安排,适当调整训练量和训练方式对末端病的预防至关重要,应该避免在训练中单打一,注重全身素质训练;其次是加强自我监督。如果在训练后末端部分发生疼痛并且经过休息不能缓解,就要及时干预,采取一些保守治疗的措施如使用支持带、理疗、中西药物的外敷等,以免病情加重。教练、队医和运动员的及时沟通非常重要,末端病的发病是一个由轻到重的过程,如果发现早,采取合理的训练方式和训练量,加上一些保守治疗的措施,常可以使运动员不至于因此而停训。

治疗运动员末端病的方法可以分为保守治疗和手术。保守治疗方法有多种,包括按摩、针灸、中药外洗或外敷、局部外用药等。理疗有很好的疗效。必须指出的是,末端病的许多症状是由于附属结构的病变引起的,局部封闭治疗可以解决一些附属结构的炎症,如滑囊炎、脂肪垫炎等,从而减轻症状。但如采用可的松类药物局部封闭只能将药物注入到末端结构的附属结构中,而绝不能将药物注入主要结构内,否则将导致组织坏死。手术治疗包括末端主要结构的切开减压;坏死组织剔除;腱外纤维化的结缔组织切除;以及一些严重变性的附属结构组织的切除。很少需要进行止点重建。

冲击波治疗是近年来应用于末端病治疗的一个较为有效的方法。一些报道应用冲击波治疗可以有效地减轻末端病的症状。冲击波治疗末端病的主要原理是松解组织粘连,改善局部血液循环,

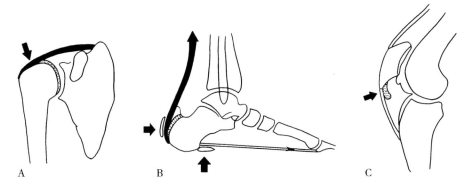

图96-4 腱及韧带止点因附属结构不同分三型
A.滑车型;B.牵拉型;C.折曲牵拉型

促进组织愈合。目前来看,冲击波对一些位置比较表浅的末端病效果较好,可能是因为能量比较容易施加到局部的原因,如网球肘、髌腱末端病、跟痛症等。但对于一些位置较深的部位,效果较差。此外,对脊柱部位的末端病如棘突骨膜炎,属禁忌,不能使用冲击波治疗。

随着微创外科技术的发展,对一些部位的末端病采用内镜技术治疗也有较好的疗效。在内镜下,可以对一些附属结构的病变进行处理,同时也可以对主要结构进行切开减压和坏死组织的切除,是一个新的治疗方法。

三、髌腱腱围炎 - 髌尖型

髌腱腱围炎 - 髌尖型又称跳跃膝(jumper's knee),好发于从事跳跃的运动员,病变主要集中在髌韧带在髌骨下极止点。

【症状与诊断】

疼痛集中于髌尖部位,常在训练后加重。髌尖变长并可有明显触痛,髌尖两侧也有指压痛。X 线片可以见到有髌尖延长,髌腱内及髌下软骨垫可有钙化阴影。MRI 可以发现腱变性肿胀及钙化灶甚至微细断裂,有时可见腱围水肿。B 超诊断对病变程度的判断更为敏感,值得推荐。

【治疗】

调整训练方式,不要用单一的方式是预防和治疗早期跳跃膝的关键。如果在训练后局部有压痛,应该采用冰敷、理疗如超声波或冲击波治疗、加强股四头肌力量训练等方法,训练时用髌腱支持带。晚期可以采用手术清理病灶,松解腱围等方法治疗。如果用局部封闭,一定不能注射到腱内,只能注射到附属结构如腱围或者周围滑囊、脂肪垫中,且不超过三次。

四、网球肘

网球肘(tennis elbow)是指肘关节肱骨外上髁伸肌总腱止点部位的末端病,绝大多数为长期劳损引起。网球等运动员多见,普通人也常可见到。这是典型的牵拉型末端病,除主要结构的变性外,附属结构如腱下脂肪垫可有明显炎性改变。

【症状与诊断】

疼痛部位主要集中在肘外侧肱骨外上髁处,有时出现持物突然脱落。局部可有轻度肿胀,压痛部位在外上髁伸肌总腱止点处,有时肘外侧关节隙也有压痛。前臂伸肌抗阻时止点部位有明显疼痛。B 超可以发现局部变性、肌腱微细断裂等改变。

【治疗】

早期在止点下方使用支持带减少局部负荷可以明显减轻疼痛,理疗如超声波和冲击波有较好效果。晚期如症状严重可以在关节镜下松解止点,清理变性组织,特别是腱下脂肪垫。附属结构局部封闭也有效果,但是易复发,封闭次数不宜超过三次。

五、跟腱末端病

跟腱末端病好发于从事跑跳较多的运动员,普通人中以中老年居多。跟腱末端病主要也由于劳损引起,但有一些是一次拉伤后迁延而成。其病理主要可见跟腱末端变性;有骨赘形成;跟腱有微细断裂、钙化甚至骨化;腱围早期肿胀,晚期纤维化并与跟腱组织粘连;腱下软骨面变性;有时合并腱下或者腱表面的滑囊炎。

【症状与诊断】

疼痛是跟腱末端病的主要症状,初期主要是训练后疼痛,逐渐发展成为走路也疼痛;跟腱及其止点部位有肿胀、压痛和抗阻痛;跟腱腱围有时也有肿胀和压痛,活动时有捻发音;如果合并腱表面滑囊炎,可以看到跟骨结节部位的隆起滑囊并伴有压痛。影像学诊断的最好方法是 B 超和 MRI。不仅可以发现主要结构的变性、微细断裂、软骨或骨化生,而且可以确定附属结构包括腱围、腱下脂肪垫、周围滑囊的病变。

需要指出跟腱末端疼痛有时发生在一些代谢性疾病如糖尿病或痛风病人或者老年人,其病理变化与运动员跟腱末端病大致相同。但病因主要是血液循环低下、代谢产物局部累积或老年性组织变性等。

【治疗】

跟腱末端病早期预防是第一位的。要加强运动员自我监督,训练后如果局部有症状,要及时采取冰敷、理疗、按摩等手段进行干预,促进局部血液循环并调整训练量。采用弹力绷带等外固定手段对减轻训练时跟腱及其末端的负荷有重要作用。

冲击波对治疗跟腱末端病有一定效果,特别在一些症状尚不严重的病人。如果症状严重,保守治疗无效,应该手术治疗。手术时要注意切除粘连腱围,纵向切开肌腱末端部位后,剔除变性坏死组织,常可以减轻症状。

特别要指出的是对跟腱末端病的病人,一定不能采用局部封闭的手段将药物注入跟腱组织,否则会加重病情,甚至导致断裂。

第四节 肌腱断裂

肌腱断裂在运动员比较多见,好发于无腱鞘肌腱,如跟腱、髌腱等。这些肌腱断裂多与运动形式和运动量有密切关系,绝大多数发生在变性的基础上。

一、闭合性跟腱断裂

闭合性跟腱断裂好发生在跑跳、球类和体操运动员,京剧武生也常发生。其与起跳动作有直接关系,由于在踝关节背伸 20° 角度左右时起跳仅为跟腱着力,其他肌腱处于比较松弛状态,容易发生跟腱断裂;有一些病人在断裂前曾有跟腱痛病史,并经过局部可的松类药物封闭,这些病人有时仅在踝背伸牵拉时即可发生断裂(图 96-5)。

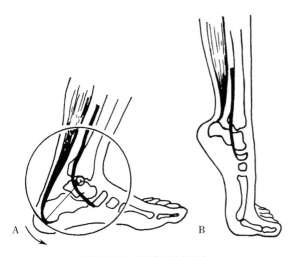

图 96-5 跟腱受伤机制

A. 以踝关节为圆心,跟腱止点和踝侧腱为半径,分别做圆,可以看出当踝背伸位时,跟腱处于拉紧状态,而踝侧肌腱则相对松弛,因此,踝背伸位发力易伤跟腱;B. 足尖站立时,据图 A 所示机制,跟腱处于相对松弛状态,在此位置起跳,跟腱不易受伤

【症状与诊断】

伤时病人往往感到足跟部位被踢,有时伴有断裂声,随即提踵无力。疼痛并不一定严重,因此有时会被忽略。断裂处可以见到凹陷,触之有空虚感。俯卧位足跟由于缺乏跟腱张力而较对侧延长;捏小腿三头肌不能牵引患足跖屈(Thompson 征阳性)。MRI 或 B 超可以确诊。

【治疗】

及早手术恢复跟腱的原有长度是关键。目前也有采用微创方法缝合的方法,但是关键在于缝合跟腱不能在吻合处留有空腔。由于跟腱愈合方式主要是外源性腱围增厚并向吻合处迁延覆盖,因此保留腱围有利于跟腱的愈合。术后用厚棉花夹板包裹后,长腿石膏托固定膝关节屈曲 70° 左右,3 周;然后去除棉花夹板,短石膏托再固定 2 周;第 6 周开始垫跟练习行走,逐渐减低垫跟高度;第 10 周开始可平跟走路。整个康复期约需至少 6 个月。

二、跖肌腱断裂

跖肌是一块起于股骨外上髁,向下穿行比目鱼肌和腓肠肌之间,止于跟骨内侧或附着于跟腱的小肌肉,肌腹短而肌腱长。跖肌是退化的肌肉,没有重要的力学功能,但是在受到牵张时,却容易在肌腹部分或肌肉-肌腱转换处发生撕裂;此外腓肠肌肌腹在牵张时有时也能产生部分撕裂,这些撕裂经常发生在膝关节伸直情况下蹬地,常见于打网球的动作,故而称为网球腿(tennis leg)。

【症状与诊断】

在伸膝蹬地时小腿肌腹部位突然疼痛,有时有响声。局部有明显压痛,但凹陷感不明显,被动牵拉疼痛加重,Thompson 征阴性,足跟不延长,跟腱轮廓清晰。B 超可明确诊断。

【治疗】

网球腿的治疗原则是拉长固定。由于肌肉断裂后主要依靠瘢痕修复,而形成的瘢痕在成熟过程中会产生收缩,导致长度变短。拉长固定就是使瘢痕愈合的肌肉不会短于正常肌肉,在小腿发力时不会首先牵拉这些已经受伤的肌肉导致疼痛或再撕裂,同时也不会由于愈合的肌肉过短而使足跟不能着地。一般 3~4 周即可正常行走。

三、肩袖撕裂

肩袖由 4 块肌肉组成,除肩胛下肌腱外,冈上肌、冈下肌和小圆肌的总腱止于肱骨大结节。肩袖撕裂就是指总腱的撕裂,可以分为全层断裂和部分撕裂。

肩袖撕裂的病因与创伤和肌腱本身的退行性变化有关,同时也涉及肩部的其他结构如肩峰的形态。从病理上看,撕裂的肌腱及其止点部位不仅有断裂,同时存在不同程度的变性,如脂肪变、肉芽化、钙化或者软骨化等,呈现末端病或肌腱炎的变化。这些变性组织加大了撕裂肌腱修复的难度。

【症状与诊断】

肩袖撕裂常与肩周炎、骨性关节炎等同存,因此症状复杂。单纯肩袖撕裂产生的症状主要是疼痛和无力,但是由于其他疾病的原因,可以导致明显的活动受限,疼痛范围也增大。同时由于引起肩部疼痛症状的原因可能来自肩关节外的其他病变,因此需要仔细鉴别,全面检查排除其他疾病导致的肩部症状。

对肩袖撕裂的部位可以通过物理诊断得到初步印象,X线片可显示肩峰形态,是否有骨赘形成,大结节是否有硬化和囊性变,如果肩袖内有钙化或者骨化也可以显影;B超对肩袖撕裂有较高的诊断价值;肩关节磁共振造影也有较高的诊断率。

【治疗】

不是所有肩袖撕裂的病人均有症状。对于有症状的肩袖撕裂,如果病人年龄较大,对肩部活动要求不高可以保守治疗,包括理疗、活动范围练习、肌力训练和本体感觉训练等;如果病人相对年轻,对肩部活动有较高要求可以手术治疗。目前多采用关节镜下肩袖修复手术如双排固定技术等,同时要注意去除肩峰的撞击因素。但是巨大肩袖撕裂或者变性严重的手术效果并不理想。

四、肱三头肌腱断裂

多发生于手撑地时由于肱三头肌的强烈收缩导致在尺骨鹰嘴部位末端的撕脱。肱三头肌腱分为深浅两层,可分为全层断裂或者仅浅层断裂。撕脱后断端回缩,如果是在潮线部位断开,远端不带骨块,侧位X线片可不显影。

【症状与诊断】

以肘后部位疼痛肿胀和伸肘无力为主要症状,肘后鹰嘴上方有空虚感,伸肘重力试验是确诊的关键(图96-6)。由于手撑地时肘部往往有外翻,同时导致肘内侧肌肉韧带装置断裂,在诊断时必须区别这两种病理变化以免漏诊。B超对确诊这两种病变有重要作用。

【治疗】

将断端向下拉并在鹰嘴部位重建止点,恢复原

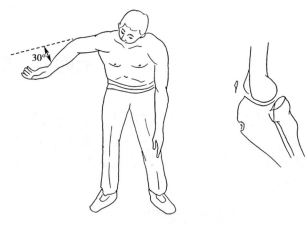

图96-6 伸肘重力试验
不能伸直说明肱三头肌腱断裂

有腱张力。

五、髌腱断裂

多发生于膝关节突然屈曲,髌腱被动处于拉紧状态的同时伴有股四头肌强烈收缩,导致髌腱在上止点部位撕脱。体操、举重等运动项目多见。髌腱断裂常同时又有膝侧副韧带、半月板甚至前交叉韧带断裂,因此容易被漏诊。

【症状与诊断】

断裂时多有响声,局部立即疼痛肿胀,伸膝力弱。只要想到可能存在髌腱断裂,确诊多无困难。X线侧位可以看到髌腱轮廓消失,髌骨在屈膝时上移。B超对诊断有重要作用。

【治疗】

采用手术恢复髌腱张力为关键。需要将髌骨用钢丝横贯下拉以缓解髌腱缝合处的张力。术后2周开始逐渐练习膝关节被动伸屈,6周后去除钢丝,加大活动范围直至正常。6个月后可以恢复正常训练(图96-7)。

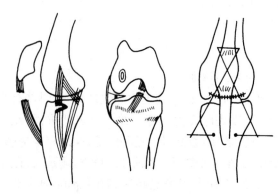

图96-7 髌腱断裂时常同时合并半月板及韧带损伤,断端缝合后必须用张力牵引减张

第五节 运动员半月板损伤

半月板是膝关节的重要稳定结构,为纤维软骨性组织。由于半月板在膝关节伸屈和旋转过程中产生的"矛盾运动"使其受到不同方向的张力,常常因此而导致半月板撕裂。

半月板的血管主要分布在近关节囊的 1/3,这一区域称为"红区";而最内侧的 1/3 区域完全没有血供称为"白区";中间 1/3 为过渡区,称为"灰区"。当半月板撕裂发生在红区或者接近红区的灰区,如果处理得当,可能自行愈合,但是如果发生在白区或者接近白区的灰区,就没有自愈的能力。如果是全层撕裂或者撕裂横贯三区,就不可能完全愈合。

半月板损伤后常常导致关节滑膜炎症;撕裂半月板在外力作用下常会产生异常的活动,导致软骨损伤或者关节交锁。

有一些半月板损伤发生在变性或畸形的基础上。盘状半月板、半月板囊肿均为非正常的半月板;另外老年人的半月板由于血供差导致变性,这些均较易发生半月板撕裂。

【症状与诊断】

部分半月板损伤病人有明确的外伤史,多发于在膝关节在伸屈过程中同时扭转的情况;有一部分特别是老年病人没有外伤史。

疼痛、关节交锁、关节异常响声和滑膜炎症是半月板损伤的主要症状,这些症状在撕裂半月板复位后常可以缓解,甚至症状完全消失。但是当重复受伤机制时又再次出现。检查时多数有膝关节少量积液,压痛主要在损伤半月板的关节间隙部位,在关节伸屈过程中可以扪及异常活动的半月板,在重复受伤机制的 McMurray 试验时可有疼痛、响声。

由于半月板为软骨性质,在普通 X 线片不显影,因此需依靠半月板造影或者 MRI 来确诊。关节镜作为既可以明确诊断同时又能治疗的方法也可以在没有进一步确诊手段的情况下使用。

【治疗】

对处于巅峰状态的运动员如果半月板损伤后症状不重,可采用保守治疗,包括练习肌力、捆绑、理疗等多种治疗方法,常可以继续训练;但是如果有交锁,或疼痛严重,应该在关节镜下手术。手术方式包括缝合、成形、部分切除和全切除,视损伤程度而定。如果全切除,由于继发关节不稳,将导致骨性关节炎,因此推荐半月板移植术。移植物以异体半月板为首选,胶原性的人工半月板也有使用。组织工程半月板可能是今后的发展方向。

根据研究,有明显症状的半月板损伤的保守治疗观察疗效一般不宜超过 6 个月,否则将导致骨性关节炎。

第六节 疲劳性骨折及骨膜炎

疲劳性骨折及骨膜炎均属于累积伤。好发部位一是运动时应力集中处如腰椎椎板部位,还有是由于动作需要肌肉附着牵拉较多的地方如胫腓骨中段。

疲劳性骨膜炎主要是由于大运动量训练时肌肉反复牵拉导致附着部位外骨膜下出血,刺激生发层细胞增生成骨;疲劳性骨折则是由于骨的局部负荷过大导致骨的微细骨折,局部存在骨折和骨修复两种病理变化,最终骨折倾向占主导地位,出现骨的全部断裂或者部分断裂。

一、胫骨疲劳性骨膜炎

【症状与诊断】

局部在训练后肿胀疼痛为主要症状。发生部位皮温升高,有凹陷性水肿,有明显压痛。X 线可见局部软组织肿胀,并有外骨膜反应。

【治疗】

减低局部肌肉的训练量,训练时用弹力绷带捆绑,训练结束后冰敷 20 分钟,超声波理疗对缓解症状有帮助。

二、胫骨疲劳性骨折

胫骨疲劳性骨折有三种类型,一是近端的斜形骨折、二是纵向螺旋形骨折、三是中下 1/3 部位的鸟嘴形骨折。前两种一般在停训后均可愈合,对运动影响不大。但是第三种骨折情况完全不同,由于反复微细骨折同时存在修复反应,而骨折部位长期不能愈合,断端骨皮质坚硬如象牙。即使长期停训达 1~2 年也不能保证完全恢复愈合。手术植骨由于局部应力过大多发生再骨折。这样的病人预防远重于治疗。如果在跑跳过程中发现局部疼痛、肿胀、X 线或 CT 切线位发现有骨皮质稀疏脱钙,即需要及时改变训练模式和减低运动量甚至停训。等到看到明显横形骨折,边缘隆起硬化如鸟嘴,即已经到达晚期,则需立即退出训练。在停训情况下,采用一些刺激骨生长的措施,有部分病人在 1~2 年后可能愈合,但多数不能坚持大运动量训练。

三、脊椎板疲劳性骨折及滑椎

体操、举重、排球和杂技项目多见。腰椎是好发部位。腰部反复背伸下腰及扭转,脊椎的小关节突对椎板形成剪切力,久之产生疲劳性骨折。多数病人并没有急性伤史。由于椎板骨折后脊柱不稳定,断裂部位上部椎体前移,导致滑椎。

【症状与诊断】

多数病人症状不明显,在下腰时可有疼痛,合并滑椎时可扪及该椎体棘突后突并可有压痛。如果涉及椎间盘,则会存在坐骨神经症状。确诊需要依靠 X 线片或 CT。斜位 X 线片可以看到椎板骨折。

【治疗】

对没有症状的应加强医务监督,必须控制下腰动作训练,改进动作规范,改善非骨折部位的柔韧性及加强背腹肌肉力量至关重要,定期复查。出现进行性滑椎或症状明显时应考虑停训和手术治疗,进行植骨固定。有一些手术后病人可以继续训练和比赛。

四、足舟骨疲劳性骨折

多见于篮球和体操项目,是由于过多跳跃所致。早期为舟骨的纵裂,晚期出现无菌坏死,骨折块由于分离力量过大而导致分开,挤压力过大而导致压缩变形,将严重影响运动功能(图 96-8)。

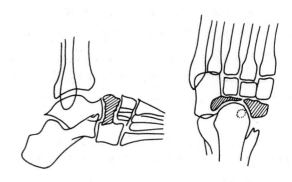

图 96-8 足舟骨疲劳性骨折晚期

【症状与诊断】

早期主要为跑跳时舟骨部位的疼痛。检查舟距、舟楔关节有压痛。X 线片正位可以看到有骨折线。晚期 X 线片可见舟骨骨折块分离,挤压为三角形,骨密度增加。鉴别诊断应排除嗜伊红肉芽肿。

【治疗】

早期应停训并用石膏靴固定到骨折愈合。晚期如果症状不重,可以做物理治疗,并适度活动。如果症状严重,需做关节融合术,但将影响足的正常活动范围。

第七节　运动员骨骺炎

运动员由于从幼年即开始从事大运动量训练,常因此发生骨骺炎。绝大多数骨骺炎是由于微细损伤累积而成。常见部位与训练模式密切相关,比如女子体操运动项目发生的股骨头骨骺炎(Legg-Perthes 病)、杂技项目多发的脊柱椎体骨骺炎、体操或举重项目多发的桡骨远端骨骺炎、足球项目多发的胫骨结节骨骺炎等。

骨骺分为压力骨骺和牵拉骨骺,同时又有囊内骨骺和囊外骨骺之分。发生骨骺炎时,除了骺板软骨有退变外,骨骺端由于血液循环障碍可以产生缺血坏死,导致变形。如果发生在关节面部位,由于关节变形导致力学功能的丧失,将严重影响运动能力的发挥,如 Legg-Perthes 病。

一、腰椎椎体骨骺炎

多发于从事体操、武术、杂技和舞蹈等需要腰椎过伸的项目的少年运动员。发病机制为由于腰椎过伸,椎间盘的髓核挤向前方,进入环状骨骺内,产生骨骺分离。

【症状与诊断】

主要为训练后腰部疼痛和僵硬。腰部过伸时疼痛加重。平卧腹部放松后深压腰椎前方可以产生锐痛。侧位 X 线片可以看到椎体缘分离，可有局部骨质破坏或者钙化、骨化等。后期严重者可遗留畸形。X 线改变与结核类似，需仔细鉴别（图 96-9）。

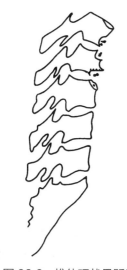

图 96-9 椎体环状骨骺炎

【治疗】

本病多不影响训练，采用理疗、按摩等减轻症状即可。要加强全身柔韧性及腰背肌训练。

二、桡骨远端骨骺炎

桡骨远端骨骺是囊外压力骨骺，于 18~20 岁闭合。在青少年时期从事较大压力项目容易发生，如体操、技巧、举重等项目。

【症状与诊断】

主要为腕部的肿胀与疼痛，晚期出现畸形为桡骨远端增大。由于影响骨骺生长，尺桡骨生长不均衡，可发生下尺桡关节分离及三角软骨盘损伤。X 线可见桡骨骺板不规则，且有致密增宽。

主要为腕部的肿胀与疼痛，晚期出现畸形为桡骨远端增大。由于影响骨骺生长，尺桡骨生长不均衡，可发生下尺桡关节分离及三角软骨盘损伤。X 线可见桡骨骺板不规则，且有致密增宽。

【治疗】

多采用保守治疗，采用护腕固定，并用理疗等手段止痛消肿。一般不影响训练。切除三角软骨盘或者切除尺骨远端效果不理想，多不能坚持训练。

第八节 运动员外伤性关节不稳

由于关节稳定结构改变导致关节稳定性丧失或者部分丧失称为关节不稳或关节失稳。关节的稳定结构包括多方面，而导致稳定结构改变的原因也很多，因此在判断关节不稳的形成因素时需要全面考虑，如果仅就其中一个原因进行治疗，有可能不能解决或者至多解决部分关节不稳的问题。

有一些关节不稳与发育或者遗传因素有关，比如在发育过程中形成的膝外翻，容易导致髌骨脱位。本节讨论的是与运动和损伤相关的关节不稳，其他原因产生的关节不稳不在本节讨论范围。

一、膝关节不稳

膝关节周围肌肉少，两端杠杆长，是有较好灵活度但稳定性较差的结构。膝关节的活动主要是伸屈运动，但是在伸屈过程中还存在胫骨 20°~30° 的旋转。除此以外，伴随膝的伸屈还存在少量的平移，包括前后及内外方向的运动。

膝关节的稳定性是由骨性结构、韧带、半月板、关节囊等共同维持的。当其中一个或者多个因素出现问题，就可以导致关节不稳。

广义上膝关节不稳一般可以分为髌骨不稳和股骨 - 胫骨不稳，但后者常被称为膝关节不稳，而把髌骨不稳单独列出。

（一）髌骨不稳

髌骨不稳有多种情况，一是由于发育原因导致 Q 角过大，或者髌骨、股骨发育异常，导致髌骨在不大外力或者完全没有外力作用条件下即向外脱出，这种称为习惯性脱位；二是本身存在解剖弱点，在外力因素作用下产生脱位，而脱位后没有纠正解剖弱点，导致以后只要受不大外力作用即可以再脱位，称为复发性脱位；第三种是髌骨受到强大外力作用，外力强行将髌骨脱位，破坏了原有的稳定机制，这种是真正的髌骨脱位。当稳定机制破坏后如果未能修复，也可能在日后形成复发性脱位。髌骨还有一种所谓的"半脱位"，是指在轴位 X 线片上显示髌骨内外关节面与股骨滑车关节面之间的不平衡关系,但又没有形成真正的髌骨脱位。

【症状与诊断】

髌骨不稳病人有一次或者一次以上的髌骨脱位史,除了习惯性脱位可以没有明显的关节症状外,急性脱位时关节内多有肿胀和疼痛;由于髌骨外脱,内侧支持带在髌骨止点可发生撕脱或导致髌骨内缘撕脱性骨折,局部可有明显触痛;此外髌骨外脱导致髌骨逾越股骨外髁,髌骨及股骨滑车关节面均可能导致切线软骨或骨软骨骨折,产生相应症状。检查时必须仔细检查 Q 角及其他可能导致髌骨不稳的发育因素,同时检查髌骨位置及活动度、压痛部位、外推髌骨病人是否有恐惧感(恐惧试验)等。长腿 X 线片可确认 Q 角,轴位片可以观察髌骨内侧缘是否有撕脱骨片及发现部分可能存在的髌骨及股骨髁发育异常。

【治疗】

对反复脱位者应该手术,纠正力线及其他不稳定因素,加固内侧关节囊,必要时松解外侧支持带。

(二)股骨 - 胫骨不稳(膝关节不稳)

有多种稳定因素保持股骨与胫骨关系的稳定。如韧带,主要是前后交叉韧带、内外侧副韧带等;半月板、关节囊及一些骨性结构如胫骨髁间嵴,膝关节周围的肌肉、肌腱等也参与稳定作用。由于外力作用导致这些稳定结构损伤破坏,就可以导致不稳,这些不稳主要分为以下几种情况:一为单向不稳,如由于内侧副韧带损伤导致内侧不稳;二是多向不稳,主要见于多个稳定装置的损伤,或者具有多向稳定作用的单个装置的损伤,如前交叉韧带断裂可以造成不仅是前向不稳,同时可以造成旋转不稳甚至内外方向的平移;三是旋转不稳,是指在膝关节伸屈过程中造成过大的旋转范围,或者是当膝伸直位时仍可见到胫骨的旋转运动。

【症状与诊断】

膝关节不稳的症状主要体现在关节的异常活动,单向不稳主要是一个方向的活动超出正常范围,而多向不稳或者旋转不稳体现在关节多个方向的超常活动。在急性期主要为相应稳定结构损伤的表现,如内侧副韧带断裂出现局部的疼痛、肿胀、活动受限,当损伤部位受到张力牵拉时,疼痛加重。而交叉韧带急性损伤时病人往往不能继续运动,关节内有出血肿胀等表现。如果有髁间嵴骨折,则关节内出血肿胀更为明显。

一些张力试验可以明确不稳的类型和程度,如应用 KT2000 可以发现膝关节的前后不稳及其程度,但有一些不稳的量化非常困难,需要与健侧比较,如旋转不稳。影像学检查如 X 线张力位、表浅部位 B 超检查等对急性损伤有帮助,MRI 检查可以明确大部分诊断。

慢性期疼痛已经不再是主要症状,关节的异常活动导致运动功能的丧失是主要问题。由于不稳,关节反复发生扭伤,肿胀疼痛虽然不如刚受伤时严重,但是频繁发生。另外由于本体感觉功能的下降,加大了不稳的程度;由于关节异常活动导致关节内正常结构的继发损伤,可以产生相应症状,如交叉韧带断裂继发关节软骨损伤、半月板撕裂等。检查时往往可以发现除了关节不稳外,其他结构损伤的体征提示关节不稳的继发后果。

【治疗】

膝关节不稳的治疗需要考虑多方面因素,由于治疗效果与未受伤相比有差距,因此预防伤害远比治疗更为重要。预防措施包括肌力训练、本体感觉功能的提高、关节柔韧性训练以及运动专项训练科学化。

一旦发生不稳,在急性期需要对不稳程度进行评估,如果不稳并不严重,可以考虑外固定 4 周左右,同时辅以肌力及本体感觉训练;如果不稳明显,则需要手术修复,手术方式包括单纯缝合、韧带重建等。慢性期则需要根据不稳情况以及关节内结构损伤情况进行修复。

前交叉韧带损伤是导致膝关节不稳的最主要原因,这是一个扇状结构的韧带,至少可以分为前内束和后外束,在膝伸屈过程中两束张力不同,当两束完全断裂后,不仅可以导致胫骨向前不稳,同时可有旋转不稳甚至胫骨的内外方向的水平摆动,导致髁间嵴与股骨内髁软骨面的撞击。

修复前交叉韧带的方式主要是重建,临床采用自体髌腱中 1/3 带两端骨质为骨 - 髌腱 - 骨,或用自体股薄肌腱和半腱肌腱重建前交叉韧带最为普遍,但各有优缺点,前者重建韧带强度最好,末端为骨与骨愈合,但是供体部位在膝中央,有时影响跪地动作的完成,有少数病人在术后发生髌腱短缩,影响膝关节的力学功能;后者取腱方便,不影响膝动作完成,但由于重建末端为腱 - 骨愈合,需时较长且容易发生雨刷效应。此外还有采用其他材料包括同种异体肌腱重建前交叉韧带。

近年来,前交叉韧带重建方式在国际上存在不同看法,一些学者根据前交叉韧带的分束提出双束重建,认为可以取得更好的临床效果。目前还没有统计学分析可以证明双束重建效果优于单束重建,但对于前交叉韧带断裂存在比较严重旋转不稳者，双束重建可能取得较好效果。

前交叉韧带重建术后需要进行严格的康复训练，需时大约一年方可恢复专项训练。内容主要包括关节活动度、肌力和本体感觉训练。由于重建韧带需要经过组织替代过程和末端重建过程，需要注意避免移植物受到过大张力牵拉以免新生韧带张力低下。

二、外伤性肩关节不稳

肩关节为人体活动度最大也是最容易发生脱位的关节。对运动员来说，从事过头动作较多的运动项目容易发生肩关节不稳，如棒球、排球、游泳等。

虽然肩关节不稳可以发生在无外伤的病人，但是对运动员来说，主要是由于一次较大外伤或者是反复微小损伤累积而成。由于外伤导致稳定肩关节的结构如关节囊、盂唇、韧带和肌腱等损伤，造成肩关节不稳。

肩关节不稳的类型有脱位、半脱位及松弛。脱位是指盂肱关节完全分离；半脱位则为部分分离；松弛也是盂肱关节的部分分离，但没有明显的不稳症状。半脱位和松弛多数没有大的创伤，没有发生过脱位，是反复小损伤累积导致的。而脱位则有一次性的外力导致关节稳定结构受损，如果复位后没有及时修复这些结构，则将导致脱位反复发作，成为复发性脱位或者习惯性脱位。

【症状与诊断】

关节不稳和疼痛为肩关节不稳的主要症状。对不稳程度的判断则需要根据病史、物理检查及影像学来确定。不稳可以分为单向不稳和多向不稳，检查时需要仔细鉴别。

当确定肩关节有不稳后，需要确定造成不稳的病理因素，比如盂唇撕裂（包括 SLAP 损伤）、肱骨头后外侧的 Hill-Sachs 缺损等。

【治疗】

运动员肩关节不稳如果通过肌肉训练和本体感觉训练不能达到稳定，应该进行手术治疗，对于一般单向不稳或者有明确的不稳因素者，手术往往可以有较好的效果。关节镜微创治疗可以解决大部分的肩关节不稳，但有时仍需要切开手术。对于一些由于微小损伤累积的肩关节多向不稳，手术治疗效果并不理想，主要应该通过康复训练加强肩带肌肉及肩关节周围肌肉力量和本体感觉。

三、踝关节外侧不稳

踝关节外侧不稳是常见运动性损伤，主要是由于踝关节旋后损伤时导致距腓前韧带断裂，如果外力强大，进而跟腓韧带以及在这两根韧带之间的关节囊也发生断裂，导致距骨向外一过性脱位而造成。单纯内翻造成跟腓韧带断裂也可以产生外侧不稳，但是程度较轻。

踝外侧不稳导致关节的不合槽运动，久之关节内结构特别是关节软骨发生损伤退变，从而引发骨性关节炎。

【症状与诊断】

踝关节外侧不稳一般有扭伤史，急性期关节肿胀疼痛，特别在外侧副韧带处更加明显。重复损伤动作时可疼痛加重，并可感到距骨不稳。慢性期外侧副韧带部位肿胀疼痛减轻，但是由于反复发作扭伤，疼痛肿胀表现为全关节范围并有跗骨窦压痛。前抽屉试验阳性。到后期由于关节软骨损伤，可有典型骨性关节炎表现，如关节活动度减少、有交锁、滑膜肥厚、骨赘形成等。影像学检查 X 线片在踝内翻张力位可见距骨上关节面的倾斜，前抽屉位可见距骨异常向前位移。MRI 可见外侧副韧带张力低下，并可发现软骨损伤等改变。

【治疗】

急性期如果不稳仅涉及一根韧带，不稳程度较轻，可以采用冰敷加外固定治疗。冰敷需要至少48 小时，而外固定需要 3 周。要注意练习踝周围肌肉力量，并进行本体感觉训练。如有明显不稳，需要手术将断裂韧带及关节囊缝合。慢性期治疗需要根据不稳程度及关节情况进行治疗，对不稳严重者需要手术重建外侧副韧带张力，对软骨损伤要根据损伤面积和程度进行关节镜下清理、微骨折或者软骨移植，同时进行肌力训练和本体感觉训练。慢性期如果症状不重，可以在加强外固定的条件下继续训练，但必须加强肌力和本体感觉训练，避免反复扭伤导致骨性关节炎。

四、肘关节内侧不稳

肘关节内侧不稳主要是由于摔倒手撑地时肘部外展或者在肘关节脱位同时伤及肘内侧肌肉韧带装置，但在受伤当时漏诊，形成内侧不稳。

肘内侧不稳的病理包括了内侧屈肌群断裂和其深面的肘内侧韧带断裂。如果仅是韧带断裂而屈肌群正常，在肘支撑时由于屈肌群的收缩不会引起内侧不稳。

【症状及诊断】

病人有外伤史,在肘支撑外翻时内侧有开口感,不能完成投掷或后手翻等动作。用力握拳同时做外翻检查时仍有开口感即可确诊。B超有较高的诊断价值。

【治疗】

手术治疗,重建肘内侧副韧带并将张力低下的屈肌腱向上提到肱骨内上髁固定。

五、慢性下胫腓关节不稳

下胫腓关节不稳是由于下胫腓关节分离造成的,由于踝关节的外旋扭伤导致维持下胫腓关节稳定的韧带撕裂或者腓骨骨折,在受伤时没有及时处理,形成下胫腓关节分离或有软组织嵌入,导致踝穴增宽。由于踝穴增宽导致距骨不合槽运动,久之形成骨性关节炎。

【症状及诊断】

有外伤史,伴有踝关节的不稳,疼痛肿胀,不能正常运动。小腿内旋15°踝正位片可以见到下胫腓关节分离。

【治疗】

关节镜下手术清理下胫腓关节,切除嵌入的软组织,用横行加压螺栓将分离的关节复位,如腓骨畸形愈合要同时处理。术后需外固定6周。

第九节 周围神经的微细损伤

周围神经的微细损伤在运动员多见,有的是其他损伤合并所致,如髂腰肌血肿导致股神经及股外侧皮神经麻痹;间隔综合征导致间隔内神经麻痹等。

一、运动员肩胛上神经麻痹

多见于排球项目,主要是由于技术要求肩胛骨外展上举,肩胛上神经穿过肩胛切迹部位受到牵拉挤压损伤。表现为冈下肌萎缩。有一些病人在肩胛切迹处有囊肿压迫,也可产生类似症状。肌电图可见冈下肌失神经支配。

治疗时无症状可以停训,待其自行恢复;如果MRI发现囊肿,可以在关节镜下切除。效果满意。

二、尺神经麻痹

由于运动要求出现尺神经麻痹非常多见。如乒乓球运动员由于挥拍肩部过度外展,导致尺神经在胸腔出口部位受到挤压牵拉出现症状;射击运动员由于托枪需要导致肘部或腕部尺神经表浅部位压迫产生感觉障碍甚至肌肉萎缩等。这些与训练有关的异常表现需要早期发现并及时处理,多数可以避免产生严重后果。理疗有一定疗效,如干扰电或肌电反馈;针灸也有较好效果。

(于长隆)

参 考 文 献

[1] 曲绵域,于长隆.实用运动医学[M].4版.北京:北京大学医学出版社,2003.

[2] 于长隆,敖英芳.中华骨科学.运动创伤卷[M].北京:人民卫生出版社,2003.

第九十七章
颈肩部疾病

第一节 颈 椎 病

一、颈椎的大体解剖

脊柱为人体的中轴,由33个椎体组成,即:颈7、胸12、腰5、骶5和尾4。后两者大多呈融合状,故参与活动的椎节仅26个椎体。借助周围丰富的肌群、韧带与关节囊使之组成一个活动自如、具有强大支撑力的链条状结构。其主要功能是保护脊髓、维持人体正常活动及支撑作用。

(一)颈椎的骨性结构

颈椎在脊柱中体积最小,但却最为灵活;其形状各异,共有4种形态。

1. 普通颈椎 是指第3、4、5、6颈椎而言,其形态大致相似,每节椎骨结构均由椎体、椎弓和突起等3部分所组成,外观基本相似(图97-1)。

2. 特殊颈椎 主指以下3节:①寰椎,即第1颈椎,呈不规则环形,故又称环椎。其由一对侧块、一对横突和前后两弓组成;上方与枕骨相连,下方与枢椎构成关节。②枢椎,即第2颈椎,椎体上方有柱状突起,称"齿状突",具有"枢"之作用,故名枢椎。除齿状突外,枢椎外形与普通颈椎基本相似。③隆椎,即第7颈椎,其大小与外形均介于普通颈椎与胸椎之间。棘突长而粗大,隆突于颈项部,故名。如横突过长可引起胸廓出口综合征。

二、颈椎椎骨之间的连接(图97-2)

1. 椎间盘 为纤维软骨,包括纤维环及髓核;其功能除连接椎体和参与颈椎的活动外,因其富有弹性而可减轻和缓冲外力对脊柱与颅脑的振荡。周边是纤维环,为质地坚韧和弹性极佳的纤维软骨组织,将上下两个椎体紧密连接。而髓核则位于椎节中央,为白色、富有水分、似黏蛋白物,内含有软骨细胞与成纤维细胞。幼年时含水量达80%以上,

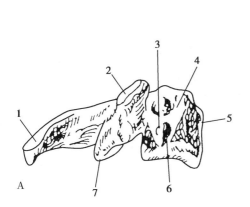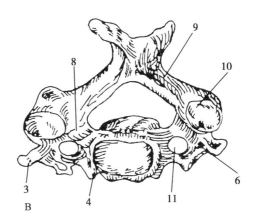

图97-1 普通颈椎侧方观(A)及上方观(B)

1.棘突;2.上关节突;3.后结节;4.前结节;5.椎体;6.脊神经沟;7.下关节突;8.椎弓根;9.椎板;
10.上关节面;11.横突孔

随年龄增长而水分递减。

2. 韧带组织 除枕颈之间外,颈段之韧带主要是:连接颈椎椎体间的前纵韧带和后纵韧带,连接椎弓根和棘突间的棘上韧带、棘间韧带、黄韧带和横突间韧带。此外,尚有上、下关节突构成的关节突关节(图97-2)。

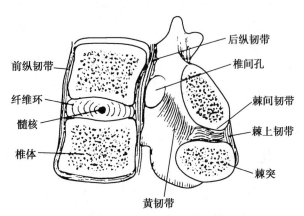

图97-2 颈椎椎骨之间的连接(矢状面观)

前纵韧带、纤维环、髓核、椎体、黄韧带、后纵韧带、椎间孔、棘间韧带、棘上韧带、棘突

三、颈椎病的基本概况

1. 定义 颈椎椎间盘组织退行性改变及其继发病理改变累及周围组织结构(神经根、脊髓、椎动脉、交感神经及脊髓前中央动脉等),并出现与影像学改变相应的临床表现者称为颈椎病(cervical spondylosis)。

2. 病因学 颈椎处于头、胸与上肢之间,属脊柱中体积最小、但最灵活、活动频率最高之节段。因此,自出生后,随着人体的发育、生长与成熟,由于不断地负荷、劳损、外伤,以及长期不良的工作和学习体位等而逐渐出现退行性病变。如再伴有发育性颈椎椎管狭窄,则更易发病。

(1)退行性变:是颈椎病发病的主因。起病多从纤维环及髓核开始,渐而波及软骨板及周围韧带,再从韧带-椎间盘间隙的出现与血肿形成,逐渐显现骨刺而构成致压性病理改变。长时间屈颈是引发和加剧退变的常见原因。

(2)发育性椎管狭窄:其与颈椎病分属两种疾病,但二者恰是一对孪生兄弟。目前公认:在颈椎椎管狭窄状态下,颈椎病的发病率明显升高。

(3)慢性劳损:指超过生理活动范围的各种超限活动。包括:不良的睡眠、工作姿势及不适当的体育锻炼等,亦是构成颈椎退变的重要因素。

(4)头颈部外伤:与颈椎病的发生与发展有直接关系,包括交通伤、运动伤等。统计学证明:90%的病人有外伤史,以车祸为多。

(5)其他:当咽喉及颈部有急性或慢性感染时,易诱发或加重颈椎病的症状。颈椎的先天性畸形,亦是加剧颈椎退变的重要因素之一。

3. 发病机制与致病因素

(1)主要因素:是颈椎本身的退变,即:当机体从发育到成熟后即转向衰老进程。早期退变即便十分轻微、仅仅是髓核脱水,就可引起椎节失稳,并刺激窦椎神经而出现各种症状。髓核突出、脱出及骨刺形成更具直接作用。

(2)次要因素:主要指发育性颈椎椎管狭窄,临床病例显示:虽有明显骨刺,但椎管矢径大于14mm者少有发病。反之,椎管明显狭窄,即使髓核略有后突或不稳,由于椎节失衡,致使窦椎神经遭受激惹而出现症状。

四、颈椎病的分型与诊治

(一)颈型颈椎病

1. 发病机制 本型是各型颈椎病的早期阶段,多因椎节松动、不稳,并通过窦椎神经反射而引起颈部症状。当颈部建立新的平衡,症状即逐渐消失。

2. 临床及影像学特点

(1)发病年龄:以青壮年者为多,但椎管矢径较宽者,可在45岁后发病。

(2)发病时间:晨起时多见,或见于长时间低头、上网及埋头阅读后。

(3)常见症状:以颈部酸、痛、胀及不适感为主,约半数病人颈部活动受限,病人常常诉说头颈不知放在何种位置为好;屈颈时可诱发颈部症状。

(4)体检:颈部多取“军人立正体位”,棘突处可有压痛,多较轻。

(5)影像学检查:X线片上除颈椎生理曲度变直或消失外,60%以上动力性侧位片显示椎间隙松动及梯形变。MR成像显示髓核变性征。

3. 诊断标准 主要依据:①枕、颞、耳郭等下头部及颈、肩疼痛、并伴相应压痛点;②X线片显示颈椎曲度改变及椎间关节变位等;③动力侧位X线或MRI片显示椎节不稳或梯形变;④除外颈部其他疾病。

4. 鉴别诊断 主要与以下两种疾病相鉴别:

(1)颈部扭伤:俗称落枕,多因睡眠时颈部体位不良致局部肌肉扭伤所致。可根据落枕者多具有肩颈部肌肉痉挛征、肌肉扭伤处有明显压痛、牵引头颈使症状加重及对局部封闭疗法有效等特点加以鉴别。

(2)肩关节周围炎:又称“五十肩”。本病痛点局限于肩关节处;肩关节活动明显受限,多呈冻结状;X 线检查有助鉴别。

5. 治疗原则　以非手术疗法为主,包括避免各种诱发因素(良好睡眠及工作体位)、戴颈围轻重量持续牵引及中草药外敷等均可使症状缓解。手术疗法仅用于个别症状持续、非手术疗法久治无效、且已影响生活质量者。

(二) 神经根型颈椎病

1. 发病机制　本型较为多见,主因髓核的突出、脱出、钩椎关节骨刺形成,后方小关节创伤性关节炎或骨质增生,以及相邻关节松动与位移等对脊神经根造成刺激与压迫而引发根性症状。此外,根管狭窄、根袖处粘连性蛛网膜炎和周邻部位炎症与肿瘤等亦可引起本病类同症状。

2. 临床与影像学特点

(1) 颈部症状:由于局部窦椎神经遭受刺激而有明显的颈痛、椎旁压痛、颈部呈立正式体位及颈椎棘突或棘突间有压痛及叩痛,急性期更为明显。

(2) 根性症状:出现与受累椎节脊神经分布一致的根性痛、肌力障碍和腱反射改变;临床上以手指麻木、指尖过敏及皮肤感觉减退多见。肌肉张力早期增高,随即减弱并出现肌萎缩征。腱反射早期活跃,后期则减退或消失。

(3) 特殊试验:凡增加脊神经根张力的牵拉性试验多为阳性。

(4) 影像学检查:X 线片差异较大,多表现为椎节不稳,生理曲线消失,椎间孔狭窄及钩椎增生等。MR 可显示髓核后突,多偏向一侧根管处。

3. 诊断标准主要依据:①具有典型的与颈脊神经支配区一致的根性症状;②压颈试验或臂丛牵拉试验阳性;③影像学(X 线、MRI)所见与临床表现相符合;④除外其他根性受累病变。

4. 鉴别诊断　临床上需与多见的 C_{5-8} 四对神经根受累伤患相鉴别(图 97-3)。包括:①桡神经受损,多因肱骨干骨折所致,使伸腕及伸指肌失去支配而呈垂腕征及 1~3 指和前臂背侧感觉障碍;②尺神经炎,多有肘后尺神经沟压痛,可触及条索状变性之尺神经,感觉障碍分布区较小,但手部内在肌影响较重,可有"爪形手"外观,腕部尺神经管之 Tinel 征多为阳性;③正中神经受损,多因外伤或管道卡压所致,依据外伤史、感觉障碍(主要为 1~3 指背侧指端及掌侧),手部肌力减弱,因大鱼际肌萎缩可呈"猿手"征;因正中神经含有大量交感神经纤维,手部常潮红、多汗及灼痛感。

5. 治疗原则

(1) 非手术疗法:以头颈轻重量持续牵引、颈围制动及纠正不良体位为主。亦可选用轻柔手法按摩;但推拿及中医正骨中的推法和搬法不应选用。

(2) 手术疗法:凡经正规非手术疗法久治无效且临床症状及影像学所见相一致者;或有进行性肌肉萎缩及疼痛剧烈者;或虽对非手术疗法有效,但由于症状反复发作影响工作、学习和生活者,需考虑手术疗法。

手术选择前方或侧前方入路对患节行切骨减压及植骨融合内固定术。对病变广泛者亦可选用椎体次全切除术。

(三) 脊髓型颈椎病

1. 发病机制　本型症状严重,多以"隐性侵袭"

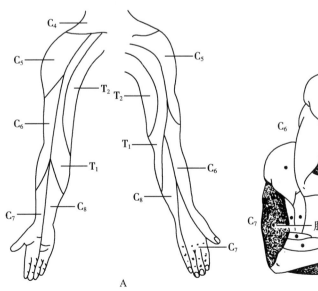

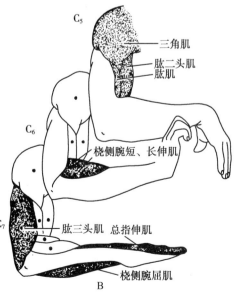

图 97-3　C_{5-8} 神经根支配的感觉与运动

A. 感觉;B. 肌肉运动

形式发展,易被误诊为其他疾病而延误治疗时机,在诸型中处于重要地位。其发病机制主要有:

(1)退变性因素:早期为动力性,包括椎节不稳、韧带隆陷及髓核后突等;后期则为机械性,指骨质增生、髓核突出、脱出及韧带骨化等。

(2)先天性因素:指颈椎椎管发育性狭窄。从发病全程来看,椎管狭窄是发病早、症状重及治疗困难的病理解剖学基础,并与椎管矢径值密切相关。

(3)血管因素:如果某组血管遭受压迫或刺激出现痉挛、狭窄甚至血栓形成,以致减少或中断了对脊髓的血供,则在其相应支配区表现出脊髓各种缺血症状。以脊髓前中央动脉及根血管受压等所引起的脊髓缺血者多见。

诸因素互为因果;早期症状波动性较大,后期易形成难以逆转的后果。

2.临床及影像学特点

(1)锥体束征:为本型特点,主因致压物对锥体束的直接压迫或局部缺血之故,呈现四肢无力、双腿发紧、如缚绑腿及抬步沉重感,渐而出现足踏棉花、打漂、跛行、易跌倒及步态拙笨等,再后出现痉挛性瘫痪。

(2)肢体麻木:主因脊髓丘脑束受累所致,伴椎管狭窄者更易出现。

(3)反射障碍:各种生理反射,包括肱二头肌、肱三头肌和桡反射,呈现亢进或活跃。腹壁、提睾和肛门反射可减弱或消失。病理反射,以霍夫曼征(Hoffmann sign)的阳性率为高;后期可有踝阵挛、髌阵挛及巴宾斯基征(Babinski sign)等。

(4)影像学改变:X线片及动力片大多表现为椎节梯形变、骨刺形成及椎管矢径狭窄;应注意有无其他异常。MRI所见如一幅颈椎剖面解剖图谱,诸病变一目了然,对本病的诊断及治疗方法选择具有重要作用。

3.诊断标准　根据以下三点:①临床上出现颈髓损害表现,以四肢运动、感觉及反射障碍为主;②影像学所见证实脊髓受压,并与临床症状相吻合;③除外脊髓其他病变(见"鉴别诊断")。

4.鉴别诊断　需与脊髓本身病变及波及脊髓的疾病相鉴别。包括肌萎缩型脊髓侧索硬化症、原发性侧索硬化症、脊髓空洞症、共济失调症、颅底凹陷症、多发性硬化症、周围神经炎及椎管内肿瘤等相鉴别。

5.治疗原则

(1)非手术疗法:为本型的基本疗法,约半数病

例有效。但应密切观察病情,一旦病情加剧、引起瘫痪征时,应及早手术以防脊髓变性。

(2)手术疗法:①手术适应证。急性进行性颈髓受压症状明显、经临床及影像学检查证实者;症状持续、非手术疗法改善不明显并影响生活者;病程较长、症状持续加重而又诊断明确或脊髓已出现液化灶者,应及早手术。②术式。采取前方入路;因髓核突出或脱出者,先行髓核摘除,再酌情选择植骨融合内固定术或人工椎间盘植入。因骨刺压迫脊髓者,应切除骨赘,并视临床症状等情况选择相应之内固定物植入施术椎节。

(四)椎动脉型颈椎病

1.发病机制　早期主要为动力性因素,主因椎节失稳后钩椎关节松动、变位而波及两侧横突孔,以致出现轴向或侧向移位而刺激或压迫椎动脉,并引起痉挛、狭窄或折曲;后期主要为机械性因素,如钩突骨质增生、髓核突出及脱出等;血管因素亦不可忽视,包括:血管老化、椎动脉的变异及缺如等,加之椎动脉周壁上有丰富的交感神经节后纤维,易引发颅脑及内脏症状。

2.临床及影像学特点　除颈部症状外,主要为椎-基底动脉供血不全所引发之颅脑症状及交感神经节后纤维受激惹的交感神经症状。包括:

(1)头颅症状:包括偏头痛、迷路症状(耳鸣及听力减退等)、前庭症状及记忆力减退(约60%~80%);视力障碍(减退、模糊、复视及幻视等)和精神症状(神经衰弱为多),约占40%;发音障碍者约占20%。

(2)猝倒:系椎动脉痉挛致锥体交叉处缺血所致,突然发作,占10%。

(3)自主神经症状:主因椎动脉受累波及周围交感神经引起原有的平衡失调。临床上以胃肠、心血管及呼吸症状为多;亦可出现霍纳征。

(4)影像学特点:除X线片、颈椎侧位动力片及CT扫描外,主要有:DSA技术,对诊断及手术部位的确定至关重要;椎动脉MR成像技术(MRA),对椎动脉的判定更具诊断价值。

3.诊断标准　依据:①曾有猝倒发作、并伴有颈源性眩晕;②旋颈试验阳性;③伴有头颅症状,包括视力模糊、耳鸣及听力障碍;④X线片显示节段性不稳定或钩椎关节骨质增生;⑤除外眼源性、心源性、脑源性及耳源性眩晕;⑥MRA或椎动脉彩超显示椎动脉第二段有局限性狭窄或扭曲征;⑦除外椎动脉第一、三段受压所引起的基底动脉供血不全。

4. 鉴别诊断　需与多种疾病鉴别,临床上尤应注意内耳疾病(主要为梅尼埃病)、眼源性眩晕、颅内肿瘤及动脉硬化症等相鉴别。

5. 治疗原则

(1)非手术疗法:为本型之基本疗法,90%以上可通过卧床牵引、颈椎制动等获得疗效,尤其是因颈椎不稳所致者,大多可痊愈或明显减轻。

(2)手术疗法:主要为颈椎侧前方减压及椎节固定术。病例选择:有明显之颈源性眩晕或猝倒发作、证明为颈椎病变所致者;经正规非手术疗法久治无效且影响正常生活及工作者,并经椎动脉造影或 MRA 证实者。

(五) 食管压迫型颈椎病

1. 发病机制　本型又称吞咽困难型颈椎病,因少见而易忽视。发病机制主要是椎间盘退变、继发椎节前方骨刺形成。如骨刺过大,或骨刺生成迅速,或食管异常(有炎症存在)及骨刺部位在食管较为固定的 C_6 处则易发病。

2. 临床及影像学特点

(1)吞咽障碍:早期主要为吞服硬质食物时有困难感及食后胸骨后的异常感(烧灼、刺痛等),渐而影响软食与流质饮食。

(2)其他颈椎病症状:单纯此型者少见,约80%病例伴有其他型颈椎病。因此应对其进行全面检查以确定是否属于混合型颈椎病。

(3)影像学改变:X 线片显示椎节前缘有骨刺形成,可呈鸟嘴状;钡餐透视显示食管狭窄的部位与程度。MRI 及 CT 等有助于诊断。

3. 诊断标准　①吞咽困难,尤以仰颈时为甚;②X 线片显示椎节前方有明显之骨赘形成;③钡餐检查显示食管受压征;④多合并其他型颈椎病症状。

4. 鉴别诊断　本病主要与食管炎及食管癌鉴别。

5. 治疗原则

(1)以保守疗法为主:包括颈部制动、控制饮食(软食或流质)、避免各种刺激性较大之食物。对怀疑食管周围炎者,可给予广谱抗生素。

(2)保守疗法无效者,可手术切除;伴有其他类型颈椎病需手术治疗者可同时处理。

(六) 混合型颈椎病

1. 发病机制　较之单一型者更为复杂,尤其是三个类型以上者。

2. 临床特点　本型多见于中、老年病人,因是多型并发,因此在诊断上应主次分明,优先处理引起病人痛苦及功能障碍的主要病变。

3. 诊断标准　①具有前述诸型两种及两种以上颈椎病者均属此型;②多见于病程久、年龄较高者。

4. 鉴别诊断　由于混合型颈椎病各型之间搭配不一,症状悬殊较大,依据以何型为主进行鉴别。

5. 治疗原则　应按分型组合及发病机制治疗。因为本型病人可能是一种病因引起多型症状,也可能是每种病因引起一型。前者代表是:椎节不稳,可以同时引起颈型、根型与椎动脉型,治疗时只要恢复椎节稳定就从根本上得到治疗。后种情况则较复杂,例如椎体后缘骨刺引起脊髓型;小关节增生引起根型,前方骨刺出现食管受压型等;在治疗前应确定病因,再按主次处理。对手术持慎重态度,全面考虑病情,做好充分的准备工作。

五、颈椎病的预防

颈椎病不仅日益多见,且逐渐低龄化,既往20岁左右的青年人发生率不到1%,但近年来发现在大学生中已有 15%~20% 患有各型颈椎病;加之人口老龄化和高速公路的发展更增加了颈椎病的发生率;且病情复杂,手术率亦随之上升,因此当前急需采取积极的预防措施来改善这一现状。

第一是加强科普教育。应通过各种渠道告知大家颈椎病多发,人人可患,且后果严重,但也是可以预防的。只要平日注意自我保健,其发生概率可以降低到最低,甚至为零。

第二是强调在生活中避免和纠正不良体位。包括睡眠、工作、日常生活及运动等均应避免长时间低头。明确告知:长时间屈颈是引发颈椎退变的主因,因此应避免高枕、长时间低头上网、埋头读书及其他低头劳动。

第三是要预防头颈部外伤。除生活及运动伤外,慢性劳损及驾车时的急刹车等尤应避免;调查结果表明,约半数以上颈椎病病人都有头颈部外伤史。

第四是对常见的咽喉部感染要积极治疗。慢性炎症波及颈椎会引发颈椎不稳定和加重颈椎退行性变的发展。

第五是及早就医。一旦发现颈椎有问题应及早去有资质的医疗单位就诊,切勿有病乱投医,更不可随意推拿,以免延误病情,或引发意外。

第二节　先天发育性颈椎椎管狭窄症

自 20 世纪 50 年代提出腰椎椎管狭窄症后,即从腰椎延伸至胸段及颈段椎管;先天发育性颈椎椎管狭窄症(congenital cervical spinal canal stenosis)不仅是颈椎病发生与发展的基础,而且其本身就是一个独立疾病。

本病系因胎生性椎管发育不全,以致椎管内径减少,导致脊髓及脊神经根易受刺激或压迫,并出现一系列临床症状。而后天伤病所造成者则属继发性。

正常颈椎椎管内可以容纳脊髓神经等组织。但如内径小于正常 14mm 者,则为椎管狭窄。本病的治疗以非手术疗法为主,久治无效者才需手术治疗。

【病因学与国人椎管矢状径标准值】

1. 病因学　发病原因主要是先天发育性因素,其次为后天附加因素。

(1)先天发育性因素:主要是软骨发育不全。此种胚胎期因素较为多见,且是构成本病发生的主因。由于椎管发育性狭小且伴有椎板肥厚、椎弓根短、小关节肥大、增生等致使局部有效间隙明显下降,以致椎管内的脊髓组织等处于临界饱和或受挤压状态。后天稍遇某种继发性因素,易激惹椎管内的脊髓组织而引起症状。矢状径愈小、病情愈重;同样,致压物愈大,症状亦愈明显。

(2)后天附加性因素:除退变性因素,以椎节不稳、髓核后突及骨刺形成最为多见。尽管病变较轻,椎节位移的程度较小,对一个大椎管者毫无影响;但狭窄者却可立即出现脊髓或/和脊神经根的刺激或压迫症状。同样,后方黄韧带的松弛、内陷或骨化亦可增加椎管内压力,并构成发病的诱发性及动力性因素。

2. 国人颈椎椎管矢状径的标准值(以 C_5、C_6 椎管矢状径为测量标准)　大于 14mm,属正常椎管;12~14mm,为临界状态椎管;10~12mm,为相对狭窄椎管;小于 10mm,为绝对狭窄椎管。尚应考虑被测对象身材大小及骨骼特点等加以修正;亦可选用椎体与椎管矢径比值法判定。即:大于 1:0.75 属正常椎管,小于 1:0.75 者则为椎管狭窄。

【症状】

本病常与颈椎病相混淆,因为颈椎病的发病机制是建立在椎管狭窄病理解剖基础上的;两者易并存。但是要分清何者在先,何者为主。本病特点如下:

1. 感觉障碍　95% 以上病例均有感觉异常,主因脊髓丘脑束及其他感觉神经纤维束受累所致。其特点是:发生较早(颈椎病则较晚);90% 以上先从上肢开始,手、臂部尤多;以麻、痛为主;且持续时间较长,可阵发性加剧。

2. 运动障碍　多在发病数周后出现,主要为锥体束征。

3. 肌肉萎缩　出现要晚,以双手及上肢为主。

4. 反射障碍　深反射多呈亢进状,如二、三头肌腱、桡及膝反射;浅反射多减弱或消失,主要是腹壁、提睾及肛门反射等;病理反射以霍夫曼征为多发。

5. 其他　可有大小便障碍(多在中后期出现,以尿频及尿急为多见)、自主神经症状(以胃肠及心、血管症状居多)及颈部防卫征等。

【诊断与鉴别诊断】

1. 诊断依据

(1)临床症状特点:早期以感觉障碍为主,渐而波及运动障碍而出现肌力减弱及肌萎缩征,反射多有异常;视病程及个体不同而有所差异。

(2)影像学检查:为确诊本病的主要依据。

1)X 线片:颈椎侧位片上矢状径小于 12mm 者即具诊断价值,12~14mm 有参考意义,10mm 以下者可以确诊。亦可依据椎体与椎管的比值判定,小于 1:0.75 即属异常,小于 1:0.6 具诊断意义,1:0.5 以下者可以确诊。

2)CT 及 MRI:均可明确显示椎管矢状径、形态及与脊髓之关系。CT 主要观测骨组织,而 MRI 则对软组织影像较为清晰,二者结合起来判定最为理想。

2. 鉴别诊断

(1)与脊髓型颈椎病的鉴别:尽管二者经常伴发,甚至 80% 的颈椎病是建立在椎管狭窄基础上的。但亦有单发者,应加以区别。颈椎病特点是发病速度较快,年龄多在 55 岁以后,以运动障碍为主,影像学检查多显示颈椎退变征明显。

(2)与其他疾病鉴别:应注意与脊髓侧索硬化症、后纵韧带骨化症(OPLL),特发性、弥漫性、肥大性脊柱炎及椎管内肿瘤等相鉴别。

【治疗】

1. 非手术疗法 主要用于本病的早期阶段及作为手术前后的辅助疗法。以颈部保护为主,辅以理疗及一般对症处理。牵引疗法适用于伴有颈椎间盘突出及椎节不稳定者。推拿疗法应视为禁忌。平日应注意颈部体位,不可过伸,更不宜长时间或突然过度屈颈,尤其是在有骨刺情况下,以防加重病情及引起脊髓损伤。

2. 手术疗法

(1) 手术适应证:一是椎管矢径 10mm 以下、伴有临床症状之椎管狭窄者;二是椎管矢径在 10~12mm 之间的中度椎管狭窄、经非手术疗法久治无效者。

(2) 术式:①部分椎板切除椎管成形术:先行颈椎半侧椎板全层切除,再用特种薄型椎板咬骨钳将残存的椎板及棘突前方骨性后弓切除,直达对侧椎管后壁。再用精致刮匙等清除侧方残留骨质,并向下方达小关节内侧壁深部,使其从侧方也获得减压。此术式损伤小,可立即获得有效的减压空间而缓解症状,近期和远期疗效均满意。②其他术式包括:颈椎全椎板切除术、扩大性椎板切除减压术、单开门式椎管成形术和正中开门式椎管成形术,均可酌情选用。

第三节 颈椎后纵韧带骨化症

【基本概念】

颈椎后纵韧带骨化症(ossification posterior longitudinal ligament,OPLL)是指因颈椎的后纵韧带发生骨化、压迫脊髓和神经根,产生四肢及躯干的感觉、运动和膀胱直肠功能障碍的疾病。1938 年日本报告 1 例,1960 年日本又报告 1 例;此后相继报道。因当时仅在日本发现,曾被称为"日本人病"。但近年来世界各国都有报告,尤其是东亚国家的发现率日益增多。20 世纪 70 年代末我国也发现本病,且逐年增加;但欧美等国则较少。

OPLL 通常发生在 C_2 以下椎节,并有多个分型,根据影像学所见容易诊断;症状从轻微的手足麻木、颈背部疼痛起,到不能行走、两便失禁。发病年龄多在 40 岁以上,男多于女,病程缓慢,有的数年之后症状仍然轻微;但也有在 6 个月内,从初起的手足麻木发展成不能行走的严重瘫痪者。

本病发病率因地区不同差异甚大,东亚各国的发病率与日本人相似,在 2%~4% 之间。但白种人仅 0.16%。我国约为 1% 左右。依性别而论,男多于女,二者之比约为 4:1。少数病例可波及上胸椎,但下胸椎及腰椎则罕见。

【病因与病理】

1. 病因学 本病之病因至今不明,仍停留在推测及学说阶段。主要有椎间盘变性学说、全身骨质肥厚相关学说、糖代谢紊乱学说及创伤学说。

2. 病理解剖特点 从正常后纵韧带到完全骨化为一延续的过程,由于后纵韧带宽而厚,易使椎管内径变窄;发病开始在后纵韧带内有异常骨化组织,但在跨越椎节处骨化组织中断,由纤维性软骨组织所取代,渐而完全骨化。骨化的后纵韧带可波及深部组织,常与硬脊膜囊形成粘连,甚至与硬脊膜一并骨化,并对脊髓或神经根产生不同程度的压迫,并易因头颈部外伤而加剧颈髓病变。

此时脊髓可因受压而变扁或呈新月形,以致神经组织在体积减少的同时,神经组织的数量及前角细胞数量也减少,并在白质中出现脱髓鞘现象。由于脊髓对慢性压迫的耐受性较强,甚至骨化物达椎管矢径 50% 以上而无临床症状,步态亦正常。但发病较急者,症状多较严重。

【诊断与鉴别诊断】

1. 临床症状 主要为颈髓及/或脊神经根受刺激或受压的症状与体征。

2. 影像学所见 X 线片及断层侧位片上于椎体后缘有白色棍棒状骨化阴影,尤以断层片更为清晰。从片上看,其骨化形态分为以下四个类型(图 97-4):分节型(1 个或 2 个椎体后方有骨化物存在,但不连续);连续型(可见骨化物延续于几个椎体后方);混合型(为分节型与连续型的结合,最多见、症状也较重)及局限型。对椎管狭窄率的测量,如图 97-5 所示方式计算。

颈椎各种疾病均需与本病鉴别,主要是脊髓型颈椎病、颈椎间盘突出症、颈椎肿瘤及脊髓变性性疾病等。除依据诸病临床表现外,主要根据影像学检查确诊。

【治疗】

1. 非手术疗法 主要用于病变早期、手术前

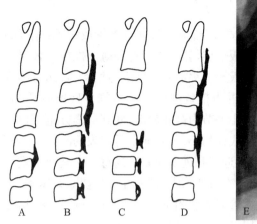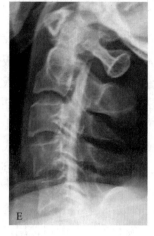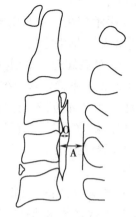

图 97-4　后纵韧带骨化症分型
A. 局限型；B. 混合型；C. 分节型；D. 连续型；E. 临床病例（连续型）

图 97-5　椎管狭窄率之测量
O/A×100%

后及晚期病例；包括：①药物疗法。可口服止痛解痉剂、消炎镇痛剂、肌肉松弛剂及维生素 B_{12} 等；亦可注射有利于改善脊髓的血液循环的药物，包括前列地尔注射液（凯时）及前列腺素制剂等。②支具及理疗。支具可保持颈椎安静及矫正颈椎的不良体位；持续制动 2~3 个月后症状多可缓解。③禁止对颈椎行推拿或大重量牵引疗法，以防引起病情恶化及意外。

2. 手术疗法　以消除骨化后纵韧带对脊髓及神经根的压迫为主要目的，视情况采用前方或后方手术；术中要求细心、耐心和精心；否则易造成手术失败，甚至瘫痪。

第四节　颈椎黄韧带骨化症

【基本概念】

颈椎黄韧带骨化症（ossification of ligamentum flavum，OLF）于 1912 年由 Le Double 描述，1920 年 Polgar 报道了本病的 X 线表现。50 年后，随着众多学者的深入研究及影像学发展，OLF 已被公认为一种独立疾病。本病为一老年性疾病，50 岁以上者居多，并随着年龄增加而递增。男女之比为 2:1，在成人中约占 1/5。颈、胸、腰椎均可发病，但颈椎较少。本病常见于中、下颈椎，以 C_{5-6} 最多，次为 C_{4-5} 与 C_{6-7}；多为 1~2 个椎节，多节段者少见；两侧病灶与单侧病灶发生率相近。单侧者左侧为多。

【病因学与分型】

1. 病因学　至今病因不清，其与局部应力、代谢异常、家族遗传等众多因素相关。凡使黄韧带附着部负荷超限的因素都可能造成韧带损伤，并逐渐骨化。

2. 分型　根据骨化部位不同分为 3 型。①中央型：骨化的韧带主要位于椎板处，表现为椎管的中央部狭窄；②根管型：关节囊处黄韧带骨化则引起神经根管狭窄，并压迫脊神经根；③混合型：兼有

二者之病理，临床症状较重。

【诊断与鉴别诊断】

1. 诊断依据

（1）临床表现：主要是椎管狭窄所致的颈髓及脊神经根受压症状，病人大多以肢体疼痛、麻木起病，尤其前臂及手指。随着病程进展，渐发肢体肿胀、乏力和肢体不灵活等；部分病人可有胸部束带感，下肢肌力不同程度减退及步态不稳，甚至有足踩棉花感。腱反射大多亢进，肌张力可增高及出现病理反射；严重者有大小便和性功能障碍或呈现脊髓半侧损伤（布朗 - 塞卡综合征，Brown-Sequard syndrome）。

（2）影像学检查：在 X 线正位片上难以辨别，但侧位片可见椎板腹侧或椎板之间有密度增高之三角形骨化块阴影。CT 扫描及造影可清晰显示位于颈椎椎板腹侧的团块状骨化灶，并向椎管内突出压迫颈髓。MRI 矢状面图像上显示骨化之黄韧带阴影突向椎管，造成颈椎背侧硬膜囊压迫征。

2. 鉴别诊断　临床上除与各种颈椎疾病鉴别外，主要与颈椎黄韧带钙化症相鉴别。二者临床表

现相似,但后者女性多见,病变部位仅见于下颈段椎板间,其形态是圆或椭圆形,与椎板不连续,与硬膜不粘连,且全身钙化征多见。

【治疗】

1.非手术治疗 对症状较轻者,可采用非手术治疗,包括颈部制动、颈托固定、理疗及药物治疗等,早期病例有效。但中、后期病例疗效大多不佳。

2. 手术治疗 凡脊髓或神经根已受压伴症状者,尤其中后期病例,应及早切除骨化增厚的黄韧带,这是恢复脊髓功能的唯一有效措施(图 97-6)。

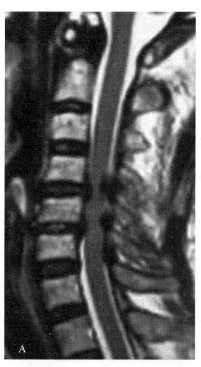
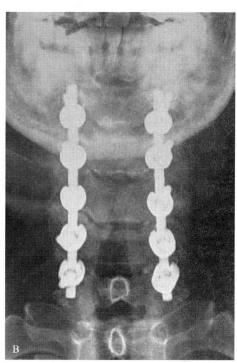
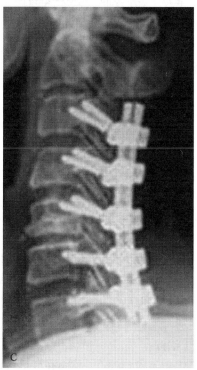

图 97-6 临床病例

女性,65 岁,C_{4-5}、C_{5-6}、C_{6-7} 多节段黄韧带骨化伴颈椎病行后路切骨减压 + 侧块螺钉固定(A~D)。A. 术前 MR 矢状位,显示多节段黄韧带骨化(C_{4-5}、C_{5-6}、C_{6-7});B、C. 后路切骨减压 + 侧块螺钉固定后正侧位 X 线片

第五节　胸廓出口综合征

在胸廓出口综合征(thoracic outlet syndrome,
TOS)中,半数以上因C₇肋骨畸形或横突过长所致;
发病率约5‰,大多在体检时发现。二者不仅症状
相似,且治疗一致;因此不少作者将二者统称为胸
廓出口狭窄综合征(图97-7)。

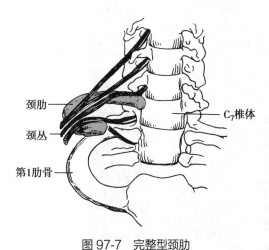

图97-7　完整型颈肋

【病理解剖特点】

1. 先天发病因素　随着人类进化颈椎上已无
肋骨,仅5‰人群残存,其形态之一是完整、典型
的肋骨形态,前方以肋软骨与胸骨或第1肋骨相连
结;多见于第7颈椎。之二为非完整型颈肋,较前
者多见,又分为:半完整型(形状短小,前方为软骨
与第1肋骨接触);不完全型(较前者更短,头端多
为纤维性束带)及残留型(仅1.0cm左右残存);或
表现为C₇横突过长。

2. 后天发病因素　早期并不发病,随着生长
与发育致使肩胛带逐渐下垂;约20岁左右。随着
劳动负荷递增,前斜角肌的张、应力增加,胸廓出
口处内压逐渐升高,而引起臂丛及锁骨下动脉受
压征。

【诊断依据】

1. 一般临床特点　女多于男,约为4:1,此与
女性发育较早、肩胛带下垂和参加家务劳动较频有
关;年龄以20~30岁为多发。右侧多于左侧(3:1),
此与右侧为优势力侧者多和劳动强度较大有关;亦
与臂丛距肋骨较近和锁骨下动脉略高相关。

2. 起病症状　视病变程度、受压部位及个体
差异等不同而起病症状各异。约40%有尺侧及小

指麻木感,主因臂丛下干受刺激并激惹尺神经之
故。约30%持物易落及手无力感,因臂丛中正中
神经纤维受累所致。约10%小鱼际肌萎缩,亦因
尺神经受累之故。另有20%表现为手部发胀、桡
动脉搏动减弱及患肢有酸胀感等。

3. 锁骨上窝饱满及加压试验阳性　正常情况
下,双侧锁骨上窝多呈对称性凹陷状,如有颈肋存
在则可发现患侧锁骨上窝(可双侧)消失,甚至略向
上方隆起、呈饱满状。此时检者以手掌大鱼际肌压
迫患侧锁骨上窝,将臂丛神经干挤压于颈肋和前斜
角肌之间而出现疼痛及手臂麻木感即属阳性,深吸
气时更为明显。

4. 手部缺血与肌萎缩征　如果颈肋引起锁骨
下动脉受压,则可出现手部的肿胀、发冷、苍白及刺
痛感;严重者可出现手指发绀,甚至手指尖端坏疽
样等手部缺血征改变。肌肉萎缩主要表现在手部
的小鱼际肌、骨间肌及前臂的尺侧肌群,次为正中
神经支配的大鱼际肌,偶尔波及肱二头肌及肱三头
肌等。

5. 斜角肌压迫试验(Adson征)阳性　让病人
端坐于凳上,在深吸气状态下嘱病人仰首,并使下
颌转向对侧;检查者用手摸着桡动脉,如诱发或加
重神经症状或桡动脉搏动减弱、消失,则为阳性;具
有诊断意义。但阴性时不能否定诊断。

6. 影像学检查　主要为X线片,可清晰地显
示长短不一的颈肋畸形或第7颈椎横突过长等。
CT、MR检查,可酌情选择。

【鉴别诊断】

1. 周围神经炎　本病临床表现较局限,主要
为神经末梢炎症状,以尺神经炎为多见。因其不具
备锁骨上窝饱满、压痛、加压试验与Adson征阳性
等而易于鉴别。

2. 根型颈椎病　尤其是下位颈椎骨刺增生使
第7、第8颈神经受累时,可以引起与颈肋畸形相
似之症状。但两者体征及影像学所见截然不同,易
于鉴别。

【治疗】

1. 非手术疗法　一是减荷,尽可能地避免用手
臂持重物;二是肩部锻炼,如体操、肩部负载及按摩
等来增加肩部肌力;三是注意体位,在休息或卧床

时让患肢置于上举过头位,以缓解肩胛带的下垂。

2. 手术疗法　主要是颈肋切除及 / 或斜角肌切断术等,适用于诊断明确、经非手术疗法久治无效并影响生活者。

第六节　肩关节周围炎

一、肩关节大体解剖与临床意义

肩关节是人体活动范围最大的关节,是由第一、第二肩关节、肩锁关节、肩峰 - 喙突间连结、肩胛 - 胸壁间连结及胸锁关节六部分组成的肩复合体。第一关节是由肱骨头与肩盂组成的杵臼关节。既是人体活动范围最大的关节,也是最不稳定的关节。第二肩关节主由肩峰下诸解剖结构组成,包括:喙突、肱骨大结节、肩峰下滑液囊、冈上肌腱和肱二头肌长头等,类似滑膜关节的结构,并参与肩部运动,故称为第二肩关节。在肩关节周围分布着 13 个滑囊以及众多的肌肉、韧带,使肩关节保持了最大限度的运动功能。上述诸结构中又以肩胛关节、肩峰下结构及肱二头肌长头腱滑动装置等解剖构造最为重要。而肩关节周围炎是病变范围包括肩峰下滑囊、冈上肌腱、肱二头肌长头腱及其腱鞘、肩胛关节囊等不同部位创伤性或反应性炎症的总称。好发于中、老年人,高峰在 50 岁左右,故又称"五十肩"。依据病理改变,肩周炎多分为以下三种类型,即:冻结肩、肱二头肌长头腱滑动结构病变及肱骨头上方滑动结构病变。现将肩周炎几个常见的类型分述于后。

二、冻结肩

冻结肩(frozen shoulder)是多在中年以后突发的肩关节疼痛、僵硬及挛缩征。病变范围波及冈上肌腱、肱二头肌长头腱及腱鞘、肩峰下滑囊、肩喙及肩肱上韧带以及肩肱关节腔;系多滑囊及多部位病变。随着滑膜粘连,皱襞间隙闭锁及容量明显减少,以致关节挛缩及运动障碍日渐加重;渐而呈"冻结"状态,故名。治疗以非手术疗法为主。

三、肱二头肌长头腱炎或腱鞘炎

肱二头肌长头腱起于肩盂上方的粗隆部,当上臂呈自然下垂位时,该腱在肱骨头的外侧呈直角走行于肱骨上部的大、小结节间沟,并构成肌腱内、外及后侧壁;而前壁则由坚韧的纤维组织 - 横韧带所覆盖;并在此骨 - 纤维鞘管中滑动。其分为关节内段和鞘内段;并随上肢的活动而滑动,鞘内段和关节内段不断转变长度。其最大滑动范围达 4cm。肱二头肌长头腱炎常和腱鞘炎(bicipial tenosynovifis)并发,难以区分。主要表现为肩前方疼痛及结节间沟压痛,肩外展或外旋时加重。治疗以非手术疗法为主,手术疗法主要为肱二头肌长头腱结节间沟内固定术。

四、喙突炎

喙突是肩部多组肌腱和韧带的附着点,包括:喙锁韧带、肩喙韧带、喙肱韧带、肱二头肌短头、喙肱肌及胸小肌等,其间有滑液囊组织。附着其上组织的损伤、炎症和退变均可累及喙突。尤以肱二头肌短头肌腱炎或喙突部滑囊炎及喙肱韧带炎多见,并引发局部疼痛、压痛及肩外旋受限;但上举和内旋功能正常。喙突炎(coracoidifis)的治疗包括减少患臂的活动、针灸、理疗和按摩,均有效,亦可选用封闭疗法。

第七节　其他肩颈部伤患

一、肩峰下撞击症

1. 肩峰下关节的组成　主要由喙突、喙肩韧带、肩峰、肱骨大结节、肩峰下滑囊(图 97-8)及冈上肌腱四部分组成。

2. 病因与病理　其病因分成"解剖学"和"动力学"二类,前者指骨或软组织结构异常,因狭窄而产生"结构性撞击征";后者主指肩关节稳定结构破坏或动力装置失衡而导致的"功能性撞击征"。其病理分为三期:Ⅰ期,局部表现为水肿、渗出及出血,故又可称为水肿、出血期;Ⅱ期,为慢性肌腱炎及滑囊变性期;Ⅲ期,为最终阶段的肌腱断裂期。

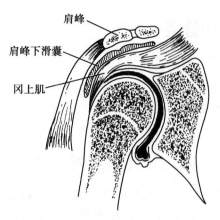

图 97-8　肩峰下滑囊的局部解剖

3. 诊断　主要依据:①临床表现:一是一般症状,即外伤后或长期过度使用肩关节而引起肩部前方钝痛,撞击试验阳性及肌力减弱;二是疼痛弧征,指患臂上举 60°~120° 时出现疼痛或加重征;三是砾轧音,检者一手握持肩峰,另手将上臂做内、外旋转及前屈、后伸运动,可扪及砾轧声;四是用 1% 利多卡因 15ml 注入肩峰下滑囊后肩痛消失者为阳性,可确诊。②影像学检查:除 X 线片显示肩峰下钙盐沉积、肱骨大结节硬化、盂肱关节炎及肩峰骨骺发育异常外,肩关节造影是诊断完全性肩袖断裂最佳方法,若发现造影剂自盂肱关节溢入肩峰下或三角肌下滑囊,即可确诊。③关节镜检查:能发现肌腱断裂,对受损范围和形态一目了然;属直观诊断。

4. 治疗　以非手术治疗为主,包括口服非甾体抗炎药、三角巾或吊带制动、肩峰下封闭疗法等。对晚Ⅱ期和Ⅲ期肩峰下撞击症病人,可行手术疗法。

二、肩袖损伤

1. 肩袖(rotator cuff)的解剖与功能　肩袖是冈上肌、冈下肌、肩胛下肌、小圆肌的肌腱在肱骨头前、上、后方形成的袖套状结构,因在肩部而称"肩袖"。其功能是在运动或静止状态使肱骨头与肩胛盂保持稳定,并使盂肱关节成为运动的轴心和支点,维持上臂各种姿势和完成肩部各种运动

功能。

2. 病因及病理　有以下四种原因:即创伤、退变、局部缺血和撞击。其病理分为局部挫伤及不全性断裂,暴力强大时亦可引起肩袖完全断裂。

3. 诊断　依据:①临床特点。患者一般有急性损伤、重复性或累积性损伤史,肩部三角肌前方及外侧有疼痛点,压痛阳性,以急性期为甚,并伴有肩部活动受限。其特殊体征为疼痛弧征,80% 以上病例为阳性;盂肱关节内摩擦音、撞击试验及肩坠落试验等均有助诊断。②影像学及关节镜检查。盂肱关节腔造影对诊断十分可靠。在肩袖发生破裂时,关节腔内的造影剂则会通过裂口溢入肩峰下滑囊或三角肌下滑囊内。关节镜检查主用于对疑诊病例的判定。

4. 治疗　非手术疗法包括休息、三角巾悬吊制动 2~3 周,以求消除肿胀及止痛。剧痛者可采用 1% 利多卡因加皮质激素做肩峰下滑囊或关节腔内注射或痛点封闭。对肩袖大范围撕裂及正规非手术治疗无效者可行肌腱修复和终点重建。

三、自发性寰枢关节半脱位及发育性畸形

1. 概况、病因与病理　寰枢关节半脱位以外伤及咽喉部炎症继发者多见,如伴枕颈区发育性畸形更易发生;多在少年后发病。发育畸形:一是枕 - 寰先天性融合,罕见,因枕寰关节融合而导致寰枢关节代偿性活动加大以致引发寰枢关节不稳定、进而脱位。二是颅底凹陷,纵然有枕寰关节存在,但其活动范围明显受限。三是齿状突发育不良,由于丧失寰椎横韧带与齿状突相互扣锁的稳定关系,致其他韧带及关节囊等的负荷加重进而发生松弛而导致脱位。四是克利佩尔 - 费尔综合征(Klipper-Feil syndrome),即枢椎和其下方颈椎融合并伴斜颈畸形者;因寰枢关节负荷加大,亦易发生脱位。

2. 诊断　依据本病的临床及 X 线检查诊断多无困难;应与外伤性脱位等鉴别。

3. 治疗原则　一般病例,立即采用颈托保护;再进一步检查后酌情处理。对寰枢关节先天畸形伴外伤脱位者,可在颅骨牵引复位后行寰枢椎融合术。

(赵定麟)

参 考 文 献

［1］ TRACY J A, BARTLESON J D. Cervical spondylotic myelopathy [J]. Neurologist, 2010, 16 (3): 176-187.

［2］ MORISHITA Y, FALAKASSA J, NAITO M. The kinematic relationships of the upper cervical spine [J]. Spine (Phila Pa 1976), 2009, 34 (24): 2642-2645.

［3］ KLINEBERG E. Cervical spondylotic myelopathy: a review of the evidence [J]. Orthop Clin North Am, 2010, 41 (2): 193-202.

［4］ NEJAT F, HABIBI Z, KHASHAB M E. True myelomeningocele with exposed placode: unusual presentation of cervical myelomeningocele [J]. J Neurosurg Pediatr, 2010, 5 (5): 454.

［5］ HABIB G S, SALIBA W, NASHASHIBI M. Local effects of intra-articular corticosteroids [J]. Clin Rheumatol, 2010, 29 (4): 347-356.

［6］ MINTKEN P E, CLELAND J A, CARPENTER K J. Some factors predict successful short-term outcomes in individuals with shoulder pain receiving cervicothoracic manipulation: a single-arm trial [J]. Phys Ther, 2010, 90 (1): 26-42.

［7］ MORISHITA Y, FALAKASSA J, NAITO M. The kinematic relationships of the upper cervical spine [J]. Spine (Phila Pa 1976), 2009, 34 (24): 2642-2645.

［8］ LENEHAN B, STREET J, O'TOOLE P. Central cord syndrome in Ireland: the effect of age on clinical outcome [J]. Eur Spine J, 2009, 18 (10): 1458-1463.

［9］ YEH P C, DODDS S D, SMART L R. Distal triceps rupture [J]. J Am Acad Orthop Surg, 2010, 18 (1): 31-40.

［10］ 赵定麟, 王义生. 疑难骨科学 [M]. 北京 : 科学技术文献出版社, 2008.

［11］ 赵定麟. 现代骨科手术学 [M]. 上海 : 世界图书出版公司, 2011.

第九十八章
胸椎和腰椎退行性疾病

脊柱由颈椎、胸椎、腰椎和骶椎通过椎间盘、关节和韧带等连结而成。相邻两椎骨和椎间盘构成三关节复合体的脊柱运动节段。当上述结构中之软骨组织、骨组织和纤维组织发生退行性变时，则可形成各种脊柱退行性疾病，其中颈椎和腰椎退行性疾病发病率高，胸椎退行性疾病发病率较低，现介绍常见的胸椎和腰椎退行性疾病。

第一节　胸椎退行性疾病

一、胸椎间盘突出症

胸椎间盘突出症为不常见疾病。1838 年 Key 首先报道胸椎间盘突出压迫脊髓的病例，1922 年 Adson 首先报道胸椎间盘突出症行手术治疗。

【病因与病理】

胸椎间盘突出症的基本病理为椎间盘退行性变。由于 $T_{1\sim10}$ 肋骨近端与椎骨构成肋椎关节和肋横关节，以及远端肋骨的肋软骨与胸骨一并形成胸廓。因而限制了胸椎运动节段，减轻和延缓了胸椎间盘退变，故胸椎间盘突出症发病率较低。胸椎间盘突出症发生部位，75% 发生于 $T_{8\sim12}$，35% 发生于 $T_{11\sim12}$。$T_{11\sim12}$ 椎间盘突出症的高发病率，显然与 T_{11} 和 T_{12} 肋骨未参与胸廓构成以及胸、腰椎交界处脊柱生物力学运动有关。亦有认为 $T_{12}\sim L_1$ 的关节突关节方向呈矢状位，$T_{11\sim12}$ 节突关节方向呈冠状位抵抗旋转应力较弱，因而 $T_{11\sim12}$ 椎间盘在承受较大应力下易发生退变。16%~23% 胸椎间盘突出为多节段突出，其中以两节段突出为主。胸椎间盘突出症可并发 Scheuermann 病。胸椎间盘突出时可合并有胸椎间盘钙化，常见部位在胸腰交界处。椎间盘钙化通过该节段生物力学的影响和椎间盘营养障碍，加剧了椎间盘退行性变。单纯胸椎间盘钙化可无症状，当合并有胸椎间盘突出则出现症状。

胸椎管管径较腰椎管管径小，尤以 T_7 和 T_8 管径最小，脊髓占据了绝大部分空间。70% 胸椎间盘突出症为中央型或旁中央型，30% 为外侧型。胸椎间盘突出症中央型或旁中央型减少了胸椎管容积，当胸椎间盘突出范围达到一定程度即可压迫脊髓引起临床症状。脊髓受压后，椎管前方齿状韧带限制了脊髓的后移，难以减轻或缓解脊髓的压迫。胸椎间盘突出症外侧型减少胸椎管容积较少，但可压迫一侧神经根出现根性痛而较少有脊髓受压的症状和体征。

胸椎管管内胸髓血管供养由 Adamkewicz 动脉供给，该动脉纤细，并缺乏丰富吻合支，尤其在 $T_{4\sim9}$ 节段称之为胸髓危险区。Adamkewicz 动脉血流供给涉及胸髓的功能，当胸椎间盘突出突然压迫 Adamkewicz 动脉或长期 Adamkewicz 动脉受压可有血栓形成，两者均可引起截瘫，后者情况即使手术脊髓减压，截瘫亦难以恢复正常。

【临床表现】

胸椎 MRI 检查发现 15% 有胸椎间盘突出，尸检发现 11% 尸体有胸椎间盘突出 4~7mm 突入椎管，两者均可无临床表现。

胸椎间盘突出症发病年龄为 11~70 岁,高峰年龄为 40~49 岁,男、女发病之比约为 1.5:1。症状的出现取决于椎间盘突出的部位、大小、脊髓受压的程度、持续时间以及 Adamkewicz 动脉血供情况等。1.5%~11% 胸椎间盘突出可无症状。

病人症状可诉胸部放射痛,沿肋间神经放射至前胸。亦可感牵涉痛,感肩胛下痛或前胸痛。放射痛或牵涉痛每因活动可诱发。疼痛可表现为一侧或左、右两侧,咳嗽和喷嚏时诱发疼痛或疼痛加重。胸椎间盘突出部位不同可出现不同区域的疼痛。胸$_1$椎间盘突出症可表现为颈项痛、上肢内侧痛、手部精细动作困难。中胸部胸椎间盘突出症可出现似心血管疾病的胸前区疼痛,亦可出现类似于腹部疾病的腹痛。下胸部胸椎间盘突出可出现腹股沟区放射痛,类似于输尿管结石。T_{11} 和 T_{12} 椎间盘突出症压迫脊髓圆锥或马尾神经引起下肢痛和括约肌功能障碍,类似于腰椎间盘突出症。

胸椎间盘突出症多为中央型突出,当突出椎间盘压迫脊髓,可出现躯干和下肢麻木、下肢无力或行走呈痉挛性步态;亦可出现排尿、排便功能障碍。随着病史延长症状逐步加重,直至截瘫,此多为胸椎间盘突出较大,甚而侵蚀前方硬膜进入蛛网膜下腔直接压迫脊髓所致。胸椎间盘突出症病人中 14%~63% 有轻微扭伤、按摩或车祸等外伤史。少数病人原有胸背部疼痛,在轻微外伤后出现截瘫。文献报告胸椎间盘突出症就诊的病人,首发症状中 57% 为疼痛、90% 有脊髓受压的症状和体征,61% 有感觉和运动障碍,30% 有膀胱和直肠功能障碍。

体格检查时不同部位的胸椎间盘突出症表现为不同区域的感觉障碍。肌力改变依据脊髓受损程度,表现出不同肌肉、肌群肌力的改变,甚或受损脊髓平面以下肌力为 0 级。T_1 椎间盘突出症可表现为手的骨间肌萎缩和霍纳征阳性。中、下胸部胸椎间盘突出症腹壁反射消失。出现脊髓长束体征,表现为下肢肌张力增高,膝反射和踝反射活跃或亢进。病理征巴宾斯基征(Babinski sign)和查多克征(Chaddock sign)阳性。

胸椎间盘突出症重要的特异性症状为疼痛进行性发展,随后出现感觉障碍、下肢无力和膀胱、直肠括约肌功能障碍。当病人有上述症状,检查发现明显的感觉障碍和相对轻的运动功能障碍时,应考虑有无胸椎间盘突出症的可能。

儿童的胸椎间盘突出症表现为胸椎间盘钙化可引起胸背痛,约一半儿童的胸椎间盘突出症有外伤史或上呼吸道感染史,其中外伤史占 30%。但儿童的胸椎间盘突出症多为自限性疾病,最终疼痛能自行缓解且胸椎间盘钙化能吸收。儿童的胸椎间盘突出症出现脊髓受压的症状和体征时仍需手术治疗。

【影像学检查】

1. X 线检查　胸椎 X 线侧位片可示椎间隙变窄,椎间隙后上、下缘骨赘形成。其他胸椎可并有 Schmorl 结节或胸椎间盘钙化。胸椎 X 线侧位片在无胸椎间盘突出症者中显示胸椎间盘钙化占 4%~6%,在有胸椎间盘突出症者中占 70% 以上。

2. CT 检查　轴状位扫描可见椎管前方椎间盘突出,或椎间盘突出钙化。CT 矢状位重建示椎间隙变窄、椎间盘突出,椎间隙后上、下缘骨赘形成。

3. MRI 检查　MRI 检查为确诊胸椎间盘突出症的重要方法。T_1 和 T_2 加权示矢状位和轴状位椎间盘突出部位、大小和脊髓受损信号改变和范围。MRI 检查可了解全胸椎间盘情况,包括胸椎间盘退变程度、有无多节段椎间盘突出和施莫尔结节(Schmorl nodules)。MRI 检查对诊断胸椎间盘突出症具有重要意义(图 98-1)。

【鉴别诊断】

影像学 MR 的检查,对属于胸椎管内占位性病变的胸椎间盘突出症诊断已可确定无疑。有类似于胸椎间盘突出症症状和体征的其他胸椎管内占位性病变,如椎管肿瘤、炎症、血肿和其他退行性疾病,均能通过 MRI 检查进行鉴别作出正确诊断。尽管影像学检查十分重要,但临床医师仍需重视病史和体检,作出初步诊断意见,然后依靠影像学检查明确诊断。

【治疗】

1. 非手术治疗　胸椎间盘突出症非手术治疗主要适用于有轻度胸背部疼痛,而无脊髓受压的症状和体征者。非手术治疗方法包括卧床休息,口服非甾体抗炎药消炎、止痛,避免体力劳动和脊柱的过伸运动,禁忌重力按摩和推拿。

2. 手术治疗　胸椎间盘突出症为一病程进展性疾病,行非手术治疗中 43.6% 的病人需行手术治疗。当出现不能缓解的疼痛和脊髓神经症状进行性发展时,应行手术治疗。

手术行全身麻醉,在脊髓监护下,经后外侧入路或经胸入路行胸椎突出椎间盘切除。胸椎间盘切除后,椎间植骨内固定行脊柱融合术。胸椎间盘突出症手术治疗不应经后侧正中入路行椎板切除和椎管前方突出椎间盘切除。此术式严重干扰脊髓,将加重原有的脊髓受损的症状,文献报道有

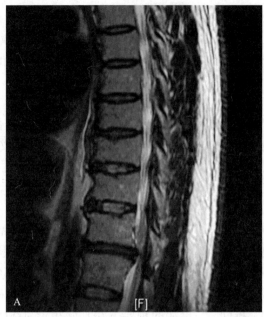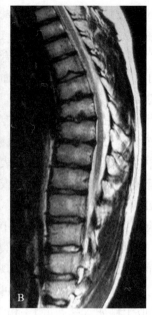

图 98-1 MRI 检查

A. MRI 矢状位示胸椎间盘突出压迫脊髓；B. 胸椎间盘突出并施莫尔结节

28% 的病人术后症状加重。

（胡有谷）

二、弥漫性特发性骨肥厚症

弥漫性特发性骨肥厚症（diffuse idiopathic skeletal hyperostosis，DISH）依据英文缩写称为 DISH 病。亦有将此病归入脊柱退行性疾病。DISH 病可累及全脊柱，以胸椎和腰椎发病最多。

【病因与病理】

DISH 病的病因欠清，有部分病人有脊柱外伤史或职业中有使脊柱长期受较大应力史。DISH 病可合并有某些内分泌疾病如甲状旁腺激素减低症、糖尿病和肢端肥大症。DISH 病发生于胸椎者，多因胸椎不稳和骨质稀疏，发生前纵韧带广泛性钙化和骨化。DISH 病多发于 60 岁以上者，多因脊柱运动受限导致韧带退行性变，继而韧带钙化和骨化。组织学检查可见前纵韧带、椎间盘和椎旁结缔组织区域性骨化。DISH 病韧带钙化和骨化主要在前纵韧带，但亦可并发后纵韧带和其他韧带钙化和骨化。

【临床表现】

DISH 病为中、老年疾病，发病年龄 48~85 岁，平均年龄 66 岁，其中 65% 为男性。DISH 病中 50 岁以上男性占 25%，70 岁以上男性占 35%。

病人症状出现在中、老年，主诉脊背部僵硬和疼痛。起始为胸、腰椎轻度间隙性不适，无放射性疼痛。可有晨僵，活动几小时后症状消失。随病史延长症状出现在晚间，因久坐、受冷和受潮而症状加重。在发病几年内胸、腰部僵硬和疼痛加重，并可向颈、腰区发展。当颈椎出现明显骨赘，可出现吞咽困难，此为 DISH 病另一重要症状。

DISH 病常可并有肌筋膜炎所致的肘痛和跟痛，表现为肘部和跟部红肿及压痛。X 线片示局部有骨质增生现象。DISH 病中 32% 病人有糖尿病的亚临床或临床症状。

体格检查时，脊柱外形改变不大，胸椎轻度后凸增加，腰椎前凸减小。胸腰段运动轻度受限。很少有脊柱压痛和叩痛。有时可发现髋、膝、肩、肘和踝关节运动减少。

化验检查示血清生长激素和甲状旁腺激素值正常。糖耐量试验阳性和血糖值升高，服葡萄糖后示明显的高胰岛素血症。胰岛素本身为一生长因子，理论上胰岛素升高可在 DISH 病中引起新骨形成。DISH 病可合并有高尿酸血症。DISH 病中，42% 示 HLA-B8 抗原阳性，此多见于其他内分泌疾病。

【影像学检查】

DISH 病 X 线影像学异常，最多见于 $T_{7\sim12}$ 之间，T_7 以上逐渐减少。表现为沿胸椎体韧带前外侧方分层状钙化和骨化，钙化和骨化跨越椎间盘间隙。钙化和骨化层厚度一般为 1~2mm，个别可达 20mm。韧带钙化和骨化层外侧方多在右侧，此与左侧胸主动脉搏动限止韧带钙化和骨化有关。DISH 病韧带钙化和骨化后以及骨赘形成隆起在椎间隙最为明显，在胸、腰椎前侧和右侧呈波浪状。椎骨皮质骨增厚，尤见于颈、腰椎。在此部位骨化区中可见不同的骨密度降低。椎间盘间隙轻度或无狭窄。DISH病可并发强直性脊柱炎。

影像学诊断DISH病有3个标准(图98-2):①至少连续4个椎体前外侧方纵韧带钙化和骨化,在相应节段椎间隙边缘有或无局限性韧带钙化和骨化形成。②在相应纵韧带钙化和骨化节段,保留比较正常的椎间盘高度,没有椎间盘严重退行性变的影像学征象如椎间盘真空征和椎体边缘骨质硬化。③无关节骨性强直,骶髂关节未受侵蚀或硬化和无骶髂关节融合。

【鉴别诊断】

强直性脊柱炎:DISH病的病理、临床表现和影像学检查与强直性脊柱炎不同。强直性脊柱炎发病年龄主要为青年,DISH病为老年;前者症状重,后者可无症状或有轻度症状。强直性脊柱炎韧带钙化和骨化层薄,垂直样的骨桥与相邻椎体相连。椎间盘钙化在纤维环外缘,椎体前角有骨侵蚀和骨硬化现象。发病初骶髂关节骨性强直,随病情发展腰椎和胸椎乃至颈椎可有骨性强直。全身骨质稀疏,常并双侧髋关节强直,血清学检查HLA-B27抗原阳性。影像学诊断DISH病的第3个标准,可用于鉴别强直性脊柱炎。

强直性脊柱炎诊断标准:检查示双侧骶髂关节炎并有下列症状和征象之一者。①持续腰背痛3个月,并不因休息而缓解;②胸、腰椎疼痛和僵硬;③腰椎运动受限;④胸廓扩张受限小于2.5cm;⑤虹膜炎或其后遗症。

【治疗】

DISH病的治疗方法同强直性脊柱炎。治疗目的为控制疼痛和僵硬,保持脊柱功能和防止畸形。腰背痛时行物理治疗和口服非甾体抗炎药和肌肉松弛剂。应减轻体重,避免重体力劳动,逐渐加强运动以保持脊柱最大的运动范围。

DISH病手术治疗适用于以下情况:①因颈椎前纵韧带明显增生骨化,形成巨大骨赘压迫食管引起吞咽困难。②肘痛和跟痛,X线片示肱骨髁或跟骨结节局部有明显骨赘。③DISH病并有后纵韧带骨化或黄韧带骨化,减小椎管容积压迫脊髓或神经引起症状。

(胡有谷)

三、胸椎韧带退行性疾病

胸椎退行性疾病中,胸椎韧带退行性变亦为一重要因素,其中以胸椎后纵韧带和黄韧带退行性变后增生钙化或骨化,减少椎管容积,压迫胸髓而引起症状。此种胸椎韧带退行性变亦为胸椎管狭窄症病因之一。

【病因与病理】

胸椎的韧带包括前纵韧带、后纵韧带、黄韧带、棘间韧带、棘上韧带、椎弓韧带和横突间韧带。这

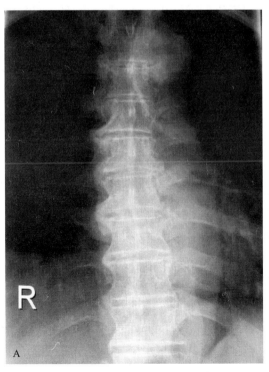
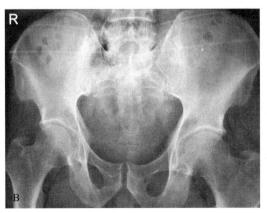

图98-2 DISH病X线表现
A.DISH病X线胸椎片正位示右侧骨赘形成,而左侧未见骨赘;
B.DISH病X线骨盆片正位示骶髂关节间隙存在

些韧带与椎间关节共同维持脊柱的稳定性。当椎间关节,尤其椎间盘退行性变时,胸椎的韧带松弛、承受更大的应力,致使韧带内及韧带于骨附着点处发生退行性变,表现为增生性钙化或骨化,组织学上示弹性纤维丢失和钙化或骨化。骨化组织在组织学上示分化良好的哈弗斯管(Haversian canal)和板层骨构成的皮质骨以及分化差的髓腔。胸椎韧带钙化或骨化矿物质沉积的机制欠清,可能与韧带中继发于软骨细胞浸润的软骨内骨化或与含有透明质酸样(hyalinoid)和血管成分的结缔组织退变有关。电镜观察显示韧带中退变细胞含有羟基磷灰石钙结晶的基质小泡。这些结晶体汇集成大的钙化组织块。在骨化组织块形成过程中,韧带中的羟基磷灰石按照胶原纤维的排列方向沉积。

前纵韧带退行性变多见于 DISH 病,后纵韧带和黄韧带退行性变多见于退行性胸椎管狭窄症。DISH 病中 20% 合并有后纵韧带钙化或骨化。后纵韧带钙化或骨化中,50% 并发 DISH 病,7% 并发黄韧带钙化或骨化。

胸椎韧带钙化或骨化除韧带退行性因素外,亦有认为与代谢性疾病如氟中毒、糖尿病、维生素 A 代谢障碍、血清视黄醇和视黄醇连接蛋白升高有关。此外,HLA 抗原阳性免疫性疾病和遗传因素如黄种人发病较高亦与胸椎韧带钙化或骨化相关。

后纵韧带位于脊柱椎管内腹侧,起于颈椎覆膜以上至骶椎椎管。韧带附着于椎体上、下缘和椎间盘。后纵韧带由平滑光亮的弹性纤维组成,在椎管中央椎体部分并不相连,在椎间盘平面向两侧扩张附着于纤维环外层。后纵韧带在颈椎和胸椎较宽,而在腰椎较窄。后纵韧带钙化或骨化起始部位多在平椎间盘平面中央,以后向左、右两侧和头、尾端发展。钙化或骨化的后纵韧带可呈局灶型、跳跃型和连续型。钙化或骨化的后纵韧带自椎管内腹侧向后压迫胸髓前方。受压严重脊髓变扁,脊髓灰质梗塞,脊髓后侧白质出现上行性脱髓鞘改变,脊髓外侧白质出现下行性脱髓鞘改变。后纵韧带钙化或骨化主要发生于颈椎,20% 发生于胸椎和腰椎。胸椎后纵韧带钙化或骨化最常发生部位为 T_{4-7} 节段。韧带钙化或骨化可同时发生于颈椎、胸椎和腰椎。

黄韧带位于脊柱椎管内背侧,起于关节突关节囊和椎板腹侧。左、右侧韧带在棘突基底部会合但不相连,留有一裂隙其中有小静脉通过。黄韧带在颈椎和胸椎较薄,而在腰椎较厚。该韧带由黄色弹性纤维组成,在脊柱屈伸运动时,可使椎板间隙有伸缩活动。黄韧带钙化或骨化起始部位多在左、右两侧或单侧关节突关节囊和椎板缘黄韧带的附着点,以后向头端、尾端、中央椎板和棘突基底部发展。黄韧带在两椎板之头、尾端附着点钙化或骨化,其中以头端钙化或骨化更为严重,显示黄韧带钙化或骨化组织块在椎板上缘和紧邻上关节突内缘。黄韧带钙化或骨化组织块自椎管内侧方和后侧向前压迫胸髓后方。黄韧带钙化或骨化组织块在 T_{9-11} 最常见亦最大,而胸 $_8$ 至胸 $_1$ 由尾端向头端发生黄韧带钙化或骨化发生率减少,同时钙化或骨化组织块亦减小。黄韧带钙化或骨化常合并有后纵韧带钙化或骨化,但合并有前纵韧带或棘间韧带钙化或骨化者少见。黄韧带钙化或骨化组织学检查,可见韧带为成熟的板层骨替代并有未骨化的纤维组织和软骨组织。

【临床表现】

后纵韧带钙化或骨化发病年龄 40~90 岁,多见于 50~60 岁。男、女发生率之比约为 1∶(1~2)。女性发病多在绝经期后。后纵韧带钙化或骨化可无临床表现。若出现脊髓或神经症状可分为三类:56% 为下肢感觉、运动障碍;16% 为上肢感觉、运动障碍;28% 为颈肩痛。

黄韧带发生钙化或骨化约在 20 岁,可较长时间无发展或缩小。50~60 岁为黄韧带钙化或骨化高发年龄。50 岁以上女性发生率增高,可能与黄韧带中雌激素水平下降有关。黄韧带钙化或骨化与后纵韧带钙化或骨化同为黄种人易发疾病。黄韧带发生钙化或骨化可无临床表现。黄韧带严重或广泛钙化或骨化累及脊髓或神经根可出现相应临床症状。

【影像学检查】

影像学检查中 CT 和 MRI(图 98-3、图 98-4)对韧带钙化或骨化的部位、形态、范围和类型均可显示清晰的图像。MRI 能显示椎管内韧带钙化或骨化对脊髓压迫的部位和严重度以及脊髓受压后的病理变化。

【鉴别诊断】

胸椎韧带骨化性疾病影响椎管内容积,压迫脊髓或神经根可出现症状。下列疾病可发生脊柱韧带骨化,但较少发生神经症状。

1. 氟骨症 氟骨症即慢性氟中毒,多见于山东和贵州等地区,系因长期饮用高氟含量饮水而引的慢性氟中毒。发病初表现为牙釉质变为棕黄色形成氟斑牙,以后逐渐累及全身骨骼即为氟骨症。氟与血钙有特别的亲和力,过量的氟进入人体后即与钙结合为氟化钙(CaF_2),体内钙的正常代

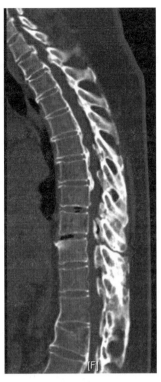

图 98-3　CT 矢状位重建示胸椎后纵韧带和黄韧带骨化

谢遭受破坏,因而又引起磷的代谢紊乱,使血磷降低。骨内的氟含量可为正常骨的 13~60 倍,因之血钙减低。钙减少至 6~7mg/dl 以下时,则发生低钙引致的腰腿痛,手、足抽搐或麻木等症状。骨表面有广泛的骨赘形成和韧带钙化。脊柱韧带骨化可致脊柱屈曲畸形,重者脊柱骨赘压迫神经,可发生肢体麻木或瘫痪。氟骨症好发于躯干骨,骨硬化使骨髓造血功能组织损害而引起贫血,红细胞多在 3×10^{12}/L 左右,血红蛋白平均约 61g/L。尿中氟含量增加。X 线检查全身骨骼如椎骨椎体及其附件骨密度增高,各椎体硬化程度大体相似,骨小梁增粗。椎旁韧带和横突间韧带钙化形成骨桥,呈竹节状,棘间韧带钙化则少见。脊椎韧带钙化以尾端最显著,向头端逐渐减轻,很少发生颈椎韧带钙化。

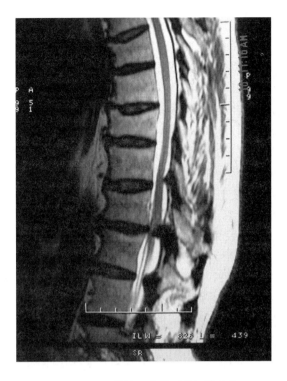

图 98-4　矢状位示连续型黄韧带骨化

2. 强直性脊柱炎　强直性脊柱炎表现为脊椎韧带钙化,由尾端向头端逐渐发展形成骨桥,骶髂关节和椎间关节消失,可使全脊柱强直。全身骨质稀疏。由于脊柱强直常合并双侧髋关节强直,出现严重的脊柱屈曲畸形。但强直性脊柱炎脊椎椎管内韧带不发生钙化,不发生肢体麻木或瘫痪等症状。

【治疗】

胸椎韧带骨化性疾病出现压迫脊髓或神经根症状时,应行手术治疗。此手术属于高危手术。手术前应仔细分析影像学所见、确定胸椎韧带骨化的病理性质和产生症状的部位和范围,以制订手术的入路、病变的切除和避免脊髓损伤的措施。手术应在电生理脊髓监护下进行,以提高手术的安全性。

(胡有谷)

第二节　腰椎退行性疾病

一、腰椎间盘突出症

腰椎间盘突出症(lumbar intervertebral disc herniation)是引致腰腿痛的常见疾病。1932 年美国医生 J.S.Barr 和 W.J.Mixter 首先提出腰椎间盘突出是腰腿痛的原因。1946 年骨科先辈方先之教授在国内首次开展了腰椎间盘突出症的手术,并对腰椎间盘突出症的病因、检查、诊断、治疗、手术及随访作了较详尽的介绍。

【病因】

腰椎间盘退变系腰椎间盘突出症的基本病理。腰椎间盘在腰椎运动节段中负荷并在运动时承受强大的应力,从近 18 岁时开始腰椎间盘持续退变。引致腰椎间盘退变的有细胞学、力学、生物化学、年龄、自身免疫和遗传易感因素等。

1. 外伤　外伤是椎间盘突出的重要因素,特别是儿童与青少年的发病与之密切相关。当投掷铁饼,脊柱轻度负荷和躯干快速旋转时,可引起纤维环的水平破裂,而当跳高、跳远时脊柱承受压应力可使软骨终板破裂或椎体后缘骨骺离断。

2. 职业　汽车和拖拉机驾驶员长期处于坐位和颠簸状态,从事重体力劳动和举重运动者及煤矿工人或建筑工人,因过度负荷造成椎间盘早期和严重退变。

3. 吸烟　吸烟降低骨矿物质含量,降低椎间盘平均氧张力和平均氧饱和度,影响血流量,减少椎间盘营养代谢,加速椎间盘退变。此外,吸烟所致咳嗽将增加椎间盘应力。

4. 妊娠　妊娠期间整个韧带系统处于松弛状态,后纵韧带松弛易使椎间盘膨出。

5. 遗传易感因素　腰椎间盘突出症有家族发病的报道。印第安人、因纽特人和非洲黑人发病率较其他民族的发病率明显为低。此与某些关联退变椎间盘基因有关,如蛋白多糖编码核心蛋白、Ⅰ型和Ⅸ型胶原、MMP3、维生素 D 受体基因等。

6. 腰骶椎先天异常　腰骶移行椎如腰椎骶化、骶椎腰化和腰椎关节突关节不对称,使下腰椎承受异常应力,是构成椎间盘旋转性损伤的因素之一。

【病理】

腰椎间盘退变最早发生于髓核退变。在 20 岁以后髓核失去光泽,开始与纤维环内层纤维分界不清,胶冻样的结构消失,成为软化破裂的团块。髓核退变过程由内向外波及,当纤维环破裂后,髓核中水分被吸收,椎间隙被纤维组织所充填。早在 15 岁镜下可见外层纤维环水平状小的撕裂,以后多处小的撕裂汇合逐渐增大呈放射状裂隙,并由浅层向深层发展直到髓核。胶原纤维数和直径均增加,其间空隙内肉芽形成,纤维环变薄,最终导致纤维环破裂。破裂范围亦可由一侧扩大到另一侧,外层纤维环内可见微血管长入,与病变椎间盘相邻的两椎体面反应性骨硬化。软骨终板出现裂隙或破裂,外侧缘变薄为骨组织所替代。髓核经破裂的软骨终板突入相邻的椎体骨松质内,并被纤维所包绕,称为施莫尔结节。髓核亦可经椎体前或后缘,穿过骨松质突到椎体前方或椎管内。椎间盘突出后,椎间隙变窄、黄韧带肥厚,导致椎管及神经根管

容积减小,关节突关节半脱位,引起腰椎不稳或退行性腰椎滑脱。髓核组织、软骨终板和破裂的纤维环压迫神经根和马尾神经,使神经充血、水肿和发生炎性反应出现神经症状。

椎间盘退变或突出时,髓核中细胞基质的蛋白多糖由正常占干重的 30% 下降到占干重的 5%。蛋白多糖各组成成分也发生变化。随着椎间盘退变增加,硫酸软骨素含量下降,而硫酸角质素增加致硫酸角质素与硫酸软骨素比值增高,60~80 岁其比值为 0.92。椎间盘退变Ⅰ型胶原与Ⅱ型胶原的比例发生改变,Ⅱ型胶原减少,Ⅰ型胶原增加,尤以髓核中为著。髓核的胶原含量由正常时占干重的 30% 增加到 60%。

【病理类型】

腰椎间盘突出分为 5 种病理类型。①椎间盘膨出:纤维环超出其附着于相邻椎体骺环之间,纤维环呈环状凸起,纤维环完整,而无断裂,由于均匀性膨出至椎管内,可引起神经根受压。②椎间盘凸出:椎间盘局限性隆起,内层纤维环断裂,髓核向内层纤维环薄弱处突出。但外层纤维环仍然完整。产生临床症状。切开外层纤维环髓核并不自行突出。③椎间盘突出:突出的髓核为很薄的外层纤维环所约束。产生严重的临床症状。切开外层纤维环后髓核自行突出。④椎间盘脱出:突出的髓核穿过完全破裂的纤维环,位于后纵韧带下,髓核可位于神经根的外侧、内侧或椎管前正中方。⑤游离型椎间盘突出:髓核穿过完全破裂的纤维环和后纵韧带、游离于椎管内甚至位于硬膜内蛛网膜下腔,压迫马尾神经或神经根(图 98-5)。

【腰骶神经根痛产生机制】

突出椎间盘压迫神经根引起疼痛的机制:①机械压迫学说。机械压迫神经根是引起腰背痛、坐骨神经痛的主要原因。受压迫的神经根处于牵张状态易致损伤,继而发生神经根炎症与水肿,导致神经内张力增高,神经功能障碍逐渐加剧。②化学性神经根炎学说。椎间盘退变,纤维环薄弱破裂后,髓核从破口中溢出,沿着椎间盘和神经根之间的通道扩散,神经根又无束膜化学屏障,髓核的蛋白多糖对神经根有强烈的化学刺激,激活纤维环、后纵韧带等中的伤害感受器,因而产生化学性神经根炎。③椎间盘自身免疫学说。椎间盘髓核组织是体内最大的、无血管的封闭组织,与周围循环毫无接触,因此人体髓核组织被排除在机体免疫机制之外。当椎间盘退变,髓核突出,在修复过程中新生的血管长入髓核组织,髓核与机体免疫机制发生接

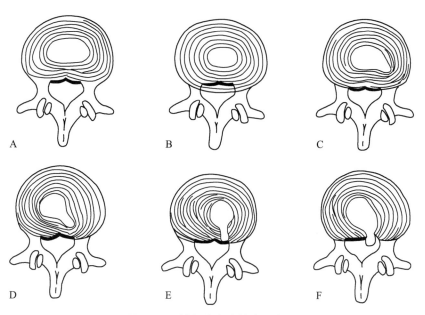

图 98-5　椎间盘突出的病理类型

A. 正常椎间盘；B. 椎间盘膨出，整个椎间盘纤维环均匀性向外凸起；C. 椎间盘局限性突出，椎间盘纤维环的内层断裂，髓核组织部分突出；D. 椎间盘突出，椎间盘纤维环大部分断裂，仅有外层纤维环尚完整，将髓核局限于椎间盘内；E. 椎间盘脱出，椎间盘纤维环全部断裂，髓核组织突出于椎间盘外，为后纵韧带所约束；F. 游离型椎间盘突出，髓核组织突破纤维环和后纵韧带，游离于椎管内

触，髓核中的多糖蛋白成为抗原，产生免疫反应。

【临床表现】

腰椎间盘突出症多见于 $L_{4、5}$ 和 L_5S_1 两个运动节段，腰椎间盘突出症发病率为：$L_{1、2}$、$L_{2、3}$ 和 $L_{3、4}$ 椎间盘突出症为 0.4%~2.1%；$L_{4、5}$ 椎间盘突出症为 39.6%~59.0%，L_5S_1 椎间盘突出症为 36.6%~49.6%。双节段椎间盘突出症为 0.9%~10.7%。腰椎间盘突出症旁侧型为 68.5%、中央型为 31.5%。由于腰椎间盘突出压迫腰骶神经根或马尾神经可出现以下症状。

1. 腰背痛　腰椎间盘突出症 50% 病人表现为先腰背痛后腿痛，约 33% 病人为腰背痛和腿痛同时出现，约 17% 病人先腿痛后腰背痛。腰背痛为椎间盘退变突出，刺激外层纤维环和后纵韧带中的脊神经脊膜支纤维，脊膜支由 2/3 交感神经及 1/3 躯体神经组成称之为脊神经脊膜支（又称窦椎神经）。如椎间盘突出较大可刺激硬脊膜产生硬膜痛。疼痛时间短者数天，长者数年。部位在下腰背部和腰骶部。表现为起病缓慢的腰背部局限或广泛的钝痛，活动时加重，卧床休息后减轻。当椎间盘发突出时，腰背痛急性发作，腰疼严重伴有坐骨神经痛和腰部各种活动受限。

2. 坐骨神经痛　腰椎间盘突出症 95% 发生在 $L_{4、5}$ 或 L_5S_1 椎间盘，故病人多有腰痛和坐骨神经痛。坐骨神经痛多为逐渐发生。疼痛多为放射性神经根性痛，部位为腰骶部、臀后部、大腿后外侧、小腿外侧至跟部或足背部。少数病例可由下向上放射。为了减轻坐骨神经受压所承受的张力而取弯腰、屈髋、屈膝位，以减轻疼痛。因此，病人主诉站立疼痛重而坐位时轻，多数病人不能长距离步行，但骑自行车远行无明显的困难，因为取此位置时，可使神经根松弛，缓解疼痛。当咳嗽、喷嚏、排便等腹压增高时，则可诱发或加重坐骨神经痛。在腰椎间盘突出症的病人，在后期常表现为坐骨神经痛重于腰背痛或仅有坐骨神经痛。

3. 下腹部痛或大腿前侧痛　在高位的腰椎间盘突出，$L_{1~4}$ 神经根受累，可刺激这些神经根与神经根之间的交通支及脊神经脊膜支中的交感神经纤维出现下腹部、腹股沟区或大腿前内侧疼痛。

4. 麻木　当椎间盘突出刺激了本体感觉和触觉纤维，引起肢体麻木而不出现下肢疼痛，麻木感觉区按受累神经区域皮节分布。

5. 间歇性跛行　病人行走时，随着距离的增多而出现腰背痛或患侧下肢放射痛或麻木加重。行走距离短者仅 10 余米，多为数百米。取蹲位或坐位休息一段时间后症状可缓解，再次行走症状又复出现，称为间歇性跛行。这是因为椎间盘组织压迫神经根或椎管容积减小，使神经根充血、水肿及发生炎性反应。当行走时，椎管内受阻的椎静脉丛逐渐扩张，加重了对神经根的压迫，引起缺氧而出现症状。这在老年人尤为明显,因为老年人腰椎间盘突出症多伴有不同程度的腰椎管狭窄,容易引起间歇性跛行,而且症状明显。

6. 马尾综合征 此出现于中央型腰椎间盘突出症。病人可有左、右交替出现的坐骨神经痛和会阴区的麻木感。有些病人在重体力劳动后或在机械牵引和手法"复位"后,突然出现剧烈的腰骶部疼痛,双侧大腿后侧疼痛,会阴区麻木、排便和排尿无力或不能控制,出现马尾神经受损的症状。表现为双下肢疼痛消失、下肢不全瘫、排尿和排便困难,以及男性发生阳痿、女性出现尿潴留或假性尿失禁。

7. 肌肉瘫痪 神经根严重受压时使神经麻痹,所支配的肌肉瘫痪。$L_{4、5}$ 椎间盘突出压迫 L_5 神经根麻痹,出现胫前肌、腓骨长、短肌和踇长伸肌及趾长伸肌瘫痪,表现为足下垂,其中以踇趾不能背伸最常见。L_5S_1 椎间盘突出,S_1 神经根受累,腓肠肌和比目鱼肌肌力减退,但小腿三头肌瘫痪罕见。

【体征】

1. 脊柱外形 腰椎前凸减小或消失或后凸,$L_{4、5}$ 椎间盘突出常出现腰椎侧凸,L_5S_1 侧凸不明显。腰椎侧凸与腰椎间盘突出组织和相邻神经根的部位有关。突出物在神经根内侧——腋部,腰椎突向健侧使神经根松弛,减轻神经根所受突出椎间盘的压力。突出物在神经根的外侧——肩部,腰椎突向患侧使患侧纤维环紧张和髓核部分还纳,以减轻椎间盘对神经根的压迫。腰椎侧凸也受到骶棘肌痉挛的影响。但腰椎棘突偏歪不能作为腰椎间盘突出症的特有体征,约50%的正常人有棘突偏歪。

2. 压痛点 在后侧椎旁病变间隙有深压痛,压痛点多在病变间隙的棘突旁。有时向同侧臀部和下肢沿着坐骨神经分布区放射。深压痛刺激了骶棘肌中受累神经的背根神经纤维产生感应痛。

压痛点在 $L_{4、5}$ 椎间盘突出较 L_5S_1 椎间盘突出更为明显,但也有部分病人可仅有腰背部压痛而无放射痛。

3. 腰椎运动:在腰椎间盘突出症时,腰椎的运动度受到影响。腰椎侧凸时,腰椎向凸侧侧弯受限。根据椎间盘突出的类型,腰椎的前屈后伸运动受限程度也不同。纤维环在未完全破裂时,腰椎后伸受限。因为腰椎前屈时,后纵韧带紧张及椎间隙后方加宽,使突出的髓核前移,从而减轻了对后方神经根的压迫。而在后伸时,后方间隙狭窄而突出物更为后凸,加重了对神经根的刺激与压迫。纤维环完全破裂时,腰椎前屈受限。因为腰椎前屈时,促使更多的髓核物质从破裂的纤维环向后方突出,加重了神经根的压迫。

4. 肌肉萎缩与肌力的改变:受累神经根所支配的肌肉,如胫前肌、腓骨长、短肌、踇长伸肌、趾长伸肌和腓肠肌等,皆可有不同程度的肌力减退和肌肉萎缩。$L_{4、5}$ 椎间盘突出症,踇趾背伸肌力明显减弱。严重时胫骨前肌瘫痪表现为踝关节背伸无力。L_5S_1 椎间盘突出症可见小腿三头肌萎缩或松弛,肌力亦可改变但不明显。

5. 感觉减退:感觉障碍可表现为主观麻木与客观的麻木。神经感觉障碍按受累神经根支配区分布,其中以固有神经支配区尤为明显。L_4 神经根受损,大腿内侧和膝内侧感觉障碍;L_5 神经根受损,足背前内方、踇趾和第2趾间感觉障碍;S_1 神经根受损,足外侧及小趾感觉障碍。

6. 腱反射改变:$L_{3、4}$ 椎间盘突出,膝反射减弱或消失;L_5S_1 椎间盘突出,跟腱反射改变。

常见部位的腰椎间盘突出症具有定位意义的症状和体征见表98-1。中央型腰椎间盘突出症的临床表现见表98-2。

表98-1 常见部位腰椎间盘突出症的症状和体征

突出部位	受累神经	疼痛部位	麻木部位	肌力改变	反射改变
$L_{3、4}$ 椎间盘	L_4 神经根	骶髂部、髋部、大腿前内侧、小腿前侧	小腿前内侧	伸膝无力	膝反射减弱或消失
$L_{4、5}$ 椎间盘	L_5 神经根	骶髂部、髋部、大腿和小腿后外侧	小腿外侧或足背,包括踇趾	踇趾背伸无力	无改变
L_5S_1 椎间盘	S_1 神经根	骶髂部、髋部、大腿、小腿足跟和足外侧	小腿和足外侧包括外侧三足趾	足跖屈及屈踇无力	踝反射减弱或消失

表98-2　中央型腰椎间盘突出症的临床表现

突出部位	多系 $L_{4,5}$ 和 L_5S_1 椎间盘
受累神经	马尾神经
疼痛部位	腰背部、双侧大、小腿后侧
麻木部位	双侧大、小腿及足跟后侧、会阴部
肌力改变	膀胱或肛门括约肌无力
反射改变	踝反射或肛门反射消失

(1)直腿抬高试验:检查者将患肢置于轻度内收、内旋位,保持膝关节完全伸直位,一手扶住足跟抬高患肢,当出现坐骨神经痛时为阳性,并记录下肢抬高的度数。

(2)健肢抬高试验(Fajersztajn征):直腿抬高健侧肢体时,健侧神经根袖牵拉硬膜囊向远端移动,从而使患侧的神经根也随之向下移动,当患侧椎间盘突出在神经根的腋部时,神经根向远端移动受到限制则引起疼痛;如突出的椎间盘在肩部时则为阴性。检查时病人仰卧,当健侧直腿抬高时,患侧出现坐骨神经痛者为阳性。

(3)直腿抬高加强试验(Bragard征):病人仰卧,将患肢直腿抬高到一定的程度而出现坐骨神经痛。然后将抬高的患肢略降低,以使坐骨神经痛消失,此时将踝关节被动背屈,当又出现坐骨神经痛时为阳性。

(4)股神经牵拉试验:病人取俯卧位,患肢膝关节完全伸直。检查者上提伸直的下肢使髋关节处于过伸位,当过伸到一定程度时,出现大腿前方股神经分布区域疼痛者为阳性。此用于检查腰$_{2,3}$和腰$_{3,4}$椎间盘突出的病人。

【影像学检查】

影像学检查系诊断腰椎间盘突出症的重要手段。正确诊断腰椎间盘突出症,必须将临床表现与影像学检查相结合。仅有影像学检查证实腰椎间盘突出而无相应的临床表现,则不能诊断腰椎间盘突出症。

1. 腰椎 X 线片

(1)腰椎正位片:腰椎可呈侧弯,多见于 $L_{4,5}$ 椎间盘突出症病人。突出髓核位于神经根内侧,则腰椎侧弯凸向健侧。髓核位于神经根外侧,则腰椎弯凸向患侧。

(2)腰椎侧位片:对诊断腰椎间盘突出症有较大参考价值。正常腰椎间盘呈前宽后窄的楔形,这样可以保持腰椎的生理前凸弧度。正常的腰椎间隙宽度、除 L_5S_1 间隙以外,均是下间隙较上一间隙宽。在腰椎间盘突出症时,除 L_5S_1 间隙以外,可表现为下间隙较上一间隙窄。腰椎间盘突出症时腰椎间隙前窄后宽,腰椎生理前凸变小或消失,严重者甚至反常后凸。

2. CT 检查　CT 可观察椎管不同组织密度的变化。腰椎间盘突出症时,表现为椎间盘组织在椎管内前方压迫硬膜囊,使硬膜囊向一侧推移,或前外侧压迫神经根,使神经根向侧后方向移位。在大的椎间盘突出,神经根影被突出的椎间盘影所覆盖,硬膜囊受压变扁。CT 亦可观察骨性结构及韧带的变化,了解腰椎管的容积,发现关节突关节退变、内聚、侧隐窝狭窄和黄韧带肥厚以及后纵韧带骨化等。

当前 CT 和 MRI 对突出的腰椎间盘病理、形态、部位、大小和毗邻关系较前有了更确切的了解,为在治疗前建立椎间盘突出的三维立体概念创造了条件。在此基础上提出腰椎间盘突出症的区域定位,以便做出更精确的诊断,为病情严重程度的评估和治疗的选择以及评定疗效建立客观的标准。

(1)腰椎运动节段:腰椎间盘突出症涉及腰椎运动节段。Junghanns 将由椎间盘及其上、下椎骨构成的单元命名为脊柱运动节段。在腰椎则为腰椎运动节段。此腰椎节段的椎管内为神经根、硬脊膜囊、马尾神经,与其毗邻的结构为关节突、黄韧带、后纵韧带、椎体后缘及椎间盘。单一椎间盘突出涉及一个腰椎运动节段,多发椎间盘突出则涉及多个腰椎运动节段。

(2)区域定位的划分:依据腰椎间盘突出的病理和程度,突出的椎间盘组织可在腰椎运动节段椎管内的任何部位。从三维立体来表达,即突出椎间盘组织在矢状位、水平位和冠状位均有相应的位置(图 98-6)。

1)矢状位:分为三个层面。①椎间盘层面称为Ⅰ层面;②椎间盘上层面,即上一椎体的椎弓根下切迹椎体平面至椎间盘上界,此层高约为椎体高度的 1/3,称为Ⅱ层面;③椎间盘下层面为椎间盘下界至下一椎体的椎弓根下切迹椎体平面,此层高约为椎体高度的 2/3,亦称为Ⅲ层面。

2)水平位:以椎体后缘为界,分为 1、2、3、4 区。1、2 区为两侧椎弓根内界,即椎管前界,将此分为三等份,中 1/3 即为 1 区,左、右 1/3 为左、右侧 2 区。1 区称为中央区;2 区称为旁中央区;3 区称为外侧区,为椎弓根内、外界之间,亦即在椎间孔界之间;4 区称为极外侧区,为椎弓根外侧以外。旁中央区、外侧区和极外侧区尚有左、右侧之分。

3)额状位:从椎体后缘中线至棘突椎板前缘骨界为骨性椎管矢径,将此矢径分为四等份,分别命名为 a 域、b 域、c 域和 d 域。Ⅰ层面和Ⅱ层面均有相

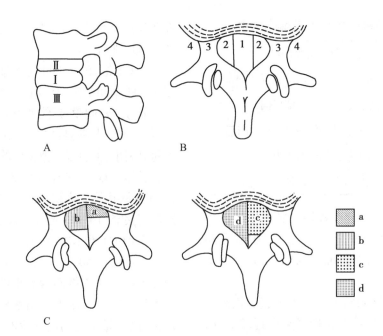

图 98-6 腰椎间盘突出区域定位的划分
A.矢状位：Ⅰ、Ⅱ、Ⅲ层面；B.水平位：1、2、3、4区；
C.冠状位：a、b、c、d域

同的区和域。Ⅲ层面即椎间盘下层面,该处的外侧区即3区被椎弓根所占,为无实际区域的空间区。

矢状位和水平位系确定椎间盘突出的部位,冠状位主要反映突出的大小和严重度(图98-6)。

3. MRI 检查　MRI 对诊断椎间盘突出症有重要意义。通过不同矢状位层面及所累及椎间盘的轴位像可以观察病变椎间盘突出形态及其所占椎管内位置,亦可进行腰椎间盘突出症的区域定位以及椎间盘退变情况(图98-7)。

【鉴别诊断】

1. 肌纤维组织炎　中年人发病最多。多因肌肉的过度运用和活动,或因剧烈活动后出汗受凉而起病。亦可因直接受寒或上呼吸道感染后出现症状。病人主要感脊背部疼痛,常见部位在附于髂嵴或髂后上棘肌群,如骶棘肌和臀肌。腰骶部肌纤维组织炎可引起腰痛和下肢牵涉痛;此种牵涉痛不同于侵及神经根的放射痛,其疼痛范围不按神经节段分布。疼痛可与天气变化和姿势有关,常因寒冷和较长时间不活动而加重,运动有助于减轻症状。此种腰背痛病程长短不一,短者几天,长者可数年,并且常在首次发病后反复发作。检查时因腰背痛肌肉保护性肌痉挛。大部分病人能扪及痛性结节或有条索感,此在俯卧位检查时扪之更为清晰。腰背部痛性结节常在第三腰椎横突尖部、髂嵴部和髂后上棘处等。压迫痛性结节,特别是肌肉中的痛性结节,除引起局部疼痛外并放射至其他部位,用2%普鲁卡因局部

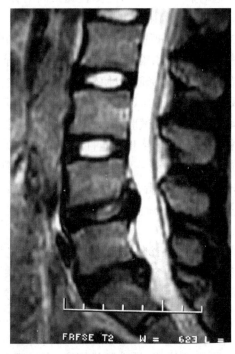

图 98-7　MRI T_2 像示 $L_{4,5}$ 和 L_5S_1 椎间盘
突出, L_5S_1 为"黑色椎间盘"

封闭则疼痛消失,此称为"扳机点"现象。

2. 腰椎结核　腰椎结核病人可有全身结核中毒症状,常有较长期的腰部钝痛,休息好转,但无完全缓解的间歇期而呈持续疼痛。下肢痛通常较腰痛症状为晚,因腰椎病灶部位而异,表现为一侧或两侧下肢痛。检查可见腰部保护性强直,活动受限,活动时疼痛加重。腰椎可出现后凸畸形。髂凹部或腰三

角处能扪及寒性脓肿。有区域感觉运动障碍,腱反射改变,肌萎缩。化验检查红细胞沉降率(血沉)增快。X线片示两椎体相邻缘破坏,椎间隙变窄,腰大肌影增宽或边缘不清,腰椎向后成角畸形。CT和MRI示椎体破坏,腰大肌增宽和异常信号。

3. 腰椎肿瘤　腰椎或腰骶椎的原发或继发性肿瘤以及椎管肿瘤可出现腰痛和下肢痛,此种疼痛不因活动和体位改变而变化,疼痛呈持续性逐渐加重,并可出现括约肌功能障碍,影像学检查无退行性改变,椎骨可有破坏,椎管造影和MRI检查可见椎管内有占位性病变。

【治疗】

1. 非手术治疗　腰椎间盘突出症80%~90%的病人可以非手术治疗而愈。其适应证为初次发作病程较短者以及经休息后症状明显缓解,影像学检查无严重突出。非手术治疗中卧床休息甚为重要,卧床休息可以减少椎间盘承受的压力,缓解原先突出椎间盘组织对神经根局限性的压迫,达到临床症状减轻或消除。一般卧床3~4周症状大多能缓解。牵引可使椎间隙增大及后纵韧带紧张,有利于突出的髓核部分还纳。推拿、按摩可缓解肌肉痉挛,松解神经根粘连,或者改变突出髓核与神经根的相对关系,减轻对神经根的压迫。

硬膜外类固醇注射疗法系硬膜外腔注入少量激素和麻醉药物,可抑制神经末梢的兴奋性,同时改善局部血运,减轻局部酸中毒,从而起到消炎作用,阻断疼痛的恶性循环,达到止痛目的。常用硬膜外腔注射药物为倍他米松(得保松,Diproson)1ml、2% 利多卡因 4~6ml、维生素 B_6 100~200mg、维生素 B_{12} 500~1 000μg 或用利美达松(Limethason)8mg 替代倍他米松。1周注射1次,共注射3~4次。

2. 手术治疗　临床诊断腰椎间盘突出症后,有10%~20%的病人需经手术治疗。

(1)手术指征:①腰椎间盘突出症病史超过半年,经过严格保守治疗无效者;或保守治疗有效,经常复发且疼痛较重者。②首次发作的腰椎间盘突出症疼痛剧烈,尤以下肢症状为著者,病人因疼痛难以行动及入眠,被迫处于屈髋屈膝侧卧位,甚至跪位。③出现单根神经麻痹或马尾神经受压麻痹的症状和体征。④病人中年,病史较长,影响工作或和生活。⑤病史虽不典型,经影像学检查,CT或MRI或椎管造影证实椎间盘对神经或硬膜囊有明显严重压迫。⑥腰椎间盘突出症合并有腰椎椎管狭窄。手术治疗的目的为切除突出的椎间盘组织,解除对腰骶神经的压迫。

(2)手术方法

1)传统手术:腰背部入路,经椎板间或切除部份黄韧带、椎板和关节突,进入椎管显露突出椎间盘组织予以切除。

2)微创手术:①髓核化学溶解疗法;②经皮穿刺腰椎间盘切吸术,用特殊器械进入椎间盘,切吸椎间盘组织;③内镜腰椎间盘切除术,用内镜特殊器械和影像系统切除椎间盘组织;④显微腰椎间盘切除术,在手术显微镜辅助下切除椎间盘组织。

各种手术治疗效果的优良率报告为80%~98%。人工腰椎间盘置换和人工髓核置换应用于腰椎间盘突出症尚有争议,未能广泛开展。常见的手术并发症有血管损伤、神经损伤、假性脊膜囊肿等。

二、退行性腰椎管狭窄症

1949 年英国 Verbiest 提出腰椎管、神经根管和神经孔狭窄的概念,称为腰椎管狭窄症。依据其病因可分先天性、发育性椎管狭窄和继发性椎管狭窄,后者包括退行性、医源性、创伤性和其他椎弓峡部裂性滑脱等所致椎管狭窄。临床上多见的为退行性椎管狭窄。

【病因与病理】

腰椎椎孔的形态决定腰椎管的形状,儿童腰椎椎孔为卵圆形。成人 $L_{1,2}$ 椎孔为卵圆形,而 $L_{3~5}$ 椎孔因为关节突向外及侧隐窝形成,多为三角形或三叶草形。三叶草形椎孔占腰椎管标本的10%,其中 L_4 占 2.0%,L_5 占 8.0%。三叶草形椎孔比同样横径和矢状径的三角形椎孔横断面积小 7%~16%,故更易产生腰椎管狭窄症。三叶草形椎孔是成人下腰椎孔的一种解剖形态,而非病理类型。

下腰椎椎孔的形状使腰椎管的容积较卵圆形减少。因腰椎退变发生椎间盘膨出,黄韧带增生肥厚,椎体后缘骨赘形成,关节突关节增生、内聚等,使腰椎管容积缩小,导致椎管内压力增加,马尾缺血。当腰椎活动时,受压神经根被增生组织摩擦充血,同时椎管内硬膜外静脉丛回流障碍和椎管内无菌性炎症,引起马尾神经症状或神经根症状。神经受压后神经传导障碍,此障碍与神经受压的强度和受压的时间成正比,压迫时间越长,神经功能的损害越重。由于退行性变所致的椎管容积减小系缓慢发生的过程,神经组织起始能适应和耐受此变化,当超过神经耐受的极限则出现症状。然而大多数生理性退变即使影像学检查有较重的椎管狭窄,亦可无神经症状。

有关腰骶神经根疼痛的机制有以下三方面:

①背根神经节的作用。背根神经节为引起神经根疼痛的重要结构,其可在椎管内或椎间孔外,以 L_5 背根神经节最大。神经根由周围结缔组织如 Hoffmann 韧带固定,可因体位变动而移动。神经肽主要为 P 物质与降钙素基因相关肽,通过轴突输送系统传送。神经根本身的内在神经、躯体和交感神经能调节各种感觉,正常背根神经节能自发产生异位电流和反射脉冲。②伤害感受器的激活。组织损伤后,化学物质包括非神经源性和神经源性介质激活伤害感受器。非神经源性介质由乳突状细胞释放蛋白溶解酶而激活,这些物质包括缓激肽、血清素、组胺、前列腺素 E1、E2、白介素、TNF-α 和白三烯等;神经源性介质如 P 物质、血管收缩肠多肽、胆囊收缩素样物质等。这些物质有协同作用,使血浆渗出、水肿和组胺释放。③伤害感受器的作用:伤害感受器是接受疼痛刺激传导的游离神经末梢。在关节突、关节突关节囊、棘上韧带、棘间韧带、后纵韧带和纤维环外层均有伤害感受器。伤害感受器对神经肽起到传递疼痛刺激的作用。此外,肌肉有 A-δ 和 C 纤维,类似伤害感受器纤维。慢性炎症,力学刺激特别是Ⅲ型和Ⅳ型胶原纤维对力学刺激较为敏感,此种伤害感受器的功能导致椎旁肌持续痉挛,引起腰背痛。

【腰椎管狭窄的分型】

依据腰椎管狭窄的部位分为:

1. 中央型腰椎管狭窄即腰椎管中矢径狭窄 当矢状径 <10mm 为绝对狭窄,10~13mm 为相对狭窄。

2. 腰神经根管狭窄 腰神经根管指神经根自硬膜囊根袖部发出,斜向下至椎间孔外口所经的管道。各腰神经发出水平不同,故腰神经根管长度与角度各异,可分为三个区:入口区、中间区和出口区。①入口区:前方为椎体和椎间盘后面,后方位于上关节突内侧兼或前侧,该管无内侧壁或外侧壁。其常用同义词为侧隐窝。②中间区:前壁为椎体后方,外侧壁为椎弓根,后壁为关节突间部。中间区无内侧壁,背根神经节位于此区。③出口区:位于椎弓根外面,前壁为椎体和椎间盘的后面。后壁是上一椎骨的下关节突外缘和下一椎骨上关节突。上壁是上一椎骨椎弓根的下缘。下壁是下一椎骨椎弓根的上缘。背根神经节和脊神经根起始部位于此区。

3. 侧隐窝狭窄 侧隐窝是椎管向侧方延伸的狭窄间隙即神经管的入口区。侧隐窝存在于下位两个腰椎即 L_4 和 L_5 处,亦为该神经神经根管的入口区三叶形椎孔内。侧隐窝前后径正常为 5mm 以上,前后径在 3mm 以下为狭窄。此区神经根嵌压因素为椎间盘突出兼或关节突关节退变所致的骨赘和关节突关节囊滑膜肿胀压迫所致,称之侧隐窝狭窄。

【临床表现】

由于腰椎管狭窄多为退行性椎管狭窄,故发病者多为中老年及从事重体力劳动者。发病年龄以 40 岁以上男性发病多见。退行性腰椎管狭窄男与女之比为 2.1:1;发育性与退行性并存腰椎管狭窄男与女之比为 2.5:1。病人可诉仅腰背痛、腰骶部痛或下肢痛,亦可为腰背痛或腰骶部痛合并下肢痛;亦有腰背痛并下肢麻木和无力。若在慢性症状的基础上急性发作时,则腰背痛合并严重下肢痛或括约肌功能障碍,此常表明腰椎管狭窄并腰椎间盘突出。腰椎管狭窄症可合并有小的椎间盘突出,文献报道为 20%~60%。腰背痛并出现一侧或两侧下肢痛,每因站立、行走后疼痛加重。$L_{1~3}$ 神经根管狭窄可出现大腿前内侧和小腿前内侧疼痛或麻木。由于侧隐窝狭窄位于下位两腰椎,故多表现为 L_5 神经和 S_1 神经受累之症状,出现小腿、足背、足底之疼痛,亦可感下肢麻木。下肢痛或麻木症状区域,依据受压神经而定。男性多出现在大腿前内方或小腿外侧,女性常达踝部。此因男性腰椎椎管最窄部位在 $L_{3~5}$ 节段,而女性在 L_5S_1 节段。活动行走除疼痛麻木外,亦可因步行路途距离增加而感小腿乏力。此等症状可因休息、下蹲而缓解,再度行走活动又复出现上述症状称之间歇性跛行。中央型椎管狭窄可表现为腰骶部痛、双下肢疼痛、麻木、会阴麻胀感,排尿费力。病人为了缓解疼痛常呈前屈位行走,不愿直腰。减少伸直位时腰椎黄韧带增厚突入椎管内,从而使腰椎管容积增加。此现象可从椎管造影说明:当腰椎前屈时椎管面积大于后伸位时面积,而后伸位时椎管长度缩短 2mm 左右,同时退变的椎间盘、黄韧带挤入椎管内,压迫马尾神经和神经根致使症状加重。另有实验表明,腰椎屈曲位的容量比伸直位容量平均增加 4.85ml。同时硬膜内压力由屈曲位为伸直位时至完全伸直位时可达 11.8~22.8kPa。而马尾神经静脉回流在 4kPa 时消失,8~9.3kPa 时动脉供血停止。因而病人喜侧卧屈曲位,不愿仰卧。常诉挺胸直腰行走困难,而屈腰骑自行车长途跋涉并无障碍,此称为姿势性跛行。另一部分病人表现为行走活动中肌肉痉挛性疼痛,多为小腿前外侧肌肉,而不因体姿改变有所缓解,此与下肢血氧张力降低有关,称为缺血性跛行。

检查时发现病人主诉的严重症状与检查的客观体征不符。腰椎外观无明显畸形,腰椎无侧弯,但腰椎前凸减小。腰椎前屈正常、背伸受限,腰椎后伸时,可感腰骶部痛,骶部痛或下肢痛并麻木。当取过伸位及侧屈位半分钟左右可诱发症状,而腰椎前屈时症状消失。下肢肌肉或臀肌可萎缩,一般无感觉障碍,亦可有 L_4、L_5 或 S_1 神经分布区痛觉减退,蹋背伸力正常或减弱,膝反射、跟腱反射减弱或不能引出,直腿抬高试验阴性。

【影像学检查】

X 线片示腰椎退行性改变,如骨赘形成、椎间隙狭窄、腰椎生理前凸减小或反常。腰椎管造影可示部分梗阻,或呈蜂腰状多节段狭窄(图 98-8),但不能显示侧隐窝狭窄。

腰椎 CT 轴状位片示腰椎间盘膨出,关节突关节增生、关节突内聚,腰椎管矢状径 <10mm,侧隐窝前后径 <3mm(图 98-9)。腰椎 MRI T_1 像可示多个椎间盘膨出,T_2 像示多个椎间盘信号减低,硬膜囊呈蜂腰状狭窄。

影像学检查必须与临床症状和体征结合。CT 示椎管狭窄中,35% 无临床症状。年龄 40 岁无症状者,CT 示椎管狭窄占 50%。

【鉴别诊断】

1. 腰椎间盘突出症 腰椎管狭窄症和腰椎间

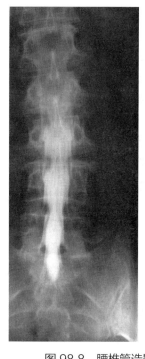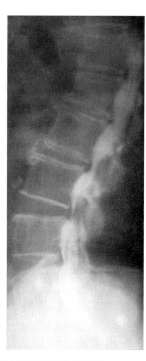

图 98-8 腰椎管造影示蜂腰状腰椎管狭窄

盘突出症相似,主要鉴别在于体征上较腰椎间盘突出症少,直腿抬高试验和 Laseque 征常为阴性。CT 检查腰椎间盘膨出而非突出,并有关节突关节增生、内聚。临床上常有腰椎管狭窄并腰椎间盘突出。

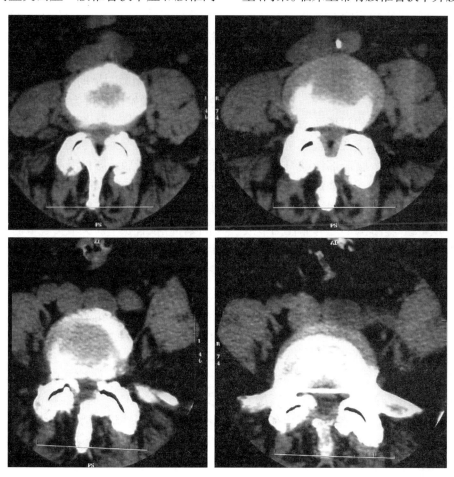

图 98-9 腰椎 CT 轴状位片示腰椎多节段管狭窄,关节突关节增生,内聚和侧隐窝狭窄

2. 腰椎关节突关节综合征 腰椎关节突关节退变可致关节不稳和关节囊松弛,严重度两侧不一。当进行某一种运动时,关节突间隙突然增大,关节囊内滑膜层绒毛或脂肪襞嵌于关节突间隙之间,关节突关节半脱位,则出现突然腰痛症状。

病人多为中年人,女性多见。既往无明显外伤史。多在正常活动时突然发病。病人常诉准备弯腰取物或转身取物时突然腰部剧痛不敢活动。这种第一次发作后,以后可经常发作,一年中或一个月中发病数次。病人初次发作疼痛较重,腰骶部疼痛范围较广,有时放射至臀部,腰部活动明显受限,不能指出确切疼痛部位。反复发作者腰部疼痛较轻,疼痛呈突然发作,自觉腰部突发交锁感,腰部当即不敢活动。某些病人间歇性发作可持续多年,当就诊时可诉反复腰椎"脱位"。有腰部慢性劳损史或外伤史者发病较多,而无下肢间歇性跛行。

检查时,脊柱向痛侧侧弯,腰段骶棘肌出现痛侧的保护性肌痉挛。在 $L_{4,5}$ 或 $L_{3,4}$ 棘突旁或骶髂关节有压痛点。反复发作的病人腰椎前屈不受限而后伸时或向健侧弯即感疼痛加重。直腿抬高试验为阴性,无放射性坐骨神经痛及神经受累体征。影像学检查亦可如腰椎管狭窄症有关节突关节增生、内聚等征象。腰椎管狭窄症与腰椎关节突关节综合征的鉴别,主要在病史和体格检查,腰椎关节突关节综合征行按摩可立即症状缓解,不行处理一般约 1~2 周恢复正常。

3. 纤维组织炎 多因肌肉过度活动出汗后受凉或因上呼吸道感染后发病,常见疼痛部位在斜方肌、冈上肌、骶棘肌和臀肌。腰骶部纤维织炎时神经脊膜支受刺激可致腰痛和下肢牵涉痛。病程数天至数年,但无下肢间歇性跛行。检查时腰背部肌肉保护性痉挛,皮下组织增厚,扪之有痛性结节或条索感,可致腰痛或下肢痛,行痛性结节封闭则症状消失。影像学检查示正常。

【治疗】

1. 非手术治疗 腰椎管狭窄症状轻时可行非手术治疗。病人卧床休息减少活动,卧床休息可缓解降低椎管内压力。药物治疗如非甾体抗炎药(NSAIDs)的应用,可抑制前列腺环氧合酶的合成,抑制中性粒细胞活性和抑制单核细胞中磷脂酶 C 的产生,起到抗炎镇痛的作用。常用的药物有双氯酚酸和布洛芬类药物以及 COX-2 抑制剂药物西乐葆等。为了缓解肌肉痉挛,可选择性抑制 γ- 运动神经元释放,降低肌紧张度,改善肌肉的血液循环,

缓解疼痛,如应用乙哌立松(妙纳)等;亦可参照腰椎间盘突出症行腰椎管硬膜外封闭。

2. 手术治疗 适应证:①非手术治疗无效,病人有明显的腰背痛、腰骶痛、下肢痛、下肢肌肉无力;②检查有感觉障碍,腱反射减弱和不同程度的括约肌或性功能障碍。③影像学检查有明确的椎管狭窄。

手术方法:行椎管减压术,解除对马尾神经和神经根的压迫,解除椎管内血液回流的障碍,改善神经根的营养。若合并有椎间盘突出则一并切除。多节段腰椎管减压后,为防止腰椎失稳,需并行腰椎内固定植骨融合。

三、退行性腰椎滑脱症

腰椎滑脱系指相邻两椎体发生向前或向后相对位移。依据发生腰椎滑脱的原因分类为先天性、椎弓峡部裂性、退行性、创伤性和病理性腰椎滑脱。临床上以椎弓峡部裂性和退行性腰椎滑脱多见。

【病因与病理】

退行性腰椎滑脱症为腰椎运动节段中腰椎间盘退变或受累腰椎运动节段发生关节突关节的退变的结果。腰椎的后结构完整,与椎弓峡部裂性腰椎滑脱不同。Farfan 认为是由于该运动节段的腰椎下关节突发生多次小的骨折致使该椎骨的向前位移。因而在 X 线检查时可见该下关节突呈特有的颗粒状骨化影。早期腰椎运动节段退变表现为腰椎不稳,腰椎不稳可为屈伸不稳、纵轴旋转不稳和前后位移不稳。随着腰椎运动节段退变进展,下关节突甚至可呈水平状方向发展和椎间盘高度降低出现腰椎滑脱。腰椎滑脱时,关节突关节的抗扭转力和剪力强度下降 50%。腰椎滑脱上一椎骨前移,其后侧结构接近下一椎骨的椎体后方,引致此节段神经根管狭窄。关节突关节的方向性,常为两侧不对称。关节突关节呈矢状位更易发生半脱位。腰椎关节突关节退变使关节突增生体积增大,当继续发展致骨赘形成使椎管容积进一步减小,后方结构黄韧带增生进一步减小椎管容积,压迫马尾神经和神经根,出现椎管狭窄的神经症状。

【临床表现】

退行性腰椎滑脱症发病率随年龄增加,45~75 岁为 3.5%~17.3%。退行性腰椎滑脱症女性较男性多 6 倍。退行性腰椎滑脱症女性 60 岁以上发病率为 10%,卵巢切除术后及糖尿病患者发病率较高。发病部位以 $L_{4,5}$ 为最多见,$L_{3,4}$ 次之,L_5S_1 为第三。$L_{4,5}$ 滑脱较其相邻节段 $L_{3,4}$ 或 L_5S_1 多 6~9 倍。退

行性腰椎滑脱症很少超过滑脱Ⅱ°。退行性腰椎滑脱症发病始于中年,起始为腰痛,病人感弥漫性腰背疼痛,活动多后腰背疼痛加重,亦可有腰椎关节突综合征突发性腰痛症状,以后呈持续性腰痛,休息能使腰痛缓解。由于腰椎滑脱,上一腰椎体后缘和下一椎体的椎板的压迫和椎间盘膨出或突出以及黄韧带的肥厚等因素,致使椎管容积明显变小,出现椎管狭窄的症状。病人表现为行走喜取腰背部前屈位,行走时上坡容易,下坡困难。可出现间歇性跛行,病人行走一定距离,短则十余米,长者100~200米即感下肢疼痛、麻木、无力,病人下蹲休息数分钟后,又复能行走一定距离。病人可有排尿费力等症状,但很少出现马尾神经综合征。另一类疼痛症状为单根神经根痛,通常为腰$_5$神经根痛,活动时症状加重,休息时减轻。退行性腰椎滑脱症的症状无特异性。

检查时腰椎无明显棘突台阶状感,但可合并有腰椎侧弯或后凸畸形,腰椎前屈运动正常,后伸受限。出现神经症状者多为 L$_5$ 神经根受累,表现为小腿外侧及足背内侧痛觉减退,踇背伸力弱,L$_4$ 神经根受累时膝上前内侧感觉减退,膝反射减弱。S$_1$ 神经根受累时,足外侧痛觉减退,跟腱反射减弱或消失。直腿抬高试验阴性。

【影像学检查】

1. X 线检查　取站立位和过伸及过屈位侧位 X 线摄片,以了解腰椎动态性不稳和腰椎滑脱的程度。当站立位发现大于 2mm 的腰椎滑脱称为退行性腰椎滑脱症。过伸及过屈位更易发现腰椎滑脱(图 98-10)。

2. X 线检查 Ullmann 征　腰椎滑脱侧位片示上一椎体对下一椎体发生向前移位。从下一椎体前缘画一垂直于椎间隙水平的垂直线。正常此线不与上椎体相交。将上椎体下缘分为 4 等份。若此线位于前方第一等份内为 Ⅰ°,位于第 2 等份内为 Ⅱ°,依此类推,共为 Ⅳ°(图 98-11)。

3. CT 显示腰椎滑脱节段椎管前方,并列椎体和椎间盘征象(图 98-12)。

【鉴别诊断】

1. 椎弓峡部裂性腰椎滑脱　椎弓峡部系指上、下关节突之间椎弓的狭窄部分,又称为关节突间部。椎弓峡部裂可因椎弓化骨核分离、遗传性发育不良和慢性劳损或疲劳性骨折所致。椎弓峡部裂以 L$_5$ 为多,当人体处于直立位 L$_5$ 承受两个分力,一为作用于椎间关节的压应力,另一力为作用于椎弓峡部的剪应力。特别当 L$_5$ 椎弓峡部为骶骨的上关节突

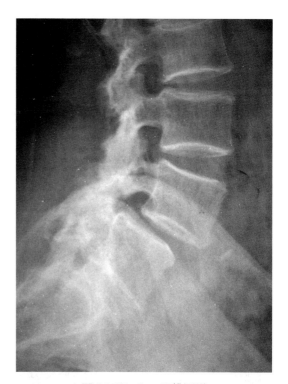

图 98-10　L$_{4,5}$ 腰椎滑脱

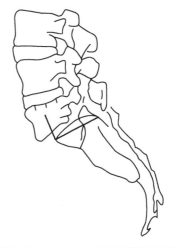

图 98-11　Ullmann 征及腰椎滑脱分度

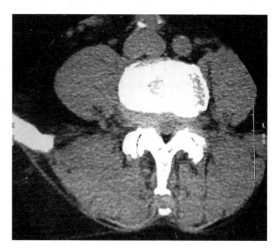

图 98-12　CT 轴状位显示并列椎体和椎间盘征象

及 L_4 下关节突顶压时,椎弓峡部承受高应力状态,而此处椎弓骨质相对薄弱,在反复应力作用下,发生峡部断裂。此种因慢性劳损或损伤所致椎弓峡部裂以青壮年运动员发病率最高,为 20% 左右。L_5 椎弓峡部承受的应力较 L_4 椎弓峡部大,故临床上椎弓峡部裂 L_5 较 L_4 发病率为高(图 98-13)。

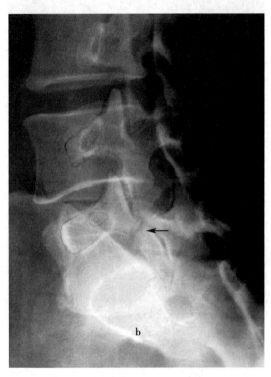

图 98-13 X 线腰椎 45° 斜位片示腰、椎弓崩裂

2. 先天性椎弓崩裂性腰椎滑脱 先天性椎弓崩裂性腰椎滑脱发病率为 6%~7%,约一半可发生滑脱,发病年龄在 4 岁以后,以 12~16 岁发病率最高。少儿时或成年时可无症状,可因其他原因摄片而偶然发现,但常在某次腰部负重或扭腰后出现腰痛或腰腿痛。起始症状较轻,以后为持续腰痛或腰痛并下肢痛。卧床休息时缓解,活动时加重。下肢痛可放射至小腿及足背或足外侧。在腰椎滑脱重的病人,可出现双侧下肢和大小便功能障碍症状。病人感向前弯腰困难,难以双手触及地面。检查时腰椎前凸增加,两侧腰褶加深,两侧臀部较平,L_5 或 L_4 棘突向后隆起,L_4 与 L_5 或 L_4 与 L_3 棘突间有台阶感。腰椎前屈受限,腰背肌痉挛,腘绳肌紧张。直腿抬高试验时,腘窝处有紧张感。若有神经根受压时,直腿抬高试验呈阳性。蹑背伸力减弱,跟腱反射减弱或消失。先天性椎弓崩裂性腰椎滑脱,滑脱可达Ⅲ°或Ⅳ°,腰骶间隙、骶骨可呈穿窿状。

【治疗】

退行性腰椎滑脱症的治疗方法取决于病人的症状和体征。

1. 非手术治疗 适于轻度或间歇性腰背痛,包括休息、NSAIDs、理疗、减轻体重,或进行腰硬膜外封闭。有骨质疏松者进行相应治疗,

2. 手术治疗 适于腰椎滑脱合并根性痛经保守治疗无效者,其约占保守治疗病人的 10%~15%。

手术方法:①对于有神经根性症状者,应行椎板切除、关节突切除等,使椎管充分减压,减除对神经根压迫的因素,并使滑脱腰椎复位。椎管减压和复位后应用椎弓根螺钉系统复位固定,行植骨融合术。②对于仅有腰背痛显示单节段不稳而无神经根性痛者,可行该运动节段脊柱融合术。

四、椎间盘源性腰痛

椎间盘源性腰痛系腰椎间盘退变所致。在椎间盘退变早期可出现椎间盘内紊乱(internal disc derangement, IDD)引致的腰痛。1970 年 Crock 提出椎间盘内层纤维环断裂(internal disc disruption, IDD)可致腰腿痛。这一概念性名词进一步明确了此种椎间盘源性腰腿痛的病理特性。

【病因与病理】

1. 腰椎间盘的神经分布 1990 年 Groen 应用高特异性乙酰胆碱染色胎儿脊髓。发现脊神经脊膜支起源于脊神经的交通支,该神经进入椎间孔后到脊神经节的腹侧,并发出脊神经脊膜支升支和脊神经脊膜支降支在椎管内向头、尾侧方向走行,跨越上和下 2~3 个椎间隙,分布于后纵韧带侧方和纤维环的后外侧。纤维环侧方和前方的神经分布,由起自腹侧原发支和交感神经发出的神经支配。纤维环前外侧由灰交通支支配。$L_{1、2}$ 背根神经节通过椎旁的交感干经灰交通支可支配 L_5S_1 的脊神经脊膜支。椎间盘软骨终板正常为无神经纤维。James 发现退变椎间盘终板内有交感干发出的神经纤维。

2. 腰痛的病理机制

(1)髓核组织具有免疫源性和致炎性反应。椎间盘髓核突出后引起免疫反应,髓核中基质溶解酶作用于蛋白多糖及连结蛋白,使其裂解成为高度异质性分子,成为抗原引起免疫反应。腰椎间盘突出的病人当椎间盘突出时,IgG 溢到硬膜外腔,可激活抗体引起免疫反应。用 ELISA 法证实正常椎间盘中存在 IgG。当用免疫球蛋白定量分析,表现 IgG 明显升高。

(2)正常椎间盘内伤害感受器处于静止状态,不易被激发。当在组织损伤或炎症时,易被髓核化学物质所激发引起疼痛。背根神经节合成和释放神经

源性多肽,如 P 物质、降钙素基因相关蛋白(CGRP)和血管活性常肽(VIP)等。这些物质介导的炎性反应引起血管扩张、血浆渗出和诱导肥大细胞释放组胺等,使纤维环内伤害感受器致敏,导致疼痛。

(3)突出的椎间盘组织中致炎物质 PLA_2 明显升高,其活性为正常血浆水平的 10 000 倍,PLA_2 通过调节花生四烯酸的级联反应,在炎症形成过程中起关键作用。用放射免疫法证实突出椎间盘组织中存在前列腺素和白三烯。

(4)椎间盘发生退变,内层纤维环断裂后,外层纤维环的脊神经脊膜支受到机械性和化学性刺激,出现椎间盘源性腰痛。1997 年 Coppes 发现退变椎间盘外层纤维环神经密度明显高于正常椎间盘。80% 的内层纤维环有神经纤维分布,而正常纤维环内无神经分布。在椎间盘源性腰痛病人手术切除的椎间盘中亦发现断裂的纤维环之间有肉芽形成及神经纤维长入。

【临床表现】

椎间盘源性腰痛表现的腰痛、腿痛或腰腿痛无特征性的临床征象。病人表现为下腰痛和非根性下肢痛。典型疼痛在腰带部位,头端不超过胸、腰交界,远端放射通常不超过膝部。椎间盘源性腰痛多在咳嗽、喷嚏等腹压增加时疼痛加重,腰椎前屈和弯腰搬重物时腰痛加重,平卧休息时腰痛缓解。这些病人常诉说取坐位并有振动刺激时,疼痛特别明显,在伸腰时疼痛减轻。也有病人主诉站立位或侧卧位时疼痛减轻,这是因为坐位较站立时,椎间盘内压力相对较高。而腰椎后结构引起的疼痛,如关节突关节退变或椎弓崩裂的病人常喜欢腰屈曲位,且坐位使疼痛改善。病人可无腰部外伤史或有外伤史。

检查时,腰部无明显压痛,有或无腰肌痉挛。腰部伸屈、侧屈或旋转受限。腹部触诊可引起腰痛。有时可出现腘绳肌紧张。神经系统检查通常正常,偶有感觉障碍,但并非按皮节神经分布。引发坐骨神经痛的试验,如直腿抬高试验、仰卧挺腹试验和 Laseque 征等均为阴性。

【影像学检查】

椎间盘源性腰痛行 CT 和脊髓造影检查,显示椎间盘外形正常和神经根未受压。1992 年 Aprill 和 Bogduk 发现 MRI T_2 加权时,在椎间盘纤维环低信号区的后缘可见小圆形的高信号区(high intensity zone, HIZ)。对此类病人行椎间盘造影可呈疼痛诱发试验阳性,提出 HIZ 为 IDD 的诊断征象(图98-14)。

椎间盘造影为诊断椎间盘源性腰痛的"金标准"。国际疼痛学会诊断标准为:CT 显示椎间盘

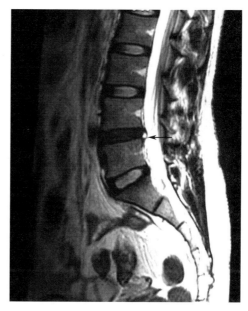

图 98-14 MRI 矢状位显示 HIZ

退变。椎间盘造影诱发疼痛并有至少一个对照椎间盘,行椎间盘造影不能诱发疼痛症状。经椎间盘造影发现,能诱发疼痛者绝大部分为椎间盘造影后 CT 扫描(CTD)显示 Dallas 分级为Ⅲ级或Ⅳ级。Linson 提出确诊为椎间盘源性腰痛时,症状持续至少 12 个月,行椎间盘造影疼痛诱发试验阳性,CTD 显示椎间盘异常形态学改变。

【鉴别诊断】

椎间盘源性腰痛表现为较长期的腰痛、腿痛或腰腿痛。引致慢性腰腿痛疾病较多,与椎间盘源性腰痛所需鉴别者主要为肌纤维组织炎。中年人发病最多。多因肌肉过度运用,或因剧烈活动后出汗受凉而起病,亦可因直接受寒或上呼吸道感染之后而出现症状。病人主要感觉脊背疼痛,常见部位在附于髂嵴或髂后上棘的肌群,如骶棘肌和臀肌。其他部位的肌肉和肌筋膜、腱膜等也可受累。腰骶部纤维织炎时,脊神经脊膜支受到刺激,可引起局部疼痛和下肢牵涉痛。检查时因腰背痛肌肉保护性肌痉挛而出现侧弯和运动受限。多数病人能扪到痛性结节或有条索感,这在俯卧位检查时更为清晰。腰背部痛性结节常在第 3 腰椎横突尖部、髂嵴部和髂后上棘处等。压迫痛性结节,特别是肌肉中的痛性结节,可引起局部疼痛并放射至其他部位如下肢牵涉痛。用2%普鲁卡因局部封闭则疼痛消失。此种现象称为"扳机点"。引起的放射痛不按神经节段分布。

上述肌纤维组织炎临床征象较椎间盘源性腰痛明显,而影像学检查肌纤维组织炎少有椎间盘源性腰痛所见。

【治疗】

当初步诊断椎间盘源性腰痛时,其治疗首先为非手术治疗,包括卧床休息、背肌锻炼和非甾体抗炎药的应用。当上述治疗无效时,椎间盘造影即为确诊椎间盘源性腰痛的必要检查。确诊椎间盘源性腰痛后应行介入治疗如亚甲蓝椎间盘内注射、经皮激光椎间盘汽化减压术和椎间盘内电热疗法(intradiscal electrothermal therapy,IDET)等。当介入治疗无效时可行人工髓核置换术或人工腰椎间盘置换术,必要时行腰椎融合术。

(胡有谷)

第九十九章
脊柱畸形

在胎儿时期,脊柱只有一个原发性后凸;出生后3个月,小儿开始抬头,脊柱逐渐形成一个颈前凸;6个月时能坐起,脊柱逐渐形成一个腰前凸。正常的成人脊柱由侧位观察,可见颈前凸、胸后凸、腰前凸及骶后凸。由背后观察,脊柱为一直线,由各个棘突之连线,通过臀沟垂直于地面。由于各种疾病及各种致病因素可以造成脊柱的畸形。向侧方弯曲,称之为脊柱侧凸;前方弯曲超过正常前凸的范围,称之为脊柱前凸;后方弯曲超过正常后凸的范围,称之为脊柱后凸。脊柱畸形是三维畸形,因此,脊柱侧凸常常合并后凸畸形,称为侧后凸畸形,并且合并有椎体的旋转。

第一节 脊柱侧凸畸形

脊柱侧凸(scoliosis)是指脊柱的一个或数个节段向侧方弯曲并伴有椎体旋转的三维脊柱畸形。国际脊柱侧凸研究学会(scoliosis research society,SRS)对其定义为:应用 Cobb 法测量站立正位 X 线片的脊柱侧方弯曲角度大于 10° 的脊柱畸形称为脊柱侧凸。其中旋转最重、偏离中线最远的椎体称为顶椎。脊柱侧凸常伴有胸廓的畸形,好发于青春期,随着年龄增大,畸形也随之加重,严重者影响心肺功能或压迫脊髓。成年以后,骨骼不再发育,脊柱畸形的发展渐趋缓慢。

【分类】

脊柱侧凸一般分为非结构性和结构性两大类脊柱侧凸,结构性脊柱侧凸又可根据病因进行分类。

1.非结构性脊柱侧凸 又称功能性侧凸,一旦病因去除,脊柱即可恢复正常。若引起脊柱畸形的原因长期存在,脊柱在发育过程中也可由功能性侧凸改变成为结构性侧凸,如姿势不正、癔症、神经根刺激、双下肢不等长、髋关节挛缩及某些炎症引起的脊柱侧凸。

2.结构性脊柱侧凸 又称器质性侧凸,即脊椎骨有结构的改变,如椎体楔形变、椎体旋转畸形及肋骨胸廓的变形等。结构性脊柱侧凸根据病因又可进行以下分类:

(1)特发性脊柱侧凸(idiopathic scoliosis):最常见,约占脊柱侧凸总数的75%~80%,发生原因不清,故称特发性。根据发病年龄又分为婴儿型(0~3 岁)、少儿型(4~10 岁)及青少年型(10 岁后)。以青少年特发性脊柱侧凸(adolescent idiopathic scoliosis)最为多见。发病愈早,畸形愈重。在青春期由于骨骼发育快,所以畸形发展迅速。椎体无明显的畸形。

(2)先天性脊柱侧凸(congenital scoliosis):由于胎儿期脊柱发育障碍或异常所致。可分三类:①形成障碍,指椎体发育过程中出现的结构缺陷,如半椎体、楔形椎或蝴蝶椎等,可以单发也可多发;②分节不良,是相邻的椎体之间分节不完全,尚有部分相连,形成骨桥,相连部位一侧的骨骺不能发育,而对侧骨骺则发育正常,因此形成脊柱侧凸;③混合型,两者兼有。先天性脊柱侧凸也可以合并脊柱以外的系统或器官畸形,如先天性心脏病、髌骨脱位、足部畸形、泌尿系畸形等。先天性脊柱侧凸发病年龄较早,绝大多数为进展性。

(3)神经肌肉性脊柱侧凸(neuromuscular scoliosis):由于神经肌肉方面的疾病引起的肌力不平衡所致,由神经源性疾病和肌源性疾病所造成。如脊髓灰质炎后遗症、大脑瘫、进行性肌萎缩症等所致的脊柱侧凸。由于椎旁肌力消失或减弱,病人不能采取坐位,常需用双手支撑才能坐稳。

(4)神经纤维瘤病合并脊柱侧凸:有高度遗传性。临床特点是皮肤上有六个以上咖啡斑,还可有局限性橡皮病性神经瘤等表现。脊柱畸形持续进展,甚至术后仍可进展,假关节发生率高,往往需要多次植骨融合手术,治疗比较困难。

(5)间充质病变合并脊柱侧凸:马方综合征及埃勒斯-当洛综合征均属于间充质病变。马方综合征的病人常合并脊柱侧凸,临床表现为瘦长体型、细长指(趾)、漏斗胸、鸡胸、高腭弓、韧带松弛、扁平足、眼晶状体脱位及主动脉瓣、二尖瓣关闭不全等。埃勒斯-当洛综合征的特征为短颈。

(6)骨软骨营养不良合并脊柱侧凸:包括弯曲变形的侏儒症、黏多糖贮积病、脊柱骨髓发育不良等。

(7)代谢性障碍合并脊柱侧凸:如佝偻病、成骨不全、高胱氨酸尿症等。

(8)脊柱外组织挛缩导致脊柱侧凸:如脓胸或烧伤后。

(9)其他:创伤如骨折后、椎板切除术后、胸廓成形术后、放射治疗后引起脊柱侧凸;风湿病、骨感染、肿瘤等也可引起脊柱侧凸。

【病理】

由于病因不同,各种脊柱侧凸的病理改变各不相同,但也有某些共同点。

特发性脊柱侧凸的病理改变主要包括:①椎体及其附件的改变。椎体楔形变,并出现旋转。椎体左右位的楔形改变,形成脊柱侧凸(图99-1),椎体前后位的楔形变,致后凸畸形,一般为侧后凸畸形。凹侧椎弓根变短变窄,椎板小于凸侧。棘突向凹侧倾斜,凹侧椎管变窄,脊髓的位置偏于凹侧。②肋骨的改变。椎体旋转导致凸侧肋骨移向背侧,使后背部突出,形成隆凸,严重者称为"剃刀背"(图99-1)。凸侧肋间隙增宽,凹侧肋骨互相挤在一起,并向前突出,导致胸廓不对称,年轻女性可表现为双侧乳房不等大,实际上乳房发育正常。③椎间盘、肌肉及韧带的改变。凹侧椎间盘变窄,凸侧增宽,同时椎间盘髓核组织变性、水分丢失,凹侧的肌肉及韧带挛缩等。④内脏的改变。严重胸廓畸形

特别是凹侧胸腔体积明显变小,肺脏受压变形,由于肺泡萎缩,肺的膨胀受限,肺顺应性降低,肺通气量减少,肺功能下降。肺内张力过度,引起循环系统梗阻,严重者可引起肺源性心脏病。有时胸后凸消失,形成平背,胸腔进一步缩窄,心肺挤压在扁平的胸腔内,心肺发育及功能进一步受限。

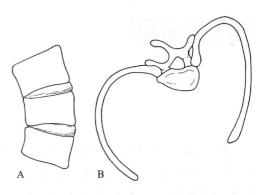

图99-1 椎体变形(A)及椎体肋骨畸形(B)

各种不同病因的脊柱侧凸,其病理变化也不完全相同,例如在神经肌肉性脊柱侧凸中,背部肌力常不平衡,先天性脊柱侧凸的骨骼发育有各种畸形存在等。

严重的脊柱侧凸,凹侧的椎弓根常可靠近脊髓,甚至压迫脊髓,形成痉挛性瘫痪。如果压迫不能解除,痉挛性瘫痪逐渐变为弛缓性瘫痪,不完全性截瘫逐渐变为完全性截瘫,治疗更为困难。截瘫也可由合并的先天畸形造成,如颅底畸形、脊髓纵裂、硬膜囊畸形等。

【检查与诊断】

脊柱侧凸的早期诊断及治疗十分重要,因此,需要健全中、小学生的普查工作,作到预防为主。普查最常用方法就是采用Adam弯腰试验(图99-2)。让儿童脱去上衣,双足立正,双下肢伸直,站立在平整的地面上。弯腰,双手掌正好落入双膝之间。检查者坐在小孩头前方,双目平视,观察患儿双侧背部是否等高,如果发现双侧背部不等高,即表明有椎体旋转所致的隆凸。应进一步测量双背部连线与水平线的夹角及双侧背部高度差。

第二种常用的普查方法是云纹摄影。此法需要一定的器械,观察后背部的云纹摄影像是否双侧对称。每小时可以检查近100人,适宜群体普查。

若发现有脊柱侧凸,需摄全脊柱站立正侧位X线片。Cobb角大于10°者,宜密切随诊,每6~12个月拍片复查1次。其中可能有一半儿童的侧凸能自行消退或角度减少,这些儿童并非真正的脊柱

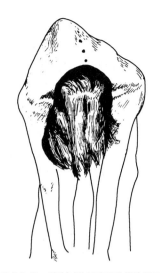

图 99-2　脊柱侧凸弯腰试验所见

侧凸。若角度持续或增大者,需继续严密观察或进行治疗。患儿家长、学校校医以及专科医生需要密切配合,才能有效地防止脊柱侧凸进展。

1.病史　详细询问与脊柱畸形有关的情况,如病人的健康状况、年龄及性成熟等。还需注意既往史、手术史和外伤史。应了解患儿母亲妊娠期的健康状况,妊娠前 3 个月内有无服药史,怀孕分娩过程中有无并发症等。家族史中应注意其他人员脊柱畸形的情况。神经纤维瘤病合并的脊柱侧凸,家族史尤为重要。

2.体检　病人要充分暴露,从前方、侧方和背面去仔细观察,注意全身皮肤的改变,如有无腰骶部皮肤凹陷、色素沉着、咖啡斑或皮下组织肿物,背部有无毛发或囊性物。注意乳房发育情况,胸廓是否对称,有无漏斗胸、鸡胸、肋骨隆起及手术瘢痕。Adam 弯腰试验观察背部是否对称,观察腰部是否对称,双侧髂嵴及双肩是否等高,双侧肩胛是否等高,双侧季肋角与髂骨间的距离是否相等。还可从 C_7 棘突放铅锤线,然后测量臀裂至垂线的距离以测定躯干偏移程度等。

检查脊柱前屈、后伸及侧屈的活动范围,检查各个关节的可屈性,如腕及拇指的接近,手指过伸,膝、肘关节的屈曲等。还要测量四肢的长度和粗细。

神经系统检查十分重要,尤其是双下肢。主要包括肌张力、肌力、感觉、深浅反射等。严重的侧凸、怀疑有早期截瘫的病人,更应做全面的神经系统检查。合并早期截瘫者常为不完全性的痉挛性瘫痪,锥体束征阳性。合并脊髓空洞者,常有感觉分离的现象。由于神经系统的病变,下肢的长度、肌肉的粗细均可有不同程度的改变,特别是脊髓灰质炎后遗症,常有下肢畸形合并脊柱侧凸。要注意观察病

人的步态。怀疑其他特殊类型的脊柱侧凸时,要进行相关的检查,必要时请有关科室会诊。

3.影像学检查　X 线片检查最为重要,一般根据 X 线片即可确定脊柱侧凸的各种参数,如弯度、部位、性质、旋转、骨龄、代偿度、柔韧性及躯干的平衡等。

(1)全脊柱站立位正侧位 X 线片:必须强调站立位才能反映脊柱侧凸的真实情况。X 线片需包括整个脊柱,才能评价双肩及骨盆的情况,不遗漏颈段或骶段的弯曲,还能根据髋臼三角软骨是否闭合或髂骨翼的骨骺发育程度来判定骨骼成熟度及病人生长潜力。

髂骨嵴骨骺(从髂前上棘到髂后上棘)的骨化可分为 4 段,每一段(25%)为 1 度,四段占满为 4 度。如软骨完全骨化并与髂骨融合称为 5 度,也称为 Risser 5 度法(图 99-3)。Risser 征 5 度时,全身骨骼发育完成,一般为 24 岁,此时,脊柱侧凸一般不再快速发展。

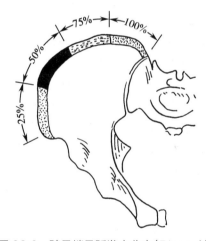

图 99-3　髂骨嵴骨骺发育分度(Risser 法)

(2)仰卧位左右弯曲 X 线像、牵引 X 线像及支点弯曲(Fulcrum)X 线像:均用来评估脊柱侧凸的柔韧性及脊柱侧凸的手术矫正程度。牵引 X 线像多用下颌悬吊牵引,摄脊柱正、侧位片,不过足跟应离地,以便了解利用体重作为牵引力纠正侧凸的程度。支点弯曲像常用于评估胸弯的柔韧性,拍片时要求病人完全侧卧在硬质圆筒上,圆筒置于胸弯顶椎对应的肋骨上,肩部离开床面。合并脊柱后凸者,还要摄过伸位侧位像及后凸顶点的支点弯曲像,以评估后凸的柔韧性。

(3)特殊 X 线摄片:有些严重脊柱侧凸,由于椎体变形旋转,有些椎板部位是重叠的,普通平片上往往不易显示出详细的结构,因此,许多先天性畸形会被掩盖。用 Stagnara 摄片法(图 99-4),投射角

度为20°,常常可以清晰区别特发性或先天性侧凸,椎间盘及椎体也均可分清。如果在摄片前,在透视的过程中旋转病人躯干,等清楚看到椎体、椎间隙时,再固定躯干摄片,所得的X线片就更为清晰。这是以往常用的方法,随着CT三维重建技术的应用,此法已渐少用。

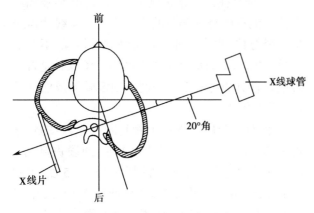

图99-4　Stagnara摄片法

（4）脊髓造影：许多先天性侧凸,常伴有椎管内及脊髓的改变,如椎管狭窄、骨嵴形成或脊髓纵裂等。对截瘫病人,脊髓造影更为重要,常可清楚显示部分或全部梗阻。用水溶性造影剂作对比,脊髓及神经根的位置常常可以更清晰地显示出来。由于脊髓造影有一定的创伤性,因此,随着CT及MRI的应用,脊髓造影已少用。

（5）CT及MRI：对诊断有很大的帮助,尤其是对先天性脊柱侧凸。脊髓造影后立即做CT检查（CTM）,可以清晰显示椎管内的骨嵴及其大小范围。虽然从X线片中可以看到许多先天性畸形,如分节不良、骨桥、发育不良（如半椎体）、脊椎裂、肋骨畸形等,但CT三维重建可以立体地观察畸形

及普通X线片未发现或不确定的畸形。MRI不仅显示骨质病变,还可显示脊髓的病变,如脊髓空洞、脊髓纵裂等。了解脊髓纵裂的骨嵴的平面和范围,对手术矫形、切除骨嵴及预防截瘫非常重要。

4. X线阅片的要点

（1）弯曲方向：凸侧在哪一边就称为哪边侧凸。如凸侧向左,定名为左侧凸。特发性脊柱侧凸的胸弯一般凸侧向右,若胸弯为左侧凸,则可能有脊髓空洞症或先天性脊柱病变。

（2）弯曲部位：按脊柱侧凸发生部位分类。脊柱侧凸顶椎位于颈椎者被称为颈段侧凸;位于颈胸交界处者为颈胸段侧凸;位于胸椎者称为胸段侧凸;位于胸腰交界处者为胸腰段侧凸;位于腰椎者为腰段侧凸;位于腰骶交界处者称为腰骶段侧凸。有些原发性"S"形的脊柱,上、下弯曲度近似者称之为双侧凸,一般上部为胸段侧凸,下部为胸腰段或腰段侧凸（图99-5）。

（3）主弯和次弯：最早出现的、最大的弯曲常称为主弯或原发弯,是结构性弯,柔韧性一般较差;较迟出现的、较小的弯曲,柔韧性较主弯好,称为次弯、代偿弯或继发弯,可以是结构性也可是非结构性。有3个弯度者,居中者常为主弯,其他则为代偿弯。

（4）端椎：全脊柱站立位正位X线片上,脊柱侧凸的弯曲中最头端和尾端、倾斜最大的椎体,分别称为上端椎和下端椎。

（5）顶点：全脊柱站立位正位X线片上,弯曲中偏离垂线最远的椎体或椎间盘,称为顶点。顶点如为椎体,亦可则称之为顶椎。

（6）脊柱侧凸角度的测量：Cobb法（图99-6）最常用,确定上下端椎后,在上端椎的椎体上缘画一

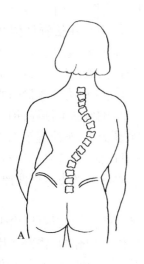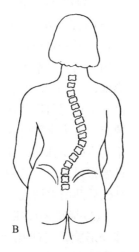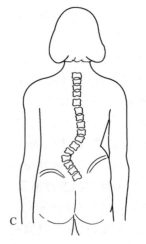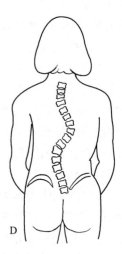

图99-5　脊椎侧凸
A. 右胸段侧凸;B. 右胸腰侧凸;C. 左腰段侧凸;D. 双侧凸

横线,再在下端椎的椎体下缘画一横线,以此两横线各做一垂直线,两条垂直线夹角就是 Cobb 角。若端椎上、下缘不清,可取其椎弓根上、下缘的连线,取其垂线的夹角即为 Cobb 角。Cobb 角既适用于术前诊断,也可用于术后及随访结果的测定。保守治疗的病人,在随诊中也应用之。

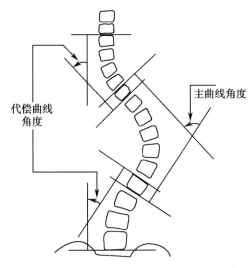

图 99-6 脊柱侧凸角度的测量(Cobb 法)

(7)椎体旋转的测定法:脊椎侧凸的椎体特别是顶椎,常有不同程度的旋转畸形。椎体旋转程度的测定方法主要有 Nash-Moe 法和 Pedriolle 法。Nash-Moe 法(图 99-7)最常用,正位 X 线片上观察双侧椎弓根的位置,共分 5 度。0 度:椎弓根对称;Ⅰ度:凸侧椎弓根移向中线,但未超出第一格,凹侧椎弓根变小;Ⅱ度:凸侧椎弓根已移至第二格,凹侧椎弓根消失;Ⅲ度:凸侧椎弓根移至中央,凹侧椎弓根消失;Ⅳ度:凸侧椎弓根越过中央,靠近凹侧。

(8)冠状面与矢状面的平衡:冠状面的平衡,一般用躯干偏移程度来表示,后者是指在脊柱站立位 X 线像冠状面上,C_7 铅垂线与骶正中线的距离。C_7 铅垂线是指从 C_7 椎体中点垂直向下,平行于 X 线片片缘的直线;而骶正中线是第一骶骨(S_1)中点垂直向上,平行于 X 线片片缘的直线。在脊柱站立位侧位片上,用 C_7 椎体中点垂线与 S_1 后上角的距离来评估矢状面的平衡。

(9)骨龄:为了预测脊柱侧凸的发展及选择合适的治疗策略,有时需要测定骨龄。脊柱侧凸的发展和骨骼的生长速度有关,骨生长越快,侧凸发展也快;骨骼停止发育,侧凸一般也不进展,最多每年约 1° 左右。女孩生长发育成熟期常为 16.5 岁。男孩则比女孩晚 15~18 个月。骨发育完全后,脊柱侧凸的进展就变缓慢。骨龄一般通过髂嵴、椎体

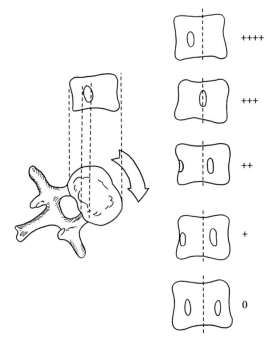

图 99-7 椎体旋转程度的判定法

或左腕和手的 X 线片来确定。手的前后位片可与 Greulich 和 Pyle 图谱的标准来比较。椎体的骺环在骨骼发育成熟时闭合,大多数情况下在侧位片上可清楚地辨别。Risser 描述了髂嵴骨骺的骨化,将其分为 0~5 度,与骨骼的发育程度相对应(见前所述,图 99-3),Risser 5 度时,骨骼发育成熟,脊柱生长停止。此外,还可以看髋臼三角软骨的闭合情况。如果髋臼三角软骨尚未闭合,则表明脊柱侧凸进展的潜力仍高。

5. 其他检查　如临床检查神经系统,怀疑有脊髓压迫,可行肌电图检查。如果胸腔畸形显著,估计对心肺功能影响较大,需要检查心、肺功能。包括胸片、心电图、心脏彩超、动脉血气分析及肺功能等。怀疑先天性脊柱侧凸的病人,还要检查泌尿系统及心血管系统彩超,因为此类病人常合并其他系统的畸形。对疼痛性脊柱侧凸病人有时还应行骨扫描检查。怀疑骨代谢疾病引起的脊柱侧凸,还需做骨密度及血液的实验室检查。所有这些检查,也是手术前对病人全面估计的一部分。

总之,根据病史、体检、影像学检查及其他检查,不难对脊柱侧凸作出诊断。但重要的是要对脊柱侧凸的种类、侧凸的部位、程度、主弯和代偿性弯、椎体旋转度、躯干偏移程度、脊柱的柔韧性以及骨龄等作出综合判断,预计生长潜力和侧凸发展的趋向。需要手术的病人,术前还应根据脊柱的柔韧性,估计矫正程度,同时还要对侧凸进行分型以指导手术治疗。

【治疗】

脊柱侧凸的病因不同,治疗原则各异。

以特发性脊柱侧凸为例,治疗的选择需根据年龄、自然病史、侧凸角大小与侧凸类型等因素进行综合考虑,分别采取观察、非手术治疗与手术治疗。有关自然病史观察的报告表明,青少年特发性脊柱侧凸,在青春期进展快,女孩在月经初潮前进展发生率高,而初潮之后发生率低。Risser征在0°~1°时容易出现进展。Cobb角越大,越容易发生进展。原则上,Cobb角20°~25°以下,可进行观察。每4~6个月拍全脊柱站立位正侧位X线片,观察Cobb角、顶椎旋转度及躯干偏移的变化。如果Cobb角进展5°以上,或初诊时在20°~40°时需行非手术治疗。随访时若角度无变化,或减少,甚至消失,仍需继续观察至骨骼停止生长。

1. 非手术治疗　目前可靠的治疗方法是支具疗法,其他如电刺激法及运动疗法等,疗效均不确切。支具可有效地防止脊柱侧凸的进展。其适应证是骨骼发育未成熟的患儿,Cobb角度数为20°~40°者。特别是长节段的弯曲,支具治疗效果更好。支具要求病人坚持每天23小时持续穿戴(除1小时左右洗澡或功能锻炼时可脱掉),直到骨骼发育基本完成。因此,病人的依从性要好,长期坚持佩戴,效果比较肯定。常用的支具分两类:一类是Milwaukee支具(图99-8),适用于侧凸顶点位于T_8以上者。但因支具超过颈部,又限制弯腰,所以许多患儿不愿佩戴。另一类是Boston支具(图99-9),为腋下型支具,适用于侧凸顶点位于T_8以下者,包括胸腰段和腰段的脊柱侧凸。由于支具上面不超过腋窝,下边到耻骨联合,穿在衣服内,多数患儿都可以坚持。

2. 手术治疗　早期手术治疗,由于弯度小,柔韧性好,年龄轻,容易收到良好的矫形效果。适应证如下:①特发性脊柱侧凸,骨骼未成熟,侧凸发现时Cobb角度数超过40°或者正规支具治疗后侧凸仍有进展的病人;某些类型的侧凸,如胸腰弯或腰弯超过30°伴有明显的顶椎旋转,或明显的冠状面或矢状面失平衡的病例,即使是骨骼发育成熟者,也有手术指征。②先天性脊柱侧凸,应考虑早期手术。③严重的脊柱侧凸,合并有早期截瘫症状者,应及早减压,同时纠正畸形及稳定脊柱。④骨骼发育成熟的脊柱侧凸,存在长期顽固的腰背痛或神经受累症状,非手术治疗无效者。

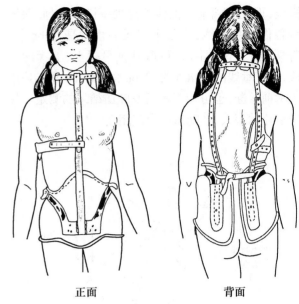

正面　　　　　背面

图99-8　Milwaukee支具

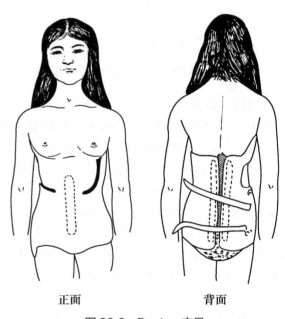

正面　　　　　背面

图99-9　Boston支具

(1)手术治疗的目的与原则:脊柱侧凸的治疗目的为①矫正畸形;②获得稳定;③重建平衡;④尽可能保留功能。

手术方式:应用器械进行脊柱畸形的矫形及内固定,同时做植骨融合术。必要时加用一些辅助手术,如胸廓成形术、凸侧肋骨切除等。以往畸形较重的病人,术前做头颅骨盆环的牵引,现在已很少应用。先天性脊柱侧凸常需要切除半椎体或做截骨手术,或处理其合并的一些椎管内畸形或其他畸形。对进展迅速的早发型脊柱侧凸(发病年龄小于5岁),可以尝试脊柱非融合技术如带生长阀的矫形内固定等,但此技术需要定期进行撑开手术,并发症较常规脊柱融合术要高。矢状面的矫形要比对冠状面的矫形更重要。术中为保障安全，脊髓电生理监测是必需的。

需要强调的是植骨术，因为植骨融合是获得远期疗效的关键。无论采用哪一种脊柱内固定系统进行矫形与固定，都必须进行确切的植骨。自体骨是最合理的移植材料，但往往骨量不足，此时可选用同种异体骨，加以补充。植骨床必须去皮质骨，使之显露部分松质骨面，以利融合。一般是放好内固定之后，把棘突部分切除，去除椎板的骨皮质，露出松质骨面，同时很重要的一点是把小关节突的软骨面去除，向关节面内插入小骨片使小关节融合，以增加脊柱的融合率，减少假关节的发生率。近年来，骨移植替代物的发展迅速，弥补了自体骨及同种异体骨骨量的不足。

（2）术前准备：手术前需要同患儿家长进行沟通。矫形手术一般切口长、出血多、创伤大，特别是对于心、肺功能不全的病人，或侧凸弯度很大呈锐角的病人，术中术后有发生严重并发症的风险。因此，术前要让家长充分地了解。

术前准备除一般大手术的各种准备外，还有一些特殊的准备。由于脊柱侧凸的病人肺通气量减少，手术后，特别是全身麻醉容易发生肺炎或肺萎陷，甚至会有生命危险。因此，在术前必须进行呼吸训练，以增加肺活量。其次，要进行唤醒试验的训练。在麻醉医生的配合下，必须在术前和病人讲清楚，决不能术中临时告诉病人。因为术中病人意识不清，很难合作。所谓唤醒试验是在浅麻醉下，让病人主动活动双足和足趾，以检查脊髓有无损伤。一般矫形后，立即在手术台上做唤醒试验，若病人的双足能自主活动，表示没有损伤脊髓。唤醒试验比脊髓监测更为可靠。为了避免发生截瘫，这是最重要的试验方法。

此外，由于矫形手术大、出血多，常常需要输血。近年来为了避免输他人的血，减少艾滋病和肝炎的传播及排异等反应，可在术前采自体血，然后在术中进行自体血回输。在麻醉医生的配合下，使用自体血回输、控制性降压、适当的血液稀释技术等可以减少输血量。

（3）术前评估：术前应该完成所有的影像学检查，特殊的情况下，还要拍摄特殊的 X 线片及三维CT、MRI 等。影像学检查完毕后，可对畸形进行分析和分型，制订术前计划。手术决策的内容主要包括手术入路、融合范围的选择、是否减压、是否截骨或切除椎体、是否行有关的辅助手术（如胸廓成形、枕骨下减压、椎管内骨嵴切除等）及内固定装置的选择等。

特发性脊柱侧凸手术融合范围的选择主要根据脊柱侧凸的分型决定。目前，对青少年特发性脊柱侧凸的分型研究较多，常用的、对手术有指导意义的分型大致有 King 分型、Lenke 分型及协和分型（PUMC 分型）。King 分型（1983 年）主要以胸弯为主进行分型，共分 I～V 共 5 型，比较简单，便于记忆和理解，但 King 分型不全面，未将腰弯、胸腰弯及三弯包括在内，未考虑矢状面的畸形，临床应用有其局限性；而且 King 分型指导手术治疗，文献报道有较多失代偿病例的发生。Lenke 分型（2001 年）和 PUMC 分型（2003 年）是建立在三维矫形基础上的分型，可以对所有脊柱侧凸进行分型，Lenke 分型共有 42 种类型，PUMC 分型共有12 种类型，研究发现这两种分型的可信度和可重复性较好，术后失代偿病例较少，对手术指导意义较大。

（4）手术入路及内固定器械矫形：脊柱侧凸的手术入路分为后方入路、前方入路及前后方联合入路。不同的入路，选用不同的内固定器械进行矫形。

1）后方手术：后方入路是脊柱侧凸矫形最常用的手术入路。取后正中纵行切口，骨膜下剥离脊柱后方的结构进行暴露。随着三维矫形器械的发展，早期的 Harrington 及 Luque 内固定系统仅是二维矫形，而且容易发生脱钩、断棒、假关节形成及平背等并发症，目前已基本淘汰。现以三维矫形器械的Cotrel Dubousset（CD）内固定系统为例，探讨三维矫形器械的应用方法。

1983 年，法国 Cotrel 与 Dubousset 发明了一种新型的内固定系统，即 CD 系统。它由两根长棒、不同类型的钩和横向连接的横连组成。通过这些部件的互相组合，对脊柱侧凸进行矫形，具有强大的三维矫形和固定力。运用 CD 系统首先需要理解其设计原理，术前精心地设计固定点、矫形力点与施力方向。三维矫形的概念强调恢复与维持脊柱的平衡，不能单纯追求畸形矫正的程度。在 CD 系统问世之后，其他一些脊柱内固定系统如 TSRH（Texas Scottish Rite Hospital）、CD Horizon、ISOLA、Moss Miami、USS（universal spine system）等相继应用于临床，它们的基本原理相近，但各有优点。可以运用去旋转力、水平横移力、悬臂弯曲力、原位弯棒力及撑开压缩力等进行矫形。大量的临床报告表明，其操作简单，疗效满意。

2）前方手术：前路矫形融合常用于特发性胸腰弯或腰弯病人，手术显露需要通过脊柱侧凸凸侧的胸腹联合切口。早期的前路手术如 Dwyer 手术及 Zielke 手术已停用。现在常用的内固定器械是 TSRH、Isola 及 CDH 等，椎体螺钉之间的连接固定使用硬棒，也可以使用接骨板螺钉行内固定。各固定椎体之间的椎间盘，包括软骨终板、纤维环，都要彻底切除。矫形时，需要撑开椎间隙并行结构性植骨，然后采用加压力进行矫形。前路手术的去旋转性比后路手术好，脊柱不是撑长而是短缩，脊髓不易损伤，比较安全。

近来，前路矫形内固定在胸弯逐渐得到应用。微创外科技术的进展促进了胸腔镜下前路矫形内固定融合技术的发展，但要严格掌握手术指征。

3）前后方联合入路手术：部分特发性脊柱侧凸病人，需要同时行前后路手术。前路手术包括多节段的椎间盘切除融合，也可以通过微创的胸腔镜入路进行前路手术。然后进行后路节段性内固定以矫正畸形。前后路联合手术一般适用于僵硬而严重的侧凸、防止曲轴现象（Risser 征 0 度、三角软骨未闭、身体生长高峰前）等。

（5）先天性脊柱侧凸和神经肌肉型脊柱侧凸常为进展性，其自然史和对支具治疗的反应都与特发性脊柱侧凸不同。支具治疗效果不佳，常需手术治疗。先天性脊柱侧凸的手术方法有多种，包括原位融合、凸侧的前后方生长阻滞、半椎体切除、截骨或椎体切除结合矫形融合及整个侧凸的长节段后路内固定矫形融合等。需根据病人的年龄、侧凸类型、部位与程度等，合理选择治疗方法。半椎体切除可以去除引起侧凸的病因，通过前后路或单纯后路实施，获得确切矫形而且融合节段相对较短。目前，后路一期半椎体切除术已得到较为广泛的应用。特别是对脊柱侧凸度数较小的幼儿，可以选择半椎体切除短节段固定，对脊柱以后的发育及活动影响不大；对腰骶段的半椎体畸形或有明显脊柱失平衡的侧凸来说，此法特别有效。但该手术技术要求较高，有神经系统损伤的可能性。神经肌肉型脊柱侧凸的手术，往往需要长节段的融合，通常从上胸椎到骨盆，并且需要广泛而确切的植骨。总之，在先天性脊柱侧凸和神经肌肉型脊柱侧凸的手术治疗中，应重视预防或阻止畸形再发展、需获得安全的矫形及坚固的融合、纠正骨盆倾斜、建立脊柱冠状面及矢状面平衡、解除症状，而不应过分强调矫正畸形。

（6）手术并发症：随着现代麻醉技术的发展、脊柱内固定系统的改进、术中神经电生理的监测及术后的加强监护，脊柱侧凸矫形内固定融合手术的并发症已大为降低。但由于脊柱侧凸的矫形是较大的手术，术中涉及矫形、内固定及神经系统，因此，仍有发生并发症的可能。常见的围术期及随访期间的并发症有出血、感染、气胸、内固定失败、假关节形成、躯干失平衡、神经系统损伤、瘫痪、侧凸进展、曲轴现象和可能需要再次手术等。一旦出现，应及时处理。

第二节　脊柱后凸畸形

正常脊柱的矢状面，有三个生理弯曲：颈椎前凸、胸椎后凸以及腰椎前凸，以保持身体矢状面的平衡。脊柱后凸（kyphosis）畸形是指由于各种原因引起的脊柱向后的异常凸出，使脊柱本身及其附属组织解剖形态改变的一种疾病。在 X 线片上，正常人胸椎后凸的 Cobb 角一般为 $20°\sim40°$。如果大于 $40°$ 则称为胸后凸；在腰椎或胸腰段，任何度数的后凸都是不正常的。

【病因】

造成脊柱后凸畸形的病因有多种，主要的病因可见表 99-1。

表 99-1　脊柱后凸畸形的病因分类

脊柱后凸畸形的病因分类
Ⅰ. 姿势性
Ⅱ. 舒尔曼病（Scheuermann disease）
Ⅲ. 先天性
A. 分节障碍
B. 形成障碍
C. 混合型
Ⅳ. 神经肌肉型
Ⅴ. 脊髓空洞症
Ⅵ. 创伤后

续表

脊柱后凸畸形的病因分类
Ⅶ.手术后
A.椎板切除术后
B.椎体切除术后
Ⅷ.放射治疗后
Ⅸ.代谢性
A.骨质疏松
B.成骨不全
C.其他
Ⅹ.骨骼发育不良
A.软骨发育不全
B.黏多糖贮积症
C.其他
Ⅺ.胶原病
A.强直性脊柱炎
B.其他
Ⅻ.肿瘤
A.良性
B.恶性
ⅩⅢ.炎症

下面主要介绍几种常见疾病。脊柱结核所致的后凸畸形及强直性脊柱炎所致的后凸畸形分别见本书第一〇三章第二节"脊柱结核"、第三节中的"骶髂关节结核"及第一〇二章第四节"强直性脊柱炎"。

1. 姿势性圆背 多见于青少年,病因不很明确。病人逐渐出现圆背,脊柱后凸畸形是圆滑的,常被称为弓状后凸,与结核引起的尖锐的角状后凸不同。病人一般无任何症状,有时也有背部酸痛等不适症状。病人俯卧位或站立位过伸时,脊柱后凸可以纠正,这也是与舒尔曼病的区别。X线片显示脊柱无椎体的明显变形和 Schmorl 结节。

2. 舒尔曼病 通常在童年晚期或青少年早期出现,表现为胸段或胸腰段的脊柱后凸畸形。发病机制尚不清楚,但舒尔曼病是椎体骨骺的病变。临床上舒尔曼病为圆背畸形,病理改变为多个椎体的前缘变短,后缘增高。与姿势性圆背不同的是,舒尔曼病的后凸畸形在俯卧位或站立位过伸时不能完全纠正。疼痛很常见,并局限在后凸顶点附近。有明显代偿性腰前凸者,可以同时发生腰痛。疼痛在站立、久坐或体力活动后加重,并可在骨骼发育成熟后消失。许多病人有胸肌、屈髋肌和腘绳肌紧张,少部分病人合并脊柱侧凸。神经系统异常很少见,如合并异常,提示伴有硬膜外囊肿或胸椎间盘突出。目前关于舒尔曼病主要的 X 线表现包括:①后凸超过 40°;②后凸顶点处连续三个以上的椎体楔形变≥5°;③椎体终板不规则;④后凸区域内的椎间隙变窄。

3. 先天性脊柱后凸畸形 是由于胎儿时期脊柱发育障碍或异常所造成。椎体前方发生发育障碍时,会导致脊柱后凸。先天性脊柱后凸畸形一般分 3 类:①椎体分节障碍,是相邻的椎体之间分节不完全,尚有部分相连,形成骨桥,如椎体前方骨质相连,没有椎间盘组织,后方有椎间盘组织而且有正常的椎体,因此,椎体后方发育正常,前方发育停止,造成前柱矮、后柱高(图 99-10);②椎体形成障碍,是指椎体在发育过程中出现的结构缺陷,所形成的椎体与正常不相同,如为前窄后宽的半椎体(图 99-11);③混合型,以上两者兼而有之。

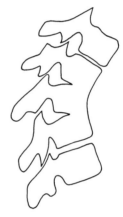

图 99-10 先天性脊椎分节不良,椎体前方骨桥

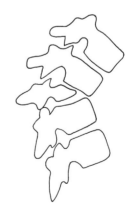

图 99-11 先天性脊椎形成不良,半椎体

先天性脊柱后凸可在出生后即被发现,并且进展迅速,或者直到青春期快速生长时才被发现。后凸一般较为僵硬,单个椎体所造成的畸形往往很局限,有时外观不明显或表现为尖锐成角。如果是多个节段畸形所造成的后凸,则外观的表现更接近圆弧形。同时,需要对病人进行细致的神经系统检查,

注意有无合并其他系统的器官畸形。

4. 神经肌肉型脊柱后凸畸形 由于某些神经肌肉的疾病,脊柱旁的主要支撑肌肉如椎旁肌、腹壁肌、腰大肌等肌力减弱或消失,脊柱因身体躯干重力的关系,使身体向前方倾斜造成体重的负荷前移。加上发育迅速,这种向前的力量更加加重,则形成脊柱的后凸畸形。神经肌肉型脊柱后凸畸形的特点是脊柱的柔韧性强,病人俯卧位或站立位后伸,后凸可以得到较好的纠正。但因躯干肌无力,常不能采取坐位,需用双手支撑辅助坐位。

5. 医源性脊柱后凸畸形 常见于既往因为各种原因(如椎管内肿瘤切除等)做过椎板切除术或经过放射治疗后发生的后凸畸形。椎板切除术后的后凸很可能与切除双侧小关节突后造成的脊柱不稳定有关。这种畸形是进行性的,青春期发展最快,严重者也可产生脊髓压迫症状。预防椎板切除术后后凸畸形的措施是椎板切除术后立即融合内固定,预防放疗后后凸畸形的措施包括将脊柱放在辐射范围之外。

【病理】

脊柱后凸畸形的病理,一般为椎体的前缘变矮,后部或后柱变长,年龄愈小,发病愈早,畸形愈严重,因此,胸廓可以变矮,前方突出,常为鸡胸。肋骨成蜘蛛状,不是由后上方斜向下前方,而是呈水平位或放射状。

后凸畸形所致生理功能的改变,主要是由于脊柱畸形压迫或限制胸腔或腹腔某些脏器的生理活动所致。胸腔的变形,可导致躯干上半部分变短,同时影响肺脏的发育及活动,因此,呼吸功能受限,严重的病例也可以有杵状指等缺氧现象。

严重的后凸畸形可以引起神经症状和体征。后凸顶点的脊椎可严重压迫脊髓或者与脊髓相摩擦而引起瘫痪。早期可为痉挛性瘫痪,晚期可进展为弛缓性瘫痪。

【临床表现】

主要表现为外观上的脊柱后凸畸形,多发生在胸段或胸腰段,表现为角状后凸或弓状后凸。病人胸腹壁距离缩小,重者胸廓前方可与骨盆相抵。站立位时常伸颈仰头,双髋双膝屈曲。也有病人颈椎僵直于屈曲位,不能后仰。脊柱后凸常伴有矢状面的失平衡或冠状面的侧凸畸形。由于胸廓容积小,呼吸功能降低,所以肺功能下降。病人可伴有不同程度的腰背痛。后凸畸形严重者,脊髓或神经根受到压迫,可引起双下肢相应的神经症状和体征,严重者可导致截瘫。

【辅助检查】

1. 影像学检查 X线片的检查十分重要。首先要拍摄全脊柱站立位正侧位X线片,用Cobb法评估后凸的角度、冠状面及矢状面的平衡情况。其次要拍摄仰卧位支点侧位X线片(在后凸顶椎处放置一透X线的楔状物)及脊柱前屈后伸X线片(腰椎后凸畸形),评估脊柱后凸的柔韧性。合并侧凸的病人,需拍摄关于脊柱侧凸的X线片。脊髓造影对有椎管狭窄或有截瘫的病人很重要,常可清楚显示部分或全部梗阻,造影后行CT检查(CTM),可以从横断面进一步观察脊髓受压的情况。CT及MRI对诊断有很大的帮助,尤其是对先天性脊柱后凸的诊断。CT三维重建可以立体地观察畸形及普通X线片未发现或不确定的畸形。MRI不但可以显示骨质病变,还可以显示脊髓的病变及伴随的椎管内的其他病变,对手术矫形及预防截瘫非常重要。

2. 其他检查 对胸椎后凸畸形严重者,还要进行心、肺功能检查。对有神经症状体征者,可进行肌电图的检查。怀疑先天性脊柱后凸的病人,还要进行其他系统的检查,因为常常合并其他器官系统的异常。化验检查包括血、尿常规、血沉、C反应蛋白、风湿抗O、类风湿因子、HLA-B27、肝肾功能等。

【治疗】

1. 非手术治疗 非手术治疗主要是观察、体育锻炼、佩戴支具及针对各种病因的药物治疗、全身支持疗法等。如果脊柱后凸不明显,发展不快,并且不产生症状,可以密切观察。姿势性圆背,可以加强背肌锻炼,注意坐姿,有限时间内应用支具。对脊柱结核后凸畸形,要给予加强营养及抗结核药物治疗。骨质疏松导致的后凸畸形,要行抗骨质疏松药物治疗,等等。

2. 手术治疗 脊柱后凸的手术治疗,主要是截骨矫形内固定植骨融合术。术前要对原发病进行有效的治疗,待病情平稳后再行矫形手术。脊柱后凸的手术入路分为后方入路、前方入路及前后方联合入路。近年来,随着脊柱矫形技术的不断发展,对严重僵硬的脊柱后凸,一期后路截骨手术应用越来越广泛,各种截骨术主要包括Smith-Peterson截骨、Ponte截骨、经椎弓根椎体截骨(pedicle subtraction osteotomy, PSO)及全椎体切除术(vertebral column resection, VCR)等。对严重的后凸畸形,有时需要前后路联合的脊柱融合手术。对有脊髓压迫的后凸畸形,一定要减压,并且减压一定要充分。施行截骨术可以获得较好的矫形效果,但截骨矫形仍是脊柱外科中风险很高的手术,术者必须具备丰富的经验。截骨术最重要的是要防止神经的损伤,手术中的主要预防措施包括脊髓监护、避免血压过低、减少截骨时对脊髓的振动、截骨时坚强内固定的保护以及避免椎管过度的延长和缩短等。

先天性脊柱后凸畸形的预后不良,绝大部分病人的畸形会发展。因此,一旦发现畸形,应尽早在畸形明显加重前即予以植骨融合,阻止畸形节段的脊柱的后部生长,控制畸形发展。对已经发展形成的较重的脊柱后凸畸形,截骨矫形术是一个不错的选择。对先天性半椎体引起的脊柱后凸畸形,可以选用一期后路手术,完全切除半椎体,去除病因,同时处理半椎体上下的椎间盘及软骨终板。如果后凸严重,切除半椎体后,可以在原半椎体上下的椎体之间放置钛笼(cage),防止脊髓过度短缩。钛笼内要塞满碎骨,一般选用切除的自体骨,有时混合异体骨或人工骨,以保障骨融合。同时应用椎弓根螺钉行节段性内固定。对先天性脊椎分节不良形成的脊柱后凸,可以在后凸顶点的椎体行后路截骨术,如经椎弓根椎体截骨术等。矫正后凸畸形可以单独作椎板切除术,因为单纯切除椎板等附件,脊髓前方的压迫得不到解除。同时,脊柱更不稳定,更容易加重畸形,造成医源性后凸畸形,使截瘫更难恢复。切除椎板之后,后融合也很难得到保障。对合并有脊髓异常的病人,在矫正畸形前,应进行神经外科的评估和适当的治疗。

神经肌肉型脊柱后凸支具治疗基本无效,一般需要手术,并且手术固定融合节段较长,有时为了矫正骨盆的倾斜,需要固定到骨盆或骶骨。

第三节　脊柱前凸畸形

脊柱前凸(lordosis)畸形在脊柱畸形中比较少见。脊柱前凸畸形发生在不同的部位,往往引起不同的临床表现。胸段的前凸畸形多见于特发性脊柱侧凸,较轻者胸后凸减小,小于胸后凸的正常范围,称平背畸形;较重者胸后凸完全消失而表现为胸段前凸。胸前凸畸形使胸腔前后径变短,并且随着前凸的增加,胸腔前后径进一步减小,肋骨在呼吸中的作用也发生变化,最终可导致通气障碍等呼吸功能的改变。前凸畸形发生在腰段者,往往是腰前凸明显增大,超出腰前凸的正常范围,好发于背部肌肉痉挛或者腹壁肌失去肌力等。腰前凸过大,双臀部代偿性后凸,与髋脱位相似,行走困难。腰前凸较少见,可见于大脑瘫或脊髓病变病人,如脊髓空洞症、多发性脑脊膜瘤病、室管膜瘤、神经鞘瘤等。软骨发育不全,椎体发育不全者也可引起前凸畸形。

先天性前凸畸形也是前凸畸形中较常见的一种,病因多为椎体后方的分节不良,而后方形成障碍所导致的前凸少见。未分节骨桥如果单纯在后方,可导致前凸,但骨桥更多见于侧后方,因此,易产生侧前凸。

先天性脊柱前凸畸形的自然史是进展性的,因此,非手术治疗是无效的,一般要采取手术治疗。对畸形不严重而且不必矫形的早期前凸畸形,可单纯行前路脊柱融合术。但通常病人发现较晚,此时一般行前后路联合融合手术,在后路行节段性内固定。对未分节骨桥,可行截骨术,通过预弯成正常矢状面三维矫形器械内固定棒,在后路行矫形操作。

脊柱前凸矫形手术前的影像学检查及其他辅助检查的选择原则同脊柱侧凸和脊柱后凸畸形。这里需要注意的是,由于胸前凸畸形病人都存在限制性肺疾病,前路手术风险较大,如果存在呼吸衰竭因素,手术风险更大,尤其是肺动脉高压的病人,死亡率较高,术前需慎重。

（邱贵兴）

第一百章
足部疾病

第一节 平 足 症

平足(flat foot)是足部的一个体征,指病人站立足负重时无论有无症状,内侧足弓塌陷或消失使足底呈扁平状、足处于外展位,内踝异常突起且比外踝低的畸形(图 100-1)。平足症是平足伴有足踝部疼痛为主的症状。发生率国内文献报道为3.7%~8%;国外文献报道为 2.7%~22%。

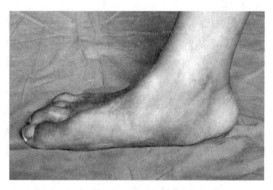

图 100-1 平足外形(内侧观足弓塌陷)

(一) 病因与分类

1. 先天性因素　包括先天遗传性平足、先天性仰趾外翻等,足骨或韧带发育异常,如跗骨联合、副舟骨继发平足、先天性垂直距骨。

2. 后天性因素　由后天性因素造成的平足,包括以下情况:

(1)胫后肌腱功能不全:由胫后肌腱的创伤或慢性劳损引起的肌腱炎症、退变等所致。

(2)骨与韧带的损伤:包括骨与软组织的损伤,如内侧柱的舟骨和第一跖骨的骨折脱位,Lisfranc关节骨折脱位、跟骨骨折等。

(3)足骨与关节的病理性破坏:如跗间关节的

炎症性(如结核)和类风湿关节炎等所引起的平足。

(4)神经肌肉病变:如脊髓灰质炎后遗症、脑性瘫痪、下肢神经损伤等引起。

(5)医源性损伤所致的平足:如高弓足畸形过度矫正。

(6)功能性平足:多发于发育尚未完全的青少年或过于肥胖或久卧病床的中老年人,由于足肌软弱,下床步行过久过多等原因引起。

(二) 先天性平足

先天性平足包括先天性跗骨联合并发的平足、副舟骨的继发性平足、先天垂直距骨继发的平足、其他先天性全身性发育不良症并发的平足。以上各种平足症已在第八十七章第十节中做了介绍,此处不再赘述。

(三) 松弛性扁平足

松弛性扁平足是指病人足的结构正常;足不负重时足的外形正常,甚至此时 X 线摄片检查也属正常,而在负重时出现平足的表现。故有学者称之为"可复性平足""可屈性平足"。

1. 临床表现　一般分为三期:

(1)早期:病人在久立或长途跋涉后足部水肿、酸痛、乏力、足底发热、足弓低平且有外翻、距舟关节处有轻度压痛;少数病人有时患足可有轻度内翻受限。休息后症状可完全消失。

(2)中期:疾病进一步发展,病人因久站及行走而出现疼痛,甚至长期休息也不能缓解;因而不能久站与行走。此期较突出的体征为腓骨肌痉挛、疼痛,足部外翻、外展及背伸位痉挛,故又称"痉挛性平足"。行患肢坐骨神经阻滞麻醉或椎管内阻滞麻醉时痉挛可消失,足恢复正常位置与外形。

(3)晚期:病变晚期,由于长久痉挛,足骨间韧带挛缩,将足固定于外翻甚或外翻背伸位,被称之为"强直性平足"。此时足弓完全塌陷,无弹性,足骨变形;但疼痛反见减轻或缓解。

2. 诊断 主要依据临床、体格检查与影像学检查来确定;但不能忽略病史的采集。立位检查时部分平足病人可见多趾征,即从后面观察,患足踝关节外侧可以看到多个足趾,称为"多趾征";多趾征提示前足外展和后足外翻。

3. 治疗

(1)保守治疗:①早期,给予休息、理疗及按摩,进行足部肌肉锻炼。②中期,病人应休息,并给予理疗、按摩、温水或中草药泡足,限制活动。严重者可在麻醉下,手法矫正足的外翻、外展及背屈畸形,短腿石膏靴固定足于内翻、内收位以过度矫正畸形6~8周。拆除石膏后改用矫形鞋,然后进行早期的足肌锻炼与治疗。③晚期,若病人无疼痛等症状,可不予治疗。疼痛明显且影响工作、生活甚至日常行动,X线片显示有骨关节病时,可行三关节固定术;伴有严重踇外翻及滑囊炎者可同时行 Keller 等手术。

(2)手术治疗

1)胫前肌腱移位术(Young 手术):该手术是将胫前肌腱移位到足舟骨及第一楔骨下方,使该肌能起到抬高足弓并增强足纵弓支持韧带的作用;适用于10岁以下可屈性平足,纵弓塌陷部位在距舟关节,无明显的骨性畸形与软组织挛缩;是用胫前肌腱将第一楔骨与舟骨悬吊起来,纠正足弓下陷(图100-2)。

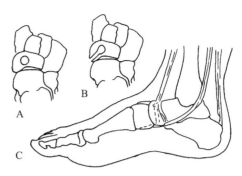

图 100-2　Young 手术
A. 在舟骨内侧钻孔;B. 在舟骨角处做一骨槽与
钻孔连接起来;C. 将胫前肌腱移位于骨槽中

2)舟楔、楔骨与第一跖骨融合术(Miller 手术):适用于年龄在 10 岁以上,无明显的骨性畸形与软组织挛缩,经非手术疗法治疗 2 年无效的可屈性扁平足;术前 X 线片证实足纵弓塌陷部位在舟楔关节者。手术在胫前肌腱基部近侧掀起一片 1.5cm 宽的韧带、肌腱、骨膜和骨片的条状复合组织瓣,然后楔形切除舟楔关节及第一跖楔关节的关节软骨面及一部分软骨下骨以矫正扁平足并融合之(图100-3)。

3)改良的 Hoke-Miller 手术:适应证同上。在 Miller 手术的基础上,在第一楔骨中央背侧横行截骨,使截骨面向两侧张开,使之形成开放的楔形;切下舟骨结节植入开放的间隙中,或切取自体髂骨或库骨植入,尽力恢复足内侧纵弓,并纠正由于距骨的距内侧移位造成的旋前。

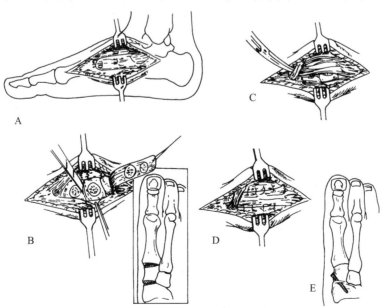

图 100-3　Miller 手术
A. 掀起韧带、肌腱、骨膜和骨片复合组织瓣;B. 第一跖骨与第一楔骨、第
一楔骨与舟状骨切骨后固定;C 和 D 推进复合组织瓣到胫前肌止点的下
面;E. 用松质螺丝钉固定

4) 外侧柱延长术(lateral column lengthening, LCL):适用于青少年可屈性平足症,成年人早、中期的经长期保守治疗无效、临床症状严重的可屈性平足症的治疗;如肥胖病人功能性可屈性平足也可施行该术式。要求此类病人,距下关节可活动,前足外展畸形无固定,足虽有外翻畸形但畸形不固定。有两种延长的方法,包括跟骨颈植骨延长术(Evans 手术)和跟骰关节撑开植骨融合术。前者在跟骨颈部横行截断、撑开植骨延长。

(四)痉挛性扁平足

这是另一类扁平足。1948 年 Harris 提出此病的发病原因为足部跟骨、舟状骨关节畸形,引起注意。最常见的畸形是跟舟骨桥,跟距前关节联合、中部或后部联合,偶尔距舟关节联合。这些都能引起腓骨长、短肌和足趾伸肌痉挛,日后有距骨头骨唇出现。多见于青壮年,腓骨肌痉挛,被动内翻引起疼痛。若病史不长可在麻醉下,使用内翻手法,增加足的活动,解除痉挛,内翻位膝下石膏固定 3 周,然后配穿内偏高矫形鞋行走。保守治疗无效且疼痛明显者,行距下关节(Grice 与 Green 手术)或三关节融合术,取胫骨前内侧面皮质骨,镶嵌入距舟、距跟、跟骰关节间。

(五)僵硬性扁平足

平足症晚期,足部畸形固定,足纵弓无论负重与否均消失,足强直于平足外翻位。多见于 40 岁以上者,X 线片显示足有明显的关节炎变化,关节间隙狭窄。年轻病人,可因先天性畸形、生长发育跗骨异常,或因骨性损伤导致负重力线改变,出现固定性平足、疼痛等临床症状。治疗上多半用足弓托保护;如足弓托不能解决疼痛,需做三关节融合术。

(六)胫后肌腱功能不全性平足症

成人获得性平足症(acquire adult flatfoot deformity)是指有症状的成年人继发性扁平足。尽管引起继发性扁平足的原因有很多,如关节退变、创伤、糖尿病、类风湿关节炎、神经性病变和肿瘤等;近年来尽管对胫后肌腱功能不全(posterior tibial tendon dysfunction,PTTD)在很多方面仍有争议,但多数学者认为 PTTD 是引起成人获得性平足症最常见的原因。

1. 病因　胫后肌腱功能不全可以由多种原因引起,如各种创伤:胫后肌腱完全从舟骨上撕脱或副舟骨撕脱导致创伤性关节炎、胫后肌腱在内踝下完全断裂、胫后肌腱纵行撕裂而未完全断裂等;再如过度使用引起的腱鞘炎、腱周炎伴或不伴肌腱炎,肌腱退变及感染、激素注射、肌腱解剖结构异常、穿鞋不

合适等。胫后肌腱损伤后,足不能很好地完成中跗关节的锁定作用,使足不能有效地推进身体向前;同时发生足内翻、跖屈功能障碍,久之维持足弓的其他韧带(如弹簧韧带复合体)、关节囊亦发生松弛、损伤甚至撕裂,导致并发多种畸形出现。如内侧纵弓塌陷、前足外展、跟骨外翻、跟腱挛缩等。

2. 临床表现与诊断　一般发病缓慢,病程可数月到数年,发病常以内踝下疼痛开始,此时易被诊断为内踝部扭伤。既往足弓正常,以后发现足弓逐渐塌陷,随着内侧足弓的减小,跟骨逐渐外翻,跟骨和腓骨或跟骨和距骨可发生撞击,并发所谓撞击综合征;引起外踝前的疼痛。病人常不能回忆起有过急性外伤病史,常以踝部疼痛、足弓扁平、不能穿正常的鞋等来医院就诊。青壮年的发病常不同于中老年人,由于他们喜好运动,一般有过急性胫后肌腱挫伤或断裂的创伤后来院就医。体检时可见踝关节肿胀,尤其是在内踝的后下方、胫后肌腱行走的部位。从足的后方观察这种肿胀可能更为明显。在内踝下到胫后肌腱舟骨结节止点处的胫后肌腱路径处可有压痛。一般踝关节活动不受影响。

在临床上,Myersom 将该病分为 4 期:I 期为腱鞘炎、腱周炎或肌腱炎,肌腱长度无改变。内踝下肿胀、疼痛,足内翻轻度无力,后足活动正常,无明显畸形。II 期,肌腱被拉长,内踝下肿胀、疼痛加重,内侧足弓减小,后足出现外翻畸形,内翻无力更明显,患侧甚至不能独立抬起足跟。由于后足外翻,可出现跟腓撞击,外踝前下出现疼痛。足弓负重时扁平,非负重时后足仍可正常活动。III 期,后足出现固定性畸形,跟骨外翻,前足外展,足弓消失。踝外侧结构挤压致使踝外侧疼痛。IV 期,除以上表现外,距骨外翻,三角韧带撕裂,最后导致踝关节骨性关节炎。

X 线检查:负重前后位 X 线片显示,舟骨对距骨的覆盖不足,距跟角增大,舟骨向外侧半脱位。侧位可见足弓高度减低,距骨与第一跖骨间角度变小或反向,距骨轴和跟骨纵轴角度增加。晚期病人可有跗间关节、距下关节和踝关节的狭窄、增生等退行性关节炎的表现。MRI 可以从多个平面对胫后肌腱及其周围结构进行评价。可显示出胫后肌腱的撕裂、退变和腱鞘炎等病变。Feighan 认为 MRI 对制订手术方案有指导意义。

3. 治疗

(1)非手术治疗:保守治疗适用于 I 期与 II 期的病人。方法包括:减少活动,必要时可用石膏固定 4 周;给予透热性理疗;口服非甾体抗炎药等。比较理想的治疗方法是应用足踝支具(ankle foot orthoses，AFO），如足弓支持垫、跟内侧垫高足垫、行走靴等。孕妇由于生理变化引起的平足，使用足弓支持垫可保护足部的肌腱和韧带结构，防止以后引起永久性扁平足。

（2）手术治疗：对于非手术治疗久治不愈、症状突出、严重影响病人生活工作者，可考虑手术治疗。手术方案应根据病变类型选用相应术式。①对Ⅱ期病变者，若胫后肌腱撕脱于舟骨结节或副舟骨内侧结节炎，切除副舟骨后胫后肌腱重建于舟骨；胫后肌腱断裂者，切除病变肌腱后可以直接缝合，不能缝合者，可用其他肌腱重建。由于足的畸形是松弛性的，可以通过软组织和截骨手术纠正畸形保留关节活动。也有人认为单纯融合距舟关节可以取得较好疗效。屈趾长肌腱或屈𧿹长肌腱移位重建胫后肌腱、跟骨内移截骨、跟骰关节植骨融合或跟骨颈部截骨植骨延长足的外侧柱以纠正前足外展等是当前国外较常用的方法。单纯胫后肌腱重建手术效果并不满意，需要和跟骨内移截骨结合治疗。弹簧韧带复合体退变、撕裂时，其修复重建也很重要。近年来，国外用金属材料的内植物从跗骨窦处进入放于距下关节，如钛合金制动螺钉（Maxwell-Brancheau Arthroereisis，MBA）手术治疗青少年平足症获得较好的疗效。此手术的优点是没有融合关节，使距下关节仍有部分的活动。根据需要以后还可取出内植物，完全恢复关节活动。有些医生也将此手术用于治疗成人可屈性获得性平足症。②Ⅲ期病变，足的畸形已固定，需要行距下关节融合或结合距舟关节融合，甚至三关节融合予以治疗。③Ⅳ期病变需行三关节融合甚或四关节融合予以治疗。

三关节融合术（图100-4）：适用于Ⅲ期或Ⅳ期的胫后肌腱功能不全引起的成人获得性平足症，经长期保守治疗无效，仍存在严重疼痛，无手术禁忌者。也适用于成人获得性平足症，足部畸形固定，已有退行性关节炎表现，症状显著，严重影响病人足的功能者。术中应充分显露距舟关节和距下关节。用骨刀切除跟骨前面凸出部和跟骰关节的软骨面，再切除相对的跟距关节软骨面。为矫正后足外翻，应从跟距关节的内侧切除较多的骨质，但决不能造成距下关节内翻；将距舟相对的关节软骨面切除一楔形骨块，其楔形基底部应朝向内侧和跖侧，使前足的外展旋前位获得矫正；用空心钉固定。

（七）其他成人获得性平足症

在成人获得性平足症中，除功能性（姿势性）平足、胫后肌腱功能不全性平足以外，把其他原因造成的平足称之为"其他成人获得性平足症"。初步总结有以下几种：①骨与韧带的损伤：包括骨与软组织的损伤，如舟骨和第一跖骨的骨折脱位、Lisfranc关节骨折脱位、跟骨等骨折畸形愈合造成，或维持足弓的肌腱、韧带断裂等损伤，这些都可以造成成人获得性平足。另外许多作者发现弹簧韧带和跖腱膜的破裂都可以导致内侧纵弓的进行性塌陷，多因疲劳或慢性劳损造成平足。②足骨与关节的病理性破坏：如跗间关节的炎症性病变（如结核、类风湿关节炎等）所引起的平足。③神经肌肉病变：如脊髓灰质炎后遗症、脑性瘫痪、脊髓损伤、下肢神经损伤等引起足内、外在肌的肌力失衡。④医源性损伤所致的平足。如高弓足畸形过度矫正。

以上原因引发的成人获得性平足，病因病理明确，临床上所见的病人基本上是晚期病人，足的畸形已经固定，诊断较易。其治疗原则参照晚期平足症的治疗原则进行治疗。

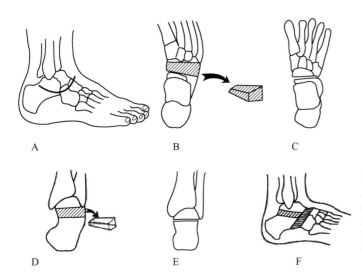

图100-4 三关节融合术
A. 切口；B. 在距舟、跟骰关节做基底在背侧与外侧的楔形截骨；C. 截骨后示意；D. 在距跟关节做基底在外侧的楔形截骨；E. 截骨后示意；F. 全部截骨后示意

第二节 弓 形 足

弓形足(pes arcuatus)又称"高弓足"(pes cavus),其主要特征是足弓过高且常常伴有爪形趾,故又称"爪形足"(claw foot)。根据弓形足顶端部位可分为前弓足畸形及后弓足畸形(图100-5)。

【病因】

弓形足的发病原因有先天性与后天性之分。先天性可见于先天性脊椎裂、椎管闭合不全、脊髓发育不良、脊髓纵裂及多发性关节挛缩症等疾病。后天性病人中少数有明确原因,如:①部分是脊髓灰质炎、脑性瘫痪或脊髓脊神经与下肢神经疾病的后遗症;②神经性肌萎缩又称进行性神经性腓骨肌萎缩症(Charcot-Marie-Tooth disease),是一种缓慢进展的周围神经病变造成以腓骨肌萎缩为主的小腿肌萎缩所致的弓形足;③也有因足部骨折畸形愈合造成;④足部与小腿外伤后引发的缺血性肌挛缩所致弓形足;⑤大多数原因不明,患儿生后并未发现患有弓形足,但在幼儿时期无明显原因逐渐发生弓形足,且病情逐渐加重,被称之为"特发性弓形足"。

【临床表现】

先天性弓形足在新生儿或婴儿时期,经过仔细检查可以发现有足弓高的表现。特发性者,一般从3岁开始即可出现症状,以后病程逐渐加重。典型的体征为跖腱膜挛缩,纵弓高,足较短,距骨头隆起于足背,跖垫远移,足底负重面减少;爪形趾,跖趾关节(metatarsophalangeal joint,MPJ)过伸不能屈曲,有时跖趾关节向背侧脱位及挛缩,晚期趾间关节背侧及趾端出现痛性胼胝。Mercer于1983年将弓形足分为五期:Ⅰ期:步态笨拙,伸趾无力,容易摔倒。Ⅱ期:前足稍屈,跖腱膜紧。第一跖骨头下垂。跖趾关节背伸,趾间关节屈曲,但是被动抬高跖骨头时畸形消失。此期在儿童可无症状;但在成人,可因长距离行走,跖骨头下方有不适感。Ⅲ期:出现明显的弓形足及爪形趾畸形、跖腱膜短缩、跖趾关节背曲及趾间关节屈曲变僵。被动抬高跖骨头时不能再矫形。趾间关节背侧及趾端出现痛性胼胝。在儿童久立及久走时易疲劳,而成人的症状更为显著。Ⅳ期:除弓形足及爪形趾畸形以外,跖趾关节内收而引起踇外翻畸形、足外侧及跖骨头下胼胝压痛、走路困难。Ⅴ期:仅见于脊髓灰质炎后遗症病人。跖部凉且变为蓝色,全足呈僵硬性弓形足,部分伴有足内翻或垂足畸形。

因足部骨折畸形愈合或足部与小腿外伤后引发的缺血性肌挛缩所致的弓形足,有原发性损伤及相应的临床表现与症状。

【诊断】

依据病人的临床表现、体格检查与X线摄片测量即可作出诊断。

1. 体格检查 物理检查病人足部如有以下两个体征即可诊断为弓形足:①足前后弯曲,足弓特高,足趾在跖趾关节部向背侧屈曲而呈爪形;病人站立时,可见其足底中部外侧始终不能着地。②在病人内踝至第一跖骨小头内侧画一连线,正常应通过舟骨结节,但病人的舟骨结节上移于该线之上。临床上将弓形足分为两大类:即前弓形足与后弓形足(见图100-5)。前者"弓"的顶端在跗横关节,负重时足外侧纵弓不能接触地面,这是足的内外侧纵弓均呈弓形改变,即5个跖骨均下垂。但也有前足的弓形局限于内侧者,体检时可见其内踝至第一跖骨小头内侧的连线,在舟骨结节之下。仅为内侧纵弓高,踇趾呈爪形,有学者称为"第一跖列高弓或下垂"(图100-6)。常见于脊髓灰质炎后的胫前肌瘫

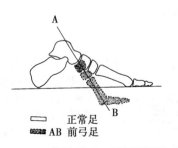
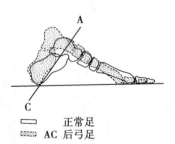

图100-5 弓形足图示:左图为前弓足,右图示后弓足

痪,此外也可见于进行性神经性腓骨肌萎缩症。后弓形足又称跟弓足畸形,主要是跟骨下垂甚至呈近乎垂直状,其后弓角大于 30°,可见于脊髓灰质炎后小腿的腓肠肌与比目鱼肌瘫痪者。

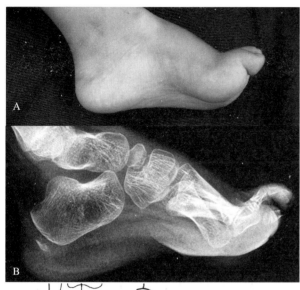

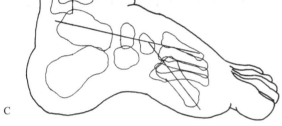

图 100-6　内纵弓高弓足
A. 外形;B. X 线片示第一跖骨下垂(高弓);
C. 第一跖骨下垂

2. X 线片检查　应投照站立负重位 X 线片,高弓足的 X 线诊断主要依据足站立负重的侧位 X 线片的测量完成。①测量跖骨站立位与水平面的倾斜度:David B.Thordarson 经测量研究指出:站立负重位时,5 个跖骨与水平面的倾斜度不同,其中第一跖骨倾斜最大(15°~25°),其余的倾斜角从内向外依次递减,第二跖骨为 15°,第三跖骨为 10°,第四跖骨为 8°,第五跖骨为 5°。以上数据可供诊断与手术设计的参考;发生高弓足时以上角度明显减少。②测量后弓角:后弓取第五跖骨头与水平线接触的最低点和骰骨的跟骰关节的最低点,分别与跟骨及水平线接触的最低点连线,两线形成的夹角为后弓角(图 100-7)。正常值大于 16°,后弓形足畸形时应大于 30°。③测定距骨与第一跖骨长轴的夹角(Meary):正常 5°~15°。此角通常被称为前足下垂角,通过测量此角为术中楔形截骨的大小提供了依据。④测量跟骨与第一跖骨长轴的夹角(Hibbs 角):

正常为 <135°,发生高弓足尤其第一跖列高弓时将明显变小。

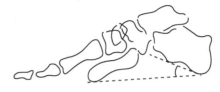

图 100-7　测量后弓角

【治疗】

1. 非手术治疗　对于先天性与特发性弓形足应遵照早诊断早治疗的原则尽早干预,由于此时弓形足是可复性的,经过积极的治疗可望减轻、延缓甚至治愈疾病。一般在出生后 1~5 岁,畸形不固定,在足不负重时出现畸形而负重后畸形消失;此时每天多次用手法牵拉足部并每次维持足的被矫形位数分钟,同时进行积极的足内在肌锻炼,如在沙地或海绵上赤足行走,穿用配有跖垫的鞋等。

2. 手术治疗

(1) 跖腱膜切断术:该术适用于跖腱膜挛缩为主的严重高弓足畸形,年龄大于 6 岁经长期保守治疗无效者。年龄在 8 岁以上,如足部骨关节已发生结构性改变,应与截骨矫形手术联合应用。

该术是将跖腱膜起端切断,对 6 岁以下患儿除少数跖腱膜挛缩严重者外,一般不做跖腱膜早期切断,以免导致平足,影响足骨发育与足功能的发展。即使要行该手术,也不应将跖腱膜全部切断,可仅切断内侧张力最大的部分;即仅切断内侧束,外侧的两束不予切断。

(2) 软组织松解及跟骨截骨术:适用于年龄在 12 岁以上,伴有跟内翻的 III 期以上的晚期弓形足合并有明显的跟骨内翻病人。有时可能需要合并其他截骨术一并手术。在跖腱膜松解的基础上,从跟骨外侧入路,楔形切除底在外侧的跟骨骨块 8~12mm 宽(图 100-8),手法折断内侧骨皮质再闭合截骨,以纠正跟骨内翻。

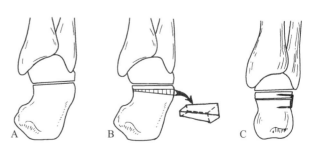

图 100-8　跟骨楔形截骨示意
A. 截骨前;B. 楔形截骨;C. 截骨后跟骨内翻矫正

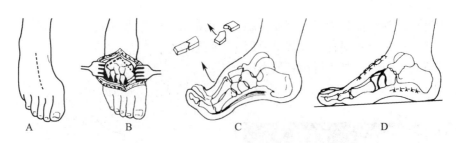

图 100-9　Japas 手术
A. 切口；B. 显露跗横关节；C. 上推截骨远端矫正畸形；D. 术后

（3）跗横关节 V 形截骨术（Japas 手术）：适用于 14 岁以上、Ⅳ期或 V 期中跗及跗跖关节有严重固定性畸形与显著疼痛的病人。术中显露出中跗关节与跗跖关节，进行跗骨 V 形截骨；V 形的尖端在近侧，相当于弓形足最高点近舟骨处，截骨两肢端伸向骰骨及第一楔骨；截骨后将前足背伸位抬起矫正高弓畸形，嵌插闭合楔形截骨口（图 100-9）。

（4）跖骨截骨术：适用于各种原因引起的前足固定性高弓畸形，其高弓的顶点在跖跗关节附近、年龄在 14 岁以上并伴有疼痛的病人。年龄在 8 岁以上的严重固定性前足高弓畸形者为相对适应证；但术中截骨时应避开跖骨的骨骺。术中需显露出 5 个跖骨基底部；在距跖跗关节远侧 1cm 处，用小骨刀或微型摆动锯将第一至第五跖骨基底楔形截骨，楔形骨块的基底在背侧，底的长度根据高弓畸形程度而定；然后抬高远端的跖骨头矫正高弓畸形；用克氏针髓内固定。

（5）距下关节楔形截骨术：手术适用于年龄在 14 岁以上，以纵弓后臂为主的严重固定性后高弓足畸形并伴有疼痛，如同时伴有跟骨内、外翻者，可施行本手术。术中在距下关节处切除一楔形骨块；

骨块的基底朝后，其厚度以高弓畸形的程度而定。若高弓伴有跟骨内翻者，则切除双楔形骨块，其基底分别朝向后侧与外侧，其厚度视畸形程度而定；若伴有外翻，则基底在内侧。移去骨块对合截骨面后即可矫正两个畸形。

（6）三关节固定融合术：适用于 14 岁以上、Ⅳ期或 V 期已有固定性足部骨骼结构改变的严重高弓足畸形并伴有疼痛的病人。12~14 岁病人为相对适应证。手术操作见本章第一节（见图 100-4）。

（7）第一跖列下垂（高弓）的手术：第一跖列高弓足分为两类，一类为柔软型或可复性高弓，表现为内弓足畸形，如果托起第一跖骨头后畸形即可消失；可将跗长伸肌腱后移，方法是将跗长伸肌腱在其止点处切断，在跖骨颈部背侧钻两个骨洞形成骨隧道，将跗长伸肌腱从洞内穿过反转缝合，使其移植于第一跖骨头将跖骨头抬起。另一类是固定型或僵硬型，即在托起第一跖骨头后第一跖骨的下垂畸形不能被动矫正。此类病人，除做柔软型的手术操作外，需要在第一跖骨基底部避开骨骺线，做基底在背侧的楔形截骨，然后对合截骨面矫正跖骨下垂。

第三节　跗　外　翻

跗外翻（hallux valgus）是指跗趾向外偏斜超过正常生理角度的一种足部畸形（图 100-10）。近年来随着人们生活水平的提高与生活方式的改变，跗外翻的发病明显增多。女性发病多于男性，男女发病之比各家报道不一，总体为 1:（9~15）。

【发病原因】

跗外翻的发病与多种因素有关。一般认为有以下几种：①穿鞋。穿鞋并不是引起跗外翻的唯一原因，但穿窄小、高跟鞋被认为是引起跗外翻的重要外部原因之一。②遗传。很多跗外翻的病人有

家族病史。梁朝对其 1 491 例跗外翻病人进行了调查，发现 69.48% 的病人有家族遗传史，其中 55% 的病人在 20 岁之前就出现了跗外翻畸形。③足结构异常。足的某些结构异常，如平足症、第一跖骨过长、第一趾近节趾骨过长、第一跖骨内翻等均可发生跗外翻。④其他。足外伤后由于得不到处理或处理不当，造成跖骨骨折畸形愈合或第一跖趾关节肌力不平衡而发生跗外翻。此外，一些全身性其他疾病，如类风湿关节炎、痛风等病变破坏了足部软组织及骨关节的正常平衡结构，在内部因素及外

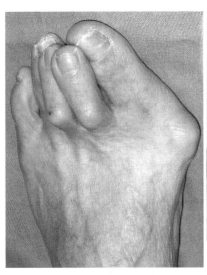
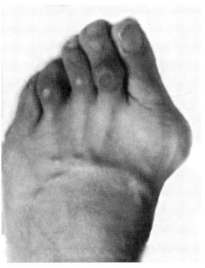

图 100-10　踇外翻外形

部力量的作用下,也可发生踇外翻畸形。

【临床表现】

在疾病的早期,虽已有踇趾的外翻畸形,疼痛是主要的症状,但不明显,常常因为穿窄而硬的鞋子,由于鞋帮的挤压而引起明显的疼痛;但畸形可被动矫正。随着疾病的发展,外翻畸形逐渐加重,畸形逐渐变得僵硬而不能被动矫正。严重的病例发生踇趾旋前,足横弓扁宽且下降,第二、三跖骨头下方出现痛性胼胝,跖趾关节可发生半脱位甚至脱位。第一跖骨头内侧受到摩擦挤压而引起滑囊炎及骨赘。少数严重的病人可发生第二趾抬起重叠踇趾并于踇趾之上形成锤状趾等畸形。病程晚期,畸形固定,跖趾关节可并发骨关节痛,疼痛更为严重,行动困难;但也有少数病人,由于此时年岁已高,穿着肥大鞋子使疼痛反而减轻,甚至无痛。

【诊断与分型】

1. 诊断临床上根据踇趾向外翻转的畸形,无论病人有无疼痛、踇囊炎等症状均可作出踇外翻的诊断。为了有的放矢地治疗踇外翻,在作出诊断的同时还应了解病人有哪些病理变化,哪些是主要的病理变化。通常足部影像学检查以足的 X 线片为主,当疑有第一跖骨头旋转畸形时可行 CT 检查,确定其旋转的程度。建议术前以足负重位 X 线片测量为宜。临床上,一般至少应测量如下几个有关的数据:

(1)踇 外 翻 角(hallux valgus angle,HVA;或 hallux abductus angle,HAA):在前后位 X 线片上,第一跖骨纵轴与第一趾骨纵轴之夹角。正常小于 20°(图 100-11)。

(2)跖 骨 间 角(inter metatarsal angle,IMA):在前后位 X 线片上,第一、第二跖骨纵轴延长线之夹角。正常 6°~10°(也有报道 6°~12° 者)(图 100-11)。

(3)趾骨间角(inter phalangeal angle,IPA):在前后位 X 线片上,第一趾近节趾骨与远节趾骨纵轴延长线之夹角。正常 11°~18°(图 100-11)。

(4)近端关节固有角(proximal articular set angle,PASA):在前后位 X 线片上,第一跖骨远侧关节面连线的垂线与该骨纵轴线之夹角。正常 3°~8°(图 100-12)。

(5)远端关节固有角(distal articular set angle,DASA):在前后位 X 线片上,第一趾近节趾骨近侧关节面连线的垂线与该骨纵轴线之夹角。正常 1°~7°(图 100-12)。

(6)跖楔角(metatarsal cuneiform angle,MCA):在前后位 X 线片上,第一跖骨近侧实际关节面连线的垂线与其纵轴线之夹角。正常 6~10°(图 100-13)。

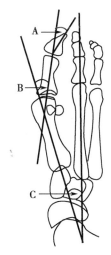

图 100-11　踇外翻相关的角度测量
A. IPA;B. HVA(HAA);C. IMA

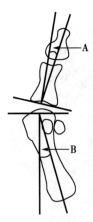

图 100-12　近端与远端关节面固有角
A. DASA；B. PASA

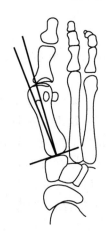

图 100-13　跖楔角

2. 踇外翻的分型　依据以上的病理变化加以归类,将踇外翻分为四大类型:

(1) Ⅰ:单一型踇外翻,指病人仅有一个影像学的病理变化需行手术干预,其经手术治疗后踇外翻畸形可以获得矫正。其包括以下几个亚型:①ⅠA、趾骨间角(IPA)增大型:是以 IPA 增大为主,不合并或不明显合并其他影像学的变化。②ⅠB、踇外翻角(HVA,或 HAA)增大型:是以 HVA 增大为主,不合并或不明显合并其他影像学的变化。③ⅠC、跖间角或称跖骨间角(IMA)增大型:是以 IMA 增大为主,不合并或不明显合并其他影像学的变化;此类病人有的可有 HVA 的轻度可复性增大,当手术矫正 IMA 后一般 HVA 可即行矫正。④ⅠD、近侧关节固定角(PASA)增大型:是以 PASA 增大为主,不合并或不明显合并其他影像学的变化。⑤ⅠE、远侧关节固定角(DASA)增大型:是以 DASA 增大为主,不合并或不明显合并其他影像学的变化。⑥ⅠF、跖楔角(MCA)增大型:是以 MCA 增大为主,不合并或不明显合并其他的影像学的变化。

(2) Ⅱ:复合型踇外翻,指病人有 2 个或 2 个以上影像学的变化需要矫正,同时针对不同的病理变化采用多个手术进行治疗。最多见的为 IMA 同时伴有 HVA 增大的复合型踇外翻。

(3) Ⅲ:关节炎型踇外翻,指因第一跖趾关节的各种关节炎引起的伴有关节软骨破坏后遗的一类踇外翻。包括第一 MPJ 的骨关节炎、创伤性关节炎、类风湿关节炎等感染性关节炎所后遗的踇外翻畸形。

(4) Ⅳ:特殊类型踇外翻,此类病人较少见,病情也较特殊,在治疗时不能完全按照以上常规的原则与术式进行手术;有其独特之处,故另类介绍。包括:前足松弛伴发的踇外翻,内收跖合并的踇外翻,青少年型踇外翻等。

【治疗】

1. 保守治疗　踇外翻的非手术治疗仅能起到缓解症状、减轻或解除疼痛的目的;适用于无条件手术治疗或不愿意接受手术治疗的病人;包括穿合适的鞋子、消肿止痛、使用矫形支具与功能锻炼改善踇趾周围肌力平衡等

2. 术式选择原则　踇外翻矫形的术式,是按病人的病理变化选择式式。

(1) 单纯 HVA 增大型,其他影像学检查正常或基本正常。手术目的是矫正过大的 HVA。手术分为软组织重建手术与骨性手术两类。软组织松解重建手术包括 McBride、Silver 等手术,适用于 HVA<40° 的踇外翻病人。骨性手术为 Akin 手术,适用于 HVA>40°,行单纯软组织手术不能彻底矫正 HVA 的踇外翻病人,在行软组织手术的同时加行 Akin 手术。

(2) 以 IMA 增大为主,其他影像学检查正常或基本正常。治疗采用各种第一跖骨截骨术以恢复正常的 IMA 为主,同时施行 Silver 等软组织重建术。根据在跖骨上截骨部位的不同分为三种截骨类型:①跖骨远端截骨:是在跖骨颈或头颈部截骨,常用的式式有 Austin、Chevron、Mitchell、Scarf 等手术;适用于 IMA ≤ 15° 的 IMA 增大的踇外翻病人。②跖骨干部截骨:顾名思义是在跖骨干部截骨,常用的式式有 Ludloff、Glickman 等术式;适用于 IMA 在 15°~16° 范围的 IMA 增大的踇外翻病人。③跖骨基底截骨:是在跖骨基底部的松质骨区域内截骨,常用的式式有 Juvara 及 Loison-Balacescu 等术式;适用于 IMA ≥ 16° 的严重踇外翻病人。

(3) 以 PASA 增大为主,其他影像学检查正常或基本正常。治疗以恢复正常 PASA 为主。

(4) 以 DASA 增大为主,其他影像学检查正

常或接近正常。使用 Akin 手术可矫正增大的 DASA,同时加用 Silver 等软组织重建手术。

(5)单纯 IPA 增大,其他影像学检查正常或基本正常者。当前纠正 IPA 增大的术式仅有 Akin 手术。

(6)以 MCA 增大为主,其他影像学检查正常或接近正常。病人如果伴有第一跖楔关节松弛、疼痛、足横弓下榻或消失。目前仅有一种术式,即 Lapidus 手术用来矫正 MCA 增大的跗外翻;同时加用 Silver 等软组织重建手术。

(7)关节炎型跗外翻。此类病人除有跗外翻畸形外,其第一 MPJ 软骨甚至软骨下骨质已有破坏。若仅矫正畸形,术后将遗有疼痛、跗僵硬等症状。以往行 Keller 手术,近年来多主张行 Swanson 人工跗趾关节置换或行关节融合术的同时加用软组织手术矫正跗外翻。

(8)复合型跗外翻:需同时针对两个或两个以上的病理变化采用多个手术进行治疗。

(9)特殊类型跗外翻:①前足松弛型,可行 Dintcho 手术治疗,可防止畸形复发;②严重骨质疏松型,可考虑行较为简单的 Keller 手术 +Silver 手术治疗;③内收跖合并的跗外翻,均需行跖骨远端 Chevron 等截骨 + Silver 等软组织手术,再加近节趾骨基底的 Akin 手术,方可彻底矫正畸形防止复发;④青少年型跗外翻:由于病人的骨骺未闭,截骨时应尽量避开骨骺,以免影响足的生长发育。

3. 常用术式介绍 分为软组织松解重建手术与骨性手术两类。

(1)Silver 手术:仅把第一跖骨头内侧骨赘与滑囊切除,然后切开第一 MPJ 的外侧关节囊、切断跗内收肌与屈跗长肌的联合肌腱以松解外侧软组织(图 100-14),外展跗趾以纠正跗趾的外翻,重叠缝合内侧关节囊以维持被矫正的位置。该术的优点是手术操作简单、安全,病人恢复快。此术主要用于单纯 HVA 增大型跗外翻,第一跖骨头内侧局部明显突出、穿鞋后疼痛的年轻的轻、中度跗外翻病人。但该术矫正跗外翻的远期效果不理想,术后复发率较高。所以目前很少单独使用,多与其他骨性手术一同使用。

(2)Akin 手术:Akin 所报道的术式包括跖骨头内侧骨赘切除、近节趾骨基底内侧缘的切除和近节趾骨基底的楔形截骨。楔形截骨时可保留趾骨外侧的皮质骨,闭合内侧骨质后可用缝线缝合固定;也可用两枚克氏针交叉固定。该手术适用于重度

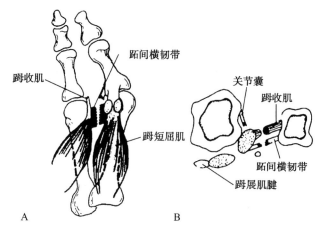

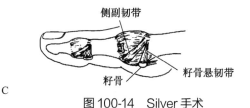

图 100-14 Silver 手术
A. 切断跗收肌腱;B. 外侧软组织松解示意;C. 籽骨悬韧带

单纯型 HVA 增大型的跗外翻病人,当 HVA>40° 或为僵硬性跗外翻,一般在行软组织松解重建手术后仍不能彻底纠正畸形而加做该手术。Akin 手术还适用于 DASA 增大的病人,在近节趾骨远端施行 Akin 手术,可矫正 IPA 增大的跗指远节的跗外翻。Akin 手术不适用于有明显的 MPJ 半或全脱位的病人,它可加重畸形的发展;应结合 Silver 等软组织松解手术一同使用。

(3)Mitchell 手术:手术是在第一跖骨颈部截骨。切除跖骨头内侧骨赘后在跖骨颈部做两次横行截骨,远端截骨线位于籽骨近端,从内向外侧部分切断跖骨干,保留外侧 3~5mm 骨质不切断,在距远端截骨线的近端 2~4mm 处,垂直跖骨干完全切断跖骨,去除两截骨线间的骨质。然后,将跖骨头向外移位 3~5mm 以纠正增大的 IMA(图 100-15),同时可将跖骨头向跖侧移位 4~5 mm,以补偿由于跖骨短缩所造成的跗趾负重能力的减弱。分别在远近截骨端钻孔,用十号缝线穿过两孔结扎固定。为了改善固定效果,也可使用克氏针或螺钉固定。

(4)Austin 与 Chevron 截骨术式:该术在切除第一跖骨头内侧骨赘后,于第一跖骨头内侧作一水平位 V 形截骨,V 形开口指向近端,尖端距跖骨头关节面约 1cm,开口的角度为 60°,截骨后将远端向外侧推移 3~5mm 以纠正增大的 IMA;用克氏针或螺钉固定截骨面(图 100-16)。一般需同时做软组织松解重建手术。

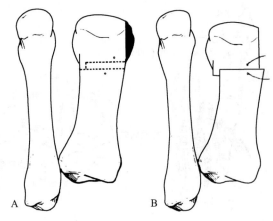

图 100-15 Mitchell 手术
A. 截骨示意;B. 截骨外移远端矫正 IMA

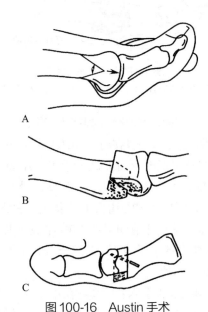

图 100-16 Austin 手术
A. 在跖骨头内侧水平向外做开口 60°V 形截骨;B. 将远端跖骨头向外侧推移 3~5mm;C. 使用克氏针固定截骨面

(5)改良 Ludloff(Wilson)手术:术式是从跖骨基底背侧向跖骨干中部跖侧从内向外截骨,在未完全截断时,先用第一枚螺钉固定截骨面。然后完全截断之,继之以第一枚螺钉为轴推挤截骨远端向外旋转纠正增大的 IMA(图 100-17)。经 X 线证实位置满意后,再用另一枚螺钉行拉力固定。一般需同时行软组织重建手术。

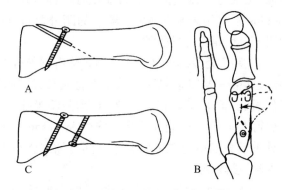

图 100-17 改良 Ludloff(Wilson)手术
A. 在截骨未完全截断时,用一枚直径螺钉固定截骨面;
B. 完全截断后,推挤跖骨远端向外;C. 再用另一枚螺钉行拉力固定

(6)Keller 手术:该手术是切除第一趾近节趾骨基底的 1/3~1/2。它的目的仅仅是解除 MPJ 的疼痛和改善其活动。适用于有症状的第一 MPJ 骨性关节炎、创伤性关节炎及其他慢性有软骨破坏的老年性蹬外翻病人;或虽然没有软骨破坏性关节炎,但病人年龄较大或具有某些病变而不适合做其他重建手术的蹬外翻病人。其他如蹬僵硬、不能纠正的蹬内翻、第一 MPJ 关节重建手术失败以及由于其活动受限而导致的趾间关节反复发作的皮肤溃疡等。

第四节 前跖痛

前跖痛是一个临床症状性名称,是指引起前足跖侧疼痛的一组疾病。常见病因有外伤、炎症、局部神经病变或静力性等。由急性外伤所致的前足部疼痛,因有明显的外伤史,一般诊断较易。但大多数前跖痛并无明显的外伤史,要确定诊断有时困难,本节就前跖部慢性疼痛的病因分类及诊断与鉴别诊断等问题介绍我们的临床体会,以便广开思路明确诊断。

前跖痛按病因可分为以下几种:

(1)创伤性前跖痛:常见的包括①跖、趾骨骨折、脱位后慢性疼痛;②跖骨疲劳性骨折;③跖骨头下籽骨骨折;④前足严重软组织损伤后足弓塌陷,前足部肌腱韧带慢性劳损。

(2)炎症性前跖痛:包括①化脓性炎症。包含各种细菌引起的跖、趾骨骨髓炎,跖趾、趾间关节炎及前足部软组织的化脓性感染。②特殊性感染。包含由结核菌引起的跖、趾关节与骨结核性感染,真菌引起的感染。③无菌性炎症。如风湿性、类风湿性跖趾、趾间关节炎及软组织炎症;前足部的跖筋膜炎、肌腱腱鞘炎与滑囊炎。④骨坏死与骨软骨炎。包含跖骨头无菌坏死、跖骨头下籽骨骨软骨炎等。

（3）足部畸形所致前跖痛：常见的有平足、垂足、内外翻足等畸形；踇外翻、踇僵硬、锤状趾、锤状趾、小踇指踇囊炎等。

（4）皮肤病病损所致前跖痛：包括鸡眼、胼胝与外伤性皮下囊肿等。

（5）内分泌代谢性前跖痛：如痛风病，常侵及足部，尤其第一跖趾关节，形成痛风性跖趾关节炎。

（6）神经疾病性前跖痛：如腰骶段椎管内病变对腰骶神经的刺激压迫；腰骶神经根本身的病变，如神经纤维瘤，早期出现该神经足部的皮肤支配区的疼痛；前足部皮神经病变，如跖间神经瘤等。

（7）循环障碍性前跖痛：①器质性病变：如血栓闭塞性脉管炎、严重的动脉硬化，此类病人在行走稍久后，肢体远端动脉血供将发生障碍而出现前足部针刺样疼痛，但早期休息后可缓解。②功能性病变：包括 Raynaud 病、肢端红痛症。

（8）肿瘤与其他原因所致前跖痛：如腱鞘囊肿、皮下囊肿、跖侧纤维瘤病、血管瘤等，均可引起前跖痛。

（一）跖间神经瘤（卡压性跖痛症）

跖间神经瘤（inter metatarsal neuroma，IMN），有作者称为"跖骨骨间神经瘤""卡压性跖痛症"或"跖骨痛（metatarsalgia）"；是指任何趾总神经受到刺激或压迫等原因，而引发疼痛等症状的综合征（图 100-18）。神经瘤的命名实际上对大部分病例是不适当的，因为它们在病理检查上并未发现与外伤性或神经切断后形成的神经瘤相同；病理切片表现为神经纤维增生、变性等。但由于大体标本可见局部神经呈瘤样增生粗大，少数病理检查确有部分神经纤维呈瘤样改变，故大多数学者仍乐于以"神经瘤"命名；另一方面，此种命名也便于与 1935 年

D.L.Morton 提出的一种被称为"Morton 综合征"并与 IMN 完全不相同的一种前足痛区别开来。

跖间神经瘤在成年组的任何年龄均可发病，女性发病多于男性。Ken 等报道在 30~86 岁年龄组中女性发病率为 88%，男性为 12%。Mann 报道在同样年龄组中女性高达 95%。学者们均认为 18 岁以下发病者极为少见。一足有一个神经瘤是最多见的情况，也可见一足有两个甚至多个，但很少见。

1. 临床表现　跖间神经瘤最常见和最早的症状是局部疼痛，并在行走时加重，早期于休息、脱去鞋袜和按摩受累部位时可缓解症状。疼痛性质为烧灼痛和麻木感；个别可有剧痛、刀割样痛，有时可放射到远侧；部分病人为受累区的压痛和挤压痛。穿高跟鞋可加重症状，常常因穿较紧的鞋袜，或长筒紧袜和受到外伤而突然加重。随着病情的进展，休息时亦可发生疼痛，因而使疼痛呈持续性。相邻两趾的皮肤出现麻木，甚至受累趾底总神经支配区间的皮肤感觉减退，足趾过伸时可加重症状。

2. 诊断与鉴别诊断　主要根据临床表现，压迫相邻跖骨头颈间区有 Mulder sign 即"扳机点"（压迫此点可引起疼痛并向趾的远侧放射为阳性）。从第一、第五跖骨头处向中间挤压亦可诱发或加重症状。此外，用普鲁卡因或利多卡因在压痛点处封闭，症状消失即可作出诊断。

3. 治疗

（1）非手术疗法包括以下措施：适当的活动、避免过量；穿合适鞋袜，穿用矫形鞋垫，用软垫抬高足弓；口服非激素类抗炎性药物；理疗；口服止痛药；注射硬化剂，无水酒精、石炭酸均可应用，但必须了解其可能出现的并发症；局部注射治疗：在受累的趾底总神经处，经背侧注入 1% 利多卡因 2ml，加以 0.25ml 的甲泼尼龙。可每周注射 1 次，3、4 次为一疗程。也可采用支具治疗，通过限制跖骨头的过度

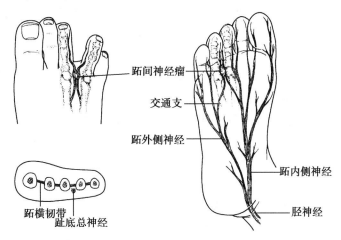

图 100-18　趾底总神经受压与跖间神经瘤

跖间神经瘤
交通支
跖外侧神经
跖内侧神经
胫神经
跖横韧带
趾底总神经

活动,以缓解趾总神经受压。

(2)手术治疗:手术的目的是将神经瘤切除。适用于经规范的保守治疗3个月以上无效的跖间神经瘤病人。目前有足背侧和跖侧两个手术入路进行跖间神经瘤切除,但大多数采用足背侧手术进路。

(二)松弛性跖痛症

松弛性跖痛症(metatarsalgia caused by congenital deformity,Morton 综合征),有作者称之为"静力性跖痛症",是较为少见的前跖痛。1935 年由 D.J.Morton 提出,系因第一跖骨有先天性畸形及横弓下塌所致之前跖痛症,此后被称为 Morton 综合征。

1. 病因 这种前跖痛症,大都是在有先天性第一跖骨畸形基础上发生的。如第一跖骨过短、内翻或异常频繁活动等,第一跖骨不能有效的负载体重,而须由第二或第三跖骨替代。在 X 线片上,可见第二或第三跖骨粗壮肥大。正常情况下,骨间肌的收缩,能使跖骨头互相靠拢。但对有第一跖骨短缩者,若因种种原因,如身体负重突然大量增加、长途行走、剧烈运动、久病后足软弱等,或某些原因导致足部骨间肌萎缩虚弱者,便丧失这种代偿作用,致足横弓下塌,前足增宽,距骨头间横韧带因长期牵伸受力而松弛,发生疼痛,形成了松弛性前跖痛症。

2. 临床表现 疼痛源于跖骨头跖面横韧带处,呈持续性灼痛。行走时疼痛加剧,可放射至小腿。跖骨头的跖侧及背侧均有压痛。由于第二跖骨头常参与负重,故其跖面常有胼胝并有压痛。前足宽阔,骨间肌萎缩,足呈爪状趾。有时因过劳可致急性疼痛,甚至足背疼痛处可有水肿。第二跖骨头颈处亦有压痛。偶可能触及粗大骨性隆突。

X 线表现:可见第一跖骨短粗,第二、第三两跖骨较第一跖骨长、粗壮肥大,密度增加,籽骨后移。同时可存在着先天性六趾畸形、僵硬症及第一跖骨短缩、内翻等畸形。

3. 治疗

(1)非手术治疗:包括,穿前足宽、后跟合适、鞋底较硬的鞋,如健身鞋可以达到这种目的;亦可在鞋底钉上一条橡皮横条,适位于跖骨头后方,避免了跖骨头负重而缓解疼痛。

(2)手术治疗:手术目的是消除跖骨头下塌,使之抬高。有趾长伸肌悬吊术,跖骨颈截骨术。

(三)前跖部腱鞘炎与跖趾关节间滑囊炎

跖趾关节间滑囊共有 4 个,分别位于第一至第五跖趾关节之间;位于跖横韧带的背侧,伸趾肌腱

帽的基底部。其作用是减轻跑跳过程中,足前弓变化时各跖骨头间的相互摩擦。

1. 临床表现 临床上多见于跑跳运动员与舞蹈演员,常在长时间跑跳后发生此病。相邻两趾间针刺样疼痛,休息后减轻,跑跳时疼痛加重难以忍受。体检发现:用指尖按压受累的跖骨头处的间隙时有刺痛发生,从第一与第五跖骨头部向中间横行挤压时,亦有类似疼痛出现。诊断以临床表现和体征为依据,但需与跖间神经瘤、跖趾关节的侧副韧带损伤相鉴别。

2. 治疗 包括限制活动,减少负重行走,穿硬底鞋、配足弓垫,应用中药泡洗患足及理疗等透热治疗。以上治疗疗效不明显时,可用泼尼松龙注射液 0.5ml 加 1% 利多卡因 4ml 局部封闭治疗,一周一次,一般 3~4 次为一疗程。

(四)第二跖骨头缺血性坏死(Freiberg 病)

第二跖骨头缺血性坏死,又称 Freiberg 病。本病多见于 14~18 岁的青少年(故有学者又称为"青年性第二跖骨头缺血性坏死"),偶可见于儿童或成年人,甚至于 40~60 岁的壮年与老人。跖骨头坏死,除多见于第二跖骨头外,目前发现此病也常见于第三、四跖骨,偶尔也可见于第一跖骨。发病多为单侧,双侧多发性病变偶尔可见。

1. 临床表现 本病多见于需久站工作的护士、饭店员工、纺织工人等。临床上可见第二或受累的跖趾关节处疼痛与压痛,跖趾关节活动受限,尤其是背伸受限;负重时受累的跖趾关节疼痛加重。若有关节滑膜炎存在,可见到关节肿胀,晚期可有受累关节僵直等残疾的症状和体征。X 线片特征包括:早期跖骨头变扁,密度增高,囊状透明带形成,跖趾关节间隙增宽;晚期跖骨头硬化,邻近骨干皮质骨增厚。

2. 治疗 保守治疗包括:减少负重,给予理疗、中药浸泡等透热治疗。疼痛重者可穿有跖骨垫的鞋,或小腿石膏固定,以减轻跖骨头的压力。亦可服用非甾体抗炎药,或采用泼尼松龙注射液 0.5ml 加 1% 利多卡因注射液 2ml 关节腔内注射治疗。少数病人可获治愈,但大多数病人不能被治愈。保守治疗失败或晚期病人,因疼痛并影响功能者应采用关节清创术加跖骨头修整塑型手术进行治疗。但术前应告诉病人,术后不同程度的关节活动受限仍然存在。

(五)跖骨头下塌

临床上又称跖骨头下沉,是因为跖骨下沉引起;不是一个单独的疾病,而是一种临床病理表现。

一些原因可造成该病理变化。跖骨下塌后跖骨头负重增多,增加了对其跖侧皮肤和软组织的压力与摩擦力,继而发生鸡眼与胼胝,出现疼痛等临床症状。

1. 临床表现 前跖部跖骨头跖侧疼痛是最早的主诉,早期多在长时间行走后出现。病程久后,疼痛程度加重,严重者可影响病人行走。体检除有原先疾病如足部畸形、炎症的临床表现外,主要是下塌跖骨头或跖趾关节的跖侧鸡眼或胼胝,局部有疼痛和压痛。

2. 诊断 有上述临床表现,X线片跖骨头轴位可见跖骨头下塌的征象,或跖骨头过大、跖骨过长等。趾骨头部CT扫描三维重建,能准确显示下塌的跖骨头。若行足部负重力学分析,可查出是否为跖骨头过度承重,其对诊断意义重要。

3. 治疗 穿软底鞋,于鞋内垫有在下塌跖骨头处挖出一小洞的鞋垫或跖痛垫。有平足者,可加用足弓鞋垫。因肌力软弱而引发的横弓下塌者,在穿用足弓鞋垫的同时,应积极锻炼足内在肌,如赤足在沙子上行走,用足趾"抓"小玻璃球等功能锻炼。长期保守治疗无效者可行跖骨颈截骨术、跖骨短缩术等治疗

(六) 前足慢性关节炎

前足跖趾、趾间关节,尤其跖趾关节的慢性关节炎,是前跖痛较为常见的原因。本部分所介绍的主要包括以下几种疾病(不含慢性化脓性关节炎):

1. 骨性关节炎 该病多继发于创伤如跖趾关节内的骨折或骨折后对位不良,亦有因跖趾关节运动或负重过量等形成的骨关节炎。出现行走疼痛、早期休息后可缓解,但病程久后或病变严重者休息后仍痛。治疗:宜加强练功、足部穿用支具、口服消炎止痛药;但症状仍可持续,保守无效时宜融合关节。

2. 创伤性关节炎 由于足部运动特点,易遭受损伤,因而跖趾、趾间关节的创伤性关节炎并非罕见。

(1)临床表现:临床上分为两种类型。①急性创伤性关节炎:病人均有不同程度的外伤史,多有关节内骨折、韧带及滑膜等软组织的直接损伤,造成关节内出血。血液因关节囊完整而积于关节内,使受伤关节在伤后数分钟或数十分钟迅速肿胀。患处有明显的胀痛,关节活动障碍,若勉强活动或过度运动时症状加重。关节穿刺可抽出血性关节积液。X线片检查可见关节内或关节周围骨折征象。②慢性创伤性关节炎:在受伤1周后,无论关

节内或关节周围都将引起滑膜充血、毛细血管扩张、血细胞和血浆外渗、滑膜细胞增生活跃等;2周后将进入慢性期。创伤性关节炎经久不愈可导致骨关节病,即所谓骨性关节炎,表现为滑膜增生、增厚,关节软骨破坏,关节间隙狭窄,骨质增生,反复关节积液、疼痛,过度活动和劳累时症状加重,休息后缓解,最后导致关节功能障碍。X线检查可见关节内骨赘形成,关节间隙狭窄。体检可见关节肿胀,原发损伤部位可有压痛,关节活动受限,特别是过度屈伸关节可引起剧烈疼痛。若有关节积液,穿刺可抽出浅黄色渗出液,其中细胞成分基本与血浆渗出液相似,白细胞一般不超过 $5.8 \times 10^9/L$,多核细胞少于21%。关节积液程度和关节液分析可反映滑膜的损伤严重程度,并有助于诊断及鉴别诊断。

(2)治疗:创伤性关节炎急性期的治疗原则主要是休息、制动及关节周围的等长性收缩,以促进关节积液迅速吸收。关节积液不一定要抽出,但积液过多影响关节活动并引起明显疼痛者,应及时行关节穿刺抽出积液,然后用弹力绷带和厚棉垫加压包扎,石膏固定,抬高患肢休息2周,同时肌肉做等长运动。关节积液过多、时间过长,可引起骨关节软骨面坏死,关节周围肌肉萎缩,关节粘连,形成骨关节炎。当慢性创伤性关节炎不断发展最终导致关节永久性的功能障碍时,应行人工关节置换术。

3. 痛风 为嘌呤代谢异常,尿酸增高沉积,有家族史,男多于女。据报道,该病50%侵及足趾,多有急性发作,侵及姆趾时有红、肿、痛急性炎症表现,并常形成痛风石。

治疗:药物有秋水仙碱、别嘌醇、丙磺舒等。痛风石的手术适应证为:①大的痛风石,影响穿鞋;②受压,引致疼痛;③广泛痛风石影响趾活动或关节破坏;④窦道形成;⑤压迫神经。

4. 类风湿关节炎 引起前跖痛的类风湿关节炎,主要是周围型类风湿关节炎,较中枢型类风湿关节炎,其发病有其特点。男女发病之比为1∶5,发病年龄多大于55岁,有遗传和环境因素,慢性,缓慢发展。此病常侵及手足部小骨和关节,如跖趾与趾间关节;影响活动功能,有肿胀,关节破坏畸形,前足畸形包括姆外翻、爪状趾、锤状趾、并发胼胝,后足畸形有跟外翻、平足等畸形。其可分为Ⅰ型(滑囊炎)、Ⅱ型(关节浸润)、Ⅲ型(畸形)。

治疗:非手术治疗包括休息,消炎止痛药物(阿司匹林、激素、布洛芬、金盐、放疗、抗风湿药物),局部封闭(跖下部用泼尼松龙25mg,跖趾关节内应用12.5mg封闭)等。如经保守治疗无效时,可考虑手

术治疗,包括滑膜切除;肌腱转移,已有畸形破坏者需要重建,可做关节融合、成形、矫形(踇外翻)或切除病变等。

5. 银屑病关节炎　银屑病俗称牛皮癣,据报道 1984 年全国总患病率为 1.23%,年发病率为 0.12%,男性多于女性。在住院的银屑病人中,关节炎的发生率可高达 7%~49%;常侵及足部关节。病程从滑囊炎到关节完全萎缩,破坏,侵及邻近骨骼,临床上类似类风湿关节炎。银屑病关节炎男、女两性罹患相等。发病年龄一般在 30~50 岁之间,且皮肤病变通常先于关节炎数月甚至数年出现。本病关节受累的表现变异很大,已经明确的有 5 种临床类型,即非对称性小关节炎(占 70%)、远端趾间关节炎(占 5%~10%)、残毁性关节炎(占 15%),银屑病脊柱炎(20%~40%)和脊柱炎合并关节炎。一种类型可以演变为另一种类型,可出现多样性关节病变并存。约 95% 的病人有周围关节包括跖趾、趾间关节受累。休息后出现周围关节晨僵持续超过 30 分钟是银屑病关节炎的主要诊断线索。值得提及的是,80% 银屑病关节炎的病人出现趾甲异常,而无关节炎的银屑病病人只有 20% 有趾甲病变。

治疗:运用非甾体抗炎药、身体锻炼、理疗和疾病教育等基本处理与类风湿关节炎相似。必须告知病人切勿不适当使用有炎症的关节。所有患病关节每天均应尽可能地做全幅度的活动。有全身症状如疲乏、无力的病人应适当休息。局部注射长效皮质激素可暂时缓解关节滑囊和肌腱的症状。但不主张口服皮质激素。对银屑病引起的跖趾关节炎等周围关节炎疗效尚好。对关节破坏严重者可行人工关节置换术。

6. 跖骨疲劳性骨折　疲劳性骨折多见于下肢,80% 发生于足部。足中间三个跖骨的发生率占 50%。第二跖骨最多发病,其次为第三跖骨,再次为第四跖骨,跟骨疲劳性骨折亦有报道。跖骨疲劳性骨折多见于刚入伍的新兵训练中,故亦称为行军骨折。Jackson-Burrows 的研究中,跖骨疲劳性骨折是典型的行军骨折,腓骨低位的疲劳性骨折是跑步骨折,腓骨高位疲劳性骨折可能是典型的跳跃骨折。临床上发病隐匿,多无明显外伤史,最初感觉跖骨头处近侧有局限性疼痛、触痛及肿胀,休息时疼痛缓解,活动时加剧。初发病时 X 线片常为阴性,但应初步诊断为跖骨颈疲劳性骨折。发病 2~3 周后,在触痛处可触到一硬包块。此时 X 线片上出现骨痂生长,在骨痂包绕的跖骨上,细看可见一横行裂隙骨折。

治疗:治疗以休息、避免活动为主。鞋底前部在跖骨颈骨折的近侧用跖骨垫垫高,使负重点后移。每隔 4 周摄 X 线片复查骨折愈合情况。待骨折愈合后,可逐渐练习负重行走。

7. 前足部籽骨与副骨病变　前足部籽骨与副骨病变虽不多见,但也是前跖痛的原因之一。足籽骨与副骨的病变主要是籽骨的骨折、关节炎与骨软骨炎。临床上应引起注意。

第五节　跟　痛　症

跟痛症是一个症状性名称,是由一系列疾病导致的足跟部疼痛综合征。一般将足跟部疼痛分为跟跖侧疼痛(plantar heel pain)、跟后部疼痛(posterior heel pain)与跟骨内痛三类。每一部位的疼痛又各自由一些疾病引起。

(一) 跟跖侧疼痛

在跟痛症病人中,足跟跖侧疼痛又最为常见,通常被病人甚至医师称之为"足跟痛"甚或"跟痛症",可见于以下常见疾病。

1. 足跟跖侧软组织挫伤　由于外力不大尚未造成跟骨骨折,仅使足跟跖侧软组织损伤。其损伤病理为跟部脂肪垫损伤引起脂肪组织出血水肿,疾病进一步发展,可能会发生跟骨下滑囊炎及创伤性跟骨骨膜炎等改变。

(1)临床表现:发病后病人足跟不敢着地行走与跑跳。足跟跖侧疼痛呈持续性,休息只能减轻疼痛而不能解除疼痛,负重或行走会加剧疼痛。检查时局部压痛敏锐,其中骨膜炎的压痛点多在跟骨的外下面及外侧面。X 线片检查早期无阳性所见,晚期轴位像有时可见跟结节部有骨膜反应性增生。

(2)治疗:伤后应予以抬高患足、冷敷、短期休息,足跟应以海绵垫或塑料跟套保护;伤后 24 小时给予理疗、中药薰洗或水疗等以改善局部循环促进损伤组织的修复。单纯脂肪垫或滑囊损伤者,可用泼尼松龙加 0.5% 利多卡因局部注射治疗效果很好。短期休息后运动员要合理安排训练,如属跖肌或跖腱膜牵拉致伤型,应暂时停止跑跳。如只有局部轻度压痛,仍可从事单纯用足尖跑的项目练习。对病期较久并发骨膜炎者最重要的是减少局部刺激,要限制负重与跑跳等活动;必要时可用小腿石膏固定 2 周,并予以充分休息。

2. 跟骨骨折　跟骨骨折引起的足跟痛有两种情况,一是跟骨应力性骨折,二是跟骨其他类型的骨折。

(1)症状和诊断:跟骨骨折后表现为骨折后常见的局部肿胀、疼痛等症状;骨愈合、康复后这些症状应该消失。但有的病人于下地锻炼、负重或负重行走时均出现足跟跖侧疼痛,休息后好转劳累后加重,因而不能久站或长距离行走;往往病程长久,疼痛顽固,久治不愈。若影像学显示跟骨跖侧遗有骨突,往往为其疼痛的原因。跟骨应力性骨折病人表现为:足跟跖侧部弥漫性疼痛,跟部可有轻度肿胀,有时可有瘀斑。跟骨内、外侧均有压痛,而不单纯局限于跖侧。

(2)X 线表现:跟骨骨折跖侧遗有骨突者,经 X 线检查或 CT 检查可明确诊断。跟骨应力性骨折病人早期 X 线无阳性表现,3~4 周后可在跟骨侧位上见到跟骨后下至前下有一硬化带;行同位素扫描:早期可见局部吸收增加。

(3)治疗:对跟骨骨折跖侧遗有骨突者,建议行手术切除骨突,修平足跟的负重部;一般疗效良好,骨突切除后症状即可缓解。对不能接受手术治疗或不愿意接受手术治疗的病人,可将病人的鞋垫中骨突处所对应的部分切掉或用特制的足跟垫,以避免局部受压,可望减轻或缓解疼痛。对跟骨应力性骨折的治疗以保守治疗为主:包括局部使用或口服消炎止痛药物;扶拐行走减少足底负重与减少活动至骨愈合;有条件者可穿用跟骨垫保护,疼痛严重者可行小腿石膏固定 4 周。

3. 近端跖腱膜炎　虽然人们对近端跖腱膜炎发生的确切原因尚不十分清楚,但大都认为可能有以下原因:①步行时,跖趾关节背伸,牵拉跖腱膜,从而牵拉跟骨结节。随年龄的增大、身体的肥胖,足部肌肉、韧带力量减弱,跖腱膜牵拉跟骨结节的力量增大,长期、反复牵拉使跖腱膜起点部发生微小撕裂,继发炎症,引起疼痛。②跖腱膜跟骨止点处的骨膜炎和跟骨内侧结节的微型疲劳性骨折。③屈趾短肌止点炎症和水肿及其增生的骨刺等刺激足底外侧神经第一支神经引起疼痛等临床症状。④穿软底鞋和过度运动也可能是跖腱膜炎的原因之一。⑤此外,其他一些情况如胫骨内翻、跟腱挛

缩、跟骨外翻、足旋前畸形,中、老年人的足部肌腱、韧带发生退变后足弓的改变等,都将使跖腱膜承受更大的应力,长期慢性的牵拉可使局部腱膜发生微小撕裂,局部水肿产生炎症引发近端跖腱膜炎。

(1)临床表现与诊断:病人主诉跟骨跖侧疼痛。通常发病缓慢,在早晨或午休后下地行走头几步时感到跟跖侧疼痛,继续活动后疼痛可部分甚至完全缓解;但再持续长时间活动后又可出现或加重症状。检查时可见足跟部前内侧肿胀。自跟骨内侧结节起至跖腱膜起点以远 2~3cm 的范围内有明显压痛。体检时应注意病人有无足部力线异常,有无胫骨内翻、足内翻以及平足、高弓足等,还应检查跟腱有无挛缩。X 线检查:多无阳性所见,部分病人可见跟骨结节跖侧有骨刺。病情较重者 B 超及 MRI 检查可见跖腱膜增厚、水肿。

(2)治疗:

1)非手术治疗:常需要综合治疗。①穿用软而厚底的鞋子,如旅游鞋;配用跟痛垫,减少跟部受到撞击性冲击的活动;肥胖病人减轻体重。②跟腱、跖腱膜牵拉锻炼。跖腱膜的适度牵拉有助于炎症消退。③药物治疗:中医对跟痛症采用中草药薰洗与口服六味地黄丸等补肾强骨中药治疗结合局部顶压按摩,大部分病人可获得治愈。对疼痛严重的病人可服用非甾体抗炎药。若以上药物治疗不能奏效,可局部应用皮质激素加利多卡因注射治疗;一般每周注射 1 次,3~4 次为一疗程,疗效很好。④支具治疗:如因足部力线不正引起的症状,可使用足垫纠正力线,以减轻跖腱膜牵拉缓解疼痛。⑤石膏固定:严重疼痛且上述治疗失败的病人,可用短腿石膏固定足踝关节于中立位 1 个月。也可穿用夜间靴或石膏托固定踝关节 5°~10° 背伸,以免使跖腱膜在夜间挛缩,晨起活动时引起疼痛。⑥体外震波疗法(ESWT):近年来有多位学者报道应用体外震波疗法治疗近端跖腱膜炎。Ogden 等分析了按照随机双盲原则经 ESWT 治疗的 302 例跖腱膜炎病人,治疗 3 个月后评价其优良率在 56% 以上。有作者使用体外震波疗法治疗 98 例跖腱膜炎的病人,有效率达到 80%。但 1 次治疗有效率较低,3 次治疗后可明显提高疗效。

2)手术治疗:极少数病人经过 6 个月以上的非手术治疗无效时,可采用手术治疗。目前,推荐的手术方法是跖腱膜部分切断术,即从跖腱膜止点内侧切断 35%~50%。如果骨刺较大可同时切除跟骨内侧结节骨刺。手术可切开或经皮完成。作者所在单位采用关节镜完成跖腱膜部分切断术和骨刺

切除术。

4. 跟骨脂肪垫萎缩与脂肪垫炎

(1)足跟骨脂肪垫萎缩:该病多见于年老体弱活动较少者,其脂肪垫发生失用性萎缩;加之中、老年后,脂肪垫内脂肪发生变性退变,使脂肪垫变软、变薄,促使脂肪垫弹性减退,吸收应力的能力减弱,减少了对跟骨结节的保护作用,引起跟骨结节部骨膜炎,发生疼痛。临床表现为跟跖侧疼痛,不能穿硬底鞋。行走于无弹性或有卵石子的路面,引起疼痛。体检时,局部无肿胀,跟下脂肪垫明显变薄、软弱失去弹性,跟骨结节极易触及似乎皮肤与结节间无脂肪垫一样。按压结节部有明显压痛。X 线检查可发现跟骨结节部有或无骨刺,可有跟骨脱钙征象,余无其他改变。

治疗:应用跟骨垫保护足跟有较好疗效。在足跟垫保护下鼓励病人积极地逐渐增加活动、进行身体锻炼,足跟皮肤及脂肪垫便可逐渐恢复,疼痛消失。疼痛较重时,可使用非甾体抗炎药,活血化瘀的中草药外用;并坚持身体锻炼。与跖腱膜炎不同,此症不适于用封闭治疗。因为激素可进一步引起脂肪垫萎缩。

(2)足跟脂肪垫炎:在进入中、老年以后随年龄增长,脂肪垫中胶原及水分减少,发生退行性改变,脂肪垫的弹性降低。若长时间或长距离行走,可造成脂肪垫的累积性劳损,如再受到寒冷、潮湿等侵袭,久之脂肪垫可产生无菌性炎症,出现跟骨跖侧面行走疼痛、压痛等症状。有时可触及跟下滑囊。临床上,多见于老年人,有足跟部过劳或长途行走史,之后出现足跟跖侧疼痛。疼痛为持续性,以胀痛为主,早晨起床或休息后,开始行走时将加重疼痛且较剧烈;行走后疼痛稍有减轻但不会完全缓解。体检时可发现足跟跖侧脂肪垫有弥漫性僵硬肿胀、压痛,压痛点不局限于跟骨结节部而较广泛是本症特点。B 超或 MRI 检查,可发现脂肪垫增厚、组织结构紊乱等炎性反应的征象。

治疗:穿用软而厚底的鞋子,如旅游鞋,避免穿硬底鞋子;配用跟痛垫,减少跟部受到撞击性冲击的活动。肥胖病人应减轻体重。应用跟骨垫保护足跟有较好疗效,方法同上。采用中草药薰洗与口服六味地黄丸等补肾强骨中药治疗结合用大鱼际反复摩擦病人足跟部,可起到活血通络作用,大部分病人可获得治愈。对疼痛严重的病人可服用非甾体抗炎药。

5. 足底外侧神经第一分支卡压征 有学者报道约有 20% 的跟骨跖侧疼痛是由足底外侧神经分出的第一分支卡压引起。但国内报道极少。

(1)临床表现:病人站立或行走时跟跖侧及"足心部"疼痛,足底有胀裂感;疼痛在一天活动后明显加重。检查在跟展肌和跖方肌起点之间(即跖腱膜附着点的内侧部)有明显压痛。如合并跖腱膜炎也可在跟内侧结节和跖腱膜起点处均有压痛。在足抗阻力背屈外翻时可诱发或加重疼痛。足跟垫高可减少跖腱膜张力而缓解症状。肌电图检查显示,小趾展肌肌电神经传导时间延长。

(2)治疗:足跟垫高可减少跖腱膜张力,从而缓解症状,对治疗有一定的作用。此外病人应适当休息,减少活动。疼痛显著者可口服非甾体抗炎药。也可施行按摩、理疗或局部封闭治疗。如常规的非手术治疗 6 个月无效时,可考虑手术切开减压。

6. 跟骨刺 跟骨刺是否会引起足跟侧疼痛,目前仍有不同的意见。临床上虽然 X 线片可发现骨刺,但是骨刺不一定是引起跟痛的原因。如有的病人两侧都有骨刺却只有一侧有跟痛,有的病人左侧有骨刺却仅在无骨刺的右侧跟痛。此外,虽然很多近端跖腱膜炎的病人可发现有跟骨骨刺;但除少数病人外,绝大部分近端跖腱膜炎的病人不需要切除骨刺而可缓解症状。Rubin 和 Witton 认为,只有 10% 的跟骨骨刺会引起跟跖侧疼痛。后来的研究还发现,跟骨骨刺并不位于跖腱膜的跟骨起点处,而是在跖腱膜深部的屈趾短肌跟骨起点处。因此不能按有无骨刺来确定跟痛的原因。临床上将跟骨骨刺分为 3 型——无症状型、劳累后疼痛型与炎症性疼痛型。

治疗:无症状型无须治疗。有疼痛者应减少承重、站立及行走,穿厚底鞋。肥胖病人要减轻体重。局部热敷、理疗或用醋酸曲安奈德(去炎舒松)和 0.5% 利多卡因局部封闭,每周 1 次,每次 3~5ml,可连用 3 或 4 次。应用足部支具的治疗原则是设法减少跖腱膜的牵扯力。如果同时又有足弓下陷,可用矫正鞋垫将足弓垫起,或将足跟内侧垫高使足轻微内翻。橡皮海绵鞋垫跟部造孔减少局部刺激也是常用的治疗方法。手术方法有两类,一为跖腱膜或外展姆肌在跟骨的止点部切断或加骨刺切除,效果约 50%;二为胫后神经的跟骨支切断。后一方法疗效肯定,但远期症状有时复发。

(二)跟后部疼痛

1. 跟腱止点处痛 跟腱止点部位的疼痛常见的包括以下疾病:

(1)跟后部滑囊炎(retrocalcaneal bursitis):跟后部滑囊炎多发生于 20~30 岁的女性,大都起病缓慢。常发生于一侧跟腱止点部疼痛;早期在行走、站立过久或剧烈运动后出现疼痛,逐渐疼痛变为持续性,行走、站立过久或剧烈运动后出现疼痛加重。局部轻度肿胀、压痛,有时可触及捻发音。个别病例发病过程为突然出现跟后部疼痛,局部肿胀;跟腱两侧可见膨出,局部皮肤温度可升高,压痛显著。跟骨后滑囊炎时,在踝关节的 X 线侧位片上可见其后方的透亮三角区消失或不清晰。MRI 检查跟腱正常,但在老年病人可能有跟腱退变的征象。类风湿或淋病引起的跟后滑囊炎,可通过化验室检查与影像学的骨质改变进行鉴别诊断。

治疗:一般采用适当制动休息、抬高足跟与穿软帮鞋减轻对跟腱止点的挤压,也可穿用带有硅胶护垫的跟腱袜保护。应用理疗、热水浸泡、中药薰洗等物理治疗及局部注射皮质激素加利多卡因类药物,但不要注射进入跟腱中。非手术疗法无效者做滑囊切除术,如跟骨后上结节过分隆突,应同时行骨突切除术。

(2)止点性跟腱炎:止点性跟腱炎,又称跟腱止点末端病。临床上最常见的表现为进行性行走或运动时跟腱止点部疼痛。一般不影响日常的活动。开始为间断性疼痛,以后可转为持续性疼痛。跟腱止点部外观正常或增大,局部压痛。让病人单足提踵困难或引发疼痛。少数病人可在活动时发生跟腱的断裂,汤普森试验(Thompson test)阳性。

治疗:非手术治疗包括:①减少活动或运动量,避免在坡道或硬的地面跑跳。症状严重者,可休息或制动 4~6 周。②运动后可使用冷敷。③口服或外用非甾体抗炎药(nonsteroidal anti-inflammatory drug,NSAID)。④抬高鞋跟减轻跟腱的应力。应用矫形鞋或足垫纠正足的力线不良。⑤穿软帮鞋减轻对跟腱止点的挤压,还可用带有硅胶护垫的跟腱袜保护。⑥理疗,轻柔的跟腱牵拉训练。对久治不愈、症状严重者,可考虑行跟腱清理术。

(3)跟后上结节突起症(Haglund 畸形):跟后上结节突起症(prominent poslterior superior tuberosity of calcaneus)又称 Haglund 畸形(结节),瑞典外科医生 Patrick Haglund 于 1928 年首次报道此种病变,被后人称为 Haglund 畸形(结节)。一般认为 Haglund 畸形的发病原因为遗传因素与力学因素共同作用而成。在有足部结构异常的情况下,足后跟又受到持续压力刺激引发滑囊突异常增大。

本病好发于 20~40 岁的女性,双侧可同时发病;早期足跟后部疼痛,穿高跟鞋或穿鞋后带过硬过紧的鞋后症状更显著,足后跟部可有轻度压痛但无红肿,经休息或理疗治疗可缓解。久之,疼痛发展为持续性,足后跟部疼痛并出现红肿,跟腱附着点前上方处即跟后囊区触、压痛,踝关节背伸时可诱发疼痛;此时,体检可触及骨性的跟骨后突起,有时可见与鞋跟摩擦造成的胼胝体。X 线侧位片检查可显示跟骨后上方的骨性突起。如合并慢性跟后滑囊炎者,X 线侧位片可见跟腱前的透亮的跟腱囊阴影消失。足踝外科常用的对跟骨 X 线测量评价方法:跟骨后角,又称为 Fowler-Philip 角。在跟骨侧位 X 线片上,跟骨结节后方,连接滑囊突后缘和后侧结节后缘的连线,连接跟骨内侧结节下缘和跟骨前下结节下缘的连线,两条连线的交角即为跟骨后角(图 100-19)。正常人此角 44°~69°,大于 75°时,表示滑囊突异常增大,可能引起跟部疼痛。需要手术切除跟后囊和滑囊突。

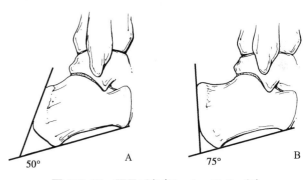

图 100-19　跟骨后角(Fowler-Philip 角)
A. 正常;B. 跟骨后角过大

治疗:无临床症状者,不予治疗。疼痛者应首先保守治疗。包括休息、穿合适的鞋子、冰敷、局部封闭(注入跟骨后滑囊,切忌注入跟腱而导致断裂)。非药物治疗包括超声波、跟腱牵拉练习、理疗与中草药薰洗等。经半年以上保守治疗失败者可行手术治疗。早期主要采用开放手术但并发症较多,现在多采用关节镜技术进行治疗,去除跟骨后滑囊和软组织,切除跟骨后上方突起。

2. 跟腱止点以上部位的疼痛—非止点性跟腱炎　非止点性跟腱炎,又称跟腱周围炎;它包括跟腱本身的退变、细微的损伤甚至稀少纤维的断裂及腱周组织的无菌性炎症在内的一系列病理变化引起的一组综合征。

(1)临床表现:非止点性跟腱炎多发生于小腿三头肌频繁的突然发力的中青年运动员,但非运动员也可发病。其疼痛部位大都在跟腱后部距跟腱止点 2~6cm 处,也可超过此范围;局部多伴有肿胀。跟腱炎的早期,行走或活动多时,感到跟腱部位的疼痛。病情加重时,在静息时也可有疼痛,出现跛行;晨起可感到跟腱僵硬。

Puddu 将跟腱炎分为三期:1 期,跟腱本身正常,腱周组织炎症,腱周炎。2 期,腱周炎和跟腱退变,表现为肌腱内的钙化,结节增生,失去正常的光泽。3 期,肌腱纤维断裂。

检查可见疼痛的跟腱部有肿胀与压痛,被动背伸踝关节局部疼痛加重。踝关节背伸可受限。但部分病人可有跟腱延长从而使踝关节背伸度增加。用拇指、示指沿跟腱内外侧挤压时,局部疼痛。可触及跟腱增粗或表面呈结节状。单纯跟腱周围炎的病人,踝关节伸屈活动时,跟腱压痛部位不变;而在跟腱部分断裂和跟腱炎的病人,压痛点会随着踝关节伸屈活动而改变,此表现又被称为跟腱的疼痛弧征。

(2)治疗:①非手术治疗。包括以下措施:减少活动,严重者可行石膏固定 4 周。理疗、冰敷及中草药薰洗,跟腱牵拉锻炼增强肌肉和肌腱的弹性。支具、矫形鞋纠正足的不良力线。鞋跟部垫高 1.5cm,以缓解跟腱拉力减少疼痛。非甾体抗炎药(NSAID)能起到缓解疼痛,消除局部炎症反应的作用。注意跟腱内应避免注射激素类药物,以免影响跟腱内胶原的合成,影响愈合;有报道应用皮质激素注射引发跟腱断裂者,应引以为戒。②手术治疗。系统的非手术治疗 6 个月以上症状仍不减轻时,可采取手术治疗。有作者报道手术治疗的病人约占 25%。年龄较大、病史较长和症状的反复发作都是手术治疗的适应证。手术治疗的原则是切除炎性腱周组织和退变的跟腱;小的跟腱缺损可直接缝合,较大的缺损不能直接缝合时,需用其他肌腱组织修复。

3. 跟骨骨突炎(Sever 病) 跟骨后下部称为跟骨结节,亦称为跟骨骨突,有骨骺;如有骨骺炎发生即称跟骨骨突炎(osteochondrosis of calcaneal epiphysis),又称跟骨骨骺骨软骨病。Sever 于 1912 年提出本病为跟骨骨骺的缺血性坏死;因而又被称为 Sever 病。

(1)临床表现与诊断:本病多发生在儿童,8~13 岁多见。主要表现为足跟后部疼痛、肿胀和有压痛,患儿用足尖行走或呈轻度跛行。奔跑、跳跃、行走过久或牵拉跟腱附着处过久,可使疼痛加剧,患儿因此不能参加体育活动。检查时发现跟骨后下方两侧有压痛和轻度肿胀。X 线片上可见跟腱附着处有软组织肿胀,跟骨体与骨突之间的间隙增宽。骨突形状不整齐,变扁或碎裂,较健侧小,密度较高,有时呈分节状或斑点状致密影。与骨骺相对应

的跟骨部分变得粗糙不平。骨突常为 2~3 个骨化中心彼此不融合。有学者指出,正常跟骨骨突可有几个骨化中心,且形态可各异,密度较高,边缘也可不整齐,与本病表现近似;故诊断本病时应密切结合临床。

(2)治疗:本病属自愈性疾病,预后良好;治疗以对症治疗,缓解疼痛为主。病变轻时可让患儿少走路,少站立,避免剧烈运动。为了减轻并放松跟腱的张力和压力以及跟骨的拉力,抬高足跟 1~2cm 或更换松软的皮鞋,症状可自行消失。如果局部肿痛较重,并伴有滑囊炎,可局部注射醋酸曲安奈德(去炎舒松)以缓解症状。对少数症状严重的病人可用石膏固定足于下垂位 4~6 周,拆除石膏后可配合理疗、热敷或中草药薰洗等物理治疗。

(三)跟骨内痛

一些疾病可以引发跟骨内痛,病人常常诉说感到"整个跟骨疼痛不适"。临床上较常见引起跟骨内痛的疾病有:类风湿性、强直性脊柱炎性跟骨炎,跟骨病如跟骨骨髓炎、跟骨结核、跟骨肿瘤、跟骨畸形性骨炎(Paget 病)等。有时距下关节炎、痛风也可表现为整个跟骨痛;在进行跟痛症的诊断时,应注意与以上疾病作鉴别诊断,必要时要给予化验室、MRI 等检查,以协助作出正确的诊断。此处重点介绍跟骨高压症。

跟骨高压症(high pressure of calcaneus)是指由于跟骨内压力增高而产生的跟部疼痛,表现为整个跟骨部疼痛不适,是少数中老年人跟骨内痛的原因之一。

1. 病因 其病因尚不很清楚,且有不同意见。一般认为,跟骨主要由海绵样骨松质构成,髓腔内静脉窦很大,且由于跟骨位于身体最低处,受重力的影响,动脉血易注入,但静脉血回流困难。在正常情况下,跟骨内注入的动脉血与回流的静脉血量是平衡的,跟骨内压力也是相对衡定的。一旦某些因素使跟骨的血运受到影响,打破了这个平衡,无论是注入还是回流障碍,造成骨内淤血或充血,而产生跟骨疼痛症状。

2. 临床表现与诊断 跟骨高压症多见于中老年人,可单侧或双侧,主要是整个跟部疼痛,以站立与行走时为甚,可影响行走。早期下肢抬高休息可使症状减轻或消失,但病程久后不能缓解症状;而且出现夜间卧床休息时跟部疼痛,被称之为"静息痛",严重者可影响睡眠。检查时在跟骨的内侧、外侧及跖侧均有压痛和叩击痛。早期跟骨 X 线片多无异常,病程长者可有脱钙征象。化验检查正常。

跟骨骨内压测量明显高于正常。本病需与其他跟痛症相区别,其他跟痛症表现在跟骨的跖侧或后侧疼痛及压痛,用封闭治疗常能取得满意效果,但封闭治疗对本病无效。

3. 治疗 一般的非手术疗法效果不佳。部分病人,早期予以抬高下肢休息,1~2 周后症状可缓解或消失。亦可采用物理透热治疗,但部分病人有时反使跟骨疼痛加重。经 6 个月非手术治疗无效的顽固性疼痛者,可行跟骨钻孔术予以治疗。通过在跟骨上钻入 6~12 个 4mm 直径的孔道,引流骨髓液来降低跟骨内压力,从而缓解症状。

(王正义)

参 考 文 献

［1］COOKE S J. Clubfoot [J]. Current Orthopaedics, 2008, 22: 139-149.

［2］JEROSCH J SCHUNCK J, ABDEL-AZIZ H. The stop screw technique—A simple and reliable method in treating flexible flatfoot in children [J]. Foot and Ankle Surgery, 2009, 15 (4): 174-178.

［3］ZAFIROPOULOS G PRASAD K S, KOUBOURA T, et al. Flat foot and femoral anteversion in children-A prospective study [J]. Foot, 2009, 19 (1): 50-54.

［4］BRANTINGHAM J W. Foot Position and Low Back Pain [J]. JManipulative Physiol Ther, 2007, 30 (5): 381-385.

［5］王正义. 足踝外科手术学 [M]. 北京：人民卫生出版社, 2009: 146-158.

［6］YOUNGER A S, HANSEN S T Jr. Adult Cavovarus Foot [J]. J Am Acad Orthop Surg, 2005, 13 (5): 302-315.

［7］DOBBS M B. HOXD10 M319K mutation in a family with isolated congenital vertical talus [J]. J Orthop Res, 200, 24 (3): 448-453.

［8］COUGHLIN M J, MANN R A, SALZMANN C L. Surgery of the foot and ankle [M]. 8th ed. Philadelphia: Mosby, 2007: 193-214.

［9］MYERSON M S. Reconstructive foot and ankle surgery: Management of complications [M], 2nd ed.[S. I.]: Elsevier, 2010: 156-172.

第一百〇一章
骨与关节化脓性感染

第一节 化脓性骨髓炎

化脓性骨髓炎(suppurative osteomyelitis)是一种常见病,病因为化脓性细菌感染,它涉及骨膜、骨密质、骨松质与骨髓组织,"骨髓炎"只是一个沿用的名称。本病的感染途径有三:①身体其他部位的化脓性病灶中的细菌经血液循环播散至骨骼,称血源性骨髓炎;②开放性骨折发生了感染,或骨折手术后出现了感染,称为创伤后骨髓炎;③邻近软组织感染直接蔓延至骨骼,如脓性指头炎引起指骨骨髓炎,慢性小腿溃疡引起胫骨骨髓炎,称为外来骨髓炎。各种类型骨髓炎的发病机制全然不同,治疗方法也有差别。

一、急性血源性骨髓炎

【病因】

溶血性金黄色葡萄球菌是最常见的致病菌,约占75%;乙型链球菌占第二位,约占10%;其他如嗜血属流感杆菌也可致病,其他的细菌有大肠埃希菌和产气荚膜杆菌,亦可是肺炎球菌和白色葡萄球菌。近年来溶血性金黄色葡萄球菌感染发病率有下降的趋势。

本病的致病菌系经过血源性播散,先有身体其他部位的感染性病灶,一般位于皮肤或黏膜处,如疖、痈、扁桃体炎、中耳炎和上呼吸道感染等。原发病灶处理不当或机体抵抗力下降,都可诱发细菌进入血液循环成为脓毒症。菌栓进入骨滋养动脉后往往受阻于长骨干骺端的毛细血管内,原因是该处血流缓慢,容易使细菌停滞;儿童骨骺板附近的微小终末动脉与毛细血管往往更为弯曲而成为血管祥,该处血流丰富而流动缓慢,使细菌更易沉积,因

此儿童长骨干骺端为好发部位(图101-1)。

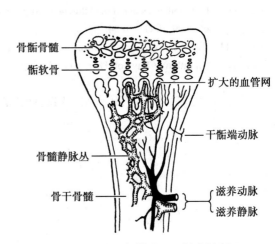

图101-1 小儿长管骨干骺端血液循环

发病前往往有外伤病史。儿童常会发生磕碰,因此创伤的真实意义不详,可能局部外伤后因组织创伤、出血而易于发病。外伤可能是本病诱因。

本病发病与生活条件及卫生状况有关,往年农村发病率明显高于城市,近年来在沿海大城市中血源性骨髓炎已很罕见,但在边远地区,本病仍是常发病。成年人因免疫性疾病需长期使用皮质类激素时,因机体局限感染灶的能力低下,亦容易罹患本病。

【病理】

本病的病理变化为骨质破坏与死骨形成,后期有新生骨,成为骨性包壳。

大量的菌栓停滞在长骨的干骺端,阻塞了小血管,迅速发生骨坏死,并有充血、渗出与白细胞浸润。白细胞释放的蛋白溶解酶破坏了细菌、坏死的

骨组织与邻近的骨髓组织。渗出物和破坏的碎屑成为小型脓肿并逐渐增大,使容量不能扩张的坚硬骨腔内的压力更高。其他的血管亦受到压迫而形成更多的坏死骨组织。脓肿不断扩大并与邻近的脓肿合并成更大的脓肿。

脓腔内高压的脓液可以沿着哈弗斯管蔓延至骨膜下间隙将骨膜掀起成为骨膜下脓肿。骨密质外层 1/3 的血供来自骨膜,骨膜的掀起破坏了外层骨密质的血供而成为死骨。骨膜穿破后脓液便沿着筋膜间隙流注而成为深部脓肿。若脓肿穿破皮肤,排出体外,则成为窦道(图 101-2)。

脓肿也可以穿破干骺端的骨密质,形成骨膜下脓肿,再经过骨小管进入骨髓腔。脓液还可以沿着骨髓腔蔓延(图 101-3),破坏了骨髓组织、骨松质和内层 2/3 密质骨的血液供应。严重病例骨密质的内、外面都浸泡在脓液中而失去血供,这样便会形成大片的死骨。

脓液进入邻近关节比较少见,因为骨骺板具有屏障作用。成人骺板已经融合,脓肿可直接进入关节腔形成化脓性关节炎(图 101-4)。小儿股骨头骺板位于髋关节囊内,该处骨髓炎可以直接穿破干骺端骨密质而进入关节。

骨失去血供后,部分骨组织因缺血而坏死。在周围形成炎性肉芽组织,死骨的边缘逐渐被吸收,

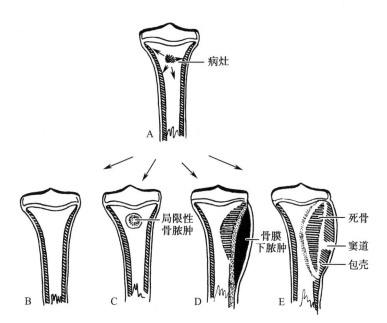

图 101-2　血源性化脓性骨髓炎演变
A. 干骺端病灶;B. 痊愈;C. 局限性骨脓肿;D. 骨膜下脓肿;E. 死骨形成

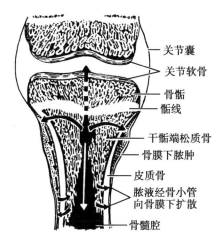

图 101-3　急性血源性骨髓炎的扩散途径

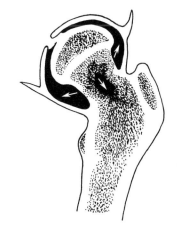

图 101-4　急性血源性化脓性股骨颈骨髓炎
穿破股骨颈形成化脓性髋关节炎

使死骨与主骨完全脱离。在死骨形成过程中,病灶周围的骨膜因炎性充血和脓液的刺激而产生新骨,包围在骨干的外层,形成骨性包壳,包壳上有数个小孔与皮肤窦道相通。包壳内有死骨、脓液和炎性肉芽组织,往往引流不畅,成为骨性无效腔。

死骨的命运:小片死骨可以被肉芽组织吸收掉,或为吞噬细胞所清除,也可经皮肤窦道排出。大块死骨难以吸收或排出,长期留存体内,使窦道经久不愈合,疾病进入到慢性阶段。

【临床表现】

儿童多见,80% 以上为 12 岁以下的小儿。好发于下肢,以胫骨上段和股骨下段最多见,其次为肱骨与髂骨,脊柱与其他四肢骨骼都可以发病,肋骨和颅骨少见,发病前往往有外伤病史,但找到原发感染灶,或在病史中询问出原发感染灶者却不多见。

起病急骤,有寒战,继而高热至 39℃ 以上,有明显的毒血症症状。儿童可有烦躁、不宁、呕吐与惊厥。重者有昏迷与感染性休克。

早期只有患区剧痛,肢体半屈曲状,周围肌痉挛,因疼痛而抗拒做主动与被动运动。局部皮温增高,有局限性压痛,肿胀并不明显。数天后局部出现水肿,压痛更为明显,说明该处已形成骨膜下脓肿。脓肿穿破后成为软组织深部脓肿,此时疼痛反可减轻。但局部红、肿、热、压痛都更为明显。如果病灶邻近关节,可有反应性关节积液。脓液沿着髓腔播散,则疼痛与肿胀的范围更为严重,当整个骨干都存在骨破坏后,有发生病理性骨折的可能。

急性骨髓炎的自然病程可以维持 3~4 星期。脓肿穿破后疼痛即刻缓解,体温逐渐下降,脓肿穿破后形成窦道,病变转入慢性阶段。

部分病例致病菌毒性较低,特别是白色葡萄球菌所致的骨髓炎,表现很不典型,缺乏高热与中毒性症状,体征也较轻,诊断比较困难。

【临床检查】

1. 白细胞计数增高,一般都在 10×10^9/L 以上,中性粒细胞可占 90% 以上。

2. 血培养可获致病菌,但并非每次培养均可获阳性结果,特别是已经用过抗生素者阳性率更低。在寒战高热期抽血培养或初诊时每隔 2 小时抽血培养 1 次,共 3 次,可以提高血培养阳性率。所获致病菌均应做药物敏感试验,以便调整抗生素。

3. 局部脓肿分层穿刺 选用有内芯的穿刺针,在压痛最明显的干骺端刺入,边抽吸边深入,不要一次穿入骨内,以免将单纯软组织脓肿的细菌带入骨内,抽出混浊液体或血性液可做涂片检查与细菌培养,涂片中发现多是脓细胞或细菌即可明确诊断。任何性质穿刺液都应做细菌培养与药物敏感试验。

4. X 线检查 起病后 14 天内的 X 线检查往往无异常发现,用过抗生素的病例出现 X 线表现的时间可以延迟至 1 个月左右。X 线检查难以显示出直径小于 1cm 的骨脓肿,因此早期的 X 线表现为层状骨膜反应与干骺端骨质稀疏(图 101-5)。当微小的骨脓肿合并成较大脓肿时才会在 X 线片上出现骺区散在性虫蚀样骨破坏(图 101-6),并向髓腔扩展,骨密质变薄,并依次出现内层与外层不规则。骨破坏的结果是有死骨形成(图 101-7),死骨可大可小,小死骨表现为密度增高阴影,位于脓腔内,与周围骨组织完全游离。大死骨可为整段骨坏死,密度增高而无骨小梁结构可见。少数病例有病理性骨折。

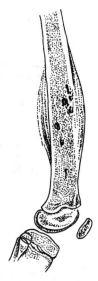

图 101-5 股骨中下段急性骨髓炎
髓腔内骨质破坏,并有葱皮状骨质增生

5. CT 检查 可以提前发现骨膜下脓肿,对细小的骨脓肿仍难以显示。

6. MRI 检查 可以更早期发现在长骨干骺端与骨干内有炎性异常信号,还可以显示出骨膜下脓肿。

7. 核素骨显像 病灶部位的血管扩张和增多,使锝 -99m 早期浓聚于干骺端的病变部位,一般于发病后 48 小时即可有阳性结果。核素骨显像只能显示出病变的部位,但不能作出定性诊断,因此该项检查只具有间接帮助诊断的价值。

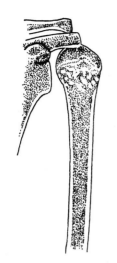

图 101-6　肱骨急性骨髓炎
肱骨干骺端骨质明显破坏

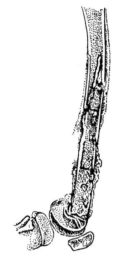

图 101-7　股骨化脓性骨髓炎
骨破坏较广泛,有多个大小不等的死骨,有花边状及袖口状骨膜增生,并有病理性骨折

【诊断与鉴别诊断】

在诊断方面应解决两个问题,即疾病诊断与病因诊断。诊断宜早。因 X 线表现出现甚迟,不能以 X 线检查结果作为诊断依据。急性骨髓炎的诊断为综合性诊断,凡有下列表现均应想到有急性骨髓炎的可能:①急骤的高热与毒血症表现;②长骨干骺端疼痛剧烈而不愿活动肢体;③该区有一个明显的压痛区;④白细胞计数和中性粒细胞增高。局部分层穿刺具有诊断价值,但只有发展至骨膜下脓肿阶段,分层穿刺才能有所收获。MRI 具有更早期获得诊断的可能,有条件的医疗单位对疑为急性骨髓炎的病例可做 MRI 检查以作出早期诊断。

病因诊断在于获得致病菌。血培养与分层穿刺液培养具有很大的价值,为了提高阳性率,需反复做血培养。

应该在起病后早期作出明确诊断与合适治疗,才能避免发展成慢性骨髓炎。据文献报道,在发病后 5 天内即作出诊断与合理治疗,可以减少转变至慢性阶段。

在鉴别诊断方面应该与下列疾病相区别:

1. 蜂窝织炎和深部脓肿　早期急性血源性骨髓炎与蜂窝织炎和深部脓肿不易鉴别。可以从下列几方面进行鉴别。①全身症状不一样:急性骨髓炎毒血症症状重;②部位不一样:急性骨髓炎好发于干骺端,而蜂窝织炎与脓肿则不常见于此处;③体征不一样:急性骨髓炎疼痛剧烈,但压痛部位深,表面红肿不明显,出现症状与体征分离现象;而软组织感染则局部炎性表现明显,如果鉴别困难,可做小切口引流,骨髓炎可发现有骨膜下脓肿。

2. 风湿病与化脓性关节炎　特别是儿童类风湿关节炎,也可以有高热。鉴别不难,这两类疾病都是关节疾病,疼痛部位在关节,浅表的关节可以迅速出现肿胀与积液。

3. 骨肉瘤和尤因肉瘤　部分恶性骨肿瘤也可以有肿瘤性发热。但起病不会急骤,部位以骨干居多数,特别是尤因肉瘤,早期不会妨碍邻近关节活动,表面有曲张的血管并可摸到肿块。部分病例与不典型的骨髓炎混淆不清,必要时需做活组织检查。

【治疗】

以往急性血源性骨髓炎死亡率高,现今由于应用了抗生素,死亡率已明显下降。但由于诊断不及时,急性骨髓炎往往演变为慢性骨髓炎,使医疗费用明显增加。因此治疗的目的应该是中断骨髓炎由急性期趋向于慢性阶段,早期诊断与治疗是主要的关键。

1. 抗生素治疗　对疑有骨髓炎的病例应立即开始足量抗生素治疗,在发病 5 天内使用往往可以控制炎症,而在 5 天后使用或细菌对所用抗生素不敏感时,都会影响疗效。由于致病菌大都为溶血性金黄色葡萄球菌,要联合应用抗生素,选用的抗生素一种针对革兰氏阳性球菌,而另一种则为广谱抗生素,待检出致病菌后再予以调整。近年来,由于耐药菌株日渐增多,因此选择合适时期进行手术很有必要。急性骨髓炎经抗生素治疗后将会出现 4 种结果。

(1)在 X 线片改变出现前全身及局部症状均消失。这是最好的结果,说明骨脓肿形成以前炎症已经控制。

(2)在出现 X 线片改变后全身及局部症状消失,

说明骨脓肿已被控制,有被吸收掉的可能。

上述两种情况均不需要手术治疗,但抗生素仍宜连续应用至少 3 周。

(3)全身症状消退,但局部症状加剧,说明抗生素不能消灭骨脓肿,需要手术引流。

(4)全身症状和局部症状均不消退。说明:①致病菌对所用抗生素具有耐药性;②有骨脓肿形成;③产生迁徙性脓肿,为了保全生命切开引流很有必要。

2. 手术治疗 手术的目的:①引流脓液,减少毒血症症状;②阻止急性骨髓炎转变为慢性骨髓炎。手术治疗宜早,最好在抗生素治疗后 48~72 小时仍不能控制局部症状时进行手术,也有主张提前为 36 小时的。延迟的手术只能达到引流的目的,不能阻止急性骨髓炎向慢性阶段演变。

手术有钻孔引流或开窗减压两种。在干骺端压痛最明显处做纵行切口,切开骨膜,放出骨膜下脓肿内高压脓液。如无脓液,向两端各剥离骨膜 2cm,不宜过广,以免破坏骨密质的血液循环,在干骺端以 4mm 口径的钻头钻孔数个。如有脓液逸出,可将各钻孔连成一片,用骨刀去除一部分骨密质,称为骨"开窗"。一般有骨膜下脓肿存在时,必然还有骨内脓肿。即使钻孔后未发现有骨内脓肿损伤亦不大。不论有无骨内脓肿,不要用探针去探髓腔,亦不要用刮匙刮入髓腔内。

伤口的处理:

(1)闭式灌洗引流:在骨髓腔内放置两根引流管做连续冲洗与吸引,关闭切口。置于高处的引流管以 1 500~2 000ml 抗生素溶液做连续 24 小时滴注;置于低位的引流管接负压吸收瓶。引流管一般留置 3 周,或至体温下降,引流液连续 3 次培养阴性即可拔除引流管。拔管前先钳夹引流管 1~2 天,局部及全身均未出现反应时方可拔除。

(2)单纯闭式引流:脓液不多者可放单根引流管接负压吸引瓶,每日经引流管注入少量高浓度抗生素液。

(3)伤口不缝,填充碘仿纱条,5~10 天后再做延迟缝合。

3. 全身辅助治疗 高热时降温,补液,补充热量。化脓性感染时往往会有贫血,可隔 1~2 日输给少量新鲜血,以增加病人的抵抗力;也可用些清热解毒的中药。

4. 局部辅助治疗 肢体可做皮肤牵引或石膏固定,可以起到下列作用:①止痛;②防止关节挛缩畸形;③防止病理性骨折。如果包壳不够坚固,

可上管型石膏 2~3 个月,并在窦道处石膏上开洞换药。

二、化脓性脊柱炎

化脓性脊柱炎(suppurative spondylitis)比较少见。临床上有两种类型:一种为椎体化脓性骨髓炎,另一种为椎间隙感染。

(一)椎体化脓性骨髓炎

【病因与病理】

本病的致病菌以金黄色葡萄球菌最为多见,其次为白色葡萄球菌、链球菌、铜绿假单胞菌和变形杆菌等。病原菌进入脊椎的途径有 3 种:①通过血液途径播散,先有皮肤及黏膜化脓性感染病灶,经血液途径播散;②邻近脊椎的软组织感染直接侵犯;③经淋巴引流蔓延至椎体。

本病多见于成人,以腰椎最为常见,其次为胸椎,颈椎发病少见。病变多数局限于椎体,可向椎间盘与上下椎体扩散,偶有向椎弓扩散侵入椎管内的。大多数病例则形成椎旁脓肿,在腰椎则为腰大肌脓肿,在上颈椎则为咽后壁脓肿。病变发展迅速,并有硬化骨形成,彼此融合成骨桥,甚至出现椎体间融合。

【临床表现】

按起病急缓可分成急性型、亚急性型与慢性型 3 种类型。

1. 急性型 又名椎体型。这种类型通常来源于血液途径播散。起病急骤,有畏寒、寒战及高热,体温可达 40℃,毒血症症状明显。腰背痛或颈背痛明显,卧床不起,不能翻身或转颈。椎旁肌肉痉挛明显,并出现叩击痛。血白细胞计数明显升高,超过 10×10^9/L,中性粒细胞占 80% 以上,并有中毒颗粒,血培养可检出致病菌。高热可持续 2 周以上,部分病例出现肢体瘫痪。大型腰大肌脓肿可在腰部或流至股部时被触及。该类病例早期 X 线检查往往无异常发现。至少在 1 个月后才出现椎体内虫蚀状破坏,一旦出现 X 线征象后,骨破坏迅速发展,椎体形状不对称,呈楔状改变,密度浓白成硬化骨,并向邻近椎体蔓延,使椎间隙变窄,并可见有椎旁脓肿。最后形成骨桥或椎体间骨性融合。CT 与 MRI 检查可以提前发现椎体内破坏灶与椎旁脓肿。

2. 亚急性型 又名骨膜下型或边缘型。这类病例通常在近期有过腹腔内炎症或腹内手术后感染病史。在感染病灶控制后或化脓性阑尾炎手术出院后不久发生腰背痛及发热,体温一般不超过

39℃,毒血症症状亦比较轻微,血白细胞计数增加和血沉加快。本病的病理变化发生在椎体的边缘,因此早期的X线检查往往没有阳性发现,X线表现往往延迟到1~2个月后,表现为椎体边缘破坏和椎间隙变窄以及进行性骨硬化。这类病例的致病菌大都毒性比较低,或机体抵抗力比较强,因此整个病程表现为良性过程。

3. 慢性型 起病隐匿,病人在不知不觉中出现了腰背痛,没有神经根症状,体温不高,或仅有低热,状如结核,血白细胞计数不高,但血沉可增快。早期X线检查往往无阳性发现,1~2个月后椎体呈对角线状,有半个椎体密度增高,出现骨硬化表现,随着病变发展,椎间隙进行性变窄,通常需半年之久。如果病人年龄较大,往往被诊断为转移性硬化性骨肿瘤。用抗生素后症状会改善,但会反复发作,因此整个病程表现为慢性迁徙性病程。

【诊断与鉴别诊断】

1. 急性型 病程急骤,有高热及毒血症症状,血培养往往可以检出致病菌。早期发现病灶有赖于核素骨显像,而MRI检查有助于早期诊断,可以表现出炎性异常信号和骨破坏。本病还必须与脊柱结核相鉴别,部分儿童椎体结核起病时亦可有高热,椎体破坏呈楔形并有椎旁脓肿形成。但结核性病变不会出现骨硬化表现,X线表现进展亦相应缓慢。本病必须与有癌性发热的脊柱肿瘤相鉴别。本病大都局限于椎体,很少蔓延至附件;而脊柱肿瘤早期即侵犯椎弓根,可资鉴别。

2. 亚急性型 如曾有腹腔内炎性病变史或腹内手术感染病史者,可以提醒诊断;无此类病史者往往与成人椎间盘型脊柱结核混淆不清,但骨硬化表现有助于诊断。本病与椎间隙感染难以鉴别,甚至有人认为本型便是椎间隙感染的一种类型。

3. 慢性型 易与硬化性脊柱肿瘤混淆,特别是年老者更与前列腺癌骨转移难以鉴别。根据完整的椎弓根与进行性椎间隙变窄,诊断不难。由于影像学依据出现较迟,难以作出早期诊断,因此某些病例需做骨穿刺活组织检查。

【治疗】

1. 早期使用足量有效的抗生素,血培养可以帮助检出致病菌与挑选合适的抗生素。在全身和局部症状控制后还需使用口服抗生素至少4~6周。

2. 全身性支持疗法十分重要。

3. 急性型大都是致病性较强的溶血性金黄色葡萄球菌所致,有很强的椎体间骨性融合的倾向,一旦融合完全,很少有后遗症状。亚急性与慢性型的致病菌毒性较低,以白色葡萄球菌或其他细菌为主,不容易产生骨性融合,以后很容易产生腰椎不稳定与反复急性发作。因此主张在起病后或诊断后睡石膏床或上石膏腰围带一大腿,以利于骨桥的连接。

4. 化脓性椎体骨髓炎以药物治疗为主,只有出现截瘫或巨大椎旁流注脓肿者需行手术治疗。视病情的需要与病人的一般情况决定施行椎板减压术、病灶清除术或脓肿引流术。

(二) 椎间隙感染

对儿童的椎间隙感染认识较早,在20世纪60年代即经过穿刺或手术活检分离出金黄色葡萄球菌。而成人的血源性椎间隙感染则认识较低,一般认为起病于儿童期化脓性感染,后来才将椎体骨髓炎与椎间隙感染区分开来。

【病因】

椎间隙感染的致病菌以金黄色葡萄球菌与白色葡萄球菌最为常见。细菌进入椎间隙的途径有两种:

1. 经手术器械的污染直接带入椎间隙 以往最常见的是椎间盘手术后感染,发生率在0.1%~0.5%之间。近年来由于经皮穿刺椎间盘抽吸术和经内镜椎间盘切除术的盛行,一旦器械消毒不严格,亦可发生椎间隙感染。因此总的发病人数有所增加。

2. 经血液途径播散 一般认为成人椎间盘无血供,但也有人认为30岁以下仍有充足的血供,甚至认为至老年期仍有血供。随着年龄的增大,来自邻近椎体穿透椎体骨板进入髓核的血供逐渐减少,但从周围血管仍可获得足够的血液。因此可以认为椎间盘感染来源与椎体感染来源相似。原发病灶大都来自皮肤黏膜或泌尿道感染,可能系来自Batson脊椎静脉丛的反流。Batson通过阴茎背静脉造影,发现阴茎背静脉与前列腺静脉丛和脊椎静脉丛相通,因而认为泌尿系感染亦可引发本病。有报道于导尿术后发病,并获得阳性血培养。血培养阳性率约39%。各种病因中以来自泌尿道的感染最为常见。

【病理】

椎间隙内变化为完全性坏死,椎间盘组织色泽改变成黄色,游离地存在于椎间隙内,极易取出。椎间盘内有脓液和炎性肉芽组织,软骨板有腐蚀,至慢性阶段则为纤维组织所替代。邻近椎体有新骨或骨样组织形成,有骨小梁存在,骨小梁间充满成纤维组织。侵入椎体的病例则可见骨髓炎改变。

【临床表现】

因手术污染所致的椎间隙感染起病或急骤，或缓慢。由溶血性金黄色葡萄球菌所致的感染往往起病急骤，有寒战与高热，腰背痛加剧，并有明显的神经根刺激症状，病人因剧烈疼痛而不敢翻身，轻微的振动都可以触发抽搐状疼痛而大叫。体征则有腰部肌痉挛与压痛，活动障碍，原有的神经根刺激体征都加重，做直腿抬高试验时甚至足跟难以离开床面，而病人往往因疼痛剧烈而拒绝做任何检查。由毒性较低的细菌，如白色葡萄球菌所致的感染则起病缓慢，全身症状与体征都比较轻，病程趋向于慢性。

血源性椎间隙感染一般见于年轻成人，儿童则比较少见，腰椎的发病率较高。一般起病缓慢，有发热、食欲不振等症状，腰椎病变者都有腰背痛与坐骨神经痛。体征则有压痛、腰肌痉挛和活动障碍。经过石膏制动、抗生素治疗后症状可缓解，一旦活动过多或停止治疗后症状又加重。病程趋向慢性。在发热期白细胞计数增高，但血沉持续增快提示病变仍处于活动状态。

最严重的并发症为截瘫。Kemp 报道了一组病例，截瘫发生率竟高达 40%，其中 1/2 病例合并有糖尿病。

【诊断】

急性型诊断不难，根据高热，剧烈的疼痛和神经根症状的加重，可以迅速作出诊断。慢性椎间隙感染的诊断则有赖于影像学检查，但椎间隙感染的 X 线表现要迟至 1 个月左右时才出现。可以分成四个阶段（图 101-8）：第一阶段为椎间隙变窄，发生于起病开头 3 个月以内；第二阶段从 3 个月后开始，表现为软骨下骨质进行性硬化，邻近椎体密度增加，侧位片上特别明显，这是由于骨膜下新骨形成；第三阶段为邻近椎体骨板进行性不规则，椎体缘出

现反应性硬化，说明炎症进展；第四阶段为椎间隙呈气球样改变伴椎体侵蚀，仍可见椎体密度变化。

椎间隙感染的诊断比较迟，特别是血源性椎间盘感染诊断更迟，最短的亦要 3 个月，最长的于发病后 18 个月才诊断，比化脓性椎体骨髓炎几乎迟了 3 倍。MRI 可以早期发现病变，在 MRI 上可见病变椎间隙的两个相应的椎体有对称性炎性异常阴影。

【预后】

经过治疗后约 1/2 病例病变局限于椎间盘内，另 1/2 病变炎症扩展至邻近椎体。后期表现为出现骨桥，极为硬化。除急性金黄色葡萄球菌感染外，一般很少有骨性融合。

有几个因素不利于预后：①慢性病例大多数诊断延迟。X 线表现出现较迟难以在疾病的早期得以识别。目前核素骨显像与 MRI 可以帮助及早诊断。②本病有慢性迁徙性倾向，所幸儿童病例少见。③脊髓损害的出现。根据手术所见，引起截瘫的主要原因为炎性肉芽组织向后方伸展侵入脑脊膜与脊髓。脊髓损害的机制为受压、硬膜炎性浸润和水肿、脊髓血管感染性血栓形成。

【治疗】

1. 以非手术治疗为主，选用足量抗生素与全身支持疗法。静脉给药至少 2~4 周，在全身与局部症状消退后还需口服抗生素 4~6 周。

2. 神经根刺激症状明显，难以忍受者，可行椎间盘穿刺抽吸，或留置塑料管引流，并可获得病原菌。

3. 由于诊断往往延迟，特别是血源性椎间隙感染诊断不易，局部组织粘连明显，手术操作困难，并发症多，因此手术适用于已出现截瘫的病人。手术方法有两种：椎板切除减压术和病灶清除术。

4. 部分慢性病例症状反复出现，出现了脊椎

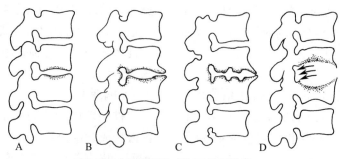

图 101-8　椎间隙感染可分四阶段

A. 第一阶段为椎间隙变窄；B. 第二阶段为软骨下骨质进行性硬化；
C. 第三阶段为邻近椎体骨板进行性不规则，椎体缘有反应性硬化；
D. 椎间隙成气球样改变伴椎体侵蚀

不稳定表现者,如一般情况良好,为减少并发症,可以做病灶清除术或脊柱融合术。

三、慢性血源性骨髓炎

急性血源性骨髓炎转入慢性阶段的原因:①急性感染期未能彻底控制,反复发作演变成慢性骨髓炎;②系低毒性细菌感染,在发病时即表现为慢性骨髓炎。

【病理】

急性期如果修复不彻底便会演变成慢性骨髓炎,并有周围组织的充血和骨骼脱钙。肉芽组织的形成带来了破骨细胞和成骨细胞,坏死的骨松质逐渐被吸收掉,并为新骨所替代。坏死的骨密质其交界部分先行吸收,最终脱落成为死骨。坏死的骨脱落成为死骨需数月之久。死骨脱落是破骨细胞和蛋白溶解酶协同作用的结果,因而表面变得不规则。由于缺乏血供,死骨不会脱钙,相反,还比邻近的骨组织更为致密。在罕见的情况下,感染完全控制住,坏死的骨骼不再脱落,而逐渐由爬行替代过程所吸收掉,这种过程亦需数月之久。一旦死骨脱落,便处于四周完全游离的空隙内,死骨浸泡在脓液中,吸收非常缓慢,甚至停止吸收。为了使感染局限化,周围的骨骼逐渐致密、硬化;外周骨膜亦不断形成新骨而成为骨壳。少数病例整段骨干脱落成为死骨,由新生的骨壳包围着,骨壳逐渐变厚、致密。骨壳通常有多个孔道,经孔道排出脓液及死骨碎屑至体表面。软组织损毁严重而形成瘢痕,表面皮肤菲薄极易破损,窦道经久不愈,表皮会内陷生长深入窦道内。窦道长期排液会刺激窦道口皮肤恶变成鳞状上皮癌。

死骨排净后,窦道口闭合,儿童病例小的腔隙可由新骨或瘢痕组织所充填;成人病例,腔隙内难免会有致病菌残留,任何时候都可以激发感染。

细菌学:以金黄色葡萄球菌为主要的致病菌,然而绝大部分病例为多种细菌混合感染,最常检出的是 A 型与非 A 型链球菌、铜绿假单胞菌、变形杆菌和大肠埃希菌。近年来革兰氏阴性细菌引起的骨髓炎增多。在儿童病人,还可有嗜血属流感杆菌骨感染。

【临床表现】

在病变不活动阶段可以无症状,骨失去原有的形态,肢体增粗及变形。皮肤菲薄色泽暗;有多处瘢痕,稍有破损即引起经久不愈的溃疡。或有窦道口,长期不愈合,窦道口肉芽组织突起,流出臭味脓液。因肌肉的纤维化可以产生关节挛缩。急性感染发作表现为疼痛,表面皮肤转为红、肿、热及压痛。体温可升高 1℃~2℃。原已闭塞的窦道口可开放,排出多量脓液,有时掉出死骨。在死骨排出后窦道口自动封闭,炎症逐渐消退。急性发作约数月、数年 1 次。在体质不好或身体抵抗力低下情况下可以诱发急性发作。

长期多次发作使骨骼扭曲畸形、增粗、皮肤色素沉着,因肌挛缩出现邻近关节畸形,窦道口皮肤反复受到脓液的刺激会癌变。儿童往往因骨骺破坏而影响骨骼生长发育,使肢体出现缩短畸形。偶可发生病理性骨折。

影像学变化:早期阶段有虫蛀状骨破坏与骨质稀疏,并逐渐出现硬化区。骨膜掀起并有新生骨形成,骨膜反应为层状,部分呈三角状,如骨肿瘤样。新生骨逐渐变厚和致密,坏死脱落成为死骨。由于周围骨质致密,死骨在常规正侧位 X 线片上可能不被显示,需要改变体位。在 X 线片上死骨表现为完全孤立的骨片,没有骨小梁结构,浓白致密,边缘不规则,周围有空隙。CT 片可以显示出脓腔与小型死骨。部分病例可经窦道插管注入碘水造影剂以显示脓腔。

【诊断】

根据病史和临床表现,诊断不难。特别是有窦道及经窦道排出过死骨者,诊断更易。摄 X 线片可以证实有无死骨,了解形状、数量、大小和部位。以及附近包壳的生长情况。一般病例不需要做 CT 检查。因骨质增白难以显示死骨者可行 CT 检查。

【治疗】

以手术治疗为主,原则是清除死骨、炎性肉芽组织和消灭无效腔,称为病灶清除术。

1. 手术指征 有死骨形成,有无效腔及窦道流脓者均应手术治疗。

2. 手术禁忌证

(1)慢性骨髓炎急性发作时不宜做病灶清除术,应以抗生素治疗为主,积脓时宜切开引流。

(2)大块死骨形成而包壳尚未充分生成者,过早取掉大块死骨会造成长段骨缺损,该类病例不宜手术取出死骨,须待包壳生成后再手术。但近来已有在感染环境下植骨成功的报道,因此可视为相对性禁忌证。

3. 手术方法 手术前需取窦道溢液做细菌培养和药物敏感试验,最好在术前 2 日即开始应用抗生素,使手术部位组织有足够的抗生素浓度。

每个病例施行手术后必须解决下列三个问题:①清除病灶;②消灭无效腔;③伤口的闭合。

(1)清除病灶:在骨壳上开洞,进入病灶内,吸出脓液,清除死骨与炎性肉芽组织。一般在骨壳上原有洞口处扩大即可进入病灶。在扩大洞口处不可避免要切除一部分骨质,才能取出死骨;而过多切除骨质又会形成骨缺损或容易发生病理性骨折。病灶清除是否彻底是决定手术后窦道能否闭合的关键。

不重要部位的慢性骨髓炎,如腓骨、肋骨、髂骨翼等处,可将病骨整段切除,一期缝合伤口。部分病例病程较久,已有窦道口皮肤癌变,或足部广泛骨髓炎骨质毁损严重,不可能彻底清除病灶者,可施行截肢术。

(2)消灭无效腔方法

1)碟形手术:在清除病灶后再用骨刀将骨腔边缘削去一部分,使成平坦的碟状,以容周围软组织贴近而消灭无效腔。本法只用于无效腔不大、削去骨量不多的病例。

2)肌瓣填塞:无效腔较大者做碟形手术丧失的骨骼太多会发生病理性骨折,可将骨腔边缘略事修饰后将附近肌肉做带蒂肌瓣填塞以消灭无效腔。

3)闭式灌洗:小儿生长旺盛,骨腔容易闭合。因此小儿病例在清除病灶后不必做碟形手术。可在伤口内留置 2 根塑料管:一根为灌注管,另一根为吸引管。术后经灌注管滴入抗生素溶液(视药物敏感试验结果决定选择何种抗生素)。开头 24 小时内为防血块堵塞,应加快滴入灌洗液。灌洗持续时间一般为 2~4 周,待吸引液转为清澈时即可停止灌洗并拔管。

4)庆大霉素 - 骨水泥珠链填塞和二期植骨:将庆大霉素粉剂放入骨水泥(即聚甲基丙烯酸甲酯)中,制成 7mm 直径左右的小球,以不锈钢丝串连起来,聚合固化后即成为庆大霉素 - 骨水泥珠链,每一颗小球约含庆大霉素 4.5mg。将珠链填塞在骨腔内,有一粒小珠露于皮肤切口外。珠链在体内会缓慢地释放出有效浓度的庆大霉素约 2 周之久。在 2 周内,珠链的缝隙内会有肉芽组织生长。2 周后即可拔去珠链。小型的骨腔去除珠链后迅速被肉芽组织所填满,中型的尚须换药一段时间也有闭合的可能,大型的拔去珠链后尚需再次手术植入自体骨松质。

(3)伤口的闭合:伤口应该一期缝合,并留置负压吸引管。一般在术后 2~3 天内,吸引量逐渐减少,此时可拔除引流管。周围软组织缺少不能缝合时,可任其敞开,骨腔内填充凡士林纱布或碘仿纱条,

包管型石膏,开洞换药。让肉芽组织慢慢生长填满伤口以达到二期愈合,称为 Orr 疗法。伤口不能闭合、窦道不能消灭的主要原因是病灶清除不彻底与不能消灭无效腔。

四、局限性骨脓肿

局限性骨脓肿,又名布罗迪脓肿(Brodie abscess),通常发生于长骨的干骺端,多见于胫骨、股骨与肱骨。产生布罗迪脓肿的主要原因是细菌的毒力不大和病人的抵抗力较高。脓肿的内容物初期为脓液或炎性液体,中期为炎性肉芽组织所替代,后期则为感染性瘢痕组织。

病人通常无急性血源性骨髓炎的病史。病程往往呈迁徙性,持续数年之久。当劳累或轻微外伤后局部有疼痛及皮温升高,罕见有皮肤发红,使用抗生素后炎症表现迅速消退。少数病例炎症不能控制而穿破流脓。

X 线片表现为干骺端囊性病变,周围有硬化骨区。需与骨囊肿鉴别。骨囊肿周围只有薄层成带状硬化骨(图 101-9)。

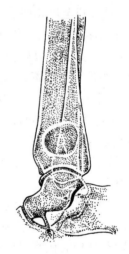

图 101-9　胫骨远段局限性脓肿
长圆形骨破坏,周围有硬化骨区

【治疗】

偶有发作时可以使用抗生素,反复急性发作者需手术治疗。手术时间为在两次急性发作的间歇期。手术前后都需使用抗生素。手术方法为彻底刮除病灶内炎性组织,冲洗干净后取自体髂骨骨松质,咬成小粒,与抗生素粉剂混合后填充骨腔。伤口缝合后可望一期愈合。也有分期植骨的;先在骨腔填充庆大霉素 - 骨水泥珠链,2 周后取出,再植以自体骨松质粒。

五、硬化性骨髓炎

硬化性骨髓炎又名加雷骨髓炎（Garré osteo-myelitis）。病因尚未完全确定，一般认为是骨组织低毒性感染，有强烈的成骨反应，亦有认为系骨组织内有多个小脓肿，张力很高。本病多发生在长管状骨骨干，以胫骨为好发部位。

硬化性骨髓炎起病时为慢性病程，局部常有疼痛及皮肤温度高，很少有红肿，更罕见有穿破的。使用抗生素后症状可以缓解。多次发作后可以触及骨干增粗。

X线片上可以看到多量骨密质增生。因X线片表现为大片浓白阴影，难以看出狭窄的骨髓腔与小透亮区（图101-10）。分层摄片与CT检查可以探查出普通X线片难以辨出的小透亮区。

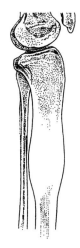

图101-10　胫骨慢性硬化性骨髓炎

【治疗】

使用抗生素可以缓解急性发作所致的疼痛。由于病灶部位硬化骨很多，药物难以经血液循环进入病灶内，因此部分病例抗生素难以奏效而需手术治疗。

手术的方法：①凿开增厚的骨密质，找到小脓腔，将其中的炎性肉芽组织及脓液清除后疼痛可望立即缓解；②找不到脓腔的可在骨密质上开一个窗，一期缝合皮肤，使骨髓腔内有张力的渗液引流至软组织内，疼痛亦可解除；③因手术时找不到小脓腔，或多个小脓腔在手术时难以一一发现者手术后效果可能不佳。因此，可以先在密质骨上开一个窗，再从干骺端开孔行髓腔扩大、清创及冲洗术，清除全部的脓腔。脓腔内置庆大霉素-骨水泥珠链，2周内逐渐取出，可望伤口一期愈合及解除疼痛症状。

六、创伤后骨髓炎

【病因】

创伤后骨髓炎的最常见原因是开放性骨折术后感染，其次为骨折切开复位或其他骨关节手术后出现感染。可为急性或慢性，病变都在骨折端附近。小腿开放性骨折发生率高，因此创伤后骨髓炎好发于胫骨。急性期的感染以髓腔内感染最为严重，有高热、寒战等毒血症症状，与急性血源性骨髓炎相似，但大部分病例为骨折端周围积液感染，开始时只在骨折端的一侧，随着脓液的增多，脓液沿着骨干的周径扩展，使整个骨干浸泡在脓腔中。初起时脓液并不进入骨髓腔内，随着脓腔内压力增高，感染扩展入髓腔内。另一种为骨折附近的皮肤肌肉坏死感染，使失去血供的骨折段暴露于空气中干燥坏死，病程转入慢性，往往还伴有感染性骨不连或骨缺损。

临床上经常引用Gustillo的开放性骨折分类法，Byrd根据暴力强度、骨折类型和软组织损伤情况作了相应的改良，见表101-1。

表101-1　开放性骨折的分类

分类	特征
1型	低能量性损伤，引起螺旋形骨折，皮肤撕裂伤口长度不足2cm，伤口相对比较干净
2型	中等度能量损伤，产生粉碎性骨折或有移位的骨折，皮肤伤口大于2cm，皮肤与肌肉有中度挫伤，但并未有失去活力的软组织
3型	高能量性损伤，骨折移位，严重粉碎性骨折或双段骨折，有骨缺损与广泛皮肤缺失，肌肉失去活力

第一型损伤：骨外周与骨内的血液循环仍保持完整；

第二型损伤：骨内的血液循环已阻断，只依靠外周骨膜与软组织的血供；

第三型损伤：骨外周与骨内的血液循环全部丧失，骨愈合完全依靠周围软组织的血管长入。

【临床表现】

第一型开放性骨折都为骨折断端刺破皮肤而形成开放性骨折，如果未进行清创即将骨折端回纳至伤口内容易发生感染。而第三型的骨折周围的软组织受到了不同程度的挫伤而失去活力。在清创时失去活力的软组织被切除，但留下的受到过挫伤的皮肤肌肉组织会在伤后48~72小时内因组织内血管内血栓形成，而再度失去活力而形成大面积软组织坏死,使失去血供的骨折端暴露于空气中干燥坏死,病程转入慢性。

因此,开放性骨折特别是小腿开放性骨折术后的表现可以以感染为主,或以软组织坏死为主,或两者兼有之。创伤后骨髓炎大都发生于第三型病例。

【预防】

对第三型开放性骨折者应采用分期清创手术,具体措施如下:

1. 急症室内处理 注射破伤风抗毒血清,应用预防性抗生素,无菌敷料包扎伤口,用夹板固定骨折以及做伤口细菌培养。

2. 创伤不满 6 小时者可以用无菌生理盐水冲洗软组织与骨折端。

3. 施行广泛、彻底的软组织清创术。

4. 必要时做深筋膜切开减压术。

5. 安装外固定支架。

6. 尽量将有活力的肌肉组织覆盖骨骼与骨折端。

7. 48~72 小时后做第 2 次清创术,清除因血栓形成而失去活力的组织。

8. 伤后 5 天内必须完成软组织的覆盖,做局部肌瓣、肌皮瓣或游离皮瓣,游离肌皮瓣转移以消灭伤口。超过 7 天者有伤口感染的可能。

【治疗原则】

1. 急性期

(1)立即敞开创口引流,以免脓液进入骨髓腔内。

(2)全身性使用抗生素,并按细菌培养及药物敏感试验的结果调整用药。

(3)分次清创,清除创口内异物、坏死组织与游离碎骨片。

(4)用管型石膏固定,开洞换药;或用外固定支架固定,以便换药。

(5)内固定物的去留问题 大部分病例不存在髓腔内感染,不出现松动,即使内固定物暴露,应该继续保留内固定物,保持伤口的引流通畅,并定期复查 X 线片,如发现有螺钉松动或钉眼处骨腐蚀应及时取掉内固定物。

(6)清创的范围 分批分次清除坏死组织,即使是大块骨片或整段骨骼,只要证实其已失去活力时,应毫不犹豫予以清除,留下的骨缺损问题容日后处理。

(7)大的肉芽创面可植以断层皮肤。经过处理后疾病便转入慢性阶段。

2. 慢性阶段病变的主要特征

(1)有骨暴露和暴露后的骨密质干燥坏死,使邻近的肉芽组织难以长入。

(2)有感染性窦道及溢液。

(3)有皮肤缺损。

(4)有感染性骨不连或骨缺损。

现以胫骨创伤后骨髓炎为例,它可以分成五型(表 101-2)。

表 101-2 胫骨创伤后骨髓炎的分类

分类	特征
Ⅰ型	没有骨缺损,只有软组织覆盖问题和骨暴露
Ⅱ型	有部分性骨缺损
Ⅱa 型	没有皮肤缺损和窦道溢液
Ⅱb 型	有皮肤缺损,没有窦道溢液
Ⅱc 型	没有皮肤缺损,有窦道溢液
Ⅱd 型	兼有皮肤缺损和窦道溢液
Ⅲ型	节段性胫骨缺损,长度 9cm 以内,腓骨完整,有 / 无皮肤缺损
Ⅳ型	节段性胫骨缺损,长度 9cm 以上,腓骨完整,有 / 无皮肤缺损
Ⅴ型	节段性胫骨缺损,长度 9cm 以上,腓骨不完整,有 / 无皮肤缺损

Ⅰ型:没有骨缺损,只有软组织覆盖问题和骨暴露。处理方法是在骨密质上钻洞,使洞内生长肉芽组织,覆盖骨面,但生长的肉芽组织往往是不健康的;也可用骨刀将暴露于空气中的死骨削去一层,直至切削面有渗血为止。有渗血的骨面会迅速生长肉芽组织,根据创面的大小决定是否需要植皮。

Ⅱ型:本型有部分性骨缺损,只有占周径 1/4 的骨缺损才会影响胫骨的力学强度而需做植骨术。

按有无皮肤缺损和窦道溢液,本型又可分成四个亚型。

Ⅱa 型:没有皮肤缺损和窦道溢液。通常为单纯性腔隙性骨缺损,处理比较简单,可以取髂嵴咬成碎屑填充植骨。如合并有骨不连者还需使用内固定物或外固定支架。

Ⅱb 型:有皮肤缺损,但没有窦道溢液。先解决皮肤覆盖问题,可以采用显微外科技术做皮瓣移植,一期或分期做植骨术。植骨的来源一般来自髂骨,可以咬成碎屑填充植骨,也可以移植带旋髂深血管的髂嵴,甚至与皮瓣串联成复合组织瓣一期移植完成。

Ⅱc 型:没有皮肤缺损,但有窦道溢液。

Ⅱd 型:兼有皮肤缺损和窦道溢液。

Ⅱc 型和Ⅱd 型的特点是都有窦道溢液，有时还合并有感染性骨不连接，对于此类病例，应分期手术，首先解决骨感染，待伤口愈合后 6 个月不复发才能再次手术植骨。也可以在抗生素保护下做快速植骨术，具体步骤如下：①取窦道溢液做细菌培养与药物敏感试验，找出合适的抗生素连续静脉内给药 2 周。②给药 2 周后做第 1 次清创手术，清除一切死骨、坏死组织与肉芽组织，伤口内置入庆大霉素-骨水泥珠链及引流管后，将手术切口缝合，珠链完全埋入伤口内。③手术后继续静脉内给抗生素 2 周。如果清创术是彻底的，引流管引流量会逐日减少，拔去引流管后手术切口会一期愈合，这样便有条件二期植骨。如果伤口感染化脓穿破，则手术宣告失败。④在第 1 次清创术后 2 周时再次打开切口，取出珠链，做第 2 次清创术。取髂骨咬成骨粒混合抗生素粉剂后充填在骨性腔隙内，放引流管引流。有骨不连者同时做外固定支架固定术。⑤术后继续静脉内给抗生素 2 周，总计 6 周。停药后再口服抗生素 4~6 周。⑥有皮肤缺损的病例的处理方法：大面积皮肤缺损者需在第一次清创术同时做皮瓣移植术，在感染的环境下做血管吻合术是危险的，因此主张做就近的带血管蒂皮瓣岛形转移，如胫骨远端有骨缺损时可应用足底皮瓣岛形转移。

小面积皮肤缺损而骨性腔隙不大、植骨量不多时可采用开放植骨法。第 1 次清创手术和第 2 次植骨手术方法如同上面所述，皮肤有缺损伤口难以缝合时可裁剪小片人造皮肤缝在伤口上。待骨性腔隙壁生长出肉芽组织并充填于植骨粒间隙内，最后将骨粒完全埋藏时，可在肉芽组织表面植以薄层皮片。大型骨性腔隙也可采用开放植骨法，但必须每 2 周更换人造皮肤并成 V 形更换核心的植骨骨粒。此法费时长，骨粒损耗量多，很不经济，难以普及。

Ⅲ型：有节段性胫骨缺损，长度 9cm 以内，同侧腓骨完整，皮肤缺损可有可无。该类病例最适宜做带旋髂深血管的髂嵴移植术或用外固定支架做骨延长术。皮肤缺损应做皮瓣移植术，与植骨术同期或分期完成。

Ⅳ型：有节段性胫骨缺损，长度 9cm 以上，腓骨完整，皮肤缺损可有可无。该类病例可按有无皮肤缺损选用同侧或对侧的吻合血管的腓骨移植或腓骨骨皮瓣移植。选用同侧腓骨者必须在术前做下肢动脉造影，以确保术后小腿留有足够的动脉灌注。也可应用外固定支架做骨延长术。

Ⅴ型：有节段性胫骨缺损，长度 9cm 以上，同侧腓骨不完整，皮肤缺损可有可无。该类病例处理困难，可选用对侧的吻合血管腓骨移植，或者腓骨骨皮瓣移植，或用外固定支架做骨延长术。

七、几种罕见的化脓性骨髓炎

（一）伤寒菌性骨髓炎

伤寒杆菌或副伤寒杆菌侵入骨组织可发生伤寒菌性骨髓炎。目前伤寒病不多见，伤寒杆菌性骨髓炎就更罕见了。

伤寒杆菌或副伤寒杆菌经肠道侵入人体后，经淋巴管在肠系膜淋巴结内繁殖，由胸导管进入血流，产生菌血症。致病菌由血流进入肝、脾、胆囊、肾和骨髓等处，大量繁殖后，再进入血流，引起第 2 次严重菌血症，因此，伤寒菌在骨髓内停留时间较长，早年还做骨髓穿刺培养以期及早获得致病菌，但伤寒菌性骨髓炎的发病率却很低，只占伤寒病人的 0.8%。

【临床表现】

发病缓慢，偶有急骤。大都在伤寒病的发病期或恢复期发病，约占 75%，也有在伤寒痊愈数周、数月甚至数年以后发病，亦有在临床上无伤寒症状病人。主要症状为骨关节疼痛、压痛，表现为慢性病程。只有少数病例表现为高热、寒战及全身性中毒症状等急性病程。

病变好发于肋骨、脊柱与长管骨。早期 X 线片显示骨质疏松，在脊柱常侵犯两个相邻的椎体和椎间盘，椎间隙逐渐变窄，椎体密度增高，边缘不规则，最后发展至椎旁韧带钙化和椎体间骨性融合。偶有椎旁脓肿形成，穿破后形成窦道。在长骨，主要表现为骨质增生，骨膜、骨密质与骨髓腔都可发生，范围比较小，很少有大块骨破坏，死骨少见，小而分散。有 1/3 的病例侵犯肋软骨。

【诊断】

伤寒菌性骨髓炎一般表现为慢性病程，无特征性临床表现，X 线表现与其他细菌所致骨髓炎难于区别，很难就诊一次就获得确诊。

病人必须有伤寒病史，或在血液或脓液中检出致病菌可以确诊。一般依赖肥达（Widal）试验，在发病 2 周内常为阴性，在病程继续过程中转变为阳性，且效价逐渐增高，有诊断价值。

【治疗】

氯霉素治疗伤寒有良好效果。单纯用抗生素还难以根治，有脓肿及窦道形成者还需做病灶清除术。

(二) 梅毒性骨髓炎

梅毒螺旋体经血流到达骨髓腔引起继发性梅毒性骨髓炎,它是全身性梅毒累及骨组织的表现,可见于先天性梅毒,后天性梅毒则见于第二期与第三期,第一期梅毒不会有梅毒性骨损害。

【病理】

梅毒螺旋体经血流进入干骺端营养血管内,产生炎性反应,有血管扩张、渗出和单核细胞浸润,积聚在血管周围,形成梅毒性肉芽组织。如果机体抵抗力强或病原菌毒力较弱时,病原体可被消灭,炎症消退,病变逐渐愈合;如果机体抵抗力弱或病原菌毒力较强时,则局部组织进一步被破坏,骨组织坏死,有肉芽组织与纤维组织形成,成为典型的梅毒性树胶样肿。在骨破坏过程中,骨膜受刺激而有多量反应性骨质增生。毒力很强的螺旋体则以骨破坏为主,新骨形成很少。骨膜、骨皮质与骨松质都因感染而坏死,形成的树胶样肿会穿破皮肤,混合了细菌的继发性感染,成为慢性窦道,反复排出稠厚的液体。病变还可侵犯邻近关节形成梅毒性关节炎。

先天性骨梅毒因梅毒螺旋体经母体血液循环通过胎盘进入胎儿循环,使胎儿感染产生梅毒性病变。先天性梅毒因症状出现的早、晚又可分为先天性早期梅毒与先天性晚期梅毒。

先天性早期梅毒通常发生于生长迅速的长骨,如胫骨与股骨,长骨干骺端血管丰富,螺旋体容易在该处集中,产生干骺端炎症。有灰黄色肉芽组织形成,堆积在骺板处,严重影响了骺板的发育。肉芽组织会使骺板与钙化软骨接界处非常脆弱,容易发生骨骺分离。附近骨膜增生,使干骺端皮质骨变粗。

先天性晚期梅毒可能由于潜伏在胎儿骨髓内经激发再次活动所致,主要病理变化为骨膜炎,以发生在胫骨、股骨及颅骨比较多见,梅毒性树胶样肿病变少见,一般见于颅骨。

【临床表现】

1. 先天性早期梅毒 发生在出生后至4岁这一段时间内。有肢体近关节处肿胀、压痛,不能活动患肢,烦躁易哭闹。同时还有其他先天性梅毒临床表现,如角膜炎、皮肤黏膜损害、发育不良、梅毒性鼻炎等,一般发生在出生后不久如2~3个月内即有广泛性多发性骨病变,但也可以发生在6个月以后。血清华康反应阳性,但1岁以内有10%病例反应呈阴性,因此,X线检查对诊断先天性早期梅毒极为重要。

因有大量的肉芽组织堆积在骺板处,X线表现为干骺端变宽,干骺端出现宽阔的密度增加区(钙化的软骨)和透亮区(肉芽组织和骨样组织)。因软骨的骨化受限,使骨骺线不规则或呈锯齿状,有时可见骨骺分离。干骺端与骨干处有层状骨膜增生。

若患儿感染不重而得以存活,骨骺病变可在6个月内自行愈合。如早期得到抗梅毒治疗,可以无严重后遗症。

2. 先天性晚期梅毒 发生在4~15岁儿童,多因先天性早期梅毒未治疗或治疗不彻底所致。好发部位以双侧对称性胫骨干最为多见,也可发生于颅骨和锁骨。因骨膜炎使骨皮质向外增厚,以胫骨前方最为明显,状似"马刀"。颅骨外板呈结节状增厚。有疼痛、压痛等表现。病情严重者出现梅毒树胶肿,此时有骨破坏。X线表现为两侧胫骨中段明显增粗,向前方隆起,皮质增厚,髓腔缩小。增厚的皮质骨中有大小与数量俱不相同的密度减退区,代表梅毒性树胶肿病变。

病人同时还有其他先天性梅毒的临床表现,如Hutchinson牙齿、角膜炎、神经性耳聋以及皮肤黏膜损害的后遗瘢痕。

血清华康反应阳性率极高。对抗梅毒治疗效果好,及早用药,可望治愈;若治疗延误,骨膜增生与皮质骨融合后,会遗留永久性畸形。

3. 后天性梅毒 骨损害只发生在第二、三期,第一期不会有骨梅毒。在感染后1~2年,可以发生骨梅毒。如为输血途径所致,6周后便可出现骨梅毒症状。第二期骨梅毒可累及骨膜、骨皮质和骨松质,以骨膜炎多见约占2/3,骨髓腔内炎症少见。主要病理变化为在骨膜下形成梅毒性肉芽肿。第三期梅毒则以骨炎与髓腔内炎症多见,骨膜炎则相对少见些。第三期骨梅毒以梅毒性树胶肿为主要病理变化,可穿破皮肤而成窦道。病变往往为多发性,且累及整个骨段。

病人一般都有冶游及性病史。第二期骨梅毒好发于长骨,例如胫骨、股骨、尺骨及桡骨等处,而第三期骨梅毒则好发于颅骨外板,也可发生于上述等处长骨。主要临床表现为四肢或头部有圆形肿块,一般为轻度疼痛或压痛,有时相当剧烈,呈间歇性,休息及睡眠时疼痛剧烈,活动后反而会好些。肿块质地软硬不等,表面皮肤无炎性反应。只要不影响到关节,活动不会受到限制。穿破皮肤后则形成慢性窦道且伴有继发性感染。

X线表现为广泛性骨质增生,骨膜下有层状或花边状新骨生成,使皮质骨厚度增加,长骨干增粗,形状不规则,骨髓腔狭窄,几乎消失。增厚的骨皮质中有多量形状不规则的骨破坏灶,呈虫蛀状,但死骨不多见。颅骨亦有类似的增生与破坏。

【诊断】

根据病史、临床表现与骨骼 X 线表现可以作出诊断。血清华康反应常为阳性,经过不规则治疗者有时血清反应可呈阴性,但脑脊液华康反应常可为阳性。

【治疗】

及时抗梅毒治疗可以取得较好效果,增粗的骨干可以缩小,骨破坏病灶可望修复,畸形亦可消失。如果治疗延误,骨膜下新生骨与骨皮质已融合者,抗梅毒治疗可以消除病原菌,但难以消除增生的骨骼,虽经治愈,仍残留有骨干增粗、局部隆起等畸形。

治疗用药以青霉素为首选药物,60 万单位,每日或隔日肌内注射 1 次,总量应达到 1 200 万单位,疗程约 4~6 周。也有在青霉素治疗前先用碘剂和铋剂做 6~8 周预备治疗。有慢性窦道形成者需做病灶清除术。长骨骨膜炎有剧烈疼痛者,在压痛区做一纵行切开和切去一条骨皮质直到髓腔以减少张力,疼痛就很快消失。

(三) 布鲁氏菌骨髓炎

布鲁氏菌引发的布鲁氏菌病是人畜共患的地区性流行病,广泛存在于世界各地。我国的流行地区在内蒙古自治区、新疆维吾尔自治区、青海省、甘肃省、宁夏回族自治区等畜牧地区,南方各省则十分少见。易感人群为牧民和屠宰、皮革、毛纺以及奶制品行业的工作人员,居民中也有少数散发病例。

布鲁氏菌可分为 6 个型及 19 个生物型,其中牛型有 9 个生物型,羊型有 3 个生物型,猪型有 4 个生物型,其他还有绵羊附睾型、森林鼠型以及犬型。牛型感染容易产生化脓性骨髓炎,特别是椎体。羊型病菌毒力强,易爆发流行,症状也比较重。

布鲁氏菌感染为直接接触传染,母牛流产时排出的胎粪、羊水、阴道分泌物含有大量致病菌,病原菌经过皮肤接触、呼吸道吸入含菌尘埃以及病菌污染了奶制品而进入人体。

病菌经皮肤或黏膜侵入人体被吞噬后经淋巴液进入淋巴结内。在淋巴结内经过 2~3 周时间繁殖,再次穿破淋巴结而进入血液循环,产生菌血症及临床症状。细菌通过菌血症途径进入肝、脾、骨髓等单核-吞噬细胞系统细胞内,繁殖至一定程度再穿破细胞进入血液循环而再次发生菌血症与急性临床症状。因此临床上有典型的波浪状热型。布鲁氏菌含内毒素,细胞破碎后所释出的内毒素会使人体致敏而产生变态反应,成为本病慢性期的主要表现。

【病理】

布鲁氏菌骨损害的主要病理改变为非特异性感染性肉芽肿或局限性上皮样结节。最常受累的部位是腰椎椎体。病变通常在椎体内或椎体软骨下骨皮质处。椎间盘很早便破坏掉,因此,有人认为感染首先发生在椎间隙内。显微镜下可见上皮样细胞和类似朗汉斯巨细胞,周围有淋巴细胞与单核细胞浸润。少数病例坏死后产生干酪样物质并形成脓腔,脓腔壁有坚厚的纤维束,偶尔会有死骨形成,但早期即可出现广泛的新骨形成。椎间盘破坏后所致骨性融合十分常见。

【临床表现】

潜伏期约 2~3 周。发病年龄大都在 30 岁以上,可分成急性期、亚急性期和慢性期或恢复期。约 30%~40% 病人有骨关节病变。骨关节病变往往发生于亚急性期、慢性期或恢复期。在急性期因有周期性菌血症而出现波浪形发热,并伴有出汗、乏力、头痛等症状。骨关节症通常发生于全身症状消失后,一般也在发病半年之后才有骨关节损害症状,也有早一些的。骨关节病变主要发生在腰椎椎体与髋关节,有持续性腰痛,活动时加重,有时行走困难甚至卧床不起。椎间盘损害严重时可出现根性坐骨神经痛症状,疼痛向下肢放射。检查时发现腰部肌肉痉挛,压痛与叩痛明显,腰部活动明显受限,少数病例可在髂窝处摸到脓肿。也有在硬膜外间隙形成椎管内脓肿,压迫髓腔而出现截瘫。慢性期骨关节病变可为多发性,病变不仅位于腰椎,还可侵犯胸椎、骶椎以及骶髂关节。

X 线表现通常在发病 1~6 个月后方才出现,所见与化脓性椎间隙感染有些相似。先是有椎间隙进行性变窄,接着在相邻椎体的边缘出现骨质破坏并伴有显著的骨质增生。骨质破坏逐渐被致密而不规则的新骨代替。椎体边缘有大骨赘生成,前纵韧带钙化,上下椎体可骨性融合。椎旁脓肿不少见。双侧骶髂关节骨质疏松,关节面模糊,关节间隙狭窄,出现不规则破坏与硬化,最后亦可出现骨性融合。死骨形成不多见。

【诊断与鉴别诊断】

诊断根据:①有疫区生活史与牛羊接触史;②有典型急性布鲁氏菌病的临床表现,如间歇性波浪状高热,伴头痛、出汗、乏力、贫血、脾及淋巴结肿大等表现；③骨与关节疼痛，有腰背痛、根性坐骨神经痛等症状；④有相应的骨骼 X 线表现；⑤布鲁氏菌凝集试验结果在 1:80 以上，经治疗后滴定度下降；⑥病变区取出的组织及体液做细菌培养检出布鲁氏菌。

本病必须与下列疾病作鉴别：

1. 脊柱结核：起病慢，急性期无波浪状发热，X 线表现有骨质破坏，但有明显骨质疏松，即使有继发感染，也不会产生强烈的骨增生反应。

2. 强直性脊柱炎：早期不易区别。强直性脊柱炎发病年龄轻，X 线表现不会出现椎体内致密性骨质增生，形成的骨赘小而出现迟。无疫区居住史与血清学检查可资鉴别。

3. 化脓性椎间隙感染：低毒性化脓性椎间隙感染很容易与布鲁氏菌病相混淆，早期不容易区别。低毒性感染者发热不高，而毒性高感染者则有高热及更重的全身中毒症状。根据有无疫区生活史及血清学检查可作鉴别。能从脓液中检出致病菌则更为理想。

【治疗】

急性布鲁氏菌病以全身性应用抗生素为主，可用四环素、土霉素、链霉素、多西环素、氯霉素和磺胺类药物。疗程 3~4 周。一般用药后波浪热可迅速控制，但仍宜坚持继续用药以完成疗程，这样才能避免转入慢性期。

慢性期为迟发性变态反应疾病，治疗困难，以中药结合脱敏治疗效果较好。通常采用菌苗特异性脱敏治疗，用死菌苗作静脉注射，3~5 日 1 次，每次分成两次注射，两次注射间隔 1/2~2 小时，视反应情况递增菌苗剂量。每日剂量不超过 25 亿菌体。7~10 次有效注射为一个疗程。不良反应有畏寒、发热、肌肉痛、出汗、全身不适、恶心及呕吐，少数出现休克。副作用发生在注射后 6~8 小时，注射次数增多，反应可提前 1~4 小时后发生。必须注意发热持续时间，如持续超过 24 小时不退，应考虑疫苗内有活菌，需立即停止注射，并开始抗生素治疗。活动性肺结核、肝肾功能不全、心血管疾病病人以及孕妇不能接受菌苗脱敏治疗。菌苗静脉注射剂量见表 101-3。

外科治疗：有脓肿形成压迫脊髓出现截瘫或者

有神经症状者，需做引流及椎板切除减压。椎体明显破坏而又愈合得不好出现腰椎不稳定者，需做脊柱融合术。剧烈腰痛者可卧石膏床。本病预后较好。

（四）真菌性骨髓炎

真菌侵犯骨骼所致的骨损害比较少见，因诊断比较困难，许多病例都未能获得诊断。近年来对真菌感染的进一步研究，使真菌性骨感染的检出率增高。有些真菌存在于健康人体内并不致病，如白念珠菌存在于上呼吸道、肠道及阴道内；放线菌寄生在口咽部黏膜；其他曲霉菌、隐球菌、毛霉菌都存在于人体内，不致病。只有在人体抵抗力低下的时候，如长期应用广谱抗生素、皮质类固醇、抗肿瘤药物或免疫抑制药物以及患糖尿病、肾病和肺部疾病等慢性消耗性疾病时，可以诱发寄生的真菌产生深部真菌感染，称为机会性真菌病。真菌可由血液循环进入骨骼，也可因皮肤、皮下组织的真菌感染直接向深部蔓延至骨骼、肺、脑等器官产生真菌病。

真菌感染通过真菌性败血症造成器官真菌病是骨骼真菌感染的主要途径，能感染骨骼的真菌并不多，主要有放线菌、芽生菌、球孢子菌、孢子丝菌、隐球菌和荚膜组织胞浆菌，其中以芽生菌和球孢子菌最常侵及骨骼，但这两种真菌感染在我国并不多见。

1. 骨放线菌病　放线菌有厌氧特性，它可以寄生在健康人口咽、呼吸道及肠道的黏膜内，已找到 5 种放线菌，除牛型外，都可以在人体内检出，特别在口腔内，如龋齿中或扁桃体隐窝内。

原发病灶多数在皮下组织及黏膜下。病灶中急、慢性炎症同时存在，有肉芽组织与纤维组织增生，非常突出。在病原菌周围有多核细胞及单核细胞浸润，最外层有成纤维细胞及异物巨细胞。最后形成分散的小脓肿，溃破后则成为多发性窦道。病菌对组织有明显的溶解作用，因此病灶内可见到组织的坏死与液化。

已知病菌可以经过 3 种途径进入人体体内：①经口腔黏膜进入下颌角及颈部造成损害；②经呼吸道进入肺部产生病变；③从胃肠黏膜侵犯回盲部。病变进一步扩展方可累及骨骼，故骨损害大都为继发性。面颈部的放线菌感染最多见，约占 1/2，它可以累及下颌骨；胸腔病变可以侵犯肋骨及胸

表 101-3　菌苗静脉注射递增剂量

注射次数	第1天	第2天	第3天	第4天	第5天	第6天	第7天	第8天
该日第 1 次注射	20 万	30 万	30 万	50 万	50 万	50 万	50 万	50 万
该日第 2 次注射	20 万	30 万	50 万	150 万	300 万	1 000 万	2 500 万	600 万

椎;回盲部病变则可以侵犯骨盆及腰椎。骨病变先开始于骨膜,再侵犯皮质,最后进入骨髓腔内,因此骨放线菌病系病变从原发病变处直接蔓延至邻近骨骼内而非血源性感染。

放线菌病少见,在我国西北部地区偶见,多数为农村病人。发病年龄以11~30岁最多见。有急性及慢性两种类型。以慢性型多见,但常有急性发作,可有发热、贫血、白细胞增多等全身症状。局部特征为有炎性肿块,穿破后形成多个窦道,渗出物呈脓性,内有黄色颗粒,即普通称之为硫黄颗粒,窦道内肉芽组织不健康,苍白、松软,往往呈冗生状,很容易出血。

骨放线菌病的X线表现往往显示为多发性病变,以骨破坏和增生为主,并有炎性病变。但下颌骨损害只有骨破坏,缺少新生骨反应。除非有继发性感染,放线菌骨感染一般无死骨形成。在脊柱,椎体破坏得很严重,但由于新生骨生成较多较快,因此很少出现椎体压缩。椎间盘较少被侵犯。病变也可以扩展至椎弓根、横突及肋骨头,故需与结核相互鉴别。

临床上应该与骨结核及化脓性骨髓炎作鉴别诊断。骨放线菌病有其特征性X线表现,但从脓液中找到病原菌是简便而有效的方法。取脓液中的硫黄颗粒放在两块玻璃片中压碎,在显微镜下可见向四周呈放射状排列的菌丝体。

治疗困难。常用药物为青霉素。一般都采用手术治疗,切开病灶,去除坏死组织,伤口不缝合,尽量敞开暴露在空气中。亦可用放射治疗,促使病灶纤维化愈合。颈面部病变预后较好,胸腹部差。

2. 骨孢子丝菌病 孢子丝菌普遍存在于腐殖土与花草中。致病的多数为申克孢子丝菌。病原菌经破损的皮肤侵入人体,形成局部皮肤慢性肉芽肿病变;偶尔经血液循环途径播散至内脏及骨骼;也有因吸入带菌的尘埃而产生口腔、咽喉、气管及肺部病变。

孢子丝菌病在我国北方及东北地区较多见,南方也有报道。多数为农民、园艺工作者或果农,造纸厂工人因用陈年芦苇造纸吸入含菌尘埃而发病。

皮肤多见于四肢的裸露部位,以上肢多见。通常在轻微外伤后数天或数周内发病,在皮下出现无痛性可活动的硬结节,色泽暗红,逐渐增大,与皮肤粘连。皮肤颜色由红转紫,接着便软化,溃疡,流出黏性脓液量不多,但长久不愈,形成慢性溃疡并有肉芽组织增生。有时病变亦会愈合结疤。病原菌从原发灶经两个途径播散:

(1)淋巴管型:病原菌沿着淋巴管行走方向播散,向肢体近端蔓延,可以见到数个病灶沿肢体长轴呈线状排列。

(2)血行播散型:病菌经血行播散到远处皮肤出现多发性皮肤损害,也可以播散到内脏与骨骼。血行播散型有全身症状,可有发热、淋巴结肿大及白细胞增多,以嗜酸性细胞增多为主。

骨损害为骨髓炎、骨膜炎及滑膜炎。骨破坏形成慢性窦道。孢子丝菌病侵犯骨骼很少见,但一旦侵入即为慢性进行性疾病,处理困难,预后不好。

诊断有赖于典型的皮损及检出致病的真菌。一般在脓液中不能直接查到。抽出的脓液或取出的活检组织用特殊的培养基培养出致病真菌。

治疗首先采用碘剂。口服10%碘化钾溶液,开始用小剂量,逐渐增加至每天3~6g,分3次掺和少量水于饭后服用。皮损愈合后继续服药6周。也可用灰黄霉素。局部病损可用2%碘化钾溶液清洗、湿敷;也可用含碘软膏。

3. 足菌肿 是由多种真菌或放线菌引起的足部感染。常见致病菌为淡灰色马杜拉足分枝菌、尖端单孢子菌、人型或牛型放线菌、星形奴卡菌以及链丝菌等。病原菌经破损的皮肤进入人体而发病。

本病在热带地区多见,好发于赤足的劳动者,因此多见于农民及园艺工作者。年龄在20~40岁之间。起病有赤足被土壤污染的木刺刺伤的病史。好发于足部及小腿,偶见于手部,多数为单侧性。在刺伤的部位先出现硬结,疼痛并不显著。结节逐渐增大,周围有炎性浸润硬块,慢慢的中间软化形成脓肿,以后溃破流脓,排出脂腻样液体,内有鱼子状颗粒。颗粒因致病菌不同而颜色有异。淡灰色马杜拉足分枝菌所致的感染排出黑色颗粒;链丝菌感染者则排出红色颗粒;尖端单孢子菌、人型或牛型放线菌、星形奴卡菌感染者则排出黄白色颗粒。窦道经久不愈,在皮下相通成隧道状,还可向深部发展,侵犯肌腱和骨骼,这时足部肿得很明显,皮肤增厚,有些像象皮肿。因疼痛不太剧烈,急性炎症也不明显,病人还可用患足勉强行走,这使病变进一步加重。病程可持续很长,可达20年甚至更久些。

X线片显示足部诸骨有大小不一的圆形破坏区,如海绵状。没有明显的增生性反应。

根据典型的皮肤损害应怀疑到本病,但明确诊断还需依赖在脓液中检出致病菌。取脓液中的颗粒夹在两块玻璃片中间做显微镜下检查,也可取颗粒以及病变部位的组织做真菌培养。

治疗药物必须依据检出的致病菌。致病菌为放线菌，可用青霉素或磺胺药。检出其他真菌则用两性霉素 B、5- 氟胞嘧啶、克霉唑、碘化钾等。局部外用克霉唑霜剂治疗皮肤损害，已形成脓肿的需要切开引流，有慢性窦道的做病灶清除术，有的病人足部骨骼、软组织毁坏严重则需要做截肢术。

4. 骨球孢子菌病　球孢子菌病普遍存在于土壤中，孢子经过呼吸道侵入人体，因此开始时都有呼吸道感染表现。骨骼病变为血源性，是继发性病变。

本病为地方病，美国西南部地区曾有流行，当地还有医院工作人员因护理球孢子菌病病人而产生院内感染，人数甚多。此病在我国少见。

不论是呼吸道损害和骨损害，其病理变化为肉芽肿性病变，有组织细胞、上皮样细胞、多形核白细胞和淋巴细胞浸润，并有成纤维细胞增生和巨细胞存在。骨小梁坏死、液化和产生脓肿。在组织和巨细胞内可见小圆形双层壁大孢子，内含众多的小孢子。

本病发病时都有呼吸道感染症状，迅速自愈。在数周后再度发生肺炎，可以纤维化愈合，只有少数病人会出现肺部空洞。空洞多数在 5~6 天内自行关闭而愈合。不能关闭呈慢性空洞需做肺叶切除术的极少见。少数病人在数周内又出现发热、关节肿痛、肌肉痛等症状，不久又完全消失，被认为是变态反应的结果。少数血行播散者有骨与关节炎性症状，有红、肿、痛，一般说炎症并不十分剧烈，以后病灶破溃形成慢性窦道。

X 线表现为长骨的骨端和骨隆突部位有破坏性病变，病变局限在骨松质内。有人认为，这是因为球孢子菌喜欢寄生在红骨髓内。胫骨结节、踝及髂骨是好发的部位。病变呈溶骨性，边缘清晰，没有骨膜反应，很少形成死骨。可以穿破关节发生滑膜炎。

诊断依赖于痰液或脓液中检出致病真菌。直接涂片做显微镜下检查可以查到孢子，也可做真菌培养以及病理切片检查找到孢子。补体结合试验阳性结果亦有诊断价值。

治疗药物有两性霉素 B、克霉唑、5- 氟胞嘧啶、2- 羟二咪唑等。2- 羟二咪唑的作用与两性霉素 B 相似，毒性却小得多。两药物均经静脉给药，总量分别为 8~12g 和 2~3g，一般于数月内达到总量。外科治疗为脓肿的引流和病灶的清除术。

5. 骨芽生菌病　芽生菌寄生于土壤中，其孢子经过呼吸道与皮肤破损处侵入人体。

经过呼吸道获得感染的大都先有呼吸道感染症状，因全身症状轻微，自觉症状少，常被忽略。X 线表现类似肺结核。

皮肤病变开始时先有结节，化脓后溃破，会自行愈合，留下萎缩性瘢痕，但一面又有新的卫星形病灶出现。结节呈暗红色，溃破后有肉芽肿，有淋巴管炎及淋巴结肿大，没有全身性症状。

骨骼病变系来自原发病灶处的血行播散，其临床表现及 X 线表现与骨球孢子菌病者相同。

肺部病变与皮肤病变可以同时存在。

诊断与治疗同球孢子菌病。口服两性霉素 B 有效，初起剂量为每日 2g，分 5 次口服，以后每隔 4 天增加 1g，达到每日 4g。维持 4g 剂量至少 3 个月。

第二节　化脓性关节炎

化脓性关节炎（suppurative arthritis）为关节内化脓性感染，多见于儿童，好发于髋、膝关节。

【病因】

最常见的致病菌为金黄色葡萄球菌，可占 85% 左右；其次为白色葡萄球菌，淋病双球菌、肺炎球菌和肠道杆菌等。

细菌进入关节内的途径有：①血源性传播，身体其他部位的化脓性病灶内细菌通过血液循环传播至关节内；②邻近关节附近的化脓性病灶直接蔓延至关节腔内，如股骨头或髂骨骨髓炎蔓延至髋关节；③开放性关节损伤发生感染，细菌经伤口直接进入关节腔内；④医源性，如关节手术后感染和关节内注射皮质类固醇后发生感染。本节只叙述血源性化脓性关节炎。

【病理】

化脓性关节炎的病变发展过程可以分成三个阶段，这三个阶段有时演变缓慢，有时发展迅速而难以区分。三个阶段并无明显的分界线。

1. 浆液性渗出期　细菌进入关节腔后，滑膜明显充血、水肿，有白细胞浸润和浆液性渗出物。渗出物清晰，内含多量白细胞。本期关节软骨没有破坏，如治疗及时，渗出物可以完全被吸收而不会遗留任何关节功能障碍,其病理改变为可逆性。

2. 浆液纤维素性渗出期 病理改变继续发展,渗出物变为混浊黏稠,数量增多,细胞亦增加。滑膜炎症因滑液中出现了酶类物质而加重,使血管的通透性明显增加。多量的纤维蛋白出现在关节液中。纤维蛋白沉积在关节软骨上可以影响软骨的代谢。白细胞释放出大量溶酶体,可以增加对软骨基质的破坏,使软骨出现崩溃、断裂与塌陷。修复后必然会出现关节粘连与功能障碍。本期出现了不同程度的关节软骨损毁,部分病理改变已成为不可逆性。

3. 脓性渗出期 炎症已侵犯至软骨下骨质,滑膜和关节软骨都已破坏,关节周围亦有蜂窝织炎,滑膜及关节囊肿胀、肥厚。渗出物已转为明显的脓性。关节内脓液的积聚使关节内压力增加,更加速了软骨的崩溃。压力增高的脓液可以穿破皮肤引起广泛的蜂窝织炎,又可以再演变成脓肿,穿破皮肤形成窦道。修复后关节重度粘连甚至有纤维性或骨性强直(图101-11),病理改变为不可逆性,后遗有重度关节功能障碍。

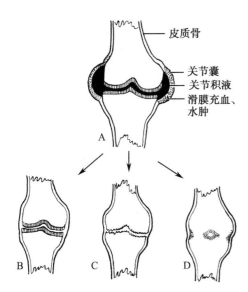

图101-11 化脓性关节炎演变
A.化脓性关节炎;B.痊愈;C.纤维性强直;D.骨性强直

【临床表现】

化脓性关节炎常见于儿童及婴儿,青少年次之,成年人更少见。男性多见。主要发生在膝及髋部大型关节,其次为肘、肩、踝等关节。一般为单发性,儿童病例可为多发性,但不对称。

原发性化脓性病灶表现可轻可重,主要在皮肤、黏膜及扁桃体,但大多数病例都找不到原发病灶。一般都有外伤诱发病史。

起病急骤,有寒战高热等症状,体温可达39℃

以上,甚至出现谵妄与昏迷,小儿惊厥多见。病变关节迅速出现疼痛与功能障碍,浅表的关节,如膝、肘和踝关节,局部红、肿、热、痛明显,关节常处于半屈曲位,这样使关节腔内的容量最大,而关节囊可以较松弛以减少疼痛;深部的关节,如髋关节,因有厚实的肌肉,局部红、肿、热都不明显,关节往往处于屈曲、外旋、外展位。病人因剧痛往往拒做任何检查。关节腔内积液在膝部最为明显,可见髌上囊明显隆起,浮髌试验可为阳性,张力高时使髌上囊甚为坚实,因疼痛与张力过高有时难以做浮髌试验。

因为关节囊坚厚结实,脓液难以穿透,一旦穿透至软组织内,则蜂窝织炎表现严重,深部脓肿穿破皮肤后会成为瘘管,此时全身与局部的炎症表现都会迅速缓解,病变转入慢性阶段。因关节结构的破坏,可以发生病理性半脱位或脱位。

【临床检查】

1. 化验 周围血中白细胞计数增高可至 $10 \times 10^9/L$ 以上,并有大量中性多核白细胞。红细胞沉降率增快。关节液外观可为浆液性(清的)、纤维蛋白性(混的)或脓性(黄白色)。镜检可见多量脓细胞,或涂片做革兰氏染色,可见成堆阳性球菌。寒战期抽血培养可检出病原菌。

2. X线表现 早期只可见关节周围软组织肿胀的阴影,膝部侧位片可见明显的髌上囊肿胀,儿童病例可见关节间隙增宽。出现骨骼改变的第一个征象为骨质疏松;接着因关节软骨破坏而出现关节间隙进行性变窄;软骨下骨质破坏使骨面毛糙,并有虫蚀状骨质破坏。一旦出现骨质破坏,则进展迅速并有骨质增生使病灶周围骨质变为浓白。至后期可出现关节挛缩畸形,关节间隙狭窄,甚至有骨小梁通过成为骨性强直。邻近骨骼出现骨髓炎改变者也不少见。

3. MRI检查 可以早期发现相应骨骼有炎性异常阴影,比X线片更早些看到软骨下骨质的腐蚀。MRI检查可以见到深部关节内有多量积液。MRI检查不是诊断化脓性关节炎的主要检测手段。

4. 关节镜检查 可见滑膜急性充血、水肿、血管扩张,滑膜上有红色的绒毛,有白色或淡黄色脓苔沉着于绒毛上。滑膜因过度充血触碰后极易出血。软骨面广泛性变黄,边缘部分容易剥落。关节镜检查结束时可注入适量的抗生素。

【诊断】

根据全身与局部症状和体征,一般诊断不难。X线表现出现较迟,不能作为诊断依据。关节穿刺和关节液检查对早期诊断很有价值,应做细胞计数、分类、涂片革兰氏染色找病原菌,抽出物做细胞培养和药物敏感试验。

鉴别诊断方面,需与下列疾病作鉴别(表101-4)。

1. 关节结核 发病比较缓慢,低热盗汗,罕见有高热,局部红肿,急性炎症表现不明显。

2. 风湿性关节炎 常为多发性、游走性、对称性关节肿痛,也可有高热,往往伴有心脏病变,关节抽出液澄清,无细菌。愈后不留有关节功能障碍。

3. 类风湿关节炎 儿童病例亦可有发热,但关节肿痛为多发性,往往可以超过3个以上,且呈对称性。部分病例为单关节型,鉴别困难。抽出液做类风湿因子测定,阳性率高。

4. 创伤性关节炎 没有发热,抽出液清或为淡血性,白细胞量少。

5. 痛风 以趾、跖趾关节对称性发作最为常见,夜间发作,亦可有发热。根据部位与血尿酸增高,可资鉴别。关节抽出液中找到尿酸钠盐结晶,具有诊断价值。

【治疗】

1. 早期足量全身性使用抗生素 原则同急性血源性骨髓炎。全身性支持疗法也很重要,病人往往有贫血,适量输血可以提高全身抵抗力。高热期间进食很差,应注意补充水分和电解质。

2. 关节腔内注射抗生素 每天做1次关节穿刺,抽出关节液后,注入抗生素。如果抽出液逐渐变清,而局部症状和体征缓解,说明治疗有效,可以继续使用,直至关节积液消失,体温正常。如果抽出液性质转劣而变得更为混浊甚至成为脓性,说明治疗无效,应改为灌洗或切开引流。

3. 经关节镜灌洗术 经关节镜灌洗术可以用多量抗生素溶液反复洗涤关节腔,能最大限度清除关节内渗出液、脓苔和脱落的组织碎屑,以保存最佳的关节功能。在关节灌洗结束时留置敏感的抗生素。可望术后症状改善。

4. 关节腔灌洗 适用于表浅的大关节,如膝部在膝关节的两侧穿刺,经穿刺套管插入两根塑料管或硅胶管留置在关节腔内。退出套管,用缝线固定两根管子在穿刺孔皮缘以防脱落。1根为灌注管,1根为引流管。每日经灌注管滴入抗生素溶液2 000~3 000ml。引流液转清,经培养无细菌生长后可停止灌洗,但引流管仍继续吸引数天,如引流量逐渐减少至无引流液可吸出,而局部症状和体征都已消退,可以将管子拔出。

5. 关节切开引流 适用于较深的大关节,穿刺插管难以成功的部位,如髋关节,应该及时做切开引流术。切开关节囊,放出关节内液体,用盐水冲洗后,在关节腔内留置2根管子后缝合切口,按上法做关节腔持续灌洗(图101-12)。

表101-4 化脓性关节炎的鉴别诊断

疾病	起病	发热	发病关节数	好发部位	局部症状和体征	周围血象	红细胞沉降率	X线表现	穿刺液检查
化脓性关节炎	急骤	高	单发多,很少3个以上	膝、髋	急性炎症明显	高	高	早期无变化	清→混→脓性多量脓细胞,可找到革兰氏阳性球菌
关节结核	缓慢	低热	单发多	膝、髋	急性炎症不明显	正常	高	早期无变化	清→混,可找到抗酸杆菌
风湿性关节炎	急	高	多发性对称性游走性	全身大关节	有急性炎症,伴有心脏病	高	高	无变化	清,少量白细胞
类风湿关节炎	一般不急	偶有高热	多发性(超过3个)、对称性	全身大小关节	有急性炎症,伴有小关节病变	可增高	高	早期无变化	清→草绿色,混浊,中等量白细胞,类风湿因子阳性
创伤性关节炎	缓慢	无	单发性	膝、踝、髋	无炎症表现	不高	正常	关节间隙窄,骨硬化	清,少量白细胞
痛风	急、夜间发作	高、短暂	多发,一般2个	趾、跖趾关节,对称性发作	红肿显著	高、血尿酸增高	增高	早期无变化	清→混,内有尿酸盐结晶

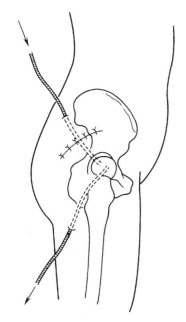

图 101-12　髋关节切开引流后闭合式
连续冲洗吸引示意图

关节切开后以凡士林油布或碘仿纱条填塞引流往往引流不畅而成瘘管,目前已很少应用。

6. 为防止关节内粘连尽可能保留关节功能可做持续性关节被动活动。在对病变关节进行了局部治疗后即可将肢体置于下(上)肢功能锻炼器上做 24 小时持续性被动运动,开始时有疼痛感,很快便会适应。至急性炎症消退时,一般在 3 周后即可鼓励病人做主动运动。没有下(上)肢功能锻炼器时,应将局部适当固定,用石膏托固定或用皮肤牵引以防止或纠正关节挛缩。3 周后开始锻炼,关节功能恢复往往不甚满意。

7. 后期病例如关节强直于非功能位或有陈旧性病理性脱位者,须行矫形手术,以关节融合术或截骨术最常采用。为防止感染复发,术前、术中和术后都须使用抗生素。此类病人做人工全膝关节置换术感染率高,须慎重考虑。

第三节　几种少见的化脓性关节炎

(一) 淋病性关节炎

淋病性关节炎的病原菌是淋病球菌。淋病的原发病为泌尿生殖道淋病性炎症,它可以诱发化脓性关节炎与反应性关节炎。前者是淋病菌直接进入关节腔内,后者只有毒素或免疫复合物进入关节腔内,细菌本身并不存在关节腔内。

本病多在泌尿生殖道淋病后 1~4 周内发生。起病较急,有发热和关节肿痛,通常单发于大关节,以膝、踝关节多见,其次为腕、肩、髋关节。在关节液中可检出致病菌。对抗生素治疗反应良好。部分病例仍有泌尿生殖道炎症并发无菌性关节炎,一般都在原发病后 2~3 周时发作。关节液中不能检出致病菌,是为反应性关节炎。

化脓性类型病例的 X 线片可见关节边缘有骨破坏,邻近区有轻度骨膜反应,伴有轻度关节间隙狭窄。

治疗可用青霉素及磺胺类药物,其对急性化脓性类型药物治疗效果好。药物应用途径为全身性应用与关节穿刺抽液后给药,现更多人主张作关节镜下灌洗,再建立持续的灌洗系统。很少需要做引流术。反应性关节炎类型除给抗生素外还需要给予非甾体抗炎药。

(二) 梅毒性关节炎

梅毒性关节炎可分为先天性与后天性两种。

1. 先天性梅毒性关节炎　极少见,多数为先天早期梅毒性骨软骨炎因病灶近关节而有滑膜炎表现,又名梅毒性滑膜炎。梅毒性滑膜炎也可以发生于后期先天性梅毒,有双膝对称性积液,症状不重,无邻近近骨质病变。

2. 后天性梅毒性关节炎

(1) 梅毒性关节痛:第一期梅毒无关节病变,只有二期梅毒有多发性关节痛,症状不重,没有体征。

(2) 第三期梅毒病人有骨梅毒树胶样肿,树胶样肿邻近关节破溃入滑膜腔后出现关节炎症状,局部症状与体征都不重。

(3) 神经性关节炎,又名 Charcot 关节。此病不属于化脓性关节炎,它是晚期神经梅毒脊髓痨的并发症。患病关节高度肿胀,但无明显疼痛与压痛。关节高度肿胀使关节和韧带松弛而出现半脱位或脱位。

治疗:驱梅治疗。Charcot 关节驱梅治疗无效。骨破坏明显,做关节融合术融合率极低。做关节置换术会有灾难性结果。只能用支架等非手术治疗。

(三) 关节镜手术后化脓性关节炎

关节镜手术后发生感染不及时处理会产生严重后果。发生率为 0.04%~0.33%。易感因素为糖尿病、使用激素或免疫抑制剂、营养不良与老年病人,手术部位附近有皮肤感染病灶亦容易致病,但器械的污染是致病菌进入关节的最主要原因。

致病菌以革兰氏阳性球菌为主,特别是金黄色葡萄球菌、白色葡萄球菌,其他病菌也可致病。

1. 临床表现　有体温增高,关节肿胀,疼痛与压痛。发生于膝关节的通常浮髌试验阳性。周围血白细胞计数增高,血沉增快。关节抽出液黏度下降,混浊,白细胞计数增高,以多形核细胞为主。一般而言,它的病程比急性血源性化脓性关节炎缓和些,一旦发生,则后果是严重的,很难恢复到正常水平。

2. 诊断　根据临床表现,可以作出诊断。需要与无菌性术后滑膜炎作区别。关节镜手术中采用的灌洗液有时会刺激滑膜产生无菌性滑膜炎,与早期感染很相似,在没有检出致病菌前下列指标可供参考:①滑液中白细胞计数超过 $180 \times 10^9/L$;②蛋白增高超过 $4g/L$;③糖低于血糖浓度,可能是被细菌消耗掉。

3. 治疗　治疗必须及早,滑液分析有异常时即应开始治疗。关节渗液必须做细菌培养与药物敏感试验。关节穿刺抽液及注射抗生素一度非常流行,但抽吸往往是不完全的,可采用关节镜下冲洗并建立术后持续关节腔灌洗,直至连续两次关节液细菌培养阴性。同时还必须给予全身性抗生素治疗与连续关节被动活动。

(四) 关节腔内注射皮质类固醇后所致关节腔感染

这是局部注射治疗的灾难性后果。细菌经注射器械直接进入关节腔内。发生率低。易感因素为糖尿病、注射部位附近皮肤有炎性病变。严格掌握注射技术的无菌操作可以消灭这类医源性疾病。致病菌以金黄色球菌、表皮葡萄球菌为主,其他细菌也可以致病。

临床表现与关节镜手术后关节腔内感染很相似。处理方法也相同。局部注射后产生的感染往往伴有关节外感染与坏死,在软组织间隙内出现隧道性脓腔。对于此类病例进行彻底手术清创至为重要。

(张光健)

第一百〇二章
非化脓性关节炎

第一节 骨 关 节 炎

骨关节炎（osteoarthritis，OA）是以关节软骨损害为主并影响到软骨下骨、滑膜及关节周围支持组织的一种慢性疾病。按病因可分为原发性骨关节炎和继发性骨关节炎两大类，后者病因明确，包括：创伤、先天性和遗传性疾病；各种感染和非感染性关节病；内分泌和神经性关节病等，均可造成关节软骨破坏而最终发生骨性关节炎。这类继发性骨关节炎的诊治与原发疾病有关，可参阅相应章节。本节主要介绍原发性骨关节炎。

【病因】

原发性骨关节炎的病因至今仍不清楚，多数研究认为其病因不是单一因素所致，而可能是多因素作用的结果。其比较突出的因素有以下方面。

1. 年龄 原发性骨关节炎的病人，其最突出的一个流行病学特点就是随年龄的增加而发病率不断增高。几乎可以认为，65 岁以上老人均存在不同程度的骨关节炎。其原因可能有：①人在生活和生产劳动的漫长过程中，应力对关节的累积损伤，特别是负重关节；②随年龄增加，肌力下降、关节内外韧带松弛等增加损伤的机会；局部血流减少、感觉迟钝，以及软骨细胞功能低下、细胞外基质合成异常等均降低损伤后修复能力。

2. 遗传 流行病学研究证实遗传因素在骨关节炎发病中具有重要作用。研究发现，50% 或更多的骨关节炎病人存在遗传因素，其病因仍不清晰。原发性全身型骨关节炎（primary generalized osteoarthritis，PGOA）遗传倾向与 HLA-A1 B8 和 HLA-β8 单倍性及 α1 抗胰蛋白异构性相关；在手指远侧指间关节出现赫伯登结节（Heberden node）的骨关节炎病人多为女性，其母亲和姐妹发生骨关节炎的概率是普通人的 2~3 倍；此外，软骨维生素 D 受体基因、胰岛素样因子 1 基因和软骨寡聚蛋白基因等遗传因素与骨关节炎有肯定关系。

3. 肥胖 临床上常可见到中、老年肥胖妇女患膝关节骨关节炎。由于肥胖者体重增加，使关节负荷加重，但相反下肢肌肉往往萎缩，故关节不稳定发生膝内翻，应力集中于关节内侧而加重软骨的磨损。另外，高脂血症可能使关节端血供不良，软骨骨代谢紊乱而影响软骨的营养和质量，加重软骨损害。

4. 累积性应力 骨关节炎多发生在某些过度使用的关节，这与职业有明显的关系。如芭蕾舞演员的踝关节、棒球和举重运动员的肩锁关节、煤矿工人的脊柱和货车司机的肩关节。对跑步运动员的调查发现，仅女性运动员膝关节骨关节炎的改变有统计学意义，这可能说明累积性应力和遗传两种因素的影响。对于无特殊职业的骨关节炎病人，无准备的冲击性负荷，如踩空阶梯时足突然着地、在不平地面上关节"打闪"等均可能是关节退变的原因。过度负荷可引起软骨下骨小梁骨折，而修复后的骨小梁较正常骨小梁硬度更大，使负重时关节面的均一性下降，修复骨小梁上方的软骨受到集中应力作用而易退变发生骨关节炎。

5. 其他

（1）炎症：近 10 年来有关炎症在骨关节炎的发生与发展中作用的研究有很多，其结果认为骨关节炎是一种炎性疾病。其依据是在骨关节炎早期(特别在手指间关节)就可见到明显的滑膜炎表现:关节肿胀、积液、僵硬及发红。组织学上可见滑膜增生、肥厚,衬垫细胞增多,其下方有各种炎症细胞渗出。此外,关节软骨的寡聚蛋白(cartilage oligomeric protein,COMP)和血清C反应蛋白(CRP)、透明质酸的增高均提示软骨的损害和炎症的相关性。

(2)营养:骨关节病和许多与年龄有关的疾病一样,受到过氧化作用的影响,软骨细胞就是氧化过程的主要受害者。可发现软骨胶原损害、滑液中透明质酸异常和大分子物质数量增加。而维生素C是一种公认的抗氧化剂,有研究发现,大剂量的维生素C摄入可减轻膝关节疼痛。此外,大剂量的维生素C并不影响β-胡萝卜素和维生素E的吸收。维生素D参与正常的骨代谢,低维生素D水平可加速骨关节炎的进程,表现在直接作用于关节软骨细胞对维生素D受体的恢复。大剂量的维生素D有可能对抗骨关节炎的发生和进展。

(3)雌激素和骨密度:一些研究发现,骨关节炎和骨质疏松呈负相关。高的骨矿密度可增加髋、手、膝骨关节炎的发生率,X线上有骨赘的骨关节炎病人与没有骨关节炎的妇女相比,其骨密度增加了8%~12%。对绝经后及接近停经的妇女调查显示,有膝骨关节炎者比没有骨关节炎者在3年中骨丢失更少,而代表骨转换程度的骨钙素水平较低。过去的研究显示,雌激素或有内源性雌激素增高者,有抑制或缓解骨关节炎的发生和发展作用。但也有相反的意见认为,雌激素过高者,可能产生高骨量,从而增加骨关节病的发生率。这些争论显示了雌激素在这一问题上的复杂性和潜在的矛盾,值得进一步研究。

【发病机制】

尽管骨关节炎的发生机制尚不确定,已被人们所接受的见解是:在一些生物力学和生物化学因子的综合作用下,软骨细胞首先受到损害,释放出大量的基质分解代谢反应酶(其中金属蛋白分解酶、胶原酶和蛋白淀粉酶作用尤为突出)使软骨基质降解,胶原蛋白网络破坏,网络中的蛋白聚糖降解。正如任何一种生物体内发生损害一样,其修复活动同时也将唤醒,此时,新基质的合成也将加速形成,但仍存在两个问题:①在新合成的基质中,葡糖胺聚糖的成分和分布、单体的大小及与透明质酸聚合的能力均与正常不同,从而影响了软骨的质量,容易再次被降解和破坏;②尽管软骨基质产生了再合成,但仍赶不上分解速度,使基质质量下降,在基质受损的情况下软骨弹性降低,软骨细胞所受机械压力增大,进一步受到损害,这样形成细胞和基质间的恶性循环。而在此恶性循环中,降解产物通过关节滑液进入滑膜的衬垫层,诱发滑膜炎。滑膜炎时分泌滑液成分异常,使软骨的营养代谢障碍,一些炎症因子又加重软骨细胞破坏。以上病变反复发生,最终发展为关节软骨坏死、剥落、软骨下骨裸露、硬化,关节边缘骨质增生、滑膜肥厚等典型的骨关节炎改变。

近年来从分子生物学的角度去研究骨关节炎,有以下几点为较多学者共同发现:

1. 白介素-1(IL-1)对骨关节炎产生了广泛的影响 在骨关节炎时,软骨细胞上IL-1受体数量增加两倍,通过第二信使系统(cAMP、GTP)干扰细胞的正常代谢,表现为Ⅱ型胶原合成减少,强度降低,易于被金属蛋白酶消化;IL-1可通过IL-6的介导抑制软骨细胞合成蛋白多糖,又可增加多种酶的产生,而使胶原降解、蛋白多糖消化,并由此引起基质脱水;过量的IL-1可刺激滑膜增生,产生胶原酶和PGE2,增加溶质素分泌,加重骨关节炎的病变。

2. 转化生长因子β1(TGF-β1) 促进软骨细胞合成蛋白多糖和脱氧核糖核酸,使聚合素(aggrecan)基因表达增加400%,Ⅱ型胶原基因表达增加180%,从而刺激软骨细胞进行修复。

3. 多种细胞因子的网络结构 参与骨关节炎发病的各种细胞因子,包括IL-1β、IL-6、TNF-α、GM-CSF(粒细胞-巨噬细胞集落刺激因子)、FGFS、TGF-β、EGF(表皮生长因子)和PDGF(血小板源性生长因子)等,它们共同形成了一种网络结构。在这种结构中IL-1、IL-6和TNF-α对关节软骨起到破坏作用,而FGFS、TGF-β则起到了保护软骨的作用。这些保护性与破坏性因子之间的平衡,对于维持网络结构的稳定性比单一一种破坏因子的作用更重要。

4. 软骨细胞凋亡 骨关节炎软骨细胞凋亡主要发生在软骨的表层和中层。诱发软骨细胞凋亡的一种重要物质是NO,而骨关节炎时软骨中NO的浓度差不多是正常软骨中的5倍。NO对软骨细胞凋亡的调控方式尚不清楚,可能是通过GMP(三磷酸鸟苷)途径发挥作用。

【临床表现与诊断】

原发性骨关节炎好发于50岁以上人群,女性多于男性。在55岁以上的人群中大约80%具有骨关节炎的放射学表现,其中10%~30%有明显的疼痛和功能障碍。受累关节依次为膝、脊柱、髋、指、腕等。

1. 本病病程长而缓慢，早期因受凉、劳累或轻微外伤后感关节酸胀痛，由于程度较轻不为病人所重视。中期则出现一种典型的疼痛曲线：晨起或久坐不动感关节僵硬，最初走动时关节剧烈疼痛，伴跛行。走一定距离后疼痛逐渐缓解，步态变正常，但行走过多疼痛再度发生，又需坐下休息。再次活动将重复上述过程。当病情继续恶化后，病人出现较为持续的疼痛，关节功能明显受限，关节肿胀，大关节因滑膜炎而出现关节积液。骨关节炎病人即使关节炎破坏严重、疼痛剧烈、功能障碍，但几乎不发生关节强直。

2. 体检时可发现关节肿胀、压痛，其压痛点多在关节囊及侧副韧带之附着处。活动关节时可扪及摩擦感或闻及摩擦音。由于关节边缘骨质增生、滑膜炎和关节积液使关节肿大，而关节附近肌肉萎缩，故衬托得关节特别大、变形明显。在手指远侧指间关节可见到赫伯登结节，是手部骨关节病的典型表现，类似病变在近侧指间关节则称为布夏尔结节（Bouchard node），但较为少见。

3. 实验室检查　单就常见的原发性骨关节炎而言，实验室的常规检查多在正常范围。病情较重者 C 反应蛋白及血沉可轻度增高。滑液检查是鉴别关节炎的一个重要指标，骨关节炎时，滑液黏度正常或降低，但黏蛋白凝固性良好。蛋白轻至中度升高，乳酸脱氢酶升高，白细胞数在 $8 \times 10^9/L$ 以下。近来研究发现，关节滑膜中有多种与关节软骨损伤和修复相关的标记物分子（如硫酸软骨素抗原决定簇、硫酸角质素抗原决定簇、软骨寡聚蛋白、Ⅱ型胶原羧基前肽、金属蛋白酶的组织抑制因子、透明质酸酶等），它们能比血清中标记物更准确地反映所检测关节的病情情况，但目前尚难以达到精确的标准。

4. 影像学检查　X 线平片可显示典型骨关节炎的病理表现，包括关节间隙狭窄，关节面不光滑，骨质硬化，关节边缘骨质增生、骨赘形成，关节端小囊腔形成，关节内游离体及软组织肿胀等，但这些均为中晚期的表现。有调查发现，不同关节病变在 X 线上具有不同特点，如膝关节最敏感和特异性的表现是骨赘形成和髁间棘变尖锐，髋关节是髋臼外上缘增生和关节间隙狭窄，脊柱是边缘花边样增生和椎体内有边缘硬化的空洞形成。而比较早期的改变以 MRI 最为敏感，它可以准确地显示出关节软骨的形态学变化、软骨下骨的硬化、骨髓水肿、滑膜增生、关节内积液等。

5. 关节镜检查　关节镜是对关节内病损进行了解的一种直观的方法，可观察到软骨不同程度的损害和滑膜的炎症、增生情况，并能取标本做病理学检查，作为进行鉴别诊断的最终依据。由于关节镜检查有一定损伤，且有部分盲区，故不是诊断骨关节病的首选方法。

6. 几种特殊的骨关节炎

（1）原发性全身性骨关节炎（primary generalized osteoarthritis）：本病是一种受遗传影响的关节病，以女性多见。与一般骨关节炎的病情有所不同的是其发病呈发作性，且可见较轻的急性炎症表现伴血沉增快。在手部的这种病被分为结节性和非结节性两种，前者以远侧指间关节炎伴赫伯登结节为主要表现，遗传倾向较为明显；后者以近侧指间关节炎症为主，少有出现结节（布夏尔结节），遗传性不明显。

（2）侵蚀性炎性骨关节炎（erosive inflammatory osteoarthritis）：主要侵犯手指远侧和近侧指间关节，偶有累及掌指关节者。病变呈发作性、急性炎症样，疼痛较剧。后期可因关节强直（这在其他大关节骨关节炎时极为少见）而畸形固定，症状消失。X 线片上可见严重的关节软骨、软骨下骨破坏、关节间隙狭窄或消失、关节边缘骨赘形成等改变。

（3）弥漫性特发性骨肥厚症（diffuse idiopathic skeletal hyperostosis）：又称为强直性骨肥厚症（ankylosing hyperostosis）。常见于中、老年男性，65 岁以上发病率达 10% 左右。本病主要发生在脊柱。X 线片上的典型改变是：至少 4 个邻近椎体前外侧面有条纹状钙化和骨化，椎间盘高度相对保持，小关节改变不明显。这 3 个特点可与变形性脊椎炎、椎间盘退变和强直性脊柱炎区别。椎体后方的骨化较少见，而前纵韧带钙化或骨化却较常伴随着点的钙化或关节边缘骨赘形成，本病最大的特点是 X 线片上表现较为严重而病人的临床症状却相对较轻。实验室检查一般无特殊异常。

【鉴别诊断】

原发性骨关节炎根据年龄、临床表现和 X 线平片结果较易作出诊断，与其密切相关的鉴别诊断如表 102-1 所示。

【治疗】

原发性骨关节炎是一种与年龄明显相关的疾病，一旦发生，很难恢复到正常水平。治疗的目的是延缓病变的发展、减轻症状和保持良好的关节功能。

表 102-1 骨关节炎鉴别诊断

	骨关节炎	类风湿关节炎	系统性红斑狼疮	强直性脊柱炎	缺血性坏死
手的损害	远侧指间关节 拇指掌指关节	掌指关节和近侧指间关节	同 RA	无特殊	不受累 在缺血性坏死晚期可见受累骨塌陷、囊性变
放射学表现	骨赘软骨下囊状变和硬化、不对称性关节间隙狭窄	骨质疏松、对称性关节间隙狭窄偶见骨赘	同 RA	类似 OA,特异性表现为脊柱竹节样变和骶髂关节融合	
RF	(−)	(++)	(−)	(−)	(−)
ANA	(−)	(−)	(+++)	(−)	(−)
HLA-B27	(−)	(−)	(−)	(+++)	(−)
关节滑液量	正常→增加	正常→增加	正常→增加	正常→增加	正常→轻微增加
滑液外观	清亮	清亮 - 浑浊	清亮 - 浑浊	清亮	清亮
细胞计数	<2 000	2 000~80 000	2 000~80 000	2 000~80 000	<2 000
中性粒细胞	<25%	50%~ 85%	50%~ 85%	50%~ 85%	<25%

1. 自我保健治疗　对骨关节炎来说,自我保健治疗是一项对改善生活质量极为重要的工作。①首先病人应充分了解本病的原因及可能出现的各种情况,消除心理负担;②其次应注意减轻体重,减少关节的负重活动,但同时应主动锻炼肌肉的力量,避免肌萎缩(如等张性肌收缩训练,下肢直腿抬高及游泳、保健操等);③定时改变姿势,分散各关节的负荷应力;④必要时使用一些辅助活动的器具,如护腕、护膝、拐杖、下肢行走支架等。

2. 物理治疗　①有明显的炎症表现时,可用离子导入、中红斑量冷光紫外线照射、干扰电疗法、间动电疗法及无热量的短时微波、分半波治疗。②在慢性期,关节畸形、功能障碍,可用透明质酸、5% 丙烯硫脲、碘离子导入治疗,微波、分半波疗法。关节有纤维性粘连时用 1~2W/cm² 、10~15 分钟的间动超声治疗。③关节肌肉萎缩时,使用低、中频脉冲电流治疗。④近来研究表明,经皮电刺激神经疗法(TENS)是一种控制疼痛的有效方法,而泥疗则是最具生化效应的治疗方法。

3. 药物治疗　①非甾体抗炎药(NSAIDs)是常规的对症治疗药物,通过对前列腺素的抑制而起到消炎止痛的作用。高选择性 COX-2 抑制剂(塞来昔布、依托考昔)及他喷他多缓释剂(Tapentadol)消化道副作用较少,比较安全、有效。②口服软骨保护剂。主要是氨基葡萄糖和硫酸软骨素的联合制剂,前者有利于基质合成,后者可抑制基质分解。这种药可在肠道被有效地吸收,且聚集到关节发挥作用。③透明质酸盐,这是一种使用较为广泛的骨关节炎关节内注射剂。其治疗机制是促进滑膜细胞自身合成透明质酸并进入软骨表层与蛋白多糖,以改善软骨营养代谢;并以其高黏弹性起到润滑关节面、减少摩擦的作用。

4. 手术治疗　关节破坏严重、功能障碍明显、症状剧烈者,可行关节矫形、融合或关节置换术。

(安　洪)

第二节　类风湿关节炎

类风湿关节炎(rheumatoid arthritis,RA)是一种慢性、进行性、对称性滑膜关节炎,并伴有关节外组织或器官病变的自身免疫性疾病。本病可发生在任何年龄,随年龄增长发病率也增加,其高峰在 40~50 岁。我国类风湿关节炎发病率大约在 0.32%~0.38%。女性略多于男性,约为 2:1。

【病因与发病机制】

虽然类风湿关节炎被列入炎症性关节炎范畴之内,但确切病因仍不清楚。大家比较认同的说法是:感染和由此而产生的自身免疫反应是本病发生、发展的主要因素,而遗传、内分泌、环境等相关因素增加了本病的易感性。类风湿关节炎有关的感染因子主要是奇异变形杆菌、结核分枝杆菌、EB 病毒和细小病毒 B19 等。它们的抗原成分都有与类风湿关节炎基因共同序列的几个蛋白质片段(QK/RRAA),可通过介导蛋白之间的结合及分子模拟机制诱发自身免疫反应,而产生类风湿关节炎。其中对 EB 病毒研究较多,发现有 80% 类风湿关节炎病人血清内有高滴度的抗 EB 病毒抗体,提示 EB 病毒感染可引起自身免疫系统调节紊乱。

从遗传学的研究看,人白细胞抗原(HLA)的 D 位点上存在类风湿关节炎的易感基因,其中 HLA-DR β1 的亚型 HLA-DR4 基因关系最密切,其出现率与类风湿关节炎的发病呈正相关,也是判断病情严重程度和预后的敏感指标。DR4 是通过编码 HLA II 类分子影响机体免疫系统,导致类风湿关节炎的发生。最近研究发现 HLA 及其结合物的结构和结合方式并非一种模式,即一种抗原可被多个 HLA 表型识别,而同一 HLA 分子又可分别结合不同抗原,这种表现称为模糊识别(promiscuous recognition)现象。类风湿关节炎时,滑膜中存在大量的炎症细胞。其中以 T 细胞为主,它的受体、抗原与 HLA-DR 之间的相互作用存在特异性结合和模糊识别两种方式。通过这些方式引起 HLA-DR β1 或其他 II 类 HLA 基因携带者发病。近年的研究发现,一种高分泌 IL17 的 Th 细胞亚群(Th17)和具有免疫负性调节功能的 T 细胞亚群(Treg)两者之间的比例失衡,向 Th17 细胞一侧偏移在类风湿关节炎的发病过程中起到重要作用。同时也提示 IL17 的拮抗物可能是治疗本病的另一种新的选择。

类风湿关节炎的最先受累部位在滑膜。早期为滑膜充血、水肿,各种炎症细胞浸润,以后形成肉芽,滑膜增厚并呈绒毛状血管翳。由于滑液的性质改变和血管翳的影响,使软骨营养代谢障碍,细胞坏死释放大量蛋白水解酶,又使基质降解,软骨剥脱,软骨下骨质也继发囊状破坏。此时关节滑液中含有较多中性粒细胞、纤维素和蛋白质、脂质体而显得浑浊。晚期软骨大量破坏,使关节间隙狭窄,其间大量纤维组织形成使关节功能障碍,最后纤维组织骨化而致关节骨性强直。

除关节外,腱鞘及滑囊也可发生类似关节滑膜之病变。此外,在肢体皮下或内脏包膜上均可形成肉芽肿性结节,称之为类风湿结节。类风湿关节炎的自身免疫反应也可使血管内有免疫复合物沉积、单核细胞浸润以致血栓形成,血管闭塞,从而导致肢体溃疡、周围神经炎等损害。近年来研究发现,慢性类风湿关节炎的滑膜衬垫细胞中 P53 蛋白表达增多,主要是成纤维样滑膜细胞核内突变性 P53 蛋白沉积之故。这为成纤维样滑膜细胞的转化和肿瘤样增生提供证明,成为关节面发生纤维粘连的病理基础。

【临床表现】

1. 症状　缓慢起病,常见有较轻的前驱症状,如乏力、低热、食欲下降、体重减轻等。以后出现关节炎症,通常先发生在手部小关节,以后上下肢关节均可受累。通常是远侧关节较近侧大关节先受累,并呈对称性、游走性发病。脊柱除颈椎外,胸、腰段发病少见,尤以骶髂关节少见。典型的症状是晨起关节强直、活动困难、酸、胀、刺痛,多活动后暂时缓解。

2. 体征　急性炎症期关节表现为红、肿、热,大关节有积液。而发病关节上下肌肉多有萎缩,更衬托出关节梭形肿大。在慢性期因关节囊、韧带及骨的破坏而出现多种畸形,如手掌指关节的尺偏畸形;近侧指间关节过伸,而远侧指间关节屈曲的鹅颈畸形;膝内、外翻畸形;各大小关节非功能位骨性强直等。以上情况,均使关节功能障碍逐步加重直至消失。

3. 关节外表现　最多见的是皮下类风湿结节,一般出现在肘、膝以远的小关节的伸面皮下,该处皮肤可正常。结节大小不等、质地中偏硬,不易推动,压痛轻或无。类风湿结节出现代表病情较重且呈进行性,该病人类风湿因子(RF)也常呈阳性。其次是类风湿腱鞘、肌腱、滑囊炎,以手、足多见。其他较少的是胸膜类风湿结节、间质性肺炎、纤维素性心包炎、角膜炎、神经炎等。

4. 影像学检查

(1)X 线平片:为类风湿关节炎首选检查方法。其可显示广泛的骨质疏松和骨萎缩,在松质骨内可见小囊状骨吸收;中期为关节软骨破坏和关节间隙狭窄;晚期为关节边缘大量骨破坏、关节半脱位及不同程度骨性强直。这些表现在手指近侧指间关节、掌指关节及腕关节最具代表性。

(2)MRI:可以清楚地显示四肢类风湿关节炎的滑膜增生、关节软骨面破坏、骨内囊肿形成。

5. 实验室检查　多数活动期病人有轻度正细胞低色素性贫血,白细胞正常,有时可见嗜酸性粒细胞和血小板增多。血清 IgG、IgM 和 IgA 可升高,而各种补体水平正常或轻度升高。类风湿因子(RF)

在类风湿关节炎病人的阳性率为50%~76%,而在RF阴性的病人中约37.5%可检出隐匿型类风湿因子(将免疫复合物离解后才能检出的IgA、IgG、IgD型免疫球蛋白),故后者有补充诊断价值。近年来研究出多种在RA病人血中比RF出现早、特异性强、具有早期诊断类风湿关节炎价值的免疫蛋白。已用于临床者有:抗瓜氨酸蛋白抗体(ACPA),阳性率为51.4%~73.2%,特异性为91.3%~97%;抗角蛋白抗体(AKA),阳性率为60%~73%,特异性为87%~95%;抗核周因子(APF),阳性率48.6%~86%,特异性为72.7%~90%;抗Sa抗体,阳性率为42%~68%,特异性达92.1%。

6. 特殊类型的类风湿关节炎

(1)幼年型类风湿关节炎:常见于15岁以下的儿童。2~5岁多见,女多于男。其表现较为复杂,根据发病的急、缓,累及关节数的多少又可分为几种亚型。其中全身幼年类风湿关节炎(Still病)就是其中之一。约半数的病儿有急性全身性炎症的表现及关节外病变(皮疹、淋巴结肿大、发热、肺炎、心包炎、胸膜炎、巩膜炎),受累关节多为大关节,而手、足的指、趾关节少见。实验室检查类风湿因子检出率明显低于成人类风湿关节炎,但贫血、白细胞增多、血沉加快更为突出。X线片上除有类风湿关节炎一般性改变外,另有的特点为:①在掌骨、跖骨干可见骨膜反应,以后使骨干增粗、皮质增厚;②椎体及关节端骨骺处易发生压缩性骨折;③长骨干骺端可见骨吸收所致透亮带,以股骨、桡骨远端及胫腓骨远、近端多见。

(2)费尔蒂(Felty)综合征:这是一种病因不明的关节炎、脾大及白细胞减少的三联综合征,常发生于病程较长而病情较重的类风湿关节炎病人。临床上除特征性的三联征外,其类风湿因子检出率和滴度均较普通类风湿关节炎明显增高,可达98%。周围血象除白细胞减少较突出,同时也可见红细胞和血小板减少,骨髓也能提示类似佐证。由于白细胞减少,且处理较困难,故病人常有皮肤、呼吸道、口腔等处反复感染征。由于原因不明的脾大,发生肝静脉阻塞和门脉高压者也不少见。

【诊断】

对于有比较典型的临床表现、X线改变及自身抗体高滴度的病例,按美国风湿病学会与欧洲抗风湿病联盟协作组2010年标准(表102-2)不难作出正确诊断。但对某些不典型的,或早期类风湿关节炎者,除了进行常规的一些检查外,MRI及几种特殊的免疫蛋白(ACPA、AKA、APF、抗Sa抗体等)

的检查就有其必要。此外,值得注意的是无论初步诊断为类风湿关节炎还是疑为本病的病人,均需密切随访,并与骨关节炎、痛风、血清阴性脊柱关节病(反应性关节炎、银屑病关节炎和强直性脊柱炎)、其他结缔组织病(系统性红斑狼疮、干燥综合征、硬皮病等)所致的关节炎相鉴别,才能作出最后的诊断。

表102-2 美国风湿病学会与欧洲抗风湿病联盟协作组2010年标准

A. 关节受累	评分
单个大关节	0
2~10个大关节	1
1~3个小关节(有或无大关节受累)	2
4~10个小关节(有或无大关节受累)	3
>10个关节(其中至少1个小关节)	5
B. 血清学检查(至少需要其中1个结果)	
RF阴性,且ACPA阴性	0
RF低度阳性,或ACPA低度阳性	2
RF高度阳性,或ACPA高度阳性	3
C. 急性期反应物(至少需要其中1个结果)	
CRP和ESR均正常	0
CRP或ESR异常	1
D. 症状持续时间	
<6周	0
≥6周	1

评估目标人群:至少1个关节有明确的滑膜炎表现(肿胀),且其不能被其他疾病所解释。

类风湿关节炎诊断标准(将A~D各项得分相加,总分为10分,如得分≥6,则可诊断为明确的类风湿关节炎)

【治疗】

由于类风湿关节炎目前尚无确认的根治方法,故治疗的目标是减轻疼痛、防止关节破坏、保护关节功能,最大限度地提高病人的生活质量。为达到这一目标,当诊断为类风湿关节炎后就应迅速给予非甾体抗炎药(NSAIDs),并同时使用改善病情的抗风湿药物(disease modifying antirheumatic drugs,DMARDs)才能比较有效地控制病情。值得注意的是,病情缓解不等于治愈,近期有效不等于远期有效,对疗效较好的病人也应使用维持量的药物,并严密观察。

1. 心理治疗 类风湿关节炎由于治疗困难,病情易于反复,病人既有病痛又有关节功能障碍等带来的生活困难,故多有严重精神压力,抑郁是这类病人最常见的精神症状。长此下去病人各方面抵抗力均有可能下降,而加重病情。因此,心理治疗是一种非常重要的工作。

2. NSAIDs 目前临床上应用的 NSAIDs 有十余种。在选择时应注意几点:①剂量个体化;②避免两种 NSAIDs 同时使用,因其疗效不会叠加,但副作用却会倍增;③老人宜选用短半衰期药物;④有溃疡病史者宜用高选择性 COX-2 抑制剂。

3. DMARDs 这类药物不仅具有消炎、止痛效果,还有改善和延缓病情的作用。起效时间大约在用药后 1~6 个月。建议采用联合用药方案,如甲氨蝶呤+柳氮吡啶;甲氨蝶呤+羟氯喹;甲氨蝶呤+青霉胺等。此外,还可用植物药(雷公藤、青藤碱和白芍总苷)与甲氨蝶呤合用。由于这类药物有不同程度的毒副作用,使用时应注意。

4. 糖皮质激素 主张小剂量、短期使用,作为 DMARDs 起效前的“桥梁”治疗。

5. 生物治疗 近年来 TNF 抗体、T 细胞肽疫苗等研究均取得了较好的临床实验效果。多数研究肯定了 TNF-α 抑制剂能快速、有效缓解 DMARDs 治疗无效 RA 病人的病情。现有这类药物(赛妥珠单抗、依那西普、阿达木单抗、英夫利西单抗等)由于与 TNF 结合位点不同,其疗效存在一定差异。

6. 中医药治疗 是治疗类风湿关节炎的一个重要环节,以养阴清热、宣痹通络为治疗方针。目前中医药对类风湿关节炎的研究报道甚多,但对诊断标准和疗效的认定尚存在差异。

7. 外科治疗 包括早期的滑膜切除术、中期的畸形矫正术和晚期的人工关节置换术,均有不同程度的改善关节功能的作用。

8. 康复治疗 采用支具、理疗、运动疗法、作业疗法和日常生活能力训练等,帮助病人改善生活能力。

(安 洪)

第三节 痛风性关节炎

痛风性关节炎是痛风临床表现的一部分。其特点为急性关节炎的反复发作伴高尿酸血症。晚期可因慢性关节炎、骨破坏和痛风石形成而产生关节畸形及功能障碍。秋水仙碱对缓解关节炎症有特异性效果。

痛风是一种尿酸代谢障碍性疾病,多发生在 30~60 岁的男性。除发生关节炎症外,尚可因尿酸盐在关节外软组织及肾脏内沉积而形成痛风石和导致肾功能损害,严重者可因肾衰竭而死亡。过去痛风性关节炎多发生在欧美国家,近 20 年来我国发病率急剧上升,这与饮食结构变化及老龄化有明显关系,值得重视。

在痛风性关节炎的发病机制中,各种原因所致血尿酸增高这一事实已被公认,而尿酸盐晶体如何诱发关节炎症是近年来在分子生物学研究中逐步被揭露出来的。大量实验证实,尿酸盐晶体可直接刺激血液及滑液中单核-巨噬细胞、中性粒细胞产生 IL-1、IL-8 和 TNF-α,而这类促炎症的细胞因子又通过自分泌和旁分泌来影响痛风性关节炎的发生。在这些因子中,IL-8 不能被血清灭活,能在局部累积持续发挥作用,被认为是中性粒细胞介导的滑膜炎症的启动因素。

【发病率】

发病率与血尿酸增高的程度密切相关。尿酸盐的溶解度约为 356μmol/L(6mg/dl),达 416μmol/L(7mg/dl)时已为超饱和浓度。当血尿酸长期持续在 416μmol/L 以上时可诊断为高尿酸血症,尿酸盐晶体即可在组织中沉积而出现痛风症状,包括痛风性关节炎。小儿血清尿酸平均约 212μmol/L,随年龄增长尿酸值也增加。血清尿酸低于 356μmol/L 者,发病率仅 1.1%,而高于 531μmol/L 时,发病率上升到 83.3%。

60 岁以后的老年痛风病人仅占全部痛风的 11.6%,其中女性病人明显增多。60 岁以前女性痛风病人仅占 5%,60 岁以后上升到 29% 左右。其原因除女性在绝经期后尿酸水平增高与男性接近外,由于多种疾病或药物所导致的尿酸代谢障碍,也与血尿酸水平增加有关。

【临床特点】

1. 家族史 原发性痛风多为常染色体显性遗传,少数为性联遗传。虽然多数人有阳性家族史,但本病在我国过去较少,加之这方面知识尚不够普及,故较难问出。

2. 原发性痛风青年人多见,原因之一是黄嘌吟-鸟嘌呤磷酸核糖转移酶(HGPRT)缺乏和磷酸核糖焦磷酸合成酶(PRPPS)活性过高,但此原因所占比例较少。另外一部分是不明原因的多基因遗传性肾排泄功能不全所致尿酸增多,称为特发性。继发性痛风与多种疾病有关,某些血液系统疾病、恶性肿瘤进行化学治疗等可增加尿酸的合成,而噻嗪类利尿药、呋塞米、烟酸等药物可竞争性地抑制尿酸从肾小管的排泌,减少尿酸的排出量。以上疾病使血清尿酸水平增高而导致痛风。很明显,老人患以上疾病的比率大于中青年人,故老人的继发性痛风发病率明显增加为其特点之一。

3. 突发之单关节急性炎症,红、肿、热、痛极为明显。常发生在晨起时,且前日多有饮酒、高嘌呤食物摄入或过度劳累等病史。首次发病部位大约80%在蹞跖趾关节,其次为足背、踝、膝、指、腕等处,而肩、髋、脊柱则罕见受累。出现关节炎时少有全身炎症反应,仅行对症治疗,关节炎症可在短期内迅速消失,常出人意料。急性炎症消退后局部皮肤常出现脱屑和瘙痒。如首次发作未予以重视,大约在数月或1~2年后将有类似情况再次发作。以后发作次数逐渐增多,间隙期缩短,而受累关节也不断增加。发展到慢性期则可在关节旁或耳、鼻软骨处出现痛风石,破溃后流出牙膏样白色尿酸盐粉状或糊状物。由于在高浓度的尿酸盐中细菌难以生长,故少有明显之继发感染。此时X线平片上可见关节边缘骨质呈凿样缺失,边界硬化,软组织中有高密度之尿酸盐团块影。

4. 老人痛风性关节炎时受累关节数增多,手部关节受累增多,痛风性肾脏损害多见。痛风所致肾脏损害包括三种情况:①痛风性肾病:是因尿酸盐沉积在肾髓质间质、锥体和乳头所致;②急性肾小管内尿酸盐沉积;③痛风性肾结石:痛风病人发生肾结石的比率较正常人大1 000倍,这与尿酸排出增多和尿的pH较低有关。

5. 实验室检查的主要对象是尿酸。一次性血尿酸增加虽不等于痛风或痛风性关节炎,但提示存在潜在性问题,值得连续监测(在控制高嘌呤食物情况下)。通常继发性痛风性关节炎病人的血尿酸高于原发性痛风性关节炎病人,而在有的情况下,急性发作期血尿酸水平反而低于发作之间隙期;尿酸检查可以分辨血尿酸增高是由于尿酸生成过多抑或排泄障碍之故,或二者兼有。此外,滑液检查也是一项重要内容。痛风性关节炎时,患病关节液微浑、略呈白色,黏稠度降低,白细胞总数可超过

50 000/μL,中性粒细胞超过75%。在偏振光显微镜下可见到具有双折光的5~20μm大小的尿酸盐针状晶体,这是确诊本病的可靠依据。

【诊断与鉴别诊断】

有慢性关节炎伴痛风石者诊断容易。急性关节炎期有典型关节症状发作伴高尿酸血症者即可诊断本病。关节滑液中在偏振光显微镜下能找到呈强双折光的针状尿酸盐晶体者,则诊断无疑。一旦诊断本病,首先应弄清是原发性抑或继发性。二者区别见表102-3。

表 102-3 原发性和继发性痛风性关节炎的区别

	原发性	继发性
年龄	40岁左右青少年偶见	继发于恶性病者无年龄限制,继发于良性病者多大于50岁
性别	男:女≈20:1	男:女≈3:1
家族史	有	无
基础疾病	无	有
临床表现	典型	不典型,易被基础疾病所掩蔽

痛风性关节炎与其他几种晶体性关节炎易于混淆。其鉴别见表102-4。由于老年女性痛风性关节炎发病率增加,而中老年女性蹞外翻、蹞趾滑囊炎发病也较高,作者一组病例中25%曾被误诊为蹞囊炎。两者区别除有无外翻畸形外,趾滑囊炎的炎症仅局限在关节内侧,与局部应力增加有明显关系。而伸趾时不痛。只要想到痛风这种疾病,并查血尿酸,二者不难区别。约20%牛皮癣性关节炎病人血尿酸增高,但关节炎症与典型皮肤损害共存是与本病鉴别之处。银屑病关节炎偶见合并痛风者,此时难以区别。

表 102-4 痛风性关节炎与其他晶体性关节炎的区别

	痛风性关节炎	焦磷酸盐关节炎	磷灰石沉积症	类固醇晶体关节炎
性别	男>女	男>女	女>男	女>男
年龄	中、老年	老年	老年	不限
遗传类型	常染色体显性	性染色体显性	常染色体显性	无
累及关节	蹞、掌指	膝、髋、椎间	肩、膝、髋	被注射关节
发病特点	骤发、间歇性	可急	时有加重	急或亚急性

	痛风性关节炎	焦磷酸盐关节炎	磷灰石沉积症	类固醇晶体关节炎
				续表
疼痛	剧烈	较重	时有加重	可重
病程	1周左右	半天～数周	较长	较长
滑液	尿酸盐晶体	焦磷酸盐结晶	磷灰石	类固醇晶体
X线表现	凿样骨缺损	软骨钙化	软骨钙化	软骨钙化
血尿酸	升高	无变化	无变化	无变化

【治疗】

1. 饮食控制 忌酒(特别是啤酒),禁食动物内脏、鱼、虾、蟹等高嘌呤食物,控制食用油腻食物和发酵食品。肥胖病人应减肥。

2. 多饮水 保证每日尿量在2 000ml以上,同时服用碳酸氢钠碱化尿液(维持pH 6.5左右),以利尿酸盐排出,又不形成其他种类结石。

3. 急性期应注意休息,避免各种刺激,抬高患肢,炎症局部予以冷敷。

4. 治疗伴发疾病如冠心病、高血压、高脂血症、糖尿病等。

5. 药物治疗

(1)抗炎症治疗:这是急性炎症期的主要治疗手段。秋水仙碱可通过抑制中性粒细胞趋化,阻止其分泌细胞因子从而减轻尿酸晶体引起的炎症反应,但它不改变血中尿酸水平。本药对控制痛风性关节炎症状有特异性,故也是一种有用的鉴别诊断方法。由于秋水仙碱有时可发生严重的肝、肾和骨髓损害,故使用时应特别注意。其他多种非甾体抗炎药均有明显效果,但仅是一种对症治疗方法。在急性期不宜使用降尿酸药物,因血尿酸下降可促使痛风石溶解增加关节内不溶性晶体数量,而加重关节炎症。

(2)在慢性期或间隙期:可行抑制尿酸合成和加速尿酸排泄的治疗。使用这类药物前最好了解病人是属于尿酸生成过多抑或排泄障碍的类型,以便对药物有所选择。排尿酸药物有丙磺舒、苯溴马隆及磺吡酮等。这类药物均能增加肾脏负担,主要用于肾功能正常或轻度损害、尿酸排出量减少或正常时。对原有肾小管功能损害者和老人此类药物应慎用。抑尿酸合成药为别嘌醇,是一种有力的嘌呤氧化酶抑制剂,从而减少尿酸的合成。该药对原发性痛风及继发性痛风均有良好疗效,使用较为广泛。由于这种药物存在一些明显的副作用,故在其使用时应严密观察并定期检测肝、肾功能和血常规。

【预后】

痛风性关节炎病人有因肾功能损害衰竭而死亡者,这主要是未能早期诊断、早期治疗之故。若能早期诊断,合理使用药物,控制饮食,不单可有效地控制急性炎症发作,预防复发,还可持续地降低血尿酸水平,抑制痛风石形成,并促使已有的痛风石溶解。因此,经正确处理的痛风病人的寿命并不低于正常人群。

(安 洪)

第四节 强直性脊柱炎

强直性脊柱炎(ankylosing spondylitis,AS)是一种慢性、进行性,主要累及骶髂关节和脊柱的系统性炎性疾病。这种疾病与脊柱关节病(spondyloarthropathies,SPA)是一组相关性极强的与免疫和遗传有关的疾病。

强直性脊柱炎发生率与地域、人种有关,不完全的资料显示,日本人发病率较低(0.05%~0.2%),美国人次之(0.13%~0.22%),而我国略高(0.3%)。男性略多于女性(3:1)。强直性脊柱炎易感性的多基因族性,其中约36%是HLA的连锁基因,此外还有另一些HLA基因参与。在2、10和16位染色体上也存在强直性脊柱炎遗传标记。而HLA-B27直接参与了强直性脊柱炎的发病,一部分HLA-B27阴性的病人可能与强直性脊柱炎遗传异质性有关。

【临床特点】

1. 本病好发于青少年男性,起病常在10~15岁,高峰年龄为20~30岁。多数缓慢起病,以全身不适(乏力、低热、体重下降、贫血等)为主要表现,难以明确病情性质。

2. 腰骶、臀、腹股沟区渐起隐痛,难以明确定位,休息不缓解、而活动后症状减轻。常伴有晨僵(受累部位)及夜间痛。症状往往持续3个月以上不消失。这是强直性脊柱炎典型的发病方式。

3. 部分病人以外周关节症状为首发(20%)或主要表现(50%)，包括反复发生的膝、踝、髋、足跟、颈、肩疼痛，也伴有晨僵。由于这时 X 线片上常无阳性发现，故多被误诊为风湿性关节炎。

4. 肌腱、韧带的骨附着点炎症(末端病)也是强直性脊柱炎特点之一，早期易被误诊为多种局部问题。这些部位的疼痛常在晨起较重，下午减轻或活动后舒适。

5. 国外报道约 20%~30% 病人发生眼葡萄膜炎，但国内似乎没有这样高的发病率。

6. 大约 1.5%~30% 病人中、晚期发生肺部病变，表现为胸痛、胸廓扩张度下降(≤ 2.5cm)，胸骨柄连接、胸肋关节、胸锁关节炎等。

7. 影像学检查是诊断本病的主要依据，常规行骶髂关节 X 线摄片，了解有无病变。CT 检查优于 X 线之处在于：①对关节面的侵蚀、模糊、硬化、关节间隙轻度狭窄或不对称的细微变化更易发现；②可对治疗效果的随访提供更精细的资料。MRI 可以发现和监测脊柱与骶髂关节活动性病变，比其他影像学检查具有更高的敏感性。强直性脊柱炎也累及外周关节和附着点，MRI 也可监测其病情活动。同时，MRI 可以预测强直性脊柱炎治疗前后中轴关节病变的发生、发展及转归，及时评价药物疗效并预测预后，为临床用药提供依据。

8. 实验室检查缺乏特异性指标。虽然 90% 以上的强直性脊柱炎病人 HLA-B27 为阳性，这只说明本病的发生与 HLA-B27 有密切关系，但并不能将此作为诊断本病的主要依据。因为有关资料证明，在血检 HLA-B27 阳性者中患强直性脊柱炎的人尚不到 10%，而确诊为强直性脊柱炎者大约 10% 的 HLA-B27 为阴性，在缺乏影像学骶髂关节炎证据时，即使病人有症状及 HLA-B27 阳性也不能诊断强直性脊柱炎。此外，在病变的活跃期 C 反应蛋白明显增高；

强直性脊柱炎的发病可能与肺炎克雷伯杆菌有关，而这种细菌与 HLA-B27 有交叉免疫反应。在晚期病人大便中可培养出这种细菌和血清中有高滴度细菌抗体。

【诊断】

1997 年我国制定了一个初步标准：当 CT 检查骶髂关节炎为 Ⅱ 级及以上(X 线片 Ⅲ 级)，又具以下临床表现中任一条者即可诊断为本病：①胸、腰、腹股沟、臀部或下肢酸痛不适；②夜间痛或晨僵；③活动缓解；④不对称性外周大关节炎，尤其是下肢单关节炎；⑤足跟痛或其他肌腱附着点病；⑥急性眼葡萄膜炎。

国际脊柱关节炎评估协会 2009 年提出以下诊断标准：腰痛时间 >3 个月，且年龄 <45 岁的病人；影像学检查提示骶髂关节炎伴至少 1 个临床特征性表现，或者 HLA-B27(+)伴至少 2 个临床特征性表现。

【治疗】

本病以综合性保守治疗为主。

1. 疾病知识讲座和体疗　对于目前尚无特效及根治方法的慢性、良性疾病，病人的心态和体质是治疗的基本条件。让病人充分理解疾病的发生、发展后便于更好地配合治疗。此外，在指导下进行体疗是增进体质和减轻畸形的重要方法。

2. 非甾体抗炎药　可缓解疼痛和僵硬感。由于可能需要较长期用药，需注意这类药物的副作用(特别是消化道副作用)。

3. DMARDs 药物　当 NSAIDs 不能满意地控制症状，或病人对 NSAIDs 耐受性差，或关节外症状严重时可考虑应用 DMARDs 药物。其中证实疗效较确切者是柳氮磺胺吡啶。

4. 关节内直接注射或在 CT 引导下骶髂关节内注射皮质类固醇有良好的耐受性和效果，但这也是一种对症治疗，不宜过多使用。

5. TNF-α 单克隆抗体(infliximab)和沙利度胺(thalidomide)均有免疫调节作用，初步临床应用取得了令人注目的效果，但还应进一步行对比性研究。

6. 当髋关节发生骨性强直或脊柱发生屈曲畸形，眼不能平视前方而严重影响病人生活时，可考虑行人工关节置换术或脊柱截骨矫形术。

7. 中医药通过补肾强督、通痹治疗强直性脊柱炎取得较好效果。对于需较长时间治疗的这类慢性疾病，中医药治疗显示出能改善全身情况、副作用较小的优势。

(安　洪)

第五节　大骨节病

大骨节病又名 Kaschin-Beck 病，或称柳拐子病，主要发生在我国，少数在俄罗斯及朝鲜部分地区，是一种原因未明的地方性变形性骨关节病。临床上以儿童的骨骺软骨损害为主，然后累及关节软骨，因而发生长骨生长障碍和关节畸形，致残率较高。

【流行病学与病因、病理】

大关节病在我国分布于从西藏自治区到黑龙江省的一个狭长地带，恰好相当于沿海温暖潮湿气候与西北干旱、寒冷气候的交界线上。根据调查，流行区多为寒、湿沟谷地带，随海拔增高，病情加重。严重病区仅是粮食自给的农区，而牧区则无大骨节病。在国家卫生健康委疾病预防控制局和全国多个研究单位及医院的共同参与下，通过多年的监测发现本病在东北、华北地区发病率普遍下降，西部地区病情仍然严重，陕西省部分地区较重，而青海省和西藏自治区最重。在病区内约 1/3 成人部分丧失劳动力，其中有 10% 人致残。

病区人民生活条件较艰苦，主要食物为长期贮藏的自产面粉。有研究发现，这类面粉中 T2 毒素的阳性检出率较高。有学者将人胚胎软骨细胞进行体外培养，然后与 T2 毒素共同孵育，发现其可以诱导软骨细胞分泌 IL-1β 和 IL-6。故认为 T2 毒素既可直接也可间接地损害软骨。

此外，在病区发现粮食和水中硒含量均低下，粮食中黄腐酸（FA）含量也超过非病区，用病区水、粮食直接喂养幼猴，6~18 个月后复制出与大骨节病一致的软骨损害。

日本学者发现，病区内饮水含有较多的腐植酸（阿魏酸和对羟基桂皮酸），用这类腐植酸可诱发大鼠发生大骨节病样改变。

近年来不少研究发现上述病因研究资料仍存在不少问题和缺陷，综合多方面的意见，认为本病的始动因素可能是在低硒的条件下被人类微小病毒 B19 感染引起，而单纯低硒、粮食中真菌毒素或水中有机物毒素不是起动因素。从以上的情况可以看出，大骨节病的病因尚不十分明确，值得进一步论证。

此外，有研究发现疫区中核心家庭中双亲患病者，其子一代的发病率明显高于单亲患病或双亲均不患病的核心家庭。又有研究发现病人的 DNA 有损伤表现，故本病是否存在遗传因素也需研究。

大骨节病的病理变化主要特点为多个骨骺生长软骨和关节软骨的深层发生带状或片状软骨坏死，并随后导致软骨内成骨障碍和继发性骨关节炎。研究发现髓腔内小梁骨呈局灶性坏死伴有髓腔内血细胞坏死，认为可能是一种病毒性骨髓炎继发Ⅳ型超敏反应所致。

【临床表现与诊断】

大骨节病主要累及生长发育期的儿童和青少年，成人多为儿时患病在骨、关节所致损害的后遗畸形，本病有明显的地域性。临床表现的主要特征是身材矮小、四肢关节增大和畸形。通常起病缓慢，最早出现的症状是麻木和蚁走感，关节不灵活。也有的病人表现为无症状性关节逐渐增大。受累关节以踝、腕最多也最重，其次为膝、髋，而脊柱及肩部病变少见。其临床过程分为四期（表 102-5）：

表 102-5　大骨节病的临床分期

症状体征	早期	Ⅰ 期	Ⅱ 期	Ⅲ 期
乏力	+	+	+	+
关节痛	±	+	++	+++
晨僵	±	+	++	+++
握拳困难	±	+	++	+++
关节摩擦音	±	+	++	+++
关节增粗	±	+	++	+++
远侧指间关节屈曲畸形	+	+	+	+
短指（趾）	−	−	+	+
肌肉萎缩	−	+	++	+++
肘屈曲挛缩	−	+	++	+++

注：± 表示不一定出现

X 线片在早期可无明显异常，Ⅰ 期表现为骺板增厚，以后逐渐变薄，且凹凸不平，骨端边缘碎裂。Ⅱ 期中部开始破坏，开始骨化融合，并逐渐向两侧发展。Ⅲ 期骺板完全消失、融合，骨的长轴停止生长。骨端增粗、关节面高低不平，关节边缘骨质增生。有报道指出，指骨出现锥形骨骺就可以诊断

"干骺-骨骺"型大骨节病。过去认为大骨节病骨骺一旦骨化，则无恢复可能。我国学者经过十多年的 X 线随访及临床观察发现：微小骨桥引起的骺线早闭，仍然可以通过骨生长张力作用使微小骨桥断裂，再由邻近的软骨恢复纵向生长。只有早联骨桥粗大时才会引起骨短缩畸形。

大骨节病的诊断在流行区根据临床表现和 X 线片是较为容易的；在非流行病区则应极为慎重，如无青少年时期在流行区生活史，不应作出此诊断。

【防治】

本病主要是进行预防，根据我国数十年的防治经验，以下几点行之有效：①改善饮水条件，饮用自来水或深井水；②改变膳食结构，由以面食、玉米为主改为以食用大米为主；③硒亚麻酸钠预防：每年 12 月至次年 5 月，每月 2 次给药，1~5 岁每次 1mg，6~10 岁每次 2mg，11~15 岁每次 3mg；④中医将本病分为寒湿阻络和气滞血瘀型，采用药物防治近年已取得较好成绩；⑤病区监测；⑥提高生活健康水平，改善居住环境。

对早期病例使用维生素 A 可控制病变发展；已发生关节症状者，各种理疗和功能训练可缓解症状，维持关节功能；对已有严重关节畸形并影响功能者，可做矫形手术。

（安　洪）

第六节　反应性骨关节炎

反应性骨关节炎（reactive arthritis）是指人体发生微生物感染后引起的无菌性关节炎，其发生率约为 1%~20%。也有国家将仅有关节炎表现而无尿道炎和结膜炎的不全型莱特尔（Reiter）综合征包括在反应性骨关节炎范畴。美国风湿病学会的定义是，在发生尿道炎、宫颈炎后持续 1 个月以上的关节炎称为反应性关节炎。

本病常有自限性，一般病程为 3~5 个月，长者可达 1 年以上。

【病因与发病机制】

引发反应性关节炎的感染性疾病可包括以下几类：

1. 由衣原体感染的非淋病性尿道炎。

2. 由沙门氏菌、志贺氏菌、耶尔森氏菌、弯曲菌和弧菌等感染的肠炎。

3. 由链球菌感染的扁桃体炎等。

此外，其他如支原体、螺旋体和布鲁氏菌等感染后也可发生反应性关节炎。

感染如何诱发远位关节发生炎症其机制尚不清楚，根据近来研究有几种可能性：

1. 关节内存在微生物或其他成分。已有证据表明，在反应性关节炎的滑膜、滑液及其沉淀物中存在致病微生物。电镜下可见到衣原体结构，其 RNA 在滑膜深部血管周围的细胞内；在滑膜细胞中也发现沙门氏菌脂质多糖抗原。这些微生物及其蛋白质成分是通过血液循环和被巨噬细胞吞噬后携带到关节内的。

2. HLA-B27 阳性率较高，在所有关节炎中仅次于强直性脊柱炎。在肠源性感染后与反应性关节炎的关系不清楚，可能的原因是：HLA-B27 影响吞噬细胞对细菌的处理；HLA-B27 与耶尔森氏菌和志贺氏菌有类似的氨基酸序列，彼此能产生血清交叉反应。这种交叉反应可能导致病原体的持续存在；HLA-B27 可改变细胞之间的相互作用，有利于其在细胞内的存留。

从以上资料可看出，反应性关节炎可能是病原体感染人体后，通过血液和细胞传递，将活性低的病原体或其成分带入关节滑液，在 HLA-B27 或与其有交叉反应的其他 HLA 存在下发生交叉反应，形成对病原体和 HLA 的免疫复合物，从而引起关节炎症。

【临床表现】

反应性关节炎以骶髂关节和下肢关节最常见。通常为非对称性、单关节发病。炎症关节有肿胀、疼痛和皮温增高。根据原发感染灶不同可分为以下几型：

1. 非淋菌性尿道炎后发病型　男性多于女性，约为 5:1。尿道炎症状可轻可重甚至不明显，常在继后 1~3 周发生关节炎。此型骶髂关节炎发生率约 33%，HLA-B27 阳性率达 54%。可因再次感染而使关节炎复发。

2. 细菌性腹泻后发病型　此型男女发病无差异。在肠道症状出现后 1~3 周发生关节炎，但 80% 病人可痊愈。耶尔森氏菌和志贺氏菌感染后 5~10 年，约 20% 病人发生骶髂关节炎。

3. 链球菌感染后发病型　常见于中青年，有反复发生上呼吸道感染特别是化脓性扁桃体炎史，本型多关节炎较常见，以双侧胸锁关节炎最多见。往往伴有肌腱末端病（enthesiopathy）。

本病的早期 X 线片无异常，大约在发病后数月可见绒毛状骨膜反应，跟腱止点和跖腱膜起点骨糜烂、钙化、单侧骶髂关节炎等。

实验室检查，多有血沉增快、白细胞总数及 C 反应蛋白（CRP）增高等发现，而类风湿因子和抗核抗体阴性。HLA-B27 阳性率较高，有的虽然 HLA-B27 阴性，但与其交叉反应呈阳性的 HLA 抗原可呈阳性（如低活性的衣原体或其他菌体蛋白或其抗原）。

【诊断】

反应性关节炎的诊断目前较为通用的是第三届国际反应性关节炎学术会议标准（1995）：当发生下肢不对称性单关节炎时，能确认病前有感染史（临床表现或实验室检查证据）；除外其他感染性关节炎、晶体性关节炎、莱姆病（Lyme disease）和链球菌性反应性关节炎后，即可诊断本病。HLA-B27 阳性和关节外病变（如结膜炎、非感染性尿道炎、皮疹、巩膜炎、心脏和神经病变等）、脊柱关节病（如炎性背痛、肌腱末端炎、交替性臀痛）等均非诊断必需条件，但一旦出现应予记录，且提示反应性关节炎发生概率较高。

在这里值得注意的是：上述诊断标准将链球菌性反应性关节炎排除在反应性关节炎之外，对此，尚有一些不同见解。

【治疗】

1. 抗生素 对反应性关节炎时用抗生素治疗有无作用并无肯定意见。对腹泻后发病型，比较一致的看法是无效的；对尿道炎后发病型，使用赖甲四环素治疗 1~3 个月可能有效；不肯定对链球菌感染后发作型用抗生素有效，但切除扁桃体可治愈反应性关节炎。总的来说，如关节炎刚发病，且有体温升高和白细胞总数增高时，可考虑使用抗生素，当全身症状控制后，关节炎仍不消退，则不宜长期使用抗生素。

2. 非甾体抗炎药（NSAIDs） 这类药物是反应性关节炎的常规用药，其疗效较明显。但长期用药易出现副作用，用昔布类 NSAIDs 可减少消化道副作用。

3. 皮质激素 不主张全身应用皮质激素。对关节腔内及腱附着点可考虑局部注射长效皮质激素（如倍他米松、地塞米松），每次 1ml，7~10 天 1 次，连续注射不超过 3 次。

4. 有学者建议可将治疗强直性脊柱炎时所用的缓解病情药物用于治疗反应性关节炎，因两者都有骶髂关节炎和 HLA-B27 阳性的特点。结果虽有一定效果，但缺乏大量对比性研究，尚难以确定其结果如何，且这类药多有较重毒副作用，应慎用。

5. 中医药认为本病以正气亏虚为内因，风寒湿热之邪侵袭为外因，采用扶正祛邪为治疗反应性关节炎的基本大法，并结合临床分期辨证治疗，取得了显著疗效。

（安 洪）

第七节　银屑病关节炎

银屑病关节炎（psoriatic arthritis，PA）俗称牛皮癣性关节炎。是一种主要发生在银屑病病人关节的自身免疫性疾病，也是一种血清阴性脊柱关节病。本病并不罕见，约 7%~34% 的银屑病病人可伴发关节炎。

【病因与病理】

银屑病本身病因就不清楚，现认为这是一种谱系性和多因素疾病。真皮内的 $CD4^+T$ 细胞及其产生的细胞因子是银屑病发病的中心环节，角质细胞与血管内皮细胞的变化只是继发于细胞免疫机制异常的一种改变。当某种因素启动自身免疫反应使炎性介质释放时，寻常型银屑病便可能转化为关节型银屑病。这种自身免疫的机制可能是产生

在 CD8 谱系 T 细胞上的 T 细胞抗原与受体之间的关键性识别过程，当被细菌超抗原所启动时，便产生了不利的自身免疫应答反应。此过程释放的细胞因子作为形态发生素（morphogens），通过改变关节滑膜的成纤维细胞和单核细胞样细胞以及肌肉骨骼系统，内脏器官的其他细胞，以类似作用于斑块型银屑病角质形成细胞的方式使关节发生病变。银屑病关节炎病人中，20% 有 HLA-B27 等位基因，当脊柱受累时，HLA-B27 阳性率升高到 70%。这也提示免疫遗传因素影响本病的发生和类型。本病的主要损害开始于滑膜。早期病理改变包括充血、纤维素渗出和滑膜肿胀、增厚，近关节边缘的软骨侵蚀。晚期表现为滑膜软骨化和炎症细胞浸润，

以淋巴细胞为主。电镜可见滑膜细胞纤维化,少见绒毛改变。增生的滑膜细胞层的 A 型和 B 型细胞均正常。病变严重时,整个关节腔可被大量的纤维组织所填充,关节骨质被破坏。

流行病学调查发现单卵双生子约 70% 同时患银屑病;而 40% 银屑病关节炎病人的一级亲属有关节炎家族史,说明本病与遗传有关。此外,不少研究发现,创伤和感染在银屑病关节炎的发病过程中有明显的相关性。由链球菌感染诱发滴状银屑病,支持本病与细菌的关系;创伤激发银屑病关节炎机制不清,可能与自身抗原释放和热休克蛋白表达有关。

【临床表现】

1. 本病多在中青年发病,男女发生率比较接近。儿童病人多在 9~12 岁。

2. 银屑病皮疹多先发生(约占 65%),这种皮疹有时比较小而部位隐蔽,如头皮、会阴、肚脐等。约 24% 病人先发生关节炎,而 10% 左右病人皮疹和关节炎同时发生。约 1/4~1/3 病人的一级亲属有银屑病及脊柱关节病史。

3. 关节表现多样化,大多数发病隐袭,约 1/3 可急性发病。受累关节以手足小关节和膝关节最常见,是一种非对称性游走性单关节炎。大约 1/2 病人有远侧指间关节患病,偶尔伴发屈肌腱鞘炎,使整个手指肿胀称为"腊肠指",这是本病最有特征性的和鉴别诊断意义的表现。大约 15% 病人表现为多关节炎,除手、足、小关节外,腕、踝、膝、肘均可发病。绝大多数病人(80%)的关节炎症与皮疹的严重度、发作或缓解呈正相关,这也是容易想到本病的特征性表现。

4. 指(趾)甲病变是另一特点。发病率约为 80%。主要表现为甲板呈小点状凹陷,纵横嵴纹,增生肥厚和脆裂等,严重时可脱落。

5. X 线平片显示

(1)手和足小关节破坏,关节间隙增宽,远侧指骨基底部增生及骨吸收。

(2)中节指骨远侧变尖,与远侧指骨基底部增生相配合,形成带帽铅笔样畸形。

(3)长骨骨干呈绒毛状骨膜反应。

(4)单侧骶髂关节破坏、增生。

(5)胸腰椎广泛的骨质疏松,椎体边缘骨赘形成,部分融合呈不规则骨桥样改变。

6. 实验室检查目前尚缺乏有特殊价值的辅助检查方法。

【诊断】

如本病先发生皮疹或与关节炎同时发生其诊断较为容易,如先发生关节炎则诊断困难,除应仔细检查腋下、肚脐、会阴、头皮等隐蔽部位皮肤外,以下几点对诊断有提示作用:①远侧指间关节病变但不能诊断为原发性骨关节炎;②不对称性关节炎;③腊肠指(趾);④银屑病家族史;⑤指(趾)甲病变;⑥ X 线片表现,特别是带帽铅笔征;⑦血清类风湿因子阴性,没有皮下结节。

【治疗】

1. 银屑病关节炎顾名思义其治疗的根本应是治愈银屑病,则关节炎就随之而愈,但至今尚无治愈银屑病又不复发的可靠方法,故其治疗尚有困难。但无论如何,对银屑病的控制常能使关节炎症状得到缓解。

2. 仅就关节炎的治疗来看,包括疾病教育、药物治疗和康复治疗三个基本内容。在药物治疗方面又包括:

(1)非甾体抗炎药症状控制治疗,通常均有较好效果。

(2)关节炎和腱鞘炎明显时,可局部注射缓释性皮质激素(如地塞米松、倍他米松),但注射时注意局部应无皮损、消毒严密,且不得反复、长期注射。通常不主张全身性使用皮质激素。

(3)对重症多关节炎病人,应及早应用慢作用药物,与强直性脊柱炎用药的选择性相似。比较常用的是甲氨蝶呤,可使皮肤病损和关节炎均得到控制。由于用药时间较长(3~6 个月),故应注意药物副作用的发生。

(4)文献报道不饱和乙基酯和 $1,25(OH)_2D_3$ 对本病有较好的效果。

(5)近年来用益赛普(etanercept,肿瘤坏死因子拮抗剂)治疗中、重度银屑病和银屑病关节炎,取得了较好的疗效;肿瘤坏死因子 α 单克隆抗体(infiximab)也有一定疗效。作为生物制剂远期疗效、安全性和耐受性均需进一步观察。

3. 由于 40%~57% 的病人发生畸形性破坏性关节炎,其中 11%~19% 病人致残。故病变晚期可根据情况行矫形手术,以改善关节功能。

(安 洪)

第八节　血友病性关节炎

血友病性关节炎（hemophilic arthritis，HA）是血友病病人最常见的临床表现之一。血友病是一种遗传性疾病，可分为 A、B、C 三型，分别是由于缺乏凝血因子Ⅷ、Ⅸ、Ⅺ所致。A、B 型为女性携带遗传基因，男性患病，而 C 型男女均可患病，且病情较轻。

【病因与病理】

血友病病人由于缺乏凝血因子，不能将凝血酶原转变为凝血酶，使纤维蛋白原无法形成纤维蛋白而易在轻微的外因作用下出血，且不易止血。在正常关节滑膜组织中缺乏组织因子，不能通过外源性凝血系统代偿而止血，故易发生滑膜出血。反复关节内出血，吞噬细胞吞噬红细胞，分解出的含铁血黄素沉积引起滑膜增厚、绒毛增殖、淋巴细胞和浆细胞浸润。关节囊肥厚，关节边缘软骨被腐蚀，炎性肉芽覆盖软骨面，使软骨无法从滑液中获得营养，加之软骨下出血和关节积血的纤维溶解素对软骨的破坏作用，最后使软骨不规则地坏死、脱落。当软骨破坏后，关节面在应力作用下使暴露的软骨下骨硬化、出血又使骨质囊腔化改变，骨质疏松和边缘骨赘形成。

此外，由于关节囊和滑膜的纤维化，可使关节挛缩，并导致纤维强直。在青少年反复出血可使骨骺受到刺激而过度生长，关节端膨大或骨骺过早闭合而出现生长畸形。骨膜下若发生出血，可产生骨膜反应，使骨骼增粗。

【临床表现】

1. 本病主要见于男性，有阳性家族史者占 50%。

2. 可在极其轻微的损伤或生活动作不协调时发生出血，以关节和肌肉部多见。关节出血以负重大关节为主，依次为膝、踝、髋、肘、腕和肩，小关节少见。

3. 发病初往往感到不适，然后关节逐渐肿大伴皮肤发红，皮温增高和体温上升至中等热以下，如未考虑到本病，则有可能误为感染性关节炎。如经制动后，出血可自行停止，积血吸收后关节外观和功能可恢复正常。当关节出血反复发作，即可见关节实质性肿大，关节周围肌肉萎缩，关节功能明显受限。由于关节软骨的破坏，活动痛极为明显，

如首次发病在儿童及少年时期，则将逐渐出现由于骨骺损害带来的肢体短缩和由于滑膜下出血，反应性骨膜增生的长骨干增粗，且不规则。

4. **关节外体征**　常有牙龈出血、皮下出血、皮肤瘀斑及女性月经量过多及贫血等。如果肌肉内出血及骨内出血反复发作，则可形成软组织内和骨内膨胀性包块，称之为假性肿瘤。假性肿瘤可压迫邻近重要血管、神经，发生肢体缺血性坏死或麻痹；也可因外伤或感染而破裂大出血带来生命危险。

5. **X 线平片**　在急性期以关节间隙增宽和关节周围软组织肿胀为主；慢性期可见关节骨质疏松，骨下骨不规则吸收、硬化和囊性变。关节间隙狭窄、骨骺变形，最后关节破坏或强直。当骨旁及骨内形成假性肿瘤时，可见骨质压迫吸收，或骨有不规则囊腔及腔内残存的骨小梁条片，如死骨状。

6. **实验室检查**　①明确是否存在凝血障碍：测定部分凝血酶时间、凝血活酶时间及凝血时间；②如肯定存在凝血障碍，就需鉴定是否有凝血因子缺乏，以及是哪种凝血因子缺乏，即进行部分凝血酶时间纠正试验和因子Ⅷ、Ⅸ的定量活性测定。

【诊断】

对男性，有反复关节和软组织内出血史者，如凝血活酶时间延长，纠正试验阳性，凝血因子Ⅷ、Ⅸ定量明显降低，即可诊断本病。X 线片上仅是显示关节病变的严重程度。

【治疗】

1. 一旦发生关节出血，应对该关节予以固定。是否进行加压包扎，应视肢体远端血液循环情况而定。

2. 在未查明为何种类型血友病时，关节积血严重，需穿刺抽血减压时，应先输血型配合的新鲜血，然后再穿刺抽血。此时应高度重视无菌操作，抽血后注入适量广谱抗生素。术毕以适当压力包扎，并住院严密观察肢体血液循环及神经功能情况。

3. 一旦查明何种因子缺乏，就应针对性地给予补充，严重时宜用抗血友病球蛋白浓缩制剂，以便控制关节内出血。由于凝血因子的生物半衰期约小于 24 小时，故外源性补充应每日一次（包括输血）。

4. 人工合成类抗利尿激素（DDAVP）有动员体内贮存的因子Ⅷ的作用，对甲型血友病病人（Ⅷ因子缺乏）有一定作用。

5. 抗纤溶剂，如6-氨基己酸、对氨基苯甲酸等可阻止已形成的血凝块溶解，可起到辅助止血作用。

6. 放射性滑膜切除术　在关节腔内注入放射性核素，利用其在关节内发放β射线，破坏炎性滑膜里层和关节血管翳，使正常的滑膜里层得以修复，从而达到控制病情和保护一定关节功能的方法称为放射性滑膜切除术（radiosynovectomy）。本方法从20世纪70年代开始采用，近年来逐渐被认可。

由于所用放射性核素 ^{32}P 和 ^{90}Yb 的关节外泄漏率在 1%~13% 之间，有可能造成骨髓和肝功能损害，目前研究发现，^{188}Re 硫化铼的关节外泄漏较少，治疗效果好，可考虑采用。

7. 对于已经补充凝血因子、控制凝血障碍的病人，也可考虑经关节镜行滑膜切除术，或行关节畸形矫正甚或人工关节置换术，感染坏死的肢体切除术。

8. 血友病性关节炎病人，应给予疾病知识教育。病人不能参加剧烈活动及容易受伤的运动。定期到医院检查凝血活酶水平，以便随时纠正。

（安　洪）

第九节　神经性关节病

神经性关节病（neuroarthropathy），最早由法国神经病学专家 Charcot 于 1868 年报道，是由于保护性感觉缺失而引起的关节骨和软组织进行性破坏性疾病，故又称为 Charcot 关节病。

【病因与病理】

各种神经系统的病损均可是本病病因，较为常见的是：脊髓空洞症、脊髓痨、脊髓不全性损伤、先天性痛觉缺乏、糖尿病性神经炎、周围神经炎、外周性神经损伤等。值得提出的是，如在关节内反复多次注射皮质类固醇，可因关节软骨快速破坏而产生类似本病的改变，后果严重。

在关节滑膜、关节囊、关节内韧带、关节旁肌腱及骨膜上均有不同类型和数量的功能感受器及游离神经末梢。比较明确的感受器有 Ruffini 感受器和 Pacini 感受器，这些感受器主要是由神经末梢、神经内连接组织和不完全的神经外膜组成。Pacini 感受器主要是感受压力作用的变化，Ruffini 感受器则受伸、缩应力的影响。而游离神经末梢的数量远远超过感受器的数量，是作为伤害感受器产生作用，通常对炎症和疼痛刺激产生反应，但也对高阈值的机械应力作出反应。像 P 物质和降钙素基因相关肽这类血管活性肽在游离神经末梢中含量达10%~33%，因此，关节上的游离神经末梢不仅传递信息，也靠释放肽类物质起到局部的效应器作用。当支配关节的神经系统功能障碍时，正常关节的保护性反应消失，加之局部软组织和骨发生神经营养障碍，使骨代谢紊乱，关节囊和韧带结构松弛。由于病人缺乏感觉，失去自动纠正不良姿势的能力，

使关节过度负荷和应力集中。关节软骨在反复积累性机械损伤后，发生退变。通常人体对慢性损伤都会作出修复反应，但当关节缺乏神经支配时，神经末梢和各种感受器不能作出反应，故此时关节结构破坏呈进行性加剧，软骨可完全剥脱、软骨下骨骨折、游离体形成；又由于关节囊和韧带变性松弛，也可产生关节的半脱位。

【临床表现】

1. 神经性关节病应能查出神经系统的原发性病史，这也是诊断本病的前提。如无明确神经系统疾病，则应仔细分析有无可并发神经损害的一些内科疾病，或服用可导致神经系统损害的药物等情况。

2. 本病与性别和年龄关系不大，通常起病缓慢，从发病到关节破坏需数年之久。

3. 多为单发性，以负重大、活动多、周围软组织少的关节最易受累，如膝、肘、腕、踝等部位。

4. 关节局部特征是进行性肿胀、活动时有摩擦音或弹响，步态不稳，但疼痛不明显。视诊可见关节有畸形，可扪及游动之"关节鼠"，关节积液征可阳性，但关节活动范围障碍较少，并检查出关节在多方向产生过度移动。

5. 本病 X 线表现可分为 3 型　①吸收型，以骨溶解吸收为主，无骨膜反应及骨赘形成，严重者大块骨质均可吸收、消失。本型约占 50%。②增生型，以大量的骨膜反应和骨赘形成为特点，可有滑膜或关节囊钙化，及关节内游离体。本型约占 14%。③混合型，兼有上述两型的表现，占 36%。

后两型为中晚期之 X 线表现,一般认为是骨吸收后发生的继发性修复改变,或是反复应力损伤和修复的共同表现。

6. 部分病人可在短期内(9 天 ~6 周)病变急剧恶化,骨质大量吸收。

7. 原发性疾病的相关神经病学表现,如在脊髓空洞症时出现感觉分离征,即痛、温觉减退或消失,而触觉存在;脑脊膜膨出病人腰骶部有软性包块,该处皮肤凹陷或多毛,且关节病变多在下肢小关节;糖尿病性神经炎病人多发生足部关节病损,伴无痛难治性溃疡;先天性痛觉缺失症病人常合并癫痫和无汗、智力低下等。

【诊断】

1. 多数有较明确神经系统病损史及表现。

2. 有进行性关节肿大、过度活动和畸形,且无明显疼痛。

3. X 线检查有　①关节结构紊乱或畸形;②关节端碎裂和游离体形成;③骨膜反应及骨赘形成;④骨端硬化;⑤关节肿大和异位钙化。

4. 关节严重破坏,但病人自觉症状较少,以及实验室缺少与关节炎相关的阳性指标是本病最大特点。

【治疗】

1. 如引起神经系统损害的原始病因能治愈则神经性关节病就有被控制稳定的可能。

2. 关节制动或使用支架对延缓关节破坏速度有一定好处。

3. 关节内不宜注射各种类型皮质类固醇,因为原本破坏迅速的关节软骨,会在类固醇影响下加速破坏过程。

4. 由于关节破坏系神经源性,存在严重的骨营养不良和骨质疏松,故过去对行关节融合术和人工关节置换术均列为禁忌。近年来有报告对上肢非负重关节的神经性关节病,在原发病变治疗有效的基础上,行人工关节置换和下肢关节融合取得成功的例子。

5. 通过关节镜行清理术取出游离体,可减轻关节破裂速度和程度。但应注意可发生创口愈合不良和瘘管形成(也为失神经支配性原因)。

(安 洪)

第十节　松毛虫性骨关节病

松毛虫性骨关节病(*Dendrolimus* arthropathy)是发生在我国南方地区的一种季节性流行病,见于浙江省、福建省、广东省、广西壮族自治区、湖南省、湖北省、重庆市等地。松毛虫病可分为 4 型:①皮炎型(10%~50%);②骨关节型(30%~65%);③肿块型(5%);④混合型(10%)。本节主要讨论松毛虫性骨关节病。

【病因与病理】

本病是由于接触松毛虫体,毒毛或被毒毛所污染的水、草等而致病。我国有 40 余种松毛虫,其中以马尾松毛虫分布最广、危害最大。松毛虫的虫体及其蜕皮、茧上均有大量中空毒毛,其中含有毒素。在松毛虫繁殖、生长季节(6~7 月、10~11 月),经过林区或在林区劳作均有接触发病可能。致病机制尚不清楚,有几种意见供参考:①毒毛刺入皮肤后,毒素进入循环系统引起毒血症;②由于使用抗过敏药物可控制早期症状,故认为变态反应是发病机制,但动物实验中,初次接触毒素和重复接触的发病情况没有差异,这就难以用变态反应解释;③曾在关节炎的滑液中培养出细菌,故考虑与毒毛带入

的细菌感染有关。但绝大多数关节液培养均为阴性,也难以以此作为理由。因此,本病发病机制尚需深入研究。

早期病理变化为反应性充血、水肿、骨质疏松,继之出现局灶性骨质破坏,伴有明显滑膜炎症;晚期骨质破坏加剧,破坏区内由肉芽组织充填,且可有关节囊钙化、骨膜反应和骨质增生等。滑膜明显增厚,纤维组织成分增多,血管减少。组织学检查有大量的浆细胞、淋巴细胞及少量的嗜酸性粒细胞、中性粒细胞浸润。

【临床表现及诊断】

1. 松毛虫流行季节有明确的林区经历、生活史。

2. 受累关节以暴露肢体部最常见,如手、腕、肘、足、踝等处,也可发现在膝、髋、胸锁关节及椎体等部位。

3. 大约有 1/3 病人先发生皮炎,出现不同类型的斑丘疹,瘙痒剧烈,可出现区域性淋巴结肿大,之后可很快发生关节炎(半天到 3 天)。但大多数病人不发生皮炎,约在接触松毛虫毒毛后 2~3 天发生

关节炎。潜伏期最长者可达 2 个月。

4. 通常有较轻全身不适,包括低热、乏力、头昏、头痛和食欲减退等,但常在数日内消退。也可有关节炎区域引流淋巴结肿大,随关节炎症消退而恢复正常。

5. 多数为单关节发病,也可为多关节反复发作,但罕见对称性关节病变。关节炎症发生迅速,有典型的红、肿、热、痛,其疼痛剧烈,如撕裂样,难以入睡。由于炎症和疼痛明显,患肢功能障碍也明显。大关节由于滑膜炎可扪及积液征。病程最短者 1 周左右,最长者达半年以上,如病情反复至慢性期则关节周围肌肉萎缩,关节发生畸形和强直而严重影响功能。

6. 在急性期实验室检查可见白细胞总数增高,嗜酸性粒细胞可达 60% 左右;红细胞沉降率加快。这些表现常见于病情较重者。部分病人关节穿刺可抽出脓样液体,但极少有细菌培养和涂片找到细菌者。

7. X 线平片显示

(1)关节周围软组织肿胀,或见到钙化现象。

(2)早期出现骨端骨质疏松,伴小囊状骨吸收或局灶性虫蚀状骨破坏,与类风湿关节炎有相似之处。在关节囊、韧带附着处常见骨侵蚀、吸收。儿童、青少年骨破坏可发生于骨骺和干骺端,类似骨结核表现。

(3)慢性期在原破坏、吸收区发生骨质增生,形成硬化环,使破坏边界更为清楚,但不向骨干蔓延,这在 X 线片表现上较具特征性。一旦软骨破坏,则可出现关节间隙狭窄,进而发展为关节错位或强直。骨骺受累者,则可过早闭合。

(4)无论是急性期或慢性期骨膜反应均较少见。

凡在流行季节、经过林区或在林区工作者,出现皮炎及关节炎就应首先考虑本病,其诊断较为容易。但对延迟数月始发生关节炎者,有可能与类风湿、结核等混淆。重要的是当进行相应检查后难以用上述疾病解释,则应以病人有无流行区生活史来作为最终判断。

【防治】

本病的关键是预防,在很大程度上说是有可能预防的。其方法包括:①在松毛虫区喷洒杀虫剂,控制松毛虫病,6~10 月暂时性封山。②必须进入疫区者应穿防护服,不让皮肤暴露。进入疫区水中作业时,应穿橡皮裙裤和戴橡皮手套。③皮肤一旦接触森林中草木及溪水者,应立即用碱性液清洗(肥皂水、草木灰水或淡氨水等)。

本病目前尚无特效治疗方法,用碱性液洗患部或用激素软膏涂擦,可减轻皮肤症状。在关节炎急性期采用局部制动、非甾体抗炎药、清热解毒中药,甚或短期使用小剂量皮质激素对病情较轻者有较好的效果。如以上治疗无效则提示预后不佳,最后将因关节破坏而发生畸形或关节强直。此时应根据关节损害的程度和性质,分别考虑做滑膜切除术、关节融合术和功能重建术。

(安 洪)

第十一节　滑　膜　炎

各种关节炎症均可发生不同程度的滑膜炎,对已知关节病的滑膜炎本节从略,仅介绍几种临床常见又有代表性的滑膜炎。

一、髋关节暂时性滑膜炎

髋关节暂时性滑膜炎(transient synovitis of the hip,TSH)是小儿髋部的一种常见疾病,因其病程短暂,痊愈后不留后遗症故又称为暂时性髋关节炎(transient coxitis)或观察髋(observation hip)、急性暂时性骨骺炎(acute transient epiphysitis)等。

【病因】

病因尚不确切,基于多数病儿在发病前 2~3 周有上呼吸道感染、扁桃体炎、咽峡炎、肺炎、麻疹或消化道感染等病史,又多见于流行性感冒流行期中,故一般认为非特异性感染是一种重要的发病因素。由于发生髋关节滑膜炎后,关节镜检见滑膜呈非特异性炎症改变,白细胞、淋巴细胞浸润,在关节液中找不到病原体。故认为本病是一种中毒性、免疫反应性或过敏性疾病。

【临床表现】

1. 多见于近期有过感染性疾病的 3~10 岁儿童。男女之比约为 4:1。单侧髋关节损害为主,双侧发病者不足 1/4。

2. 多数病儿起病较急。开始发生髋部及患侧膝关节痛,很快出现跛行,数日内即不能负重行走而卧床。

3. 体检可见患髋屈曲不愿伸直,重者有内收、内旋畸形。被动伸髋、外展可引起疼痛而哭啼不止。髋部一般不肿、皮温可升高,髋前方有深压痛。

4. 多数病儿有低到中度发热,全身情况则无明显变化。

5. 实验室检查见白细胞总数正常或略增高。其中淋巴细胞比例增加,血沉可轻度增快。关节滑液清亮,少数微浑,细菌培养阴性。

6. X线显示关节周围软组织肿胀,由于关节内积液,使关节囊呈球样膨出,以关节外侧隆出明显。关节间隙略增宽,股骨头及髋臼无破坏征。

7. B超能确切发现关节内积液的无声区,关节囊的强回声带可增厚,但形态完整、无缺损。股骨头软骨及髋臼软骨形态正常。

【鉴别诊断】

本病是小儿外科的一种较为常见的疾病,从感染史、髋关节疼痛、功能障碍,但 X 线及 B 超未见骨关节结构破坏等特点较易作出正确诊断。对于病情较重、体温偏高者,应除外化脓性关节炎和风湿性关节炎。前者全身感染症状明显,白细胞总数和中性粒细胞明显增高,血沉增快均有区别,关节穿刺为脓性液体和细菌培养阳性即能作出鉴别;后者为游走性多关节炎,体温、血沉均较本病高,且抗链球菌溶血素 O 滴度升高均有不同。对难以作出鉴别者,予以严密观察,可发现风湿性关节炎有反复倾向。少数起病较慢的暂时性髋关节滑膜炎还应与早期滑膜结核区别。结核病人全身中毒症状较重,往往消瘦、贫血、盗汗、食欲下降明显,外观上与本病就有不同。关节穿刺抽出稀薄脓性液,X 线片上可见骨质疏松和小的破坏是鉴别的依据。

【治疗】

1. 确诊本病后,首先应让病儿卧床休息,患肢用布套进行牵引。屈曲挛缩较重者,可逐渐增加牵引重量,以便安全矫正畸形,并减轻疼痛。当患儿可在床上自由移动躯干,无痛苦表情时,提示关节炎症基本控制(通常为 7~10 天左右)。此后继续牵引 2 周,以巩固疗效,避免复发。去除牵引后尚不宜立即下床跑动,宜在床上行控制性活动 1 周,尽可能减少股骨头骨骺缺血性改变的可能。

2. 在制动的同时,应给予敏感的抗生素,以控制原发感染及其中毒症状。

3. 髋关节局部可行物理治疗,帮助炎性水肿消退。

4. 保证病儿蛋白质、维生素的补充,纠正异常的电解质。

5. 一般情况下无须口服止痛剂,如确有必要,可临时给予适量的高选择性 COX2 抑制剂。经上述治疗绝大多数病儿均可康复,且不留后遗症,故预后良好。个别制动时间过短、过早负重者,可能因关节囊内及骨髓内压力增高而产生股骨头无菌性坏死改变。也有个别患儿以后发生幼年性畸形性骨炎,但两者之间有何种关系尚难肯定。

二、慢性滑膜炎

慢性滑膜炎(chronic synovitis)是一种良性疾病长期不愈反复刺激滑膜而产生的滑膜炎。通常将伴随某种特殊疾病的慢性滑膜炎放到相应疾病中作为一种病理变化介绍(如类风湿关节炎、痛风性关节炎、银屑病关节炎等),这里所提慢性滑膜炎主要指由于下列原因所致者:①急性创伤性滑膜炎未能正确治疗,或反复发生同一关节损伤,给滑膜产生重复性损害的结果;②关节内结构异常或有异物,使滑膜长期受到刺激,如膝关节半月板损伤、腕三角软骨破裂、关节内游离体等;③关节的稳定性破坏或承重力线不正常,使滑膜遭受重复性牵拉损伤,如关节内、外韧带断裂、松弛、肢体关节内、外翻,旋转畸形,或构成关节的某一骨端有发育性障碍。

各种疾病所致滑膜炎的早期病理变化均是相同的,表现为滑膜充血、水肿,以及滑膜绒毛增生、充血或渗血,这时很难从病理上区别是哪一种疾病所致。但发展到一定的时期后,不同疾病的滑膜炎也逐渐表现出各自的特点。在这里提到的慢性滑膜炎则仅见滑膜透明度下降,如坏死则变成黄白色、绒毛浑浊,血管模糊。由于修复而产生的新生毛细血管和纤维结缔组织增生及机化,使滑膜局限性增厚,形成不规则突起。在近关节边缘部分滑膜血管翳中的滑膜细胞、巨噬细胞和粒细胞可释放出蛋白聚糖酶和胶原酶,使关节软骨基质降解、软骨细胞坏死,最后破坏软骨。

由于炎症的影响,滑膜下纤维关节囊中毛细血管通透性增高,大量血浆及一些大分子蛋白质通过血管壁进入细胞外间隙,而滑膜表面衬里细胞分泌的透明质酸量也增加,这样不仅使关节内滑液量增多,其质量也发生改变。不同的细微变化就成了滑膜炎时一种重要的鉴别诊断依据。

【临床表现】

1. 有关节外伤,未能进行正规治疗史;或因工作需要(如运动员)可能反复发生关节损伤者。

2. 关节肿痛,行走乏力 由于关节积液使活动范围减小,在膝关节表现为下蹲困难而伸直少有受限;腕关节为背伸受限;肘关节为屈曲受限;肩关节上举受限;踝关节背屈受限;髋关节则为屈曲、内收受限等。

3. 在滑膜炎早期,以关节积液为主,扣之可有波动感;而到晚期,关节肿大是由于三种因素造成:①关节液增多;②滑膜本身增生、肥厚;③关节上下肌肉萎缩,反衬出关节肿大。这种关节积液抽出后关节功能可改善,但活动后积液又将产生。

4. 关节穿刺可抽出淡黄色、清亮,黏稠度较好(拉丝度 ≥ 3~5cm),容易自凝的关节液。镜下见白细胞总数 <3.0×10^9/L,多核细胞 <25%,葡萄糖含量与正常血糖相近。

5. X 线片可见关节周围软组织肿胀,骨退行性改变和骨质局限性疏松。积液明显时,关节间隙增宽。

6. B 超可分辨出肿大的关节是以积液为主还是以滑膜肥厚为主。

【诊断与鉴别诊断】

非特异性慢性滑膜炎的诊断应采用排除法,即是说应分别除外一些能引起慢性滑膜炎的疾病,如前面提到的多种风湿病系列关节炎(见相应章节)。此外,值得注意的是应与结核性滑膜炎鉴别。后者也为一种慢性滑膜炎,发展到一定时期将表现出结核中毒症状。X 线片上早期骨质疏松较严重,到后期破坏软骨而出现关节面不规则破坏及间隙狭窄。最主要又可行的鉴别方法是关节滑液检查,结核性为黄、浑的清淡脓液,容易自行凝固,黏蛋白凝块易碎,白细胞数(20~50)× 10^9/L,中性粒细胞约为 40% 左右。葡萄糖含量降低,可能在滑液中找到或培养出抗酸杆菌。必要时可经关节镜观察滑膜形态,并取标本行组织学检查。

【治疗】

1. 首先应设法阻断诱发慢性滑膜炎的恶性循环。即应预防关节的反复损害,修复断裂和松弛的韧带,纠正关节负重力线和加强肢体肌力训练等。

2. 在关节肿痛的急性期,局部制动是一种简单有效的控制症状和抑制积液增加的方法,同时给予理疗和非甾体抗炎药,可较快缓解症状。但停止治疗后滑膜炎仍可复发。

3. 在慢性滑膜炎时,因关节内积液使关节内压力增高,而氧分压下降,代谢产物堆积,组织释放氢离子增多,pH 值下降,因此有人建议,在关节穿刺抽液减压后再注入过氧化氢或碱化药液(pH 值为 7.16),可明显改善症状。但关节内注射皮质激

素应谨慎。

4. 滑膜切除术 经保守治疗无效者可考虑行滑膜切除术。目前有 3 种滑膜切除的方式:①常规手术将关节滑膜大部切除;②经关节镜滑膜切除术;③放射性滑膜切除术,即在关节腔内注射一定剂量的放射性核素,通过在关节内释放 β 射线,使滑膜组织损伤退变,减少关节积液。以上 3 种方法各有其优缺点,值得注意的是滑膜切除术后病人虽不再因关节积液、肿痛而苦恼,但由于正常滑液是关节软骨营养的重要来源,故经长期随访的病人,后期又将发生骨关节病,出现症状或关节活动范围减小。

三、色素沉着绒毛结节性滑膜炎

色素沉着绒毛结节性滑膜炎(pigmented villonodular synovitis)是一种发生于关节滑膜、腱鞘及滑囊的增殖性疾病。过去曾用过滑膜黄色瘤、腱鞘巨细胞瘤、黄色瘤样巨细胞瘤等名称。

【病因与病理】

色素沉着绒毛结节性滑膜炎的病因研究较多,大致有 4 种提法:脂代谢紊乱、创伤及出血、炎症及肿瘤。在这些因素中,脂代谢紊乱和创伤作为病因均有较多难以解释的地方,而比较多的人所接受的病因是炎症。通过电镜观察,发现本病增生的单核细胞具有 2 种类型:一是富含溶酶体而具有吞噬功能,另一类是富含粗面内质网具有合成胶原的能力。这两种细胞与滑膜中 A、B 两型细胞相似。对增殖的细胞进行组化免疫测定,发现其中人白细胞分化抗原的单克隆抗体之一 CD68,以及波形蛋白(vimetin)呈阳性,并且它们可以为巨噬细胞所标记,故认为增殖细胞是单核 - 巨噬细胞的系列细胞之一,从而支持炎症是色素沉着绒毛结节性滑膜炎的病因。此外,近年来的研究也支持本病是一种肿瘤:①位于滑膜下层的增殖细胞与滑膜层细胞有明显区别;②在病灶区可发现大量的原始间质细胞,具有分泌胶原和转化为组织细胞样细胞的功能;③细胞有丝分裂活性相对较高;④部分色素沉着绒毛结节性滑膜炎可恶变,甚至有报道可发生皮下结节转移。

大体病理变化可分为弥漫型和局限型两种。弥漫型的绒毛和结节累及整个滑膜,病变呈黄棕色。绒毛有的如苔藓状,也有的细长,可以是孤立发病,也可以成片状。局限型为单发结节,是数厘米以内红棕色包块。显微镜下绒毛由网状组织、胶原和各种细胞组成。位于表层的是增生肥大的滑

膜细胞,有含铁血黄素沉着。滑膜下层有大量的圆形或菱形的大单核细胞,呈结节状增殖。这种细胞最具有特征性,胞质丰富,内有大量含铁血黄素,核呈卵圆形、染色浅。在增殖细胞、结节周围有吞噬脂质的泡沫细胞、多核巨细胞、血管旁淋巴细胞和浆细胞浸润。

【临床表现】

1. 弥漫性色素沉着绒毛结节性滑膜炎

(1)好发于中青年人,多为单关节发病,以膝关节最多见,其次为髋、踝、肩等滑膜较多的大关节。偶尔也可在颞下颌关节、脊椎小关节等处发病。

(2)起病缓慢、病程较长,并呈进行性发展。

(3)以关节进行性肿胀、积液、活动受限和疼痛为主要特点。在比较表浅的关节可扪及增生的滑膜团块或结节。在膝关节可发生交锁征,被认为是因交叉韧带处过多绒毛结节,行走时被卡压在关节负重区之故。

(4)实验室检查有时发现血沉增快,但缺乏特异性。

(5)关节穿刺可多次抽出新鲜或陈旧性血性关节液,结合临床病史和体检有辅助诊断意义。但应注意除外其他有血性关节液的疾病。

2. 局限型色素沉着绒毛结节性滑膜炎

(1)局限型虽可发生在各部位关节,但以腱鞘最多见。

(2)腱鞘的局限型色素沉着绒毛结节性滑膜炎与大关节弥漫性不同之处有:①中、老年多见;②女性多见;③腱鞘病变以逐渐长大的包块为特点,一般不发生疼痛。

(3)发生在大关节的局限型色素沉着绒毛结节性滑膜炎较弥漫型症状和体征均轻微,以间歇性肿胀和疼痛为主。长蒂的局限型结节发生卡压和急性关节内出血的机会较多。

3. 本病的影像学检查主要依靠 MRI 和 B 超,在 MRI 上 T_1 和 T_2 加权像时,增生的绒毛均呈低密度,出现这一特征现象的原因可能与滑膜中含铁血黄素沉着和纤维成分有关。B 超可发现增厚的滑膜、关节积液和漂浮的绒毛结节。但对 B 超检查结果的分析与操作者的经验有很大关系。

4. 关节镜直视下观察滑膜形态,关节骨、软骨是否正常,以及取组织块做病理检查是诊断的关键依据。

【治疗】

1. 对于仅有滑膜病变者,行滑膜大部切除术是基本的治疗方法。近年来的资料显示,经关节镜行滑膜切除术与手术切开滑膜切除术效果相似,但创伤明显减小。此外,关节镜检查、活检、冷冻切片组织学诊断及镜下手术切除滑膜可一气呵成,给病人带来不少好处,故推荐用关节镜治疗。也有文献报道关节内注射放射性核素,行放射性滑膜切除术也有较好的效果。

2. 局限型多能经手术切除后一次治愈,但弥漫型在滑膜切除术后复发率约为 8%~50%。故不少学者建议在滑膜切除术后加用放射治疗,可减少复发率。

3. 因滑膜炎长期存在,继发关节软骨损害者,可根据情况行关节固定、关节成形或人工关节置换术。

4. 发生在手指屈肌的弥漫型色素沉着绒毛结节性滑膜炎,病变组织可侵入肌腱、关节、骨膜,很难彻底切除,而术后放射治疗又容易发生关节强直、功能丧失,治疗甚为困难。

(安 洪)

第一百〇三章
骨与关节结核

第一节 概　　述

【流行病学】

根据 WHO 全球结核控制报告,2010 年全世界结核病的患病率达 200/10 万。我国为结核病高发国,2009 年患病率为 134/10 万,其中 97/10 万为当年新增病例,同年因感染结核而导致死亡的病人达 11/10 万。其中,结核病病人中约有 1%~3% 患有骨关节结核。目前在我国骨关节结核仍然是常见病,多见于青壮年,老年病人也有逐年增多的趋势。

【病因与发病机制】

结核病从病原学上以感染人型结核分枝杆菌为主,免疫力正常的人群因吸入含结核分枝杆菌的飞沫感染结核病的可能性较小,且多为潜伏状态。结核分枝杆菌与人体的第一次接触由固有免疫系统中巨噬细胞和树突细胞的特定受体识别所介导。随着结核分枝杆菌进一步的侵入,T 细胞和巨噬细胞介导的细胞免疫逐渐占主导,并在肉芽肿生成时达到最高峰。肉芽肿是结核分枝杆菌等其他胞内病原菌致病的核心,它的屏蔽作用不但协助病原菌躲避免疫攻击还促成各种耐药的产生。

结核分枝杆菌由呼吸道、纵隔淋巴结或颈部淋巴结结核等初染原发病灶,经淋巴、血行播散到全身,特别是单核吞噬细胞系统。在播散灶中多数结核菌被吞噬细胞所消灭。当人体免疫力低下时,初染播散潜伏于骨骼中的结核菌大量繁殖,从而发病。大量结核分枝杆菌的急性播散可能造成致命性的粟粒性结核或结核性脑膜炎。少量结核分枝杆菌的慢性播散以后可能引起骨、关节、肾等器官的结核病(图 103-1)。骨关节结核的发生主要与结核潜伏病灶的激活与血行转移及椎旁淋巴结中结核菌的直接扩散相关。

【病理】

骨关节结核最好发于负重关节(脊椎约占全部

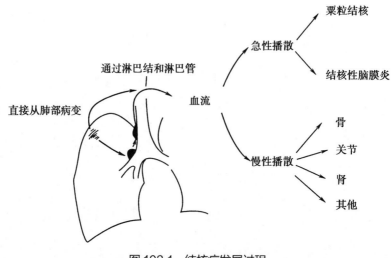

图 103-1　结核病发展过程

病例的40%,其次为髋关节,约占13%,膝关节约占10%)。由于病变初起所在骨骼部位的不同,可将骨关节结核分为3型,然而多数病例就诊时已无法区分。

1. 骨结核

(1)松质骨结核:按病灶的位置可分中心型和边缘型两种。中心型(图103-2)病灶距离血供丰富的软组织较远,侧支循环较少。病变以骨坏死及浸润为主,死骨与其周围活骨分离后,形成游离死骨。死骨吸收或流出后,局部遗留空洞。松质骨边缘型结核(图103-3A)病灶与血供丰富的软组织相邻,故病变组织易被吸收,多不形成死骨,表现为局限性骨缺损。

(2)皮质骨结核:病变多自髓腔开始,呈局限性溶骨性破坏,一般不形成大块死骨。病变处的脓肿经横行的穿通管(福尔克曼管,Volkmann's canal)汇集到骨膜下,将骨膜掀起。骨膜内层受到刺激后有新骨形成(图103-3B)。骨膜反复受到刺激而呈葱皮样增殖。但在成人新骨形成较少,老年人仅见溶骨性破坏而无新骨形成。

(3)干骺端结核:干骺端介于骨端骨松质和骨干骨密质之间,在生长期儿童,骨病灶多源于此,其病变既有松质骨结核的特点,如死骨形成,又有皮质骨结核的特点,如骨膜性新骨形成(图103-3C)。干骺端结核也可穿过骺板累及骨骺。

2. 滑膜结核　膝、髋、肘和踝等处滑膜丰富,故滑膜结核的发生率也较高。腱鞘和滑囊的滑膜结核较少见,偶见于手、足腱鞘、大转子或三角肌下等处的滑囊。滑膜受染后渗出增加而后关节积液,晚期增生肥厚和粘连。软骨受累缺损后,关节功能出现障碍。

3. 关节结核　人体关节主要是由骨端骨松质、关节软骨和滑膜关节囊3部分组成。发病初期,病变局限于骨端的骨松质或滑膜上,称之单纯骨结核或单纯滑膜结核。若病变进一步发展,单纯骨结核的病变穿破关节软骨面进入关节腔,且累及滑膜组织;或单纯滑膜结核的肉芽组织及其血管翳从软骨边缘侵入软骨面的上、下方,致使软骨面坏死脱落,同时累及骨端的骨松质。这样构成关节的组织均被破坏,就称之全关节结核。若关节软骨小部分被破坏,治愈后可保留大部分关节功能,称为早期全关节结核阶段。软骨面大部分被破坏,治愈后发生纤维性或骨性强直,关节功能将大部分丧失,称为晚期全关节结核阶段。

【临床特点】

1. 全身症状　骨关节结核一般多为单发病灶,起病多较缓慢,病人可有倦怠、食欲减退、午后低热、盗汗和体重减轻等。一般来说,每次病变恶化都具有急性特征,临床表现为急性发作,突然发热至39℃,易与其他急性感染相混淆。病变好转

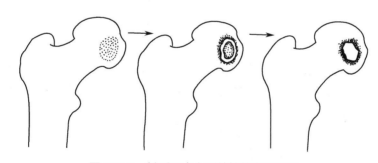

图103-2　松质骨中心型结核的发展过程

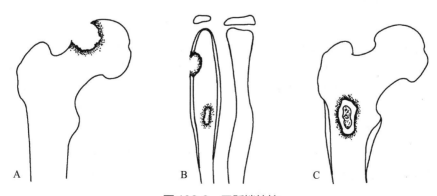

图103-3　干骺端结核
A.松质骨边缘型结核;B.皮质骨结核;C.干骺端结核

时症状又呈慢性病特点。

2. 局部症状 初期局部疼痛多不明显,病变发展可刺激邻近的神经引起疼痛。单纯骨结核或滑膜结核发展为全关节结核时疼痛加重。为了减轻局部疼痛,肌肉常处于痉挛状态。患病关节被迫处于特殊位置,如膝、肘关节呈半屈曲位。当病变转变为全关节结核,关节活动进一步受限而出现固定性畸形,在脊柱结核则出现后凸畸形。

患病关节功能障碍比局部疼痛出现更早,位置表浅肿胀容易发现。位置深、周围肌肉丰富的脊柱、肩、髋等病灶,早期局部肿胀或脓肿不易发现。晚期当脓肿移行至体表时,可见表皮潮红,局部温度也可增高,传统称之寒性脓肿或冷脓肿。

3. 实验室检查

(1) 血常规、血沉及 C 反应蛋白:病人常有轻度贫血。多发病灶或合并继发感染者,贫血加重,白细胞计数增加。病变活动期,血沉多加快,应注意少数病例也可正常。C 反应蛋白对感染、组织损伤等判断较为敏感,发病时迅速升高,疾病消退时迅速下降至正常。在病程中,定期复查血沉和 C 反应蛋白有助于判断病情变化。

(2) 结核菌素试验(PPD) 目前国内所采用的国产结核纯蛋白衍生物并非高度特异性,同时其他许多因素影响此试验结果。一般来说,3 岁以下婴幼儿未接种过卡介苗,结核菌素试验呈阳性反应,可认为有活动性结核病,应给予治疗;成人 PPD 试验强阳性反应提示活动性结核病可能,应行进一步检查。

(3) 结核菌培养:结核菌培养具有较高的敏感性和特异性。骨关节病灶中结核菌量比开放性空洞性肺结核少,一般培养阳性率约为 50%。为了及时诊断,本项检查愈早愈好。但是培养阴性不能除外骨关节结核。骨病灶中氧分压低,菌量较空洞性肺结核少,故对抗结核药物耐药菌发生的频率低。对新发现的初治病例,其化疗方案中含利福平者,开始治疗时不必做常规药敏试验。

(4) 病理组织学检查:最好在滑膜上采取肉芽组织,于 X 线片显示囊样病变的骨骼处取材。结核菌培养和病理学检查应同时进行,以提高其确诊率。

(5) 其他新型实验室检查:近年来,国外开发了一系列新型实验室检查手段以协助诊断结核特别是肺外结核。结核抗原的检查简单易行具有较高的可靠性,其中测定尿液中人脂阿拉伯甘露聚糖含量的试剂盒已经上市。干扰素 γ 释放测定是通过测定外周血单核细胞经体外刺激后干扰素释放的滴度而确定感染情况。目前已有商业产品用于临床并证实比传统的 PPD 试验具有更高的诊断价值。核酸放大测试被誉为最具发展前景的结核诊断方法。在此基础上开发运用分子学探针和实时 PCR 方法进行检测,具有高度的特异性和灵敏性。但上述方法均未在国内广泛推广应用。

4. 影像学检查

(1) 常规 X 线摄片:起病初期常规 X 线摄片仍是首选。因骨关节结核进展较为缓慢,临床有明显症状,而 X 线摄片可无改变。经过数周后,患处仅有界线不清骨质疏松,随后骨病灶中央破坏,残留小骨碎屑。疾病趋于静止期,破坏区周围可出现致密带。对椎体内小于 15mm 破坏区,常规 X 线摄片不易显示出。总之,X 线摄片滞后于病变的发展。早期滑膜结核可见广泛脱钙和软组织肿胀,关节间隙变窄,在关节积液时反而增宽;在骨骼边缘滑膜附着处可出现腐蚀性破坏。

(2) 计算机体层摄影(CT)检查:CT 扫描能分辨骨、关节软骨、关节囊、肌腱、肌束和韧带等,特别是骨骼细微结构的改变,优于 MRI。可显示脊椎和肢体病变与周围器官和组织的关系,空间分辨率高。为脊柱和四肢关节手术途径的选择提供依据。

(3) 磁共振成像(MRI)检查:早期能确定骨和软组织病变的范围,从而更确切地制订治疗方案以及进行术后或药物治疗后随访。更好地确定病变区内有无脓肿形成,为治疗方案的确定提供依据。

(4) 骨核素扫描(ECT)检查:骨髓炎和骨结核病人扫描,可见核素浓集的“热区”较 X 线摄片改变出现更早,但用过激素的病人可呈阴性。据报告病人 X 线摄片显示有脊柱结核病变,而核素扫描阳性仅占 65%~87.5%。ECT 分辨率及特异性均差,应结合临床资料和 X 线摄片等综合分析。

(5) B 超检查:对脊柱结核并疑有椎旁或腰大肌脓肿者应行 B 超检查。沿病灶脓肿流注的方向探查,如有脓肿,荧光屏上可见边界清晰的暗区,脓肿壁回声增强;脓肿液化时,暗区无回音反射。病灶内有坏死组织及肉芽时,暗区有不规则的低或强回声反射。超声检查对决定治疗方案、选择手术切口和疗效的评定有重要意义。

【诊断与鉴别诊断】

结核病诊断的关键是病人具有结核“色彩”,临床高度可疑。但在某些老年或小儿病例中,结核病的诊断可能相当困难。在结核病高发的我国,临床症状和影像学检查可以协助确诊大多数骨关节结核病例。对诊断困难的病例,应根据病史、症状、体征、影像学检查、结核菌培养和受累组织的病理检查等资料来确诊(图103-4)。在HIV感染病人中,行骨髓及肝组织活检具有良好的检出率。在一部分病例中,结核菌培养等手段无阳性发现,但可通过病人的流行病学资料(与传染性病人密切接触史)、结核菌素阳性反应、治疗反应等作出临床诊断。

骨关节结核应与慢性、亚急性骨关节炎症、慢性脓肿、窦道或慢性骨髓炎及骨肿瘤特别是骨转移癌等鉴别,分述如下:

1. 类风湿关节炎 典型病例为多关节受累,手足小关节尤其近侧指间关节为好发部位,关节晨僵现象是其特点。发病初期关节呈梭形肿胀,随后出现进行性骨萎缩及关节边缘穿凿状破坏,约80%的病例血清类风湿因子呈阳性。

2. 化脓性关节炎 发病急,症状明显,骨破坏及修复过程都较快,常以骨性强直而治愈。而关节结核多为部分骨性强直。普通细菌培养有助鉴别诊断。

3. 化脓性骨髓炎 慢性化脓性骨髓炎无论发生在骨干、骨端或椎体,都不易与骨结核鉴别,须靠细菌学和病理学检查明确诊断。

4. 强直性脊柱炎 在各年龄段均可发生,90%为男性,女性少见。早期表现为腰痛、骶部痛,夜间疼痛剧烈,疼痛放射到上肢、下肢、肋间或骶部,日趋严重。约90%病例HLA-B27阳性。X线摄片双侧骶髂关节髂骨边缘性硬化是其特征,可作为本病肯定性诊断的主要根据。

5. 骨肿瘤 身体的躯干和四肢关节近端是转移癌好发的部位,特别椎体中心型和椎体附件结核应加以鉴别。髋关节和膝关节附近是原发骨肿瘤的好发部位,应多加注意。

【治疗原则】

结核病的主要治疗目标为消除病人的传染性从而阻断结核菌的传播,以及争取治愈从而降低结核病的患病率和病死率。骨关节结核是结核菌全身感染的局部表现,为此治疗上应是局部与系统兼顾。全身治疗包括休息、营养、一般支持疗法和抗结核药物的应用。早期诊断新发现的病例,大多数不需要手术,单用药物可以治愈,但严重病例可能需要手术干预。

1. 化疗 下述4种主要药物目前作为一线抗结核药物——异烟肼、利福平、吡嗪酰胺及乙胺丁醇。4类药物口服吸收良好,在2~4小时达血药浓度高峰,并在24小时内完全从体内清除。抗结核药物治疗结核病化疗用药应按照"早期、规律、全程、适量和联用"的原则。美国胸科协会所推荐成人药物剂量及不良反应见表103-1。对于儿童,药物剂量基本相同。此外,链霉素在治疗初期可用于替代乙胺丁醇,但美国胸科协会、美国感染病协会及美国疾病控制与预防中心已将其列为二线化疗药物。20世纪50年代采用标准化疗满疗程为1.5年。1972年起以异烟肼和利福平为主组成短程化疗,疗程缩短至6~9个月。

(1)标准化疗:20世纪50年代骨关节结核国

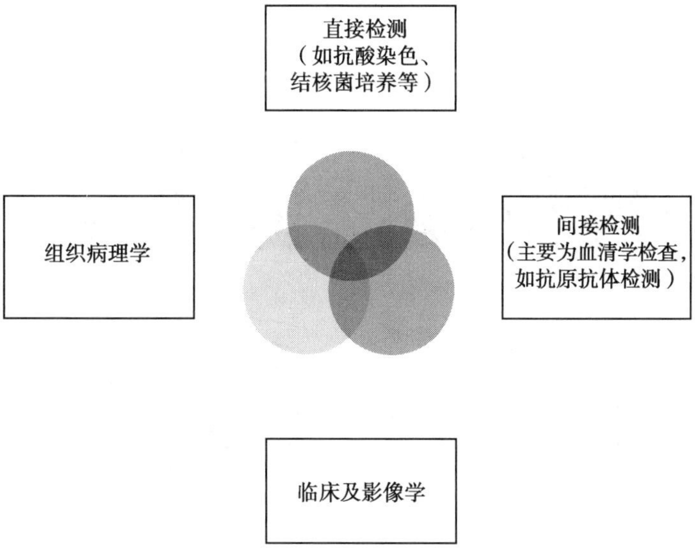

图103-4 骨关节结核的主要诊断方法

内外采取标准化疗(长程化疗)。英国医学研究委员会(MRC)先后总结多篇资料,关于单用药物或在用药同时施行病灶清除术治疗脊柱结核,其化疗方案采用异烟肼和对氨基水杨酸钠,前3个月加用链霉素,满疗程为1.5年,治愈率为89%,复发率为3%,死亡率为1.4%;其疗效较抗结核药物问世之前,脊柱结核3年随访死亡率为35%,有划时代的进步。

(2)短程化疗:适用于初治的病例。方案采用异烟肼和利福平两种或两种以上杀菌药联用,将化疗的全程分为强化和巩固两个阶段。强化阶段为期2~3个月,每日将当日剂量药物集中一次服用称为"顿服",可尽快杀灭繁殖期的菌群,防止或减少继发耐药菌产生,甚至可杀灭已存在的耐药菌。随后为巩固阶段,以2~3种药物联用,采取每日给药或间歇给药(每周2~3次),由医师督导(DOT)直到完成疗程。如有必要行外科手术,则应安排在化疗的强化给药阶段内进行。

表103-1 一线抗结核药物的剂量及主要不良反应

药物名称	每日剂量	间歇剂量(每周两次)	主要不良反应
异烟肼	5mg/kg,最大剂量300mg	15mg/kg,最大剂量900mg	偶有末梢神经炎,肝功能损害
利福平	10mg/kg,最大剂量600mg	10mg/kg,最大剂量600mg	肝功能损害,过敏反应
吡嗪酰胺	20~25mg/kg,最大剂量2g	30~40mg/kg,最大剂量3g	尿酸血症,肝功能损害
乙胺丁醇	15~20mg/kg	25~30mg/kg	视神经炎

2. 局部治疗

(1)局部制动:病人病变处于急性期应卧硬床休息。关节局部采用石膏绷带和牵引等制动方法,矫正畸形或脱位,且置关节于功能位置,以缓解患处疼痛和减轻负担,有利于组织修复。脊柱结核脊柱生物力学不稳定,骨质易被破坏,为预防畸形更应卧床休息。当患处疼痛和肿胀减轻时,局部制动白天去除而晚间继续进行,最后逐步去除。

(2)寒性脓肿和窦道的处理:体表有较大的寒性脓肿和关节大量积液可穿刺抽液,减轻局部胀痛,缓解全身中毒症状(图103-5)。如脓腔大并有大量干酪坏死物不易抽取,或表皮潮红有继发感染自行破溃难免时,在无菌技术下可置硅胶管行闭式引流。如窦道继发感染,根据细菌药敏试验,给予全身抗生素治疗辅以局部置橡皮管引流,而不采取局部抗生素冲洗,以免将表层细菌带入深部,引起深部感染。

(3)局部注药:局部注射抗结核药物更适于病程长的病人,使局部药物浓度增高,以杀灭结核菌。早期单纯滑膜结核抽尽关节内积液后注入药物。常用异烟肼0.2~0.3g或链霉素0.5~1g。

(4)手术治疗:在系统抗结核药治疗的基础上,外科手术是有效的治疗措施。但是随着有效的抗结核药物增多,特别早期病例,手术适应证有日趋缩小之势。

骨病灶急性期先给抗结核药物以及内科支持治疗,特别是新发现的脊椎或髋关节等病变处于活动期时,术前合理用药4~6周左右为宜。一般情况改善后择期行手术治疗。

手术适应证:①脊柱结核:Jain(2007)荟萃分

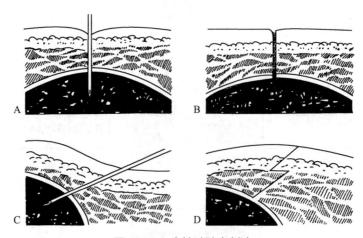

图103-5 寒性脓肿穿刺法

A、B.垂直穿刺易造成脓液沿针道流出;C、D.正确的穿刺法:斜行曲折穿刺

析认为诊断无法确定、并发脊髓损害、脊柱节段不稳定、后凸畸形 >40°、术后骨缺损超过 2 个椎间盘(4~5cm)者应行植骨内固定;此外笔者另加耐多药病例化疗无效以及并发窦道长期不愈者;②关节结核:单纯滑膜结核化疗无效、单纯骨结核可能破入关节腔、关节强直于非功能位、成年病人施行人工关节置换术以及诊断无法确定者。

(5)病灶治愈标准:采用合理化疗或配合外科手术,骨关节结核病灶经历了浸润、破坏、控制、恢复和治愈等 5 个阶段。抗结核药物问世之前,骨病灶治愈标准要达到骨性愈合。时至今日病灶获得纤维性愈合者可以接受。符合以下条件者可认为病灶治愈:①全身体温正常,食欲好;②病灶局部温度正常,无压痛、无肌痉挛、无脓肿、无窦道、关节

活动时不痛;③血沉或 C 反应蛋白重复检查正常;④X 线摄片或 B 超检查脓肿消失,骨质疏松好转,骨小梁恢复,病灶边缘轮廓清晰;⑤治疗结束,随访 3 年左右者。

3. 骨关节结核预防 卡介苗(BCG)作为唯一获得批准的结核疫苗,能防止结核初染病灶的血行播散,因而可以降低骨关节结核、粟粒性结核和结核性脑膜炎等的发生率。静脉注射大剂量免疫球蛋白(IVIg)也是西方常用的免疫预防方式。结核病药物预防常用异烟肼,剂量为 10mg/(kg·d),不超过 300mg/d,连续服用 6~12 个月,若少于 3 个月效果下降。

(王 岩)

第二节 脊 柱 结 核

脊柱结核约占全身所有骨关节结核的首位,其中以椎体结核占大多数。本病以儿童多见,30 岁以上发病率明显下降,女性略多于男性。多发生于身体负重较大的腰椎、胸椎、胸腰椎和腰骶椎等。

【临床表现】

1. 全身症状 本病起病缓慢,早期无明显全身症状。部分病人疲乏无力、食欲减退、午后低热、盗汗、消瘦等结核全身中毒症状。

2. 局部症状

(1)疼痛:疼痛是最先出现的症状。疼痛主要在脊椎病变部位,在活动、坐车振动、咳嗽、打喷嚏时加重,休息后可减轻或暂时消失。疼痛则相当剧烈,并沿神经根放射。颈椎结核常为枕痛、颈痛、肩痛和上肢痛;胸椎结核则放射至上、下腹部,有肋间神经痛或束带样感觉异常;腰椎结核多放射到大腿的前方,偶牵涉腿后侧,易误诊为椎间盘脱出症。病椎棘突有压痛和叩击痛,尤其在胸椎结核时更有一定的诊断价值。

(2)姿势异常:由于病椎周围肌肉的保护性痉挛,患部脊柱屈伸、侧弯和旋转活动皆受到限制,出现姿势异常。颈椎结核病人常有斜颈、头前倾、颈短缩和双手托着下颌等典型姿势。胸椎结核下胸椎病变的疼痛有时表现为腰骶部疼痛,脊柱后凸十分常见。腰椎结核病人在站立与行走时,往往用双

手托住腰部,头及躯干向后倾。病人从地上拾物时,不能弯腰,需挺腰屈膝屈髋下蹲才能取物(图 103-6)。

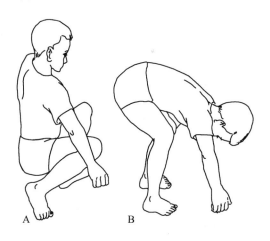

图 103-6 拾物试验阳性
A. 阳性;B. 正常

(3)脊柱畸形:颈椎和腰椎注意有无生理前凸消失,胸椎有无生理后凸增加。自上而下扪每个棘突有无异常突出特别是局限性成角后凸,此多见于脊柱结核后凸。

(4)寒性脓肿:脓肿可沿肌肉筋膜间隙或神经血管束流注至体表。寰枢椎病变可有咽后壁脓肿引起的吞咽困难或呼吸障碍;中、下颈椎脓肿出现颈前或颈后三角;胸椎结核椎体侧方呈现张力性梭

形或柱状脓肿,可沿肋间神经血管束流注至胸背部;胸腰椎、腰椎的脓肿可沿一侧或两侧髂腰肌筋膜或其实质间流注于腹膜后,偶穿入结肠等固定的脏器,向下进至髂窝、腹股沟、臀部或腿部;骶椎脓液常汇集在骶骨前方或沿梨状肌经坐骨大孔到股骨大转子附近。(图 103-7)。

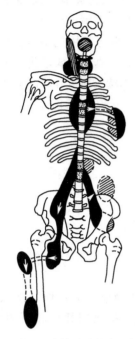

图 103-7 寒性脓肿的常见部位

(5)窦道:寒性脓肿可扩展至体表,经治疗可自行吸收,或自行破溃形成窦道。窦道继发感染时,病情将加重,治疗困难,预后不佳,应尽量避免。

(6)脊髓压迫症:脊柱结核特别是颈胸椎结核圆锥以上病人应注意有无脊髓压迫症、四肢神经功能障碍,以便早期发现脊髓压迫并发症。

【影像学特征】

1. X 线片:X 线片早期表现在椎间隙变窄、椎体骨质稀疏,椎旁阴影扩大和死骨等。中心型的骨质破坏集中在椎体中央,在侧位片比较清楚。很快出现椎体压缩成楔形,前窄后宽。也可侵犯至椎间盘,累及邻近椎体。边缘型的骨质破坏集中在椎体的上缘或下缘,很快侵犯至椎间盘,表现为椎体终板的破坏和进行性椎间隙狭窄,并累及邻近两个椎体。寒性脓肿在颈椎侧位片上表现为椎前软组织影增宽,气管前移,胸椎正位片上可见椎旁增宽软组织影,可为球状、梭状或筒状,一般不对称。在腰椎正位片上,腰大肌脓肿表现为一侧腰大肌阴影模糊,或腰大肌阴影增宽、饱满或局限性隆起。慢性病例可见多量钙化阴影。

2. CT 检查 CT 检查可以清晰地显示病灶部位、有无空洞和死骨形成。其能早期发现细微的骨骼改变以及脓肿的范围,对寰枢椎、颈胸椎和外形不规则的骶椎等常规 X 线片不易获得满意影像的部位更有价值。有学者将脊柱结核 CT 的影像分为碎片型、溶骨型、骨膜下型和局限性骨破坏型。脊柱结核 CT 检查以碎片型最为常见。

3. MRI 检查 MRI 具有软组织高分辨率的特点,用于颅脑和脊髓检查优于 CT,在脊椎矢状面、水平面和冠状面等均可扫描成像。在脊柱结核方面,MRI 具有早期诊断价值,在炎性浸润阶段即可显示异常信号,但主要用于观察脊髓有无受压和变性。

MRI 在早期脊柱结核的诊断较其他任何影像学检查包括 ECT 在内更为敏感。临床症状出现 3~6 个月,疑有脊柱结核的病人,X 线片无异常,MRI 可显示受累椎体及椎旁软组织(脓肿),T_1 加权像为低信号,T_2 加权像为高信号。早期脊柱结核 MRI 影像可分为 3 型:①椎体炎症;②椎体炎症合并脓肿;③椎体炎症、脓肿合并椎间盘炎。

【鉴别诊断】

根据症状、体征与影像学表现,典型病例诊断不难,但必须与下列疾病作鉴别。

1. 先天性椎体畸形 多见于 16~18 岁病人,有腰背疼痛,外观或有脊柱侧凸等畸形。X 线片可见半椎体、椎体楔形改变或相邻两椎体融合或同时可见肋骨等畸形,两侧椎弓根横突、肋骨的数目不等,这类先天畸形应与治愈型椎体结核鉴别。

2. 腰椎间盘突出 多见于 20~40 岁男性,无全身疲劳症状,有下肢神经根受压症状,腰痛及坐骨神经痛,咳嗽时疼痛加重。患侧直腿抬高试验阳性,但是病人血沉和体温均正常。X 线片上无骨质破坏,CT 检查可发现突出的髓核。$L_{4\sim5}$ 或 L_5S_1 结核后侧病变常与之混淆。

3. 强直性脊柱炎 在各年龄段均可发生,但以 10 岁左右及 20~40 岁较多见。90% 为男性。早期表现为腰痛、骶部痛,夜间疼痛剧烈,疼痛放射到上肢、下肢、肋间或骶部,脊椎活动受限,病变可自行缓解,但隔数月又反复发作,日趋严重。约 90% 病例 HLA-B27 阳性。X 线片双侧骶髂关节髂骨边缘性硬化是其特征,看不到骨破坏与死骨,可作为本病肯定性诊断的主要根据。CT 双侧骶髂关节检查能早期发现。

4. 脊椎化脓性炎症　发病前,病人多有皮肤疖肿或其他化脓感染病灶。多发病急骤,有高热及明显疼痛,活动受限,中毒症状明显,局部软组织肿胀和压痛,进展很快。X线摄片椎体可见骨质破坏,椎间隙变窄,常有死骨形成,多无脓肿形成,早期血培养可检出致病菌,应行细菌和组织学检查确诊。

5. 自发性寰枢椎脱位　常继发于咽部炎症之后。10岁以下儿童,患儿常用手托住下颌,有斜颈,颈部活动受限,X线片示寰椎向前脱位,齿状突向侧位或后方移位,而无骨质破坏,无寒性脓肿阴影。CT检查有助诊断。

6. 扁平椎体　多见于儿童,表现为背痛、后凸畸形、脊柱运动受限,无全身症状。本病常见的有两种病因:椎体嗜伊红肉芽肿和骨软骨病。X线片示病椎呈楔形改变,可残留一薄片,而相邻椎间隙正常,椎旁可见稍扩大的阴影,病变治愈后,椎体高度多可不同程度恢复。

7. 脊椎肿瘤　疼痛逐日加重,X线片可见骨破坏累及椎弓根,椎间隙高度正常,一般无椎旁软组织块影。可分为原发和转移两大类:

(1)原发:常见于30岁以下病人,常见良性的有骨巨细胞瘤、骨软骨瘤、血管瘤,恶性的有淋巴瘤、脊索瘤、尤因肉瘤等。

(2)转移癌:多见于50岁左右病人,常见的有肺癌、乳癌、肾癌、肝癌、甲状腺癌、前列腺癌等,转移到椎体或附件。神经母细胞瘤则多见于5岁以下婴幼儿。

【并发症】

脊柱结核病人中截瘫并发率为10%左右,其中病变在胸椎中、下段居多,占80%,后依次为颈椎、颈胸椎和胸腰椎结核,第1腰椎以下极为少见。

脊柱结核并发的截瘫可大致分为两类:骨病活动型和骨病治愈型。骨病活动型是由于脊柱结核病变在活动期,所形成的脓肿、干酪样坏死物质等结核性病灶直接压迫脊髓导致,多伴有结核病全身中毒症状。骨病治愈型又称晚发型截瘫,此时脊柱结核已治愈,但已经形成的脊柱后凸畸形等因素可导致硬膜增厚和脊髓变性,结核全身症状多不明显。

临床表现为运动功能障碍、感觉功能障碍、大小便功能障碍、锥体束症状和自主神经功能障碍。

【治疗】

脊柱结核与骨科创伤及骨折等有所不同,它不是单一部位的病损,而是结核菌全身感染的局部表现之一,故抗结核药物化疗是脊柱结核治疗的基石,而外科干预只适用于部分具有手术适应证的病人。脊柱结核的治疗中外科干预在部分病人中必不可少,是缩短治疗疗程、预防和矫正畸形的重要手段。

脊柱结核通常累及椎体的前部,故前路手术是最常用的入路。经典的"一期前路病灶清除、脊髓减压、植骨和内固定术"适合少节段或合并轻微及中度畸形的病人。而对于多节段伴有严重后凸畸形的病人,后路或前后路联合内固定术则是更好的选择,可以较好地矫正后路畸形。脊柱结核同时合并脊髓损伤者是外科手术干预的明确指征,术中需彻底减压及清除椎管内的硬性和软性压迫因素。需要强调的是彻底的清创及前路可靠的骨性融合是几乎所有内固定方案的基础。脊柱外科医师可根据病灶的位置、稳定性、畸形程度和神经系统症状进行手术方式的确定。

活动性结核背景下脊柱结核的手术指征有:①因脊髓及马尾神经压迫所致严重的神经系统症状者;②需要外科手术以稳定严重的畸形者;③诊断不明确需要行开放性活检术者;④保守治疗失败伴有严重的腰背痛者。当病人无明确的神经系统症状时,外科干预与否则具有较大的争议。儿童脊柱结核的治疗原则与成人基本一致,未出现后凸畸形以前,手术方式以前路病灶清除植骨联合前后路内固定术为主。即使在疾病稳定后,仍应继续随访观察至生长发育结束。

除开放手术行畸形矫正之外,脊柱结核外科治疗亦朝着微创化方向发展,国内外均有报道胸腹腔镜治疗胸腰椎结核、前路病灶清除后路经皮椎弓根钉内固定等微创术式,但仍需要更多的实践和研究来加以确证。

(王 岩)

第三节 脊椎外结核

一、骶髂关节结核

骶髂关节结核约占所有骨关节结核的 10%，多见于青壮年。一半病人同时伴有其他部位结核，如肺结核、胸膜炎或淋巴结核等。相邻的腰骶椎或髋关节结核常并存。

该病病情隐匿，常见跛行，疼痛多限于患侧臀部，可沿坐骨神经方向放射。脓肿或窦道可出现在臀部、髂窝或股骨大粗隆等处。患侧分髋试验（4字试验）和骨盆挤压试验常为阳性。

X 线摄片早期关节面模糊，边缘糜烂，关节间隙增宽，晚期关节间隙变窄，并有窦道，常继发感染，关节呈现硬化。关节破坏严重者，同侧髂骨和耻骨可上移发生病理脱位。

本病诊断不难，应与腰椎间盘突出、急性化脓性关节炎、类风湿关节炎、腰骶椎结核、致密性髂骨炎和骶骨及髂骨转移癌相鉴别。

本病常合并身体其他部位结核，因此系统化疗不可忽视。一般情况差，特别年纪大的病人术前应给予内科支持疗法；有较大的脓肿或死骨、窦道久治不愈者，应行手术治疗；有瘘管继发感染者，术前应给予敏感的抗生素治疗。手术根据病灶脓肿及窦道的位置而定，可经前方或后方途径。脓肿位于髂窝，可经前方腹膜后通过脓腔达到病灶。尽可能采用后方途径，手术野宽广，便于处理病灶。有窦道者术毕应放置引流管。

二、上肢结核

（一）肩关节结核

累及上肢关节的结核占所有骨关节结核的 1%~5%。大多数病人为青壮年，病人多同时患有活动性肺结核。

该病早期肩部隐痛，劳累时加重，上肢多呈内收位置。从单纯骨结核转变成全关节结核时关节腔内压力升高疼痛加重；随后脓液穿破关节囊，局部疼痛又减轻；窦道继发化脓性感染时，局部疼痛又加重；至晚期关节纤维强直，疼痛消失。单纯骨结核时肩关节运动仅有轻度受限。全关节结核时功能明显障碍，患臂不能高举、外旋、外展、前屈和后伸均受限。患侧三角肌、冈上肌和冈下肌萎缩，出现方肩畸形。

单纯肩关节滑膜结核的 X 线片仅见局部骨质疏松和软组织肿胀。在肩峰、肩胛盂或肱骨头的病变常为中心型破坏或有死骨形成。肱骨大结节病变可呈中心型骨破坏，破坏处边缘局限性模糊。晚期全关节结核关节严重破坏，肱骨头变形，可见半脱位。MRI 可早期作出诊断。

治疗应予全身抗结核药物治疗。单纯滑膜结核，可自关节前方经喙突外下方进针，注入抗结核药物。若无效，应做滑膜切除。术后患肢用三角巾悬吊，3周后开始功能锻炼。单纯骨结核的手术可按病变部位，选择相应的手术途径。晚期全关节结核做病灶清除，按适应证成年病人施行人工关节置换术。

（二）肘关节结核

肘关节结核较常见，在上肢三大关节中居首位，病人以青壮年最多，无明显性别差异，以单侧发病居多。多数病人合并其他器官结核。单纯滑膜结核较少见，骨结核多见于尺骨鹰嘴，次为肱骨外髁。初起时症状轻，主要表现是慢性疼痛和活动受限。体征有局部肿胀、压痛、关节功能受限、脓肿和窦道形成。单纯骨结核时肿胀与压痛仅限于病变部位；单纯滑膜结核可在关节周围出现肿胀，肘关节周围压痛广泛；病变发展为全关节结核时肿胀和压痛加重，患肢常呈梭形肿胀，多有脓肿窦道形成，关节活动功能更加受限；当肘关节病变治愈时，关节多强直于非功能位。

X 线片：①单纯滑膜结核显示局部骨质疏松和软组织肿胀。②鹰嘴或外髁中心型结核，可见死骨形成；若病变累及邻近骨干，可见骨膜性新骨形成。③全关节结核时，早期可见关节边缘局限性骨质破坏，或轻度关节软骨下骨板模糊；晚期可见关节软骨下骨板广泛模糊，关节间隙变窄。④窦道继发感染时显示骨质硬化。除 X 线片检查外，MRI 有助于诊断。

单纯滑膜或骨结核，用石膏托将肘关节固定于 90° 屈曲和前臂旋转中立位，直至肘关节肌肉痉挛疼痛消失为止。单纯骨结核特别是位于关节外者，应及早手术清除。单纯滑膜结核，可关节内注射异烟肼治疗。若滑膜结核保守治疗未见好转，可行滑膜切除术。成年病人可按适应证施行人工关节置换术。

（三）腕关节结核

腕关节结核在上肢关节中居第2位，多见于成人，与其他肢体关节一样，病人多同时存在其他部位的结核病灶。

单纯骨结核多见于桡骨下端或腕骨。头状骨结核发病率最高，次为钩骨和大多角骨等。病变易蔓延至腕骨间小关节，累及掌骨和腕的伸肌腱鞘，造成广泛破坏，在手背形成脓肿与窦道较为常见。腕关节滑膜少，故单纯滑膜结核少见。早期结核疼痛和肿胀从某一点或某一关节腔开始，可出现背侧肿胀，随之发生疼痛和活动功能障碍，腕关节严重破坏后，可发生腕下垂和尺偏畸形。

早期单纯滑膜结核，X线检查可见骨质疏松和软组织肿胀，尺桡骨下端结核可有死骨的中心型或溶骨性破坏的边缘型；晚期可见多个腕骨、尺、桡下端和掌骨关节面广泛破坏，腕关节出现畸形。用石膏托固定腕关节于功能位。药物治疗无效者，可采用腕背侧纵行的S形切口行滑膜切除术和病灶清除术。尺、桡骨下端骨结核根据病灶的部位采取相应切口。晚期全关节结核腕骨破坏严重者，可行远排或近排腕骨乃至全腕关节切除术。术后用石膏托固定于功能位3~4周。

三、下肢结核

（一）髋关节结核

髋关节结核（图103-8）约占全身骨关节结核病例的15%，仅次于脊柱结核居第2位。本病多发生于儿童和青壮年，最常见于20岁至30岁之间，男性多于女性。大多为单侧发病。

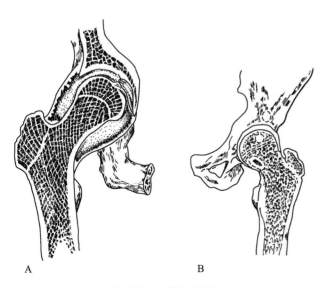

图 103-8 髋关节结核
A. 单纯滑膜结核；B. 单纯骨结核常见的病灶部位

初期髋部疼痛较轻，发展为全关节结核时全身症状明显，局部疼痛加重。跛行是常见的最早体征，单纯骨结核跛行不明显，滑膜结核者较明显，全关节结核者跛行最重。至后期，会在腹股沟内侧和臀部出现寒性脓肿，破溃后成为慢性窦道。股骨头破坏明显时会形成病理性脱位，通常为后脱位。少数病人可呈屈曲外展外旋畸形。

临床体检试验如4字试验、髋关节过伸试验（图103-9）、托马斯（Thomas）试验（图103-10）等有助于诊断。

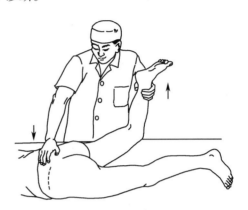

图 103-9 髋关节过伸试验

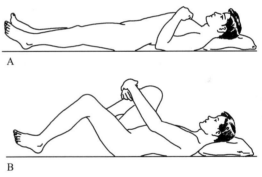

图 103-10 托马斯试验（阳性）
A. 腰前弓时，患髋可以伸直；
B. 尽量屈曲健髋，使腰放平，则患髋屈曲畸形明显

X线片检查：早期应摄双侧髋关节进行比较，可无任何异常发现。单纯滑膜结核的表现为患侧髋臼、股骨头脱钙稀疏，骨小梁变细，骨皮质变薄，滑膜和关节囊肿胀，髋关节间隙增宽或变窄。全关节结核软骨面破坏的程度和范围与软骨下骨板损害范围是一致的。

CT与MRI检查：能清楚显示髋关节内积液多少并能显示普通X线片不能显示的微小骨破坏病灶而有助于早期诊断。MRI还能显示骨内炎性浸润。

本病一般不难诊断，需与下列疾病鉴别：化脓性关节炎、一过性髋关节滑膜炎、股骨头骨软骨病、股骨头骨骺滑脱症、强直性脊柱炎和成人股骨头坏死。

根据病人年龄、病变的部位和类型，采用不同的治疗措施。原则为诊断后立即早期治疗，以尽量保留关节功能。单纯滑膜结核的治疗：抗结核药物治疗，卧床休息，关节内注入异烟肼，效果不佳者，应及时行滑膜切除术。单纯骨结核病变在髋臼和股骨头最容易累及关节，应及时施行病灶清除。早期全关节结核若无手术禁忌证，手术前后加强抗结核药物治疗，及时施行手术治疗。晚期全关节结核病变时好时坏或已治愈，但患髋仍疼痛、畸形或关节强直于非功能位者需要治疗。年龄在15~60岁可行髋关节融合术。而全髋置换术适用于病人早年髋关节融合术之后，因患髋位置不好有腰腿痛、有同侧膝关节或健侧髋部疼痛者。至于病灶有活动性病变，多数学者认为应于病变控制3年以后才可以施行。但术后病变的复发率仍为10%左右。

（二）膝关节结核

膝关节为全身最大的滑膜关节，患病率较高，仅次于脊柱结核和髋关节结核，居四肢关节结核第2位。病人多为儿童或青壮年。

起病缓慢隐匿，同时具有结核病的全身及骨关节结核的局部表现。单纯早期滑膜结核的症状为关节弥漫性肿胀。局部疼痛不明显。关节穿刺有黄色浑浊的液体。单纯骨结核局部症状更不明显，在骨病灶处有肿胀和压痛。早期全关节结核肿胀、疼痛和关节功能受限都比较明显。至晚期症状严重，股四头肌萎缩，膝关节肿胀呈梭形，局部淋巴结肿大。膝关节因疼痛和肌痉挛处于半屈曲位。因骨质、关节囊破坏和韧带松弛，胫骨多向后半脱位。

X线片检查：滑膜结核表现为骨质疏松，软组织呈肿胀影像。滑膜结核发展为早期全关节结核，关节边缘特别是滑膜附着处有腐蚀性骨破坏改变，关节腔变窄，骨质破坏。晚期全关节结核，关节腔明显变窄，骨端破坏有空洞或死骨，严重者有关节屈曲和脱位。MRI检查和关节穿刺液结核菌培养有助于早期诊断。关节镜检查对早期诊断膝关节滑膜结核具有独特价值，还可用于活组织检查和镜下滑膜切除术。

全身治疗和局部治疗都不容忽视。滑膜结核病人卧床休息、局部制动，全身和局部应用抗结核药物治疗。如果治疗2个月效果差，滑膜增生肥厚者，可施行滑膜次全切除术，保留半月板和交叉韧带。术后继续全身和局部抗结核药物治疗。早期开始关节功能锻炼。

如发现骨病灶近关节有死骨脓肿，有可能累及关节腔者，或骨病灶虽远离关节，但非手术治疗效果不佳者，应及时行病灶清除术。对全关节结核，15岁以下者做病灶清除术。15岁以上关节破坏严重时，在病灶清除同时施行膝关节加压术。成年病人按适应证施行人工关节置换术。

（三）踝关节结核

踝关节结核较为少见，病人多见于15岁左右儿童或青壮年，少数为老年人。午后低热、疲乏等全身症状多不明显。疼痛、局部肿胀和跛行为其主要特征。

单纯骨结核和滑膜结核初起时疼痛都不明显，待发生脓肿或转变为全关节结核时，疼痛才剧烈。晚期全关节结核当病变静止或治愈后关节强直，疼痛也会减轻或消失。单纯骨结核脓肿常限于病变局部，故肿胀部位局限；而滑膜结核或全关节结核则在关节前方、内、外踝及跟腱两侧都有肿胀，压痛部位亦相同。关节功能受限主要表现为背伸和跖屈活动减少。疼痛严重者，畸形与跛行也显著。晚期有脓肿、窦道。畸形有下垂和内翻。

X线表现：在单纯骨结核边缘型可见局部溶骨性破坏。中心型可见局部磨砂玻璃样改变或有死骨及空洞形成。滑膜结核可见骨质疏松和软组织肿胀。由单纯滑膜结核转变为早期全关节结核，除上述改变外，可见关节边缘骨破坏。破坏严重时，关节间隙狭窄，骨质萎缩，骨皮质变薄，关节畸形强直。窦道继发感染可见骨质硬化。单纯骨结核和全关节结核病例，在诊断上困难不大，但单纯滑膜结核的诊断，需做活检和细菌学检查。应与类风湿关节炎、色素绒毛结节性滑膜炎、陈旧性扭伤、大骨节病等作鉴别。

单纯滑膜结核除总的治疗原则外，可关节内注入异烟肼。如效果不佳，滑膜切除术也是常用的方法。单纯骨结核根据病变的不同部位选用合适的手术切口，显露病灶并清除。早期全关节结核应及时做病灶清除，保留关节的功能。晚期全关节结核多需做病灶清除，对15岁以上的病人同时做踝关节融合。

四、骨干结核

骨干结核较为罕见，多分布于股骨、胫骨、尺桡骨骨干，也可在肱骨、腓骨发生。常常由组织活检或细菌培养发现。一般继发于活动性肺结核，常伴有明显的结核全身症状，病变局部可有压痛和肿胀，若病变累及关节可引起关节功能受限，累及周围软组织可形成结核脓肿。影像学检查以 X 线片为主,片中可见骨干内单发或多发性空洞,骨干周围新骨形成呈纺锤样增粗。

诊断要与慢性化脓性骨髓炎、嗜酸性肉芽肿、结节病和肿瘤性病变等进行鉴别。发病部位细菌学和病理学切片检查可以确诊骨干结核。一般情况下,采取非手术治疗可以达到良好的效果。经正规抗结核治疗效果不佳或局部有死骨形成的病人,可采用抗结核药物外加脓肿病灶清除和死骨清除术,截肢手术的适应证包括严重无法根治的结核感染,在儿童中,当结核性感染导致下肢明显缩短的情况下,也可考虑行截肢手术。

五、肌肉、腱鞘和滑囊结核

(一)肌肉结核

肌肉结核常继发于骨关节结核,可在全身各处发生,常见的有腰大肌脓肿、三角肌脓肿等。原发性的肌肉结核(即血源性肌肉结核)极为罕见,以股四头肌为主,可呈单发或多发性,病程较长。病人多伴有肺结核等原发疾病,病程较长。单纯的肌肉结核病人全身症状较轻,局部可见沿肌纤维方向增大的包块,质软无波动感,轻微压痛,与关节不连。X 线片、MRI 等均可见肌肉内囊性病灶,内有不规则钙化灶(图 103-11)。本病确诊需要进行病灶处穿刺细菌学检查或活检,需要与化脓性肌炎、肌肉囊尾蚴病、肿瘤性病变进行鉴别。以非手术治疗方法为主,效果不佳的病人可考虑行手术切除。

(二)腱鞘结核

可继发于相邻的骨关节结核或为血源性,可侵犯肌腱,表现为局部沿腱鞘方向肿胀、疼痛、窦道等。病人全身症状较轻,病灶局部可出现功能障碍。确诊腱鞘结核需要穿刺培养和活检,需要与化脓性腱鞘炎、狭窄性腱鞘炎、腱鞘囊肿等疾病鉴别。一般采取非手术治疗,正规抗结核药物治疗无效或腱鞘粘连严重累及周围组织者可行手术治疗。

(三)滑囊结核

滑囊结核以血源性为主,最常见于大粗隆滑囊,表现为局部肿胀、疼痛。确诊方法为穿刺培养和活检,需与滑囊炎、滑囊脓肿、关节结核等鉴别。一般采取非手术治疗,抗结核治疗效果不佳可采用

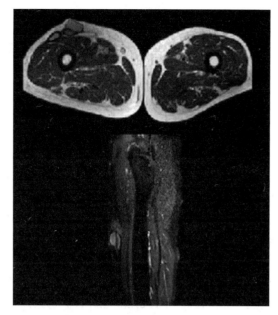

图 103-11　肌肉结核 MRI 图像

手术治疗。

六、结核性骨髓炎

孤立的骨骼结核病变而不侵犯其相邻的关节,诸如在肋骨、掌骨、跟骨、股骨、胫骨、腓骨、桡骨、肱骨、胸骨、骨盆或颅骨等受累,为便于叙述和讨论归在一起,统称为结核性骨髓炎。这类病变约占全身骨关节结核的 2%~3%,其中 7% 的病例有两处或更多的骨骼受累。

结核性骨髓炎多因活动性肺结核发病,但全身与局部的症状多较轻微,因而常被漏诊。患处疼痛、有压痛,病灶接近体表者,局部皮肤温度增高,或有潮红。严重者有脓肿或窦道形成,所属淋巴结可肿胀并有触痛。

X 线检查见不规则的骨骼破坏区,其边缘有轻微的硬化带,骨破坏的空洞内时可见少量小块状或羽毛状的死骨,骨膜下或有新骨形成;若有继发性感染,反应性骨硬化表现较为明显,病理性骨折较为罕见。应与慢性化脓性骨髓炎、Brodies 脓肿、类肿瘤病(嗜伊红肉芽肿)、骨囊肿和骨肿瘤等相鉴别。必要时应行穿刺活检。采用抗结核药物治疗无效者,有脓肿或窦道、病变波及关节者应行手术清除。

(王 岩)

第四节　骨关节结核的耐药、艾滋病与结核及其他研究热点

一、骨关节结核的耐药

在全球公共卫生和医疗工作者的共同努力下，结核病全球发病率自 2004 年起缓慢下降，其流行已经得到初步控制。但是近十年来，结核病多重耐药（MDR）和广泛耐药（XDR）的现象逐步恶化，使结核控制面临新的挑战。多重耐药结核病（MDR-TB）指病灶中至少含有耐异烟肼和利福平两种药物的结核分枝杆菌。而在广泛耐药结核病（XDR-TB）中，除了异烟肼和利福平对其无效之外，结核分枝杆菌还对任何一种氟喹诺酮及注射药物（卡那霉素、阿米卡星和卷曲霉素）中的任意一种耐药。2008 年全球新增 44 万多重耐药结核病例，并导致 15 万病人的死亡。我国结核病例中约 2/3 存在多重耐药的情况，而 11% 多重耐药的病人被证实为更严重的广泛耐药。

自发性结核分枝杆菌的基因突变和抗结核药物的选择压力是产生多重和广泛耐药菌株的主要原因。近年来抗结核药物的不规范滥用和 HIV 的流行加速了耐药的产生和传播。对结核分枝杆菌基因学的研究提示 W 株、类 W 株以及来源于我国的北京株主导了大部分耐药的发生。

耐药性结核的诊断依赖于药物敏感性试验。同时科学家进一步研发出如显微镜下观察药物敏感性试验、薄层琼脂糖培养和核苷酸放大试验等新技术提高多重耐药和广泛耐药结核病诊断的敏感性和特异性。

多重耐药和广泛耐药的结核病人治疗困难，但如发现及时并治疗规范，在 HIV 阴性的病人中多重耐药治疗成功率可达 83%，广泛耐药也达 60%。根据 WHO 2011 年 MDR 和 XDR 治疗指南，MDR-TB 病人在确诊耐药后，应接受大于 4 个月的强化治疗。治疗方案中包含 4~6 种对所患菌株敏感的抗结核药物，具体为所有敏感的一线药物、一种氟喹诺酮、一种二线注射药物（卡那霉素、阿米卡星或卷曲霉素）和一种二线口服药物。强化治疗后口服药巩固阶段也应大于两个月。XDR-TB 病人的强化治疗在 MDR-TB 方案的基础上还应增加一种三线药物而且抗耐药治疗的总疗程应达到一年半。同时 MDR 和 XDR 感染的骨关节结核病人在化疗的基础上应辅以适当的手术治疗以清除病灶，加速愈合，减少并发症的产生。

二、骨关节结核 HIV/TB 双重感染

近年来随着 HIV 感染者的增多，HIV/TB 双重感染病人亦增多。据 2007 年 WHO 调查，全球约 900 万结核病例中，130 万（15%）为 HIV 阳性。同时我国 2009 年 97/10 万新增结核病例中，1.5% 为 HIV/TB 双重感染。有报道 HIV 阴性的结核病人中 3%~7% 患骨关节结核，而 HIV 阳性的结核病人中 60% 患骨关节结核。南非 HIV/TB 双重感染约 300 万人，以腰椎结核较常见，病变常位于脊椎的横突、椎板或棘突等非典型部位。HIV/TB 双重感染的诊断与治疗皆十分困难，预后主要取决于结核发病时 HIV 感染所处阶段。根据 WHO 2010 年指南，工作的重点集中在 HIV 的早期诊断（在出现临床结核症状前）、早期治疗（CD4<350/μl 即开始抗病毒治疗）以及针对结核的 3Is 预防。3Is 具体是指：①加强社区内特别是 HIV 感染高危人群中的结核病筛查。②加强对医疗机构特别是 HIV 阳性病人的结核感染的控制。③在 HIV 感染高危人群和感染者中推广异烟肼和复方磺胺甲噁唑的药物预防。

三、抗结核化疗药物进展

根据 2010 年 WHO 结核控制报告，目前临床应用的抗结核药物和治疗方案逐渐不能适应结核病流行的新形势，因此抗结核新药的开发迫在眉睫。近十年来，有 10 种新药逐渐被开发并进入各期临床试验，其中 4 种为现有药物首次被引入抗结核治疗中，剩下的 6 种是特别合成的抗结核新药。

在 4 种新引入的现有药物中，加替沙星和莫西沙星已进入 3 期临床试验，它们在体外被证实比老一代喹诺酮类药物具有更强的抗结核菌的能力。2 期实验提示如用加替沙星或莫西沙星替代乙胺丁醇可将抗结核疗程从半年缩短到 4 个月。同时利福喷汀和采福适也进入 2 期临床试验。利福喷汀是利福平的类似物，但其疗效更强而且半衰期更长，可缩短疗程并用于治疗利福平耐药菌株的感染。采福适是一种噁唑烷酮类广谱抗生素，在体外

抗结核分枝杆菌的作用较小，被用作治疗多重耐药结核的辅助药物。6 种新合成的抗结核药物中，有3 种（TMC-207、OPC-67683 和 PA-824）已经进入2 期临床试验，其中 TMC-207 发展前景较好。TMC-207 是一种 ATP 合成酶抑制剂，对结核药敏感和耐药的菌株均有很强的效果。在动物实验中，TMC-207、利福喷汀和吡嗪酰胺合用比标准的异烟肼、利福平和吡嗪酰胺疗法效果更佳。同时临床试验显示在抗 MDR-TB 治疗中引入 TMC-207 可明显提高疗效，但其安全性有待进一步证实。

抗结核新药的开发同时也面临着各种挑战，焦点主要集中在用药方案革新、临床试验设计、儿童用药研究等方面，需要各方共同努力来使更多疗效佳、安全性高、价格合理的抗结核药物得以上市并推广应用。

（王　岩）

参 考 文 献

［1］吴孟超，吴在德 . 黄家驷外科学 [M]. 7 版 . 北京：人民卫生出版社，2008.

［2］吴在德，吴肇汉 . 外科学 [M]. 7 版 . 北京：人民卫生出版社，2008.

［3］胥少汀，葛宝丰，徐印坎 . 实用骨科学 [M]. 3 版 . 北京：人民军医出版社，2005.

［4］CANALE S T, BEATY J H. Campbell's Operative Orthopaedics [M]. 11th ed. Philadelphia: Elsevier Health Sciences, 2007.

［5］AGARWAL A, MUMTAZ I, KUMAR P, et al. Tuberculosis of the elbow joint in children: a review of ten patients who were managed nonoperatively [J]. J Bone Joint Surg Am, 2010, 92 (2): 436-441.

［6］AL-QATTAN MM, AL-NAMLA A, AL-THUNAYAN A, et al. Tuberculosis of the hand [J]. J Hand Surg Am, 2011, 36 (8): 1413-1421, quiz 1422.

［7］BLUMBERG H M, BURMAN W J, CHAISSON R E, et al. American Thoracic Society/Centers for Disease Control and Prevention/Infectious Diseases Society of America: treatment of tuberculosis. Am J Respir Crit Care Med, 2003, 167 (4): 603-662.

［8］GANDHI N R, NUNN P, DHEDA K, et al. Multidrug-resistant and extensively drug-resistant tuberculosis: a threat to global control of tuberculosis [J]. Lancet, 2010, 375 (9728): 1830-1843.

［9］HARRIES A D, ZACHARIAH R, CORBETT E L, et al. The HIV-associated tuberculosis epidemic—when will we act？[J]. Lancet, 2010, 375(9729): 1906-1919.

［10］JAIN A K. Tuberculosis of the spine: a fresh look at an old disease [J]. J Bone Joint Surg Br, 2010, 92 (7): 905-913.

［11］JAIN A K, DHAMMI I K. Tuberculosis of the spine: a review [J]. Clin Orthop Relat Res, 2007, 460: 39-49.

［12］KAUFMANN S H, HUSSEY G, LAMBERT P H. New vaccines for tuberculosis [J]. Lancet, 2010, 375 (9731): 2110-2119.

［13］KONIGSHAUSEN M, SEYBOLD D, HEYER C M, et al. Tuberculous rice body synovitis of the shoulder joint [J]. Orthopade, 2009, 38 (11): 1106-1112.

［14］KOTWAL P P, KHAN S A. Tuberculosis of the hand: clinical presentation and functional outcome in 32 patients [J]. J Bone Joint Surg Br, 2009, 91 (8): 1054-1057.

［15］LONGO U G, MARINOZZI A, CAZZATO L, et al. Tuberculosis of the shoulder [J]. J Shoulder Elbow Surg, 2011, 20 (4): e19-21.

［16］LONNROTH K, CASTRO K G, CHAKAYA J M, et al. Tuberculosis control and elimination 2010-50: cure, care, and social development [J]. Lancet, 2010, 375 (9728): 1814-1829.

［17］LUK K D. Commentary: Instrumentation in the treatment of spinal tuberculosis, anterior or posterior？[J]. Spine J, 2011, 11 (8): 734-736.

［18］SAGOO R S, LAKDAWALA A, SUBBU R. Tuberculosis of the elbow joint [J]. JRSM Short Rep, 2011, 2 (3): 17.

［19］WALLIS R S, PAI M, MENZIES D, et al. Biomarkers and diagnostics for tuberculosis: progress, needs, and translation into practice [J]. Lancet, 2010, 375 (9729): 1920-1937.

第一百〇四章
脊髓灰质炎后遗症和脑性瘫痪

第一节　脊髓灰质炎后遗症

脊髓灰质炎在我国已经少见,其后遗症病人则仍有求治,在其他发展中国家则有散发和局部多发。脊髓灰质炎病毒因亲神经细胞特性侵犯中枢神经系统,包括侵犯大脑皮质、中脑、延髓、小脑及脊髓,但以脊髓前角灰质受害最重且多见,延髓次之。脊髓损害以胸腰段前角灰质部最多见,颈段占第二位。这种损害的分布与临床表现密切相关。病人以5岁儿童多见。我国经大力倡导计划免疫,使儿童普遍口服预防疫苗,1994年发病甚少,1995年基本全面控制。

脊髓灰质炎急性发病后恢复期一般在瘫痪后1~2周,瘫痪从肢体远端开始恢复,持续数周至数月,一般病例8个月内可完全恢复,严重者需6~18月或更长时间。若受累肌肉出现萎缩,神经功能不能恢复,造成受累肢体畸形则进入后遗症期。主要表现为进行性神经肌肉软弱、疼痛,受累肢体瘫痪加重。特别是具有屈曲肌群优势的关节,其韧带、筋膜、肌肉处于纤维蛋白变性或部分变性状态,使受累韧带筋膜等丧失应有的延展性,表现为关节挛缩、躯干呈不良姿势或有头颈歪斜等骨关节畸形,也称之为"脊髓灰质炎后肌肉萎缩综合征"。特别是广泛而严重的肌肉瘫痪,长期使关节或肢体置于某种固定位置,往往导致肌肉瘫痪和/或骨关节畸形。其程度取决于以下几种因素:①受累脊髓灰质神经细胞的范围和程度;②支配肌或肌群的脊髓灰质细胞柱的高度和宽域,细胞柱长而宽者,造成完全性肌肉瘫痪者少;③肌力不平衡所引起的肌力强势侧屈曲畸形;④长期失用及萎缩;⑤患病后下肢承重姿势经常不良;⑥患病的年龄因素:学会步行

之前患病与之后患病;5~6岁以后配合治疗与此前因年幼不能与之配合,其后果会明显不同。

【临床表现】

肢体和躯干的多样和复杂的畸形是本病的重要特点。

患肢表现为细、凉、软弱,还呈现各种畸形。畸形表现在四肢、躯干运动障碍和屈曲挛缩、软弱甚至连枷,X线和肌电图异常。

畸形的严重程度取决于肌肉瘫痪的程度、部位、范围、年龄等因素。畸形往往随着年龄增长而进行性加重,至30~40岁方趋于稳定。本病累及下肢畸形占85%~97%,上肢占6%~12%,躯干占2%~3%。在下肢畸形中,髋、臀、膝畸形占14%~22%,小腿和足部畸形尤多,占78%~86%。多块或多群肌肉瘫痪时,畸形、步态异常等变得尤为复杂。常见的畸形有下述特征:

1. 马蹄足　因下肢长度不足引起的跟腱挛缩为代偿性马蹄足,足跟高,步行时跟部不着地;因胫前肌(或胫前肌群)瘫痪所引起的足下垂,或伴有跟腱挛缩,足跟着地(小腿三头肌肌力也弱时)或不能着地(小腿三头肌肌力尚好且有挛缩时),其足印也有很大不同(图104-1)。马蹄足畸形分为前足下垂和全足下垂二种。前足下垂马蹄足,系以拇伸、趾伸肌肉瘫痪为主要原因,少数趾屈肌尚有肌力而伴有屈趾挛缩,前足下垂的横轴在跗横关节;全足下垂,系以胫前肌群的全面瘫痪为主要原因,而小腿三头肌有或无肌力,故也可呈前足重力性下垂。全足下垂的横轴在胫距关节。二者矫正方案不同,前足下垂马蹄足矫正,以重建伸拇伸趾肌肌力为重

点;全足下垂马蹄足矫正则以重建肌前肌、延长跟腱等为主。

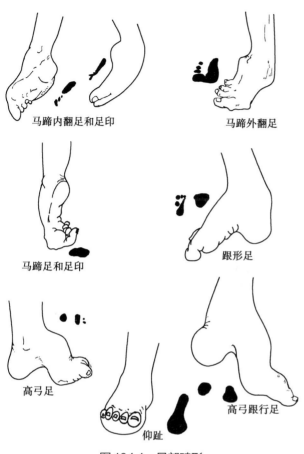

图 104-1　足部畸形

由于足内侧、外侧肌的肌力状况有较大差异,而表现为既有马蹄足又伴有足内翻或足外翻。即伴有胫后肌(胫前肌)肌力大于腓骨肌时,表现为足内翻和马蹄足,称为马蹄内翻足。若腓骨肌肌力大于胫后肌,表现为足外翻和马蹄足,称为马蹄外翻足。矫正成人马蹄足时需同时行三关节融合术(图 104-2)和跟腱延长术与强势肌移位来改善肌力平衡,以上是纠正这类复杂畸形的主要方法。

2. 跟行足　系小腿三头肌(腓肠肌和比目鱼肌)瘫痪,跟后部缺乏张力所致足背伸的"钩形足";其胫前肌群中多有一块或几块肌肉有部分肌力,而致前足背伸,其足纵弓、横弓均趋于平坦。由于胫后肌和腓骨肌肌力各异,故有跟行足和跟行内、外翻足畸形之分。矫正跟行足的主要手段是肌移位重建跟腱功能,常采用胫后肌、腓骨短肌联合后移,或胫前肌、腓骨长肌、腓骨长肌联合后移等联合形式的跟腱 - 小腿三头肌功能重建(图 104-3)。

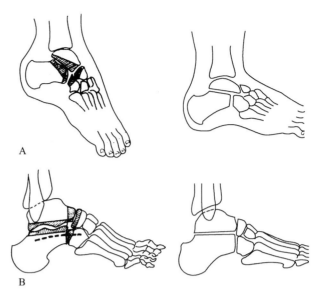

图 104-2　三关节融合术
A. Lambrinudi 手术;B. Dunn-Brittain 手术

3. 高弓足　多种原因引起的前足下垂,其中以足背足趾伸肌肌力较强,而跖侧屈肌无力所致畸形者最多,若患足长期不负重,即伴跖腱膜挛缩和胫前肌群有不同程度的肌力下降,引起骰、舟、楔骨高耸,足内外纵弓变深,足长度缩小,衡量足高的舟骨跖面至地面的距离超过正常。矫正主要采取跗骨截骨和肌移位术。

4. 股四头肌瘫痪畸形　股四头肌瘫痪引起伸小腿障碍,膝关节前方不稳,部分病人伴屈膝位挛缩,步行时不得不用手按大腿前面或压膝部,呈股四头肌瘫痪步态(图 104-4)。按压大腿的高低位置或压膝,与伴有臀肌瘫痪的程度有关。按压位置越高,表明肌肉瘫痪较轻。主要行股四头肌功能重建和 / 或股骨髁上截骨术等矫正(图 104-5)。

5. 屈膝挛缩　系腘绳肌和 / 或髂胫束挛缩引起,同时股四头肌瘫痪,和 / 或屈髋挛缩,长期置膝关节于屈曲位所致。以膝后软组织松解和 / 或股骨髁上截骨术为主进行矫治。

6. 髂胫束挛缩　引起多种严重畸形,可有骨盆倾斜 - 屈髋挛缩 - 屈膝挛缩 - 髌骨滑脱 - 小腿外翻、外旋等,大腿、髋和膝外侧常可触及隆起的髂胫束条。必须进行多部位多种手术,争取一次矫正。

7. 屈髋挛缩　臀肌瘫痪引起屈髋肌肌力优势,致屈髋挛缩畸形。髋周肌肉全瘫的连枷髋,长期屈髋也可引起这一畸形。以屈髋松解和臀肌功能为主要矫正措施。

8. 骨盆倾斜　系继发于髂胫束挛缩、屈髋挛缩、肌肉瘫痪性髋脱位、短腿畸形和麻痹性脊柱侧凸等畸形,少数为骨盆原发或婴幼儿肌肉瘫痪性髋

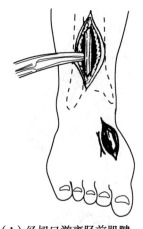
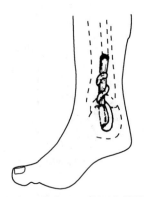

（1）经切口游离胫前肌腱　　（2）肌腱穿过跟骨洞交辫缝合

胫前肌代跟腱术

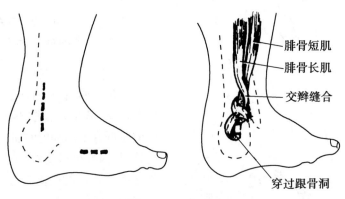

腓骨短肌
腓骨长肌
交辫缝合
穿过跟骨洞

图 104-3　代跟腱

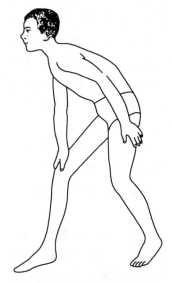

图 104-4　股四头肌瘫痪步态

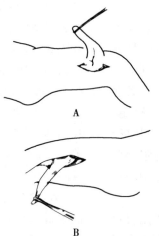
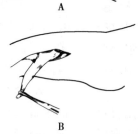

A

B

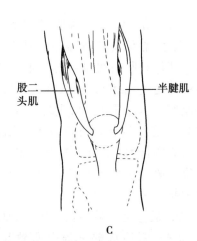

股二头肌
半腱肌

C

图 104-5　股二头肌、半腱肌前移重建股四头肌功能
A. 游离股二头肌；B. 游离半腱肌；C. 前移缝固于髌骨孔

脱位所致。以骨盆截骨和／或股骨上段截骨为主，结合髋前松解术进行骨盆高度平衡。

9. 肌肉瘫痪性脊柱侧凸　由一侧竖躯干肌的骶棘肌肉瘫痪引起的脊柱侧凸，又称麻痹性脊柱侧凸。严重程度可采用 Cobb 法测量脊柱侧凸程度。凸侧为肌肉瘫痪侧，凹侧肌力较好并有挛缩。

但部分病人的凸侧为健侧或相对较好的一侧，系受多种因素干扰的结果。常在侧凸中伴有后凸畸形，中段椎体位置旋转。大多行椎弓根钉板或 Harrington-Luque 棒固定结合植骨融合矫正，对于未成年病人则行一次植入多次矫正的 PRSS 钩棒系统矫正。

10. 爬行畸形　为下肢广泛肌肉瘫痪、关节不稳、屈髋屈膝畸形所致,少数为双下肢连枷腿引起,表现为手 - 足着地爬行(手 - 足型)、臀 - 手着地挪移(臀 - 手型)和跪行(膝 - 手型)三类。此外,还可伴有其他部位的畸形。矫正以直立、行走为主要目标,连枷腿或高悬腿常无法进行有效矫治。

【治疗】

脊髓灰质炎后遗症的矫治,主要借助肌腱移位、截骨、关节稳定和肢体延长等措施,达到肌力重建、矫正畸形、纠正载重力线等治疗目标。一般认为效果稳定,大宗统计手术有效率在94%左右。但由于病人的基础条件不同,手术方法及手术技术有差异,疗效亦不尽同。

1. 手术适应证

(1)年龄:5岁以上,患脊髓灰质炎2年以上,可施行软组织手术;12岁以上施行足部关节融合或长骨干骺部手术;单纯截骨术的年龄一般无严格限制。

(2)肌腱移位:相邻关节的功能良好、肌力在Ⅳ级以上的动力肌可供移位替代。

(3)心肺肝肾功能基本良好,切口附近皮肤无感染性病变。

(4)无急、慢性传染病及出血性疾病。

(5)骨关节畸形、肌力不平衡或下肢长度不均,出现功能障碍或功能不完全障碍要求获得改善者。

2. 手术原则

(1)首先矫正载重力线异常:对脊柱侧凸、骨盆倾斜、屈髋、屈膝、跟腱挛缩马蹄足、高弓足、髋内翻、髋外翻、膝内翻、膝外翻及内、外旋转等畸形应先予纠正。

(2)关节稳定:纠正髋、膝、踝关节的松弛、半脱位或脱位,借助动力肌移位、关节囊紧缩和多腱固定、关节成形以及踝足关节融合等方法。

(3)动力肌替代和功能重建:在上述二项矫正的基础上或同期施行肌替代术以平衡肌力,是使患肢和该部关节获得功能改善的重要措施。

(4)下肢延长:下肢长度不等无疑会影响下肢功能的正常发挥,影响劳动能力,步态失常,并或早或迟引起腰骶关节和髋、膝关节的早期退变和损伤性关节炎。故下肢延长是本病手术治疗中常用的手段。日常采用小腿延长(逐渐延长)、胫骨干骺端截骨延长、胫骨上或/和下端骨骺牵伸延长、膝部胫股骨同期骨骺牵伸延长、股骨延长(一次或逐渐延长)、骨盆截骨延长术等,各有相应的手术适应证。

但通常一次矫正采用上述多类多项手术,以减少手术次数,纠正多种畸形,有助于提高疗效。但超限地多组手术施于一个肢体,或二个以上肢体,可能于事无补,如患者是否有足够抗手术创伤的耐力,此手术可能致新的畸形等,故需慎重斟酌。

3. 肌转移原则

(1)动力肌应有Ⅳ级以上肌力,肌电图显示插入和动作电位无明显异常。预估移位肌力与替代的肌力相当。

(2)牵引腱足够长和坚韧,最好是自体腱或筋膜,不得已才采用人工腱,如碳素纤维、钽丝等。作者行碳素纤维替代实验证明腱诱发和腱替代效果不佳,于术后第6~7周患肢正需要肌张力承担运动锻炼时,碳素纤维降解断裂,而自体腱尚不能生成。

(3)移位动力肌和牵引腱最宜于皮下脂肪层内的隧道穿过,不宜在肌间隙、骨间缝、紧贴皮肤下、肌表面越过。除非为了改变力线,移位动力肌中段以上部分不得已可穿过骨间缝和肌间隙。

(4)移位肌和牵引腱至新止点间所跨越的关节,应无屈曲挛缩或过伸畸形。如有,应于同期矫正。

(5)动力肌和牵引腱移至新止点时尽可能走直线,与原肌腱走行轴的夹角尽可能要小,不应再有二次以上改变走向。因此,宜将动力肌游离至较高水平,又不伤及该肌的血管神经供支。如发生二次以上改变移位肌走向,其最终肌力几近为零。

(6)供移位动力肌宜取协同肌,不得已时则取拮抗肌。再无条件时,才取远隔动力肌。

(7)移位肌至新肌止点时,保持该肌等长状态,是术后发挥最好功能的长度。若牵长动力肌10%以内固定,仍能发挥较好功能。超限度牵长、过度松弛均不利于发挥移位肌作用。

(8)一般情况下不宜将一块肌肉分成二部分,即一半留置原位,另一半转移至新止点,以达到与原肌相拮抗或相类的功能。但小腿三头肌、胫前肌、胸大肌、背阔肌等则可谨慎一分为二,并有一定疗效。

(9)移位肌新止点,以向骨孔内植入最好,其次是缝固骨膜和筋膜。如移位肌要缝到瘫痪肌的肌腱上,距该腱止点越短越好,以避免日久拉松而影响远期疗效。

(10)术后外固定时间取决于不同的部位、年龄和缝结于何种组织。肌腱与肌腱缝合上肢固定3~4周,下肢5~6周;肌腱植入骨内固定,无论上、下肢均需6~8周。

4. 整体设计概念　脊髓灰质炎后遗症以其不

对称、不均衡肌肉瘫痪和畸形为特点。畸形繁多、残余肌力大小各异,易引起手术设计失当。对缺乏经验者,往往仍沿袭传统手术及"择易先治"的思路,以致本可使病人取得良好结果的,术后反而使病人感到烦恼。例如对一个Ⅲ级肌力的腘绳肌施行前置术重建股四头肌功能,加之在髌骨上缝固过紧,造成术后屈膝不能,本来可骑自行车、上楼,术后反而引起障碍,病人要求再次手术恢复原来畸形,且不再要求对其他足部多种畸形进行矫治。另一例有右侧臀肌、股四头肌瘫痪、骨盆右倾等多种畸形的 16 岁病人,择易对其施行三关节融合术和跟腱延长术。术后 7 个月病人第二次住院要求矫正跟腱挛缩。畸形发生的因果关系导致了矫形术的顺序要求。若在屈髋、屈膝畸形矫正的同时,将跟腱延长放平马蹄足,这是在许多手术中,优先要解决的载重力线异常问题。如先将屈髋畸形矫正,而由于屈曲的膝关节和跟腱挛缩的马蹄足,在步行时病人仍无法伸直髋关节进行锻炼,不久屈髋仍旧复发。屈髋、屈膝和马蹄足三种畸形中,马蹄足可能是继发的,屈膝可能也是屈髋之后发生的。但有些也可以先屈膝挛缩,后继发代偿肢长不足而致的屈髋挛缩。因此,这类畸形矫正时,必先把握好矫正先后顺序。

(1)系统工程概念:脊髓灰质炎后遗症 68% 的病例需施多个手术、分期矫正。因此,术前借助详细查体,分析畸形的种类和特征,制订分期矫正计划,选择有针对性的手术方法。因为,并不是某一类手术都适合这个病例的畸形矫正,必须选择一或二种手术方法,应用于这个病人,使手术次数减少,而疗效得以提高。

在下肢,首要的是恢复载重力线,取得静态平衡,恢复骨与关节的正常支撑结构,同时可重建动态平衡。借助矫形手段,使偏移太多的载重力线回复到生理力线上,并使关节面应力得到合理分布。

上肢则要稳定关节,以便各关节发挥较好作用;此后再陆续重建动力性肩、肘、手部功能。而躯干是左右上、下肢稳定和功能的中轴,亦应一一矫治。

故在许多畸形同时存在的情况下,治疗是一个按"先上后下、由伸侧到屈侧"的顺序,以矫正载重力线等为首要目标,并付诸分期实施的系统工程。

(2)整体观念和整体设计:在众多畸形并存于一个病人下肢或上、下肢,甚至躯干也兼有几种畸形时,首先分析导致诸畸形的关键环节,找出其主要影响载重力线的畸形,然后制订矫正载重力线的

一期和二期手术计划。

髋部的结构异常,半脱位、屈髋挛缩、臀肌瘫痪等,是常见的一组畸形。矫治计划应当是髋松解、骨盆截骨改善头臼包容;这类病人的下肢短缩 3~4cm,在骨盆截骨时平均可撑开 3~4cm,兼有将短缩肢体延长的作用。而臀肌功能重建若不在同期实施,可作第二期矫治计划。

临床往往并有屈膝挛缩和马蹄足畸形。宜将这两种畸形与屈髋挛缩一并矫治,有利于患肢手术后功能训练。

这种手术设计,就是从病人整体利益着想,作为矫治设计的基本点,将载重力线异常,自上而下矫正。之后,再考虑其他种类畸形的矫正,如动力肌移位、肢体延长等治疗。若颠倒顺序矫治,会增加手术次数,并可能彼此抵消疗效。

为一种畸形进行矫正,在对手术方法作出选择时,若能考虑这一种手术实施后,可以兼获两种畸形的矫正,即认为这是首选手术方法。常见的压膝步态病人的矫治,除注意到股四头肌瘫痪之外,对人体站立功能肌群之一的臀大肌、小腿三头肌功能状况也应一并考虑。一般臀大肌肌力低于Ⅱ级时,小腿三头肌也可能受到累及,并发屈膝挛缩。因此,进行股四头肌功能重建时(腘绳肌前移替代),应想到臀大肌功能重建是否同期进行。而常用的矫正屈膝挛缩残余畸形的股骨髁上截骨术,就应当于股骨髁上截骨处用钢针交叉固定(分期手术时一般不需要内固定),再同期完成股四头肌替代术。如果分期实施,则使疗程延长,第二期手术的困难增多,影响疗效。故分期分阶段矫治,应从病人的整体利益考虑,使一次手术能矫正多种畸形,摒弃"择易先治"的传统概念。

强调整体设计不仅要遵循手术四原则,而且要注意矫正的顺序。

(3)双下肢畸形的处理:双下肢畸形多见,特别是严重受累后,常使病人和医生不知手术应从何处起始,何处是主要矫正目标。

①一侧下肢瘫痪,但可着地行走,另一侧下肢为高悬腿。较多高悬腿无矫治价值,应重点矫正可落地负重的一侧。部分有希望落地负重的高悬腿,留作最后处理。②双侧均系连枷腿。仅在纠正屈髋屈膝挛缩后,佩戴连腰支具,扶双腋杖行走。若有条件,可实施屈髋肌和臀肌功能重建。③一侧重一侧轻的双下肢中,视轻侧是否有载重力线异常,应当先于纠正,然后纠正重侧载重力线异常。第二步,对能获得较好疗效的一侧,行稳定关节和动力

性功能重建。

是否对重的一侧进行下肢延长,取决于这条患肢在延长后能否承重和步行。如能承重或部分承重,即使佩戴支具,延长下肢仍有价值,特别是需延长 4cm 以上时更是如此。短缩仅 4cm 以下,则可填高支具鞋底,或髂骨截骨延长。

5. 计划治疗 既然一个病人常需多次矫正,每次手术均由上述"四原则"支配其矫正顺序。在临床中,往往由于手术部位的复杂情况,总体上按照"四原则"的顺序,仔细分析该部位需要施行的所有手术,亦即在纠正力线异常时,常结合具体情况,同时实施稳定关节、肌力重建纠正畸形和肢体延长,使病人减少手术次数。力求一次手术纠正多种畸形,一个部位手术能矫正多项畸形和功能重建。例如屈髋松解术时,完成髂骨截骨延长,同时稳定髋关节、增加头臼覆盖,必要时行人工圆韧带悬吊及关节囊紧缩。有时臀大、中肌功能重建也于一期完成。二期解决屈膝挛缩和股四头肌功能重建。三期完成小腿延长和小腿、足部畸形纠正。严重的屈髋、屈膝畸形,常需将屈髋、屈膝同时纠正。但由于血管、神经在一次性伸直有过度牵张而肇致的危险,不得不于特别紧张的部位,采取术后楔形石膏或特种器械分阶段撑开矫正技术。

采用 Ilizarov 技术,牵开矫正屈髋、屈肘、屈膝、马蹄内外翻足畸形,必要时后期再行关节融合手术如三关节融合术等(图 104-6)。

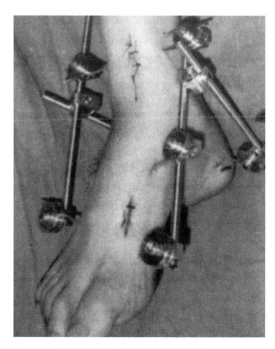

图 104-6 固定架下牵伸矫正

所以,必须依据每个病例的畸形状况,在整体设计、系统工程的基础上,制订出分期矫正的安排。

6. 手术的联合 本病的特点决定了矫治的复杂性和多样性。①多块、多群肌肉的瘫痪、不全瘫痪参差出现,以致影响肢体、躯干、关节功能与外观畸形的多样性与复杂性。②累及肢体的多节段、多肢体发病。③发病年龄不同,所致功能障碍各异。④年龄、部位不同,在矫正时应各有侧重,各有实际要求。例如 11~12 岁前,一般不宜做骨性手术,以软组织手术为重点;5 岁以前多数不做手术,采用手法预防畸形加重或用支具预防,仅对个别患儿做预防严重畸形的有限小手术。手术的具体适应证因畸形不同各有一定要求。

(1)本病手术治疗的特点

1)一个部位有多种畸形需要矫正,如小腿外旋、外翻,同时有屈膝挛缩,这是一种常见的畸形。先行膝松解术还是股骨髁上截骨术,应当根据屈膝的程度决定。当屈膝超过 30°,宜先行膝松解,或 Ilizarov 技术矫正后行肌移位;屈膝在 30° 以内,一次股骨髁上截骨术即可矫正,或行骨关节牵伸术。由于屈膝、小腿外翻、外旋畸形中,髂胫束挛缩是重要原因。故宜在股骨髁外侧手术同时,将髂胫束在膝上、外侧做斜行切断,至外侧筋膜隔一并切断。若还有二期、三期手术做腹肌移位术重建臀肌、股四头肌功能,准备用髂胫束作牵引腱时,则宜将髂胫束远端在膝下切断后翻向膝前缝到髌韧带上,以备二期应用。与此同时,根据病人情况、畸形特点和手术熟练程度,决定是否一次做胫骨、腓骨上端截骨,矫正膝外翻和小腿外旋畸形。因此,在同时施行上述手术时,膝关节是浮动的,截骨部应做简单内固定,如用交叉克氏针或角度钢板固定等,以保护周围血管神经,不致引起危险。

2)载重力线畸形矫正进行截骨的同时,动力性功能重建可能同期进行,特别在足部尤为常见。一般认为肌腱移位不宜与截骨术同时施行。而足踝部,由于移位肌的腱性部位低,骨性手术后最可能出现的粘连部位在足部,该部十分接近移位后新止点,即使粘连,对功能影响较小。

3)常采用肌腱移位手术重建功能,动力肌可能是功能相近的邻肌,也可能是拮抗肌。当二者都缺乏有效的肌力可资利用时,远隔部位的动力肌,如腹直肌(图 104-7)、腹外斜肌(图 104-8)可用来矫正屈髋和伸小腿功能;背阔肌(图 104-9)、髂腰肌、骶棘肌等,可用来重建臀肌功能等。

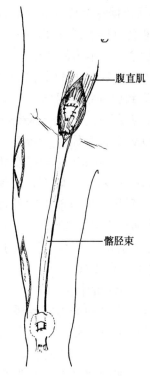

图 104-7　腹直肌 - 髂胫束移位
重建屈髋伸膝功能

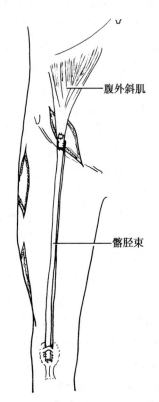

图 104-8　腹外斜肌 - 髂胫束移位
重建屈髋伸膝功能

4) 截骨术经常作为矫正载重力线不正的手段，用软组织矫正手术作为补充。

5) 一个部位多种畸形、一个肢体多种畸形均混同存在。因此，只要有助于功能康复，要求一次手术，

矫正多种畸形，常需施行二种乃至三种以上手术。

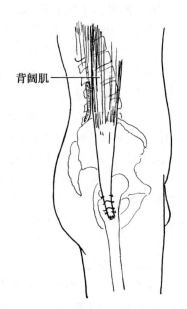

图 104-9　背阔肌移位重建臀肌功能

6) 常需多期手术矫正：由于多个部位或多肢体肌肉瘫痪和力线不正，考虑功能康复的组合关系，并非一次可以完成，而必须分部位分期多次手术矫正。

7) 一个部位的某种畸形，常有多种手术方法可供选择。术者应根据病人的实际状况即残余肌力与畸形等特点，选择最适合病人情况的手术方法，以争取较好疗效。

8) 术者必须具备良好的解剖学知识和生物力学意识，才能做好手术的整体设计，构成一套完整的治疗方案，并灵活运用于临床，而又不失矫形学原则。

(2) 手术联合：由于脊髓灰质炎后遗症的特点及其矫治的要求，既需遵循手术原则，又要灵活运用各种手术方法的合理搭配，一次矫正多种畸形。因此，一次手术应用多种手术方法。手术的联合应用，才能矫正多种畸形。

一般认为，同一平面伸侧手术与屈侧手术禁忌同时实施。

常用代表性的手术联合有以下几类：

1) 髋部伸侧：臀肌功能重建（臀大肌＋臀中肌）＋髋骨截骨延长术＋头臼稳定手术等。

2) 髋部屈侧：①髋屈曲松解＋髋骨截骨延长＋头臼稳定手术＋股骨转子部截骨术等；②髋松解＋股骨转子部截骨术等；③屈髋功能重建＋股四头肌功能重建；④髋屈曲松解＋臀中肌功能重建。⑤髋前部手术＋腹壁移位重建屈髋伸膝功能手术（图 104-10）。

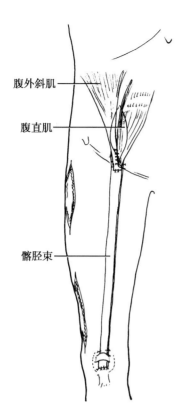

图 104-10　腹直肌、腹外斜肌联合移位
重建屈髋伸膝功能

3）膝部附近手术联合：①膝屈曲松解术＋髋屈曲松解术＋髋骨截骨延长术等；②膝屈曲松解术＋髋屈曲松解术＋跟腱延长术；③膝前骨块阻挡术＋膝后肌腱固定术；④股骨髁上截骨术＋胫腓骨上端截骨矫正小腿内、外翻或内、外旋等；⑤胫骨平台填高术＋膝后肌腱固定术。

4）小腿与足部的手术联合：①胫骨上端截骨术＋足部畸形静力或动力矫正术；②小腿延长术＋跟腱延长术＋足部畸形矫正术；③跟腱替代术＋高弓足矫正术；④踝关节融合术＋三关节融合术＋其他足部畸形矫正术；⑤足部其他多种畸形的联合手术矫正。

5）其他部位的手术联合：①Axer 手术＋髋前部手术等；②骨盆平衡手术＋髋前部手术；③股骨髁干骺部截骨延长术（或骨骺牵伸延长术）＋胫骨上干骺部截骨延长术（或骨骺牵伸术）等。

不宜联合施术的手术，往往是该种手术本身已较复杂，费时费力，出血多，技术难度高，不宜联合其他手术。常见的有以下几种：①肌肉瘫痪性（麻痹性）脊柱侧凸矫正术；②股骨一次延长术；③肌游离移植术等；④大关节屈、伸功能同时重建的手术，多数不宜过多联合手术；⑤远距离的手术，如髋以上的手术，最好不与足部手术过多联合实施；⑥左右两侧肢体是否联合施术，当以手术性质与创伤程度而定。

7. 动力肌联合移位形式　动力肌联合移位是增强肌力、提高疗效的重要手段，但以不影响原有功能为前提。常用方式有：①腹直肌＋腹外斜肌联合重建屈髋伸膝功能；②骶棘肌＋腹外斜肌联合重建臀肌功能；③骶棘肌＋背阔肌联合重建臀肌功能（图 104-11）；④髂腰肌后移（或外移）重建臀大肌（或臀中肌）功能（图 104-12）；⑤多种动力肌联合后移代跟腱手术；⑥多种形式腘绳肌的二肌前移重建股四头肌功能（图 104-13）；⑦多种形式的足部长肌的二肌联合移位代胫前肌功能（图 104-14）。

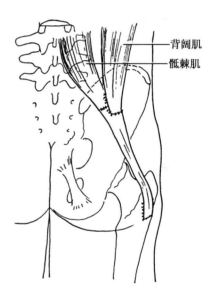

图 104-11　骶棘肌、背阔肌联合移位
重建臀肌功能

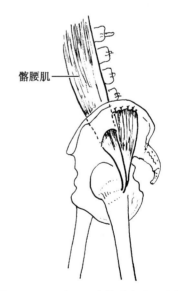

图 104-12　髂腰肌移位重建臀肌功能

8. 康复训练　康复训练实施于非手术治疗病人也实施于术前和术后。本文主要强调术后康复训练。

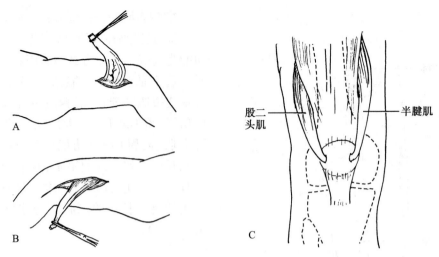

图 104-13　股二头肌、半腱肌前移重建股四头肌功能
A.游离股二头肌;B.游离半腱肌;C.前移缝固于髌骨孔

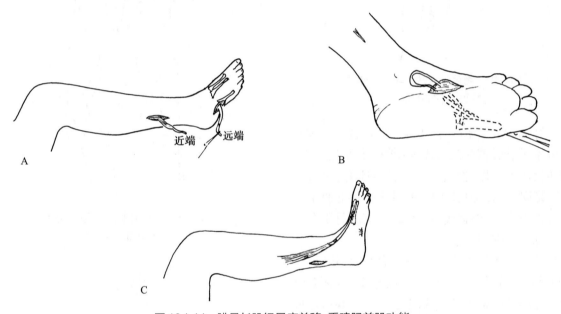

图 104-14　腓骨长肌经足底前移,重建胫前肌功能
A.切取腓骨长肌腱;B.腱远端由第 1、2 跖骨间引向背侧;C.腱远近端在足背侧缝合,固定患足于中主位

(1)手术前康复训练:术前康复训练的目标是为了使功能障碍部位重新获得代偿功能或肢体正常功能。对不准备手术的关节和肌肉,进行康复训练,主要是使肌肉不致因术后运动减少而萎缩,关节不会强直。对准备手术的关节和肌肉进行术前康复训练需注意:①要求动力肌有良好肌力,使肌肉更发达有力,减少术后功能训练的难度;②教会病人如何正确进行移位后动力肌的训练方法,以期更快地适应运用移位肌的代偿功能;③对关节进行适应性训练;④按肌移位或截骨矫形术后的方式进行石膏型内的适应性练习,减少肌肉、骨骼萎缩。

(2)手术后康复训练:术后带石膏型的康复训练应当在手术后第 2 天或第 3 天开始,对主要手术部位进行肌肉等长性、有限肌力范围的功能训练。对石膏型以外的关节、肌肉,进行适当体位下,如卧位、坐位或站立位训练,一般在拆除外固定后,均能获得良好的疗效。

外固定拆除后 3 周内的康复训练:外固定拆除后,移位的肌腱和截骨部愈合基本完成,但愈合还不甚坚,宜在有限范围内,不加阻抗地进行定量功能训练。经 3 周练习,学会怎样用力,怎样以移位肌为动力,重新获得替代肌的效应及运动方式,并与协同肌相协调,与拮抗肌有节奏地运用,以消除术后不协调运动。

代偿性康复训练:3 周后,宜在正常体位下,练习手握,下肢站、走、转弯等精细一些的运动,并指明其现有功能运动中的不足,以期改进其运动方式,达到或接近正常运动功能。

康复训练的关键是在术后 3 个月内,教会病人正确运用移位肌跨越的关节运动,积极进行功能活动、抗张训练和耐力训练等。

在每位病员出院前,应指导其术后康复训练步骤。例如,股四头肌替代术后,石膏固定期初 2 周做肌等长训练,后 3 周扶双杖学习迈步,间歇行抬平小腿。拆石膏后,坐床边练习伸、屈患膝,间扶单杖步行 1 周,后平地学步及蹲、站练习 2 周。

(毛宾尧)

第二节　脑　性　瘫　痪

脑性瘫痪系多种原因引起的上运动神经元病损所致的神经肌肉和脑功能障碍为主的综合病征。Little(1852 年)首先报道由分娩窒息引起和智力减退等临床特点,后称 Little 病。经多年研究,明确了脑性瘫痪可由产前、产时和出生后的诸多因素造成。Sherrard 按其特征将脑性瘫痪分为五种类型,为临床治疗提供了依据。本病发病率为 7/10 万。相当多病例于出生后第一年内死亡。

【病因】

Little 提出的病因包括早产、难产和胎儿缺氧,最重要的是脑缺氧;脑发育不良,或在产程中、出生后发生脑损害。

1. 产前因素　泰 - 萨克斯病(Tay-Sachs disease)的进行性遗传性异常;近亲婚配的子女智力缺陷;单卵性双胎可有相同的瘫痪分布,于出生后可呈相同的临床表现,有相同的大脑畸形;先天性脑积水或神经系统疾病,母亲在妊娠期受病毒感染、某些药物影响,胎儿的 Rh 因子阳性血与母亲的 Rh 阴性血相混等,都可以造成脑性瘫痪。实际上晚期妊娠胎儿缺氧致病者最为多见,造成缺氧的原因有前置胎盘和各种原因的产前出血、子痫前期的毒血症、巨大儿、母亲有心肺疾病等缺氧情况。

2. 产时异常和损伤　因产程过长、臀位分娩等难产和助产情况、胎儿颅内出血(硬膜下血肿)或产时创伤(产钳)、脐带绕颈、产时麻醉止痛剂应用后胎儿窒息等使缺氧时间较长,造成脑不可逆损害。

3. 产后缺氧和病损　胎儿娩出后的各种缺氧,如未成熟儿的肺不张、支气管梗阻、肺膨胀不良、肺透明膜症、肺水肿、宫内肺炎、胃内容物误吸等;此外,外伤、脑血管栓塞、大脑病毒或细菌感染、颅脑损伤等,都是造成产后或出生后罹患脑性瘫痪的原因。

4. 中毒性损害　晚期妊娠和分娩过程中,胎儿可遭受毒性物质伤害。如 Rh 因子反应妊娠期因母子血型不同导致的胎儿溶血会使体内积累过量的胆红素和胺;母亲尿毒症会使胎儿氮蓄积,母亲患感染性疾病,如肾盂肾炎、白喉、脑膜炎球菌菌血症等会使胎儿体内积累过量毒素。

5. 疾病　包括颅内血管栓塞、颅内脓肿、侧窦静脉栓塞、脑膜炎和病毒性脑膜炎等。颅内外伤和出血引起的脑性瘫痪多有锥体束病变,如缺氧造成的脑损害多有锥体外系的综合征。

【病理与分型】

早产儿或 25~35 周胎儿缺氧、损伤脑室周围组织或基底节,发生手足徐动或震颤;足月婴儿罹患多系大脑皮质损伤,出现痉挛性瘫痪。大脑皮质的损害主要是缺氧和发育异常所致,但大脑皮质的发育异常与大脑皮质损伤一样,表现为痉挛性瘫痪。大脑两半球皮质均受累,表现为四肢瘫痪。一侧半球皮质受累,表现为偏瘫。大脑皮质损害,若伴有基底节损害,主要表现为肌强直;大脑皮质损害若伴苍白球损害,表现为手足徐动;伴有小脑损害或异常,表现为共济失调和其他运动障碍。脑发育异常引起的脑性瘫痪,常有一个无症状阶段,并非像缺氧或其他严重因素所致的严重神经肌肉和脑功能障碍在罹患后即刻表现出来。

根据病理特点,结合大脑皮质、小脑、脑干对躯体运动神经调节的不同类型,分为皮质型、小脑型、脑干型、混合型等。

依据病理损害部位和临床表现分为:

1. 痉挛型(大脑皮质和锥体束病损)　约占 50%,在迅速被动活动患肢时,牵张反射亢进,牵拉患肢时呈肌抵抗的阻力状态,而后逐渐放松,但不能达到正常松弛水平;一般拮抗肌相对软弱。肢体高肌张力状态往往在众多陌生人围观或激动时加重，但在入睡后，往往四肢肌张力松弛到正常状态。患儿在 1 岁后尚不能自己走路，往往迟至 6~8 岁时才勉强行步，双下肢呈剪刀步态或强直步态；有些严重者不能独立行走。腱反射亢进，有髌、踝阵挛，病理征多阳性。

2. 手足徐动型（脑底部病损） 占 25%。表现为肌肉不随意运动和肌肉强直的不自主运动，尤以手足部不自主活动为明显。若想做自主运动，往往使不自主运动更加明显，随着入睡不自主运动消失或明显减轻。

3. 共济失调型（小脑病损为主） 约占 8%。司理平衡功能的小脑病损，肌感觉丧失，体位感觉与平衡能力缺失，步态蹒跚呈醉酒样两足分开，向前、后、左、右摇晃，伴眼球震颤，语言断续，反射消失或减退。

4. 肌强直型（脑底部病损为主） 约占 7%。不仅肢体肌肉瘫痪引起四肢活动困难，双下肢强直不能走路而长年卧床，严重者甚至连卧床后翻身都困难。对缓慢的被动运动多无阻抗，但被动活动整个肢体时，即出现该肢体肌强直；将肢体恢复原位时，则表现出肌强直性抵抗。若肢体持续有肌强直性抵抗，谓"铅管"强直；若间有瞬时间歇性松弛，谓"齿轮"强直。

5. 混合型（两个或多个部位病损） 约占 10%。因大脑皮质、脑底、小脑等两个或两个以上部位病损同时兼有，出现多种神经和肌肉瘫痪特点，临床以痉挛型和手足徐动型相混最多，还有痉挛型和肌强直型相混等混合类型。智力一般偏低。

【临床表现与诊断】

痉挛型脑瘫较易作出诊断，一般生后半年内即可作出诊断，而有些类型如手足徐动型则在几岁以后才显现，在较典型运动特点显示之前，早期多难作出正确诊断。病人的智力差别极大，不论何型，智力可表现为正常、基本正常、减低、差 4 种类型。智力低或差者，康复训练和治疗十分困难，是手术治疗的禁忌证。

新生儿期：根据新生儿有昏迷，颅内压升高体征（突眼、喷射呕吐等），脑神经麻痹，异常啼哭，对称的肢体畸形姿势，不自主异常运动，无对光、眨眼和吸吮等正常反射，无拥抱反射（Moro），倒悬握拳、跖屈和仰头不能控制等特点或病史时，应首先想到本病。

婴儿期：出生后 4 周，如颈部活动仍不能控制，吞咽或吸吮困难，无原因溢乳者；出生 3~4 个月患儿仍有持久颈肌紧张反射和 Moro 拥抱反射、持久握拳、双足长时间跖屈、紧张者，可初步确认本病。若出生 6 个月以后，手握方块，手指张开缓慢，握持伸屈不灵活者，应确定本病诊断。

正常婴儿在 6 周后做倒悬时，头仰起，俯卧时头抬起，下肢后伸。脑性瘫痪患儿膝反射亢进。快速外展下肢可诱发内收肌痉挛。2 岁以上病人奥本海姆征（Oppenheim sign）阳性有诊断价值。巴宾斯基征阳性在 2 岁以下儿童并无临床意义。

早产病儿呈痉挛性瘫痪；臀位产及其他难产病儿呈手足徐动型或痉挛型瘫痪；妊娠期高血压疾病、产伤可呈痉挛性偏瘫或四肢瘫；缺氧、Rh 因子和胆红素脑病、前置胎盘或胎盘早剥可呈手足徐动型；孕妇患风疹多引起新生儿痉挛性瘫痪或听力性失语；急产或剖宫产可呈痉挛性四肢瘫、共济失调或肢体僵硬等。一般认为震颤或僵硬是中枢神经系统广泛病变的结果。破坏性、感染性、血管性病变多出现单侧瘫或不对称瘫，发育性的脑性瘫痪则为对称性瘫痪。但两处或多发破坏性病变也能产生对称性瘫痪，不过其概率要低得多，并有瘫痪程度的差别。

涉及外科治疗者仅适用于痉挛型脑性瘫痪。

痉挛型的临床表现有偏瘫、双下肢瘫、四肢瘫或单肢瘫，有时伴有头颈肌、面肌痉挛而无法进食。新生儿有弛缓性瘫痪反射低下—反射出现—肌痉挛和腱反射亢进发展过程，以后渐进入痉挛性瘫痪和挛缩畸形。故早期易误诊为产瘫。

偏瘫侧的肩关节内收、内旋，肘关节屈曲，前臂旋前，腕和指屈曲，拇指内收。下肢呈髋内收、轻度屈曲内旋，膝关节屈曲挛缩，常用足趾站立。如足跟落地则呈足外翻。步态有足趾蹈地、足趾 - 足跟或足跖面接触地面三种畸形。一侧肢体运动较活跃时，表明对侧肢体瘫痪。运动发育迟缓，1/3 偏瘫患儿 18 个月始学会走路，2/3 于 2~3 岁以后才能走路。双下肢瘫时，4~8 岁可学会走路，少数终生不会走路。

常有形体感缺失（astereognosis）、两点辨别力丧失和无位置觉。

痉挛性偏瘫有癫痫发作者约占 40%，先天性偏瘫者占 29%，后天性偏瘫者多达 55%。伴有癫痫者常智力低下，多预后不良。智力与瘫痪的范围或与受累肢体多少相关，偏侧瘫痪越严重，智力受损越明显。智商（IQ）低于 70 分的占 41%，高于 85 分的只占 33%。

痉挛性四肢瘫于出生 4 个月以后逐渐显现。有弛缓性瘫痪—肌张力增高—强直痉挛的过程。有 1/3 病人不能站立或行走。

幼儿双下肢瘫痪,其上肢亦可能逐渐显示出痉挛性瘫痪。

应与 Werdnig-Hoffmann 病、先天性肌弛缓和新生儿的脊髓损伤等鉴别。

【治疗】

强调综合康复治疗,包括四肢功能康复,心理和文化教育等,提高其语言、视听觉、智力水平,尤其智商低于 70 分的病儿更不可轻视,应全面提高其社会劳动能力和生活能力。此外,对婴幼儿和少儿期病人的支具、矫形器的应用,不仅可以扩大早期施行矫形手术的范围,而且可获巩固疗效和防止畸形加重之利。随着人民生活水平的提高,非手术治疗的康复训练也逐渐趋于普及。

1. 康复训练　四肢和头颈的功能训练,应当与智力和语言训练一样不能忽视。每天对患儿进行被动、主动运动操练,使功能肌和拮抗肌、相关肌获得全长活动,在中枢神经系统中建立协调功能运动的信息网络。经过一定阶段的被动功能训练,代之以有督导的主动活动,在观察治疗中辅以体疗、理疗、针灸、抗痉挛药物巴氯芬(lioresal)等。

2. 矫形手术　适应证:①适于痉挛型,而对手足徐动、共济失调等类型尚缺乏有效矫正方法;②智商在 70 分以上,术后能配合康复治疗;③年龄在 3 岁以上,以减少畸形加重和骨关节畸形发育,有助于患儿早期走路锻炼;④不遗尿,无流涎及无手足徐动;⑤对抗肌测定,其肌张力正常者效果较好,若过强则易引起相反畸形、关节不稳或肌力失衡。

矫形手术的目标是矫正和预防畸形,改善功能。痉挛型脑性瘫痪的矫形手术有三类:①肌腱手术,行肌腱延长或切断,肌移位重建或平衡肌力。②骨与关节手术,行关节融合、截骨术。关节融合矫正关节畸形,仅适用于成人和大龄患儿。③周围神经或脊神经后根选择性切断,以稳定肌腱切断、延长术的疗效,或解除肌紧张和强直状态。但不论采用何类手术,须依病情,采用上述一、二类或三种类型兼有的手术。对患儿单纯采用石膏矫正多不能长期耐受,也不随固定时间延长而增加疗效。一般为了防止加重畸形,支具应用可多持续一段时间。

(1)足踝部畸形手术:马蹄畸形最多见,常采用跟腱延长术;对严重马蹄畸形,可同时采用腓肠肌神经支切断术。马蹄内翻足系合并胫骨后肌和胫骨前肌挛缩,宜行跟腱延长同时延长胫骨后肌腱和胫骨前肌腱;伴有骨性畸形者,加行三关节融合术;伴有足外翻畸形时,行腓骨长、短肌腱延长术。

(2)膝关节畸形手术:屈膝挛缩最多见,屈膝在 30° 以内时,行股骨髁上截骨术一次矫正;屈膝超过 30° 时,行腘绳肌松解同时行股骨髁上截骨术。但应注意腘血管和坐骨神经短缩可能引起的过度牵张并发症。故有学者先行膝后松解,术后练习主被动伸膝,二期行股骨髁上截骨术。或松解后将股二头肌、半腱肌、半膜肌于止点部切断,分别上移至股骨内、外髁后方(Eggers 膝关节畸形矫形手术)(图 104-15)的骨膜下或筋膜上。对长期屈膝位股四头肌软弱者,应将腘绳肌前移替代股四头肌功能。

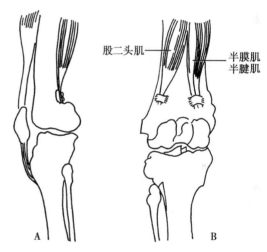

图 104-15　Eggers 术
移腘绳肌(股二头肌、半腱肌、半膜肌)于股骨髁后方

腘绳肌痉挛过强时,不仅出现屈膝挛缩,还会发生骨盆旋转步态,即下肢向前迈步困难,膝伸直不能坐下,先屈膝才能坐下。应于坐骨结节处松解腘绳肌,术中达到膝伸直 0° 位和屈髋 30° 位后石膏固定 4~5 周,然后反复练习屈膝屈髋运动,至屈髋、屈膝各 90° 满意为止。

(3)髋部畸形手术:髋内收内旋(剪刀步态)最常见,此外可有屈髋挛缩、髋关节脱位等畸形。

髋内收内旋畸形,适于行内收肌起点切断术,或同时切断闭孔神经前支,切断前应找到并保护闭孔神经后支,以免误切后造成髋外展畸形。2 岁以下患儿可行单纯内收肌切断。术后用 A 字形髋外展石膏固定 3~4 周。

屈髋挛缩主要涉及髂腰肌和股直肌的痉挛及挛缩。要区别两肌中以何肌痉挛与挛缩为主,可行如下检查:侧卧位,屈曲膝关节时,屈髋畸形加重,表明以股直肌挛缩为主;屈曲膝关节对屈髋畸形无明显影响时,则以髂腰肌挛缩为主。但屈髋的其他辅肌如阔筋膜张肌、缝匠肌、耻骨肌、内收肌和股薄肌也可以加重屈髋畸形,屈髋常超过45°,甚至髋关节囊也有挛缩。患髋屈曲挛缩多伴有髋内收畸形,行走时呈屈髋剪刀步态。

手术宜施髋松解术,切断髋前筋膜、阔筋膜张肌,延长髂腰肌、股直肌、缝匠肌,甚至切开髋关节前关节囊。对严重屈髋挛缩(60°以上)者,同时行转子间或转子下截骨矫正。但须密切注意髋前血管神经,以免过度牵张造成意外,必要时分二期施术。有学者采取截骨短缩股骨1~2cm以缓解髋前血管神经的紧张。

当以腘绳肌和内收肌痉挛和挛缩为主时,导致髋内旋畸形;股骨头颈前倾角过大也可以引起或加重髋内旋畸形。股骨头颈前倾角超过45°时,宜将半腱肌或半膜肌外移,同时行转子下截骨矫正股骨头颈前倾角过大,用钢板螺丝钉固定。

内收肌、屈髋肌痉挛与挛缩可造成髋臼发育障碍,即髋臼过浅、半脱位甚至完全脱位。宜先行内收肌切断和延长腘绳肌。经 Smith-Petersen 切口,剥离屈髋肌,包括臀大肌前部、股薄肌、阔筋膜张肌、股直肌等均予剥离或延长。若髂腰肌挛缩,应于小转子肌止点处做剥离,使伸髋和外展没有障碍,再行髋臼窝加深成形后复位。术后石膏固定3~4周后,改皮肤牵引4周,练习髋关节功能2周后下床扶拐行走。

(4)上肢畸形矫正:手指屈曲和拇指内收屈曲、前臂旋前、屈肘挛缩、肩内收内旋等畸形多见。有屈腕挛缩即使手指功能良好也难以发挥,故腕关节融合术较常采用。

肱二头肌和肱肌痉挛与挛缩多为肱三头肌软弱所致。有时起于肱骨内侧髁的前臂屈肌群挛缩,可加重屈肘畸形。多采用肱二头肌腱延长术,必要时加施肱肌止点切断和前臂屈肌群剥离松解术。术后石膏固定肘关节于0°位。

前臂旋前畸形系前臂旋前肌和尺侧腕屈肌痉挛所致,应行上述肌止点的切断,若伴有屈腕挛缩,再将此肌肉移向前臂背侧,缝于桡侧腕长伸肌腱上(Green 手术),起动力肌作用。当伴有手指与拇指屈曲挛缩时,宜将上述切断的尺侧腕屈肌缝到指伸总肌腱上,不仅可以矫正前臂旋前畸形,同时矫正第2~5指伸指障碍。

拇指内收畸形,将桡侧腕屈肌或掌长肌移至拇指的桡背侧,与拇展短肌、拇伸长肌缝合,使拇指处于伸直、外展及对指半握球位,以重建拇指对掌、对指功能。虎口开大不足时,应切断拇收肌,或做第一、二掌骨间植骨术。若肌移位术不足以矫正伴有的屈腕肌痉挛,宜同时完成腕关节融合,这对重建手部功能十分有益。但不可过分牵紧上述动力肌,以免构成过伸挛缩。

若婴、幼儿拇内收畸形,应先行被动牵拉,至2~3岁时佩戴对抗性支具,不能完全纠正时,5岁后行拇指内收肌切断术。

少数脑性瘫痪病人腕屈曲挛缩,指伸、屈肌腱都十分软弱,甚至五指都呈连枷关节,腕关节融合和伸屈指功能重建,除改善外观外,没有实际意义。

鹅颈畸形系手内肌痉挛使指伸肌腱中央束牵拉过紧,引起近侧指间关节过伸,远侧指间关节屈曲所致。治疗时先将尺侧腕屈肌切断,移向桡背侧,与桡侧腕长伸肌腱相缝合,以加强伸腕肌力;然后缝合固定近侧指间关节背侧的指伸肌腱的中央束于屈指位,畸形即可解除。

(5)脊神经后根选择性切断术:适用于痉挛型或强直型大脑性瘫痪。自20世纪70年代后期 Fasano 首先采用电刺激法选择性脊神经后根切断术,以解除肢体痉挛成功后,相继在加拿大、美国应用。主要原理是选择性地切断30%~70%控制肌肉张力的脊神经后根中的Ⅰa纤维,借以平衡脊髓前角细胞的抑制,获得肌张力减低,重新平衡肌力。腰段(L_2~S_1)手术适用于一侧或两侧下肢痉挛型瘫痪,颈段(C_5~T_1)手术适用于一侧上肢痉挛型脑性瘫痪。腰段手术要点是:全麻下斜行切断L_{1-5}椎板,并向上翻起,切开硬脊膜,分离L_{2-5}脊神经后根,用等强弱直流电刺激各后根神经纤维,将低阈值强反应的纤维找出,按一定的比例一一切断,缝合硬脊膜后,再将向上翻转的椎板后移0.5cm回植,缝合固定(图104-16)。术后石膏围腰固定3个月,训练下肢功能。对已有严重挛缩或伴有骨性畸形者,应同期或二期松解挛缩和矫正骨性畸形。对低智力、低肌张力或年龄幼小者不宜施行本手术。

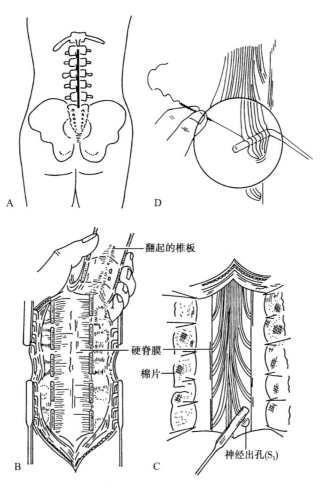

图 104-16　高选择性脊神经后根切断术

A. 切口；B. 翻起椎板；C. 切开硬脊膜，显露脊神经根；

D. 放大镜下电刺激脊神经后根纤维

（毛宾尧）

第一百〇五章
无菌性骨坏死

骨坏死是指骨组织失去血供或因血液循环障碍而发生的骨系统的细胞死亡和骨组织结构的破坏，也称缺血性骨坏死。骨坏死的病因极为复杂，由于对感染所致骨坏死认识较早，故将非感染性骨坏死统称为无菌性骨坏死。本病好发于骨骺、关节端及短、小骨，其病程较长，治疗困难。如不能有效地预防和控制其病理过程的进展，终将引起关节功能的严重损害。

第一节　概　　述

【病因与机制】

引起无菌性骨坏死的病因很多，除创伤是已知的特异性原因外，非创伤病人的病因尚不明确，这类病人少有单一因素致病，以机械性和生物性综合因素致病可能性大。创伤如电击伤、烧伤、冻伤及放射性损伤所致骨坏死是多种组织坏死中的一部分，其发病部位无特异性，易于诊断，机制明确，故本章从略。过去文献中记述骨坏死病因方式较多，但无论何种原因所致无菌性骨坏死，均是血供中断的结果，故局部的血管数量和供血方式与是否发生骨坏死关系极大，这也是临床所见无菌性骨坏死易发生在某些特定部位的原因。有关血管局部解剖情况将在不同的骨坏死性疾病中分别介绍。本章将病因与发病机制相结合，以血供中断为线索进行叙述，以便于理解和记忆。

1. **外伤性骨滋养血管断裂**　暴力所致股骨颈骨折、距骨颈骨折合并距骨体脱位、腕舟骨腰部近侧骨折、肱骨外科颈骨折伴肱骨头脱位、股骨头骨折脱位及月骨完全性脱位等，均可使骨端髓内、外营养血管撕裂。由于这些部位血供有其特殊性，易继发无菌性骨坏死。

2. **骨滋养血管栓塞**　减压病时骨髓小血管气栓形成；镰状细胞贫血时，红细胞变形，并失去正常的韧性和变形性，不能通过骨内毛细血管和骨髓静脉窦而形成血栓；高脂血症、脂肪肝、慢性胰腺病变、痛风、大量使用激素和酒精中毒、糖尿病等均可引起骨内小血管的炎症和脂肪栓塞。此外，许多疾病（包括上述各种疾病，以及家族性易栓症等）均可激活血管内凝血，引起骨内血管栓塞和骨坏死。

3. **骨滋养血管因外源性压迫而闭塞**　髓内压的上升将使髓内毛细血管受压而血流减少或中断。髓内压增高的原因很多，如多数可使髓内血管形成脂肪栓塞的疾病，也可使髓内脂肪含量增加，从而增高髓内压。戈谢病时，髓腔内有大量的戈谢细胞聚集，并形成团块，增加髓内压；某些慢性炎症或静脉栓塞使骨髓内静脉压增加，髓内压力也将随之上升。此外，一些容易受到累积应力伤害的关节（如腕、髋），早期的滑膜炎症可使关节腔内压力上升，压迫来自关节囊、骨间韧带内的滋养血管，而关节软骨面的直接受压也可使软骨下骨内压增高。血友病时关节内或骨内反复出血，同样使关节内及髓内压力增高而出现血供障碍。多种原因所致骨质疏松时，骨小梁易断裂，骨端骨松质塌陷而压迫髓内小血管。

从骨滋养血管栓塞、骨滋养血管因外源性压迫而闭塞两点可看出,不少疾病所致无菌性骨坏死并非一种发病机制所致,起动因素是什么更不清楚。

【病理】

无菌性骨坏死最早期病理变化发生在骨髓,在缺血后次日就可发生骨髓坏死,形成大量泡沫细胞;红骨髓呈颗粒状坏死,造血细胞消失。继之骨小梁表面成骨细胞消失,骨陷窝空虚,骨细胞消失,而骨支架仍保持。一般认为这一阶段大约发生在缺血10天左右。但有人对骨细胞的功能进行检测,大约在缺血后2小时其已失去合成核糖核酸的能力,提示骨细胞已死亡。在坏死骨周围尚有血供的部位,随骨坏死的发生即有毛细血管开始增生并长入坏死区;随之而来的单核巨细胞对坏死组织进行清除,成纤维细胞增生,纤维组织替代坏死腔隙。继之就是新骨形成的"爬行替代"现象。如缺血不严重或有足够量的新生血管能代偿原来的血供,则病灶通过一定时间而得到骨重建;相反则新的坏死不断发生,或原始骨坏死面积甚大,病人又未正确制动,则坏死区因载荷过大,骨小梁出现断裂、塌陷,产生变形。如为关节部,坏死首先发生在软骨下骨松质,形成砂粒状死骨,逐渐使关节软骨与之分离、软骨变性。有时发生变性软骨的部分或大片剥脱,进入关节腔形成游离体,造成对应关节软骨面的损害。在负重情况下,坏死的软骨下骨质塌陷,关节端变形,进一步损害关节正常结构,最终发生骨关节病。

无菌性骨坏死的修复,由于病因不同其过程略有不同。暴力所致骨折,如早期处理恰当,修复后达到正常水平机会较大;而激素性骨坏死,则因激素抑制糖蛋白、胶原合成的副作用较长期存在而修复困难。又如戈谢病、镰状细胞贫血等所致骨坏死,因原发疾病治疗困难,即使某处骨坏死得到暂时修复,再次发病机会仍然存在。

【影像学诊断】

无菌性骨坏死的确诊仍以组织学检查为准。临床物理学检查和生化检查对本病常无特异性结果,而骨组织活检术绝非首选方法,故影像学诊断对本病的检查就显得特别重要。

1. X线片　是一种简单、有效的常规检查方法,具有较高的准确性和特异性。其最大缺点是骨缺血坏死数月后才能在X线片上准确显示,故不是一种早期诊断方法。由于骨坏死的病理过程在X线片上有相应表现,对本病分型及治疗效果评价甚有意义,故仍是目前最重要的检查方法。无菌性骨坏死在X线片上的具体表现及分期将在股骨头骨骺无菌性坏死中介绍。

2. CT　CT检查由于无重叠影像,可更清楚地显示病变的形态、部位以及与周围组织的关系。但由于图像小、空间分辨力差,对显示骨皮质微小破坏及病变的全貌不如X线片好。对缺血性骨坏死的诊断,CT仅作为X线片的配合手段。

3. MRI　近年来研究证实,MRI是早期诊断缺血性骨坏死的最佳方法,其敏感性为88%~100%,特异性为98%~100%。骨坏死发病后1周,即可在MRI显示出骨髓的损害。T_1加权图像上的低密度区是骨骺坏死的特征性表现,而在低密度区内或其近侧出现类似皮下脂肪的信号增强区(脂肪增强征)是其他骨关节疾病中所罕见的,故具鉴别意义。MRI除用于早期诊断缺血性骨坏死外,还可对有高危因素的人群进行筛选。对常规轴位 T_1W、T_2W 像无异常的高危人群,还可加用短 T_1 反转恢复序列(ST_1R)进行扫查,或可发现病灶。

4. 核素骨显像　动态骨显像可早期了解骨血流情况及骨坏死、修复程度、范围,在病后数小时或数日即可显示出阳性结果,是一种公认的早期诊断方法。骨显像时,早期骨坏死为骨内浓聚区内的低浓聚影像(炸面圈征),在后期由于骨修复过程的出现,均表现为异常高浓聚。三维骨显像(ECT)减少了病变与正常组织的重叠,从而增强了显像的对比度,易于测定病变的部位及大小。

5. B超　超声不能通过皮质骨成像,故在骨科应用范围受限。但对关节暂时性滑膜炎独具诊断意义,可发现水肿、增厚的滑膜及关节内积液情况,因而对判断关节内压是否增加有定性意义。由于B超重复性强,对人体无明显损害,作为早期关节骨端骨坏死的严密观察、随访有参考价值。此外,由于软骨可在声像图上以较强回声显示,故也是了解发育性髋脱位的一种较X线更有意义的方法,而发育性髋脱位又是儿童股骨头坏死原因之一。至于B超对全身多处骨骺缺血性坏死病变有无诊断价值,目前尚未见确切文献报道。

(安　洪)

第二节 无菌性骨骺坏死

本病过去称骨软骨炎或骨软骨病。因其含义不太准确，郭巨灵提出以无菌性骨骺坏死命名为宜，作者认为该名称能包含这类疾病的病因、部位和病理，故予以沿用。无菌性骨骺坏死是比较常见的青少年疾病，本节就其相对多见者予以叙述。

一、股骨头骨骺骨软骨病

本症又名 Legg-Calvé-Perthes 病、扁平髋（coxa-plana）等。多发生在 3~10 岁儿童，男性多见，单侧发病占 80%~90%。

【病因】

病因较多，如反复轻微外伤、病毒感染、骨内和关节内压增高使骨内静脉回流障碍、继发动脉供血不良、内分泌异常及遗传因素等。从股骨头血供变化看，4~7 岁时股骨头骨骺的骨化中心和骺板均已成熟，此时血供最少，而这一年龄段的儿童正是第一个活动量剧增阶段，骨端负荷明显增加，外伤机会也多。结合临床资料，这一年龄段是本病发病高峰，故解剖因素和外伤是令人信服的重要病因。

【病理】

可分为四期：

1. 缺血期 从缺血后骨髓坏死到骨坏死，使骨化中心和骺板生长发生紊乱。而关节软骨有来自滑液的营养而继续存活，此期可延续几个月至年余。

2. 血供重建期 新生血管从周围组织长入病变的骨化中心而发生爬行替代作用。如该期未能制动，新的载荷再次损伤骨的修复，使新生骨吸收为纤维组织代替，股骨头承受外力能力极差，容易发生股骨头塌陷等畸形。因此该期为治疗的关键时期。此期可延续 1~4 年。

3. 愈合期 此期骨的吸收过程停止，新骨不断形成，直至纤维组织完全被骨组织所代替。此期中，股骨头、颈可因受压而发生头变扁、颈变粗短，畸形可继续发展。

4. 畸形残存期 已产生的股骨头、颈畸形不再变化，使关节端对合出现异常而在成年后很快发生骨关节病。

【临床表现】

早期仅髋部胀痛，逐渐加重，可向膝部放射。活动时疼痛加重，休息可缓解。此时跌跤机会增加，也成为加重病理损害的不利因素。检查时以髋关节外展、内旋受限明显，内收肌痉挛，4 字试验阳性。症状重者可有疼痛性跛行。晚期由于股骨头、颈畸形，则发生短肢性跛行和重度关节疼痛及功能障碍。

【影像学诊断】

1. B 超 早期可发现关节滑膜增厚及关节积液，但并不能由此而作出诊断。如考虑到年龄因素，可利用 B 超随访，具有一定参考价值。

2. 核素骨显像 在缺血期，血流相见放射性浓聚稍低于健侧，峰时略延迟。当骨坏死已产生，在静态相中可见区域性放射性减低，较有特异性，其范围大小与骨骺受累的范围及最后结果有关。在修复期放射性逐渐增加，但在修复后期，骨显像的可靠性反而降低。用计算机将患、健侧股骨头放射性进行对比定量分析，如比值低于 0.6 则应认为是异常，其可靠性高于 90%。

3. X 线片 与病理变化相对应，亦分为四期。

Ⅰ期：仅见髋关节周围软组织肿胀，关节间隙增宽。继之在股骨头前方出现局限性骨质疏松。这一表现多在病后第 4 周始出现。

Ⅱ期：股骨头骨骺发育障碍，较健侧小且密度较高。有小死骨形成。干骺端前半侧边缘不规则，有软骨下骨折征。股骨颈开始增宽和变短。

Ⅲ期：股骨头骨骺碎裂，病变延及后方，有较大死骨形成。碎裂的骨骺之间出现囊性病灶。头后半部也发生软骨下骨折。随访出现股骨头塌陷，干骺端亦增宽。髋关节可能发生半脱位。

Ⅳ期：股骨头密度已近正常，但变得扁平、增大，颈粗短如蘑菇状；颈干角变小而形成髋内翻。仅少数早期诊断而得到合理治疗者，股骨头仍可保持球形，无骨关节炎表现。

股骨头无菌性坏死的 X 线表现中，若发现股骨头均匀一致性密度增高，则是全部坏死的肯定征象；局限性骨质疏松、囊性变，则是局限性坏死的征象；而骨内不均匀硬化征并不代表坏死区，而是新生骨区，只是间接地反映附近有小片死骨的存在。

如 X 线片上出现：①骺外侧骨质疏松，并出现 V 形骨缺损（Gage 征）；②骨骺外侧钙化；③股骨头向外侧半脱位；④干骺端弥漫性损害；⑤骺板呈水平状；⑥股骨头塌陷超过 20%。这些均是危险征象，且提示预后不良。

【诊断要点】

对于就诊较晚者，从髋痛、髋活动受限及 X 线片多能作出正确诊断。而对仅有髋痛的早期患儿，X 线片为阴性，无外伤史和结核中毒症状时，对有条件者应做核素骨显像或 MRI 检查。如无条件应予以密切随访观察，并同时限制负重活动。一个严谨的医师，无更好检查手段时，常能从认真负责的随访中发现有利于确立诊断的资料。

【治疗】

治疗原则是在缺血期减少重复损伤，降低关节内或骨髓内过高的压力，如滑膜切除术、髓芯钻孔术、关节周围软组织松解术。在血供重建期，应设法加强股骨头颈的支撑强度和增加血供，如血管束植入术、带血管蒂肌骨瓣植入术等。采用介入治疗方法，将溶栓药和扩血管药，经导管从旋股内、外侧血管或髂内动脉壁支注入，以改善股骨头血供，取得较好效果。这两期中均需对患髋予以制动、减少负重，尽可能减少股骨头、颈因负荷而产生的变形。在愈合中主要是纠正已产生的关节畸形，维持合理的负重力线，如内翻旋转截骨术、骨盆或髋骨截骨术等。在成年后畸形残存期，因骨关节病已不可避免，故关节融合术或人工关节置换术是具有肯定效果的方法。

此外，在缺血早期，用卧床牵引或外展内旋支架，辅以活血化瘀的中药（丹参、红花、川芎等）、扩张微血管药物（东莨菪碱，硝苯地平等）及高压氧进行非手术治疗，也有成功的报道。

二、胫骨粗隆骨软骨病

本病又称 Osgood-Schlatter 病。胫骨结节骨骺出现在 11~18 岁之间，是髌韧带的止点。股四头肌较长期用力收缩，可使该骨骺受到累积性损伤，骨骺缺血而坏死。偶有一次暴力使胫骨结节骨骺撕脱骨折，因处理不当而继发骨骺坏死。胫骨结节的解剖基础决定了本病均发生在 18 岁之前，以 10~15 岁好动男孩多见，特别是喜好跑、跳及足球运动的中小学生。多单侧发病，常用力的一侧较多发。

【临床表现与诊断】

患儿常有近期参加剧烈运动史。首先发生胫骨结节处疼痛，活动时加重，休息可缓解。继之胫骨结节较健侧隆起，有明显触痛，皮肤无炎症表现。检查见胫骨结节增大、压痛，股四头肌拮抗试验疼痛加重。X 线片显示胫骨结节不规则、密度增高或碎裂。本病仅根据年龄、性别、病史及体检已能作出初步诊断，X 线检查仅能证实此病及了解坏死程度。

【治疗】

在 16 岁左右胫骨结节骨化中心即与胫骨上端骨化中心融合，18 岁以后两者骨化成一完整骨体，故本病在 18 岁以后将自行痊愈。在此年龄以内，症状明显时，轻者只要停止跑跳，即可不影响日常生活及学习；重者可予以膝关节制动 1~2 个月亦可恢复。局部理疗、外敷药物有助于减轻症状、改善循环。局部注射肾上腺皮质激素对本病似无必要，因药物无法注入软骨内；硬性穿刺有增加损伤可能。作者也见到药物注射到胫骨结节皮下及皮内，而继发皮肤坏死，使胫骨结节骨骺外露、感染坏死者。文献报道对骨骺坏死碎裂、症状严重持续者行手术治疗。作者认为，除个别极有培养前途的尖子运动员，需要在较短时期内恢复运动训练外，一般人行非手术治疗均能达满意效果。本病痊愈后，已隆起骨化的胫骨结节常不会变小，但不影响膝关节功能。

三、胫骨内髁骨骺无菌性坏死

本病又名胫骨内翻、胫骨畸形性骨软骨病、Blount 病。常发生在婴幼儿及儿童时期，病因尚不清楚。发生在婴幼儿期者多为双侧，发生在儿童时期者多为单侧。

本病隐蔽，绝大多数无任何症状，病程长且缓慢，一旦发觉，已有不同程度的膝内翻畸形。检查时仅见胫骨上端内翻所致 O 形腿或 D 形腿（单侧病变），腓骨头相对向外侧突出。严重畸形者尚可见膝反张及外翻足。由于婴幼儿小腿肥胖，又为一定生理性内翻所掩盖，一旦疑有本病时畸形已较肯定，故少有早期诊断及早期影像学的报道。通常 X 线片上可见胫骨内髁增大、畸形并向内、下、后方倾斜延伸，呈鸟嘴状。该部下方骨质因坏死而致密且不规则。胫骨干上端内翻，且内侧骨皮质较外侧明显增厚。以上均是病理上Ⅲ~Ⅳ期的 X 线表现。

5 岁以前可试行支架、夹板治疗，以减轻畸形程度。5 岁以后，畸形严重者可行胫骨上端截骨矫形术，其疗效良好。对畸形较轻、无后期膝关节继发病变、功能正常、外观尚可者无须特别治疗。

四、跖骨头骨骺无菌性坏死

又称 Freiberg 病，是跖骨头二次骨化中心的缺血性坏死。在骨骺的无菌性坏死中较为多见，仅次于股骨头和胫骨粗隆骨软骨病。女性多见，发病年龄在 10~18 岁之间，左、右侧发病率相似，双侧发病约占 10%。

从解剖学看第二、三跖骨处于足横弓的顶部，负重时其骨间韧带受力较大，可影响其血供；而第二跖骨头又比其他跖骨长，受压较大，在累积力的作用下容易发生缺血性坏死。

病人常有活动较多或足部外伤史。行走时前足负重过程中出现跖趾关节痛，以第二跖趾关节明显；严重时可出现间歇性跛行。检查仅有第二、三跖骨颈固定压痛，软组织无炎症体征。少数病人同时存在平底足。X 线片早期显示跖骨头密度均匀增高，随病情发展而出现跖骨头变扁，密度不均匀，小囊状骨吸收及跖骨头关节面塌陷呈喇叭口状，其内有小块碎裂死骨，最后发生骨关节病改变。

本病早期以减少负重行走为主，有平底足者穿矫形鞋垫，以减轻跖骨头颈的压力。局部理疗、药物熏洗有助于改善循环，减轻疼痛。利用下肢支具可达到既让病人行走，又减少足部负重的目的。本病在行以上处理后，一般可在 2~3 年内恢复。对后期出现骨关节病者，行跖趾关节成形术、关节外楔形截骨术是一种简单有效的方法。对这类病人做人工假体置换术弊大于利。

五、跟骨结节骨骺无菌性坏死

又称 Sever 病。由于跟骨后方二次骨化中心出现在 6~16 岁之间，此处又是跟腱的止点和跖腱膜的起点，容易受到累积牵拉伤，故本病常见于 7~10 岁的男孩。本病多为双侧性。

患儿常有近期参加剧烈活动史，述足跟痛，行走、跑、跳时加重，以致出现跛行。检查可见跟后部略肿，跟后下缘压痛，重者小腿三头肌有肌痉挛及压痛。X 线片显示跟骨结节后下方骨骺略小，密度增高，外形不规则或有碎裂。但某些小儿跟骨结节骨骺可因多点化骨而呈分裂状，且密度也偏高，此时与病变骨骺形态难以区别。两者鉴别方法有：①无菌性坏死者一定有疼痛和压痛，多点化骨之骨骺则无临床症状；②核素骨显像时，无菌性坏死者显示异常浓聚，而后者则与正常骨骺浓聚水平一致。

本病症状明显时应减少活动，穿斜底旅游鞋以将重心前移，减少跟部承重力。症状剧烈者可采用短期休息、局部理疗、热敷等治疗。本病治疗较易，病愈后无后遗畸形。

（安　洪）

第三节　月骨无菌性坏死

本病又称 Kienböck 病，是上肢最多见的一种缺血性骨坏死症。从发生学看月骨只有一次骨化中心，大约出现在 3~5 岁，以后逐渐骨化形成月骨。病人多为 20~30 岁青年，故不属于骨骺坏死之列。

【病因】

从解剖学上看，月骨有大量软骨面，其血供主要来自掌腕前侧韧带及骨间韧带。月骨活动度较大，腕背伸时上述韧带紧张，易压迫其内的血管。其次，如桡骨关节面较浅，则月骨与其接触面变小，就会使其压应力增大，从而使髓内压增加，以致髓内血液循环障碍。在上述解剖基础上，一次暴力所致月骨脱位，相关韧带完全断裂，使月骨血供丧失而坏死；长期、反复腕部过度活动，特别是使压应力增加的振动，不但增大月骨髓内压，还可因韧带变性，其内血管受压而出现慢性缺血坏死。关于尺骨下端形态变异致月骨应力增加而发生循环障碍的说法目前尚无定论。

【临床表现】

1. 病人多为青年男性，有相关职业史，如风镐工、电钻工、木工、石工等，如为女性则多为纺织工和杂技、体操运动员。利手多见。

2. 初时多感腕部酸痛、乏力，渐渐腕部活动受限，不能用力持物而影响工作。症状可在休息、对症治疗后缓解，不久又将重复出现。体检发现患腕略肿，且局限在腕背正中。相当于月骨位置有固定压痛。腕部活动受限，以背伸明显。

3. 早期 X 线片显示骨质无异常，或可见骨质疏松、软组织肿胀。但此时核素骨显像已有明显异常放射性浓聚。晚期 X 线片上显示月骨密度增高、不均匀、囊状骨吸收或压缩变形，而周围腕骨及桡骨关节端也有骨质疏松。

【鉴别诊断】

本病早期临床上难以和腕关节结核鉴别，较

为可靠的方法是在腕部制动情况下严密观察，为稳妥起见，也可同时抗结核治疗。若出现骨质破坏或软骨破坏，关节间隙狭窄时则结核可能性大；如仅见骨密度增加，压缩变形，则无菌性坏死可能性大。晚期月骨无菌性坏死，X线片上有特征性表现，结合病史不难与其他疾病鉴别。

【治疗】

早期应用支架或石膏托制动腕关节。中期病人一旦诊断明确，可辅以滑膜切除及钻孔减压术，或带血管蒂骨移植术。晚期病例，月骨坏死变形，可予以摘除，所留空隙用筋膜球、腱球填入。人工月骨假体植入后问题较多，要慎用。近排腕骨切除可消除症状，维持腕关节功能，但稳定性不佳。如上述治疗无效，桡腕关节融合术不失为一种简单而有效的治疗方法。

（安 洪）

第四节　肾上腺皮质激素性骨坏死

临床一些慢性疾病（结缔组织病、皮肤病、内分泌疾病、血液病、过敏性疾病等）、脏器移植后免疫抑制治疗等，均需较长期、大剂量使用肾上腺皮质激素。由此而出现的一个重要并发症就是骨无菌性坏死。本病最常见于股骨头，其次是股骨髁、距骨及肱骨头。可单发，也可多发。由于关节功能严重损害，而皮质激素又难以完全停用，故在治疗上存在较大矛盾，是近年来矫形外科中一棘手问题，受到广泛重视。

【病因】

肾上腺皮质激素所致无菌性骨坏死是多种因素共同作用的结果。大量使用皮质激素后可能出现下列变化：

1. 脂代谢紊乱　皮质激素可引起脂肪肝和高脂血症，这已为动物实验和临床所证实。脂肪肝可引起软骨下骨内小血管脂肪栓塞，而高脂血症时脂肪或其成分外漏，通过骨小管到达骨陷窝，然后以脂肪酸形式进入骨细胞，在细胞内堆积致骨细胞坏死。

2. 血管及血流动力学改变　大量使用皮质激素后可诱发微小血管炎，并且使血黏度增加，及红细胞聚集性增高。由于缺血低氧及酸中毒，刺激血小板大量增生、积聚，以上改变极易形成血栓，造成骨内微循环障碍。

3. 骨髓内压上升　由于小静脉内血栓形成及脂肪填塞静脉窦，可使髓内压力增高，而髓内小动脉在骨髓腔内就像 Starling 阻力仪的软管结构一样，其内的血流不仅受到管两端压力差的影响，还受到髓腔内压力的影响，故动脉血流随髓内压的增高而逐渐闭塞。

4. 骨质疏松　由于皮质激素可抑制糖蛋白和胶原的合成，使骨基质代谢受到明显损害，钙质难以沉积在不正常的骨基质上。故大量使用皮质激素者，多伴有明显骨质疏松，特别是骨松质受影响最大。在此基础上受到正常压应力即可发生骨小梁塌陷，从而增加髓内压力，加速骨坏死过程。

5. 近年来有文献报道皮质激素可对股骨头骨细胞直接产生细胞毒作用，而使骨细胞破坏死亡。此外，关于关节内局部注射皮质激素是否会引起骨坏死，大多学者均持否定意见。因关节内所用激素应是不溶于水的醋酸盐（醋酸泼尼松龙）或皮质激素的缓释剂（复方倍他米松或曲安奈德），它们不会快速吸收进入血流产生全身性激素作用。只要严格掌握适应证及正确注射方法并不会引起骨坏死。作者所在单位每年局部注射皮质激素在1万人次左右，尚未发现继发性骨坏死。目前由于局部注射皮质激素在国内应用极为广泛，已普及到区、乡及工矿医院，不但出现指征不准确、使用方法错误等情况，还有人将快速吸收性皮质激素（如地塞米松）作局部治疗用，实际上变成了全身用药，其潜在的危险性是显而易见的。

【临床表现】

1. 有各种需要使用皮质激素的基础病史。

2. 在1~2年内曾较长期、大量使用过皮质激素。通常有3~6个月的用药史，也有报道仅用药1个月即发生股骨头缺血性坏死者。

3. 本病以下肢负重大关节发病最多，而股骨头坏死占首位。上肢以肱骨头受累多见。关节病变常是双侧性，先一侧发病，继之另一侧也发病。类固醇所致多发性骨坏死（两个部位以上）大约占17.2%。

4. 症状和体征　与其他慢性非感染性关节病变相似，以逐渐发生的关节疼痛、乏力及关节活动受限为主要表现，临床上无特异性。

5. X线片特点 初期为关节骨端呈斑、片状骨质疏松,逐渐发展到整个骨端。然后在负重区(如股骨头前上方)软骨下发生囊状骨吸收,边缘硬化,继之坏死塌陷。后期上述病变累及整个骨端,并变形。最后关节间隙狭窄,出现骨关节病典型表现。

【诊断与鉴别诊断】

如遇前文所述的某些疾病病人出现关节症状时,首先应询问皮质激素使用情况,再结合X线片多能作出正确诊断。在X线片尚无特异性表现时,应注意与反射性交感神经营养不良症、早期骨关节病、早期骨肿瘤等鉴别。

【治疗】

正确的治疗方法应是立即停用皮质激素,但因原始疾病的存在(如系统性红斑狼疮、硬皮病、天疱疮、慢性肾炎、器官移植术后等)均难以做到此点。故需与有关专科协调,寻找一种两者兼顾的治疗方案。单就已出现的缺血性坏死而言,除减少负重活动以打断重复损伤这一恶性循环外,应根据不同病理阶段的分期进行治疗,其具体方法可参阅本节"股骨头骨骺骨软骨病"部分内容。

【预防】

很明显杜绝滥用皮质激素是预防本病的关键。特别是对普通类型的类风湿关节炎、骨关节病、痛风等可不用皮质激素者尽量不用。对那些非用不可,且必须大剂量使用皮质激素的病人,应注意以下几点:①减少不必要的负重活动,多做等张性肌肉收缩锻炼以避免肌肉萎缩;②预防外伤;③采用适量的蛋白质合成剂(如苯丙酸诺龙),并增加蛋白质摄入量;④血脂过高者应用降低血脂药物(如多烯康、洛伐他汀等);⑤使用改善微循环药物(如山莨菪碱、右旋糖酐、复方丹参液等);⑥禁烟、忌酒。

(安 洪)

第五节 减压性骨坏死

本病别名甚多,最为人熟悉的是"沉箱病""潜涵病"。绝大多数病人是由于在高气压环境工作后减压过快而造成骨的缺血坏死,也有少数是从正常气压中突然到低气压环境中发病(如飞行员),故目前多通用减压性骨坏死这一名称。

【病因与机制】

在高气压环境中,肺泡内各种气体分压随之增高,大部分氧及二氧化碳迅速被血红蛋白及血浆成分所吸收,仅少量以物理状态游离于体液中,而氮气则全部以物理状态游离于体液中。当气压降低时,这些游离的气体(以氮气为主)又从组织释放到血液内,再经肺泡逐渐排出体外。如气压降低过快,从组织释放出大量氮气,超过肺泡排出能力,这些氮气则在组织或血管内形成气泡,使所在组织或器官发生梗死。骨组织也不例外,不但有滋养血管的气栓,血管外也有气体聚集,故还存在增加髓内压的因素。再者,由于过快减压,可使血小板黏度增加,血液容易凝固,形成血栓,这些因素均可导致骨的无菌性坏死。有资料指出:低于2.16个绝对大气压的环境工作,不会发生减压性骨坏死。

减压病的骨坏死大部分(80%)发生在骨端,好发顺序为:股骨髁、肱骨头、股骨头,其病变常先引起软骨下骨质坏死,然后继发关节面塌陷,最后形成骨关节病。部分发生在骨干者,以肱骨上段及胫骨上段较多见,局部病灶以骨密度增高、不规则钙化、骨皮质增厚为主要病理改变。

【临床表现与诊断】

减压病可出现皮肤、神经系统、循环系统、呼吸系统、消化系统、骨骼肌肉系统等全身性损害表现,而无菌性骨坏死仅是骨骼肌肉系统损害中的后期现象。其他系统的表现可参阅有关减压病的书籍。本病的临床特点如下:

1. 有明确的压力变换环境工作史,如隧道工、沉箱工、潜水员、飞行员等。在高压环境中工作时间越长、压力越大、减压的次数越多,则发病率愈高。如有过不符合工作规则的快速减压史者,仅一次也可致无菌性骨坏死。

2. 曾发生过急性减压病的多系统症状。

3. 发生骨坏死附近关节疼痛、乏力、活动受限。这些症状在进入高压环境中可很快减轻或消失,但晚期由于骨关节病所引起的症状却难以缓解。

4. X线表现可分为三期

Ⅰ期:干骺端出现囊状分叶状影及硬化斑块;

Ⅱ期:病变范围扩大,关节软骨下出现半月形硬化影,髓腔内可见漩涡状影和骨内膜钙化,甚至骨髓钙化影;

Ⅲ期:骨关节病征象。

5. 核素骨显像或 MRI　在 ECT 或 MRI 图像中可较 X 线片早 3 个月发现骨缺血坏死病变,结合压力变换环境工作史及有过减压病发作史,多能作出减压性骨坏死的早期诊断。

【治疗】

从核素骨显像阳性到 X 线片上 Ⅰ、Ⅱ 期者,首先应让患肢避免负重或制动,同时辅以理疗及改善微循环药物。此外,高压氧舱治疗对阻止病情的发展和减轻症状有肯定效果。当 X 线片上骨坏死较明显而关节面尚未塌陷者,可行髓芯减压、带血管肌骨瓣植入术或钽棒植入支撑术。当关节端已变形出现骨关节病时,宜首先做矫正负重力线的截骨矫形术,因本病病人年龄均不太大,人工关节置换术应慎选。

【预防】

本病是可以预防的,严格遵守减压规则是预防的关键。对在高压环境中的工作人员应定期体检,尤其是工龄较长者应定期行核素骨显像或 MRI 检查。有人提出,若有过明确减压病病史者,不宜继续在高压环境中工作。因氮气在脂肪中溶解度高出血中 4~5 倍,快速减压后出现在血管及骨髓中的气泡会明显增加,故发病机会多。因此,过度肥胖者不宜在高压环境中工作。

(安　洪)

第六节　酒精中毒性骨坏死

长期过量饮酒者骨缺血性坏死发生率高已为医学界公认。国外发病率在 1%~3% 之间,国内尚无确切数据。在骨坏死中,酒精中毒性骨坏死占 10%~30%,在慢性酒精中毒者中发生骨坏死者大约 16.5%。近年来国内发病率有增高倾向。

【病因】

1. 脂代谢紊乱　酗酒者可发生脂肪肝、高脂血症。其血中游离脂肪酸及微脂球增高,游离脂肪酸本身即可诱发微血管炎和刺激前列腺分泌加重血管炎;脂微球可直接栓塞股骨头软骨下小血管,而导致缺血性坏死。

2. 骨代谢异常　酒精代谢产物可能使维生素 D 代谢紊乱、甲状旁腺和性腺功能降低,从而使骨形成减少,骨吸收增加,发生骨质疏松,软骨下微骨折。继发骨内压增加和微血管破坏,导致骨坏死。

3. 长期饮酒者可使神经末梢对疼痛的感应能力下降,从而出现类似神经性关节炎的情况,加重关节端的破坏。

4. 近年来研究发现,酒精能通过下丘脑-垂体-肾上腺轴(hypothalamic-pituitary-adrenalaxis,HPA)促使肾上腺皮质大量分泌。我们动物实验中发现,每日服用 50% 白酒 8ml/kg 的家兔与服用盐水者对比,血中皮质激素前者明显增高($P<0.001$);而与服白酒加皮质激素合成抑制剂(氨鲁米特,aminoglutachimide)者相比,后者血中皮质激素明显降低($P<0.001$),且股骨头坏死情况明显减少。我们尚在饮酒致股骨头坏死的家兔体内检测到皮质激素受体的 mRNA 表达明显下调,证明皮质激素在酒精性骨坏死中的介导作用。因此,饮酒使内源性皮质激素增加。长此下去,由皮质激素所致骨坏死应是酒精中毒性骨坏死的重要原因。

【临床表现】

1. 中青年嗜酒男性多见。通常为单侧,也可双侧先后发病。

2. 由于个人对酒精的耐受性差异较大,饮酒时期和剂量与诱发骨坏死的关系难以确定。

3. 临床表现与肾上腺皮质激素性骨坏死大致相同。

4. 血脂增高,脂肪肝多见,但肝功能明显异常者相对不多。

【治疗】

1. 基本原则与股骨头骨骺无菌性坏死相同。

2. 忌酒。

3. 由于本病中青年人较多见,治疗甚为棘手;主要根据病人就诊时骨坏死程度和症状的严重情况选择治疗方法。在考虑人工关节置换时,不要只看影像学的结果来决定手术的取舍。

(安　洪)

第七节　特发性骨无菌性坏死

特发性骨无菌性坏死是指那些目前尚未发现明确原因的骨坏死。坏死多发生在关节软骨下面，常见于下肢负重关节如髋、膝、踝等，其中尤以髋关节最常见，老年人发病率高。其病理、临床表现及治疗均与前述缺血性骨坏死相似，故不再详述。

（安　洪）

第一百〇六章
营养代谢性骨病

第一节 骨的显微结构学和组织学

骨组织由各种类型细胞和细胞外硬化的基质共同构成,它包括成骨细胞,骨细胞和破骨细胞,血管和神经细胞,外骨膜和内骨膜以及骨髓。

(一) 骨基质

骨基质为细胞外硬化的结缔组织,它含有呈层状排列的纤维胶原。在骨生成早期阶段,基质尚未硬化,称为类骨质(osteoid)。成年骨骼中类骨质很少。

1. 胶原 骨内胶原主要为Ⅰ型胶原,尚有少量Ⅱ型胶原。与其他组织内的胶原不同,骨内胶原相互交联十分紧密牢固,并有横行的间隙形成。相互交联的结果使骨组织十分强壮,而间隙的存在可容纳矿物质沉积。骨的矿物质有 2/3 是沉着在胶原纤维内。

胶原纤维对骨的力学性能有很大作用,使骨骼富有弹性,在力学负荷过重时可帮助骨骼免于发生骨折。

胶原纤维系由成骨细胞合成,彼此交联便趋向成熟。在初形成的原始骨骼中,胶原纤维交织成网状结构,是为编织骨,随着骨骼的成熟,胶原纤维排列成平行状,称为板层状骨。

2. 非胶原纤维有机成分 在骨基质内还存在着大分子复合物,统称为细胞因子,如成骨细胞分泌的骨粘连蛋白(osteonectin),这是一种磷酸糖蛋白,它与胶原和羟基磷灰石相结合,可以促使羟基磷灰石呈结晶状析出。骨钙素(osteocalcin)也是由成骨细胞分泌的一种糖蛋白,它可以促使羟基磷灰石与钙相结合,可作为新骨形成的标志物。其他如骨涎蛋白(sialoprotein)、骨桥蛋白(osteopontin)可

以通过与破骨细胞相整合调节破骨细胞在骨表面黏着的状态。

骨基质还有许多生长因子、蛋白酶和蛋白酶抑制剂,都是由成骨细胞所分泌,而转移生长因子 -β(TGF-β)则由破骨细胞所分泌,在酸性环境下,细胞被激活,在骨吸收部位参与新骨的形成过程。

3. 骨矿物质 骨矿物质是骨基质的无机成分,它代表着骨骼的硬度和刚度。在 X 线片上能看到的是骨的矿物质成分。成熟骨骼的矿物质主要是羟基磷灰石的结晶和少量磷酸钙。通常结晶很小,呈薄片状,最大长度为 150nm,宽度为 80nm,厚度为 5nm,因此表面面积很大,但大部分结晶只有上述大小的 1/2。结晶排列紧密,长轴与胶原纤维平行。结晶间有狭窄的空隙,内含水与有机成分。

组成骨矿物质的离子主要是钙、磷、羟基和碳,少量为枸橼酸、镁、钠、钾、氟、氯、铁、锌、铜、铝、锶、硅和硼,其中部分仅含微量。

年轻时骨矿物质含量相对低些,随着增龄含量会逐渐上升,至老年时达到最高峰,这种高矿化的骨骼其矿物质分布是均匀一致的。

(二) 成骨细胞

成骨细胞起源于骨髓和结缔组织内的间充质干细胞。它的直径约为 15~30μm,单核,呈骰状,嗜碱性染色。在结构上,它是典型的能分泌蛋白质的细胞。在新生骨或重建骨的表面都能发现它的身影,通常排列成单层细胞覆盖在骨的表面。它最常出现在骨内膜处,也可见于骨外膜处,即使在密质

骨深处,只要有骨重建,它都会出现。成骨细胞能分泌、制造骨基质,并与骨矿化有关。一旦埋藏于所制成的基质中,即演变成骨细胞。

成骨细胞最主要的作用是合成和分泌有机骨基质,即 I 型胶原和少量 II 型胶原,还有一些大分子物,包括骨钙素、骨粘连蛋白、骨桥蛋白、RANKL、护骨因子(osteoprotegerin)、一些蛋白糖类和生长因子,例如骨形成蛋白(BMP)。

骨基质未矿化前称之为类脂质。类脂质的矿化过程中成骨细胞起着很重要的作用。它表面的碱性磷酸酶被激活可以使局部的钙、磷浓度进一步升高,它分泌的骨钙素使局部矿物质浓度更浓缩,而其伸展出的小囊泡可以深入新形成的类脂质中,囊泡富含的碱性磷酸酶和焦磷酸酶足以在新生骨内有最早的结晶形成。

(三) 骨细胞

骨细胞是成熟骨骼中的主要细胞,它分散在基质内,靠着总数量多的齿状突触彼此联系复杂的细胞网。骨细胞起源于成骨细胞,密封在自身制造的基质中后不再制造新的基质,但终其一生,骨细胞仍保持紧密的联系。

成熟的骨细胞是不活跃的,呈椭圆形,长约 $25\mu m$,与邻近的板层相平行,胞质嗜碱性染色,核卵状。编织骨内的骨细胞通常较大,形状不规则。

骨基质包围骨细胞体和突触。骨细胞位于陷窝内,从陷窝处伸张出许多狭小的管道,宽度约 $0.25\sim0.5\mu m$,管道内容纳骨细胞的突触。这样,骨基质内有许多细小的管道穿透,有利于骨细胞和血管靠渗透作用交换营养物质、氧气和代谢物质。骨组织内有许多骨单位,每个骨单位各自发展微细的管道系统,与邻近的骨单位并不沟通。

骨细胞的寿命很长,通常以年来计算。骨细胞衰老后首先其突触从管道内退缩,接着骨细胞便死亡,它的陷窝和管道系统便堵塞掉,塞满了细胞碎屑和矿物质,通过弥散作用,逐渐被清除掉。骨细胞的死亡激活了破骨细胞,骨基质吸收开始。

(四) 破骨细胞

破骨细胞体积较大,约 $40\mu m$,甚至更大些,多形性,细胞核呈卵圆状,致密,通常数量较多,可达20个,它的职责是在骨生成或骨重建时清除骨组织,因此位于骨的表面即 Howship 陷窝旁。

破骨细胞能营造出局部酸性环境,并分泌出酶的成分使骨骼脱钙,基质的有机成分分解。有许多因素可以刺激破骨细胞吸收骨骼。

(五) 骨外膜、骨内膜和骨髓

骨骼外面有一层致密的胶原纤维为骨外膜,在骨的内面有薄层细胞覆盖,为骨内膜。所有成骨前细胞、成骨细胞、破骨细胞与其他细胞都积极地在此参与骨转换活动。外骨膜有向外伸展的胶原纤维,即 sharpey 纤维与深层的骨皮质相连接,这些纤维可以穿透骨皮质的外层。邻近关节面与肌腱、韧带附着点时,骨膜便不存在了。

在胚胎发育期,骨膜的细胞非常活跃,它分化成成骨细胞,呈层状排列,可有 3 层之多,位于骨膜的纤维层与新生成的编织骨之间。外骨膜对骨折的修复极为重要,没有骨膜部位的骨折,如股骨颈囊内骨折,愈合便慢得多了。

成人骨骼中,成骨细胞与成骨前细胞都比较静止,主要位于内骨膜处,是骨重建过程中新骨形成的主要来源。内骨膜提供的表面积比较大,可达 $7.5m^2$,其数字包括了所有管道系统与腔隙,如哈弗斯管。内骨膜表面覆盖着扁平的成骨前期细胞和网织纤维(III型胶原为主)。内骨膜呈环形排列,内含骨髓腔。

(六) 骨骼的血液供应

长骨的血液供应来自 1~2 个营养动脉,通过在骨干上的斜行营养孔进入骨内。营养孔的进入部位和血管的进入角度是固定不变的,而掌骨和跖骨 90% 只在骨干的中 1/3 处有一个营养孔,少数的有两个,甚至缺如。营养动脉进入骨内后分成升支和降支,在奔向骨骺端的过程中,在邻近内骨膜处反复发出离心状小分支,在近骨骺端处,这些小分支与来自干骺端动脉或骨骺动脉的终末支相连接。长骨两端的血液供应来自关节周围的血管弓,有许多血管穿支在长骨两端分别经孔道穿透至骨内,管道内除有动脉外,大多还有伴行的薄壁静脉。在骨内,动脉只有内膜和一薄层结缔组织。一般而言,骨骺端与干骺端的动脉供应多于骨干的血液供应。

在骨干髓腔内髓内动脉不断按向心方向发出分支成网状髓内窦状隙,并流向宽阔、薄壁的中央静脉窦;沿途发出的皮质支通过骨内管道营养纵行 Haversian 系统和斜行连接的 Volkmann 系统。在骨的表面,皮质毛细血管与静脉连接成骨膜血管网,该血管网还有附近肌肉组织的参与构成,通过骨膜血管网,皮质毛细血流回流入筋膜间小静脉。

骨皮质除了离心性血管供应外,还有一定数量的向心性血管来源,皮质的外层血供可来自骨膜血管。

在骨骺端,许多小动脉彼此相互吻合,并发出分支,经骨小梁间隙走向关节面。在近关节软骨处,小分支吻合成血管弓并发出终末动脉襻,这些血管襻可穿透入关节软骨内,最终回流入骨骺端静脉窦状隙内。

儿童骨骺端的血管有不同的来源,骨骺软骨盘的两端的血供分别来自骨骺动脉和干骺端动脉,两套血供很少有吻合支。骨骺软骨盘则很可能接受两方面的血供,有骨膜处可能有吻合支。干骺端血供则来自干骺端动脉与髓内营养动脉所联合构成的盲端终末血管襻。

不规则形状的骨骼,如肩胛骨和髋骨,除接受骨膜血供外,还有较大的营养动脉直接穿透进入骨松质内,两套血供彼此间有吻合。短骨则接受多个细小营养支,直接供应密质骨和骨松质。

骨膜处发现有淋巴管存在,但在骨内尚无确凿证据存有淋巴管。

(七) 骨内骨小管系统

在骨组织中存在着 3 种管道,管道内有细胞外液,这 3 种管道是:哈弗斯管、福尔克曼管、骨小管。

骨有两种形态,即编织骨与板层骨。板层骨是骨发育成熟阶段,它同心圆状环绕哈弗斯管排列,哈弗斯管内有血管。哈弗斯管与骨的纵轴平行,另有横行连接的福尔克曼管,它的直径约 3~35μm。板层骨之间有骨陷窝,直径约 5~20μm。骨陷窝有骨细胞,骨细胞有很多突触,约 50~100 个,这些细胞突触通过骨小管系统与邻近的骨单位接触。骨小管很细,直径约为 200nm,骨细胞还通过骨小管系统获得营养和排泄废物。骨小管内还有流动的细胞外液。骨小管系统与哈弗斯管和福尔克曼管都有沟通(图 106-1、图 106-2)。

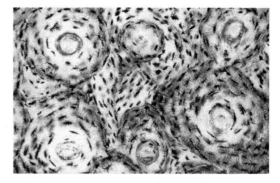

图 106-1　骨的横断面,示板层骨同心圆状排列,板层骨之间有骨陷窝,内有骨细胞。中央部分为哈弗斯管

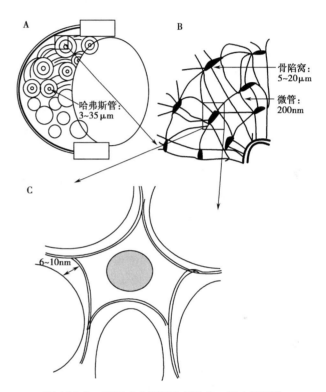

图 106-2　图示哈弗斯管和骨陷窝 - 骨小管系统

(张光健)

第二节　骨代谢及其调控机制

人的一生其骨骼在不断的重建中以维持骨骼的强度,衰老的骨组织被清除掉,以代替新生的骨骼。这种新骨不断代替旧骨的过程称为骨转换(bone turnover)。骨转换发生于骨单位(osteon),而骨组织的最小功能单位为骨结构单位(bone structure unit,BSU)。骨转换过程中由破骨细胞首先被激活开始骨的重吸收,随后成骨细胞形成新的骨单位,由于骨结构单位是一种功能单位,是多种细胞功能的共同产物,因此又名骨重建单位(bone remodeling unit,BRU)或基本多细胞单位(basic multi-cellular unit,BMU)或骨代谢单位(bone metabolism unit,BMU)。骨重建与骨重塑(或骨塑建)不同,骨重塑与骨生长同时进行,它发生于整段骨塑,可在不同骨表面上增加或减少量,使骨的大小、形状和强度更适合生理上需要,因此这种变化是宏观的;而骨重建只发生在骨结构单位,因此它的变化是微观的;骨结构单位是静止的,而骨重建单位则处于活跃阶段。

基本多细胞单位(BMU)的名称由 Frost 首先提出,实验研究证实了骨皮质中 BMU 的存在,后来 Parfitt 证明在骨松质中也有同样的骨代谢单位存在。

骨皮质或骨松质的骨转换的步骤是相同的,都有静止、激活、骨吸收、逆转、骨形成及恢复静止等步骤。正常骨组织中,约 90% 以上骨皮质和 80% 以上骨松质处于静止状态,表面覆盖一层约 $0.1\sim0.8\mu m$ 的类骨质,其上还有一层扁平骨衬细胞,形成屏障,使矿化骨与外界隔绝不受各种因子影响。在激活过程中,屏障被破坏,矿化骨表面裸露,破骨前体细胞向破损表面移动,并发育成破骨细胞,具有明显的骨吸收功能。在骨吸收阶段,成熟的破骨细胞在骨表面形成一个凹陷,成为 Howship 陷窝。

健康人骨重建过程中从骨吸收开始至陷窝完成大约需要 3 周时间。而破骨细胞的活跃可以激活成骨细胞。成骨细胞的工作是将陷窝填满。从骨吸收完成至骨形成开始,中间有一个间隙,称为逆转期,逆转期大约维持 1~2 周。在逆转期内,成骨前体细胞有充分时间发育成成骨细胞。

当成骨细胞排列在 Howship 陷窝表面时会分泌出类骨质,最终由新生骨样组织将陷窝填满,需时约 17 周。新生骨样组织保持未矿化大约 10 日,接下去的 2~4 周内,骨样组织迅速被矿化,矿化程度可达总量的 75%。以后的 20 周内,细胞活动静止,矿化继续进行,矿化程度达到总量的 95%。残留的 5% 将继续、缓慢地进行,费时数月,甚至数年之久。因此整个骨重建周期,从骨吸收开始至骨矿化完成 95% 费时可达 8 个月之久。Bovin 将 100 日内骨矿化过程称为初期骨矿化,100 日后的过程称为继发性骨矿化;100 日内骨矿化量应达到骨矿化总量的 50%,方可认为已完成骨结构单位的重建(图 106-3)。

骨重建过程不是同时在骨骼内进行的,它是分时、分批地进行,因此人体内骨单位会处于骨代谢单位的不同阶段,大部分均处于静止状态,只有 4% 在参与骨转换过程。在绝经、卵巢切除术后、PTH 过多时都可以加快骨转换,使骨重建过程加速,这样使骨代谢单位(BMU)明显增多,骨结构单位(BSU)存在的时间缩短,缩短了继发性骨矿化期限,使平均骨矿化程度明显下降。如果使用了骨吸收抑制剂,如双膦酸盐、雌激素、降钙素、选择性雌激素受体调节剂,将会使 BMU 数量明显减少,BSU 存在期延长,继发性矿化期增长,骨平均矿化程度

亦增加。据 Heaney 计算,从理论上说,最大的平均矿化程度为 98.6%。如果骨重建率减慢了一半,骨矿化量会增至 99.3%;如果骨重建加速了一倍,则骨矿化率便会降至 97.2%。

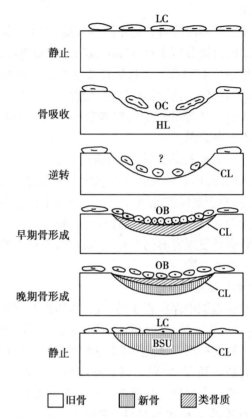

图 106-3 正常骨再建过程
LC:扁平骨衬细胞;OC:破骨细胞;OB:成骨细胞;
HL:Howship 陷窝;CL:黏合线;BSU:骨结构单位

正常骨骼矿化程度很难达到 100%,当达到平均的矿化程度后,骨代谢单位转变成骨结构单位,骨单位又处于漫长静止期。

骨组织通过骨转换手段,不断以新骨代替旧骨,在替代过程中,可以有下列的目的:

1. 在骨吸收与骨重建过程中,骨组织向血清释放或于血清中吸收钙盐等矿物质,这样可以调节血清中矿盐浓度,保持了体内环境的稳定。

2. 通过骨重建,可以防止骨骼衰老,预防了骨组织的微损害。

3. 有微损害存在时,骨重建可以清除损害的骨组织并予以修复。由此可见,骨重建既可以发生在全身骨骼,也可以发生在局部区域。所以许多学者提出骨重建有两种形式:①非目的性骨重建,这是全身性的、随机的;②目的性骨重建,这是局部的、靶向性的。

非目的性骨重建是全身骨骼的基础代谢,受许多激素和细胞因子调节。已知骨重建是由前、后两

组细胞来完成的,前组为破骨细胞,后组为成骨细胞。在许多调节骨吸收与骨形成的因素中,有许多细胞因子都是相辅相成而又互相制约的因子,最主要的是 OPG/RANKL/RANK 轴的存在。骨保护素(osteoprotegerin,OPG)促进成骨谱系细胞合成与分泌,能抑制破骨前体细胞分化与成熟,诱导破骨细胞凋亡。RANKL 则是由成骨细胞合成的一种可使破骨细胞前体细胞分化、成熟的细胞因子,它是 RANK 配体的激活剂。RANK 存在于破骨前体细胞的表面,是 RANKL 唯一的靶向受体。RANKL 和 RANK 相结合,破骨前体细胞则成熟为有功能的破骨细胞。成熟的破骨细胞上也有 RANK,可以与 RANKL 相结合,进一步激活了骨的重吸收。而 OPG 与 RANK 竞争结合 RANKL,抑制了破骨细胞的形成,并抑制其活动,减少了骨吸收。OPG/RANKL/RANK 轴的存在使骨吸收与骨形成处于平衡状态。已知有许多激素参与这个过程。例如 PTH 可以使破骨细胞形态改变,产生激活破骨细胞的因子,这种双相作用既可以增加骨吸收,又可以刺激骨重建。降钙素可以和破骨细胞上的受体相结合,直接抑制破骨细胞的活性。成骨细胞上发现有维生素 D 的受体,维生素 D 还参与骨的矿化过程。其他如前列腺素 E_2 亦参与了骨的重建。

目的性骨重建则发生于局部。Frost 首先发现骨内有微裂纹存在,骨重建是用来修复骨组织的微损伤。这种微裂纹在骨标本的横断面和纵剖面上都可以看到,长度为 20~100μm,裂纹两端钝圆。在骨皮质,它还沿着哈弗斯管平行方向行走,因此可以认为微裂纹不是线性结构,而是一个裂隙平面,当然它不耐剪切应力。

微裂纹亦可见于年轻骨骼,随着年龄的增大,骨骼各部位都可以见到有微裂纹的累积,女性的比男性多。

最初认为微裂纹的生成是骨疲劳的结果。在日常生活活动中,难免在骨内发生微损伤,在骨重建过程中,这些微损害都可得以修复。

骨的微裂纹是如何启动骨重建过程的?

1. Frost 认为当微裂纹延长破坏了骨小管连续性时便刺激了骨重建的开始。Burgen 认为骨小管系统的完整性可以阻止破骨细胞的激活,骨小管网状系统的破坏便失去了对破骨细胞的抑制作用,骨吸收便启动了。

2. Verborgt 等发现骨细胞凋亡后其周围骨组织内立即出现微损害。提示骨细胞产生的蛋白质能抑制破骨细胞的骨吸收。骨细胞凋亡导致蛋白

质生成减少,对破骨细胞的抑制随即解除。

3. 力学因素也可影响骨重建。实验证明,在高应力作用下,骨细胞容易发生变化趋向凋亡。高应力作用下,陷窝周围产生微裂缝,通过骨小管系统损害的信息,引起目的性骨重建。

非目的性骨重建可以与目的性骨重建同时存在。在局部骨组织完成了目的性骨重建后,BMU 活性依然存在,受激素水平的调节,这时继续进行的骨转换就是非目的性骨重建。由此可见,非目的性骨重建是骨代谢的一种基本形式,在目的性骨重建完成后还可继续延伸。大概 30% 骨重建是用来修复微损害的,换言之非目的性骨重建占骨代谢的70%。但这个比列并非一成不变,在生长发育阶段,非目的性骨重建的比例会增加些;而在力学负荷过重或妇女绝经后骨的微损害增加,目的性骨重建的比重便会增加。

骨转换的生化标志物(bone turnover markers,BTMs)可以分成 3 类:①骨吸收标志物;②反映破骨细胞数量的标志物;③骨形成标志物。

骨吸收标志物来自破骨细胞调节下骨基质的吸收。骨吸收时,破骨细胞分泌出的组织蛋白酶 K(cathepsin K)具有溶解蛋白质的功能,从而释放出胶原片段。最常用的骨吸收标志物为 I 型胶原 C-端交联终端肽(C-terminal crosslinked telopeptide of type I collagen,CTX-I)和 L-端交联终端肽(L-terminal crosslinked telopeptide of type I collagen,LTX-I)。其中CTX-I 是 I 型胶原独一无二的生化标志物。有两种 CTX-I,即:① α-CTX-I,没有异构体,代表年轻骨骼的吸收;② β-CTX-I,有异构体,代表老年骨骼的吸收。

去氧吡啶诺林(deoxypyridinoline)、吡啶诺林(pyridinoline)和羟辅氨酸(hydroxyproline)都可以代表骨吸收,但远不如 CTX-I 和 NTX-I 敏感。因为所有胶原分解都会释放出羟脯氨酸。

破骨细胞的数量可以抗酒石酸磷酸酶(TRACP)和组织蛋白酶来测量,这些酶都是破骨细胞产生并释放于周围循环中的。以 TRACP 最为常用与实用。

骨形成标志物牵涉到成骨细胞的两大功能,即分化与骨形成。代表细胞分化的标志物为骨特异性碱性磷酸酶(bone specific alkaline phosphatase,BSAP)和骨钙素(osteocalcin,OC);代表骨形成的则来自新生骨的基质,包括 I 型前胶原 N-端前肽(procollagen type I N-terminal propeptide,PINP)和 I 型前胶原 C-端前肽(procollagen type I C-terminal propeptide,PICP)。

除了经典的标志物外,还有一组新颖标志物,即 Wnt 信号系统的抑制剂,如 DKKI 和硬骨素(sclerostin)。前者是骨形成的抑制剂,后者则相反。

BTMs 的用处:

1. 可以检测代谢性骨病的状态和预后　妇女绝经前骨转换率为 0~10%,绝经后可加快至 50% 以上,伴随而至的是骨密度(BMD)下降,但骨密度的下降远远慢于 BTMs 的异常。BTM 还可预测绝经后妇女的骨折危险性。将 BMD、年龄、BTMs 和以往有无骨折史综合分析可以更精确地预测绝经后妇女骨折的风险程度。

2. 检测治疗效果　治疗妇女绝经后骨质疏松的最终目的为减少骨折的发生,但观察 BMD 变化至少需 18 个月,观察骨折的发生时间更长,需 3 年,而观察 BTMs 的变化只需 6 个月,大大缩短了监测时间。

3. 监测个体差异反应　至今,BTMs 还不能够代替 BMD 以估计骨折的风险,还受到每日 24 小时不同变化的影响,但对个别对象仍有参考价值。

4. 利用 BTMs 可以阐明药物作用的方式　测定 BTMs 根据骨吸收、破骨细胞数量和骨形成标志物的变化可以判断药物的作用方式。例如,双膦酸盐、雌激素和选择性雌激素受体调节剂(SERM)对骨吸收、破骨细胞有抑制作用,对骨形成同样亦有抑制作用。而有些药物例如狄诺塞麦(denosumab)则有强大的抑制破骨细胞数量作用。

5. BTMs　有其局限性,与年龄、性别、药物、骨折、是否长期卧床相关,并与饮食有关,还有在 24 小时内会有不同变化。

(张光健)

第三节　维生素 A 缺乏症及过多症

一、维生素 A 缺乏症

维生素 A 是脂溶性维生素,含视黄醇(retinol)和视黄酸(retinoic acid)两种代谢产物。它的生理作用:①维持正常视力。维生素 A 参与视网膜中杆状细胞合成视紫红质(rhodopsin)。视紫红质与人类夜视能力有关,如体内维生素 A 不足,则视紫红质的合成量减少,在暗光下恢复对光适应的时间明显延长。②维持上皮组织的形态和功能。正常上皮组织的形态完整和功能健全有赖于维生素 A 的作用。维生素 A 缺乏时,上皮组织可演变为复层鳞状上皮细胞,角质层增厚,腺体分泌减少,表现为皮肤毛囊角化,皮肤干燥,皮脂腺、汗腺萎缩。呼吸道黏膜上皮萎缩、干燥、纤毛减少,容易发生呼吸道感染。在眼部则出现角膜干燥退化,形成眼干燥症(xerophthalmia)。③参与骨骼、牙齿的生长和发育。正常细胞的复制和分化,以及胶原纤维的合成均需要维生素 A 参与,它还参与软骨内成骨。④增加免疫功能。通过其在细胞核内特异性受体——视黄体受体而实现。

人体获得的维生素 A 有两种形式:①现成的维生素 A,即视黄醇脂类(retinyl esters),来自动物性食物,配方食物与药物补充;②维生素 A 素原(provitamine A),来自植物性食物中的类胡萝卜素(carotenoid)。人体对现成的维生素 A 吸收良好,吸收率可达 70%~90%。在欧美发达国家,饮食中维生素 A75% 以上来自现成的维生素 A,主要是多种维生素片,鱼肝油,配方食物如奶、奶油、植物奶油,早餐谷物和小吃食品。在发展中国家,维生素 A70%~90% 来自植物食物中的类胡萝卜素,如胡萝卜、菠菜、油菜和红薯中含量均较高,类胡萝卜素可在体内形成维生素 A 素原。类胡萝卜素吸收较差,约 20%~50%。

几乎所有的视黄醇脂类必须在肠道内水解成视黄醇方能被肠道上皮细胞吸收。在肠道上皮细胞内,再与长链脂肪酸合成脂类,成为乳糜微粒,经过肠道淋巴再进入体循环。当乳糜微粒失去甘油三酯后,大部分视黄醇脂类仍保留在残存的乳糜微粒中,主要经肝脏排出,少部分释放于乳腺组织、骨髓、脂肪组织和脾脏内。维生素 A 和胡萝卜素很难通过胎盘进入胎儿体内,新生儿血清和肝脏中维生素 A 水平明显低于母体。出生后如得不到充足维生素 A 补充,很容易发生维生素 A 缺乏症。

血清中视黄醇脂类的正常值一般低于 0.2μmol/L,但如饱餐富含维生素 A 类食品后,视黄醇脂类血清浓度会剧增。在肝内,视黄醇与视黄醇结合蛋白(RBP)结合成全视黄醇结合蛋白复合体(holo-RBP complex)转送至靶细胞。血清视黄醇浓度与肝内维生素 A 含量无关。

【临床表现】

1. 影响骨骼系统的生长发育,长骨增长缓慢,身材矮小;齿龈增生、角化,牙釉质剥落、无光泽,易产生龋齿。

2. 皮肤干燥、脱屑,毛囊易发生丘疹。皮肤粗糙,指、趾甲变脆易断。

3. 眼部表现有夜盲症、眼干燥,角膜干燥、浑浊、无光泽,继而软,严重时可发生角膜溃疡、穿孔,甚至虹膜、晶状体脱出,最终失明。

4. 免疫功能低下,容易发生呼吸道或消化道感染,且病程迁延。

5. 实验室检查患儿血浆维生素 A 正常值为 300~500μg/L,较大儿童和成人为 300~2 250μg/L,如低于 200μg/L,可诊断为维生素 A 缺乏,200~300μg/L 为亚临床缺乏。必要时可进行血浆 RBP 测定,眼结合膜上皮细胞和尿液脱落细胞等检查。

【治疗】

注意饮食的营养平衡,多吃富含维生素 A 的食物,如乳制品、禽蛋类、动物内脏与深色蔬菜。哺乳期食品应丰富,必要时及早补给维生素 A 制剂。轻型病人可口服维生素 A 制剂 750~1 500μg/d(2.5 万 ~5 万 IU);重症者可先肌内注射维生素 AD 剂,每日 0.5~1ml/d(每支 0.5ml 含维生素 A 7 500μg 和维生素 D 62.5μg)。3~5 日后病情好转改口服。一般经维生素 A 治疗后,夜盲于 2~3 日后明显改善,皮肤过度角化则需 2~3 个月方能治愈。

二、维生素 A 过多症

摄入过多的现成维生素 A 是维生素 A 中毒的主要原因,由于类胡萝卜素演变成视黄醇脂需经过烦琐的调节过程,因摄入过多的维生素 A 素原而造成维生素 A 中毒几乎是不可能的。人体每日推荐的维生素 A 摄入量为 1 000~5 000IU。按 3mg 相等于 1 万 IU 计算,则为每日 0.3~1.5mg 维生素 A。儿童按 1 500IU/(kg·d)剂量服用或超过每日剂量 20 倍之多摄入维生素 A 便会发生急性中毒。故儿童一次服用超过 90mg(30 万 IU),成人一次 90~300mg(30 万 ~100 万 IU)或超过 100 倍之多即可引起急性中毒。婴幼儿摄入维生素 A 15~30mg/d(5 万 ~10 万 IU)超过 6 个月,甚至 7.5mg/d(2.5 万 IU)1 个月即可发生慢性中毒。成人摄入 24~30mg/d(8 万 ~10 万 IU)持续 6 个月,或 9~12mg/d(3 万 ~4 万 IU)超过 8 年可引起慢性中毒。孕妇早期服用超过 4.5mg/d(1.5 万 IU)可引起胎儿畸形。

在发达国家,人们热衷于配方食品与添加补充维生素制剂,使现成维生素 A 的摄入量明显高于营养学会所推荐的每日摄入量,据统计,有 75% 人口维生素 A 每日摄入量高于推荐的剂量。而在发展中国家,由于对公共卫生的关注,也有摄入过量维生素 A 的趋势。特别是幼儿佝偻病口服大剂量鱼肝油制剂,因其中既含维生素 D,又含维生素 A,极易造成维生素 A 过量。

动物肝脏中寄存体内维生素 A 总量的 80%。位于食物链顶端的食肉动物其肝脏内存有大量维生素 A,例如北极熊肝内维生素 A 含量可达(6 285 ± 2 228)IU/g,因此食用食肉动物(包括鱼类)的肝脏亦可产生急性中毒症状。

正常人体血清视黄醇浓度为 1~3μmol/L(100~300μg/L),但在维生素 A 中毒时血清视黄醇浓度仍在正常范围内,说明根据血清视黄醇浓度不能判断是否有维生素 A 中毒。

人体摄入维生素 A 后,如果食物中有充足的脂肪,在肠道黏膜,视黄醇迅速被酯化后成为乳糜微粒进入循环,这样就避免血清中视黄醇和视黄酸的浓度快速上升。所以餐后视黄醇脂类浓度上升不足为奇。而有一定数量的视黄醇以游离形态代谢成视黄酸。视黄醇和视黄酸是维生素 A 中毒的主要元素,而测定视黄酸及其代谢产物的血清值对评估维生素 A 中毒的危险性有帮助。

过量维生素 A 主要影响骨骼系统和肝脏:①它可以刺激破骨细胞,产生骨质吸收,骨膜下新骨形成,骨骺板过早愈合,还可影响软骨代谢,抑制硫酸软骨素的合成和分解软骨中黏多糖。②过多的维生素 A 贮存在肝内,其中 90% 在星形细胞内。而在肝内,星形细胞和类肌成纤维细胞则来自脂肪贮藏细胞,这些细胞的增生与分化使肝窦的容量减少了 50%,增加了门静脉内的阻力和产生门静脉高压。星形细胞被激活,炎症细胞因子的释放,损害肝细胞释放出促纤维化产物都是视黄醇毒性的结果。

【临床表现】

(一)急性维生素 A 中毒的主要表现

1. 以颅内压增高为主要症状,特别是婴幼儿,有头痛、嗜睡、恶心、呕吐及前囟隆起等表现。

2. 皮肤表现,有皮肤红斑、荨麻疹、面部潮红等症状,在半日到 1 日内出现上述症状,以手掌、足底皮厚处明显,继而脱皮,数周后方恢复正常。

(二)慢性维生素 A 中毒的主要表现

1. 全身状态衰退　有体重下降,贫血,患儿生长缓慢形成侏儒。

2. 皮肤干燥、瘙痒、皲裂、脱屑、毛发干燥和成片脱发。

3. 长骨处疼痛,肌肉附着点处还可有肿胀,以尺、桡骨处最为常见,掌骨、锁骨也较常见。X 线片显示长骨骨干广泛性骨膜增生,与婴儿骨皮质增生症有些相似,但本病膜性成骨较轻,下颌骨不受侵犯,可资鉴别。骨骺盘亦可过早愈合。成人病例有关节周围韧带与脊椎韧带处发生多处钙化和骨化。

4. 肝损害 出现非肝硬化性门静脉高压,22% 病例有腹水。内镜检查有食管静脉曲张。血清转氨基酶增高。肝活检显示星形细胞增生和库普弗细胞内出现空泡。含有类脂质的细胞数量增加,在肝窦状隙部位出现典型指环状表现。没有肝脏纤维化。重者可有肝衰竭与肝性脑病。

实验室检查,血清视黄醇浓度通常是正常的,由于血清中视黄醇迅速被代谢成视黄酸,测定血清视黄酸浓度具有诊断价值。

【防治】

维生素 A 过多症一旦确诊,立即停止服用维生素 A,限制奶制品及肝类食品摄入。急性症状常在 1~2 周内消失,但骨皮质增厚需要较长时间才能消退。因颅内压增高引起的反复呕吐和水电解质紊乱可予对症治疗。本病预后良好,个别病情严重、病程长的儿童可遗留身材矮小后遗症。重度肝功能损害,出现顽固性腹水、严重肝性脑病、黄疸和肾衰竭者,可考虑做肝移植。

发展中国家居民饮食中普遍存在着维生素 A 摄入量不足问题,并影响到新生儿维生素 A 不足,盲目补充维生素 A 制剂容易发生维生素 A 中毒。如何才能既补充了维生素 A 而又不至于维生素 A 中毒?WHO 推荐发展中国家的哺乳妇女给予 2 个剂量维生素 A 20 万 IU,至少间隔 24 个小时,也有仅给单次剂量 30 万 ~40 万 IU 的。由于维生素 A 以视黄醇脂乳糜微粒形式释放于乳汁中,检测乳汁中维生素 A 的浓度可以反映出乳母的维生素 A 状态。一次性补充维生素 A 20 万 IU 后半个月时乳汁中维生素 A 浓度达到最高值,3 个月后开始下降,6~9 个月后恢复原有值。进一步临床试验发现,即使剂量增加至 40 万 IU 也不成问题。但无论如何,单次投以大剂量现成维生素 A 的优点不及长期依赖食谱调整补充维生素 A 或长期小剂量补充维生素 A 制剂。

(张光健)

第四节 维生素 C 缺乏症

缺乏维生素 C 会产生维生素 C 缺乏症,俗称坏血病(scurvy)。维生素 C 又称抗坏血酸,人体不能合成维生素 C,需从食物中摄取。维生素 C 存在于许多新鲜蔬菜和水果中,如橘、柚、柠檬、番茄、青椒、豆芽等食材中维生素 C 含量均很高;动物性食物中,以内脏含量较多。谷物及乳制品中含量较少。维生素 C 为水溶性,蔬菜切碎后较长时间浸泡维生素 C 损失量很多;遇铁、铜等金属容易氧化,加热 100℃维生素 C 破坏更多,因此铁锅炒菜时间不宜过久。腌制蔬菜时维生素 C 损失量也很多。

【维生素 C 的代谢与生理功能】

维生素 C 的吸收有赖于胃内的低 pH 值,当胃酸减少时,空肠上段吸收维生素 C 量明显减少。维生素 C 体内贮藏量不多,成人约 1 500mg,半衰期为 16 日。在肝内代谢,少量经肾排泄。如果一次性大量摄入,则尿中排出量增多;食物中如果缺少维生素 C,则尿中不再排出。

维生素 C 的生理功能:①参与细胞间物质的合成:维生素 C 与胶原蛋白合成有关,它参与体内的羟化反应,能催化辅氨酸与赖氨酸,形成羟辅氨酸和羟赖氨酸,它们是胶原蛋白的主要成分。维生素 C 缺乏情况下,细胞间物质即胶原蛋白合成不足,使小血管细胞间质形成不良,很容易发生出血。②与贫血有关:维生素 C 有助于肠道吸收铁;能将血浆中转铁蛋白中的铁转移至铁蛋白,贮藏于体内;它还参与叶酸的体内代谢。铁与叶酸都与人体血红蛋白生成有关。③有抗氧化作用:与维生素 E 和胡萝卜素有协同作用。④形成抗体:人体摄入的胱氨酸需大量维生素 C 才能还原成半胱氨酸,免疫球蛋白的生成与半胱氨酸有关。

【病因与病理】

产生维生素 C 缺乏症的主要原因为体内严重缺乏维生素 C。缺乏维生素 C 的原因是多方面的:①食物中长期缺乏新鲜果蔬、偏食等;② 6~8 个月婴儿在进行人工喂养时维生素 C 含量不足;③感染时对维生素 C 需求量增多,而长期疾病忽视了食物中或补液中的维生素 C 含量。

维生素 C 缺乏症主要的病理改变为出血与骨形成障碍。维生素 C 参与了毛细血管内皮细胞间黏合物质合成,维生素 C 缺乏使各器官组织包括皮肤、黏膜、关节腔、肌肉和齿龈等处出血。骨骼出血部位往往是生长发育迅速的部位,如干骺端和骨膜下。干骺端毛细血管襻长入骨化区内有不规则的斑片状出血点,妨碍新骨生成。因出血使骨骺处出现分离,严重影响了生长层的发育。骨膜下出血可相当广泛,使长段骨膜从骨干上掀起。如果同时合并所有佝偻病者,除上述变化外还有软骨柱的增生。

【临床表现】

维生素 C 缺乏症病人可以只缺乏维生素 C 一种营养要素,也可能缺乏多种维生素,以合并维生素 D 缺乏为最常见。因此临床上有两种维生素 C 缺乏症类型:①单纯型维生素 C 缺乏症;②婴儿型维生素 C 缺乏症——佝偻病。

病儿的一般营养状态不一定很差。早期表现为精神不振、不宁、乏力和食欲减退。全身症状轻微,罕有发热。当有骨骺滑脱或骨膜下出血时,病儿有肢体疼痛和活动障碍,多见于下肢。检查时可发现肢体略肿,邻近关节也可肿胀。握住肢体会因疼痛而哭叫不已,病儿往往拒绝医生触摸他的身体。

出血广泛,可见于皮肤、黏膜、肌层。黏膜部位出血主要是牙龈出血和重度病例眼结合膜及巩膜下出现。少见的有尿血或便血。眼眶骨膜下出血可致眼球突出。严重病例还可有牙龈和颌骨齿槽坏死、牙齿松动、脱落。

婴儿型维生素 C 缺乏症——佝偻病者除有上述表现外,还可有串珠状肋软骨和胸骨下陷等佝偻病表现。

【实验室检查】

血小板计数、出血及凝血时间均正常,但凝血酶时间延长。空腹血浆维生素 C 浓度降低(正常值为 23~85μmol/L)。皮肤毛细血管脆性试验呈强阳性。

【放射学检查】

X 线检查有特征性改变,表现为:

1. 骨密度变化 有普遍性骨质疏松,骨小梁变细,稀疏,先是横行骨小梁消失,接着纵行骨小梁消失,骨骼呈毛玻璃状。

2. 骨骺盘的变化 由于在早期即有钙化带增宽和致密,在 X 线片上于骨骺盘的干骺端侧出现一条不规则密度增高的带状影像,称为维生素 C 缺乏症线;其下方近骨干侧则有一条密度减少的横行带,称为维生素 C 缺乏症透亮带,系新生的稀疏骨小梁(图 106-4)。骨骺盘的钙化带向骨干方向外侧方过度延伸而成骨刺。骺板脆弱,易骨折或变形,表现为波浪状骺板,或纵行断裂,或弯曲凹陷。广泛凹陷亦可使干骺端呈杯口状(图 106-5)。

3. 骨化中心变化 成骨中心部位有骨质疏松,而周围却已先期骨化而表现为环状骨骺(图 106-5)。

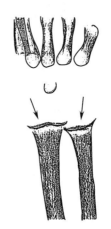

图 106-4 维生素 C 缺乏症线

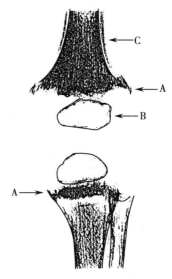

图 106-5 维生素 C 缺乏症
A. 骨刺;B. 环状骨骺;C. 骨膜下血肿

4. 骨膜下出血改变 长骨干骨膜下出血时,早期呈软组织肿胀,开始骨化时有层状骨膜反应性增生,与长骨干平行或呈梭形(图 106-6)。恢复期可见骨皮质逐渐增厚,骨密度恢复正常。治疗后数年内可逐渐恢复。

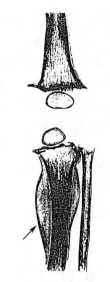

图 106-6　维生素 C 缺乏症
骨膜下血肿

【诊断】

维生素 C 缺乏症的诊断依据：①偏食，有慢性消耗性疾病，人工喂养不当病史；②典型临床与 X 线表现；③皮肤毛细血管脆性增加；④凝血酶时间延长；⑤血清中维生素 C 数值低于正常值；⑥补给维生素 C 后症状消除迅速。

一般诊断难。满月前婴儿很少发生维生素 C 缺乏症，而成人的表现又不太典型，使诊断发生困难。根据有无发热可与化脓性骨髓炎鉴别。

【治疗】

补充维生素 C 可迅速收效，轻型病例每日口服 200~300mg，重症病例 300~500mg，有感染者剂量应增加。不能口服的可以改为肌内或静脉注射。一般 24 小时内疼痛停止，病儿不再尖叫，数日后出血区可望吸收，但骨结构完全恢复则需数月甚至数年之久。

早期需卧床休息，后期可做按摩与操练以恢复肌肉张力，不宜过早下地负重，以免诱发肢体畸形。

(张光健)

第五节　佝　偻　病

佝偻病(rickets)仅发生于儿童，它的病理生理特征是骨与骨骼软骨的正常骨化有障碍，临床表现为骨骼畸形。它的发病与钙、磷代谢及维生素 D 有关。

【钙、磷代谢与维生素 D】

体内总的钙储存量约为 1kg，在血浆和细胞外液内，它只有 1g 左右，其他的大都在骨内。血浆内钙含量约 0.3g，65% 呈离解状态，其余的与蛋白质（主要是白蛋白）结合。体内总的储磷量大约 500~600g，大都在软组织体液中维持 pH。血液中的磷以 HPO_4^{2-} 及 $H_2PO_4^-$（约 3.55∶1 比例）的形式存在，为酸碱平衡调节的一种重要的缓冲系统。

血浆内钙的浓度为 2.25~2.75mmol/L (9~11mg/dl)，无机磷为 1.1~1.3mmol/L (3.5~4.0mg/dl)。

钙在肠道内吸收有赖于维生素 D、甲状旁腺激素与降钙素的调节。成人每日摄入钙量变化很大，大约为 0.6~1g。上消化道吸收最多，主要在十二指肠下段与空肠上段，小部分在以下部位吸收。虽然成人每日摄钙可达 1g，但大约只有 200~250mg 被其真正吸收，其余的经粪便排泄掉。有许多因素影响肠道吸收钙。酸性 pH 可以增加钙盐的可溶性，利于吸收；而碱性 pH 则减少吸收。钙如与草酸、枸橼酸或过多的磷酸相结合，则不利于吸收。胆盐可以乳化摄入的脂肪，减少脂溶性维生素 D 的丢失，还可以减少非溶性钙-脂肪酸皂的形成（该物质使钙不能吸收），因此可以增加钙的吸收。肠蠕动快、小肠缩短亦可以减少吸收，肠壁疾病，例如脂肪泻、肠结核，回肠炎等等都可以阻碍钙的吸收。

每日摄磷量约 2g；大约 2/3 量在小肠下段被吸收。饮食中高钙、铝、绿柱玉盐类也会因形成非溶性盐而减少磷的吸收。

钙、磷的排泄主要通过肾。少量吸收的钙经结肠排泄，在饥饿及维生素 D 缺乏情况下，结肠仍继续排出钙，甚至超过每日的摄入量。经粪便排钙量并不多，因此不显得重要。而肾每日钙的排泄量变异很大，与个体、饮食及骨代谢有关。在一般情况下，成人排出量小于 400mg，儿童则为 4~6mg/kg 体重。超出此范围，说明钙代谢不平衡。每日排磷量变异很大，成人 24 小时尿中含量为 340~1 400mg，儿童 530~840mg。这些数字与饮食摄入有关。

肾调节钙的机制与调节钠相似。可弥散的钙（离解的与非离解的）可以经过肾小球滤过，但在近端与远端肾小管内能吸收。再吸收率受维生素 D

及甲状旁腺素影响。肾小管亦能分泌少量钙,但在肾小管内主要是再吸收,在正常情况下95%滤过的钙被再吸收。尿中钠浓度过高会妨碍钙的再吸收。

肾调节磷的机制比较复杂。全部无机磷都处于离解状态,肾小球滤过液中磷的浓度与血清相同,90%以上的磷在近端肾小管内被再吸收。肾小管也会分泌磷,但量极微小,不足以影响血清的正常浓度。肾再吸收磷对内、外来因素极其敏感,甲状旁腺素、雌激素、维生素D、酸碱平衡以及多种药物都可影响磷的再吸收。

钙磷间代谢受甲状旁腺激素、降钙素和维生素D的影响,足以维持离解钙、磷浓度于一定水平而能保持正常的肌肉-神经机制。甲状旁腺激素能直接从骨骼中动用钙和磷;能减少肾对磷的再吸收,使尿磷增高;该激素还可加速钙通过肠壁,对骨钙-细胞外液中钙磷交换也起作用;还可影响肾小管再吸收钙。降钙素能抑制骨骼的吸收,与成骨有关,因此它可以降低血清钙、磷。上述两种激素的生成受血清中游离钙浓度的影响,并受负性反馈系统的调节。低血钙可以促使甲状旁腺激素生成量增加,动用了血钙,增加肠壁对钙的吸收,再增加肾小管再吸收钙,从而使血钙回升。此外甲状旁腺激素还可改变肾小管对磷的再吸收,使血清无机磷降低。高血钙则使降钙素的生成量增加,减少骨的再吸收,可能还会减少肠内钙的吸收,从而降低血钙。

维生素D主要有两种,即骨化醇(calciferol, D_2)与胆酰骨化醇(cholecalciferol, D_3),至于维生素 D_1 则为多种醇类的混合物,现已废用该名称。维生素 D_2 与 D_3 为脂溶性醇,其结构与胆固醇相似,具有高效能抗佝偻病作用。维生素 D_2 的前身为麦角甾醇(ergosterol),来源于食物,受紫外线照射就变成 D_2。维生素 D_3 在体内形成,在皮肤内有7-脱氢胆固醇(7-dehydrocholesterol)沉积,大约1g皮肤中含有3.2μg,经紫外线照射后便变为维生素 D_3。D_2 与 D_3 的前身物质并不具有抗佝偻病作用,经过波长为275~297nm的紫外线照射后,其环状结构裂解,才成为维生素 D_2 与 D_3。

在胆盐的帮助下,维生素D在肠道的上2/3部位吸收而进入淋巴管。如病人有胆、胰、心的疾病都可以减少维生素D的吸收。不论是维生素 D_2 或 D_3,一旦被吸收,在血浆中与小分子量的球蛋白结合,在肝、肾内实施进一步的代谢。

在肝内,两种维生素D转变为具有高度活性的极性产物,为便于记忆,可以将这两种活性产物统称为25-(OH)VitD。两种25-(OH)VitD其增加肠道内吸收钙的效能超过维生素 D_2 与 D_3 数倍之多。这两种物质在肾内继续转变为具有更大活性的 1,25-$(OH)_2$VitD 与无活性的 24,25-(OH)VitD。这两种转变过程受甲状旁腺激素和降钙素的影响,对血清中钙的浓度十分敏感。血钙下降,可促甲状旁腺激素分泌量增多,多产生具有活性的 1,25-$(OH)_2$VitD;而血钙上升则促使降钙素释放量增多,无活性的 24,25-$(OH)_2$VitD 生成增加。

由此可见血钙的水平受甲状旁腺激素、降钙素和 1,25-$(OH)_2$VitD 的调节,而血磷的水平则间接受到甲状旁腺激素和维生素D的影响。由于人体可以自行产生活性维生素D,人们认为维生素D可以视为D激素。它与甲状旁腺激素和降钙素这三种激素共同调节钙、磷代谢使血钙、磷保持于正常范围内。

【病理生理学】

1. 缺乏维生素D所致的代谢异常 由于维生素D摄入不足,难以在体内生成 1,25-$(OH)_2$VitD,减少了钙的吸收与在骨内的沉积。摄入的钙仅少量被吸收,其余的都经过粪便排出。体内钙储存量下降,病人有低血钙与低尿钙。

因负性反馈机制,低血钙至一定水平便使甲状旁腺增生,制造更多的甲状旁腺激素。进一步动用骨骼中的钙使血钙回升,还使肠道增加钙吸收,肾小管再吸收钙亦增加。除此以外,甲状旁腺激素还可作用于肾小管,减少对磷的再吸收,因此尿磷增多,形成低血磷。骨的吸收明显增加,然而骨生成亦有增加,企图达到平衡,但总体是在骨内钙、磷代谢为负平衡。钙、磷的不足,妨碍了新生骨的骨化。

2. 骨骺端的异常 正常骨骺端有5个区。

(1)静止区:近骨骺中心,由软骨组成。

(2)增生区:近干骺端部位,细胞规则、扁平,排列成柱形,此区细胞分裂象明显,为骨骼生长延长部位。

(3)成熟区:细胞仍排列成柱状,大而圆形,染色淡,有大量糖原。此区最下层部位,细胞变得很大,核皱缩,又称为肥大区。此区有干骺区血管长入,细胞柱之间基质有钙化。

(4)暂时钙化区。

(5)原发海绵骨区:是为骨骺盘的最下区,钙化的软骨中有骨母细胞存在,环绕着钙化的软骨,成为钙化的骨样组织。

佝偻病者其骨骼盘的静止区和增生区与常人无异。成熟区的细胞柱延长,增加了骨骼盘的厚度。细胞排列不规则,辨别不出柱状形态。其基部的肥大细胞数量减少,形态与排列均不规则,生成基质亦少。在暂时钙化区血管芽长入亦不正常,不规则。延长的成熟区还形成不规则的软骨舌状突起深入至干骺端。成熟区的改变不仅加大了骨骼盘的厚度,还增加了宽度,横径呈不规则增加。宽度的增加使临床上可以摸到骨端或肋骨端的粗大。

在正常情况下,血管芽从干骺端长入柱状细胞最下层的钙化基质内。血管的长入毁坏了基底部的软骨细胞,阻扰其过分的伸展,这样就保持了软骨盘的正常高度。佝偻病者,其基质中钙不能沉着,细胞柱之间基质发育不良,血管不能长入,使软骨细胞持续生成,不能发育成下一区结构,骨骺盘的厚度便增加了。

在正常情况下,骨骼盘的细胞增生和生长产生了一股抵抗干骺端的力量,两种力量拮抗着。骨骺端的力量超过干骺端的力量,骨骼即延长。此时双方质地都比较硬。在佝偻病情况下,双方质地都变软,而干骺端显得更软些,在外力与内部生长力量影响下,骨骼盘变得畸形而呈杯形。

3. 其他系统变化 长期及严重病例可有肌张力低下,心、肺及肾脏功能障碍。

【临床表现】

婴儿与小儿的临床表现较为突出,尤其是不满6个月的婴孩,有不宁、病态、易刺激、肌肉软弱及张力低下。重者至1~2足岁时仍不能站立、行走,甚至需扶着才能坐。与同龄儿童比较,病儿往往较矮,有时体重亦轻些。皮肤苍白,发青,还有贫血。韧带松弛,因此全身关节松动。出汗多,特别是头面部。由于营养不良,可以合并多种维生素缺乏与低蛋白血症。

病儿颅骨失去对称形态,变得一侧枕骨扁平,还有普遍性颅骨变软,骨缝变宽,前额突出。以额骨突出最为普遍。

牙齿发育缓慢,出牙延迟,牙齿钙质沉着不足,有不规则斑点及沟。牙釉质发育不良,常有龋齿。

胸部亦有不正常。肋骨-软骨交界处变得粗大,产生了一排硬而光滑的结节状肿块,单侧或双侧,称为"佝偻病串珠"。胸骨突出或内陷。下排肋骨变软,形成 Harrison 沟。常有慢性咳嗽、呼吸道感染及肺炎发生。

由于腹肌缺乏张力,腹部常鼓出。可有腹泻或便秘。胸部后凸明显,病儿如能行走,有鸭步及明显的腰椎前凸。严重病例有重度脊柱侧凸。

四肢表现为站立、行走甚至坐都感困难。四肢畸形主要表现为胫骨、股骨、桡骨和尺骨都有弯曲。慢性病例有髋内翻。长骨端扩大,使肘、腕、膝、踝诸关节粗大。极易因轻微外伤而发生骨折。

【X线表现】

1. 骨 X线片上可见长骨及扁骨出现普遍性密度降低。皮质变薄,骨小梁数量减少,干骺端的骨松质区往往与髓腔相融合。还可有长骨畸形,以胫骨及股骨弯曲最为常见,膝外翻亦可发生。前臂骨骼弯曲以向尺侧缘突出最为明显。偶然可见有髋内翻畸形。

2. 骨骺端 佝偻病者骨骺区的改变具有特征,由于成熟区软骨细胞的积聚,使骨骺盘的厚度增加,可为常人的10倍,甚至更大。常人的暂时钙化区在X线片上表现为外形尖锐清晰略呈不规则或锯齿状白色致密线条;佝偻病者此区模糊不清,密度亦远远低于正常,呈"毛刷状"。骨骺盘横径亦增加,呈"杯形",干骺端亦变得扁平。

【实验室诊断】

1. 钙 佝偻病者血钙正常或轻度下降,但体内总钙量仍不足,血钙能维持于相对正常水平是由于慢性缺钙引起继发性甲状旁腺活性增加之故。尿钙减少具有重要意义。

2. 磷 肾小管再吸收磷障碍使多数佝偻病者血磷降低。

3. 血清25(OH)维生素D水平 血清总的 $25\text{-}(OH)VitD_3$ 浓度下降,但 $1,25\text{-}(OH)_2VitD$ 的浓度仍在正常范围。

【病因学诊断】

钙、磷或维生素 D 不足是形成佝偻病的主要原因。

1. 缺乏 饮食中缺乏钙和维生素 D 是佝偻病最常见原因,但饮食中缺磷十分少见。

2. 吸收障碍 吸收障碍主要来自胃、胆及肠道疾病,如先天性胆道闭锁、腹泻与肝脏疾病。

【治疗】

补充维生素 D 与钙是治疗佝偻病的主要方法。维生素 D 剂量为每日 25~250μg（1 000~10 000IU），钙每日 1 000mg。还需注意营养并多接受阳光照射。

（张光健）

第六节 骨软化症

骨软化症的病理生理特征是骨骼的正常骨化发生障碍,发生于成人,临床表现为骨骼畸形。佝偻病(rickets)和骨软化症(osteomalacia)是以骨基质钙盐沉着障碍为主的慢性全身性疾病,表现为骨组织内类骨组织(未钙化骨基质)的过多聚积。病变如发生在生长中的骨骼,则成佝偻病,多见于婴幼儿,称为婴幼儿佝偻病。发生在年龄较大的儿童者,称为晚期佝偻病,较为少见。病变如发生在成年人,骨的生长已停止者,则称为骨软化症。佝偻病和骨软化症在病因及病变方面基本相同。

【病理生理】

1. 代谢失常 同佝偻病。而磷代谢失常更为明显,由于缺钙,肾小管再吸收钙亦增加,而磷的再吸收却减少,因此尿磷增高,形成低血磷症。

2. 骨骼异常 骨骼小、轻、畸形,含钙、磷量低于正常,不能有效地变为骨样组织。镜检可见骨皮质孔增多,密度降低。皮质内有大的管道,哈弗管变得不规则。骨小梁总数亦减少。骨小梁由薄条钙化骨包绕着一层未钙化的骨样组织所组成,这种骨缝是骨软化症(osteomalacia)的主要表现,有助于诊断和估计治疗效果。骨缝一般发现于一根骨小梁中,也可以多个发生,或发生于大块骨皮质与骨松质内,如果骨缝变宽,就可以在X线片上看到,这种表现称为Losser线,或称Milkman假性骨折,是诊断骨软化症的重要依据。

3. 有继发性甲状旁腺功能亢进表现 有破骨性吸收,新骨形成,骨髓纤维化,或偶有棕色瘤。甲状腺可以增生。

【临床表现】

临床表现模糊,可多年没有症状,病人在脊柱、骨盆及四肢的近端部位有疼痛及压痛,肌肉软弱无力,甚至行动呈鸭步。没有明显外伤也会出现骨折,最常发生骨折部位为股骨颈、耻骨支和肋骨。因多个椎体压缩,身高可缩短。

【X线表现】

长骨与扁骨的密度普遍性降低,皮质变薄,骨小梁数量减少,常有脊椎病变。长期骨软化症可有继发性甲状旁腺功能亢进,表现为指骨皮质与锁骨近端的侵蚀。

另一种表现为Milkman假性骨折(图106-7),及X线片上看到有Losser线。表现为对称性横行密度降低区,它通常见于长骨的凹面,如股骨颈内缘、耻骨支(图106-8)、肋骨、锁骨及肩胛骨的腋缘。只有少数人可见到Losser线,见到此线有助于诊断。这种假性骨折在外伤后偶尔亦会变成完全性骨折和脱位。长期骨软化症者可有多发性病理性骨折所致畸形。椎体压缩性骨折可以使脊椎曲度改变呈驼背。股骨颈骨折可以发生髋内翻。骨盆骨折可以使髂骨形态扭转,使骨盆不对称,大大影响产科径。

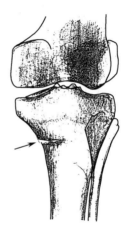

图106-7 骨软化症
胫骨假骨折

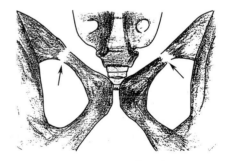

图106-8 骨软化症
耻骨假骨折

骨软化症另一个X线征象为长骨营养血管孔径扩大,呈对称性,这是骨质过度软化不耐血管搏动的压力所造成的现象。

【实验室检查】

1. 钙 血钙通常正常或轻微下降。血钙维持于相对高水平是由于慢性缺钙引起继发性甲状旁腺功能活跃之故。饮食正常而尿钙减少具有意义。成人 24 小时尿钙在 200mg 以下,儿童尿钙在 3mg/(kg·d) 以下,都应该引起注意。

2. 磷　血磷下降明显,由于肾小管再吸收磷障碍所致的骨软化症其血磷更低。尿磷一般无变化。测定骨小管再吸收磷的百分比其意义较大,凡低于 80% 的可认为有意义。

3. 血清碱性磷酸酶　往往增高,活动性病例其数值可很高,经治疗后可逐渐下降。

4. 骨化组织检查　取髂骨活检,发现有宽阔的骨样组织缝环绕着骨小梁即可诊断,还可了解治疗效果。

【病因学诊断】

1. 摄入不足　钙磷摄入不足,食物中缺乏维生素可产生骨软化症。以往多因产妇与哺乳期妇女偏食、节食所致,随着生活水平的提高,因摄入不足而致病的已很少见了。

2. 吸收不良

(1)胃:有报告在胃大部切除和胃空肠吻合术后十年产生骨软化症,有的还很严重,可能与胃丧失了贮存功能,近襻过长,排空过快,或因缺乏胃内溶脂因子所致。

(2)胆道:肝、胆、胰腺疾病可以引起骨软化症,机制复杂,可能因为肝无力合成维生素 D 前身,或因肠道内胆汁的缺乏使脂溶性维生素 D 难以吸收。胰腺疾病的脂肪泻使钙、磷都难以吸收。

3. 肾小管病变　这类病变具有共同特点,即对维生素 D 的治疗无反应,又称抗维生素 D 性佝偻病。可以分成 3 类:①近端肾小管病变所致低血磷性佝偻病;②远端肾小管病变所致肾小管性酸中毒;③近端和远端肾小管都有病变的骨软化综合征。

(1)近端肾小管病变　在近端肾小管内,无机磷、葡萄糖和多种氨基酸得以再吸收,因肾小管病变丧失了部分甚至全部的再吸收功能,可以产生佝偻病和骨软化症。有 4 种类型(表 106-1)。

1)单纯型肾小管佝偻病:即抗维生素 D 性佝偻病,又名低碱性佝偻病。大都具有家族史,经 X

染色体传递给后代。有病的女性传递疾病给子女的机会大约是 1/2,有病的男性只传给其女儿,不传给儿子。可以在出生后 3 个月内就发现有此病,轻型的病例 2~3 岁后才发觉。可在数代亲属中发现有低血磷和肾再吸收磷的功能低下。与缺乏维生素 D 所致的佝偻病不一样,本病罕见全身症状,大部分症状集中在骨骼系统。

大部分儿童出生时身长正常,至 2~3 岁时发现身高比同年龄的孩子矮小,还有膝内翻(外翻少见)和腕踝粗大,前额凸出,然囟门却早闭。X 线片与缺乏维生素 D 所致的佝偻病难以在早期区分。

实验室检查:血钙正常,明显的低血磷,可低至 2mmol/L 以下。血清碱性磷酸酶值增高。尿钙通常低,而尿磷却正常。肾再吸收磷功能低下,仅及 40%~70%。

该种病例给予维生素 D 反应不佳,甚至因剂量过多而出现了高血钙。

2)抗维生素 D 性佝偻病伴糖尿:临床表现与第一型完全相同,但有非糖尿病性糖尿。

3)近端范科尼综合征(Fanconi syndrome):除有抗维生素 D 性佝偻病以外,肾小管再吸收磷、糖和多种氨基酸都有障碍。临床表现同第一型,但发病早,病情中可有病理性骨折。尿中除有糖外还可有下列多种氨基酸,如苏氨酸、丝氨酸、甘氨酸、组氨酸和精氨酸。年龄稍大后还可以发现有慢性肝病。本型预后比前两型好些,对维生素 D 的反应也比前两型好些。

4)迟发型抗维生素 D 性佝偻病:低磷血型至青少年时期才发病,儿童期完全正常。可能是后天性中毒性疾病,使近端肾小管再吸收功能失常。

(2)近端和远端肾小管都有病变所致佝偻病和骨软化症综合征　这组疾病的特征是近端和远端肾小管病变所致的多种异常涉及水与电解质平衡。有病变的肾小管吸收水分,固定碱基、蛋白质和氨基酸根都有障碍,因而有酸中毒、失水、高蛋白血症并因代谢障碍无法纠正而迅速致死。本组疾病包括 4 个综合征(表 106-2)。

表 106-1　近端肾小管病变所致佝偻病和骨软化症

疾病	肾小管再吸收障碍		
	磷	葡萄糖	氨基酸
1. 抗维生素 D 性佝偻病	+		
2. 抗维生素 D 性佝偻病伴糖尿	+	+	
3. 近端范科尼综合征(抗维生素 D 性佝偻病伴糖尿和氨基酸尿)	+	+	+
4. 迟发型抗维生素 D 性佝偻病	+	(儿童时期正常,至成年或青少年时期才发病)	

表 106-2　近端和远端肾小管病变所致的佝偻病和骨软化症

疾病	肾小管再吸收障碍							
	磷	葡萄糖	氨基酸	水	碱基	HCO₃⁻	蛋白	
1. 近端和远端范科尼综合征	+	+	+	+	+	+	+	
2. 利尼亚克 - 范科尼综合征 (Lignac-Fanconi syndrome)	+	+	+	+	+	+	+	胱氨酸结晶沉积在体内软组织中
3. 眼 - 脑 - 肾综合征 (Lowe 综合征)	+			+	+	+		有意识障碍、白内障和青光眼
4. 甘氨酸过多综合征	+	+				+		尿中多量甘氨酸,肌肉软弱无力

1）近端和远端范科尼综合征：这是因肾小管有畸形所致，有遗传倾向。病人有近端范科尼综合征所有的症状，通常佝偻病严重，骨骺盘厚度可达数厘米，皮质菲薄，出生才数月，已经骨折数次。除此之外，还有肾血管再吸收水、蛋白、固定碱基和碳酸氢根障碍，表现出失水、高氯、低钠、低钾、酸中毒和碱性尿。

实验室检查有低血钙、明显低血磷、碱性磷酸酶值增高。血清氨基酸正常。血生化和 pH 检查显示出有酸中毒伴低钠、低钾和高氯。尿液比重低，碱性，并含有多种氨基酸。

本病较重，生存期短。偶见有成人型病人可能为后天获得性疾病，病因包括慢性疾病、多发性骨髓瘤和重金属中毒等。

2）利尼亚克 - 范科尼综合征：除有近端和远端范科尼综合征所有的表现外。还有胱氨酸（一种含硫的氨基酸）结晶沉积在周身软组织内，说明胱氨酸代谢亦有障碍。胱氨酸结晶沉积在结合膜、巩膜、肝、脾、淋巴结、肾实质和骨髓内。这种病和胱氨酸尿症不同，胱氨酸尿症是另外一种代谢性疾病，在尿中可大量出现多种氨基酸，但绝不会出现佝偻病。

通常病人在出生时是正常的，至 2 岁后才发病。病情较重，有全身症状。佝偻病表现迅速出现，且较重，还伴有周期性低钾发作，影响肌力、神经和心功能。裂隙灯检查可以发现结合膜和巩膜上有胱氨酸结晶。

实验室检查结果同近端和远端范科尼综合征，具有特征性的是骨髓、周围白细胞和淋巴结内可以发现有胱氨酸结晶。

本病病情较重，往往因低血钾危象、慢性失水或感染而死亡。如果能拖延得久些，就会出现纤维化和肾小球炎。一般很少活到 10 岁以上。

3）眼脑肾综合征（Lowe syndrome）：是一种经性染色体传递的疾病，通常发生于男性。典型的病例除了有佝偻病外，还有睾丸未降、中枢神经系统和眼部病变。

中枢神经系统病变显示出严重的精神障碍，注意力不集中，一受到刺激，常尖叫。肢体无力，反射消失。

眼部表现为大角膜，先天性白内障和青光眼多见。

实验室检查结果同上述两种类型差不多。本病预后较好，对维生素 D 的反应亦好些，有长期存活病例。

4）甘氨酸过多综合征：这是一种迟发性肾小管病变所致佝偻病，伴有尿中多量甘氨酸存在。通常在 12~16 岁以后才发病，有肌肉软弱和萎缩。有轻度肾小管性酸中毒，HCO₃⁻ 丧失较多。尿中有多量甘氨酸和甘氨酰脯氨酸。对维生素 D 和磷制剂反应稍好。

（3）肾小管性酸中毒所致佝偻病和骨软化症（表 106-3）　肾小管性酸中毒系指因肾小管肾盂段病变使肾内小便异常酸化的一种综合征。在正常情况下，肾小管细胞排泄 H^+，并再吸收回收 Na^+。如果这个机制发生障碍，必将引起高氯、低钠、低钾性酸中毒但并无尿毒症。小便 pH 值增高，HCO₃⁻ 增多。产生肾小管病变的机制不明。按 Morris 意见，可以分成两型。第一型，肾小管细胞不能排出酸根，使肾小管内尿液的 H^+ 浓度与肾小管周围组织的 H^+ 浓度有一个稳定的递减度，这种异常可能与缺乏碳酸酐酶有关。第二型，在肾小管的近端和远端部位，丧失过多的 HCO₃⁻，发生于近端和远端范科尼综合征或眼脑肾综合征。不管是何种类型的肾小管性酸中毒，结果是一样的，有失钠、钾、HCO₃⁻，并有 Cl⁻ 滞留和代谢性酸中毒，水的再吸收亦减少，所以还是明显的失水。肾小管性酸中毒如何导致佝偻病和骨软化症的机制还不明，可能与排泄过多的钙所致低血钙有关。慢性低血钙激发了继发性甲状旁腺功能亢进，经尿排出了大量的磷，有低血磷，便有骨骼病变出现。

表 106-3　肾小管性酸中毒所致佝偻病和骨软化症

疾病类型	获得性	原发性	
		遗传性肾小管酸性中毒	肾小管多种病变所致
疾病名称	类风湿关节炎	婴儿型,有自愈倾向(隐性遗传)	近端和远端肾小管 范科尼综合征
	肝硬化	迟发型,永久性(显性遗传)	利尼亚克 - 范科尼综合征
	镉中毒		眼脑肾综合征(Lowe 综合征)
	药物中毒		甘氨酸过多综合征
	骨髓瘤		

在临床上遗传型可以分成两型:婴儿型和迟发型。婴儿型很少见,多数发生在男婴,系隐性遗传疾病,具有 H^+ 和 HCO_3^- 酶系统的缺陷。通常较轻,会自发缓解,甚至未被注意到,也有较重的,出现严重并发症。婴儿型对治疗的反应良好,给予维生素 D 和钾,可以无症状,1 年后肾功能恢复正常。

迟发型系显性遗传性疾病,多见于女孩,在 2 岁以内不会发病,但病程系慢性,无自愈倾向。临床表现较重,有全身症状,生长缓慢、呕吐、失水、病态、软弱无力和多尿,并有骨痛和病理性骨折,关节处粗大,常因有结石而出现肾绞痛。严重并发症为低血钾危象,表现为虚脱、发热、麻痹、呼吸窘迫和心律不齐,可致死,给予钾纠正酸中毒可以迅速改善,并于一段时间内保持相对稳定。

实验室检查有低血钠、低血钾、高血氯、血浆 HCO_3^- 下降,出现低 pH 值碱性尿(pH 值可大于 6.0)。有佝偻病和骨软化症者血钙正常或稍低,尿钙增多,低血脂,血清碱性磷酸酶值增高。

遗传型者属 Morris 的第一型机制。属 Morris 第二型机制的为近端和远端肾小管都有病变的佝偻病和骨软化症,包括近端和远端范科尼综合征、利尼亚克 - 范科尼综合征、眼脑肾综合征和甘氨酸过多综合征。除此之外,还有许多其他疾病也可以引起远端肾小管性酸中毒,如类风湿关节炎、骨髓瘤、肝硬化、镉中毒和多种药物中毒都可产生获得性肾小管性酸中毒。

【治疗】

佝偻病和骨软化症的治疗必须针对病因,去除病因才能达到根治。治疗分两个方面,即药物治疗和手术治疗。常用药物有维生素 D 制剂、钙制剂、磷制剂和碱化溶液(表 106-4)。

1. 维生素 D　维生素 D 的每日需要量儿童为 200~400IU,成人为 100~400IU,妊娠及哺乳期应相应增加。目前维生素 D 已能精制成结晶,1g 结晶维生素 D_2 或 D_3 相当于 4 万 IU,即 1IU 维生素 D 相当于 0.025μg 结晶。

在应用维生素 D 制剂时,剂量和给药途径取决于佝偻病或骨软化症的病因、病情严重程度、年龄和肠道吸收情况。单纯性维生素缺乏所致佝偻病,并无并发症,每日口服维生素 D 制剂 400IU 已足够,因为食物中一般都含有这两种元素。但从治疗角度可加大剂量至 10~100 倍,即每日剂量为 4 000~40 000IU。这个剂量病人可以耐受,也不会产生毒性反应。胃肠道吸收障碍者可改由静脉滴注或肌内注射给药。

对抗维生素 D 性佝偻病与骨软化症病人使用维生素 D 剂量就很不一致。有些作者主张高剂量,每日 10 万 ~100 万 IU,甚至更多些。目前看来,高剂量维生素 D 疗法有害无益,可以产生维生素 D 中毒、高血钙和肾结石。长期卧床或做过手术制动时期用高剂量维生素 D 还可以出现高血钙危象。现在一般采用的剂量为每日 2 万 ~6 万 IU。

表 106-4　佝偻病和骨软化症的治疗

疾病类型	维生素 D/(IU/d)	钙 /(g/d)	磷 /(g/d)	其他治疗
缺乏维生素 D 所致(轻型)	400			营养与日光
缺乏维生素 D 所致(重型)	4 000~40 000	1~1.5		
抗维生素 D 性佝偻病(包括近端范科尼综合征)	2 万 ~6 万	1	1~6	
肾小管近端和远端病变	2 万 ~6 万	1	1~6	碱化尿液和补充钾
肾小管性酸中毒	1 000~4 000			碱化尿液和补充钾

目前维生素 D 制剂除 D_2 和 D_3 外,还有 2 种合成的维生素 D 制剂,即二氢速甾醇、1-25-二氢胆钙化醇,剂量只及一般剂量的 1/3,对抗维生素 D 性佝偻病和骨软化症的效果可能好些。

2. 钙制剂　口服钙制剂时必须是合成维生素 D 制剂才能由肠道吸收,口服剂量为每日 1~1.5g,如果维生素 D 补充量足够,每日吸收钙量可以高达 0.5g。老年病人和肾功能不良者长期用钙制剂可以产生高血钙和异位钙化灶。静脉注射钙剂可以产生肾结石、血管钙化和心律不齐。所以除非有低血钙抽搐,一般不必静脉注射钙剂。

3. 磷制剂　口服磷酸盐溶液再合用大剂量维生素 D 对抗维生素 D 性佝偻病是有效的。磷的剂量可达每日 1~6g 之多而没有严重并发症,还可以减少维生素 D 剂量以防止发生维生素 D 毒性反应。磷也可经静脉输入,但可以发生肾结石和异位钙化等并发症,所以一般不静脉注射磷制剂。

4. 碱化溶液　有肾小管酸中毒者需给予碱性药物。可口服碳酸氢钠 10g,也可以给予碳酸氢钠与钾的混合液,可以同时纠正低血钾。对近端与远端肾小管都有病变者,除给予碱化药物外,亦需补充磷、维生素 D 和钙。

在治疗过程中必须密切注意有无维生素 D 过量,观察的指标是血清钙和尿钙排泄量。血钙高至 11mmol/L,成人 24 小时尿钙量超过了 350mg,提示可能会发生肾结石和软组织异位钙化,特别是血磷已趋正常者更应注意。

对骨与软骨的情况有无好转可根据血清碱性磷酸酶值和腕部、膝部 X 线片来判断。对全身代谢情况有无好转可根据血磷来判断。如果碱性磷酸酶和血磷已趋于正常,X 线片显示骨骼愈合情况良好,而临床上有并未发现有副作用,说明治疗情况良好。成人软化症可根据髂骨活组织检查中骨骼矿物质化的情况来判断治疗效果。肾小管有病变的,可根据肾小管再吸收磷的百分率而予以判断。

5. 手术治疗　膝内翻或膝外翻者可做胫骨上端截骨术。但必须待骨骺线消失、疾病已控制后方可做截骨术,否则术后畸形会复发。这类病人情况比较复杂,又需在手术后卧床及制动,必须密切观察高血钙危象与肾损害的发生,作出及时处理。

【几种少见类型的骨软化症】

1. 骨软化症伴有骨纤维结构不良　20 世纪 60 年代相继报道了 5 例骨软化症伴有多骨纤维结构不良,同时还有内分泌异常,包括女性早熟和甲状腺功能亢进,骨软化症可以加重这些异常。

2. 骨软化症伴有神经纤维瘤病　这些病例对治疗反应很差。

3. 骨软化症伴有良性骨、软组织肿瘤　原发的肿瘤大都为骨血管瘤、巨细胞瘤、巨细胞性肉芽肿、骨非骨化性纤维瘤、大腿海绵状血管瘤、喉部固化性间皮瘤。这类病例于切除原发肿瘤后代谢异常即迅速消失,个别于术后仍有三发性甲状腺功能亢进。这类肿瘤会产生异位内分泌物质影响磷的代谢产生低磷性骨软化症。现已知该物质可能为 FGF23。FGF23 可抑制 25-(OH)VitD 转化成 1,25-(OH)$_2$VitD,减少了小肠内磷的吸收,也减少了肾小管近端对磷的再吸收。现临床上可测定 FGF23 的血清值。

4. 抗惊厥药物与骨软化症　应用抗惊厥药物后约有 10%~30% 病例有钙、磷代谢异常,但为轻型,只有 1/2 病例出现骨软化症的临床表现与 X 线征象。发病机制不明。发现长期应用抗惊厥药后血中 25-(OH)VitD 水平下降,可能与维生素 D 在肝内降解加速有关。但维生素 D 不足所致血钙偏低后神经-肌肉兴奋性增加,更易受激惹而激发癫痫发作。由于发作频繁,往往加大抗惊厥药物剂量,产生医源性恶性循环。因此,用抗惊厥药物者应定期检查血钙、磷、碱性磷酸酶和 25-(OH)VitD 水平,有异常者及时补充维生素 D。

5. 低磷酸酶症　本病系基因突变所致的一种独立疾病,其临床、X 线及组织学变化极似佝偻病。它的主要病变为碱性磷酸酶合成障碍。本病发病年龄早,主要症状为生长障碍、养不胖、发热、呕吐、颅内压增高。颅骨骨化差,连接亦差;颅骨缝宽。出牙迟,龋齿多。周围骨骺增大,肋软骨膨大。可有膝内翻或外翻。X 线表现为普通型骨质疏松。长骨呈弯曲状,骨骺盘杯形凹陷伴有不规则切迹状边缘。骨化中心外形正常。病理生理不明,只知血清与组织中碱性磷酸酶与焦磷酸盐含量均下降,但血钙、磷浓度却正常,但尿中磷酸乙烯醇胺(phosphoethanolamine)含量增高,虽机制不明,却有助于诊断。婴儿期发病合并有颅内压增高或产褥感染者预后差,死亡率高达 50%~70%;少年与成年病例严重程度稍轻,但有明显骨骼畸形与体型。本病现无有效治疗方法。

(张光健)

第七节　肾性骨营养不良症

慢性肾功能不全者可有骨骼改变,表现为佝偻病、骨软化症、囊性纤维性骨炎、骨质疏松、骨质硬化和软组织异位骨化,在 20 世纪被命名为肾性骨营养不良症。这几乎是肾病的终末期表现,由于肾移植和透析的出现,延长了病人生命,肾性骨营养不良症病例逐渐多见。

【病理生理学】

肾性骨营养不良症的病因不明,可能与下列因素有关。

1. 维生素 D 代谢障碍　病因在于肾内 25-(OH)VitD 转化成 1,25-(OH)$_2$VitD 有障碍,减少了肠内钙的吸收,因而发展成为佝偻病和骨软化症。

2. 钙、磷代谢异常　各种肾病末期都会有肾小管损害,但钙的丢失少见。尿毒症病人排出 Ca^{2+} 明显减少,可能与肾小球滤过量下降和细胞外容量不足有关。24 小时尿钙量低下,而粪钙量却高,提示肠胃道吸收钙明显下降。部分原因是由于维生素 D 的转换低下,另一方面是由于高血磷直接妨碍肠道吸收钙。因此血钙变化较多,一般偏低,但罕见有重度低血钙;偶有血钙正常。因为尿毒症病人常有酸中毒和低白蛋白血症,因此血清钙中离解成 Ca^{2+} 高于正常,所以病人可以有很低的血钙数值但不发声抽搐或肌张力低下。

尿毒症早期血磷偏低,随着肾功能消弱而逐渐增高。肾功能降至正常 20%~30% 时,高血磷极为常见。增高原因一是肾小球滤出减少,二是甲状旁腺激素影响肾小管再吸收 Ca^{2+} 的能力亦低下。

3. 继发性甲状旁腺功能亢进　由于低血钙的负性反馈机制,刺激甲状旁腺透明细胞弥漫性增生,这一现象已在尿毒症病例的尸检中得到证实。甲状旁腺激素的分泌增加直接影响肾小管内钙、磷的再吸收。

4. 铝中毒　口服氢氧化铝凝胶可以降低血磷,正常情况下铝可以经肾排出,但有肾功能不全时,铝便积聚于骨与脑内,产生抑郁症或骨软化症症状,两者可同时出现。

5. 软组织异位钙化　软组织异位钙化是血钙、磷浓度过高的后果,即可溶性 $CaHPO_4$ 浓度过高之故。下列情况容易发生异位骨化:

(1)酸中毒程度突然减轻,近于饱和状态者可离解 Ca^{2+} 呈结晶状析出。

(2)长期卧床休养产生骨质疏松,使血钙浓度突然上升。

(3)治疗亦是因素之一,由于透析或给予过量钙与维生素可发生此类情况。

(4)饮食中磷过多使得血磷猛增。

6. 骨硬化　约 20% 慢性肾病者可有骨硬化表现,原因不明,有多种假说。

(1)当大量骨样组织存在需要钙化时,短期内的钙化可以加剧成为"骨硬化"。

(2)甲状旁腺激素的成骨作用。肾功能不全者有继发性甲状旁腺功能亢进很普遍。已知甲状旁腺激素的部分片段其成骨作用更甚于破骨作用,在肾性骨营养不良者比激素作用更明显。

(3)在治疗时给予过多钙和维生素 D 的后果。

【临床表现】

肾性骨营养不良的临床表现主要有 6 方面:①佝偻病;②骨软化症;③囊性纤维性骨炎;④骨质疏松;⑤骨质硬化;⑥软组织异位钙化。

肾性骨营养不良的临床表现取决于肾病的严重程度,钙、磷、维生素 D 和甲状旁腺激素的异常程度。儿童病人有生长发育障碍,一般都有佝偻病体征。

肾性骨营养不良症与其他骨软化症有所区别,它有明显的骨骺分离与干骺端骨折,已有报告慢性肾病发生股骨头骺与肱骨头骺滑脱。

囊性纤维性骨炎是继发性甲状旁腺功能亢进的结果,其表现隐匿,往往被原发肾病所遮盖而不易察觉,直至发生病理性骨折或骨骼畸形后才得以诊断。

骨质硬化是无症状的。

软组织异位钙化一旦发生,则发展迅速,特别是经过透析治疗者。其表现于:

(1)动脉:在血管内膜沉淀,可以于皮下摸及。

(2)眼部:钙化沉积于角膜或眼结合膜,称为"肾衰竭的红眼病"。

(3)皮肤:沉积于皮肤,引起难忍的奇痒。

(4)关节周围与肌肉:关节周围软组织钙化表现为关节功能不良,有畸形,或软组织内触及硬化,肌肉无力。

【X线表现】

X线检查除有佝偻病和骨软化症的表现外还有明显的囊性纤维性骨炎。弥漫性骨质疏松极为多见,常有骨膜下骨皮质吸收,大多发生于手、足部的小骨。囊性病变多见于长骨干或扁骨。不规则形骨吸收的好发部位为锁骨外侧端、近节指骨皮质、掌骨皮质、胫骨上段内侧骨皮质。脊柱压缩性骨折亦多见。

骨硬化的X线表现为小梁部位局限性密度增加,或为普遍性增白掩盖了正常的骨结构。脊柱的骨硬化X线表现为椎体上下缘硬化。其他好发部位为骨盆、肋骨或股骨,偶见于面部诸骨。

血管钙化通常发生于手和足的小动脉,亦可以发生于动脉主干。小而分散的致密阴影代表了动脉粥样硬化斑块,而淡而弥散者则为血管中层钙化。关节周围软组织钙化可以发生于肌腱、韧带、半月板和关节软骨。常见部位为膝关节半月板和下尺桡关节的三角软骨盘。钙化形态极似假性痛风。

【实验室诊断】

肾性骨营养不良的诊断有赖于实验室发现。除有慢性肾病的发现外,还应有低血钙,或血钙正常偏低值,血磷应增高,碱性磷酸酶高于正常。尿钙排泄量明显下降,而粪钙则增多。

【治疗】

1. 饮食控制 因有尿毒症与高血磷存在,饮食中应限制蛋白质与磷的含量,增加钙的摄入量。

2. 磷结合剂 氢氧化铝和碳酸铝可以与磷结合,减少肠道磷的吸收,但有铝中毒的危险,故目前以补钙作为磷结合剂。已证实碳酸钙对降低血磷是有帮助的。

3. 维生素D制剂 对继发性甲状旁腺功能亢进所致囊性纤维性骨炎,活性维生素D能有效抑制继发性甲状旁腺功能亢进。应用后可以改善骨痛,增加肌力,控制继发性甲状旁腺功能亢进的生化和放射学变化。维生素D的剂量每日2万~20万IU不等,或1,25-(OH)$_2$VitD 0.25~1.5μg/d,多数采用0.25~0.5μg/d,主要副作用是高血钙。用药期间需检测血钙、磷和PTH水平。

4. 甲状旁腺切除 肾衰竭病人如有持续高血钙、高血磷并有进行性骨外软组织异位骨化出现并有骨痛、骨折者,甚至肾移植仍不能纠正代谢异常,往往提示甲状旁腺增生可能转变为腺瘤,在长期继发性亢进的基础上甲状旁腺又发生了瘤性变,称之为三发性甲状旁腺功能亢进。对此类病例可做甲状旁腺大部或腺瘤切除术。

5. 肾移植 肾移植成功可以纠正许多肾性骨营养不良的紊乱,但不可能迅速恢复骨代谢至正常水平。肾移植后开始的几个月内,血钙会进一步上升,通常有1年时间恢复正常。持续1年以上的高血钙,需采用甲状旁腺切除术。

(张光健)

第八节 维生素D过多症

不管什么原因,长期及大量摄入维生素D可以导致维生素D过多症或维生素D中毒。

【发病机制】

人类研究维生素D的作用机制已有一个世纪之久,明白了它的三种形态:①维生素D$_3$;②中间产物25-(OH)VitD$_3$;③激素成分的1,25-(OH)$_2$VitD$_3$。但对维生素D$_3$的中毒机制仍不清楚。

游离1,25-(OH)$_2$VitD$_3$进入靶细胞理论:维生素D$_3$进入肝脏内,在酶的作用下生成25-(OH)VitD$_3$,与蛋白质相结合后成为维生素D结合蛋白(DBP)至肾脏。在酶的作用下以1,25-(OH)$_2$VitD$_3$重返循环。通过维生素D受体斡旋机制,它作用于维生素D靶细胞。1,25-(OH)$_2$VitD$_3$到达靶细胞时还与维生素D结合蛋白相结合,但只有游离的1,25-(OH)$_2$VitD$_3$进入细胞内。游离的1,25-(OH)$_2$VitD$_3$与1,25-(OH)$_2$VitD$_3$结合蛋白处于平衡状态。在维生素D中毒时系游离1,25-(OH)$_2$VitD$_3$数量增多而产生毒性症状。1α-位置上羟化并非局限于肾脏,存在着肾外羟化的理论,即某些靶细胞,例如巨噬细胞与单核细胞也有转化25-(OH)VitD$_3$成1,25-(OH)$_2$VitD$_3$的能力。

维生素D中毒可能基于3个机制:

1. 维生素D摄入过多增加了血浆1,25-(OH)$_2$VitD浓度,亦增加了细胞内1,25-(OH)$_2$VitD$_3$的浓度。

2. 维生素D摄入过多增加了血浆25-(OH)VitD的浓度,超过了DBP的结合能力,使过多的游离25-(OH)VitD进入细胞内。

3. 维生素D摄入过多,使维生素D的中间代谢产物包括维生素 D 本身和 25-(OH) VitD 的浓度超过 DBP 的结合能力,释放出更多的游离 1,25-(OH)₂VitD 进入靶细胞内。

多数人认为维生素 D 中毒系 1,25-(OH)₂VitD 所致,但摄入过量致中毒者其血浆中 1,25-(OH)₂VitD 的总体水平罕见有增高的。文献记载,一般检测得到的 1,25-(OH)₂VitD 的血浆浓度均是与蛋白结合的,而真正进入靶细胞的则是 1,25-(OH)₂VitD 的"游离"形式。因此最好测定 1,25-(OH)₂VitD 和 25-(OH)VitD 的游离形式。在维生素 D 中毒时,它的代谢中间产物例如维生素 D_3、25-(OH)$VitD_3$、24,25-(OH)$VitD_3$、25,26-(OH)₂$VitD_3$ 等与 DBP 结合后充斥于周围血流中,而只有游离状态 1,25-(OH)₂$VitD_3$ 和 25-(OH)$VitD_3$ 的浓度增高才是最重要的。

维生素 D 系脂溶性物质,它吸收后储存在脂肪组织中,它的半衰期长达 2 个月,25-(OH)$VitD_3$ 半衰期为 15 日,而 1,25-(OH)₂$VitD_3$ 的半衰期仅 15 小时。因而必须长期大量服用维生素 D 才会有中毒的可能,大约在连续每日服用 2 万国际单位 1 个月以上便可发生,但也有因个体差异,每日仅服用维生素 3 000~5 000IU,结果亦发生中毒。

【临床表现】

维生素 D 中毒的临床表现系高血钙所致。高钙血症可以毫无症状。早期可有食欲不振、恶心、呕吐、头痛、嗜睡及多饮。当血清钙浓度超过 3.5~5.5mmol/L 时,可以出现高血钙危象,有腹痛、少尿、脱水、酸中毒、氮质血症、心力衰竭、昏睡和昏迷,最终因心、肾衰竭而死亡。慢性中毒病例有肾结石、肾钙化、高血压和尿毒症。

实验室检查主要是血清钙浓度增高,并有肾小管损害,尿中检出管型。X 线表现为肾结石、肾钙化以及软组织异位钙化,出现于动脉壁和关节周围。约 10% 病人可有大脑镰钙化。

【治疗】

立即停止服用维生素 D 类制剂,并减少钙摄入量。积极处理高血钙危象。经治疗后,症状可逐渐消失。

【如何控制维生素 D 的摄入】

2011 年 6 月在《临床内分泌与代谢》杂志上发表了一篇维生素 D 的治疗指南,有参考价值。

1. 诊断程序

(1) 在高危人群中进行血清维生素 D 水平的筛查。

(2) 测定血 25-(OH) VitD 的水平,不主张测定 1,25-(OH)₂VitD 的水平,仅限于代谢紊乱者。

(3) 血浆 25-(OH)VitD 的正常水平为 20~30mg/ml,并认为 10~20mg/ml 水平为维生素 D 缺乏,<10ng/ml 为重度维生素 D 缺乏。

2. 维生素 D 的每日最低需求量

(1) 0 月~1 岁:最低需求量 400IU/d(每 1IU ≈ 25mg);1 岁以上:每日 600IU;如需使 25(OH)D 的水平 >30ng/ml,则需维生素 D 量为 1 000IU/d。

(2) 19~50 岁成人:最低需求量为 1 000IU/d;如需使血 25-(OH) VitD>30ng/ml,则至少需 1 500~2 000IU/d。

(3) 50~70 岁以上:至少为 600~800IU/d,如需使血 25-(OH)VitD>30ng/ml,则至少需 1 500~2 000IU/d。

(4) 妊娠与哺乳期:至少为 600IU/d,血 25-(OH)VitD>30ng/ml,则至少需 1 500~2 000IU/d。

(5) 特殊人群:肥胖儿童、成人,用抗惊厥药、糖皮质激素、抗真菌药者,艾滋病儿童、成人,治疗中需使用同龄者 2~3 倍剂量。

3. 维生素 D 的每日可耐受的上线维持量

<6 月龄:1 000IU;6 月龄~1 岁:1 500IU;1~3 岁:2 500IU;4~8 岁:3 000IU;>8 岁:4 000IU。

如为纠正维生素 D 缺乏则 0~1 岁:4 000IU;1~18 岁:4 000IU;19 岁以上成人:10 000IU。

4. 治疗和预防剂量的推荐

(1) 尽量选用 D_2 或 D_3 制剂,补足活性维生素 D 制剂。

(2) 维生素 D 缺乏

1) 0~1 岁:2 000IU/d,或 50 000IU 每周一次,共 6 周;使血 25(OH) VitD 水平 >30ng/ml 的维持量为 400~1 000IU/d。

2) 1~18 岁:2 000IU/d,或 50 000IU 每周一次,共 6 周;使血 25-(OH) VitD 水平 >30ng/ml 的维持量为 600~1 000IU/d。

3) 成人:50 000IU 每周一次,共 8 次,或 6 000IU/d。如需血 25-(OH) VitD 浓度 >30ng/ml,维持量为 1 500~2 000IU/d。

(3) 肥胖病人需加大剂量 2~3 倍。

(4) 吸收不良综合征者至少为 6 000~10 000IU/d。

(5) 服用影响维生素 D 代谢的药物:如需血 25-(OH) VitD 浓度大于 30ng/ml,则维持量为 3 000~6 000IU/d。

(6) 有肾外产生 1,25-(OH)₂VitD 的病例,在治疗期间应监测 25-(OH) VitD 与血钙水平。

(张光健)

第九节 骨 质 疏 松

骨质疏松(osteoporosis)的定义:①1993年国际骨质疏松基金会(International Osteoporosis Foundation,IFO)的定义为骨质疏松是由于骨量减少和细微结构变化使骨的力学性能改变,从而使骨的脆性增加而易于发生骨折;②2000年美国国家卫生研究院(National Institute of Health,NIH)的定义为骨质疏松是一种以骨强度减低为特征的骨骼疾病,致使病人的骨折危险性增高。骨强度系指骨的密度和骨的质量。

骨骼的生长和发育起自胚胎时期,并持续到出生后20多年。成年人骨骼的数量不再发生变化,但骨的代谢却持续进行,即骨的生成和骨的吸收这两个过程处于平衡状态。年龄超过40岁后随着年龄的增大,至老年阶段骨的生成会逐渐下降,这样的数十年后骨组织数量仅及30岁时的一半量。一旦骨的密度降低至难以忍受日常生活所受的应力,便会发生病理性骨折。

【病理生理学】

有许多因素可以影响骨组织的数量。

1. 全身性疾病 吸收不良、肝肾疾病、酒精中毒、皮质类固醇类药物与光照不足都可以扰乱骨代谢。

2. 种族和遗传性 白种人妇女,尤其是西北欧妇女骨质疏松发病率高,而黑种人妇女的发生率却低。

3. 营养状态 与钙和维生素 D_3 的摄入量有关。儿童的每日摄钙量应为400~700mg,生长期少年为1300mg,绝经期妇女为700mg,孕妇为1500mg,哺乳妇女为2000mg,绝经后妇女每日需摄入钙1500mg才能防止骨丢失。奶制品和绿叶蔬菜是食品中钙的主要来源;而蛋白饮食亦会增加尿内钙的丢失,蛋白质钙入量增加一倍,尿钙丢失增加50%。

特别是维生素 D_3 来源一半来自食物,另一半来自日光照射。老年人光照不足,可致维生素 D_3 缺乏。青年成人每日需维生素 D 400IU,老年人为800IU。

4. 年龄和性别 骨骺关闭后,骨骼的形态发生变化,骨膜和内骨膜的面积都在增加。年龄超过40岁以后,内骨膜面积增加迅速,骨皮质数量逐渐减少,骨小梁亦渐渐减少,女性比男性更为明显。平均每年减少约0.5%。在骨组织减少过程中,两性的差别很明显。男性的递减率为每年0.5%~0.75%,女性为1.5%~2%,有的甚至高达3%。

5. 内分泌因素 绝经后的骨质疏松与雌激素低下有关。已证实雌激素对骨骼代谢起着关键性作用。骨质疏松与甲状旁腺激素也有着一定关系,老年人给予甲状旁腺激素后,肾生成 1,25-$(OH)_2$ $VitD_3$ 的反应削弱,而破骨细胞对内源性甲状旁腺激素反应活跃,则与雌激素不足有关。

6. 活动与负重 机械性负重应力为影响骨骼发育和再塑的主要外来因素,不活动的人比活动的人容易产生骨质疏松。宇宙飞行时由于处于失重情况下亦可出现骨组织丢失,失重情况下84日后其骨质疏松情况极似失用性骨质疏松。目前还认为丧失了肌肉收缩是引起骨质疏松的主要原因。例如骨折后石膏制动、神经与脊髓损伤和长期卧床。

【分类】

1. 原发性骨质疏松 Riggs 将原发性骨质疏松分成两型。

(1) Ⅰ型:即绝经后骨质疏松,仅发生于女性,年龄大致在 50~65 岁。

(2) Ⅱ型:即老年性骨质疏松,男女性均可发生,年龄高,通常在 65 岁甚至更高达 70 岁以上者。

2. 继发性骨质疏松

(1)遗传性骨质疏松:①成骨不全;②高胱氨酸尿症。

(2)内分泌疾病所致骨质疏松:①性腺功能减退;②甲状腺功能亢进;③甲状旁腺功能亢进;④肾上腺皮质功能亢进。

(3)与饮食有关的骨质疏松:①缺钙;②缺维生素 D;③缺维生素 C;④慢性酒精中毒。

(4)药物所致骨质疏松:①长期使用肝素;②长期应用甲氨蝶呤。

(5)失用性骨质疏松。

(6)其他疾病所致骨质疏松:①各种慢性疾病;②各种髓内肿瘤,多发性骨髓瘤、淋巴瘤和白血病。

(7)特发性骨质疏松:①特发性青少年骨质疏松;②特发性成年骨质疏松。

【临床表现】

骨质疏松者骨质丢失量的 30% 来自脊柱,因此病人经常因发生脊柱骨折或肱骨上端骨折而来就医。脊柱骨折可有三种类型:①胸腰段脊柱压缩性骨折。轻微的外伤便可出现急性胸腰段脊柱体压缩,甚至无明显的外伤而出现自发性椎体压缩;②下腰椎压缩性骨折;③弥漫性脊柱疼痛,可能为多数细微骨折。肱骨上端骨折为股骨颈囊内骨折和粗隆间骨折两种。前者好发于 65~75 岁,后者高龄些,好发于 75~85 岁之间。

X 线片示骨密度下降,在骨密度下降以前,骨组织至少已丧失了 30%~50%;椎体呈双凹状;管状骨皮质变薄,髓腔扩大。Singh 根据股骨上端骨小梁改变将骨质疏松分为 6 级(图 106-9)。6 级为正常,5 级以上为骨质疏松,3 级以上为重度骨质疏松。

脊柱椎体出现了压缩性骨折后,可有下列 4 种表现:①双凹形中央性压缩骨折(图 106-10);②前缘楔形压缩性骨折;③对称性横形压缩性骨折;④椎体上下缘终板断裂。

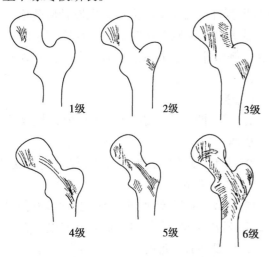

图 106-9　Singh 6 级骨质疏松分类法

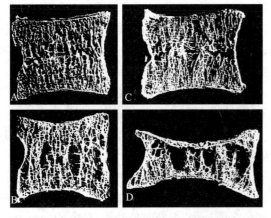

图 106-10　椎体骨质疏松(矢状切面)
A. 正常;B. 轻度骨质疏松,横行骨小梁减少;C. 中度骨质疏松,纵行骨小梁断裂;D. 椎体塌陷,呈双凹形

实验室检查一遍血清钙、磷都正常,有骨折时血清碱性磷酸酶稍增高。

【测量骨质疏松的方法】

1. Singh 指数　前已述。

2. 摄手部 X 线片测量第二掌骨干中段骨皮质的厚度　正常情况下,骨皮质厚度至少应占该处直径的一半。

3. Nosland-Cameson　单光子吸收仪以 ^{125}I 作为单能光子来源,根据骨组织和软组织吸收光子有所差别,可以测定肢体内骨组织含量。以桡骨为例,正常情况下,桡骨近端干骺端处 95% 为骨皮质,5% 为骨松质;而远端干骺端则 75% 为骨皮质,25% 为骨松质。最近还采用了双光子吸收仪,可以区别出骨内脂肪组织成分之间的差别。

4. 双能定量 CT 扫描　定量 CT 扫描可以区别脂肪、软组织和骨组织,而双能定量 CT 扫描还可将骨组织中软组织成分(骨髓)区分出来。

5. 双能量射线测定法　以高能量中子将体内的钙从 ^{48}Ca 激活成 ^{49}Ca,以 γ- 射线计数器测定衰退 ^{48}Ca,因为体内 99% 的钙贮存在骨骼内,因此用此法测定骨组织总量是否减少即为正确。

这种方法是目前应用最为广泛的测定骨密度的方法。根据测量的结果可以分成:

(1)骨量减少:测量结果骨密度低下尚未达到 –2.5SD。

(2)骨质疏松:骨量已低于 –2.5SD。

(3)重度疏松:骨量低于 –2.5SD,并发生过骨折。

6. 超声波测定骨密度　只能测浅表部位骨骼的骨密度,如跟骨部位。

7. 骨转换标志物(BTMs)测定　血清中有骨代谢的标志物。骨吸收标志物以 CTX-Ⅰ 和 NTX-Ⅰ 为主;破骨细胞数量标志物为 TRACP;骨形成标志物为 BSAP 和 OC。根据血清中骨转换标志物数值可以判定骨代谢状态和对药物治疗的反应,可参阅本章第二节有关内容。

8. 髂骨骨组织活检　分 3 个步骤:①每日口服 750mg 四环素,共 3 日,以标记骨组织;②3 日后取髂骨做活组织检查;③取下骨块,不脱钙,超薄切片(5~10μm)后做形态学测量(图 106-11)。此法不宜列为常规检查。

【治疗】

骨质疏松的治疗目的为:①解除骨痛;②增加骨量;③降低骨折的发生率。第三个目的是治疗的最终目的。

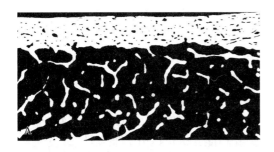

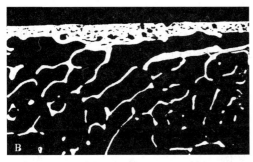

图 106-11　髂嵴骨质疏松（显微放射造影）
A. 正常；B. 骨质疏松，骨小梁减少，皮质变薄

治疗骨质疏松的药物按其药理作用，可以分成三大类，即：①基础药物，②抑制骨吸收的药物，③促使骨形成的药物。有些药物兼有两种作用，但以某一种为主（表 106-5）。

表 106-5　治疗骨质疏松的药物

基础药物	抑制骨吸收的药物	促使骨形成的药物
钙	雌激素	氟化物
维生素 D	双膦酸盐	促合成代谢药物（雄激素）
	选择性雌激素受体调节剂（SERM）	锶盐

【骨折风险评估】

治疗骨质疏松的最终目的为降低骨折的发生率，而骨质疏松发病率高，具有高骨折风险的人群应该优先得到治疗。WHO 制定 FRAX® 作为骨折风险的评估工具。这是一个问卷，适用于 40~90 岁的年龄群体。问卷有 8 个问题，分别涉及了有关骨折的临床危险因子：①低体质指数；②以往骨折；③父母有髋部骨折史；④用过糖皮质激；⑤近期吸烟史；⑥饮酒每日 3 杯以上；⑦类风湿关节炎；⑧其他继发性骨质疏松原因。

根据问卷可以计算出 10 年内发生重大骨质疏松的概率和 10 年内发生一次髋骨骨折的概率，借此可以决定治疗策略。

（张光健）

第十节　内分泌疾病引起的骨骼变化

一、腺垂体疾病

腺垂体分泌的激素有：①生长激素（GH）；②催乳素（PRL）；③促肾上腺皮质激素（GnH），包括黄体化激素（LH）和促卵泡成熟激素（FSH）。与骨骼系统发育有直接关系的是生长激素。

（一）垂体性侏儒（pituitary dwarfism）

垂体功能减退，生长激素分泌不足可产生生长发育严重障碍。一般于婴儿期或儿童期发病，也有因颅内肿瘤于青春期发病者。病儿在 1~2 岁时生长发育即落后于正常儿童，成年后身高低于 1.40m，甚至低于 1.20m。出牙缓慢，外生殖器不发育，缺乏第二性征，虽已成年，面容稚嫩，然而智力却正常。

X 线表现：全身骨骼发育滞后，骨骺板关闭延迟，甚至到 50 岁还未愈合。颅骨不对称，颅缝不闭合，椎体变扁。

（二）肢端肥大症（acromegaly）

系腺垂体分泌过多生长激素所致。99% 以上由于原发性垂体腺瘤所致。在青春期以前发病的为巨大症，成年后发病的为肢端肥大症，以 40~50 岁多见，男女发病率相仿。它表现为多方面：①皮肤粗糙，增厚，油性分泌物增加。②面容改变。唇厚鼻宽，巨舌，头大，前额隆起，下颌长度、宽度均增大，向前突出，牙齿咬合不佳。③声音改变。因声带增厚，发音低沉，女性嗓音如同男性。④手足粗大，特别是末节指（趾）骨粗大呈棒槌状。手、足部软组织亦肥厚。⑤骨关节病快速发展：主要是骨关节炎提前发生，脊柱退行性变早于、严重于常人。有疼痛和畸形等症状。⑥还有一系列代谢、呼吸、心血管和神经系统失常。

二、肾上腺皮质疾病

肾上腺皮质增生、腺瘤或腺癌可引起肾上腺皮质功能亢进，即 Cushing 综合征。它是因糖皮质激素分泌过多所致，也可能是疾病需要长期应用糖皮质激素而致。

糖皮质激素有明显的抗合成作用，能促使蛋白质分解形成糖元，类骨质形成不足而产生骨质疏松,并发生自发性骨折。年轻病例往往以脊椎骨质疏松所致自发性压缩性骨折作为首发症状而来骨科门诊就诊。需注意的其他临床表现还有:向心性肥胖、高血压、高血糖以及皮肤紫纹等。

X线片示除有骨质疏松、椎体压缩性骨折外,还可有骨缺血性坏死,多见于股骨头和肱骨头。

三、甲状腺疾病

甲状腺分泌四碘甲腺原氨酸,即甲状腺素(T_4)和三碘甲状腺原氨酸(T_3)。T_4是主要的分泌物,80%的T_3来自T_4。T_4脱碘后转化为T_3,T_3的生物活性比T_4大4~5倍。甲状腺分泌过多或过少都可以引起骨骼系统改变。

1. 甲状腺功能亢进(hyperthyroidism) 甲状腺功能亢进系由于甲状腺分泌过多所致。各种甲状腺疾病都可以引起甲状腺功能亢进,有原发性与继发性两种。前者为突发性甲状腺肿,后者继发于结节性甲状腺肿和甲状腺肿瘤。

甲状腺功能亢进的骨骼变化为全身性骨质疏松。病程长的也可发生椎体压缩性骨折,发生率约为5%~10%。少数病例在掌骨可有骨膜下新骨形成,状如花边或针状,使掌骨中段增粗或呈梭形。

2. 甲状腺功能低下(hypothyroidism) 甲状腺功能低下系由于甲状腺分泌过少所致。原因多方面:①先天性基因突变,②饮食中缺碘,③自身免疫性疾病,④医源性,如治疗过度。先天性或饮食中缺碘都发生于幼年,又名克汀病(cretinism)。免疫性疾病为桥本甲状腺炎。医源性为手术切除甲状腺组织过多,或^{131}I治疗剂量过大,服用抗甲状腺药物时间过长等。

临床表现主要为黏液性水肿,还有神经系统和骨骼肌肉系统异常。神经系统症状为语言、听力及运动障碍。肌肉骨骼系统表现为生长发育迟缓,身材矮小,侏儒体型。骨骼变化为软骨内骨化障碍,骨化中心出现迟、不规则,骺板闭合慢,骨龄滞后,普遍性骨质疏松。上述变化可导致股骨头骨骺碎裂、骨骺滑脱、髋内翻畸形和椎体压扁或楔形变。

四、甲状旁腺疾病

正常人有两对甲状旁腺,分别位于甲状腺上、下端的背侧。异位甲状旁腺可位于颈动脉鞘、气管食管内侧,胸骨上窝或胸腺附件。甲状旁腺分泌甲状旁腺激素(PTH),是具有84个氨基酸链的多肽。PTH的主要靶器官是骨与肾,其作用为:①激活静止的骨细胞,引起骨吸收,促发骨的转换;②减少肾

小管在近曲小管内对原尿中磷的再吸收,使尿磷增多,血磷下降;③激活肾内12-羟化酶的活性,促使25-(OH)VitD$_3$转化为1,25-(OH)$_2$VitD$_3$,促使肠黏膜吸收钙、磷;④在近端肾小管抑制了对HCO_3^-、Na^+、K^+、氨基酸和水的再吸收。

1. 甲状旁腺功能亢进(hyperparathyroidism) 甲状旁腺功能亢进可以分为原发性、继发性和三发性三种。

(1)原发性甲状旁腺功能亢进(primary hyperparathyroidism,PHPT):是由于甲状旁腺分泌过多甲状旁腺激素(PTH)所致。它的病理变化为:单个腺瘤>80%,两个腺体腺瘤约2%,甲状旁腺癌约3%~4%,甲状旁腺增生仅占小部分。腺瘤通常较小,在颈部不能触及;而甲状旁腺癌瘤体积较大,有50%病例可以在颈部触及肿块,并有局部淋巴结转移,远处转移至肝、肺及骨骼亦不少见。

甲状旁腺激素涉及钙、磷代谢,它通过1,25-(OH)$_2$VitD$_3$的作用,使肠钙吸收增加;又通过肾小管再吸收钙作用增加血钙;再通过激活破骨细胞使骨吸收增加,使钙逸出骨外。另外,还可使肾小管再吸收磷下降,多方面作用结果,发生高血钙、低血磷、高尿钙和高尿磷(图106-12)。

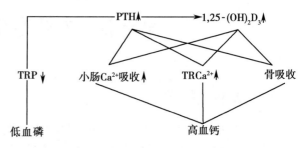

图106-12 甲状旁腺激素作用机制

临床表现多变,主要累及肌肉骨骼系统和肾脏。早期可以无症状、体征,但已有血清钙的存在。泌尿系统症状为尿路结石所致。高尿钙可以与尿中草酸盐结合成尿路结石,也有与磷酸盐结合成磷酸钙的,临床症状为肾绞痛与血尿。钙也可以沉积在肾实质内,晚期形成肾功能不全。骨骼损害为囊性纤维性骨炎(osteitis fibrosa cystica),有广泛性骨膜下骨吸收和囊性变。长骨和扁骨都可以发生,皮质膨胀,状如骨囊肿,称为棕色瘤。有骨痛和病理性骨折等表现。消化系统症状以消化性溃疡为主,与高血钙激发胃酸分泌及胃泌素水平增高有关。PHPT还可与家族性多发性内分泌肿瘤综合征同时出现。神经系统表现为肢体肌力无力,下肢症状往往重于上肢。

X线片示有普遍性骨质疏松,骨膜下骨吸收主要在长骨和指骨,还有局限性骨吸收或囊性变(图106-13、图106-14)。偶尔呈骨硬化表现,表现为片状骨密度增加。

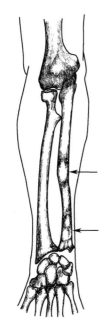

图106-13　甲状旁腺功能亢进,局限性骨吸收

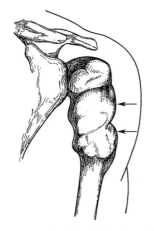

图106-14　甲状旁腺功能亢进,骨囊样变

实验室检查:主要结果为高血钙、低血磷、高尿钙和高尿磷。以高血钙最为重要。通常血清钙增高最早出现,但不会太高,有时甚至处于正常血钙的偏高值。对血清钙升高的病例应该用放射免疫法测定血清中PTH浓度,正常值为10~65mg/L。病人如同时有高血钙与高PTH水平,基本上已可诊断为PHPT。并非全部病人有低血磷,但有囊性纤维性骨炎存在时,血碱性磷酸酶数值通常是增高的。

骨科医师的职责是早期发现PHPT病人,对有病理性骨折或有骨痛病人应怀疑到有PHPT的可能,多做骨代谢检测与血清PTH值的测定,有助于早起确诊与转诊至有关科室做进一步检查。

(2)继发性甲状旁腺功能亢进:多种疾病因钙、磷代谢的反馈机制会发生继发性甲状旁腺功能亢进,如佝偻病的低血钙、骨软化症的低血磷,甚至维生素D的缺乏都会刺激甲状旁腺,使腺体增生肥大,分泌过多PTH。继发性甲状旁腺功能亢进远比原发性多见,还可见于癌的全身骨转移、多发性骨髓瘤和Paget病。

治疗方面首先应去除病因,给予活性维生素D可望使血清PTH值下降。

(3)三发性甲状旁腺功能亢进　少数病例有极严重的甲状旁腺功能亢进,经药物、透析甚至肾移植后仍不能矫正代谢异常。这些病例应疑似为"自主性"病例,提示甲状旁腺已由增生转换为腺瘤,称为三发性甲状旁腺功能亢进。对此类病例需大部分切除化生的甲状旁腺或全切除"腺瘤样"甲状旁腺才能控制代谢异常。

2. 甲状旁腺功能低下(hypoparathyroidism)　甲状旁腺不能分泌PTH,或靶器官不能对PTH发生生理效应即可引起甲状旁腺功能低下。

本病发病机制:①甲状旁腺分泌PTH不能或不足,甲状腺切除术时误将甲状旁腺切去是本病主要原因;②甲状旁腺所分泌的PTH分子结构有缺陷,生物效价很低;③体内存在有PTH的拮抗物;④靶组织对PTH无反应,是为假性甲状旁腺功能低下。

临床特点是低血钙、高血磷和神经-肌肉兴奋性增加。表现为手足抽搐,轻微刺激即可激发。重者出现癫痫发作。

实验室检查有低血钙和高血磷。X线表现为颅骨内、外板增厚,牙齿发育不良。儿童期病例可见骨骺盘早期闭合。

五、先天性性腺发育不良

1. 先天性卵巢发育不全(特纳综合征,Turner syndrome)　特点是卵巢不发育或缺陷,表现为身材矮小,第二性征不发育及原发性闭经。还有各种畸形,如颈蹼,后发际低,肘外翻提携角过大,和各种心脏先天性畸形。

X线表现:①骨化中心出现时间正常,但骨骺盘闭合滞后。②普遍性骨质疏松,系雌激素分泌过少所致。③掌骨征阳性。正常情况下,第四、五掌骨头切线应在第三掌骨头远端通过,由于第四、五掌骨发育过短,第四、五掌骨头切线通过或与第三掌骨头相交。④指骨优势征。第四指近、远节指骨长度之和大于第四掌骨长度 2mm,正常两者应相等或不超过 2mm。⑤腕角减小。在舟骨和月骨的近端画一切线,再在月骨和三角骨的近端画一切线,两线相交之角,称为腕角。其正常平均约为 134°(图 106-15)。⑥胫骨内髁增大变形,干骺端向内侧呈鸟嘴状突起(图 106-16)

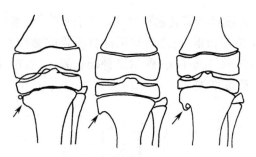

图 106-16　先天性卵巢发育不全,胫骨近端内侧之畸形

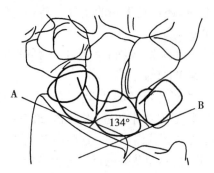

图 106-15　腕角的测量

A 为舟骨与月骨近侧缘之切线;B 为月骨与三角骨近侧缘之切线

2. 先天性睾丸发育不全(克兰费尔特综合征,Klinefelter syndrome)　患儿睾丸发育不全伴生精小管透明样变。表现为男性第二性征不发育,精子缺乏与不育。病人身高腿长,多数伴男性乳房肥大及智力降低。X 线片骨化中心的出现与骨骺盘的闭合均延迟,掌骨征可为阳性。重者还有尺桡关节融合或脱位、髋外翻及脊柱侧弯等畸形。

(张光健)

第十一节　异位骨化

异位骨化(heterotopic ossification,HO)指在软组织内有异常骨形成。在历史上它有很多名称,例如瘫痪性骨关节病(paraosteoarthropathy),骨化性肌炎(myositis ossification),ectopic ossifications 或 heterotopic ossifications,现已统一命名为异位骨化,简称 HO。

在 19 世纪末叶,首先发现法国骑马师因内收肌内出血而有异位骨化形成。在 20 世纪初发现脊髓损伤病例容易发生异位骨化;至 60 年代发现脑外伤病例多见异位骨化发生于未受过损伤的部位;70 年代起,髋关节置换术逐渐增多,报道异位骨化的病例亦增多。近 30 年来髋臼骨折术后发生异位骨化的报道增多。近年来,更有在髓内钉手术与膝关节置换术后发生异位骨化的报道。

异位骨化可以分成三大类:①基因性;②神经源性;③创伤性。基因性疾病所致异位骨化为进行性异位骨性增生(progressive osseous heteroplasia,POH),系 GNASI 位基因缺陷所致。神经源性 HO 发生脑、脊髓外伤后,亦可发生于脑膜炎与脑肿瘤病人。创伤性 HO 发生于骨折或矫形外科手术后。随着关节置换术的普遍开展,HO 亦增多。

【发病机制与危险因子】

形成异位骨化需要满足 3 个条件:①有成骨前体细胞存在;②诱导因子;③合适的环境。成骨前体细胞系来自干细胞的分化,这种分化在创伤后 2 日内达到高峰。而诱导因子则主要是 BMP 与 PGE₂。已知局部地区 BMP 浓度增加可诱发 HO 生成。而 PGE₂ 则可能与脑、脊髓损伤后所致神经源性 HO 有关。已知脊髓损伤后病例尿中的 PGE₂ 浓度增加,而该类病例发生 HO 机会多。因此检测尿中 PGE₂ 浓度可以筛查 HO 高危病例。

手术所致的术野软组织损伤,特别是拉钩的牵拉会造成肌肉组织的坏死,为 HO 形成提供合适环境。扩大手术范围,为显露良好所做大粗隆截骨术都被发现其术后 HO 发生率增高。异位骨化的危险因子见表 106-6。

异位骨化形成的新骨与正常骨极为相似,但它没有骨膜,大量成骨细胞与破骨细胞同时存在,在生物学上非常活跃,因此异位骨化生成迅速,且可能量多。

表 106-6　异位骨化的危险因子

1. 男性	5. 脑外伤
2. 重度骨关节炎	6. 烧伤
3. 强直性脊柱炎	7. 广泛手术显露
4. 多发性创伤	8. 术前有关节畸形

【临床表现和诊断】

由于新骨的形成,可有疼痛、关节僵硬、关节活动范围受限等临床表现。诊断全靠 X 线片,在片上出现阳性发现最早亦需在损伤后 6~12 周时。

CT 特别是 CT 三维图像的重建对诊断与了解周围重要结构的关系尤为有用。

超声波检查快速而便宜,可以早期探查髋关节周围情况,在手术后 1 周时即可发现有异常,结果有 80% 病例在 2 周后复查得到确诊。

骨闪烁照相术是探查早期 HO 最灵敏的方法,可以了解新骨的生物学活性,供外科医生参考挑选最合适的手术时间。

为了工作的需要,人们需要一个统一的工作分类,但迄今没有一个分类法能满足需要。引用最多的 Brookes 分类会针对髋关节周围异位骨化而拟定的,但目前有很多作者将其套用至其他关节部位。

1. 髋关节周围异位骨化 目前最常采用的分类为 Brookes 分类(表 106-7)。髋关节周围异位骨化最常见于置换手术后,总的发生率大约 50%,Brookes 分级 3~4 级的大约为 3%~9%。大多数作者认为异位骨化的发生与选择的切口途径无关,只有极少数病例报告,似乎后路切口发生异位骨化比较少些,至于骨水泥型假体与非骨水泥型假体的异位骨化发生率,多数作者认为没有差别。用于年轻人的髋关节表面置换术也有报道发生异位骨化,但报道的文章不多。与全髋置换术比较,表面置换术后发生异位骨化者似乎比全髋置换术后多些。

髋臼骨折切开复位与内固定术后也会发生异位骨化,各家报道发生率差别很大,在 7%~58% 之间。根据分析,发生率约 25.6%,而 Brookes 3 或 4 级者约 5.7%。髋臼骨折采用不同的切口,HO 发生率亦不一样。以 Brookes3、4 级 HO 发生率为例,以髂股切口最高,约 24.6%;Koches Langenbeck 切口次之,约 11.6%;髂腹股间切口发生率最低,约 1.5%。总的说来,髋臼骨折术后 HO 发生率高于髋关节置换术后,与创伤程度较重及延迟手术有关。

2. 膝关节周围异位骨化 膝关节置换术后发生异位骨化大约在 4%~42% 之间,但只有极少数病例出现症状。骨化通常出现于股骨下端前方或股四头肌腱膜扩张部,这是手术操作时损伤骨膜使骨膜掀起的后果。HO 的发生与术前有无畸形存在相关,畸形角度约大,术后 HO 形成可能性越大,这与手术操作需要更多松解软组织有关。虽然有异位骨化发生,但通常是良性病程,只有 1% 病例有关节活动范围受限,程度较轻,1~2 年后异位骨化数量亦未见增加,其预后显然优于髋关节置换后的 HO。

3. 肘部异位骨化 肘部异位骨化的发生率与损伤严重程度有关。局部的挫伤 HO 发生率不高,仅 3%,如果合并有骨折,例如桡骨头骨折,则 HO 发生率可以高达 50%。最常见的部位在肘关节后外方,其他依次为桡侧或尺侧副韧带处,还有冠状突窝处。肘关节 HO 的临床表现比较明显,通常都有肿痛与关节活动受限,在 HO 发生后数月或数年内还会出现迟发性尺神经麻痹。有关肘关节异位骨化的分类可参考表 106-8。

表 106-7 髋关节周围异位骨化 Brookes 分类

Brookes 分级	放射学表现
1	钙化骨块呈岛状分散在髋关节周围
2	从骨盆、股骨上端处长出骨块仍保持分散,彼此间距超过 1cm
3	从骨盆、股骨上端处长出骨块间距离不足 1cm
4	髋关节骨性强直

表 106-8 肘关节周围异位骨化 Hastings-Graham 分类

分级	放射学和临床表现
1	放射学上在肘与前臂部位有 HO 但无功能受限
2	放射学上在肘与前臂部位有 HO 伴有至少 1 个平面功能受限
	(a)肘关节伸 / 屈受限
	(b)前臂旋前 / 旋后动作受限
	(c)两个平面动作受限(2a+2b 级)
3	关节完全强直

由于肘关节活动范围存在着有效运动弧，有 0°/30°/110° 活动范围并不构成功能缺乏，而有 100° 的前臂旋转（旋前、旋后各 50°）更可以满足日常工作生活需要。

因康复需要做被动动作训练，其能否加重 HO 发生尚无定论，但术后 48 小时做早期肌肉操练肯定有好处。

4. 长骨干骨折后的异位骨化 长骨干骨折交锁髓内钉固定术后亦有报告发生异位骨化者，如果为多发性创伤病人，HO 发生率可高达 70%，损伤程度严重通常与合并有脑外伤有关。与钢板内固定相比，钢板内固定术后 HO 发生率高些，骨块量也大些。

【预防与治疗】

已知有 4 种方法用于预防 / 治疗异位骨化：①非甾体抗炎药；②双膦酸盐；③放射治疗；④手术治疗。

1. 药物治疗

（1）非甾体抗炎药（NSAIDs）：早在 20 世纪 70 年代就已发现吲哚美辛可以降低髋关节置换术后的 HO 发生率，并使异位骨化块体积缩小，最初剂量为每日 75mg，共 6 周。也有每日 100mg，共 14 日。后来发现双氯芬酸钠也有同样结果，但 NSAIDs 的胃肠道反应很难使病人坚持服药，于是选择性 COX-2 抑制剂塞来昔布被应用于临床并与吲哚美辛作比较，两者并无明显差异。由于选择性 COX-2 抑制剂存在有心血管疾病的潜在风险，人们不敢使用，而水杨酸盐与布洛芬类未能证实有预防作用，因此目前人们普遍使用的是吲哚美辛或双氯芬酸钠，合并应用胃黏膜保护剂。为了达到预防效果，必须在伤后或术后 72 小时内应用，最迟不能超过 1 周。

NSAIDs 预防髋臼骨折术后 HO 的效果各家报告结果并不一致，多数作者认为 NSAIDs 防止 HO 的效果可疑，可能与髋臼骨折的延迟手术有关。

在应用 NSAIDs 预防 HO 过程中，还发现 NSAIDs 可以延迟长骨骨折的愈合，这一点必须考虑。

（2）双膦酸盐：第一代双膦酸盐如依替膦酸二钠具有强烈的抑制骨矿化作用，曾被用来预防术后异位骨化，但必须在术前 2 个月即开始服用，术后连用了 3 个月，过程十分烦琐，目前已被弃用。

2. 放射治疗 早在 20 世纪 70 年代就已开始应用放射疗法防止髋关节置换术后的异位骨化，并拟定了剂量和治疗时机。一般而言，单次 7~8Gy 剂量是有效和安全的。对非骨水泥型关节置换术为了防止妨碍骨的长入，放射治疗时对假体部位宜采用屏蔽措施。荟萃分析显示针对防止 Brookes3、4 级异位骨化发生，放射治疗比 NSAIDs 效果略好些。

放射治疗对防止髋臼骨折切开复位和内固定术后的异位骨化亦有作用。

在施行手术前 4 小时先施行放射治疗，称为围术期放射治疗。有关围术期的放射治疗还存在很多争议。多数作者认为异位骨化的第一步是多源性干细胞分化成成骨性前期细胞，这个过程发生在术后 20 小时，2 日后达到高峰。因此放射治疗最慢不能超过术后 72 小时。

最近，有报告放射治疗与 NSAIDs 联合应用于髋臼骨折术后病人，其效果优于单独的放射疗法或 NSAIDs，因此推荐用于复发性 HO 高危病例与需作大切口的髋臼骨折病例。

对于肘部异位骨化，放射治疗亦有效，但报道的病例不多。

3. 手术治疗 外科手术仅推荐于 Brookes 高级别且有严重功能障碍、涉及血管神经的个别病例。挑选手术时间极为重要，病灶必须已完全成熟，生物学活性已不强时方可接受手术。局部有肿胀显示尚未成熟，不宜手术。术后必须有规范的 NSAIDs 治疗，或放射治疗，或两者联合治疗。髋关节置换术后的 HO 手术效果较好，而肘部再手术的报告不多，效果却差多了。

（张光健）

第一百〇七章
骨骼系统的肿瘤和瘤样病损

近年来,随着科学技术的飞速发展,新的医学仪器设备的广泛应用,骨骼系统肿瘤和瘤样病损在诊断与治疗上都有了很大的进步与发展。

第一节 概 述

【分类】

骨肿瘤分类是以组织学为基础,根据肿瘤细胞形态,结合电镜、组织化学、组织培养的研究结果,推断来源,划分良、恶性,提示肿瘤的生物学行为,又经临床反复实践证明的经验总结。

从 20 世纪 20 年代到现在,国外学者发表了多种骨肿瘤分类法。1972 年世界卫生组织(WHO)原发性骨肿瘤和瘤样病变的组织分型对我国影响较大。1983 年我国学者提出了自己的骨肿瘤分类,推动了我国的骨肿瘤研究。本节列出的分类法是 WHO 公布的骨肿瘤分类法(表107-1)。

表 107-1 WHO 骨肿瘤分类

良性	中间性	恶性
成骨性肿瘤		
骨瘤	侵袭性(恶性)骨母细胞瘤	骨肉瘤
骨样骨瘤和骨母细胞瘤		中心性(髓性)骨肉瘤
骨样骨瘤		普通性中心性骨肉瘤
骨母细胞瘤		毛细血管扩张性中心性骨肉瘤
		骨内高分化骨肉瘤(低度恶性)
		圆形细胞骨肉瘤
		表面骨肉瘤
		骨旁(近皮质)骨肉瘤
		骨膜骨肉瘤
		高度恶性表面骨肉瘤
成软骨性肿瘤		
软骨瘤		软骨肉瘤
内生软骨瘤		近皮质(骨膜)软骨肉瘤
骨膜(近皮质)软骨瘤		间叶性软骨肉瘤

良性	中间性	恶性
骨软骨瘤		去分化软骨肉瘤
孤立性骨软骨瘤		透明细胞软骨肉瘤
多发性遗传性骨软骨瘤		恶性软骨母细胞瘤
软骨母细胞瘤		
软骨黏液样纤维瘤		
骨巨细胞瘤（破骨细胞瘤）		
骨髓肿瘤		尤因肉瘤
		骨原始神经外胚层瘤（PNET）
		骨恶性淋巴瘤
		骨髓瘤
脉管肿瘤		
血管瘤	血管内皮瘤	血管肉瘤
淋巴管瘤	血管外皮瘤	恶性血管外皮瘤
球瘤（血管球瘤）		
其他结缔组织肿瘤		
良性纤维组织细胞瘤	韧带样纤维瘤（硬纤维瘤）	纤维肉瘤
		恶性纤维组织细胞瘤
脂肪瘤		脂肪肉瘤
		恶性间叶瘤
		平滑肌肉瘤
		未分化肉瘤
其他肿瘤		
神经鞘瘤		脊索瘤
神经纤维瘤		长骨造釉细胞瘤
未分类肿瘤		
瘤样病变		
孤立性骨囊肿	动脉瘤样骨囊肿	近关节骨囊肿
干骺端纤维性皮质缺陷（非骨化性纤维瘤）	嗜酸性肉芽肿（孤立性）	纤维异样增殖和骨纤维异样增殖（骨化性纤维瘤）
骨化性肌炎	甲状旁腺功能亢进性棕色瘤	骨内表皮样囊肿
巨细胞（修复性）肉芽肿		

引自：Schajowicz.Histological Typing of Bone Tumors.2nd ed.Berlin：Springer-Verlag，1993

【发病率】

根据 1988 年我国骨肿瘤登记材料，38 959 例骨肿瘤中原发恶性 10 791 例，占 27.7%，良性 21 691 例，占 55.7%，瘤样病变 4 369 例，占 11.2%。男女发病率之比 1.71∶1。

良性肿瘤中骨软骨瘤最多，其次为骨巨细胞瘤、软骨瘤、骨瘤和骨化性纤维瘤、血管瘤、骨样骨瘤、软骨黏液样纤维瘤、骨母细胞瘤、软骨母细胞瘤、非骨化性纤维瘤。多发生在股骨下端和胫骨上端，个别肿瘤如软骨瘤好发于手骨，骨瘤好发于颅骨和颌骨，骨巨细胞瘤除股骨与胫骨外，也好发于椎体、骶骨和桡骨。

恶性肿瘤中，骨肉瘤最多，其次为软骨肉瘤、纤维肉瘤、骨髓瘤、尤因（Ewing）肉瘤、恶性骨巨细胞瘤、脊索瘤、恶性淋巴瘤、恶性纤维组织细胞瘤。其余甚少见。好发部位仍以股骨和胫骨多见，个别肿瘤如 Ewing 肉瘤则好发于骨盆，骨髓瘤好发于躯干骨，脊索瘤好发于骶骨、颅骨底部。瘤样病变中，纤维异样增殖症占首位，其次为孤立性骨囊肿、嗜酸性肉芽肿、动脉瘤样骨囊肿。好发部位也以股骨和胫骨较多见,其次为肱骨、颅骨、颌骨等。

登记材料中骨转移瘤共 2 108 例,占 5.4%。这个数字远比实际发病数字少得多。骨转移瘤好发于 40~60 岁病人的躯干骨。

登记材料中良性骨肿瘤约为恶性骨肿瘤的两倍,与国内其他材料和国外材料不一致,两者发病数相近,国人良性多于恶性,美国人恶性多于良性。骨髓瘤 644 例,明显低于国外发病数,可能和病人多在血液科就诊未被统计在内有关。中国及东北亚国家骨巨细胞瘤发病率为 14%~16%,明显多于美国发病率(5%)。本登记材料中为 3 996 例,占 10%,比实际发病数低得多。

【临床表现】

疼痛是恶性骨肿瘤的重要症状,疾病开始时轻微,呈间歇性,后来发展为持续性,夜间明显。晚期疼痛加重影响工作、休息和睡眠,需服用强镇痛药。良性肿瘤病程缓慢,疼痛不重或没有疼痛。骨样骨瘤的疼痛可以用阿司匹林缓解,这个特点有诊断意义。发生在脊柱的肿瘤可以引起放射性疼痛,依部位的不同可有颈肩疼、肋间神经疼和腰腿疼。

逐渐长大的包块是诊断骨肿瘤的依据。良性包块生长缓慢,常不被发现,偶然被查出却说不出开始的时间。肿大的包块对周围影响不大,对关节活动很少有影响。恶性骨肿瘤生长迅速,病史短,增大的肿瘤可有皮温增高和静脉充盈,位于长骨骨端、干骺端者可有关节肿胀和活动受限。位于盆腔的肿瘤可引起机械性梗阻,有便秘与排尿困难。位于长管状骨骨骺内的软骨母细胞瘤可以引起关节肿胀、积液,白细胞增高,临床上很像急性血源性骨髓炎。

轻微外伤引起的病理性骨折常是良性骨肿瘤的首发症状,也是恶性骨肿瘤、骨转移癌的常见并发症。病理性骨折和单纯外伤性骨折一样具有肿胀、疼痛、畸形和异常活动。

恶性骨肿瘤的晚期可有贫血、消瘦、纳差、体重下降、体温升高等。远处转移多数为血行转移,偶见淋巴结转移。

除纤维异样增殖症女性多发外,性别对原发骨肿瘤的诊断意义不大。年龄对骨肿瘤的诊断极其重要,不同年龄组可有不同的肿瘤发生。

详细地询问现病史、既往史,仔细对比进行体格检查,有助于肿瘤的诊断与鉴别诊断,这是不应忽略的步骤。只凭影像学、实验室资料作诊断是不够的。

【实验室检查】

实验室检查是骨肿瘤的辅助诊断方法,但是大多数原发骨肿瘤的化验检查都是正常的。碱性磷酸酶(ALP)升高可帮助诊断成骨肉瘤和切除后的肿瘤复发。血沉快,血、尿中球蛋白(Bence-Jones 蛋白)增高可提示骨髓瘤的存在,但必须有骨髓穿刺才能明确诊断。高钙血症可以是西方人骨转移癌的致死原因,但国人骨转移癌的血钙增高者不多。各系统癌症的实验室阳性结果,对骨转移癌寻找原发灶有帮助。如血清酸性磷酸酶增高对前列腺癌骨转移有意义。

治疗前血清碱性磷酸酶(ALP)及乳酸脱氢酶(LDH)水平对评估病人的预后有重要意义。美国 Solan-Kettering 癌症中心及意大利 Rizzoli 骨科研究所的研究显示,血清 LDH 水平高于 400 单位的病人术后复发及死亡的概率是 LDH 正常病人的 1.5 倍。而血 ALP 高于 400 单位的病人术后复发及死亡的概率是血清 ALP 正常病人的两倍以上。因而认为血清 ALP 及 LDH 水平是提示骨肉瘤病人预后及对治疗反应的一个有用的生物学指标。

血、尿常规检查,出、凝血时间、血小板,肝、肾功能检查,血钾、钠、氯、钙、磷,凝血酶原时间,纤维蛋白原,动脉血血气分析等检查,对化疗前后及较大手术的术前准备都是非常必要的。

【影像学诊断】

1. X 线检查 影像学检查中 X 线片最为重要,它可提示肿瘤的良恶性,甚至作出较明确的诊断。X 线片通常要有正位和侧位。阅读分析时应注意:

(1)不同的骨肿瘤好发于不同骨的不同部位:骨髓瘤、骨转移癌好发于脊柱椎体。软骨肉瘤、尤因肉瘤好发于骨盆和肩胛骨。血管瘤好发于椎体,成骨细胞瘤、骨样骨瘤则好发于脊柱的附件。对于一个长管状骨,骨骺线是否存在,病变是在骨骺端、干骺端还是在骨干对骨肿瘤的诊断有意义。例如一个溶骨性病变位于骨端,成软骨细胞瘤多在骨骺线闭合之前发生,骨巨细胞瘤多在骨骺线闭合之后发生。位于干骺端的肿瘤很多,中心位者多为孤立性骨囊肿(如肱骨上端),偏心位者有软骨黏液样纤维瘤。位于皮质或皮质外者有骨旁肉瘤(股骨后下方)等。内生软骨瘤则多发生于手足短管状骨(图107-1)。

(2)良性骨肿瘤具有界限清楚、密度均匀的特点,有比较明确的轮廓。肿瘤向外生长缓慢,可以有皮质膨胀变薄,病灶周围可有硬化反应骨,破坏呈单房或多房,内有点状、环状、片状钙化影(图107-2),通常无骨膜反应,无软组织阴影。

(3)恶性骨肿瘤生长迅速,阴影多不规则,密度不均,界限不清,无明显轮廓,骨小梁破坏阴影呈

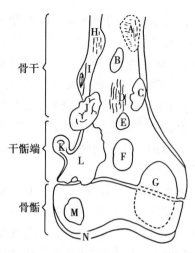

图 107-1 骨肿瘤和瘤样病变的好发部位

A. 圆细胞肉瘤：Ewing 肉瘤、非霍奇金淋巴瘤、骨髓瘤；B. 纤维异样增殖症；C. 棕色瘤（甲状旁腺功能亢进）；D. 纤维肉瘤、恶性纤维组织细胞瘤；E. 骨囊肿、骨母细胞瘤；F. 内生软骨瘤、软骨肉瘤；G. 骨巨细胞瘤；H. 骨皮质纤维异样增殖症、牙釉质瘤；I. 骨样骨瘤；J. 软骨黏液样纤维瘤；K. 骨软骨瘤；L. 骨肉瘤；M. 软骨母细胞瘤；N. 关节骨软骨瘤（半肢体骨骺结构不良）

虫蚀样、筛孔样和穿凿样，也可有环状、片状钙化、骨皮质破坏不规则，无膨胀，肿瘤向外生长骨膜被掀起，掀起的骨膜下血肿骨化形成袖口样被称为

Codman 三角（图 107-3）。也可以在瘤体及其软组织阴影中形成放射状或葱皮样阴影，也被称为骨膜反应。软组织阴影、骨膜反应是恶性骨肿瘤的表现，但骨巨细胞瘤可以有软组织阴影（图 107-4）。

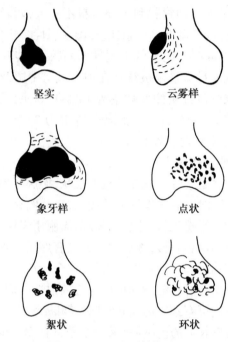

坚实　　云雾样

象牙样　　点状

絮状　　环状

图 107-2 不同形状的矿化

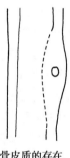
骨皮质的存在，呈坚实性硬化

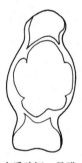
皮质破坏，骨膜增生包围使皮质膨胀变薄

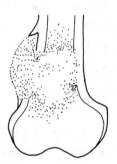
肿瘤破出皮质，形成软组织肿块，可见放射骨膜反应和Codman三角

图 107-3 骨皮质及骨膜反应

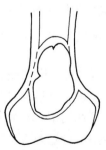
肿瘤发展缓慢，界限清楚，周边反应性硬化

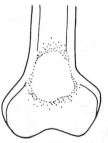
肿瘤发展较快，界限不清楚无硬化，周边呈虫蚀、穿凿样破坏

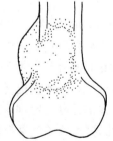
肿瘤生长迅速，破出骨间室，形成软组织阴影

图 107-4 良恶性骨肿瘤的区别

（4）怀疑恶性骨肿瘤时应摄胸片，观察有无肺转移。如系骨转移癌应进一步检查明确单发与多发，并做好寻找原发灶的检查。X线片阴影不肯定或不典型，不能诊断是，应定期随诊多次检查对比，或做其他检查，如CT、MRI等。

2. CT检查

（1）扫描技术

1）通过CT平扫可以获得病变区骨窗和软组织窗的两种数据的图像。通过病变区CT值的测量，可以确定病变组织的性质。利用"窗"技术重现图像，观察细微结构。

2）螺旋CT实现了快速体积扫描，增加了检测速度和分辨率。

3）图像的后处理：如表面遮盖、容积再现、多平面、多方向及曲面的重建等，更好地显示病变及其与周围结构的关系。

4）CT增强扫描可以区分血管性和非血管性病变及其血运情况、良性与恶性的病变。

（2）CT值与窗宽、窗位的概念

1）CT值：反映了组织的密度和通过X线穿过组织被吸收后的衰减值，用亨氏单位（Hu）表示。人体骨的密度最大，CT值为+1 000Hu，空气最小为−1 000Hu，水为0Hu。在X线管球电压相同的条件下，比较CT值可以提示不同的组织。

2）窗宽：是CT图像上不同组织的CT值的范围。在这个范围内改变灰阶（CT值/16）重现由白到黑的图像，可更清楚地显示组织结构细节。

3）窗位：又称窗中心，是欲测组织的CT值，骨窗的窗宽为2 000~2 500Hu，窗位为250~480Hu，软组织窗的窗宽为200~400Hu，窗位为20~40Hu。

（3）CT技术在骨肿瘤诊断和治疗中的价值

1）CT图像可显示肿瘤的细微结构，肿瘤内的钙化、骨化，软组织肿块的扩展，病变的形态、范围及其与周围器官的关系，大大优于X线片，特别是在脊柱、骨盆、颅底等特殊部位。螺旋CT可在不同位置多角度观察病变，三维重建可对病变做大体观察。

2）可在CT引导下通过介入方法进入病灶（甚至微小病灶）切取标本进行病理检查或做病灶切除，或注入骨水泥进行重建。

3）对于软组织肿瘤可以利用"窗"技术找出与肌肉密度相近的密度差异进行成像，能清楚显示肿瘤，对邻近骨的压迫和侵蚀，可利用强化CT显示肿瘤界限，并明确肿瘤性质。

3. MRI检查

（1）良性骨肿瘤的MRI征象：信号单一，液化、脂肪性成分的病变在T_1WI将显示特征信号。而骨形态可正常或出现膨胀性改变。骨皮质完整、正常或变薄，软组织信号正常。

（2）恶性骨肿瘤的MRI征象

1）恶性骨肿瘤的MRI征象和X线片一样，可以看到骨质破坏、在髓内扩展范围和对骺软骨侵蚀及突破皮质的软组织肿块等，对肿瘤的定性诊断有重要作用。对在髓内浸润的范围、形态观察较为准确。恶性骨肿瘤成分复杂、生长状态不同，出血坏死、液化形体多样，因此表现为信号复杂多样。

2）骨肿瘤髓内扩散呈弥漫性或灶型分布，T_1WI和T_2WI骨髓浸润均为低信号，STIR（压脂）序列为高信号。MRI平扫对于肿瘤浸润和水肿的鉴别存在困难，可用增强扫描鉴别。肿瘤髓内浸润是不规则的，髓内水肿则不被强化。

3）皮质一旦被肿瘤组织破坏，局部T_1WI出现低信号、T_2WI出现高信号的水肿区，或T_1WI、T_2WI均出现等信号的软组织肿块时，尽管皮质连续完整，也提示肿瘤已突破骨皮质，进入软组织。在任何序列均为低信号，也表示骨皮质被肿瘤组织浸润破坏，MRI表现为皮质连续性中断或消失，要比X线片出现得早且更清晰。

4）骺板和骨骺的受累在MRI显示肿瘤组织自中心突破骺板或自骺边缘浸润骺板进入骨骺。

5）突出骨外的软组织肿块MRI信号复杂（等信号、混杂信号或高信号），但边界清楚。T_1WI显示肿瘤内出血的片状高信号或坏死形成的低信号。MRI扫描可鉴别肿块和水肿。一般水肿T_1WI为等信号或低信号，T_2WI为高信号，鉴别困难时可用增强扫描。

（3）评价放化疗效果

1）评估时应使用相同参数、相同体位、治疗前后的MRI资料。

2）通过测骨肿瘤面积、体积和观察肿瘤内部信号变化来评估肿瘤坏死率，参照病理结果确定放化疗效果。

3）T_1WI低信号和T_2WI高信号区域缩小或消失，提示水肿减轻，瘤体变小和边界清晰，说明肿瘤对化疗敏感。

4）增强扫描可评估肿瘤活细胞。对治疗敏感的大部分肿瘤坏死液化，肿瘤组织增强前后无信号改变。快速梯度回波动态增强MRI可评价肿瘤活细胞（图107-5）。

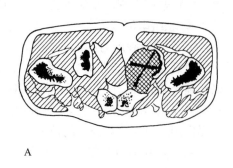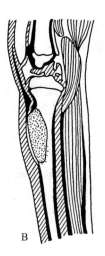

图 107-5　CT 和 MRI 的优点

A. CT 显示坐骨恶性骨肿瘤,较大软组织块影;B. 胫骨上端骨肿瘤 MRI 检查

4. 放射性核素骨显像(ECT)　可先于其他影像检查几周或几个月提示骨转移瘤发生的可能性。由于特异性不高,不能单独作为诊断依据,必须有 X 线片或 CT 等证实。骨显像可以早期发现可疑的骨转移灶,提醒医生注意,从而不易漏诊。也可帮助了解异体骨、灭活骨的骨愈合,显示它们的成活情况。全身性骨扫描常用的核素有 ^{99m}Tc 多磷酸盐、^{18}F、^{87m}Sr、蛋氨酸硒 ^{75}Se 和 ^{87}Ga(图 107-6)。

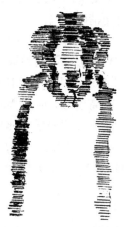

图 107-6　Ewing 肉瘤的核素 ^{18}F 扫描显影在
右股骨干出现"热区",组织学证实为 Ewing 肉瘤

5. 数字减影血管造影(DSA)检查　可以显示肿瘤的血液供应,如肿瘤的主干血管、新生的肿瘤性血管,以利于选择性血管栓塞和注入化疗药物,术前化疗前后对比检查 DSA,观察新生肿瘤性血管是否减少与消失,可证明化疗的效果。肿瘤的染色、新生血管的多少与形状、血运丰富程度可以侧面了解肿瘤的侵袭性,对良性肿瘤的诊断有帮助。

6. 其他对比造影剂的应用　脊髓造影可使脊椎肿瘤在脊髓腔的占位有清楚的识别。钡餐造影、

钡剂灌肠、关节对比造影、尿路造影等都可对相邻骨组织侵犯范围的认识有帮助。在 CT 检查的同时,配合其他必要的造影,对进一步识别肿瘤也有重要意义。

7. 超声波检查　可对软组织肿瘤和破出骨外的肿瘤情况作出描绘,对骨转移癌寻找原发灶有很大帮助。

【病理学检查】

尽管通过病史、体检、实验室和影像学检查对骨肿瘤可以作出初步诊断,但其最后诊断仍决定于病理组织学,因此恶性肿瘤术前病理活检十分重要。活检材料可以通过切开或针吸获得。切开活检不是小手术,而是整个手术治疗的一部分,应由以后给病人做根治性肿瘤切除的医生进行,两次手术切口应符合,也就是第二次手术时要切除第一次手术的瘢痕和通路组织。而且必须考虑:①手术破坏了肿瘤原有的包围带和软组织间室。做组织分离时引起血肿,并使肿瘤污染组织的范围扩大,以后彻底性手术较为困难。②脊柱或深部肿瘤切开活检是项复杂的手术,靠近神经、血管区的活检有出血和神经损伤的可能。③不正确切口会增加下次手术的困难性,取材后要确实地止血,并做短边矩的张力缝合。对体积不大的肿瘤,宁做切除活检。

应尽量先使用针或套针闭合穿刺活检,它具有手术方法简便、很少出现血肿、瘤细胞不易散落,较少造成病理性骨折等优点。

冷冻切片检查是术中即刻获得病理诊断的快速方法。要求术者把真正瘤组织取出送检,切勿把肿瘤反应区、骨痂、骨化块、矿化块和坏死组织送检造成误诊。术者可根据冷冻切片检查的结果决定治疗方案,也可为切开活检做预检查,避免切开活

检结果不理想,出现阴性结果。当冷冻结果与术前临床诊断出现矛盾时,应特别注意将其与临床症状及 X 线片结合进行研究,必要时等待石蜡切片做最后诊断。骨肿瘤的冷冻检查有一定的难度,特别是送检材料不理想时会给病理医生带来困难。

骨肿瘤病理诊断中新技术的应用:随着生物技术的发展,骨肿瘤病理诊断的手段也日益增多。如电子显微镜技术、免疫组织化学技术也多成了病理实验室的常规检查;流式细胞学已越来越多地应用于了解骨肿瘤的分化程度和良恶性、治疗效果、预测转移发生等。细胞核用荧光化合物标记以测定 DNA 含量,并对二倍体、四倍体、非整倍体等各类细胞进行定量并评估良恶性。这一方法有检测细胞数量多和速度快的优点,但无法获得组织形态学信息。图像分析仪则可保留完整的细胞和组织形态,在直视下对单个肿瘤细胞特征性定量和测定 DNA 含量。这些方法已应用于各类骨肿瘤和瘤样病变,为病理诊断增添了新的手段。

【外科分期】

Enneking 综合了病史、体检、影像学研究及活检的资料,提出了肌肉骨骼系统肿瘤的外科分期系统。这种分期系统首先在美国,后在国际上被承认,广为应用。外科分期系统包括:肿瘤良恶性程度分级用 G(即 grade)表示;肿瘤解剖定位用 T(即 site)表示;有无局部与远隔转移用 M(即 metastasis)表示。

第一个因素是肿瘤病理分级,其反映了肿瘤的生物学行为和侵袭程度。它表明肿瘤有不断向囊外扩展的危险以及形成卫星灶和向远处转移的能力。分级决定于组织学形态、影像学特点、临床表现和化验检查,据此可分为 G_0 为良性,G_1 为低度恶性,G_2 为高度恶性。

第二个因素是解剖定位,是指病变是否限制在包膜内,或破出包膜,但仍限制在解剖间室内,即限制在肿瘤扩展的自然屏障内或跃出膜外进入间室,再穿透间室进入屏障外。自然屏障包括骨皮质、关节软骨、关节囊、腱鞘、主要筋膜间室、韧带的止点与附丽点。肿瘤解剖定位是评估预后的重要因素,T_0 表示囊内,T_1 表示囊外间室内,T_2 表示囊外间室外。

第三个因素是有无局部和远处转移。肉瘤多通过血行转移,常见的为肺部转移,局部淋巴结转移少见;滑膜肉瘤和脂肪肉瘤可以有区域淋巴结转移。转移表示病变失控预后不好,影响着治疗方案的制订和手术方法的选择。

良性肿瘤外科分期用阿拉伯数字 1、2、3 表示。1 期为静止性病变,即临床上无症状,影像学、病理组织学为良性(G_0),位于囊内(T_0),没有转移(M_0);2 期为活动性病变,即病理组织学为(G_0),位于囊内(T_0),没有转移(M_0);3 期为侵袭性病变,即病理组织学良性(G_0),超出囊外(T_1),有时扩展到间室外(T_2),一般无转移(M_0),偶尔可发生转移(M_1)。

恶性肿瘤外科分期用罗马数字 I、II、III 表示。每一期又分为 A(间室内)、B(间室外)两组,以区分位于自然屏障的内与外。I A 期病变是低度恶性(G_1),间室内(T_1)和无转移(M_0);I B 期病变仍是低度恶性(G_1),间室外(T_2),无转移(M_0)。II A 期指病变是高度恶性(G_2),位于间室内(T_1);II B 期病变是高度恶性(G_2),位于间室外(T_2),但均无转移(M_0)。III 期是指发生了区域或远处转移(M_1),绝大多数高度恶性肿瘤(G_2),也有低度恶性肿瘤(G_1)发生了转移。A 和 B 的含义是区分间室内与外(T_1 或 T_2)。恶性病变约 30% 属 I 期,60% 属 II 期,10% 属 III 期。I 期病变间室内占 67%,间室外占 33%;II 期病变间室外占 90%,间室内占 10%。

【依据外科分期选择手术切除边界】

进行外科分期的目的是为了更好地选择手术方式,即选择适当的手术边界进行肿瘤局部切除或截肢。其边界(表 107-2)分为:①囊内切除,于肿瘤内去除肿瘤,边缘遗有肉眼和镜下可见的肿瘤组织,同时污染周围正常组织。②边缘切除,经过反应区做囊外完整切除,可遗留卫星灶和跳跃病灶,主要发生在 G_1 和 G_2 的病变。③广泛切除,经反应区外 2cm 以上将病变假包囊、反应区和反应区外的部分正常组织完整切除,可能遗留 G_2 的跳跃灶。④根治性切除,在自然屏障之外,将病变所在间室切除,包括病变假包囊、反应区、整个肌肉、骨与关节。纵向剥离的平面达到受累骨骼的上下各一个关节,或超过一条肌肉的起止点;横向剥离超过包含病变的筋膜间室或包含骨内病变的骨骼的骨膜。

【治疗】

1. 良性骨肿瘤的外科治疗

(1)肿瘤刮除与植骨或骨水泥填充:刮除植骨术(curettage and bone transplantation)治疗良性骨肿瘤已有悠久历史,通过这种手术,许多良性骨肿瘤和瘤样病变得到治疗。但是传统的刮除植骨术具有两个问题。其一,肿瘤的切除是进入病灶完成的,刮除后的空腔壁遗有肿瘤组织,手术的不彻底性使部分病人术后出现局部复发,依病种和肿瘤生物学特性不同而复发率高达 20%~50%。其二,许多病变刮除后骨壳不坚固,植骨后要有长时间的外固定,去固定后关节功能锻炼不好者将遗有功能障碍。

表 107-2　手术边界

类型	切割面	镜下所见达到要求	手术方法	
			肢体挽救手术	截肢
囊内切除	在病损内	肿瘤限于边缘	囊内刮除	囊内截肢
边缘切除	在反应区-囊外	反应组织可有显微卫星灶	边缘整块切除	边缘截肢
广泛切除	超越反应区在正常组织内	正常组织可有跳跃病灶	广泛整体切除	广泛性经骨截肢
根治性切除	正常组织-间室外	正常组织	根治性局部切除	根治性关节解脱

填充材料中自体骨和异体骨最好,可获得较好的生物学修复,但须等待愈合和功能练习,因而疗程长;自体骨加人工骨填充修复的骨质不好,愈合时间比单纯植骨者更长。

目前国内外已普遍使用骨水泥填充(polymethyl methacrylate cementage)骨肿瘤刮除后的空腔,它可获得好的关节功能和降低复发率(10%~15%)。这是因为:①骨水泥聚合散热和单体的毒性有杀灭瘤细胞的作用,虽为囊内切除,但可获得临界切除的效果;②骨水泥能很快与骨腔壁牢固结合并即刻有一定强度,病人可早期练习关节活动,早期负重,缩短疗程,获得好的关节功能;③多年经验证明骨水泥填充骨空腔没有增加感染、恶变和出现松动;④但在负重肢体骨内填充骨水泥,为防止骨与骨水泥界面处发生骨折,做适当的金属内固定非常重要。在长骨干骺端处的病灶如刮除后骨壳不坚固者给予外固定也很重要。

1)刮除术适用于良性骨肿瘤及瘤样病变,如位于骨端、干骺端、骨干等部位的局限性病灶。对于脊柱与骶骨肿瘤,由于局部解剖复杂,不能完整切除病灶,可采取对肿瘤做大部切除,刮除邻近重要器官的肿瘤组织。术后及时进行辅助治疗,如化疗、放疗、免疫治疗等。

2)刮除术前应详细分析 X 线片,决定手术体位和入路。切口显露要广泛,掀开足够大的骨窗,彻底搔刮病灶至正常骨质,反复冲洗,于骨壳内涂抹化学药物或烧灼创面等,进一步杀灭残存肿瘤细胞。植入填充物,还纳开窗之骨片,放置负压引流管,缝合包扎。术后患肢抬高,给予抗生素,早期进行功能锻炼。

(2)骨软骨瘤的切除(excision of osteochondroma):当病人有如下情况时应考虑对骨软骨瘤做切除术:①有疼痛,受累关节活动障碍,影响正常生活与工作者;②单发病灶或有碍美观者;③由于骨软骨瘤的存在与生长影响邻骨或关节发生畸形者;④病

变活跃有恶变可能者,如生长在骨盆的骨软骨瘤;⑤肿瘤位于椎管或大的血管与神经干附近可能压迫脊髓或神经血管者应及早手术。手术关键是完整切除肿瘤骨质、软骨帽及软骨外膜,后者切除要彻底,否则容易复发。

(3)骨样骨瘤及骨化性纤维瘤切除的关键是前者应彻底切除瘤巢和部分反应骨,后者应把肿瘤及其反应骨外 1cm 的正常骨质一并切除,但对于年龄小的少年复发者仍不少见。

2. 肢体恶性骨肿瘤的外科治疗

(1)肢体恶性骨肿瘤的保肢治疗:20 世纪 80 年代是肢体恶性肿瘤保肢外科迅速发展的时期,不断成熟的化疗促进和发展了保肢技术。大量实践证明保肢治疗具有安全性,局部复发率为 5%~10%,与截肢治疗的生存率和复发率相同。

1)保肢手术的适应证:肢体恶性骨肿瘤保留肢体的适应证应遵循以下各点:①ⅡA 期肿瘤或对化疗敏感的ⅡB 期肿瘤;②血管神经束未受累,被肿瘤机械推移者除外;③肿瘤能够完整切除;④术后肢体功能优于义肢;⑤术后局部复发率和转移率不高于截肢;⑥病人要求保肢。

2)保肢手术的禁忌证:①病人就医较晚,肿瘤巨大,骨与软组织破坏严重者;②肿瘤对化疗不敏感,术前系统化疗效果不佳,由于各种原因,病人不能坚持化疗者;③肿瘤周围软组织条件不好,如主要的肌肉随肿瘤被切除,或因放疗、不正确切开活检、反复手术而瘢痕化,或皮肤有感染者。

3)部分发生病理性骨折的病人也可成功地进行保肢:原发恶性骨肿瘤中,由于高细胞成分、细胞低分化及低基质成分,病人可以自行或在轻微创伤后发生骨折。由于诊断性活检或化疗后,肿瘤坏死造成的应力或机械强度下降,容易引起骨折的发生。发生骨折的概率为 5%~10%。毛细血管扩张型骨肉瘤更易发生骨折。

原发骨肿瘤的骨折可以造成血肿,会污染周围

的软组织、神经血管束以及邻近的关节，多数行截肢术。对于保肢术来说，病理性骨折是相对禁忌证。由于有效的新辅助化疗提高了所有肉瘤病人的生存率及保肢手术技术方面的改善，病理性骨折的病人施行保肢手术成为可能。

1975—1994 年，英国皇家骨科医院骨肿瘤科共收治了 499 例在诊断时没有转移的骨肉瘤病人，其中 40 例诊断时有病理性骨折，都进行了辅助治疗与外科治疗。40 例病人中，26 例男性，14 例女性，平均年龄 18 岁（2~46 岁）。平均随诊时间 55 个月（8~175 个月）。27 例行保肢手术，13 例行截肢术，5 例为根治性切除，26 例为广泛性切除，6 例为边缘切除，广泛切除污染边界 2 例，1 例行囊内切除。在行保肢治疗的病人中，19% 的病人局部复发。所有的病人（499 例）5 年生存率为 57%，保肢术为 64%，截肢术为 47%。上述数字表明保肢病人生存率较截肢为好，这可能与保肢手术肿瘤体积较小有关。

4）采用合理外科边界完整切除肿瘤是手术的关键：广泛切除的范围应包括肿瘤的实体、包膜、反应区及其周围的部分正常组织，也就是在正常组织中完整切除肿瘤，截骨平面应在肿瘤边缘以外 5cm，软组织切除范围为反应区外 1~5cm。骨内病变范围主要根据 X 线片、CT、MRI 和 ECT 影像学材料在术前进行确定。国外许多文献表明，保肢术中多数病例只能达到广泛性边界切除，极少或没有根治性边缘切除。

5）保肢手术的重建方法：

A. 人工假体置换术（endoprothesis implantation）：目前常用假体由钛合金或钴铬钼合金制成，常用假体有肱骨上段、全肱骨与人工肘关节、股骨上段、股骨下段与人工膝关节、胫骨上段的人工膝关节和全股骨与人工膝关节。

近年来又使用了人工假体与异体股骨上端复合物来修复股骨上端的骨缺损，它既修复骨缺损，又能重建髋关节主要肌肉的附丽点，从而获得良好的髋关节功能。

B. 瘤骨骨壳灭活再植术（excision and cauterization and replantation）：截下的标本，去除肿瘤组织，残存骨壳需有一定坚固性，其经过灭活处理再植回原位，恢复骨与关节的连续性。灭活方法很多，如把瘤段骨壳置高温水煮，浸入液氮反复升降温度和大剂量 X 线照射等方法灭活。经观察，上述方法在伤口愈合、切口感染、骨折愈合、再植骨骨折等方面显示了缺点而停用。后来采用了 95% 的酒精浸泡

瘤骨骨壳灭活，骨水泥填充加固。回植原位用髓内针或加压钢板螺丝钉内固定。

C. 异体骨半关节移植术（osteoarticular allograft transplantation）：取骨库超低温冻存的同种同侧同名异体骨，快速复温后，截取与瘤骨段等长或略短（0.5cm）的一段，移植到切除肿瘤的部位，用钢板螺丝钉或髓内钉内固定。

骨免疫学表明，新鲜异体骨移植造成强大的致敏性，而冷冻可降低这种性能，干冻可明显下降致免疫性。试验证明冷冻骨比干冻骨具有更好的生物力学功能。在挤压的情况下，冷冻和干冻均有可取的生物力学性能。

异体骨与宿主骨愈合通常在 4~6 个月即可有坚固外骨痂，少数可在半年以上，不愈合者少见。

瘤骨灭活再植、异体骨半关节移植的并发症相似包括感染、骨折、迟缓愈合与不愈合、迟发窦道。

D. 关节融合术（arthrodesis）：是肢体恶性骨肿瘤切除后为保留肢体进行重建的一种方法。主要用于股骨下端或胫骨上端的肿瘤切除后的膝关节融合。适用于健壮青年。

（2）截肢术：尽管恶性骨肿瘤已能成功地进行保肢治疗，但对就诊较晚、破坏广泛和对其他辅助治疗无效的骨与软组织恶性肿瘤（ⅡB 期），为了挽救生命，解除病人痛苦，截肢术至今仍是一种重要有效的治疗方法。由于截肢将给病人造成永久性不可弥补的缺损，医生对于截肢术必须慎重，严格掌握手术适应证，疾病应有明确的病理组织学诊断，选择安全切除肿瘤的截肢平面，同时也应考虑术后义肢的制作与安装。

3. 化学治疗

（1）骨与软组织恶性肿瘤的化疗与其他肿瘤一样，经历了坎坷发展的历程。其他学科肿瘤治疗的成就，促进了这一领域的研究。化疗的应用，使骨与软组织恶性肿瘤的治疗疗效提高，为病人肢体功能的保留带来希望。20 世纪 70 年代以前肢体原发恶性肿瘤的治疗仍以截肢为主，保肢复发率高，5 年生存率低于 20%。骨肉瘤的化疗效果在 70 年代发生重大转折。1972 年 Cortes 报道用多柔比星（ADR）治疗转移性骨肉瘤有效。同年 Jeffe 报道大剂量甲氨蝶呤 - 亚叶酸钙解救（hD-MTX-CF）治疗取得疗效。这些成绩促进了联合方案的发展，使无瘤生存率有了令人鼓舞的提高。

20 世纪 70 年代中期，为在术前消灭肿瘤的亚临床灶，缩小周围反应带，为保留肢体进行局部切除创造条件，出现了术前化疗。1973 年 Rosen 和

1975 年 Jeffe 在这方面都有探索并取得效果。

随着化疗药物更新、化疗方案的不断改善,影像学诊断及外科技术的提高,1982 年 Rosen 提出了新辅助化疗,促进了外科的变革。经过十年的实践这一概念已被广为接受。化疗的成就促进了保肢技术,使之在 20 世纪 80 年代有了大大发展。90年代保肢手术已得到充分肯定。

(2)新辅助化疗:进入 20 世纪 80 年代,治疗骨肿瘤的主要化疗药物已经确立,化疗方案不断成熟,影像诊断及外科技术不断提高,新辅助化疗的概念已经形成并为多国学者所接受。随着外科分期系统的应用,保肢已经成为治疗骨肿瘤的主流。全世界各地出现许多骨肿瘤化疗研究中心。如 Rosen 的 T 方案(图 107-7、图 107-8),Jeffe 的 TiOS 系列方案,欧洲德语国家的 COSS 系列方案和意大利 Rizzoli 研究所的系列方案等都取得很大成绩。

新辅助化疗的出现,为科学评估药物对肿瘤敏感性提供依据。具体可通过临床、影像学、实验室检查以及术前化疗、术后肿瘤细胞坏死的组织学分级进行评估。

1)临床评估:包括疼痛减轻或消失,肿瘤体积的缩小,肿瘤周围水肿反应带的缩小,邻近关节活动度的改善,尤因肉瘤的发热、血沉的变化。

2)影像学化疗前后的比较:包括 X 线片,肿瘤钙化、骨化是否增加,肿块影的界限是否清楚,肿块大小是否缩小,与正常界限是否清楚。

3)实验室检查:碱性磷酸酶是否下降或正常,乳酸脱氢酶是否下降。

4)核素骨扫描:化疗前后放射性浓聚程度和范围的对比,核素铊-201(^{201}Tl)目前被认为效果最好。

5)肿瘤细胞坏死率组织学分级:此项工作应与病理科医生合作完成。把切除的肿瘤标本进行标本照相,然后按 Sloan-Kettering 癌症中心制定的格子图形的方法进行取材,确定各个组织断面对新辅助化疗疗效的镜下评估。组织块的多少取决于肿瘤的大小,按 Huvos 等制定的肿瘤对化疗反应的组织学分级标志进行评估。

Ⅰ级:几乎没有肿瘤细胞坏死;

Ⅱ级:化疗轻度有效,肿瘤细胞数减少,坏死率 >60%,部分区域尚存肿瘤活细胞;

Ⅲ级:化疗有效,肿瘤细胞坏死率 >90%,尚存极少肿瘤活细胞;

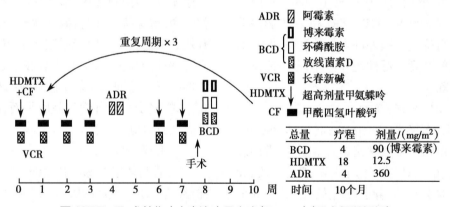

图 107-7　T₁ 术前化疗方案治疗骨肉瘤(Rosen)(手术得以缓解)

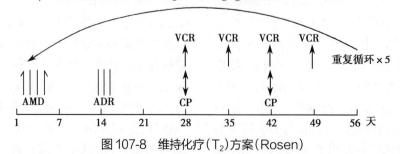

图 107-8　维持化疗(T₂)方案(Rosen)

Ⅳ级：肿瘤细胞全部坏死，未见活的肿瘤细胞。

根据 Sloan-Kettering 癌症中心的新辅助化疗，20% 的病人为Ⅳ级，21% 的病人为Ⅲ级，39% 的病人为Ⅱ级，20% 的病人为Ⅰ级化疗反应。有资料证明，无论病灶位于股骨远端、胫骨近端还是肱骨近端这三个骨肉瘤最常见的部位，它们对化疗的反应无明显区别。

术前化疗评估中组织学评估最重要，它将成为指导制订术后化疗方案的依据。对化疗反应Ⅲ或Ⅳ级者，术后可沿用术前化疗方案；对Ⅰ级、Ⅱ级者，术后应更改化疗方案，缩短化疗间隔时间，使用作用更强的药物。

新辅助化疗的优点：①可以早期进行全身治疗，消灭潜在的微小转移灶；②通过评估术前化疗效果，指导术后化疗；③缩小肿瘤及肿瘤周围的反应带，提高保肢手术率；④可有充分时间制订保肢方案，设计假体；⑤减少手术中肿瘤播散的机会。

（3）剂量强度：Hryniuk 等在 20 世纪 80 年代提出了剂量强度的概念。剂量强度是在整个疗程中对单位时间内所给药物的剂量，以 $mg/(m^2 \cdot 周)$ 来表示。"相对剂量强度"是实际给药剂量强度与人为的标准剂量强度之比。减低治疗药物的剂量强度，常明显降低完全缓解率及治愈率。Atsumasa 等在 1996 年使用 HD-MTX、DDP、ADM 化疗方案对成骨肉瘤进行治疗，两组病人在性别、年龄、肿瘤部位、组织学分型上无明显差异。相对剂量强度 ≥ 80% 者，其 5 年生存率达到 72%；<80% 者，其 5 年无瘤生存率仅为 40%。资料表明，化疗剂量强度与治疗效果明显相关。近年来在粒细胞集落刺激因子（G-CSF）、自身骨髓移植（ABMT）和/或末梢血液造血干细胞移植（PBSCT）的支持下，使用高剂量强度化疗以提高化疗疗效，已日益引起重视。

回顾性研究证明，剂量强度对于其他药物也很重要。ADM 的剂量强度与肿瘤反应和无复发生存有显著联系。烷化剂的化疗反应也呈陡峭的剂量-反应曲线。现在进行的联合 GPO-CCG（German Society for Pediatric Oncology-Children Cancer Group）实验（POG-9354/CCG7942），对尤因肉瘤的药物剂量及其疗效进行观察。实验中一组病人随机接受 48 周标准的 VACA（VCR、ADM、CTX、DACT）化疗，另一组病人则加用依托泊苷和异环磷酰胺及 G-CSF，用药时间为 31 周。两组病人的用药总剂量相同，但后一方案的剂量强度是标准治疗强度的 1.5 倍。预测这种适度的

剂量强度，可以增加 50% 的治愈率，其确切疗效尚在观察中。

（4）血药浓度：MTX 的血药浓度水平在不同病人有所不同，即使是同一病人，在不同疗程也不一样。这可能是由于如年龄、肾脏对 MTX 的排泄能力等因素所引起，但也受与治疗有关的因素影响，如 MTX 的给药时间、碱化、水化程度。这样就可以理解为什么很难确定 MTX 的总体剂量水平了。但是通过对 MTX 血药浓度水平的研究，好几组数据表明 MTX 的血药浓度同肿瘤反应率及生存率呈显著的正性关系。前面我们已经提到对于每个病人的 MTX 剂量，应适合于其自身的药代动力学，而目标是输药后 4 小时，血浆 MTX 浓度应达到至少 1 000μg，才能达到最佳疗效。

（5）国外著名疗中心，如美国的 Rosen、Jeffe、意大利的 Rizzol 研究所和德国的 Winkler 等使用 HD-MTX-CF、ADR、DDP、IFO、VCR、BCD、VP-16、CTX 等化疗药物制定了多种不同的联合化疗方案，取得了突出的成绩，5 年存活率可达到 60% 以上。国内 5 年存活率可达到 40%~60%。

（6）尤因肉瘤的化疗：尤因肉瘤的化疗可以在局部病灶放疗或手术前后应用，也可以与放疗同时应用。这些治疗可以提高对肿瘤局部复发率的控制。辅助化疗配合手术前后应用，其主要目的是缩小原发病灶，消灭和控制微小转移灶，扩大手术范围。使用 VCR、ADR、IFO、CTX、DTIC、ACTD、BCD 等药物制订各种多药联合方案，对肿瘤局部复发的控制可以由 60%~75% 提高到 90%~95%。

（7）恶性纤维组织细胞瘤的化疗：恶性纤维组织细胞瘤采用单纯外科治疗不能控制病灶，5 年生存率仅为 28%，而接受外科治疗与辅助化疗的病人 5 年生存率达 57%，所用的药物有 HD-MTX-CF、ADR 和 VCR 等。有肺转移者，其预后不好。

（8）横纹肌肉瘤的化疗：横纹肌肉瘤对化疗敏感，常用化疗药为 VCR、ACTD 和 CTX 的联合应用，5 年生存率可达 50%，如果有彻底的外科切除，5 年生存率可达 72%。出现肺转移者预后很差。

（9）肢体软组织肉瘤：对化疗有明显效果，ADR 为最有效的药物，可单独应用，也可与其他药物联合应用，IFO 是有效的新药，单用或与其他药物合用都有效果。术前经动脉 ADR 化疗可提高保肢率和降低局部复发率。常用方案为：ADR-DTIC、CTX-VCR-ADR-DTIC、ADR-IFO。人们认为 ADR-IFO-DTIC 在今后的治疗中会有更佳的作用。

4. 放疗　放疗（radiotherapy）是最有效的抗肿

瘤手段之一,它能强有力地影响恶性肿瘤细胞的繁殖能力。射线在细胞内形成有高反应性的自由基,进而造成 DNA 损伤,使细胞失去特异的细胞功能或使细胞失去分裂增殖能力,从而达到对这种恶性繁殖肿瘤细胞的杀伤。细胞对放射线的敏感性与它在细胞周期所处的位置有关,在有丝分裂期和 DNA 合成早期最敏感,放疗最佳方案的选择力求每天的分次照射剂量正好位于正常组织的耐受阈,临床放疗的日剂量以 150~200cGy,周剂量以 900~1 000cGy 为宜。

放疗通常有外照射疗法及内照射疗法两种。

不恰当的放疗可引起严重的并发症,如皮肤损伤,大剂量的照射(大于 6 000cGy)可致骨坏死、放射性脊髓炎、肺炎、肺纤维化、肠粘连、肠狭窄、喉狭窄、骨髓抑制、脱发等,儿童病人还有骨生长停滞。

骨肉瘤是对放疗不敏感的肿瘤,但放疗对继发于 Paget 病的骨肉瘤能较好地控制,放疗也可用于骨肉瘤的肺转移。

尤因肉瘤对放射治疗是敏感的,放疗能有效地控制局部病灶。放疗可在病人接受 3 周期的化疗后进行,也可与化疗同时应用。

骨巨细胞瘤对放疗不敏感,但局部肿瘤经超高压照射后能有效控制。但要特别注意放疗后继发肉瘤的可能。这种超高压照射多用于不能实施手术或手术后复发的病例,照射剂量多在 5 000cGy。

软组织肉瘤的放疗效果仍有争议,各家说法不一:有人认为术前放疗可以提高对局部肿瘤的控制;术中放置近距离照射板,能有效控制局部复发率;术后的放疗多在伤口愈合后进行,术后放疗剂量可用 5 000~6 000cGy 的宽野照射,局部控制率达 84%。

骨转移癌的放疗,要依原发癌的特性来设计治疗方案。它最大作用是直接控制局部病灶达到控制骨痛,很少达到治愈,所以多配合手术进行治疗,也可配合化疗或其他治疗。对单个骨转移癌,其治疗最佳方法是在广泛切除的基础上给予放疗;对多处转移中仅有疼痛或病理性骨折危险者,局部可行手术进行预防性骨折内固定,术后配合放疗;对于广泛转移、生存时间很短,或特殊部位无法进行手术者,可用放疗来控制局部疼痛,也可配合放疗同时进行治疗。对广泛转移的病人还可以进行半身放疗,这种半身放疗有骨髓抑制等较多的并发症,但它是转移癌晚期唯一有效的缓解疼痛的治疗方法。

放疗对于脊椎血管瘤有控制病变和缓解疼痛的作用,对于恶性血管瘤术前术后可配合放疗来控制局部复发率,长骨血管瘤和软组织血管瘤可配合手术进行辅助放疗,病变广泛不能手术者也可进行单独放疗。

5. 肿瘤的生物治疗(biotherapy) 是指采用生物学手段动员和运用机体的防卫直接杀伤或抑制肿瘤细胞,以达到治疗目的。

目前肿瘤的生物学治疗主要有:①特异性主动免疫治疗(疫苗);②特异性被动免疫治疗(抗体);③非特异性主动免疫治疗(细胞、多糖等);④非特异性过继性免疫治疗(细胞因子、细胞);⑤基因治疗。

临床常用于生物治疗的生物制剂有:①各种干扰素(interferon,IFN);②白细胞介素-2(interleukin-2,IL-2);③淋巴因子活化的杀伤细胞(LAK 细胞)。

6. 恶性肿瘤的温热疗法 温热-化学疗法可以起到热疗与化疗的叠加作用。温热疗法本身可以直接对细胞内物质(如 DNA、RNA)及细胞功能(如蛋白质合成、摄氧)产生毒性作用;并可以改变细胞膜的通透性及膜运输功能,以此增加药物的摄取量。中度温热(41~42℃)可改变肿瘤的微循环,扩张血管,增加血流,提高局部化疗药物的释放量。

另外,有些抗肿瘤药物可以增加细胞内的温度敏感蛋白,降低肿瘤细胞的温度耐受性,提高温热疗法的杀伤肿瘤细胞作用。5-硫-D-葡萄糖(5-thio-D-glucose)等葡萄糖代谢抑制剂可以加强温热所致的细胞毒作用;槲皮黄酮(guercetin)抑制乳酸转运,加重肿瘤细胞的酸中毒来提高温热疗法的肿瘤杀伤作用。

7. 恶性肿瘤的血管栓塞治疗 血管栓塞治疗(therapeutic embolization)是介入放射学的一部分,亦称治疗性血管造影(therapeutic angiography)。它是应用血管造影的插管技术,施行选择性或超选择性血管造影明确诊断后,实施血管栓塞,以达到治疗的目的。它适用于:栓塞血供丰富的恶性肿瘤的主要血管可以减少术中出血;不能切除的恶性肿瘤也可以行姑息性栓塞治疗,其血供部分或大部分被阻断之后,肿瘤发生坏死,肿瘤可缩小,甚至使原来不能手术切除的肿瘤变为可以手术切除;此外,栓塞治疗还用于恶性肿瘤所引起的剧痛和出血。如果肿瘤局部动脉化疗辅以栓塞疗法或栓塞疗法后辅以放射治疗,则可得到更好的疗效。

(徐万鹏)

第二节　骨形成肿瘤

一、骨瘤和加德纳综合征

骨瘤（osteoma）系骨膜成骨过程中异常骨质过度增生所形成的良性肿瘤。由成熟的编织骨和板层骨构成，此肿瘤由骨表面向外生长。带蒂或不带蒂，表面光滑或分叶状。多发性骨瘤合并有肠息肉和软组织病损称为加德纳（Gardner）综合征。

骨瘤占原发骨肿瘤总数的 5.01%，占良性肿瘤的 9.0%，男女之比为 1.3∶1。发病年龄多为 21~30 岁（30.93%），多见于颅骨和颌骨，其次为股骨和胫骨。

【临床表现】

骨瘤病程缓慢，主要症状是膨胀性无痛性肿块。头颅部骨瘤可有头痛、面部不对称、突眼、视力障碍和呼吸不畅等症状；长管状骨可有骨性隆起。

【X 线表现】

颅骨骨瘤表现为致密、均匀、半圆形向外突出的阴影，肿块光滑、轮廓清晰；长管状骨皮质外紧贴皮质向外生长的致密骨阴影，表面光滑，呈波纹状。

【病理表现】

肉眼：肿瘤由骨表面隆起，表面被覆纤维，瘤体为骨性剖面，与正常骨组织近似。

镜下：骨瘤由成熟骨质构成。骨质正常排列为哈弗斯骨板结构，骨质密度低者由骨纤维及小骨片组成，骨瘤早期可为钙沉积的新生骨样组织和新生骨组成，后期一般为分化成熟骨，可有髓腔结构。

【治疗】

对有症状或疼痛的骨瘤可做手术切除。对较大的骨瘤亦应切除以排除其他肿瘤。无症状骨瘤不需手术。对疑为 Gardner 综合征者，应做乙状结肠镜或钡剂灌肠 X 线检查，以排除无症状的家族性多发性肠息肉。

二、骨样骨瘤

骨样骨瘤（osteoid osteoma）是一种以疼痛为主，来源于成骨性结缔组织的良性肿瘤，瘤体小于 2cm。瘤巢界限清楚，周围为硬化的反应骨。

骨样骨瘤占原发骨肿瘤的 1.13%，占良性肿瘤的 2.04%，男女发病之比为 3∶1，发病年龄为 10~20 岁，71% 在长骨，多见于胫骨、股骨干，其次为脊柱的附件。

【临床表现】

疼痛为常见症状，可能是瘤内神经纤维的作用。典型表现是持续性钝痛，夜间加重，服用水杨酸制剂可缓解，这点可提示诊断。病变在下肢，受累骨周围肌肉萎缩，有的出现跛行；病变位于脊柱附件者，腰、背肌可有痉挛，造成脊柱侧弯。

【X 线表现】

病变位于骨皮质，为透亮的圆形溶骨性破坏，骨皮质增生变硬变厚，纵向波及数厘米（图 107-9A）；病灶位于骨松质内，邻近的骨松质明显硬化（图 107-9B）；发生在脊柱附件者，其硬化的反应骨可波及上下几个椎体与附件。因此不论发生在何部位，病灶周围均有硬化。瘤巢本身为均匀的 X 线透光区，常与周围硬化骨重叠，不易看清楚。

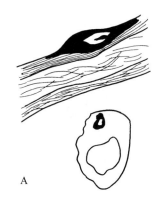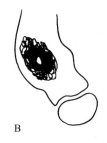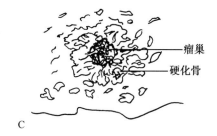

A　　　　　　　　　　B　　　　　　　　　　C

图 107-9　骨样骨瘤

A. 骨皮质内骨样骨瘤，下为 CT 所见；B. 骨松质内骨样骨瘤；C. 骨样骨瘤镜下所见，硬化骨中心为"巢"

【病理表现】

肉眼:肿瘤组织棕红色颗粒状沙砾感杂以黄白斑点,瘤巢 2cm 以下,与周围增生反应骨之间有明显界限。瘤巢位于皮质或骨松质内。

镜下:肿瘤组织由骨样组织和骨性结缔组织组成。骨样组织呈条索状或片状,有不同程度钙化、骨化,无正常骨小梁形成;骨性结缔组织包括增殖的成骨细胞、薄壁血管和纤维。偶见多核巨细胞。(图 107-9C)。

【鉴别诊断】

应排除感染,如皮质内骨脓肿、硬化性骨髓炎、骨结核等。还应排除疲劳性骨折等。

【治疗】

骨样骨瘤属 $G_0T_0M_0$,无论静止性或活跃性,其手术方法应采用连同邻近少量反应骨在内的整块切除。预后较好。

三、骨母细胞瘤

骨母细胞瘤(osteoblastoma)为骨母细胞发生的具有成骨功能的肿瘤,临床经过良好,部分肿瘤有较强的侵袭性,甚至恶变,肿瘤大于 2cm。

骨母细胞瘤占原发骨肿瘤总数的 0.85%,占良性肿瘤的 1.48%,男女之比为 1.6:1,发病年龄多为 10~30 岁(70%)。常见于椎体附件、长骨干和手足骨。

【临床表现】

主要症状为局限的隐性钝痛,水杨酸药物不能缓解。发生在脊椎者,可能出现脊髓受压和神经根刺激的症状,如肌肉痉挛、侧凸畸形和放射性疼痛。发生在四肢长管状骨者,可触及肿块和压痛。

【X 线表现】

为溶骨性破坏,皮质膨胀变薄,边缘清晰,溶骨区内可有不规则点状骨化和钙化,无骨膜反应。侵袭性强者,可有明显的骨质破坏和软组织阴影(图 107-10A、B)。

【病理表现】

肉眼:肿瘤组织破碎不整,红棕色颗粒状,沙砾感,大小为 2~12cm,体积大者可发生液化及囊性变。

镜下:骨母细胞大量增殖,肿瘤血管丰富,骨样组织及骨组织的结构,呈条索、小片状,有不同程度钙沉着及骨化。骨小梁排列比较规则,骨母细胞单层或数层排列在新生骨质周围,这些骨母细胞一般没有异形性、多形性,很少有病理核分裂象,血管旁及新生骨质边缘可见小型多核巨细胞(图 107-10C)。

【鉴别诊断】

应与骨肉瘤、骨样骨瘤、骨巨细胞瘤、动脉瘤样骨囊肿和骨折的骨痂作鉴别。

【治疗】

根据外科分期 $G_0T_{1\sim2}M_{0\sim1}$ 和肿瘤的侵袭性,骨母细胞瘤的外科治疗应广泛完整切除病灶,同时重建功能,预后较好。囊内切除复发率高达 20%。少数病例有恶变。

四、骨肉瘤

骨肉瘤(osteosarcoma)为骨组织原发恶性肿瘤,这组肿瘤有不同的恶性程度,其基本诊断特征是恶性肿瘤细胞产生肿瘤性骨及骨样组织,所以又叫成骨肉瘤。

骨肉瘤是最常见的恶性程度很高的骨肿瘤,占原发骨肿瘤总数的 12.3%,占恶性肿瘤的 44.58%。男比女为 1.6:1,好发年龄为 11~20 岁(50.7%)。多见于股骨下端、胫骨上端,次之为肱骨上端、颌骨和腓骨上端。

【临床表现】

好发部位为膝部。主诉疼痛,从隐痛发展成为持续性疼痛,夜间明显。有时外伤后拍片才发现,肿胀、肿块随时间而增大,偏在关节的一侧,患处皮肤发亮,表面静脉充盈,大的肿瘤可影响邻近关节的活动,疾病早期可出现跛行,晚期则被迫卧床。

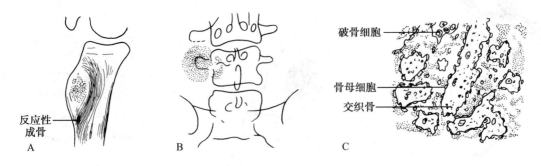

图 107-10 骨母细胞瘤

A. 胫骨上端骨母细胞瘤;B. 脊柱横突的骨母细胞瘤;C. 镜下所见:骨母细胞、多核巨细胞、不成熟的交织骨

【实验室检查】

大部分病人可有血清碱性磷酸酶（ALP）增高，肿瘤切除后可降至正常，肿瘤复发 ALP 再度升高。在儿童，ALP 升高的意义较难确定，因为儿童期生长发育旺盛，正常 ALP 较成人高 1~2 倍。

【X 线表现】

典型的骨肉瘤 X 线表现：在股骨下端或胫骨上端干骺端或骨端的骨皮质和髓腔有成骨性、溶骨性或混合性骨质破坏，并有明显的骨膜反应，弥漫性或片状阴影呈侵袭性发展，破出骨皮质，可有 Codman 三角、日光照射状骨膜反应，毛细血管扩张型骨肉瘤骨膜反应可以很轻微，骨膜骨肉瘤可以表现为皮质外的局部硬化，皮质旁骨肉瘤可见体积较大、边缘清晰、致密的肿块位于皮质旁的一侧。CT 检查可清楚地显示肿瘤破坏范围、软组织阴影以及肿瘤与周围组织的关系。DSA 可显示肿瘤血运丰富，化疗后新生的肿瘤性血管明显减少（图 107-11A~C）。

【病理表现】

肉眼：肿瘤位于长骨干骺端，偏干，常累及骨膜、骨皮质及髓腔，形成梭形瘤体，切面棕红、灰白，有条索状或斑点状，多处为鱼肉状，瘤性骨质硬，软骨区为浅蓝色半透明状。

镜下：根据肿瘤发生的部位、组织学形态和生物学行为将骨肉瘤分为许多亚型。瘤细胞多形性及异形性明显，细胞大小不等，呈卵圆形、梭形、多角形，细胞核大，染色质深，可见瘤巨细胞，这些异形性的肿瘤细胞产生肿瘤性骨质及骨样组织。瘤骨形态及大小不一，排列紊乱（图 107-11D）。

1. 中心型

（1）传统型骨肉瘤：①骨母细胞型骨肉瘤主要由异形骨母细胞和肿瘤性骨样组织及骨组织构成；②软骨母细胞型骨肉瘤为软组织构成，软骨组织有间变，同时可见肿瘤性骨及肿瘤细胞直接产生肿瘤性骨样组织；③成纤维细胞型骨肉瘤以异形的梭形细胞为主，但可见肿瘤细胞直接成骨。

（2）毛细血管扩张型骨肉瘤：较少见，仅占骨肉瘤的 5%，病变发展迅速。组织学上，在充满血液的腔隙里可见恶性肿瘤细胞及肿瘤性骨样组织。

（3）小圆细胞型骨肉瘤：组织相似于 Ewing 肉瘤，肿瘤细胞由大量小圆形细胞组成，由结缔组织分隔，肿瘤细胞圆形并有梭形倾向，这些肿瘤细胞产生肿瘤性骨及骨样组织。这种类型骨肉瘤的预后比传统骨肉瘤更差。

（4）纤维组织细胞型骨肉瘤：发病年龄比传统型骨肉瘤晚，通常在第 3 个年龄组之后，累及长骨端，其 X 线为小的棉花团及云雾状阴影。组织学上肿瘤细胞呈梭形及多形性，含一定量多核巨细胞，并可见异形性的组织细胞，排列成车辐状，背景可见炎症细胞，肿瘤细胞产生肿瘤性骨及骨样组织。

（5）低度恶性中心型骨肉瘤：非常少见。通常年龄较大，好发于膝关节，X 线片可见致密的硬化。组织学上肿瘤由梭形细胞及所产生的骨及骨样组织组成，病变类似骨旁肉瘤的组织象。恶性度低。

（6）多中心型骨肉瘤：多发肿瘤同时出现或先为单发病灶而后逐渐多发。常为年轻人，好发于长骨，X 线呈成骨性破坏，血清碱性磷酸酶很高，预后很差。

2. 皮质旁型

（1）骨旁骨肉瘤：为一般分化好的骨肉瘤，由增生活跃的纤维血管组织及肿瘤样骨样组织组成，肿瘤位于骨表面。

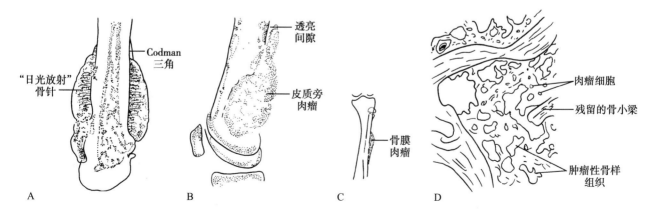

图 107-11　不同类型的骨肉瘤
A. 典型骨肉瘤；B. 皮质旁骨肉瘤；C. 骨膜骨肉瘤；D. 镜下可见恶性瘤细胞和肿瘤性骨样组织

（2）骨膜骨肉瘤：发生在骨表面，特点为肿瘤内有恶性软骨组织，同时有肿瘤样骨样组织。X线可与软骨肉瘤相混淆。病变基底有骨样组织存在。常发生在青年。

（3）高度恶性表面骨肉瘤：其组织象同传统型骨肉瘤，瘤细胞分化较差，形成肿瘤性骨样组织。X线同骨旁或骨膜骨肉瘤，位于骨干中部。预后同传统型骨肉瘤。

（4）去分化骨膜骨肉瘤：从低度恶性的骨旁肉瘤发展成高度恶性肿瘤，有高分化及低分化骨肉瘤表现。X线与传统型骨肉瘤相似。占骨膜骨肉瘤的20%。

3. 继发型　继发型骨肉瘤是由骨的良性病变转化而来的骨肉瘤。年龄较大。如畸形性骨炎、放射治疗后和其他良性病变，其组织学类似于原发骨肉瘤，是多形性的。

【鉴别诊断】

在诊断骨肉瘤的同时，应排除其他肿瘤。发生在膝部的骨母细胞瘤、软骨肉瘤、纤维肉瘤、动脉瘤样骨囊肿等原发性骨肿瘤，以及转移性骨肿瘤有时易与骨肉瘤相混淆，必要时应作鉴别。某些慢性骨髓炎、疲劳性骨折很难与骨肉瘤鉴别，有时穿刺活检才能鉴别开。X线片和穿刺活检是必要的鉴别手段。

【治疗】

1970年以前骨肉瘤的外科治疗多采用广泛性截肢术，不足20%的病人存活5年或更长。20世纪80年代以后，新辅助化疗形成，肢体抢救手术广泛开展。

穿刺活检明确诊断后应及时进行新辅助化疗，术前最后一次化疗后应做全身检查，评估化疗效果，根据Enneking分期制订手术方案。

保肢术包括肿瘤切除、功能重建和软组织修复。肱骨近端早期病变可行广泛切除后重建功能；病变与邻近关节近时，可采用肱骨上端与肩胛盂一并切除后进行功能重建、关节融合或连枷肩；肩胛骨与肱骨上端同时受累，可采用Tikhoff-Linberg式保肢手术或改良手术，保存手和肘的功能。股骨近端肿瘤切除较困难，可采用人工植入物或异体骨移植或人工假体与异体骨的复合物进行重建。最多见的膝部肿瘤截除后有多种方法进行重建，如人工关节置换术、异体半关节移植术或灭活再植术。有皮肤缺损者，使用肌皮瓣或游离皮瓣覆盖伤口。

不能进行保肢的$G_2T_2M_{0\sim1}$肿瘤，应行广泛或根治性截肢。

有肺转移者应做转移灶切除和系统化疗，约有20%的病人可治愈，不能切除者可做放疗。

（徐万鹏）

第三节　软骨形成肿瘤

一、骨软骨瘤

骨软骨瘤（osteochondroma）又称骨软骨性外生骨疣（osteocartilaginous exostosis），是指在骨的表面被覆软骨帽的骨性隆起物，是好发于长骨干骺端的良性肿瘤。此瘤可单发或多发，有些多发有家族遗传史。

骨软骨瘤占原发骨肿瘤的12%~25%，占良性骨肿瘤40%~50%，男女之比为2.17∶1。发病年龄多为11~20岁（40.66%），多见于股骨与胫骨，其次为手足短管状骨和肱骨。

【临床表现】

通常为儿童发病，生长缓慢，没有症状，偶尔发现无痛骨性肿块。多发者可在关节周围有畸形。骨软骨瘤可压迫邻近的神经、血管及骨，有时可造成蒂的病理性骨折；覆盖软骨帽的滑囊可发生炎症等。发生于脊柱者可有脊髓受压和神经根的刺激症状。临床上出现疼痛加重与肿物突然增大，可提示恶变，为继发性软骨肉瘤。这种情况单发的少见，多发者多见（5%~15%）。

【X线表现】

骨软骨瘤的好发部位在长骨的干骺端，单发或多发，是从皮质突向软组织的骨性突起，以窄小或宽广的蒂与长骨相连，彼此髓腔相通，皮质相连续，突起表面为软骨帽，厚薄不一，不显影，有时有钙化影。脊柱躯干部位骨软骨瘤CT能清楚显示（图107-12A~C）。它起源于骨皮质，但与髓腔能清楚显示。若同时伴有1个或数个不对称的过度生长骨骺中心，特别是在踝和膝，则称为非遗传性发育不良或半肢骨骺发育不良（dysplasia epiphysealis hemimelica）或Trevor-Gardner病。它与象牙骨瘤的区别是后者无软骨帽，见于颅骨和鼻窦。

【病理表现】

肉眼:肿物自干骺端长出,大小及形态各异,剖面有三层结构:纤维组织膜、软骨帽和骨松质。软骨帽是透明软骨,软骨细胞排列不规则,与肿瘤生长是否活跃有关,软骨帽厚一般1~5mm,骨软骨瘤生长迅速,当软骨帽增厚至1cm以上时,可疑恶变,可恶变为软骨肉瘤、纤维肉瘤或恶性纤维组织细胞瘤。这种情况一般发生在多发骨疣。

镜下:骨软骨瘤表面被覆纤维性包膜,软骨帽的结构似正常骨骺但细胞分布不均,排列不整齐,基底为海绵状骨质,骨小梁间为骨髓组织(图107-12D)。

【治疗】

对出现症状或产生功能性障碍者,应予以切除。对脊柱骨盆部位或软骨帽较厚有恶变倾向的肿瘤,应做边缘切除或广泛或根治切除,这要根据组织学形态来决定。

二、软骨瘤

软骨瘤(chondroma)为透明软骨组织构成的良性骨肿瘤,根据部位可分为:内生软骨瘤、骨膜性或外生性软骨瘤、多发内生软骨瘤。

(一)内生软骨瘤(enchondroma)

发生于髓腔内,主要在四肢长骨,特别是手、足短管状骨内,肿瘤膨胀性生长,扩大髓腔使皮质变薄,可分单发、多发,多发者又称Ollier病。

软骨瘤占原发骨肿瘤的8.11%,占良性骨肿瘤的14.57%。男女之比为1.73:1,发病年龄多为21~30岁(28.3%),多见于指骨,其次为肱骨和股骨。对近心端长骨的内生软骨瘤应警惕恶变为软骨肉瘤。

除典型内生软骨瘤外,还有:①异软骨瘤病(metachondromatosis);②Upington病;③脊柱软骨发育不良;④Muffucci综合征:它与Ollier病的不同点是不仅局限于指骨,合并血管瘤,并有10%可转变为软骨肉瘤。某些特殊类型的表现见表107-3。

表107-3　发育紊乱的不同表现

发育紊乱	主要表现
干骺端续连症	多发性外生骨疣
Ollier病(内生软骨瘤)	多发性内生软骨瘤
异软骨瘤病	多发性外生骨疣和内生软骨瘤
Upington病	多发性外生和内生软骨瘤,股骨头缺血性坏死
Maffucci综合征	多发性内生软骨瘤和血管瘤
Klippel-Trenaunay-Weber综合征	骨肥大和血管瘤
单侧肥大	单侧骨骼和软组织生长过多

1. **X线表现**　为溶骨性破坏,位于干骺端或骨干,边缘清晰,皮质膨胀变薄,可有不同程度的钙化,有时在其中有一些疏松区。骨皮质完整,但可以极薄,由于骨皮质极薄,常见病理性骨折(图107-13)。

长骨内生软骨瘤的骨皮质轻度或较膨胀。溶骨区内的钙化和骨化呈点状或片状。若无钙化,其很可能与纤维异样增殖症混淆。

多发性内生软骨瘤的X线表现与孤立性内生软骨瘤相同,除骨内单一膨胀透亮区外,又可有骨的短缩畸形。

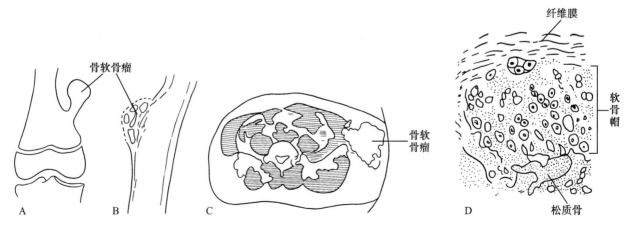

图107-12　骨软骨瘤

A. 带蒂型;B. 无柄型;C. CT显示髂骨骨软骨瘤;D. 镜下所见:典型的三层结构,自表层向深层为纤维膜、软骨帽、骨松质主体;软骨帽内有排列不规则的肥大软骨细胞

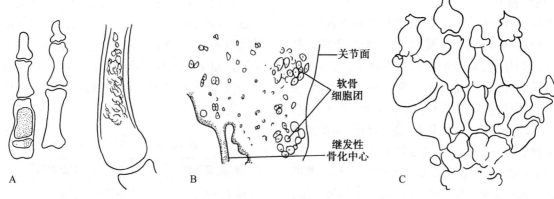

图 107-13　内生软骨瘤

A. 孤立性内生软骨瘤；B. 镜下所见为软骨细胞；C. 多发内生软骨瘤（Ollier病）

2. 病理表现　①肉眼可见肿瘤呈粗大的小叶状或结节状，蓝白色，常有黏液样变。钙化程度不一，肿瘤的质地有沙砾感。②镜下显示团块状透明软骨病损，内有裂隙，是软骨细胞退变消失而形成的。肿瘤团块带有滋养血管，其周围常有钙化和骨化。

肿瘤在生长时，细胞增殖活跃，甚至在1个细胞隐窝中有1个以上的细胞核簇。黏液样变显著时会被误认为黏液瘤或软骨黏液瘤。

有时内生软骨瘤会恶变，特别在长骨。组织学显示细胞丰富程度增加，细胞核增大，双核细胞增大，但不一定看到有丝分裂象。对 Ollier 病，特别是发生在骨盆和肩胛骨者，更应警惕恶变为软骨肉瘤。

3. 治疗　内生软骨瘤属良性肿瘤，按外科分级属 $G_0T_0M_0$ 或 $G_0T_1M_0$，可采用局部刮除和植骨。若发生于近心的长骨或骨盆，单纯切除极易复发，应考虑做整块根治性切除。若有恶变可疑应做切开活检，明确性质后再做适当处理。若系 Maffucci 病，恶变的可能性较大，发生率有时高达 18.6%。因此，应注意有无静脉石，做动脉造影检查有无动静脉异常，再确定治疗方案。这些检查在 Ollier 病尤其必要。

（二）骨膜性或外生性软骨瘤

为从骨膜发生的软骨性肿瘤，多见手足短骨，其表面被覆骨膜，基底附着骨皮质上，可侵入骨皮质，但不穿入髓腔。

1. 临床表现　为局部有隆起，可以无症状或仅有轻微疼痛。

2. X线表现　为溶骨性破坏，突向皮质，使之呈碟形，髓腔侧有硬化反应骨。此碟形硬化反应骨瘤体小，其组织学呈良性图像，容易与皮质旁软骨肉瘤鉴别（图 107-14）。

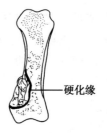

图 107-14　骨膜性（皮质旁）软骨瘤

呈偏心性，基底突入骨皮质而呈碟形，髓腔缘有硬化，但不侵袭髓腔

3. 病理表现

肉眼：肿瘤表面被覆一层纤维组织，肿瘤呈分叶状，半透明，白色或淡蓝色，切面可见钙化骨化。

镜下：瘤组织由成熟的透明软骨构成，呈分叶状，小叶边缘为纤维血管组织。瘤细胞由排列不均匀的较成熟的软骨细胞组成。细胞分布不均，部分区域密集，部分区域稀疏，但并不见多形性，仍属良性。

4. 治疗　连同碟形硬化骨在内做肿瘤的整块切除。刮除容易复发，缺损多者可大块植骨。

三、软骨母细胞瘤

软骨母细胞瘤（chondroblastoma）好发于长骨骺端，是原发性软骨母细胞样瘤细胞增生的良性肿瘤。

软骨母细胞瘤占原发骨肿瘤的 0.81%，占良性肿瘤的 1.46%，男女之比为 1.77∶1。发病多在青少年，多见于股骨、胫骨、肱骨的骺端。

疾病发展缓慢，数月才被诊断。病人主诉疼痛和受累关节肿胀，有关节积液和关节活动障碍。

软骨母细胞瘤的典型 X 线表现是在长骨的骨骺线闭锁前，骺端内有一个圆形或椭圆形偏心位的溶骨区，内有片状或点状钙化，边缘有薄的硬化反应骨，关节软组织肿胀（图 107-15A）。

【病理表现】

肉眼：肿瘤侵及骨骺区。组织灰黄、灰褐，质软、脆，有沙砾感。可见成熟软骨组织样组织，骨内肿瘤与正常骨质没有界限，肿瘤可有钙化，一方面肿瘤可穿透关节软骨，另一方面可从干骺端向骨干扩展，皮质变薄，肿瘤可有出血、坏死、囊性变。

镜下：肿瘤细胞主要由排列紧密、弥漫散在的软骨母细胞组成，这些细胞呈卵圆或多角形、菱形，细胞界限清楚，细胞间有少许疏松结缔组织，有时为软骨样基质，特征性诊断为肿瘤细胞周围的钙化，主要位于细胞膜与致密的细胞间的软骨基质，又称格子钙化，当钙化存在时，细胞核坏死或消失，另一部分为散在的小型多核巨细胞（图107-15B）。

【鉴别诊断】

本瘤要和软骨性肿瘤及含巨细胞的骨病变鉴别，包括内生软骨瘤、中央型软骨肉瘤、非骨化性纤维瘤、软骨黏液样纤维瘤、骨巨细胞瘤、纤维异样增殖症等；偶尔也要和炎症性病变，如结核、布鲁氏菌感染等鉴别。股骨头的无菌性坏死可类似软骨母细胞瘤。

【生物学行为】

多年来对软骨母细胞瘤的研究和观察，发现本瘤基本上属良性，但有时有局部复发和侵袭性行为，甚至个别良性病例发生肺转移。局部切除和植骨后常引起软组织内复发和邻近骨受侵犯。病程久并被忽视的病例可自发地侵入邻近关节和软组织。原发性恶性软骨母细胞瘤虽属罕见，但确实存在。照射治疗有时可使良性软骨母细胞瘤转变为恶性，但有时软骨肉瘤在开始时被误诊为软骨母细胞瘤。

【治疗】

彻底刮除病灶，植自体骨，效果较好，很可能是填充骨加速了痊愈率。手术时注意勿伤及骨骺板。在骨盆的软骨母细胞瘤以大块切除为宜。放射治疗要慎用，因可能发生放射诱导的恶变。

四、软骨黏液样纤维瘤

软骨黏液样纤维瘤（chondromyxoid fibroma）为良性软骨性肿瘤，其特征是基质可以向软骨样和黏液样分化。肿瘤组织呈分叶状。本肿瘤占原发骨肿瘤的1.06%，占良性肿瘤的1.9%，男女之比为1.92：1，发病年龄为5~25岁，多见于股骨、胫骨、腓骨等。

【临床表现】

疼痛与骨性肿块和关节活动受限是本病的主要症状，疾病发展缓慢，常被诊断为关节炎而治疗数月或数年。个别病例发生恶变。

【X线表现】

主要表现为长骨干骺端偏心性圆形或椭圆形病变，肿瘤纵轴常与长骨纵轴平行，可1~10cm不等。肿瘤边缘清晰，皮质膨胀变薄，髓腔侧有较多的增生硬化骨，被称为贝壳征。在肿瘤的透亮区内有小梁状阴影，它们是贝壳样硬化边缘引起的骨脊和骨沟，不是真正的骨小梁，故又称为假性小梁形成。骨膜反应显示成熟的骨膜增生，于远离关节的骨干侧与髓腔侧的增生性反应骨把溶骨性破坏托起，被称为蛋杯征（图107-16A）。

在X线片上，要和骨巨细胞瘤、孤立性骨囊肿、内生软骨瘤、非骨化性纤维瘤和软骨母细胞瘤作鉴别。

【病理表现】

肉眼：肿瘤组织呈灰白及淡蓝色，灰白色为纤维成分，淡蓝色半透明为软骨成分。

镜下：肿瘤排列成小叶样，小叶大小不一，互相连接，肿瘤细胞由两种成分构成，星形细胞及细胞间黏液以及梭形细胞和细胞间软骨样基质以及多少不等的多核巨细胞。软骨黏液样纤维瘤的瘤细胞有时很大，有异形性，须与软骨肉瘤鉴别（图107-16B）。

【治疗】

彻底刮除植骨是常规手术，侵袭性或多发病变应做边缘性或广泛性大块切除。

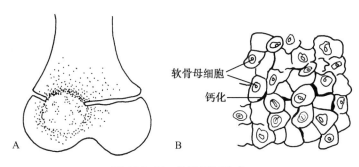

图107-15　软骨母细胞瘤
A. X线显示在骨端的偏心性溶骨性病损；B. 镜下显示软骨母细胞和钙化

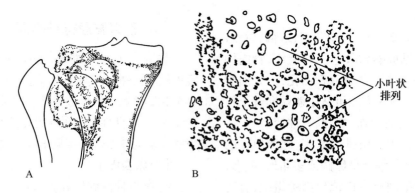

图107-16 软骨黏液样纤维瘤
A.X线显示壳状膨胀样硬化;B.镜下见瘤组织的小叶状排列

五、软骨肉瘤

软骨肉瘤(chondrosarcoma)为常见的骨恶性肿瘤。特点为肿瘤细胞产生软骨,中年发病较多,肿瘤常伴有钙化、骨化、黏液变。软骨肉瘤占原发骨肿瘤的3.94%,占恶性肿瘤的14.24%,男女之比为1.82∶1,年龄11~30岁多见,常见部位为骨盆、股骨和胫骨,其次为肱骨和肩胛骨。

软骨肉瘤可以分为原发性和继发性两大类。从部位来看,软骨肉瘤可分为中央型和外周型;还可有皮质旁或骨膜软骨肉瘤,骨骼外黏液样软骨肉瘤等,后者很少见。从组织学角度分类,除普通的软骨肉瘤外,少见的特殊类型还有:去分化软骨肉瘤、间充质软骨肉瘤和透明细胞软骨肉瘤。

软骨肉瘤可继发于照射后、畸形性骨炎、纤维异样增殖症、孤立性骨囊肿、Maffucci、Ollier病、多发性遗传性骨疣、软骨母细胞瘤、软骨黏液样纤维瘤等。

【临床表现】
疼痛和肿胀是主要症状,形成巨大硬性肿块,有的可以有液化。巨大肿瘤可有压迫症状。

【X线表现】
瘤体大部分在骨内者为中央型软骨肉瘤(图107-17A),为溶骨性破坏,边界不清,少数边缘有硬化,相邻骨皮质有膨胀变薄,穿破骨皮质形成软组织肿块,肿瘤中可见环形、点状、棉絮状钙化影与斑点状软骨内骨化。位于长骨干骺端或骨干的病变,偶尔有骨膜反应,瘤体大部分在骨外者为周围型软骨肉瘤(图107-17B)。

【病理表现】
肉眼:瘤体为蓝白色带有光泽,半透明,或质软分叶状。部分区域胶冻样,可形成囊腔伴钙化、骨化。生长迅速的软骨肉瘤可有骨皮质破坏,肿瘤侵入软组织。

镜下:肿瘤性软骨细胞与细胞间软骨基质。根据肿瘤细胞的分化不同,O'neal和Ackerman对软骨肉瘤进行三级分级法:一级为低度恶性,偶见极肥硕核或较多肥硕核,双核细胞较少,不见多核巨细胞,常见钙化;二级可见许多肥硕细胞核,为中等恶性,不见多核巨细胞,轻度钙化;三级细胞核大小极不一致,有许多极肥硕细胞核,常见双核细胞,偶见或常见多核巨细胞,不见钙化(图107-17C)。

软骨肉瘤各种类型的病理特征:

1. 间充质软骨肉瘤 这种软骨肉瘤特征是在有散在的不同分化的软骨组织的同时,可见富于血管的梭形细胞或圆形的间充质细胞,细胞小。这种类型较少见。肉眼:瘤组织灰红色分叶状,质软,有的部位硬韧,可出血、坏死、钙化;镜下:由分化良好或不太成熟的软骨与未分化的小圆细胞构成。

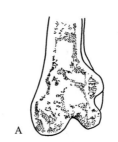
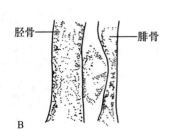
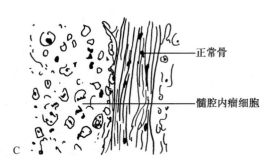

图107-17 软骨肉瘤
A.中央型软骨肉瘤显示髓腔内多叶性骨破坏;B.周围型软骨肉瘤,发生在胫骨,压迫腓骨;C.镜下显示瘤组织侵袭髓间隙

2. 去分化软骨肉瘤　为少见类型,恶性度最高,在分化较好的软骨肉瘤中出现分化低的另一种肉瘤,如纤维肉瘤、骨肉瘤等。占软骨肉瘤0.9%。

肉眼:分化好的软骨肉瘤部分呈半透明状,可见分叶、钙化,去分化部分瘤体软或硬,不见钙化。

镜下:可见软骨肉瘤分叶状表现,并见纤维肉瘤部分,相邻部位可见明显分界,去分化后的软骨肉瘤恶性程度较原来高。

3. 骨膜性软骨肉瘤　是软骨源性恶性肿瘤,起自骨表面,特点是分化良好的软骨,并见广泛软骨内骨化,侵蚀皮质和侵入软组织。男性多见,多发生于长骨骨干。发病率极低。肉眼质软、灰红,边界清楚,分叶状,镜下肿瘤组织分叶状,表层分化差,被覆纤维组织膜,深层则有软骨基质钙化及骨化。

4. 透明细胞软骨肉瘤　是一种极为少见的类型,恶性程度较低,可局部复发及发生转移。本瘤多见于男性,以30~50岁居多,股骨颈和粗隆为好发部位。

肉眼:肿瘤质软,色灰红,无软骨样组织。

镜下:肿瘤细胞大小形态一致,这些细胞体积较大,圆形、多边形,细胞界限清楚,可见花边钙化。肿瘤细胞间可见散在的小型多核巨细胞、小片小梁状骨样组织,及普通软骨肉瘤成分。

5. 黏液型软骨肉瘤　肿瘤含大量黏液基质,软骨细胞呈多角形,有蜘蛛样细长突起,细胞核小、圆、深染,或大而淡染,空泡样,细胞有异形性。

【鉴别诊断】

软骨肉瘤如有较多的 X 线阻射区,可与骨梗死混淆。还应和纤维肉瘤、骨肉瘤、纤维结构不良等鉴别。

【治疗】

根据外科分期制订手术方案。部位不同手术方法也不同。低度恶性软骨肉瘤可行广泛或根治性切除及保肢手术。恶性程度高的肿瘤应以截肢与关节解脱为主。化疗与放疗效果较差。

(徐万鹏)

第四节　骨巨细胞瘤

骨巨细胞瘤(giant cell tumor of bone)是常见的骨原发肿瘤,多数为良性,具有侵袭性生长和切除后容易复发的倾向,少数病人可有远隔转移。恶性者又称为骨巨细胞肉瘤。

骨巨细胞瘤占原发骨肿瘤的10.26%,占良性肿瘤的18.42%。男女之比为1.21∶1,发病年龄为20~40岁,多见于股骨下端及胫骨上端。恶性骨巨细胞瘤占恶性肿瘤的3.98%。

【临床表现】

主要症状为疼痛、局部肿胀、压痛和运动受限,这些症状均无特异性。小的肿瘤只引起轻微疼痛,不一定有明显肿胀。由于病变在骨端,接近关节,所以在早期有时被误诊为关节炎。脊椎或骶骨的肿瘤常会出现神经症状。

【X 线表现】

长骨骺端溶骨性破坏,偏心位,皮质膨胀变薄,界限清晰,病灶周围无反应骨。肿瘤可破出骨皮质,有软组织阴影。单从 X 线片(图 107-18A)来识别骨巨细胞瘤的良恶性是很困难的。恶性骨巨细胞瘤基本类似于纤维肉瘤、溶骨性骨肉瘤或恶性纤维组织细胞瘤。

溶骨性破坏典型的皂沫样骨皮质膨胀不是太多见。这种病例病史长,肿瘤发展缓慢。

血管造影显示肿瘤血管丰富,并有动静脉瘘形成。该技术对识别肿瘤大小、范围,特别是软组织是否受累,有很大作用。但血管造影不能用来区别单纯的骨巨细胞瘤和动脉瘤样性骨囊肿。

【病理表现】

肉眼:肿瘤组织呈灰白及灰红色,质软易碎,常伴出血坏死及囊性变。

镜下:由单核基质细胞及多核巨细胞组成,基质细胞呈梭形、卵圆形,有时较肥硕,细胞界限不太清楚,多核巨细胞的核多,细胞体积大,细胞界限清楚。此外尚可见到泡沫细胞、黏液样细胞、新生骨、软骨及纤维组织,根据基质细胞及多核巨细胞的分化程度及数目多少,分为 3 级:一、二级为良性,三级为恶性。一级、二级单核基质细胞分化好,形态较一致,异形性不明显,且多核巨细胞体积大,数量多,多核巨细胞体积变小,数量变少;三级单核基质细胞大小不一,有明显异形性,核分裂象增多,出现纤维肉瘤形态,巨细胞变小,数量变少(图 107-18B)。

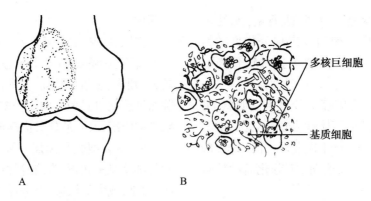

图 107-18 骨巨细胞瘤
A.骨端偏心膨胀透亮区;B.镜下可见多核巨细胞和基底细胞

【鉴别诊断】

多核巨细胞虽是骨巨细胞瘤的主要成分之一,并由此而命名,但并不能因为多核巨细胞的存在就诊断为骨巨细胞瘤。许多骨肿瘤或瘤样病变都可含多核巨细胞,必须加以分析鉴别(表 107-4)。

【治疗】

骨巨细胞瘤多数是良性的,彻底的囊内切除应是首选的手术方法,若进行骨水泥填充可获得临界切除的效果,复发率可降至 10%~15%。只有肿瘤把骨端广泛破坏时才采用瘤段截除和功能重建。

表 107-4 含巨细胞骨病损的鉴别要点

	好发年龄/岁	骨内好发部位	X 线特点	肉眼表现	组织学特征	
					巨细胞	基质细胞
骨巨细胞瘤	21~40	骨骺	偏位膨胀透射	柔软肉样	大量均匀分布,核多	肥硕,多边形
非骨化性纤维瘤	<10	干骺端	偏位卵圆缺损	柔软肉样	灶性,多,小,核少	梭形,黄色瘤细胞
动脉瘤样骨囊肿	<20	脊椎;干骺端	偏位膨胀"皂沫"	含血囊腔	灶性,血腔周围	含铁血黄素
孤立性骨囊肿	<20	干骺端	透射中有分隔	含清液囊腔	灶性	纤维囊壁
骨化性纤维瘤	11~30	上、下颌骨;胫骨	阻射及透射	骨样坚硬	灶性,少	纤维组织内骨小梁,表面骨母细胞
骨母细胞瘤	11~30	脊椎;骨干、干骺端	透射及阻射	柔软或硬	灶性,较多	大量骨母细胞
软骨母细胞瘤	11~20	骨骺	透射及斑点状阻射	坚实或肉样	灶性,较少	大、圆;细胞周围钙化
软骨黏液样纤维瘤	11~30	干骺端	偏位,皮质扩张	柔软或坚实	灶性,少	软骨样,黏液样
纤维结构不良	<20	干骺端	磨砂玻璃样	坚实,沙砾状	灶性,少	交织骨,纤维组织
骨肉瘤(毛细管扩张性)	11~30	干骺端	透射	柔软或坚实;出血性	灶性,较多	梭形,直接成骨
巨细胞修复性肉芽肿	11~30	上、下颌骨	透射	柔软肉样	大量	细长或肥硕
棕色瘤(甲旁亢)	任何年龄	任何部位	牙硬板层缺如	肉样或囊性	灶性,大量	细长;含铁血黄素
恶性纤维组织细胞瘤	>40	干骺端	透射	柔软肉样	灶性,少	成纤维细胞、组织细胞
骨嗜酸性肉芽肿	<20	骨干;骨盆	透射	柔软	少	嗜酸性粒细胞、组织细胞
透明细胞软骨肉瘤	成人	骨骺	透射	柔软	较多	透亮软骨肉瘤细胞

(徐万鹏)

第五节 骨髓肿瘤

一、尤因肉瘤

尤因（Ewing）肉瘤是骨的原发性恶性肿瘤，由紧密排列一致的小圆形细胞组成，细胞内含丰富的糖原。

尤因肉瘤占原发骨肿瘤的 1.27%，占恶性肿瘤的 4.58%。男女之比为 1.7:1，此瘤好发于少年，多为 11~20 岁。多见于骨盆及下肢长管状骨。在长骨多位于干骺端，偏心位；在骨干多在中心位。

【临床表现】

多数病人有发热、贫血、白细胞增多和血沉加快。最常见的症状是疼痛、肿胀和炎症浸润。肺转移最多见，骨和淋巴结也是常见的转移部位。

【X 线表现】

溶骨性及成骨性破坏同时存在，溶骨性多见。发生在长骨骨干的病变溶骨性破坏呈梭形，外有葱皮样骨膜反应，可有软组织阴影；发生在扁平骨的肿瘤呈虫蚀样、斑点状溶骨性破坏，伴有软组织肿块（图 107-19A）。动脉造影显示血供应丰富，并有病理性弯曲的动脉。这一方法可较清楚地显示软组织波及范围。

【病理表现】

肉眼：病变早期在骨内，质地坚实。当肿瘤破坏骨皮质侵及软组织时，则瘤组织软而且脆，肿瘤为圆形结节状，黄白色，可以发生坏死及囊性变。

镜下：肿瘤细胞大小较一致，小而圆，没有清晰的胞浆界限，细胞核大小一致，呈圆形、椭圆形，染色质细粉尘状，可以见到核分裂象，偶见瘤细胞排列成索状或围绕小血管周围呈放射状血管外皮瘤排列或假菊花团结构（图 107-19B）。

【鉴别诊断】

Ewing 肉瘤应与骨髓炎鉴别，X 线上也应与骨肉瘤区别。从组织学角度，应鉴别其他常见的（特别是发生在儿童的）小圆细胞肉瘤、非霍奇金淋巴瘤（non-Hodgkin lymphoma）。

【治疗】

本瘤对放射治疗敏感，放疗与化疗可缩小手术切除范围，并能提高存活率。通常病骨放疗剂量总数为 5 000cGy，常用化疗药物有长春新碱、甲氨蝶呤、环磷酰胺、多柔比星、博来霉素、异环磷酰胺和依托泊苷。全身性化疗可消除微小转移。切除手术作为整个治疗方案中的一个措施，可做广泛或根除切除。预后较前明显改观。5 年或更长不带瘤生存率达 75%。

二、骨原始神经外胚瘤

骨原始神经外胚瘤（primitive neural ectodermal tumor of bone，PNET）为罕见的高度恶性的肿瘤。PNET 病人的年龄、性别与尤因肉瘤相似，男性明显多见（11:3），中位年龄为 14.4 岁。唯一显著的差别是：PNET 表现为高度恶性，与软组织的外周神经上皮瘤相似。

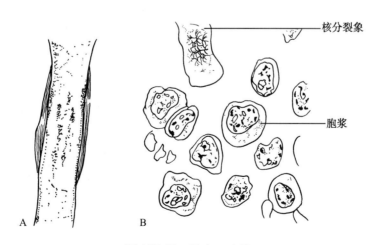

图 107-19 Ewing 肉瘤
A. 典型的葱皮样骨膜反应和髓内破坏；B. 新鲜瘤组织的印片法显示在染色质疏细的核周围有薄层胞浆。上方可见一核分裂象

【鉴别诊断】

组织学上，PNET 与尤因肉瘤鉴别的主要特征是：①大量的 Homer-Wright 玫瑰花结或假花结成簇存在、杂乱分布；②细胞和细胞核的不同，其异质性表现比传统的尤因肉瘤更加明显，大约一半的病人有相似的糖原沉积；③小叶状分布，间隙为模糊的原纤维基质。

电镜下，细胞质和细胞突起中有神经分泌颗粒、中间丝和神经管样结构。然而，与转移性成神经细胞瘤不同的是，PNET 病人尿中排出的儿茶酚胺正常，这有利于两种肿瘤的鉴别。

尤因肉瘤、PNET 与其他小圆细胞瘤的区别主要依靠应用 NSE 和别的神经标志物（HNK-1，HBA-7/1 等）标志的免疫组化的结果。然而，这些结果不仅在 PNET 中阳性，而且在具有尤因肉瘤组织学特征的许多其他病人中也阳性，而且两种肿瘤都存在 11、22 染色体交互易位，表明二者的组织发生相近。

【治疗】

原始神经外胚瘤对化疗、放疗同样敏感，其治疗原则和方法与尤因肉瘤相似。

三、骨恶性淋巴瘤

骨恶性淋巴瘤（malignant lymphoma of bone）指发生在骨而不在淋巴结的淋巴瘤，肿瘤细胞为圆形但不含糖原。肿瘤细胞之间为网状纤维。

占原发骨肿瘤的 1.26%，占恶性肿瘤的 4.55%。男女之比为 2.56∶1，多发生于中老年，多见于股骨及脊柱。

临床表现为局部疼痛、肿胀和发热。有些病人发生病理性骨折。X 线表现为弥漫性斑块阴影，破坏广泛，界限不清，偶尔可见少量略似葱皮样骨膜反应，溶骨性破坏同时可伴有骨硬化，有时可见融冰征，诊断较为困难（图 107-20）。

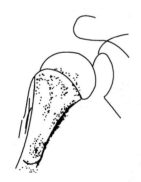

图 107-20　骨恶性淋巴瘤

【病理表现】

肉眼：灰白兼灰红，鱼肉样质软易脆，常伴出血，坏死。

镜下：肿瘤细胞圆形，核较大，圆形或椭圆形，胞浆丰富，境界清楚，网状纤维多分布于肿瘤细胞周围，关于骨的淋巴瘤分类可分为 B 细胞核裂细胞型、B 细胞无核裂细胞型、T 细胞透明细胞淋巴瘤、T 细胞淋巴母细胞型、T 免疫母细胞型及多形细胞 T 淋巴瘤等。

【治疗】

放疗为首选治疗方法。特别是病变为原发无远处转移及无全身发病时，放疗是唯一的治疗方法。放疗后病人必须密切随访，如出现全身受侵，则进行化疗。外科治疗可用于处理病理性骨折。5 年存活率为 40%~50%，但 5 年后仍可复发或转移。

四、骨髓瘤

骨髓瘤（myeloma）为来自骨髓未分化性网织细胞的恶性肿瘤，瘤细胞有向浆细胞分化的倾向。其占原发骨肿瘤的 1.7%，占恶性肿瘤的 5.97%。男女之比为 2.5∶1。多见于中老年，常侵犯扁骨如颅骨、脊椎骨、盆骨、肋骨等。

【临床表现】

疼痛是首要症状，此外尚有骨与软组织包块、脊髓和马尾神经受压表现。若发生病理性骨折，疼痛加重，剧烈的疼痛要服用强镇痛药。血沉加快，A/G 改变，血、尿中球蛋白增高可提示本病。60% 的病人尿中 Bence-Jones 蛋白阳性。晚期可有高钙血症及氮质血症，危及生命。单发骨髓瘤的诊断应取慎重态度。它必须具备：①病理检查已证实；②反复检查其他各骨未发现病变；③骨髓穿刺阴性；④化验检查本周（Bence-Jones）蛋白阴性；⑤经多年观察仍保持单一病灶。

【X 线表现】

多发的溶骨性破坏：扁平骨可有穿凿样缺损，病变大小不等，无规律；椎体呈溶骨性破坏，类似骨质疏松，可有楔形病理性骨折（图 107-21A）。

【病理表现】

肉眼：肿瘤组织呈灰白兼灰红色，结节状或胶冻状，破坏骨松质可以形成囊腔，骨皮质变薄至侵犯周围软组织。

镜下：肿瘤由形态较一致的瘤细胞组成，这些瘤细胞排列致密，其间不见间质成分，瘤细胞小，胞浆量少，核为圆形、卵圆形，细胞核偏位，核周可见半圆形浅淡的周晕，部分瘤细胞胞核染色质浓集排列如车轮状，部分细胞体积较大，有双核或多核，呈明显异形性（图 107-21B）。浆细胞可产生免疫球蛋白，如 IgG、IgA、Bence-Jones 等。

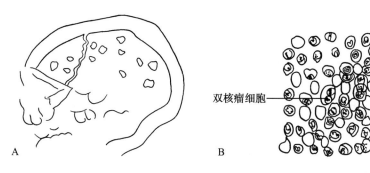

图 107-21 骨髓瘤

A. 颅骨上的凿孔状缺损;B. 形态如浆细胞的瘤细胞,大小不一,有时见双核

【治疗】

多发者以化疗为主,可以改善病人的预后,常用的化疗药物有:美法仑(melphalan)、泼尼松、环磷酰胺、长春新碱和卡莫司汀(BCNU),有一定疗效。预防感染和肾衰竭对提高骨髓瘤的存活率有重要帮助。氯甲双膦酸盐(bonefos)可以降低高钙血症,抑制破骨细胞的活性,从而减少骨破坏和止痛。单发者以放疗为主。仅病理性骨折、单发灶和脊柱病变有神经压迫症状者需外科治疗。

(徐万鹏)

第六节　脉管系统肿瘤

一、骨血管瘤

骨血管瘤(hemangioma of bone)是骨的良性病变,由新生的毛细血管或海绵状血管构成,也可由静脉血管构成。10~30 岁最多见。男女发病之比为 2:1。

【临床表现】

可发生于身体任何骨骼,但最常见的部位是脊柱,尤其在胸段椎体最为好发。颅及脊柱外病变很少见。绝大部分的骨血管瘤是没有症状的。长骨的骨血管瘤初时很少有症状,只有隐痛,疼痛逐渐发展为刺痛,呈持续性,并逐渐加重,当病变侵及软组织可有局部水肿;脊椎椎体血管瘤表现为局部疼痛和患肢的肌肉痉挛;颌部血管瘤可并发受累区的牙龈出血、牙齿松动。

【X 线表现】

椎体病灶 X 线检查可显示条状轴向呈栅栏状排列,是由稀疏的病变组织垂直线性的反应性骨化投影所致。椎体可膨胀变大,椎弓也可以膨胀变大。椎弓根变宽和椎板的增厚是本病的特征之一。

【病理表现】

肉眼:标本呈棕红色,边界清楚,可见于椎体内,也可见于骨髓腔内,也可见于骨膜。

镜下:骨小梁的细胞成分稀少,且骨小梁相对较粗,骨小梁的增粗可能是代偿性的。血管成分可为毛细血管、海绵状血管或是静脉血管。

【治疗】

有症状的椎体血管瘤可在栓塞后行手术切除。也可在放疗后行局部切除。手术最大的并发症是弥漫性出血,甚至导致死亡。

放疗对于血管瘤是有效的,可以单用,也可作为手术的辅助治疗。

动脉栓塞可应用于术前以减少术中的出血,也可以作为一种独立的治疗,通过血管造影选择栓塞肿瘤异常血管,可以减轻临床症状,阻碍病灶发展。

二、骨内淋巴管瘤

骨内淋巴管瘤是一种由新生的淋巴管组成的良性肿瘤,发生在骨内者极其罕见。

【临床表现】

本病常为多发,也有单发。可发生于任何年龄,多见于 10~20 岁的青年。病变常见于长管状骨、颅骨、脊柱、骨盆等。

【X 线表现】

病变位于长骨干骺端或偏干,呈不同程度的溶骨性破坏,皮质膨胀变薄,呈多囊状骨破坏,边缘清晰。病变广泛时骨干可轻度弯曲,粗细不均等不规则畸形。发生于骨膜者,早期出现压迫凹陷,骨皮质广泛性破坏,断裂呈蚕食状。发生于长骨者,骨皮质穿破后局部可出现软组织肿块,肢体增粗,皮下脂肪增厚。

【病理表现】

肉眼:观察肿瘤呈浸润性生长,无完整包膜,切面呈海绵状,为内皮细胞形成的扩张管腔,腔内充满淡黄色液体,无血液,扩张的管腔对周围骨组织产生压迫性萎缩。

镜下:肿瘤由许多内皮细胞形成的扩张淋巴管组成,管内为淋巴液,内有少量淋巴细胞。偶尔也可见淋巴管内有血细胞存在,易与血管瘤相混淆。

【治疗】

本病如果无临床症状及骨折倾向可无须外科治疗。骨破坏造成病理性骨折或骨骼畸形,引起功能障碍,可以应用外科治疗,行病灶内刮除植骨,广泛者可行临界切除。

三、骨血管内皮细胞瘤

骨血管内皮细胞瘤是介于骨血管瘤和骨血管肉瘤即良、恶性之间的一个中间型或未定型的肿瘤。是一种弥漫浸润生长但不转移的低恶性肿瘤。本病罕见,占原发性骨肿瘤的 0.28%。年龄分布 10~75 岁,平均男性 32 岁,女性 43 岁。男性发病多于女性。病变大多为单发,但亦有多发性病变,单发病灶的年龄较多发病灶年轻 10 岁。

【临床表现】

病变部位以椎体最多,其余顺次为胫骨、股骨、肱骨、骨盆等。起病缓慢,常无症状,病程几周到数年不等,平均 5 个月。早期症状轻微,局部钝痛、压痛和肿胀;慢慢加重,肿胀逐渐明显,邻近关节的病变,可致关节活动受限。脊椎受累者肿瘤骨可压迫和侵犯脊髓或神经根引起神经系统症状及瘫痪。病变继续发展,骨破坏加剧。穿破骨皮质,形成软组织肿块,逐渐增大,触痛,皮温增高,少数可见病理性骨折。

【X 线表现】

趋向于干骺端,骨干极少。表现为片状或不规则的溶骨性破坏,在破坏区内可见残留散在的骨小梁,边缘清楚或模糊,骨皮质部分或全部受侵,偶见硬化带包绕。有时呈泡沫状溶骨性破坏,瘤骨周围可出现放射状骨针与骨干垂直,亦可呈丛状分布或交错放射。单发血管内皮细胞瘤的放射表现无特异性,表现各异,与单发浆细胞骨髓瘤、纤维肉瘤、转移癌的表现相类似。多发常有穿凿样改变,常在一个肢体或解剖区域内见到多个病灶,病灶较小,直径约为 1~2cm,偶尔较大,病灶内有间隔,少数有骨膜反应。软组织肿块内无骨化与钙化影,弥漫性

肿胀者边界不清。脊椎病变常侵犯一个或几个椎体,可破坏压缩呈楔形,亦可侵犯椎弓。

【病理表现】

肉眼:肿物呈紫红色或棕红色,瘤体境界不清,无包膜,呈血凝块或海绵橡胶样,质地较软,多血管。向邻近骨皮质浸润,骨质反应性增生不明显。

镜下:表现各种各样,最小的病损主要为增生的毛细血管,内皮层细胞丰富,多形性、浓染,周围基质被肿瘤细胞渗入,当肿瘤病损增大,周围变得不明确,血管增生明显,肿瘤的中心呈明显的肉瘤,血管间吻合支常为明显多形性的内皮细胞,有浓染的核和明显的核仁。胞浆丰富,有嗜酸性染色反应。

【治疗】

积极采用根治性手术切除,包括肿瘤段截除,使用假体、异体骨或带血管游离骨移植重建修复骨缺损。位于椎体的病变,可行肿瘤椎体切除,脊髓减压,椎间植骨内固定,或人工椎体置换。

此瘤对放疗敏感,放疗常用于病变分布的多个解剖部位和脊柱,手术后的局部辅助放疗,可以进一步降低局部复发率。

四、骨血管外皮细胞瘤

骨血管外皮细胞瘤(hemangiopericytoma of bone)为起源于骨血管 Zimmerman 外皮细胞的肿瘤,此瘤极为罕见。可见于任何年龄,多见于青少年。性别无明显差异。

【临床表现】

多数病例以无痛性肿块为首发症状,逐渐加重,活动受限。少数疼痛明显,以夜间为甚,肿胀处皮温增高,静脉怒张。

【X 线表现】

干骺端或骨干有虫蚀状、斑片状、泡沫状或大片状溶骨性破坏,边缘不清,破坏区有大小不一的残留骨嵴。2/3 溶骨性病变,有不同程度的硬化和残存骨嵴,呈蜂窝状。皮质中断和软组织包块是恶性血管外皮细胞瘤的表现。少数病例可见少量成骨现象,有骨膜反应或 Codmon 三角。

【病理表现】

肉眼:肿瘤呈浸润性生长,有或无明显界限,质地软或硬。切面鱼肉状,灰红色,有出血及坏死灶。

镜下:由丰富的血管腔隙外绕以增生的细胞带结构组成。增生的血管单层细胞呈梭形、圆形、椭圆形,这些细胞有较多的嗜酸性胞浆,胞核圆形或椭圆形,大小不一,染色质细致,无核仁或仅有一个小核仁,核分裂象较多。

【治疗】

以手术切除为主,辅助放疗、化疗。恶性血管外皮细胞瘤应尽早行肿瘤广泛性切除或截肢。

五、骨血管肉瘤

骨血管肉瘤(angiosarcoma of bone)又称恶性血管内皮瘤,是起源于骨内血管内皮细胞的高度恶性的骨肿瘤。极少见。3~74岁均可发病,以30~60岁多见。国内以10~30岁多见,30岁以下占69%。男性多于女性。

【临床表现】

病灶常为单发和多发。临床症状轻微,进展缓慢,主要表现为局部疼痛与肿胀,有时可触到血管搏动和听到血管杂音。邻近关节运动障碍。随着肿瘤的发展,肿瘤可穿破骨皮质,出现软组织肿块,皮温增高,进而发生病理性骨折,肢体功能丧失。病变位于椎体者可出现椎体塌陷,病理压缩性骨折。

【X线表现】

多位于骨干骺端。多发性病变可侵犯多骨的大部分,可侵犯一个椎体或间隔的几个椎体。病变呈不规则不整齐的斑片状、泡沫状和大片状的溶骨性破坏,边缘模糊,可出现病理性骨折,椎体和附件可同时受累。肿瘤穿破骨皮质向软组织扩展时,可出现残留的三角形骨膜反应,病灶内无钙化影。

【病理表现】

肉眼:肿瘤由出血性海绵样组织构成,呈紫红色或暗褐色,质地脆而柔软,有时呈鱼肉样,界限不清楚,无包膜。

镜下:肿瘤由无数相互吻合的血管腔隙组成,腔壁为异形样单层或多层内皮细胞。细胞呈圆形或椭圆形不典型的内皮细胞,较正常细胞肥大,有轻度异形性。核圆形或椭圆形,染色质增多,核仁明显,胞浆丰富,浅染或呈细颗粒状。分化较差的细胞呈梭形,有明显间变,核分裂象多,在嗜银染色切片上,可显示血管的轮廓,并见嗜银纤维包绕瘤细胞形成小团。

【治疗】

易发生早期转移,预后不良。治疗应施行根治性手术切除或截肢术。血管肉瘤对射线有一定的敏感性,可辅助放疗。化疗对本病疗效不肯定。

(徐万鹏)

第七节 其他结缔组织肿瘤

一、良性纤维组织细胞瘤

良性纤维组织细胞瘤(benign fibrous histiocytoma)又称黄色瘤或纤维黄色瘤,极少见,肿瘤起源于间充质细胞,主要成分是组织细胞和成纤维细胞。男女发病相似,多见于成人,全身骨骼均可发病,但以长管状骨多见。

【X线表现】

病变位于长骨骨干或干骺端,呈偏心性溶骨性破坏。骨皮质膨胀变薄,周围有明显的粗糙不规则的硬化,无骨膜反应。发生在扁平骨者,硬化骨呈环状。

【病理表现】

肉眼:切面呈灰白或灰黄色。灰白区质较硬,以纤维组织为主,灰黄区质较软,含较多脂质。常可见到出血、坏死区,并有囊性变。

镜下:呈旋涡状或轮辐状排列的梭形成纤维细胞及胶原纤维,聚集成堆的胞质内含吞噬脂质的泡沫样组织细胞,散在有多核巨细胞及体积较小、胞核呈花环状的图顿巨细胞,所有细胞均无异形性。病灶内可有出血及含铁血黄素沉着。病灶周围可见少量的针状新生骨。

【治疗】

采用边缘切除加植骨术,或采用肿瘤囊内刮除后腔壁局部灭活植骨。放、化疗均无效。

二、脂肪瘤

骨内脂肪瘤(lipoma)是起源于骨髓内脂肪组织的良性肿瘤,极罕见。可发生于任何年龄,以20~50岁为多发,青少年少见。男性略多于女性。

【临床表现】

可发生于全身各部位,以长管状骨最为多见。脂肪瘤不仅可发生于髓腔,也可发生于骨膜甚至关节内。病程长,大多无临床症状,少数可有局部轻微疼痛或弥漫性胀痛。

【X线表现】

分骨内型与骨旁型两种:①骨内型与骨髓关系密切,可呈现骨髓腔单囊性或多囊性溶骨性缺损,轻度骨质膨胀、扩张及骨质破坏，边缘锐利，境界清晰，四周无骨质增生硬化反应，也无骨膜反应。多囊者多见于骨端，内有粗糙不齐的骨嵴样间隔，与骨巨细胞瘤有相似的表现。②骨旁型：起源于骨膜，可在骨皮质外方出现一密度减低的透明区，多呈长圆形或梭形，与骨质相连接，多角度拍片与骨皮质也不能分开。脂肪瘤所形成的透明阴影突入软组织，与软组织的分界十分清晰。肿瘤与骨皮质附着处常见局部有骨质增厚。

【病理表现】

肉眼：界限较明显，常呈分叶状，部分呈黏液状，有明显包膜。覆盖肿瘤表面的骨质可变薄。切面呈黄色或淡黄色，酷似成熟的脂肪组织，柔软，有光泽，质脆弱。

镜下：肿瘤细胞为均匀一致的脂肪细胞，细胞呈椭圆形或多角形，胞膜界限清楚，胞浆透明，无黏液样变；细胞核小而深染，位于细胞中央，核分裂象少见。

【治疗】

肿瘤刮除植骨，预后良好。

三、成纤维性纤维瘤

成纤维性纤维瘤（desmoplastic fibroma）（韧带样纤维瘤、硬纤维瘤），来源于纤维结缔组织，由富含胶原纤维和一定量的成纤维细胞构成，其特点为质地较硬，具有局部侵袭性特点，切除后常易复发，又称侵袭性纤维瘤。此肿瘤占肿瘤的 0.32%，占良性肿瘤的 0.57%，男女之比 1.3∶1，好发于 30 岁以下，多见于髂骨、下颌骨。

【临床表现】

病人主诉疼痛或无痛性肿块。疾病发展缓慢，可长达数月或数年。依部位可见骨内膜纤维瘤和骨膜韧带样纤维瘤。

【X 线表现】

溶骨性破坏位于长骨干骺端，中心位，边缘清楚，有轻度硬化骨，不规则粗糙树枝样骨结构。溶骨区内有皮质破坏、软组织包块，应除外恶性肿瘤。

【病理表现】

肉眼：肿瘤灰白色富于弹性可呈编织样排列，较大肿瘤可有囊性变。

镜下：肿瘤各部位的组织象有差异，有的区域细胞少，胶原纤维多，呈波浪宽带，另一些区域细胞多，胶原纤维少，无异形性。

【鉴别诊断】

应排除低度恶性纤维肉瘤。

【治疗】

广泛性或边缘性的肿瘤截除与重建术是有效的治疗措施。刮除植骨术，复发率可高达 25%~42%。化疗对硬纤维无效。很少见到放疗能阻止局部复发的经验报道。

四、纤维肉瘤

纤维肉瘤（fibrosarcoma）是纤维组织发生的骨原发恶性肿瘤，分骨内型、中央型及骨膜型。可原发或继发于其他骨的病变如骨髓炎、佩吉特（Paget）病等。

纤维肉瘤占肿瘤总数的 1.82%，占骨恶性肿瘤的 6.58%。男女之比为 1.8∶1，好发于 30~40 岁青壮年，多见于下肢长管状骨，躯干骨少见。

【临床表现】

主要症状是疼痛，发生在骨膜的肿瘤为肿块，伴有压痛。颌骨肿瘤可出现牙齿松动。有时无任何症状，直至发生病理性骨折才发现肿瘤。

【X 线表现】

髓腔内纤维肉瘤主要发生在骨干骺端，溶骨性破坏，偏心位，皮质变薄，很少有骨膜反应。皮质破坏后肿瘤进入软组织，溶骨区呈虫蛀样。若发生于骨膜，可向内破坏骨皮质，骨膜可出现反应骨，甚至 Codman 三角，但很少见。发展很快并有侵袭倾向时，肿瘤边缘模糊，很少有骨膜反应骨（图 107-22A）。

【病理表现】

肉眼：肿瘤呈灰白色，质韧，可见编织排列，分化较差者可见灰白色鱼肉样。

镜下：由成纤维细胞及胶原组成，分化好的细胞异形性不明显，分化差的细胞大小不一，核分裂象多见甚至可见瘤巨细胞，Jaffe Dahlin 和 Schajowicz 都根据细胞形态将肿瘤分级，即高分化、中分化和低分化（图 107-22B）。

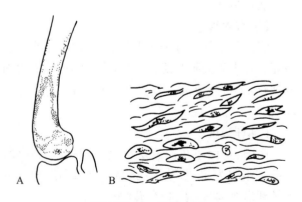

图 107-22 纤维肉瘤

A. X 线示溶骨性破坏；B. 镜下可见瘤细胞为梭形，核分裂象多见

【鉴别诊断】

应与骨的恶性纤维组织细胞瘤、骨肉瘤及其他纤维性良性肿瘤或瘤样病损作鉴别。

【治疗】

按术前外科分期进行广泛性或根治性切除或截肢。术前化疗有时可使肢体得到保留,切除后进行功能重建。肺转移病灶应予以切除。放疗无效。低度恶性Ⅰ期者预后较好,高度恶性Ⅱ期者预后较差。

五、恶性纤维组织细胞瘤

恶性纤维组织细胞瘤(malignant fibrous histiocytoma,MFH)由具有异形性的纤维细胞及组织细胞构成,纤维细胞排列成车辐状。本肿瘤占原发骨肿瘤的 0.69%,占恶性骨肿瘤的 2.52%,好发于中年人。男女之比为 1.69 : 1。多发生于下肢长管状骨的干骺端和骨盆,脊柱、肋骨少见。

【临床表现】

病人主诉疼痛和肿块,病程缓慢,可长达数月。常有病理性骨折。有些病例有骨梗死病史。

【X线表现】

病变多见于长骨干骺端,溶骨性破坏,呈虫蚀状或弥漫性改变,可有皮质缺损和软组织肿块阴影(图 107-23A)。一般无骨膜反应。个别病例因损伤而引起轻度骨膜反应。X线所见与纤维肉瘤相似,为界限不清的溶骨性病损,骨皮质破坏。偶尔,病变内因钙化而呈现模糊的斑点状阴影。

病损可以很大,最大直径可达 10cm,但 X线检查未发现实际存在的软组织内肿块。患骨可同时有骨梗死或 Paget 病。

^{99m}Tc 扫描有助于确定肿瘤在骨内的范围,而骨外受累范围的确定最好通过血管造影。

【病理表现】

肉眼:肿瘤组织呈灰白兼灰黄色,鱼肉样,伴有出血及坏死。

镜下:由成纤维细胞和组织细胞构成,成纤维细胞排列成席纹状或漩涡状,细胞具有明显异形性,核分裂象较多。常可见瘤巨细胞,肿瘤组织边缘有炎细胞,主要为淋巴细胞、浆细胞及中性粒细胞。组织细胞可吞噬脂质、细胞碎片等(图 107-23B)。

【鉴别诊断】

鉴别诊断应特别注意。常易混淆的有骨巨细胞瘤、骨肉瘤和肾瘤有骨转移病灶。

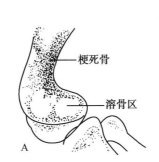
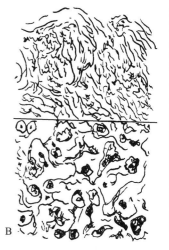

图 107-23　骨恶性纤维组织细胞瘤
A. 高度破坏性溶骨病损,伴骨梗死;B. 上方:瘤细胞呈旋涡状排列;下方:瘤细胞呈高度异形性

【治疗】

治疗应包括术前、术后化疗和肿瘤的广泛切除。广泛切除或截肢是外科治疗的主要方法。正确的外科治疗同时用辅助化疗,5 年存活率可由 38% 升高到 57%。化疗不能减少外科治疗不彻底的局部复发率。不彻底的外科治疗局部复发率可高达 64%。许多学者证实化疗对治疗恶性纤维组织细胞瘤有确实作用。放疗对残存肿瘤和难以行外科治疗的部位的肿瘤是有作用的。

六、脂肪肉瘤

骨内脂肪肉瘤(liposarcoma)为原发于骨髓内脂肪组织的恶性肿瘤,甚为罕见。起源于脂肪组织细胞。可发生于各年龄组,分化不良的黏液瘤型发病年龄较小,分化良好者年龄较大。性别无明显差别。

【临床表现】

好发于长管状骨干骺部。主要症状为局部疼痛,逐渐加重,呈持续性剧痛,夜间尤甚。肿瘤侵入软组织后,出现软组织肿块,边缘不清,有时软组织块可能很大,触之质硬如骨,表面可凹凸不平。

【X线表现】

干骺部偏心性溶骨性破坏,肿瘤浸润性扩展,呈圆形或不规则形,大小不一,边缘模糊。周围可见骨质硬化。肿瘤密度一致性减低,或肿瘤密度更低,这表示肿瘤含脂肪成分较多,有人称为瘤区脂肪征。肿瘤内有散在的钙化斑点及残存的骨小梁。浸润性生长者,呈现多发小斑片状、斑点状及筛孔样骨松质和骨皮质破坏,境界模糊不清,也有呈大片状或囊状骨质破坏者。瘤内可以见到钙化。大部分无骨膜反应,少数出现线样骨膜反应,也有 Codman 三角者。

【病理表现】

肉眼:骨内脂肪肉瘤与周围骨髓界限清楚,但无包膜部位呈黏液样,分化较差时呈灰白色。肿瘤呈浸润性生长,呈结节状。

镜下:与软组织脂肪肉瘤相似。富于血管,并可见纤维肉瘤成分。分化较好的脂肪肉瘤由较成熟的脂肪细胞和含有成脂细胞的黏液样组织混合而成。成脂细胞呈星状或梭形,核分裂象不明显,胞浆内有含脂肪的小空泡。而分化不良的脂肪肉瘤几乎不含成熟脂肪细胞,成脂细胞非常丰富。

【治疗】

采取根治性切除或截肢手术,分化较好的肿瘤如切除不彻底容易复发,分化较差的肿瘤常发生血行转移,最容易发生转移部位的是肺、骨骼和脑。如肿瘤为多发或无法切除时,可行放射治疗和化疗。

七、平滑肌肉瘤

平滑肌肉瘤(leiomyosarcoma)极其少见。其组织来源是来自骨髓腔内中等营养血管壁中层的平滑肌细胞和发生于脉管周围的多能性间叶细胞。也有人认为系由成纤维细胞化生而来。多发于中年男性,平均为 47.7 岁,男女比例相同。

【临床表现】

发病部位以膝关节周围最为多见。临床表现为痛性或无痛性肿块,质硬,边界不清,肿胀明显者,皮肤发亮,皮温高,有静脉怒张。邻近关节的病变,可致功能障碍。实验室检查:碱性磷酸酶增高。

【X线表现】

干骺端或骨干髓腔的中心性溶骨性破坏,破坏区呈椭圆形、片状或不规则形,边缘模糊,无硬化。骨皮质膨胀、变薄,部分缺损。破坏严重者一段骨干可全消失。多数无骨膜反应。少数病例除溶骨性破坏外,亦出现骨膜反应,甚至出现放射状骨针及 Codman 三角。肿瘤突入软组织者,可形成不规则肿块,内有瘤骨形成。少数病例无软组织肿胀。

特殊征象:在溶骨性破坏区周围有大小不一的囊状透亮区,周边环以硬化带,夹杂小斑点状或条纹状钙化影,此为骨梗死的征象,肿瘤起自血管中层,较易形成血管栓子而导致梗死。溶骨性破坏区周围出现骨梗死表现,是骨的平滑肌肉瘤的一个值得重视的征象。

【病理表现】

肉眼:肿瘤呈结节状,质坚硬,可为圆形或不规则形,呈浸润性生长,但界限清楚,部分病例肿瘤可有完整包膜,切面灰红或灰棕色,质地细腻,硬或脆,鱼肉状,偶见出血、坏死及囊性变。肿瘤可侵入软组织形成多个结节状瘤块。肿瘤大小不一,切面呈灰白色或暗红色。

镜下:组织结构因肿瘤的分化程度不同而有差异。分化好的肿瘤细胞细长呈梭形或带状,一般由梭形细胞束构成,细胞束纵横交错排列。瘤细胞境界清楚,胞浆丰富,嗜酸染色。胞核位于中央,常呈番茄形,富有染色质,两端钝圆呈棒状。分化不良者,瘤细胞弥漫成片,编织状结构不明显,细胞具有显著的异形性,多见核分裂象。Azan 三重染色胞浆呈红色,嗜银染色见嗜银纤维粗而直。近年,采用 Desmin 单克隆抗体免疫组化染色,本瘤的细胞能均匀染出,是有用的标记物。

【治疗】

手术是唯一有效的治疗方法,原则上行广泛切除或截肢手术,无法完全切除时可进行放射治疗。其疗效各家报道不一。本瘤具有侵袭性,易于复发和转移,预后差。

(徐万鹏)

第八节 其他肿瘤

一、神经鞘瘤

是骨内神经鞘细胞所产生的良性肿瘤,很少见。病人多为 20~50 岁的青中年男性。

【临床表现】

好发于下颌骨、骶椎、尺骨干及肱骨干等处,肿瘤发展缓慢,病程较长。局部骨质膨胀和轻微疼痛,若穿破骨质,可产生局部肿块并发生病理性骨折。

【X线表现】

所见为均匀的溶骨性骨质破坏,边界清晰并可见一薄层硬化骨。肿瘤使骨质膨胀,甚至穿破骨外,形成软组织肿瘤。大的肿瘤可呈多房性,但病变区内无钙化或骨化。如起源于骨膜则自骨外向骨内破坏形成压迹,甚至穿破骨质。

【病理表现】

肉眼:肿瘤组织颜色淡红或灰黄,质软而脆,呈黏液样。体积大的肿瘤常有广泛的变性,形成空腔。

镜下:可见两种组织类型。① A 型:肿瘤细胞呈束状排列,互相平行呈栅栏状,细胞核细而长,细胞间含有丰富的细长网状纤维;② B 型:肿瘤细胞排列紊乱而疏松,细胞及纤维间含有液体,液体可聚集形成囊腔,无有丝分裂征。S-100 蛋白与神经鞘瘤有明显的关系,S-100 蛋白存在于中枢神经系统及施万(Schwann)细胞,有助于判断神经来源的肿瘤。

【治疗】

可按照肿瘤体积行肿瘤刮除术或截除术,手术彻底则不易复发。位于神经干的肿瘤,可将纤维囊纵行切开,仔细解剖将肿瘤完整切除,神经功能不受影响。切除不彻底者偶有发生肉瘤改变的报道。恶性神经鞘瘤,预后不佳,常在短期内死亡。

二、神经纤维瘤

神经纤维瘤(neurofibroma)可有单发和多发,单发者多见于年轻成人。与 Von Recklinghausen 病有关的神经纤维瘤为多发神经纤维瘤,发病年龄较轻,是常染色体显性遗传疾病。Von Recklinghausen 病是同时侵犯神经外胚层和中胚层的发育异常综合征,有周围型与中心型两种形式,表现为施万细胞与周围神经纤维的增生很不规则,形成结节状或弥漫状,在皮肤的神经末梢出现结节。多发性结节可能与皮肤牛乳咖啡斑有关。

【临床表现】

单发型神经纤维瘤常有疼痛和触痛,临床表现为有局部肿块。在多发性神经纤维瘤中,多发性结节在不同的部位有不同的生长速度,周围型常伴有骨骼畸形,中央型包括颅内和脊柱的病变,可导致脊柱侧弯和压迫脊髓,造成截瘫。

【X 线表现】

单发的神经纤维瘤病变呈溶骨性破坏,偶有硬化,骨皮质膨胀,呈单囊或多囊状,位于神经根部的病变,常伴有神经孔扩大。多发的神经纤维瘤可见有多发的骨骼囊性变,与单发者表现相同,常可见到骨骼畸形的影像学征象。

【病理表现】

肉眼:无包膜病灶内含有纺锤形细胞交错,呈囊状分散于黏液样基质内。

镜下:病灶内有很多细胞和基质;若见到有丝分裂及异形性,则提示恶性变。

【鉴别诊断】

与神经鞘瘤相比,组织结构较疏松,细胞核细长,小神经束增加与胶原纤维出现,不见栅栏状排列的典型结构。

【治疗】

与神经鞘瘤相比,神经纤维瘤的切除较为困难。因神经纤维瘤无包膜,且更易侵犯周围神经;而且病灶常可累及主要神经,因此如果不牺牲神经,就不可能切除肿瘤。

手术可导致主要的神经功能缺陷。术中应非常仔细分离神经纤维束,彻底清除肿瘤,沿神经走行的方向劈开神经外膜,自神经鞘内分离解剖神经。

【预后】

单发性病变,如果完全切除,通常预后良好。但肿瘤有复发可能。而多发性神经纤维瘤有恶变倾向。发生率报道在 2%~30% 之间。如果发生恶变,即有手术指征,但即使广泛截肢,其 5 年生存率仅有 20% 左右。

三、脊索瘤

脊索瘤(chordoma)是起源于中轴骨脊索组织残留的一种局部浸润生长的低度恶性肿瘤。脊索瘤占原发骨肿瘤的 1.06%,占恶性肿瘤的 3.82%,男女之比为 2.3∶1。发病年龄多在中年以上,41~50岁。多发生在骶骨,其次为蝶枕部。

【临床表现】

疼痛发展缓慢。骶尾部肿瘤可有慢性腰腿痛,常被误诊为腰椎间盘突出,疼痛明显,但病人能下地走路,生活可自理。肿块可增大充满盆腔,腹部可以触及并造成大小便机械性梗阻。腰部脊索瘤可引起臀、髋、膝部疼痛。胸部脊索瘤可造成下肢轻瘫。颅骨脊索瘤可引起长期原因不明的头痛、视神经交叉压迫体征和内分泌紊乱。鼻咽部脊索瘤则可引起鼻塞、鼻血,有时可摸到或看到肿块。

【X 线表现】

骶骨脊索瘤为溶骨性破坏,正位片病变位于中心位,侧位片多在椎体前方部位,软组织肿块向前推压直肠与盆腔器官,晚期也可向后破坏椎板(图107-24A)。脊髓造影可显示椎管内硬膜扩张。静脉肾盂造影、超声检查、动脉造影、CT 和 MRI 等均可显示椎旁软组织肿块。

【病理表现】

肉眼:肿瘤结节状、黄白色、质软,有不完整的包膜。送检大多数标本为破碎不整瘤组织,切面灰白色质软易碎,胶冻或黏液样常伴出血坏死囊性变。

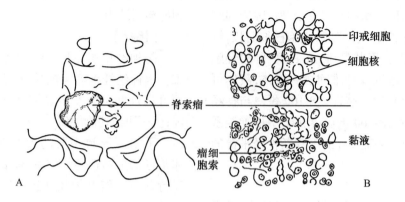

图 107-24　脊索瘤
A.骶尾部溶骨性破坏侵犯软组织;B.上:核偏于细胞一侧的印戒样细胞;
下:瘤细胞靠拢成索,周围为黏液样基质

镜下:肿瘤组织分叶状,由星形细胞和液滴状细胞组成,瘤细胞排列呈条索状、梁状、铺砖状或散在。星形细胞在小叶边缘,较小,呈星形、梭形,细胞中无明显液泡,胞浆嗜酸性,胞核圆形、椭圆形,细胞周围有突起。液滴细胞靠小叶中心,圆形,细胞中有多量液泡,液泡内物质溢出至细胞外为细胞外黏液,PAS 染色阳性(图 107-24B)。脊索瘤大多数细胞分化较好,仅少数分化差,而细胞学形态与预后并不完全一致。

【治疗】

骶骨脊索瘤可行外科切除,复发率为 30%,复发的病例可再次手术,总治愈率可达 80%~90%。其他部位难以彻底切除者,术后可配合放疗。

四、长骨造釉细胞瘤

长骨造釉细胞瘤(adamantinoma of long bone)由于其形态学类似颌骨造釉细胞瘤而得名,其组织来源多年来一直有争议,有上皮性、血管内皮性及滑膜性来源的提议,近年来由于电镜及免疫组化研究的进展,大多数学者认为其来源于上皮,为低度恶性肿瘤。

本肿瘤极少见,男女之比 1:1。多为 20~40 岁发病,长骨造釉细胞瘤大多数发生在胫骨骨干。

【临床表现】

最常见的症状是局部肿胀,不一定有疼痛。有时创伤是发现这种肿瘤的主要原因。

【X 线表现】

病变位于胫骨骨干的中下段,呈边缘清晰、偏心性、长形的透亮区,周围有骨硬化(图 107-25A)。

透亮区可被硬化骨分隔而呈皂沫或蜂窝状。骨皮质可出现锯齿状溃损。

【病理表现】

肉眼:肿瘤组织呈灰白色兼红色,质韧具有弹性,偶尔有出血囊性变。个别病例可有黏液变,钙化及骨化。

镜下:肿瘤组织由上皮细胞巢及纤维间质构成,上皮细胞排列成条索及团块,有的为鳞状细胞巢,梭形纤维性间质细胞可排列成小旋涡状。间质与细胞巢之间可见移行(图 107-25B)。

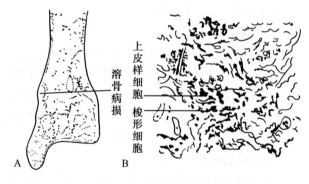

图 107-25　长骨造釉细胞瘤
A.胫骨下 1/3 的泡沫状溶骨性病损;B.致密纤维基质内的
上皮样细胞和梭形细胞,表明双相分化

【治疗】

穿刺活检明确诊断后,因本病侵袭性较强,以临界、广泛切除为好。15% 病例晚期可有淋巴结和肺的转移。

(徐万鹏)

第九节 瘤样病变

一、孤立性骨囊肿

其特征为骨内膨胀性病变形成单个囊腔,囊内为淡黄透亮液体。好发年龄为 11~20 岁,好发部位为肱骨及股骨近端的干骺端。

【临床表现】

病人多无症状,无意体检时或发生病理性骨折时才被发现。

【X 线表现】

长管状骨干骺端呈溶骨性破坏,于中心位膨胀性生长,皮质变薄,周围有薄的反应骨,单房或多房(图 107-26)。病变可随骨生长向骨干移行。

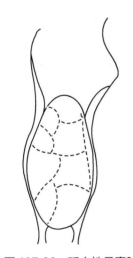

图 107-26 孤立性骨囊肿

【病理表现】

肉眼:肿瘤组织为刮除标本,为纤维组织,有少许碎骨,纤维组织为囊壁组织,光滑,灰白色,质韧。

镜下:囊壁组织由纤维结缔组织构成,厚薄不均,富于血管,可见散在含铁血黄素和胆固醇结晶,偶见少量泡沫细胞。囊壁可见化生的小片骨样组织、新生骨及小型多核巨细胞。

【治疗】

根据年龄和是否活动选择治疗方法。年幼活动型(4~6 岁)病人手术治疗容易复发,可注射类固醇,定期观察以求自愈。若有病理性骨折应制动观察,病变可自愈。骨折愈合而病变未愈者可重复保守治疗。病变静止(8~13 岁后)的病人可刮除植骨。

二、动脉瘤样骨囊肿

动脉瘤样骨囊肿其特征为骨质呈偏心膨胀性破坏,纤维性囊壁内充满不凝固血液。囊壁可见小型多核巨细胞及化生骨。好发于长骨干骺端,切除不彻底容易复发。本瘤占瘤样病损总数的10.76%。男女之比为 1.37∶1。好发于青少年。好发于股骨和肱骨,其次为胫骨和脊椎骨。

【临床表现】

病程发展较快,受累骨肿胀、疼痛、关节活动受限,偶尔发生病理性骨折。发生在脊柱的病变可引起神经症状,甚至截瘫。

【X 线表现】

在长骨肿瘤累及干骺端或骺端,呈单房或多房的溶骨性破坏,为偏心性,皮质膨胀变薄,无骨膜反应。在脊椎骨一侧附件广泛溶骨,明显膨胀,短管状骨破坏广泛,一侧皮质变薄,有明显膨胀(图 107-27A)。

【病理表现】

肉眼:肿物为刮除标本,为红褐色肉芽组织,切面可有海绵状腔隙,囊腔间为灰白及红褐色纤维组织,质韧。

镜下:肿物出现腔隙,腔隙的内面由纤维性囊壁组织、成纤维细胞、组织细胞构成,常伴有骨化及多核巨细胞。肌层中可见中小动静脉(图 107-27B)。

【治疗】

长管状骨可行局部刮除和植骨,效果较好,复发也较少。脊椎肿瘤切除术后容易复发,应尽力行彻底切除并配合术后放疗,或单纯进行放疗。

三、纤维异样增殖症

纤维异样增殖症是一种原因不明的骨的瘤样病变,是以骨内纤维组织增生伴有不同程度的纤维化骨为特点,多在 11~30 岁发病,部位以长管状骨如股骨和胫骨好发。

【临床表现】

常见的症状是局部疼痛,常由于病理性骨折所引起。它可单发或多发。一般在骨骼生长成熟后,疾病将趋于稳定。多发病变伴有皮肤色素沉着和

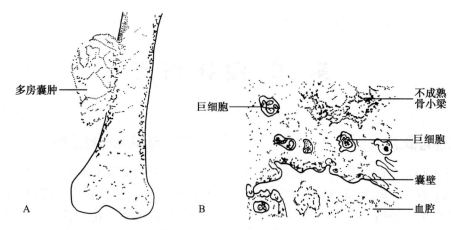

图 107-27　动脉瘤样骨囊肿

A. 典型的偏位性带隔的溶骨性病损；B. 镜下显示囊壁、不成熟骨小梁、多核巨细胞及充满血液的腔隙

内分泌紊乱,特别是性早熟,称为奥尔布赖特 (Albright)综合征。它主要发生在儿童,特别是女孩。偶尔纤维异样增殖症可恶性变成为纤维肉瘤,特别在接受放射治疗后的病例。

【X 线表现】

好发于长骨骺端和骨干,中心或偏心位,受累骨膨胀,皮质变薄,髓腔变大呈磨砂玻璃样,常有畸形,无骨膜反应(图 107-28A)。

【病理表现】

肉眼:肿瘤组织呈灰白色,硬韧,切面有不同程度的沙砾感。

镜下:肿瘤组织由新生的纤维组织及化生的骨小梁组成,在大量胶原纤维中可见排列呈钩状(图 107-28B)。肿瘤常伴有出血、坏死及囊性变。

【治疗】

治疗困难,单发者可行刮除植骨术,复发者不多;多发无症状者不必治疗,如有骨折、严重畸形者可手术治疗。放疗无效,易引起恶变。

四、近关节骨囊肿

近关节骨囊肿(juxta articular bone cyst)又称骨内性腱鞘囊肿,是一种原因不明的原发性骨疾病,其病理标本与常见的软组织的腱鞘囊肿相同。多发于青年,其他年龄也有发病者,男性稍多于女性。本病是由于非特异性间胚叶细胞化生为成纤维细胞引起的。也有人认为异位的滑膜组织为其病因。

【临床表现】

下肢好发。主要症状为关节钝痛,活动后加重,病史由数月至数年不等。

【X 线表现】

多位于骨骺,但亦可发生于干骺端。表现为圆形或卵圆形透亮区,多偏心性发病,大小不等。

【病理表现】

肉眼:为表面光滑、蓝色的圆形或卵圆形囊肿,可为单房或多房。

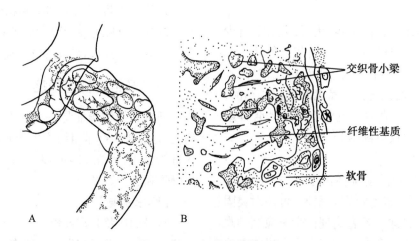

图 107-28　纤维异样增殖症

A. 髓内溶骨性阴影呈磨砂玻璃样,股骨呈"牧羊人杖"畸形；B. 镜下可见交织骨小梁,无成骨细胞覆盖,此病损内有软骨灶,要与软骨性肿瘤鉴别

镜下:囊肿的壁主要为成纤维细胞,间有滑膜型细胞及间质性黏多糖分泌现象。在胞浆、胞膜及细胞外间隙,可发现透明质酸的存在。此种物质可能是囊肿增大的原因。

【治疗】

常用的方法为病灶刮除后植骨,疗效较好,偶有复发的病例报道。

五、非骨化性纤维瘤

非骨化性纤维瘤(nonossifying fibroma)是良性肿瘤,由含有多核巨细胞和泡沫的纤维组织构成,病变累及髓腔,不同于皮质内的小灶性干骺端纤维性皮质缺损。本病占原发骨肿瘤的 0.81%,占良性肿瘤 1.45%,男女之比为 1.38∶1。年龄以 11~31 岁居多,占 73.23%。此病多见于下肢长管状骨的干骺端,上肢少见。

【临床表现】

通常无症状,偶被发现。

【X 线表现】

其 X 线特征典型,容易作出诊断。好发于长骨干骺端。纵轴与骨的纵轴平行,呈椭圆形、偏心位,起自骨皮质(图 107-29)。病变内部呈分叶状,骨皮质变薄,而髓侧边缘硬化,界限清晰。

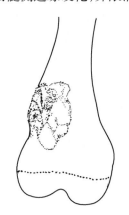

图 107-29　非骨化性纤维瘤

【病理表现】

肉眼:为大小不一的卵圆形病灶,灰白兼灰褐色,分叶状,质软。

镜下:纤维组织排列成漩涡状及车辐状,部分区域成纤维细胞较多,排列致密,胶质较少,部分区域胶质多,同时还有小型多核巨细胞及泡沫细胞,少许淋巴细胞及浆细胞。

【治疗】

根据外科分期可行局部刮除或边缘性切除。放疗、化疗无效。

六、嗜酸性肉芽肿

骨嗜酸性肉芽肿、汉 - 许 - 克(Hand-Schüller-Christian)病和莱特勒 - 西韦(Letterer-Siwe)病三者总称为组织细胞增生症 X(图 107-30)。一般认为它们是同一基本病变的不同阶段。骨嗜酸性肉芽肿为最轻型。

嗜酸性肉芽肿占组织细胞增生症 X 的多数,好发于青少年,男多于女,好发于颅、肋骨、股骨和骨盆,有单发和多发,单发者多见。

【临床表现】

局部症状以疼痛为主,常为持续性钝痛,局部包块并不常见,偶尔拍片发现少数病人有病理性骨折或畸形,如颅骨的凹陷畸形;脊柱的后凸畸形,伴有局部疼痛与神经受压症状。嗜酸性粒细胞比例偶有增高,血沉轻度增快,碱性磷酸酶也可增高。

【X 线表现】

发生在长管状骨者,多位于骨干,病变位于髓腔,骨皮质膨胀,晚期侵犯骨皮质,有葱皮样骨膜反应;发生在椎体者呈溶骨性破坏,椎体呈扁平椎,椎间盘正常;发生在颅骨者为穿凿样破坏;发生在骨盆、肩胛骨者则为斑点状破坏。

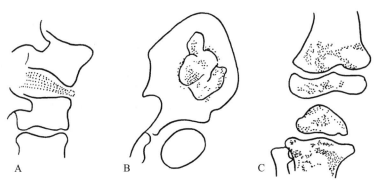

图 107-30　组织细胞增生症 X
A. 椎体的嗜酸性肉芽肿;B. 汉 - 许 - 克病;C. 莱特勒 - 西韦病

【病理表现】

肉眼:大多数为刮除标本,破碎,灰褐色肉芽组织伴出血、坏死、纤维化。

镜下:组织细胞增生成片,细胞较大,细胞核淡染,少见核分裂象。同时有一定量的嗜酸性粒细胞、淋巴细胞、泡沫细胞、浆细胞、中性粒细胞及成纤维细胞、小型多核巨细胞。病变早期以嗜酸性粒细胞及炎细胞浸润为主,中期以组织细胞增生明显,单核细胞及泡沫细胞增多,晚期可有明显的纤维化及骨化。

【治疗】

多数嗜酸性肉芽肿有自愈倾向,较大者可注射甲泼尼龙。单发者可行外科治疗,多发者可行放射治疗,化疗效果不肯定。

七、骨化性纤维瘤

骨化性纤维瘤(ossifying fibroma)是常见的良性肿瘤,由纤维组织及小片板层骨构成。本病占原发骨肿瘤总数的 2.53%,占良性肿瘤 4.54%,男女之比为 1.01:1,好发于 10~20 岁青少年,发病部位多见于长骨骨干或干骺端。

【临床表现】

一般进程缓慢,局部有肿胀,疼痛不明显。

【X 线表现】

溶骨性破坏呈囊性,位于长骨干的皮质内,胫骨前方多见,破坏区有膨胀,呈单房或多房,边缘清晰,有少量反应骨(图 107-31)。

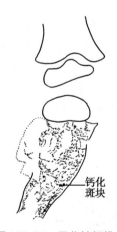

图 107-31　骨化性纤维瘤

【病理表现】

肉眼:肿瘤位于骨皮质内,灰白色,质韧,有沙砾感。

镜下:由纤维组织及小片成熟的骨小梁组成,纤维组织呈旋涡状排列,骨小梁散在于纤维组织

中,骨小梁表面被覆骨母细胞,有时尚可见小型多核巨细胞。

【治疗】

刮除肿瘤极易复发,以受累区连同骨膜及反应骨以外的正常骨质进行广泛性切除为宜,必要时植骨。化疗无效,放疗有恶性变的危险。

八、骨化性肌炎

骨化性肌炎(myositis ossificans)也称异位性骨化,是一种骨外的非肿瘤性的骨或软骨的形成物。最常发生在 10 多岁的孩子和青年人中,男性病人占绝大多数。

【临床表现】

常见的发病部位是上肢和大腿,其次是手。包块最初界限不清楚,然后周边逐渐清晰,其直径变化可能很大,病变有自限性。

【X 线表现】

发病最初的 2 周内并无异常表现。2~4 周内钙化逐渐明显,5 个月后,骨化过程完全停止。骨的沉积从外周向中心进展。

【病理表现】

肉眼:中心部为灰白或灰红色,质软,周边有沙砾感或硬化,晚期形成骨壳或大部分骨化。

镜下:早期局部出血、水肿,肌肉组织变性坏死,3 周后肉芽机化,形成新生骨组织。其典型病变为特征性分带结构:中央带为细胞丰富区,梭形或肥硕成纤维细胞增生活跃,核大深染,有核分裂象;中间带大量骨母细胞生成排列有序或连结成网的骨样组织,有时可见到软骨;肿物外周为成熟的板层骨,骨小梁之间为稀疏的纤维组织,或形成骨壳。

【治疗】

属良性病变,有自限性,早期不宜手术。1~2年后肿物致密骨化可手术切除。

九、甲状旁腺功能亢进性棕色瘤

甲状旁腺功能亢进性棕色瘤(hyperparathyroidis brown tumor)常见于中年人,女性发病率约为男性的 3 倍。其发病机制一方面可能是因甲状旁腺激素增多,促进破骨细胞活动,增加骨吸收;另一方面,抑制肾小管对钙磷的吸收,自尿中丢失大量磷,致血磷降低,因之血钙升高,继而尿钙增多。所以,骨吸收加速而钙磷大量丢失,是形成骨骼改变的原因。

【临床表现】

主要表现在 3 个方面:①因血钙增高引起的症状;②因骨骼脱钙引起的症状;③因钙盐沉积于软

组织而引起的症状。

在运动系统中,最常见的症状是骨痛,常出现于背部及四肢。易发生病理性骨折、畸形及肢体短缩。泌尿系统中有多尿、蛋白尿、排尿困难、血尿及泌尿系结石。软组织的转移性钙化可表现为动脉壁钙化、支气管结石、肺结石等。

实验室检查可出现血清钙增高,血清磷降低及碱性磷酸酶增高,尿钙增多,尿磷增多。

【X线表现】

主要表现有:①弥漫性广泛性骨密度减低,骨松质被吸收;②骨干部的纤维囊肿;③骨骺和干骺端及扁骨内的棕色瘤;④骨膜下骨吸收;⑤佝偻病样或软骨病样表现。

其特征性骨骼改变常出现在颅骨及指骨。颅骨增厚,内外板显像不清,甚至不能识别,散在透亮的囊状区或颗粒状骨病变。由于囊状区膨胀也可造成明显变形,因骨质明显脱钙,而照片对比不佳。颌骨的牙硬板消失系骨吸收的一种表现,虽为甲状旁腺亢进的重要X线征,但它还可出现于各种原因的骨疏松,故非特征性表现。

骨吸收性破坏,可表现为骨内性、皮质性、小梁性,软骨下或骨膜下。指骨的骨膜下骨吸收为本病的特征性表现。皮质外缘模糊呈刺状,中节或末节指骨的桡侧变细。

【治疗】

以治疗原发性疾病为主,切除肥大或恶变的甲状旁腺、腺瘤。骨科治疗的目的在于保护已软化的骨骼。对病理性骨折可行内固定术。对棕色瘤一般不需手术。

十、骨的表皮样囊肿

骨的表皮样囊肿(epidermoid cyst of bone)又称真性胆脂瘤。好发于颅骨,亦可见于末节指骨。早期无明显症状,囊肿增大后,可扪及肿块,并压迫颅板使之菲薄,触之有乒乓球感。

【X线表现】

病灶呈圆形、椭圆形或波浪状轮廓的透亮区,边界清晰,其中可有短的残留骨嵴。周围可有一致密硬化带环绕,随着囊肿增大,板障可以增宽,内外板压迫变薄,甚至可以完全消失。除额、顶骨外,颞部亦可发病,尤其在中耳附近,可呈现圆的穿凿样骨质缺损,有硬化边缘。有中耳炎及流脓史,多发生在鼓窦部,少数表皮样囊肿内有广泛钙化,或发生恶变,指骨的表皮样囊肿表现为末节指骨的中心性骨质吸收,皮质膨胀变薄,有时可以穿破,多有外伤史。

【病理表现】

病变为先天性上皮细胞的残留,有包膜,内含上皮细胞和胆固醇。

【治疗】

只需作病灶内刮除术。治疗后病变很少复发。

(徐万鹏)

第十节　滑膜源性肿瘤

一、腱鞘巨细胞瘤

腱鞘巨细胞瘤(giant cell tumor of tendonsheath)又称良性滑膜瘤、黄色瘤,是较常见的良性肿瘤。

【临床表现】

好发于中年女性,上肢多于下肢,均发生在肌腱周围,并沿其走行扩展,可包裹邻近血管神经束,也可侵入关节囊,症状轻,局部肿胀,可有局部神经肌腱受压、关节活动受限等症状,病程较长,初期瘤体侵犯软组织,后期可出现骨质破坏,呈外压性囊性破坏。

【X线表现】

初期可见软组织肿块影,后可见邻近骨质外压性破坏或邻近关节内有小囊状改变。囊性变周围有硬化缘,界限清楚,CT或MRI检查可以发现骨破坏与周围软组织肿块相连,也能进一步明确其在软组织的侵犯范围。

【病理表现】

肉眼:病变常侵犯腱鞘附近的肌膜、韧带及骨质。肿瘤为卵圆形或分叶状,有完整包膜,剖面可呈灰黄色或红棕色,质坚韧,为含铁血黄素所致。

镜下:以小结节增生聚集融合为基础。细胞为圆形泡沫细胞,细胞核小,胞浆内充满颗粒状类脂小体,伴有大量多核巨细胞,并可见有不同程度的胶原纤维形成。

【治疗】

手术应选择合适入路,以便能彻底、完整地切除肿瘤。切除不彻底者可以复发。彻底切除者预后好。

二、色素沉着绒毛结节性滑膜炎

本病为滑膜组织增生形成铁锈色绒毛状,大多数发生在关节内,偶可发生于关节外,并可侵犯骨。色素沉着性绒毛结节状滑膜炎常发生在 40 岁左右,女性略多于男性,好发部位为膝部。

【临床表现】

疼痛轻微,病情发展缓慢,有关节肿胀。关节活动障碍可长达数月或数年。关节穿刺可抽出铁锈色渗液,可帮助诊断。病变很少恶变,但可侵犯邻近骨质。

【X 线表现】

受累关节弥漫性肿胀,增生的结节样的滑膜在关节周围形成阴影,受侵关节骨质有时有破坏,没有规则,也可有致密反应骨。

【病理表现】

肉眼:病变侵及部分及全部滑膜,肿物为多结节、绒毛样结构,灰白及黄褐色或深褐色。

镜下:肿物由粗细、长短不等的绒毛组织组成,绒毛表面被覆一层或数层滑膜细胞,同时可见大量增生的组织细胞吞噬大量含铁血黄素,此外可见扩张血管、淋巴细胞、浆细胞及小型多核巨细胞。

【治疗】

关节镜下做滑膜切除或切开做滑膜切除都能引起复发。对严重关节破坏病例,可做关节成形术。

三、滑膜骨软骨瘤病

本病滑膜组织充血、肥厚,有绒毛,同时可见滑膜组织化生软骨,并可见透明软骨形成的游离体,这种病变常发生于 20~40 岁中年人,部位以膝关节最多。

【临床表现】

病人主诉关节不适、活动受限、疼痛和肿胀,有时有交锁。

【X 线表现】

关节骨质疏松,无明显破坏。关节周围软组织阴影中有大量米粒大的钙化影,布满整个滑膜。化生的软骨无钙化时 X 线片检查为阴性。CT 有助于明确诊断。

【病理表现】

肉眼:病变关节滑膜充血、肥厚,有突出绒毛,同时可见几个、数十个透明软骨游离体,软骨基质可钙化、骨化。

【治疗】

外科治疗为彻底切除滑膜,术后可有关节活动受限,个别病人有复发。关节镜下可摘除游离体。严重病例可做关节置换术。

四、滑膜肉瘤

滑膜肉瘤又称恶性滑膜瘤,是恶性程度很高的肿瘤。它很少从关节滑膜发生,而是从关节附近的软组织内发生,有时甚至远离关节。好发于四肢,特别在膝关节附近。发病年龄多为中年。

【临床表现】

疾病病程随肿瘤的恶性程度而不同,长者数月或数年,短者仅几周。病人主要症状是关节周围软组织中出现肿块,有轻度疼痛和压痛,有时无症状。肿胀较弥漫,局部发红,运动受限,区域淋巴结可以肿大及有压痛。

【X 线表现】

X 线片表现为软组织局部肿块,有的肿块内有钙化。MRI 可清楚描绘肿瘤在软组织中的位置和所属淋巴结是否肿大。

【病理表现】

主要特征是瘤细胞的双相分化:一种是有异形的多形性的梭形细胞;另一种是立方形或柱状的上皮样细胞,它们排列成腺体样或裂隙。裂隙内有时可见无定形的 PAS 阳性的黏液样物质。裂隙提示肿瘤细胞向滑膜分化。如果肿瘤显示双相分化,诊断并不困难;但有时只见梭形细胞而看不到上皮成分,即所谓单相性滑膜肉瘤,可用免疫组织化学方法角质素标记来证实。

【治疗】

外科治疗配合化疗可取得一定疗效。外科治疗应做广泛性或根治性切除,肿大的区域淋巴结应做淋巴结清扫术。部分病人预后很差,即使做截肢也难控制淋巴结转移。

（徐万鹏）

第十一节 骨 转 移 癌

骨转移癌是经血流或经淋巴转移至骨的恶性肿瘤。乳腺癌、肺癌及前列腺癌骨转移可高达 33%~85%。骨转移癌为常见多发病,是原发恶性骨肿瘤的 35~40 倍。男女之比为 2.3:1。Galasko 总结了不同系统原发肿瘤转移发生率,乳腺癌为 47%~85%,前列腺为 33%~85%,甲状腺为 28%~60%,肺癌为 30%~64%。转移癌常发生在 41~50 岁,好发于椎体、骨盆及股骨。

【临床表现】

骨转移癌有严重的疼痛、功能障碍和各种严重的并发症。脊椎转移可出现脊髓压迫症状。溶骨性病损容易发生病理性骨折。有的病人出现高钙血症可以导致病人死亡。

【X线表现】

骨破坏一般可分为溶骨性和成骨性。不同肿瘤可有不同程度的混合性病变。以溶骨为主的转移癌如乳腺癌、肾癌、甲状腺癌、结肠癌、神经母细胞瘤等,髓腔和皮质都有溶骨性破坏,既无明显膨胀,又无骨膜反应,有或没有软组织肿块阴影,病理性骨折多见。有些以成骨为主,如前列腺癌,而乳腺癌、肺癌、肾癌有时也有成骨。破坏区内有不规则的致密阴影,很少有皮质膨胀和骨膜反应。

【病理表现】

肉眼:转移癌无明显特异性,肿瘤组织硬度不一,肿瘤切面为灰白色。

镜下:转移癌的组织学形态根据原发瘤的形态而异,分化较好的转移癌可以辨别组织来源,而大多数转移癌无法辨别原发癌。

【治疗】

对转移性骨肿瘤应采取积极态度。有些转移性肿瘤经化疗并辅以手术切除,可以延长病人生命,改善生活质量。手术虽系姑息性,但能解除疼痛,病人在剩余的岁月里能较安适度过。脊椎转移有神经症状者可行肿瘤切除、椎板减压及人工椎体置换,防止截瘫或协助截瘫恢复。多发者以放疗、化疗为主;骨盆肿瘤可做局部切除、内固定或人工髋关节置换。肢体骨转移癌未骨折者可行预防性内固定,骨折者行病灶清除、骨水泥填充和内固定。

放疗可以止痛;依照原发癌的化疗方案进行化疗;氯甲双膦酸盐(骨膦)可以止痛,治疗高钙血症,抑制破骨细胞活性。

(徐万鹏)

第一百〇八章
关节功能重建

第一节　人工关节置换

一、人工髋关节置换

(一) 应用生物力学

1. 髋关节受力分析　对于髋关节生物力学特性的理解,可以帮助医生对人工全髋关节术的操作进行恰当的选择。全髋关节假体作为承重材质,必须至少承受相当于体重 3~5 倍的循环负荷许多年,为了描述作用于髋关节的力,可将体重看作施加于从身体重心到股骨头中心杠杆臂上的负荷(图 108-1)。作用于从大粗隆外侧到股骨头中心杠杆臂上的外展肌群必须产生相同的力矩以在单腿站立姿势时保持骨盆于水平位,并在步行或奔跑时产生较大的力矩使骨盆向同侧倾斜。由于体重与外展肌群杠杆臂长的比例为 2.5:1,外展肌的力量必须达到体重的 2.5 倍以在单腿站立时维持骨盆于水平位。估计在步态站立相股骨头上的负荷与外展肌和体重产生的力量之和相同,至少是体重的 3 倍,直腿抬高时股骨头上的负荷估计与之相似。Charnley 关于全髋关节置换的概念的一个组成部分为加深髋臼(股骨头的中心化)以缩短重力臂及外移大粗隆以延长外展力臂,使体重产生的重力臂减少,可使外展肌产生的相应平衡力亦减小。手术可改变两杠杆臂的长度,从而使其比例接近 1:1(图 108-1),理论上这可使髋关节总的负荷减少 30%。然而目前的全髋关节置换术并未强调这两项技术。中心化的原则已让位于尽可能保留髋臼的软骨下骨,加深髋臼只限于使髋臼杯获得必要的骨性覆盖。

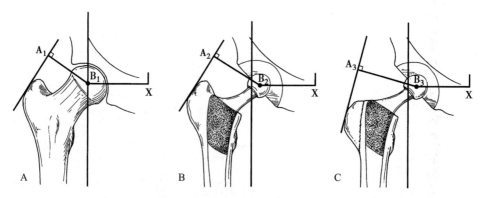

图 108-1　作用于髋关节的杠杆臂

A. 位于身体重心,由体重产生的力矩 X 作用于杠杆长臂 B_1—X(重力臂);由外展肌产生的力矩 A_1 作用于杠杆短臂 A_1—B_1(外展力臂),两者必须平衡;在炎性病变时髋关节 A_1—B_1 可能比正常情况短;B. 股骨头中心化可缩短重力臂,而将大粗隆外移重固定可加长外展力臂;C. 大粗隆向外侧和远侧移位重新固定可进一步加长力臂外展力臂,增加外展肌张力

2. 骨的应力传导　柄的材料、几何形状和大小以及固定的方法与范围均可明显改变应力向股骨传导的方式。全髋关节置换的一个主要问题是由假体在骨髓腔内应力遮挡引起的适应性骨重建减弱，从而减弱了对假体的支撑，产生松动，并易造成股骨或假体本身的折断。不论是非骨水泥还是骨水泥的假体柄，或多或少都会产生应力遮挡，而导致股骨的骨质疏松。人们所希望的是将髋关节应力传导至股骨，因其可对股骨骨质提供生理刺激并防止失用性骨质疏松。广泛多孔表面的小号柄似乎不产生严重的应力遮挡。然而，对于大号股骨柄，多孔表面越广泛的柄应力遮挡就越明显（图108-2）。在骨盆侧，使用厚壁全聚乙烯假体和保留髋臼软骨下骨似乎是避免过度应力遮挡或应力集中的有效手段。采用无骨水泥固定髋臼假体时，需要金属杯做骨性固定。理想状态是金属与髋臼软骨下骨广泛接触以避免应力集中并尽量增大产生骨长入的表面面积。髋臼骨和假体匹配的准确性及假体的相对形状和大小对这种最初接触面积和应力由假体向骨盆的传导方式有重大影响。不管是过大或者过小，都会出现问题，如假体未能完全坐于髋臼底时其顶端可残留间隙（图108-3）。

（二）全髋关节假体的设计和选择

目前全髋关节股骨和髋臼假体的材料多样、设计众多。没有哪种类型的假体能适用于所有病人，因而手术医生需全面了解各种类型的假体的性能，包括它们的长处和弱点。假体的选择应基于病人的需求，要考虑其预期寿命和活动量以及骨骼质量和大小，并备齐假体和相关手术器械，同时兼顾手术医生的经验。

1. 股骨假体　股骨假体的主要功能是切除关节炎或坏死部分后置换股骨头和颈部。最终目的是通过恢复股骨头旋转中心，获得生物力学上稳定的髋关节。理想假体位置取决于三方面因素，即垂直高度（垂直偏距）、偏距（水平偏距）及股骨颈前倾角（前偏距）（图108-4）。垂直高度（垂直偏距）主要取决于假体颈基本长度加所用头组件。垂直高度还取决于假体植入股骨髓腔的深度。偏距（水平偏距）主要是假体设计的一个功能。现在许多假体有标准和加长偏距两种类型。这是通过减少颈干角（一般由 135° 减至 127°）和 / 或将颈部在更偏内侧的位置结合于柄部来实现的（图 108-5）。

目前所用的所有的全髋关节系统均用金属柄插入髓腔以达到股骨假体的固定。许多旨在提高假体寿命的创新设计均集中于促进假体在股骨髓腔内的固定。股骨假体有两种主要类型：骨水泥固定型和生物固定型（即非骨水泥固定型）。

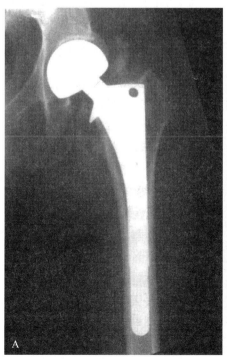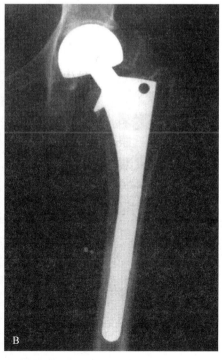

图 108-2　骨对负重的反应

A. 广泛多孔表面假体柄植入术后 X 线片；B. 2 年后，股骨近端皮质骨和松质骨密度因应力遮挡而减低

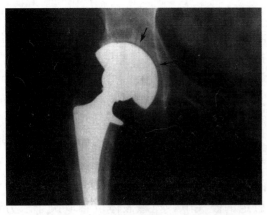

图 108-3　髋臼假体未完全坐于骨性髋臼

过大的半球性髋臼假体被挤压进入髋臼。但术后 X
线片发现其顶端有 3mm 的间隙。假体虽保持稳定，
但可用作应力传导的表面有限

（1）骨水泥固定的股骨柄：随着 Charnley 低摩
擦型人工关节置换术的引入，聚丙烯酸骨水泥成为
股骨假体固定的标准。在柄的设计和骨水泥应用
技术的改进极大地改善了骨水泥固定假体的使用
寿命。越来越多的证据表明骨水泥固定柄损坏常
因骨水泥与柄分离及继发骨水泥折断，多发生于骨
水泥 - 假体界面。该界面的结合可通过各种类型
的巨孔表面而得到加强。最后，柄的最佳长度取决
于股骨髓腔的大小和几何形状。目前柄长设计在
120~150mm。若骨皮质已发生穿破、骨折或因螺
丝钉孔或其他内固定物引起皮质薄弱者可用更长
的柄。

（2）生物固定型股骨柄：随着骨水泥老化而
产生假体松动的报道增多，人们提出了股骨假体
生物固定的方法。这些研究中涉及假体多孔金

属表面的骨长入。骨长入的两个先决条件是假
体获得即刻稳定及多孔表面与活性宿主骨的密
切接触。目前，假体多孔表面柄的设计呈多种类
型，主要分为巨孔型及微孔型。无骨水泥固定全
髋关节柄有两种基本外形：解剖型和直柄型（图
108-6）。近年来，锥形非骨水泥柄得到了广泛发
展，有着更好地轴向稳定和旋转稳定，有较好的
临床随访效果。

2. 髋臼假体　髋臼假体可分为骨水泥固定
型、非骨水泥固定型。

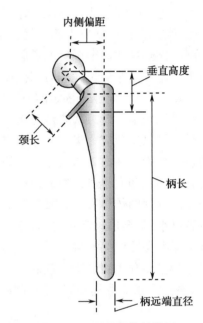

图 108-4　股骨假体的特征

头中心至颈基底的距离为颈长；头中心至柄远端部分
轴线的距离为头 - 柄偏距；领内侧基底至柄末端距离
为柄长；股骨头颈中心线与柄下半部外侧缘及其延长
线的交角为颈干角；领向内侧的加长部分为平台

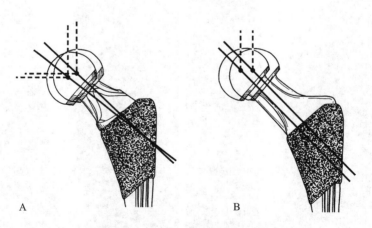

图 108-5　假体颈部变化以增加偏距

A. 颈干角减少；B. 颈部在更偏内侧的位置结合于柄部

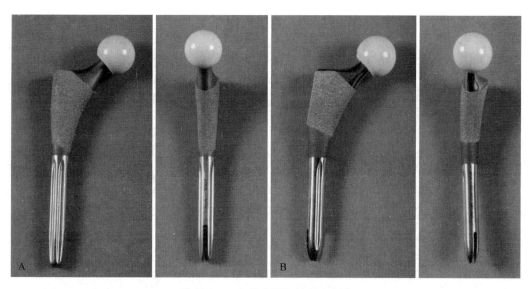

图 108-6 无骨水泥柄的基本形状

A. Meridian TMZF 型直柄假体对称且双侧股骨均适用;B. Citation TMZF 解剖型柄,近端后弓且颈前倾

(1)骨水泥固定型髋臼假体:最初用于骨水泥固定的髋臼假体为厚壁的聚乙烯杯。其外表面常有垂直和水平的沟槽以增加髋臼在骨水泥套内的稳定性,并在塑料内埋入金属线标志以便在术后 X 线片上更好地判断髋臼假体的位置。后来的设计增加了 3mm 高的 PMMA 突起,可保证骨水泥壳厚度均匀,从而避免了臼杯底突起导致的骨水泥套薄弱或中断现象(图 108-7)。

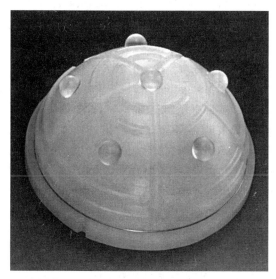

图 108-7 为骨水泥固定设计的髋臼假体

表面纹理和 PMMA 突起可使骨水泥套和骨水泥 - 假体接触面达到最佳状态

(2)非骨水泥固定型髋臼假体:多数非骨水泥固定型髋臼假体系髋臼金属杯,内层配以聚乙烯内衬杯、金属外杯,整个外表均为多孔表面处理以利骨长入,但它们获得初始稳定的方法不同,

用髋臼螺钉固定多孔表面者比较常见。据报道,最为广泛的骨长入出现于初期用多个螺丝钉固定的髋臼假体。多数髋臼假体金属外杯的外径多为 40~75mm,可与相应的聚乙烯、金属或陶瓷内衬组合使用。采用这种组合后可根据外科医生的要求选择各种大小的股骨头,一般股骨头直径为 22、28、32mm。聚乙烯内衬必须可靠地锁定于金属外杯中。多数有骨缺损的髋臼仍能保持半球形,髋臼重建很少需要定制假体。可植入大的标准型髋臼假体。髋臼上方有大块骨缺损的病人,其髋臼窝变为椭圆形而非半球形,因此可用双叶形或椭圆形假体替代大块结构性骨移植,也可将半球形假体植入较高的位置(图 108-8A)。在假体向骨盆内突出的病人,采用外形加深的假体可使髋关节旋转中心外移,从而免除了内侧植骨的必要(图 108-8B)。

(三)全髋关节置换术的适应证和禁忌证

1. 适应证 终极髋关节疾病造成髋关节的疼痛或功能受限,影响生活或工作,而不能采用其他手术方法治疗者,是全髋关节置换术的主要适应证,如先天性髋关节脱位引起的骨关节炎、股骨头坏死并出现塌陷、晚期类风湿关节炎等。因强直性脊柱炎造成的髋关节僵直,导致髋关节功能受限也可是手术适应证。

2. 禁忌证 绝对禁忌证应包括髋关节或其他任何部位的活动性感染,以及老年病人有心、肺、脾、肾等器官严重疾病,不能耐受手术者。相对禁忌证包括:神经肌肉疾病影响髋关节活动及稳定性者。

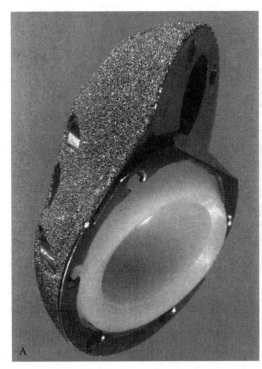 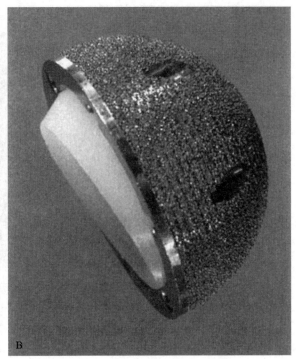

图108-8 特制髋臼假体

A.用于髋臼上方节段性骨缺损的椭圆形假体;B.用于髋臼内陷畸形或内侧腔隙性骨缺损的加深假体

(四) 术前准备

在即将手术之前(离手术开始时间越短越好),最好在术前12小时以内,对肢体、会阴区、患侧半骨盆到髂嵴近侧至少20cm的范围内进行备皮并用肥皂洗净,然后覆盖无菌单。病人采取侧位,固定牢固。

(五) 手术入路和手术方法(以后外侧入路,骨水泥固定全髋关节置换为例)

【手术入路】

全髋关节置换有多种手术入路,最常见的是后外侧入路,应用最为广泛。

【手术方法】

1. 体位及皮肤切口 病人取侧卧位,患髋侧在上,碘伏消毒,铺无菌巾单,贴护皮膜,切口自髂后上棘外下方4cm,沿臀大肌走行到大粗隆顶点(沿前后居中)再沿股骨轴线切开15cm。

沿臀大肌纤维从远端向近端劈开。切开臀大肌筋膜及臀大肌在阔筋膜的附着处。

钳夹外旋肌群自其止点约0.5~1cm切断,肌肉端用丝线缝合后,向内翻开,保护坐骨神经;显露关节囊。

T形切开关节囊。屈髋屈膝,并内收,内旋髋关节使髋关节脱位;在股骨颈下方插入骨钩将股骨头从髋内提出。必要时将圆韧带切断。

用电凝或用骨刀浅切,在股骨颈预订截骨部位标记截骨水平和角度,在该水平上方2mm用摆据做临时的股骨颈截骨。

髋臼的显露和处理:股骨头切除后开始显露髋臼,将弯钳伸入腰大肌腱鞘内游离前关节囊。用骨钩向前牵开股骨以拉紧关节囊并切开。用Hohmann牵开器显示髋臼。

然后对髋臼骨进行处理。除去关节软骨和磨削髋臼。显露有新鲜出血的软骨下骨床并尽可能保留软骨下骨。刮除臼底残留的所有软组织,并切除悬于髋臼周缘的软组织。可选择最终植入的髋臼假体之髋臼试样以确定其匹配程度、与周缘骨接触的情况以及假体的骨覆盖程度,用试样也可使手术医生在最终植入假体之前对其安装位置有所印象。

2. 骨水泥固定假体

(1)骨水泥固定髋臼假体的植入:选择好植入的髋臼假体后,为了骨水泥与髋臼骨固定牢靠,需在髋臼钻骨水泥固定孔。髋臼骨水泥套应均匀保持3mm厚度,在髋臼与骨之间,保持突起垫块。将调好的骨水泥注入髋臼,植入假体应保持在正确位置加压固定骨水泥。

(2)骨水泥固定股骨假体的植入:显露股骨近端并行修整。用小钳形钻探入髓腔确定其位置,用略大于植入假体尺寸的髓腔锉,扩大髓腔。并在髓腔远端植入髓腔栓,冲洗髓腔内血液及骨碎屑,将装好骨水泥的骨水泥枪塑料管插到骨水泥腔处,由髓腔远端注射骨水泥,边注入边向髓腔近端撤出。骨水泥充满髓腔后,用加压器或拇指将其压实。将股骨假体沿髓腔外侧壁,保持假体前倾角方向平稳均匀加压将柄插入髓腔,假体位置位于骨水泥套中央。保持股骨假体位置直到骨水泥固化完全。清除溢出髓腔的骨水泥碎块。

3. 闭合切口 将人工全髋假体复位,检查关节周围肌张力、强度以及双下肢长度合适后,放置引流管,然后重建关节囊及外旋肌群,逐层关闭伤口。

(六) 全髋关节置换术后处理及并发症

1. 术后处理 髋关节置于外展 15° 位置。术后一般视引流量多少(低于 50ml/d)在 24~48 小时内拔除引流管。骨水泥固定者在病人能忍受情况下,可于术后 2~3 天开始在助行器帮助下下地练习步态。而非骨水泥固定的病人则应在术后 6~8 周才开始下地扶双拐活动。术后 3 个月、6 个月、1 年进行随访复查,此后继续定期复查,每隔 1~2 年常规拍摄 X 线片,并与先前的片子相比较,观察假体松动、移位、磨损或假体损坏以及骨溶解的征象。定期随访非常重要。

2. 并发症 对并发症的认识和处理是人工关节置换术的重要问题。术后早期并发症多与手术有关;晚期并发症则多与假体有关;有些并发症则在术后任何时期均可发生。现将术中、术后常见并发症分述如下:

(1) 术中并发症

1) 神经损伤:在初次人工髋关节置换中,神经损伤的发生率并不常见,可能会损伤坐骨神经、股神经或腓神经等。初次置换中神经损伤发生率与切口选择的关系不明显。在初次置换中如果严格按照常规的方法进行手术,神经损伤的概率较小,发生率为 1%~2%。发生坐骨神经损伤常与髋臼牵引器插入方向错误压迫坐骨神经有关。在需行肢体延长的病例中可能损伤腓神经,延长量超过 2~3cm 时就有可能发生腓神经损伤。人工髋关节置换翻修手术的病例中,神经损伤的概率就大大增加,可达 7% 左右。由于翻修术显露时入路比较困难,神经可能与髋关节后方的瘢痕粘连,所以在牵拉肢体或显露髋关节时都有可能引起神经损伤。在术后如果包扎过紧或者是固定架放置不合理,也有可能发生腓神经损伤。

2) 假体周围骨折:在初次全髋关节骨水泥置换术中骨折发生率为 0.1%~3.2%,而翻修术中骨折发生率可达 7.8%,非骨水泥型骨折发生率远高于骨水泥型。

初次置换术中骨折多由操作不当所致,而老年病人伴有骨质疏松则是高危因素。在初次置换中假体选择不当,或暴力插入假体则可造成股骨粗隆部劈裂。插入方向错误可导致骨皮质穿孔。在髋关节脱位或复位时,暴露不足或股骨旋转力过大则可造成股骨干长斜形骨折。骨水泥型假体翻修时,假体和骨水泥取出有可能发生骨折。髋臼骨折多由于髋臼锉选用不当,或磨削过深,或磨削时臼锉晃动,发生横行后壁或中央穿孔。术后股骨干骨折可能发生于术后数月或数年,可由于皮质骨缺损和假体尖部远端骨水泥量不足,使股骨干出现应力集中而引发骨折。Vancouver 股骨骨折分类,对股骨骨折的处理有参考价值(表 108-1)。

表 108-1 THA 术后股骨骨折 Vancouver 分类系统

类型	位置	亚型
A	粗隆区域	A_G——大粗隆
		A_L——小粗隆
B	假体柄周围或不远处	B_1——假体稳定
		B_2——假体不稳定
		B_3——骨量不足
C	假体柄远端	

引自:Duncan C P,Masri B A.Fracture of the femur after hip replacement.Instr Course Lect,1995,44:293.

多数股骨近端劈裂骨折,如系轻度裂纹可采取保护性负重等非手术治疗,如纵行劈裂较深而影响假体稳定则可用钢丝或环扎带固定。不稳定的假体周围斜形骨折则可采用记忆合金环抱器,或钢丝加接骨板螺丝固定,如假体发生松动翻修时可用长柄假体,穿过骨折处固定。假体以远的骨折则可采用环抱器与接骨板联合应用固定。髋臼骨折则可用螺丝钉固定。术后不负重 6~8 周,一般均可愈合。

(2) 术后并发症

1) 脱位和不稳定脱位:全髋关节置换术后脱位及复发性脱位是重要并发症。初次置换术后早期脱位发生率为 2.8%。而晚期的复发性脱位发生率为 5.5%。翻修手术脱位率高于初次置换术。

在不稳定的晚期复发性脱位,常由于假体头颈臼的占位不足而使周围肌肉韧带等软组织处于松弛状;或由于周围肌力弱,或头臼位置不当,发生撞击所致。

绝大多数早期脱位在麻醉下即可复位,复位后保持外展位 6 周。复位不成功或反复脱位则需考虑再次手术。

2)假体磨损与松动:股骨和髋臼假体的松动已成为全髋关节置换术后最严重的远期并发症和翻修手术最常见的指征,分为早期松动和晚期松动。早期松动是由手术技术引起,由于压配不牢固或假体与骨床间出现微动未发生骨长入,从而出现松动;晚期松动多由于聚乙烯磨损颗粒引起在假体周围的骨溶解造成。

由于人工全髋关节置换术技术的提高以及全髋假体品质的改进,假体应用存留率大大提高,使用时间 10 年存留率达 90%。据 Peter Herberts 报道,163 例全髋关节置换仅有 8~9 例进行翻修,其中 71% 是由于假体松动。Ulf Lucht 报道翻修手术中 63% 是由于无菌性松动,12% 为脱位,11% 为深层感染。人体寿命的延长对置换安装技术、假体的选择及假体的耐磨率和疲劳强度提出更高的要求。

产生松动的原因可归结于机械性因素及生物学因素。

机械性因素:主要有假体与骨界处理不良,如髋臼穿孔、股骨髓腔骨质界面处理不当引起应力集中、骨水泥固定不充分、植入的假体处于内翻位置等。随着假体设计及手术技能的提高,无论骨水泥型或非骨水泥型固定置换因机械性因素而致的松动发生率均呈下降趋势。

生物学因素:假体在植入人体后,于运用过程中,在假体各部件间(股骨头与髋臼假体间、髋臼金属杯与聚乙烯内衬间、假体与骨水泥间)产生磨损,所产生的颗粒诱发组织反应,导致溶骨现象而致假体松动,称为磨屑病。磨屑病又称巨细胞肉芽肿反应,是磨屑脱落到假体周围,沿着关节液在各个部位不同的压力差,颗粒随着液体进入假体与骨头的交界面处,少量的颗粒可被淋巴带走,大量的颗粒会集中到骨与假体的周围,而产生细胞因子,引起炎性反应,超高分子聚乙烯和髋臼的塑料颗粒所引起的炎症,比金属和陶瓷的颗粒所引起的要严重,这些慢性炎症导致了肉芽肿异物反应,而形成了巨细胞,产生了溶骨作用。早期骨溶解现象不易被观察到,也不引起症状,直到有大块骨质丢失以后,引起的假体松动才会被发现,所以磨屑病所引起的症状常常是在手术后 1~5 年之间出现。在临床上假

体的松动可能是机械性因素和生物性因素二者并存所致。机体对磨屑的反应还受其他一些因素的影响,如:对植入物的过敏反应等。

股骨或骨盆的骨溶解一经发现,就应该进行更为频繁的随访,每 3~6 个月进行一次拍片检查,而不是按常规每年进行一次。即使没有症状,进行性骨溶解本身也可作为再次手术的原因,因为如允许它继续进展,翻修手术将更为复杂,或根本无法进行。植入物永不磨损是不现实的,所以现在医生和工程师们都在改进人工关节材料以减少磨屑病的发生,现在也开始应用药物来减少磨屑病的异物反应。

3)感染:感染是全髋关节置换术后的严重并发症,全髋关节置换后感染可以发生在术后的早期,也可发生在其他各期,常导致手术失败,多数感染的病例需要再次手术去除假体和骨水泥,造成关节损毁,所以有必要采取一系列措施预防感染,根据病人首发症状出现的时间和感染的临床原因,Frtzjerald 将全髋关节置换术后的感染分为三期:

第一期:感染发生在手术后急性期,包括典型的暴发性的切口感染深部血肿以及浅表感染扩散成深部感染。

第二期:感染为深部迟发性感染,病灶发展缓慢,手术后 6~24 个月,症状逐渐明显。

第三期:为晚期感染,发生手术后一两年以上,一般认为晚期感染为血源性感染所致。

全髋关节感染除手术引起以外,病人全身的情况如有类风湿关节炎或应用激素等也易发生感染,以往有髋关节手术也是引起感染的因素。

一期感染最常发生在手术后 12 周以内,体温升高,局部疼痛,皮温增高,有自发性的破溃流脓,手术后体温升高伴有血沉增快。无其他原因引起的血沉增快是很重要的指标。感染最难判断的问题是确定感染是否已深入到髋关节内,X 线对于早期的感染帮助不大,同位素镓和铟扫描对感染有一定意义。

遵守严格无菌原则的手术是减少全髋关节置换发生感染行之有效的方法,使全髋关节感染由 6%~11% 下降为 1%~2%。

目前,在术前预防性应用抗生素是一项有效的措施,合理使用预防性静脉输注抗生素可以减少术后的感染。预防性的抗生素应采用常见的对感染菌高度敏感、半衰期和毒性小的抗生素,在术前 1 小时之内静脉输入,一般采用头孢类的广谱抗生素,对青霉素过敏者可改用万古霉素。

围术期的预防措施,是排除呼吸道、泌尿系统的感染灶,术前避免局部的皮肤破溃,尽量不用留置尿管,在术后 24 小时内引流液小于 50ml 时拔除并做细菌培养。

感染的处理:早期浅表皮肤的感染,则应用抗生素即可治愈,如深层感染则需要外科治疗。如感染已经进入关节腔,单纯用抗生素治疗是不确切的。在感染 48 小时内进行清创是比较有效的。在出现症状两周以内,进行清创有一定效果,清创应该彻底,使用大量的抗生素溶液清洗,将脱位关节尽量地彻底清创,减少原有污染的假体,更换股骨头假体及髋臼衬里。如确定假体没有松动,才可保留假体。术后静脉应用抗生素 6 周。

对于慢性、复发性感染的病人,则应进行外科清创并取出假体,将伤口内所有的肉芽组织及骨水泥以及感染的物质尽量清除,用大量的抗生素溶液脉冲冲洗,放置伤口内引流,关闭伤口,待感染稳定,半年到一年后,根据病人局部的感染情况及身体的全部情况考虑是否再行置换手术。

4)血栓栓塞:血栓栓塞是全髋关节置换中最常见的严重并发症,在全髋关节死亡率中占比超过 50%,如不采取措施,则会引起严重问题。血栓栓塞可发生在骨盆、大腿和小腿的血管,大多数血栓形成于小腿的深静脉随后向大腿发展,但是血栓也可以在股深静脉中单独形成,80%~90% 的血栓发生在术侧的肢体。深静脉血栓病人可以发生小腿疼痛或大腿疼痛,大部分病人没有明显的症状。

B 超或多普勒检查对于股静脉的血栓有较高的阳性率。术后应尽快让病人主动活动下肢肌肉,减少静脉血栓的形成,最常用的药物是应用华法林、低分子肝素和阿司匹林等。

二、人工膝关节置换

(一) 人工膝关节置换的生物力学

全膝关节置换远期成功与下肢力线的恢复密切相关。下肢力线(图 108-9)是指站立位正位 X 线片上股骨头中心到距骨顶中点的连线,正常该轴线应恰好通过膝关节的中心。在正常膝关节中,相对于躯干纵轴,胫骨关节面有 3° 内翻,股骨关节面有 9° 外翻。如果胫骨假体的内翻角度超过 5°,就会持续有更加内翻的倾向,直至假体下沉导致失败。因此,胫骨假体的安装在冠状面上通常垂直于力学轴,在矢状面上则有一定的后倾。股骨假体通常外翻 5°~6°,以便重建下肢的力学轴线。股骨假体的旋转不仅影响屈曲间隙,还影响髌骨轨迹。因

为胫骨近端是垂直于力线进行截骨的,为获得矩形的屈曲间隙,使胫侧、腓侧副韧带张力相同,股骨需要相对于后髁连线外旋 3° 截骨(图 108-10)。

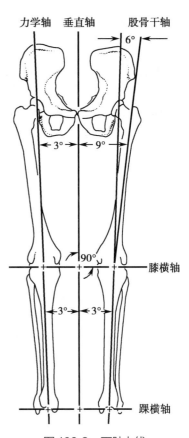

图 108-9　下肢力线

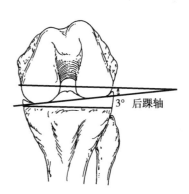

图 108-10　对称屈曲间隙

(二) 现代假体的设计

膝关节假体根据本身的限制性可分为:①部分限制型假体,如保留型或替代型后交叉韧带(PCL)假体;②高限制型假体,如 TC3 和 CCK 髁限制型假体;③全限制型假体,为铰链型假体,包括旋转铰链假体和纯铰链假体。

1. 部分限制型假体　常说的全膝关节置换属于这种部分限制型假体,此类假体置换后的稳定性更多依赖于膝关节韧带和周围软组织的平衡,且

只能控制屈伸而无法限制内外翻,这种假体又分为后交叉韧带保留型(CR)假体和后交叉韧带替代型(PS)假体(图108-11)。

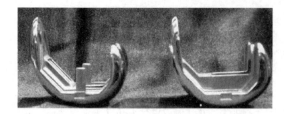

图108-11　PCL保留和替代型假体

从动力学角度来看,CR假体并没有复制正常的膝关节运动机制,相反一些病例会发生股胫接触点的异常前移,而PS假体虽然没有完全重建膝关节的运动方式,但是却产生了髁后滚,因此在重建关节运动学方面更为可靠。从活动度来看,通过胫骨中央柱和股骨凸轮机制来实现股骨后滚的PS假体其活动度甚至要好于CR假体。从本体感觉和步态分析角度来看,未发现两种假体有显著性差异。关于畸形的矫正,当PCL成为致畸因素时,CR假体平衡PCL会显得困难;而对于PS假体来说,畸形的纠正由于PCL的切除而变得容易,还为处理后方关节囊、切除后方骨赘提供了良好视野,可以更可靠地纠正严重畸形,同时PS假体可允许关节线位置有轻度的改变,屈伸间隙更容易平衡。从松动率来看,这两种假体的松动率非常接近,至少在术后最初的10~15年内是这样的。

另外根据聚乙烯衬垫是否固定在胫骨金属托上,又分为固定衬垫假体和活动衬垫假体。活动衬垫假体(图108-12)多数设计为旋转衬垫,即聚乙烯衬垫不是通过锁定装置固定在胫骨托上,而是下方有一圆柱插入胫骨托中间的孔中。这样既可使聚乙烯衬垫在膝关节活动中产生旋转,分散剪力,自我调整对线来纠正胫骨托的轻度旋转或对线不良,又可以增加衬垫的稳定,防止其脱出。目前大多数假体公司都推出了自己的活动衬垫假体。

2. 高限制型假体　该假体具有增宽和增高的聚乙烯中央柱,并被限制在更深的股骨假体中间凹槽内(图108-13),可以获得一定的侧方稳定性,部分代偿侧副韧带的功能。高限制型假体主要有TC3和CCK假体两种。在功能上,这种假体属于后稳定性假体,主要用于侧副韧带功能不全的初次置换和膝关节不稳的翻修手术,通常情况下使用高限制型假体加髓内延长杆可获得更可靠的固定。但该假体不能控制过伸,不能用于反屈畸形。

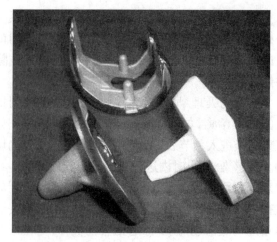

图108-12　活动衬垫膝关节假体

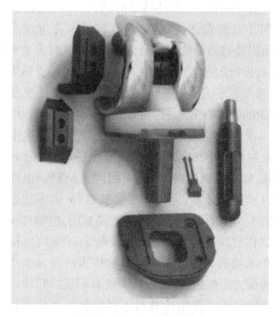

图108-13　高限制型假体

3. 限制型假体　限制型假体以铰链式假体为代表。此类假体具有足够的机械稳定性,使用一个铰链装置替代膝关节,仅仅在矢状面上允许旋转,不需要韧带稳定,可使一个条件很差的膝关节至少获得很好的短期效果,但是无法复制膝关节的复杂功能,是一个非常机械的方法。可用于膝关节稳定性完全丧失的全膝关节翻修术、反屈畸形和膝关节肿瘤切除术后。铰链式膝关节假体又分为纯铰链假体和旋转铰链假体。纯铰链假体一般已不再应用于初次置换,只可用于股四头肌肌力很差的初次置换。旋转铰链假体(图108-14)除了具有屈伸功能外,还允许有轻度股骨和胫骨之间的旋转,减少了一些纯铰链假体的并发症,主要用于单侧或双侧侧副韧带破坏的膝关节置换中。

(三) 全膝关节置换术的适应证和禁忌证

全膝关节置换术前必须寻找引起下肢及膝关节疼痛的其他原因，并逐一加以排除。其中包括源于脊柱疾病的放射痛、同侧髋关节引起的牵涉痛、周围血管病、半月板病变及膝关节滑囊炎等。

全膝关节置换术通常适用于年龄较大、活动较少的病人。该手术也适用于年轻但因全身关节炎多关节受累导致功能障碍的病人，股骨坏死伴髁软骨下骨塌陷者。偶尔也可用于年龄较大、由于软骨钙化和假性痛风引起严重疼痛但无关节间隙消失的病人。在极特殊情况下，对年龄较大、有严重髌股关节炎的病人也可行人工关节置换术。如果病人有中度关节炎及不同程度疼痛，畸形进展已开始影响人工关节置换术的预后效果时，畸形也可作为适应证。

绝对禁忌证包括最近或者既往有过膝关节化脓性感染、其他部位存在未愈感染；伸膝装置不完整或严重功能不全；继发于肌无力的反屈畸形及无痛、功能良好的融合膝。

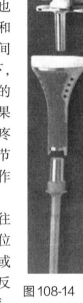

图108-14 旋转铰链膝

相对禁忌证包括患侧下肢有明显的动脉硬化、术区内有银屑病等皮肤病变、静脉淤滞反复发生蜂窝织炎、神经病性关节病、病态肥胖、反复尿路感染及膝关节附近骨髓炎病史等。

(四) 术前评估及术前准备

术前膝关节X线片应包括负重状态的正位、侧位及髌骨轴位像。下肢全长片有助于明确肢体的力学轴线和胫骨是否存在明显的弓形弯曲，尤其对继发于创伤或手术后残留畸形的病例。

术前常规行心电图检查并评估手术肢体的血供情况。对用抗凝药物的病人，必须适当处理以减少失血，保证围术期状态的稳定。

(五) 手术入路和手术方法

初次全膝关节置换术最常选用的是前正中切口以及关节囊内侧髌旁入路。沿股四头肌肌腱向近端延伸支持带切口，保留股内侧肌肌腱3~4mm以备术毕缝合，并向下延长切口3~4cm，至胫骨的前内侧面。骨膜下将前内侧关节囊和内侧副韧带深层从胫骨上适当剥离到膝后内侧角。伸膝，切开

髌股韧带，将髌骨向外翻转。屈膝，切除前交叉韧带、内外侧半月板前角，同时去除可引起假体位置异常或软组织平衡欠佳的所有骨赘。向前半脱位膝关节并外旋胫骨，充分显露胫骨平台和股骨髁。

截骨，无论何种假体，其TKA截骨的基本步骤是相似的：胫骨近端等量截骨，后倾0°~7°，截骨量8~10mm。然后根据选择的假体不同，进行股骨髁远端截骨，外翻5°~7°，截骨量9mm左右。根据截骨工具做股骨前后髁及前后斜面截骨。根据术者理念、病人情况及假体设计以决定是否进行髌骨置换。在使用假体试模测量屈伸间隙相等后安装胫骨假体、股骨假体和髌骨假体，将膝关节伸直，起到压迫作用。去除多余骨水泥，冲洗伤口，放松止血带，电凝出血点，放置负压引流管，缝合伤口。

(六) 全膝关节置换术后处理及并发症

1. 术后处理　全膝关节置换术的术后处理主要是术后疼痛处理、物理治疗和活动度锻炼。控制疼痛的常用方法有止痛药、股神经阻滞、硬膜外麻醉和自控镇痛泵镇痛。术后次日即开始膝关节活动。待负压引流管拔除，引流口愈合后，根据情况进行伸屈活动。

2. 并发症　全膝关节置换术后并发症包括感染、膝关节不稳、髌股关节并发症、骨溶解等。

(1) 感染：感染是TKA术后早期翻修的主要原因。与TKA后感染率增高有关的术前因素包括类风湿关节炎(特别是血清阳性的男性)、皮肤溃疡、膝关节手术史、肥胖、伴有泌尿系统感染、使用激素、肾衰、糖尿病、营养不良、恶性肿瘤及银屑病等。引起术后感染最常见的细菌为金黄色葡萄球菌和表皮葡萄球菌。预防性抗生素应用能显著降低全膝关节置换术后感染率。

感染时间长短会明显影响治疗结果，是感染分类的基础，可以用来指导治疗的选择。任何TKA病人，如果术后持续疼痛，或者术后疼痛本已缓解、膝关节功能良好，而疼痛再次急性发作，则此时应考虑感染的可能。如病人有肿胀、红斑或伤口引流时间过长，则应当怀疑有TKA术后细菌感染，但这些体征不一定总是存在。虽然在深部感染时白细胞计数和红细胞沉降率可能升高，但并非总是如此。C反应蛋白通常在术后1周恢复正常水平，是诊断感染更可靠的指标。已证实血清白介素-6可作为膝关节置换术后感染的一个更可靠的指标，其敏感度为100%，特异度为95%。

并发感染后X线片上可能会出现骨-骨水泥界面骨吸收、囊性变或偶尔出现的骨膜新骨形成，

但通常只有在感染严重时才能看到。放射性核素扫描有助于鉴别全膝关节置换术后疼痛的原因。但需要在术后1年后检查才有临床意义。关节穿刺培养仍是诊断TKA感染的标准依据。反复穿刺及穿刺2周前停用抗生素，可提高其灵敏度。

一旦感染诊断成立，治疗方法包括抗生素抑制疗法、保留假体清创术、一期或二期人工关节翻修术、膝关节融合术及截肢术。

(2)膝关节不稳：膝关节不稳是术后发生无菌性失效的最常见原因。治疗的关键是找出失败的原因，可通过完整的病史和仔细查体确定。不稳定可分为侧方不稳定或前后不稳定。侧方不稳定可由韧带不平衡、假体力线不佳、假体设计等因素引起。前后不稳定可以是对称性的或非对称性的。翻修时应注意对称性不稳定可用较厚的胫骨假体加以解决。由于截骨不当和骨丢失造成的非对称性不稳定则需要加强块或植骨以加强骨缺损部位。如果在复杂的初次或翻修术中不能形成对称的屈曲和伸直间隙，应使用限制性更大的假体。

(3)髌股关节并发症：髌股关节并发症包括髌股关节不稳、髌骨骨折、髌骨假体断裂、髌骨假体松动、髌骨撞击综合征和伸膝装置断裂等。假体设计和手术技术的进步使得这些并发症的发生率明显下降，但还时有发生，正确的手术操作是预防这类并发症的主要手段。

(4)骨溶解：由聚乙烯磨损导致的骨溶解是全膝关节置换术后的晚期并发症。尽管有骨溶解，但病人仍然可能无任何临床症状。因为忽略了无症状的骨溶解可能发展成灾难性的失败，而如果能及早发现骨溶解就可用相当简单的方法加以解决，因此骨溶解的放射学诊断尤其重要。但假体周围骨溶解常难以鉴别，因为骨溶解常发生在X线密度较低的股骨远端和胫骨近端，不但假体使骨溶解不清楚，骨松质的低密度也使骨溶解不明显，另外股骨远端的应力遮挡也难以与骨溶解区别，因此了解骨溶解最常发生部位与最易发生骨溶解的病人对发现TKA术后骨溶解非常有用。股骨远端骨溶解在侧位片显示较好，最常发生在后髁与侧副韧带在股骨髁附着处的下方，后髁骨溶解的典型表现是正位片上火焰形X线透亮区向近端伸至两个髁。胫骨骨溶解常沿着骨松质通道(如螺钉、胫骨柄)发生，或发生在固定良好的假体周围；在正位片上主要沿着胫骨假体内外侧，侧位片上主要沿着胫骨假体前后缘。

对于骨溶解的危险因素而言，活动量大、使用老式假体的病人发生骨溶解的概率要高，此外还有

病人年龄(年龄每增加1岁，由磨损导致失败可能性减少5%)、性别(男性是女性的2.6倍)、聚乙烯品牌、抛光方式和储存时间(存储时间每增加1年，由磨损导致失败可能性增加187%)。

当计划进行膝关节翻修时，要注意放射学检查常低估骨溶解的严重程度，应准备好各种材料以处理术中各种难以预见的骨缺损。

三、人工肩关节置换

(一)假体设计与固定技术

正常的肩关节肱骨头和关节盂并不匹配，关节盂表面曲率半径较肱骨头大2~3mm，而关节软骨和盂唇的存在使两者基本匹配。肩关节置换术中"不匹配"是指肱骨头假体和关节盂假体曲率半径不同，两者间比率称为相符指数，研究表明该指数为0.80~0.88时，关节稳定性最好。关节盂假体主要有全聚乙烯假体和带金属底托的聚乙烯假体。其植入位置对作用于骨水泥层的应力和关节盂假体的负荷有明显影响，同时关节盂骨量较少，随着年龄增加将引起骨量丢失，以及疾病进展导致骨质缺损，关节盂形态将发生明显变化，这增加了解剖重建的难度。肩关节假体根据固定方式分为骨水泥和非骨水泥，目前多数学者认为骨水泥较非骨水泥固定更加稳定牢固。

(二)适应证和禁忌证

1. 适应证　肩关节置换术包括人工肱骨头置换术和人工全肩关节置换术。人工肱骨头置换术适用于难以复位的粉碎性骨折、肱骨头缺血性坏死、肱骨头肿瘤；非限制式人工全肩关节置换术适用于肱骨头有严重病损，同时合并肩盂软骨病损但肩袖功能正常者；只有在肩袖失去功能或缺乏骨性止点无法重建时才考虑应用限制式人工全肩关节置换术。

其他适应证还有骨性关节炎、类风湿关节炎、创伤性关节炎、骨坏死、肩袖关节病、关节囊缝合术后关节炎等。

2. 禁忌证　包括：①活动性或近期感染及神经源性关节病；②三角肌和肩袖均瘫痪，功能完全丧失；③身体衰弱和无法治疗的肩关节不稳。

3. 反球式肩关节置换术的适应证和禁忌证　近来发展的反球式全肩关节置换也是肩袖功能不全时的一种全肩关节置换选择(图108-15)。

适应证包括肩袖关节病、多次肩袖修复失败伴关节功能差和关节前上不稳、半肩置换术失败合并关节前上不稳、骨折后明显的结节骨缺损或畸形愈合。前提是关节盂有足够的骨质可用于盂侧假体

的植入、无感染迹象、无严重的神经病变。

禁忌证包括前份三角肌的损伤或无功能、关节盂的骨质丢失过多所致的盂侧假体无法植入。

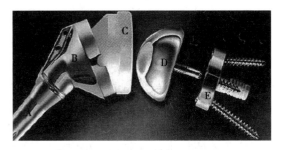

图 108-15 反球肩关节假体组件
A. 柄;B. 肱骨侧臼形假体;C. 聚乙烯垫;D. 盂侧的球形假体;E. 底座。

(三) 术前评估及手术方法

1. 术前评估 术前病史采集及查体要注意以下几点:患肩活动范围、肩袖功能检查、三角肌功能检查(三角肌失神经支配是置换术的禁忌证)、腋神经、肌皮神经和臂丛功能检查。

2. 手术方法 采用全麻或高位臂丛麻醉加颈丛麻醉。仰卧位,躯体抬高30°,患肩下垫沙袋。做肩关节前内侧纵弧形切口,起自锁骨下方,经喙突沿三角肌内缘向外下延伸。于三角肌和胸大肌间隙显露头静脉并向内侧牵开,三角肌向外侧牵开,再将深部的喙肱肌肌腱和肱二头肌短腱向内侧牵开,显露肩胛下肌腱,外旋肩关节,于肱骨小结节内侧约1cm处缝扎后切断肩胛下肌腱。于结节间沟近端游离肱二头肌长腱,沿肱骨解剖颈T形切开关节囊,显露肱骨头和关节盂。沿肱骨解剖颈截断肱骨头并测量肱骨头大小。于关节盂中心钻孔后,用探针探查关节盂腔的方向和大小,根据聚乙烯关节盂假体柄托大小在关节盂上开槽,填入骨水泥,安装关节盂假体。依次用不同型号髓腔扩大器扩大肱骨髓腔,将肘窝朝前,肱骨假体试模后旋35°插入肱骨髓腔,将肱骨头复位,进行各方向活动,观察头盂对合情况,并在大结节处作一标记,以便准确插入假体。冲洗髓腔,置入髓腔塞,注入骨水泥,插入肱骨柄假体,将大小结节复位扎紧固定至骨水泥硬固,注意清除后外侧的骨水泥,安装肱骨头假体并复位,缝合肩胛下肌。切口内置皮管引流。

(四) 并发症

1. 假体松动 关节盂假体松动比肱骨假体松动更为常见。

2. 异位骨化 有10%~45%的病人在术后出现异位骨化。

3. 肩关节不稳定 包括前方不稳定和后方不稳定。前方不稳定的原因是肩盂和肱骨假体的后倾角度之和小于35°~45°,三角肌前部功能障碍,肩胛下肌撕裂,后方关节囊过紧等。后方不稳定最常见的原因是假体过度后倾。

4. 肩袖损伤 肩袖损伤的发生率为1%~14%。术后肱骨头假体不断上移提示冈上肌变薄、肩袖断裂。

5. 术中骨折 通常是肱骨干骨折,多由作用于臂部的扭力引起,使扩髓后的髓腔产生螺旋骨折。

6. 神经损伤 发生率较低,以腋神经损伤最多见。

7. 感染 感染的发生率为0.8%,其预防措施与其他关节置换术相同。

四、人工肘关节置换

人工肘关节置换术尤其适用于类风湿关节炎造成的肘关节疼痛及功能受限,也可用于肘关节粉碎性骨折而无法行内固定者。其主要有半限制型和非限制型两种假体。如肘关节运动明显受限,但骨质状况良好、关节基本稳定、病人较年轻,应选择非限制型假体;如存在有明显的骨质破坏或严重骨缺损、关节炎严重侵犯肘关节造成不稳定、病人年龄较大时,应选择半限制型假体。在北美,报道最多的是 Coonrad-Morrey 半限制型铰链假体(图108-16)和 Capitellocondylar 非铰链型假体的全肘关节置换。这些假体设计者报道疼痛缓解和功能活动度的恢复达到90% 以上。

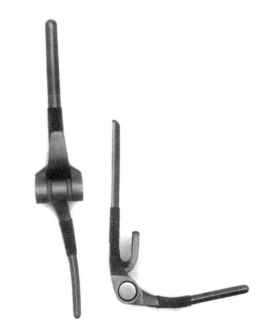

图 108-16 Coonrad-Morrey 半限制型铰链假体

（一）人工肘关节置换术的适应证和禁忌证

1. 适应证

（1）有肘关节各种炎症性关节炎者，包括类风湿关节炎、骨性关节炎、血友病性关节炎等。

（2）肱骨下端良性肿瘤或肘部骨质缺损形成连枷式关节者。

（3）肱桡肌及前臂伸肌麻痹不能行肘关节叉形切除术者。

（4）少数肘关节强直于非功能位、影响日常生活者。

（5）肘关节的软骨破坏严重，关节活动不稳定（摇摆）并有疼痛者。

2. 禁忌证

（1）肘关节已长时间融合于功能位，没有疼痛，不影响功能者。

（2）肘关节周围肌肉瘫痪者。

（3）既往有肘关节的化脓感染病史者。

（二）手术方法及并发症

1. 手术方法　以 Coonrad-Morrey 半限制型铰链假体为例。手术在气囊止血带控制下进行。采用肘关节后正中切口，游离尺神经用橡皮条牵开保护，于尺骨近端和尺骨鹰嘴骨膜下剥离肱三头肌，继续向远端剥离，显露肱骨远端、尺骨近端和桡骨头处。去除尺骨鹰嘴尖端，从内上髁松解尺侧副韧带，以便进一步显露。用摆锯去除肱骨滑车中部，在修整肱骨远端时，保留肱骨髁上柱的内侧、外侧部分。在准备骨质的过程中，利用肱骨髁上内、外侧骨柱作为参照物，确保获得满意的方向和对线。用 T 形手柄将导向柄插入髓腔。去除手柄，装上截骨模块，用摆锯在肱骨滑车和肱骨小头上切除与截骨块大小相当的骨质。用骨锉准备肱骨髓腔，反复插入试模，直至假体的边缘恰与肱骨小头和滑车侧的肱骨髁上关节在边缘平齐。用高速钻去除软骨下骨，确认尺骨髓腔。切除尺骨鹰嘴尖部多余的骨组织，造出一个切迹，以便能往尺骨髓腔中置入一系列的髓腔锉，然后用骨锉准备尺骨近端髓腔。试装假体，完全屈伸肘关节以判断假体是否合适。重新取出假体，冲洗关节腔，调制骨水泥，分别将尺骨和肱骨组件植入，以铆钉连接两侧假体，被动活动良好，放止血带。关闭切口前将尺神经前置，修复肱三头肌腱，逐层缝合，留两条皮片引流。

2. 并发症　限制型和半限制型假体主要并发症是假体松动，通常见于肱骨假体。肘关节不稳，包括关节脱位或半脱位，是非限制型假体术后翻修

的最主要原因，其他并发症包括感染、肱三头肌损伤、尺神经损伤和伤口延迟愈合等。

五、人工踝关节置换

一直以来，踝关节融合术是外科治疗踝关节炎的"金标准"。但长期随访常发生距下的跗骨间骨关节炎，且治疗非常困难。全踝关节置换术可作为另一个选择。目前最常报道的第二代假体为非骨水泥固定，包括两组件假体，如需要融合下胫腓联合的 Agility 假体和三组件活动衬垫假体，如 STAR 全踝置换假体（图 108-17）和 Buechel-Pappas 假体。

（一）适应证和禁忌证

1. 适应证

（1）终末期踝关节病变，踝关节疼痛，严重活动受限，日常生活困难，保守治疗无效，并且要求踝关节周围韧带功能完好，内外翻畸形 <10°。

（2）主要用于中老年病人，青壮年慎用。

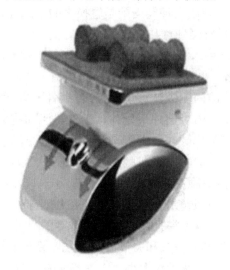

图 108-17　STAR 全踝置换假体

（3）X 线片显示关节间隙显著狭窄，距骨无塌陷及广泛坏死。

2. 禁忌证

（1）感染、关节结核或化脓性关节炎后遗症。

（2）侵袭性很强的关节炎（银屑病性关节炎等）、严重骨质疏松。

（3）缺血性距骨坏死范围≥距骨体的 50%。

（4）对术后运动要求较高（如慢跑、乒乓球运动等）者。

（5）神经源性关节病（Charcot 关节病等）。

（6）无法重建的踝关节复合体力线异常。

（7）周围软组织严重病变致平衡失常。

（8）既往曾行关节融合术，踝关节移位或缺少中间和侧方韧带；胫骨距骨的移位 >35°。

（二）手术方法

病人采用全身麻醉,仰卧位。取踝关节前方纵向弧形切口,自踝上 10cm 经踝关节中点延向第 1 跖骨,显露踝关节,同时注意保护血管神经。胫骨远端安置选定的与 5mm SIZER 连接的胫骨截骨板,定位杆固定于平行胫骨前嵴中线上。利用合适的截骨导向器行胫、距骨截骨。然后做距骨侧面和斜面截骨。距骨和胫骨准备完毕后安装距骨假体,采用专用打入器打紧。打入胫骨假体,注意方向应与胫骨长轴垂直,胫骨假体的前缘不应低于胫骨截骨面的前缘。置入滑动核试模,检查踝关节活动度和紧张度,确认软组织平衡后选择合适厚度的滑动核假体植入,假体安装完毕。术毕须修复踝前肌支持带,放置负压引流管。用短腿石膏托将踝关节固定于中立位。

（三）并发症

1. 术中并发症

（1）对线异常:若胫骨截骨过多,关节线升高,则胫骨假体坐于较软的干骺端骨质可致假体下沉和距骨沟撞击。若降低关节线,可致腓肠肌 - 比目鱼肌复合腱过度紧张,随后可发生关节僵硬。

（2）骨折:多由于截骨过多或截骨模板定位异常,可发生内、外踝骨折。

（3）肌腱损伤:若锯片向后进入过深,可以伤及胫后肌腱与腓侧肌腱。

2. 术后并发症

（1）胫腓联合骨不连:由于 Agility 假体是唯一需要融合下胫腓骨联合以支撑胫骨假体的,因而胫腓联合骨不连是 Agility 假体独有的并发症。

（2）切口愈合不良:踝关节由于周围软组织薄弱,切口愈合问题常常发生。

（3）感染:踝关节置换术后感染应与其他的关节置换术感染同样处理。深部感染应彻底清创,采用抗生素骨水泥占位器,以及延期融合。

（4）假体不稳与骨溶解:假体偏移 5mm 或以上、成角改变 5° 或以上,将产生不良的临床结果。

（周勇刚　卢世璧）

第二节　关节周围截骨重建

一、髋关节周围截骨重建

畸形越严重,症状出现的时间越早。经其他手术干预后,如果髋关节的生物力学情况和症状得到改善,可能会延缓症状,解除疼痛。目前的外科治疗包括关节成形术、关节固定术和截骨术

就一个正常髋关节来说,股骨头与髋臼的匹配度很高(包括关节面适应度及覆盖度),当髋关节的匹配度失常,如髋臼发育不良、股骨头骨骺滑脱和髋内外翻畸形等,一部分病人在年轻时就出现了活动受限的症状。由于存在解剖畸形,增加的异常应力可导致骨关节炎,是谓继发性骨关节炎。需要行髋部截骨术的多数病人存在解剖及力学的异常而导致早期髋骨关节炎。因此截骨术的目的是通过截骨矫正畸形,使股骨与髋臼的关节面的受力重新分布,降低应力集中,预防继发性关节炎的发展及加重。

1. 放射学检查　所有病人应拍摄骨盆正侧位片。可拍摄功能位片以模仿各种不同截骨术的纠正效果。例如外展位片可以确定股骨头是否可纳入到髋臼内。这种平片对于评估股骨内翻截骨和髋臼旋转截骨后关节情况的了解是很有帮助的。髋臼发育不良的诊断需要拍髋关节前后位 65° 斜位相及外展位正位相,以判断髋关节中心边缘角（CE 角）的髋臼指数及髋臼最佳旋转角度等。当存在髋内翻或髋外翻时应注意颈干角的情况。

2. 手术治疗　手术选择包括关节切除成形术、髋关节固定术和截骨术。

（1）关节切除成形术:关节切除成形术最初用来治疗儿童髋关节结核,目前已很少应用,现保留其作为全关节置换感染后的补救方法之一。

（2）髋关节固定术:髋关节固定术对单髋破坏较重并需要从事重体力劳动的青壮年是一种选择。炎症性关节炎和股骨头缺血性坏死通常是髋关节固定术的禁忌证。单侧髋关节固定术的病人腰椎及对侧髋和同侧膝关节必须正常,因为病人单髋固定后步态常需腰、膝的活动进行代偿。固定手术包括关节外、关节内或二者联合融合术。通常理想的融合位置是屈曲 30°,内收 0°~5°,外旋 10°~15°。尽管一些动作如坐位穿鞋的活动很难做到,但病人会发现一个成功的髋关节固定术会使他们得到较高的功能水平。

（3）截骨术：髋部截骨术可大致分为股骨近端截骨及髋臼截骨。截骨术的作用是通过股骨或髋臼截骨，改变髋关节的匹配度，降低关节面过度负重区的压力，改善并缓解病人症状，以阻止早期骨关节炎发展成严重的骨关节炎。截骨术多用于40~50岁以下年轻病人，截骨术包括股骨近端截骨、骨盆的髋臼周围截骨术等。

1）股骨近端截骨：股骨粗隆间截骨通常在粗隆间部位进行成角（内外翻）、移位（股骨内、外移）、旋转等矫形手术并行内固定，以获得疼痛减轻和功能改善。

2）骨盆的髋臼周围截骨：在髋关节发育不良的病人中，髋关节可出现不同程度的髋臼变浅、臼顶变窄、髋臼的倾斜度加大、股骨头半脱位、股骨头变扁、股骨颈前倾加大等畸形。如果股骨相对正常，问题是髋臼覆盖不足，就应当进行髋臼周围截骨。如果髋外翻与髋臼发育不良都存在，则应当同时进行髋臼截骨和股骨截骨。

根据髋臼发育不良的畸形程度，髋臼周围截骨方法有：一相骨盆截骨、二相骨盆截骨、三相骨盆截骨、髋臼旋转截骨及骨盆四周截骨等。

髋臼周围截骨术的目的是：①使股骨头在髋臼中稳定；②增加股骨头与髋臼的接触面积，阻止骨性关节炎的不可逆进展。髋臼周围截骨术适用于儿童、青年、部分中年人群。病人应该具有足够的髋关节间隙和合适的关节表面。年龄超过50岁的病人应该将全髋关节置换术作为一个相对容易的选择。

3. 小结　发育性髋关节畸形所致的髋关节骨性关节炎病人通常在30~40岁时发生疼痛，并逐步加重。最开始应该考虑除全髋关节置换术外的手术方法，特别是年轻病人，医生应根据畸形的程度，考虑选择进行股骨截骨、髋臼截骨或两者同时截骨。早期采取措施可能会延缓髋骨关节炎的发展，否则错过截骨手术的时机再行髋部截骨术则为时已晚。术前评估和采用功能位X线模仿截骨是非常关键的，因为它可以确定病人是否满足该手术的适应证并保证截骨术成功进行。目前截骨术对减缓具有解剖异常的年轻病人骨关节炎的进展已经取得成效。

二、膝关节周围截骨重建

自19世纪以来，膝关节截骨术即是膝关节炎治疗手术之一，尽管全膝关节置换术的优良临床效果扩大了关节置换的适用范围，从而降低了截骨术的应用，但膝关节截骨术对于患有膝关节畸形较轻、早期骨关节炎的年轻病人，仍是一种更合适的选择。膝关节周围截骨术的目的是为功能要求高的年轻病人缓解疼痛和改善功能，严格选择病人是决定截骨术临床效果的最重要因素之一。

截骨术的适应证是仅涉及单一间室的原发性退行性关节炎的年轻病人。最理想的人选特点是体重较轻，有与活动相关的局部疼痛，有良好的关节活动度和韧带稳定性。仔细选择病人无疑会带来最好的临床结果。病人的选择需要系统地进行，从病史回顾、体格检查到影像学评估。

1. 术前评估及设计

（1）病史：当决定是否选择截骨手术时，年龄、活动度、诊断、手术史都是非常重要的考虑因素。年龄评估需要考虑到生活方式和生理状态。通常，大于65岁的病人不考虑截骨，关节置换术可能是更好的选择。还要充分考虑疼痛的特点，如果疼痛广泛则会降低术后的临床效果。与骨关节炎相比，类风湿关节炎行截骨术效果要更差一些，因此不推荐截骨术用于炎症性疾病的治疗。继发性关节炎，如创伤性关节炎、骨软骨炎及内侧半月板切除术也可行截骨术，但两侧半月板都切除的病人行截骨术临床效果较差。

（2）体格检查：膝关节活动度、稳定性、下肢对线不良的程度、体重和步态力学都是影响术后效果的重要因素。屈曲挛缩超过15°、屈曲小于90°是截骨术的禁忌证。应该鼓励肥胖病人减肥。

（3）影像学评估：负重位拍摄的正位片、侧位片、45°斜位片、髌骨切线位和下肢全长像对于判断骨性关节炎的位置和严重程度是非常有用的。与常规站立正位片相比，膝屈曲正位相45°能更清晰地显示膝关节间隙的狭窄程度。内外翻应力位平片对于评估内外侧间室和两侧韧带的情况会有帮助。下肢全长片可以确定胫骨和股骨是否有畸形以及畸形对整个机械轴线的影响。锝骨扫描对显示对侧关节间隙的病变情况很有帮助。

（4）术前设计：为了获得满意的截骨效果必须重点考虑以下因素——畸形的位置、是否为关节内畸形（关节线倾斜）、韧带松弛程度、在各个平面上畸形的方向以及畸形的程度。术前精确确定楔形截骨块的大小，有利于术中获得准确的膝关节力线。现在常用的是胫骨高位截骨术纠正内翻畸形、股骨远端截骨术矫正大多数外翻畸形，对于多数医生而言，闭合楔形截骨比较实用。股骨和胫骨解剖轴之间的夹角是测量下肢力线的最简单方法，通常在负重位片上为外翻 5°~8°。骨关节炎膝内翻时，不仅需矫正到正常的外翻角，还需过矫 5°，这样术中实际应矫正到外翻角为 10°~13°。术前设计的矫正角度可用来预测截骨块楔形底边的高度。胫骨截骨楔形底边的高度可以根据 1mm 矫正 1° 畸形来做粗略的估计。

2. 手术治疗　膝关节周围截骨术主要包括胫骨高位截骨术（high tibial osteotomy，HTO）和股骨远端截骨术（distal femur osteotomy，DFO）。胫骨高位截骨术通过外侧楔形闭合截骨治疗伴有内侧间室病变的膝内翻畸形。内侧开口楔形截骨安全有效且具有可重复性。股骨远端截骨仍是治疗外侧间室病变的膝外翻畸形较好的选择。与胫骨高位截骨术一样，股骨远端截骨术既可闭合楔形截骨，也可行开口楔形截骨。

（1）胫骨高位截骨术：治疗内翻畸形时以往多采用胫骨近端外侧闭合式楔形截骨。它的优点是在关节面和胫骨结节之间的骨松质区进行楔形截骨，在邻近畸形最大处进行截骨并可以利用股四头肌产生的压力来稳定截骨端，当闭合式截骨至楔形尖端时，将内侧的骨皮质及骨膜轻轻折断，保留周围软组织的连接，将楔形骨缺损闭合。相当于一个"合页"，通过它能获得很好的稳定性，这就要求我们在术中尽量避免内侧"合页"断裂，截骨端闭合后可加用门形钉固定。

近来采用胫骨内侧开口楔形截骨，胫骨内侧开口楔形截骨有下列优点：未侵犯到腓骨和胫腓关节面，手术操作远离腓总神经，不影响以后的人工膝关节置换效果。该方法的缺点是需要自体骨植骨或异体骨结构性植骨，这就可能发生植骨愈合不佳、植骨块移位、角度丢失和畸形复发的危险。后来发展的截骨 Tomofix（锁定加压钢板）固定技术，极少有不愈合发生，是一种很好的截骨方法。

（2）股骨远端截骨术：膝外翻畸形相对比内翻畸形要少得多。膝外翻常系因股骨远端部分外翻畸形造成，外翻畸形关节线多向外上方倾斜，畸形的矫正应当在股骨踝上进行截骨纠正。

截骨术后制动导致关节僵硬的概率较高。因此坚强的内固定有助于术后康复和防止矫形丢失。股骨远端截骨时，既可行内侧闭合楔形截骨也可行外侧开口楔形截骨。由于远端股骨承受力量较大，上述二者一般均应使用接骨板进行坚强内固定。

3. 小结　尽管在最近 30 年膝关节截骨矫形的适应证在缩小，但膝关节截骨在膝骨性关节炎的治疗中仍占有一席之地。另外胫骨高位截骨术和股骨远端截骨术的手术技巧在不断改进，以最大限度地减少与手术相关的术后并发症。

（周勇刚　卢世璧）

第一百〇九章
运动系统疾病的康复

康复(rehabilitation)的定义是:综合协调地应用各种措施,消除或减轻病、伤、残对个体身、心、社会功能的影响,使个体在生理、心理和社会功能方面达到和保持最佳状态,从而改变病、伤、残者的生活,增强其自立能力,使其重返社会,提高生存质量。运动系统疾病的康复是在运动系统疾病临床诊治的基础上,研究其功能障碍的原因,并运用物理疗法、运动疗法、作业疗法、矫形器以及职业训练等综合手段,以改善或代偿该系统的功能,使病人早日回归社会,提高生活质量。

在临床康复治疗中,应注意以下几个原则:①将创伤或疾病所引起的后遗症尽可能减少到最小程度;②消除所有能够预防的并发症,若发生,应积极地给予及时处理;③个体化原则,由于各个病人的体质、病情、心理素质、主观功能要求及手术情况等各异,所以,康复治疗应因人而异;④循序渐进原则,手术后,病人的功能水平只能逐步恢复,切忌操之过急,避免康复治疗中不应有的损伤发生。

第一节　四肢骨与关节损伤康复治疗

一、概述

根据骨折愈合过程,临床康复治疗可分为早期(骨折固定期)和后期(骨折愈合期)两个阶段。

(一) 早期(骨折固定期)

肿胀和疼痛是骨折复位固定期最主要的症状和体征,持续性肿胀是骨折后致残的最主要原因。因此,此期康复治疗的目的是消除肿胀、缓解疼痛。其方法有:

1. 主动运动　是消除肿胀的最有效、最可行的方法,有助于静脉和淋巴液回流。①进行伤肢的近端和远端未被固定关节的各个轴位方向的主动运动,必要时给予助力。上肢应注意肩关节外展、外旋与手掌指关节屈伸运动;下肢应注意踝关节背屈运动。老年病人更应防止肩关节粘连和僵硬的发生。②骨折固定部位进行该部位肌肉有节奏的等长收缩练习,以防止失用性肌萎缩,并使骨折端挤压而有利于骨折愈合。③关节内骨折,常遗留严重的关节功能障碍,为减轻其障碍程度,在固定2~3周后,如有可能应每日短时取下外固定装置,在严格保护下,进行受损关节不负重的主动运动,并逐渐增加关节活动范围,运动后继续维持原来的固定。这样可促进关节软骨的修复,利用相应关节面的研磨塑型,减少关节内的粘连。④对健侧肢体与躯干尽可能维持其正常活动,可能时尽早起床。必须卧床的病人,特别是老年体弱者,应每日做床上保健操,以改善全身状况,防止压疮、呼吸系统等并发症。

2. 抬高患肢　有助于肿胀消退,正确姿势是:肢体的远端高于近端,近端要高于心脏平面。

3. 其他物理治疗　可以改善肢体血液循环,消炎、消肿,减轻疼痛,减少粘连,防止肌肉萎缩及促进骨折愈合。

(1)温热疗法:传导热疗(如蜡疗、中药外敷)、辐射热疗(如红外线、光浴)均可应用。

(2)超短波疗法或低频磁疗:可使成骨再生区

代谢过程加强,纤维细胞和成骨细胞提早出现。对软组织较薄部位的骨折(如手、足部骨折)更适合用低频磁场治疗,而深部骨折适用于超短波治疗,此方法可在石膏外进行。但是,有金属内固定物时,禁止使用。

(3)音频电疗或超声波治疗:可减少瘢痕与粘连。

(二)骨折愈合期

主要是消除残存肿胀、软化和牵伸挛缩的纤维组织,增加关节活动范围和肌力,重新训练肌肉的协调性和灵巧性。

1. 恢复关节活动度

(1)主动运动:受累关节进行各个运动轴方向的主动运动,并轻柔牵伸挛缩、粘连的组织。运动时应循序渐进,运动幅度逐渐增大。每个动作重复多遍,每日数次。

(2)助力运动和被动运动:刚去除外固定时可先采用主动助力运动,以后随着关节活动范围增加而相应地减少助力。对组织挛缩、粘连严重者,可使用被动运动,但被动运动方向与范围应符合解剖及生理功能。手法操作应平稳、轻柔、有节奏,以不引起明显疼痛为宜。

(3)关节松动术:对僵硬的关节,可配合热疗进行手法松动。治疗师一手固定关节近端,另一手握住关节远端,在轻度牵引下,按其远端需要的方向(前/后、内/外、外展/内收、旋前/旋后)松动。使组成关节的骨端能在关节囊和韧带等软组织的弹性范围内发生移动。例如手掌指关节可有被动的前/后滑动、侧向滑动、外展/内收和旋前/旋后滑动。

(4)夹板:对于中度或重度关节挛缩者,可在运动与牵引的间歇期,配合使用夹板固定,以减少纤维组织的回缩,维持治疗效果。

2. 恢复肌力 逐步增加肌肉训练强度,引起肌肉适度疲劳。

(1)当肌力为0~1级时:可采用水疗、按摩、低频脉冲电刺激、被动运动、助力运动等。

(2)当肌力为2~3级时:以主动运动为主,亦可进行助力主动运动。做助力运动时,助力应小,防止用被动运动来替代助力运动。

(3)当肌力为4级时:进行抗阻运动练习。

(4)有关节损伤时:关节活动应以等长收缩练习为主,以免加重关节损伤性反应。

3. 其他物理治疗

(1)局部紫外线照射:可促进钙质沉积和镇痛。

(2)红外线、蜡疗:可作为手法治疗前的辅助治疗,可促进血液循环、软化纤维瘢痕组织。

(3)音频电疗、超声波治疗:可软化瘢痕、松解粘连。

(4)局部按摩:对促进血液循环、松解粘连有较好作用。

4. 恢复日常生活活动(activities of daily living,ADL)能力和工作能力 可采用作业治疗和职业前训练,改善动作技能技巧,增强体能,有助于病人恢复原先的能力。

二、常见骨折康复治疗

(一)肱骨近端骨折

肱骨近端骨折是指包括肱骨外科颈在内及其以上部位的骨折。

1. 术后体位 术后一般使用颈腕吊带、三角巾将患肢保护于胸侧,腋窝部垫一棉垫。也可采用绷带、棉垫将患肢包扎固定于胸侧,以达到制动、止痛舒适的效果。

2. 术后第1天~2周 ①去除吊带,初始时以被动活动开始,然后在健侧上肢的帮助下进行患肢前屈、外旋和内旋练习;②若内固定不够牢靠,肩袖质量差或骨质疏松严重,术后早期采用外展支具保护。从术后第1天开始,患肢可沿着肩胛骨平面(肩胛骨与身体冠状面向前30°夹角的平面)从支具上抬肩或放低。在支具保护下,可进行被动的外旋和内旋练习,功能锻炼应延迟进行。

3. 术后3~4周 可去除外展支具,改用悬吊带保护,进行主动助动练习,包括Codman环绕运动练习、在滑轮辅助下的肩关节前屈运动、使用体操棒的旋后运动等。

4. 术后6~8周 ①开始主动运动和肌力训练,如:内旋肌、外旋肌和前、中部三角肌的等长收缩练习;②当X线片证实骨折已愈合时,可开始使用弹力治疗带进行肩袖肌群的抗阻练习。

(二)肱骨远端骨折

肱骨远端骨折包括髁上骨折、经髁骨折、髁间骨折、髁骨折(外髁、内髁)、关节面骨折(肱骨小头、滑车)、内上髁骨折,上述骨折术后康复治疗方案类似。

1. 术后体位 以腋后皱襞至手掌的石膏后托固定,维持屈肘90°前臂中立位。

2. 术后1周内 如果骨折固定牢靠,伤口愈合正常,可早期取下石膏托,在保护下,开始轻柔地主动和被动练习,包括肩、腕、手部活动。

3. 术后 3 周 去除石膏托,改用颈横吊带固定上肢,在病人疼痛可忍受范围内,轻柔、缓慢地主动活动肘关节。禁忌由治疗师强力伸肘、进行主动或被动活动,也不宜提倡在麻醉下的手法操作,因为强力伸肘或用力过度活动,通常会增加关节周围出血和纤维化,增加对肘关节的刺激,降低关节活动能力。

4. 肱骨髁上骨折后常合并血管神经损伤和肘内翻畸形 伸展型骨折复位后固定患肢 90° 肘屈曲功能位 4~6 周;屈曲型骨折复位后,则固定于肘关节伸直位。治疗中应密切观察有无血运障碍,其早期表现为剧痛,桡动脉搏动消失,皮肤苍白、麻木及感觉异常,若处理不及时,可发生前臂肌肉缺血性坏死,造成严重残疾。外固定去除后,主动做肘关节屈伸练习。伸直型骨折主要练习屈肘位的肌肉等张收缩;屈曲型骨折主要练习伸肘位肌肉等张收缩。

(三)胫骨平台骨折

1. 术后第 1 天 开始股四头肌的等长收缩练习,以及足趾和踝关节的主动运动。

2. 术后 1 周内 一般为术后第 2 天,使用持续被动运动机(continuous passive motion,CPM)练习膝关节屈伸运动。去除包扎伤口的大块敷料,将下肢准确地放置在 CPM 机上,从 30° 开始,角度逐渐加大,以病人对疼痛耐受程度为标准,每天 2 次,每次 1 小时,每天约增加 5°~10°,每个屈伸动作约 45 秒。

3. 术后 1 周后 ①去除 CPM 机训练,佩戴膝关节铰链支具进行主动或主动助动的屈曲膝关节练习;②伤口愈合后,加强膝关节活动范围练习,根据情况加用膝关节功能牵引;③进行股四头肌和髋关节周围肌肉训练。

4. 术后 6~8 周 佩戴膝关节支具且在双拐帮助下,不负重行走。为防止负重使关节面塌陷,对于所有的骨折类型病人,必须严格保持术后 6~8 周不负重。根据 X 线片显示的骨折愈合程度,决定负重量。

5. 术后 8 周 在双拐帮助下,患肢可逐渐负重 50%。术后 12~14 周,可全负重。

(四)踝关节骨折(双踝或三踝骨折)

1. 术后佩戴踝关节骨折专用支具,或采用石膏后托固定踝关节于功能位(0° 位)。

2. 术后 1 周 ①患肢未被固定关节的主动运动,伸趾练习,保持最大限度抬高;②股四头肌主动收缩练习;③若伤口正常,在治疗师指导下进行踝关节的主动活动。

3. 术后 1~2 周 ①保持踝关节功能位;②加强踝关节和趾间关节等长收缩练习;③患足不负重的持双拐的三点式步行活动;④坐位保健操。在练习中,要防止局部疼痛和肿胀加重。

4. 术后第 3 周 ①若伤口愈合正常、内固定稳定,可去除石膏托或支具开始轻度非负重的踝关节主动运动练习;②直腿抬高及股四头肌肌力练习;③轻微牵伸运动(特别是背屈运动)。

5. 术后 4~5 周 ①若内固定稳定,允许扶拐,在不引起疼痛的前提下,双足承重;②去除外固定后,进行踝部和足趾的各轴向的主动运动、股四头肌和踝背伸肌的抗阻运动练习。

6. 术后 6 周 ①允许承重性行走;②踝关节肌肉的等张收缩运动练习,踝关节跖屈、背屈、内翻、外翻;③抗阻肌肉收缩练习;④增加踝关节活动度练习,例如跟腱牵伸、跖屈牵伸、关节松动术等;⑤踝关节本体感觉和运动觉敏捷性训练等。

(陆廷仁)

第二节 手外伤康复治疗

一、常见问题的处理

1. 肿胀 肿胀是由病损后循环障碍、组织液渗出增多所致,是创伤后必然出现的组织反应。慢性水肿渗出液内富含蛋白质,在组织内沉积形成胶原,导致关节挛缩、僵硬,因此水肿需尽快消除。肿胀的预防及处理方法包括:

(1)抬高患肢:肢体远端应高于近端,近端应高于心脏水平线以上。

(2)手夹板固定患肢:固定范围一般不包括掌指关节,使掌指关节和指间关节能主动活动。

(3)主动运动。

(4)顺序充气式四肢血液循环仪:几个气囊按顺序依次从远端向近端充气挤压肢体,促进血液回流。

(5)一旦形成慢性水肿,则需要采用压力治疗,如弹力手套、弹力绷带等。

（6）物理因子治疗：如短波、超声波、音频电疗法等。

2. 疼痛与过敏　手内神经末梢非常丰富，而且位于体表，加上腕管较紧，所以痛觉较显著。滑膜、腱鞘和骨膜也都有神经末梢，任何刺激必然会产生剧烈疼痛。这些疼痛与损伤程度不一定成正比，同时还可出现血管运动紊乱、骨质疏松、肌萎缩等，严重者称之为反射性交感神经营养不良综合征（RSD）。其处理方法包括：

（1）早期诊断。

（2）患侧部位用夹板固定。

（3）抬高患肢，控制肿胀。

（4）肢体正常部位的主动运动。

（5）肢体固定部位进行肌肉等长收缩练习。

（6）选用镇静剂。

（7）检查有无神经卡压，如腕管的正中神经。

（8）经皮神经电刺激（TENS）等。

3. 关节挛缩僵硬　其处理方法包括：

（1）应及早开始活动，控制水肿。

（2）对于轻度挛缩可以采取主动运动、主动助动或被动运动练习。

（3）动力型手夹板牵引，被动屈曲掌指关节和被动伸直近端指间关节。

（4）重度挛缩畸形可采用手术治疗，如关节囊松解或侧副韧带切除。

4. 肌力和耐力下降　许多日常生活活动有赖于手部肌肉的强度和耐力的综合，所以康复不仅要恢复手部肌肉的强度，而且还要增加手的耐力，减少疲劳度。其处理方法包括：

（1）主动运动练习。

（2）进行性抗阻运动练习。

二、韧带与关节损伤

（一）韧带损伤的康复治疗

手部关节韧带损伤中，以近侧指间关节发生率最高，并且桡侧多于尺侧，通常伴有掌板损伤。

1. 韧带损伤后，需固定 2~3 周，维持关节固定 15°~20° 屈曲位。背侧夹板比掌侧夹板好，不会松动，可使关节掌侧活动，并且不影响掌指关节和远侧指间关节的活动。

2. 3 周后去除夹板，使用并指弹力指套，将伤指和邻指固定在一起 1~2 周。主动练习屈伸，禁止任何侧方活动，直至疼痛消失后，方可去除指套。

（二）关节损伤的康复治疗

1. 所有的主动、被动运动应该轻柔缓慢。任何情况下，运动不应该增加患部的疼痛和肿胀。运动必须在病人可接受范围内进行。

2. 控制肿胀是关节治疗的重要组成部分。在某些慢性关节肿胀，甚至在急性损伤期后，冰疗和弹力绷带是控制肿胀的有效方法。

3. 伤指以外的肢体部分必须保持主动活动，避免因固定而产生僵硬等严重并发症。

4. 关节损伤和手内在肌解剖关系密切，一旦条件许可，应尽早开始手内在肌练习。

5. 当近侧指间关节练习时，可用临时夹板固定远侧指间关节于伸直位，并且用手维持掌指关节伸直位。这样做，有助于作用力集中在近侧指间关节，有利于近侧指间关节屈伸。然后去掉远侧指间关节的夹板，维持近侧指间关节伸直位，活动远侧指间关节。在近侧指间关节损伤中，由于斜束支持韧带的短缩，减少了近侧指间关节活动度。因此，活动近侧指间关节很重要。

三、肌腱损伤

手部肌腱损伤较为多见，但是，其修复结果一直不理想，主要原因是术后肌腱粘连，妨碍肌腱滑动。最具代表性的手术是屈指肌腱鞘管区（Ⅱ区）的肌腱损伤的修复。近 20 年来肌腱修复术后早期采用夹板与练习等康复治疗措施，将肌腱修复的效果提升到一个新水平。

屈指肌腱修复术后的康复治疗（以Ⅱ区为例）：

1. 术后体位　手术后用低温热塑材料制作背侧手夹板，维持腕关节 20°~30° 屈曲，掌指关节 45°~60° 屈曲，指间关节允许伸直，将橡皮筋一端固定于指甲，另一端通过掌心的滑车后用别针固定在前臂屈侧的敷料上。

2. 术后 1~2 天　开始早期活动，利用橡皮筋牵引被动屈曲指间关节，在夹板控制范围内，主动伸指间关节。此期间禁止主动屈曲指间关节和被动伸指间关节。为了防止近侧指间关节屈曲挛缩，一般维持近侧指间关节充分伸直位。在练习间隙及夜间用胶布条固定近侧指间关节，维持在夹板内保持伸直位。

3. 术后 1~4 周　在夹板控制范围内，进行单个手指的被动屈曲 / 伸直练习。

4. 术后 4 周　第 4 周允许伤指主动屈曲。

5. 术后 6 周　轻度功能性活动。假如近侧指间关节屈曲挛缩，可使用手指牵引夹板。

6. 术后 7 周　抗阻力练习，例如使用强度分级的握力球练习,以维持手的抓握能力。

7. 术后8周 强化抗阻练习,增强肌力、耐力。

8. 术后18周 主动活动。

注意事项:①橡皮筋牵引力度要适宜,当手指放松时,橡皮筋能将手指牵引拉到完全屈曲位,主动伸指不费力,则表明橡皮筋弹性张力合适;②每天检查手夹板是否松动,固定角度有无改变,牵引力是否合适等,以避免牵引力小,患指达不到牵引屈曲目的,肌腱不能有效地被动滑动而发生粘连;或因牵引松弛,使病人产生主动屈指动作,致使肌腱缝合部断裂。

(陆廷仁)

第三节 脊柱脊髓损伤康复治疗

一、脊柱损伤

稳定型脊柱骨折脱位,按骨折脱位的一般原则予以复位、固定和功能锻炼,并注意预防脊髓损伤。伴有脊髓损伤的脊柱骨折脱位应及时手术、彻底减压、消除脊髓致压物、脊柱内固定牢靠,使病人能获得早期康复的机会,从而减少局部的再损伤。

(一)颈椎损伤

1. 卧床牵引 病人卧硬板床,根据损伤后颈椎的稳定程度相应采用枕颌带或颅骨牵引3~6周,维持颈椎于中立位。

2. 更换体位 在医护人员帮助下,定时翻身(每2小时1次),同时清洁皮肤,预防压疮发生。变换体位时,上半身连同头颈部应同方向同时进行翻转,避免躯体扭曲,禁忌颈椎前屈、后伸、侧屈和旋转活动。

3. 伤后第2天 ①在治疗师帮助下,开始床边四肢关节活动度、肌力训练,以及颈部肌肉等长收缩运动训练。其训练强度以病人感觉到轻度疲劳为宜,并且不能加剧颈部疼痛。②呼吸功能训练,例如深呼吸、辅助咳嗽、吞咽和胸廓运动训练等。

4. 伤后3~6周 ①去除颅骨牵引,改用颈围领制动3~6个月;②电动起立床训练,治疗因长时间卧床所致的失用性综合征及直立性低血压;③在颈围领保护下,可离床下地活动;④继续关节活动度和肌力及耐力训练;⑤进行平衡和步态功能训练。

5. 术后8~12周 拍摄X线片,若证实骨折已骨性融合后,方可去除颈围领。

6. 物理因子治疗 包括促进骨折愈合及治疗长期卧床并发症的理疗,例如超短波治疗,可促进局部血液循环、消炎退肿;低中频电刺激,防治失用性肌萎缩。

7. 避免长时间低头工作 工作时间每半小时颈部活动1次。1年内卧硬板床。

(二)胸腰椎损伤

适用于不伴有神经症状的稳定型脊柱骨折。

1. 卧硬板床3~4周 在患椎的后背部垫软垫,可根据椎体压缩程度和病人耐受性,逐渐调整软垫的厚度。不宜提倡过早下地负重训练,因为有畸形复发的可能,并遗留腰背痛后遗症,特别是老年骨质疏松病人。

2. 伤后1周内 在腰围保护下,严格制动。进行上肢和小腿部位肌肉和关节的主动运动训练。

3. 轴向翻身每2小时一次。

4. 伤后1周 开始腰背肌、腹肌的等长收缩训练。

5. 伤后2周 ①腰背肌功能训练:仰卧位,双足双肘和头部5点支撑,背部尽量后伸,使腰背部离开床面;②关节活动度训练。

6. 伤后4~6周 ①此时骨折已达临床愈合,病人可佩戴腰围下床活动,应保持脊柱过伸位,避免弯腰动作,行走时双手撑腰;②俯卧位腰背肌功能锻炼。

7. 伤后12周 经拍摄X线片证实,骨折已达骨性愈合,方可去除腰围保护。

8. 1年内卧硬板床、使用对腰部有良好支撑的座椅,避免弯腰工作,避免双手持重物。

二、脊髓损伤

经临床抢救后,病人的生命体征和病情稳定,同时脊柱骨性支持结构重建稳定后,即可开始康复治疗。

(一)急性期

1. 急性不稳定期(急性脊髓损伤后或脊柱脊髓手术后约2~4周内) 主要采取床边训练方法,防止制动综合征。

(1)保持正确体位:①仰卧位:四肢瘫痪者双肩向前。肩下垫的枕头要足够高,确保两肩不致后缩双上肢放在身体两侧的枕头上,肘伸展。腕关节背屈约 45°,手指轻度屈曲,拇指对掌。髋关节伸展,在两腿之间放置枕头,以维持髋关节轻度外展位。膝关节伸展,但要防止过伸。双足底紧抵住足板使踝关节背屈,后跟部位放置垫圈以防压疮,足趾朝上。②侧卧位:双肩均向前,呈屈曲位。屈肘,前臂旋后。上侧的前臂放在胸前的枕头上。腕关节自然背伸,手指自然屈曲。躯干后部放置枕头给予支持。位于下侧的髋膝关节伸展,上侧髋膝关节屈曲放在枕头上,与下侧腿隔开。踝关节自然背屈,上侧踝关节下垫枕头。

(2)定时更换体位:轴向翻身,每 2 小时 1 次。

(3)胸廓理疗:每天 3~5 次。

(4)在进行关节活动度和肌力训练时,应避免影响脊柱的稳定,要控制肢体活动的范围与强度。

(5)对瘫痪肢体进行被动关节活动度训练。

2. 急性稳定期(一般在急性不稳定期至伤后 8 周左右)

(1)继续上述康复治疗。

(2)训练时必须保持脊柱的稳定性,颈髓损伤者应佩戴颈围领,胸腰椎脊髓损伤者应佩戴腰围。

(3)瘫痪肢体关节的被动运动练习:关节被动运动时动作要轻柔、缓慢、有节奏,活动范围应达到最大生理范围,但不能超过,以免拉伤韧带。特别注意肩胛骨、肘、指、髋和膝关节活动度的保持。

(4)无论选择仰卧位或半卧位,双髋关节外展不宜超过 45°,预防内收肌痉挛和外展过度损伤内收肌。

(5)对脊柱稳定性良好者应早期开始坐位训练,及站立适应性训练。

(6)对颈髓损伤、呼吸肌麻痹的病人应训练其腹式呼吸运动,咳嗽、咳痰能力,以预防呼吸系统并发症并促进呼吸功能恢复。

(7)膀胱和直肠功能训练。

(二)恢复期(急性稳定期至伤后 12 周左右)

1. 肌力与关节活动度训练　重点是肌力 2~3 级的残存肌肉的肌力训练。

2. 垫上训练　在治疗师指导下进行,包括翻身动作练习、坐位训练、平衡训练等。

3. 轮椅操纵应用训练和独立移乘训练　一般在伤后 12 周,病人脊柱稳定性良好,坐位平稳训练已完成,并且可独立保持坐位 15 分钟以上时,可开始此训练。

4. 步行训练　一般在伤后 3~5 个月进行。

5. C_5 以上水平脊髓损伤病人使用电动轮椅,C_5 以下损伤者使用高靠背轮椅。T_{10} 以上水平脊髓损伤者使用 ARGO 支具进行功能性行走训练,L_2 以上脊髓完全损伤者使用长下肢支具进行行走训练,L_3 以下损伤者使用足托、肘拐进行实用性行走训练。同时可使用腰围,穿戴下肢弹力袜以减轻直立性低血压。

（陆廷仁）

第四节　周围神经损伤康复治疗

一、概述

根据受损神经的不同病理阶段分别采取相应的康复措施。康复治疗可分为急性期、恢复期和慢性期三个阶段。

1. 急性期　急性期是指损伤后(或手术后)的早期。

(1)固定:神经缝接术后,一般应固定 3~4 周,以减少神经缝接部位的张力,防止其撕脱和减少炎性反应。在此期间,应维持患肢的良好体位,并预防石膏或夹板所致的并发症。

(2)正常关节进行主动运动练习,维持其灵活性。

(3)外固定去除后,首先恢复由于长期固定而丧失的关节活动度(range of motion,ROM),以及感觉的再教育。

(4)正确使用夹板支具:当神经损伤后,其支配的肌肉麻痹,导致肌肉不平衡,软组织和关节发生挛缩。夹板支具可以维持肢体于正常位,防止继发性关节挛缩,从而达到增加功能目的。

2. 恢复期　当临床出现神经再生的体征时,康复重点是恢复感觉和运动功能,其中,恢复感觉功能尤为重要。

3. 慢性期　慢性期系指神经恢复已到极限,但是仍有明显的功能障碍。此期康复重点是功能代偿。首先全面评估病人现有的功能能力和活动受限情况,然后,根据具体情况给予处理。例如:为了改善病人的日常生活活动(ADL)能力,可采用适应性技术（adaptive techniques）及辅助器具；为了改善病人的功能，可考虑外科手术，包括神经探查、神经移植、关节融合或肌腱移位等。

二、常见周围神经损伤康复治疗

1. 臂丛神经 臂丛神经损伤的康复基础是使残留的功能发挥最大效益，同时充分利用正常部位的潜在功能。

（1）控制疼痛：大多数病人有烧灼性神经痛，如果疼痛问题不及时处理，则疼痛肢体就不可能操练和使用，并且会加重病人精神压抑，因此，首先要控制疼痛。其方法有：①矫形支具，支具能缓解患肢重量的牵拉而产生的疼痛；②经皮神经电刺激疗法（TENS）等。

（2）控制肿胀：神经根牵拉伤，特别是下臂丛损伤易伴发交感神经损伤，使血管紧张度减低而产生水肿，另外肌肉麻痹，唧筒作用减少时也会加重肿胀。防治措施有：①抬高患肢；②气压袋或夹板；③按摩及被动、主动运动等。

（3）防止挛缩和僵硬：对患肢进行适度的被动运动、主动助动运动和主动运动。

在臂丛不全损伤病人，由于拮抗肌的相应紧张和收缩，往往引起固定性挛缩畸形，对此，要进行拮抗肌反方向的被动牵伸活动，但必须防止肌肉过度疲劳，尤其是麻痹肌肉不要过度伸展。

（4）日常生活活动的训练：即日常生活活动的独立性训练和麻痹肢体的护理。

（5）发挥健侧肢体代偿作用。

（6）臂丛根性撕脱性损伤的预后大多不良，常需施行神经或肌腱移位手术。

2. 桡神经

（1）佩戴腕关节固定夹板，维持腕关节伸直、掌指关节伸直、拇指外展位；预防伸肌过度牵拉；协助手的抓握及放松功能。

（2）通过日常生活活动，对肌肉再训练，例如：抓握及松弛动作。

（3）对神经恢复无望者，可考虑重建伸腕、伸拇、伸指功能手术。

3. 正中神经

（1）神经修复术后，腕关节屈曲位固定3周，随后逐渐伸展腕关节正常位（大约术后4~6周）。

（2）手主动活动训练。

（3）用视觉来保护手部感觉丧失区域。

（4）日常生活活动辅助具使用，例如：佩戴拇外展夹板，预防拇指指蹼挛缩，并提供对指抓握功能。

（5）手的感觉再训练。

（6）预计神经恢复无望者，可考虑功能重建手术。

4. 尺神经

（1）佩戴掌指关节阻挡夹板，预防环指、小指的爪形指畸形。

（2）用视觉代偿，保护手尺缘皮肤感觉丧失区。

（3）预防神经恢复无望者，可考虑重建手内在肌功能手术。

5. 坐骨神经

（1）在临床观察期，应坚持主动和被动的患肢功能练习，夜间睡眠和白天练习间隙期，均采用支具将足、踝关节中立位固定，防止发生肌挛缩或固定性马蹄内翻足。

（2）预防足底皮肤神经性溃疡：①使用软底鞋；②避免足底长时间负荷；③预防冻伤、烫伤或刺伤；④用视觉保护足底；⑤每天清洁护理皮肤；⑥发现足底皮肤异常时，应及时对症处理。

（3）跟行足畸形：一般采用胫前肌腱移位代跟腱手术，术后采用膝下至足趾管形石膏固定足于跖屈20°~30°位，术后3周拆线，再改用石膏固定患足背伸0°位，3周后拆除石膏，开始行走练习。

（4）马蹄内翻足畸形：一般采用胫后肌腱前置术来矫正畸形。术后用管形石膏固定患足于过伸背伸位6周。拆除石膏后，逐渐施行足背伸运动练习。

（陆廷仁）

第五节　非化脓性关节炎康复治疗

一、类风湿关节炎

类风湿关节炎（rheumatoid arthritis，RA）的康复治疗是通过采用物理疗法与技术训练、矫形器具和能量保存与关节保护教育等措施，以维持或恢复功能及预防功能障碍。根据类风湿关节炎的病情变化，临床康复将其分为急性期、亚急性期和慢性期三个阶段，因为每个阶段的治疗目的和方法是不同的。

(一) 急性期

急性期病人常有全身体质功能的紊乱,此期治疗目标是减轻疾病症状和改善病人的全身健康状况。如果能在急性期减轻病人的痛苦和使其感到舒适,使其产生自信,比全力进行康复锻炼更为重要。急性期康复要素是休息、药物、夹板和受累关节的轻微运动。

1. 休息　当病人有畸形多发性关节炎时,应完全卧床休息。但是卧床休息时间要适度,并且要采取正确的卧床姿势。

2. 夹板治疗　夹板治疗可以消肿止痛,保护及固定急性炎性组织。

3. 轻微的关节活动　鼓励病人在极少的帮助下,进行主动活动。这种辅助运动练习方法可以减少炎症组织拉伤的可能性,而促进了在被动活动时不能被激发的本体感受反射。

(二) 亚急性期

1. 适度休息和运动　病人仍需卧床休息,但休息时间应逐渐减少。白天逐渐减少夹板固定的时间,到最后夹板仅在晚上睡觉时使用。进行肌肉等长收缩练习和助力主动练习。在扶车或他人支持下进行走路练习。

2. 作业治疗　对日常生活活动自理能力较差的病人,鼓励其尽量完成日常生活活动训练。有时需要改装某些生活用具结构,设计自制一些自助具,以改善生活自理能力。

3. 选择使用矫形器、夹板、拐杖或轮椅,可以减轻关节畸形发展,防止关节不稳定而再次损伤。

4. 在急性和亚急性期,可以使用紫外线、超短波、磁疗等物理因子治疗,有助于消炎、消肿、止痛。

(三) 慢性期

此期康复重点是采用物理因子治疗,以缓解肌肉痉挛和疼痛、改善关节及其周围组织的血液与淋巴循环,以减轻组织的退行性变,尽可能增加关节 ROM、肌力、耐力和身体协调平衡能力。

1. 物理治疗　例如:温热疗法、低中频电疗等。

2. 增加肌力和关节 ROM 练习　病人练习前,应先进行热疗,使肌肉、肌腱、韧带等组织松弛。增加关节 ROM 练习应该与控制这种运动的肌肉力量的练习同步进行,因为关节不稳定以及肌力不能控制会直接导致关节进一步损伤。对于关节炎病人,控制运动量是非常重要的。病人若过度运动产生疲劳,会失去对肌肉的控制,关节会在活动范围

的极限部位发生扭伤。

3. 关节保护技巧　参阅骨性关节炎的康复治疗。

4. 能量节约技巧　参阅骨性关节炎的康复治疗。

5. 对病人的宣传教育　包括有关疾病的科普知识、疾病可能造成的影响、预防措施等,其中应强调病人主动参与治疗的重要性。

二、骨关节炎

(一) 保持运动与休息之间的平衡

1. 休息与固定　一般病人无须卧床休息。当负荷关节或多关节受累时,应限制其活动量。骨关节炎(osteoarthritis,OA)急性期,关节肿胀疼痛明显,则应卧床休息,病变关节局部需要用夹板或矫形器做短期固定,并维持正确姿势。

2. 运动练习　根据病人的病情及耐受疼痛的程度,制订运动方案。运动应是渐进性,起始采用适度的方式,减轻受累关节的疼痛,逐渐增加关节活动度,通过肌肉再教育来增加肌张力,提高病人以同步方式完全放松与收缩肌肉的能力。若关节状况允许,可进行增强肌力和耐力的训练。一般而言,肌肉等长收缩练习适合急性关节炎病人;肌肉等张收缩练习,适合无急性炎症的病人或无关节生物力学紊乱的病人。

(二) 疼痛的处理

1. 控制活动量　骨关节炎的疼痛是关节使用过度的信号,因此,处理关节疼痛的重点是把体力活动限制在关节能耐受的范围。病变关节过度使用,不仅加剧疼痛,而且会加剧病变关节损伤程度。所以,骨关节炎病人的活动量应根据病变关节的耐受度来确定。

2. 物理因子治疗　包括热疗、冷疗和经皮神经电刺激(TENS)等。

(三) 夹板与辅助具的选用

夹板和辅助具常用于炎性疼痛或不稳定的关节,有助于消肿止痛及维持关节功能位,并且帮助病人用最小的关节负荷来完成日常生活活动。

(四) 教育

1. 关节保护技巧

(1)避免在同一体位下长时间负荷。

(2)维持良好的姿势,以减轻对某一关节的负荷。

(3)维持关节活动度、肌力和良好的关节对线。

(4)工作和活动的强度不应诱发或加剧疼痛。

（5）疼痛严重时，应避免关节负荷，不应过多活动。

（6）选用合适的辅助具。

（7）简化日常生活活动操作的程序，尽量减少关节不必要的负荷。

2. 能量节约技巧

（1）使用合适的辅助装置，在最佳体位下进行工作或日常生活活动。

（2）改造家居环境，以适应疾病需要；做好休息与活动之间的协调。

（3）维持足够肌力。

（4）对于病变关节，可在消除或减轻重力的情况下进行活动。

（5）保持良好姿势。

3. 预防　关节软骨组织随着年龄增长而老化，这是自然规律。但若注意预防，可延缓其进程或减轻其退行性变的程度。体重超重的中老年人，宜控制饮食、进行科学的体育活动，实行减肥，防止下肢各承重关节长时间超负荷；对儿童的各种畸形均应及时矫正；关节内骨折或关节邻近部位的骨折应准确复位，可以避免继发性骨关节炎的发生。

三、强直性脊柱炎

（一）教育

1. 使病人了解强直性脊柱炎（ankylosing spondylitis，AS）的发生、发展规律，认识到康复的意义及其长期性，从而采取积极的态度，主动参与治疗。

2. 帮助病人了解药物的作用和可能发生的副作用，及其处理方法，以免发生不必要的用药中断或发生不良后果。

3. 使病人认识到正确的行为和运动疗法的重要性，并给予指导。

4. 指导病人择医选药，鼓励和促进病人相互间的联系交流，鼓励病人保持乐观精神，使病人最大限度地独立生活，提高生活质量和社会适应能力。

（二）保持正确姿势

1. 卧床姿势　急性期病人要卧硬床垫休息，不垫枕，或使用特制的枕头，以保持颈腰部脊柱的生理弧度。侧卧位时可置一合适的枕头于耳下，以保持头颈与躯干处同一水平，避免受到牵拉。为了预防或矫正脊柱、髋、膝关节的屈曲畸形，每天应俯卧 3 次，每次 5 分钟，逐渐增加至每天俯卧 1 小时。避免长时期采用一种体位，仰卧和侧卧位可交替进行。

2. 坐位和站立位姿势　保持躯干挺直，无论行、坐、站都应记住挺身。站立时，头部应保持中立位，下颌微收；肩自然位，不下垂、不耸肩；腹内收；髋、膝和踝关节均取自然位。坐位时采用直角硬靠背座椅，椅子高度是使坐下时双足刚好平置于地面，膝关节呈 90° 屈曲。

（三）治疗性运动

适用的治疗性运动主要有三类。

1. 维持胸廓活动度的运动，例如：扩胸运动。

2. 维持脊柱灵活性的运动，例如：脊柱的伸展、屈曲和旋转运动。

3. 肢体运动，例如：肩髋关节的旋转运动和下肢伸展运动等。

这三类运动不能互相替代，最好一起进行练习。游泳既包括肢体运动，又有扩胸运动，还维持脊柱正常生理曲度，值得采用。但是，有些运动，如跑步，有加重症状的可能，特别是髋关节受累者不宜提倡。竞技体育也应避免。

（四）作业疗法

作业疗法旨在帮助病人解决因脊柱、肩、髋关节功能障碍所造成的日常生活能力不足。可以用颈围保持头部直立位；用脊柱矫形器矫正或预防脊柱畸形，并可以保持脊柱稳定。若病人下蹲、弯腰有困难时，可将蹲式厕所改为坐式；若髋关节受累时，可将坐垫加高，方便病人使用。

（陆廷仁）

第六节　人工关节置换术后康复

人工关节置换术疗效与关节骨骼的完整性、内植物相对的稳定性、关节周围的软组织条件（包括手术入路、术中软组织及韧带损伤情况）以及病人合作等因素有关。因此，人工关节置换术后（total hip replacement，THR）康复需从上述几个方面进行全面评定，制订康复方案，减少手术创伤所带来的不利影响，在不影响术后关节稳定性的同时最大限度地恢复关节功能。

一、全髋关节置换术后

1. 术后体位

（1）保持患肢外展中立位，避免术侧部位屈曲、内收、内旋，预防人工股骨头脱位。

（2）采用髋关节前外侧入路（Smith-Petersen 入路）的病人，由于对前方结构破坏较大（股直肌斜头、外侧肌群附着点）但对后方肌肉无影响，故术后康复锻炼尽量避免过度后伸及外旋，术后 1~3 天可置于轻度屈髋位，以利组织修复。

（3）髋关节后外侧入路，术中不切断臀中肌和臀大肌，保留髋关节外后侧两个最主要的稳定肌肉，而且修复梨状肌和股方肌，更有利于术后康复锻炼，增加术后稳定性。

（4）髋关节外侧入路，术中劈断大转子后再固定。骨骼稳定性受影响，故早期不宜进行过度功能锻炼。

2. 术后第 1 周

（1）术后第 1~2 天：①患侧踝关节主动活动练习；②臀部肌肉、股四头肌、腘绳肌的等长收缩练习；③病人可半卧位，但床头不可高于 30°。

（2）术后第 3~7 天：①渐进性增强肌力训练；②进行床上活动训练，例如：翻身、坐起、移动、坐到床边；③体位转移训练，从坐位到站位，从高椅或高床沿坐位站起。

3. 术后第 2 周

（1）床头抬高 45°~60° 的半卧位，但不能抬高床尾，避免髋关节过度屈曲。

（2）主动助动运动训练；侧卧位髋关节外展（不宜超过 60°），后伸 10° 训练。

（3）坐位时髋关节屈伸练习。

（4）增加髋周围肌肉渐进性肌力训练。

4. 术后第 3 周

（1）定时转换卧姿，可侧卧于健侧，两腿中间放置枕头，以保持患肢外展位。

（2）骑固定式自行车训练，做膝关节主动屈伸运动，及股四头肌、小腿三头肌和腘绳肌的肌力训练。

（3）负重训练，一般认为骨水泥型人工髋关节置换术后 3 周可下地负重，生物型人工髋关节置换术后 6 周可下地负重。对髋臼内植骨者，开始部分负重的时间要适当推迟。负重训练通常采用渐进性，即不负重—少负重—部分负重—完全负重。一般情况下，术后 12 周可达到全负重状态。

5. 术后 4~6 周

（1）继续上述肌力训练。

（2）重点是髋部肌肉的神经肌肉控制训练，进行主动和轻度抗阻力的运动。

（3）步态与平衡训练，当病人恢复一定的步行能力后，即可训练上、下楼梯。

（4）日常生活活动能力训练，包括体位转换、穿衣裤、穿鞋、如厕等。

6. 术后 7~12 周

（1）为了保证有效行走，重点练习髋部伸肌和外展肌。在安全范围内，进行闭合链和开放链的肌力和耐力练习。

（2）为预防髋关节脱位：髋关节屈曲不能大于 90°；内收不能超过中线，避免髋关节屈曲、内收、内旋位；身体向前弯腰不要超过 90°；术侧膝关节抬高不能超过髋关节；双下肢不要交叉。

7. 人工髋关节翻修术后康复　人工髋关节翻修术后康复方案与人工髋关节置换术后的康复方案基本相似，可参照进行。但是，前者的下地活动及负重时间应适当推迟。翻修术中在髋臼内大量植骨者，一般应在术后 12 周方可开始部分负重，术后 18 周使用单拐行走。

二、全膝关节置换术后

1. 术后体位　采用石膏托或膝关节支具，固定术侧膝关节于伸直位，并抬高患肢。使用弹力绷带包扎从足趾至腹股沟部位，或穿戴等张压力的弹力裤袜。

2. 术后第 1 周

（1）术后第 1 天：①踝关节和足趾关节的主动屈伸运动；②股四头肌和腘绳肌的等长收缩练习。

（2）术后第 2~3 天：当 24 小时引流量小于 50ml 时，可拔除引流管。若伤口愈合正常，即可使用 CPM 机训练。初起始角为 0°，膝关节屈曲为 20°；次日起始角为 10°，膝关节屈曲 30°，每次 1 小时，每天 3 次。以后每天增加 5°~10°，使膝关节屈曲达 90°。

（3）术后第 4~7 天：①病人可坐起，双手支撑床面，小腿下垂至床边，进行膝关节主动屈伸运动练习；②不进行 CPM 机训练时，允许在膝关节支具保护下进行 0°~90° 间的活动，而不会产生膝内、外翻。

3. 术后 2~6 周

（1）维持及加强股四头肌和腘绳肌的肌力与耐力训练。进行直腿抬高训练时，先进行屈髋的训练。

（2）在术后 6 周前，不进行髋内收和外展训练,因为过早进行这些训练,可能会影响到假体的愈合。

(3)负重训练:起始2周,应限于足趾触地,以后,递增为相当于体重的10%、25%、40%,但不应超过体重的50%。用骨水泥固定者可早期纵轴负重。采用生物型固定者,多数作者主张应推迟到术后6周负重,但也有作者认为,只要固定牢靠,骨皮质条件允许,也可早期负重。

4. 术后6周

(1)为避免负重导致膝关节内处翻畸形,仍需用膝关节支具保护。

(2)为加强肌力,可分别在90°、70°、50°、30°的条件下,进行多角度股四头肌的等长训练,及固定式自行车练习。

(3)在负重达到相当于体重的75%条件下,可进行神经肌肉本体感觉训练,逐渐恢复平衡功能。

(4)当负重达到体重的100%后,若病人平衡良好,可弃去拐杖,但患肢仍需膝关节支具保护。

5. 术后12周　可以不用膝关节支具保护,做接近正常的活动。

6. 人工膝关节翻修术后康复　与骨水泥型膝关节置换术后康复方案相似,可参照进行。但是,在胫骨结节再次截断后,仍用螺钉或钢丝固定者,直腿抬高练习必须推迟到3周后进行。施行股四头肌成型术后的病人,术后2周内膝关节屈曲不能超越术中所能达到的最大屈曲范围。

(陆廷仁)

第七节　关节镜术后康复

一、肩关节镜术后

(一)关节镜下前关节囊修复术(Bankart法)后康复

1. 术后体位　使用维尔波绷带固定,仰卧位,上臂下方垫入三角枕,适度抬高肘部,以免肩部三角肌前侧部分过于紧张。

2. 术后第1天,进行握拳和伸指的主动运动练习;在绷带外固定的保护下,进行肩关节的等长性肌力收缩练习;若病人情况允许,可下地行走。

3. 术后第2天,去除留置的负压引流管。

4. 术后2周内,可利用悬吊装置,进行轻柔的Codman运动练习和无痛性的肌肉等长收缩练习。

5. 术后3周,去除绷带,改用三角巾悬吊,开始肩关节的被动前屈运动,其训练活动范围不能超过150°。然后练习外展运动。

6. 术后4周,上肢下垂,开始肩关节被动外旋运动练习,其训练范围不可超过30°。

7. 术后6周,解除三角巾悬吊,开始肩关节外旋活动练习和各个轴向的运动练习,逐渐增大其活动范围,并开始渐进性力量练习。

8. 术后8周,开始肩关节周围肌肉的抗阻运动练习,增强肌力。开始上臂外展、外旋活动练习。

9. 术后14~16周,开始全范围活动。

10. 术后16周后,患肢逐渐恢复功能活动。

(二)关节镜下肩峰前成形术后康复

1. 术后体位　患肢下垂,肩关节中立位(0°旋转)固定,仰卧位,肘下垫枕适度抬高。

2. 术后第1天　手指主动活动练习,若病人全身情况许可,可下地。

3. 术后第2天　去除伤口的负压引流管,外固定更换为三角巾悬吊。

4. 术后1~3周　去除三角巾悬吊固定,在病人疼痛可承受情况下,进行肩关节主动运动练习。进行钟摆运动练习,以及患肢旋后、掌心朝上、前举上抬、外旋练习。开始时,可利用健肢帮助患肢活动。术后10~14天可进行轻微的患肢过头的活动。

5. 术后3周后　开始利用弹力治疗带,进行主动的肌力训练。早期关节ROM应小于发生撞击征的角度。练习包括:①上肢贴近躯干,肘关节屈曲90°位,进行抗阻外旋活动练习;②肘关节伸直位,上举至胸部平面,练习三角肌、肩袖和肩胛肌的力量。应注意,患肢过度上举有可能导致肩关节撞击征的发生,应予以避免。

6. 术后6周　肩峰成形术后,在肩峰下表面造成的骨松质粗糙面已愈合,此时允许进行上肢前举过头的力量性练习,并在可承受的范围内,逐步增加负重练习。

7. 术后12周内　避免患肢进行内旋位的单纯外展运动,预防产生撞击性疼痛。

必须指出：进行患肢上举过头的力量性练习前，患肢应达到完全的外旋活动度，这点很重要。因为当患肢上举时，肱骨大结节只有外旋才能避开肩峰之下，只有进行患肢沿肩胛骨平面的外展上举运动，肩袖和三角肌才能获得最佳的力量练习。为了患肢在负荷下完成练习，当患肢上举至肩关节平面时，上肢应逐渐旋后，造成肩关节的外旋。

二、膝关节镜术后

（一）关节镜下清理术和半月板切除术后康复治疗

1. 术后体位　患侧膝关节用弹力绷带加压包扎，采取伸膝位或抬高伸膝位。

2. 术后 1 周　①股四头肌的等长收缩运动练习；②直腿抬高练习，仰卧位，膝关节伸直抬高下肢至 30~40°，并维持 10 秒后放下，每日 2 次，每次 30 分钟；③开始膝关节 CPM 机训练，在 0°~60° 范围内；④术侧佩戴长腿膝关节铰链支具，使用双拐部分负重步行和膝关节屈伸活动；⑤术后第 4 天，负重约占 1/2 体重，术后第 7 天可完全负重步行。行走后如果出现关节明显肿胀时，应卧床，在床上进行股四头肌特别是股内收肌的等长收缩练习，然后再过渡到负重步行练习，不能强行屈伸膝关节，以免引起滑膜在关节内的挤压，加重滑膜充血水肿；⑥盘状半月板术后宜适当推迟开始负重的时间，并佩戴膝关节支具保护。

3. 术后第 2~3 周　①直腿抬高练习，每次 30 分钟，每天 2 次；②在病人疼痛耐受范围内，练习膝关节伸、屈活动，每次 30 分钟，每日 2 次。一般要求在术后第 3 周膝关节屈曲达到 90°。

4. 术后第 4~6 周　①加强膝关节屈曲活动范围练习，每次 15 分钟，每日 2 次；②加强伸膝练习，如压腿训练，使膝关节能完全伸直；③膝部肌力、耐力训练，先坐位练习主动伸膝，然后抗阻练习；④患侧单腿负重膝关节屈曲训练，屈曲范围 0°~45°，开始时进行双膝关节屈曲练习，随后过渡到患侧单腿膝关节屈曲，每次 30 分钟，每天 2 次，一般要求在术后 6 周，膝关节屈曲能超过 120°。

（二）前交叉韧带重建术后康复治疗

1. 骨 - 肌腱 - 骨移植固定重建前交叉韧带

（1）术后体位：术后包扎伤口，穿戴长腿防血栓袜，用冷敷垫，将患膝固定于伸直位。

（2）术后 1~2 周：①术后 48 小时，检查伤口，换敷料；②若无负重的禁忌证，可在膝关节支具伸直位保护下，撑双拐并根据病人对疼痛耐受程度进行部分负重；③术后 1 周，膝关节弯曲应小于 75°，以防止股骨骨栓脱落进入关节内；④术后使用膝关节连续被动训练器训练，2 周后停用；⑤股四头肌、腘绳肌、髋内收肌等长收缩练习，每次 15 分钟，每日 2 次；⑥髌骨被动滑移训练，手法应轻柔、缓慢，每次 5 分钟，每日 2 次；⑦冷敷一般使用 1 周，如有残余肿胀或关节血肿，可继续使用 1 周。

（3）术后 3~4 周：①肌力训练，如直腿抬高、腘绳肌抗阻收缩练习；②膝关节全范围被动活动，膝关节屈曲角度每天逐渐增加，直至屈曲至 120°，每次 15 分钟，每日 2 次；③本体感受器训练，使用固定式自行车，主动锻炼膝关节屈伸活动，和股四头肌、小腿三头肌、腘绳肌肌力。

（4）术后 5~6 周：①继续上述活动训练；②术后开始的 6 周内，使用膝关节支具，保持膝关节 0° 位行走，6 周后，改用膝关节功能支具，一直使用到术后 16 周。

（5）术后 12 周：可去除膝关节支具，开始动态性训练。

2. 半腱肌腱 / 股薄肌腱的前交叉韧带重建

（1）可参照骨 - 肌腱 - 骨移植固定重建前叉韧带的康复方案进行。

（2）重点是保护膝关节活动度，确保膝关节能完全伸直。使用膝关节 CPM 机训练，从最初的屈膝 30° 开始，以后每天增加 10°，直至 90°。

（3）术后 12 周，允许踏车、慢行。

（4）至少术后 16 周，可以恢复一般的体育活动。

（三）后交叉韧带重建术后康复治疗

1. 术后体位　使用后交叉韧带膝关节支具维持伸膝位。

2. 术后 1~2 周　①在休息时，膝关节支具应锁定于完全伸直位；②术后第 1 天开始，进行股四头肌的等长收缩练习；③在膝关节支具保护下进行助力主动和主动运动练习；④术后第 3 天开始膝关节 CPM 机训练，0°~30° 范围内；⑤直腿抬高训练和屈膝肌的训练，与前交叉韧带相反，后交叉韧带在膝部屈肌收缩时张力增加，因此，训练时应限制膝关节屈曲。

3. 术后 3 周　①增强膝关节在 0°~90° 活动范围内的训练；②佩戴膝关节支具并撑双拐开始部分负重行走；③本体感受器训练。

4. 术后 4 周　①增强股四头、小腿三头肌、腘绳肌练习；②增强载荷量，负重约占 1/2 体重。

5. 术后 6 周　佩戴膝关节支具，完全负重行走。也有学者主张：负荷训练应在术后第 6 周负重 25% 体重，第 7 周负重 50% 体重，第 8 周 75% 体重，术后 12 周方可完全负重 100% 体重。

6. 术后 12 周　解除膝关节支具固定，可进行动态性训练。

（陆廷仁）

第八节　截肢术后康复

截肢术后康复是以假肢装配和使用为中心，重建丧失肢体的功能，防止或减轻截肢对病人身心造成的不良影响，使其早日回归社会。

一、康复评定

（一）全面情况评定

包括病人年龄、性别、职业、截肢日期及原因、截肢平面、术后伤口处理、身体和精神状况、家庭经济状况等。目的是了解病人能否安装假肢，能否承受穿戴假肢后的康复训练，以及能否有终身穿戴假肢的能力。

（二）残肢评定

1. 皮肤情况　检查皮肤有无感染、溃疡、窦道以及骨残端粘连的瘢痕和皮肤血运、神经营养状况。

2. 残肢的形状　这对假肢的制作、装配很重要。虽然现代假肢技术很发达，可以制作适合各种形状残端的假肢，但是，圆柱形残端正逐渐取代圆锥形残端，从而减少因残端血液循环不良而发生的并发症。

3. 残肢畸形　残肢畸形直接影响接受腔的适配，大腿截肢的髋关节屈外展畸形、小腿截肢的膝关节屈曲畸形是最常见的畸形，一般均与截肢术后不良体位有关。

4. 残肢长度　它对假肢种类的选择、残肢对假肢的控制能力、悬吊能力、稳定性、步态和代偿功能等有直接影响。

5. 关节活动度　上肢的肩、肘关节 ROM 受限会直接影响上肢假肢的功能；下肢的髋、膝关节 ROM 受限会影响下肢假肢的代偿功能。

6. 肌力检查　对于下肢截肢，应检查患肢及全身肌力，特别是对维持站立稳定和行走的主要肌群的检查。如肌力 < 3 级，则不宜装配假肢。对于上肢截肢，残存肌肉的多少及其产生的肌电信号的强弱，是评定能否装配肌电假手的依据之一。

7. 疼痛评定　包括残肢痛及幻肢痛。

理想的残肢应该是：残肢有适当的长度，以保证有足够的杠杆力；残存关节保留原有的生理功能，并且关节无挛缩畸形；残端应有良好的软组织覆盖、无骨赘或神经瘤；残肢有良好的皮肤条件，瘢痕粘连少，无窦道溃疡。理想残肢穿戴假肢后，经过康复训练会有很好的代偿功能。

非理想残肢是相对于理想残肢而言，其不能完全满足理想残肢的条件，给假肢安装带来难度。一部分非理想残肢不符合假肢安装的条件；另一部分非理想残肢，即使能穿戴假肢，但是其代偿功能发挥不理想。对于这些非理想残肢就需要采取各种康复手段，使之成为理想残肢，为穿戴假肢创造条件。

二、康复治疗

（一）心理康复

截肢可对病人造成巨大打击，病人心理状态的变化一般经过震惊、回避、承认和适应几个阶段。在前两个阶段中，病人表现出悲观、沮丧、自我孤立于社会的态度，在家庭、婚姻、工作、生活等问题上，忧心忡忡。心理康复在于帮助病人迅速渡过前两个阶段，认识自我价值，重新树立自尊、自信、自立，对现实采取承认态度，积极、主动地参与康复。

（二）术后早期（伤口愈合期）

1. 术后可采用支具、夹板或皮肤牵引保持残肢固定于功能位。

2. 残端使用弹力绷带包扎，以防止肿胀，并促进残端的收缩定型。

3. 当疼痛缓解后，即可开始床上活动，包括健侧肢体的运动、腹背肌运动和呼吸运动，以防止全身性合并症。

4. 上肢术后 1~2 天可离床活动，下肢术后 1 周可扶拐下床活动。

5. 术后 1~2 周，应早期开始被动和助力运动，以改善残肢关节 ROM。并早期进行残肢肌群的主动收缩练习。

（三）假肢前期（从伤口愈合到假肢安装）

1. 残肢的皱缩定型　当伤口拆除缝线后，用弹力绷带包扎,包扎时应避免肢体出现循环障碍。每4小时重新包扎一次。

2. 残肢护理 残肢皮肤应经常清洗,保持干燥卫生。

3. 残肢脱敏 消除残端感觉过敏,使残肢能适应外界的触摸和压力,为安装假肢作准备。

4. 保持正常姿势 截肢后,由于肢体失去平衡,往往会引起骨盆倾斜和脊柱侧弯。若这种变形一经固定,其安装假肢后的步行能力会很大地下降。对此,应通过镜前矫正姿势训练来解决。大腿截肢后,髋关节常有屈曲、外展的趋势;小腿截肢后,膝关节常有屈曲的趋势,因此,从截肢术后第1天起,须每日坚持数次俯卧,预防产生不良姿势。平时保持髋、膝关节伸直的功能位。上臂截肢后,保持术侧肢体中立位;前臂截肢后,保持屈肘90°位。

5. 维持与改善关节活动度训练

(1)肩胛胸廓关节 ROM 训练:肩关节离断和上臂截肢者假肢动作的操作,经常依靠肩胛胸廓关节的运动来完成。训练方法:治疗师双手分别固定病人的肩胛骨下角和上臂残端,让病人主动做耸肩(肩胛上移)、外展(肩胛骨外移)、向下移动、内收(肩胛骨向脊柱方向移动)动作。

(2)肩关节 ROM 训练:训练肩关节外展、上举、后伸和内外旋动作。

(3)髋关节 ROM 训练:重点训练髋关节伸展和内收动作。

(4)膝关节 ROM 训练:重点训练膝关节伸展动作。

6. 增强肌力训练

(1)上肢截肢的肌力训练:在治疗师帮助下,让病人用力对抗外力,在不产生肢体运动的情况下(等长运动),分别完成残肢的屈曲、伸展、外展和内收的全力肌力收缩。上肢截肢后,残肢尽量保持外展及上举的体位和能力。

(2)下肢截肢的肌力训练:①小腿截肢者,应增强膝关节屈伸肌,尤其是股四头肌肌力训练;②大腿截肢者,术后1周开始主动伸髋练习,术后2周,若残端愈合良好,开始主动内收练习和髋关节的外展肌练习;③髋关节离断者,进行腹背肌和髂腰肌的练习。

(3)躯干肌训练:以腹背肌训练为主,并辅以躯干的回旋、侧向移动和骨盆提举等动作训练。

(4)健侧腿训练:下肢截肢后,其残侧的骨盆大多向下倾斜,致使脊柱侧弯,往往初装假肢时总感

到假肢侧较长。镜前做站立训练,矫正姿势,以在无支撑下能保持站立10分钟为目标。连续单腿跳,站立位的膝关节屈伸运动,目标是至少能连续屈伸膝关节10次以上。

7. 平衡训练 下肢截肢病人常有平衡功能下降,特别是大腿截肢病人。其训练过程包括:坐位平衡训练、膝手卧位平衡训练和跪位平衡反应诱发训练。

(四)假肢安装期

假肢安装好之后,在康复医师和假肢技师的指导下,根据假肢的功能设计进行操纵假肢的训练。

1. 上肢假肢的训练 主要包括假肢的操纵和使用训练。操纵训练包括穿脱假肢、各关节的运动、前臂的旋转和机械手的开合等。使用训练是在操纵训练的基础上,练习日常生活活动动作,例如:拿住汤勺、牙刷等。训练用的物体,可使用模型或实物来模拟日常生活。让病人学会假手辅助真手建立起正确的使用习惯,以便更好地利用假肢。

2. 下肢假肢的训练 下肢操纵训练包括穿脱假肢、逐步掌握站立、平衡、行走、起立等功能。使用训练有迈进后退、行走节律、上下阶梯、过障碍物以及搬运物体等动作。

(五)残肢并发症处理

1. 皮肤炎症、破溃、窦道、瘢痕、角化 常见原因有残缩皮肤不清洁,假肢接受腔潮湿、压迫、摩擦,尤其是残端的皮肤瘢痕更容易破溃。处理方法:①换药,清洁创面,对久治不愈的窦道需手术扩创,紫外线、超短波配合抗生素治疗,效果更好;②修整接受腔;③接受腔衬套应定期更换清洗;④使用硅橡胶制成的软袜套,套在残肢上,减少或避免皮肤瘢痕受压或摩擦。

2. 残肢关节挛缩 常见原因有:术后关节长期置于不合理姿势,如长时间残肢后侧垫枕或坐轮椅;截肢术后,残肢关节没有合理固定;瘢痕挛缩。术后尽早进行功能锻炼是预防挛缩的最佳方法。一旦发生挛缩,其纠正办法是:加强主动和被动的关节活动,更换体位,牵伸或用沙袋适度加压关节,严重者需手术治疗。

3. 残端骨突出外形不良 对较大的骨赘需手术切除。

4. 残肢痛 残肢痛原因较多,例如:神经瘤、残肢端循环障碍、残端骨刺、中枢性神经疼痛。处理方法:神经瘤切除,镇痛药等对症治疗。

5. 幻肢痛 其机制尚不十分清楚,目前大多数学者认为幻肢痛乃是运动知觉、视觉、触觉等的

一种心理学、生理学上的异常现象。处理方法：①心理治疗，可利用催眠、松弛、合理情绪疗法等；②理疗，如超短波治疗、低中频脉冲电疗等；③中枢性镇静剂；④其他，如针灸疗法、运动疗法及尽早穿戴假肢。

（陆廷仁）

参 考 文 献

［1］陆廷仁.骨科康复学 [M].北京：人民卫生出版社，2007.

［2］戴闽.实用骨科治疗与康复 [M].北京：人民卫生出版社，2007.

［3］王正国.创伤学基础与临床 [M].武汉：湖北科学技术出版社，2007.

［4］南登崑，黄晓琳.实用康复医学 [M].北京：人民卫生出版社，2009.

［5］张晓阳.骨科术后康复指南 [M].北京：人民军医出版社，2010.

［6］邱贵兴.骨科学高级教程 [M].北京：人民军医出版社，2010.

［7］叶伟胜，JUZI J T. 骨科康复实践 [M].北京：人民军医出版社，2010.

［8］BRADDOM RL. Physical Medicine & Rehabilitation [M]. 3rd ed. Philadelphia: WB Saunders-Elsevier, 2007.

［9］Delisa J A. Physical Medicine & Rehabilitation: Principles & Practice [M]. 4th ed. Philadelphia: Lippincott Williams & Wilkins, 2004.

［10］KISNER C, COLBY L A. Therapeutic Exercise [M]. 5th ed. Philadelphia: F. A. Davis Company, 2007.

第一百一十章
战伤外科概述

战伤外科学（war surgery）是研究战争条件下战伤的发生、发展规律，以及伤员救治的理论、技术和组织方法的一门学科。它是一般外科学的理论、技术在作战条件下的应用和发展。它既是外科学的一个分支，又是军事医学的重要组成部分。

战伤外科学与野战外科学（emergency war surgery or field surgery）两个术语常混同使用，但严格地讲，野战外科学是研究战场上如何进行外科救护和进行分级救治的一门科学，强调的是早期救治和相关的组织方法；而战伤外科学着眼于战伤救治的全过程，包括战伤的康复。

战伤外科学与平时的创伤外科学也有所不同，后者是研究平时一般创伤（如交通伤、工业创伤、生活创伤等）的基本理论和防治技术。相对地说，平时创伤外科是在较为安定的环境、较完善的设备和较充足的人力、物力条件下进行伤员的救治，多数情况下一次性伤员的数量较少；而战伤外科或野战外科是在战争环境中，常对成批伤员进行救治，战时环境常迫使医疗机构频繁转移，医疗人员有限，设备简单，时间紧迫，因而不得不将平时一个医疗单位可处理的创伤改为多个医疗单位分级救治，或称阶梯治疗（echelon），这就要求有不同于平时创伤救治的组织措施和工作方法。

战伤外科的基本任务是在战时运用适合于战时条件的组织管理和医疗技术救治伤员，提高伤员的治愈率和归队率，降低伤死率和残废率，维护战斗力和劳动力。

战伤外科学是在战伤救治的实践中发展起来的，一方面它随着武器和战争的发展而发展；另一方面，它也随着外科学，特别是创伤外科学的进步而进步。火药发明前，战伤仅为冷兵器伤，那时已有冷兵器伤的救治。公元前 11 世纪的西周时期，有周礼问世，其中"疡医"（相当于后世的外科医生）掌握疮疡、折伤（骨折）、金疮的诊治，这里金疮主要就是指冷武器战伤。公元 483 年（南北朝时期），刘涓子所著《金疮专论》是我国历代战伤处理的技术总结。

火器的出现使战争进入了一个新的阶段，同时战伤也发生了质的变化。18 世纪中叶，法国外科学家 Desault 提出了火器伤的清创术，主张将伤口切开扩大，清除伤口中的异物和坏死组织，充分引流，不做初期缝合，这与现代火器伤的治疗几乎完全相同。以后，他的学生 Larry 在拿破仑（1769—1821）时代参加过多次战争，注意了伤员救治的组织工作，在军队中建立担架队和救护队，采用快速救护车（flying ambulance）运送伤员，使战伤救治水平有了很大提高。英国 Pringle 在 1742—1758年曾任英军军医署长，是"红十字"思想的创始人。他曾提出作战时双方医院应当作为伤员的安全庇护所，敌方不得侵犯，这在 1743 年英法 Dettlingen战争中被法方接受，从而大大有利于伤员的救治。

战伤感染获得较好解决应归功于法国微生物学家巴斯德（Louis Pasteur，1822—1895），他采用加热灭菌（即巴氏消毒法）构成了外科消毒的理论基础。英国外科教授李斯特（Joseph Lister，1827—1912）根据巴斯德的理论，在整个手术过程中对手术室和手术台不断喷洒稀释的苯酚（石炭酸）溶液，使伤口化脓显著减少，手术死亡率大为降低。20世纪中叶，经历了两次世界大战和无数次局部战争，战伤救治已形成完整的系统和规范。中国人民解放军在几十年的国内外战争中也积累了丰富的战伤救治经验。新中国成立后，逐步建立和完善战伤外科的学科体系和医、教、研机构，先后出版了多本专著，特别是 1998 年黎鳌院士等主编的《现代战伤外科学》标志着我军现代化战伤外科学的学科建设和救治水平均有了新的进展。

第一节 军事作业、特殊环境与战伤

军事作业、特殊环境与战伤有着密切的关系。所谓战伤（war wounds），一般是指在战斗中由敌方武器直接或间接造成的损伤以及战斗行动或战争环境造成的损伤，统称为战伤，所造成的减员称战斗减员，列作战伤统计。战斗行动很多是通过军事作业来进行和完成的，不少是在特殊环境中进行的。军事作业和特殊环境因素本身就可造成伤害，成为战伤的一个部分，战伤又可因军事作业和特殊环境而变得复杂、严重。

一、军事作业与战伤

作业是为完成一定的任务而从事、进行、完成的行为、动作、劳动，与医学相结合，形成了"作业医学"（performance medicine），其目的是为增强人类作业的持久力、适应力和代谢率，抵抗、推迟、预防疾病的发生。"军事作业医学"（military performance medicine）是军事医学从伤病防治向能力医学拓展的代表性学科，注重维护军人的体能、智能、情景感知能力，注重巩固提高军人的军事作业能力。

军事作业可引发和加重战伤，主要发生于：操作、驾驶、发射武器，在高强度电磁和其他有害因素环境中作业，构筑军事防护工程，以及发生特殊事故等情况。以下分述几种重要而常见的作业伤害。

（一）噪声伤害

物理学认为，具有节律的周期性声响属乐声，无规律的不具有周期性特征的声响为噪声；卫生学认为，凡给人以烦躁感受和造成听觉危害的统称为噪声。在武器及某些军事装备在使用过程中产生的噪声称军事噪声，可分为脉冲噪声、稳态噪声和非稳态噪声。脉冲噪声主要发生于武器发射、炮弹爆炸、火药等爆炸；稳态和非稳态噪声主要发生于坦克、飞机、舰艇及有些装备的运转过程。危害较大的强脉冲噪声或长期接触较强噪声所引发的听觉器官损伤，其中如一次或几次暴露在很高强度的噪声，可导致"爆震性耳聋"（explosive deafness），此时常伴有冲击波的复合作用而发生鼓膜损伤以至听骨链骨折，除听力障碍外，还常伴有眩晕、恶心、呕吐等症状。

（二）振动伤害

振动（vibration）是物体在外力作用下以中心位置为基准呈往返震荡的现象。在军事作业中受到局部振动主要见于：武器射击、装备启动、车辆、舰艇和飞机的驾驶、炸药与弹头的爆炸，国防施工中使用风动工具、电动工具、高速旋转工具；而受到全身振动的主要发生于履带式坦克、装甲车等自行武器的行驶之中。振动造成伤害的影响因素主要有接触振动的强度和时间、环境温度和噪声以及重量负荷等。全身振动对健康的危害还与人体出现频率响应的共振有关。共振可造成相邻部位组织器官发生较大的位移而加重损伤。这种振动造成的脏器移位、牵拉和挤压可引发胸痛、腹痛；其造成的躯体重心位移，脊柱作用重力增大，肌紧张度增高，引致脊柱和关节发生退行性变，加重腰腿痛。局部振动可引发末梢神经感觉障碍；肢端动脉痉挛，出现白指现象（雷诺现象），这是振动病的典型表现；指骨、掌骨和肘关节等易发骨质疏松、关节变形，以至无菌性骨坏死。

（三）粉尘危害

国防施工和坑道作业中，粉尘问题突出，坦克开动，特别是开窗行驶时可受到大量尘土影响。粉尘对人体的危害取决于粉尘的数量、化学成分、分散度、浓度、硬度、溶解度、电荷性和爆炸性。人体经呼吸道吸入粉尘后，通过多种清除功能，可将进入呼吸道的97%~99%的粉尘排除，1%~3%的粉尘沉积在体内。沉积在体内的粉尘可引发肺尘埃沉着病，粉尘沉着症，有些粉尘可诱发呼吸系统肿瘤（如石棉、放射性矿物粉尘等）。此外还会引发呼吸道炎症、哮喘，铅、砷、锰粉尘等可导致中毒。这些危害中以肺尘埃沉着病最为常见和重要，硅沉着病（矽肺）又是其中最多见的一种。

（四）有害气体危害

在军事作业中，人员常会接触到多种有害气体，如炸药爆破产生的爆烟，密闭工事和坦克舱内火炮发射产生的火药气，导弹化学推进剂的燃气，地下工事和坑道内的挥发性有机物等。不少情况下会受到多种有害气体的复合作用。在密闭空间发生燃烧、爆炸时，有害气体的危害尤为严重。常见的有害气体可概括地分为刺激性气体和窒息性气体。刺激性气体常见的有氯、氨、光气、氮氧化物、氟化氮、二氧化硫、三氧化硫等。窒息性气体常见的是一氧化碳、氰化物、硫化氢和甲烷等。

(五) 军事训练伤

军事训练是和平时军队工作的一项中心任务，是提高部队战斗力的根本途径，如若训练不当，可引发军事训练伤(military training injury)，简称军训伤。军事训练伤是指，军事训练直接导致参训人员发生的组织器官功能障碍或病理改变，简称军训伤。军训伤主要包括：①骨关节损伤；②软组织损伤；③下腰部损伤；④炎症；⑤非特指类(训练所致的非运动系统的其他损伤和相关疾病)。军事训练导致的运动性疾病包括：过度疲劳、低血糖、晕厥、运动性贫血、运动性蛋白尿和运动性血尿。

军训伤中的"应力性骨折"是新兵基础训练中很常发生的一种严重损伤，多发生于胫骨和股骨。应力性骨折的第1周发生活跃的破骨性再吸收活动，是骨的塑形重建反应期；第2周可出现内外骨膜骨痂，如继续参加剧烈的训练运动，约1/3的病例可于第2周末出现显微骨折；再吸收完成于第3周末；第6周骨痂形成最多。因此诸多学者认为应力性骨折是骨塑形改建过程中，骨的再吸收消除速度超过修复重建速率，并在过多应力作用下由细微损伤积累所致。核素骨扫描技术，能在应力性骨折早期发现局部异常的骨代谢活动，有利于早期诊断和防治。

(六) 火箭推进剂事故伤害

火箭推进剂在导弹、卫星、载人飞船发射和武器装备现代化建设以及未来"天军"建设中具有重要地位。火箭推进剂包括：①液体推进剂(如肼类、烷类、液氮液氯等)；②低温推进剂(沸点 −145~−153℃)；③固体推进剂；④固液和液固推进剂。火箭推进剂多具有强烈毒性，在生产、转注、运输、储存、加注、卫星和火箭装配、测试、发射和载人飞船回收及推进剂废液、废气和废水处理，设备检修等多种推进剂作业过程中，均有可能发生着火、爆炸，造成烧伤、中毒和窒息，引致箭弹毁坏，人员伤亡，并造成环境污染。低温推进剂还可造成冻伤。

据不完全统计，40多年来国外共发生火箭推进剂突发事故300多起，死亡300多人，中毒400多人，烧伤200多人。我国也发生过几起事故，导致人员伤亡和中毒。火箭推进剂造成的伤害主要包括：①对呼吸系统的损害，可导致窒息和肺水肿。②对血液系统的损害，造血功能受抑，红细胞血红蛋白变性，发生高铁血红蛋白和溶血。③对肾脏的损害，导致肾病综合征、间质性肾炎。④对肝脏的损害，引致脂肪肝、胆汁淤积、肝细胞变性坏死。⑤对中枢神经系统的损害，神经细胞发生病变，导致神经运动、感觉功能失常，有时发生神经衰弱综合征，严重的急性中毒可致脑水肿。⑥缺氧窒息，事故环境缺氧，推进剂本身就是化学性窒息剂。⑦低温冻伤，一方面深低温致冻伤，另一方面这些推进剂有些毒性很大，导致冻伤和中毒复合伤。

鉴于火箭推进剂的危害，必须严格执行作业防护。一旦发生事故，对多类损害除按创伤战伤基本原则处理外，必须尽量缩短有害接触时间；远离毒害物所迅速展开各种防护措施，如急救、洗消、后送；有效使用化学防护(利用化学反应解毒)、药物防护(如从事偏二甲肼作业、预防性使用维生素 B_6，氮氧化物中毒时吸用剑宏单兵急救气雾剂等)，以最大限度减少伤亡，消除后果。

(七) 潜水作业伤害

在潜水环境中，气压高于常压，即形成高气压，高气压对人体的作用包括压力本身的机械作用和高压气体的生理病理效应。不当的潜水作业造成的伤害主要包括潜水气压伤和减压病。潜水气压伤是在潜水或加压减压过程中，发生人体与潜水装具之间或含气脏器内外之间产生明显压差而导致的损伤，如肺内压过高或过低于外界气压而发生肺气压伤。减压病是机体因所处环境气压减压速度过快或幅度过大，以致减压前溶于体内的气体超过饱和和极限，由溶解状态转为游离，形成气泡而造成伤害。如正确进行潜水作业，特别是遵守减压程序，可避免这些伤害的发生。

(八) 航空环境作业伤害

大气层的低界为地面或海面，顶界高度约5 000km，大气层由低到高可分为对流层(其顶界因纬度和季节不同而有数 km 至十几 km 不等)、平流层(在对流层以上，顶界扩至 50~55km)、电离层(平流层以上的 50~70km 范围)，现代航空作业的高度范围主要在对流层、平流层和平流层下层。航空作业危害主要来自低气压及气压剧变(会导致高空胃肠胀气、高空减压病、体液沸腾、肺机械性损伤、中耳及鼻窦的气压性损伤)，高空缺氧，高过载负荷(加速度、惯性力)。在航空中受到的加速度的大小用"G"值表示，加速度由足到头为正加速度(用 +GZ 表示)，由头到足为负加速度(用 −GZ 表示)。人对 +GZ 耐力范围当处于松弛状态平均为 3.7G，使用抗荷服及主动完成抗 G 动作，耐力范围可增至6.0~6.5G，现代高性能战斗机可产生 +9GZ 加速度，人体难以适应,成为威胁飞行员安全(致意识丧失等)的重要因素。在航空作业环境温度急剧大幅度变化时,纵然飞机舱室装备,防护服装可抵御这些变化,但在座舱盖失落,弹射离机等情况下,受到寒冷袭击,隔热性强、透气性差的防护服又会形成热负荷。此外,航空作业中还可能发生飞行空间定向障碍和错觉而导致严重后果。因此,人—机—环的相互协调是航空作业的关键所在。

(九) 航天环境作业伤害

航天器在发射(上升)段,返回(再入)段,航天救生等过程中,要受到超重、冲击过载、振动等重力因素的影响。在上升过程中的加速过程中,物体重量取决于地心引力及加速而形成的惯性力的矢量和,当重力环境超过地球重力环境时称为"超重",使人受到过载的作用,此时体重增加(超重),肢体活动受限,运动协调性变差,操作效率降低,血液流体静压增大,血液沿惯性力方向转移。飞行器以第一宇宙速度(7.9km/s)飞离地球,飞行器绕地球飞行所产生的离心力与地球引力的方向相反,大小相等,则物体处于无重量状态,即为"失重"。失重是航天作业过程中特有的、持续起作用的、最重要的因素。失重会对心血管系统、血液系统、水盐代谢、免疫系统、骨骼肌、骨骼系统等产生不良影响。对前庭系统的影响引致错觉和航天运动病。航天员航天运动病的发病率高达40%~60%(苏联上升号和联盟号飞船)、39%(美国阿波罗飞船)。初期主要表现倦怠、淡漠、嗜睡、无力而后胃部不适、恶心、出冷汗、呕吐,常呈进行性发展,如不设法终止,终将导致身体衰竭。空间的电离辐射问题也需关注。银河宇宙射线主要有高能节电的粒子流,包括原子(约占85%)、α粒子(约13%)和重粒子(约2%),这些粒子能量高、贯穿能力强,难于防护,主要生物效应是致癌和遗传效应。由此可见,航天作业可能引发多种危害,防护、防治这些危害,正是"航天医学"的任务。

二、特殊环境与战伤

作战和其他军事活动多是在一定环境中进行的,其中许多特殊环境与战伤密切相关,有些特殊环境本身就可导致伤害,有些环境因素可使战伤变得复杂而严重。环境和作业又是互相联系的,很多军事作业就是在特殊环境中进行的。现代战争又会影响、恶化环境,从而危害人群。

环境包括自然生态环境(热带、寒带、高原、海域、荒漠、航空、航天等环境),人工特殊环境(人工气象环境、人工密闭空间、人工电磁环境等)和社会心理环境(各种社会心理因素所构成的环境)。以下分述几种重要特殊环境伤害及其与战伤的关系。

(一) 冷环境、冷损伤

人类所处环境温度,裸体时感觉最适宜气温27~29℃,维持生命活动最适宜体温是36~37℃。在寒冷环境中,人体通过增加产热、减少散热,维持体温相对恒定。人体具有冷习服、冷适应能力以抵御冷环境。但如处于冷环境过冷过久,则会发生冷损伤。冷损伤主要包括:①冻结性冷损伤,即冻伤:在高寒环境,组织温度降至-3.6~-2.5℃时迅即冻结,组织细胞发生直接损伤。冻结组织复温融化后,组织中血液恢复,继而发生渐进性微循环障碍,间接导致组织缺血坏死。②非冻结性损伤:长期停留于寒冷、潮湿环境中,即使气温在冰点以上(一般为0~10℃),亦可导致肢体或局部组织冷损伤,主要发生冻疮、战壕足、浸渍足。③低体温:体心温度低于35℃称为低体温,又称冻僵。按体温降至不同程度,分为轻度(35~32℃)、中度(32~28℃)、重度(<28℃)。合并创伤时,低体温死亡率增高,分度标准向较高温度偏移,分别为36~34℃、34~32℃和<32℃。如落入水中,由于水散热极快,更易发生和加重低体温。严重低体温导致冻僵冻亡。

(二) 热环境热损伤

在热环境军事作业时,一方面受自然环境热影响,另一方面作业在微小环境局部气温也会明显升高,夏季坦克装甲车内温度一般在40℃以上,有时高达50℃;防化部队穿着不透气的防护服,极易发生热损伤,环境过热或在热环境中剧烈体力活动,军事作业而引发的急性过热疾病统称中暑。中暑,分为先兆中暑、轻症中暑和重症中暑三类,其中重症中暑又分为热痉挛、热衰竭和热射病。重症中暑的病死率国外报道为17%~70%,我国为5.6%~33.3%。应积极采取综合措施予以防治。

(三) 高原环境伤害

地理学将海拔500m以上称为高原,医学则指3 000m以上地区。我国海拔3 000m以上地区占国土总面积的1/6。高原自然环境对人体的危害因素包括:大气压下降(一般海拔每升高100m,大气压下降5mmHg)、氧分压降低,太阳辐射和紫外线作用、电离辐射增强(3 000m高原一年宇宙射线比平原约大3倍)、寒冷、大风、干燥等,核心是高原缺氧。高原环境伤害主要包括急性高原病、慢性高原病以及长居高原下到平原后的脱适应。急性高原病分为轻型、重型(高原肺水肿、高原脑水肿);慢性高原病分为高原衰退症、高原红细胞增多症、高原心脏病和一般的慢性高原病。对大批部队急进高原时尤应注意适应习服和防治急性高原病。

(四) 航海环境伤害

航海环境包括航船的外环境和内环境。外环境主要指海洋气象和海上风浪,内环境含有物理、化学和生物学因素。人员在航海环境中会受到这许多有害因素的综合复合作用。海上作战会造成比陆上作战更多的减员,其中战斗减员的阵亡直接原因中,重要器官损伤占一半以上,其次为大血管损伤、骨折和窒息。溺亡是战斗减员的另一重要原因。非战斗减员主要包括精神性疾病、营养不良、食物中毒、胃肠疾病和皮肤病。舰员落水浸泡在海水中可发生海水浸泡伤害,导致低体温、高渗性脱水、感染和组织继发损伤发生早而重,血流动力学发生明显改变。烧伤、创伤(如部位伤)合并海水浸泡多使伤情明显加重,并随浸泡时间延长而迅速恶变,伤死率增加。需提及的是对浸泡后的损伤组织进行清创时,平时判定组织活力的依据("3Cs")——肌组织颜色等不能作为失活组织的判定依据。

(程天民)

第二节 战伤救治组织和工作特点

(一) 现代战争的特点

现代战争主要表现为高科技局部战争,与以往战争相比,其战争的性质、目的、制胜因素等并未改变,仍然服从于一般战争的基本规律;不同之处是战争的规模、时间、空间和作战手段发生了变化,并具有以下一些特点:①一定的可控性:其战略目的达到时,可随时结束战争。②战场空间空前扩大:前后方界限模糊,交战双方的行动呈现大纵深、多层次、全方位的特征,甚至形成海、陆、空、天(外层空间)、电磁"五维一体"的高立体对抗。③作战实效显著提高:由于高技术的应用,军队的机动能力、打击能力、保障能力和作战效率均有大幅度提高。战争爆发更加突然,战场情况瞬息万变,战争进程大大缩短。新型夜视器材的使用,可全天候和日夜连续作战。④整体作战:空、海军及特种部队参战的比例增大,从事技术支援和后勤保障的人员比例亦增大(海湾战争中,多国部队的后勤人员占其总兵力的50%)。⑤作战手段增多,作战方式变化大:各类精确制导武器正在逐步取代传统武器而充当战场主角;电子战贯穿战争全过程并渗透到战争的各个领域;空战、夜战的地位上升;综合运用各种手段向对方全纵深实施多层次、多方向的整体打击,已成为高技术条件下的基本作战方法。由此使得伤员的类型、数量和分布也相应发生了重大变化。⑥广泛使用C3I系统,作战指挥逐渐自动化:C3I系统的电子计算机为核心,集指挥(command)、控制(control)、通信(communication)和情报(information)于一体,从而使指挥效能和整体作战能力大为提高。随着C4I(在C3I基础上加上计算机 computer)系统的出现,指挥控制系统进一步向数字化方向发展。⑦作战物质消耗巨大,后勤保障任务艰巨:美国发动的海湾战争,前后仅42天,耗资竟达611亿美元。由此可以想到各种后勤物质(包括医疗用品)供应的艰巨性。

(二) 战伤救治组织

战伤救治工作的组织形式大体经历了就地救治、后送救治和分级救治三个阶段。在早期战争中,军队没有健全的医疗机构,战伤伤员多留在战场附近就地治疗。随着战争规模的扩大,对战伤救治工作进行了初步分工,较好的医疗设备放在与前方保持一定距离的较安全的地方以开展治疗工作。这样,就地治疗便逐渐被后送救治所取代。19世纪后,又逐步发展了分级救治体系,其主要内容是:①建立医疗后送体系,编设各级救治机构,并配备相应的后送工具;②规定各级独立救治任务和范围;③建立统一的医疗文件,记录和传递伤员各阶段救治信息,以保证救治工作的连续继承。分级救治(连抢救组,营、团,师救护所,一、二线和战略后方医院)将医疗与后送相结合,在救治上分级分工,前后继承,保持救治工作的连续性;在技术上由低到高,互相衔接,保证救治措施逐步完善。

(三) 战伤救治工作的特点

1. 伤员数量增多、伤情严重复杂 如前所述,现代战争中,由于武器的高科技含量增加,因而杀伤威力和精度均有所增加;此外,还出现了许多"面杀伤"武器(如油气弹、集束炸弹等)。所有这些,使得武器的杀伤力大为增加,伤员的数量也随之显著增加。

作战时,常有不同的杀伤武器同时使用,有些武器(如油气弹)本身就具有多种杀伤因素。因此,同一伤员可能同时受到几种杀伤因素的作用,伤情必然更为严重和复杂。与过去战伤相比,现代战争中,烧伤、大血管伤、多发伤、复合伤均有所增多,休克、感染等并发症的发生率和伤员死亡率也有所增加。

2. 战地环境 伤员的救治常在战地环境下进行,安全性、交通运输条件和医疗设备等均较差。如敌方使用远程武器或进行空袭,则无论前方和后方、城镇和乡村,都可能受到敌方的袭击,到处都可能出现伤员,分级救治系统可能受到干扰和破坏,伤员救治工作将更为困难。

(王正国)

第三节 战 伤 分 类

战伤是指战斗中由敌方武器直接或间接(如壕沟被敌人炮火轰塌所致的挫伤或挤压伤等)对人员造成的损伤,或因战斗行动及战争环境(如放哨时冻伤、急行军引起的行军足等)造成的损伤统称为战伤。战伤所致的减员称战斗减员。战时发生的各类事故(如翻车、枪支走火等)造成的意外损伤属于非战斗减员,不作为战时统计。

战时分类,或称检伤分类,是为了统一术语、诊断和治疗原则,以提高后送质量和便于日后的经验总结及研究。按规定,在团一级医疗机构进行战伤分类并填写伤票,供各级医疗单位参考。战伤分类的方法有以下几种。

(一)按致伤原因分类

1. 冷武(兵)器伤 是指刀、刺刀、剑、戟等锐器所致的损伤。现代战争中,在个别情况下(如白刃战)可出现刺伤、切割伤及砍伤。锋利兵器所致切割伤创缘整齐,周围组织损伤较轻,如及时处理,较易愈合;砍伤创缘多不整齐,周围组织损伤和污染较重,并常伴有不同程度的挫伤或撕裂伤;深部刺伤可刺破重要脏器或大血管,极重者可导致死亡。

2. 火器伤 包括枪弹伤和弹片伤。枪弹伤是指被各种枪支的弹头击中后所致的损伤。以往制式弹头多为7.62mm弹,手枪弹初速约为450m/s,步枪弹初速约为735~865m/s。20世纪60年代末,研制5.56mm和5.45mm的高速枪弹,初速约为900~1 000m/s,致伤力明显增加,常造成更为严重的损伤。弹片伤指炮弹、炸弹、手榴弹、地雷、鱼雷、常规弹头导弹等爆炸后的弹片向四面飞散而使人体造成的损伤。弹片初速大、速度衰减快、引起的污染较重。钢珠弹伤也是一种弹片伤,因钢珠为球形,在飞行中遇到的阻力较大,减速快,近距离击中人体时常造成严重多发伤,稍远处因动能减少,击

中人体后常形成非贯通伤。

3. 烧伤 近代战争中常使用各种纵火武器,如凝固汽油弹、磷弹、铝热弹、镁弹、火焰喷射器等,因此,烧伤发生率显著增高,大当量核武器爆炸时,光辐射引起的烧伤则更为严重。

4. 冷伤(冻伤) 因暴露于寒冷环境所造成的损伤,可分为冻结性损伤和非冻结性损伤两种。冻结性损伤即冻伤(frostbite),系暴露于0℃或更低温度后皮肤或皮下组织的组织液冻成结晶,由此而造成的损伤。非冻结性损伤包括冻疮(chilblain,暴露于16℃以下的潮湿空气中)、浸渍足(immersion foot,低于10℃水中12小时以上时)和战壕足(trench foot,暴露于10℃以下的潮湿环境中)。暴露于寒冷环境中而引起全身性体温降低,当中心温度低于35℃时称之为体温过低,即冻僵(total freezing)。

5. 冲击伤(震荡伤) 因冲击波作用于人体而造成的损伤,包括动压伤和超压伤。动压可使人员受撞击或被抛掷而致伤,常引起皮肤挫伤,内脏出血、破裂和骨折等损伤。超压可使实质脏器发生出血,特别是人体含气器官(如肠腔、肺、听器)产生牵拉和爆裂,从而导致严重出血或破裂。实战中超压和动压常同时致伤。

6. 化学武器伤 战时敌人使用化学战剂造成的人员损伤称为化学武器伤。化学战剂的种类很多,如神经性毒剂、糜烂性毒剂、全身中毒性毒剂、窒息性毒剂、失能性毒剂、刺激剂等。

7. 核武器伤 核爆炸所产生的人员损伤称为核武器伤。核武器的杀伤因素有光辐射、冲击波、早期核辐射(以上三种为瞬时杀伤因素)和放射性沾染。人员因核爆炸致伤后可发生烧伤、冲击伤、放射烧伤和复合性损伤。

8. 其他 战时双方战斗人员格斗或摔跤,被击倒在地面致伤,即所谓打扑伤,或被推至悬崖造

成跌落伤,等等。

(二) 按致伤部位分类

可分为头、颈、胸腹、脊柱、骨盆、上肢、下肢等部位。近代战争中受伤最多的部位为四肢和头部（表110-1）。抗美援朝战争中,我军为总结专科救治经验,也曾将各部位战伤分为颅脑、眼、耳鼻喉、面颌、腹部、骨盆、脊柱脊髓、四肢和大关节等部位伤。

表 110-1　近代战争身体不同部位受伤的发生率

受伤部位	苏联卫国战争[(前)苏联]	抗美援朝战争(中国)(某几次战役)	朝鲜战争(美国)	越南战争(美国)	概算/%
头部	7.0%~13.0%	15.04%~24.28%	24.28%	12.0%	12
颈部	0.5%~1.5%		—		1
胸部	7.0%~12.0%	7.61%~8.65%	8%	7.20%	8
腹部	1.9%~5.0%	5.72%~8.90%	6%	7.10%	5
骨盆	5.0%~7.0%	1.31%~4.63%			3
脊柱	0.5%~1.5%	—	—	—	1
上肢	29.0%~45.0%	22.47%~29.00%	26%	22.8%	30
下肢	30.0%~40.0%	31.41%~34.90%	44%	40.6%	40
其他	—	—	—	10.70%*	

注:*其中90%为竹签伤

（王正国）

第四节　战伤救治原则

现代战争中,由于武器的发展和作战方式的变化,战伤的种类、数量、伤情均与以往有所不同。尽管如此,战伤救治的原则却没有改变。它们是:①先抢后救,先重后轻;②科学分类,分级救治;③后送中连续监测与治疗;④早期清创,延期缝合;⑤整体治疗。

一、急救

阵地抢救是战伤急救的第一步,我军是以群众性的自救互救与连队卫生员急救相结合的方式进行早期现场救护的,急救中需熟练应用以下五大技术,即通气(ventilation)、止血(hemostasis)、包扎(bandaging)、固定(fixation)、搬运和后送(transportation and evacuation),现分述如下。

(一) 通气

1. 指征　伤员的头面颈部常有创伤,面部及口唇因缺氧而呈青紫色,呼吸困难,有痰鸣或气道阻塞,呼吸急促,甚至窒息。

2. 操作

(1)手指掏出术:急救者用手指伸入口腔内将碎骨、碎组织片、凝血块等掏出。

(2)托下颌角术:适用于颅脑伤或火器伤造成舌后坠者,伤员常伴有深度昏迷,甚至窒息,急救时将伤员取仰卧位,急救者用双手将伤员两侧下颌角托起即可解除呼吸道阻塞。

(3)环甲膜穿刺或切开术:适用于窒息伤员而以上措施不见效时,方法是将粗针头1~3根刺入环甲膜,如出气量少,应尽快改用手术刀将环甲膜切开。

(4)其他:在团、师救护所,遇有气道阻塞伤员可酌情作气管插管或气管切开术。

(二) 止血

阵地及营、团救护所主要对周围血管伤进行紧急止血,内脏出血需在师救护所或之后的医院进行手术止血。周围血管战伤约占战伤伤员的1%~3%,但以往战伤因出血而致死者占战伤死亡人数的30%~40%。出血部位有以下几种:①动脉出血:血色鲜红,速度快,呈喷射状;②静脉出血:血色暗红,速度慢,呈持续涌出状;③毛细血管出血:血色多为鲜红,自伤口缓慢流出。

止血方法如下:

1. 指压法 用手指压住动脉在骨骼表面走行的部位,如头部出血,压颈总动脉,其后方为第5颈椎横突;上肢出血,在腋窝中点将腋动脉压向肱骨头,使腋动脉止血;或用4指指腹将肱动脉压向肱骨干,使肱动脉止血。下肢出血,可用拇指向耻骨上支压迫股动脉止血。

2. 加压包扎法 在出血处用急救包压迫创口包扎并抬高患肢,多可有效止血。如效果不理想,可加敷料,再用绷带或三角巾加压包扎。

3. 屈曲肢体加垫止血法 多用于肘或膝关节以下出血,在无骨关节损伤时可以使用。前臂出血时,在肘窝部加棉垫或绷带卷,肘关节屈曲;上臂出血时,在腋窝加垫,上臂紧靠胸壁;小腿出血时,在腘窝加垫,屈膝;膝或大腿出血时,在大腿根部加垫,屈髋,然后用三角巾或绷带将位置固定,即可止血。怀疑有骨折时禁用。

4. 止血带止血法 只用于四肢伤的大出血,止血带下面放上衬垫物。常用的有以下两种:①橡皮止血带(图110-1):体积小、重量轻、操作简单,特别适用于现场急救,但掌握不当易发生损伤;②加压充气止血带:充气止血带与体表接触面积大,施压均匀,并能精确控制压力,从而减少局部组织损伤。目前应用的PT-1型充气止血带,由止血外带、充气囊、打气球、气囊塞组成(图110-2)。它不仅适用四肢大血管出血,还可对体表的特殊部位,如颈、肩、背、臀、腋下、腘窝等进行止血,而一般止血带却无此功效。应用时,先在出血部位放置5~10层纱布敷料,再将充气囊放在敷料上,环绕肢体或躯干包裹止血带,然后轻轻充气加压,直至出血停止。通常止血所需的压力较低,使用时间可延长至2~3小时。

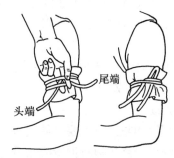

图110-1 橡皮止血带止血法(上肢)
(引自:吴公良等.野战外科学.上海:
上海科学技术出版社,1981,280)

使用止血带注意事项:①必须有醒目标记,注明上止血带和松止血带时间。相当于营一级救护

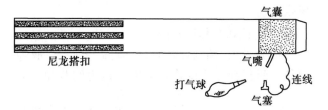

图110-2 PT-1型加压充气止血带

机构应当特别注意检查纠正及拆除不必要的止血带。大血管损伤伤员指定后送团、师级医疗机构做确定性手术。②上止血带前应加垫几层布类,以免损伤皮肤;松紧要适宜,以能止血为度,既能阻断动脉血流,又不致损伤局部组织。③止血带的标准压力,上肢为250~300mmHg(33.3~40.0kPa),下肢为300~500mmHg(40.0~66.7kPa),无压力表时以刚好止住出血为宜。④每1小时放松1次,以恢复正常血流,见有渗血后再扎上,通常约2~3分钟,松开时要密切注意,防止大出血。⑤上止血带的位置应靠近伤口的最近端,不强调标准位置,也不受前臂和小腿的双骨骼限制。⑥上止血带的全部时间不能超过5小时(冬季可适当延长),因止血带远端长时间缺血、缺氧,有大量组胺类毒素产生,突然松解止血带,毒素易被吸收,引发止血带休克或急性肾衰竭。如止血时间已超过5小时,而肢体确有挽救希望,应先作深筋膜切开术引流,同时观察肌肉血液循环。在输血、输液后再松开止血带。⑦因上止血带时间过长,远端肢体已有坏死时,应作截肢。在原止血带的近端皮肤消毒,加上新止血带,然后松解原止血带,将皮肤消毒好行开放截肢术。

5. 塞填止血法 先用1~2块大纱布贴于伤口上,再用无菌敷料填入伤口内压紧,外加大型敷料加压包扎,或用粗线等将皮肤拉拢(不要缝紧),使腔内有一定压力而易于止血。此法止血常不够彻底,且易引起污染,故一般仅作为血管结扎后伤口仍有渗血时的辅助止血方法。

6. 结扎法 如伤员到达营、团救护所,可使用止血钳夹住出血的血管残端,然后进行结扎。如伤口显露不够,伤口内结扎血管有困难时,可于伤口近侧附近另作切口结扎动脉,但位置不要过高,以免增加肢体坏死的机会。

7. 其他 各种止血粉、止血海绵、止血纱布,以及兼有止血和抗感染的各种敷料均可酌情使用。

(三)包扎

伤口包扎是为了保护伤口免受再污染,并可止血、止痛和制动。在战地,卫生员均备有橡皮布密封,并经消毒压缩的制式三角巾急救包、四头带和绷带。

1. 三角巾　使用三角巾(图110-3)时,两底角打结应为外科结。解开时可将某一侧边及其底角拉直,即可迅速拉开。三角巾可折叠成条巾状作为悬吊带或作为肢体创伤的包扎,展开时可用于包扎躯干或四肢的大面积创伤,但需防止松动移位。

三角巾包扎有展开式和折叠式两种。展开式用于躯干或肢体有广泛损伤时,如一块不够,可用两块连结在一起进行包扎;折叠式是将三角巾折叠多次,形成带巾或带式三角巾,所需宽度由折叠的层数调节,适用于头、下颌、眼、膝、肘、小腿及手部较小伤口的包扎,压迫止血作用较好。

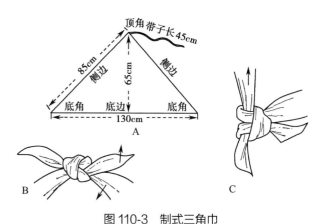

图 110-3　制式三角巾
A. 规格;B. 三角巾打结法;C. 三角巾解法
(引自:吴公良等. 野战外科学. 上海:上海科学技术出版社, 1981,281)

2. 四头带　有条带 4 根,长约 160cm,缝在长纱布垫上(图110-4),也是用橡皮布包好,并经压缩和消毒。用于四肢伤时不易滑脱,对于胸部伤更方便。橡皮布可压在纱布垫的外边,以增加密封效果。

3. 绷带　包扎方法随受伤部位不同而相应变换。包扎时稍紧些有利于伤口敷料的固定和加压止血。但用于躯干及腹部伤包扎时,其效果不如三角巾。

(四) 固定

固定是为了减少疼痛,防止再损伤。其适应证为四肢骨折、脊柱骨折和四肢广泛软组织伤。

在火线,卫生员不可能随身携带足够数量的预制夹板,因此,尽量利用简便材料,就地取材,如树枝、竹板、木杆、弹箱板、纸板等,也可使用枪支或健肢来固定伤肢,以达到稳定骨折的作用。自体固定时,上肢缚于胸壁,下肢与健侧固定在一起。固定时应尽可能将骨折肢体牵引正直。固定器材的长度要超过骨折部位的上下关节,突出部位要用毛巾、纱布垫等盖上,肢端(趾或指)要露出,以便观察血循环。

伤员被送至营救护所时,要重新检查包扎、固定情况。此时可改用配备的轻便器材,如三合板、铁丝夹板等。新研制的塑料夹板,在 60℃ 热水中软化,此时可在伤肢外塑形包扎,冷却后能维持原形,起固定作用,配备有折叠式四肢通用夹板或充气夹板时,也可应用。

(五) 搬运和后送

搬运是指将伤员从负伤阵地搬至隐蔽地,以防再次受伤;后送是将伤员按阶梯治疗原则从连队送至各级救护所和医院。

1. 搬运　火线搬运主要为徒手搬运,如单人搬运法、双人搬运法等。不同部位伤有不同的搬运方法,但都应遵循如下原则:昏迷伤员要注意保持呼吸道通畅,防止窒息;颈椎伤应有人协助牵引和固定头部;脊柱、脊髓伤要避免身体弯曲和扭转,平抬平放,并宜用平板或俯卧姿势。

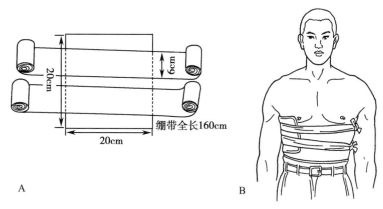

图 110-4　四头带急救包
A. 规格;B. 四头带在胸部伤的应用
(引自:吴公良等. 野战外科学. 上海:上海科学技术出版社,1981,285)

2. 后送 凡重伤员搬运到隐蔽处所并加以简易处理后，应在附近做明显标记，以便后续救护人员容易寻找和迅速后送。

战地多采用担架或门板后送，在山地或丛林地带，1 个伤员常需 4~6 人抬行；当到达较平坦的路段，尽量用车辆后送；在水网地区则可用船只或其他漂浮工具后送。中越边境冲突时，常用直升机后送伤员。由于后送及时，争取了早期救治的时间，因而可挽救不少危重伤员。

二、分级救治

分级救治任务由连抢救组、各级救护所（medical aid station）和医院完成。

（一）连抢救组

连抢救组（medical aid station of company）由连副指导员牵头，以连卫生员为骨干，抽调战士、担架员 6~8 人，组成抢救组，其任务是积极寻找伤员，实施火线抢救；集中隐蔽伤员，联系后送；指导自救互救工作。连抢救组的救治范围是开展五大技术，即通气、止血、包扎、固定和搬运后送。

对呼吸、心搏骤停伤员，应立即清理上呼吸道，做口对口或经口咽腔行人工呼吸，同时做体外心脏按压。对张力性气胸，在锁骨中线第 2、3 肋间用粗针穿刺排气，口服或注射止痛药、饮水、保温等方法防治休克；口服抗菌药物以防治感染；对较大面积烧伤，要用急救包等布类保护创面，对磷烧伤的创面，要用清水冲洗和湿敷（无水时可用尿）；对有放射性沾染的创面，用纱布去污后包扎伤口，全身初步除沾染，漱口；对化学毒剂伤，要及时注射相应的解毒药，洗消伤口并包扎。

（二）营救护所

营救护所（medical aid station of battalion）由所长（军医）、军医、卫生员等组成，其救治任务是：前接火线伤员，补充与纠正急救措施，填写战伤登记本，做好后送工作。具体的救治范围是：将临时止血带换成制式止血带；对上呼吸道阻塞的伤员做环甲膜切开术或气管切开术；对张力性气胸做胸腔穿刺排气；口服止痛片或注射止痛镇静剂，注意防暑、防冻，有条件时做静脉补液；口服或注射广谱抗菌药物，对化学毒剂伤和有放射性沾染伤口做补充急救和伤口洗消，用厚敷料包扎伤口。

（三）团救护所

团救护所（medical aid station of regiment）（海军码头救护所、空军乙级场站救护所）救治人员包括所长、军医、司药、X 线技术员、化验员、护士、卫生员等。其救护任务是：前接各营伤员，组织收容分类，实施紧急救治；组织核武器杀伤区、化学武器染毒区的伤员抢救；认真填写伤票；留治 1 周内可治愈归队的轻伤员；做好后送工作。具体的救治范围是：纠正包扎、固定，必要时应更换敷料，改用制式夹板，有条件时可行骨外固定术；对出血伤员，除去止血带，行钳夹或结扎止血；对休克伤员做静脉输液；对心跳、呼吸骤停的伤员行体外心脏按压和人工呼吸，静注强心药物；对开放性气胸做加固封闭包扎，张力性气胸用带有单向引流管的穿刺针排气，血气胸做闭式引流术；对进行性颅内血肿和有脑疝形成的伤员，扩大弹片出、入口的骨孔，排除积血减压；对出现的筋膜间隙综合征做筋膜及其间隙充分切开减压；对尿潴留伤员，做留置导尿或耻骨上膀胱穿刺术；对有再植可能的断肢（指、趾），可将断端妥善保存，附加冰块，与伤员一起尽快后送，以备再植；对烧伤创面清洁处理后包扎，及早后送；对磷烧伤创面要取除磷颗粒，用 1% 碳酸氢钠湿敷；对放射性沾染伤员，继续排除胃肠道内沾染物；对化学毒剂伤者，肌注抗毒剂，局部洗消，酌情进行洗胃，服吸附剂，注射强心剂，吸氧；继续口服或注射广谱抗菌药物，对未接受破伤风免疫注射的伤员，一侧肢体肌注破伤风类毒素 0.5ml，另一侧肌注破伤风抗毒血清 1 500~3 000U；填写伤票，做好后送工作。

（四）师救护所

师救护所（medical aid station of division）（海军支队救护所、空军甲级场站救护所）包括所长、军医、医助、护士、卫生员以及医疗保障组（药材供应、检验室、X 线室、消毒供应室）和生活保障组。其救治任务是：前接收容各团伤员；组织收容分类；实施早期治疗；补充、填写伤票，对留治的伤员填写野战病历；参加核杀伤区、化学染毒区伤员的抢救和组织早期救治；留治 2 周内能治愈归队的轻伤员；做好后送工作。救治范围是：实施紧急手术，包括对大血管损伤做修补、吻合或结扎术；对呼吸道阻塞行紧急气管切开术；对开放性气胸做封闭缝合，张力性气胸行闭式引流；实施胸、腹腔探查止血，对损伤脏器进行缝合、切除、修补、吻合或造口等手术；对有颅内压增高的伤员，做开颅减压和清除血肿；做完善的清创术。此外，要积极抗休克，静脉输注晶体和胶体溶液（包括全血和回收血）等综合治疗；对冲击伤、挤压伤、复合伤要尽早确诊，及时救治；继续抗感染，肌注或静注广谱抗菌药物；对未接受过破伤风自动免疫的伤员，补注破伤风类毒素和破伤风抗毒血清;参加核杀伤区、化学染毒区伤员的抢救和组织早期治疗;对不宜后送的危重伤员及术后伤员留治观察;隔离治疗传染性疾病;填写伤票和野战病历。

(五) 一线医院

一线医院(frontal hospital)(集团军医院、海军医院船、空军医院)主要由野战医院担任,根据任务又可分为分类后送医院、野战轻伤病医院和野战传染病医院,其救治任务是:完善早期治疗;留治1个月内能治愈归队的伤病员;实施部分专科治疗;前接伤员。救治范围包括:继续师救护所救治范围的工作,根据条件做部分专科手术(如确定性截肢、血管修复、颅脑清创探查、腹腔脏器修复手术等);对复合伤和多发伤伤员,要特别注意远隔部位伤;危重伤员行紧急手术(可边抗休克边做紧急手术),但应掌握先重后轻原则;对休克伤员,可进行综合治疗,必要时进行成分输血;积极防治创伤后严重并发症;对核、化学武器复合伤实施早期治疗;做好后送工作。

(六) 二线医院

二线医院(base hospital)(战区基地医院)主要指配置在战区基地兵站的综合医院和专科医院(如烧伤专科医院、放射伤专科医院、毒剂伤专科医院等),由就地的驻军医院、中心医院、地方医院担任。其救治任务是:实施专科治疗;留治2个月内能治愈归队的伤员;将限期内不能治愈的伤病员或治愈后不能重返前线者转送至战略后方医院;收治附近的伤病员。救治范围包括:实施较完善的专科治疗;继续全面抗休克;对内脏并发症做综合治疗(如肾透析,机械人工呼吸,心、肺、脑复苏等);继续全身抗感染;前接、后送伤员;救治核、化学武器伤伤员。

(七) 战略后方医院

战略后方医院(strategic-rear hospital)主要配置在战略后方的综合医院、专科医院和康复医院,由当地的总医院、教学医院、中心医院、驻军医院和地方医院担任,是战时伤病员救治的最终阶梯。救治组织接近于平时医疗单位。其主要任务是:①综合医院和专科医院:收治战役后送来的伤员,实施专科治疗和最终治疗;对痊愈后能继续服役的伤病员及时组织归队,对痊愈后不能继续服役的伤病员转康复医院或荣军医院;对晚期战伤进行功能重建和晚期治疗;对残疾伤病员做伤残等级评定和相应处理;②康复医院:对慢性伤病员和功能欠佳、不能继续留队服役者进行功能恢复的康复治疗;对伤残者进行矫形、物理、体育等晚期康复治疗。

三、核战争条件下的伤员救治

(一) 杀伤区抢救

核战争(nuclear war)条件下,可在瞬间产生大量伤员,涉及范围广,杀伤区(antipersonnel area)内可能受到放射性落下灰沾染,发生工事、桥梁、建筑物倒塌破坏,以至火灾。因此,需与防化、工程、运输部门及友邻救治机构等相互配合,互相支援,以共同完成抢救任务。现介绍以下几个主要步骤。

1. 迅速组成伤员抢救队 伤员抢救队以师一级医院、地方区县医院等为骨干,以参战民兵分队、担架队为基础组成。每抢救队又分若干抢救组,抢救组要独立承担一定区域的伤员抢救任务,其人数视抢救地区和伤员数量而定。较为理想的人员组成是:卫生员2~3人,担架人员10~12人。抢救人员要做好简易防护(如戴口罩、脖子上围毛巾、扎好裤脚袖口等),但到极严重沾染区(1G$_y$/h以上)时,应穿防护衣并尽量乘车进入现场。进入沾染区前,可口服碘化钾1片,并佩带个人剂量仪,有条件时可服用抗放射损伤药物。沾染区内要控制停留时间,如需较长时间,抢救人员可进行轮换。

2. 抢救队进入杀伤区前的准备 首先应与有关方面联系,初步判断杀伤区位置和大小,估算伤员数量,然后划片分段,同时进入抢救。划片分段应按杀伤范围、伤员数量和分布、地形地貌、道路、风向及战斗情况而定。如杀伤区无敌人占领时,可将杀伤区大体上分成几个纵向的带状抢救区,由前向后搜索伤员,或分为人字形抢救区,向两侧的侧后方搜索伤员。城市等地区受袭击时,可根据街道、实际地形和伤员数量等作相应的划分。

3. 快找、快救、快送伤员 快找到伤员才能快救,各抢救组可疏散队形,并结合掌握的有关人员分布信息,依次寻找伤员。发现伤员后要迅速就地急救和运出杀伤区。如不可能运出,可选择利于隐蔽、无放射性沾染的地点将伤员临时集中。地爆时应选在上风向或放射性云集区两侧。在集中地点,由卫生员对伤员进行抢救,除沾染和组织伤员后送。

杀伤区内应先抢救危重伤员,主要任务是开展前述的五大技术,覆盖烧伤创面,简易抗休克和普遍口服长效磺胺。

对伤员急救后,利用各种交通工具组织尽快后送,以离开杀伤区。后送时,应进行分类,对各种严重损伤(如大出血、休克、胸腹冲击伤、严重脑外伤、严重骨折、大面积烧伤等)的伤员,能步行者,组织他们迅速转移,离开现场。

(二) 核武器伤伤员的早期救治

与一般早期救治机构的任务基本相同,可酌情扩大或缩小,但应强调以下几点:

1. 早期救治机构尽可能先前配置。小型核武器袭击时,一般按扇形配置在杀伤区周围;百万吨级当量核武器袭击时,也可配置在杀伤区内,但应无放射性沾染地段,且地形隐蔽,靠近水源,交通便利。

2. 区分有放射性沾染和无放射性沾染的伤员,对有放射性沾染的伤员,要进行洗消。

3. 注意闭合性冲击伤的诊治。

4. 注意急性放射病和放射性复合伤的早期诊断,并采取积极抗感染和抗出血等措施。

5. 中度以上的放射病或放射复合伤,争取在极期来到前后送,轻度者可酌情留治观察。

(王正国)

参 考 文 献

[1] 陈文亮,甄树德,李占春.战伤救治工作的组织体制和工作方法 [M].// 黎鳌,盛志勇,王正国.现代战伤外科学.北京:人民军医出版社,1998,10-27.

[2] 赖西南.伤员分类 [M].// 陈惠孙.野战外科学.北京:军事医学科学出版社,2000,10-11.

第一百一十一章
火器伤

用火药作动力来发射投射物（如弹丸、弹珠、弹片）的武器称为火器，火器所致的损伤称为火器伤。历次战争表明，火器伤是常规武器战争中最多见的伤类。在平时，因暴徒枪击或枪支走火等情况而造成的火器伤也时有发生。现代战争中，由于高速武器的应用，使得火器伤的伤情更为严重和复杂，反映在创伤弹道上也有一些新的特点。现代战争常无明确的前后方之分，许多地方医务人员均会参加战伤的救治工作。因此，不仅外科军医，而且一般的外科医生，都需掌握创伤弹道学的基本知识和现代火器伤的处理方法，以便使火器伤得到优良的救治。

第一节　创伤弹道学

【概述】

创伤弹道学（wound ballistics）是研究枪弹或弹片等投射物击中人体后在体内的运动规律及其致伤机制的一门分支学科，也是介于创伤学与弹道学之间的边缘性学科，是指导进行火器伤清创术的主要理论依据。

我国创伤弹道学的实验研究始于1979年。虽起步较晚，但进展较快。1988年我国主持召开第六届国际创伤弹道学会议，1991年有专著出版。1981年以来，已召开十余届全国创伤弹道学学术交流会。从会议交流的论文看，其研究范围明显拓宽，除继续探讨弹头、碎片等投射物和爆炸冲击波的致伤机制外，对特殊环境（如高原）条件下火器伤的致伤特点、防爆武器的研制和微型破甲弹等新型武器弹药的致伤效应和机制也进行了相应的研究。在研究的手段上更多地运用了生物模拟系统和计算机模拟图像分析。有些研究成果已应用于军标的制定、弹药威力优化设计和防暴器材的研制。投射物致伤规律和机制的研究，为战伤救治提供了理论指导，从而提高了救治水平。远达效应的研究也取得较大进展。

1994年，在俄罗斯圣彼得堡召开了第七届国际创伤弹道学会议。会议强调，对创伤弹道学的研究内容应有所拓宽，特别是要研究爆炸性武器的致伤效应。以地雷伤为例，其致伤因素有冲击波、弹片、继发投射物、火焰、有毒气体和燃烧不全产物等。地雷爆炸后除可产生局部损伤外，还可形成全身挫伤，震荡综合征。伤后1小时给予抗生素和尽早手术，可限制继发性坏死，消除合并损伤的相互加重作用。采用数学和计算机模拟不稳定投射物所致的瞬时空腔形成和组织损伤，其结果与生物实验的实测数据相吻合。

【研究方法】

1. 临床研究　结合实际病例，研究战伤的临床病理特点和诊治，对伤死者做病理解剖学检查。

2. 动物实验研究　给实验动物（如猪、狗、羊等）造成投射物伤，进行局部和全身的各项检查，以及实验治疗等研究。

3. 生物模拟物研究　用枪弹或弹片射击肥皂、明胶、黏土等肌肉组织模拟物，应用微秒级X线摄影、肉眼观察等手段，分析投射物所造成的破坏及其发生机制；研究投射物速度、质量、形状等因素与致伤效应的关系。

【致伤机制】

因速度等因素不同,投射物的致伤机制也不相同。

1. 直接切割和挤压 投射物击穿组织后,在其前进和与组织接触的过程中,消耗了能量,由此切割和挤压组织,形成所谓原发伤道。这是低速(<340m/s,即声速)投射物的主要效应。如未伤及重要脏器和大血管,则损伤不严重,且与冷兵器(如刺刀等)戳伤相似,因为能量极少传给周围的组织。手术时见到的伤道损伤是此类投射物损伤的全部情况,无其他隐藏的损伤。

2. 瞬时空腔 只有在投射物的撞击速度>340m/s 时,生物体或其模拟物内才会产生瞬时空腔,这是高速投射物具有较大破坏效应的主要因素。高速投射物穿入体内后会迅速释放能量,此时,被猛烈向前和向外加速推动的局部组织将能量吸收,并且在投射物通过后继续运动,形成了比投射物直径大 10~20 倍以上的空腔。空腔在数毫秒之内达最大,腔内压力低于大气压力,旋即因组织的弹性回缩,迅速呈搏动方式缩小,最后留下永久性的狭窄伤道。一般说,对于相同的组织来说,吸收的能量愈多,瞬时空腔的体积愈大,组织损伤的范围也愈广泛。未被投射物直接击中的邻近部位组织,也可能因压力波作用而发生不同程度的损伤。

弹性较大的大血管和神经可被推至一旁,但血管内膜可引起损伤。

瞬时空腔通过以下两种方式引起组织损伤:其一是极度膨胀过程中使周围组织产生急剧移位,并超过其弹性限度,此时常沿筋膜和肌纤维方向发生撕裂和毛细血管出血,相当于"撕裂"伤;另一是空腔塌陷时造成的损伤,系介面上压力波反射或瞬时空腔膨胀时积聚在组织内的弹性能释放所致,相当于"牵拉"伤(图 111-1)。

瞬时空腔持续仅数毫秒,肉眼是看不见的。借助于高速摄影、微秒级 X 线摄影技术,可以清晰地记录空腔形成与消失的过程,同时还可看到空腔搏动现象。空腔形成期间,因负压作用,出入口附近的污物可被吸至伤道内;当弹丸击中人体时,入口处体表附近的衣服碎片等也可能被带入伤道内。

笔者等曾做过如下的试验:在室内靶道用 7.62mm 弹丸射击 50m 远的肥皂靶,撞击速度为 700m/s,肥皂块厚度 30cm(由 10 块厚 3cm 的肥皂块合并而成),紧贴出口侧的肥皂块处放置一块厚约 2cm 的木板。当弹丸穿过肥皂块和木块后,木板被击穿时所形成的碎屑,被倒吸至肥皂块中的"伤道"内达 24cm(图 111-2)。在肥皂块两端包有棉衣的另一次模拟试验中看到,整个肥皂中的"伤道"内均粘有细碎的棉花,空腔形成最大的部位黏附得最多。

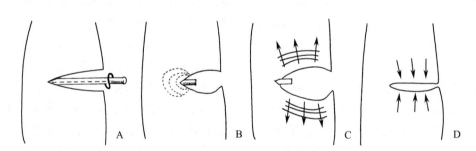

图 111-1 投射物对组织的四种致伤效应
A. 切割;B. 挤压;C. 撕裂;D. 牵拉

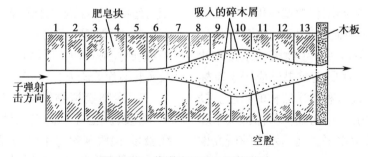

图 111-2 伤道出口吸入污物试验

近来的研究表明,以往对瞬时空腔的作用可能有所夸大。例如,文献上大多记载,瞬时空腔的最大直径约为投射物直径的30~40倍,但这种情况并不多见。又如以往都认为空腔内的压力约1.01×10⁴kPa(100atm),而实际上这是指作用时间极短的冲击波,真正空腔移位引起的组织压力仅约405.3kPa(4atm)。

3. 冲击波作用　投射物在击中组织表面时会产生很强的冲击波,在组织中以水中声速(约1 500m/s)传播,并在击穿组织的投射物之前运行(图111-3),其峰压值约为 1.01 × 10⁴kPa(100atm),但作用时间仅 2 μmin 左右。一般认为,它的致伤作用不大;但也有人认为,远离伤道部位所发生的损伤可能与冲击波的传导有关。

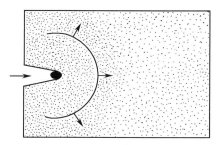

图 111-3　高速弹丸穿入明胶块的图解
在弹丸的前面冲击波按约 1 500m/s 的速度,
以球形的方式向四周传递

4. 体内继发投射物作用　投射物击穿人体后,将能量传给伤道内的组织,这些组织(主要是骨组织)碎片,接受能量后以接近于原发投射物的速度向各个方向扩散,由此击伤其他脏器和组织,增加了损伤范围。

5. 血流扰动作用　投射物穿入组织瞬间,向四周释放大量的能量,并形成一个压力急剧上升的高压区,同时向周围作加速运动。在此过程中,当周围的压力远大于血管内压力时,血管将发生塌陷,管内血流压力急剧升高十几倍,由此形成了血流扰动波。血流扰动波在管路系统内不断反射、传播,可使远隔部位的组织产生损伤,如射击狗双后肢时可发生肺、心、脑斑点状出血等改变。

【决定伤情的因素】

投射物致伤时,其伤情取决于两方面的情况,一是投射物本身的致伤力,二是组织或脏器的解剖学特点。前者包括投射物的质量、速度、形状、结构成分、稳定性等,其中以速度和稳定性最为重要;后者包括组织或脏器的密度(比重),弹性,坚韧度,黏滞性和含气、含液情况等,其中以密度和弹性与损伤的关系最大。

1. 投射物的速度　投射物之所以具有致伤力,是因其含有动能,并在击穿组织时,其能量被组织所吸收。动能的公式如下:

$$KE = \frac{mv^2}{2}$$

式中 KE 代表动能(J),m 代表质量(kg),v 代表速度(m/s)。

由上式可知,动能大小主要取决于投射物的质量和速度两个因素(在有效射程内,加速度可忽略不计)。在投射物速度不变的条件下,质量增加几倍,动能也同样增加几倍。若质量不变,动能增加的倍数与速度的平方相一致。例如,质量增加一倍时,动能也增加一倍,但速度增加一倍时,动能却为原来的四倍。

如投射物停留在组织内,则致伤所释放的能量等于投射物的总能量;如投射物穿过组织,则离开出口的投射物仍有一残余速度或存速(remaining velocity),据此可算出致伤期间所释放的能量。

$$致伤所消耗的能量 = \frac{m(v_1^2 - v_2^2)}{2}$$

式中 v_1 为撞击速度或着速(strike velocity),v_2 为存速。

2. 投射物的稳定性　投射物的稳定性与致伤力关系很大。在空中飞行时,投射物愈不稳定,则愈易翻滚,其结果是缩短了射程,降低了精确度,从而削弱了致伤力。穿入组织后,愈不稳定,则接触的组织愈多,从而加大了致伤力。投射物的稳定性与其形状和结构有关。形状不规则的投射物飞行时很不稳定,阻力中心位于重心之前的投射物也不稳定。例如,各种箭和标枪,其形状规则,阻力中心在重心后面,故飞行中极其稳定,自空中落下时头先朝下;而枪弹等投射物,其阻力中心在重心之前,加上本身的不对称性等因素,使其运动时易产生偏离飞行轴线的摆动,即偏航(yaw)(图111-4A)。当偏航过度时,则弹丸发生翻滚,甚至弹头倒转,称为翻转或翻滚(tumbling)(图111-4B)。一般步枪枪管内刻有螺旋形的来福线,使枪弹飞行时出现高速旋转,即自旋(spin),以增加枪弹飞行中的稳定性,但结果又出现更复杂的运动,其一是进动(precession)(图111-4C),即围绕弹丸重心作螺旋形的偏航运动,其运动范围逐渐减小;另一是章动(nutation)(图111-4D),即玫瑰花结型小转圈的向前旋转运动,前进中像是"点头"式的轻微摆动,就像旋转中的陀螺那样。当自旋的速度达 3 500 次/s 时,可迅速抑制上述不规则运动,使弹丸飞行100m 左右后就趋于稳定。

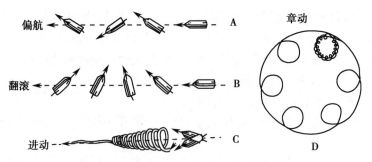

偏航　　　　　　　　　　　　　　　　 A　　　　 章动

翻滚　　　　　　　　　　　　　　　　 B

进动　　　　　　　　　　　　　　　　 C　　　　 D

图 111-4　枪弹在空中飞行时所产生的几种运动

以往不少人认为，枪弹伤加重的一个常见原因，是枪弹以很大的偏航角，甚至翻滚后侧位击中机体所致。现已有人提出反对意见，其论据是：对于设计合理的枪弹来说，偏航角只有 1°~3°（图 111-4A 为显示清楚而将偏航角有意加大）。如果枪弹在飞行中确有很大的偏航，甚至发生翻滚，则步枪射击的弹孔应当是长方形的，但实际上却是圆形的。

枪弹等投射物进入机体后，因组织密度为空气密度的 800~900 倍，故所遇到的阻力突然增加，稳定性也因而降低，偏航加大，甚至在体内发生翻转。

目前研制武器的趋向是减小枪腔的口径，减轻枪弹的重量和增加其速度。小而轻的枪弹遇阻力后很不稳定，损伤组织严重。但枪弹的重量过轻，则易在空气中减速，有效射程随之缩短。

弹片的飞行也是不稳定的，可以任何角度致伤。高速弹片进入体内后可发生变形或碎裂，小弹片在体内遇到阻力后也会改变方向，造成严重的损伤。

3. 投射物的重量　若两个投射物的速度相同，则投射物愈重，动能愈大，飞行中减速愈慢，飞行距离也愈长。这是因为，投射物克服阻力继续前进的力量，取决于它本身的惯性，而惯性又取决于它的重量。

4. 投射物的种类　投射物的种类很多，原发的投射物有枪弹、弹珠、弹片、箭头弹等；继发的投射物有碎石、玻片、木块等。这些投射物的大小和形状各异，其损伤情况也随之不同。

弹头有钝圆形（如一般手枪弹）和尖形（如一般步枪弹）两种。钝圆形弹头的弹道系数（ballistic coefficient）（即克服空气阻力的能力）较小，表现在飞行中阻力大，减速快，进入组织后其穿透力较差，但传给伤道周围组织的能量却较多，因此，近距离致伤力大。尖形弹头正好相反，其弹道系数较大，飞行中阻力小，减速慢，有效射程较远，进入组织

后的穿透力较强，但传给伤道周围组织的能量却较少。

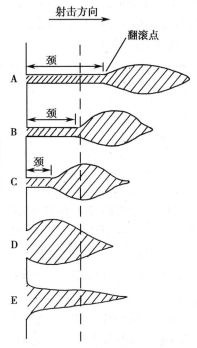

射击方向

翻滚点

颈　　 A

颈　　 B

颈　　 C

D

E

图 111-5　由不同稳定性及形状的投射物
引起一定塑性介质内定腔的图像
A. 很稳定的投射物；B. 中等稳定的投射物；
C. 不稳定的投射物；D. 达姆弹型投射物；
E. 球形投射物。点线说明靶标厚度

一般枪弹弹头多由铅合金或钢心制成，故不易炸裂，少数弹头（如美制 M193 弹）为铅心，进入体内后易发生爆裂。炮弹片、炸弹片、手榴弹片、玻片、砂石等的截面密度（sectional density）（即投射物的投影面积与重量之比）较枪弹为大，飞行不稳定，减速快，进入体内后易发生翻转，故致伤较重。球形钢珠的截面密度也较大，进入体内后易迅速释放能量，且因其表面光滑，遇更大的阻力时易改变方向，从而易造成多脏器伤。箭头弹头端有裂口，穿入体内后易引起组织撕裂。图 111-5 说明不同种类的投射物进入肥皂等塑性介质（人体肌组织模拟物）后，因其稳定性和形状不同而形成不同伤腔的情况。

5. 人体组织特性　比重(密度)大、弹性小、含水量多和黏滞性大的组织,其损伤常较严重。例如,长骨骨皮质密度大,弹性小,受投射物击中时常造成粉碎性骨折;骨骺等骨松质则易形成洞孔;扁骨也易形成洞孔并有放射状裂纹。肌组织密度大而均匀,含水量多,血管丰富,易于吸收和传递动能,因而投射物击中后易造成较广泛而严重的损伤。肌肉的功能状态与伤情也有一定关系:收缩状态时损伤范围较大,松弛状态时损伤范围较小。肝、肾等组织密度较大,弹性较小,质地较脆,击中后常出现放射状碎裂;高速弹在肝、肾形成的暂时空腔和残留伤道较横纹肌为大。血管弹性较大,如未被直接击中,多不至断裂,但内膜常有损伤,并可有血栓形成。脑组织含水量多,黏滞性大,易于传递动能,故击中后损伤范围较大,甚至因暂时空腔的继发作用而发生颅骨骨折。胃肠等有腔脏器,在形成暂时空腔时,通过其中的气体膨胀或液体传导,可引起远离部位的穿孔或黏膜损伤。肺的密度最小,弹性大,且含有大量气体,故动能传递受限,损伤多较轻。皮肤弹性较大,投射物击穿后易发生回缩。筋膜韧性大,可耐受相当大的牵拉。

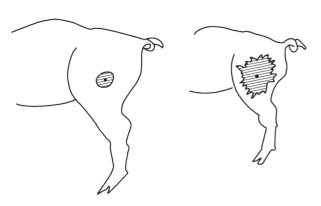

图 111-6　不同大小肢体损伤程度比较

此外,受伤部位的大小和是否有硬质材料包绕,对伤情也有影响。在投射物及其速度相似的条件下,较小肢体损伤的程度常比较大肢体更重(图111-6)。这是因为小的肢体,其伤道周围阻力小,易出现较大的瞬时空腔,引起较多的组织撕裂,并消耗了较多的能量,故出现的塌陷就不很剧烈。大的肢体,因周围阻力大,形成的瞬时空腔要小得多,组织的撕裂伤要轻得多,大部分能量以弹性能的形式储存于组织中,因而随之而来的塌陷就剧烈得多,此时易引起较轻的附加损伤。

有硬质材料包绕时,会减弱空腔效应。Janzon等(1985)曾做了如下的实验:将带孔的石膏筒包绕于猪的后肢。随后,经石膏筒的洞孔处击穿后肢,此时形成的瞬时空腔会受很大限制,结果是传给组织每焦耳能量所产生的损伤较无石膏筒者减少约40%,因而空腔膨胀所产生的撕裂伤明显减轻。

【伤道的病理特点】

由于组织密度差异和受伤后体位改变等因素,弹丸在体内的轨迹并非都呈直线,因而不能简单地根据入口与出口的连线来确定伤道(wound track)的位置。出入口的大小也不能作为判定组织损伤程度的依据,有的出入口均很小,但组织损伤却很严重,钢珠弹伤时尤应注意。所有火器伤伤道都是污染的,弹头是无菌的说法已被大量事实所否定,出入口的污物可被推入或吸入伤道内,已被实验和临床观察所证实。

1. 出入口的形态　贯通伤的出入口变化有几种情况。其一是出口大于入口(图 111-7),此种情况较为多见。这是因投射物在穿通组织时,遇阻力而失去稳定性,以更大的投射面积接触并损伤组织所致。此时,入口边缘多较整齐,皮肤略有回缩,出血很少,而出口常有皮肤撕裂,边缘不整,出血较多,甚至有组织外翻。其二是出口与入口等大,多见于一般钢珠弹伤,钢珠穿通组织时未遇到很大的阻力,又未破坏皮肤的回缩力,故出入口大小相似。此时出入口的变化多较轻,边缘较整齐,出血和组织损伤均较少。其三是入口大于出口,常见于近距离的火器伤。当枪口接近体表时,弹丸初速和撞击速度几乎完全一致,产生的冲击力也大,从而破坏了入口处皮肤的回缩力,其中以高速而质轻的5.56mm枪弹为明显(表 111-1)。穿出体表时,动能已减少,不致引起出口处的皮肤崩裂,所以入口大于出口。此时出口损伤轻,入口处可见皮肤撕裂。

高速小弹片致伤的程度与其速度密切相关,速度愈高,入口愈大,失活组织量愈大,挫伤区宽度亦愈大(表 111-2)。

破片进入机体后,因其截面密度(投影面积与破片重量之比)较大,故能量易于传给周围组织,因而不易发生贯通性损伤,多表现为盲管伤(图 111-8)。如图 111-8 所示,伤道失活或挫伤的组织分布是不均匀的,有时在震荡区内也有点灶状或小片状的坏死,呈镶嵌性分布,这与伤道周围肌纤维走行、间质结构和能量传播方向有直接关系。

高速投射物贯通机体某一部位时,出入口处常向外凸出。出口处凸出是因伤道组织被推向伤口外所致,入口处凸出则因局部组织逆枪弹前进的方向,向后回溅的结果,好似投石入水,引起水向上激溅一样,故称激溅现象(splashing phenomenon)。

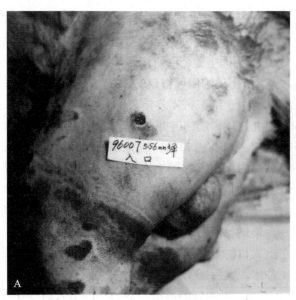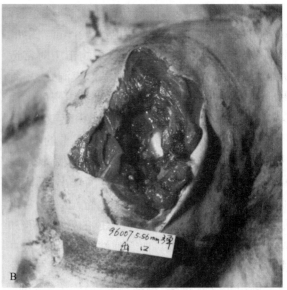

图 111-7 出入口形态

A. 5.56mm 弹射击狗后肢的入口;B. 5.56mm 弹射击狗后肢的出口,出口显著大于入口

表 111-1 两种枪弹射击狗后肢出入口面积比较

弹种	弹头重量 /g	平均撞击速度 /m·s⁻¹	平均撞击动能 /kg·m	入口 /cm²	出口 /cm²	出口面积:入口面积
T56(7.62mm)	7.75~8.05	712	204	0.34 ± 0.03	0.94 ± 0.26	2.47(P<0.05)
M193(5.56mm)	3.52	929	150	0.33 ± 0.11	33.19 ± 9.07	100.57(P<0.001)

表 111-2 三种速度弹片射击狗后肢的损伤情况

组别 (撞击速度 /m·s⁻¹)	动物数	入口面积 /cm²	失活组织量 /g	光镜下挫伤区厚度 /mm
700	7	1.52 ± 0.71	6.50 ± 2.39	11.80 ± 4.06
1 000	8	2.49 ± 1.29	8.68 ± 2.69	15.10 ± 4.38
1 500	6	6.85 ± 4.35	14.42 ± 4.69	19.20 ± 1.50

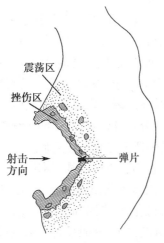

图 111-8 高速小弹片伤示意图

2. 伤道分区 按病理形态学,伤道可分为三个区域,自里向外分别为原发伤道区、挫伤区和震荡区。原发伤道区系投射物直接损伤组织后所形成的永久伤道,腔内充满失活组织、异物、污染物、血液和渗出物。挫伤区系暂时空腔形成期间周围组织受高度挤压、撕裂和牵拉而发生挫伤的区域;该区内的组织最终发生全部或大部坏死,继而脱落,致使原发伤道扩大;初期外科处理时要切除的也是挫伤区的失活组织。挫伤区与外层震荡区的分界通常在伤后 1~2 天才能分清,此时局部已出现了明显的炎症反应。挫伤区的宽度多在0.5~1.0cm 间,少数情况下可更宽。采用血管内墨

汁灌注方法显示,肉眼见伤道周围无墨汁灌注区(大体上相当于挫伤区)的宽度约为 0.73~0.99cm(表 111-3)。震荡区系挫伤区外未直接受到压缩、撕裂和牵拉的区域,其主要病变是血循环障碍。伤后可见该区充血显著;数小时后,可发生液体外渗,偶见血栓形成。以后,局部血循环可能改善而恢复正常,也可因水肿压迫周围组织,引起缺血而出现继发性坏死。电镜下观察,见挫伤区和震荡区内横纹肌肌原纤维有 Z 线错位,出现特征性的阶梯形分布(图 111-9),这可能是强压力波对周围组织挤压作用所致。

但光镜下实际挫伤区的厚度要小得多(表 111-4),这可能是:①无墨汁灌注区不一定全部为挫伤区;②制片过程中组织已有一定的收缩。

表 111-3　伤后不同时间无墨汁灌注区(挫伤区)的宽度(cm)

弹种	平均撞击速度 /m·s⁻¹	伤后时间		
		6h	24h	72h
T56(7.62mm)	712	0.90 ± 0.12	0.81 ± 0.28	0.73 ± 0.04
M193(5.56mm)	929	0.99 ± 0.19	0.89 ± 0.08	0.85 ± 0.23

表 111-4　伤后不同时间光镜下测出的挫伤区宽度(cm)

弹种	平均撞击速度 /m·s⁻¹	伤后时间		
		6h	24h	72h
T56(7.62mm)	712	0.36 ± 0.06	0.28 ± 0.03	0.25 ± 0.03
M193(5.56mm)	929	0.36 ± 0.05	0.29 ± 0.09	0.27 ± 0.03

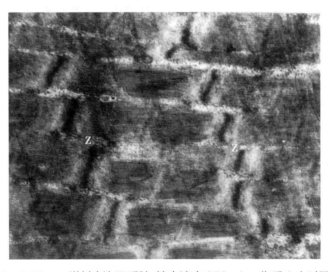

图 111-9　5.56mm 弹射击狗双后肢,撞击速度 950m/s。伤后 6 小时距伤道壁 1.5cm 处取材,见肌原纤维 Z 线(Z)呈阶梯状分布(×22 500)

(王正国)

第二节　火器伤的一般救治

【概述】

近年来,先后发生阿富汗、索马里、南斯拉夫、克罗地亚和中东海湾地区等局部战争。现代火器伤有以下一些特点:

1. 多处受伤　几次战争中伤员平均伤处比较(图 111-10),表明现代火器所致的多发伤更为多见。

2. 局部损伤严重　实验显示,高速破片或钢珠所致的局部损伤较以往低速破片严重得多(表 111-5)。

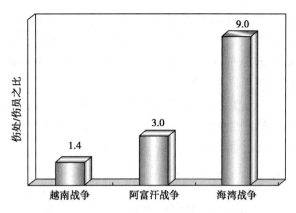

图 111-10　几次战争中伤员平均伤处比较

表 111-5　0.7g 钢球不同速度致伤狗后肢效应

撞击速度 /m·s⁻¹	坏死组织清除量 /g	伤道容积 /cm³
555	3.8	8.4
955	27.3	21.5
1 151	30.2	34.5
1 448	48.8	50.3

3. 致残率高　第二次世界大战时火器伤致残率为 6.0%，而阿富汗战争中高达 30%（图 111-11）。

在近年常规局部战争中，对火器伤救治的原则仍未改变，只是在诊治方面积累了新的经验，现摘其主要者介绍如下：①强调快速后送。南斯拉夫军事医学科学院附属医院于 1991~1992 年收治的 3 008 例战伤（40% 为枪弹伤，其余为炸弹、手榴弹和地雷致伤），大多为空运快速后送至医院，后送时间平均为 1.5~2 小时，因此，院内死亡率较低，仅 2.5%。②现场和后送途中复苏，并快速后送，较单纯的快速后送为好。据 735 例战伤统计，前者死亡率仅为 0.75%~1.90%，而后者却为

2.25%~4.30%。③对于仅伤及皮肤和肌肉的小弹片伤，采用局部包扎和给予抗生素即可，一般均不需作手术。对于穿透性软组织投射物伤，如在伤后 1 小时内给予抗生素，伤后 3 天内可不发生感染。④高原缺氧条件下发生火器伤时，凡早期清创后初期缝合者，多能出现一期愈合。对此，需进一步验证。⑤对失血性休克动物采用 7.5% 高渗盐液（4ml/kg）加 6% 右旋糖酐 -70，或单输 7.5% 高渗盐液，均取得了良好效果。⑥美国研制的含有 40%W/V 甘油的冷冻红细胞储存于 −80℃下可保存 10~20 年。此外，已可利用超滤膜及滤器生产消毒的去热原复苏液和使红细胞脱甘油溶液；⑦测定血中葡萄糖浓度可作为判定伤情的良好辅助手段。因为血浆中葡萄糖浓度与创伤严重度评分（ISS）呈正相关。同时，创伤后高血糖症是机体全身反应程度和持续时间的良好指示剂；⑧远程医学（telemedicine）在火器伤救治中的应用。1993 年，驻索马里的美军第 86 医院通过卫星与华盛顿的华特里特（Walter Reed）军队医疗中心取得电信联系，伤员的影像和有关的医疗文件可传至首都华盛顿，通过直接咨询，伤员可得到"越洋救治"。

火器伤的救治包括初期外科处理和后续治疗两部分。前者主要指清创术，后者包括延期和二期缝合、早期植皮和异物存留的处理等。

【清创术】

清创术（debridement）又称初期外科处理，指伤道发生细菌感染前，用外科手术切除失去生机的组织，清除血肿和异物，有效地控制出血，尽可能将污染的伤口变为新鲜的伤口，以预防感染，促进伤口愈合，降低残疾率和死亡率。

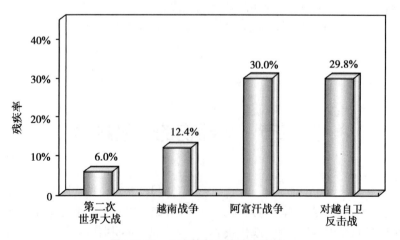

图 111-11　几次战争后残疾率比较

1. 清创术的适应证　原则上火器伤都应进行清创。只有那些无明显污染的浅表软组织伤,出入口均很小,且无严重深部组织伤的贯通伤,或无严重内脏伤的胸部贯通伤,可不清创,将伤口及其四周皮肤清洗干净消毒后,用无菌敷料包扎。

2. 清创术的时机　与一般创伤同,争取在伤后6小时内,伤口感染尚未明显形成之前进行。但伤口感染的迟早受多种因素的影响,诸如伤口污染和损伤程度、全身情况、气温、急救处理的迟早和适当与否等。如伤口污染、损伤较轻,伤员全身情况较好,气温较低,伤后及早进行了妥善包扎并已预防应用抗生素,伤后12小时以后,伤口尚可无明显感染;反之,伤后3~4小时感染就可发生。猪在枪弹伤伤后6小时的伤口,预先注射青霉素30万单位者,细菌培养阴性;未注射者,5.56mm高速弹丸致伤伤口,20%有10^2~10^6细菌(每克组织),7.62mm普通弹丸致伤伤口,则仅有少量细菌。伤后72小时,所有伤口均发生严重感染。由此可见,清创术最好在伤后6小时内进行。不得已时,在注射抗生素的条件下,延至12~24小时也可进行清创,但时间越晚,感染机会越多。

3. 清创注意事项　①清创前,对伤员要做全面检查,必要时摄X线片,以判定有无骨折和金属异物。如为多发伤,要事先计划好手术的次序。如伤口在四肢,要预先备好止血带,环绕于近端,以减少出血和便于手术。力争伤后3~4小时内就开始应用抗生素;②清创中,应严格遵守外科无菌技术要求,操作细致,避免损伤重要的血管和神经;③清创后,除少数部位(详见下文)外,均不做初期缝合。"早期清创,延期缝合",这是历次战争战伤救治的经验总结,也是战伤处理的基本原则。

4. 清创方法　清创术虽较简单,但却是野战外科手术的重要问题。因此,应按下述方法精心操作(图111-12)。

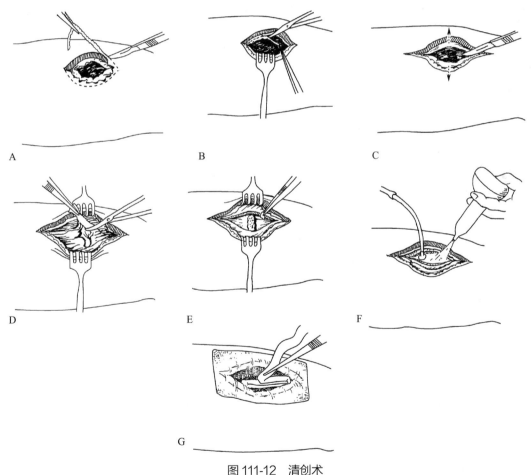

图 111-12　清创术

A. 切除创口皮肤缘和皮下浅筋膜;B. 切除深筋膜缘;C. 切开皮肤扩大创口,深筋膜要扩大切开,深筋膜在必要时可加横切口,以利于筋膜腔减压,避免术后肢体水肿;D. 切除失活的深部组织;E. 清除创口内的一切异物或小的游离的碎骨片,但不要到处找难以到达的异物,必要时做对口引流;F. 彻底止血后,反复冲洗伤道,特别注意深部。手术结束前要将血管、神经、肌腱用软组织覆盖。关节囊要封闭,皮肤和皮下组织要开放;G. 创口内用大块纱布铺在创底,形如敞开的口袋,然后松松地填入纱布或纱布条,不要塞紧。包扎后放在功能位,有骨折者要用石膏固定,无骨折者如创伤广泛,也要加以固定,以利后送。如用管型石膏固定,创口不要用环状的胶布固定或卷带固定,以免在石膏内形成绞窄

(1)皮肤和伤口的准备:在麻醉后,用软肥皂水和等渗盐水冲洗伤口及附近皮肤,清除泥沙等污染物。擦干四周皮肤,伤口内盖上无菌纱布,更换手套和器械后按无菌操作要求再次消毒皮肤。先更换伤道中的消毒纱布,再以 2%~3% 的碘酊涂布皮肤,直达创缘,待干后再用 75% 乙醇(酒精)洗去碘。消毒范围要够大,以便按需要扩大伤口。对于多发伤的伤员,为减少翻动,一般应首先处理身体的后部和四肢,然后处理身体的前部,如有特殊情况需紧急处理者则例外。

(2)切口:为了彻底暴露伤道深部,必须充分扩大皮肤和筋膜的切口。切口方向依部位而定:在肢体沿长轴切开,但在几乎紧贴骨骼的皮肤上不做切口;在屈曲皱褶处的切口应按常规沿纹理切开;经关节的切口应是 S 形、Z 形或弧形。皮肤对损伤有较强的抵抗力和生命力,故在修剪破碎的皮肤时,一般切除的范围以 2~3mm 为宜,头面颈部由于循环良好,故尽量不切除。筋膜可做菱形、十字形和工字形切开,使其能无张力地被充分拉开。对已破碎的筋膜和突出创缘的皮下脂肪,应予切除。

(3)切除失活组织:要尽可能全部切除相当于挫伤区的失活组织。判定失活肌组织可参照4C法,即色调(colour)——暗紫;致密度(consistency)——软泥样;毛细血管出血(capillary bleeding)——切开时不出血;收缩力(contractility)——夹之不收缩。切除过程中注意彻底止血。贯通伤时,应在出入口两侧分别处理。有的医生为了方便,常用纱布条穿过伤道,作拉锯动作清理伤道,此法不易将失活组织及异物清除干净,且可能造成深部血管、神经的损伤,故不宜采用。对较深的盲管伤,必要时可从对侧做一清创切口。

(4)清除异物:由浅及深地清除一切弹片、血块、泥沙和游离的坏死组织。在邻近大血管、神经、重要脏器以及椎管内或关节腔内的异物,如有可能,也应取除。对远离伤道或位置深而体积小的异物,则不必全部取出。术中,特别是止血后,要用等渗盐水反复冲洗伤道。战时可将用过的输液塑料袋盛上等渗盐水,整袋煮沸灭菌。清创时,挤压塑料袋,使盐水喷至伤口内,以起到加压冲洗的作用。如能采用脉冲式伤口冲洗器,则冲洗效果会更好些。清创后也可用 3% 过氧化氢溶液冲洗伤口,使其中的血块被氧化,组织碎片随气泡流出,同时,对已污染伤口的厌氧菌也有抑制作用。

(5)特殊组织的处理:对断离的肌腱不做初期缝合或移植,仅修剪其不整齐的部分,利用附近软组织加以包埋,以备后期有选择地重建。对损伤的神经,一般只是用健康肌肉覆盖其暴露部分,不做其他处理,留待日后手术,但手与面部的神经损伤时应争取做初期吻合术。对影响肢体存活的重要动脉(如肱动脉、动脉、股动脉等)的损伤,如有条件,在清创后酌情做早期血管吻合术、侧壁修补术或血管移植术。修复后,要用附近的肌肉或软组织覆盖。与重要动脉伴行的静脉发生损伤时,也应争取做修复手术,以保证正常的血循环。一些次要的血管(如胫前、胫后动脉中的一根,或尺、桡动脉中的一根)损伤时,可做结扎术。对游离的骨碎片,在清创时取出,其余都应尽量保留。手术时需同时将骨折端复位,一般采用外固定法。

(6)初期缝合的适应证:如前所述,火器伤清创后一般不做初期缝合,但下列情况需做初期缝合:①颜面、头皮和手部:这些部位肌肉层较薄,如未覆盖,深部组织易发生坏死,且因该部位血循环丰富,感染的机会较低,再者对功能恢复的要求高,故在一般情况下均应做初期缝合;②开放性气胸:需封闭胸膜,缝合胸壁肌肉,皮肤仅做疏松缝合;③关节损伤:缝合滑膜或关节囊,皮肤不缝合;④腹部伤:缝合腹膜及腹壁各层肌肉,皮肤和筋膜不缝合;⑤外阴部损伤:缝合或定位缝合;⑥血管伤:修补或吻合后,用肌肉覆盖,并缝合皮肤,深部引流。

(7)感染伤口的处理:伤口未得到及时处理已发生感染时,不做彻底清创。手术仅限于扩大伤口,切开深筋膜,以解除深部组织的压力,并清除明显的坏死组织、血块、脓液和异物。术后要保持引流通畅,及时更换敷料,为二期缝合创造条件。

(8)引流:清创后的伤口应呈浅船形,伤口内不留死腔。用等渗盐水冲洗后,将纱布(禁用凡士林纱布条填塞)疏松地(切勿过紧)充填于创腔内,以利引流。如伤道很深,引流不畅,可在肢体对侧另做切口引流。

(9)包扎和制动:伤口用厚的吸水纱布垫覆盖,再用绷带包扎,但切勿用胶布做环形固定,以免妨碍血循环。如无明显感染或继发性出血,不要更换敷料,以免再次污染。四肢骨、关节伤和大块软组织伤,清创后用夹板或石膏固定,以减少伤员疼痛,防止骨折错位和感染扩散。固定后要注意肢体的末梢循环。如用管型石膏,成形后剖成两半,外用绷带固定。包扎和制动的任何做法,都要以保持局部良好的血循环为前提,否则,会起到相反的效果。

(10)术后处理:保持有利于引流的体位和关节功能位;并抬高伤肢以减轻局部肿胀。发现伤口有过多渗液、出血或恶臭时,应及时移除敷料,仔细检查伤口。酌情进行彻底止血或按上述方法处理感染伤口。首次清创时,如未将伤道充分切开,在抗生素保护下,伤口无明显感染者,虽超过12小时,仍可再次清创。

【清创中常见的失误】

几乎在每次战争中,总有不少医务人员在清创时发生各种失误,而其中绝大部分是由于缺乏理论知识造成的,也有的是因战时条件的限制或缺乏实际经验所致。现摘其主要者分述如下。

1. 延误清创时机 由于战斗紧张或其他条件的限制,伤员常不能及时得到清创。据593例战伤统计,清创时间在8小时以内者仅占25.4%,8~24时者占51.3%,24~72小时者占6.6%,72小时以上者占16.7%。

2. 违反延期缝合原则 在前线医疗单位,常看到有些医生对一般的火器伤伤口进行一期缝合,有的更津津乐道于暂时的"成功",并要求杂志发表其"独创性的经验"。殊不知,这是完全违反原则的做法。事实上,在前线经一期缝合处理并认为愈合良好的伤口,在伤员被送至稍后方医疗单位时,常发现其伤口已有严重感染而不得不重新打开。据在二线医院和后方医院检查的199例前方缝合的伤口资料,除1例表浅伤口缝合后感染不明显外,其余全部有严重感染,感染率为99.3%,其中还有4例发生了气性坏疽。高原火器伤清创后的缝合时机有一定的特殊性,将在本章第三节中专门论述。

3. 皮肤、筋膜切开不够充分 此种错误甚为常见。切开不充分几乎等于未切开,因为起不到清创的作用,结果常因此而发生筋膜间隔综合征和局部感染。

4. 不适当地做内固定 少数医生在前线医疗单位对开放性骨折的伤员做髓内钉内固定术,甚至外加皮肤一期缝合。这样做的结果比单纯软组织伤口缝合的危险性更大。个别伤员曾在上述处理后3天,因发生严重的气性坏疽而截肢。

5. 切除过多的健康组织 一些青年医生为使清创彻底而切除过多的健康组织。更有甚者,曾有个别前线医疗单位擅自规定:不论伤口大小,清创时一律离创缘外3cm或更远处做广泛切除。这一错误的做法使得清创后的伤口组织缺损过多,以致需用皮瓣或大块植皮才能覆盖创面。

【后续治疗】

通常指早期清创4~5天后的创面处理。其主要目的是消灭创面,为此可采取以下措施。

1. 延期缝合 系指清创后4~7天施行的缝合。伤口内已有少量肉芽组织形成。如创面清洁、新鲜,且无全身感染症状,即可将伤口缝合。如伤口有脓液或坏死组织,应扩大伤口,清除坏死组织,使引流通畅。伤口脓液较多时可用湿敷,一日更换数次。一般在2~3天内,伤口转为清洁后即可进行缝合。

缝合时务必使创壁接触,不留死腔;但伤口不应有张力,否则,会发生皮缘坏死或伤口裂开。为此,可用较粗的缝线,穿过伤口底部,做减张缝合。缝合口两端放置乳胶片引流,以利渗液和积血排出,并于2~3天后拔除。伤后8~12天拆线。

2. 二期缝合 伤口因感染或其他原因,错过延期缝合的时机,以后再进行的缝合称为二期缝合。依手术时间和肉芽组织的情况,分为早二期和晚二期缝合:①清创后8~14天,创面清洁,虽已有较多的肉芽组织增生,但其底部纤维组织形成尚不多,不需切除组织即可将伤口缝合时,称为早二期缝合;②清创14天后,创壁已硬化,创面肉芽组织的底部已有较多的纤维组织增生,成板结状,缝合时需将肉芽组织连用其底部的纤维板结层一并切除方能将伤口拉拢者,称为晚二期缝合。必要时,尚需将皮肤和皮下组织游离,并做减张切口和(或)减张缝合。

早二期缝合和延期缝合的方法相同,可分为完全缝合、部分缝合和分期分段缝合三种:①完全缝合适用于中小伤口,创面新鲜、创缘柔软、对合无张力者;②部分缝合适用于伤口较大、对合有困难者;此时可将无张力对合的部分缝合,使伤口缩小1/2~1/3,其余部分可采用植皮或任其自然愈合;③分期分段缝合适用于伤口较长或有骨质外露者,即先将新鲜肉芽创面的部分缝合,其余部分经换药变清洁后再行晚二期缝合;实际上,此法也可看成是另一种形式的完全缝合。

3. 早期植皮 大而浅的伤口不能缝合或经部分缝合后残留的创面,如肉芽新鲜、渗出物较少时,可采用中厚游离植皮,这样可使伤口愈合时间大为缩短,并可减少因瘢痕过大而引起的功能障碍。

【异物处理】

约半数以上的火器伤伤道内有异物存留,其中绝大部分为金属异物。据一组9 249例战伤资料统计,体内有金属异物存留者占52.2%;另据取出的4 395块异物统计,弹片占87.3%,枪弹头占8.3%,其他占4.4%。

1. 取除异物的适应证 一般来说,无症状的异物多不需取除,特别是不取除不致有何不良后果,取除反而会冒较大风险者。取除异物的主要目的在于防治异物引起的感染,消除异物造成的症状或功能障碍,避免异物对大血管、神经和重要脏器的损伤。其适应证如下:①位置浅表或不太深的较大(直径>1cm)异物,取除无技术上的困难,特别是病人因异物存留体内而有精神负担者;②窦道或脓肿内的异物,不取除则窦道或脓肿不能愈合者,必要时先切开引流,待炎症缓解后取出;③大血管旁或神经干上的异物,可损伤血管,或引起神经剧痛者;④关节囊或椎管内异物,前者可引起化脓,后者会造成截瘫,应尽早取除;⑤肺内或心脏旁的异物,腹腔和盆腔重要脏器内或附近的异物,均易造成或加重脏器损伤,应尽力取除;⑥颅内异物,原则上要取除,但要以不加重脑损伤为限,颅脑深部的异物,在决定手术取除时要慎重。

2. 取除异物的时机　依异物的位置和操作的难易程度而有所不同:①浅表或易取出的异物,尽量在清创时取出,这对防止伤口感染和促进伤口愈合有良好作用,在操作上也较为方便,因为此时异物尚未被肉芽组织所包裹;②已引起化脓的异物,可在扩大的伤口内沿伤道探查,或在X线透视下用血管钳或恒磁伸入,尽可能将其取除;如取除异物必须分离很多组织时,则不必勉强进行,以防感染扩散;③其余异物留待伤口愈合、伤员全身情况良好时再取除。通常在伤口愈合后2~3个月才施行。

3. 异物定位法　异物定位是手术成败的关键。定位的方法很多,兹介绍几种主要方法如下,应用时可根据伤员情况和技术设备条件灵活掌握。①一般X线定位:多轴位X线透视,可多方向转动伤员进行观察,透视的同时还可用手触摸以便准确定位;正侧位摄片是最常用的方法,许多异物应用此法后已可定位;切线位投照多用于头颅部位的异物,用此法可帮助确定异物位于颅内、颅外或嵌入颅骨;双次曝光摄片主要用于有骨性标志附近的异物,通过测定骨性标志和异物影移动距离,可判断出异物的位置;②X线透视下插针:在透视下先找到异物,然后转动伤员,找出异物距皮肤最近点。局麻下将一针插至异物或用两根针互相垂直插入,针头应交叉在异物上。如附加金属圈定位,则效果更好,具体方法是:用直径约2cm、高约3cm的灭菌的圆形木柱,中央钻一孔洞(相当于长轴轴心位置),两端各环形缠绕一金属丝圈,在X线透视下使两个金属圈的影像重叠,并套住异物的影像,此时,用20号或22号腰椎穿刺长针头由木柱的中央小孔插入,当针尖已接触到异物时,由针头注入2%亚甲蓝溶液0.2~0.5ml。边注射边将针向外拉出,以后沿亚甲蓝溶液分布区切开,直至异物处。或预先将木柱锯成两半,插针定位后将木柱拿走,沿针寻找异物;③金属网定位:先摄X线侧位片,确定异物在身体前侧还是后侧,然后采取相应的体位(如异物在身体前侧,就采取仰卧位),相当于异物位置的体表上放一金属网,再摄正位片,根据异物在金属网哪一方格内,即可确定它的体表投影;④恒磁定位:用0.25~0.35T(2 500~3 500Gs)的恒磁,可进行浅层(<2cm)金属异物的定位。利用其磁性吸力,可将伤口或切口内(特别是关节囊内)的小弹片吸出。

4. 异物取除手术的注意事项　为提高手术成功率、减少手术并发症和组织损伤,异物取除时应注意以下几点。①掌握好适应证和时机:确定手术要慎重,要权衡其利弊。如手术意义不大,反而可能增加伤员痛苦或甚至有生命危险,则不必进行;②做好充分准备:术前要确实弄清异物的位置,熟悉局部的解剖特点,切忌盲目探查,误伤大血管和神经;③防治感染:避免在急性炎症期手术,以防感染扩散;术中要坚持无菌操作,尽可能在异物周围纤维包囊外剥离,连同包囊一并取除;异物周围如有感染时应放置引流;术前注射破伤风抗毒素1 500~3 000u,以防发生破伤风;术后给予青、链霉素或其他抗生素以预防感染。

(王正国)

第三节　高原火器伤特点及救治

从地理学角度看,凡海拔在500m以上,顶面平缓,起伏较小,而面积又比较辽阔的高地,即可称为高原;但从医学角度讲,海拔在3 000m以上的地区才称为高原。这是因为,3 000m以上的环境可使人员产生一系列的病理生理改变,以致引起高原病。

高原条件下的火器伤具有与平原条件下不同的一些特点,如局部损伤伤重,全身反应显著,休克发生率高,易并发肺水肿、脑水肿和心功能不全,但外源性感染较轻等。因此,在救治上也有与平原火器伤不同之处。

(一)高原气候对人员的影响

高原气候与平原气候相比,有以下不同之处:①太阳辐射强,日照时间长;②大气压和氧分压低,空气稀薄;③气温低,日温差大;④大气绝对湿度降低,降水少,干燥;⑤风日多,大风多;⑥雷暴、冰雹、霜冻、寒潮等自然灾害多;⑦高山垂直气候明显,有永冻带和冰川。这些气候特点对人影响最大的是低氧和低温。

随着海拔升高,大气压会相应地降低,每升高100m,气压会下降约5mmHg,海平面的大气压约为760mmHg,海拔3 000、4 000和5 000m的大气压分别约为524.3、461.3和403.5mmHg。随着大气压降低,空气中氧分压也随之降低,海平面大气压为158.0mmHg时,3 000、4 000和5 000m的氧分压分别约为110.3、96.9和84.8mmHg。

缺氧可使机体产生一系列的病理生理变化,低氧血症刺激肾上腺,使儿茶酚胺分泌增加,肺动脉收缩,肺动脉压增高,呼吸、心搏加快,心排血量增加;低氧血症还可刺激下丘脑抗利尿系统,使抗利尿激素(血管升压素)分泌增加;刺激肾素-血管紧张素-醛固酮系统,使其分泌增加,导致钠和水潴留,心、脑、肺的供血量和含水量均增加;缺氧引起的过度通气使PaCO$_2$下降,转而使脑血流增加;低氧血症还可通过介质使毛细血管,尤其是肺和脑毛细血管通透性加大,进一步增加肺和脑组织含水量,上述改变如得不到有效控制,轻者可发生急性高原反应,重者可出现急性高原性肺水肿和(或)高原性脑水肿(高原昏迷)。急性高原反应、高原肺水肿和高原脑水肿这三种病症统称为急性高原病。有关资料显示,冬季空运移居人到3 658m(拉萨)以上高原,急性高原反应的发生率为54%~100%。

高原气温随海拔升高而降低,海拔每升高150m,气温下降约1℃,气温比同纬度的平原地区低18℃左右,而且昼夜温差可超过20℃。在部分高原地区,夜间最低温度达零下36~38℃,平均昼夜温差约30℃。20世纪60年代部分高原边境作战统计,冻伤伤员占总减员数的21.2%(个别部队轻重冻伤达90.9%),冻伤与火器伤之比为1:1.27。显然,冻伤是高原作战时非战斗减员的主要因素之一。

(二)高原火器伤的特点

1. 火器的撞击能量大,组织损伤重 高原条件下,由于空气稀薄,枪弹或弹片在空气中飞行时遇到的阻力较平原为低,因而速度更快,撞击机体的能量较同距离平原时为高。据海拔3 658m地区的实验结果显示,美式5.56mm的M193枪弹在20m处击中靶标时的撞击速度约为1 000m/s(撞击能量约1 780J),而平原地区约为975m/s(撞击能量约为1 692J);国产7.62mm 56式枪弹撞击速度约为755m/s(撞击能量为2 254J),而平原约为735m/s(撞击能量约为1 692J)。

由于撞击能量大,弹丸或弹片进入组织后,释放出的能量亦更大,因而造成的损伤亦更重,表现为伤道出口面积、伤腔容积、挫伤区宽度和坏死组织清除量均明显大于平原地区。5.56mm弹20m处射击狗后肢的实验显示,伤腔容积为平原时的1.71倍,伤后6小时坏死组织清除量是平原的1.86倍。

2. 伤道感染轻 由于高原气候寒冷、干燥,紫外线强烈,西藏高原平均海拔4 500m,蒸发水量比降水量约大5倍,稀薄的空气对紫外线吸收少,雪对紫外线的反射率为80%~94%,在这种低氧、低压、干燥和高强度紫外线环境下,细菌感染率较低,平原条件下,战伤感染率约为20%~30%,而高原战伤化脓性感染率为10%~14%,明显低于平原地区。同时,高原条件下细菌的生长繁殖慢,创伤感染时间延后。在平原,火器伤伤口发生感染的细菌数临界值为10^5/g组织,一般伤后12小时即可到达此数,而在高原则需伤后24小时(表111-6)。此外,高原细菌量到达108/g组织才出现感染征象,而时限则延长到伤后48h。

表111-6 不同时限伤道细菌数量

伤后时间/h	实验动物(狗)数	细菌数量/个每克组织
12	30	1.3×10^4
24	30	8.6×10^5
36	30	9.3×10^7
48	30	2.7×10^8
60	28	4.9×10^9
72	26	1.5×10^{11}
84	25	1.3×10^{12}

引自雷明全、李恩平.高原火器伤感染特点及其防治的研究.中华创伤杂志,1996,12(1):57-58

3. 全身反应重,休克等并发症多 在低氧环境下,机体会发生较强的应激反应,经一段时间后,机体代偿及储备功能会有所下降,内环境紊乱加重。因创伤伤情重,失血失液较平原时更多,故休克发生率增高,程度也更重。休克再灌注后易发生肺水肿、脑水肿和心功能不全,严重者可导致多器官功能障碍综合征(MODS)。

(三) 高原火器伤的救治原则

高原火器伤的救治与平原时的救治基本上是一致的,但也有一些区别或需要特别注意的地方,兹分述如下。

1. 清创 由于高原火器伤损伤重,坏死组织多,故清创要彻底。平时高原火器伤最佳清创时间为伤后 6~8 小时,如创面清洁,无明显感染征象,伤后 24 小时内仍可进行清创。

临床治疗表明,平时高原火器伤在清创后可做早期缝合,效果较满意。例如,据一组 112 例高原火器伤资料显示,24 小时内清创的 51 例中,有 42 例做初期缝合,一期愈合 40 例(95.2%),25~48 小时清创并做初期缝合的 11 例,一期愈合 8 例(72.7%),其余均为二期愈合或植皮后愈合。对于这一做法,今后还需进一步观察研究,对比早期缝合与不缝合两者间的差别,积累更大数量的病例,进行科学统计分析后才能作出正确结论。

对于战时火器伤,应坚持早期清创,延期缝合的原则。伤口开放更换敷料,待伤口无明显感染时再进行延期缝合或二期缝合,清创前后给予抗菌药物以防治感染。

2. 抗休克 高原条件下,严重火器伤后休克的发生率和病死率均较平原时为高。据海拔 3 658m 的 145 例战创伤伤员,从受伤现场送到医院仅 0.5~1.5 小时,途中主要因休克而死亡的共 27 例,占该组死亡 41 例的 65.9%;另据模拟海拔 4 000m 低压舱中狗的失血性休克实验,相同受试条件下舱外对照狗全部活存,而低压舱内的 6 只狗因失血性休克而死亡 4 只。

与平原战伤休克相比,对高原战伤休克伤员的及时抢救和及时后送显得更为重要,要求在最短时间内进行现场急救处理并送至下一医疗单位。从受伤现场开始,就应及时止血,解除呼吸道梗阻,有条件时做到边运送、边输液、边吸氧。到达稍后方的医疗机构后,要观测神志变化,瞳孔大小和对光反应;听诊肺有无湿啰音;记录每小时尿量,必要时摄胸部 X 线片、测血氧饱和度和做血气分析,以判明有无肺水肿和脑水肿。

(1) 补液:静脉输液可分为三个阶段:①第一阶段为起始期,即第 1 小时仍按平原的快速输液办法,建立 2~3 根静脉通道,快速输液;②第二阶段为前期,以监测结果指导输液,如无肺水肿和脑水肿先兆,仍可快速输液,但输注的成分中应有适当量的胶体液;③第三阶段是后期,此期血压稳定上升已接近正常,脉率在 100 次 /min 左右,尿量正常,此时宜放慢输液速度,输注的晶体液量以失血量的 1.5~2 倍为宜。

(2) 防治肺水肿和脑水肿:如静脉输入大量维生素 C 和 20% 甘露醇 250~500ml。维生素 C 和甘露醇可使过氧化物歧化酶(SOD)回升,减轻氧自由基对肺毛细血管的损伤,减少肺毛细血管渗出。

(3) 提高血液渗透压:如输注全血、血浆、白蛋白、羟乙基淀粉或右旋糖酐等。使用升压药物,尤其是 α 受体兴奋药,可使肺动脉压进一步升高,故应与酚妥拉明配伍用药,这样既可使外周小动脉收缩以提升动脉压,又能对抗过高的肺动脉压。吸低浓度氧可使已收缩的肺动脉舒张,静脉注射山莨菪碱能缓解过高的肺动脉压,又可稳定细胞膜,防止细胞坏死。

(4) 防治右心衰竭:补液的同时给予利尿药以防液体过量并减轻前负荷;降低肺动脉压以减轻后负荷,用 0.25g 氨茶碱加入 5%~10% 葡萄糖溶液中,用 0.4mg 毛花苷 C(Lanatoside C)加入 25% 葡萄糖溶液中,静脉缓滴以增加心肌收缩力和心排血量。给予 7.5% 氯化钠溶液,按失血量的 1/10 静滴;7.5% 氯化钠右旋糖酐疗效更好,除有增加心肌收缩力作用外,还可改善微循环,延缓肺水肿的发生。此外,1,6- 二磷酸果糖静滴可为心肌细胞提供足够的能量。

(5) 其他:由于高原居住者血液量增多(成年男子平原时的血量平均为 80ml/kg,高原时增至 140ml/kg),故失血量在 1 500ml 以内一般不需输血,适当补充平衡盐液及胶体即可,使血细胞比容争取维持或接近于 0.50~0.52(50%~52%)最佳状态。若血细胞比容 <0.30,则应输血。如有轻度代谢性酸中毒,可不予纠正,因轻度酸性环境可使血红蛋白氧解离曲线右移,血红蛋白与氧亲和力下降,这样反而有利于组织细胞摄取氧气。

3. 抗感染 高原 107 份样本(其中空气 19 份、水源 26 份、污水 32 份、土壤 30 份)中共检出细菌 33 种,364 株,主要细菌为肠球菌 50 株(13.74%)和金黄色葡萄球菌(金葡菌)11 株(3.02%);空气中分离的细菌 55 株中,革兰阳性球菌 30 株(54.5%),革兰阴性菌仅 19 株(34.5%);其他标本革兰阴性杆菌占优势,水源、污水和土壤分别占 61.2%、60.9% 和

76.5%。

金葡菌主要存在于空气中,大肠埃希菌及其他肠杆菌主要存在于土壤和污染的水源;铜绿假单胞菌(P.aeruginosa)及其他假单胞菌主要存在于土壤和污水中。

在高原创伤救治中,气性坏疽时有发生。已知产气荚膜梭菌、溶组织梭菌和诺维梭菌 A 型均可引起气性坏疽,这些多分布于土壤中。高原破伤风感染较少见,拉萨某军医院收治开放伤 1 万余例,无 1 例有破伤风,对 57 份土壤标本的厌氧菌调查和 107 例水、土壤、空气标本调查,亦未发现有破伤风梭状杆菌及芽孢。

烧伤创面的细菌检测显示:①无论创面的表层还是深层,均以金葡菌为主;其次是大肠埃希菌,铜绿假单胞菌在表层很少,深层较多;②菌种变化较平原滞后,平原从溶血性链球菌、金葡菌、耐药金葡菌到 20 世纪 80 年代机会菌,而高原 90 年代仍以金葡菌和大肠埃希菌为主;③烧伤感染率较平原低,据 864 例烧伤病人治疗分析,小面积烧伤的感染率为 9.5%,大面积烧伤为 40.2%;④感染菌种简单,耐药菌株少,一般常用的抗生素,如青霉素、链霉素、庆大霉素等,均有较好效果。

抗感染首先要做到彻底清创,清除失活和坏死组织,再辅以敏感抗生素,如有深部感染,或形成脓肿时,应及时切开引流。此外,要注意营养支持,维持心、肺、肾等脏器的正常功能。开放伤如伤情严重,伤道又深,清创难以彻底,此时仍应注射破伤风抗毒素。

(王正国)

第四节　颅脑火器伤

颅脑火器伤的发生率约 10%~17%,死亡率约为 30%~40%,伤残率约 40%。颅脑火器伤分非穿透伤和穿透伤。非穿透伤仅伤及头皮和颅骨(洞穿骨折或粉碎性骨折),硬脑膜保持完整,因而颅内感染的机会较少(图 111-13)。但由于投射物撞击时的能量传递,有时也可发生脑挫伤、脑水肿,甚至颅内血肿,因此切不可对非穿透伤麻痹大意。穿透伤为穿过头皮、颅骨和硬脑膜的损伤,根据其伤道情况又可将其分为盲管伤、贯通伤、切线伤和反跳伤(图 111-14)。穿透伤的伤道内常有异物、碎骨片和脑组织、血块等,常继发出血、水肿和感染,颅内压增高较快,甚至发生脑疝或脑突出。

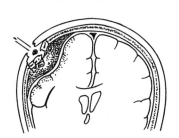

图 111-13　非穿透颅脑火器伤

除弹丸和爆炸性破片外,爆炸性冲击波也能造成颅脑损伤,通常被称为爆炸冲击性颅脑创伤(explosive blast traumatic brain injury,ebTBI), 其 在 2002 和 2003 年爆发的阿富汗战争和伊拉克战争期间表现尤为突出,发生率约为 20%~60%。ebTBI 的主要病理变化是蛛网膜下腔出血、脑水肿、神经元变性凋亡、弥漫性轴突损伤、胶质细胞增生和炎细胞浸润等,并伴有 α II - 血影蛋白、脑肌酸激酶、神经元特异性烯醇化酶(NSE)、胶质纤维酸性蛋白(GFAP)、碱性髓鞘蛋白(BMP)、微管相关蛋白 -tau、水通道蛋白 -4、S-100B、IL-6 等物质的生化改变;其主要临床症状为意识丧失、头痛、眩晕、失忆、注意力不集中、睡眠障碍、情绪改变等。通常根据格拉斯哥昏迷评分(Glasgow Coma Score,GCS)结果将 ebTBI 的损伤程度分为三种类型,即轻度损伤(GCS 14~15)、中度损伤(GCS 9~13)和重度损伤(GCS ≤ 8)。

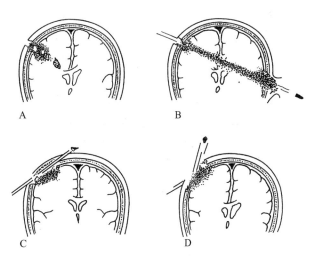

图 111-14　穿透性颅脑火器伤
A. 盲管伤;B. 贯通伤;C. 切线伤;D. 反跳伤

（一）院前急救

对昏迷伤员应解开衣领,采用半俯卧位,迅速清除呕吐物和/或血块等。如有舌后坠,应牵出舌头或将通气管插入咽腔。如呼吸道已完全梗塞,应紧急行气管切开术或环甲膜切开术;伤口采用加压包扎法包扎,以控制头皮软组织伤口出血。遇脑膨出者,可用纱布圈围在突出部四周,然后包扎固定,同时注意有无胸腹脏器和大血管的合并伤。

尽早口服或注射抗生素,如磺胺嘧啶、多西环素和氯霉素等能透过血脑屏障的药物,并注射破伤风抗毒血清;镇静止痛药物应根据伤员情况给予,可适当使用镇静剂如安定10mg、苯巴比妥钠0.1~0.2g等,但禁用吗啡和哌替啶。

除对一些濒危而不适于后送的伤员就地急救外,所有颅脑火器伤伤员均应用枕头或衣物垫好头部,并将其偏向一侧,尽早后送。原则上后送时间不应迟于伤后48小时,并且应在具有神经外科条件的医院或专科医院进行处理。

（二）院内救治

伤员到达医院后如情况许可,应对所有颅脑伤伤员进行简明扼要的神经系统和全身检查,包括意识状态(清醒、模糊、昏迷、深昏迷)、生命体征(呼吸、血压、脉搏、体温)、双侧瞳孔(瞳孔大小、对光反应)、眼球(位置、活动)和肢体活动(偏瘫、单瘫、四肢瘫、肌张力)。同时应剃光伤员头发,检查和清洁局部伤口,并根据检查情况进行分类处理:①单纯头皮软组织伤的伤员可在急诊室观察治疗;②合并有胸腹穿透伤者,作相应的紧急处理;③因颅内血肿而脑受压征明显且危及生命者,立即钻孔探查或扩大骨孔清除血肿;④合并有休克或呼吸循环功能衰竭的濒危伤员应进行心血管和呼吸功能监护,并进行紧急处理。

单纯颅脑穿透伤一般不伴有休克,如有严重休克,多为胸腹腔大血管和实质脏器损伤所致,应迅速查明,并在积极抗休克治疗的同时行手术处理,以控制出血。纠正休克时,不宜大量补充生理盐水,以防加重脑水肿。对严重脑水肿者,可静脉内快速滴注20%甘露醇250ml。对已有脑疝症状者,应从静脉内推注20%甘露醇250ml,同时应用呋塞米40~80mg,以迅速降低颅内压,促使脑疝复位。

在伤员全身情况耐受手术的前提下,伤后8小时内应进行一次彻底清创术,最好不要超过24~48小时,以减少颅内感染,使伤员得到较好恢复。但如果抗生素应用得力,伤口局部污染和感染不太明显,伤员全身情况又比较好,即使伤后48~72小时

内,仍可进行彻底清创术,创口也可考虑作一期缝合。Hecimovic等报道了克罗地亚战争中一组88例穿透性颅脑火器伤病人,尽管经过清创,仍有15例病人发生了颅内感染,其中14例发生于伤后8周,1例于伤后5个月发生。

火器性颅脑穿透伤的清创可参照以下方法进行:①设计头皮切口:头皮切口应根据伤口的位置、形状和大小进行设计,一般采用以伤口为中心的S形切口、梭形切口、弧形切口或瓣状切口(图111-15)。对于头皮缺损较多的伤口,可用转移皮瓣或减张切口等方法,以使头皮完全覆盖伤口;②颅骨和硬脑膜的处理:先在伤口附近的正常颅骨钻一孔,然后再用咬骨钳由此孔向周围扩大骨窗,暴露出一圈约1cm宽的硬脑膜,再咬除污染的颅骨。骨膜的处理:先在伤口附近的正常颅骨钻一孔,然后再用咬骨钳由此孔向周围扩大骨窗,暴露出一圈约1cm宽的

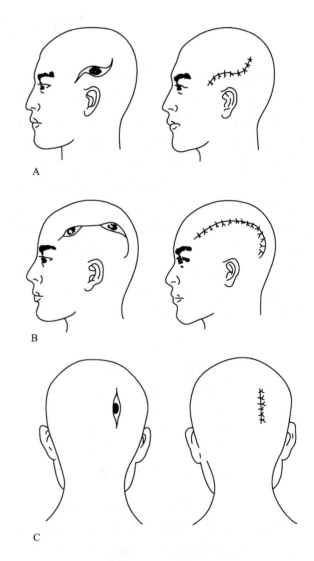

图111-15 头皮切口
A. S形切口;B. 弧形切口;C. 梭形切口

硬脑膜,再咬除污染的颅骨。骨窗的直径一般3~4cm即可。硬脑膜可做放射状切口以便显露伤道,对硬脑膜破孔的边缘不要切除过多,以免缺损过多难以修补缝合,通常是稍加修理即可。硬脑膜出血时可用电灼、银夹和缝合止血。贯通伤时除非伤道入口侧有明显的脑受压症状,否则应先处理伤道出口。如出、入口相距很近,则可切除其间的"骨桥",同时处理出、入口;③伤道处理:伤道处理的每一步骤都应在直视下由浅入深、循序渐进地进行。先用吸引器和镊子清除伤道浅部的凝血块、破碎的脑组织和异物等。应注意,不能用吸引器直接吸吮正常的脑组织,正确的操作是先用湿棉片保护正常脑组织后再加以吸除。同样,用牵开器(带灯)暴露伤道深部时也应用湿棉片对正常的脑组织加以保护。如在伤道内有碎骨片或金属等异物,应一一摘除。一般来说,金属异物导致感染的机会比碎骨片要小,且和其大小成正比。因而,远离伤道且直径小于1cm的金属异物不必强行摘除,以免过多损伤脑组织导致脑功能严重障碍。伤道内脑组织小的出血可用明胶海绵或棉片压迫止血,较大的出血须用电凝或银夹止血。必须强调,脑组织伤道内的止血不仅是一项细致耐心的工作,而且止血必须彻底可靠。伤道清理完毕后可用等渗盐水冲洗伤道,但不应用力,以免使脑室破裂和污物扩散。对于到达较晚或已有感染的伤员,可在伤道内贮留稀释的抗生素,如青霉素、庆大霉素等。清创理想的伤道应该塌陷敞开,血管搏动良好。如仍有脑膨出和血管搏动不好,提示脑水肿严重或伤道深部有处理不妥之处;④缝合硬脑膜:如清创比较彻底,而且在伤后48小时内进行,没有严重脑水肿,则可缝合硬脑膜。否则,不可缝合硬脑膜。缺损的硬脑膜可用自体帽状腱膜、颞筋膜、颅骨外膜或劈开的硬脑膜修补。如附近的筋膜不够,也可使用阔筋膜或纤维蛋白膜。硬脑膜缝合修补后应在其外放置引流条引流。

延期处理是在伤后3~6天进行的外科处理。如局部伤口无明显感染,仍可在应用大量抗生素的基础上,考虑行彻底清创术。清创后是否对伤口进行一期缝合要慎重考虑。清创不彻底或不能进行彻底清创,则不能缝合伤口或仅在伤口两端做部分缝合。如伤口已有明显感染,可延长切开头皮创口,用咬骨钳将颅骨入口扩大,以利于脓液引流,此时禁止再做颅内清创术,以免使感染向颅内扩散。待感染局限后,再于适当时机进行晚期清创。

晚期处理是在受伤7天以后进行的外科处理。此时感染多比较严重,应主要以抗菌药物控制感染为主,不再进行脑清创术,但可将创口和颅骨骨孔扩大,清除伤道浅部起阻塞作用的碎骨片和异物,以利脓液引流通畅。待感染局限后2~3个月,再进行伤道和局部瘢痕肿块的完整脑组织切除术,以防止感染向颅内深部扩散。

处理静脉窦损伤时,术前备血2 000~3 000ml,术中伤员应取平卧位或轻微的头高位,避免过度抬高伤员头部,以防形成空气栓塞。摘除刺入静脉窦的骨片前要做好充分准备,以免造成难以控制的致死性出血。方法是先在静脉窦的两侧做牵引缝线,一旦出血时可立即拉拢缝线以闭合静脉窦止血,同时准备好肌肉片或筋膜片。摘除骨片后探明静脉窦损伤情况,遇有血栓则予以取出,然后缝合破裂口,并在缝合线上覆盖明胶海绵、肌肉片或筋膜。如破裂的静脉窦不能缝合,则用肌肉片或筋膜片覆盖于破裂处,再用手指轻压止血。止血后将肌肉片或筋膜片的边缘用丝线固定于硬脑膜上,以防覆盖物脱落再次出血。

对于大部断裂或完全断裂的静脉窦其修复方法根据部位不同而不同。上矢状窦前1/3断裂对静脉回流的影响不大,可不必修补,用丝线贯穿静脉窦予以结扎即可。上矢状窦的中1/3或后1/3断裂,由于分别影响额顶区和枕部的静脉回流,因而应尽量修复,只有在不得已的情况下才能结扎。主侧横窦断裂时不能结扎,只能进行修补或吻合。吻合可用自体大隐静脉或人工血管。

颅脑穿透伤在伤及额窦或筛窦时,因伤道与鼻腔相通而易发颅内感染,因而在脑清创术后应严密修补硬脑膜,使颅腔与窦腔隔离,并对窦腔做妥善处理。

脑室损伤时的伤情最为严重,死亡率也非常高,其主要临床特征是受伤部位大量脑脊液流出;X线检查可见异物或碎骨片在脑内移动,如气体进入脑室则可见脑室影像。此类伤员在清创时应直达脑室内,清除脑室的异物和血块后妥善止血,并用温等渗盐水冲洗脑室,硬脑膜缝合要严密。术后应积极控制感染,并多次行腰椎穿刺以引流脑脊液。

(李兵仓)

第五节 颌面火器伤

第一次世界大战时颌面火器伤的发生率约占全身的 4.6%,第二次世界大战中苏军的发生率为全部战伤的 3.4%,朝鲜战争中我军某次战役的发生率为 6.7%,越南战争中的发生率为 8.6%,对越自卫反击战中的发生率为 8.1%,两伊战争中的发生率为 10.6%,黎巴嫩内战(1989 年)中的发生率为 12%,伊拉克战争(2003 年)中的发生率为 8%~20%。

颌面火器伤包括:①单纯颜面软组织伤:由于颌面部血运丰富,侧支循环较多,因而损伤后的组织修复能力和抗感染能力较强。②颌骨伤:以下颌骨贯通伤多见,虽然局部伤情较重,但一般不伴有重要的脏器损伤。③头、颈部伤:位置较高的上颌骨伤常常波及眼眶、鼻骨、筛骨、颅骨等,可合并眼外伤、颅底骨折和脑挫裂伤;下颌骨伤时也可波及上颈部、口底或侧面部,从而损伤咽喉、气管、食管和颈部大血管等重要气管,大出血和窒息时可危及伤员生命。

(一) 院前急救

对咽喉、气管损伤及口底、颈部和咽部损伤者,要预防窒息,紧急时行环甲膜穿刺或切开术(图111-16)。当舌后坠影响呼吸时,可用巾钳将舌向前

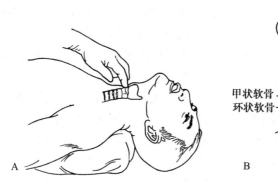
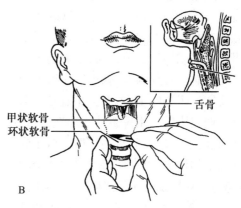

图 111-16 环甲膜切开术

A. 伤员仰卧,肩下垫高,用左手示指在甲状软骨下缘扪到环状软骨的上缘(即环甲膜);

B. 用刀片直接切开环甲膜,插入橡皮管即可解除呼吸道阻塞

牵出,或于舌尖中线后 2~2.5cm 处用粗线穿过,牵出口外(图 111-17)。遇有上颌骨骨折及软腭下坠这种情况时可就地取材用筷子、树枝等物通过磨牙横行托起(图 111-18)。颌面部的出血可用无菌纱布填塞加压包扎止血。颌面火器伤伤员后送时要密切注意保持呼吸道通畅。清醒伤员可用坐位,头倾向前。昏迷伤员应采用半俯卧位或侧卧位,以利口内分泌物外流(图 111-19)。做舌牵引的伤员,要将舌固定在衣扣上,防止后坠。对已作气管切开的伤员,应准备好吸引管及大注射器,以便随时吸出分泌物。

(二) 院内救治

对呼吸道阻塞以及喉、气管、食管损伤的伤员,均应行气管切开术;对颌面部出血进行手术处理,

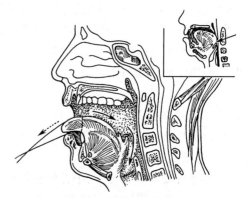

图 111-17 舌后坠牵出

舌后坠堵塞呼吸道时(角图),可用缝线将舌牵出口外

更换 24 小时以上的伤道填塞物。颈总动脉和颈内动脉损伤要争取手术修复,其他损伤血管难以修复时可予结扎;伴有休克的伤员应快速输液输血,以

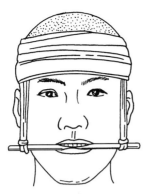

图 111-18　颅颌悬吊固定法

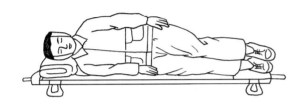

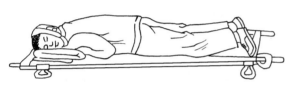

图 111-19　颌面部伤员后送体位

纠正休克;软组织伤的处理主要是进行清创缝合,以预防感染,促进愈合。清创时要彻底冲洗伤口,并尽量保留软组织。对颌面部软组织伤的缝合,可不受伤后至清创时所延迟时间的严格限制,只要伤口无明显化脓,伤口周围无明显的浸润性硬结,而且对异物和坏死组织清除比较彻底者,都可进行缝合。

舌体由大量肌组织构成,受伤后水肿比较明显,采用一般整形缝合法,容易撕脱创缘。因此,缝合舌损伤要用大弯针、粗线,离创缘 0.5cm 处进针,要多带一些肌组织作间断缝合。此外,尚要辅助 2~3 针褥式缝合,以防伤口裂开。缝合舌组织时要尽量保持舌的长度,决不能做折叠式缝合,以免日后影响功能。离断的舌组织应在清洗后及时对位缝合,多能获得治愈。

如面神经干离断,应尽量分离两端的神经,并做神经外膜对端缝合。如近末梢的神经离断,且细小而难以缝合时,应将近心端的神经游离,固定缝合在其原来行经部位的软组织中,以利自行恢复。

腮腺腺体组织损伤时,应分层严密缝合,局部加压包扎,并应用抑制唾液的药物,防止涎瘘发生。如腮腺导管离断,应先找出导管近端,然后在口腔内找到导管的开口(位于面对上颌第一磨牙和第二磨牙的颊膜处),将适宜口径的硅胶管插入开口,再从断端穿出,继而插入近端导管内,如此形成支架以做导管对端吻合,最后缝合周围的软组织以覆盖吻合处(图 111-20)。如腮腺导管缺损,近端导管长度足够时,游离后可将近端导管与口腔黏膜的切口直接缝合,以使唾液流入口腔;近端导管长度不够时,为防止导管瘘形成,可将其结扎。

对于粉碎性洞穿形上颌骨骨折,应行彻底清创术。可直接通过伤口清除游离的骨片及异物,保留与骨膜相连的骨折片。入口的软组织清创后可做严密缝合,并妥善引流;下颌骨损伤清创时尽量保留与软组织相连的碎骨片。游离碎骨片很大时,充

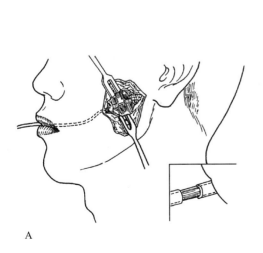

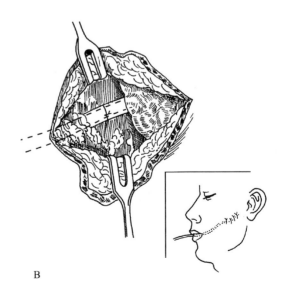

图 111-20　腮腺导管修复法
A. 对合腮腺导管断端;B. 缝合后保持硅胶管 1 个月左右

分冲洗后可放回到原来的解剖位置,以争取愈合,减少骨的缺损量。对不影响下颌骨连续性的游离碎骨片,或骨缺损过大,估计以后需做植骨治疗者则所有的游离碎骨片均可摘除,以防创伤感染发生。

(李兵仓)

第六节　颈部火器伤

由于颈部火器伤通常和颌面火器伤一起统计,故其发生率少有报道,但在2003年开始的伊拉克战争中,报道的发生率为2%~11%。颈部结构复杂,有大血管、气管、食管、颈髓、神经干、胸膜等重要结构,尤其是颈部的颈总动脉、颈内动脉、颈外动脉、颈内静脉和椎动脉等大血管,火器伤后出血凶猛,可造成致命的出血性休克。血液堵塞气管或积血压迫血管可造成呼吸困难或窒息。颈髓受伤则发生高位截瘫。因而颈部火器伤的死亡率很高。

(一)院前急救

紧急情况下可用压迫颈总动脉的方法制止大出血。具体操作时使伤员仰卧,头部转向伤侧,用一手托住伤员的颈后部,另一手的拇指在胸锁乳突肌前缘将颈总动脉压迫至第6颈椎的横突上,以达暂时止血的目的(图111-21)。也可用填塞止血法,即塞入敷料压迫出血血管,然后在健侧用铁丝夹板或利用健侧的上臂举过头作为支架,然后用绷带做单侧加压包扎。颈部伤口禁止做环形加压包扎,以免由于颈部血肿、气肿、组织肿胀等压迫气道而造成窒息,或引起头部静脉淤血,加重脑水肿和组织缺氧。

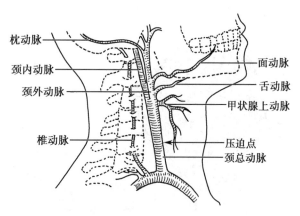

图111-21　颈部大出血压迫示意图

呼吸道梗阻严重时,应行紧急气管切开或环甲膜切开。气管伤口较大时,应防止误吸,可用带气囊的气管进行预防,但气囊内的充气压力不宜过高,并定时放气,5~10分钟后再充气,以免压力过大或压迫时间过长而发生气管壁坏死。

大出血和有发生窒息可能性的伤员应优先后送,后送时禁用吗啡或哌替啶。

(二)院内救治

手术处理血管伤时,术前应在两下肢建立输液通道,纠正休克,准备足够的全血。估计有压迫呼吸道的情况发生时,应先行气管造口,再进行手术。手术中对损伤血管的处理有以下三种方法:一是结扎血管。在血管损伤情况无法修复且缺乏血管移植条件的情况下,紧急时可以对血管进行结扎。但血管结扎仅限于颈外动脉系统的血管和静脉损伤,颈总动脉和颈内动脉则不能任意结扎。如非结扎不可的话,宁可结扎颈总动脉而不结扎颈内动脉,因为结扎颈总动脉后,颈外动脉的血有经过颈动脉分叉处流入颈内动脉的可能;二是修复血管。对于锐利弹片切割的血管伤,且伤口不超过血管周径的1/3,血管本身也不需要清创者,可以进行缝合修复。缝合时先用无损动脉夹夹闭裂口的上下端,再用1:1000的肝素液冲洗管腔,以清除血凝块,然后再根据切割方向进行横向缝合或纵行缝合。对于个别清洁的火器伤伤口,血管损伤范围不大者,在切除伤段后,也可考虑做端端吻合。吻合时先将断端的上、下侧各分离出一段距离,夹闭上、下端血管后,剪除断端的外膜,用肝素溶液冲洗断端血管以清除血栓,再用2点或3点法对两断端缝合定位,继而做间断或连续缝合(图111-22)。颈内动脉无法修补时,可切除损伤段,结扎其近心端,再切断颈外动脉,结扎其远心端,然后将颈外动脉的近心端与颈内动脉的远心端吻合,以借颈外动脉的血流保持脑部的血液供应;三是血管移植。如果动脉缺损过长,无法进行无张对端吻合时,可做自体静脉移植。移植静脉的直径应尽量接近损伤动脉的直径,一般用大隐静脉或颈外静脉。由于静脉瓣系向心开放,移植时应逆转静脉瓣的方向,即将静脉的远端与损伤动脉的近端吻合(图111-23)。

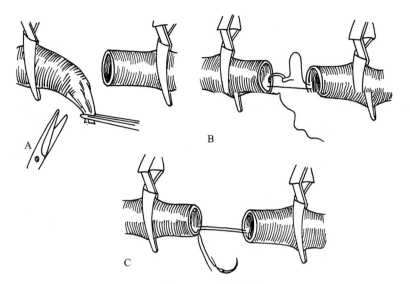

图 111-22 血管修复

A. 剪除血管外膜;B、C.定点缝合

为了防止静脉移植后因充血过度膨胀,可用颈阔筋膜包绕,然后包埋在肌肉中。除自体静脉外,也可用管径适宜的人造血管进行移植。应当强调,无论用哪种方法处理血管损伤,控制感染都是极为重要的环节。因此,必须强调彻底清创,延期缝合皮肤,充分低位引流,并在术前、术中和术后应用广谱抗生素。外伤性动脉瘤(图111-24)的唯一处理方法是手术治疗。手术时要分离出动脉的近心端和远心端,尔后予以结扎。因为瘤壁有随时破裂的危险,因而分离时应做好一切应急处理的准备。手术处理创伤性动静脉瘘(图111-25)时,术前应常规进行颈总动脉压迫训练,以促进侧支循环。手术原则是分离出瘘管,将其切除,然后分别修复动、静脉,也可结扎静脉,修复动脉。

颈部火器伤时投射物虽然没有直接伤及血管,但由于压力波的牵拉、震荡作用也可造成血管内膜损伤,从而形成血栓,引起失语和偏瘫的严重后果。处理方法是在造影明确栓塞部位后,自颈总动脉行小切口,吸出部分血栓,然后辅以血管扩张药物如罂粟碱等。

颈部火器伤后的继发性出血多因早期清创不彻底,发生严重的感染以至血管壁被腐蚀破裂所致,常常暴发严重的大出血。处理时应迅速用纱布团压迫颈动脉,行气管造口,然后慢慢移动纱布团,仔细寻找出血部位予以结扎。也可直接显露颈总动脉的近心端,这样更便于控制和阻断血流。

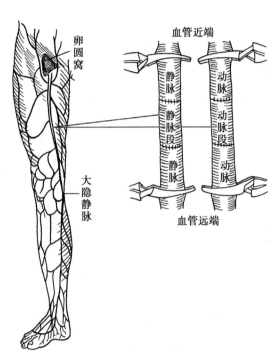

图 111-23 利用大隐静脉进行的血管移植

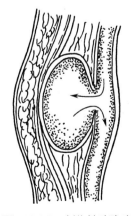

图 111-24 创伤性动脉瘤

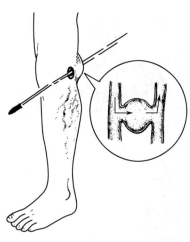

图 111-25　创伤性动 - 静脉瘘

散在于伤道中的表浅异物可在清创时一一取出。位于颈部大血管周围的异物,若暂时没有条件取出或伴有感染时,可先做伤口低位引流,有条件或控制感染后再予取出。嵌顿于血管壁上的异物有可能脱落或导致感染而造成继发性大出血,应予及时取出,并对血管壁进行修复。颈椎椎体附近或嵌入椎体的异物,如有吞咽疼痛等症状或危及脊髓时,应设法予以取出。

由于解剖位置的关系,胸导管的火器性损伤常与椎动脉、椎静脉、颈静脉和膈神经伤同时发生,而在处理时常常因注重处理血管和神经损伤而遗漏了胸导管伤的处理,致使伤口内不断有白色液体流出,或局部形成潴留囊肿和瘘管。这样不仅容易造成继发性感染,淋巴液的大量丧失也可导致伤员的营养不良而死亡。因此,在处理血管伤和神经伤时,一定要注意寻找胸导管的断端,并予以结扎。如实在发现不了断端,可做压迫填塞,待瘘管或囊肿形成后再手术探查,结扎断端。

甲状腺由来自颈外动脉的甲状腺上动脉和来自锁骨下动脉的甲状腺下动脉提供血液供应,因而血循环非常丰富,损伤后极易出血和形成血肿而压迫气管造成窒息,因而在清创时要注意妥善结扎断裂的血管,出血严重时可暴露同侧颈动脉窦,找出甲状腺上动脉加以结扎。对于损伤的甲状腺体,除明显失活的组织外,不要轻易切除,以免术后发生甲状腺功能低下症。另外,在处理甲状腺伤时一定要注意喉外神经、喉返神经和甲状旁腺,不要无故伤及和去除,防止造成无法挽回的后遗症。

(李兵仓)

第七节　脊柱脊髓火器伤

脊柱脊髓火器伤的发生率差别较大,从 1% 到 12% 不等,后果多较严重,其完全性截瘫的发生率高达 50% 以上,第二次世界大战时期的死亡率为 40%~ 80%,对越自卫作战期间,据我军某总医院对一组 170 例伤员的统计,死亡率为 4.7%。脊柱脊髓火器伤以穿透伤多见,常合并有胸、腹和盆腔脏器的损伤,因而休克和感染的发生率都比较高。救治的重点是纠正休克,控制感染,安全后送,预防并发症。

(一) 院前急救

软组织损伤所致的出血可用加压包扎止血,有脑脊液漏者要加厚包扎,同时去掉伤员装具内和衣袋中的硬物,以免引起压疮;迅速检查伤员有无胸、腹和盆腔脏器的损伤,并给予优先处理。对有呼吸困难和昏迷的伤员,要注意保持呼吸道通畅,必要时行气管切开术。

保持伤员于平卧位,避免脊柱弯曲和扭转。对腰部脊柱伤的伤员,腰下垫以软垫,以保持腰部平直(图 111-26)。颈椎损伤的伤员,在颈后垫小布卷或薄枕头,头两侧放置衣物,以防止颈部扭转(图 111-27)。移动和搬动伤员时,必须使头、颈和躯干保持平直。在受伤地点救护伤员时,可将伤员轻轻平滚到担架上,也可将伤员平直抬起放到担架上。抬动伤员一般应有 2~3 人协同动作,一人托头和双肩,一人托胸、腰和臀部,另一人托下肢,颈椎伤的伤员还需另由一人牵引头部。绝对禁止一人抱住腋部,一人托双腿,使脊柱后弯的错误搬运方法。搬运工具最好用平板担架或门板。如用帆布担架,可使伤员俯卧,但颈部损伤和有呼吸困难者,不可俯卧。

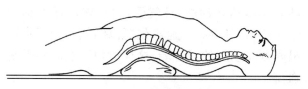

图 111-26　腰椎伤伤员体位

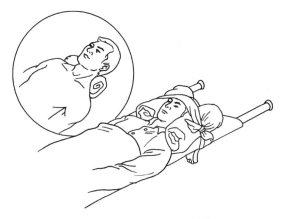

图 111-27　颈椎伤伤员体位

(二) 院内救治

对休克伤员应立即进行输液输血,但应避免大量输入生理盐水,以防加重脊髓水肿;颈椎伤伤员伴明显呼吸困难者,可做气管切开术,必要时行人工辅助呼吸;对排尿功能障碍和尿潴留者,应留置导尿管,导尿管的外端用无菌纱布包好夹住,每4~6小时放尿一次,并口服尿路消毒剂;有开放性损伤者,应给予足量的广谱抗生素,并注射破伤风抗毒血清;进行全面系统的神经系统检查,包括运动、感觉、反射和括约肌功能等,以确定损伤程度和平面;必要时行X线照片或CT检查,以了解骨折等损伤情况和异物等。

脊柱脊髓火器伤的初期外科处理主要是尽早进行清创术,以清除异物、碎骨片、血肿和切除坏死组织,从而防止感染,解除脊髓压迫,为恢复脊髓功能创造条件。对开放性脊柱脊髓损伤的伤员可在清创时,一并进行脊髓探查。如硬脊膜完整,色泽与搏动正常,硬膜下无血肿和肿胀,不应轻易切开硬脊膜;如硬脊膜已经破裂,或虽无破裂但呈蓝紫色、无搏动或张力增加,可在清除异物、血块和组织碎渣后,缝合、修补(缺损过大可用筋膜修补)硬脊膜,或纵行切开硬脊膜,用冲洗或吸引的方法清除坏死的脊髓组织,彻底止血后严密缝合硬脊膜,并用脊柱旁肌群加以保护。脊髓腔内可注入稀释的抗生素溶液。硬脊膜外放置乳胶条引流24~48小时。肌肉、筋膜分层缝合,皮肤和皮下组织延期缝合。实行早期椎板切除减压术(图111-28)的指征

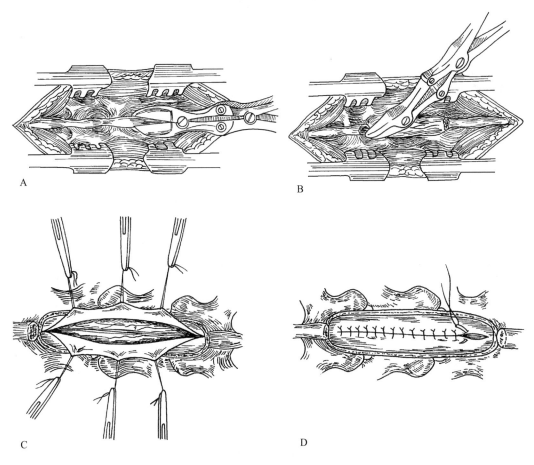

图 111-28　椎板切除减压术
A. 咬除棘突;B. 咬除椎板;C. 显露脊髓;D. 缝合硬脊膜

为 X 线或 CT 检查显示有凹陷骨折并有骨片或弹片进入椎管内者;有脊髓损伤且神经症状进行性加重者;压颈静脉试验证明有蛛网膜下腔梗阻并有部分或完全截瘫者;有脑脊液漏者。对于符合上述指征的闭合性脊柱脊髓损伤伤员来说,减压术进行的越早,对脊髓日后功能的恢复越有利。

脱水疗法作为一种主要的辅助治疗可在手术前后应用,30% 尿素、20% 甘露醇和 20% 山梨醇,都有很强的脱水作用,可快速静脉输注。脱水剂中可加入地塞米松 10~20mg,泼尼松和氢化可的松也可应用,目的是减轻脊髓水肿,改善脊髓血循环。另外,东莨菪碱也有改善脊髓微循环作用。

颈椎骨折者做颅骨牵引固定术(图 111-29)。胸腰椎骨折者矫正畸形后,用石膏床或石膏背心固定。

术后应保持呼吸道通畅,积极治疗和预防呼吸系统、泌尿系统并发症以及压疮的发生,努力预防

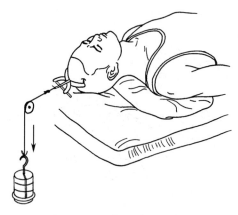

图 111-29　颅骨牵引固定术

四肢关节和肌肉的挛缩畸形。有条件的医院可对脊髓伤伤员进行高压氧治疗,此法有助于改善脊髓的缺血缺氧状况,从而保护脊髓神经元避免进一步变性坏死。由于伤后 6~8 小时常是脊髓缺血水肿造成不可逆损伤的关键期,因而高压氧治疗应尽早进行。

(李兵仓)

第八节　胸部火器伤

胸部因其体表面积较大,不仅容易遭受投射物的打击,而且因胸腔内含有心脏、肺脏和大血管等重要脏器,受伤后也易发生呼吸循环障碍,甚至危及生命。

胸部火器伤的发生率约占战伤伤员总数的 8% 左右。第二次世界大战期间,美军的发生率为 8%,卫国战争期间苏军的发生率为 7%~9%,抗美援朝期间我军的发生率为 7.9%,我军在对越自卫反击战中的发生率为 8.04%。根据 2003 年 11 月到 2007 年 12 月期间的粗略统计,伊拉克战争中胸部火器伤的发生率为 40%。现代战争中胸部火器伤增多的主要原因为大量使用爆炸性武器,因而常伴有较重的肺脏冲击伤。Smith 统计了自 2003 年到 2009 年伊拉克和阿富汗战争中发生的 1 678 例爆炸伤伤员,其中 113 例伴有肺脏冲击伤(发生率 6.73%)。笔者曾用常规爆炸性武器致伤绵羊进行现场实验,结果显示,胸部爆炸伤的现场死亡率为 31%,胸部破片伤的发生率为 44%,肺冲击伤的发生率约为 52%,心脏被破片直接击中的概率为 5%,血气胸的发生率高达 87%。肋间动脉出血是造成血胸的主要原因。因此,胸部火器伤不仅是救治的

重点之一,更是重点防护的部位。救治时除对胸部穿透伤伤员优先处理外,应重视肋间动脉出血和血气胸的处理。

(一)院前急救

开放性气胸应立即用大型急救包和厚纱布垫将伤口封闭包扎(图 111-30)。如无急救包,也可用布类包扎以维持正常呼吸。包扎后不能再取下敷料,以免立即发生危险,被血液浸透的敷料封闭作用更好。若有漏气等情况,只需再用敷料加固包扎;对多根肋骨骨折有明显的反常呼吸者,先用厚敷料或急救包压在伤部,外加胶布、绷带包扎固定,以使浮动的胸壁得以固定;对有严重呼吸困难和发绀的伤员,应立即判明原因,首先应检查口腔、咽喉内有无异物、血块和呕吐物等堵塞。如呼吸道梗阻解除后伤员仍有呼吸困难,应检查有无气管移位,当发现气管偏向一侧,要想到对侧有张力性气胸,应立即在伤侧锁骨中线第二肋间穿刺排气。为安全后送,可将排气针固定于胸壁上,并在针头上套扎一个橡胶套,在其尖端剪一小裂口,以做成单向活瓣排气针,使胸内气体排出,而外界的气体不能进入,达到持续排气的目的(图 111-31)。

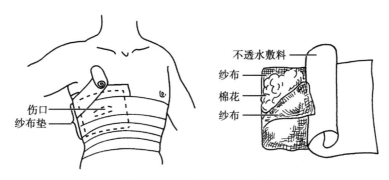

图 111-30 开放性气胸的包扎

不透水敷料
纱布
棉花
纱布

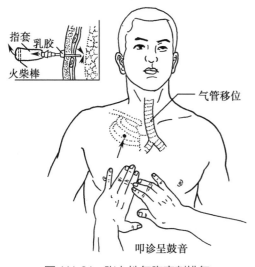

图 111-31 张力性气胸穿刺排气

指套 乳胶
火柴棒
气管移位
叩诊呈鼓音

对仍有呼吸道阻塞而且缺氧的伤员,应果断地进行气管切开。气管切开可减少呼吸道死腔和呼吸阻力,并且可以通过套管,有效地清除气管内的分泌物;该类伤员应尽快后送,后送时将伤员的上半身垫高约 30°,途中要特别注意呼吸道的通畅和排气针是否有效。尽早给予有效抗菌药物。

(二)院内救治

失血量大的伤员可用两个静脉通道输液输血,必要时置管以监测中心静脉压(CVP),以便正确掌握输入速度和输入量;有血气胸的伤员,应尽早进行胸腔闭式引流术,引流的位置为腋中线第 4 或第 6 肋间。早期进行胸腔闭式引流术有以下优点:①迅速缓解血气胸对肺和纵隔的压迫,恢复胸腔内负压,使肺脏及早复张,改善呼吸和循环状态;②及早使胸腔内血液和气体排空,更有效的预防肺不张、凝固性血胸和脓胸;③引流出来的血液如有适应证,可自体输血。引流管放置的时间视具体情况而定。如有严重的肺实质损伤,需要多放置一段时间(常为 2 周),或及早手术处理肺损伤;对有心脏压塞症状的伤员,要做心包穿刺术(图 111-32),抽血减压,即使抽出 30~50ml 的心包积血,也有可

能挽救伤员的生命。如心包穿刺效果不好,可经剑突下行心包开窗术,并置管引出积血。

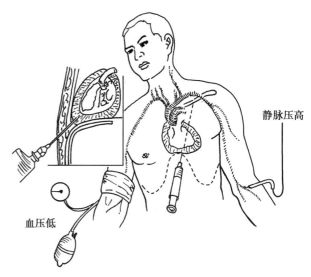

图 111-32 心包穿刺术

静脉压高
血压低

对开放性气胸者需行胸壁清创术。清创时应注意保留与软组织相连的碎骨片,因其日后对稳定胸壁有较好的作用。胸壁的软组织特别是肋间肌也应珍惜,它们对封闭胸腔有重要作用。要注意止血,尤其是肋间动脉的出血,对于表浅的肺裂伤,可缝合止血。胸膜、肋间肌和胸壁肌肉应分层缝合。皮肤和皮下组织可做延期缝合。胸壁缺损过大时可用带蒂肌瓣修补缺损。关闭胸腔前,胸腔内放置抗生素并常规行闭式引流。

对进行性出血且经原伤口无法进行止血者,应及时开胸,清除血块和异物,修补或缝扎血管。术后做胸腔闭式引流;对引起呼吸困难和发绀的纵隔气肿,应立即经胸骨上窝切开排气(图 111-33);多根多处肋骨骨折引起浮动胸壁者,应在胸壁浮动区中央部位,用灭菌布巾钳钳夹其游离段肋骨 1~2 根,连以牵引架,做重力牵引 1~2 周,牵引重量以控制反常呼吸和伤员自觉合适为度,一般约 2~3kg。如果牵引仍不能有效控制伤员的反常呼吸,可做切

开复位内固定术。对因肋骨骨折所致胸壁疼痛而影响呼吸者,可行肋间神经封闭,但尽可能不用吗啡类制剂。

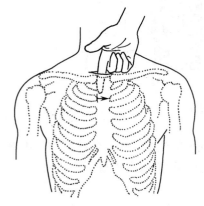

图 111-33 胸骨上窝切开排气术
切开胸骨上窝,进入气肿层后即有气体从伤口内逸出

胸腹联合伤原则上都应争取早期手术。术前常规进行胸腔闭式引流。处理程序可根据伤情而定,以腹部伤为主者,经腹部进行探查;以胸部伤为主者,经胸部进行探查;胸腹部都需要进行探查且情况紧急时,应分别做胸腹部切口,分两组同时手术。尽量避免做胸腹联合切口。胸腹部同时有开放伤,一般应优先处理胸部伤。

胸腔内或肺脏表层的异物,可实施单纯异物摘除术。位置较深的异物,可在定位后切开肺组织摘除之。对于因异物存留而继发肺不张、支气管扩张、慢性肺化脓症或异物嵌入支气管内者,需做肺段或肺叶切除术。心脏内异物的摘除应非常慎重,因为需要一定的设备与技术条件。摘除嵌入心壁的异物时,可先用 2~3 根丝线从异物一侧心肌缝入,从另侧穿出,然后将异物轻轻提起,摘除异物后逐一结扎缝线,但注意不要损伤或缝扎冠状动脉主要分枝。手术摘除胸腔异物后,要补充注射破伤风抗毒素。

(李兵仓)

第九节　腹部火器伤

腹部火器伤的发生率约占伤员总数的 5%~10%,死亡率约为 25%。伊拉克战争期间的一组小样本(101 例)调查表明,腹部火器伤的发生率为 30%。根据爆炸性武器现场实验的资料统计,腹部破片伤的发生率约为 50%,现场死亡率高达 38%。因腹腔脏器较多,因而腹部火器伤时内部器官容易受损,其中尤以小肠和结肠的损伤率最高,其次为肝、胃、脾、肾和膈肌。当人体遭受大当量爆炸性武器攻击时,胃肠道在受到破片损伤的同时,也容易受到冲击波损伤。另外,远离伤道的腹腔脏器也因压力作用而易受伤。据 Razzaq 报道,这种腹腔远隔脏器受伤的概率大于 50%。腹部火器伤早期多死亡于出血性休克,晚期多死亡于腹腔感染。因此,早期积极抗休克和正确的外科处理以控制感染和并发症是提高救治水平的重要措施。Ibishov 的资料表明,即使腹部火器伤经过外科处理,其术后并发症的发生率仍高达 15%,再次剖腹率和术后死亡率分别为 13.6% 和 15.3%。

(一)院前急救

伤口应予迅速包扎,脱出的内脏不要还纳腹腔,以免增加腹腔污染,可用几层浸湿的大纱布覆盖后用饭碗等物品盖好(图 111-34),然后再包扎固定,可避免脱出脏器受压。但若内脏脱出较多,或脱出的内脏有绞窄现象,为避免加重休克和组织坏死,可将内脏送回腹腔,此时污染已属次要问题。如肠管有穿破时,则穿破部位不应还纳,可用纱布遮盖后,用一钳子将穿孔部位夹住,包扎在敷料内;开放性损伤者或已确诊为腹腔脏器损伤的伤员,可用吗啡、哌替啶等止痛;后送伤员时可采用屈膝位以减少腹肌紧张,并嘱咐伤员不用力咳嗽或翻动。

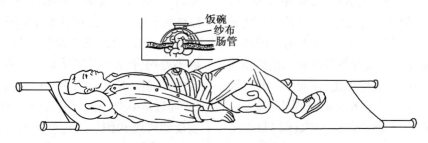

图 111-34 脏器脱出的伤员包扎

（二）院内救治

腹部火器伤的休克发生率很高,是早期死亡的主要原因之一。对于休克伤员,必须积极进行输血、输液等抗休克治疗。可选用较粗针头穿刺,一般应建立两个静脉通道,以保证快速补液。因为腹部火器伤有可能损伤下腔静脉及其分支,因而不宜选择下肢静脉作为输液通道,以免达不到应有的输液目的。静脉输液时可加适量抗生素,以预防感染。

有实质性脏器或大血管损伤而引起的急性大出血者应立即手术止血,同时进行抗休克治疗。如出血不太严重而伤员有休克表现,应先积极抗休克,待一般状况改善后再进行手术。对内脏脱出的伤员,应尽快手术,修补腹壁缺损,以防休克加重和腹腔感染。

原则上,穿透性腹部火器伤均应行剖腹探查术,有时尽管无明显的内脏损伤征象,也应进行剖腹探查,以便进一步明确诊断,采取相应措施。因为火器伤伤口有大量变性坏死组织,术后易发生坏死和感染,导致切口裂开、内脏脱出等并发症,因而剖腹探查时,严禁采用扩大原伤口的方法探查腹腔。剖腹探查术后,应将腹膜、腹壁肌肉缝合,皮肤和皮下组织可敞开,如无感染,4~7天后延期缝合。

剖腹探查时要根据伤道的位置及方向、术中所见等进行全面系统检查,避免漏伤。如为贯通伤,应根据伤道走行对沿途脏器进行重点探查。但应注意,小质量表面光滑的钢珠遇到阻力后容易改变方向,这种情况已屡见不鲜,探查时应予特别注意。也可根据术中所见进行重点检查。切开腹膜时如有血液溢出,说明有实质脏器或大血管损伤,如有气泡溢出,提示有胃、结肠穿孔,如见食物,表明有上消化道损伤;粪便则表示回肠末端以下的肠道破裂,胆汁表示胆道或十二指肠破裂,尿液提示有泌尿系统的器官损伤;非穿透性腹部火器伤是否行剖腹探查术应根据情况而定。如确无内脏损伤,按清创术原则处理。如有脏器损伤,立即行剖腹探查术。

有内脏损伤的腹部火器伤,术后均应进行引流。烟卷引流一般适用于胆道手术后小网膜孔引流,橡皮管引流适用于胰腺伤处理后的胰床引流,双套管负压吸引对预防和治疗肠瘘管效果较好。为避免引流物从原伤道或探查切口流出,应另做小切口引流。引流物放置的时间依据伤情、损伤脏器种类及术式而定。如引流物逐渐减少,一般48h后可拔除。对预防吻合口瘘管而放置的引流物,放置时间应稍长,一般为3~5d;腹部火器伤原则上常规应用抗生素。抗生素的抗菌谱要广,量要足够,必要时可选用两种以上的抗生素联合应用。

腹部火器伤不仅因胃肠内容物的流出而污染腹腔,术后暂时性肠麻痹的程度也往往较重,持续的时间又较长。因此,术前术后均应进行胃肠减压术,以减轻腹胀,防止胃扩张,减少胃肠内容物对腹腔的继续污染等;在胃肠功能恢复前,应以胃肠外营养为主,胃肠功能恢复后,应尽早从胃肠道供给营养,同时应注意保持水、电解质平衡。

腹膜炎、腹腔脓肿、继发性出血、肠梗阻、腹壁切口裂开和瘘管等并发症的处理详见有关章节。

（李兵仓）

第十节　骨盆会阴部火器伤

骨盆会阴部火器伤的发生率约为3.5%~5%左右。骨盆会阴部火器伤一般有骨盆骨折。2008年,美军在伊拉克战争中共伤亡350人,其中104人发生骨盆骨折(发生率30%)。此外,常在臀部和会阴部软组织伤的基础上,发生几个盆腔内脏器(直肠、膀胱)和尿道、阴茎、睾丸、阴囊和附睾等器官损伤。有时也可同时发生腹腔内脏器官、马尾伤、腰骶部骨折、髋关节损伤等。出血、休克、感染往往很严重,且后期常发生粪瘘、尿瘘、大小便失禁、尿道狭窄、肛门狭窄、慢性骨髓炎等后遗症。有时皮肤伤口虽然不大,但损伤范围却比较广泛,因而全面细致的检查不仅关系到决定治疗原则,也关系到伤员的生命。

（一）院前急救

用急救包、三角巾和多头带将整个骨盆做环形包扎固定。单纯软组织出血可用加压包扎法止血;膀胱、尿道伤时应进行导尿,以解除伤员排尿困难的痛苦和防止尿液继续外渗,并留置导尿管随伤员后送,途中不要轻易拔掉导尿管,以免再次插入困难或不能插入。导尿困难时切不可勉强用力或反复进行,应改做耻骨上膀胱穿刺或膀胱穿刺造口术排尿(图111-35)。

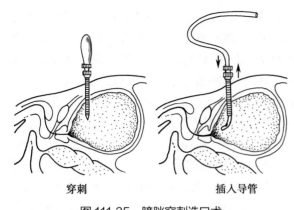

穿刺　　　　　　　插入导管

图 111-35　膀胱穿刺造口术

现场急救时可口服或肌内注射抗生素。其剂量要大，抗菌谱要广；后送时取仰卧位，膝部垫高，两下肢略外展。

(二) 院内救治

骨盆会阴部火器伤常因骨折端出血或大血管伤的剧烈出血而引起失血性休克，因此要及时扩充血容量，以提升血压，改善微循环；骨盆部的出血很难经伤口进行止血。遇有出血不止者，应立即剖腹探明出血来源，对髂内动脉伤应果断地结扎止血。盆腔或腹膜组织出血不止时，可行髂内动脉结扎。如仍不能止血，可采用大纱布填塞止血，待出血停止 2~3 日后，逐次拔除填塞物。髂总动脉和髂外动脉损伤不可结扎，应修补缝合或进行血管移植，以防止下肢缺血。

腹膜内直肠伤常有明显的腹膜刺激症状。此种损伤如伤口较小，可做双层横向缝合，并行去功能结肠造口术。如伤口大，则应将直肠切断造口，关闭远端，并进行腹腔内引流。腹膜外直肠伤可迅速出现严重的盆腔蜂窝织炎和感染，这种直肠损伤除行去功能结肠造口术外，还须对骨盆外软组织和直肠伤周围软组织进行清创，并做直肠周围间隙、特别是坐骨直肠窝的充分引流。通常情况下，利用扩大原伤口的方法达不到引流的目的，应在尾骨旁另作切口进行引流，必要时可切除尾骨，甚至切除部分骶骨以充分引流直肠周围区域（图 111-36）。

肛门、肛管损伤的早期处理与一般的软组织伤处理原则相同，但应尽可能保留肛门周围软组织，以免日后发生狭窄或畸形。清创时不可轻易切除括约肌，不缝合伤口，保持引流通畅。对肛门、肛管的广泛撕裂伤，再保证引流通畅的情况下可行定位缝合，以减轻日后的畸形。对于严重的肛管伤，应行乙状结肠造口术，使粪流改道，以利伤部的愈合。

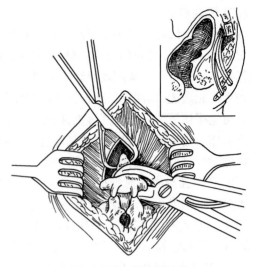

图 111-36　尾骨截除术

腹腔内膀胱破裂时，尿液可流入腹腔而发生弥漫性腹膜炎。腹腔外膀胱破裂，尿液可渗入膀胱周围组织和膀胱前间隙而引起尿性蜂窝织炎。因而只要全身情况许可，膀胱破裂的伤员都应及早进行剖腹探查。对于腹腔内破裂的膀胱，修整创缘后，用肠线全层（间断或连续）缝合，然后清洗和关闭腹腔。术后做耻骨上膀胱造口术，并充分引流。如输尿管有小伤口，应予修补缝合，腹膜后放置引流。如输尿管损伤严重，可切除部分输尿管后行吻合术，吻合有困难者，可将输尿管种植至膀胱。

尿道损伤的早期处理包括恢复尿道的连续性、引流膀胱内尿液和外渗尿液的彻底引流。处理时可先在无菌条件下试放导尿管，如能插入膀胱，说明尿道只有黏膜或黏膜下挫伤，或者是很小的尿道破裂，对于这种并不严重的尿道损伤可留置导尿管 2 周左右，并加强抗感染措施，损伤的尿道可望自行愈合。如导尿管不能插入膀胱，表示有尿道断裂或较大的破裂等严重损伤，这种情况下切忌反复插管或强行插管，更不能盲目使用金属器械，以免加重尿道损伤或形成假尿道。尿道断裂或破裂，原则上应积极争取行尿道吻合术，以恢复尿道的连续性，减少尿道狭窄后遗症的发生。如无条件行尿道吻合术，可采用尿道"会师"牵引术（图 111-37），但这种处理方法尿道狭窄后遗症的发生率比较高，需反复行尿道扩张术，甚至再次行尿道修补术。无论用哪种手术方法处理尿道损伤后，均应行耻骨上膀胱造口术，以引流膀胱尿液，减轻损伤部位的尿液外渗和感染。引流管应每日用灭菌等渗盐水或抗菌药物溶液冲洗 2~3 次，保持通畅。

丸和精索完全正常,可在彻底清创止血后,将睾丸还纳于阴囊后,放置引流,缝合阴囊。如睾丸严重毁损确已无法保留时,可考虑切除,但对于部分破碎的睾丸,应尽量保存可以存活的睾丸组织,只将破碎部分切除,彻底止血后缝合白膜,然后将保留的睾丸组织放回阴囊内。如果睾丸皮肤缺损过多而无法包裹睾丸时,可将睾丸置于会阴或大腿内侧皮下,待以后处理;子宫体部的小裂伤可修补缝合。子宫颈部或子宫动脉的损伤,做子宫全切除或次全切除,术后经阴道后穹窿引流加伤口引流。如输卵管断裂可切除断端,再予缝合或结扎。卵巢损伤经充分止血后,尽可能予以修补缝合,仅在不得已时切除卵巢。

　　无脏器伤的闭合性骨盆骨折,不要轻易进行手术探查。如为开放性骨盆损伤,必须做充分的清创和引流,以防发生骨髓炎。骨折断端出血不容易控制时,可用止血粉或纱布填塞,必要时结扎髂内动脉;髋臼、股骨头和股骨颈损伤时,必须清除游离碎骨片,将关节囊内清洗干净,缝合关节囊,并留置小塑料管,向关节囊内注射入抗生素,以防感染。术后用单侧髋人字石膏固定、开窗,以便于伤口更换敷料;闭合性骶骨伤后常可造成巨大的腹膜后血肿,应予观察,以保守疗法为宜。如血肿增大,怀疑血管伤而条件又许可时,可通过腹腔进行腹膜后探查术。

(李兵仓)

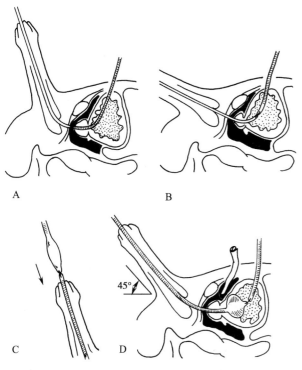

图 111-37　尿道会师牵引术

A. 尿道探子分别自尿道口及膀胱切口插入,于尿道损伤处会师;B. 导尿管由尿道探子引入尿道内;C. 气囊导尿管引入膀胱内;D. 气囊导尿管充气后向外适当牵引

　　阴茎组织血运丰富,愈合能力强,清创时应尽量予以保留。阴茎部分断裂,可将创缘修剪整齐后将白膜对位缝合。如阴茎皮肤缺损过多无法包裹阴茎时,可将阴茎包埋于阴囊皮下,露出阴茎头,以便后期整形。阴囊损伤导致睾丸完全外露时,如睾

第十一节　四肢和关节火器伤

　　四肢火器伤的发生率最高,约占全部伤员的40%~70%。2006 年,美军在伊拉克军事行动中四肢火器伤的发生率为 44%。和其他部位的火器伤相比,虽然四肢关节火器伤的死亡率比较低,但因其发生率高,残疾率高,伤口污染重,多处伤多,而且常并发血管、神经、肌腱和其他部位的损伤,以及严重的粉碎性骨折和关节毁损,若处理不当,不仅影响部队的减员率、伤残率和归队率,也会危及伤员的生命。因而,对四肢火器伤的处理决不能掉以轻心。

(一)院前急救

　　一般性出血用加压包扎法,如用加压包扎法止血无效(多见于肱动脉、股动脉、腘动脉等较大的动脉出血),可用止血带止血,但该法止血的伤员必须要有明显的标志,并注明上止血带的日期和时间。

　　迅速检查有无头、胸、腹和盆腔脏器伤,这些部位的损伤往往比四肢、关节伤更为严重。除非是四肢血管的剧烈出血,否则应优先处理对上述部位的损伤。

　　对有骨折的伤员要临时固定肢体(图 111-38)。恰当的固定肢体不仅可以减少骨折端摩擦所导致的剧烈疼痛,也具有保持骨折位置和防止骨折端损伤血管神经的作用,同时也可避免加重休克和感染。

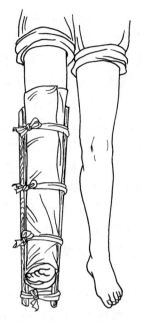

图 111-38　简易夹板固定法

四肢、关节火器伤的感染率比较高,除有效清创外,尽早给予抗生素也是控制感染的有效方法之一,如长效磺胺、庆大霉素、青霉素、头孢唑啉等。实践证明,抗生素给予的时间越早越好。

(二) 院内救治

伤员到达医院后应继续使用抗生素,并补充注射破伤风抗毒血清,条件允许可根据细菌培养和药敏试验的结果调整抗生素的种类;需要手术止血者应紧急进行手术止血,能结扎的血管伤予以结扎止血,不能结扎者,行血管吻合或血管移植术。

严重的软组织挫伤或因使用止血带和夹板不当,可造成静脉回流受阻而引起组织间隙水肿,肌肉也因损伤缺血而肿胀,如不及时切开致密、无弹性的深筋膜来解除肌肉所受的压力,肌肉可在数小时内坏死。应根据严重疼痛,肌肉有发硬感,肢体凉、苍白或发绀,脉搏消失等临床征象,及时做深筋膜切开术,以挽救肢体。

清创既是预防感染的关键措施,也是挽救肢体和恢复肢体功能的根本方法,有时即使是延期清创也比不清创效果好。因此,对四肢、关节火器伤伤员一定要及时进行清创。清创时应注意以下几点:①对较小而表浅的多处伤,可不进行清创,只做消毒包扎处理即可;②对位置较深而取出又非常困难的小弹片可不予摘除,以免因取出异物而过多地损伤健康组织或耽误时间;③对于长骨粉碎性骨折,除游离的小碎骨片予以摘除外,其他骨片应尽量保留;④原则上对骨折不做内固定或植骨术;⑤肢体火器伤清创后都要进行肢体固定,这样既有利于止痛和炎症的消退,也可促进伤口愈合。可采用加垫

石膏固定,在石膏干后即全层剖开分为前后两片,再松松扎起,以免肢体肿胀后影响循环,但须起固定作用;⑥清创后伤口不做初期缝合,应坚持开放引流,如有两个伤口,应分别引流,3~5 天争取作延期缝合;⑦清创后最大的威胁仍是感染,因此,除全身应用有效抗生素外,关节伤火器伤清创后也可局部注入或用抗生素灌洗。

软组织严重缺损者,可在彻底清创后 5 天,创面清洁、肉芽新鲜、创缘无红肿和压痛等情况下,用带血管蒂肌肉皮瓣移位术予以修复。这样不仅有利于矫正肢体畸形,也可为日后重建肢体功能创造条件,同时具有预防感染的作用。

上肢骨和关节伤的处理:①无明显移位的单纯锁骨骨折用三角巾或绷带悬吊伤侧上肢 2 周即可,有明显移位的锁骨骨折,手法复位后用 8 字形绷带(石膏)固定 4~6 周。开放性单纯锁骨骨折,如污染较轻,清创及时,可用克氏针固定,如为粉碎性骨折,清创时不宜过多清除碎骨片,骨膜应覆盖好,术后用 8 字形绷带(石膏)固定 4~10 周。②肩胛骨与上肢的运动无明显的关系,因而清创时可对粉碎性骨折的碎骨片予以清除,即使较大的游离骨片,如妨碍引流也可予以去除。③肱骨上段火器性骨折常合并腋动脉和臂丛损伤,中、下段易合并桡骨、尺骨、正中神经和肱动脉的损伤,处理时应予注意。肱骨的上 1/3 骨折可用肩人字石膏外展和牵引固定,中、下段骨折可用小夹板或悬吊石膏固定。④桡骨火器伤多于尺骨火器伤,双骨同时受伤的机会较少。如为单一的尺骨或桡骨骨折,手术后用石膏或夹板固定前臂于功能位。如双骨同时骨折,应将骨间膜适当缝合,以防止交叉愈合。为使骨间膜保持最大的宽度,有利于日后前臂的旋转功能,术后可将前臂固定于旋转中位。如尺骨、桡骨同时有骨质缺损,清创后仍用石膏将前臂固定于功能位,留待以后处理。⑤手和腕关节火器伤清创时除切除确已失活的组织外,要尽量保留皮肤和软组织。对骨折要进行复位,必要时用克氏针、钢丝或螺丝钉进行固定。转移皮瓣或游离皮瓣以覆盖外露的肌腱、神经、血管及关节。如无特殊情况,伤口要尽可能一期闭合。术后引流 48 小时。伤口用凡士林纱布覆盖,指间分开,用石膏固定(干后全层剖开)于功能位,但不包住健指。经常活动未被固定的关节和手指。⑥处理肩关节火器伤时应首先检查有无血管、神经和关节附近的骨骼伤。初期外科处理时,要尽量保留肩关节。如扩大原伤道进入关节比较困难时,可选用典型的肩关节前切口,清除

破碎的骨片和软骨。如关节已严重毁损，则可做关节切除。关节囊毁坏不能缝合时，可用肩周软组织覆盖。术后用外展式夹板或肩人字石膏固定，并开窗观察换药，以防肩外展障碍和骨端刺伤肩周神经和血管。骨折基本愈合后及早拆除外固定，进行功能锻炼。⑦肘关节火器伤常合并附近的血管神经损伤，因而清创时应注意检查和处理。对于桡骨头和尺骨鹰嘴的碎骨片均可摘除，但不能过多切除肱骨下端，以免形成连枷关节，致后期处理困难。如关节囊不能缝合，可用皮肤或皮瓣覆盖关节面，以避免骨质外露坏死。有时关节虽已感染，如能及时处理，仍有恢复部分功能的可能。术后用石膏托将肘关节固定于屈肘 90° 及前臂旋转中位的功能位，并及早进行功能锻炼。

下肢骨和关节伤的处理：①股骨火器伤后休克的发生率较高，应注意纠正。股部的肌肉丰富，受伤后不仅容易出血，也因股部肌群的强大肌力而使骨折错位（图 111-39）或畸形愈合，因而应强调固定确实，并及早进行牵引治疗。清创术应在伤后 6 小时进行，术中可将一切失活组织彻底清除，大的骨片尽可能保留复位，游离碎骨片可予清除。清创完毕后行骨牵引固定，内固定只在伤口愈合后 1~2 周内进行，或仅限于伤情和污染的确很轻、骨粉碎范围很小、且无软组织血肿的伤员，及使这样也应加强术后的观察和处理。②因小腿下 1/3 肌肉较少，胫骨和腓骨火器伤后不仅难以愈合，也常因骨折端的外露而发生厌氧性感染和骨髓炎，所以清创既要彻底，又不能把皮肤和碎骨片去除过多，以免

造成皮肤和骨质缺损。暴露的骨面和肌腱可用减张切口的方法或皮瓣覆盖。移位骨端复位后进行妥善外固定，并送有条件的医院进行骨牵引和纠正移位、补充手术等。骨牵引的时间不宜超过 2~3 周，局部有骨痂连接不再发生移位时，即可改用小夹板、开窗的石膏管型、骨穿刺外固定架等进行固定。③足部火器伤多见于地雷和其他炸伤，常并发气性坏疽、破伤风和严重的脓毒症，因而清创要彻底。足部小骨的相互关节面很多，骨粉碎后血液供应不足，稍有感染即容易坏死，故应彻底切除。但跟骨、第一和第五跖骨等对足内、外侧弓的作用较大，且与软组织相连较多，血液循环较好，应尽可能予以保留，并尽量做好复位。距骨的关节面多，与软组织相连较少，伤后容易坏死，如已经粉碎，以切除为宜。由于足部后期植皮比较困难，尤其足底部皮肤很厚且是支持体重和行走所必需，因而足底部的皮肤应尽量保留。清创术后伤口常有较多的渗血，因而严重足伤一定要进行引流。足部软组织少，肿胀后张力大，延期缝合比较困难，需待创面肉芽形成后再植皮。④髋关节火器伤的伤情都比较严重，常合并骨盆、会阴和下腹部伤，因而休克和严重脓毒症的发生率都比较高。髋关节的位置深而手术显露困难，手术本身的创伤比较大，术前术中应对伤员充分输血和补液体。清创时应先处理关节外伤口，然后进入关节腔，彻底清除其中一切游离的碎骨、异物、血块，股骨头和颈的碎骨也应摘除，如股骨头和颈已完全毁损或已无血液供应时，为避免形成死骨，必须切除。关节囊应反复冲洗，以清除

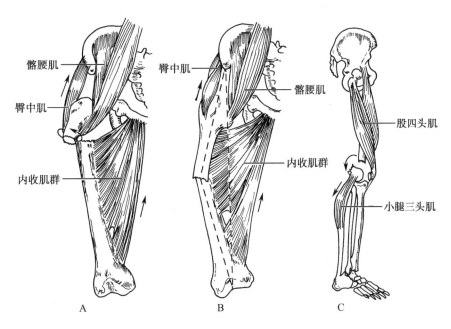

图 111-39　股骨骨折错位
A. 中、上 1/3 骨折；B. 中 1/3 骨折；C. 下 1/3 骨折

微小的组织碎片,然后缝合关节囊,并注入抗生素液,或留置塑料管以注射抗生素和抽液。如关节囊缺损无法缝合,应将附近的肌肉缝合覆盖,并在关节囊外放置引流。术后应做皮肤牵引或骨牵引防止脱位。清创后如关节内仍继续感染化脓,应及时充分引流,尤其是利用髋外侧切口的体位引流,以防止股骨头、颈的坏死和骨髓炎蔓延。对坏死的股骨头要及时切除;⑤膝关节大而显露,容易发生火器伤。膝关节腔和多个滑囊相连,形成许多分隔的囊腔和隐窝,受伤后容易积血,容易发生感染。清创时应彻底清除关节内积血、异物、碎骨片和游离的软骨。关节内断裂的韧带不必修补,损伤的关节面应予修平,破裂的半月板则予切除,如髌骨粉碎,也予以切除,但应保留股四头肌腱和髌韧带的连续性。股骨髁和胫骨髁有大的骨折移位时,应将关节面对整齐,但不进行内固定。如同时伴有腘动、静脉损伤,争取在伤后 8~10 小时内修复,可显著降低肢体的坏死率。彻底清创后,用等渗盐水冲洗关节腔,在缝合滑膜和关节囊,如关节囊缺损太大,可用皮肤或筋膜覆盖。术中术后关节囊内可常规注射抗生素,并进行引流。肢体可用跟骨牵引或前后石膏夹板固定于功能位,并及

时观察。如有术后感染,要及时穿刺引流,同时局部和全身给予有效抗生素。⑥踝关节火器伤多为胫腓骨下端内外踝和距、舟等多关节的粉碎性骨折,伤后骨和关节容易外露,加之踝关节周围的软组织较少,不仅感染的可能性很大,而且足踝部的皮肤缺损早期也很难处理,伤后的愈合时间很长。清创时要彻底清除游离的骨片和异物,用等渗盐水反复冲洗关节腔后缝合关节囊,并向关节腔内注射抗生素。如关节踝关节囊已经破损,可部分缝合,裸露的部分用附件的软组织覆盖。如踝关节面破坏较多,可早期切除关节面。踝关节的毁损伤往往需要多次清创或切除,甚至截肢。另外,清创时也需注意有无胫前动脉、胫动脉和神经的损伤。

血管、神经合并伤的检查与处理:注意观察伤肢远端的皮肤颜色、温度、动脉搏动、肌肉的活动和感觉。如颜色呈蜡白色、冰冷、无搏动,则证明有血管伤。如肌肉没有活动能力,感觉丧失,则证明神经受伤。应特别注意锁骨骨折与锁骨下动脉,膝关节伤与腘动脉,肱骨中 1/3 骨折与桡神经,肱骨头粉碎性骨折与腋动脉等合并伤。

(李兵仓)

参 考 文 献

[1] 王正国. 野战外科学 [M]. 北京:人民卫生出版社,2010:8.

[2] 王正国. 创伤学基础与临床(上)[M]. 武汉:湖北科学技术出版社,2006.

[3] 王正国,华积德,李主一. 战伤救治手册 [M]. 北京:人民军医出版社,1999:168-192.

[4] 刘荫秋,王正国,马玉媛. 创伤弹道学 [M]. 北京:人民军医出版社,1991:1.

[5] 陆一农,汪遵善,李嘉寿,等. 火器伤的外科基础 [M] // 李主一. 火器伤外科学. 北京:人民军医出版社,1994:2-65.

[6] 车惠民. 高原战伤的救治 [M] // 黎鳌,盛志勇,王正国. 现代战伤外科学. 北京:人民军医出版社,1998:586-597.

[7] 李恩平,雷鸣全,黄秀平,等. 西藏高原狗软组织火器伤的致伤特点 [J]. 中华创伤杂志,1994,10(2):88-89.

[8] 黎鳌,盛志勇,王正国. 现代战伤外科学 [M]. 北京:人民军医出版社,1998.

[9] 李兵仓,张良朝,陈志强,等. 某榴弹致伤绵羊后的破片伤和冲击伤 [J]. 中华创伤杂志,1999,15(6):451-

454.

[10] 李兵仓,刘鲁岳,陈志强,等. 高能战斗部致绵羊胸部伤的实验研究 [J]. 中华创伤杂志,2000,16(8):495-498.

[11] 李兵仓,刘鲁岳,陈志强,等. 某型榴弹爆炸时绵羊的颅脑伤 [J]. 第三军医大学学报,2001,23(4):384-386.

[12] ILIC N, PETRICEVIC A, RADONIC V, et al. Penetrating thoraco abdominal war injuries [J]. Int Surg, 1997, 82 (3):316-318.

[13] DANIC D, PRGOMET D, MILICIC D, et al. War injuries to the head and neck [J]. Milit Med, 1998, 163 (2):117-119.

[14] ROBOTTI E, VERNA G, FRACCALVIERI M, et al. Distally based fasciocutaneous flaps: a versatile option for coverage of difficult war wounds of the foot and ankle [J]. Plast Reconstr Surg, 1998, 101 (4):1014-1021.

[15] TIGUERT R, HARB J F, HURLEY P M, et al. Management of shotgun injuries to the pelvis and lower genitourinary system [J]. Urology, 2000, 55 (2):193-197.

［16］ HECIMOVIC I, DMITROVI B, KURBEL S, et al. Intracranial infection after missile brain wound: 15 war cases [J] . Zentralbl Neurochir, 2000, 61 (2) : 95-102.

［17］ RAZZAQ A A. Gunshot wounds of the abdomen: association of surface wounds with internal injuries [J] . J Pak Med Assoc, 2000, 50 (8) : 259-261.

［18］ IBISHOV K G. Causes of complications and fatal outcome after combat gunshot wounds of the internal organs [J] . Vestn Khir, 2000, 159 (1) : 38-40.

［19］ MADEI W F, KLIESER H P. Intensive care medicine in the German Field Hospital during the implementation force mission in Trogir, Croatia [J] . Milit Med, 2000, 165 (6) : 445-448.

［20］ BARTLETT C S, HELFET D L, HAUSMAN M R, et al. Ballistics and gunshot wounds: effects on musculoskeletal tissues [J] . J Am Acad Orthop Surg, 2000, 8 (1) : 21-36.

［21］ TINDEL N L, MARCILLO A E, TAY B K, et al. The effect of surgically implanted bullet fragments on the spinal cord in a rabbit model [J] . J Bone Joint Surg Am, 2001, 83: A (6) : 884-890.

［22］ RAZZAQ A A. Gunshot wounds of the abdomen: association of surface wounds with internal injuries [J] . J Pak Med Assoc, 2000, 50 (8) : 259-261.

［23］ IBISHOV K G. Causes of complications and fatal outcome after combat gunshot wounds of the internal organs [J] . Vestn Khir Im I I Grek, 2000, 159 (1) : 38-40.

［24］ EDENS J W, BEEKLEY A C, CHUNG K K, et al. Longterm Outcomes after Combat Casualty Emergency Department Thoracotomy [J] . J Am Coll Surg. 2009, 209 (2) : 188-197.

［25］ LING G, BANLAK F, ARMONDA R, et al. Explosive blast neurotrauma [J] . J Neurotrauma, 2009, 26 (6) : 815-825.

［26］ FRENCH L M. Military traumatic brain injury: an examination of important differences [J] . Ann N Y Acad Sci, 2010, 1208 (208): 38-45.

［27］ RISDALL J E, MENON D K. Traumatic brain injury [J] . Phil Trans R Soc B, 2011, 366 (1562): 241-250.

［28］ LING G, ECKLUND J. Traumatic brain injury in modern war [J] . Curr Opin Anesthesiol, 2011, 24 (2): 124-130.

［29］ PETERSEN K, COLYER M H, HAYES D K, et al. Prevention of Infections Associated With Combat-Related Eye, Maxillofacial, and Neck Injuries [J] . J Trauma, 2011, 71 (2 Suppl 2) : S264-269.

［30］ SMITH J E. The epidemiology of blast lung injury during recent military conflicts: a retrospective database review of cases presenting to deployed military hospitals, 2003-2009 [J] . Philos Trans R Soc Lond B Biol Sci, 2011, 366 (1562) , 291-294.

［31］ BAILEY J R, STINNER D J, BLACKBOURNE L H, et al. Combat-Related Pelvis Fractures in Nonsurvivors [J] . J Trauma, 2011, 71 (1): S58-S61.

［32］ KRAGH J F Jr, WADE C E, BAER D G, et al. Fasciotomy Rates in Operations Enduring Freedom and Iraqi Freedom: Association with Injury Severity and Tourniquet Use [J] . J Orthop Trauma, 2011, 25 (3): 134-139.

第一百一十二章
几种新武器伤的特点和防治原则

【概述】

第二次世界大战结束至今已有半个多世纪。在此期间,局部地区的战争不断发生。因此,一些国家在继续研制和贮存各种核武器、化学武器和生物武器的同时,又在不断设计和生产出许多新的强杀伤力的常规武器。

1991年初美国和多国部队与伊拉克间进行的海湾战争,是战争史上现代化程度最高的一场局部战争。这次战争在很大程度上具有高科技局部战争的普遍规律和特征,并且标志着战争技术水平已经迈入了高技术兵器阶段。

高技术武器的种类很多,其中具有代表性的有以下几种:

1. 精确制导武器 如各种精确制导炸弹、炮弹、导弹等。其特点是:①命中精度高,射程远,由此使得战役纵深内炸伤、挤压伤和烧伤的发生率大幅度增高;②弹头的穿甲能力强,因而使坦克、装甲车乘员发生炸伤和烧伤的比例增加。

2. 新概念武器 如定向能武器、动能武器、次声武器等。

(1)定向能武器:它是通过能量发生器向一个方向发射能量束、以光电效应和辐射效应毁伤目标的武器。激光致盲武器近期内可装备部队,形成一定的作战能力。战术性微波武器有可能在21世纪内装备部队。粒子束武器是利用高速粒子流(电子、质子或离子)破坏武器装备的一种定向能武器。它除能摧毁内部结构(如装甲车)外,还能与目标材料发生反应,产生致命的次级射线(X线和γ线),由此对人体造成伤害,但近期内还不会用于战场。

(2)动能武器:它是通过加速器将电磁能转变为动能或将电能转化为热能,将弹丸高速射出而杀伤目标的新型武器,主要有电磁炮、电热炮等。此类武器有很强的穿甲能力,作为战术武器主要对付新型坦克、装甲车辆和空中目标,也可造成人员伤亡,在21世纪有可能成为实战武器。

(3)次声武器:应用大功率次声波定向辐射作用于人体,从而引起人员精神障碍或组织器官损伤的武器。据称目前已有三种次声武器在技术上取得了突破。

现将已经装备部队或不久会用于战场的某些新武器的杀伤性能、致伤特点和防治原则介绍如下。

第一节 高速枪弹伤

枪弹依初速的不同而分为低速、中速和高速三种。小于366m/s(1 200ft/s)者称为低速,如一般手枪弹;在366~762m/s(1 200~2 500ft/s)之间者称为中速,如卡宾枪和冲锋枪弹丸;大于762m/s(2 500ft/s)者称为高速,如目前所使用的部分步枪弹,其所致的损伤称为高速枪弹伤。

【武器简介】

近20~30年来,国内外在枪支的研制和生产方面有不少新的进展,其主要趋势是:减轻武器重量,增加单兵弹药携带量,提高射击精度,同时更注重提高弹头的初速,亦即向高速化、轻量化和小型化方向发展。

现以美制的两种自动步枪 M14 式和 M16 式为例进行比较（表 112-1）。与 M14 式相比，M16 式的枪重减轻了 1.23kg(31.1%)，弹丸重量减轻了 6.1g(62.9%)，枪的长度也有所缩短（图 112-1）。这样，在不增加士兵负荷的情况下，由 M14 改用 M16 后，单兵可多携带 440 发以上的弹丸。在实现了小型化和轻量化的同时，为了保证武器的杀伤性能，必须加快弹头的速度。M16 步枪的弹头在射出 400m 时，速度减至 518m/s，动能减至 55kg/m，这时仍大大超过致伤所需的最小动能值 8kg/m。不仅如此，在有效射程内，特别是 200m 以内，其致伤力还明显地大于 M14 步枪弹头。

表 112-1　美制 M14 式和 M16 式两种步枪及弹头比较

步枪型号	口径/mm	弹头重量/g	初速/m·s⁻¹	有效射程/m	枪重/kg	枪长/mm	装备时间
M14	7.62	9.7	853	500	3.95	1 121	1962 年
M16	5.56	3.6	995	400	2.72	965	1964 年

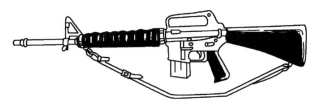

图 112-1　美制 5.56mm 口径的 M16 式自动步枪

20 世纪 90 年代后，美军研究开发步枪和榴弹合一的武器系统，拟取代现役 M4 式 5.56m 卡宾枪、M16 式 5.56mm 枪族、部分 M249 式 5.56mm 自动武器和 M203 式 40mm 枪挂式榴弹发射器，成为美国 21 世纪步兵的核心武器。这种全新设计的步榴合一武器系统，既能发射空爆榴弹，又能发射动能弹，为士兵提供了瞬时选择对付点目标或面目标的最佳"武器模式"。

此种武器有两项重大改进。一是将标准突击步枪改为无托结构；二是将枪管并列式结构改为上下排列，20mm 榴弹发射管位于 5.56mm 枪管上方。动能武器部分采用德国最新装备的 G36 式突击枪，弹匣位于扳机前方，前护木后方。20mm 榴弹盒位于扳机和小握把后方。武器只有一个机械扳机，向上扳动开关时，上面的 20mm 发射管发射，向下扳动时，下面的 5.56mm 枪管发射。这样的设计使射手可根据作战任务的不同而把 5.56mm 步枪部分拆下，仅作为突击步枪使用。

法国正研制多武器多弹种系统，目的是使用单个武器来满足北约单兵战斗武器的所有特殊要求。多武器多弹种系统是一种既能发射动能弹又能发射榴弹的武器系统。榴弹发射管位于动能武器上方，发射器由 3 发管式弹匣供弹。动能武器采用 5.56mm 步枪，由容弹 20 发的弹匣供弹。多武器多弹种系统设有三个独立的扳机装置，分别位于武器的上方、侧方和前方，因此，射手无论采用哪种射击姿势都能伸手够到扳机。榴弹的爆炸装药将使破片以 1 650m/s 的速度向前飞散，而侧向飞散破片的速度为 1 450m/s。

【伤情特点】

高速枪弹伤（high speed gunshot wounds）的伤情特点如下：

1. 瞬时空腔大，组织损伤重　高速枪弹的质量轻，速度快，进入体内后易于失稳而发生翻滚。据研究，5.56mm 的高速枪弹在进入组织后 6~7cm 就开始翻滚，而 7.62mm 的普通枪弹在 15~20cm 处才开始翻滚，人体的平均厚度仅为 14cm，故高速的 5.56mm 弹较 7.62mm 弹易于在体内发生翻滚。实验表明，各种枪弹射击猪的后肢，凡在组织内发生翻滚的弹头，传给组织的能量平均为 (320 ± 45)J，占总能量的 22.3% ± 3.7%；而未发生翻滚的弹头，则分别为 (166 ± 15)J 和 9.4% ± 0.9%。两者相差 1 倍左右。有的文献还报告，一定形状的投射物在人体组织内翻滚时，作用于人体的力要比不翻滚时大 10~20 倍，即释放给组织的能量大为增加。与此同时，形成的瞬时空腔亦相应地增大。又据国内实验资料，5.56mm 弹头射击狗后肢时，最大空腔直径最高可达弹头直径的 30 倍，7.62mm 弹头射击时约为 10 倍。就伤道坏死组织清除量比较，前者平均 (59.6 ± 18.0)g，后者平均 (42.8 ± 10.2)g。这些都说明，5.56mm 高速弹致伤后组织内形成的瞬时空腔要比 7.62mm 普通弹头所致的空腔大得多，组织损伤也严重得多。此外，M16 高速步枪的 5.56mm 弹头，除初速大、质量轻，易于在体内翻滚外，还因其结构上的特点（弹壳内全为铅心，类似猎枪弹），在其进入体内后易于炸裂，使弹道周围的组织形成"炸伤"，这也是组织损伤严重的一个重要原因。

2. 伤道出口远较入口为大　如前所述，5.56mm 弹头进入体内 6~7cm 后就开始翻滚，使伤道形成一扩大部。如果伤道长于 7cm，且为贯通伤时，则出口部常相当于伤道的扩大部，故出口较入口大得多。实验表明，7.62mm 弹头射击 20m 远的狗双后肢软组织（伤道长约 12cm）时，出口面积约为入口面积的 3 倍,而 5.56mm 的弹头在同样条件下射击时,出口面积约为入口面积的 22~70 倍(表 112-2)。

表 112-2 两种弹头致伤后伤道
出入口面积比较 (单位:cm²)

弹头类型	入口面积	出口面积	出口面积 / 入口面积
7.62mm 弹	0.30 ± 0.08	0.79 ± 0.38	2.69 ± 1.39
5.56mm 弹 (未炸裂)	0.23 ± 0.06	4.37 ± 3.73	22.43 ± 20.95
5.56mm 弹 (炸裂)	0.28 ± 0.03	19.72 ± 13.86	69.66 ± 49.70

【防治原则】

各种野战工事均可具有良好的防护效果。进攻时,如戴上钢盔,或利用地形地物,或采取隐蔽动作,都可减少致伤机会。避弹衣也有一定的防护效果。

火器伤治疗原则对高速枪弹伤也是适用的。

但需特别注意以下几点:①切口要充分扩大,清创要尽量彻底。高速枪弹伤的入口多较小,而深部组织损伤多较重。因此,要充分暴露伤道的深部,必要时将伤口扩大,尽量充分清除坏死和失活组织、积血、血凝块和异物,消灭无效腔,以减少细菌繁殖的机会;②检查要仔细全面。高速枪弹伤时,远离伤道的部位也可能发生不同程度的损伤,即使伤道本身,由于早期损伤组织与正常组织的界限常不明显,因而也可能清创不彻底。为此,要对伤道及其周围组织作仔细而全面的检查。如发现清创不彻底,还可再清创;③区别对待不同的损伤组织和脏器。不同的组织和脏器,受高速枪弹作用后,吸收和传导能量的程度有所不同。例如,肺组织弹性较大,含气较多,吸收和传导的能量较少,损伤的组织亦较少;肌肉组织易于吸收和传导动能,损伤范围较大,故常需做较广泛的切除;包裹肌肉的筋膜,由于其韧性大,对血循环障碍的耐受力较强,故可酌情少切。

(王正国)

第二节 高速小弹片(珠)伤

【武器简介】

高速小弹片(珠)武器的种类很多,计有筒形钢珠弹、球形钢珠弹、球形碎片弹、橘子弹、蜘蛛雷、百舌鸟火箭、跳弹、箭头弹等,现介绍两种典型代表如下:

1. 球形钢珠弹(spheral steel pullet bombs)(图 112-2)又名焦桃弹,弹体呈球形,直径约为 60mm,表面为 4 个斜棱以代替尾翼,重 420g,内含炸药 100g,弹壳厚 7 mm,壳上嵌有钢珠 280~300 个,钢球直径 5.56mm。杀伤半径约 5~10m。每架飞机上携有 4 个投弹箱(母弹,图 112-3),每个投弹箱内装有 550~640 个焦桃弹。因此,一架飞机约可装 4×640=2 560 个焦桃弹,爆炸后可撒出约 76.8 万个钢珠。飞机在 1 500m 左右的高度投下投弹箱,降至距地面 200~300m 低空时裂开,撒出其中的焦桃弹。焦桃弹在下降过程中不断旋转,而弹体中心的瞬发或定时引信,利用弹体旋转的离心力而解除保险。装有定时引信的焦桃弹,一般在触地后 2~5 分钟开始爆炸,可延续 1~2 小时,个别可延至 84 小时。因此,有可能滚入防空洞等工事内爆炸,或被儿童拾去作为玩具,滚动后爆炸。

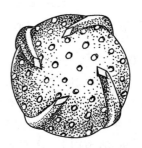

图 112-2 球形钢珠弹

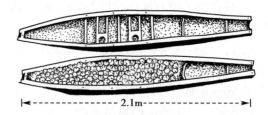

图 112-3 球形钢珠弹的 SUU30/B 投弹箱

2. 橘子弹(orange bombs)(图 112-4) 弹体呈球形,外径 69mm,弹体壁厚 6.5mm,重 800g,内装 120g gyclotol 炸药,弹的表面包一层黄色塑料皮,因此称为橘子弹。橘子弹有两种:一种表面光滑,仅在弹壳内面有 12 条横向凹槽;另一种除内面有 12 条横向凹槽外,表面尚有 40 条纵向凹槽;弹体上连接有 9 个翼片的环形塑料尾翘。橘子弹在自由下落时尾翼作快速旋转，以便解除引信的保险。

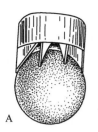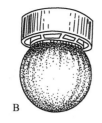

图 112-4　两种橘子弹
A. 表面光滑的 BLU-24/B 型；B. 表面有纵向
凹槽的 BLU-24A/A 型

一架飞机可携带 4 个投弹箱，共 576 个橘子弹，每个橘子弹爆炸后可产生 500 个小弹片，杀伤半径约 15m。投弹箱为三角形，长 1.95m，有 6 根内径为 70mm 的固定发射管，每个管内装有 24 个橘子弹，投弹时由头部的点火装置将弹推出发射管。

【伤情特点】

高速小弹片伤（high speed small fragment wounds）的伤情特点如下：

1. 伤口多　高速小弹片（珠）武器多属于集束炸弹系统（cluster bomb unit，CBU），炸弹投下时常很密集，因此人员常多处受伤。有人强调，这是现代战争中战伤的一个新特点。

据现场调查，每个爆点的间距约为 30~50m 或更近；200 例伤员中，体表伤口共 2 800 处，平均每人 14 处，最多达 318 处。

2. 伤口小　由于弹珠很小，弹孔周围的皮肤伤后易于回缩，故入口很小。又因钢珠呈球形，表面光滑，故在其贯穿机体的过程中，对弹道周围的组织损伤亦较小。如在近距离造成贯通伤时，出口仅略大于入口，或与入口相似而难以区别。据统计，入口的平均直径约 0.8cm，出口平均 1.0~1.5cm。

钢珠入口常呈圆形或椭圆形，周围有小出血斑，或有红晕和小水疱（珠弹烫伤）。钢珠弹碎弹片形成的伤口则较大些，且不很规则，大多比较浅。切开伤道检查，常见边缘整齐，肉眼可见伤道周围

0.2~1.0cm 区域有轻度淤血，没有明显的组织坏死，对伤口要做仔细检查，因伤口很小，尤其在毛发密集的头皮等处，常不易发现，易于漏诊。

3. 盲管伤多　因钢珠质量较轻，穿入体内后遇阻力迅速减速，故常存留在体内而成为盲管伤。据 440 例钢珠弹伤的统计，盲管伤占 72.3%，贯通伤占 15%，切线伤占 12.7%。颅脑钢珠弹伤几乎全是盲管伤。盲管伤的深浅不一，最浅的钢珠停留在皮下，深的可停留在胸腹腔、长骨骨髓腔、脊椎管或脑实质内。

4. 部分伤员损伤严重　近距离人员的损伤多相当严重，表现在休克发生率高（一组 440 例钢珠弹伤中，有 115 例出现休克症状，占 26.1%）；长骨骨干或扁骨骨板等被钢珠击中时易造成粉碎性骨折（约占 60%）；弹珠在体内易改变方向而引起多脏器伤（发生 2 个以上脏器损伤者占 30%）。

【防治原则】

各种有顶盖的工事或有 35cm 厚覆土作顶盖的掩体均有良好的防护效果，个人戴上钢盔或利用土丘、凹地及自然屏蔽物等地形地物也可明显地降低致伤率。

治疗与一般火器伤处理原则相同，但需注意以下几点：①对于浅而小（直径在 6~7mm 以内）的伤口，先用无菌等渗盐水清洗干净，再用碘伏、酒精消毒皮肤，然后用敷料覆盖即可。一般不需清创，但较深而大的伤口，仍应作清创术；②对于污染不严重的伤口，清创后如能留置一段时间，可考虑选择性地对某些伤口进行初期缝合；如果伴有粉碎性骨折或血管伤，或软组织损伤严重，缝合时张力过大等，则不要做初期缝合；③胃肠道穿孔时，务必要仔细全面地检查，特别是结肠腹膜后部分和胃后壁等隐蔽部位，以免遗漏；④钢珠的取留视部位而伤情而定。原则上不要因取钢珠而伤及更多的组织或加重伤情。对人体正常功能无明显影响者可任其存留体内。

（王正国）

第三节　小型爆炸武器伤

【武器简介】

小型爆炸武器包括布袋雷、龙齿雷、穿弹、定向地雷等。

1. 布袋雷　形同树叶，仅 50~70g，内装 30~50g 高级炸药。该地雷由雷壳、装药、摩擦片三部分组成。雷壳为双层布袋，有方形和扇形两种，分绿、黄、

白3种颜色。其装药成分为50%的黑索金、10%氯酸钾、10%铝铅粉、30%的玻璃渣。摩擦片为多层纸压成,起到摩擦力的作用。当人踩上雷体时,由于玻璃渣与氯酸钾、黑索金相互摩擦而起爆。这种雷专门撒在杂草、灌木丛里。

2. 龙齿雷(dragon tooth mine)(图112-5) 壳体为塑料制品,宽7.5cm,重29g,有两翼,厚的一翼内装有6ml硝基甲烷(CH_2NO_2)的液体炸药和一个管状的机械引信,薄的一翼在投落时起平衡作用。施以2kg的压力后液体炸药受压而流向中间的引信部分。套筒移动后使钢珠释放弹簧,借弹簧的张力,撞针便冲向雷管而起爆。此雷由飞机撒下,一次可投1万个。

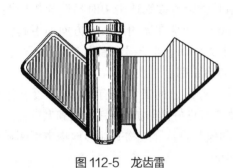

图112-5 龙齿雷

3. 定向地雷(claymore mine) 一般是用来埋在阵地周围,作为防御用的武器,也可在交通要道埋下此雷。此雷重1360g,呈扁长方形,略弯曲,长23cm,宽85cm,厚3cm。爆炸时产生750块弹片,弹片正方形,边长5mm,冲击波是定向的。杀伤范围长15m,宽18m,高2.1m。

【伤情特点】

小型爆炸武器伤(small explosive weapon wounds)的伤情特点如下:

小型爆炸武器的主要杀伤因素是高速小弹片和冲击波,有的武器(如穿弹)还有一定的高热作用。小型爆炸性武器爆炸时产生的弹片,就是高速小弹片的一种,因此,它的杀伤特点和前面介绍过的高速小弹片武器实际上是相同的。

由于武器种类不同,杀伤部位可能有所差异。

例如,布袋雷和龙齿雷主要造成脚底或下肢损伤(图112-6),而穿弹则可能造成周身各个部位的弹片伤或冲击伤。当这类武器密集撒布时,同一个人可能受几个雷(弹)炸伤。

这类武器爆炸时,弹片和冲击波同时作用,因此,所致的损伤可具有一般炸伤的特点,即稍大的弹片近距离致伤时,常可使软组织严重撕裂,并可因泥土等飞散而使伤口污染。但总的说来,创面和伤道污染程度不像大弹片炸伤那样严重。

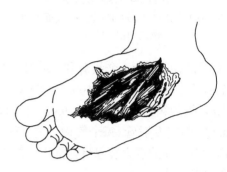

图112-6 龙齿雷炸伤

【防治原则】

原则上与高速小弹片伤的防护相同。战时,当查明敌人飞机曾来空袭,即应考虑是否撒布过小型爆炸武器,在营区和部队行动的线路上做严密检查,一经发现,应及时排除。小型爆炸武器可制成各种形状(如糖果状等),外表色调也可各不相同,因而容易误伤。为此,应对部队和战区居民加强教育,掌握有关知识,发现可疑的物体时(通常总是为数较多而不会只有1~2个),要及时报告,及早查明,以减少或避免伤亡。

因弹片作用而造成的多处小弹片伤,治疗方法与高速小弹片(珠)伤相同。布袋雷、龙齿雷和定向地雷可产生较重的炸伤,伤口较大,污染亦较重。因此,应及时止血和清创,彻底切除坏死组织,延期缝合伤口,并给以抗生素,以防感染。此外,应仔细检查,是否有内脏冲击伤。如有怀疑,可严密观察1~2天,考虑有内脏破裂或进行性内出血时需及时手术。

（王正国　蒋建新）

第四节　油气弹伤

【武器简介】

燃料空气炸药炸弹(fuel air explosive bomb,FAE bomb),简称油气弹,或云爆弹,是20世纪70年代才正式使用的一种新武器。它以液体燃料为装填料,使用时将燃料喷洒在目标上空,形成无数直径约十几分之一至几分之一毫米的浮悬微滴,当与空气中的氧混合到一定的浓度后,形成爆炸云雾,起爆后产生强大的冲击波(4 900~6 900kPa,1kPa=0.010 2kg/cm²),在大面积内杀伤人员和破坏工事等目标,因此被认为是一种"面杀伤武器"。

油气弹主要用于对付敌方的集群坦克、扫雷,以及对人员的杀伤。FAE炸弹爆炸瞬间产生的电磁脉冲可使通信中断、电子计算机失灵,由此可干扰通信指挥系统。

此弹液体燃料的爆炸威力约为等重量TNT的2.7~7.0倍,冲击波的作用范围要比TNT大40%,故有人将其比为"小型原子弹"。由于燃料本身不含氧化基团而靠外部氧进行爆炸反应,在大量密集投弹时,人员和马匹等除受到冲击波作用外,还会因缺氧而发生窒息。

美国是最早研制油气弹的国家。油气弹的第一代产品是CBU-55B,此弹重约227kg,表面是铝制弹壳,内装3枚子弹。子弹呈圆筒状,附有天线样装置的探杆,弹体长533.4mm,直径343.8mm,重45.4kg,内含33kg环氧乙烷的液体燃料。作战时,炸弹(母弹)由直升机或低速固定翼飞机在约600m高空时投下,投弹后3枚子炸弹借助阻力伞排成一线降落。触及目标时喷出环氧乙烷燃料,3发各形成直径15m、厚2.5m的蛋糕样云雾(图112-7),延时125毫秒,由射入的起爆器起爆,云雾区可产生1 961.3kPa的超压。除杀伤人员外,1枚燃料空气炸弹在布雷区能清出宽10m、长30m的通路。美国目前拥有世界上最大质量的油气弹,该炸弹型号为BLU-82,单枚重量6吨,直接杀伤半径近200米,是美军武器库中功能最强大的炸弹之一。美军在阿富汗和伊拉克战争中都使用了这种油气弹。

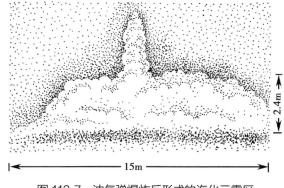

图112-7 油气弹爆炸后形成的汽化云雾区

继上述炸弹使用后,又发展了油气火箭(内装环氧丙烷)和反舰导弹、防空导弹(内装甲烷)等油气炸药武器。

近年来,又相继研制成了CBU-72型航弹、HSF-Ⅰ型和Ⅱ型非制导和制导FAE炸弹等。目前外军研究的主要趋势:一是筛选和优化战斗部装药,提高爆炸威力。据称美军研制的第三代FAE炸弹,其威力是同等质量TNT威力的10倍。二是改进起爆方式,变二次起爆为一次起爆,以减少气象环境对爆炸效果的影响。三是改进发射系统,包括航弹空投、多管火箭发射、采用制导系统等。

对几种FAE炸弹进行了生物效应试验,有关压力值分布比较如表112-3。

【致伤因素】

FAE炸弹的致伤因素主要为冲击波、热力、弹片和因缺氧造成的窒息。

1. 冲击波 FAE炸弹的引爆分为两步,第一步由中心药柱爆炸将燃料空气炸药均匀抛撒到四周,在其爆心周围形成一个直径约15m、厚约2~3m的圆形云雾区,当燃料空气炸药与环境空气混合达到适当比例时,再引爆燃料空气炸药,形成第2次

表112-3 不同FAE炸弹爆炸压力分布比较

弹型	装药量/kg	距爆心不同距离距离的爆炸压力 /kPa										
		2~5m	7m	7.5m	8m	9m	9.5m	10m	12~12.5m	15m	20m	5.0m
A	33	1 324	—	586~1 098	—	—	196~314	—	128~162	94~101	55~70	7~8
B	18	2 226	490	—	—	274	—	—	196	186	157	14.6
C	60	1 922	1 372	—	—	662	—	—	274	118	83	24
D	16	3 323	—	—	433	—	—	182	120	79	20	—
E	16	5 313~5 391	1 134	—	—	—	—	313	—	101	62	—
F	40	4 846~6 231	1 452	—	—	—	—	939	—	177	99	—
G	16	—	642	—	535	—	—	280	—	—	113	69
H	30	2 570~4 830	—	—	470~1 050	—	—	294~340	133~262	110~162	36~55	17~20

爆炸。由于 FAE 炸弹所需的氧全部或大部分来自大气,故 FAE 炸弹爆炸威力比同等质量 TNT 炸药的威力更强(图 112-8)。

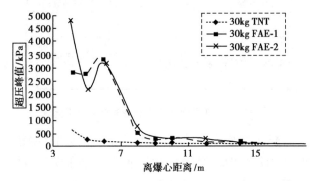

图 112-8　30kg FAE 炸弹与 30kg TNT 爆炸超压在距爆心不同距离的分布

在云爆区内的冲击波主要为超压,且基本上可看成是一个等压区。此区内的动物被抛掷现象较少。因不同的 FAE 炸弹设计、装药和压力测试方法的不同,其所测到的超压值也有所差别,云爆区内测到的超压值在 1 000~5 391kPa 范围,其压力值随着 FAE 炸弹设计的改进有逐渐增加的趋势。在云爆区内的动物均现场死亡,解剖可见严重的全身燎毛、口鼻出血或有粉红色泡沫样液体、肺出血、肺水肿、肺大泡形成、肺破裂、肝破裂、冠状动脉气栓、听器严重损伤等。

在云爆区边缘以外区域,动压和超压同时存在,但其压力随着离爆心距离的增大而迅速衰减,在云爆区边缘以外 5m 处超压降到 100kPa 左右。在此区域最显著的特征是除超压作用外,还具有强大的动压,笼具在简易固定的情况之下,有的动物仍被抛掷 3~4m 远,甚至可达 10m,造成动物肝脾破裂、肋骨骨折及四肢骨折等;在超压等作用下,同样可造成不同程度的肺出血水肿、肺破裂、听器严重损伤等,这些损伤有明显的朝向性,即朝向爆心侧明显重于另一侧。其中,在 30kg FAE 炸弹爆炸时,在距云爆区以外约 50m 范围内均可发生听器损伤。

因此,可以说冲击波是 FAE 炸弹致人员伤亡的最主要因素。一个 30kg 的 FAE 炸弹爆炸后就可形成半径约 7.5~8m、高约 2~3m 的云爆区,而在半径约 55m 的范围内均有杀伤作用。

2. **热力**　用热电偶传感器测定结果显示,在 FAE 炸弹爆炸过程中可产生 3 000℃的高温,持续时间约数毫秒,并以 2 000~2 500m/ 秒的速度迅速扩散。因此,FAE 炸弹爆轰,可造成人员烧伤,但由于作用时间很短,因此多为浅度烧伤。如有易燃物继发燃烧时,也可造成严重烧伤。

3. **弹片**　因弹壳材料的不同,弹片伤的情况有所差异。铝质材料弹壳的 FAE 炸弹爆炸后,因其质量轻、弹壳破片薄而大,其破片致伤的概率较低。而用不锈钢作为弹壳的 FAE 炸弹爆炸时,其破片相对较小、数量较多、质量较大,因而造成的弹片伤明显多于铝质弹壳者,且伤情更重、致伤半径更大。弹片伤可致胸腹腔穿透伤、肝脾胃肠破裂、肢体骨折、贯通伤或非贯通伤、切线伤等,严重者可发生现场死亡。现场实验中曾看到,在单个子弹爆炸条件下,离爆心约 20m 处的实验动物(狗)也因弹片穿入腹腔造成肾脏和肝脏破裂,肠系膜撕裂和腹腔积血,并立即死亡。

4. **缺氧**　由于油气弹爆炸消耗周围的氧气,短时间内现场严重缺氧,对人畜产生窒息作用。通过空气采样测定结果显示,在爆心附近,采样时间为 0.5 秒的情况下,爆炸瞬间空气中氧含量由正常的 21% 可降至 10% 左右;而空气采样时间延长至 1 秒后,氧含量就有明显回升。因而推测:虽然 FAE 炸弹爆炸需要消耗周围环境的大量氧气,可造成周围空气氧含量显著下降,并产生大量 CO 和 CO_2 等气体,但是在单发 FAE 炸弹爆炸时,由于局部空气可迅速对流交换,因而窒息的杀伤作用不会很明显;但在多个集束 FAE 炸弹大面积同时爆炸时,空气中氧浓度可在短时间内发生较大范围的急剧降低,环境缺氧状态就会持续较长时间,加之爆炸后燃烧不完全的产物和其他有害气体的集聚,可能导致爆区内,特别是工事等密闭空间内的人员出现严重缺氧现象,甚至可导致致命性的窒息,此时缺氧则可能成为重要的杀伤因素。

5. **复合因素**　在云爆区及其附近区域,上述几种杀伤因素可同时存在,由此可造成冲击伤复合烧伤,部分动物还发生弹 - 烧 - 冲复合伤;冲击伤弹片伤的发生率较烧伤低,但其发生半径大于烧冲复合伤;在使用集束弹时,可能发生复合窒息等情况。

FAE 炸弹致烧伤和窒息发生范围均在云爆区及其附近范围内,冲击波是其早期最主要的致死和致伤的因素,且其作用范围最大,故其杀伤半径实际上就是冲击波的杀伤半径。随着燃料和 FAE 炸弹设计的不断改进,FAE 炸弹的杀伤半径有逐渐扩大的趋势(表 112-4)。从装药量看,装药量越多,其杀伤半径越大,超压值也越高,威力越大,更适于摧毁硬目标;但就人员杀伤作用而言,相同的总装药量如分为数个小的 FAE 炸弹则杀伤效果会更大。

表 112-4　不同 FAE 炸弹杀伤半径比较

弹型	装药量 /kg	云雾区半径 /m	致死半径 /m	致伤半径 /m
A	33	7.5	7.6	30
B-1	18（单发）	5.0~6.0	5.0	30
B-2	18（双发）	—	7.0	40
C-1	60（单发）	8.5~9.0	9.0	50
C-2	60（双发）	—	12.0	—
D	16	5.0~6.0	6.0	
E	16	6.5~7.0	8.0	55~60
F	40	8.0	12.5	50
G	16	6.5~7.0	7.0	50~55
H	30	7.5~8.0	9.5	—

FAE 炸弹的杀伤半径和致伤效应与装药的组分、FAE 炸弹设计、炸药抛撒均匀情况、爆炸处的地形特点、爆轰时环境的温度、湿度和风速等因素均有一定关系。在同一装药组分的情况下，环境温度越低，湿度和风速越大，则 FAE 炸弹的致伤效应就越差；相反，则 FAE 炸弹的致伤效应会更强。另外，顺风面的致伤半径要明显大于逆风面。

【损伤特点】

1. 听器　在云爆区，听器的损伤主要由 FAE 炸弹爆炸产生的超压所致，可导致鼓膜、中耳和内耳的严重损害，而且听器损伤没有方向和朝向的差异。在云爆区以外地区，冲击波超压和动压对听器损伤的发生均起着重要作用，在此区域听器损伤有明显朝向性，即朝向爆心侧听器损伤明显重于对侧，头朝向爆心者听器损伤明显重于尾朝向爆心者；同时也发现有部分鼓膜穿孔的边缘出现外翻，提示冲击波负压在 FAE 炸弹致听器伤的过程中也可能有一定的作用。

40kg FAE 炸弹爆炸时，豚鼠鼓膜穿孔距爆心的临界距离为 55~60m，临界压力值为 17kPa；30kg FAE 炸弹爆炸时，豚鼠鼓膜穿孔距爆心的临界距离为 50~55m，鼓膜半数穿孔压力阈值约为 27kPa，距爆心约 40m。

耳蜗的损伤主要表现为外毛细胞纤毛紊乱、缺失，以第二回最为明显；另外，部分动物出现内耳基底膜横向及纵向的机械性撕裂伤等严重的内耳损伤。

当动物鼓膜发生大穿孔和完全穿孔时，听骨通常发生损伤，在耳鼓膜中等穿孔时很少发生听骨损伤，鼓膜小穿孔或鼓膜完整者未发现听骨明显损

伤。耳蜗反射观察显示的听功能损害与中耳和内耳损伤的程度基本一致，即中耳伤重者，内耳伤和听功能的损失也较严重。因此，在 FAE 炸弹伤后可通过对鼓膜穿孔情况和耳蜗反射的观察，了解中耳和内耳的损伤情况。

2. 呼吸系统　云爆区内及其边缘死亡动物于伤后有抽搐现象，呼吸明显加快、发绀，口鼻有血性泡沫样液体流出，动物多于伤后数分钟内死亡。其他云爆区外的动物多出现呼吸加快，重者也可出现发绀、口鼻腔有少量泡沫样液体流出。部分实验中，云爆区边缘的部分动物伤后即刻出现短暂呼吸浅慢等现象。

大体解剖：在所有现场死亡动物气管内均可见大量血性泡沫样液体，并伴有喉头和气管出血，部分可在喉头和气管内出现凝血块；云爆区以外的动物喉头可出现不同程度的点片状出血，气管内可见不同程度的索条、环形或点状出血，离云爆区边缘越近，喉及气管的出血水肿越重。在发生肋骨骨折、肺破裂、或胸部破片穿透伤者，胸腔内有积血。肺脏损伤严重者出现双肺广泛出血、水肿、实变和不张，肺表面形成明显的肺大泡、肋间压痕，甚至破裂；肺组织切面上可有大量粉红色泡沫样液体，肺组织含水率和肺体指数显著升高，云爆区边缘动物朝向爆心侧肺组织含水率高于对侧；稍轻者可分别出现不同程度的肺斑片状或点状出血、局灶性肺不张、肺水肿等。

表现为不同程度的组织结构破坏、出血水肿、肺泡萎陷等，严重者可见到肺组织间隔断裂，肺泡腔被红细胞充填；呼吸道可被红细胞和脱落气管黏膜所形成的栓子堵塞；小血管破裂，沿支气管壁可见袖套样出血区域，肺泡壁显著增厚，可观察到明显的透明水肿液及大量的炎细胞浸润。较轻者多表现为局灶性的出血、水肿、肺泡不张等，或可见有多个肺泡腔融合。

现场血气分析结果显示：动脉和静脉血氧分压（PO_2）和氧饱和度（SO_2）伤后均明显降低，而且降低程度与动物离爆心距离及伤情有密切关系，即离爆心越近，伤情越重，PO_2 和 SO_2 降低越多；伤后 4 小时以后，PO_2 和 SO_2 逐渐回升，伤后 24 小时，动脉血氧分压（PaO_2）回到伤前水平的 90% 以上，而静脉血氧分压（PvO_2）仍在伤前的 80% 左右。其中 PaO_2 对动物呼吸功能的判定比 SaO_2 更有意义，且更为敏感。单独观察 SaO_2 有可能延误诊断。

因此，FAE 炸弹伤后，保证呼吸道通畅和维护肺功能将是现场成功急救的关键。

3. **循环系统** FAE炸弹爆炸1~2分钟后,动物心率均加快。除有严重冲击伤、伴有破片伤休克等的动物外,云爆区以外伤情较轻者,心率大多在伤后12小时内恢复到伤前水平。病理解剖显示,心脏损伤主要表现为心室内膜下不同程度的出血,个别动物尚可见心包脏层(心外膜)、心肌和心耳出血。光镜下主要表现为心脏内膜和外膜下以及部分心肌细胞间的出血。在部分现场死亡动物中,可看到冠状动脉及其分支内有明显气栓形成。

4. **消化系统** FAE炸弹爆炸后肝脏损伤发生比例较小。形态学上主要表现为局限性的肝包膜下出血,个别动物有肝包膜下血肿和浅层撕裂。在有明显被抛掷的动物和有破片伤的动物,可发生严重的肝脾破裂和腹腔积血。少数动物有轻度胰头出血和渗血。胃肠道损伤主要表现为胃、小肠、结肠、大网膜和肠系膜不同程度的出血。在有破片伤者,可见有肠道穿孔。

5. **体表及四肢** 处于云爆区和云爆区边缘的动物均发生明显的燎毛。因爆炸所致的抛掷、破片、飞石等作用,云爆区边缘以外动物可发生不同程度的体表挫伤、撕裂伤、贯通伤、非贯通伤等。部分动物有肢体骨折脱位等发生。

6. **其他** 30kg FAE炸弹爆炸试验中,9.5m以内区域内有结膜烧伤和角膜混浊,说明该处的热效应可致眼部烧伤。

【现场简易防护】

1. **武器防护** 主要是装甲车和坦克防护。在云爆区内坦克中动物伤情均明显减轻,但驾驶窗如被掀开,驾驶员位置的动物则会发生严重的冲击伤,发生肝破裂,可能与冲击波从驾驶窗进入驾驶舱后致动物受到剧烈撞击有关;顶盖仍关闭着的车长和二炮手位置动物仅发生轻度冲击伤;实验中曾看到,装甲顶盖被掀开后,驾驶员和炮长位置的动物均发生明显烧伤,但冲击伤伤情仍有明显减轻。而在云爆区以外地区的装甲运输车和坦克内的动物,仅有轻伤或无伤,甚至在装甲运输车的后门和坦克顶盖被掀开时也仅发生轻伤。这些结果表明装甲车和坦克有良好的防冲击波效果,对FAE炸弹有良好的防护作用。如果能加强装甲窗盖的密闭性和坚固性,防护效果将会更好。

位于火炮炮手和弹药手位置的动物,其伤情与同等距离开阔地的动物相近,而较同距离野战工事或坦克内的动物重,移位也更为明显。表明炮位对FAE炸弹爆炸基本没有防护作用。

2. **简易工事的防护** 在云爆区边缘,战壕和背向爆心的猫耳洞大多能明显提高生存率,显著减轻动物冲击伤伤情,防护效果明显。在工事不够坚固时,可出现工事坍塌,致动物发生压砸伤和挤压伤。

3. **多种听器防护措施的比较** 对地面掩体防护、战壕防护、猫耳洞防护、耳塞防护等听器防护措施的效果进行了系统的比较观察。结果显示:①战壕能有效地降低云爆区以外地域的冲击波超压峰值,与相应距离未防护动物相比,战壕内动物的鼓膜损伤减轻,鼓膜穿孔面积减小,耳蜗反射阴性数和毛细胞总缺失率均有明显降低,但左右耳伤情没有明显差异。②地面防护掩体也能明显降低鼓膜穿孔率和锤骨骨折率,明显减轻耳蜗基膜和外毛细胞损伤程度。但耳蜗的第二回第三排外毛细胞仍然发生了较明显的病变。表明地面防护掩体防护在一定程度上能明显减轻听力、中耳和内耳等的损害。③猫耳洞防护者鼓膜穿孔显著降低,而且中耳损伤明显减轻,其防护效果明显优于同一位置战壕的防护效果;④耳塞防护者的防护效果明显优于以上三种防护措施,其鼓膜损伤、中耳损伤和毛细胞缺失均大为减轻。

【防治原则】

个人的防治原则是:

1. **防窒息** 凡怀疑有因空气缺氧引起窒息时,应尽可能撤到云爆区以外;如有泥沙或掩埋的泥土堵塞上呼吸道时,应及时将舌拉出,并保持头侧位;如因肺水肿或喉头水肿发生严重呼吸困难以至窒息时,应及时做气管切开,以保持呼吸通畅。

2. **抗休克** 发生休克的伤员应迅速采取抗休克措施,如镇静、止痛、保温、补液等;对有可能发生休克的伤员,可预防性给予镇静、止痛等药物。如怀疑有内出血而又无法作有效的急救时,应尽早后送,途中极力避免颠簸。

3. **保护心肺功能** 如发生急性肺水肿,应严格控制进液量。还可应用脱水疗法,如静脉输注高渗葡萄糖、氨茶碱、甘露醇、依他尼酸钠等;必要时吸氧,使用机械通气。

4. **抗感染** 凡有中度以上的肺冲击伤或弹片所致的开放性损伤时,应给予抗菌药物以防治感染。

5. **手术** 凡有开放性软组织伤(弹片伤)或内脏破裂等严重损伤,应尽早做手术处理。

(王正国　蒋建新)

第五节 激光武器伤

激光的英文名为 laser,此系 light amplification by stimulated emission of radiation 的缩写,意为"通过受激辐射而放大的一种新型光"。某些物质,如红宝石、含钕玻璃、氦气、氖气等,在受到外来能量激发(如闪光灯照射或通电)后,就处于"受激状态"。这时,它们的粒子(原子或分子)就从最低能级状态跃升到高能级状态。粒子到达高能级状态后很不稳定,要过渡到一个中间能级状态。当中间能级状态的粒子积聚很多时,再受到激发,就会跌落到原来的最低能级状态,并产生一种新的能量更大的光,这一过程叫受激辐射,由此所产生的被放大的新型光,就是激光。

物理学中所说的光,包括紫外线、可见光和红外线三部分。激光也大体上是这样。因激光器(产生激光的装置)所用的材料不同,可产生从近紫外线、可见光到红外线等不同频率的激光(图 112-9)。但是,激光又具有若干一般光线所没有的特性,这就是:①指向性好。即定向发射的能力很强,发射出的光束平行度很高,不易扩散,发散角很小(小于1毫弧度)。利用这一特性,进行测距、定位和跟踪。②能量高度集中。激光通过透镜后,可以把光束集中到非常小的面积上,由此使得光能量在时间和空间上都高度集中。

同时,激光的亮度也相应地较普通光源强1亿~100亿倍。利用能量高度集中这一特性,可以对高熔点和高硬度的军事目标进行切割和击穿,对较远距离人员的眼睛致盲。③良好的单色性和相干性。激光通常只有单一的颜色,波长宽度很窄,通常<10^{-10}m(1Å),光波的频率和振幅都是均匀而连续的,好似无线电波一样,称为相干,利用这一特性,可进行精测量。例如,用激光束测量地球到月球的距离(约 380 000km),误差不到 1.5m。

产生激光的装置,即激光器,由以下三部分组成:①共振腔:主要由两面反射镜构成。当发光物体被激发呈受激状态时,产生的光子被反射镜在共振腔内来回反射,通过发光物体诱发更多的同类光子,引起放大。②发光物体:有固体、液体、气体或半导体等。③激发发光的能源:有用氙灯或高频电振荡等方式作能源。目前激光器的种类很多,但用于军事目的者以固体激光器(如红宝石激光器、钕玻璃激光器等)和大功率的气体激光器(如氦氖激光器、二氧化碳激光器等)为多。

【武器简介】

激光武器(laser weapon)是新一代利用高能量密度射束替代常规子弹的新概念武器,是武器装备发展历程中继冷兵器、火器和核武器之后又一重要的里程碑。

激光武器发出高能激光束照射目标,使其发生特殊的物理效应,产生极为有效的杀伤破坏力。激光照射目标后,部分能量被目标吸收而转化为热能,引起烧蚀效应;由于目标的表面材料急剧汽化,蒸汽高速向外膨胀,在极短的时间内可给目标以强大的反冲作用,从而在目标中形成激波,其激波又能引起目标材料的断裂或损坏,这就是激波效应。同时,由于目标表面材料的汽化,还会形成等离子体云,因而又造成辐射效应。这些效应比激光直接照射而引起的破坏力更大。

根据威力和使用目的的不同,激光武器可分为三类:一种是近距离使用的战术激光武器,即激光炮,是用来对付低空飞机、巡航导弹及反坦克导弹的;另一种是对付洲际弹道导弹和卫星的远程战略激光武器;第三种是激光致盲武器,其中用于单兵携

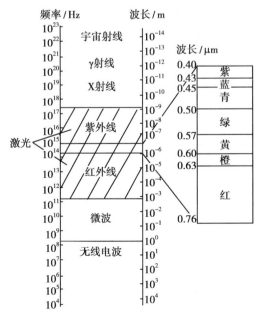

图 112-9 激光和其他电磁波波长的分布

带的叫激光枪,安装在飞机、坦克上的叫激光致盲装置。激光致盲武器不仅可使人眼致盲,也可使光学仪器或光探测器(如激光测距机、夜视仪等)失效。现就激光致盲武器作一介绍。

20世纪60年代以来,美国研制出一种激光枪,该枪采用脉冲红宝石激光器(也考虑用化学激光器),射速每秒超过一次,射击距离1.5km,枪重10kg,电源重2kg。发射的激光束可使衣服和木材着火,一定距离内的爆炸物引起爆炸,较远处的人员几小时之内失明。在近距离内,可使人致死,并可击穿装甲钢板。

另一种激光致盲武器是一种可单兵携带的小型武器。射击时先用望远镜瞄准1哩(1.609 3km)外的人眼,然后用Q开关激光照射,人眼若碰到直径几呎(1呎=0.304 8m)的激光束,就能造成视网膜大面积出血,甚至在不到1%秒的时间内,就可造成失明。

据估算,用聚焦的波长为1.06μm的激光束,使2 000m处人员的眼睛造成最轻微的损伤仅需2.2J的能量,使人眼失明约需60J的能量,如将光束聚焦,射击距离缩短,致盲所需的能量还可大大减少。此外,由于光学仪器的聚光性能,致盲武器对于使用光学仪器的人员,如坦克驾驶员、瞄准手等威胁更大些。

飞机上使用的激光致盲装置,安装在机翼下的吊仓里。吊仓内装有炮火闪光探测器和两台激光器。当地面防空武器射击时,炮火闪光探测器捕捉炮口的火光,向飞机驾驶员报警并指示防空武器的位置。这时其中一台激光器测出防空武器至飞机的距离,另一台倍频掺钕钇铝石榴石激光器对准防空武器发射出高功率的绿色激光脉冲,致使射手的眼睛受伤,甚至失明。

最近,俄罗斯研制出一种称为"溪流"的小巧轻便式激光武器,重量仅300g,长度仅15cm,其外表犹如普通的手电筒一样(图112-10)。"溪流"可暂时将人击晕,但不会导致人失明或者致死。"溪流"激光武器击倒目标的时间只需1秒钟,但其作用可达到几百米。

【伤情特点】

激光束对生物体的作用主要是热、光、机械压力和电磁场四种效应。一个中等功率激光的热效应,可在几毫秒内使机体产生200~1 000℃的升温,从而使细胞受到严重破坏。如光点处的能量密度为$10^8 W/cm^2$,则可产生$40g/cm^2$的机械压力,加上高温引起组织的膨胀和汽化,很易使组织发生分

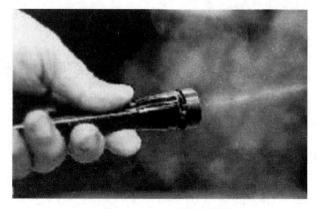

图112-10 "溪流"激光武器

离。激光焦点处的强大功率密度所产生的强电磁场,可使组织发生电离,并产生游离基,从而破坏了细胞的正常功能。激光束在聚焦后被活组织吸收时,其高能量可在极短时间内使组织凝结、烧焦和汽化。

1. 眼损伤 激光的热、光和电磁场效应都会不同程度地损伤人眼,其中热效应是主要致伤因素。由于眼的光学系统有聚焦作用(入射光经晶体聚焦而使视网膜所受能量高出10^4~10^5)和视网膜能够吸收激光的能量,因此,人眼成为对激光最敏感的器官。

轻度眼损伤仅引起暂时的失明或视力下降,表现为轻微的炎症反应,1~7天内即可恢复;严重者可引起角膜灼伤、焦化、溃疡、穿孔、前房蛋白渗出、组织蒸发等,并导致永久性失明;切片中可见视网膜病灶中心有凝固坏死,周围细胞变性,色素上皮的色素颗粒减少,脉络膜中毛细血管发生阻塞,并有中性粒细胞渗出,最后可形成永久性瘢痕。眼损伤的程度与下列因素有关:①激光的能量密度:激光的能量密度愈大,则眼损伤愈重。通常当视网膜接受的能量超过$0.042J/cm^2$时,就有可能发生损伤。②激光的波长:人眼各部分对波长不同的光的吸收率和敏感度不同。视网膜对波长$5.4×10^{-7}m$(5 400Å)左右的光较敏感,吸收率可达80%,而角膜则对$4×10^{-7}m$(4 000Å)以下,$1.4×10^{-6}m$(14 000Å)以上和10 000Å左右的光吸收率较高。因此,波长为$(5~5.7)×10^{-7}m$(5 000~5 700Å)的绿色光对视网膜伤害最大,而紫外线和红外线对角膜伤害较大。③激光脉冲的长度:如进入眼睛的激光能量相等,脉冲愈短则造成的损伤愈重。④照射角度:直射时极易损伤黄斑区(视觉最敏感的部位),但较斜射造成的损伤更重。此外,使用望远镜的指挥和观测人员,损伤会明显加重。因为,激光通过望远镜,其能量密度增加X^2倍(X为望远镜的放大倍数)。

⑤白天与黑夜对瞳孔的影响。瞳孔在白天明亮的光线下显著缩小，而在夜间黑暗的环境里却明显扩大，两者相差 10 倍左右。因此，同样能量密度的激光照射眼睛，夜间致伤更重。

2. 其他损伤　功率和能量大的激光照射人体时，可能会引起眼睛以外的其他部位的损伤。

(1) 皮肤：实验中看到，激光照射皮肤后，可发生水疱、渗出、结痂和愈合等病理过程，类似于二度烧伤。一般地说，聚焦激光比未聚焦激光的致伤面积小，但较严重。

(2) 心肺：动物实验表明，高能量的激光照射胸部后可引起心肺损伤，如肺不张、肺出血、肺泡间隔内细胞渐进性坏死、肺深部组织崩解、心脏出血等。有人用致死能量的二氧化碳激光照射猴的胸部，发现体表组织损伤的范围较小，但心肺损伤却较重，因此，认为大功率二氧化碳激光对人有相当大的危险。

(3) 腹腔脏器：高能量的激光照射后，可引起肝、脾、肾、胃、小肠和胰腺等脏器的损伤。轻的发生充血和细胞变性，重的发生出血坏死和脏器穿孔。此外，血清中某些酶（如天冬氨酸转氨酶、乳酸脱氢酶等）的活性可显著增高。有时皮肤损伤很轻，而内脏损伤却较重；各个脏器和同一脏器的不同部位，损伤程度亦不一致。

(4) 中枢神经：大脑各部对激光的敏感性不同。通常脑血管及其邻近的细胞损伤较重，可见出血水肿和细胞变性坏死等病变。大脑皮质中的锥体细胞比小神经元细胞更敏感，神经胶质细胞敏感性较低。白质、内囊、脊髓和神经干，对激光的敏感性较差。

【防治原则】

为了对激光及时采取防护措施，需要采用警报系统。在野战条件下，大面积防护可以施放水蒸气以吸收激光，特别是吸收二氧化碳激光。人员可用特殊的防护眼镜，以便使到达视网膜的光减弱到致伤的水平以下，同时还能保证有一定的视野能见度。国外研制的防护眼镜，防护的重点波长范围是 $(3\sim6)\times10^{-7}$ m（3 000~6 000Å），特别是防护红宝石和钕玻璃激光器的波长。根据防护原理不同，防护眼镜计有反射型、吸收型、反射-吸收型、爆炸型、光化学反应型、光电型和变色的微晶玻璃型等。较为有效而实用的有以下三种：

1. 吸收型防护镜　它利用吸光材料对入射光的吸收作用来达到防护要求。由于目前还没有一种材料能吸收波段很宽，在热冲击下又不致破裂，因此这类防护眼镜常由多层吸光材料构成，以提高其防护性能。

2. 反射-吸收型防护镜　它采用分别具有对激光吸收或反射的材料制成。优点是工作波段范围较宽，且不降低能见度。这型防护镜和吸收型防护镜的结构都较简单，制作方便，因此可作为战场和实验室普遍应用的防护器材。

3. 塑料防护镜　在一些塑料基体（如聚氯乙烯）中加入一定量的对特定波长的激光具有很强吸收率的添料，就可得到这种防激光辐射的塑料。这种防护镜质地轻，耐冲击，防护性能好，可成批生产；既可作为单兵使用的防护镜，又可做坦克、观察所的防护窗，甚至可用塑料薄膜进行大面积防护，是较理想的野战防护器材。

发生眼损伤后应适当休息，避免强光刺激。早期可用一些抑制炎症、促进水肿吸收的药物，如激素类药物、血管扩张剂、烟草酸、高渗葡萄糖等；稍晚期，应用一些促进瘢痕吸收的药物，如激素等。

（王正国）

第六节　高功率微波武器伤害及其医学防护

高功率微波（high power microwave，HPM）是伴随新型高技术微波武器而出现的一种全新的致伤因素，它是指峰值功率超过 100 兆瓦，频率在 1~300 吉赫之间，跨越厘米波和毫米波的波段。高功率微波武器是美、俄、北大西洋公约组织（NATO）等国家投巨资优先研制的定向能武器之一，它不仅是用于摧毁通信、情报、指挥、管理（C^3I）系统的新型高技术武器，也是用于杀伤作战人员的新型武器系统。

对高功率微波武器的生物效应，目前在整体水平尚缺乏系统而且有规律性的认识，细胞与分子水平的研究更是鲜见报道。由于世界各军事强国都将高功率微波武器的开发研制列入绝密的国家高新技术武器研制计划，公开途径不可能获得高功率微波武器的各项技术参数，而在这些技术参数中，物理参数（输出功率、能量、带宽、频率等）

又是研究生物效应模拟致伤的必备条件,因此,目前世界范围内仍未见有模拟高功率微波武器致伤的武器技术参数报道,由于保密原因,即使是美军的同盟国(如日本)或是在 NATO 同盟国之间都不可能相互公开利用彼此的高功率微波武器生物效应的研究资料。本章中就高功率微波辐照的几个方面的生理学问题结合有限的文献资料进行讨论。

(一)高功率微波的生物效应

1. 热效应与非热效应

(1)热效应(thermal effects):热效应是被国际肯定的微波生物效应,指微波能量被生物组织吸收而产生特异性的热能。它与红外辐射或经介质传导加热的热作用性质是截然不同的热效应。

当生物体受到一定强度的微波辐照并被吸收后,机体组织产生温度升高,若温度升高过多或持续时间过长,则可引起一系列因热效应造成的生理,生化和组织形态学的改变,如酶的灭活、蛋白质变性、生物膜通透性或激素形成方面的变化,并可产生正常细胞与癌细胞的杀伤作用。

微波致热与其他方式致热不同。当微波辐射被吸收,机体组织的电解质分子,在电磁场的作用下,使非极性分子被极化成偶极子,使之由无规律的排列变成沿电场方向排列;微波频率甚高,其交变电场的方向变动很快,偶极子随交变电场方向的变动而旋转,这种取向运动与周围粒子发生碰撞、摩擦而产热。频率甚高的微波又能促使组织的带电胶体颗粒、电解质离子形成谐振,与周围介质产生快速振荡摩擦而产热。近年来认为微波频率与生物体组织产生的共振,是构成生物体热效应的主要作用方面。

(2)非热效应(non-thermal effects):非热效应指当生物体反复接受低强度微波作用后,体温虽未发生明显上升,但中枢神经系统及心血管系统可受到影响,而这种影响在采取其他均匀加热方法并不能重现,难以用热效应解释,故称非热效应。

非热效应机制尚不清楚,但从生物物理的角度提出可能与场效应、电磁谐振效应有关。场效应认为:微波辐射作用于生物体是电磁场对生物细胞中的分子、离子、电子产生的电场的场力作用。场作用下不论场强多大都可迫使生物分子出现振动,分子、离子振动出现于细胞膜,导致膜流动性的改变,而引起一连串的生物化学改变;振动出现于神经,则引起神经细胞的刺激或抑制作用,导致神经冲动信息的干扰,致神经功能活动紊乱和失调;易受细胞分子振动的另一重要器官是心血管,心肌细胞蛋白质分子的振动,导致膜功能改变,K^+浓度变化致心电图出现某些指标的改变。有人认为,在外加微波辐射场作用下,由于生物物质内原有的质子半导体被整流,使细胞的电位改变,导致细胞通透性的变化和膜功能的紊乱,继而引起一系列生理生化功能的影响。研究认为热效应在生物体内按电场场力的平方率增加,非热效应则按场力的线性率递增。据此,场力小时,非热效应作用大于热效应,当场力大时则热效应大于非热效应,两者有着密切的联系。

2. 影响微波能量吸收的因素

(1)比吸收率(specific absorption rate,SAR):比吸收率是近年提出的电磁辐射剂量新概念。表示生物体每单位质量吸收的电磁功率,单位为 W/kg。

研究证明生物体对电磁能的吸收量、吸收速度和体内电磁场的分布与外界辐射场强不存在简单的比例关系,因此功率密度仅表示辐照时的强度,并不完全代表生物体吸收转化的能量,为确定生物体实际吸收的电磁能量需采用 SAR。

当电磁波入射至生物体后,由于生物组织的介面阻抗不同,可产生折射和反射,在组织内的穿透深度则随组织含水量的增多而减少,频率相似的谐振出现驻波而形成热点和辐照时动物处于 E 及 H 向量的极化位置等,可使生物体内电场或体温上升率都会有变化,为此采用 SAR 作为生物体内的吸收剂量。SAR 表达的方式有:

SAR 在生物组织中与 E 向量场的强度平方成正比

$$SAR = \frac{(\delta E^2)}{\rho} \qquad (W/kg)$$

式中:δ 为研究部位的组织导电率(s/m)

[表示西门子(siemens)电阻单位,相当于 0.96Ω]

ρ 为研究部位的组织密度(kg/m^3)

E 为 E 向量的电场强度(v/m)

依据在单位时间内生物组织中的温度(℃)上升值求算 SAR

$$SAR = \frac{4\,186C\Delta T}{t} \qquad (W/kg)$$

式中:C 为组织的比热[kcal/(kg·℃)]

ΔT 为辐照时间内温度增值(℃)

t 为辐照时间(s)

生物体组织的比热和组织密度的典型值可参考表112-5。

表 112-5　生物体的组织比热和组织密度典型值 *

生物组织	组织比热 / kcal·(kg·℃)$^{-1}$	组织密度 / (g·cm^{-3})
离体肌肉	—	1.07
活体肌肉	0.83	—
脂肪	0.54	0.937
骨皮质	0.30	1.78
骨松质	0.71	1.25

* 比热换算成焦耳 1kcal=4 186J；组织密度换算成 kg/m^3

电场强度 E 和磁场强度 H，在空间与波的传播方向是互相垂直的。波的极化方向是随 E 的矢量方向而变动的，因此 SAR 测定应将生物体稳定于 E 的极化方向；高频微波辐照时生物体置于辐射场内，功率密度随距离的平方衰减，SAR 的变化不致复杂化，因 H 和 E 成简单和确切的比例关系；如置于感应场内则必须掌握 E 的极化方向。

生物体在接受微波辐照后，可因微波与组织谐振和取向产热，从而促进温度升高；血液的流动和热的传导，又促使热量散失而出现降温。引入比吸收率 SAR 这一参量，则可掌握生物组织达到热平衡或出现热调节机能失调所需的时间。研究认为，人体对不同频率的微波，其 SAR 并不相同，达到相同热效应时其作用强度也不同。

(2) 频率与生物组织的透入：微波进入生物体即开始为组织吸收，能量被吸收之后，其强度随进入深度的增加被组织吸收的能量也越多，微波能强度则按指数规律而递减。即由于吸收越多则透入越浅，透入深度与吸收程度两者关系为反比。

微波能量被组织吸收越多则产热也愈多。微波在组织中的透入深度与频率（波长）有关，通常频率越高，透入深度越浅。应注意按能量衰减规律

是与距离的平方成反比，在组织中透入越深，能量衰减越大，透入深度是指能量衰减至起始值的 37% 处的深度，而不是能量被完全吸收尽的深度。在不同组织中因微波频率（波长）的不同，其透入深度是有差别的，如表 112-6 所示。

(3) 局部组织血流量对微波辐射的影响：组织吸收的微波能可转化成热能，充分流动的血液可作为冷却剂带走过多的热量，减轻组织热效应。肌肉血流量丰富，故四肢受微波辐射的耐受量大大超过其他部位的辐照剂量。缺乏足够流动血液的器官，尤其是睾丸和眼晶状体，更易受过热的危害。

(4) 微波接触水平与生物效应的关系：不能单纯认为，只要接触微波就给机体带来危害。剂量与效应关系在正确评价微波生物学作用时应予高度重视，否则易得出混淆或错误的结论。出现生物效应，只有在一定剂量的接触水平之上才能发生。接触水平包括微波辐射频率，辐射功率的强弱，辐照时间的长短，辐射部位和面积的大小，据此研究微波的接触水平对生物效应的有效关系，得出的结论才是有价值的。

实验研究时，为了有可比较的或复制的辐射场，微波功率密度的确定需在没有反射的场所——微波尖劈暗室进行。因为微波可由于其频率不同，投射至生物体上的微波辐射，因反射、折射、吸收可能差异很大，尤其是电场可因生物体或环境材料的反射而出现干扰。当反射波与投射波以相同相位出现时可产生驻波，使局部呈现"热点"，它可加剧局部的损伤，导致影响微波生物效应的全面评估，这也是文献中出现相似的实验报导，结论判定却有明显分歧的原因之一。因而实验研究必须在反射近似零的微波暗室中进行。

尖劈的特点是吸收性能高，使用频带宽，电磁波以各种极化状态入射时，吸收性能不变。用尖

表 112-6　微波能量在生物组织内的穿透深度

生物组织	不同频率的穿透深度 /cm^2					
	20MHz	400MHz	1 000MHz	3 000MHz	10GHz	35GHz
骨骼	20.7	18.7	11.9	9.9	0.3	0.07
脂肪	12.5	8.5	6.4	2.5	1.1	—
晶状体	4.4	4.2	2.9	0.5	0.17	0.04
脑	3.6	2.1	1.9	0.5	0.17	0.04
皮肤	2.8	2.2	1.6	0.6	0.19	—
肌肉	2.3	1.8	1.5		0.13	
血液	2.15	1.73	1.4	0.8	0.15	0.03

劈组装成的微波暗室,意味着室内的杂波干扰接近零,从而提高辐照剂量的精确性。

(5)联合作用:在极端的职业环境中,往往不是单一因素而是多因素的复合存在,在微波研究中亦不例外,应注意多因素的联合作用。

微波和 X 射线的联合作用:高功率的微波设备元件可能释放电离辐射射线,引起了学者们的关注,据 Thomson 研究,先给实验动物辐照微波,再辐照 X 射线,可使 X 射线的危害作用减轻;若先辐照 X 射线出现急性反应后,再辐照微波,可加重电离辐射的危害;两者若同时辐照,也增强 X 线的急性危害。

微波与湿热环境的联合作用:湿热环境可增强微波的热效应,据 Munford 提出,促进实验动物急性致死阈值的降低,与在湿热环境中明显影响机体散热条件有关。间歇辐照则不同,在辐照阈值之下有充分的间歇时间,生理代偿作用可使微波损伤得以恢复,但间歇时间过短,即使在辐照阈值之下,代偿不足以修复损害,则产生蓄积作用。

低功率微波应重视微波以外的环境因素作用。第三军医大学研究发现在低强度微波暴露下,作业人员产生的神经衰弱综合征和主观的不适反应需考虑作业环境因素。诸如微小气候(温、湿度)的改变,通风换气不良所致的二氧化碳浓度增高,低照度下的视机能紧张,强噪声的作用,以及高度紧张工作性质等因素所带来的影响,与其说是微波的作用,不如说是环境因素和精神紧张的结果。雷达操作者在正常工作条件下,主诉增多的原因可能与作业环境的噪声、特有的照明、对荧光屏所需的注意力和不良通风等因素有关。

(6)适应与蓄积:适应是有限度的,在辐照阈值之下有充分的间歇时间条件下,生理代偿作用可使微波损害得以恢复,但间歇时间过短,即使在辐照阈值之下,代偿不足以修复损害,则产生蓄积作用。

3. 微波对人的生物学作用

(1)神经系统:长期接触高于低强度的微波剂量,可造成神经系统的影响,出现疲乏、头晕、失眠、多梦、健忘、易疲劳或激动等非特异性的神经衰弱综合征;脑电图检查慢波增多;神经反射检查有亢进或抑制;有幻听或幻视。

(2)心血管系统:具有自主神经改变的作用,先兴奋后抑制,出现心动过速或过缓,房室传导延长或阻滞、S-T 段下移、T 波低平、QRS 波增宽等,心前区疼痛明显高于对照。血压先升高后降低,甲床微循环出现管腔扩大,血流加速改变。由于电磁场效应可影响心脏起博器的使用。

血象明确的改变是血小板显著减少,但对红细胞的作用不大,对白细胞的增减尚有争议。

(3)视觉器官:只有高强度微波辐照下可造成眼的伤害,实验证明场强 >100mW/cm^2 的作用剂量才可引起晶状体蛋白凝固,形成微波性白内障。

(4)生殖系统:睾丸的血循环不良,微波热效应作用下,睾丸对微波是敏感的。当睾丸局部升温 >35℃时,精子的产生和活度明显降低,精细管损伤。微波辐射可使性机能减退,但不影响生育。

(5)消化系统:微波在一般作用剂量下,使消化腺体分泌减少,致胃肠机能降低,产生食欲减退,消化吸收减弱,但对肝脏作用尚不清楚。

人体的机能十分复杂,而目前对微波生物效应的研究还欠深入,有很多研究结果来自于实验动物,以之外推于人必须慎重,而且微波所致的临床表现多属非特异性,因此微波的研究还有待深入进行。

(二) 高功率微波辐射的卫生标准

事实上标准的制定,一方面要根据科学的调查和实验结果,尽可能采用客观指标反映问题,同时也需考虑剂量——效应的关系,其依据是生理阈值或是生理上限。另一方面也应重视国家经济的发展水平,例如设备泄漏标准与职业暴露标准有着紧密联系,只有严格控制设备泄漏的能量,才能减少操作过程中所承受的辐照剂量,而不能反之。设备泄漏的控制必将涉及一系列防护技术和材料的研究与资金投入问题。因此若标准过严而实际上又做不到,相对地会失去标准的监督作用,不易贯彻执行;若标准过宽则会伤害职业接触者的健康。为便于比较认识微波卫生标准的差异,简要介绍我国与美、俄两家为代表的修订标准依据和阈值如下:

1. 职业暴露标准

(1)我国的职业暴露标准:该标准由 1975 年成立的微波卫生标准调研组于 1979 年提出作为四机部暂行卫生标准,并于 1983 年进行适当修正后提出的国标。其依据是大量现场职业流行病调查,和动物实验的常规生理阈值的结果,并参考国外有关标准提出;当然也不可避免受当时年代哲学观念的影响,且与设备标准不合拍,值得商讨。具体标准为:

1)全身微波辐射:

50μW/cm^2	每天 8 小时连续辐射
400μW/cm^2	每天允许接触 1 小时
400μW·h/cm^2	每天允许接触总剂量

≥ 1mW/cm² 　必须使用个人防护用品

>5mW/cm² 　一般情况下不得在此环境下工作

2）局部肢体照射时，照射剂量允许放宽 10 倍即 500μW/cm²。

3）脉冲波辐照时，若为固定辐射则是全身辐照剂量的 1/2 ；若为间隔辐射（天线转动频率 >0.2Hz）与全身辐射相同。

（2）苏联职业暴露标准：该标准原定为 10μW/cm²。其依据是能造成职业人群神经衰弱综合征和神经与心血管系统的功能影响，其微波功率密度的阈值相当于 10cm 波长（3 000MHz），1mW/cm² 照射 1 小时或 100μW/cm² 照射 10 小时的剂量。鉴于个体易感性和健康状况的差异，取安全系数为 10，从而在 1958 年提出职业暴露的微波标准为 10μW/cm² ；工作日内暴露 2 小时为 100μW/cm²，并需戴防护眼镜。但在 1976 年重新进行修订，具体规定 300MHz~300GHz 的职业暴露标准为：

100μW/cm² 　固定场为 8h/d

1mW/cm² 　非固定场为 2h/d

1~10mW/cm² 　固定场为 20 分钟，其余时间不允许超过 100μW/cm²，并需戴防护眼镜。

从再度颁布的苏联标准可看出增加了固定场与非固定场（旋转天线）内容。在连续辐射条件下由 10μW/cm² 增加到 100μW/cm²，非连续辐射条件下可接受 1mW/cm² 场强。修订的标准较以前放宽约 10 倍。

（3）美国职业暴露标准：美国第一个微波职业暴露标准在 1957 年由美陆空军微波生物学危害会议提出，其依据是动物实验证明 100mW/cm² 的微波辐射引起不可逆的组织损伤，取其安全系数为 10，则为 10mW/cm²。当人受 10mW/cm² 微波辐射时，可产生最高为 1℃ 的温升；这样的体温升高，可借助生理性体温调节保持热平衡，故军方提出职业暴露卫生标准为 10mW/cm²，当时民间亦采用该标准。此后民间相继提出一些标准和时间限制，直至 1980 年美国家标准委员会（ANSI）提出新的微波卫生标准，其依据是以热效应和人体交换为基础，并在重复苏联与东欧国家的非热效应实验后，提出以人体比吸收率（SAR）为 0.4W/kg，据此规定以频率段区分的全身射频辐射（含微波），新的职业暴露标准为：

<30MHz 　900/f² 　（f指被测频率，单位为 MHz）

30~300MHz 　1mW/cm²

300~1 500MHz 　f/300

>1 500MHz 　5mW/cm²

按新标准给定的公式概念为在 300~1 500MHz 范围内，频率低时容许的剂量小，频率高，容许的剂量大，如 300MHz 为 1mW/cm²，1 500MHz 为 5mW/cm²，因此与原标准 10mW/cm² 比较，严格了 0.5~10 倍。但军用标准仍保持 10mW/cm²，据 Lacy 指出，军事领域内既需进行人员与安全需要之间的权衡，但也得在战斗场合下不得不冒一些风险的要求。故军用标准一直未曾修改但增加了时间限制。此外，以 SAR 为 0.4W/kg 作为暴露阈值，在 1988 年被国际非离子化辐射委员会（IRPA，1988）所肯定。

2. 居民辐照标准　居民辐照标准之所以提出，是由于广播、电视、通信系统的微波能应用技术推广，并以日益增高的辐射电平充斥于整个环境中，以致非微波职业接触者都可受到电磁波，尤其是微波辐射的影响，并构成新的环境污染公害物。在大城市或港口城市，以及上述辐射源附近的人群，不可避免的会受到程度不等的辐射。

居民辐照标准是要求在环境空间内有一安全值，以防止人们日常生活的环境空间为电磁辐射所污染。由于居民辐照的概念是指 24 小时内所接受的微波功率密度，且包括老、弱、妇、幼的全体人群，故标准显然较职业暴露标准严格。但目前颁布此标准的国家为数不多，且由于剂量 - 效应认识的差异，各国的情况也不尽相同。

苏联修改后的规定为：　　　　 5μW/cm²

美国环境保护局（1978）提出为： 200μW/cm²

波兰规定固定场为：　　　　 10μW/cm²

我国尚未颁布

3. 设备泄漏标准　微波设备广泛用于工农业生产、医疗卫生、通信广播电视、军事装备、家用电器等各个领域，为了防止设备泄漏出的能量污染操作环境，从而制定设备泄漏标准，以减免操作者受微波漏能的影响。

我国标准中规定，微波设备出厂前，生产部门必须进行漏能鉴定，距设备外壳 5cm 处，漏能不得超过 1mW/cm²。

美国卫生教育福利部规定，在微波设备出厂时，距设备外壳 5.1cm 处测量，允许泄漏能量为 1mW/cm²，使用中漏能不得超过 5mW/cm²。

日本的设备泄漏规定与美国相同。

加拿大规定较严格，在设备出厂和使用期中，设备泄漏都不得超过 1mW/cm²。

苏联的设备泄漏标准，未见到明确的介绍。

(三) 高功率微波辐射的防护

微波的防护原则与射频辐射的防护基础是类似的。采取的防护对策可依据下述防护原则,结合实际工作环境采用某一项或多项综合使用。

1. 时间防护 适用于微波功率密度超过容许标准时、或采用各种防护措施无法将微波场强降低至阈值以下时,故采取限制接触微波的时间,从而限制较大场强的连续辐射,因此出现了照射时间缩短,容许照射场强增大的现象。例如:

我国现行标准规定阈值为 $50\mu W/cm^2$ (连续波)若一天接触 2 小时可容许场强为 $200\mu W/cm^2$,一天内仅接触 20 分钟,可容许场强达 $1.2mW/cm^2$。

苏联现标准规定固定场为 $100\mu W/cm^2$。若一天接触 2 小时,容许场强为 $0.4mW/cm^2$。一天内接触 20 分钟,容许场强达 $1\sim10mW/cm^2$。

美国军标规定为 $10mW/cm^2$,其时间限制是,在微波辐射下任何 6min 内平均不超过 $10mW/cm^2$。

2. 距离防护 电磁辐射的能量衰减,通常认为是能量与辐射源的距离平方成反比,Lacy 据此提出在固定发射天线(微波源)的有效发射功率条件下,可粗略估算距天线多远的距离其场强为 $1mW/cm^2$ 和 $50\mu W/cm^2$。如表 112-7 所示:

表 112-7 有效发射功率条件下距离与场强关系 *

有效发射功率 /kW	距发射源的距离 /m	
	$1mW/cm^2$	$50\mu W/cm^2$
10	—	34.0
50	17.0	76.3
100	28.8	128.8
500	64.0	286.2
1 000	90.6	404.9

*$K=8.192\times10^{-5}$

距离防护的另一方式为,对功率较大的微波源,采取人员不接近源而以遥控或线控方式进行操作。

3. 屏蔽防护 屏蔽是微波防护中最有效的方法。但屏蔽必须优良接地才有效。当屏蔽材料不接地或接地不良时,屏蔽材料甚至可成为二次辐射源,因此屏蔽必须接地。

(1)屏蔽:屏蔽是采用铜、铝、铁等金属板材或紫铜网、镀锌铁网等材料,将辐射源隔离开或阻挡外来电磁辐射对屏蔽室内的设备与人员的干扰。通常板材屏蔽效果好,但笨重,网状材料对 $10^4\sim10^9Hz$

有效,同时网材的网眼愈小,屏蔽效果愈强。

屏蔽类型大体上可分闭合型、不闭合型和复合式数类。闭合型屏蔽是以屏蔽材料(板状或网状材料)将整个辐射源围于小室或柜状体的屏蔽材料内。但屏蔽体距辐射源不能过近,过近则因电磁感应产生反作用场,使辐射源的元器件电参数发生改变,影响其正常工作。不闭合型屏蔽通常可用金属网材构成屏风状,将辐射源围护起来,但不能形成整体屏蔽,避免由于墙壁、天花板对微波的反射,降低了屏蔽效果。复合式屏蔽,采用网状材料固定于金属柜式骨架、骨架间用铜带进行良好的电气连接。双层网状的屏蔽结构,可使屏蔽衰减达 100dB 以上。亦可采用内层为尖劈材料吸收,外层再以铝板屏蔽,屏效很高。

(2)接地:屏蔽接地是由于对辐射源进行屏蔽时,金属屏蔽材料构成的屏蔽空间内可产生感应电流,甚至屏蔽体本身还可形成二次辐射。为此应将屏蔽体与大地之间,用低电阻的导体联结,形成电气通路,使高频感应电流迅速引入大地,以保证屏蔽的有效作用。

接地体有钢材或镀锌的钢管、角钢等导电高的金属材料,以便打入较深的土壤之内,为降低接地点土壤电阻,可采取在该点加食盐的方法。为减少外界温度变化对电阻的影响,接地最好深入地内 2m,高出地面 50cm 左右。联结接地体的接地线要尽可能地短、粗、直。采用复合屏蔽时应将双层材料同点接地,以提高衰减电磁场的作用。

(3)吸收屏蔽:应用高性能的吸收材料,使之有效地吸收微波,将电磁能转化成热能而达到屏蔽目的。吸收材料有吸收体和吸收涂料。

吸收体有尖劈型和平板型两类。一般采用碳黑、石墨、羧基铁、锂镉或锰锌铁氧体等具有吸收微波能量的材料,单一或混合配比渗入多孔塑料内或橡胶内,制成具有良好的窄频段电磁波吸收体。其几何形状为平板状或尖劈状或波纹状。尖劈型吸收体吸收效果远较平板型为优,前者对电磁波的功率反射系数在 0.01~0.1% 之间,后者为 0.5~1%。尖劈型吸收体对电磁波的屏蔽,衰减可达 40~70dB。

4. 减源防护 通过技术措施,减少辐射源经空间,直接作用于接触者的辐照剂量,称减源防护。在实际工作中,必须了解辐射源的电磁辐射方向、频率、频宽等参数后,可采用功率吸收器如等效天线,水负载等方法将电磁能转换成热能;或应用功率分配器使之衰减能量;或以薄型屏蔽材料包住波导,以减少漏能,这些都可使接触者减少辐照剂量。

另一项减源防护措施是升高发射天线,扩大保护角,减少近距离内被天线主波瓣的辐照。

5. 微波辐射的个体防护 为避免接触者因过度暴露而造成的伤害,当接触高场强的微波环境时,应注意个体防护。个体防护用品包括防护服、(含防护围裙)防护帽与面罩及防护眼镜等。

(1)防护服:防护服是采用金属丝与棉纱织成的织物制成。棉纱是用以绝缘和提供织物的弹性与致密性,金属丝则具屏蔽作用。此类金属织物对各种频段微波的屏蔽衰减在20~46dB之间。

据第三军医大学将两种镀金属织物制成防护围裙,用于脉冲波的S波段主波瓣的辐照下进行个体防护,对毫瓦级场强镀金属尼龙布围裙的屏蔽效率为86.5%,微瓦级场强屏蔽效率为89.7%。镀金属网眼布围裙的屏蔽效率分别为71.9%和69.6%。具有较佳的防护效果。

(2)防护帽(含头盔与眼帘):防护帽是用以保护敏感的中枢神经系统,用上述镀金属网眼布制成拟长舌旅游帽型,长舌必要时可翻下遮于眼前。既可保护头部使微波衰减,又可使长舌翻下构成眼帘,不影响视线和操作,重量轻,使用方便,可防护微波对眼的损伤。

(3)防护眼镜:一般的太阳镜或镀铬太阳镜,据第三军医大学实验,仅有13.9%的衰减率,无防护作用;以镀金属网眼构成的眼帘,其衰减效率可达69.2%。微波防护眼镜可在光学或有机玻璃表层,用真空涂膜法喷涂铜、铝或二氧化锡薄膜,反射衰减可达30dB,透光系数大于80%。

6. 抗微波药物 对微波急慢性影响,进行药物防治是需探索的新课题。据张瑞钧等报告,长期低功率密度($<1mW/cm^2$)接触者呈现阳虚兼有阴虚的虚证证候,可采用阴阳双补的扶正固本类药物。经临床验证,服药组205人,对照组91人,采用双盲给药,在服药28天或45天后,与对照组比较,神经衰弱症候群、血小板、白细胞及IgA、IgM等指标都有明显改善,具统计学意义。动物实验也获得类似的结果。

(余争平)

第七节 燃烧武器伤

燃烧武器(burning weapon),也称为火焰武器或纵火武器。早在我国春秋战国时代,即有火攻的记载。在我国古代军事著作《孙子兵法·火攻篇》中,曾有火攻的种类、目的、条件及实施方法的论述,并把火攻的目标概括为"火人""火积""火辎""火库""火队"五个方面,在《六韬·火战》中,也论述了防御敌人火攻的方法。三国时期官渡之战(曹操与袁绍)、赤壁之战(孙刘两军与曹操)、夷陵之战(陆逊与刘备),都是大家较为熟悉的古代火攻战例。不过当时只是利用一些易燃、助燃物质的焚烧达到战役目的。随着武器的发展,燃烧武器已作为一类武器在战争中使用。在第二次世界大战中,燃烧武器得到了很大改进,并广泛地应用于战场,尤其在1942年美国发明凝固汽油以后,燃烧武器的使用更是达到了惊人的程度,仅在1943~1944年中,美英军队投在柏林的燃烧炸弹就达20 900余吨,美军投在日本城市的炸弹中,73%是燃烧炸弹,在朝鲜战争和越南战争中,美军也大量使用凝固汽油弹、铝热剂集束燃烧炸弹、喷火器和燃烧地雷等燃烧武器。另外,前苏军在阿富汗战争中,也曾大量使用燃烧武器。

燃烧武器在战争中的使用非常广泛,不仅可以杀伤对方有生力量,而且可在防御前沿和敌纵深设置"火障";既能用于支援战役、战斗行动,又能用于战略轰炸。用燃烧武器对城市目标进行袭击,其破坏威力比高爆炸弹大4~5倍,若袭击易燃目标,其破坏威力则比高爆炸弹大12倍。

燃烧武器可在短时间内造成批量危重烧伤。这类伤员后送时需要进行不间断的抗休克和其他应急治疗,加之一般中小医院无力承担危重烧伤的专科救治,因而不仅后送困难,也常需远程后送。批量烧伤的救治需要大量的血浆、药品、敷料、异体皮等储备物资,更因烧伤程度重而救治难度大,伤员致残率高,康复期长,从而不仅给后勤保障带来巨大压力,甚至给整个社会带来沉重负担。

燃烧武器主要由易燃高温物质、引燃助燃物质、引爆物质组成。目前燃烧武器不仅发展迅速,而且种类繁多,但概括起来大致分为两类:一类主要是利用烧夷达到杀伤作用,如凝固汽油弹、火焰喷射器等;另一类是利用爆炸(弹片)和烧夷达到杀伤破坏作用,除燃烧炸弹外,大威力的常规炸弹和炮弹也具有爆炸和烧夷作用。当然新型的气浪弹和燃料空气炸弹具有更强的爆炸烧伤作用(见上述有关章节)。

兹对几类燃烧武器所致烧伤的特点和防治方法简要介绍如下:

一、油料燃烧性武器烧伤

【武器简介】

油料燃烧性武器(oil plants burning weapon)包括凝固汽油弹(napalm)和火焰喷射器(图112-11)等,是利用凝固汽油燃烧的武器。凝固汽油(incinderjell)是在汽油内加入5%~12%的纳磅粉(增稠剂),搅拌5~30分钟而成。为一种稳定的凝胶状燃料,有很强的吸水性。英文纳磅(napalm)是由环烷酸(naphthenic acid)和棕榈酸(palmitic acid)两字的字头合并而成,因而时常将凝固汽油,甚至凝固汽油弹也叫纳磅。纳磅粉是一种凝胶剂,其成分为25%环烷酸、25%油酸和50%用椰子油皂化后分离出的月桂酸和棕榈酸,因为所含的酸都是铝盐,故又称铝皂或混合性有机酸铝盐,制成粉末状结晶保存。后来在纳磅粉的基础上又研制成了超级凝固汽油增稠剂。凝固汽油的燃烧时间长达4~15分钟,邻近周围空气温度则高达800~1 300℃。由超级增稠剂制成的超级凝固汽油燃烧时,温度可提高到1 500~2 000℃。在凝固汽油弹中加入镁、磷、铝等金属燃烧物,可进一步提高燃烧温度(见混合性燃烧武器)。

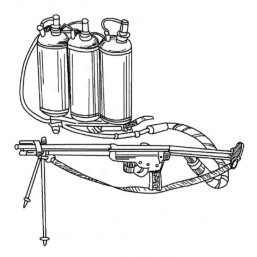

图112-11　火焰喷射器

【伤情特点】

凝固汽油燃烧时可产生800~1 300℃的高热环境,人员若暴露于该高热环境下,血液流经皮下浅层血管网时可变得过热,使体温突然急剧增高,超过临界水平(约43℃),因而容易在数分钟内因高热而致死,此即热射症。另外高热也容易导致上呼吸道烧伤,从而因呼吸道黏膜水肿和肺水肿而死亡。

凝固汽油燃烧时也可产生大量CO和其他有害气体(苯、磷、醛等),人员吸入后可引起头晕、头痛、恶心、呕吐甚至昏迷等中毒症状,也容易造成吸入性损伤。

凝固汽油除燃烧时易粘着于皮肤上而不易被移除,因而局部烧伤很深,常达肌肉、骨骼层,并多见于手、足、头面等身体裸露部位,并且容易感染,从而增加了治疗上的困难,愈合后也常遗留难以整复的瘢痕挛缩畸形和严重的功能障碍。

【防治原则】

1. 当凝固汽油溅落地面后,可将其铲除,抛掷到无人区域,或用泥砂将其掩盖。在没有泥砂情况下可用衣服等覆盖,使其与空气隔绝,终止燃烧。

2. 当凝固汽油弹爆炸着火时,应保持镇静,可用毛毯、大衣、或其他非易燃物品将身体覆盖,并用湿毛巾等掩盖口鼻,待油点落尽后,迅速将着火的衣服脱去,连同防护物品一并弃除,迅速离开火场,切忌用手扑打火焰或带着已燃烧的衣服奔跑或呼叫,以免增加烧伤程度和吸入性损伤。粘着在皮肤上的着火油点,应用毛毯、衣服等隔绝空气灭火。若附近有河流、池塘等,可直接潜入深水中灭火。

3. 用干纱布轻轻拭除残存于创面上的凝固汽油。应注意凝固汽油中往往含有磷(点火剂),在未肯定不含磷以前,应按磷烧伤处理(见下文)。

4. 凝固汽油烧伤一般比较深,局部组织水肿也较为明显,加之恐惧等神经因素,休克多较同面积的一般烧伤为重,因而补液量特别是早期补液量应偏多。

5. 严密注意有无吸入性损伤和/或CO中毒,发生在坑道、工事内的凝固汽油烧伤要特别注意。

6. 除注意有无热射症和苯、磷或镁中毒外,还应该注意有无铅中毒。汽油中常加入了一定量的四乙基铅和四甲基铅(每毫升四乙基铅中含铅量为64.06%或1.062μg)。此类伤员焦痂和尿中可发现铅,尿中的粪卟啉也增加,并多尿。铅中毒脑病者有失眠、厌食、幻觉、运动失调、昏迷等症状。遇此情况,可用依地酸钙钠(EDTA)1g溶于5%葡萄糖盐水250ml内静脉滴注,每日2次,共5天,以结合血中的铅离子,促进铅的排泄,减少中毒机会。如焦痂内的铅含量甚高,应尽早切除,以免铅从创面继续吸收。

二、磷弹烧伤

【武器简介】

磷弹（phosphorus bomb）是指装有白磷（white phosphorus，WP）成分的武器，包括炸弹、榴弹、炮弹、火箭、地雷等。该类武器自第一次世界大战时开始使用，当时主要是利用磷在燃烧时生成五氧化二磷，再与空气中的水分起作用形成白色烟雾（磷酸）而作为烟雾弹使用。目前使用的主要是白磷，可与合成橡胶溶液混合后形成直径 0.5mm 大小的细颗粒。磷弹爆炸后，这些磷颗粒可随风飘荡，黏附于人员身体上，从而借助磷在空气中自燃造成人员的烧伤。此类弹中除白磷外，还装有高爆性引爆物，使磷颗粒撒布面积更广。例如美军应用较多的 AN-M-47A4 型磷弹，爆炸时可产生 900~1 200℃高温，磷撒布半径约为 15m，面积可达 700m^2。磷除用于制造燃烧武器外，平时在工业中也有广泛的用途，如制造染料、火柴、农药等，因而磷烧伤比较多见，在化学烧伤中，仅次于酸、碱烧伤，居第三位。

【伤情特点】

磷与空气接触后即迅速燃烧，发出烟雾和蒜臭味。附着于皮肤的磷颗粒仍继续燃烧，其产物 P_2O_5 和 P_2O_3 遇水则形成酸，从而使创面不断加深，因而磷烧伤是热力与化学复合伤，一般较深，严重者可达肌肉与骨骼。磷烧伤对组织的侵害直至磷燃尽或者与氧隔绝或与重金属结合成盐为止，其创面呈棕褐色或黑色，有时甚至肌肉、骨骼都呈黑色。除对组织造成直接损害外，磷还可以经过创面和黏膜吸收引起全身中毒，严重者可导致肝、肾功能衰竭，甚至多脏器功能衰竭而迅速死亡。此外，磷颗粒和燃烧烟雾也经呼吸道吸入后引起严重吸入性损伤和肺水肿。

【救治原则】

现场急救时，应用大量水进行快速、彻底地冲洗，尽可能除去可见的磷颗粒，也可将创面浸泡于水中或用湿布（无水可用尿）覆盖包扎，以隔绝空气。切忌暴露创面，以免剩余磷粒与空气接触继续燃烧。也不能用油脂敷料包扎创面，因为磷为脂溶性，油脂可促使其吸收中毒。

为了防止磷及其化合物的吸入性损伤，现场可用湿手帕或口罩掩护口、鼻。

到达医疗单位后，不论现场急救情况如何，都要需对创面进行再处理。创面可用 1% 硫酸铜涂布，使磷粒表面成为黑色的磷化铜，以便识别检除，磷化铜也有使磷暂时与空气隔绝而停止燃烧的作用。

如无硫酸铜，可利用黑暗环境检除发光的磷粒。应该说明，硫酸铜并非磷烧伤的中和剂和解毒剂，因而不宜反复使用，以免铜中毒。铜可使血红蛋白变性，损害细胞膜，抑制 6- 磷酸葡萄糖脱氢酶和谷胱甘肽还原酶的活性，阻断红细胞的戊糖通路，从而使红细胞破坏而溶血；另外，铜还可造成肝、肾功能的严重损害。

清除磷粒后，创面用 2% 碳酸氢钠溶液湿敷以中和磷酸。如无碳酸氢钠溶液，可用大量灭菌盐水或清水将磷酸和剩余的硫酸铜从创面冲洗干净。最好是一边清除磷粒，一边用碳酸氢钠溶液或灭菌盐水或清水湿敷。如磷粒深嵌于组织内不能彻底清除或为Ⅲ度磷烧伤，应争取尽早切除焦痂，以免磷吸收中毒。

由于磷对组织细胞有严重的破坏作用，容易造成多脏器的损害，因而不论磷烧伤的创面大小，都应警惕磷中毒的可能，尤其是有深度烧伤者，更应提高警惕，可给予高热量、高蛋白、高维生素饮食及适当的利尿剂和中草药，以保护肝、肾功能，并促进磷的排泄。静脉滴注钙剂（10% 葡萄糖酸钙 20ml，每日 2~3 次）对磷中毒有一定的缓解作用。

三、金属燃烧性武器烧伤

金属燃烧性武器（metal burning weapon）以镁弹为代表。镁是一种软金属，本身不易燃，但当点火温度增高（623℃）时，可在空气中猛烈燃烧，产生 1 982℃的高温和氧化镁白烟。镁和水接触时可产生氢和其他气体混合物，氢本身也可以燃烧，因而救火困难。

镁弹通常是以百枚以上的小炸弹集束投落。爆炸时，除本身可产生近 2 000℃的高温外，也可将镁与镉作成合金，燃烧时产生极毒的烟雾；或与凝固汽油弹混合（含金属的凝固汽油弹如 PT-1），使产生的温度可高达 2 000℃。

镁弹所致的烧伤一般为高温深度烧伤，处理同一般火焰烧伤。但如果人员接近爆心，皮肤或创面上沾染的镁也可造成镁烧伤。镁最初仅损伤表皮，但如不及时将其清除，可穿透深部组织形成高低不平的溃疡，并继续扩大，其发展速度和镁颗粒的大小有关。处理的重点是早期将镁彻底清除。一般可在麻醉下将烧伤部位的表层皮肤连同表浅的镁质一同刮去。如果镁质嵌入较深，应将受损组织切除，进行延期缝合或游离植皮。如已形成溃疡，可将其彻底切除后植皮。如有全身中毒症状，可用 10% 葡萄糖酸钙 20~40ml 静脉注射，每日 3~4 次，可缓解中毒症状。

四、烟火燃烧性武器烧伤

烟火燃烧性武器（fireworks）主要指铝热弹（thermite）。装料是 73% 氧化高铁（Fe_2O_3）和 27% 铝粉的混合剂，因本身能产氧，故在没有空气的情况下亦可燃烧，温度可高达 3 000℃。另外，铝热剂燃烧时也可产生熔化状态的炽热铁颗粒。因此，铝热弹烧伤时可造成严重的深度烧伤，可深达骨组织，有时面积也很大，死亡率很高。铝热弹烧伤的处理同一般火焰烧伤。清创时可将嵌入皮肤内的小铁屑用镊子轻轻移除，移除有困难时，不必勉强，任其留在皮肤中，日后可自行脱出，切不可为移除铁屑而延长清创时间，以免加重休克或增加创面的损害。

五、混合性燃烧武器烧伤

混合性燃烧武器（mix-burning weapon）由凝固汽油弹（napalm）、磷弹（phosphorous bomb）和铝热弹（thermite）3 种燃烧武器的装料混合配制而成，故简称 NPT。燃烧时，可产生 3 500℃ 高温。与铝热弹一样，多用于摧毁工事和建筑物，对人员杀伤作用很大，多造成广泛深度烧伤。处理原则与凝固汽油或磷烧伤相同，主要还是火焰烧伤。

（李兵仓）

第八节　贫铀武器伤害及其医学防护

一、关于贫铀和贫铀武器

贫铀（depleted uranium，DU）是天然铀经浓缩提取了 ^{235}U（作为核武器的装料和核电站的燃料等）后的"下脚料"，其放射性核素组成 ^{238}U 占 99.8%，^{235}U 占 0.2%，^{234}U 占 0.001%，由于其 ^{235}U 含量低于天然铀（^{235}U 占 0.72%），故称"贫铀"。贫铀的放射性比活度（14.8kBq/g）不到天然铀（25.9kBq/g）的 60%，其半衰期为 4.5×10^9 年，主要是 α 辐射，而 β、γ 照射的剂量很小。金属贫铀一般呈暗黑色，密度（19.3g/cm³）为铅的 1.7 倍、钢的 2.5 倍。

贫铀的应用分为军用和民用。军事上，贫铀武器包括贫铀弹和贫铀装甲，毁伤部由贫铀制成的导弹、炸弹、炮弹、子弹等称为贫铀弹，以贫铀合金制成装甲块并嵌入坦克外壳称为贫铀装甲。民用可用于防 X 射线和 γ 辐射的屏蔽材料、放射性废物储藏罐、放射源的运输容器以及为飞机、轮船等平衡重量的压载材料。

贫铀与另一种军用材料钨的硬度相当，但相对地比钨容易获得，较为经济，贫铀弹穿甲时具有"自发锐化"的特性，而钨合金弹穿甲时则产生"蘑菇状钝化"现象，因此贫铀比钨更多地用于穿甲武器。

美军于 20 世纪 60 年代即开始研制贫铀武器。在 20 世纪末的海湾战争和科索沃战争中大量使用。据报道，美军在海湾战争中使用了 100 多万枚贫铀弹，击毁 4 000 辆以上伊拉克装甲战斗车辆，至少有 320 吨贫铀释放到环境中。1 枚由 Abrams 坦克发射出的重约 4kg 的贫铀弹，可生成 900~3 100g 的贫铀尘。据美国退伍军人事务部报道，现在世界上至少有 17 个国家拥有贫铀武器。这种武器在国际市场上的销售与技术扩散，将导致更多国家与地区掌握和使用。

二、贫铀武器的杀伤因素和伤害途径

1. **杀伤因素**　贫铀武器爆炸时形成四种杀伤因素：①铀弹片（铀弹本身形成）和钢弹片（被破甲的武器钢片）；②铀自燃或遇易燃物燃烧；③铀弹爆炸燃烧并被氧化形成微小尘粒，成为放射性气溶胶；④铀作为重金属，具有重金属化学毒性。

2. **伤害途径**　上述四种"杀伤因素"通过以下途径对人员造成伤害：

（1）弹片击中和铀片存留体内：贫铀弹穿甲时形成许多大小不等、形状不一的弹片，击中人体使体表、躯干以至内脏发生多发性弹片伤。要害部位如心脏、脑部等被击中是造成当场死亡或严重后果的主要原因。铀片射入并嵌留在体内，贫铀可溶解吸收入血，造成引发化学毒性和内照射（internal irradiation）损害，主要造成肾脏等脏器伤害。

（2）自燃或燃烧致直接或间接烧伤：贫铀自燃的高温即可引致体表烧伤；如易燃物燃烧当会发生间接火焰烧伤；炽热空气和燃烧后的有害气体又可致呼吸道烧伤和吸入性损伤。

（3）呼吸道吸入放射性气溶胶：贫铀弹燃烧后，20%~70% 的弹头物质可碎解、气化为贫铀尘，其中 50%~96% 为可吸入性，吸入的 17%~48% 为可溶性，52%~83% 为不溶性。可溶性铀尘从肺进入血

液,再进入全身组织器官。不溶性铀尘则长期沉积在肺。

(4)消化道进入:摄入被铀污染的食物或水。

(5)铀尘污染伤口创面而吸收入血。

(6)母亲体内铀经胎盘或乳汁传至婴儿。

(7)接触后再经不同途径进入体内。

三、贫铀武器所致的危害

1. 急性危害 受贫铀武器击中的坦克、装甲内人员将部分,甚至全部当场死亡。直接致死原因是弹片击中要害部位致脏器严重毁损和出血。严重烧伤也可造成当即或短时间内死亡。坦克乘员舱遇贫铀弹穿甲后,存活的乘员瞬时吸入贫铀氧化物放射性气溶胶而形成的终身内照射累积有效剂量,一般不至于超过放射性职业工作人员年有效剂量限值规定,因此不是急性危害的主要因素。

2. 慢性效应 主要由于贫铀的放射性毒性和化学毒性所致。一般而言,可溶性铀以化学毒性危害为主;难溶性铀以放射性毒性为主。

不同途径进入体内的铀吸收入血。铀在体内输运的主要形式是其氧化物二氧化铀$(UO_2)^{2+}$,并可被体液进一步氧化为四价铀至六价铀,形成铀酰离子。血浆中的铀通常以柠檬酸盐、重碳酸盐和蛋白质结合的形式存在,贮积于骨、淋巴结、肝、肾及其他组织,最终主要通过肾随尿排出体外。McDiarmid等人对海湾战争的退伍军人的健康状况进行了较为完整的跟踪随访,到海湾战争后18年,这些含有铀碎片嵌入的退伍军人肾功能正常,但尿铀浓度较高,并与次黄嘌呤鸟嘌呤磷酸核糖转移酶突变率有一定相关性;在肾脏近曲小管功能和骨的生成上有细微的异常,血清甲状旁腺激素明显降低,尿钙和尿钠的排泄明显降低。重金属化学毒性主要引致肾脏损害,可出现急性和慢性肾衰竭的临床表现。

瑞典辐射研究所对不同情况下接触贫铀的可能危害作如下估计:

(1)一次瞬时吸入大量的贫铀尘(假设达1g贫铀尘,含贫铀100mg),可因化学毒性引致急性损伤,辐射剂量属中度,小于10mSv。

(2)由污染伤口摄入,贫铀可入血引致内污染,产生的剂量难以估计,危害不能低估。

(3)由污染的蔬菜食入,有明显的化学效应,而辐射剂量低。

(4)由污染的水食入,预计无化学毒性效应,但浓度可超过卫生标准,辐射剂量可达1mSv左右。

(5)外照射、γ辐射外照射将不明显(<10μSv/a)或很低(<1μSv/a)。

(6)在大范围的扩散中形成污染,环境中浓度因扩散而稀释,预计无化学毒性效应,辐射效应也可忽略。

美国陆军放射生物研究所(AFRRI)和美军环境政策研究所(AEPI)的一些研究表明,将贫铀弹片植入大鼠肌肉后,测定18个月以内的组织铀含量,以肾、胫骨和颅骨最高;在肌肉、脾脏、肝、心肌、肺、脑、淋巴结和睾丸组织中也有相当浓度。表明肾脏和骨是经肌肉植入后贫铀再分布的主要沉积器官。植入铀片的大鼠在未致肾脏毒性的情况下,发现脑海马部位的电生理(突触电压、E/S耦联等)发生变化,提示可能与神经系统功能失调有关。

3. 远后效应 主要是致癌、致畸等效应,其原因是长期接触贫铀造成。来自联合国环境署的调查显示,在前南斯拉夫联盟共和国和阿富汗等地区发现贫铀爆炸地点的土壤铀水平比世界平均浓度(2~3mg/kg)高2~3倍,显著高于WHO的最大允许水平,且受轰炸地区人群的尿铀浓度均高于未受轰炸的对照人群200倍(Sansone 2001)。Milacic 和 Simic(2009)对贫铀武器制造厂的工人和附近居民的安全状况进行了评估,证实了工作多年的工人其染色体和细胞的损伤程度明显高于工作不久及附近居住的人们。还有报道,海湾战争以来,伊拉克南部地区癌症发病率增加了6倍,受害最严重的是儿童和青少年,儿童癌症死亡率由战争前2.3‰增至16.6‰。体外试验发现贫铀可致人成骨细胞株发生癌性转化,其转化率比未经贫铀处理者高出9.6倍,且比镍、铅等金属的转化作用为高。裸鼠试验可形成癌,癌基因k-ras表达增高,抑制基因Rb表达降低,并认为这种诱发癌变的机制可能主要是铀的化学作用所致。

此外,贫铀还具有致畸致突作用,体外试验使人成骨细胞株诱发姐妹染色单体交换率增高。

国内对接触天然铀和浓缩铀的职业性工作人员的调查研究,发现染色体畸变率、姐妹染色体互换和微核检出率增高。浓缩铀可诱发小鼠子代显性致死性突变和显性骨骼畸形。

四、诊断

(一)诊断原则

依据贫铀武器接触史和个人污染情况,估计出肾中最大铀含量,结合临床表现和实验室检查结果,综合分析,进而做出诊断。

（二）贫铀接触史

依现场情景进行初步判断：①人员当时处于贫铀武器爆炸所致危害作用范围内；②观察到贫铀氧化物（碎片）特有的颜色；贫铀弹击中目标后产生的弹片（碎片）颜色在 1h 左右从黄色到绿色，再到黑色和灰色；③被击中地点的辐射水平明显高于环境中正常本底值，并经便携式能谱仪检测确定为贫铀武器袭击。

1. 贫铀武器烧伤　贫铀武器爆炸引起周围物体燃烧而导致体表烧伤。吸入贫铀粉尘可现出呼吸系统刺激症状，如咳嗽、打喷嚏等。吸入贫铀弹燃烧产生的炽热气体引起呼吸道烧伤，可出现呼吸困难等现象。

2. 贫铀中毒　可出现肾脏毒性损伤、中毒性肝炎或全身性反应等。

3. 肾脏损害　有明确的贫铀接触史，中毒后 1~4d 尿铀值持续升高（尿铀正常值在 1μg/L）；出现急性肾功能不全或急性肾功能衰竭征象。

4. 肝脏损害　主要是继发于肾功能障碍，出现肝功能异常表现。

5. 全身性反应　可能出现乏力、头疼、头晕、失眠等症状。

6. 贫铀弹片伤　发生贫铀破片创伤，创面周围或合并烧伤。

（三）实验室检查

1. 肾脏损害检验　尿常规检查异常，尿蛋白含量增加。早期血胱抑素 C 超过 1.05，视黄醇结合蛋白以及碱性磷酸酶、中性粒细胞相关蛋白等含量增加。稍晚血中尿素氮、肌酐含量增加。严重时，血液二氧化碳结合力下降，血钠降低，血钾增高；肾小球滤过率下降；少尿或无尿；排除既往肾功能损伤和其他因素导致肾功能改变。

2. 影像学检查　若有弹片嵌入体内，X 射线照相可见高密度阴影。用 X 射线荧光技术可鉴别是否为贫铀弹片。吸入性损伤后早期，X 射线照相可显示气管狭窄的特征，随伤情进展可出现肺水肿、肺部感染等影像学表现。

3. 纤维支气管镜检查　可观察和确定咽喉、声带、气管、支气管黏膜等部位的损伤程度，了解病变演变的情况。

4. 血气分析　吸入性损伤后，肺部损伤较轻时，血气分析指标可无明显变化。肺部损伤严重时，动脉血氧分压（PaO_2）多低于 8kPa（60mmHg），肺泡-动脉氧分压差（$A-aDO_2$）于伤后早期升高，其增高程度可作为对预后的判断。如果 PaO_2 进行性降低，

$A-aDO_2$ 增高显著，提示病情重、预后不良。

5. 尿铀含量测定及内照射剂量估算

（1）收集 24h 尿液，测定尿铀含量，并由此数据推算铀摄入量。在可能发生贫铀微尘急性暴露后，应尽早开始收集每日尿样，测定尿内贫铀含量，并给出 mgU/L 和 / 或 mgU/24h。2 周后可减少收集和测定次数。伤后 24h 尿铀含量达 50mg/L，可确定为铀已进入体内。当确定 ^{235}U 与 ^{238}U 比率小于 0.004 时，可确诊为贫铀武器损伤。若合并体表铀污染，应测定体表面污染水平与面积。测量方法有感应耦合等离子质谱法（ICP-MS），激光荧光法，α 质谱仪等。

（2）根据暴露情况、摄入途径、气溶胶粒径和尿铀检测值，估算铀的摄入量、吸收量和肾内最大铀含量。必要时应估算出不同靶器官待积当量剂量与待积有效剂量。剂量估算方法按 GB/T16148 估算内照射剂量。

五、对贫铀武器伤害的医学防护

贫铀武器虽问世已久，但因多方面的原因，缺乏实战救治和医疗的丰富实践，不少问题尚在探索之中。以下讨论关于医学防护的几个问题。

（一）医学防护在整个防护体系中的地位

对贫铀武器的对抗、防护，首要的是军事手段，具有强大军事威慑力量，使对方不敢使用，或对敌方武器予以军事打击，强化己方武器装备，如用贫铀等强化屏蔽装备。医学防护在整个防护体系中不占主要地位，但对医疗卫生战线而言，应充分重视研究医学防护的途径和措施。

（二）医学防护

医疗卫生战线应正确认识贫铀武器伤害的途径、原理、后果和影响。根据铀弹袭击地区实地调查和有关实验研究，在使用贫铀武器作战的军事行动中，常在以下条件下进行医学防护：

1. 既要充分认识和救治人员的直接损伤，又要正确估计环境污染对人的间接影响；既要有效救治急性伤害，又要重视防止远后效应。按美军有关规定，任何武器系统被贫铀穿甲击中后可以认为已被贫铀污染，当坦克着火或遭贫铀弹穿甲后，乘员应在遭受过量贫铀暴露（照射）以前离开、放弃此车辆。

2. 当处理（操作）贫铀装甲或未发射的贫铀弹以及几乎所有非战斗状态下，人员无需采取特殊的防护措施。贮存、运送、装载贫铀武器，或训练时使用贫铀武器的作业人员，应戴橡胶手套和防护眼镜；但作业场所应定期监测 α、β 表面污染水平和 γ

辐射水平。

3. 贫铀武器袭击现场的防护原则及措施　实施逆风向撤离，呼吸道防护优先，抢救宜先重后轻，受污染及时洗消。防护措施主要有以下几个：

(1) 处于贫铀弹爆炸后所致危害范围内的人员，应迅速撤离到 50 米以外安全地带。撤离时，可戴口罩或用布类织物捂住口鼻，防止吸入有害气体。有条件时可迅速戴上防护面具，穿好防护服。

(2) 在被击中贫铀装甲车辆外部作业时，无需穿特殊防护服，但应避免在存积贫铀粉尘区域走动，以减少扬尘。在车辆内部作业时，应穿防护服、戴防护面具、穿防护靴和戴手套；或穿工作服、鞋和戴手套，并扎紧袖口、领口和裤口。

(3) 根据伤员伤势安排医学处理。有危及生命的伤员，先抢救后撤离；伤势不重时，先撤离，再行医学处理。

4. 受贫铀弹片袭击的伤员不会对抢救与医务人员造成贫铀照射危险，不应延时对伤员进行救治，但要做好贫铀表面沾染的防护措施。

(三) 几种医学救治措施

医学救治原则：快速抢救和后送，防治休克和感染，尽早给予促排药物，保护肾、肝功能，及时封闭创面及防治并发症，促进伤员尽快康复。

对气溶胶吸入性损害，多应采取防护口罩、面罩、面具等防止吸入。必要时进行鼻腔和上呼吸道清洗灌洗，以尽量消除吸入的铀尘。

对伤口或创面疑有污染者应尽快洗消，防止吸收入血。

目前认为最重要、最实际的措施是对已进入体内铀的促排，国内外已研究用于促排铀的药物主要有碳酸氢钠、喹胺酸、氨羧络合物 (如喷替酸钙钠) 和氨烷基次膦酸类络合剂，其中以氨烷基次膦酸类络合剂的效果为好，其衍生物二亚丙基三胺五亚甲膦酸，促排 4 天后，大鼠肾和整体铀水平分别下降至对照的 9% 和 41%。在促排的同时，应促进肾功能恢复，纠正电解质和酸碱失衡。

对嵌留体内的弹片，应尽量区分为铀片还是一般钢片，便于手术取出者，应尽量取出。但由于往往是多数弹片呈砂粒样存留，特别是勉强取出可能伤及重要组织结构时，则可采取保守疗法 (不做手术取出)。

(粟永萍　李　蓉　程天民)

参 考 文 献

[1] 周继红，朱佩芳. 燃料空气炸药武器伤 [M]// 钱桂生. 野战内科学. 北京：军事医学科学出版社，2000: 63-66.

[2] 杨立中，张春云，张正才. 高能 FAE 燃料的选择 [J]. 南京理工大学学报，1998 (01): 19-22.

[3] 张奇，白春华，刘庆明，等. 一次引爆型燃料空气炸药装置结构的实验研究 [J]. 兵工学报，2001, 22 (4): 560-563.

[4] 秦友花，周听清，沈兆武，等. 小药量新型燃料空气炸药爆炸效应的实验研究 [J]. 火炸药学报，2002, 25 (3): 7-9.

[5] 池翠萍，王仲文. 贫铀武器对人体健康的影响 [J]. 中华放射医学与防护杂志，2002, 22 (2): 137-139.

[6] 程天民. 高技术武器伤害的宏观探讨 [J]. 解放军医学杂志，2003, 28 (6): 482.

[7] 程天民，李蓉，粟永萍，等. 贫铀弹伤害及其医学防护 [J]. 解放军医学杂志，2005, 30 (7): 549.

[8] 陶白江，张宏. 燃烧武器与成批烧伤 [J]. 人民军医，2006, 49 (10): 579-580.

[9] Dearden P. New blast weapons [J]. J R Army Med Corps, 2001, 147(1): 80-86.

[10] Birchard. Dose Iraq's depleted uranium pose a health risk？[J]. Lancet, 1998, 351 (9103): 657.

[11] Hooper K J, Squibb K S, Siegel E L, et al. Elevated urine uranium excretion by soldiers with retained uranium shrapnel [J]. Health Phys, 1999, 77 (5): 512-519.

[12] BOICE, J D, MUMMA, M T, BLOT W J. Cancer incidence and mortality in populations living near uranium milling and mining operations in grants, New Mexico, 1950-2004 [J]. Radiation Research, 2010, 174(5): 624-636.

[13] BRINER W. The toxicity of depleted uranium [J]. Int J Environ Res Public Health, 2010, 7(1): 303-313.

[14] CAVUSOGLU K, YAPAR, K, YALCIN E. Antioxidant potential of ginkgo biloba LEAF extract against uranium-induced Genotoxcity and Oxidative Stress in Albino mice [J]. Fresenius Environmental Bulletin, 2009, 18: 1551-1558.

[15] CAZOULAT A, LECOMPTE Y, BOHAND S, et al. Urinary uranium analysis results on Gulf war or Balkans conflict veterans [J]. Pathologie Biologie, 2008, 56(2): 77-83.

[16] CHABALALA S, CHIRWA E M N. Removal of uranium (VI) under aerobic and anaerobic conditions using an indigenous mine consortium [J]. Minerals Engineering, 2010a, 23(6): 526-531.

[17] CHABALALA S, CHIRWA E M N. Uranium (VI) reduction and removal by high performing purified anaerobic cultures from mine soil [J]. Chemosphere, 2010b, 78(1): 52-55.

第一百一十三章
冲 击 伤

第一节 概 述

首次冲击伤的报道是在 1914 年,当时一位瑞士研究人员 Franchino Rusca 观察到爆炸后有三名战士死亡,但体表完好。他用家兔做实验,发现爆炸后死亡的原因是肺血管气栓。一战时认为是神经系统功能障碍,故称为"炮弹休克"(shell shock);二战时发现人员遭爆炸后肺泡破坏而大量出血,形成肺泡—静脉瘘而导致气栓,故称"爆震肺"(blast lung)。二战后认识到核爆炸所致的冲击伤十分严重,因而美国加强了此项研究。

烈性炸药或核武器爆炸时,瞬间可释放出巨大的能量,使爆心处的压力和温度急剧增高,并借周围介质(如空气、水、土壤或钢板等)迅速向四周传播,由此形成了一种高压和高速的波,这就是冲击波。炮弹、飞机的超声速运动,瓦斯爆炸或激波管试验时高压气体的突然释放,也会产生性质相似的冲击波。因冲击波作用而使机体产生的各种损伤,均称之为冲击伤(blast injury)。

临床上一般所说的爆震伤,通常是指空气冲击波和水下冲击波直接作用于人体所造成的原发损伤。至于冲击波经固体(如舰艇的甲板)传导而使人员发生的损伤,或是因冲击波的抛掷及其他间接作用(如工事或房屋倒塌等)所致的机械性创伤,虽然也属于冲击伤,但习惯上不叫爆震伤。

近代战争中,敌人可能使用大量重磅航弹对人口集中的大城市进行地毯式轰炸,或投放一些以冲击波为主要杀伤因素的炸弹,如气浪弹、燃料空气炸弹等,因而冲击伤的发生率可能会有所增高。核战争条件下,冲击伤的发生率更高。以当量为 500 万吨的核武器爆炸为例,冲击波可使 800 多平方公里的地面暴露人员致伤。这里还仅是指直接杀伤区,如包括冲击波的间接杀伤作用,则致伤范围可增大 1~2 倍以上。

在平时,一些军工厂、弹药库、化工厂和矿井等爆炸事故屡有发生,但更为多见的是恐怖袭击所致的爆炸冲击伤(explosive blast injury)。

据北大西洋公约组织(NATO)报告,1968~1980 年间,国际恐怖活动增加了 10 倍,因爆炸而伤亡的人数大幅度增加。

美国国务院报告,1968~1999 年间,全球发生 7 000 次恐怖炸弹爆炸;2001~2003 年约有 500 次以上的国际恐怖炸弹爆炸,死亡 4 600 人(未包括"9·11"袭击)。

以色列报告,2000 年 9 月至 2003 年 12 月,因恐怖袭击致死的 632 例中,372 例为自杀性炸弹爆炸致死,占总死亡人数的 58.86%。美国反恐研究中心 2005 年收集的 758 起恐怖袭击中,399 起(占 52.6%)为爆炸袭击。全球和平中心(center for systemic peace)2009 年 9 月 15 日报告,1993 年 9 月 11 日至 2009 年 9 月 11 日的 16 年间,全球发生的大量人员伤亡的恐怖爆炸袭击共 624 次,死亡 26 073 人。如以美国"9·11"恐怖袭击为界,前 8 年(含"9·11"事件)共发生 68 次大爆炸,死亡 3 921 人("9·11"事件死亡 2 982 人);后 8 年共发生 556 次大爆炸,为前 8 年的 8.18 倍,死亡 22 152 人,为前 8 年的 5.65 倍(图 113-1),说明恐怖爆炸袭击愈演愈烈。

由此可见,冲击伤不仅是军事医学中的一个重要课题,而且也是平时创伤外科中需要紧急处理的一种损伤。

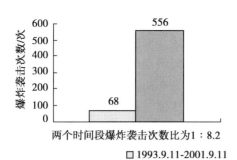
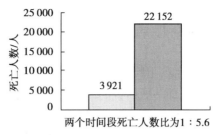

两个时间段爆炸袭击次数比为1:8.2

两个时间段死亡人数比为1:5.6

□ 1993.9.11-2001.9.11　■ 2001.9.12-2009.9.10

图113-1　1993.9.11-2009.9.10 全球大量伤亡的爆炸数和死亡数

此外,还应强调指出,典型的冲击伤(即一般所说的爆震伤)主要累及听器和内脏,特别是含气多的肺组织,而伤员的体表常完好无损。受伤早期,伤员因代偿功能可使主要生命指征(如呼吸、循环等)维持正常,但不久伤情便急转直下。同时,冲击伤还可伴有其他类型的损伤(如烧伤及其他机械伤),或表现为多发伤,如未能及时做出诊断和采取相应的救治措施,则易错过抢救的时机,造成致死性的后果。因此,参加救治的医生应当熟悉冲击伤的临床特征,掌握其诊断和救治方法,以免发生误诊、漏诊或治疗不当。

【冲击波的致伤作用】

冲击波在空气中运行的过程中,形成了好似双层球形的两个区域(图113-2):外层为压缩区,内层为稀疏区。压缩区内的空气因被压缩而超过正常大气压,超过正常的那部分压力叫超压(over pressure)。冲击波在其高速运行中所产生的冲击力叫做动压(dynamic pressure)。压缩区的前沿称为波阵面,波阵面上的超压值和动压值均最大,分别称为超压峰值和动压峰值。稀疏区内,空气因压缩时所产生的真空作用而高度稀疏,并朝向爆心侧作反向运动,该区内的空气低于正常大气压,低于正

常的那部分压力称为冲击波的负压,最大的负压称为负压峰值。

冲击波主要通过超压和动压的作用而使人体致伤,负压有时也可具有明显的致伤作用。现将与冲击波致伤的有关物理参数介绍如下:

1. 压力峰值　指冲击波超压或动压的最高值,以往采用的单位为 kg/cm² 或 psi(即磅/英寸²),现已改为千帕(kPa,1kPa=0.010 2kg/cm²,或 0.145psi),通常这是主要的致伤参数。压力峰值愈高,伤情愈重。造成人员轻度损伤(个别鼓膜破裂)的压力值为34.5kPa,造成个别人员致死的压力值约为 690.6kPa(指作用时间很短的冲击波对暴露人员的致伤效应)。

2. 正压作用时间　指冲击波压缩区通过某作用点(如人的体表)所经历的时间,单位是秒或毫秒。在一定时限内,正压作用时间愈长,伤情愈重。普通炸弹或炸药爆炸时,正压作用时间约数毫秒至数十毫秒,而核爆炸时可达数百毫秒至十几秒,因此,在压力峰值相同的情况下,核爆炸时造成的伤情要比普通炸弹爆炸时为重。

3. 压力上升时间　指某作用点从开始受冲击波作用至达到压力峰值所经历的时间,单位是秒或毫秒。在其他条件相同的情况下,压力上升时间愈短,伤情愈重。例如,在建筑物或坦克内,压力上升缓慢,所需时间较长,而在暴露的空间,压力上升时间极短,因此,如两者的压力峰值相同,处在较密闭空间内的人员,伤情会轻得多。

【冲击波的致伤效应和致伤机制】

冲击波的致伤效应有以下几点:

1. 原发冲击效应　指环境压力突然改变而使人员致伤,即一般所说的超压致伤。主要造成听器、肺、胃肠道的出血、破裂等,亦可造成肝、脾等实质脏器的出血和撕裂。

2. 继发冲击效应　指某些物体(如石块、玻片等)在动压作用下具有动能,以继发投射物的形式打击机体而致伤;或是某些建筑物被冲击波破坏,

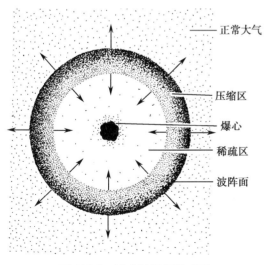

图113-2　冲击波运行模式图

正常大气
压缩区
爆心
稀疏区
波阵面

坠落后打击机体而致伤;即一般所说的间接冲击伤。主要造成体表撕裂、内脏出血、破裂和骨折等损伤。

3. 第三冲击效应 因动压作用使人体被抛掷或发生位移而致伤,即一般所说的动压致伤。损伤类型与间接伤相似。

4. 混合冲击效应 包括因冲击波作用使热尘埃压进呼吸道,引起管腔阻塞和黏膜烧伤等损伤。

大型炸弹爆炸或核爆炸时,第三冲击效应所致的损伤常最为严重,继发冲击效应的致伤范围最大,而原发冲击效应所致的损伤却是最典型的冲击伤。

冲击波的致伤机制较为复杂。继发冲击效应和第三冲击效应的机制与一般机械性创伤时相似,但原发冲击效应却有一定的特殊性。

长期以来,对超压的致伤机制众说纷纭,如血流动力变化、体内外压力差、碎裂效应(spalling effect)、内爆效应(implosion effect)和惯性作用(inertia)等,但都缺乏充分的证据或只能做出部分解释。通过生物力学研究和笔者试验室的工作,对爆炸冲击波的作用机制有一些新的认识。

1. 负压作用 以往多认为超压是致伤的主要因素,负压的致伤作用很小,其主要理由是负压值的变动范围有限,最大的负压峰值不可能超过98.06kPa(1atm)。但在最近的研究中发现,负压可造成与超压相似的严重损伤,如出血、水肿、肺泡破裂、微血栓形成等。在致伤参数中有压力下降速率、负压峰值和负压持续时间,其中峰压值最为重要。此外,降压倍数(即环境大气压与降压后绝对压力值之比)有时显得更为实用。实验显示,随着冲击波负压峰值的增加,大鼠肺损伤发生率亦增高,肺/体指数和肺出血面积增加。

笔者实验室曾采用冲击波负压发生装置模拟单纯冲击波负压,观察大鼠、离体肺、含气鱼泡对冲击波负压的动态响应。高速摄影显示,在冲击波负压作用下,离体肺的扩张幅度、速度和加速度比大鼠胸部相应的扩张幅度、速度和加速度大,鱼泡膨胀扩张明显,并在扩张期破裂,提示肺泡在冲击波负压作用下出现扩张性损伤。由此推断,在冲击波负压作用下,胸壁和肺组织迅速扩张,在某一时刻,肺组织扩张速度大于胸壁扩张速度,两者运动存在着不同步状态,此时肺组织会撞击胸壁,引起肺表面出血。

此外,采用微型加速度传感器和压阻式压力传感器分别测量冲击波负压作用下家兔胸壁加速度

和胸膜腔内压,由部分加速度曲线积分获得速度和位移曲线。实验结果表明,在冲击波负压作用下,胸壁外向运动的最大加速度为100g数量级,扩张速度约为0.5m/s,扩张位移约为1mm,胸壁运动无明显再压缩过程;胸膜腔内压首先表现为负压,然后伴随一定强度的正压,提示可能产生肺与胸壁相互撞击。

另一实验结果表明,冲击波致伤主要是在肺组织扩张时发生的。如将家兔在受冲击波作用前用单层尼龙布条(宽5cm、长20cm)包绕其胸部,以限制其过度扩张,冲击波作用后可见,动物肺出血的程度远较无尼龙布条包绕者为轻。这说明,限制胸廓的急剧扩张,对冲击波有明显的防护作用,而负压正是通过肺组织的过度扩张而致伤的。

2. 生物力学研究 冲击波生物力学效应研究证实,机体对冲击波响应的物理过程包括三个阶段:

(1) 体表对冲击波荷载的迅速响应:冲击波作用于体表力的大小称之为冲击荷载,朝向波源的体表受力最大,组织结构的几何形状可使冲击波发生绕射或聚焦,在部分开放的密闭性结构(如肺泡)内所受的冲击荷载较自由场中大得多。冲击荷载作用于机体后,组织器官会发生变形。

(2) 器官变形和组织应力:胸壁的迅速位移可造成局部肺组织压缩,经气道又不能很快将能量释放,因而使肺组织产生应力。又如腹腔突然受压后,使胃肠道含气部分塌陷,由此使肠壁具有应力。

(3) 组织应力和损伤:一定的应力可造成组织出血或破坏,其损伤情况取决于组织的成分、结构和力的作用方式。当组织牵拉延长至原长度的150%时,应力会迅速增加,提示出现断裂,而这部分能量正消散于组织之中。根据机体对冲击波响应的上述物理过程,美国Stuhmiller等采用有限元模型(finite element modeling,FEM)来模拟冲击波作用于机体后不同脏器的响应情况,显示出肺内压力分布的不均匀性和确定组织内的应力集中点(即易损伤部位),但还不能显示组织内应力与组织变形的关系,因而还不能用抗张强度(tensile strength,指材料处于张力状态时刚要引起断裂的应力量)来判定伤情。

过度扩张效应或减压效应(over expansion effect or depression effect):根据国内外文献和笔者实验室的工作,我们提出了一个新的设想,即冲击波所致的肺损伤主要不是发生在压缩期,而是在减压期和负压期,即过度扩张效应或减压效应。为了证实这一看法,我们自行研制了一种冲击波分段模拟舱,

以查明冲击波压缩段,减压段和负压段各段的致伤作用。

结果显示,压缩波对动物肺(家兔和大鼠)并未造成明显损伤;在减压波(自正压高峰降至负压最低值)作用下,依减压时间不同,兔肺可无伤或发生轻伤直至重伤,随着减压时间的减少,肺损伤伤情评分值增大,负压波作用下,家兔肺发生一定程度的损伤。这些都证明,负压引起的肺组织过度扩张是造成损伤的重要或主要原因。

3. 动压的抛掷和撞击作用　动压可使人体被抛掷(离开地面)或发生位移(不离地面)而致伤,通常是在落地或撞击到物体时突然减速,由此造成各种机械性损伤。

当动压值达 9.8kPa 时,风速约为 100m/s,相当于 12 级强台风风速的 2 倍。动压值达 98kPa 时,风速在 300m/s 以上。大量炸药爆炸或核爆炸时,近距离地面的动压值还可能超过此数,因此可将暴露人员抛掷很远。核试验时曾看到,有的实验动物(狗)因冲击波作用被抛掷 500 余米。人体或动物体被动压"吹动"的过程中,由于上方空气较下方稀薄,因此形成了一种上举的力量。向上和向前力量的复合,就形成了对人体的抛射或抛掷运动。

在动压值很高的地段,人体各部受力不均,此时可因动压的撞击作用而造成体表撕裂,甚至肢体离断。

在相对密闭(如室内或坦克内)的环境下,冲击波经多次反射和叠加而形成复合冲击波,其致伤机制则更为复杂。此种情况下,胸壁运动速度与损伤严重度指数(包括肺、上呼吸道、胃肠道和腹部实质脏器)间有一良好的线性关系。最大运动速度为 4m/s 时为阈损伤;8m/s 时为 LD_1(造成 1% 死亡的剂量);12m/s 时为 LD_{50}。因此,胸壁运动速度还可作为复合冲击波作用条件下非听器冲击伤的预测指标。此外,中度复合冲击波作用(170kPa,1ms)后,大鼠脑脊液内神经蛋白、神经特异的烯醇化酶(enolase)和神经胶质细胞标记物 s-100 的浓度有一过性增加,这表明蛋白质从神经细胞和胶质细胞中漏出增多。脑组织已发生损伤,而此时其他组织却未见有明显损伤。

【冲击伤分类】

冲击伤的分类方法很多,较常用的是按损伤部位分类,如颅脑、胸部、腹部、脊柱四肢和听器冲击伤。也有按作用方式分为直接和间接冲击伤;按致伤因素分为以超压作用为主的损伤和以动压作用为主的损伤。以下按传导介质分类作一简介:

1. 空气冲击伤(air blast injury)　指空气冲击波引起的损伤,一般所说的冲击伤主要指此种。气体冲击伤的形成与冲击波的波长有关。波长较短者(高频的爆裂音),在单位时间内通过人体的波较多,造成内脏伤的可能性较大;波长较长者(低频的轰鸣音),在单位时间内通过人体的波较少或仅为单个波,造成内脏损伤的可能性较小。

高原条件下,空气稀薄,大气压低,同样冲击波压力值所致的冲击伤伤情常较平原时为重。

笔者实验室曾用 BST-Ⅱ型生物激波管研究了不同环境压力(53.99kPa,61.33kPa 和 96.60kPa)对大鼠冲击伤伤情的影响。结果显示,在同样超压峰值(190.40kPa)和同样正压持续时间(10ms)的条件下,随着环境压力降低,大鼠死亡率明显增加,肺损伤程度明显加重,伤后 6 小时,三组动物死亡率分别为 36.8%、25.0% 和 0%,肺出血面积分别为 $(653.21 \pm 652.25m)m^2$、$(313.50 \pm 357.25)mm^2$ 和 $(63.75 \pm 69.01)mm^2$,肺体指数分别为 1.51%±0.77%、1.31%±0.65% 和 0.93%±0.21%,表明环境气压降低可使死亡率上升,肺损伤加重。

此外,用 BST-Ⅰ型生物激波管和减压舱复制大鼠高原冲击伤模型,观察其形态学和血液流变学的改变。结果显示,肺出血、水肿的程度较平原条件下更重,全血黏度明显升高,直至伤后 6 小时尚未恢复。

2. 水下冲击伤(underwater blast injury)　指水下爆炸时冲击波引起的损伤。水下冲击波的物理特性与空气冲击波有所不同,因而致伤效应也有差异。这表现在以下几个方面:①传播速度较快(约为空气冲击波的 3~4 倍);②传播距离较远,在水中造成人的杀伤范围几乎是空气中的 10 倍;③无压缩区和稀疏区,水粒子也不会像空气分子那样随冲击波传播而出现大幅度的前后运动;④水下冲击波传至水与空气的界面时,会反射回来而形成特异的反射波即拉伸波,拉伸波与入射波的方向不同,故可起到削弱入射波的作用(图 113-3)。作用点愈接近水面,入射波被削弱的愈多(图 113-4)。也就是说,水下爆炸时,人员愈接近水面,损伤愈轻。

Richmond 等(1973)和 Yelverton 等(1973)用羊、狗、猴进行水下爆炸伤试验,结果是冲量在 40 psi-msec(磅/英寸·ms),相当于 275.8Pa-s(帕/s)时,可使大量动物发生中度水下冲击伤,并有大量鼓膜破裂,受损动物大部分可自行恢复。冲量为 20psi-msec(139.9 Pa-s)仅引起轻度冲击伤和大量鼓膜破

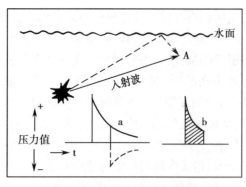

图 113-3　拉伸波形成和作用示意图

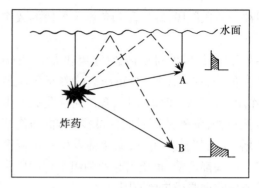

图 113-4　作用不同的拉伸波效应图

裂,5psi-msec(34.5 Pa-s)不会引起任何损伤,可作为哺乳动物的安全阈值。Richmond 报告,22.6psi-msec(155.8 Pa-s)可引起 50% 动物的鼓膜破裂。

水下冲击伤的临床病理特点如下:①极少发生体表外伤。水下爆炸后,一般不出现大量的继发投射物,人员也极少会碰撞到坚硬的物体上,故体表不易发生外伤。②含气脏器损伤重,含液脏器损伤轻。前者可用内爆效应来解释,后者是因液体和软组织密度相似的缘故。有人做过如下的实验:将动物的肠腔内灌满等渗盐水,然后将其放于水下,爆炸后未见此段肠管有何损伤,即使肠管被放在炸药附近时也是如此。但是,如肠管内有少量气体存在时,则爆后立即出现明显的肠壁穿孔。③头部损伤多较轻。这是因为,当发生水下爆炸时,大多数受难者的头部在水面以上。④腹部损伤较为多见而严重。水下或俯卧于水面的人员,腹部直接与水接触,腹壁又较柔软,因此,发生水下爆炸时,腹部脏器(主要是胃肠道)较空气中爆炸时更易发生损伤,伤情也更为严重。⑤死亡率较高。据报告,118 例水下冲击伤伤员中有 47 例死亡,死亡率为 39.8%;另一资料介绍,13 例水下冲击伤伤员中 9 例死亡,死亡率高达 69.2%;而一般气体冲击伤伤员,90% 的伤情均不很严重。

笔者实验室为探讨水下冲击伤的损伤特点以及冲击波强度与伤情间的量效关系,进行了如下实验:将成年杂种狗 37 只麻醉后,颈部固定于漂浮夹具,头在水面之上,躯体及四肢垂直于水面,布放于距爆心投影点 3.5~17.5m 的两侧(图 113-5),TNT 炸药置于水下 3m,炸药量为 0.2~1.0kg,高压瞬发雷管致伤,观察动物现场和伤后 6 小时存活情况及病理改变。结果显示:①水下冲击波物理参数的特征为:峰值压力高,但持续时间短,仅数百微秒,远较炸药爆炸时空气冲击波持续时间数毫秒至数十毫秒为短。此外,压力上升时间极短,仅微秒级,而空气中爆炸时约为 1ms。因此,水下冲击波致伤不能单以超压峰值来评定,而以采用冲量更为适合。初步量效分析表明,引起轻度、中度、重度和极重度损伤的冲量范围为 121.1~142.0kPa/ms、142.0~214.3kPa/ms、247.8~322.6kPa/ms 和 322.6~579.8kPa/ms;② 0.2kg、0.5kg 和 1.0kg TNT 水下爆炸的致死边界分别为离爆心 5m、8.75m 和 12.5m,远较空气中爆炸的致死边界距离为远。水下爆炸时 0.5kg TNT 炸药的致死边界与空气中 40.0kg TNT 炸药爆炸的致死边界(8m)相近。③死亡率高,37 只狗中,现场死亡 10 只(另有 2 只伤前有肺萎陷和肺炎,未计算在内),伤后 6 小时未再发生死亡,死亡率为 27%。这与同质量爆炸的冲击波强度较空气冲击波大得多有关;④肺损伤发生率最高(83.7%),程度最重,现场死亡多与严重肺出血和肺水肿有关,有的动物还可见有肺破裂和肺损伤导

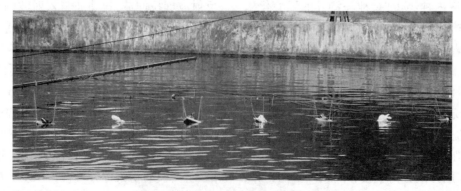

图 113-5　水下冲击伤实验动物布放图

致的冠状动脉气栓。⑤肠道损伤发生率高,小肠损伤的发生率为29.73%,结肠损伤发生率为51.35%,远较空气中冲击波的致伤概率为高。结肠损伤发生率更高与其腔内含气较多有关。⑥实质脏器损伤的发生率低,除见3例胰腺轻度出血和1例肝破裂外,脾、肾和充盈的膀胱均未见明显损伤。⑦体表无伤。

3. 固体冲击伤(solid blast injury)　指冲击波通过固体传导而引起的损伤。固体冲击波的物理特性如下:①振幅较小;②加速度很大;③作用时间很短,通常在数毫秒以内。爆炸后产生的冲击波,作用于附近舰艇舱壁、甲板或坦克的装甲等固体介质时,会以曲波(flexion wave)的形式通过,并产生两种形式的运动:其一是瞬间发生的轻微位移和加速度;其二是继之出现的弯曲、振动等明显的宏观运动。前者可引起人员接触部位为主的损伤,即固体冲击伤;后者可使人员被抛至空中、水内或碰撞到舱壁、装甲等坚硬的物体上,由此产生继发损伤。固体冲击伤有以下一些伤情特点:①以下肢损伤为主,跟骨骨折较为多见。据50例住院治疗的固体冲击伤资料分析,发生足踝部骨折者共18例,并常为多部位、粉碎性,其中跟骨骨折11例,共15个肢体;②因爆炸时常一侧肢体着地,故损伤多在一侧;③脑震荡等颅脑损伤较为多见。50例住院伤员中,共有32例出现意识丧失,这些伤员都因被抛掷或位移而发生颅脑损伤。

【伤情分类】

1. 病理分类　美国Yelverton最近介绍一种冲击伤计分系统,作为判定伤情的依据,其要点如下:①先算出各单一损伤的范围、严重程度、类型、深度或破裂情况的综合计分;②将单一伤的综合计分被该单一伤最严重时的最大计分除,得出此单一伤的比值分;③将各单一伤的比值分相加;④再加发病因素(如气胸、血胸、血腹、冠状血管或脑血管气栓等)计分;⑤如伤员死亡,将其总分乘以2;⑥在评价非听器损伤时,可从损伤严重度指数(severity of injury index,SII)中减去听器伤的比值分,以获得修正的损伤严重度指数(adjusted severity of injury index,ASII)。此法细致、较准确,但似过于烦琐。

2. 临床分类

(1)轻度:一般听器伤、内脏轻度挫伤(斑块状出血)和体表擦伤等。

(2)中度:内脏较大范围的挫伤(片状出血或血肿)、较轻的肺水肿、大片软组织伤、单纯脱位、个别无明显变位的肋骨骨折、脑震荡等。

(3)重度:内脏破裂、骨折(股骨、脊柱、颅底和多发性肋骨骨折)、较严重的肺水肿、肺出血等。

(4)极重度:极其严重和致命性损伤,如严重颅脑脊髓损伤、胸腹腔破裂、广泛而严重的肺出血、肺水肿、大血管破裂、肢体断离伴有大出血等。

(王正国)

第二节　各部位冲击伤

一、听器冲击伤

听器冲击伤主要表现为爆震性耳聋,在战时较为多见。通常因航弹或炮弹爆炸所致,其他如地雷、鱼雷、手榴弹和反坦克弹等爆炸,或炮手开炮时未进行有效防护,也可引起听器冲击伤。核爆炸时,听器冲击伤更为常见。平时爆炸事故中,也可发生相当数量的听器冲击伤。

在冲击波作用下,听器最易受伤。因此,常将听器损伤作为确定冲击波直接杀伤最远边界的主要依据。凡怀疑有冲击伤存在时,均应用耳镜检查听器,但鼓膜对压力耐受性的个体差异极大,因此,即使鼓膜无明显损伤,也不能完全排除有内耳和内脏损伤。

1992年伦敦桥被炸,收治在Guy医院的病人中有12例耳损伤,其中3例有4只耳鼓膜破,2只耳自发愈合,3例均有长期混合性听力损失;其余9例仅有短暂感音性听力损失和耳鸣。9例中4例在4小时内完全恢复,1例48小时,2例4周,2例残存高频段听力损失,总计共有5例(42%)出现持续性听力损失,无一发生平衡失调。

【病理改变】

原发冲击波不伤及外耳,外耳道出血或排液常是中耳损伤引起的。因撞击或投射物的继发作用,可使耳郭发生机械性损伤。中耳是超压致伤的主要部位,主要病理改变为鼓膜充血、内陷、出血和破裂,鼓室积血,听骨链离断等。鼓膜破裂或穿孔的部位,多在紧张部的前下象限或中央部,松弛部一般不发生穿孔。新鲜的破裂口常伴有出血或附有血凝块。破裂口多为单发,也可多发或累及数个象限。破裂口的大小不等,形态各异,中、小型者多自行愈合。伤后14天内,如破裂口边缘部有血管形成,表明修复正常,如3个月后破裂部仍无变化,表明已不能自行愈合。内耳损伤中除血管通透性增强、内淋巴道出血外,主要是耳蜗螺旋器中外毛细胞变性坏死。螺旋神经细胞可发生继发性病变,神经细胞总数减少。实验证明,压力波(含声波)损伤的好发部位在耳蜗的下半部。耳蜗电位测定表明,动物(豚鼠)对3 500~4 500Hz声波的接受力大减。临床检查发现,内耳冲击伤伤员对高音的听力减低最为显著,与动物实验结果一致。此外,炸弹爆炸后,少数听器冲击伤伤员可发生前庭损伤。病理检查见球囊和椭圆囊的位觉斑部耳石膜出现剥离。

【临床征象】

1. 耳聋或听觉障碍　是最主要的症状。因致伤因素的种类和强度不同,耳聋的类型也不尽相同。一般地说,在强冲击波作用下,如近距离炸弹或炸药爆炸时,多发生传导性或混合性耳聋;在弱冲击波作用下,如火炮冲击波致伤时,则感音性耳聋居多。据电测听检查,听器冲击伤伤员的听力损失多在30~50dB以上,高频部(4 000Hz附近)下降更显著。听力损失的程度与鼓膜穿孔间似无一定的关系。伤后早期发生的耳聋经一定时间后多有所恢复,但内耳损伤恢复较慢。耳聋如超过半年而未恢复,则应认为是永久性耳聋。

2. 耳鸣　常是持续最久的症状,其严重程度和持续时间与耳聋并不完全一致。中耳损伤时,耳鸣常为单侧;内耳损伤时,则多为双侧。

3. 眩晕　中耳损伤时较常见,但持续时间较短,数分钟至数小时不等;内耳损伤时不常出现。

4. 耳痛　伤后立即发生,常与鼓膜穿孔同时出现。如有继发感染,则易加重或复发。

5. 头痛　中耳型约半数出现此症状,多限于额部或枕部,持续数小时或2~3天;内耳型发生率稍高,除额、枕部外,颈部以至全头部疼痛也较多见。

6. 排液　鼓膜穿孔的伤员早期多有排液,以单侧为主,晚期可因继发感染而加重。早期排出的液体多为血性浆液,此时应警惕是否为颅底骨折排出的脑脊液;晚期可为脓性。单纯内耳损伤无此征象。

【诊断】

主要依靠受伤史和相应的症状体征,还要做耳镜检查,有条件时应做听力测定。需与迷路震荡、噪声性耳聋和中耳性气压伤(航空性中耳炎)等相鉴别。

【治疗】

关键在于防止感染和促进鼓膜愈合。外耳道浅层有凝血块或其他污物时,可酌情应用消毒器械将其取出,并用酒精擦净。怀疑有污染,可给予青霉素等抗菌药物。深部的小血块不要勉强取出,因有增加污染的机会,且多能自行吸收。鼓膜穿孔部位的干痂不要处理,因鼓膜可在痂下愈合。洗澡时要防止水灌入耳内。不要任意滴注药液,并告诫病人不要擤鼻,以防感染。鼓膜水肿者,用50%葡萄糖液滴入外耳道内,一日3次。如已发生感染,需每日清洗,滴入抗菌药物,用耳屏压洗法效果更好。如穿孔小而引流不畅,可用西格尔耳镜,负压吸出鼓室分泌物,再用正压将药液压入鼓室。破裂的鼓膜约80%可自愈。破裂孔面积占80%以上者多不能自愈。凡伤后60天以上不能自愈者可做手术修补。亦有人认为,凡鼓膜不能愈合至少10个月以上方进行手术修补。内耳损伤时,可注射维生素 B_1、维生素 B_{12} 和给予山莨菪碱等。同时,需注意休息,避免再次受伤。全身治疗包括大量使用神经营养剂,扩张和改善微循环药物,如吸浓氧、给予ATP、静脉注射甲基泼尼松龙和低分子右旋糖酐等。但是,当液体大量丢失时,低分子右旋糖酐会有一部分积存在血管内,因而影响耳蜗血流的改善。晚期用活血化瘀法(以血府逐瘀汤加葛根为主)治疗,对听力恢复常有显效。

二、眼冲击伤

冲击波直接作用可造成眼挫伤,但较为多见的是因飞散的泥土、砂石、尘埃和爆炸物颗粒作用于眼球而造成的间接损伤。间接伤中,除少数浅表伤外,大多数为飞散物穿入眼球和眼眶内所致的损伤。据132例眼冲击伤统计,有44例(占33.3%)间接伤发生永久性失明或需做眼球摘除术。

眼冲击伤的发生率因爆炸条件不同而有很大的差异。据3 000例冲击伤伤员的资料分析,发生眼冲击伤者共128例(不到5%),其中38例重伤,85例轻伤,5例有视力模糊等症状,但不能确定角膜有何明显损伤。在施放烟火和小量烈性炸药爆炸而受伤的人员中,眼冲击伤的发生率高达30%~50%。另据36例冲击伤伤员的临床资料分析,50%的伤员出现眼症状。

采用 BST-Ⅲ 微型生物激波管的实验证明,冲击波超压在1 100kPa(3.8ms)以上,可造成家兔眼球破裂、眼球脱出或下陷、眼眶骨折甚至死亡等严重损伤。600kPa（11ms）的冲击波易引起结膜破裂，房水混浊等。230kPa（17ms）冲击波作用后，伤情轻微。结膜水肿，瞳孔缩小，眼压下降及视网膜破裂水肿是兔眼冲击伤的主要临床表现。

【病理改变】

眼睑常见有水肿和瘀血及瘀斑；角膜混浊、溃疡以至穿孔；球结膜可出现出血、水肿或破裂。角膜有穿孔时，常伴有眼球内出血。如穿入眼前房的异物很小，角膜表面可无明显损伤，但后表面上可看到环状混浊，伤后48小时左右消退，此时有可能出现继发感染。部分伤员可发生视神经萎缩。眼底检查有时可见视网膜血管内有气栓。强冲击波作用下，可发生眼眶爆裂，累及眼眶壁中央部的颧骨、蝶骨和泪骨，碎骨片突入鼻窝（nasal fossa）。对眼后节组织的光镜观察显示，脉络膜血管显著扩张充血，视网膜神经纤维层明显水肿，Müller纤维支架显露，节细胞减少或消失，内核层有较多的空泡变性，排列不整齐，并有不同程度的渗出性视网膜脱离和视锥视杆细胞层碎裂等变化，玻璃体内（近后极部视网膜处）有时可见有大量红细胞。电镜下可见视锥视杆细胞内线粒体肿胀、空泡变性和嵴消失，视神经的外节膜盘间隙稀疏、破坏和溶解，视细胞核周围有时出现间隙增宽和细胞质疏松。

对眼冲击伤家兔的视觉诱发电位（visual evoked potential，VEP）检测显示，伤眼P波波幅降低，潜伏期延长。脉络膜血流量测定表明，伤后半小时和24小时均有明显减少。荧光眼底血管造影也提示有缺血、视盘水肿和血-视网膜屏障破坏。视网膜电图（electroretinogram，ERG）检查显示，兔伤眼ERG上α波和β波的振幅均明显下降，α波的潜伏期有所延长，提示眼冲击伤后早期，视觉功能有明显障碍。

在超压峰值为230kPa和600kPa的冲击波作用下，可造成家兔轻度和重度的眼冲击伤。伤后静脉注射荧光素测房水荧光素浓度。检查显示，结膜充血水肿、房水混浊等在伤后24~48小时后消失，而眼压和血-房水屏障的恢复需要更长的时间。这说明虹膜睫状体血管功能的改变可能是发生冲击伤的病理学基础。

用氢清除法动态观察家兔轻度和重度冲击伤后30分钟至24小时脉络膜血流量的变化，荧光眼底血管造影显示，脉络膜血流量的改变与冲击波直接作用及其所致的创伤性视网膜病变有关。

以（429±39）kPa和（834±6）kPa的超压分别造成兔眼的轻度和重度冲击伤，伤前和伤后0.5、3、6和24小时临床观察并检测伤眼和对侧健眼视网膜电图（ERG）的变化，结果显示，伤后轻、重伤两组的α波和β波波幅均明显下降，α波波峰潜时延长，两组动物健眼的α、β波也有下降，表明伤后早期，不论伤眼的伤情如何，视觉功能的障碍是严重的，并影响到对侧健眼。

家兔眼冲击伤研究显示，伤后兔眼视网膜广泛水肿，示踪剂向视网膜内渗漏，视网膜色素上皮和视杆锥细胞明显破坏，脉络膜血管扩张，腔内充满血细胞，视网膜琥珀酸脱氢酶（SDH）、乳酸脱氢酶（LDH）活性降低。

【临床征象】

因伤情不同而有所差异。轻者仅有烧灼感、畏光、视力模糊，不一定伴有明显的形态学改变；重者可造成失明。但早期失明不一定是永久性的，伤后20天左右才能判定预后。反之，如视力在伤后早期较好，也不能排除在晚期（数月后）出现继发性视网膜脱离和迟发性创伤性脉络膜炎等改变的可能。

【诊断】

根据受伤史和临床征象可做出诊断。眼睑挫伤时局部有水肿和皮下淤血，如瘀斑是在头部挫伤后1~2天才逐渐显出，则应考虑颅底骨折的可能。如有结膜挫伤，伤后会立即出现鲜红色的结膜出血，进而引起水肿；出血位于结膜组织内，可随球结膜而移动。如结膜下发生较广泛的出血，伤后1~2天呈暗紫色，不随球结膜移动，则可能是由眶壁和颅底骨折所引起。眼球内出血有两种：一为前房积血，系虹膜血管破裂所致，检查时见角膜后呈一片鲜红色或有积血平面，一般在数日内可完全吸收；另一为玻璃体积血，系脉络膜及视网膜血管破裂所致，检查时看不到眼底，积血可全部吸收。角膜受伤时，伤员有畏光、流泪和疼痛，角膜异物多位于睑裂暴露部分，伤员有异物感。结合膜异物多附着于睑板下沟处，用放大镜检查时，可查出嵌入结膜或角膜表层的异物。最严重的损伤是眼球穿孔伤，伤员常自觉有疼痛、畏光、流泪、眼睑痉挛及视力减退；检查时可见球结膜、角膜或巩膜上有伤口；如损伤较重，可见晶状体或玻璃体等嵌在裂口处；前房常变浅，房水混浊，或伴有积血，眼底检查时可见玻璃体积血和视网膜出血，X线平片常可发现异物。

【治疗】

治疗原则是：清洁创区，处理伤口，除去异物，防治感染。轻微的眼睑和结膜挫伤一般可自行恢复。如肿胀严重，伤后24小时内可用冷敷，以促进止血；以后改用热敷，以促进吸收。如附近有伤口则禁用此法，以免发生感染。如伤口较大，需用生理盐水冲洗，取出异物后将伤口缝合。前房积血者取半卧位，使不致遮住视力。所有发生眼球内出血的伤员，均应卧床休息数日，口服维生素 K 4mg、维生素 C 100mg 和路丁 20~40mg，每日 3 次。对结膜表面异物，可用等渗盐水冲洗，或用湿棉签轻轻擦去，并给予抗菌眼药水或眼膏。视网膜和脉络膜血循环障碍所引起的组织缺血缺氧是造成继发性视网膜损伤的主要因素，而蝮蛇抗酸酶具有明显解除伤后视网膜和脉络膜血管内细胞瘀滞、改善微循环及促进视网膜组织细胞修复的作用，它与地塞米松联合应用时疗效最佳。超氧化物歧化酶（SOD）及大剂量地塞米松治疗也可明显减轻视网膜组织的损伤。有角膜异物时，应先用 0.5%~1.0% 丁卡因局麻，再用 1/5 000 升汞液或 1 /10 000 苯扎溴铵液冲洗结膜囊。附在表面的异物，也可用盐水冲洗或用棉签轻擦；如异物嵌在角膜内，可在放大镜和聚光灯配合下，用消毒的皮内注射针头或异物针将其取出，然后再冲洗局部，滴注多黏菌素 B（5 000~10 000U/ml）眼药水或 0.3%~0.5% 的庆大霉素眼药水，以防铜绿假单胞菌（绿脓杆菌）感染。有眼球穿孔伤者，先应滴 0.5%~1% 丁卡因液以麻醉和解痉挛，5mm 以下的小伤口，如对合良好，可不必缝合。伤口较大时，剪除脱出的组织后直接缝合，并给予抗生素治疗。伤后局部用 1%~2% 阿托品眼药水或眼膏散瞳。处理完毕后要让伤员卧床休息，双眼包扎。前房积脓时，常用 0.025% 庆大霉素直接注入冲洗。做眼球摘除术应极慎重。如眼球未发生毁损，一般不应做早期眼球摘除术。金属异物不便立即取出时可在稍后期进行。伤后数月或数年，可出现并发症。例如，有的伤员在 1 个月内视力均正常，以后发生继发性视网膜脱离和斑块状创伤性脉络膜炎，但也有不少伤员伤后半年内失明，却于 1~3 年间视力又逐渐恢复。

三、肺冲击伤

肺是冲击波超压作用的"靶器官"，即最易致伤的内脏器官。爆炸所致肺冲击伤的发生率，各家统计数字不一。作者等对 98 例炸药爆炸事故所致的冲击伤的调查表明，发生肺冲击伤者 8 例，占 8.2%；英国报告的小型爆炸武器所致的 650 名伤员中，确诊有肺冲击伤者仅 8 例，占 1.23%；据 305 例因爆炸冲击伤致死的资料分析，发生广泛肺挫伤者 143 例，占 47.0%。

一般认为，肺损伤是冲击波直接作用于胸腹壁的结果。其根据如下：①动物实验证明，在炸药爆炸条件下，动物如距爆心较远，肺损伤为两侧性；如紧靠爆心，则仅在向爆心侧发生损伤；②用海绵橡皮外套紧套在家兔胸部，这时动物不发生肺损伤或损伤很轻，而同一处的未防护动物，损伤却很重；③保护动物（家兔）一侧躯干，并使动物靠近爆心；如动物未保护侧的躯干向爆心时，该侧伤情较对侧重；如保护侧向爆心时，则两侧肺均无损伤或伤情很轻；④在致死性地区放置家兔，保护胸腹部（躯干部置于木箱内），头露向爆心，使周围环境中的冲击波能进入呼吸道，结果是肺损伤很轻；⑤未加防护的动物，肺损伤多在肺的表面和肋膈窦处，表明可能是外力直接打击或膈肌上顶所致；⑥水下爆炸时也是如此，如将动物的躯干置于水下，头露在水面上，然后进行水下爆炸；结果发现，近爆心处未经保护的动物，肺损伤很重，而用橡皮外套保护躯干，则肺损伤较轻，保护腹部较保护胸部的效果更好。以上证明冲击波直接撞击胸腹壁而致伤。但是，如冲击波的压力值很高，或作用时间较长，则强大的气流仍可通过声门而进入气管和肺内，由此引起肺损伤。

【病理改变】

主要病变为出血、水肿、破裂、萎陷和气肿。

1. 肺出血　肺出血是肺冲击伤时最为常见的病变，出血程度和范围因伤情不同而有很大的差异：轻者仅见肺膜下有浅层斑块状出血，稍重者可见一叶或数叶不规则的片状出血，并可累及肺实质深层。贴近胸壁的肺膜下组织，常见有特征性的相互平行的血性肋间压痕。靠近脊柱的肺膜下组织，也常见有条状或片状的血性压痕。极重者，可见数叶或全肺呈暗红色，膨满，坚实，状如肝脏。切面见出血区较大并常有水肿，气管和支气管腔内有血性泡沫样液和血凝块。偶见肺实质内有血肿形成。通常，朝向爆心侧较对侧为重，两肺下叶较其他叶为重。前者可能与朝向爆心侧的冲击波作用较强（含动压作用）有关，后者则因下叶含血量较上叶为多，又贴近心脏及膈肌，当心脏因突然接受来自腔静脉的大量血液而急剧扩张，或因腹壁受压使膈肌突然上升时，两下叶会因血液量骤增和直接受挤压而致伤。

光镜下见出血以肺泡性为主，支气管管腔内常挤满了密集的红细胞，肺泡壁的毛细血管多被压扁；个别较大的血管和支气管周围可见有套管状出血。血液进入间质或肺泡腔后，压迫毛细血管，因而出血可自行停止。临床和动物实验均证明，伤后6小时，发生再次出血的情况很少见。电镜下见毛细血管内皮多显肿胀，饮液现象增强，偶见髓样体形成。常见同一处管壁上某一内皮细胞极度肿胀，而另一内皮细胞却外观正常。毛细血管腔内有红细胞相互挤压、变形、血小板黏着和中性粒细胞聚积、附壁、脱颗粒及细胞膜溶解。形态测量研究显示，毛细血管床内表面积（Sc）及容积（Vc）均低于正常，表明毛细血管有一定的破坏。

2. 肺水肿　伤后可立即出现，一般见于重度出血区周围，水肿液与血液相混，呈红色泡沫样。光镜下见均质性红染的液体中混有大量红细胞和少许空气。此时发生的肺水肿很可能是冲击波直接或间接（通过血流传导）损伤了毛细血管所致。伤后1~2天，在片状出血区周围，可见有境界较清楚的浅红色的水肿区，该部膨满，湿润而有光泽，压之不褪色，切面上流出浅红色的泡沫样液体。光镜下见肺泡毛细血管充血，肺泡腔内积有较多的浆液和一些红细胞，有的肺泡腔内可见有透明膜样结构衬于肺泡壁上。此时发生的肺水肿，其发生机制可能是在毛细血管损伤的基础上又增加了新的因素，如因出血等病变后使静脉和淋巴回流受阻，局部组织缺氧或变性坏死后产生组胺、多肽等血管活性物质，使毛细血管通透性增高，从而引起肺水肿。电镜下见肺泡毛细血管内皮细胞常形成一些突起，细胞质内有较多的饮液小泡或空泡化，内皮细胞间的连接处一般看不到裂隙，但在冷冻蚀刻的研究中却发现，肺泡上皮和肺毛细血管内皮的细胞连接部均有较为显著的变化，主要表现为索条中断、游离索条数和不规则索条数明显增多。硝酸镧示踪显示，肺上皮细胞和毛细血管内皮细胞质内有示踪剂透过，内皮细胞的间隙增宽。形态测量研究证明，血-气屏障厚度大于正常，而肺氧弥散能力[$D_T(O_2)$]、组织屏障氧弥散能力[$D_T(O_2)$]和红细胞氧弥散能力[$D_E(O_2)$]均低于正常。同时看到，水肿液积存于内皮细胞与肺泡上皮间，并将上皮细胞掀起，肺泡腔内也有性质相同的水肿液，I型和II型上皮细胞可出现细胞质肿胀、内质网扩张或空泡化、核周间隙扩大等改变。一些I型上皮细胞细胞质内有较多的饮液小泡，有的II型上皮细胞排出大量的板层体。

3. 肺破裂和肺大泡　肺破裂主要是动压引起的，机体因撞击到坚硬物体或是被继发投射物击中而致伤。肺破裂口多发生在肺的内侧面，裂口表面附有血凝块，胸腔有积血，有的可自行吸收。伤后

早期，X线胸片上可见有明显的肺萎陷和气胸，以后胸腔内游离的气体逐渐被吸收，肺组织也相应地膨胀。镜检时见所有破裂口处常有大量红细胞，中性粒细胞和纤维蛋白。肺大泡是隆起于肺膜表面的含血气泡，镜检见肺组织断离或被压缩，伴有大量红细胞，少数肺泡显著胀大。肺大泡实际上是浅层肺组织撕裂而肺膜完整的表现。

4. 萎陷和气肿　在未发生出血的部位，有时可见有小块不整形的萎陷；出血区周围也常见有肺泡含气减少。一些肺泡因过分胀大而破裂，以至数个肺泡腔合而为一。有时，可因肺泡或细支气管破裂，空气进入肺间质，形成间质性肺气肿。

5. 其他　伤后早期，肺组织多有充血，镜检见毛细血管和小动脉内有中性粒细胞积聚，并可见有一些巨核细胞。发生血管撕裂时，微血管内可见有气栓。

【临床征象】

肺冲击伤伤员常有胸痛、胸闷或憋气感、咳嗽、咯血或血丝痰、呼吸困难等症状。听诊可闻啰音，极重者可见口鼻部流出泡沫样液体。动压造成的肺损伤，常合并有气胸、血气胸和多发性肋骨骨折，并出现相应的症状体征。

动物实验中看到，伤后常发生缺氧，其原因可能是肺出血后出现通气-灌注失调所致。

【诊断】

依受伤史、症状体征及有关的辅助检查多可做出正确的诊断。对于原发性肺冲击伤而言，下列辅助检查有一定价值。

1. 胸部X线检查　胸部X线检查能早期发现一些无明显临床症状的损伤，有助于确定损伤的部位和范围。定期拍片，还可看到肺部病变的变化过程。X线胸片上呈现肺纹理增粗；出现斑点状或结节状致密阴影，边缘模糊，范围自小片状至融合性的大片状不等，系血液或渗出液积存于肺泡及细支气管腔内所致；有时出现淡薄、云雾状和（或）境界不清的致密阴影，犹如磨砂玻璃样，此系肺泡及肺间质内均有血液或渗出液积存所致。

临床和实验观察均证实，X线胸片中的异常阴影，几乎在伤后立即检查时就能显示出来，一般在伤后1~3天已有明显吸收。伤情较重者，异常阴影可持续数日之久，伤后2~3周方逐渐恢复正常。一般认为，伤后6小时，病变再加重的机会已大为减少。因此，如发现在伤后48小时后拍摄的胸片中，异常阴影有所扩大，应考虑合并其他疾病的可能。

2. 超声波检查　肺冲击伤时，因出血、水肿等

病变而使肺发生实变,此时超声波检查可显示出宽大而不规则的异常波形,因而有诊断意义。其缺点是:探头较小,易发生漏诊,且易受肩胛、心脏等组织的影响。

3. 动脉血气分析 肺损伤较重时,因气体交换障碍,动脉血氧分压(PaO_2)可降低。其他酸碱指标,如二氧化碳分压、碳酸氢根、剩余碱、pH 等,但其变化程度不如 PaO_2 明显。

4. 肺分流量 在判定肺冲击伤的伤情上有一定的价值。实验证明,肺分流量在伤后早期就有显著变化,其变化程度与伤情基本一致。在近致死性超压作用的实验中看到,伤后 1 小时,因进行性肺出血、肺水肿而使肺分流量由伤前的 6.7% 增至 12.7%;24 小时后,由于伤情趋于稳定和生理代偿作用(减少无效换气量和无效血流量、增加换气率),分流量下降至 10.4%;伤后 2 周,病变消失,分流量也接近伤前水平。作者等在炸药爆炸动物实验中也观察到,伤后 8 小时,肺冲击伤动物的肺分流量平均由伤前的 4.7% 增至 21.6%,两者差别非常显著(P<0.001)。

【治疗】

较轻的肺冲击伤,仅有少量出血,不久即行停止,微血管通透性不增高,经休息和对症治疗后,通常在数日内症状即可消失。较严重的肺冲击伤,治疗时应包括以下几个方面。

1. 休息 凡怀疑有肺冲击伤者,应尽量避免激烈活动,以防出血和心肺负担加重。文献中曾多次报道过,在同时受伤的一些伤员中,有的因避免了过劳,虽伤情较重却幸存下来;另一些因长途跋涉过劳,尽管原先伤情不十分严重,却牺牲了。实验中曾看到,将大鼠造成冲击伤,伤后 1、4、24 小时和 7 天做运动(游泳)试验。结果是伤后 1 小时游泳,动物死亡率为 58.3%(未游泳的冲击伤动物的死亡率为 14.3%);伤后 4 小时游泳,死亡率为 16%(未游泳的冲击伤动物的死亡率为 0%);伤后 24 小时和 7 天游泳,与未游泳的冲击伤动物相同,均未发生死亡。这一结果说明,早期过劳会加重冲击伤的伤情和增加死亡率。

2. 保持呼吸道通畅 有呼吸困难者应保持半坐位;有支气管痉挛者(呼气较吸气更困难),可做颈部迷走神经封闭,或给予支气管解痉药物(雾化液中加入 2.5% 氨茶碱 3ml,或麻黄碱 15~30mg,或 0.25% 异丙肾上腺素 1~2ml),以降低气道阻力;为减少分泌物,可给予小剂量阿托品;分泌物较多时,应及时吸引或放置内插管;如有严重上呼吸道阻塞

或有窒息危险时,应做气管切开,并严格无菌操作,以防继发感染。

3. 吸氧 肺冲击伤治疗的主要目的,就在于恢复动脉血气水平,使其逐渐达到正常。对于呼吸困难或 PaO_2 低于 70mmHg 的伤员,经吸引未发现气管和支气管内有血性液体时,应用口罩或鼻插管给氧(一般按 5~8L/min 的流量和 40%~60% 的浓度给予)常能获得较满意的效果。实验研究证明,已有肺损伤的动物,吸入高浓度的氧后,发生损害的情况较正常动物为少。有人提出,给予 1 个大气压 100% 氧气,持续 48 小时,冲击伤伤员也是能够耐受的。至于给予 1 个大气压 60% 氧混合气,即使更长时间的使用,也是安全的。通常,如心输出量适当,PaO_2 维持在 70mmHg 以上,则可认为满意。如吸氧后仍不能纠正低 PaO_2,全身缺氧情况也未见改善,甚至在伤后 12~36 小时发生呼吸衰竭,则需采用机械辅助呼吸。

4. 机械辅助呼吸 机械正压通气的作用是保证通气良好,氧气供应充足,移除潴留的 CO_2,使气体交换正常化,肺分流量恢复正常,动脉血的氧合作用改善,PaO_2 提高。同时,由于增加肺泡腔内的压力,因而防止了肺萎陷,并使已发生萎陷的肺泡复张,增加了肺泡内和间质内的压力而减少向肺泡内渗出,肺淤血和间质性水肿有所减轻,通气与血流灌注间的失衡得以纠正。此外,应用持续正压通气(CPPB)可增加功能残气量(FRC),这就减少了使肺膨胀到一定容量所需的压力,亦即提高了肺的顺应性。

应用正压通气的指征是:一般方法给氧后,PaO_2 始终低于 70mmHg;$PaCO_2$ 超过 50mmHg;呼吸频率持续在 35 次/min 以上;呼吸无效腔增大,无效腔量/潮气量(V_D/V_T)大于 0.6;肺分流量增大,吸纯氧 15 分钟后,肺泡动脉氧压差($A-aDO_2$)超过 350mmHg。

肺冲击伤时,潮气量变小,气道阻力增大,顺应性降低,而定压型呼吸机压力低,常不能克服增高的气道阻力,难以获得较大的潮气量,故多采用定容型呼吸机,吸入较低浓度的氧,进行间歇正压呼吸(IPPB),以提高通气量,减少生理无效腔和动静脉分流,改善氧合作用,使 PaO_2 逐步达到 70mmHg 以上。

有的伤员出现呼吸衰竭时,应用间歇正压呼吸也不能明显提高 PaO_2 的水平,此时可考虑改用持续正压呼吸。具体指征是:用间歇正压呼吸吸入浓度在 50% 以内的氧气一定时间后,PaO_2 仍低

于 80mmHg 时,宜改用持续正压呼吸治疗。对于某些肺冲击伤伤员出现的急性呼吸衰竭,应用此法治疗,有时能获得良效,因而被认为是"救命性"措施。

个别文献报告,5 例做机械通气而活存的严重肺冲击伤伤员中,3 例发生了弥散性血管内凝血(DIC),4 例出现了低血钾(2.2~2.9mol/L)。因此,要注意防止发生类似情况。

有人担心,如给肺冲击伤伤员应用正压通气,可能会加重肺出血,引起气栓和张力性气胸,甚至会增加死亡率。实际上,应用正压通气时,用以使肺膨胀的压力,其中很大一部分已被分散到用以克服支气管内的阻力上,因此,肺泡内的压力变化较主气道内的压力变化为小。已被冲击波致伤的肺泡内,因其中充塞有血液和水肿液,其压力变化就会更小。临床应用证实,采取此法均获得不同程度的成功。由此可知,肺冲击伤时,有指征地应用正压通气,不致有何危险。

停用正压通气的指征是:肺分流量减少,吸纯氧 15 分钟后,A-aDO$_2$ 在 300~320mmHg 以下;肺死腔量减少,V$_D$/V$_T$ 在 0.5 以下;吸入力大于 18mmHg;症状、体征和胸片所见均有所好转。

应用正压通气时,应注意以下几点:①先从低的呼气末正压(3.7mmHg)开始,然后根据血液气体和功能残气量的检查结果再作适当调整。同时要密切观察血压、脉搏和尿量等变化。中心静脉压测定仅可作为参考。因为,应用持续正压呼吸时,由于胸膜腔内压改变,可使中心静脉压有增高的趋势,如将此误认为血容量过高或心力衰竭,反而会造成处理不当的错误。②呼气末正压一般不要超过 7.4~8mmHg,以减少发生间质性肺气肿、气胸和纵隔积气的机会。③停前应逐步降压,同时测 PaO$_2$,经观察 4~6 小时,如未见 PaO$_2$ 下降,则可进一步降压,并过渡到间歇正压呼吸,经 28~36 小时后方可完全撤除人工呼吸器。④如有贫血,应及时纠正。足量的血红蛋白是保证充分氧运输的前提,在血红蛋白很低的情况下,PaO$_2$ 再高也无济于事。⑤因胸膜腔内压上升,减少了静脉回流量和心输出量,从而使血压下降时,可酌情输注液体,以恢复血管内容量;⑥气管黏膜干化,分泌物黏稠不易排出时,需使吸入的氧保持充分的湿度。⑦通气过度,使 PaCO$_2$ 迅速减少,产生呼吸性碱中毒时,需调整潮气量及呼吸频率,使 PaCO$_2$ 保持在 32~40mmHg 间。

5. 高压氧和防治气栓 动物实验表明,接受高压氧治疗的冲击伤豚鼠、家兔和狗,活存时间均有所延长,治愈数也有所增加。由此设想,有呼吸窘迫征象的冲击伤伤员,如早期开始用 2 个大气压的纯氧,对伤员可能有所裨益。有动脉气栓时,应用高压氧也是有益的。脑气栓在 11 小时后采用此疗法仍能奏效。有大量气栓的伤员,可给予 607.95kPa(6atm)的高压气[其中氧不超过 253.32kPa(2.5atm),以防在高压时对肺和脑的毒性效应],持续 2 小时,继之用 36 小时减压,结果证明是有效的。最近有人改用如下方法:迅速将伤员置于 607.95kPa(6atm)空气内,然后根据症状缓解情况减压。当减至 283.71kPa(2.8atm)时,立即改用 100% 的 O$_2$。这一新方法可缩短减压所需时间,改善组织氧合作用,降低减压病的发生率。

甘露醇也可辅助治疗气栓。怀疑有气栓而需空运时,应尽量降低飞行高度。因为,在低气压条件下易发生气栓。有人提出,当怀疑有气栓时,应让伤员左侧卧位、头低于足部,这样可使气栓留在心脏和进入下肢。

6. 防治肺水肿和保护心功能 发生肺水肿时,可先使氧气通过 50% 或 95% 乙醇湿化,然后再吸入,以降低气管内分泌物或水肿液的表面张力;或用 1% 甲基硅油喷射咽喉部(用氟利昂作抛射剂,距口腔 8~10cm 处,于吸气时连续喷射 40~60 次)。此外,可用脱水疗法,如静脉注入 25% 甘露醇 100ml、呋塞米 40~80mg、高渗葡萄糖或浓缩血浆等。静脉滴注氢化可的松 100~300mg 或地塞米松 5~10mg(必要时加大剂量)对治疗冲击伤时发生的间质性肺水肿也有较好效果。如果完全休息与上述呼吸疗法尚不能缓解严重肺出血所伴有的缺氧和肺动脉高压症,则可能发生因心肌收缩力减弱引起的心功能不全,严重者可出现心力衰竭。此时应给予洋地黄类强心药物。一般可给毛花苷 C(0.4~0.8mg 肌注或静注,必要时 4~6 小时后可再注 0.2~0.4mg)和毒毛花苷 K(首次 0.25mg,必要时 2~4 小时重复一次,用 25%~50% 葡萄糖液稀释后静脉缓注)。心功能不全伴血压不稳时,也可应用多巴胺(20mg 溶于 5% 葡萄糖液中静脉滴入);若心率不超过 110 次 /min,也可静脉滴入异丙基肾上腺素(0.2~0.4mg 加入 250ml 液体中)。

7. 防治出血和感染 因肺出血多在短时间内自行停止,故一般不需给予止血药物治疗。为防止因活动或压力增高等原因而引起再出血,可酌情给予对羧基苄胺注射液(抗血纤溶芳酸即 PAMBA)、犬巴克洛和其他活血化瘀的中草药。如有严重肺破裂伴有大量出血者,应立即手术,缝合破裂口或做肺叶切除术。防治感染的基本措施是防止交叉感染、清除呼吸道分泌物以保持气道通畅及应用抗生素等。常见的致病菌为金黄色葡萄球菌和革兰氏阴性杆菌，厌氧菌也并不少见。对非耐药性金黄色葡萄球菌感染可选用青霉素。耐药性金黄色葡萄球菌菌感染时，以半合成的青霉素，特别是苯甲异噁唑青霉素（P_{12}）、邻氯苯甲异噁唑青霉素较为有效，此外也可选用头孢菌素、林可霉素等。对革兰氏阴性杆菌感染，可选用第三、四代头孢菌素等敏感药物。

8. 镇静止痛　为减轻疼痛和烦躁不安，可小心地应用镇静剂和止痛剂。静脉注射这些药物后可使疼痛立即缓解，并可重复多次小量应用。常用的药物及每次剂量为：哌替啶 50~100mg；盐酸吗啡 2.5~5.0mg；盐酸双氢吗啡 2.0~4.0mg；配伍用药硫酸阿托品 0.25mg。伴有脑挫伤者禁用吗啡。胸壁疼痛者可作肋间神经封闭。此外，还可酌情采用针刺疗法。

9. 输血输液　如合并其他严重损伤（内脏破裂、烧伤等）而造成全血或血浆丢失时，可引起低血容量，并导致心排血量减少，从而加重了肺损伤所引起的缺氧。如应用呼吸机治疗，亦易发生心排血量的突然下降。因此，需及时输血输液以恢复血容量和心排血量。在心功能正常的情况下，迅速输注 200ml 液体后，监测中心静脉压反应可用以判定循环血量的情况；较大幅度的持续性上升表明为高血容量。但是，原发性肺冲击伤伤员中，肺血管阻力会有所增高，从而使右心负担增加。因此，输液时要谨慎。一般地说，如肺损伤（主要是肺出血）不很严重，伤员的心肾功能较好，肺部检查时很少听到湿性音，原则上可按合并的损伤（如烧伤或其他机械性创伤）的需要量由静脉补给。如已给强心药、较大剂量激素和适量的胶体液，则更不必因肺水肿而过多地限制输液。输液时还可参照尿量和肺部体征的变化。如尿量满意（持续每小时 30ml 以上）而肺湿音增加，应减慢速度或减少输液量。如肺损伤严重，肺水肿征象也较明显，此时输液要特别小心，原则上应少输、慢输，尤其要避免输入大量晶体液。

10. 麻醉的选择　伤后 1~2 天内，肺冲击伤伤员对全麻的耐受性较差，有发生气栓的危险。因此，应尽量避免早期手术。确需手术者，可用小量硫喷妥钠或环己巴比妥作诱导，然后用 50% 氧化亚氮伍用氧气以维持麻醉。环丙烷应用时如伴有高浓度的氧，几乎不要增加什么措施就可保证肌肉充分松弛，也几乎没有什么其他抑制作用，因此是较理想的麻醉剂。硫喷妥钠对呼吸中枢的抑制作用较强，在咽喉部、支气管内存在异物刺激或呼吸道不易保持通畅时不能采用。脊髓麻醉在有任何程度休克或血压下降的伤员中是禁用的。要避免使用乙醚麻醉。

YY Phillips 和 JT Zajtchuk 提出一个冲击伤伤员呼吸窘迫诊治序列表，兹介绍如图 113-6。

四、心冲击伤

因冲击波超压和动压的直接作用可造成心脏损伤，但其致伤阈值较肺损伤时为高，发生率也较低。肺损伤严重时，可影响到心脏功能，以至引起继发性损伤。

【病理改变】

主要为出血、坏死和心肌纤维断裂。出血多发生在心内膜下，重者可累及肌层及心包脏层（外膜）下；坏死多见于右心室；心肌纤维断裂亦以心室多见，并多发生在早期死亡的动物中，常伴有冠状动脉气栓。严重冲击伤时常出现右心扩大。伤后早期电镜检查，可见一些肌原纤维离散，线粒体肿胀，空泡化，嵴断裂；毛细血管内皮肿胀，细胞质内有大量饮液小泡。

【临床征象】

轻度心冲击伤常无明显临床表现；若损伤较重，可出现冠状血管供血不足或心力衰竭的症状体征，如胸闷，心前区疼痛，窦性心动过速（140 次 /min 以上），发绀，颈静脉怒张，端坐呼吸，中心静脉压增高（11mmHg 以上），肺动脉楔压增高（18mmHg 以上），心排血量下降（心排血指数低于 2.2）。

动物实验显示，冲击波作用后，常立即出现心动徐缓，接着发生低血压、低心排血指数和低每搏量，以致出现循环性休克，但周身血管阻力无改变，其原因是伤后立即出现心肌功能抑制而无代偿性血管收缩。

Ohnishi 等在大鼠实验中证实，胸部原发冲击伤可引起心动徐缓（bradycardia），低血压和呼吸暂停，如切断颈部迷走神经，则心动徐缓和呼吸暂停消失，低血压也减轻，给予阿托品可使心动徐缓明显减轻，但不能改变低血压和呼吸暂停。因此认为迷走神经介导胸部冲击伤而引起心动徐缓、呼吸暂停和轻微低血压。

【诊断】

除上述临床征象外，X 线胸片可显示心影扩大、肺门增宽和肺纹理增强；心电图可显示低电压、

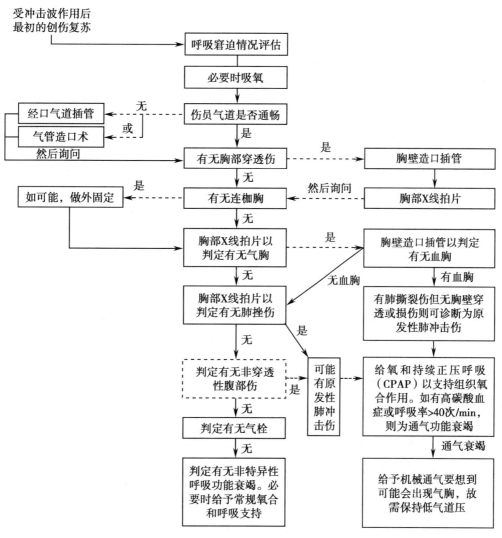

图 113-6　冲击伤伤员呼吸窘迫诊治序列

心肌缺血、劳损等,早期出现心动徐缓,以后则表现为心动过速。继发性损伤中最常见的是心包腔内出血,听诊时心音弱而遥远,心电图显示低电压。如出血量多,可因心脏舒张受限,回心血锐减,引起心力衰竭。

【治疗】

1. 因前负荷过重而引起心功能不全时,宜用利尿剂降低心室充盈压力,可静脉注射呋塞米40~80mg 或依他尼酸钠 50mg,约 20 分钟后排出大量尿液,此时心脏负荷有一定减轻,但要适当控制输液;

2. 因心肌收缩力减弱而引起心功能不全时,可给予洋地黄类药物(参见"肺冲击伤的治疗");

3. 充分休息;烦躁不安者,静脉滴注哌替啶、吗啡等镇静剂;有心源性哮喘时可给予氨茶碱(0.25g稀释后静脉缓注)或静脉注入地塞米松(5~10mg),以解除支气管痉挛,减轻呼吸困难;给予葡萄糖、胰岛素、辅酶 A、三磷腺苷等,以补充心肌能量。

五、腹腔脏器冲击伤

冲击波可使腹腔脏器发生出血和破裂。除投射物所造成的继发性损伤外,腹部体表常无明显损伤。

【病理改变】

实质脏器(如肝、脾)可发生包膜下出血、血肿、破裂以至碎裂。空腔脏器(胃肠道)可出现浆膜下和黏膜层出血,浆膜面撕裂、胃破裂和肠壁多处穿孔。出血多发生在肠系膜和充气扩张的肠段,损伤频数依次为大肠、小肠、胃。

近来的研究表明,肠冲击伤可分为原发穿孔和未穿孔两种。据剖腹探查术、内镜、瘘道摄影和结肠摄影可对未穿孔的肠冲击伤做出诊断。此型约占 10%,其特点为半数以上为多发肠壁血肿,血肿直径常在 1cm 以上,好发于右侧结肠壁,伤后 24小时 ~14 天可发生继发穿孔。其他含液体脏器(如膀胱、胆囊)不易发生损伤。

【临床征象】

因损伤部位和伤情不同而有很大差别。

1. 腹膜刺激征象 腹腔脏器挫伤或破裂的伤员，可出现腹痛、压痛、反跳痛、腹肌强直以及恶心、呕吐等征象。其中腹痛是最常见的症状，一般在受伤当时突然发生，伤员常诉说好像腹部被踢了一脚一样。如仅为轻度挫伤，经 3~4 天后症状逐渐消失，如有内脏破裂，经短时缓解后腹痛常再次发作。有的伤员伤后有上腹部疼痛，但腹部并无明显损伤，可能系腹后壁挫伤引起。腹壁压痛、反跳痛和腹肌强直等体征，如因内出血所引起，一般均较轻；如因肝破裂胆汁溢出或胃肠穿孔所引起，腹肌强直多较严重，并常并发休克。

2. 休克 因腹腔内大出血或弥漫性腹膜炎可产生休克。因内出血引起的休克，其严重程度与出血量大体一致，且与出血速度有关。若出血缓慢，即使出血量较大，也可因代偿作用暂时不出现明显的休克症状。因腹膜炎而引起的中毒性休克，腹膜刺激症状表现得更为突出。

3. 其他 肾脏和(或)膀胱损伤时可发生血尿，肠道损伤或穿孔时可出现血便，肛门有鲜血流出表明结肠或直肠损伤。胃肠穿孔时，可出现膈下积气，并可出现颈部或肩胛部放射痛。盆腔脏器损伤时，可刺激直肠而有频繁的便意。水下爆炸所致的腹部冲击伤伤员中，有不少并发暂时性的下肢轻瘫，系脊髓震荡或髓内小血管损伤所致。

【诊断】

依受伤史及症状体征，一般均可做出诊断。腹腔穿刺，有助于判定是否有内出血。如怀疑腹腔内积血而腹腔穿刺又为阴性时，可采用诊断性腹腔灌洗术。血清谷丙转氨酶活性的测定，对诊断肝破裂有一定帮助（谷丙转氨酶活性在肝破裂后 2 小时就急剧增高，伤后 12 小时可达伤前的 4~5 倍，伤后 72 小时仍维持在较高的水平）。血清淀粉酶在胰腺损伤时会有所增高。必要时，还可作血、尿和其他化验检查。

【治疗】

怀疑有腹腔脏器冲击伤时，应尽量让伤员休息，后送时减少颠簸，以防出血加重或肝、脾等实质脏器包膜下血肿破裂，由此引起继发性出血。无手术指征时应观察 24 小时。对怀疑有内脏破裂或进行性内出血的伤员，应作剖腹探查术，探查时要做全面、系统的检查，防止遗漏。酌情进行输血输液、全身应用抗生素，胃肠减压和腹腔引流等治疗措施。

六、颅脑颌面部冲击伤

多因继发投射物的撞击或机体被抛掷而引起。其伤情与位移或投射物撞击的速度有关。人体位移而造成颅骨骨折的速度阈值约为 4.1m/s，4.5kg（10 磅）重投射物撞击头部引起颅骨骨折的速度阈值约为 4.4m/s。受伤的部位与致伤因素有关。投射物致伤时，损伤多发生在受击部位；因被抛掷或位移而撞击到坚硬物体时，损伤既可发生在头部受击部位，又可见于对侧部位。

口咽腔因冲击波作用可发生浅层或深层损伤。浅层仅需观察和对症治疗，较深层则会侵犯咽后腔，并产生分隔性气肿，进入颈部及纵隔，随之可发生脊椎前软组织感染和纵隔炎症，累及咽旁腔的损伤可损害颈部大血管，如治疗不当，可危及生命。Efrati 等报告 3 例儿童因打开过期腐败的橙汁味饮料的瓶盖时，因瓶内发生大量气体，故饮用时在口腔内"爆炸"致伤。

Cernak 曾报告 1 例 47 岁的女教师，参加了第一次海湾战争的战地服务，多次受爆炸袭击，体表并未受伤，复员回家后却不能再执教，因已失去记忆，忘却所有的事情。

近来研究表明，爆炸后造成的创伤性脑损伤比以前想象的严重得多。临床上即使没有发现体表有任何损伤，大脑深层细胞也可能发生渐进性变性坏死。

这些病变或许在伤后数月甚至数年内都不会显现（即"隐藏的创伤" hidden trauma）。症状包括失忆、头痛、晕眩、焦虑、冷漠或懒动等。伊拉克战争中返回基地的军人约有 10%~20% 有这类征象。

【发病机制】

颅脑创伤可造成直接损伤和继发损伤，直接损伤可导致细胞凋亡和坏死，继发损伤可引起脑血循环障碍和脑水肿（图 113-7）。

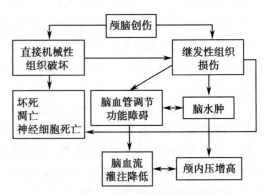

图 113-7 颅脑创伤的发生机制

（Ibolja Cannak, Expert Opinion on Investigational Drugs.2006 ; 15(11): 1371-1381.）

已知炎性介质(如白介素 -1、6 和肿瘤坏死因子 -2 在延迟性中枢神经系统损伤上有重要作用。因此,脑创伤后给予 COX-2 抑制剂可改善脑功能;应用 C5a 受体拮抗剂可因 C3、C5 补体缺失而使继发损伤减轻,神经肽(P 物质)拮抗剂也可减轻脑功能障碍。

【病理改变】

软脑膜和脑实质血管充血和点状出血,血管周围间腔增大,有渗出液积聚。有时可见气栓和神经细胞缺血性改变。经抛掷而致伤时可造成颅骨骨折、硬脑膜外和硬脑膜下血肿、脑挫伤和脑水肿等病变。

笔者实验室采用 BST- Ⅰ和 BS- Ⅲ型生物激波管分别造成大鼠全身和局部冲击伤。肉眼仅见肺有明显损伤,而脑组织无明显改变,但电镜检查显示,全身或胸部冲击伤后,海马和脑干神经细胞出现明显的结构改变,表现为神经元肿胀,出现胶质细胞反应和磷脂碎片。肺损伤愈重,海马和脑干组织的超微结构改变也愈明显。

此外,肺冲击伤后 3 小时、24 小时和 5 天,背侧海马和脑干网状结构内 NO 生成增多,表现为亚硝酸盐 / 硝酸盐总量显著增多,诱生型 NO 合酶也相应增多。cGMP 含量明显增高,并与肺损伤伤情、AAR、ER 和 AARL 值呈显著相关性,表明单纯胸部局部冲击伤也可引起远隔器官——中枢神经系统功能障碍,其机制可能与负责记忆功能的海马和脑干组织内 NO 释放增多有关。

培养新生鼠的大脑皮质神经细胞,给予 2.5kPa,20ms 的液压冲击伤,通过激光扫描共聚焦显微镜检测伤后单个神经细胞内游离(Ca^{2+})i 和 pH 的变化。结果显示,伤后(Ca^{2+})i 迅速升高,12 小时达高峰,随后下降;48 小时接近正常,pH 下降较慢;于 12 小时达低谷;48 小时仍未恢复正常,给予尼莫地平可明显抑制细胞内(Ca^{2+})i 的升高和 pH 的下降。

原发冲击伤后可能发生前庭平衡功能失调。曾报道,一位海军陆战队员进入肩扛发射武器后面冲击波作用的近区,尽管受到较强冲击波作用,但未见有原发冲击伤征象,唯一的表现就是前庭平衡功能失调,经几个月后才完全恢复,这说明轻度冲击伤也可能发生前庭功能障碍。

【临床征象】

常见的征象是意识丧失,多数持续数分钟或数十分钟,严重者可达数日以上。意识丧失的持续时间可作为判断伤情的依据。伤员常有头昏、惊恐、失眠等精神症状。严重的伤员,可出现共济失调,肢体麻痹,强直性、阵挛性或抽搐性运动,说明可能

有脑血管气栓。如有脑水肿或脑实质损伤,会发生颅内压增高和病灶症状。

曾对冲击伤大鼠的学习记忆功能做了研究,结果显示,全身和胸部局部致伤后早期,大鼠主动回避反应(AAR)明显下降,逃避反应(ER)明显增加。主动回避反应潜伏期(AARL)、逃避反应潜伏期(ERL)明显延长,两组间无明显差异。伤后 5 天,仅全身致伤组有上述改变。致伤后,伤情评分值分别与 AAR、AARL 和 ERL 值呈显著的相关性。

颌面部冲击伤会出现局部组织撕裂、出血以至气肿,伴有明显疼痛。

【诊断】

据受伤史、症状体征、神经系统和脑脊液检查,可对颅脑冲击伤做出明确诊断。怀疑有高速破片穿入颅内时应尽早做 CT 或 MRI 检查。

【治疗】

闭合伤伤员,如仅为脑震荡,可给予镇静、止痛等药物,卧床休息;怀疑有颅内血肿时应严密观察,如症状有进行性加重,应做钻孔探查,发现有血肿时需及时清除,彻底止血,以减低颅内压力;有脑水肿时可用脱水疗法,无效时改做手术减压;对昏迷伤员要注意其呼吸道护理,严防窒息和防治肺部并发症。开放性颅脑伤,应及时处理创面,防治休克和感染。详见第二十八章。

颌面部冲击伤按一般颌面创伤处理。

七、四肢和脊柱冲击伤

四肢和脊柱的冲击伤与一般创伤基本相同。四肢软组织可因投射物撞击和位移时碰撞到坚硬物体而发生擦伤、神经血管损伤和组织撕裂。四肢和脊柱骨折,多是由于动压的抛掷作用而引起。造成下肢骨折的阈速度为 3.4~4.9m/s;坐姿与坚硬物体碰撞时,造成脊椎骨折的阈速度为 2.5m/s。

对因爆炸冲击波而发生断肢和因炸弹爆炸致死人员中断肢的资料分析,发现断肢几乎全部发生于长骨骨干,特别多见于胫骨上 1/3 处,极少出现关节破坏或脱位。

发生脊柱和脊髓损伤时,后送中要保持脊柱过伸的体位和呼吸道通畅。颈椎骨折和脱位时,可采用颅骨持续牵引术。详见第九十二章。

八、其他冲击伤

除上述各部位或脏器冲击伤外,还常见有依致伤物而命名的冲击伤,即玻片伤和飞石伤。

1. 玻片伤　在城镇或建筑物附近发生爆炸

时,常因冲击波作用使门窗玻璃震碎,并四处飞散,从而造成大量玻片伤伤员。玻片伤多见于暴露部位,伤口数量较多,但较浅。少数情况下,玻片可穿入体腔,造成内脏破裂,或损伤大血管而危及生命。治疗时,对较轻的伤员,可酌情取出浅表的玻片,深部的玻片以后分期处理;有危及生命的损伤,应做紧急手术。

2. 飞石伤　核爆炸或大型炸弹爆炸时,地面砂石可被冲击波吹起,呈继发投射物作用于人体而致伤,其伤情主要取决于撞击速度、飞石重量和受伤部位。飞石伤大多为较轻的体表伤;重者飞石可穿入体壁或体腔,造成骨折和实质脏器破裂,甚至立即致死。治疗原则与玻片伤基本相同。

(王正国)

第三节　冲击伤的防护

发生冲击伤主要见于以下两种情况:一是平时的爆炸事故,二是战时爆炸性武器(含核武器)爆炸致伤。前一种情况多是由于没有制订或没有严格执行安全操作规程所致,笔者在调查中曾得知,有的化工厂未按规定及时检修设备,一些仪表失灵,无法控制某些易爆化工产品的生产过程,因而发生爆炸事故;有的工程队在修筑铁路时,违章将大批炸药和大量汽油存放在间距较近的地方,工作人员又违章用打火机点火抽烟,结果引起汽油燃烧,火势蔓延至炸药库,致使炸药爆炸;有的炸药在生产过程中受到猛力撞击而爆炸;有的矿井内对逸出的大量爆炸性瓦斯未能及时排出,致使矿工遇难。凡此种种,必须从思想教育和组织措施两方面入手,以最大限度地减少或杜绝这类事故发生。后一种情况属战时发生的冲击伤,在某些情况下也是可以预防的。因此,平时应掌握有关知识,进行演练,以做到有备无患。以下着重介绍大型爆炸性武器致伤的防护。

(一) 简易防护

关键是不让冲击波作用于体表,或是当冲击波作用于体表时,其致伤效应已大为削弱。

1. 简易防护动作　大型爆炸性武器爆炸时,看到闪光后,如来不及进行隐蔽,应背向爆心就地卧倒,如能俯卧于掩体内,则防护效果更好。在城镇居民区发生爆炸时,门窗上的木板和玻璃常被打碎,击中人体后可造成间接损伤。因此,市内人员隐蔽时应避开门窗。

爆炸时张口,有助于鼓室内外的气压平衡,因而可减少鼓膜穿孔的发生。曾报道,第二次世界大战期间西班牙受到空袭时,口衔烟斗的男士和张口喊叫的妇女鼓膜破裂的概率很低,就是因为咽鼓管通畅的情况下,张口可使鼓室内外的气压会迅速达到平衡。

此外,掩耳也有预防鼓膜破裂的作用,据报道,印巴战争中,印军锡克(Sikh)族士兵头上裹有穆斯林头巾,起到了部分掩耳的作用,结果听器损伤明显较其他士兵为少。

为预防水下爆炸致伤,水下作业人员在获知水下爆炸时,应尽快将身体露于水面上,呈仰卧位。

2. 利用地形地物　冲击波在沿地面传播的过程中,当遇到高地、土丘、山峰、建筑物等障碍物时,在朝向爆心的正斜面上,冲击波因受阻而发生反射,致使局部地域超压增加。冲击波沿障碍物两侧和顶部绕过时,其背部的超压和动压都有所降低,从而形成了一个减压区,在减压区以外的地域,冲击波汇合一起,形成一增压区(图113-8)。一般来说,障碍物正斜面坡度愈大,即愈陡峭,超压增加愈大;反斜面坡度愈大,减压区内超压和动压减低得也愈多。利用这一特点,在爆炸后,人员可尽快进入减压区内以减轻伤害。

3. 简易防护器材

(1)听器防护器材:听器是对冲击波最敏感的器官之一,橡皮耳塞、耳罩、坦克乘员的坦克帽均可减轻鼓膜损伤,棉花塞耳也有一定的防护作用。

坦克乘员戴防护帽,无耳机者可隔声 30~40dB,戴耳机者可隔声 50~60dB;脱脂棉 0.25g 塞耳可隔声 15~25dB,如用棉花塞耳再佩有耳机,则坦克乘员防护帽可隔声 80dB。泡沫塑料耳塞亦有良好的隔声效果。动物实验表明,将细棉布、尼龙、棉花、棉线等织物形成的泡沫样物塞于外耳道内,均有削弱冲击波的作用,最大可削弱 90%。国外推荐耳塞加耳机,证明有很好的防护效果,但对于听力可能有较大负面影响。

(2)头部和足部防护器材:坦克帽有防固体冲击波的作用,扫雷艇上的艇员戴有防震帽可防止水雷爆炸被掀起而引起头部的致命伤。舱室内表面

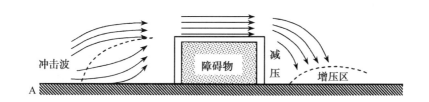

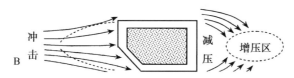

图 113-8　不同的地形地物对冲击波传播的影响

A. 从地形地物侧面看；B. 从地形地物顶上看

增加泡沫塑料板厚度,可减少头部或身体其他部位碰撞时的意外损伤。

脚踏富有弹性的脚垫或穿上弹性好的靴鞋,可在很大程度上减轻或避免足跟固体冲击伤。舰艇上作业人员所穿的靴子,其根部要有足够的厚度和弹性,最好选用泡沫塑料作鞋底。

(3)躯干防护器材:实验显示,有弹性的海绵橡皮外套紧紧包绕家兔胸部,或保护家兔一侧躯干,被保护部位的伤情明显减轻。用石膏筒或泡沫镍材料保护家兔胸部,也有一定的防护作用。水手如穿上含气的压缩性泡沫材料,使机体的含气部分(胸腹腔)和周围的水分开,这样可有效地防止发生水下冲击伤,或使其明显减轻。

(二) 兵器防护

坦克具有较高的密闭性能,冲击波不易进入车内,因而坦克内的超压较开阔地为低,压力上升时间也较慢,伤情会明显减轻。但要预防直接接触顶盖或底盘的部位发生固体冲击伤。舰艇舱室也有类似的作用。

(三) 工事防护

各种野战工事,包括露天工事(如堑壕、交通壕和各种掩体)和掩蔽工事(如岩孔、避弹所和掩蔽部)等均有不同程度的防护效果,城市内修建的各种人防工事(如地道坑道、楼房地下室等)和永备工事(如地下指挥所等),其防护效果更好。

(王正国)

参 考 文 献

[1] 王正国. 反恐需知——城市爆炸冲击伤 [J]. 中华急诊医学杂志, 2010, 19 (5): 453-455.

[2] 蒋建新, 王正国, Cernak I, 等. 冲击伤对大鼠学习记忆功能的影响 [J]. 中华创伤杂志, 1999, 15 (3): 181-183.

[3] 蒋建新, Cernak I, 王正国, 等. 全身冲击伤后脑组织内 NO 变化及其与神经行为功能的关系 [J]. 解放军医学杂志, 1999, 24 (6): 435-437.

[4] 蒋建新, 王正国, Cernak I, 等. 冲击伤后大鼠海马及脑干组织超微结构改变及其与肺冲击伤伤情的关系 [J]. 解放军医学杂志, 2001, 26 (1): 58-59.

[5] 巢阳, 王正国, 惠延年, 等. 镧示踪观察兔视网膜冲击伤后血视网膜屏障改变 [J]. 中华创伤杂志, 1999, 15 (4): 298-299.

[6] 陈海斌, 王正国, 杨志焕, 等. 冲击波传播的三个时段模拟实验中动物肺的损伤 [J]. 爆炸与冲击, 2000, 20(3): 264-269.

[7] 陈海斌, 王正国. 肺冲击伤中的过牵效应 [J]. 第三军医大学学报, 2000, 22 (2): 106-108.

[8] CHEN H B, WANG Z G, NING X, et al. Animal study on Lung injury caused by simulated segmented shock waves [J]. Chin J Traumatol, 2001, 4 (1): 37-39.

[9] CERNAK I, WANG Z G, JIANG J X, et al. Cognitive deficits following blast injury induced neurotrauma: possible involvement of nitric oxide [J]. Brain Injury, 2001, 15 (7): 592-612.

[10] CERNAK I, WANG Z G, JIANG J X, et al. Ultrastructural and functional characteristic's of blast injury induced neurotrauma [J]. J Trauma, 2001, 50 (4): 695-706.

[11] CERNAK I, SAVIC J, IGNJATOVIC D, et al. Blast injury from explosive munitions [J]. J Trauma, 1999, 47 (1): 96-103.

[12] CERNAK I, SAVIC V J, KOTOUR J, et al. Characterization

of plasma magnesium concertation and oxidative stress following graded traumatic brain injury in humans [J]. Neurotrauma, 2000, 17 (1): 53-68.

[13] GUY R J, GLOVER M A, GRIPPS N P. Primary blast injury: Pathophysiology and implications for treatment. Part Ⅲ : Injury to the central nervous system and the limbs [J]. J R Nav Med. Serv, 2000, 86 (1): 27-31.

[14] MUNDIE T G, DODD K T, LAGUTCHIK M S, et al. Effects of blast exposure on exercise performance in sheep [J]. J Trauma, 2000, 48 (6): 1115-1121.

[15] STEIN M, HIRSHBERG A. Medical consequence of terrorism. The conventional weapon threat [J]. Surg Clin North Am, 1999, 79 (6): 1537-1552.

[16] LEIBOVICI D, GOFRIT O N, SHAPIRO S C. Eardrum perforation in explosion survivors, is it a marker of pulmonary blast injury ? [J]. Ann Emerg Med, 1999, 34 (2): 168-172.

[17] BHATTACHARJEE Y. Shell Shock Revisited: Solving the Puzzle of Blast Trauma [J]. Science, 2008, 319 (5862): 406-408.

[18] CERNAK I. Recent advances in neuroprotection for treating traumatic brain injury. Expert Opinion on Investigational Drugs. 2006, 15 (11): 1371-1381.

[19] STEWART C. Blast injuries: preparing for the inevitable. Emergency Medicine Practice, 2006, 8 (4): 1-28.

第一百一十四章
核武器损伤

第一节 概 述

自 1945 年 7 月 16 日原子弹诞生以来,几个国家进行了一千几百次核试验,发展核武器成为大国军备竞赛的主要内容。当前核大战打不起来,但不能排除未来战争使用核武器的可能性。现代战争的重要形式常是核化生威慑下的高技术局部战争。核武器本身在发展,重在减少数量,提高质量,主要是提高生存能力,增强突防能力,提高命中精度和打击能力,发展特殊效应和小型化技术,研制新一代核武器,以适应不同战略战术的需要。

核武器(nuclear weapon)包括原子弹、氢弹和中子弹。原子弹(atomic bomb)是利用重原子核发生裂变反应,氢弹(hydrogen bomb)和中子弹(neutron bomb)是利用轻原子核发生聚变反应,瞬间释放出巨大能量而发挥杀伤和破坏作用。核武器的威力取决于爆炸时所释放出的能量,用 TNT 当量表示,所谓 TNT 当量是指核爆炸时所释放的能量相当于多少吨 TNT 炸药爆炸所释放的能量。核武器按爆炸威力可分为千吨级、万吨级、十万吨级、百万吨级和千万吨级。按爆炸方式一般分为空中、地面、水面、地下和水下爆炸,其区别主要看火球是否接触地(水)面,接触者为地(水)面爆炸,不接触者为空中爆炸。核爆炸当量和爆炸高度的关系,用比例爆高(scaled height of exposure,简称比高)来表示:$h=H/Q^{1/3}$,式中:h= 比高,H= 距地(水)面实际高度(m),Q= 当量(kt)。比高 0~60 为地面爆炸;60~120 为低空爆炸;120~250 为中空爆炸;>250 为高空爆炸。核爆炸时采用不同的比高,用以杀伤破坏不同的目标。

核武器爆炸时,产生光辐射(light radiation)[又称热辐射(thermal radiation)]、冲击波、早期核辐射(initial nuclear radiation)和放射性沾染四种杀伤、破坏因素,前三种称瞬时杀伤因素。此外,核爆炸强电磁波也会造成杀伤破坏作用。核爆炸时核反应区内产生几千万度的高温,发出闪光,由炽热气化的弹体物质和爆心周围被迅速加热的空气形成火球,向四周释放出大量的光和热,即产生光辐射。核爆炸释放的巨大能量,形成高温高压火球,火球猛烈膨胀,急剧地压缩周围空气,产生从爆心向四周急速扩展的高压高速气流,形成冲击波(blast wave)。核爆炸最初十几秒内释出的 γ 射线和中子流,形成早期核辐射。核爆炸时产生的放射性物质(多以落下灰的形式)对地面、物体和空气等造成污染,即构成放射性沾染(radioactive contamination)。

核武器的杀伤作用主要体现为所发生的伤类伤情和所波及的杀伤范围。人员受单一杀伤因素的作用可发生单一伤,如光辐射引致烧伤、冲击波引致冲击伤(blast injury)、早期核辐射或放射性沾染引致放射损伤。如受 2 种或 2 种以上不同性质杀伤因素的共同作用时,则可发生复合伤。不同当量和方式的核爆炸时,几种因素所发挥的杀伤作用很不相同,爆炸当时的自然条件(如地形、气象等)和人员所处的不同情况(如暴露、屏蔽、防护等)也对核武器实际发挥的杀伤作用起重要影响。因此,实际发生的损伤类型(伤类)是极为复杂的。图 114-1 列出核爆炸可引起的主要伤类。

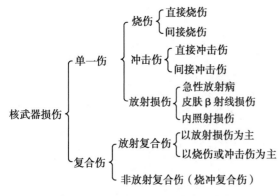

图 114-1 核爆炸可引起的主要伤类

各类单一伤和复合伤按不同严重程度又可分为四级伤情:轻度、中度、重度和极重度损伤。有时简化区分为轻、中、重度三级伤情。

核武器的杀伤范围主要是以杀伤半径、杀伤区面积来表示的。由三种瞬时杀伤因素的作用而使人员发生当场死亡(阵亡)和损伤的地域,称为杀伤区。一般离爆心或爆心投影点(空爆时爆心垂直投影于地面的地点)越近,发生的损伤越重,随距离增大而损伤减轻。由爆心向外,发生相应程度损伤(伤情)的距离范围为杀伤半径,由杀伤半径可划分出杀伤区面积(一般按圆面积计算)。杀伤区也随之可划分为四个杀伤区:发生当场死亡和极重度损伤的区域称为极重度杀伤区(有时还分划出现场死亡区);绝大多数伤员发生重度、中度、轻度损伤的区域分别称为重度杀伤区、中度杀

伤区和轻度杀伤区。轻度杀伤区的远边界也就是整个杀伤区的边界。单一杀伤因素可造成不同等级的单一杀伤区,三种瞬时杀伤因素共同作用,造成不同等级的综合杀伤区。杀伤区范围以外相当大的地域内,还可因光辐射作用而发生视网膜烧伤、闪光盲;下风向地域还可能发生放射性沾染的危害,由于发生这些伤害的影响因素较多,并非在这些地域内的人员都会发生这些损伤,因此,习惯地不将这些伤害的发生地域划入核爆炸综合杀伤区。

表 114-1、表 114-2 列出地爆(比高 0)和中空爆(比高 120)时瞬时杀伤因素单一和综合作用对开阔地面暴露人员的杀伤半径,供参阅。根据杀伤半径可推算出杀伤区面积(目前理论上一般按圆面积推算,实际上因地形地貌等因素而使杀伤区不会成为正圆形)。杀伤区面积的大小,作为概数,千吨级核爆炸时为零点几至数平方公里;万吨级,需作适当修正时为十几至数十平方公里;十万吨级时为上百至数百平方公里;百万吨级(10^6t 级)时为数百至上千平方公里。要强调指出,杀伤区面积这么大,其中中度和轻度杀伤区面积可约占 40%~70%,也就是说,设想在人员分布比较均匀的情况下,所发生的核武器损伤伤员将有很大部分属中、轻度损伤。当然,如爆心接近人口稠密区,伤亡总数和重伤比例当会增多。

表 114-1 地爆(比高 0)瞬时杀伤因素对开阔地面暴露人员的杀伤半径

杀伤因素	伤情	不同当量的杀伤半径 /km													
		1kt	2 kt	5 kt	10 kt	20 kt	50 kt	100 kt	200 kt	500 kt	1 000 kt	2 500 kt	5 000 kt	10 000 kt	25 000 kt
光辐射	极重度	0.12	0.18	0.28	0.40	0.57	0.92	1.30	1.84	2.82	3.94	5.90	7.92	10.7	15.5
	重度	0.17	0.24	0.39	0.55	0.78	1.24	1.69	2.40	3.69	4.94	7.30	9.75	10.7	15.5
	中度	0.22	0.32	0.50	0.72	1.02	1.58	2.19	3.05	4.65	6.20	9.10	12.1	12.9	18.5
	轻度	0.28	0.39	0.61	0.88	2.05	3.00	3.90	5.04	6.69	9.00	12.6	15.9	15.9	22.5
冲击波	极重度	0.21	0.28	0.38	0.49	0.64	0.91	1.18	1.55	2.17	2.83	4.00	5.10	20.0	26.5
	重度	0.26	0.34	0.47	0.61	0.81	1.12	1.50	1.95	2.75	3.60	5.05	6.60		
	中度	0.34	0.43	0.62	0.82	1.10	1.55	2.07	2.80	4.08	5.35	7.80	10.2		
	轻度	0.48	0.62	0.89	1.17	1.55	2.30	3.00	4.00	5.80	7.80	11.5	15.2		
早期核辐射	极重度	0.72	0.79	0.91	1.02	1.15	1.35	1.55	1.73	2.0	2.21	2.52	2.70		
	重度	0.78	0.86	0.98	1.10	1.23	1.43	1.64	1.83	2.10	2.33	2.64	2.88		
	中度	0.87	0.95	1.07	1.19	1.34	1.54	1.76	1.96	2.24	2.47	2.79	3.04		
	轻度	0.98	1.06	1.19	1.32	1.46	1.69	1.92	2.13	2.42	2.66	2.97	3.23		
综合杀伤	极重度	0.72	0.79	0.91	1.02	1.15	1.35	1.55	1.84	2.82	3.94	5.90	7.92	10.7	15.5
	重度	0.78	0.86	0.98	1.10	1.23	1.43	1.69	2.40	3.69	4.94	7.30	9.75	12.9	18.5
	中度	0.87	0.95	1.07	1.19	1.34	1.58	2.19	3.05	4.65	6.20	9.10	12.1	15.9	22.5
	轻度	0.98	1.06	1.19	1.32	2.05	3.00	3.90	5.04	6.96	9.00	12.6	15.9	20.0	26.6

表 114-2　中空爆炸(比高 120)瞬时杀伤因素对开阔地面暴露人员的杀伤半径

杀伤因素	伤情	不同当量的杀伤半径 /km													
		1kt	2kt	5kt	10kt	20kt	50kt	100kt	200kt	500kt	1 000kt	2 500kt	5 000kt	10 000kt	25 000kt
光辐射	极重度	0.16	0.23	0.39	0.57	0.83	1.33	1.87	2.63	4.07	5.60	8.50	11.6	15.8	23.7
	重度	0.25	0.36	0.58	0.82	1.16	1.81	2.49	3.46	5.27	7.08	10.5	14.4	19.3	28.4
	中度	0.34	0.48	0.77	1.09	1.52	2.33	3.12	4.41	6.55	8.95	13.1	17.7	24.0	35.1
	轻度	0.43	0.60	0.94	1.32	3.05	4.20	5.60	7.16	10.2	13.1	18.4	23.4	30.2	41.7
冲击波	极重度	0.18	0.24	0.34	0.45	0.59	0.86	1.15	1.52	2.20	2.87	4.10	5.30	7.00	10.2
	重度	0.26	0.33	0.48	0.63	0.84	1.20	1.57	2.07	2.97	3.90	5.50	7.20	9.50	13.5
	中度	0.36	0.47	0.67	0.90	1.20	1.73	2.25	3.00	4.40	5.80	8.40	11.2	15.0	21.6
	轻度	0.52	0.67	0.97	1.30	1.69	2.47	3.22	4.30	6.30	8.20	12.0	16.0	21.2	30.3
早期核辐射	极重度	0.71	0.79	0.89	1.00	1.12	1.29	4.48	1.62	1.83	1.98	2.12	2.16	2.08	
	重度	0.78	0.85	0.97	1.05	1.20	1.39	1.58	1.74	1.96	2.12	2.28	2.35	2.30	
	中度	0.87	0.94	1.06	1.18	1.31	1.50	1.71	1.88	2.12	2.29	2.48	2.57	2.56	
	轻度	0.98	1.05	1.18	1.31	1.45	1.65	1.88	2.07	2.32	2.51	2.72	2.84	2.87	
综合杀伤	极重度	0.71	0.78	0.80	1.00	1.12	1.33	1.87	2.63	4.07	5.60	8.50	11.6	15.8	
	重度	0.78	0.85	0.97	1.08	1.20	1.81	2.49	3.46	5.27	7.08	10.5	14.4	19.3	
	中度	0.87	0.94	1.06	1.18	1.52	2.33	3.21	4.41	6.55	8.95	13.1	17.7	24.0	
	轻度	0.98	1.05	1.18	1.32	3.05	4.20	5.60	7.16	10.2	13.1	18.4	23.4	30.2	

如上所述,在不同当量核爆炸时各单一杀伤因素所发挥的杀伤作用差异很大。万吨以下核爆时,早期核辐射的杀伤范围大于光辐射和冲击波,因此,发生的伤类主要是单纯急性放射病和放射复合伤;万吨以上核爆时,光辐射的杀伤范围最大,冲击波次之,早期核辐射最小,因此主要发生单纯烧伤和多类复合伤;在十万吨级、特别是百万吨级核爆炸时,早期核辐射所及地域的暴露人员将因发生极严重的冲击伤和烧伤而现场死亡。就伤员而言,实际发生的损伤将基本上都是单纯烧伤和烧冲复合伤。

不同爆炸方式对杀伤作用亦有一定影响。万吨以上核爆炸,在当量相同条件下,地爆时的早期核辐射杀伤范围大于空爆,光辐射的杀伤范围则小于空爆;地爆时总的杀伤范围比空爆时小,但对近区的杀伤比空爆严重;地爆和低空爆时,放射性沾染严重。

了解不同核爆炸条件下的杀伤范围和伤类伤情是十分重要的,这是组织救治工作的基础。就战伤外科而言,烧伤、冲击伤及其复合伤将更需要外科救治。也就是说,万吨以上、特别是十万吨级以上核爆炸时,战伤外科的救治任务将更为繁重而复杂。另外,很多损伤复合有放射损伤,对外科诊治也带来不少新的问题。

还要强调指出现代战争中即使不直接使用核武器,精确制导武器击中核设施,造成核泄漏,也会发生类似于核袭击的严重后果。由于核材料散失和制造粗糙核武器,用以进行核恐怖具有现实可能性。此外,随着科技的发展和核能的利用,防止和处理核事故(包括医学防护)以及研究核爆炸、核事故以外的射线(如宇宙射线)对人体的影响,越来越成为重要而迫切的问题。严重核事故可能产生与核爆炸相同或类似的伤害。如 1986 年苏联切尔诺贝利核电站事故中,除现场死亡者外,有数十名伤员发生急性放射病和放烧复合伤,造成严重后果。因此,研究战时核武器损伤和平时核事故伤害,并将两者结合起来,对战时和平时,军用与民用,都是十分重要的。

核武器损伤问题十分复杂,本书仅介绍几种主要的核武器损伤,着重于特点及诊治,更侧重于与外科有关的问题。至于冲击伤和复合伤,有另章叙述,这里不再详细介绍。

(粟永萍　李　蓉　程天民)

第二节　核爆炸烧伤

核爆炸烧伤包括由光辐射直接作用引起的直接烧伤,即光辐射烧伤(light radiation burn),旧称闪光烧伤,以及由光辐射引起物体燃烧而致的间接烧伤(火焰烧伤)。间接烧伤与平时烧伤基本相同,而光辐射(直接)烧伤具有一定特点。当然,很多情况下是两者同时存在的。

【光辐射烧伤的主要特点】

1. 烧伤严重程度主要取决于所受光冲量的大小　光冲量(radiant exposure)是指火球在整个发光时间内,投射到与光辐射传播方向相垂直的单位面积上的能量。单位是焦耳·每平方米或焦耳·每平方厘米(J/m^2、J/cm^2)。人体皮肤受到 $13J/cm^2$ 以上光冲量,可发生Ⅰ度烧伤;$21J/cm^2$ 以上可引起浅Ⅱ度烧伤;$34J/cm^2$ 以上可引起深Ⅱ度烧伤;$46J/cm^2$ 以上可引起Ⅲ度烧伤。

2. 多发生于朝向爆心的暴露部位　由于衣帽等对光辐射有一定屏蔽作用,且光辐射直线传播(也可能反射),朝向爆心的暴露部位常发生光辐射烧伤,故有侧面烧伤之称。

3. 多数烧伤比较表浅,但大当量核爆炸时可发生相当数量的大面积深度烧伤　由于光辐射作用时间较短,较远地域所受光冲量较低,因此大多数伤员的烧伤比较表浅,常以Ⅱ度(尤其是浅Ⅱ度)为主。但大当量核爆炸时,火球直径大(如500万吨空爆火球直径达3.6km),很大地域处于火球直射之下;发光时间相对较长(如500万吨空爆光辐射作用时间24.7秒);地面和环境温度极高,衣物燃烧致间接烧伤以及受烤、烫等而加重烧伤。有人认为核爆炸时发生大面积Ⅲ度烧伤者必然复合其他严重损伤而当场死亡,医疗救治中遇不到这样的伤员,这种看法不完全符合实际情况。

4. 可发生衣下烧伤　当光冲量尚不致引起衣物燃烧,但热能传及衣下皮肤,超过皮肤烧伤阈值,可发生衣下皮肤烧伤。深色衣布比浅色者易吸收传热,因此,着深色、特别是薄料贴身者易发生衣下烧伤。常发生与衣服深浅花纹相一致的深度、浅度相间的烧伤。

5. 常发生特殊部位烧伤如吸入热气流、炽热尘砂和有害气体,可发生呼吸道烧伤(吸入性损伤),这与平时所见的呼吸道烧伤基本一致。

核爆炸还可突出地发生特殊的眼底视网膜烧伤。如在核爆炸时用肉眼直视火球,光辐射经眼球晶体聚焦,使眼底视网膜上的火球成像处所受热量骤增,从而发生视网膜烧伤(retinal burn)。在光冲量很小($0.42J/cm^2$ 以下)的地方,远不会发生皮肤烧伤,却可发生视网膜烧伤,因此其发生范围比皮肤烧伤大得多(距离远3~6倍)。视网膜烧伤病灶区发生局灶性凝固性坏死,周围有出血、水肿(常形成水肿环),并有无菌性炎症反应。可用检眼镜直接察见视网膜烧伤病灶,做出诊断。视网膜烧伤后早期视力下降是由于整个视网膜功能紊乱的结果,以后对视力的影响主要限于烧伤局部的作用。愈合后可遗留瘢痕,对观察精细目标的视力仍有一定影响。

【核爆炸烧伤的诊治】

核爆炸烧伤的临床诊断,包括烧伤深度的判定、面积的计算、病程的分期等,与平时烧伤基本相同。

在治疗方面,实验研究证明,平时治疗一般火焰烧伤的基本原则和有效方法,对核爆炸烧伤也是基本适用的。不同之处主要是:①核爆炸瞬间发生大量烧伤伤员,医疗力量和药材供应困难,平时相对严格的消毒隔离难以做到,治疗必须适应这些情况;②常需进行分级救治,现场(杀伤区)抢救任务十分繁重;③烧伤创面常有污染(爆炸引起砂石飞射、尘土飞扬),并复合有皮肤和软组织其他创伤,处理更为复杂困难;④烧伤伤员常复合冲击伤(包括内脏损伤)或/和放射损伤,使伤情复杂,有些症状被掩盖,诊治困难加大。

【附】闪光盲

核爆炸时闪光和火球表面的亮度可达几百万坎德拉(cd,亮度单位)。若发光面积为 $1m^2$,在其垂直方向的发光强度为1烛光时,则这一面光源的亮度就等于1cd。即1cd=1烛光/cm^2),相当于太阳表面亮度的十几倍。这样的强光可传播到很远的距离。视网膜受强光作用后,感光的化学物质(视杆细胞中的视紫红质和视锥细胞中的视紫质)迅速漂白分解,从而造成暂时性视力障碍,这就是闪光盲

(flash blindness)。待这些感光物质重新合成后,视力逐渐恢复。闪光盲的发生地域范围比视网膜烧伤更大。一次百万吨级氢弹空爆动物实验,皮肤 I 度烧伤边界为 20.5km,发生视网膜烧伤的边界为 66km,而 160km 处还发生闪光盲。人员发生闪光盲后,立即出现视力下降,眼发黑,"金星"飞舞,色觉异常,胀痛等,严重者出现头痛、头晕、恶心、呕吐等自主神经功能紊乱症状,但症状持续时间短,不经治疗,在爆后几秒到 3~4 小时即可自行恢复,不留任何后遗症。闪光盲不属于烧伤范畴,只是暂时性、可恢复性视力障碍,主要对指挥、观察、驾驶人员有较大危害性,特别对飞行中的驾驶操作人员可造成严重后果。

(粟永萍　李　蓉　程天民)

第三节　急性放射损伤

核爆炸时人员受早期核辐射或放射性沾染的作用而发生的损伤,统称为核辐射损伤,又称放射损伤。超过一定照射剂量,即可发生放射病。在平时核事故中,包括医疗性核事故(如放射线诊断、治疗和放射性核素应用中的事故),也可发生放射损伤。临床放疗反应,也是受到一定程度放射损伤的结果。本节主要阐述急性放射损伤。

【急性放射损伤的主要特点】

1. 按所受照射剂量不同可分型分度　照射吸收剂量用戈瑞(Gy,1Gy=1J/kg)表示,有时沿用拉德(rad,1Gy=100rad)单位。机体在短时间内一次或多次受到大剂量(>1Gy)电离辐射照射引起的全身性疾病,称急性放射病(acute radiation sickness),小于此剂量,多数不发病,但有一定反应,称为放射反应。

核辐射损伤是全身性疾患,照射剂量不同,机体主要受损组织器官、临床表现和病理基础、防治重点以及结局等均有不同,据此可将核辐射损伤进行分型。大约 1~10Gy 照射后,以造血组织、特别是骨髓损伤为主,称为骨髓型放射病;10~50Gy 照射,以肠道损伤为主,称为肠型放射病;50Gy 以上,以中枢神经损伤为主,称为脑型放射病。不同型的剂量有一定交叉。在骨髓型放射病,因所受照射剂量不同而发生的病情程度不同,又可分度,即分为轻度(1~2Gy)、中度(2~4Gy)、重度(4~6Gy)和极重度(>6Gy)急性放射病。这些分型分度,对于诊治和卫勤保障具有重要意义。

2. 病程分期比较明显　很多疾病和创伤具有病程分期,而急性放射病的病程分期更为明显,尤其是骨髓型放射病。一般分为初期反应期、假愈期、极期和恢复期。如所受剂量太大,分期可不明显或未能恢复即死亡。不同型、不同度急性放射病的病程分期综述如表 114-3。在医疗实践中,从所了解的照射剂量,可推测病程的发展,也可从不同病程(相应征象)出现和持续的时间推测受照剂量。要特别指出,急性放射病具有假愈期,此时表面看来症状减轻或消退,但实际病理变化还在发展,如误认为真的好转而掉以轻心,不抓紧治疗,或给以更大负荷,将使病情进一步加重、恶化。肠型放射病可表现有假缓期,症状有所缓解,与初期反应之间分界不明显。脑型放射病发病后一般很快即进入极期阶段。极期是病症急剧发展和危重的阶段,主要征象均于此期出现,如发生死亡,也多集中于此期间。

3. 临床征象比较典型,具有特殊的病理基础　以下概要分述三型放射病的主要临床征象及其病理基础。

(1) 骨髓型放射病(bone marrow form of acute radiation sickness):轻度急性放射病于伤后几天内可出现疲乏、头昏、失眠、食欲减退和恶心等症状,1~2 天内外周血白细胞数一过性增高,而后逐渐下降,伤后淋巴细胞绝对数可降至 1×10^9/L,经 40~50 天血常规逐渐恢复正常。

中度急性放射病病程分期明显,初期有神经系统和消化道症状,如头昏、疲乏、失眠、食欲下降、恶心、呕吐等,持续 1 天左右转入假愈期;此时症状消失,但血常规(血象)继续下降,如第 2 周白细胞数可稍高于 2×10^9/L,血小板数降至 60×10^9/L;假愈期末多发生脱发。伤后 20~30 天进入极期,开始出现脱发和皮肤黏膜出血,往往是极期来临的先兆;感染发热则标志已进入极期。一般伤后 5 周开始进入恢复期,症状消退,血常规回升,毛发重生。

表114-3　急性放射病的病程分期

放射病伤情	照射剂量 /Gy	初期反应期限		假愈期 持续时间	极期开始（伤后时间）
		开始（伤后时间）	持续时间		
骨髓型					
轻度	1~	数小时或 1 天后或不明显	>1 天	4~5 周	25~35 天或不明显
中度	2~	3~5 小时后	1~2 天	>2 周	20~30 天
重度	4~	20 分钟~2 小时后	1~3 天	1 周左右	15~25 天
极重度	>6	立即或 1 小时内	2~3 天	<1 周或不明显	>10 天
肠型	10~50	立即或 1 小时内		3~5 天或不明显	>7 天
脑型	>50	立即		一般不明显	>1 天

重度急性放射病病程分期也很明显,初期除神经、消化一般症状外,呕吐较多,并可发生腹泻。1~3 天后转入假愈期,第 2 周白细胞数可降至 $1×10^9/L$ 以下,血小板数 $30×10^9/L$,脱发早而广泛。伤后 15~25 天进入极期,极期出血广泛而严重,各局部(口腔、肠道、肺脏等)和全身感染严重,以至发生低温脓毒症,还可发生柏油便、拒食、衰竭等严重症候,代谢紊乱也甚显著。一般于伤后 1.5~2 个月进入恢复期,但疲乏、贫血等可持续较长时间。

极重度急性放射病病情严重,发展迅速,分期不如中、重度放射病明显。伤后 1 小时内即可发生反复呕吐腹泻,很快陷入衰竭。血常规急剧下降,高热、柏油便、频繁呕吐腹泻、严重脱水和其他代谢紊乱等,使伤员于第 2 周末即处于十分危重的境地。恢复比较困难,恢复晚期常发生间质性肺炎和肺纤维化。

骨髓型放射病的主要病理基础是造血组织,特别是骨髓的一系列病理变化。一般认为核辐射主要扰乱和破坏血细胞的分裂增殖功能,对细胞的分化成熟影响较小。在细胞增殖周期中,G_1 后期至 M 期的细胞对射线很敏感。淋巴组织比骨髓组织更敏感。骨髓各系细胞的敏感性由高到低依次为:淋巴细胞、红系(原始红、原幼红)、粒系(原始粒、早幼粒、中幼粒)、单核细胞、巨核细胞、网状细胞、吞噬细胞。如受照射后骨髓内仍保留一定数量的造血干细胞,则骨髓可望再生。如受照射剂量过大,造血干细胞丧失殆尽,则不能依靠内源性干细胞再生修复,而需外源性干细胞移植。在造血组织极度破坏下,血小板数量下降,功能降低,加以血管壁(细静脉、毛细血管的内皮细胞对射线敏感)结构功能异常和凝血机制障碍,从而发生局部以致全身出血。在造血组织破坏、白细胞数量和功能下降的基

础上,特异性和非特异性免疫功能降低,从而导致局部以至全身感染。感染的细菌于早期以革兰氏阳性球菌为主,如微球菌、白色葡萄球菌、类白喉杆菌、链球菌等,大多来自呼吸道的正常菌丛;极期则以革兰氏阴性杆菌为主,如大肠埃希菌、产气杆菌、变形杆菌、铜绿假单胞菌(绿脓杆菌)等,以肠道菌丛为主。在正常情况下的非致病菌于此时可成为致病菌。极期常发生 2 种以上细菌的混合感染,并可能形成菌丛交替现象或并发真菌感染。在造血功能破坏基础上发生的严重出血和 / 或感染,常成为致死的主要直接原因。近年来,经临床积极治疗,促使极重度的造血功能有一定恢复,但病人多死于多脏器衰竭和间质性肺炎。

(2)肠型放射病(intestinal form of acute radiation sickness):肠型放射病分期不如骨髓型明显,一般仍可分为初期、假缓期和极期。目前医疗水平尚难治愈,没有肯定的恢复期。肠黏膜上皮是对射线最敏感的组织之一,其中隐窝细胞比绒毛被覆细胞更为敏感。初期的最主要症状是剧烈而频繁的呕吐,以至呕出胆汁或干呕,有时并有反复腹泻。最初发生的病理变化见于隐窝,隐窝中具有分裂增殖能力的细胞停止分裂,很快发生变性坏死,使绒毛上皮失去来源,遂发生黏膜上皮广泛坏死脱落。隐窝残留细胞尚具有一定的 DNA 合成能力,但不能分裂、形成畸形细胞。肠上皮广泛坏死脱落并有畸形细胞形成,成为肠型放射病的病理学特征。上皮脱落后绒毛裸露,在肠内壁形成巨大创面,一方面大量液体渗出,混有血液;另方面毒性物质和细菌等易经此而进(侵)入体内。此时即发生典型的血水便,同时有严重水盐代谢障碍、毒血症等症状。肠上皮发生广泛坏死脱落的时间,大致相当于正常肠上皮更新周期(细胞从隐窝分裂增生、分化、成熟、移行至绒毛顶端脱落

的时间),一旦发生这种变化,病情立即进入极期阶段,并可能很快死亡。由于肠上皮更新周期比较一致(啮齿类动物如大小鼠为 2~3 天,人约 5~6 天),因此,肠型放射病的死亡时间比较集中(如鼠、狗大多集中于伤后 3.5 天,故有 3.5 天效应之称)。肠型放射病时的造血组织损伤比骨髓型更为严重,均已丧失自身再生的能力。轻型肠型放射病经治疗延长存活时间后可望肠上皮再生修复,也可使其造血功能有所恢复,但病人往往死于多脏器衰竭或感染。

(3)脑型放射病(cerebral form of acute radiation sickness):脑型放射病分期不明显,有时可区分为初期和极期。初期主要出现呕吐、稀便,很快可发生共济失调、眼球震颤、肌张力增强和肢体震颤等症状。出现抽搐往往标志进入极期,此时仍有共济失调和锥体外系症状。频繁抽搐(有时发生角弓反张)后陷于衰竭,最后意识丧失、体温降低、反射消失、昏迷,直至死亡。这些症状是由于对射线相对不敏感的脑组织(包括大脑、小脑、脑干等各部位)在全身受极大剂量射线照射后发生严重病变(主要是神经细胞变性坏死,其中以小脑颗粒细胞固缩坏死最为突出)所致。目前医疗水平尚不能有效救治,多于几天内死亡。美军制订的"射线伤亡新标准"中,拟用 70Gy 以上大剂量射线照射,造成人员即刻永久失能,就是由于发生脑型放射病所致。

4. 可能发生一定的远期效应 受核辐射作用后,除发生急性放射损伤外,是否发生远期效应,这是人们普遍关心的问题。对广岛长崎原子弹袭击幸存者进行了长期的多方面调查,提出了远期效应的三类情况,列于表 114-4。

表 114-4 已发现的原子弹辐射远期效应

肯定有增加	可能有增加	无增加
(1)恶性肿瘤:白血病、甲状腺癌、乳腺癌、肺癌、胃癌、多发性骨髓瘤	(1)恶性肿瘤:食管、结肠、唾液腺、泌尿系统癌症、恶性淋巴瘤	(1)恶性肿瘤:慢性淋巴细胞性白血病、骨癌
(2)晶体混浊	(2)体液和细胞间接免疫的一些方面	(2)除恶性肿瘤外的其他原因的死亡率
(3)淋巴细胞染色体畸变	(3)加速老化(包括心血管疾病)	
(4)不育症	(4)在子宫中受照射者的小头症和智力障碍	
	(5)先天性缺陷或第一代子女的死亡率	

我国对医用诊断 X 线工作者受照剂量及其对健康的影响作了大规模的流行病学调查,提出了有意义的结果,归纳于表 114-5。X 线工作者的这些变化明显高于对照(同一医院的非职业照射的医务工作者)人群。另外,职业照射组的自然流产率、多胎率、新生儿死亡率和子女 20 种先天性畸形和遗传病的总发病率,也明显高于对照组。

上述原子弹辐射幸存者并非均受到发生放射病的剂量程度。我国医学诊断 X 线工作者是受到长期微小剂量的职业性照射,而这些人群已发生不同程度的远期效应,因此,加强辐射医学防护是极其重要的。

5. 中子损伤有一定特点 原子弹、氢弹爆炸释放的能量大部分是冲击波和光辐射,其早期核辐射中,包括有 γ 射线和中子。而中子弹爆炸所释放的冲击波与光辐射能量很少,主要是核辐射,其中又主要是中子,中子辐射强度约为相等当量其他核武器的 10 倍。使用中子弹主要是为了杀伤对方有生力量,对建筑、武器等很少破坏,因此对中子损伤的研究日益受到重视。

表 114-5 医用诊断 X 线工作者与对照人群的某些比较

级别	调查人数	淋巴细胞		白血病	
		染色体畸变率	微核率	发病率	死亡率
医用 X 线工作者	26 983	0.362%	0.358%	9.61×10^{-5}	8.60×10^{-5}
对照人群	25 785	0.122%	0.138%	2.74×10^{-5}	1.24×10^{-5}

注:X 线工作者平均工龄 11 年,所受累积剂量 <50mGy 者占 75.3%,>500mGy 者占 2.7%,平均为 45.0mGy。

中子也以不同剂量照射而可引起骨髓型、肠型和脑型放射病。中子对细胞的损伤重于 γ 射线,可引起大量的 DNA 不可逆性损伤,还会遗留较多的晚期效应。中子对造血组织、胃肠道、性腺和眼的损伤较突出。与同剂量 γ 射线比较,血细胞下降快而低;腹泻、呕吐出现早而多;对性腺,特别对睾丸损伤重(有时用睾丸重量的变化作为比较不同射线生物效应的粗略指标之一);眼晶体对中子的敏感性高于 γ 线或 X 线,白内障发生快而多。中子引起的致死效应一般也比 γ 射线重,常出现两个死亡高峰,一是照后 5 天内,主要由胃肠道损伤所致;一是照后 5~30 天(常集中于 9~14 天),主要是造血功能障碍的结果。中子可引起较多的染色体断裂、畸变，其发生率几乎是同剂量 γ 射线的 2 倍，并有癌变、寿命缩短等晚期效应。

【急性放射损伤的诊治】

1. 急性放射损伤的诊断

（1）依据伤员离爆心的距离：不同当量核爆炸时由早期核辐射所致三型急性放射病的发生边界列于表 114-6，可从中依据伤员当时所在的地区，为诊断提供参考。

（2）依据推算和实测的剂量：如能观测确定核爆炸当量和比高（通常由防化专业机构测算），就有可能推算不同距离的早期核辐射剂量，这对群体诊断有参考价值。个人剂量仪可以更直接提供所受剂量。

利用体内某些敏感的辐射生物效应指标来反映病人受照射的剂量，称生物剂量测定。现在公认淋巴细胞染色体畸变率是合适的生物剂量计，它与照射剂量有函数关系，特别适宜于 0.25~5Gy 剂量范围。通常用作生物剂量测定的畸变类型是双着丝粒体、着丝粒环和断片。方法是在照射后 24 小时内（最迟不超过 6~8 周）采血体外培养 48~72 小时，观察淋巴细胞染色体畸变率。畸变率与剂量关系呈二次多项式方程：

$$y = aD^2 + bD + C$$

估计剂量　$D = \dfrac{-b + \sqrt{b^2 - 4ac}}{2a}$

式中 y 为总畸变率，a 为二次击中系数，b 为一次击中系数，c 为自发畸变率，D 为照射剂量。如只计算二次击中的畸变，公式可简化为：

$$y = aD^2, \quad 则 \quad D = \frac{y}{a}$$

此外，外周血淋巴细胞微核率也常作为生物剂量测定的方法。淋巴细胞微核是游离于胞浆内的圆形或椭圆形小体，结构和染色与主核相似，大小为主核的 1/3 以下，其来源可能是染色体的断片。测定方法与染色体畸变率相似，观察分析比染色体畸变率容易，在 0.2~5Gy 剂量范围内，微核率与剂量呈线性关系。

近年来，还发展了一些具有特色的反映生物剂量的方法，染色体荧光原位杂交（FISH），体细胞基因突变检测技术，T 淋巴细胞受体（TCR）基因突变，早熟染色体凝集（premature chromosome condensation，PCC）技术等。

（3）依据初期反应和临床表现：一般所受剂量越大，伤情越重，则初期反应的早期症状也越早、越多、越重、越久。从同样条件下受照射的群体所表现出的初期反应，可以估计所受剂量（表 114-7）。从典型临床表现，结合受照病史可做出诊断。

（4）依据实验室检查：最主要的是血液学检查，可参照受照后不同时间的外周血淋巴细胞绝对值和白细胞总数，推测放射病的严重程度（分度），见表 114-8。淋巴细胞的微核率、染色体畸变率等也

表 114-6　暴露人员发生各型急性放射病的边界

放射病类型	不同当量发生急性放射病的边界 /km									
	1kt	2kt	5kt	10kt	20kt	50kt	100kt	200kt	500kt	1 000kt
脑型	0.43	0.49	0.59	0.69	0.80	0.96	—	—	—	—
肠型	0.63	0.70	0.82	0.92	1.05	1.24	1.44	1.60		
骨髓型	0.98	1.06	1.19	1.32	1.46	1.69	1.92	2.13	2.42	

表 114-7　从群体初期反应估计所受概略剂量

初期反应	估计剂量 /Gy
绝大多数无反应，少数有轻微反应和轻微血常规变化	<1
半数以上无明显反应，多数有血常规变化	1~2
2/3 以上有初期反应，造血功能中度抑制	2~3
全部有初期反应，经 1 天即停止	3~4
全部有初期反应，除呕吐外，较多发生腹泻	4~5
全部有明显初期反应，数小时内出现，持续较久，有持续呕吐和腹泻	>5

有重要的参考价值。生化方面目前尚缺乏规律性、特异性的指标可用作诊断。

表114-8　淋巴细胞绝对值和白细胞总数与
急性放射病分度的对应关系

分度	淋巴细胞绝对数 /（×10⁹/L）		白细胞总数 /（×10⁹/L）	
	照后1~2天	照后3天	照后7天	照后10天
极重度	0.3	0.25	1.5	1.0
重度	0.6	0.5	2.5	2.0
中度	0.9	0.75	3.5	3.0
轻度	1.2	1.0	4.5	4.0

2. 急性放射损伤的治疗基本原则　根据不同病情的主要矛盾,确定治疗关键;根据病程发展阶段,狠抓早期,并十分重视极期治疗;根据核辐射对机体广泛的损伤,应充分运用现代中西医药成就,进行综合治疗。据此对骨髓型放射病各期的治疗原则和任务是:

早期:使用抗放药物和制剂,并对初期反应给予对症措施。

假愈期:预防感染,预防出血,保护造血功能。

极期:抗感染,抗出血,减轻造血损伤,维持水电解质平衡。

恢复期:促进造血损伤的修复,加速机体的恢复。

国内外对急性放射病治疗的研究,重点放在保护和促进造血功能的措施上。主要有以下几方面的途径:①输注血液、造血干细胞、间充质干细胞等,包括输血、输血液有形成分(白细胞、血小板)、输骨髓、输注来自外周血的造血干细胞等。对极重度骨髓型放射病,且没有严重烧伤或其他重要器官毒性的病人,常需进行骨髓移植,最好用HLA相合的同胞供髓者。输血时应将血液作体外照射(15~25Gy)以降低排异反应。②使用生物制剂,如脾、胸腺、骨髓、胎盘提取物等。近几年来,细胞因子研究进展快速,用基因工程等技术获得的 G-CSF、GM-CSF、EPO、IL-11、细胞分化抗原40(cluster of differentiation 40,CD40)、fms 样酪氨酸激酶3受体配基(ligand of fms-like tyrosine kinase receptor,Flt-3L)等对放射损伤的防治显示了良好的效果和前景。③激素类药物,以雌激素及其衍生物为主,其中雌三醇显示较好的效果。对雌激素类,重点研究减少其雌活性副作用而保留或提高抗放

效应。④化学合成药,如苏联研究的(俄)ионол(2,6-二特-丁基-4-甲基苯酚)在动物试验中显示可减轻肠上皮的核辐射效应。胱胺、半胱胺药物仍不失为有效的抗放剂。WR-2721 [S-2-(3-氨丙基胺基)乙基硫代磷酸]也显示一定效果。⑤中草药物,经大量筛选研究,已找到一些具有一定抗放作用的药物。由于平时很少有急性放射病病人,这些研究大多通过动物实验进行,有些在核事故及放疗病人中做过临床应用。

防治出血、感染和代谢紊乱,基本原则同一般临床处理,但重要的是掌握时机、选用适当药物和使用指征。

3. 对急性放射病的外科处理问题　单纯急性放射病时遇到的外科问题主要是处理并发症。需外科处理的常见并发症是:①肠套叠:由于肠蠕动功能失常或局部肠壁出血等因素而发生,形成急性肠梗阻;②麻痹性肠梗阻:多由于成段肠壁全层严重出血,使该段肠蠕动消失所致;③压迫性肠梗阻:由于肠系膜血肿或肠壁内(常在黏膜下)血肿,压迫或阻塞肠腔;④膀胱壁严重、反复出血,在膀胱腔内形成大血肿、堵塞尿道口致急性尿闭;⑤颅内血肿;⑥其他部位出血、血肿造成压迫或堵塞症状。

在全身受不均匀照射而局部受特大剂量照射时,一方面发生全身性放射病,另一方面局部常发生放射性皮肤损伤(亦称放射性皮肤烧伤)。在放射治疗肿瘤时,照射野经多次照射也可能发生放射性皮肤损伤。这些皮肤损伤有时深达皮肤全层以至皮下组织,局部组织再生修复能力弱,血管病变而使血循环发生障碍,因而创面常经久难愈。经多次照射后晚期,照射野中心区可出现小面积的无血管区,这是放射性皮肤损伤晚期复发及迁延不愈的主要原因。对这些放射性皮肤损伤的治疗,国内研究使用复方维生素 B₁₂(水剂、霜剂及油剂),取得较好效果。水剂对皮肤、黏膜和血管内皮细胞有促进生长修复作用,油剂对小血管有解痉、改善微循环的作用,并能促进毛囊的再生。必要时要进行外科处理,适时进行植皮或皮瓣移植。外科处理和使用药物可结合进行。当然,如同时有全身放射病,应加强全身治疗。

如放射损伤复合其他创伤、外伤,如烧伤、骨折、软组织撕裂伤等,则更需相应外科处理。

放射损伤为外科处理带来的主要困难是:①手术创伤加重病情,可使极期提早来临;②极期时机体对麻醉可能发生异常反应;③极期手术容易出血,不易止血(凝血功能障碍),伤口容易并发感

染(抗感染、免疫功能低下);④极期阶段伤口愈合困难,在一般骨髓型放射病条件下,愈合延缓的主要原因是炎性反应减弱(白细胞数降低,炎细胞浸润减少,吞噬功能削弱,致细菌、坏死组织及纤维蛋白渗出物不易被清除,这又为并发感染创造条件),创面或伤口易发生感染、出血、水肿,从而使组织再生不易进行。放射复合伤的外科处理原则上应在早期进行(如伤后24~48小时),如对合并深度烧伤的切痂(或削痂)植皮,有时可利用放射损伤对免疫的抑制,化弊为利,延长异体皮的活存时间,使较早消灭创面,渡过极期,为恢复期处理创造条件。有时采取严密保痂措施,待进入恢复期再作脱痂植皮等处理。对骨折,处理后的固定时间要适当延长。加压外固定也适用于合并放射损伤的骨折治疗。在极期应仅限于进行必需的救命性手术。在做外科处理的同时,应加强保护造血、抗感染、抗出血等综合措施。

(粟永萍　李　蓉　程天民)

第四节　放射性沾染

核爆炸时,核裂变碎片和未裂变的核装料被火球高温熔融气化,与由地面上升的尘柱等物质混熔在一起,这些物质在火球和烟云团冷却过程中逐渐凝结成放射性微粒,由于其本身重力和风力的作用,逐渐沉降到地面和物体表面,其中很小的微粒可相当长时间内悬浮在空气中。这些微粒即为放射性落下灰(简称落下灰)。地面爆炸时因火球接触地面使土壤熔融成放射性很强的熔渣,经冲击波作用向四周抛射,溅落区遭受严重沾染。较大较重的落下灰很快沉降到爆区地面,造成爆区大面积沾染。下风方向因沉积落下灰也受到不同程度的沾染(这个地区通常称为云迹区)。空中爆炸时,比高大于120,由于尘柱较晚才与烟云团相接或始终不相接,没有大颗粒的落下灰沉降,但爆区可因受早期核辐射的中子的作用,使土壤中的金属元素产生感生放射性(地爆时也会产生感生放射性)。土壤、兵器、含盐食品及药品中某些稳定性核素的原子核,俘获慢中子形成放射性核素,这种放射性核素称为感生放射性核素,这种放射性叫感生放射性。比高大于120的空爆,下风向一般不会形成1伦/h以上的云迹区。比高为60的低空爆炸,云迹区沾染程度较重,对部队行动有较大影响。

【放射性沾染危害的主要特点】

1. 通过三种方式造成危害

(1)γ射线全身外照射:在沾染区内的人员,可受到落下灰γ射线从体外照射,如超过一定剂量,也可发生急性放射病,这多见于在严重沾染区停留过久的情况下。由放射性沾染外照射所致的急性放射病,其临床特点与早期核辐射损伤基本相同。核爆炸当时在沾染区的以及事后进入沾染区作业(如抢救伤员)的人员受到不同剂量γ射线外照射后所出现的症状,对作战作业能力的影响,以及医

疗处理的要求和预后,是领导人员和医务人员所必须掌握的,列表说明(表114-9)供参阅。

表114-9　人体受到不同照射量γ射线照射后出现的影响及医学处理原则

受照剂量/Gy	辐射效应	对战斗力的影响	医学处理原则
<0.25	无明显症状	无	不需处理
0.25~0.5	个别人员(约2%)有轻微头晕、乏力、食欲下降等	无	不需处理,可自行恢复
0.5~1.0	少数人员(约5%)有轻度头晕、恶心、乏力、食欲下降、失眠等	无	不需特殊处理,可自行恢复
1.0~1.5	部分人员有恶心、食欲减退、乏力、头昏、失眠等(1.0Gy为轻度急性放射病的剂量下限)	不明显	症状明显者可对症治疗,个别人员需住院治疗
1.5~2.0	半数人员有恶心、食欲减退、乏力、头昏等症状,少数人员症状较重,可有呕吐等	半数人员作战能力受影响	大部分人员需对症治疗,少数人员需住院治疗
2.0~4.0	中度急性放射病	全部或大部分人员失去战斗力	大部分人员需住院治疗
4.0~6.0	重度急性放射病	全部人员很快失去战斗力	全部人员需尽快住院治疗
>6.0	极重度急性放射病	全部人员很快失去战斗力	全部人员需尽快住院治疗

（2）体内照射（internal irradiation）：在无有效防护的情况下，落下灰可经吸入沾染空气、食入沾染食物和水，以及经沾染皮肤或伤口吸收等途径进入体内，造成内照射损害。经推算，若外照射量达0.5~2Gy，落下灰经食入进入体内的沾染量可达数个毫居里，经空气吸入为微居里水平。经口进入的90%左右在最初2、3天随粪便排出，其他可吸收入血，其中又有约一半量经尿排出。经呼吸道吸入者，粒径在0.01~1μm的落下灰危害最大，大部分沉积在肺部（包括细支气管、肺泡管、肺泡、肺泡囊）；粒径大于1μm者，大部分被阻滞在鼻咽部、气管和支气管内，多被咳出或咽入后又排出；粒径小于0.1μm者，可自由进出呼吸道。较大的伤口沾染落下灰后，一般只有百分之几吸收进入体内。当然，经这些途径进入体内的比例受到多种因素的影响，如落下灰成分溶解度大、血循环丰富的湿润伤口吸收量就较多。被吸收入血的放射性核素主要沉积于甲状腺、肝和骨内。存留在骨组织的核素主要是 ^{89}Sr 和 ^{140}Ba，甲状腺内的主要是 ^{131}I、^{132}I 和 ^{133}I，肝组织内的主要是 ^{99}Mo。进入体内的放射性碘有30%左右浓集在体积很小的甲状腺内，使甲状腺受到较大吸收剂量的照射。甲状腺可发生滤泡上皮退变、间质纤维增生、腺体萎缩以至坏死、钙化，从而可发生甲状腺功能低下的症状。远期效应观察，见甲状腺良性结节性变化和癌的发生率较正常人增高。如受美国氢弹试验（1954年）落下灰损害者，15年内朗基拉普岛居民（甲状腺受照剂量估计5.0~14Gy）患甲状腺良性结节者占受照人员的37.7%（20/53），对照人群仅1.5%（3/194）；甲状腺癌5.7%（3/53），对照未见发生。

人体食入或吸入不同活度（浓度）放射性落下灰的影响及医疗处理原则见表114-10。

（3）皮肤β照射损伤（β irradiation dermal injury）：体表受落下灰沾染后，皮肤及皮肤附件（主要是毛囊）受β射线照射，如超过一定沾染量和沾染时间，即可能发生皮肤β辐射损伤。这种损伤有些方面类似烧伤，故旧称β烧伤。皮肤β照射损伤与一般热烧伤的相似之处主要是：①分度也按伤及皮肤的不同深度而划分；②也发生红肿、水疱、溃烂等变化。与热烧伤不同之处主要有：①烧伤时立即发生皮肤病变，而β照射损伤具有潜伏期（一般为1~4周，受照剂量大，潜伏期短）；②由于落下灰β射线能量的50%在100~160μm的表层组织内被吸收掉，因此损伤一般较表浅，但毛囊对射线较敏感，当真皮深层组织无明显损伤时，毛囊却可全遭破坏；③β照射损伤常引起血管损伤而致营养障碍，如合并感染，更易反复破溃，经久不愈，并可累及深部组织。这种经久不愈的部位可能发生肿瘤。

皮肤β照射损伤好发于落下灰易积存的部位（如头发内、颈项、腰带以上等处）。最初1、2天内有皮肤刺痒和烧灼感，涉及眼睛可引起流泪，损伤较重处出现红斑、水肿。这些初期征象几天内消失。假愈期过后出现第二次红斑、色素沉着，形成斑疹或丘疹，受照剂量大的发生水疱和溃疡。毛发脱落一般始于照后2周，头发比腋毛、阴毛和眉毛更为敏感，1个月后可发展为斑秃。在一定剂量范围内，照后2~3个月毛发开始再生，如5~6个月尚未能再生，则表示可能发生持久性脱发。受大剂量照射者，溃烂创面经久不愈，可形成慢性顽固性溃疡。此时患处常有闭塞性脉管炎。与X线或镭源（γ射线）引起的皮肤损伤比较，β照射损伤一般不会转变为慢性放射性皮炎。各度皮肤放射损伤的临床特点

表114-10　人体食入或吸入不同活度（浓度）放射性落下灰的影响及医学处理原则

食入量/kBq	开始吸入时空气浓度/kBq·L^{-1}	早期症状及预后	对战斗力的影响	医学处理原则
4×10^4	2	早期无明显症状，晚期发生甲状腺损伤的概率很低	无	及早应用防治药物
1×10^5	4	早期无明显症状，少数人员在晚期可能出现甲状腺或肺部损伤	无	及早应用防治药物
4×10^5	20	早期无明显症状，部分人员在晚期可能出现甲状腺或肺部损伤	无	及早应用防治药物，定期检查
2×10^6	60	早期呼吸道无明显症状，可能出现食欲减退、腹泻等症状，经一段时间后可能出现甲状腺机能减退或肺部损伤	不明显	及早应用防治药物，定期检查或住院观察

综合列于表114-11。

表114-11 急性放射性皮肤损伤分度诊断标准（引自GBZ106-2002）

分度	初期反应期	假愈期	临床症状明显期	参考剂量/Gy
I			毛囊丘疹、暂时脱毛	≥3
II	红斑	2~6周	脱毛、红斑	≥5
III	红斑、烧灼感	1~3周	二次红斑、水泡	≥10
IV	二次红斑、水疱、坏死、溃疡	数小时~10天	红斑、麻木、瘙痒、水肿、刺痛	≥20

以上三种方式作用于人体,危害最大的是外照射;在内照射中,对广大人群而言,因食入可能性大,可能食入的量也较大,故食入的危害较吸入为大。早期放射性落下灰通过饮水、食物和药品等经口摄入的放射性活度不得超过 1×10^4 kBq。人员在沾染区较长时间(数天)停留时,空气中早期放射性落下灰的起始浓度一般应控制在0.4kBq/L以下。

为避免放射性沾染的危害,有效地保障健康和组织卫勤指挥,制订了战时核辐射参考控制量,简列如表114-12。

表114-12 核爆炸时放射性落下灰在人体和物体表面的沾染控制水平

表面	β沾染/kBq·cm^{-2}	核爆炸后γ剂量率/μGy·h^{-1}	
		<10d	10~30d
手及全身其他部位皮肤	10	40	80
创伤表面	3	—	—
炊具和餐具	0.3	—	—
服装、防护用品、轻武器	20	80	160
建筑物、工事和车船内部	20	150	300
大型武器、装备、露天工事	40	250	500

*:为爆炸后10d内的放射性落下灰数值,爆后10~30天者,为表内数值的两倍。

2. 沾染作用时间比较久 三种瞬时杀伤因素的作用时间仅以秒计,而放射性沾染的危害持续时间则以时、日计。通常将5mGy/h的地域定为沾染边界。将地面沾染的严重程度划分为四级:5~100mGy/h的地域为轻微沾染区;100~500mGy/h的地域为中等沾染区;500~1 000mGy/h的地域为严重沾染区;大于1 000m Gy/h的地域为极严重沾染区。由于放射性核素的衰变,爆后随时间延长,地面照射量率迅速下降,沾染区面积也逐渐缩小,物体放射性沾染程度不断降低,空气的沾染浓度也很快减少。这种放射性强度随时间的变化,可粗略地概括为"六倍规律",即爆后时间每增至6倍,照射量率下降至原来的1/10。

3. 沾染作用地域比较大 地爆和低空爆所造成的放射性沾染地域,比瞬时杀伤因素所致的综合杀伤区为大。沾染地域面积除取决于爆炸当量、比高外,与当时风向、风速等因素有关。表114-13列出触地爆(比高=0)时,由落下灰造成中等伤害区(指该区暴露人员从落下灰沉降开始,停留至爆后6小时,可受到1~3Gy照射,有半数人员可能失去战斗力或劳动力)的长度,并与综合杀伤区直径作出比较。

【放射性沾染危害的诊治】

1. 诊断要求

(1)受伤史:爆炸当时所处条件、进入沾染区的爆后时间、停留持续时间,在沾染区作业、饮食、防护及其他活动情况;

(2)对外照射急性放射病的诊断要点与早期核辐射损伤基本相同。

(3)对内照射的诊断,在疑有大量落下灰进入体内时,可从体外测量人员腹部、甲状腺的放射性强度,或取尿样测放射性,可估计落下灰进入量;

(4)对皮肤β照射损伤,可根据病史及皮肤局部征象,特别是早期征象进行诊断。

2. 治疗原则和措施 对外照射急性放射病的治疗与早期核辐射损伤基本相同;对内照射,当放射性物质进入体内而尚未吸收入血时,主要是阻止其吸收和加速自呼吸道和肠胃道的排出。吸入后,用漱口等方法促使落下灰自口腔和鼻咽部排出,用祛痰剂促使从呼吸道排出。食入后,可用催吐、洗胃和给泻剂或灌肠等方法促进排出。为阻止落下灰中的碘在甲状腺沉积,在摄入放射性碘前或摄入后立即给药效果最好;摄入后6小时给药,可使甲状腺剂量减少50%。一般而言,对已吸收入血,并沉积于器官内的放射性核素,尤其是亲骨性核素,要促使其从体内排出就较困难。由于落下灰所致的这种沉积量通常并不大,与外照射急性放射病相

表 114-13　落下灰沉降中等伤害区长度与综合杀伤区直径的比较(比高 =0)

| 当量 /kt | 落下灰中等伤害区长度 /km | | | | | | 综合杀伤区直径 / km |
| | V=25km/h | | V=50km/h | | V=100km/h | | |
	θ<30°	θ>30°	θ<30°	θ>30°	θ<30°	θ>30°	
1	6.4	4.9	5.5	4.0	4.1	2.7	1.96
2	8.4	6.4	7.6	5.4	6.0	4.0	2.12
5	11.8	9.0	11.5	8.2	9.8	6.6	2.38
10	15.0	11.8	15.5	11.2	14.0	9.5	2.64
20	19.0	15.0	21.0	15.1	20.1	13.8	4.10
50	26.2	21.2	30.0	23.1	31.5	22.2	6.00
100	33.0	27.0	39.2	30.9	44.0	31.0	7.80
200	42.0	34.0	51.2	40.8	61.0	43.2	10.1

注:V. 合成风速;θ. 风向切变角

比较,就整体而言,问题没有这么严重和迫切,但也要尽量减少其沉积,减少远期效应。对皮肤 β 照射损伤,其治疗原则与一般热烧伤基本相同。早期以减轻或防止受伤组织病变发展、促使机体调节和修复功能恢复为主。局部创面应予止痛、防治感染、促进组织修复、避免重复受照和其他刺激。对损伤较深或创面较大,或已发展为顽固性溃疡者,应考虑扩创、植皮、植皮瓣等手术治疗。

对沾染伤员应视情况区别对待。来自爆区或下风方向的伤员,经早期分类站(或其他机构)检查有体表或伤口放射性沾染者,视为沾染伤员,按以下原则进行处理:①服装有沾染者尽快脱除;②沾染同时有严重危及生命的损伤(如有休克等),一般应救治重伤(救命)为主,不能急于对伤员进行全身或局部洗消,防止因洗消而加重病情,或可仅做某些局部洗消处理(如清洗口腔、鼻腔、眼部等);③如伤情允许,可先行洗消或在洗消同时做些医疗处理;④对沾染伤员,如无分设手术室的条件,可与无沾染伤员同室分台进行手术,用于沾染伤员的金属器械经多次冲洗后仍可用于无沾染伤员(当然,条件许可时尽量分室分别进行);⑤对沾染的创面、伤口,可在清创、扩创等同时消除沾染,这些外科处理实际上也是有效地消除沾染的重要手段。

对落下灰沾染创面和伤口的处理应尽早进行。创面或伤口受落下灰沾染后,一方面加重局部组织损伤、延缓愈合;另一方面放射性核素可经伤口等快速吸收进入体内。对局部的影响主要取决于沾染的强度、沾染物停留的时间和创伤类型等因素。沾染在局部可造成上皮细胞、结缔组织细胞和肌细胞的变性及渐进性坏死,抑制细胞再生,特别是表皮生发层细胞和成纤维细胞更易受损。对沾染伤口可采取冲洗、扩创等方法处理。处理越早消除效果越好。经实验研究,于沾染后 1 小时洗消(冲洗),可自创伤表面清除放射性物质的 20%;经 2 小时,清除 10%,更晚仅能消除 3%~5%;沾染后 2 小时用扩创等外科方法处理,可清除 30%~70%。如超过 6 小时,外科或其他去沾染方法一般就不易奏效了。

(粟永萍　李蓉　程天民)

第五节　核武器损伤的防护

防御核武器,主要依靠军事手段。周密地组织防护,对减轻、减少以至避免核武器损伤是十分重要的。从总体上看,各类防护措施中,应以工事防护为主,卫生部门进行的医学防护起辅助作用,在某些方面起重要作用。目前医学防护所研究的问题,主要是针对核辐射损伤的。医务人员也应掌握防护的基本原则和要求,用以指导防治实践。

(一)工事防护

工事防护的重点是防冲击波,一般情况下如能有效地防冲击波,则也能起到防光辐射和早期核辐射的作用。医务人员掌握工事防护的原则,其意义主要有二:①战时需利用、选用合适工事进行医疗救治,"地下医院"的性质也与工事类似;②工事内人员如发生损伤,具有一定特点,在救治时应予注意。

工事对冲击波的防护效果主要取决于工事的抗压性能和密闭消波(指不使冲击波进入或如进入后消减其压力)程度。冲击波动压是沿地面传播的,低于地面的工事(或建筑)和能抗住动压作用的地面工事,就可防止因动压而发生的损伤。冲击波超压无孔不入,可以进入没有密闭和消波性能不好的工事,可能使工事内人员发生因超压作用的损伤。由于进入工事内的超压压力上升时间相对地比较缓慢,因此,发生的伤情一般比较轻,致伤的压力阈值比较高。如一次 100 万吨级核爆炸,地面暴露动物受 0.2kg/cm² 压力作用即发生损伤,而崖孔(猫耳洞)内动物需受 1~1.5kg/cm² 压力时才发生损伤。当然,如工事破坏倒塌,其内人员也会发生继发损伤。一般而言,在核爆炸条件下,由于工事、建筑等倒塌而造成的损伤,要比超压进入而致的损伤严重得多。

工事对光辐射的防护效果主要取决于对光辐射的屏蔽区大小和工事构筑材料的防燃性能。工事能有效地防止光辐射直接烧伤。除离爆心很近的掘开式工事内可发生直接烧伤、构筑材料或工事内易燃物着火可引起间接烧伤外,工事内人员一般较少发生烧伤。近距离高热气流进入未密闭的工事内,可引起吸入性损伤(呼吸道烧伤)。

工事对核辐射的防护,主要取决于防护层的结构和厚度。不同物质对核辐射的削弱作用见表114-14。一般情况下,加厚覆土层是经济有效的防护方法。射线穿过 0.5m 土层后,其强度仅剩下约 1/10;经 1m 土层,仅剩下约 1/100;经 1.5~2m 厚土层,则基本上消失了。所以,在一般城市人防工事、地下医院内的人员,基本上可以不考虑受早期核辐射伤害的问题。至于对放射性沾染的防护效果,更多地取决于工事的密闭情况,防止落下灰进入工事或建筑。就防止落下灰的危害而言(如在下风向云迹区),一般建筑关闭门窗,人员不出户外,待落下灰衰变后再外出活动,也具有很好的防护效果。

(二)利用大型兵器和装备进行防护

几类大型兵器除飞机透明座舱外,外壳均能有效地防止光辐射的作用,兵器内人员可避免或减轻光辐射烧伤,但兵器内易燃物燃烧则常导致间接烧伤。冲击波压力很大时,兵器可被倾倒、破坏,从而使兵器内人员发生冲击伤,以骨折、空腔器官损伤

表114-14　几种物质削弱射线至
1/10 的厚度值　　　单位:cm

物质	γ 剂量 1/10 厚度值	中子剂量 1/10 厚度值
土壤	50	50
混凝土	35	34
砖	47	29
铁	10	32
木材	90	39

等为常见。对核辐射的防护效果主要取决于外壳的厚度和材料,坦克防护性能较好,飞机很差。对放射性沾染的防护效果主要取决于密闭性能和外壳厚度,乘坦克通过沾染区,可有效地防止沾染外照射和内照射,如条件许可,可乘坐装甲车进入重沾染区抢救伤员。正由于这些情况,兵器内人员如发生损伤,一般比较单纯(复合伤较少),大当量空爆时主要发生冲击伤,小当量地爆时主要发生放射损伤。需要提及,核爆炸可引起一定距离内的地面以及地面上大型兵器等的剧烈震动,从而造成震动伤,严重者会发生骨折、内脏破损,也应注意防护(如设防震装置等)。

还应充分运用各类装具装备,并研制专用设备进行防护。如雨衣可较有效地防止或减轻落下灰的危害。利用光电原理,接受核爆炸第一个信号——闪光后,由光电启动有关装置,可使面罩下落防止颜面部烧伤;偏振光眼镜转变使防强光性能大大增强,从而防止眼底视网膜烧伤和闪光盲;高压设备(如压缩空气)压喷水源形成水幕,使水幕以内(或以后)人员减轻光辐射伤害。

(三)放射性沾染的防护

1. 对外照射的防护

(1)推迟进入和缩短停留于沾染区的时间:在条件允许时推迟进入或缩短停留。在抢救伤员时当尽快进入,则采取其他措施防护。

(2)清除表层沾染:建筑物、武器、车辆等表面沾染,主要用水冲洗。地面上,可铲除停留点及其周围的表层土壤。据实测,位于开阔地面沾染区离地面 1m 高处的照射量,其中 50% 是由以此点为中心、半径 8~15m 范围内地面上落下灰释出的 γ 射线所致,如将该处落下灰(连同表层土壤)清除,可减少或避免外照射,作为在沾染区内露天作业(如急救伤员)的场所。苏联切尔诺贝利核电站事故后,曾用液态合成吸附液喷覆地面,待凝固成薄膜后,将吸附了表面放射性物质的薄膜卷起后弃去。

（3）利用地形、工事、房屋等的屏蔽性能，选择作业场所。

（4）药物预防：这是医学防护的重点。国内外对核辐射损伤预防药进行了大量的研究。理想的辐射预防药应具有高效、速效、长效、无毒和使用方便等特点。由于战争的突然性，药效时间很短，很难将辐射预防药用于防护早期核辐射损伤，而在预防放射性沾染危害方面，则具有更大实际意义（如进入沾染区前使用）。目前研究的药物在一定程度上可减轻核辐射损伤，但还不能完全防止它的发生。

研究较多、有一定药效的有氨基硫醇类化合物（如盐酸胱胺和软脂酸胱胺）、色胺类化合物、雌激素类药物、鞭毛蛋白以及中草药等。有的国家已将胱胺类药物装备部队。

2. 对内照射的防护

（1）加强对食物、饮水的防护、净化和卫生监督：平时充分利用储粮设备、被覆加盖等方法防止食物、饮水受到污染，一旦沾染后，则需根据具体进行除沾染，甚至弃用。对一般粮、菜经反复冲洗等方法可获 60%~80% 左右的去污率。食用时必须进行卫生监督。在中子流作用下产生感生放射性的食物，不能用洗涤方法消除其放射性，使用时应注意：①先食用离爆心（或爆心投影点）2km 以外的食物（距离远，中子通量少，产生感生放射性小）；②先食用不含或少含盐的食品（一般含盐食品的感生放射性比不含盐者要强 20~40 倍，含盐食品放置 3~5 天后，其放射性强度可衰减至原先的 1/10~1/100）；③食用 2km 以内的食物时，先取深度超过 0.5m 的深层部分（成堆食物，其 0.5m 深处的感生放射性强度仅为表层的 5% 左右，深达 1m 时，已基本无感生放射性）。医务人员对可能受沾染或发生感生放射性的食物、饮水，应按内照射食入控制量要求予以监督。

（2）注意对受早期核辐射作用（包括产生感生放射性）的药物的控制使用：核爆炸时没有被冲击波、光辐射破坏而保留下来的药品，其外包装如有放射性沾染，消除后一般不影响包装内部药物的使用。主要关注的是受早期核辐射强中子作用而产生的感生放射性，以及其他作用使药物失效或产生毒性反应。含金属元素（特别是钠）的药品在受中子通量 2.11×10^{13}（中子数 /cm²）时，右旋糖酐注射液、葡萄糖氯化钠注射液和乳酸钠注射液的感生放射性比活度，分别达每毫升 4.88×10^4Bq、1.81×10^4Bq 和 4.88×10^4Bq，在使用时必须按内照

射控制标准，限制使用，急用时限量、许可时推迟（待放射线衰变后）使用。在中子通量达 10^{12} 中子数 /cm²、γ 射线达 25.8R 时，甘露醇注射液、硫酸链霉素注射液等变质，盐酸吗啡注射液等效价降低，并有毒性反应，均不能使用。离爆心（或爆心投影点）2km 以外，早期核辐射的中子通量和 γ 射线多已达不到这样的强度，因此，2km 以外，保留下来的药品一般可不考虑其感生放射性和失效、毒副反应等问题了。

（3）防止放射性微尘的吸入：在空气严重污染的环境中活动时，首先应避免扬尘使近地面空气再度污染。密闭车辆、建筑物内部的空气污染程度明显小于室外，即使一般民房，仅关闭门窗，室内空气污染程度仅为室外的 1/22~1/180，因此，可以充分利用密闭车辆、建筑等进行必要的作业（如就地抢救伤员）。试验证明，除非在空气污染很严重的地区需佩戴防毒面具外，通常利用口罩即有较满意的防护效果。因此，进入沾染区抢救伤员时，多数情况下佩戴口罩即可。

（4）服用碘化钾进行药物防护：当疑有食入放射性落下灰时，或进入沾染区前，可口服碘化钾，借以防止、减少落下灰中放射性碘在甲状腺的沉积。一般以预防服用（提前 24 小时左右）或同时（与可能食入落下灰的同时）服用效果最好；4 小时后服用，防护效果就较差了。成人一次服用100mg 碘（相当于 130mgKI 或 170mg KIO₃），每天 1 次，不宜超过 10 次。

3. 对皮肤放射性沾染的防护　保护皮肤免受放射性沾染，防止发生 β 照射损伤，关键是防止落下灰黏附皮肤或沾染后迅速消除。雨衣、服装、衣帽等均有防护效果。试验结果，内着的棉衣沾染量不及其罩衣的 10%。疑受落下灰沾染时，应迅速脱去外罩衣，有条件时进行全身淋浴洗消，或入流水水源洗浴；如缺水时，可用干擦方法。皮肤局部受沾染时，也可用湿洗或干擦方法消除。如沾染物的酸碱度不大，不是有机物质或其他油溶性物质，用普通肥皂消除皮肤放射性沾染的效果可达 95% 以上，用专制洗消肥皂（内含 6% 乙二胺四醋酸，简称 EDTA）效果更好。如进入沾染区作业，有条件时可穿着布质防尘服（一般不需着橡皮防护服），撤离沾染区时将防尘服脱去并洗消。通常扎紧"三口"（领口、袖口、裤口）也有一定防护效果。

（粟永萍　李　蓉　程天民）

参 考 文 献

［1］ 程天民 . 创伤战伤病理学 [M]. 北京 : 解放军出版社 , 1992, 253-377.

［2］ 毛秉智 , 陈家佩 . 急性放射病基础与临床 [M]. 北京 : 军事医学科学出版社 , 2002, 134-196.

［3］ 程天民 , 王正国 . 核爆炸烧伤 [M]. 北京 : 人民军医出版社 , 1981: 5-8.

［4］ 翁志根 . 皮肤放射损伤研究的现状和展望 [J]. 中华放射医学与防护杂志 , 1996, 16 (4): 218-219.

［5］ 程天民 , 冉新泽 . 合并放射损伤的创伤难愈与促愈研究的进展与思考 [J]. 中华放射医学与防护杂志 , 2002, 22 (3): 145-149.

［6］ 龚治芬 , 朱茂祥 . 关于放射性核素体内污染的医学干预水平 [J]. 辐射防护 , 2000, 20 (4): 250.

［7］ 夏寿萱 . 放射生物学 [M]. 北京 : 军事医学科学出版社 1998, 426-464.

［8］ 徐辉 , 程天民 , 粟永萍 , 等 . 全身辐射对小鼠小肠上皮内淋巴细胞功能影响的实验研究 [J]. 中华放射医学与防护杂志 , 1999, 19 (1): 18.

［9］ 程天民 . 防原医学 [M]. 上海 : 上海科学技术出版社 , 1986, 107-319.

［10］ 胡错勋 , 艾辉胜 . 极重度骨髓型与肠型急性放射病的救治进展 [J]. 国际放射医学核医学杂志 , 2006, 30 (1): 56-59.

［11］ 王欣茹 , 罗庆良 , 王宝勤 , 董书魁 . 中子急性放射病的特点及治疗研究进展 [J]. 国外医学放射医学核医学分册 , 2003, 27 (4): 178-181.

［12］ 罗成基 , 邹仲敏 , 徐辉 , 等 . GBZ103—2007 放烧复合伤诊断标准 .

［13］ 罗成基 , 邹仲敏 , 徐辉 , 等 . GBZ102—2007 放冲复合伤诊断标准 .

［14］ 叶根耀 , 常世琴 , 毛秉智 , 等 . GBZ104—2002 外照射急性放射病诊断标准 .

第一百一十五章
化学武器损伤

第一节 概 述

一、化学武器

化学武器（chemical weapons）是诞生于第一次世界大战期间的一种新型的大规模杀伤性高技术武器。1915 年 4 月 22 日，为了攻破联军防线，德军在比利时 Ypres 附近突然向英军和阿尔及利亚军队吹放了 186 吨氯气（chlorine），使对方 1.5 万人中毒，5 千人死亡，由此拉开了化学战的序幕。在第二次世界大战中及战后的多次冲突中，化学武器被广泛使用。1995 年 3 月 20 日东京沙林袭击案之后，化学战剂在恐怖活动中的应用成为国际社会普遍担忧的重大问题。

化学武器的致伤作用，主要不是依靠其原始爆炸力，而是所释放的剧毒化学物质的毒性作用。这些剧毒化学物质称作化学战剂（chemical warfare agents，CWA），简称为战剂或毒剂。装载化学战剂的弹药称作化学弹药（chemical ammunitions），它们由各种兵器，如步枪、火炮、火箭、飞机和导弹等抛射至特定空间或地域，这些兵器则称为施放器材（discharge equipments）。因此，化学武器是化学战剂、化学弹药及其施放器材的总称。用化学武器进行的战争称为化学战（chemical warfare，CW）。但在和平时期，恐怖主义分子可以不使用化学弹药和施放器材，直接将化学战剂布撒在袭击目标的地面和物体上，借以制造化学恐怖事件。

（一）化学武器类型

1. 爆炸型化学武器 是利用弹药爆炸时产生的爆炸力将毒剂分散为战斗状态的武器形式。其弹药有炮弹、航弹、火箭弹、导弹、地雷等。装填的毒剂有沙林、氢氰酸、梭曼、VX、芥子气、芥路混合毒剂、胶状毒剂等。还有的装填 CS,苯氯乙酮、亚当氏剂等固体刺激剂。

2. 热分散型化学武器 是利用加热蒸发法将固体毒剂分散成固体微粒，形成浓密的白色、黄色或淡绿色气溶胶。外军装备有毒烟罐、毒烟手榴弹、毒烟发生器、毒烟炮弹和毒烟航弹等。

3. 布洒型化学武器 是利用压力将毒剂从容器中喷出，利用与空气的撞击作用将毒剂分散为战斗状态。外军装备有航空布洒器、汽车布毒器、手提式布毒器等。

4. 二元化学武器（binary chemical weapons） 将两种无毒或低毒性的前体化学物质分隔装填在同一弹体内，在发射过程中两种组分迅速混合，瞬间发生化学反应而生成一种战剂或混合战剂的化学弹称作二元化学武器，其弹药称为二元弹（图 115-1）。二元弹的优点是能避免毒剂弹药生产、装填、运输和储存期间发生的泄漏中毒危险，且销毁方法简单。因此，外军对二元化学武器仍给予一定的重视。

（二）化学战剂

化学战剂即装在化学弹体内的剧毒化学物质，它是组成化学武器的核心部分。迄今外军业已装备的化学战剂有：

1. 神经性毒剂（nerve agents） 是当前外军装备的毒性最大的一类作用于神经系统的毒剂,以塔崩（tabun）、沙林（sarin）、梭曼（soman）、维埃克斯（VX）为其主要代表。

2. 糜烂性毒剂（vesicant agents） 是一类能作用于组织细胞,产生烃化反应的化合物,主要代表有芥子气（mustard）和路易士剂（lewisite）。

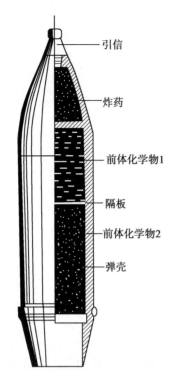

图 115-1 二元化学武器结构示意图

引信
炸药
前体化学物1
隔板
前体化学物2
弹壳

3. 全身中毒性毒剂(systemic agents) 此类毒剂进入机体后能与细胞色素氧化酶结合并抑制其活性,从而阻断细胞呼吸链的电子传递和氧的利用。主要代表有氢氰酸(hydrogen cyanide,HCN)和氯化氰(cyanogen chloride)。

4. 窒息性毒剂(asphyxiants)。主要有光气(phosgene)和双光气(diphosgene)。通过呼吸道吸入中毒,损伤肺血气屏障引起急性中毒性肺水肿,严重者引起窒息死亡。

5. 失能性毒剂(incapacitating agents) 美军装备有毕兹(BZ)。此类毒剂经呼吸道吸入中毒,引起思维、情感和运动功能障碍,较长时间降低人员工作能力,干扰执行军事任务。

6. 刺激剂(irritants) 是一类对感觉神经末梢有强烈刺激作用的化学物质,主要代表有苯氯乙酮(CN)、亚当氏剂(DM)、西埃斯(CS)和西阿尔(CR)。

美军化学毒剂弹的代号和弹头色带标志见表115-1,了解它们有助于在战场上确定毒剂中毒。

按照毒剂作用持续时间,还可将上述毒剂划分为三类:持久性毒剂(persistent agents)、暂时性毒剂(non-persistent agents)和半持久性毒剂(semi-persistent agents)。在毒剂中加入某些高分子化合物、使黏度、挥发速度等性能发生变化,可以制成稠化毒剂(thickened agents),又称胶粘毒剂。这种毒剂不仅持续作用时间延长,而且很难进行消除,从而使中毒症状加重。目前外军装备的主要有胶粘梭曼(thickened

soman)和胶粘芥子气(thickened mustard)。

表 115-1 美军毒剂弹的代号与弹头色带标示

中文名称	代号(颜色)	弹头色带
塔崩	GA(颜色为绿色)	三道绿圈,一道黄圈
沙林	GB(颜色为绿色)	三道绿圈,一道黄圈
梭曼	GD(颜色为绿色)	三道绿圈,一道黄圈
维埃克斯	VX(颜色为绿色)	三道绿圈,一道黄圈
二元维埃克斯	VX2GAS(颜色为绿色)	三道绿圈,一道黄圈
氢氰酸	AC(颜色为绿色)	一道绿圈
氯化氰	CK(颜色为绿色)	一道绿圈
芥子气	H 或 HG(颜色为绿色)	二道绿圈
路易氏剂	L(颜色为绿色)	二道绿圈
光气	CG(颜色为绿色)	一道绿圈
毕兹	BZ(颜色为绿色)	无资料
苯氯乙酮	CN(颜色为红色)	一道红圈
亚当氏剂	DM(颜色为红色)	一道红圈
西埃斯	CS(颜色为红色)	一道红圈
西阿尔	CR(颜色为红色)	一道红圈

近年来国外加速了对新化学战剂的研究,先后出现了高效失能剂 EA3834、GB/GF 二元混合毒剂、GV 类毒剂和 VR、A230、A232、Agent 15 等新毒剂代码,同时还对全氟异丁烯等工业原料重新进行军用价值评估。最值得警惕的是,国外将生物毒素发展成为战剂的迹象日趋明显。这些毒素包括河豚毒素、肉毒杆菌毒素、石房蛤毒素、蓖麻毒素等,它们的毒性比现有化学战剂大几个数量级,一旦被应用于战争,将会产生毁灭性的打击效应。

二、化学武器医学防护

(一) 医学防护的任务

医疗卫生医疗机构在化学毒剂伤医学防护中的主要任务是:

1. 医学防护训练 医疗卫生机构要积极开展对部队指战员和群众的医学防护训练。使之了解化学武器的战斗性能、特点;熟悉毒剂伤的临床特点和救治技术;学会使用各种防护和救治器材及装备;遵守染毒区行动规则。

2. 组织对化学武器损伤的防护 化学武器对未采取防护措施或防护措施不当的人群有很大的杀伤效应。而对防护良好的人员,其作用有限。实施防护的决心由领导机关或分队首长制定,计划的实施一般应做到适时进行、统一行动,防止混乱。

正确使用防护器材,是预防化学中毒的可靠办法。防护器材分为集体防护器材和个人防护器材两大类。集体防护器材主要指防化工事、具有防化功能的载乘工具。个人防护器材主要指适用于单兵的防毒面具、防毒衣、防毒斗篷和防毒靴套等。其中,过滤式防毒面具最常用。对一些速杀性毒剂,如神经性毒剂和全身中毒性毒剂,在获得敌方化学战情报后,可组织药物预防。但是,预防药只是一种辅助防护手段,不能代替器材防护。因为预防药物的有效时间短,预防效果有限,且不易掌握服用时机。

3. 毒剂消除　毒剂消除又称消毒或洗消(decontamination)。卫生部门主要负责对染毒伤病员及其服装装具、本地区染毒地面、道路、卫生器材及车辆等的洗消;参加对水和食物的消毒工作,确定能否饮用。

4. 伤员救治　通过模拟演练,预先制定化学毒剂伤伤员抢救和治疗方案,并组织和训练抢救分队,以便紧急情况下对中毒人员实施抢救和治疗。

(二)化学武器伤诊断

诊断化学武器伤的主要依据是中毒史、典型中毒症状及体征,辅以毒剂侦检和实验室检查结果,进行综合诊断。

1. 中毒史　战争条件下有敌人施放化学毒剂的征象,之后出现大批同类中毒人员,伤员有中毒的早期症状,化学侦察报告等都有助于化学毒剂伤的诊断。在接诊伤员时要特别注意了解中毒史,主要内容见表115-2。

表115-2　中毒史的主要内容

询问项目	询问内容
敌人袭击情况	敌机飞过时有无喷洒(烟、雾、液滴等);弹药爆炸时声音是否沉闷、烟云是否呈灰黑色、树叶草丛上有无可疑的液体;是否闻到特殊气味;有无其他人同时受影响,程度和性质如何;袭击区有无动物死亡情况;当时的环境温度如何等等
伤员的个人情况	遭受袭击当时伤员的状态和活动量;个人所采取的防护措施;暴露了多长时间;中毒后出现的症状特点和症状的变化情况
毒剂侦检情况	是否配备有个人侦毒、报警设备;专业侦毒器有否阳性反应;是否做过相关的医学化验检查,结果如何
急救措施	是否注射急救针,效果如何;是否吸入过抗毒剂;是否采取过其他抗毒措施;有否对染毒皮肤进行消毒;对复合伤是否进行过现场处理

2. 临床表现特点　毒剂中毒后多出现特异性的症状和体征,可作为诊断依据。如神经性毒剂中毒出现流泪、流涎、流汗和瞳孔缩小,简称“三流一小”;芥子气皮肤染毒出现红斑、水疱、溃疡;氢氰酸中毒者则有呼吸困难、皮肤黏膜鲜红。但要注意与其他情况进行区别。如神经性毒剂中毒和氢氰酸中毒都出现惊厥;毕兹中毒后的认知和行为障碍,要与心理反应的表现进行鉴别。

3. 实验检查　检测全血胆碱酯酶活性、尿中硫氰酸盐含量、尿和血中硫双乙醇含量,有助于神经性毒剂、氰类毒剂和芥子气中毒的诊断。

4. 毒剂侦检　有些毒剂有特殊气味,如氢氰酸为杏仁味、沙林为烂苹果味。嗅到这些气味时提示可能有中毒。及时向防化分队了解情况,可获得毒剂侦检结果。必要时从伤员染毒的皮肤、服装、呕吐物、水及食物等采样检验。

(三)化学武器伤救治

1. 院前救护　包括现场抢救和救护所的救护。抢救队应在染毒区附近展开,本着先重伤员后轻伤员,先严重污染区后轻污染区的原则,分秒必争地救护伤员。如果伤员数量大、分布面积广,应组织自救互救。抢救工作的主要原则是:①防止继续中毒。遭受敌人化学袭击时应及时为伤员戴好防毒面具。有液滴态毒剂沾染时,应脱去或剪掉染毒服装,用装备的消毒剂或消毒手套对染毒皮肤进行消毒。②注射急救针或特效抗毒药物。特别对速杀性毒剂中毒,如神经毒和全身中毒性毒剂,应立刻为伤员注射急救针。③采取紧急措施,维持生命体征,抢救复合伤和危重病症。若伤员有惊厥、出血、休克等复杂情况要迅速采取措施予以处理。有心跳、呼吸停止的,要果断进行心肺功能复苏。④撤离染毒区,后送至指定的医院。

2. 运送救治　是指在运送途中对伤员实施的医学救治。可能使用到的转运工具有多种,如移动式重症监护系统、医疗装甲车、救护直升机等。但设备条件和环境都有限。这不仅对伤者的伤情发展有影响,对后送人员正确判断伤情也有影响。因此,护送人员必须了解基本抢救要点,着重对呼吸、脉搏、血压、心电等生命指征进行监护和必要的抗毒救治,而不是单纯的对症处理。

运送途中除常规的急救措施外,要采取下列措施:①保暖。寒冷不仅增加机体的消耗、降低抵抗力,也加重机体对毒剂的反应性。因此,要注意对伤员采取保暖措施。②在现场急救的基础上,继续进行抗毒治疗。③有皮肤伤口者,应根据具体情况采取包扎或暴露疗法。④对于皮肤染毒者，情况允许时应使用皮肤消毒剂进行消毒。⑤密切观察病情，采取及时的综合治疗措施。⑥采集伤员的血、尿、呕吐物等样品，随病人一同送到医院进行化验分析。⑦做好各种记录，包括现场抢救、途中病情观察、处置与护理、通讯联络等记录，到达目的医院后应进行床边交班，移交运送医疗记录。

3. 院内救治 化学毒剂伤的医院救治，是针对已经转运至医院及以前医疗卫生单位的化学毒剂伤伤员所采取的救治措施。院内救治是综合救治过程，救治方案应考虑以下几个部分。①病因治疗：要进一步消除局部或全身的毒剂污染，防治继续吸收毒剂。采取措施排除已被机体吸收的毒剂或其代谢产物。依据病情重复应用特效抗毒剂。②对症治疗：对于重要脏器出现衰竭的伤员，要给予生命体征监护和脏器功能支持治疗，设法消除或减轻毒物引起的主要器官（系统）病理变化，使用非

特异性拮抗药物，维持机体内环境平衡，减轻伤员痛苦。③支持治疗、心理治疗和康复治疗。④预防性治疗：预防可能发生的各种病变，妥善处理治疗矛盾。⑤其他治疗：加强护理工作，采取中医中药疗法，调整和维护机体的整体功能。

遭受敌人化学袭击时，会出现比较多的化学复合伤伤员。此类伤员既有化学战剂中毒，也有其他枪弹伤。两种不同性质的伤情相互影响、相互加重。这种情况下，应注意正确处理中毒和其他创伤的关系，贯彻抗毒治疗与综合治疗相结合、局部处理与全身治疗相结合的原则。要抓住伤情各阶段的主要矛盾，优先解决危及生命的问题。对速杀性毒剂，如沙林和氢氰酸呼吸道吸入中毒，必须首先进行抗毒救治；当糜烂性毒剂中毒合并有危及生命的创伤时，应将创伤救治放在首位。若条件允许，同时采取措施阻止毒剂的继续吸收，并尽快使用抗毒剂。

（董兆君 赛 燕）

第二节 神经性毒剂中毒

神经性毒剂是一类有机磷酸酯类化合物。目前外军装备的神经性毒剂有塔崩（tabun）、沙林（sarin）、梭曼（soman）和维埃克斯（VX）等四种。VX属V类毒剂，其他三种属G类毒剂。G类神经性毒剂的沸点较高且凝固点较低，主要以蒸汽态或气溶胶态释放，经呼吸道染毒，也可经皮肤染毒。胶粘梭曼是外军发展的新剂型，沾染皮肤和物体后很难消除。VX为性质稳定、无色、无嗅的油状液体，有强烈的硫醇臭味。沸点为387℃，挥发度很小，持续时间可达数周或更长，是典型的持久性毒剂，主要经皮肤染毒。

神经性毒剂的毒性剧烈，是目前外军装备中毒性最大的毒剂（表115-3）。

神经性毒剂进入机体，迅速与乙酰胆碱酯酶（AChE）结合并抑制其活性，使神经递质乙酰胆碱（ACh）不能及时分解而在体内蓄积，造成胆碱能神经功能紊乱。

【中毒原理】

1. 神经性毒剂对胆碱能神经系统的作用 生理状态下，ACh由AChE催化水解而失活。AChE活性中心存在一个"电荷接力系统（charge relay system）"，由AChE催化亚基上相距很远的门冬氨酸、组氨酸及丝氨酸在三维结构中相互靠近而构成。门冬氨酸的游离羧基吸引组氨酸咪唑基氮原子上的质子，通过共轭效应使咪唑基上另一个氮原子吸引丝氨酸烃基的质子形成氢键，从而使丝氨酸烃基活化。活化的羟基氧原子带有负电荷，具有很强的亲核性，可以对底物乙酰胆碱的羰基碳原子（$C^{\delta+}$）发生亲核攻击，催化ACh水解并形成乙酰化酶。后者脱去乙酰基而恢复活性。此反应速度极快，每个活性中心每分钟可催化水解7.21×10^5个ACh分子。

神经性毒剂分子中含有亲电子的正磷原子（$P^{\delta+}$），它的性质与ACh分子中的$C^{\delta+}$很相似，可与AChE的酯解部位带负电荷的丝氨酸羟基氧原子结合，最终形成膦酰化酶。膦酰化酶不具备水

表115-3 神经性毒剂对人的毒性

名称	呼吸道吸收 LCt$_{50}$/ mg·min·m^{-3}	皮肤吸收 LD$_{50}$/ mg·人$^{-1}$	口服吸收 LD$_{50}$/ mg·人$^{-1}$
塔崩	400	1 000	40
沙林	100	1 700	10
梭曼	70	1 000	10
VX	36	15	5

解 ACh 的能力,故称其为中毒酶。膦酰化酶的形成导致 ACh 在体内的不断蓄积,后者作用于受体而引起一系列生理功能障碍,以至出现"胆碱能危象"。

有的中毒酶可在弱亲核试剂水分子的作用下发生膦酰基脱落,中毒酶遂恢复为自由酶,AChE 则又可继续水解 ACh。这一过程称作自动重活化。但是,膦酰化酶脱膦酰基反应速度极慢,比乙酰化酶脱乙酰基反应约慢 10^7 至 10^9 倍。故将有机磷毒剂称为不可逆抑制剂。在体内水分子的作用下,膦酰化酶烷氧基的烷基极易脱落而使中毒酶发生"老化",即彻底丧失恢复活性的可能。某些药物可以使未老化中毒酶的膦酰基脱落而恢复活力,此类药物称为酶重活化剂。临床上普遍使用的重活化剂是肟类化合物(oximes),包括氯磷定(2-PAM-Cl)、甲磺磷定(P$_2$S)、双复磷(LüH$_6$)和双磷定(TMB$_4$)等。但此类重活化剂对不同中毒酶的重活化作用不完全一样(表 115-4)。

2. 神经性毒剂对非胆碱能系统的作用 在接近 LD$_{50}$ 剂量时,神经性毒剂能影响中枢非胆碱能系统的活动。如神经性毒剂引起的中枢性惊厥和小脑环 - 磷酸鸟苷(cGMP)浓度的迅速升高,阿托品对之无效,而安定则可使惊厥消失。这些现象用胆碱能机制难以解释。因此认为,神经性毒剂中毒除胆碱能机制外,还有非胆碱能机制存在。迄今已知,γ - 氨基丁酸(GABA)系统可能参与了神经性毒剂引起的惊厥。而安定的抗惊厥作用也可能与增强受体对 GABA 的亲和力和利用率有关。新进研究证实,神经性毒剂中毒时脑内单胺类递质含量、糖皮质激素浓度、神经元细胞内总钙水平等都有变化,在神经性毒剂中毒机制中的作用尚待阐明。

【毒理作用】

神经性毒剂的毒理作用主要与神经系统内 ACh 蓄积有关。

1. 对中枢神经系统的作用 中枢神经系统对神经毒很敏感,中毒后表现为先兴奋后抑制。急性中毒时主要表现有情绪、记忆、语言障碍、惊厥、呼吸中枢和循环中枢抑制,尤以惊厥最为突出。动物实验观察到,脑电波的变化与惊厥发作密切联系,主要过程可分为三个阶段。

惊厥前期:正常的脑电以低幅慢波为特点。神经性毒剂中毒后,脑电首先出现兴奋波。表现为频率增加,由 8~12 次 /s 增加到 18~20 次 /s,波幅不变或有增大。频率增加限于皮层下。此时,动物不出现异常活动。此外,脑电图还出现 8~10 次 /s 的同步高幅尖波,从皮层扩散至皮层下组织,如网状组织、杏仁核、苍白球等。此时,动物表现不安、咀咬、

表 115-4 几种重活化剂的抗毒效果比较

名称		结构	中毒酶			
中文	代号		塔崩	梭曼	沙林	VX
氯解磷定	2-PAM	[结构式:吡啶环, N-CH$_3$, CH=NOH]	0	0	+	+
双磷定	TMB-4	[结构式:双吡啶环 CH=NOH, N—CH$_2$-CH$_2$-CH$_2$—N]	++	−	++	++
双复磷	LüH-6	[结构式:双吡啶环 CH$_3$=NOH, N—CH$_2$-O-CH$_2$—N]	+	−	++	++
酰胺磷定	HI-6	[结构式:双吡啶环 C-NH$_2$(O), HON=CH—N—CH$_2$-O-CH$_2$—N]	0	+	++	+++

散瞳等。继之出现震颤或四肢抖动。

惊厥期:特点是从大脑皮层到皮层下各组织均出现高幅尖波,呈阵发性。中毒动物出现全身阵发性强直惊厥和角弓反张。同时出现大量唾液分泌,呼吸困难。

惊厥后期:脑电逐渐变为高幅尖波,1~2 次/s,最后出现平坦线型,即不再有脑电活动。动物则表现为惊厥逐渐缓解、阵发周期延长,以至停止、对外界无反应。如果能及时改善呼吸功能,脑电的平坦线型可能逐渐恢复到低幅慢波,动物恢复对外界的反应;否则,动物很快死亡。神经性毒剂引起的惊厥波和惊厥症状不能被阿托品所控制,东莨菪碱(scopolamine)、苯那辛(benactyzine)和安定能阻断惊厥。

部分神经性毒剂中毒病人后期可能出现迟发性神经改变(OPIDN)。肢体神经自中毒第一周开始即发生轻微的髓鞘、轴索改变。随着时间的延长,神经纤维呈不规则形态,有皱褶形成成,神经轴索肿胀,排列紊乱,髓鞘深染,形状不规则;至第 3 周,有些神经纤维已经被破坏;在第 4 周末出现典型的髓鞘脱失和轴索肿胀。有人用神经单纤维剥离技术研究证实,有机磷中毒后动物腓总神经发生 B 至 I 类组织学变化。其中 B 类为髓鞘起皱、C 类为节段脱鞘、D 和 F 类为髓鞘变性和再生、E 类为轴突变性、G 类为郎飞结旁局限性肿胀和卵圆体或髓球线性排列,结间髓鞘厚度变化等。

2. 对呼吸系统的作用　呼吸衰竭是神经毒中毒死亡主要原因之一。呼吸中枢抑制、呼吸肌麻痹、支气管溢液和支气管平滑肌痉挛是导致呼吸衰竭主要因素。

3. 对循环系统的作用　循环衰竭是神经性毒剂中毒死亡的第二位原因。中毒后一般是心率变慢和血压下降,有的在血压降低前先出现血压升高。引起循环衰竭的因素比较复杂,循环中枢功能的变化、毒剂对心脏的毒害作用、外周循环的改变和呼吸衰竭缺氧等因素,都与神经性毒剂引起的循环衰竭有关。

4. 对神经-肌肉传导的作用　神经性毒剂中毒引起肌颤和肌麻痹等运动功能失调,是 ACh 作用于神经肌肉接头部位 N 受体导致神经信号传递阻滞的结果。表现为骨骼肌麻痹和肌肉颤动。肟类重活化剂能较好地对抗神经性毒剂引起的神经-肌肉接头传导阻滞。

5. 对平滑肌的作用　眼睛、呼吸道、胃肠道和膀胱的平滑肌受 M 受体支配,神经性毒剂中毒后

Ach 作用于这些部位的 M 受体,出项瞳孔缩小,眼睑颤动,睫状肌收缩,晶体变厚,恶心呕吐,尿频尿急等症状。这些作用可用阿托品、氯解磷定及神经节阻断剂对抗之。

6. 对腺体分泌的影响　唾腺、胃腺、肠腺、胰腺、支气管腺、汗腺、泪腺等细胞均有胆碱能神经分布,中毒后 ACh 蓄积,腺体分泌增加。人神经性毒剂中毒时,从口中流出的分泌物可达 1.75 升。这些作用可被阿托品或其他抗胆碱能药物有效对抗。

【中毒表现】

1. 症候群

(1)毒蕈碱(M)样症状:是 ACh 作用于 M 受体引起的一组症状,表现为食欲减退、恶心、呕吐、腹痛、腹泻、流涎、多汗、视力模糊、瞳孔缩小、呼吸道分泌物增加、支气管痉挛、呼吸困难、肺水肿;

(2)碱(N)样症状:ACh 作用于 N 受体引起的一组症状,表现为肌束震颤、肌力减退、肌肉痉挛、肌肉麻痹。

(3)中枢神经系统(CNS)症状:M 样症状和 N 样症状在外周神经可以明显地区别开来,但在中枢神经系统不易区分,故统称为中枢神经系统症状。表现为头痛、头晕、失眠或嗜睡、记忆力减退、乏力、烦躁、语言障碍、精神恍惚、惊厥、昏迷。

2. 中毒程度

(1)轻度中毒:以毒蕈碱样症状为主,兼有轻度中枢神经系统症状及局部的烟碱样症状。有紧张、焦虑、恐惧、不安、情绪不稳定和眩晕,有时失眠或多梦。局部烟碱样症状主要表现为面部、眼睑的肌颤等。

(2)中度中毒:症状较轻度中毒明显。在毒蕈碱样症状和中枢神经系统症状加重的同时,出现较明显的烟碱样症状。中枢神经系统症状有头痛、震颤、嗜睡、注意力不集中、记忆力障碍、反应迟钝,有些中毒者可出现淡漠、孤僻症状。烟碱样症状主要表现为全身肌颤、健反射亢进和行动不稳等。

(3)重度中毒:中枢神经系统症状、毒蕈碱样和烟碱样症状同时出现且严重,其中以中枢神经系统症状更为突出。瞳孔缩小呈针尖状,大量流涕、水状分泌物由口角流出。呼吸极度困难,发绀加重。大汗淋漓、不可控制的呕吐、腹部剧烈绞痛、大小便失禁、全身广泛性肌颤、运动失调、言语不清、强直性和阵发性惊厥,最终呼吸停止、心脏停搏、死亡。

【不同途径中毒特点】

1. 眼睛染毒　眼接触毒剂后数分钟或立即出现瞳孔缩小、流泪和视力减弱。眼痛可在 3~14 天

内逐渐消失。结合膜充血、头痛可持续 2~5 天。毒剂经眼吸收可迅速引起全身中毒而死亡。

2. 呼吸道染毒 1~2 分钟内在出现缩瞳同时，有胸闷、流涕、咳嗽、支气管痉挛和长时间的喘息呼气，随后出现全身中毒症状。

3. 皮肤染毒 皮肤染毒首先在染毒处出现肌颤和出汗，经数十分钟或数小时潜伏期出现全身中毒症状，病程较缓慢。毒剂经伤口吸收，速度快、危险性大、局部肌颤明显、持续时间较久。

4. 消化道染毒 误服染毒食物或水，可在数分钟后出现胃痛、恶心、呕吐、腹泻等，然后迅速出现全身中毒症状。瞳孔可不缩小。

【诊断】

主要根据中毒史、缩瞳、肌颤、流涎和多汗等典型症状和化验检查结果进行诊断。

1. 临床表现

(1) 轻度中毒：以轻度 M 样症状为主。表现为瞳孔缩小、胸闷、胸部紧迫感；流涎、流涕、多汗、恶心、呕吐；不安、无力感、头痛、头晕、失眠、多梦等。

(2) 中度中毒：上述症状加重，并出现较明显的 N 样症状。表现为呼吸困难，伴有哮喘和轻度发绀、大汗、腹痛、腹泻、嗜睡、注意力不集中、反应迟钝或抑郁等；有明显的肌颤、口语不清、走路不稳。

(3) 重度中毒：上述症状更重，并出现呼吸极度困难、严重缺氧发绀；全身广泛行肌颤、惊厥、昏迷和呼吸循环衰竭。

2. 实验室检查 测定全血 AChE 活性，对于判断中毒程度和指导临床救治有重要帮助。当全血胆碱酯酶活力下降到正常值的 70%~80% 时为轻度中毒、30%~70% 时为中度中毒、30% 以下时为重度中毒。AChE 测定的方法很多，野战条件下可用简易的溴化溴百里酚蓝（BTB）纸片法测定。经口或皮肤吸收中毒，往往在酶活力严重抑制时才出现全身中毒症状；皮肤局部少量染毒时除局部症状外，酶活力可以不下降。

3. 毒剂侦检 是最终确定敌人化学袭击类型的权威报告，但由于需时较长，对临床救治不一定能及时发挥指导作用。

4. 鉴别诊断 严重神经性毒剂中毒，迅速发生的惊厥与昏迷，应与氢氰酸、一氧化碳及光气、双光气"闪电型"中毒相鉴别。

【预防、急救和治疗】

1. 预防 外军装备的神经性毒剂中毒预防药为溴化吡啶斯的明预防片（30mg）。每 8 小时口服该药一片，能使 20%~40% 红细胞胆碱酯酶发生氨

基甲酰化，从而发挥对酶的保护作用。2003 年美国国家药品与食品监督局批准了一种活性防护膏（reactive skin decontamination lotion，RSDL），涂抹在皮肤上能对抗 5 个 LD_{50} 的 VX 染毒，防护作用优于既往所有的防护药物，即使在染毒 30 分钟后使用效果仍相当明显。我国也装备有神经毒预防片，战前可组织军民按说明书服用。

发现敌人施放毒剂时，应立即使用个人防护器材或进入防毒工事内。防毒面具能有效地防止毒剂侵入呼吸道。对 VX 和梭曼还必须穿戴防护服装以保护皮肤。

2. 院前救护

(1) 自救：敌人施放毒剂后，出现视力模糊、胸闷、气短、流涕、肌颤或恶心、多汗等症状时，立即肌内注射神经性毒剂急救针 1 支。

(2) 互救：对于不能自救的伤员，由相邻战友或医务人员对中毒者采取急救措施：①尽快注射神经毒急救针：立即肌注神经毒急救针 1 支（呼吸抑制、惊厥、昏迷的重度中毒者肌注 2 支），或肌内注射阿托品 2~4mg、氯解磷定 1~2mg；②防止继续中毒：为暴露在染毒区的伤员戴好防毒面具，对皮肤上可见的毒剂液滴进行消毒，误服染毒水或食物时立即催吐；③维持呼吸功能：当中毒者出现呼吸明显抑制或停止时，立即进行正压人工呼吸。在染毒区内用复苏器进行人工呼吸。

(3) 消毒：皮肤、服装、轻武器被液态神经性毒剂污染时，立即用制式个人消毒手套或其他消毒剂消毒。眼睛染毒时，在染毒区内尽可能屏气，迅速用清水或者水壶中的水洗眼，然后戴上防毒面具。伤口染毒时用水冲洗，并在近心端以上扎止血带。误服染毒水或食物时，立即刺激舌根以催吐。有条件时，及早用净水或者 2% 碳酸氢钠溶液彻底洗胃。

(4) 撤离染毒区域，防治继续中毒。给伤员佩戴防毒面具后搬运、疏散至安全区域。

3. 院内救治

(1) 消毒：脱去染毒的服装和鞋袜，进行全身洗消、换衣。

(2) 维持呼吸功能：①保持呼吸道通畅：呼吸道分泌物较多时，应取适当体位顺位引流，或使用吸痰器或注射器清除分泌物；②吸氧：对呼吸困难、发绀的伤员，要及时吸氧；③人工呼吸：发生呼吸衰竭或呼吸停止时，立即施行正压人工呼吸。如病人条件允许，可行气管插管或气管切开术。

(3) 维持循环功能：心脏停搏时立即胸外按压，并按常规心、肺复苏处理。

(4)抗毒治疗:抗毒治疗是指对已经撤离染毒区的已经使用或未曾使用过急救针的中毒伤员的救治过程。抗毒药物的应用原则是尽早给药,足量给药,联合用药,重复用药。此外尚需选择给药的途径,并仔细观察病情发展。要防止因阿托品过量而导致的问题。抗毒剂包括抗胆碱药和胆碱酯酶重活化剂两类。

常用的抗胆碱药有阿托品、苯那辛、东莨菪碱、盐酸戊异奎醚等;阿托品能阻断 ACh 对 M 受体的作用,但不能阻断其对 N 受体的作用。所以,阿托品能比较快地对抗神经性毒剂中毒后出现的毒蕈碱样症状,而不能对抗烟碱样症状。苯那辛、东莨菪碱、盐酸戊异奎醚除有上述阿托品的作用外,对中枢神经 N 受体也有较强作用,故对中枢神经的作用比阿托品强。因此,苯那辛、东莨菪碱、盐酸戊异奎醚能较好地控制烦躁不安和惊厥等中枢中毒症状。

常用的酯酶重活化剂有氯解磷定、双复磷、HI-6 等。重活化剂不但能使膦酰化胆碱酯酶的活性得到恢复,而且对中毒后出现的肌颤、肌无力和肌麻痹等烟碱样症状有一定的直接对抗作用,同时尚有较弱的阿托品样作用。因此,抢救神经毒中毒病人时一般要两类药物合并使用。

(5)综合治疗:① 眼的治疗:眼局部染毒引起的症状如严重缩瞳、眼痛和头痛,局部用 1% 阿托品眼药水或 2% 后马托品眼膏治疗;②维持水、电解质和酸碱平衡:严重中毒有脱水现象者应静脉补液。但输液不宜过多、过快,以免引起肺水肿或脑水肿。有酸碱平衡或电解质平衡紊乱时要及时纠正;③防治感染:严重中毒者应给予抗生素。肺部感染时,可按内科肺炎治疗常规选用适当抗生素进行治疗。

(董兆君　赛　燕)

第三节　糜烂性毒剂中毒

糜烂性毒剂(vesicants)是一类既可损伤染毒局部组织,又能造成全身吸收中毒的化学物质。主要代表有芥子气($Cl\text{-}CH_2CH_2\text{-}S\text{-}CH_2CH_2Cl$,又称硫芥)和路易士剂($Cl\text{-}CH\text{-}CH=AsCl_2$)。

一、芥子气中毒

芥子气为无色油状液体,有浓烈的大蒜味,沸点 217℃,凝固点 14.4℃,主要以液滴态和气溶胶态施放,也可形成部分蒸汽,暴露后引起皮肤、眼睛、消化道、呼吸道的损伤。芥子气皮肤吸收中毒的致死剂量为 70~100mg/kg;吸入中毒 LCt_{50} 为 1.5mg·min/kg。口服芥子气的 $LD_{50}=0.7mg/kg$。

【中毒原理】

芥子气 S 原子有两对未共用电子,由于氯的诱导效应,S 上的电子沿着氯的诱导方向移动,形成有碳环的锍离子产物。在体内环境下形成的锍离子可结合两个亲核集团。因此,芥子气是典型的双功能烃化剂(bifunctional alkylating agent)。机体内氨基酸和蛋白质中的氨基、亚氨基和离子化的羧基和巯基均易被烃化。芥子气与 DNA 鸟嘌呤 7 位氮的结合可发生交联反应(cross linking)。交联可以发生在 DNA 一条链中,也可发生在 DNA 的两条链之间,分别称作链内交联和链间交联(图 115-2)。

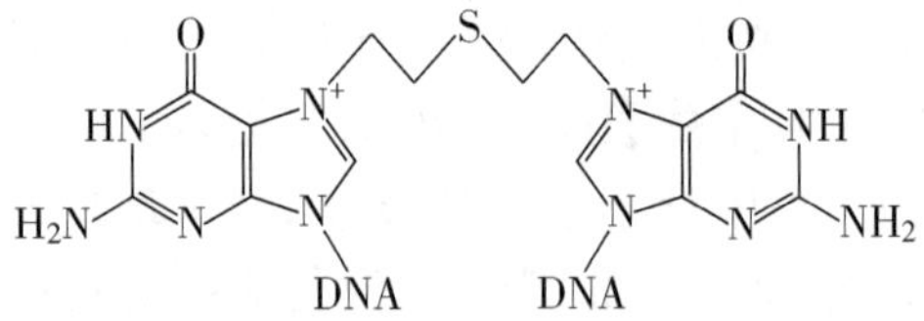

图 115-2　芥子气与 DNA 的结合

芥子气对 DNA 的交联反应是其毒理作用的物质基础。它不仅使 DNA 分子扭曲变形,而且影响 DNA 两条配对链的正常解离和复制。增殖旺盛的淋巴细胞、骨髓造血组织、肠黏膜上皮和睾丸生精细胞对硫芥很敏感,其中 S 期细胞最敏感。聚 ADP- 核糖聚合酶(poly ADP-ribose polymerase,PARP)在 DNA 修复中起重要作用。在芥子气中毒后,DNA 过度损伤导致 PARP 活性异常增强,数分钟内便耗竭 NAD^+,最终导致细胞死亡。$PARP^{+/+}$ 和 $PARP^{-/-}$ 永生细胞对比实验证实,芥子气以剂量依赖方式使前者发生 DNA 断裂和细胞坏死(necrosis),但对后者的作用要小得多。芥子气对体外培养的淋巴细胞膜和细胞结构完整性的破坏作用能被 PARP 抑制剂所阻断,进一步说明 PARP 在芥子气细胞毒性作用中的意义。芥子气的细胞毒作用还与细胞凋亡关系密切。离体培养的大鼠淋巴细胞染毒芥子气 6 小时后进行单细胞凝胶电泳,可见明显彗星现象,同时出现典型的 DNA 梯状带。

100μmol/L 浓度的芥子气可使人成纤维细胞 p53 表达明显增加,天冬氨酸特异性半胱氨酸蛋白酶 -3 (caspase-3) 活性升高,而 Bcl-2 表达显著减弱。细胞内形成凋亡小体。

芥子气的毒理作用包括对局部组织的直接损伤作用和吸收后引起的全身中毒两个方面。

1. 局部损伤 能造成皮肤损伤,使真皮乳头层毛细血管及小血管扩张、充血,血浆、白细胞及少量红细胞渗出,形成水疱和溃烂;眼对芥子气敏感,在蒸汽浓度 0.000 7mg/L 中暴露 1~2 小时即可引起明显病变,主要是炎症反应和角膜溃疡;暴露于高浓度芥子气蒸汽中可引起呼吸道损伤,表现为黏膜性炎症和假膜形成,假膜由坏死组织或者纤维蛋白和炎性渗出物构成。假膜脱落后在该处形成糜烂面;误食染毒水和实物也导致消化道损伤,出现起黏膜出血、水肿、坏死和黏膜下急性蜂窝组织炎和后期的黏膜下层的溃疡。

2. 全身吸收中毒 芥子气吸收入血并分布全身,引起全身多系统多脏器损伤:①作用于神经系统,导致神经细胞变性坏死,细胞核分解,神经胶质增生;②作用于淋巴和骨髓造血组织,骨髓、脾和淋巴结等组织可发生明显破坏。表现为淋巴器官急性萎缩、骨髓抑制,外周血液白细胞急剧下降;③作用于心血管系统,导致心内膜及心肌出血,心肌混浊肿胀并引起心搏徐缓、心律失常和心搏幅度降低等;④作用于消化系统,损伤小肠黏膜上皮,出现水肿、出血、坏死和脱落,肠腔黏膜屏障缺损,血浆自肠壁渗出、腹泻、便血,以致失水和电解质平衡紊乱;⑤作用于泌尿系统,可出现急性中毒性肾炎、肾小管上皮细胞及肾小球变性;⑥作用于免疫系统,直接杀伤淋巴细胞,因而免疫细胞减少,功能降低。

【中毒表现】

1. 皮肤损伤 芥子气液滴和蒸汽均可引起皮肤损伤,损伤程度按照烧伤三度四分法划分(表 115-5)。

液滴态皮肤损伤按病程可分为四期。①潜伏期:2~6 小时,炎热潮湿季节可缩短至 1 小时。此期无主客观感觉和变化。②红斑期:染毒处出现红斑、与周围健康组织界限明显,伴轻度水肿。有灼热感、对触压敏感,无疼痛。③水疱期:染毒后 18~24 小时,在红斑处或其周围出现多个分散的小水疱,后可融合呈大水疱。疱液清亮透明,呈琥珀黄色,易抽吸引流。随后疱液颜色逐渐加深,混浊呈胶冻状。水疱分浅层和深层两种,深层水疱的坏死部分波及真皮,可达皮下组织。④溃疡期:水疱

张破溃后露出粉红色糜烂面,如无感染,7~10 天愈合。芥子气染毒形成的凝固性坏死组织不易自行脱落。若有脱落,则形成更深的溃疡。⑤愈合期:愈合快慢与中毒程度、伤害部位及是否感染有关。愈合时,皮肤瘙痒,愈合后有色素沉着。创面较深者常留有疤痕。

表 115-5 芥子气皮肤损伤特点

分度	损伤程度	潜伏期和持续时间	局部表现	病程
I	表皮生发层未受损	潜伏期 10~12h,持续时间 5~10d	仅有红斑,与健康皮肤分界明显,轻度肿痛,有瘙痒	颜色由鲜红转为暗红色,1w 左右消退,有短期色素沉着
浅 II	达真皮浅层,部分表皮生发层健在	潜伏期 6~12h,持续时间 3~4w	染毒后 18~24h 出现浅层水疱,大小不一,疱液清亮透明,易抽吸引流	部分水疱可自行吸收。一般无感染,不形成溃疡,2w 内愈合,有色素沉着和瘢痕形成
深 II	达真皮深层	潜伏期 2~6h,持续时间 6~8w	组织水肿明显,水疱深,疱液可呈胶冻状,不易抽吸引流	水疱液不断产生,抽吸后又涨,数日后破溃,形成溃疡,易感染,3w 左右愈合
III	全层皮肤损伤	潜伏期 2~6h,持续时间 8w 以上	皮肤、皮下组织水肿严重,淤血、发硬、色泽灰暗、无水疱形成,凝固性坏死分界明显	水肿液吸收缓慢,多于 1w 后表皮裂解,与真皮分离脱落,凝固性坏死组织不易自行脱落,需切痂植皮

2. 眼睛损伤 眼接触芥子气时无刺痛或其他感觉,经一定潜伏期后出现炎症反应。轻度眼损伤潜伏期 4~12 小时,主要为轻度结膜炎表现,病程持续 2~14 天。中度眼损伤潜伏期 3~6 小时,上述症状加重,角膜表层雾状浑浊、视觉模糊、分泌物多,病程持续数周。重度眼损伤潜伏期 <3 小时,有角膜结膜炎表现。极重度眼损伤潜伏期 <3 小时,眼剧痛,大量流泪,个别永久性失明。眼睑高度水肿,结膜明显充血、糜烂,角膜混浊,玻璃体混浊。病程持续数月。

3. 呼吸道损伤 芥子气进入呼吸道时无明显刺激症状。易引起支气管黏膜广泛坏死,形成伪膜

假膜。临床将芥子气呼吸道损伤划分为轻、中、重和极重等四度(表115-6)。严重呼吸道中毒,早期(3~4天)可因全身吸收中毒及窒息死亡;晚期死亡(9~10天)多起因于肺部继发感染(肺炎、肺坏疽、肺脓肿等)或心肺功能障碍。

表 115-6 芥子气呼吸道损伤临床经过

分度	潜伏期(h)	临床表现	持续时间
轻度	>12	急性咽喉炎:流涕、鼻塞、咽干、喉痛、嘶哑、味/嗅觉减退或消失,少量黏液痰、黏膜轻度充血、头痛、倦怠。	2周左右,类似重感冒
中度	6~12	上述症状加重,胸闷、胸痛、咳嗽加剧,痰黏稠,带血丝或脓性痰,抑郁、食欲不振、高热、黏膜充血、水肿,肺部有啰音、肺纹理增加。	1~2个月,激发感染时间更长
重度	<6	症状更加严重,剧烈咳嗽,血痰或脓痰,呼吸急促、困难,发绀、脉频。鼻腔至小支气管假膜形成。假膜可呈碎片状咳出。	数月
极重度	<6	上述症状更重。咽痛剧烈,失声,咳出片状或环状假膜。	数月

4. 胃肠道损伤 经口中毒的初期临床症状与一般急性胃炎或胃肠炎相似。多在15~60分钟出现上腹剧痛、流涎、恶心、呕吐,继而全腹疼痛、腹泻、大便恶臭、混有血液。重度损伤可见口唇、牙龈、口腔黏膜充血、水肿、起疱及溃疡,以致吞咽困难和语言障碍。严重者常伴有全身虚弱、淡漠、心动过速、呼吸急促、痉挛、昏迷等全身症状和严重休克,以至死亡。

5. 全身吸收中毒 芥子气可经多途径吸收引起全身中毒,表现出多器官、多系统损伤的特点:①一般反应:如全身不适、恶心、呕吐、食欲不振;②神经系统:如烦躁不安、精神抑郁、情绪低落、抑郁淡漠、反应迟钝、夜间惊叫、呓语以及舞蹈样动作,甚至发生阵发性惊厥、谵妄及神志不清;③消化系统:非经口吸收中毒以小肠损伤明显,早期即有恶心、呕吐、食欲不振及便秘等消化道症状;严重时有稀便、腹泻并可带血呈柏油样便;频繁的呕吐和持续性腹泻可引起严重脱水、电解质紊乱,导

致循环衰竭,造成休克死亡,是早期死亡的重要因素之一;④造血系统:骨髓和淋巴组织对芥子气敏感。全身吸收中毒时外周血象及造血系统改变见表115-7。⑤心血管系统:早期心率加快、心音亢进、血压升高及心律失常等;严重者心动过缓、心律不齐、内脏血管麻痹扩张出现丝状脉、血压下降或虚脱,甚至严重循环衰竭;⑥泌尿系统:尿量减少,有蛋白尿、管形尿及血尿;⑦代谢障碍:出现血糖升高和糖尿,蛋白质及脂肪分解代谢增加,尿中氮、氨、肌酸、肌酐及磷总排泄量增加;血液乳酸、酮体含量增高,可发生酸中毒;严重者急性期后出现严重消瘦、虚弱,呈"芥子气恶病质"状态。

表 115-7 芥子气吸收中毒血液系统变化过程

血液系统	变化经过
白细胞	总数及中性粒细胞数在中毒后1~2天内升高,可达$(10~20)×10^9/L$(中性80%~90%);以后可骤然下降至几百甚至为零。后期多数病人白细胞数回升较快,一般2周可基本恢复正常。淋巴细胞在中毒早期即显著降低。中性粒细胞可出现中毒颗粒、核分叶过多及核丝断裂,淋巴细胞空泡及异形。如果周围血象持续右移,分叶核嗜酸、嗜碱性粒细胞消失,表示病情严重。
血小板	中毒后数天开始下降,严重者显著减少($<5×10^9/L$),出血时间延长,有出血倾向(皮肤瘀斑、咯血及便血等)。
红细胞	最初因血液浓缩而暂时升高,后因造血障碍而降低,一般于3周前后回升,严重者晚期有贫血。血红蛋白下降程度与吸收中毒的程度有关。
造血系统	骨髓细胞成分明显改变,细胞总数明显减少,粒细胞、嗜酸性和嗜碱性粒细胞(包括不成熟的粒细胞)、晚幼和中幼红细胞与淋巴细胞也都明显减少。

临床上将芥子气吸收中毒划分为四度(表115-8)。

【诊断】

根据芥子气接触史、症状特点、实验室检查和毒剂鉴定等情况,进行综合分析诊断。诊断芥子气中毒时要注意与路易氏剂中毒相鉴别。

1. 中毒史 注意询问是否曾经在染毒区内停留、饮水和进食,是否闻到大蒜气味;防护及急救情况如何,皮肤及服装染毒和消毒情况,有无他人同时中毒及毒区征象等。

2. 症状特点 接触芥子气当时并无明显疼痛

表 115-8　芥子气全身吸收中毒分度

| 严重程度 | 潜伏期 | 主要症状 | 实验室检查 | | 粪便隐血 | 持续时间 |
| | | | 白细胞 | | | |
			×10⁹·L⁻¹	中毒颗粒		
轻度	4~12h	全身不适,恶心,呕吐,食欲差。	>3.5	0	阴性	5~10d
中度	4~12h	上述症状较重。腹痛,便秘,发热,烦躁不安或精神抑郁,嗜睡。	2.5~3.5	有	阳性	数周~数月
重度	<12h	上述症状加重。拒食,腹痛、腹泻,稀便,血便,高热,寡言,淡漠,嗜睡,夜间惊叫,神志不清。	<2.0	明显增加	阳性	数月
极重度	<12h	上述症状加重。腹痛,腹泻,血便,高热,神志不清,休克。	<2.0	明显增加	阳性	数月

及不适,常有数小时的潜伏期,以后相继出现眼、呼吸道、皮肤及消化道损伤的临床表现。

3. 实验室检查　血液检查包括白细胞总数及分类的动态观察;尿中二羟二乙硫醚测定有利于诊断和判断中毒程度及预后。

4. 毒剂检定　除了解毒剂侦检结果外,对伤员服装、早期呕吐物或可疑的饮水及食物等进行毒剂检定,可辅助诊断。

【防治】

1. 预防　芥子气中毒的预防原则和措施包括:及时使用防毒面具和皮肤防护器材,尽快进行局部全身洗消,撤离染毒区;遵守毒区行动规则,尽量避免在杂草或树丛中行动和在染毒空气易滞留的低洼地、堑壕、山谷等处停留;染毒的服装、装具、武器、担架等均不得带入室内,以防交叉染毒;对来自毒区的物品器材、车辆等要及时洗消。

2. 院前救护　①给暴露人群及伤员佩戴面具后搬运、疏散至安全区;②及早、彻底消除眼部、伤口及全身污染;③误服染毒水和食物时,立即刺激舌根催吐,有条件时用净水或2%碳酸氢钠溶液彻底洗胃;④主要采用对症和支持疗法,中西医结合综合救治局部和全身损伤。

3. 皮肤损伤的救治　落在皮肤上的毒剂应立即用制式皮肤消毒剂或消毒液消毒。根据临床发展过程采取不同措施。①红斑期的治疗以止痒、消肿、抗炎、保护为原则。使用糖皮质激素类或非激素类霜剂、炉甘石洗剂、3%硼酸水溶液或其他止痒消炎剂湿敷或凉水浸泡。红斑面积大时可口服抗过敏药物。避免压迫、摩擦、搔抓等各种机械刺激。②对芥子气引起的水疱应尽量保留疱皮、保护创面、防止感染。对膨胀或剧痛的大疱应在无菌条件

下穿刺抽液。③对溃疡的处理同普通烧伤。以防止感染、去腐生新、促进创面愈合为原则。重组表皮生长因子对促进创面愈合有一定作用。肝素钠可减轻创面刺激症状。④对会阴部的创面要加强护理,防止大小便污染。并在暴露创面的情况下采用液体石蜡涂抹、抗生素溶液间断喷涂、抗生素油纱布覆盖等。

大面积皮肤损伤的治疗,在处理皮肤创面的同时还要全身治疗,包括加强营养、抗感染、抗休克、防治肺水肿、防治消化道及骨髓损伤、维持水电解质平衡等措施。

4. 眼损伤的救治　及时、充分而彻底的清洗要比强调选用某种冲洗液更为重要。因此,不论当时在毒区是否有毒剂蒸汽存在,眼的消毒必须立即进行,2分钟后进行则效果不佳。有角膜损伤时,忌用大量冲洗液猛烈冲洗,以免受伤的角膜上皮发生松动和脱落。可供选择的消毒冲洗液有:2%碳酸氢钠或0.5%氯胺水溶液。也可用清水冲洗。有角膜损伤者,可以用素高捷疗眼液滴眼,合并感染时加用抗生素眼药。

5. 呼吸道损伤的救治　戴面具或简易防护器材。用2%碳酸氢钠溶液洗鼻腔、漱口或喷雾。预防感染。有坏死假膜时,可用祛痰剂如吐根、氯化铵、大量吸入热蒸汽、雾化吸入2%碳酸氢钠溶液。也可吸入2%薄荷醇或枸橼醛油,以及0.05%糜蛋白酶,促使假膜软化,便于咳出。呼吸困难时吸氧。假膜脱落引起窒息或严重呼吸困难时,立即行气管切开术或用纤维支气管镜取出假膜。必要时给予支气管扩张剂,辅助通气加输氧。

6. 消化道损伤的救治　尽早洗胃,数小时后进行不仅无效,反而有加重黏膜损伤和穿孔的危

险。洗胃时压力不可过大,洗液温度要适宜。洗胃后取药用活性炭粉15~20mg混合于一杯水中吞服。常用的洗胃液有:2%碳酸氢钠、0.02~0.05%高锰酸钾、0.3%~0.5%氯胺水溶液。每次500ml,反复冲洗十余次。洗出的胃液及呕吐物应及时消毒处理。腹部剧痛皮下注射阿托品0.5~1mg或用颠茄制剂。烦躁不安时可给镇静剂。中毒早期应禁食或进少量流质,由静脉补充营养,好转后给富含营养的流质、半流质。

7. 全身吸收中毒的救治 芥子气吸收中毒急救治疗原则:①使用抗毒剂硫代硫酸钠:中毒早期以每分钟5ml的速度静脉注射25%硫代硫酸钠50ml。出现心率变慢、血压明显下降或恶心呕吐时,暂停应用。硫代硫酸钠的解毒作用主要是和游离芥子气或锍离子反应,中毒前预防应用或中毒后立即应用,才有显著效果。中毒1小时后应用已基本无效,因为游离芥子气在血液内停留时间很短,皮肤染毒后半小时取血已测不出游离芥子气;②防治休克:早期"应激性"休克可适当输液,并加用激素。中期(中毒3~5天)因失液过多,心排血量不足,微循环血液阻滞等引起低血容量性休克。应按照外科抗休克方案进行处理;③防治感染:早期即应使用抗生素或其他抗感染药物并根据细菌学检查、血培养及临床情况,及时更换抗生素,避免使用对造血功能有抑制作用的药物。有严重败血症时,可联合应用抗生素。要警惕菌群失调、双重感染及真菌感染等;④促进造血功能恢复:可用人重组粒-单核细胞集落因子(GM-CSF)或人重组粒细胞集落因子(G-CSF)300μg,皮下注射,每天1次。有血小板减少者静脉注射血小板刺激因子(TPO)6 000U,每天1次,直至造血功能恢复;⑤对症处理:烦躁不安、极度兴奋及惊厥、呕吐、腹痛等,分别给予镇静剂、巴比妥类药物及皮下注射阿托品;必要时使用止血药;为防止发生弥漫性血管内凝血,可使用低分子右旋糖酐。其他还应注意及时纠正酸中毒,加强营养,保持良好的卫生条件。

二、路易斯剂中毒

路易斯剂(Cl-CH=CH-AsCl$_2$)是三价有机砷化合物。纯品为无色油状液体,工业品呈暗褐色。有天竺葵叶汁味。挥发度和渗透能力均较芥子气大。

路易斯剂(Lewisite)的As原子上的Cl可与巯基结合,体内许多含巯基的酶是其攻击对象。其中,丙酮酸脱氢酶对路易氏剂敏感,很小剂量即可抑制其活性。此酶被抑制后,糖代谢进行到丙酮酸即停止,以致能量供应不足,导致细胞代谢紊乱和生理

功能障碍。中枢神经系统对糖代谢障碍很敏感,因此中毒后很快出现中枢神经系统改变,严重时出现抑制和昏迷。酶的改变也会影响其他器官和组织细胞,如血管壁损伤,血管通透性增加,引起广泛渗出、水肿和出血,以至血液浓缩和休克。路易斯剂对感觉神经末梢有强烈刺激,引起明显疼痛。

【临床特点】

1. 局部表现 皮肤染毒液滴态路易斯剂后立即有烧灼和疼痛感,并逐渐加剧。染毒部位出现灰白色坏死区,继之出现颜色鲜红、界限不清的红斑,随后出现水泡。水泡极度膨胀,疱液先为淡黄色,后呈血性混浊,疱液内含砷。眼部接触路易斯剂,可出现轻、中、重三种程度的损伤:轻度损伤时出现烧灼感、刺痛、流泪、结膜炎;中度损伤时出现结膜炎和角膜损伤;重度损伤常表现严重的出血性、坏死性炎症,如坏死性结膜炎,结膜出血,角膜坏死、溃疡、穿孔,虹膜睫状体炎,全眼球炎,以致眼球萎缩和失明。呼吸道吸入路易斯剂,几乎立即出现上呼吸道刺激症状,鼻和咽部初期有强烈烧灼感和疼痛,继而出现气管炎和支气管炎症状:胸骨后疼痛、喷嚏、咳嗽、流涕、流涎、流泪以及头痛、恶心和呕吐等。严重的呼吸道损伤除上述症状加重外,常发生出血性、坏死性喉、气管、支气管炎和急性肺水肿。

2. 吸收中毒 路易斯剂易通过多种途径吸收引起全身性中毒。轻者无力、头痛、眩晕、恶心、有时呕吐和中枢神经系统兴奋现象,心动过速、血压增高和轻度血液浓缩。重者病程迅猛发展,中枢神经系统在短期兴奋后迅速转为抑制、麻痹,反射降低,意识丧失。毛细血管扩张,导致大量液体外渗,广泛出血和血液浓缩;数小时后即可发生急性循环衰竭和肺水肿。后期还可见溶血性贫血及肝肾损伤。死亡可能在最初几天,甚至数小时之内发生。

【诊断和救治】

1. 诊断 根据中毒史和典型中毒表现进行综合分析诊断。水泡液、早期呕吐物及尿中均可检出砷,对诊断有帮助。皮肤损伤应与芥子气中毒相鉴别。眼及呼吸道损伤应与刺激性毒剂鉴别。

2. 救治 路易斯剂渗透力强、吸收快,消毒更应及时。皮肤染毒处最好用5%二巯基丙醇(British Anti Lewisite,BAL)油膏涂布,5~10分钟后用水洗去。如已发生红斑,仍可应用。如用过含氯消毒剂,在用BAL前,应先洗去。眼染毒宜用3%眼膏涂入结膜囊内,轻揉眼睑约1分钟后,再用清水冲洗。为防止吸收中毒,及早使用抗毒剂,并应注意防止循环衰竭和肺水肿。

二巯基丁二酸钠,二巯基丙磺酸钠,二巯基丙醇(BAL)等药均有较好对抗路易斯剂作用。它们分子中含有两个相邻的巯基,后者能与路易斯剂中的三价砷结合,并可夺取结合在酶上的氯乙烯砷残基形成稳定的五环化合物,由尿排出,酶则恢复为原形。BAL 脂溶性强,比较适合局部使用;二巯基丙磺酸钠可深部肌内注射;二巯基丁二酸钠只供静脉注射用。国产的二巯基丁二酸胶囊可用于口服。

(董兆君　赛 燕)

第四节　全身中毒性毒剂中毒

全身中毒性毒剂又称氰类毒剂,主要代表有氢氰酸(HCN)和氯化氰(CNCl)。该类毒剂沸点低,挥发度高,主要以蒸汽态释放,可形成很高的浓度,但维持有效时间短。氢氰酸和氯化氰对人的 LCt_{50} 估计值分别为 2 500~5 000mg·min/m³ 和 11 000mg·min/m³。

【中毒原理】

细胞色素氧化酶是细胞线粒体呼吸链中电子传递的末端酶,其分子中含有两个血红素 A。血红素 A 集团中的铁可发生互变而传递电子,进而完成氧化磷酸化过程。所以,细胞色素氧化酶对于氧的利用和 ATP 的生成极为重要。氰类毒剂进入机体后,迅速解离出氰离子(CN^-)。氰离子极易与细胞色素氧化酶中的 Fe^{3+} 发生配位结合形成氰化细胞色素氧化酶,使后者失去接受电子和传递电子的能力。于是细胞呼吸抑制、氧化磷酸化过程受阻。此时,血液中虽有足够的氧,也不能被组织充分利用。

CN^- 与 Fe^{3+} 的结合是可逆的,当血液中 CN^- 浓度降低时,与细胞色素氧化酶结合的 CN^- 可以再解离出来。因此,设法降低血液中的 CN^- 浓度是氰化物中毒的重要救治手段。此外,进入机体的氢氰酸可在硫氰酸生成酶催化下与硫反应,生成硫氰酸盐随尿排出体外。但体内的硫不多,主要来源于半胱氨酸等硫供体。所以补充硫也是临床救治氰化物中毒的重要措施。

氯化氰的作用与 HCN 相同,但对眼和呼吸道有明显的局部刺激作用。非急性死亡病例,数小时后可发生肺水肿和肺炎。

【临床表现】

1. 重度中毒　中毒症状发展迅速,可分为四期:

(1)刺激期:伤员可能嗅到苦杏仁味,有舌尖麻木感。表现有眼和上呼吸道刺激症状如眼痛、流泪等、咽喉部烧灼感、呼吸深快并有胸闷。也有的出现心率加快、头痛、眩晕、耳鸣、恶心、呕吐、无力、不安甚至恐怖感。

(2)呼吸困难期:胸部紧迫感,呼吸困难呈喘息状,心前区疼痛,恶心呕吐。听力和视力减退,强烈头痛,神志逐渐模糊,步态不稳,心率变慢,血压上升,皮肤黏膜呈鲜红色。

(3)痉挛期:出现阵发性、强直性痉挛,角弓反张,牙关紧闭。意识丧失,无意识喊叫。呼吸微弱、不规则,有时暂停。脉搏变慢,血压正常或升高。瞳孔散大,眼球突出,角膜反射迟钝。此期可持继几分钟到几小时。

(4)麻痹期:全身肌肉松弛,反射消失,大小便失禁,体温下降,脉搏快而微弱、不规则,血压急剧下降;呼吸浅稀,出现潮式呼吸。呼吸停止后,心跳常可继续 3~5 分钟。

2. 中度中毒　只出现上述第 1~2 期中毒症状,有显著的组织缺氧现象。早期有口腔不适,口腔黏膜麻木,流涎。有耳鸣、恶心、呕吐和呼吸短促。心前区疼痛,心率变慢,说话困难。这些症状可在 30~60 分钟后逐渐消失。但疲倦、无力、头痛、步态不稳和心前区疼痛等症状,可持续 1~3 天。

3. 轻度中毒　病人有明显头痛,胸闷,心悸,恶心,呕吐,乏力,手足麻木等表现。可出现轻、中度意识障碍和呼吸困难。

4. 接触反应　由短时间内接触低浓度的氰类毒剂所引起。出现全身无力,头痛,头晕,口腔及舌根发麻,恶心,胃部不适,呼吸不畅,心前区疼痛等症状。一般在脱离接触后 24 小时内自行恢复,不需特殊处理。

氯化氰对眼和呼吸道的刺激作用比氢氰酸强烈,其全身中毒作用与氢氰酸相似。高浓度中毒时,很快引起流泪、咳嗽、胸闷、头晕、呼吸困难、干呕、惊厥、大小便失禁、意识丧失、呼吸衰竭、数分钟死亡。如不发生急性死亡,则可出现肺水肿和肺炎、持续性咳嗽,大量泡沫痰,肺部有水泡音,严重呼吸困难和明显的发绀等。

【诊断、急救和治疗】

1. 诊断 主要依据中毒史和临床表现特点进行诊断。有明显头痛、心悸、胸闷、恶心呕吐、乏力和手足麻木且尿中硫氰酸盐浓度升高时,若出现下列情况之一的,可诊断为轻度中毒:中度意识障碍和呼吸困难;动静脉血氧浓度差 <4% 和(或)动静脉血氧分压差明显缩小;血浆乳酸浓度 >4mmol/L。若出现下列情况之一者则可诊断重度中毒:重度意识障碍;癫痫大发作样抽出;肺水肿;猝死。

2. 院前救护 急救措施包括①迅速为伤员穿戴防毒面具并撤离染毒区,及早、彻底消除眼部、伤口及全身污染,以防止继续吸入毒剂;②选择适当的给药途径实施抗毒救治,尽早给予高铁血红蛋白形成剂及供硫剂或其他救治药物。轻度中毒者可口服抗氰胶囊,或静脉注射硫代硫酸钠、亚甲蓝等;重度中毒者注射抗氰自动注射针或抗氰急救注射液;③同时要采取措施维持呼吸循环功能。

3. 院内救治 氰类毒剂中毒的治疗要本着抗毒治疗和综合治疗相结合的原则进行。①抗毒治疗。常用的抗毒药物有四类,即高铁血红蛋白形成剂、供硫药物、络合剂和氧。院内救治时根据具体情况选择使用。一般可以重复给予硫代硫酸钠,中毒后期原则上不用或者慎用高铁血红蛋白形成剂;②维持呼吸循环功能。有呼吸衰竭时,立即进行正压人工呼吸。也可使用兴奋呼吸循环中枢的药物,如 25% 苯甲酸钠咖啡因等。病人状况允许时可施行气管插管或气管切开术。有心脏停搏的要立即行胸外按压,并按常规做心肺复苏处理;③综合治疗,维持机体功能。可采用纯氧(100%)吸入或行高压氧治疗。维持水、电解质平衡及微循环稳定。积极防治脑水肿、肺水肿。如早期足量应用糖皮质激素、抗氧化剂及脱水剂、利尿剂等。给予能量合剂和细胞色素 C。

(董兆君 赛 燕)

第五节 失能性毒剂中毒

失能性毒剂(incapacitating agents)是一类能使人员暂时丧失战斗能力的化学物质,一般不引起永久性或致死性伤害。迄今外军正式装备的失能剂仅见毕兹一种。

【中毒原理】

毕兹(BZ)学名二苯羟乙酸 -3- 喹宁环酯(3-quinuclidinyl benzilate),为白色或微黄无臭的结晶固体,不溶于水。利用爆炸法或热分散法施放后呈白色烟雾,通过呼吸道吸入使人中毒。

毕兹与阿托品的药理作用相似,可与胆碱能神经的 M 受体结合,从而阻断 ACh 对受体的作用(图115-3),但 BZ 的作用比阿托品强 40 倍。毕兹中毒时既可产生中枢失能作用,同时也伴有周围神经系统症状,但以中枢作用为主。

BZ 与 M 受体的结合是可逆的。使用胆碱酯酶抑制剂可使体内 ACh 浓度升高,达到一定浓度时与 BZ 竞争受体而产生拮抗作用。

在中枢神经系统,BZ 明显影响动物的条件反射,动物进化程度越高这种作用越突出。BZ 可引起显著的行为活动改变,其作用类似切除大脑半球皮层的动物行为,如体态异常、对外界刺激无响应、无判断力和自知力等等。脑电观察发现,毕兹可引起典型的同步化反应。由此认为,毕兹的作用与阿托品的作用没有本质上的区别。

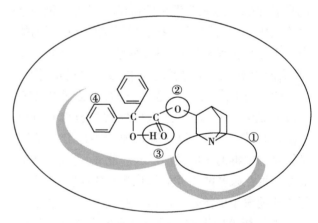

图 115-3 BZ 与乙酰胆碱结合示意图

在周围神经系统,毕兹作用于胆碱能受体,产生腺体分泌抑制、解除平滑肌痉挛、缩小瞳孔和扩张微血管等作用。

【临床表现】

大剂量毕兹中毒时,临床表现经历四个阶段。潜伏期:约 30~60 分钟。此期内可不出现任何症状。发展期:潜伏期过后逐渐出现周围阿托品样症状,如口干、心率加快、皮肤干燥潮红、恶心呕吐、瞳孔扩大、视力模糊等。其中,心率加快最为突出。继而出现中枢症状,如头痛、头晕、躯体和精神活动减慢、嗜睡等。高峰期:中毒 4 小时临床表现达到高峰,伤员处于谵妄状态。主要表现有幻觉和妄想,内容多带有不愉快和恐怖的色彩;对外界环境失去定向力,如日夜颠倒、时空错位等;思维和判断能力下降,不能回答简单的问题,也不能进行简单的数字计算;此后伤员与外界完全隔绝,不执行命令,也无法完成任务。高峰期要持续数小时,部分病人可能出现昏迷。恢复期:一般从中毒后 12 小时左右开始,上述症状逐渐缓解,意识逐渐清醒。但完全恢复需要 3 天左右时间。在恢复期内,病人可能有盲目行为、猜疑、恐惧及违拗等不正常情况发生。表 115-9 列出毕兹中毒的临床过程特点。

表 115-9　毕兹中毒的临床过程

时间 / h	周围症状	中枢症状	
		运动	思维、感觉
潜伏期	0.5~1	—	—	—
发展期	1~4	视力模糊、口干、恶心呕吐、颜面潮红、心率加快、体温升高、尿潴留	无力、动作不稳、言语不清、安静少动、木僵	眩晕、嗜睡、思维混乱
高峰期	4~12	上述症状更严重	不能活动	谵妄状态、对周围环境不能有效地反应
恢复期	12~96	上述症状逐渐缓解	活动增多	有盲目行为

【诊断与鉴别诊断】

主要根据中毒史和临床特点进行诊断。中毒后出现头昏、眩晕、不服从命令、胡言乱语、行为反常、言语不清、步态蹒跚等中枢失能症状以及周围解胆碱能症状如口干、静止时心率加快、体温升高、颜面潮红、视力模糊、瞳孔散大等,基本上即可做出毕兹中毒判断。毕兹中毒必须与神经性毒剂中毒进行严格鉴别。

【急救和治疗】

发现敌人施放化学毒剂的征象时,迅速戴防毒面具以保护呼吸道,伤员撤离染毒区后要进行全身洗消。

救治毕兹中毒伤员时主要应用毒扁豆碱或解毕灵。毒扁豆碱系叔胺盐,能迅速透过血脑屏障。给药后组织内胆碱酯酶活性下降,体内乙酰胆碱水解速度减慢,乙酰胆碱含量逐渐增加并与毕兹竞争受体,因而发挥抗毒作用。在毕兹中毒症状明显时首次肌注 3~4mg,注后 40 分钟如效果不满意则应再次肌注 3~4mg。解毕灵毒性比毒扁豆碱小,作用时间比毒扁豆碱长。肌注 20 分钟生效,作用高峰在 2 小时左右,疗效可持续 5~6 小时。根据病情首次肌注 10~20mg(5mg/20kg)。给药后 1 小时症状无明显改善又无明显副作用时可重复一次。此类药物使用过量会引起胆碱能反应,需予以重视。

除抗毒治疗外,根据伤员具体情况,及时采取对症支持治疗措施:①高热:用冰袋或酒精擦浴等进行物理降温;②尿潴留:中毒后 12 小时不排尿,经抗毒治疗后仍有尿潴留者,可用新斯的明 0.5~1mg 或毛果云香碱 5~10mg 皮下注射;少数伤员经上述处理后仍不能排尿者,应留置导尿管;③瞳孔散大:可用 0.5% 解毕灵、0.25% 毒扁豆碱或 1% 毛果云香碱溶液滴眼;④躁动:一般因抗毒药用量不足或膀胱过度充盈所致,经追加药量或导尿后大多渐趋平静。依旧躁动者可酌情使用地西泮剂,以避免伤员体力过度消耗,如采用小剂量氯丙嗪或地西泮等。但禁用明显抑制呼吸的镇静药物如巴比妥类、吗啡等;⑤心动过速:可用肾上腺素 β- 受体阻滞剂心得安等;⑥昏迷:加强护理,防止角膜溃疡和吸入性肺炎、抗感染以及补充营养和液体等。

(董兆君　赛 燕)

第六节　窒息性毒剂中毒

窒息性毒剂(asphyxiants)主要代表有光气和双光气,氯气、氯化苦和全氟异丁烯(PFIB)等也属于此类。现以光气为例讨论窒息性毒剂中毒的救治。

光气为无色气体,有干稻草或生苹果味,沸点 8.2℃,挥发度极高,施放后呈气态,经呼吸道吸入中毒。空气中的浓度达 0.5~3mg/L,暴露 2~5 分钟或 0.1~0.3mg/L,暴露 15~30 分钟,可引起肺水肿,严重者导致窒息死亡。估计光气的半数致死浓度（LCt₅₀）为 $3.2mg\cdot min/L$，$3\sim24$ 小时内死亡。

【中毒原理】

肺是光气作用的主要靶器官。吸入肺内的光气能贯穿肺气血屏障的各层，并能与其中的成分发生化学反应而直接产生效应。中毒性肺水肿是光气中毒的主要病变，是中毒时各系统器官变化和临床表现的基础，是引起死亡的主要原因。但光气中毒的机制迄今尚未阐明，重要的学说有以下两个。

1. 酰化反应 光气、双光气是酰卤类化合物，其分子中的羰基（$O=C$）性质活泼，很容易与含氨基、巯基、羟基等重要功能基团的物质发生酰化反应（acylation）。而肺组织内的氨基酸、蛋白质、酶等生化成分中富含上述基团，因而容易被光气和双光气所酰化并导致其功能的受损。氨基酸、蛋白质和酶是机体的基本结构成分，当肺泡壁和毛细血管壁中这些成分受损时，肺结构的完整性被破坏，通透性增加，血浆外渗至肺间质和肺泡腔内，逐渐形成肺水肿。

2. 肺表面活性物质受损学说 二棕榈酰磷脂酰胆碱（dipalmitoyl phosphatidyl choline，DPPC）是肺表面活性物质的主要成分之一。在其生物合成的过程中需要脂酰辅酶 A 酯酰转移酶的参与。实验证明，光气能抑制，使该酶活性下降，DPPC 在肺泡壁的含量减少，使肺泡表面活性物质功能下降。因此，肺泡内液体表面张力增大而致肺泡萎陷，肺泡压明显降低，与其相抗衡的肺毛细血管流动静力压增高，液体由血管内大量外渗，以致形成肺水肿。肺水肿的最终结果是机体细胞摄氧不足，能量供应枯竭，造成细胞呼吸的外窒息，能量合成障碍，严重时导致细胞坏死。

【毒理作用】

光气作用于肺，引起间质性肺水肿和肺泡性肺水肿。

1. 间质性肺水肿 吸入高浓度光气时，迅速出现肺间质细胞外水肿及轻微的细胞内水肿，中毒 30 分钟后出现明显的细胞内水肿，甚至细胞破裂和坏死，在肺间质内可见到许多裸核，内质网几乎消失，以后可见Ⅱ型肺泡上皮细胞水肿和Ⅰ型肺泡上皮细胞破裂。当间质型肺水肿加重至肺间质内水肿液的量超过肺淋巴系统的清除能力时，肺泡腔内开始出现水肿液而形成肺泡性肺水肿。

2. 肺泡性肺水肿 随着肺水肿加重，肺泡腔内水肿液不断增多并涌入支气管内，使气道堵塞。肺水肿伴有肺充血、肺出血、肺气肿及部分肺不张。

肺水肿常在 $12\sim24$ 小时内达顶峰，致死性中毒多在 $24\sim48$ 小时内死亡；存活者肺水肿一般在 48 小时左右开始吸收，如不并发感染可恢复正常。

在肺水肿早期，病人多有呼吸性血缺氧，血氧含量降低，CO_2 增多，皮肤黏膜青紫色。此时呼吸循环功能进行代偿，如呼吸加快、肋间肌活动增强、心跳快而有力、血压微升等。肺水肿晚期出现心收缩力减弱、心律失常、循环减慢、血压逐渐降低，内脏毛细血管扩张，外周毛细血管收缩，皮肤黏膜转为苍白色，血压急剧下降，出现急性循环衰竭，进入休克状态。

【临床表现】

光气中毒的临床表现可分为刺激反应、轻度中毒、中度中毒、重度中毒和闪电型中毒等五个类型。其中以中度中毒的临床表现最为典型，临床过程可分四期：

1. 刺激期 暴露于光气时可立即出现眼和呼吸道的刺激症状，如眼痛、流泪、畏光、呛咳、流涕、胸闷、气促、恶心、呕吐等。口内有令人厌恶的味道以及头痛、乏力等。上述症状可持续半小时左右。但这些症状极不恒定，且轻重不一，有时不明显。一般无明显体征，有时肺部有呼吸音粗糙，或可闻及干性啰音。此期通常持续 $15\sim40$ 分钟。

2. 潜伏期 在潜伏期，上述刺激症状减轻或消失，病人自觉好转，但潜在的病理过程仍在发展，肺水肿在逐渐形成中。潜伏期长短不一，吸入中等剂量时，潜伏期为 $6\sim15$ 小时左右。

3. 肺水肿期 病人在此期的表现以肺水肿和休克为特点。呼吸困难、咳嗽加重，口鼻溢出大量淡红色泡沫状液体。肺部有干、湿性啰音、血液浓缩。缺氧逐渐加重。此期又可分两个阶段：①青紫型缺氧阶段——循环功能尚好，脉搏稍快而充实，血压正常或稍高，皮肤黏膜发绀；②苍白型缺氧阶段——脉搏细数不规则，血压下降、皮肤黏膜苍白。出冷汗、体温下降、呼吸极度困难、意识丧失，进入休克状态。

4. 恢复期 中毒较轻或经治疗，伤员可逐渐恢复。但数周内仍有头晕、无力、食欲不振等，易并发肺部感染。

【诊断】

主要依据中毒史、症状特点、动态 X 光胸片监测、实验室检查结果及毒剂侦检结果综合判断。光气中毒的潜伏期是容易忽视的病程阶段，由于缺乏明显的症状和体征，容易造成漏诊，应予以特别重视。临床将光气中毒划分为刺激反应和轻、中、重度中毒四个级别（表 115-10）。

表 115-10 光气中毒诊断标准

分度	症状和体征	X 线胸片	血气分析
刺激反应	48h 内一过性眼及上呼吸道黏膜刺激症状;肺部无阳性体征	无异常改变	无变化
轻度中毒	咳嗽、气短、胸闷或胸痛;肺部有散在干性啰音	肺纹理增强或伴边缘模糊(符合支气管或支气管周围炎征象)	呼吸空气时,动脉血氧分压正常或低于预计值 10~20mmHg)
中度中毒	呛咳、咯少量痰,可有血痰、气短、胸闷或轻度呼吸困难及轻度发绀;肺部出现干性啰音或局部有湿啰音	两肺纹理增强、边缘模糊,并出现网状及粟粒状阴影或局部散在的点片状模糊阴影;两肺野透亮度降低(符合间质性肺水肿征象)	吸入小于 50% 低浓度氧时,能维持动脉血氧分压大于 60mmHg
重度中毒	频繁咳嗽,大量白色或粉红色泡沫痰,呼吸窘迫,明显发绀;两肺广泛干、湿啰音,出现纵隔及皮下气肿、气胸、急性呼吸循环衰竭、心肌损害、昏迷。	两肺弥漫分布大小不等、密度不均和边缘模糊的点片状、云絮状或棉田状阴影,有的相互融合成大片状阴影(符合肺泡性肺水肿征象)	吸入大于 50% 浓度氧时,动脉血氧分压仍低于 60mmHg

刺激反应是接触光气 48 小时内出现的一过性眼及上呼吸道黏膜刺激症状,肺部无阳性体征,X 线胸片和血气分析都无变化。而闪电型光气中毒多发生在吸入极高浓度光气时。病人立即出现呼吸困难、恐惧、昏迷、剧烈抽搐、最后死亡。其发生机理不详。

【急救和治疗】

1. 急救　凡吸入光气者应迅速脱离现场到空气新鲜处,立即脱去污染的衣物,体表沾有液态光气的部位用水冲洗净。保持安静,绝对卧床休息,适当保暖。早期给氧、用支气管解痉剂、镇静、镇咳等对症处理及支持疗法。密切观察 24~48 小时,注意病情变化。

2. 治疗　目前尚无特效疗法,主要采取综合治疗措施。治疗的基本原则是:纠正缺氧,防治肺水肿,防治心血管功能障碍,控制感染和对症处理。

(1)纠正缺氧:缺氧是窒息性毒剂中毒临床过程中的突出矛盾,能诱发和加重肺水肿、休克、代谢障碍等病症,应尽早采取措施予以及时纠正。①减少氧耗量:使伤员安静休息,必要时限制其活动。有烦躁不安的要及时处理;②保持呼吸道通畅:早期可吸入碱性合剂。对于有肺水肿的,可吸入消泡净或采用体位引流方法解除气泡所造成气道阻塞。消泡净即 1% 二甲基硅油气雾剂;③吸氧:吸氧能提高动脉血氧饱和度,防止或减轻代谢障碍及各种系统功能紊乱,并切断缺氧与肺水肿的恶性循环,限制或减轻肺水肿的发展。

(2)防治肺水肿:肺水肿发生前:潜伏期内要严密观察 24~48 小时,防止肺水肿发生。除纠正缺氧外,早期应用大剂量激素和终末正压呼吸效果较好。主要措施包括卧位安静休息,保温,间歇吸氧。烦躁不安可口服地西泮 2.5~5mg,或异丙嗪 12.5~25mg;尽早使用糖皮质激素,以提高 cAMP 酶活力,使 cAMP 上升,促进细胞内水排出。激素也有降低毛细血管通透性、抗炎作用;静注高渗葡萄液:可提高肺毛细血管渗透压,减轻肺水肿。还有利尿作用,减轻心脏负担。肺水肿发生后:肺水肿一旦发生,应采取针对肺水肿的措施:①吸氧:加大吸氧量或加压给氧,直到发绀消退,呼吸得到改善为止;加压给氧能提高肺泡内压力,对抗肺毛细血管高压,减少液体渗出。也能提高肺泡内氧分压,有利于氧气扩散入血液,可更有效地纠正缺氧。还可以提高胸内压力,减少静脉回流至右心和进入肺内,可减轻肺水肿。②短程大剂量使用糖皮质激素,待病情好转后逐步停药。大剂量使用糖皮质激素,除了上述作用外,还能稳定溶酶体膜,阻止蛋白水解酶的释放,起到抗休克作用。③维持呼吸功能:气管内有痰液是要及时吸出或进行体位引流;有气管痉挛的要注射氨茶碱或吸入异丙基肾上腺素,解除支气管痉挛;有肺水肿时可以雾化吸入消泡剂,如 10% 硅酮水溶液或 1% 二甲基硅油气雾剂,降低水肿液泡沫的表面张力,使泡沫破裂,通畅呼吸道,改善肺内气体交换。大量泡沫液体冲塞气管有窒息危险时,立即切开气管吸除液体。④限制液体摄入量:适当使用利尿剂。血液明显浓缩时,可输入葡萄糖溶液等。输液切不可过量,速度要慢,禁忌输入大量生理盐水和全血。为了减轻肺水肿,早期可肌注呋塞米 20mg 或依他尼酸钠 25mg 加入 10% 葡萄糖溶液 30ml 内缓慢静注,注意剂量不宜过大,也不要在肺水肿晚期使用,以免过度利尿使血容量不足,促成休克的发生。

其他处理措施包括防治心血管功能障碍、防治急性呼吸窘迫综合征等。心血管功能障碍是在肺水肿和缺氧的基础上发生的,因此防治缺氧和肺水肿亦有助于心血管功能的改善。防治心血管功能障碍,改善循环,也有助于纠正缺氧和减轻肺水肿。

(董兆君 赛 燕)

第七节 刺激剂中毒

刺激剂对眼和上呼吸道黏膜具有高度选择性刺激作用,使暴露人员短暂丧失战斗能力。在战术上,此类毒剂属于扰乱性毒剂。刺激剂的主要代表有苯氯乙酮(CN)、亚当氏剂(DM)以及西埃斯(CS)、西阿尔(CR)等。它们都是固体物质,用加热分散法或布洒法造成烟状或微粉状使用。CR 还可用适当溶剂配成溶液,布洒成雾状。

【刺激剂分类和毒理作用】

刺激剂对眼、黏膜和皮肤等传入神经末梢的痛觉感受器具有选择性刺激作用,直接引起染毒部位的疼痛等不适感觉,反射性地引起流泪、流涕、喷嚏、咳嗽、呕吐等反应。此外,刺激剂也可引起不同程度的全身吸收作用,出现痉挛等表现。根据各部位组织的敏感性差异,刺激剂又分为两类:

1. 催泪剂 以眼刺激作用为主,在极低浓度下即引起剧烈眼痛、大量流泪、怕光、眼睑痉挛等。高浓度时对上呼吸道和皮肤也有刺激作用。CN 和 CR 属于此类毒剂。

2. 喷嚏剂 以刺激上呼吸道黏膜为主,引起不能控制的喷嚏、咳嗽、流涕和胸痛,兼有恶心、呕吐和全身不适。同时对眼也有刺激作用。属于这类作用的毒剂有 DM。CS 兼有上述两类毒剂的作用。

刺激剂中毒的特点是:症状发作快、消失快,一般无潜伏期(DM 例外);以眼、呼吸道和皮肤刺激症状为主;主观感觉强烈,客观检查发现少;预后良好。

【临床表现】

1. 眼部刺激表现 接触毒剂后立即出现眼痛、流泪,有的出现眼睑痉挛、眼疲劳等。流泪可持续 12~15 分钟,眼疲劳感可达 24 小时。除 DM 外,其他三种刺激剂对眼的刺激作用都很强烈(见表 115-11)。

2. 呼吸道刺激表现 接触毒剂最初有咽喉部烧灼感或痒感。而后有疼痛,出现接连不断的喷嚏、咳嗽。胸部有紧束感和胸骨后疼痛。此作用以 DM 作用最强,其次为 CS。CN 和 CR 的呼吸道刺激作用较弱。

3. 皮肤刺激作用 接触毒剂几分钟内发生皮肤刺激作用,主观感觉刺痛。皮肤刺激作用以潮湿部位尤为突出,如两腋部、颈部、腹股沟等处。严重时可发生红斑、水肿、起疱,甚至溃疡。CS、CN、CR 都有皮肤刺激作用。

4. 全身吸收作用 常见于亚当氏剂中毒,CS 和 CN 中毒也可出现轻微的全身吸收中毒。主要表现为精神抑郁、烦躁不安、肌肉无力、运动失调、四肢无感觉等。但预后良好,数日后可恢复健康。

5. 其他表现 主要是反射性恶心、呕吐。如服用染毒水或食物,可出现腹痛、腹泻、里急后重等(表 115-11)。

表 115-11 四种刺激剂的临床特点比较

	西埃斯	苯氯乙酮	西阿尔	亚当氏剂
眼刺激和催泪	强	极强	极强	弱
喷嚏咳嗽胸痛	强	弱	很弱	极强
皮肤刺激作用	较强	强	强	弱
恶心呕吐	有	一般无	一般无	有
全身吸收作用	轻	轻	一般无	较重
症状持续时间	短(几分钟~几十分钟)	较长(几十分钟~几小时)	最短(几分钟)	长(几小时~5 天)

【诊断和救治】

主要根据中毒史和临床特点进行诊断。

迅速戴防毒面具或简易防护器材。注意不要因已有刺激症状误认为面具失效而脱掉面具。呕吐物和分泌物较多时暂时闭眼、屏气。迅速脱下面罩、擦净,再戴上。

用净水或 2% 碳酸氢钠溶液洗眼、鼻、漱口；有上呼吸道刺激症状时吸入抗烟剂（氯仿 40ml、酒精 40ml、乙醚 20ml、氨水 5~10 滴，分装成 100 支，每支 1ml），一次 1~2 支；5~10 分钟后可再吸入，但不宜过多使用。皮肤染毒时，先用干布擦净，再用水冲洗。误服染毒水或食物时，催吐、洗胃，口服活性炭粉 10~20mg，而后导泻。

急救后，一般不需特殊处理。如有下列情况，可酌情处理：①头痛、牙痛等，口服复方阿司匹林或其他止痛剂。疼痛不能忍受时，注射吗啡；②皮肤局部炎症、瘙痒时用可的松冷霜涂抹。口服苯海拉明 20~25mg，一日 3~4 次；③结膜炎或角膜炎时，按眼科一般原则处理；④经口中毒，胃肠道症状明显或腹痛剧烈者，口服颠茄浸膏片或阿托品；⑤亚当氏剂为含砷化合物、吸入后有砷中毒症状时，可用二巯基类化合物治疗（见路易氏剂中毒治疗）。

化学武器是大规模杀伤性武器。当前，发达国家的军事技术正由热兵器时代向高技术兵器时代转移，向信息化、精确化、轻型化发展，化学武器已不太适应发达国家现代化军队在广大战场的作战要求。但是化学武器能与常规武器良好兼容，可以在各种形式的战争场合使用，在局部战争中有明显的优势地位。因此，化学武器仍然具有相当大的威慑作用和实战应用的可能。值得注意的是，近年来某些国家对新型化学战剂的研究步伐加快，不少新作用机制毒物有可能在较短时间内发展成为化学战剂。例如某国业已完成肉毒毒素、石房蛤毒素等毒素战剂（toxin warfare agents）的生产流程研究，GP/GJ、GH、P84 和 Agent 15 等新的化学毒剂代码也偶有透露。种种迹象说明，《禁止化学武器公约》生效后，化学战剂谱仍在迅速扩大。对于新毒剂作用机理和防治措施研究，对于提高我国防化医学的水平具有重要意义。

（董兆君　赛燕）

参 考 文 献

[1] CHAO L L, ABADJIAN L, HLAVIN J, et al. Effects of low-level sarin and cyclosarin exposure and Gulf War Illness on Brain Structure and Function: A study at 4T [J]. Neurotoxicology, 2011, 32 (6): 814-822.

[2] CHE M M, CHANDA S, SONG J, et al, Aerosolized scopolamine protects against microinstillation inhalation toxicity to sarin in guinea pigs [J]. Toxicol Mech Methods, 2011, 21 (6): 463-472.

[3] ACHARYA J, DUBEY D K, KAUSHIK M P. In vitro reactivation potency of novel symmetrical bis-pyridinium oximes for electric eel acetylcholinesterase inhibited by nerve agent sarin [J]. Toxicology in Vitro, 2011, 25 (8): 2135-2139.

[4] ALLON N, CHAPMAN S, EGOZ I, et al. Deterioration in brain and heart functions following a single sub-lethal (0. 8 LCt50) inhalation exposure of rats to sarin vapor: A putative mechanism of the long term toxicity Original Research Article [J]. Toxicology and Applied Pharmacology, 2011, 253 (1): 31-37.

[5] ANGOA-PEREZ M, KREIPKE C W, THOMAS D M, et al. Soman increases neuronal COX-2 levels: Possible link between seizures and protracted neuronal damage [J]. NeuroToxicology, 2010, 31 (6): 738-746.

[6] GENOVESE R F, BENTON B J, JOHNSON C C, et al. Assessment of low level whole-body soman vapor exposure in rats [J]. Neurotoxicology and Teratology, 2009, 31 (2): 110-118.

[7] 董兆君. 化学武器与化学事件医学防护学 [M]. 北京：军事医学科学出版社, 2009, 49-132.

[8] CARPENTIER P, TESTYLIER G, DORANDEU F, et al. Hyperosmolar treatment of soman-induced brain lesions in mice: Evaluation of the effects through diffusion-weighted magnetic resonance imaging and through histology [J]. Toxicology, 2008, 253 (1-3): 97-103.

[9] VOGEL H. Weapons of mass destruction, WMD [J]. European Journal of Radiology, 2007, 63 (2): 205-213.

[10] MAXWELL D M, BRECHT K M. Carboxylesterase: specificity and spontaneous reactivation of an endogenous scavenger for organophosphorus compounds [J]. J Appl Toxicol, 2001, 21 (Suppl 1): S103-107.

[11] KOPLOVITZ I, SCHULZ S, SHUTZ M, et al. Combination anticonvulsant treatment of soman-induced seizures [J]. J Appl Toxicol, 2001, 21 (Suppl 1): S53-55.

[12] SHIH T M, MCDONOUGH J H. Efficacy of biperiden and atropine as anticonvulsant treatment for organophosphorus nerve agent intoxication [J]. Arch Toxicol, 2000, 74 (3): 165-172.

[13] TUOVINEN K, HANNINEN O. Protection of mice against soman by pretreatment with eptastigmine and physostigmine [J]. Toxicology, 1999, 139 (3): 233-241.

[14] EVISON D, HINSLEY D, RICE P. Chemical weapons [J]. BMJ, 2002, 324 (7333): 332-335.

[15] SHAHIN S, CULLINANE C, GRAY P J. Mitochondrial and nuclear DNA damage induced by sulphur mustard in keratinocytes [J]. Chem Biol Interact, 2001, 138 (3): 231-245.

第一百一十六章
战伤复合伤

【概述】

战伤中,凡属于两种以上性质不同的杀伤因素(如放射线、热辐射、冲击波、化学毒剂、火器等)同时或相继作用于同一人体而造成的损伤,均称之为战伤复合伤(war combined injury)。常规武器战争中,伤员在遭受火器伤的同时,可复合烧伤或内脏冲击伤。但通常,战伤复合伤主要是指核爆炸复合伤和毒剂复合伤。

自从《华沙条约》废除和苏联解体后,世界格局发生了很大变化,美苏争霸主宰世界的对抗已不复存在,世界大战的可能性已大为减少,高科技条件下的局部战争将成为今后战争的主要形式。另一方面,由于核武器、化学武器和生物武器的不断扩散,战术导弹弹头的多样化和广泛装备,因而未来的高科技局部战争还必须立足于核、化、生物武器威胁下的作战,也就是说,使用这些武器的可能性仍然是存在的。为此,仍需熟悉和掌握有关战伤复合伤的知识。

第一节　核爆炸复合伤

核爆炸时,由于几种杀伤因素同时作用,因此,相当多的伤员会遭受复合损伤。

【发生率】

核爆炸复合伤(nucleo-combined injuries)的发生率除了受人员分布和防护情况的影响外,主要取决于当量和爆炸方式。由表116-1可知,万吨以上当量的核武器爆炸时,三种瞬时杀伤因素中,以光辐射的杀伤范围最大,冲击波次之,早期核辐射最小;万吨以下当量的核武器爆炸时,以早期核辐射的杀伤范围最大,冲击波次之,光辐射最小。由此可知,凡是在冲击波杀伤区以内的地域,均属于复合伤的发生地区。如按面积百分比计算,地爆时,复合伤的发生地区占总杀伤区的24%~91%,空爆时占24%~98%(表116-2)。就当量而言,万吨以下核爆炸时,随着当量变小,复合伤发生地域所占的比例也随之减少;万吨以上核爆炸时,随着当量增大,复合伤发生地域所占的比例却随之增加。就爆炸方式而言,万吨以上当量的核武器空爆时,复合伤的发生地域较地爆时为大,但因空爆时的总杀伤面积较地爆时增加很多,故其所占的地域百分比反较地爆时为小(表116-2)。当量在1万吨左右的核爆炸,因三种瞬时杀伤因素的杀伤半径较接近,故复合伤发生地域所占的比例很高(地爆时占79%,空爆时占98%)。在千吨级当量时,因空爆时的实际爆高较低,故复合伤所占比例与地爆时相似。

在有防护的条件下,复合伤伤情减轻,甚至不发生复合伤,而仅有单一伤或无伤。

【类型】

通常将核爆炸复合伤分为放射复合伤(radiation-combined injuries)和非放射复合伤(nonradiation combined injuries)两类。命名时按先重后轻的原则,如放烧冲复合伤,放射损伤最重,烧伤其次,冲击伤最轻。由图116-1可知万吨级以下核爆炸时,暴露人员主要发生放烧冲复合伤;十万吨级核爆炸时,接近于爆心的极重度杀伤区内,主要发生放烧冲和烧放冲复合伤,稍远处的中、轻度

表 116-1　瞬时杀伤因素对开阔地面暴露人员的杀伤半径　　　　　　　单位:km

杀伤因素	0.1万吨		2万吨		10万吨		100万吨		500万吨	
	地爆	空爆	地爆	空爆	地爆	空爆	地爆	空爆	地爆	空爆
光辐射	0.28	0.43	2.1	3.1	3.9	5.6	9.0	13.1	15.9	23.4
冲击波	0.48	0.52	1.6	1.7	3.0	3.2	7.8	8.2	15.2	16.0
早期核辐射	0.98	0.98	1.5	1.5	1.9	1.9	2.7	2.5	3.2	2.8
综合杀伤	0.98	0.98	2.1	3.1	3.9	5.6	9.0	13.1	15.9	23.4

注:表中地爆的比高为 0,空爆的比高为 120

表 116-2　发生复合伤的地域面积和占总杀伤面积的百分比

当量(万吨)	地爆(比高 0)			空爆(比高 120)			地爆:空爆(复合伤地域所占总杀伤面积的百分比 %)
	总杀伤区面积 /km²	复合伤地域面积 /km²	%	总杀伤区面积 /km²	复合伤地域面积 /km²	%	
0.1	3.02	0.72	24	3.02	0.72	24	1:1
0.5	4.45	2.49	56	4.37	2.49	57	1:1.02
1	5.47	4.30	79	5.47	5.39	98	1:1.24
5	28.3	16.6	59	55.4	19.2	35	1:0.59
10	47.8	28.3	59	98.5	32.6	33	1:0.56
50	152.2	105.7	69	326.8	124.7	38	1:0.55
100	254.5	191.1	75	539.1	211.2	39	1:0.52
500	794.2	725.8	91	1 720.2	804.2	47	1:0.52

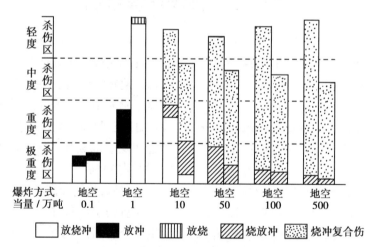

图 116-1　不同当量核武器空爆和地爆时各杀伤区发
生的复合伤类型

杀伤区,主要发生烧冲复合伤;百万吨级核爆炸时,也主要为烧冲复合伤。

工事或大型兵器(如装甲车辆、舰艇等)内,因屏蔽了光辐射,故主要发生放冲复合伤;工事倒塌或燃烧时,主要发生间接伤为主的烧冲复合伤。

【伤情分级】

为了针对不同的伤情进行合理而有效地救治,通常将复合伤伤情分为轻、中、重和极重度四级。划分的原则是以单一伤为基础,以 2 种以上损伤复合后的实际相互加重作用为依据,暂订出以下标准作为诊断与治疗的参考:①轻度复合伤:2 种或 3 种单一损伤均为轻度;②中度复合伤:几种损伤中有 1 种达中度者;③重度复合伤:几种损伤中有 1 种损伤达重度。以上三种损伤均为中度,中度放射损伤复合中度烧伤;④极重度复合伤:几种损伤中有 1 种达极重度;几种损伤中有 2 种达重度;1 种重度复合 2 种中度损伤;重度放射损伤复合中度烧伤。

一般说,轻度复合伤伤员不需住院治疗,绝大多数经自救互救仍可坚持战斗;中度复合伤伤员,部分会丧失战斗力,其余经自救互救和对症治疗后均能恢复;重度复合伤伤员,大部分会迅速丧失战斗力,经各级医疗机构积极救治后,多数可恢复健康;极重度复合伤伤员,立即全部丧失战斗力,并危及生命,如抢救及时有效,可有部分伤员治愈。苏联学者提出的伤情分级标准如下。轻度:对生命和健康预后良好,通常无需专科救护,战斗力丧失不超过 2 个月,所有伤员均可归队。中度:预后取决于医疗救护的及时性和有效性,大多数伤员需紧急优良医疗救护,治疗时间达 4 个月,50% 伤员可归队。重度:预后难以估计,只有尽最大努力救治时方能痊愈,治疗时间在 6 个月以上,个别伤员可归队。极重度:给予一切现代治疗方法的情况下预后也不良,通常只能给予对症治疗。德国学者将复合伤伤员的伤情分为三级:一级是不治疗存活可能性很大者;二级是存活尚成问题、需给予相应治疗者;三级是损伤严重、实际难以存活者。

【临床病理特点】

1. 放射复合伤的临床病理特点　中度以上的放射复合伤,常呈现不同程度的相互加重作用,这主要表现在以下几个方面:

(1)死亡率增高:放射损伤复合烧伤或冲击伤时,如伤情在中度以上,其死亡率常超过各单一损伤死亡率之和。例如,狗的 25% 体表深 II 度烧伤的死亡率为 12%,单纯受 1Gy 剂量 X 线照射后无死亡,两者复合后死亡率跃增至 75%。

表 116-3　狗放射病和放烧冲复合伤致死剂量比较　　单位:Gy

伤类	LD$_{25}$	LD$_{50}$	LD$_{75}$
单纯放射病	1.90	2.30	3.00
放烧冲复合伤	1.20	1.60	2.25
复/放	63%	70%	75%

用回归法计算狗的半数致死量(LD$_{50}$)表明,单照组为 2.34Gy,复合 20% II 度(II$^-$、II$^+$ 各半)烧伤后为 1.41Gy,复合 30% II 度烧伤后为 1.18Gy,即此种复合伤的 LD$_{50}$ 只相当于单纯放射病 LD$_{50}$ 的 50%~60%。对 169 只核爆炸所致放烧冲复合伤狗与相同剂量的单纯急性放射病狗进行了比较,可见前者 LD$_{25}$、LD$_{50}$ 和 LD$_{75}$ 分别为后者的 63%、70% 和 75%(表 116-3)。

有的研究单位根据动物实验及文献资料,制订出判断放烧复合伤伤员死亡率的参考图表(表 116-4,图 116-2)。在得知伤员所受核辐射剂量(Gy)和体表烧伤面积的 %(以 II 度为准)后,即可从图表中查出预计死亡率。举例:查出伤员受 2.00Gy 照射合并 30% 体表 II 度烧伤的预期死亡率。从图查出人受 2.00Gy 单纯照射的致死率为 3%。按核辐射致死率 3% 从表中查出 30% 烧伤面积的等效剂量为 1.84Gy,亦即伤情相当于单纯照射 3.84Gy(2.00Gy+1.84Gy)。再查图可知,3.84Gy 照射,如不医治,其预期 60 天死亡率约为 63%,属重度放烧复合伤。

表 116-4　核辐射 LD$_{1~99}$ 情况下几种烧伤面积在致死率方面等效剂量推算值

单位:rad(1rad = 10^{-2}Gy)

核辐射致死率	烧伤面积								剂量差数(X)
	5%	10%	15%	20%	25%	30%	35%	40%	
1%	48.0	72.0	96.0	126.0	156.0	186.0	216.0	246.0	0.20
5%	47.2	70.8	94.4	123.9	153.4	182.9	212.4	241.9	0.18
10%	46.4	69.6	92.8	121.8	150.8	179.8	208.8	237.8	0.16
15%	45.6	68.4	91.2	119.7	148.2	176.7	205.2	233.7	0.14
20	44.8	67.2	89.6	117.6	145.6	173.6	201.6	229.6	0.12
25	44.0	66.0	88.0	115.5	143.0	170.5	198.0	225.5	0.10
30	43.2	64.8	86.4	113.4	140.4	167.4	194.4	221.4	0.08
35	42.4	63.6	84.8	111.3	137.8	164.3	190.8	217.3	0.06

续表

核辐射致死率	烧伤面积								剂量差数（X）
	5%	10%	15%	20%	25%	30%	35%	40%	
40	41.6	62.4	83.2	109.2	135.2	161.2	187.2	213.2	0.04
45	40.8	61.2	81.6	107.1	132.6	158.1	183.6	209.1	0.02
50（A）	40.0	60.0	80.0	105.0	130.0	155.0	180.0	205.0	0.00
55	39.2	58.8	78.4	102.9	127.4	151.9	176.4	200.9	−0.02
60	38.4	57.6	76.8	100.8	124.8	148.8	172.8	196.8	−0.04
65	37.6	56.4	75.2	98.7	122.2	145.7	169.2	192.7	−0.06
70	36.8	55.2	73.6	96.6	119.6	142.6	165.6	188.6	−0.10
75	36.0	54.0	72.0	94.5	117.0	139.5	162.0	184.5	−0.12
85	34.4	51.6	68.8	90.3	111.8	133.3	154.8	176.3	−0.14
90	33.6	50.4	67.2	88.2	109.2	130.2	154.2	172.2	−0.16
95	32.8	49.2	65.6	86.1	106.6	127.1	147.6	168.1	−0.18
99	32.0	48.0	64.0	86.0	104.0	124.0	144.0	164.0	−0.20

注：核辐射致死率 50% 的等效剂量值（A）是基本数据；其他，除直接查表外，还可按剂量差数（X）计算；即等效剂量 = A + A X；例如：核辐射致死率为 20%，烧伤面积为 15%，烧伤的等效剂量是 80.0+80.0 × 0.12=89.6rad=0.896Gy。

（2）造血组织破坏加速和加重：造血障碍是贯穿放射复合伤全过程的根本问题。研究发现粒系、红系均可受损，红系重于粒系。粒系主要伤及具有分裂能力的中幼以前的幼稚细胞。红系受损而致的贫血发生多、持续久，除红系增殖受损外，成熟红细胞加速破坏也是重要原因。用核素标记和交叉输注等方法，发现伤后体内环境使红细胞半寿期明显缩短，其中一重要因素是体内广泛的脂质过氧化作用。动物实验表明，一定伤情的放射损伤复合烧伤和冲击伤后，造血组织破坏加速加重，表现在以下几方面：①外周血白细胞下降更快更低。以重度损伤为例，重度放射病时大多在伤后 11 天起才低于 500 个 /mm³，而放射复合伤时则大多在 9 天前就低于 500，甚至低于 300；②造血组织不发生再生的剂量明显降低，骨髓和淋巴结下降约 25%，脾约 15%；③造血组织的再生率（发生再生的例数占总例数的百分比）比放射病时明显降低（表 116-5）。

表 116-5　狗放射病和复合伤时造血组织再生率比较

伤类	剂量范围 /Gy	再生率 /%		
		骨髓	脾	淋巴结
放射病	4.00~5.00	62	82	84
放射性复合伤	4.20~4.70	13	15	60

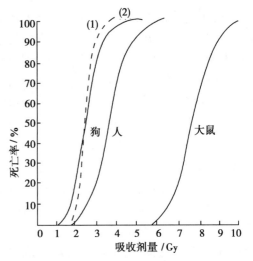

图 116-2　核辐射剂量死亡曲线
（1）^{60}Co γ 射线；（2）核辐射照射

实验还证实，1.50Gy 以上复合 20% 或 30% Ⅱ 度烧伤时，白细胞、红细胞和血小板下降至最低值，较单纯放射病时提前 3~6 天，降低的幅度更大，造血组织恢复正常的概率亦较低。在 4.00Gy 照射复合 25% Ⅲ 度烧伤狗的实验观察中也有类似的现象。

烧伤与照射在早期对造血抑制有相互加重作用，其中照射对烧伤的加重作用与烧伤面积关系不大，但烧伤对照射的加重作用则以大面积烧伤明显。

（3）病程发展快而重：狗的实验证实，与单纯放射病比较，剂量在 2.00Gy 以下的放射复合伤，其极期的发生率更高;中度以上的放射复合伤,初期反应较重,极期提早出现,持续时间较长,病情亦较重(表116-6)。核试验对极重度和重度放烧冲复合伤的观察也呈现同样的规律(表116-7)。

照射后,免疫淋巴细胞发生坏死;在4~6Gy,以下受照剂量范围,活存下来的淋巴细胞发生功能障碍,就T细胞而言,细胞表面活性分子,特别是TCR/CD3数量减少、功能降低,使细胞因子不能有效地活化而发挥功能。电离辐射作用下TCR基因发生重排和突变,是TCR/CD3变化的分子基础。细菌学检查表明,血培养中的细菌种类与创面培养的结果基本一致,在整个病程中,多以白色葡萄球菌和溶血性链球菌为主,极期后有时革兰革兰氏阴性菌(大肠埃希菌、变形杆菌等)逐步居于优势,尸检材料中则以革兰革兰氏阴性菌占绝对优势。

表116-6 狗的放射复合伤与单纯放射病病程比较

伤情	动物数	发生极期		极期/天	
		例数	百分比/%	开始	持续
1.50Gy 照射	5	1	20.0	15	2
1.50Gy 照射复合20% Ⅱ度烧伤	7	5	71.4	8.8	5
1.50Gy 照射复合30% Ⅱ度烧伤	27	23	85.2	9.0	4.4
2.00Gy 照射	16	11	68.7	12.4	7.8
2.00Gy 照射复合20% Ⅱ度烧伤	10	10	100.0	9.0	4.5
2.00Gy 照射复合30% Ⅱ度烧伤	15	15	100.0	7.5	4.6

注:2.00Gy复合伤动物极期持续时间较短,是因死亡较早

(4)感染加重:放射复合伤时,既有烧伤创面、创伤伤口等外源性感染,又有肠道、呼吸道等处的内源性感染,全身抗感染免疫功能削弱,因而感染发生早、多、重,常在早期休克以后接踵而来,甚至与休克重叠发生,感染也就成为最主要的直接致死原因。免疫功能障碍的发生因素中,在受较大剂量

病理观察证明,细菌可从焦痂内的毛囊腔和组织裂隙等途径直接蔓延至痂下,由此侵入血管或淋巴管,进而播散至全身。重度伤情的复合伤动物,常见内脏血管中有大量的细菌积聚于血管壁周围或结构已遭破坏的血管壁上,形成"细菌性血管套"或"细菌性血管壁",这种现象甚至在伤后3天就可出现,由此可见复合伤感染的严重性。全身细菌感染的来源既有外源性(如创面),又有内源性(如肠道),但以创面为主。易感染的部位有创面、肺、扁桃体和口腔黏膜。炎症的特点与放射损伤时相似,即多为中性粒细胞缺乏性、出血性和坏死性炎症,并有程度不同的浆液和纤维素渗出,炎症细胞几乎全为单核细胞,这主要是由局部网状内皮细胞增生而来。

复合伤动物感染加重的原因,一方面是由于机体防御功能更为低下,另一方面是由于存在有严重

表116-7 极重度与重度放烧冲复合伤与单纯放射病的比较

伤类	动物数	死亡数	死亡率/%	存活时间/天	衰竭开始/天	发热开始/天	体表开始出血/天	血便开始/天	白细胞最低值/个·mm⁻³	白细胞最低值时间/天
2.00~2.5Gy										
放射病	14	6	42.8	19.3	16.7	14.4	10.2	14.7	2 596	15.9
复合伤	20	16	80.0	9.9	8.3	3.2	8.9	6.7	1 718	8.4
4.00~5.00Gy										
放射病	14	14	100.0	14.2	13.9	10.1	8.0	12.7	620	13.0
复合伤	26	26	100.0	6.8	5.3	2.7	6.0	6.1	764	5.7
7.00~8.50Gy										
放射病	12	12	100.0	7.4	7.1	5.3	6.6	5.8	1 118	6.5
复合伤	31	31	100.0	4.0	3.2	1.7	3.4	3.1	242	3.4

感染的创面。实验还证明,重度放射性复合烧伤时,单核细胞吞噬系统吞噬异物的功能未见降低,但是其细胞内消化细菌的能力可能已有所减弱。

(5)烧伤、创伤或骨折愈合延缓:实验观察表明,狗全身照射 2.00G$_y$ 复合 20%~30% Ⅱ度烧伤时,创面 50% 愈合率和全部愈合率较单纯烧伤动物为低(表 116-8)。4.00G$_y$ 全身照射复合 25% Ⅲ度烧伤狗中也见有类似的情况。病理检查见创面肉芽组织在极期中生长缓慢,且不典型,并有出血、水肿和细菌感染。

在骨髓型放射病受照剂量范围内,创伤延缓愈合主要发生于极期,阻碍创伤愈合的主要原因是局部炎症反应削弱,并发水肿、出血和感染,细胞增殖受抑和胶原合成阻碍。巨噬细胞在炎细胞中的比例显著减少,对成纤维细胞增殖的调节作用明显降低,伤口液中 TNF-α、IL-1、TGF-β 等含量减少,伤口液对培养体系中成纤维细胞的增殖和胶原合成的刺激作用也降低,说明作为愈合过程主要细胞成分之一的巨噬细胞,其功能受到抑制,成为创伤难愈的一个重要原因。

笔者等研究了大白鼠全身照射 5.00G$_y$ γ 射线复合软组织创伤(切除背部皮肤及皮下组织 6cm×1.6cm)后 1~33 天的创面组织学和组织化学变化。结果表明,仅在极期(伤后 5~13 天),创面的肉芽和瘢痕形成较单纯创伤组有所延缓,中性粒细胞反应较轻,出血和感染较重,但上皮化过程无明显影响。给家兔全身照射 6.00G$_y$ γ 射线(中度放射病)复合桡骨闭合性骨折的研究中看到,伤后 1 个月内,成骨细胞数量较单纯骨折组明显减少,骨痂形成缓慢,部分新生的骨样组织,其细胞排列不规则,细胞体积也较小,伤后 60~90 天,两组差异已趋缩

小,骨折均已基本愈合。在给家兔全身照射 5.00G$_y$ γ 射线(中度放射病)复合桡骨开放性骨折的实验研究中也看到有骨折愈合延迟,伤后 2 个月内差别显著,尤以伤后 1 个月内更明显(此时正相当于放射病极期),3 个月后差别已不明显。

(6)休克和代谢障碍加重:放射复合伤休克,有时较单一损伤时为重,且大多发生在伤后初期,这是由于受到复合致伤因素作用后,机体神经、内分泌、循环和代谢功能发生严重障碍的综合结果,其中有效循环血量的减少常成为休克发展中的重要环节。少数动物,在照射后仅受到轻微的创伤(用木槌打击家兔股部 20 次),血压即可迅速下降,直至死亡。一部分复合伤休克发生在极期,其经过特点与初期休克不同,而与中毒性休克相似,临床上常见体温和血压同时明显下降,如未及时治疗,多发生死亡。

单纯放射病时除受照极大剂量外,一般不发生早期休克,而合并烧伤、创伤后常发生休克。小鼠单纯 12、16G$_y$ 照射未发生休克,单纯 15%、25% 面积 Ⅲ度烧伤休克发生率分别为 20% 和 40%;合并 12G$_y$ 后增至 50% 和 80%;合并 16G$_y$ 后增至 70% 和 90%,这种早期休克成为放烧复合伤复合效应的重要特征和早期死亡的主要原因。研究还发现此时心肌功能损害与休克相互影响,心肌线粒体由于钙超载等原因而发生病变以及脂质过氧化是心肌损害的重要原因。

亦有资料报道,休克加重现象并不明显。例如 4.00G$_y$ γ 射线照射复合 25% Ⅲ度烧伤、1.00~2.00G$_y$ 复合 20% 和 30% Ⅱ度烧伤狗中均未见有休克加重现象;6.00G$_y$ γ 射线照射复合创伤性休克时,其临床经过亦与单纯创伤性休克相似。

表 116-8 复合烧伤狗与单纯烧伤狗创面愈合情况比较

组别	动物数	深度	愈合 1/2		全部愈合		残余创面(占烧伤面积的百分比 /%)
			百分比 /%	平均天数	百分比 /%	平均天数	
20% 单纯烧伤	5	Ⅱ⁻	60	18	100	32	0
		Ⅱ⁺	60	19	100	33	0
20% 烧伤复合 2.00G$_y$	10	Ⅱ⁻	10	15	10	29	>90.0
		Ⅱ⁺	10	19	10	29	
30% 单纯烧伤	11	Ⅱ⁻	100	18	91	26	17.3
		Ⅱ⁺	91	23	64	32	
30% 烧伤复合 2.00G$_y$	15	Ⅱ⁻	0		0		>90.0
		Ⅱ⁺	0		0		

放烧复合伤后 1~3 天,肝线粒体的脂质过氧化物(LPO)明显高于单纯烧伤或单纯照射组,这可能是由于放射损伤和烧伤产生的复合效应,同时,抗氧化剂还不足以清除放射性复合烧伤时产生的自由基。

复合伤动物的代谢障碍较单一损伤更为明显和复杂。体重的变化通常反映机体总的代谢平衡改变的结果,单纯 10% Ⅱ度烧伤后,实验动物(大白鼠)的体重比正常对照动物稍见降低,而复合 4.50Gy 照射后体重下降却很明显(约 10%),复合 6.50Gy γ 射线照射后,体重下降更多(约 20%)。在 3.40Gy 深部 X 线照射复合 10% Ⅱ~Ⅲ度烧伤狗的观察中,氮质代谢在初期和极期以后均呈负平衡。血清蛋白质下降中,清蛋白下降最明显,而球蛋白的比例相对增高。根据从尿中 17- 羟皮质类固醇的排出、血中嗜酸性粒细胞计数和死后肾上腺组织学观察,认为肾上腺皮质在复合烧伤初期有应激反应,极期中似有功能增强现象,病情恶化时也可能出现衰竭。伤情较重的复合伤动物,初期和极期中酸中毒的发生率较单一伤高,程度亦较重。钾在初期和极期多呈负平衡,且较单一伤重;钠和氯在初期和恢复期为正平衡,极期有时出现负平衡。

近来的研究表明,放烧复合伤(照后 1 小时复合 20% 烧伤)和放射复合骨折(照后 1 小时复合股骨骨折)时淋巴样细胞中脱氧核糖核蛋白分解增强,附加损伤使淋巴样细胞胞核的辐射损伤加剧,使受照动物骨髓中聚脱氧核苷酸量增加,照射剂量愈大,这种变化愈明显。2.00Gy 和 7.00Gy 照射后立即复合胸廓机械损伤情况下,过氧化氢酶和过氧化物酶活性明显下降,与单纯照射相比,过氧化氢酶活性降低更为显著。

以上介绍了放射复合伤时相互加重的临床病理特点。不同的损伤程度和不同的病理过程,其相互加重作用均有所不同,甚至会出现相反的情况。此外,时间因素和病程的阶段性也有重要的意义。

就时间因素而言,两种致伤因子不同时间作用于机体时,其复合损伤效应会有所不同。如图 116-3 所示,机体第 1 次接受小的刺激或同时接受一大一小的刺激,总的反应趋势是在 2~3 天内机体反应力上升;如第 1 次给予小的刺激,同时或稍后给予较大的刺激 A,可以引起微弱的加重效应;如第 2 次刺激在 B 的位置上给予,由于第 1 个刺激已引起反应能力上升,因而会出现对抗效应,总的抗力在数日内增强;如第 2 个刺激在 C 的位置,此时第 1 个刺激所引起的适应能力已经下降,又会产生

弱的加重效应;如作用在 D 上,第 1 次损伤已恢复,就不出现加重效应了。另一方面如图 116-4 所示,当第 1 个刺激强度很大时,情况则有所不同。第 1 次大的损伤使机体防御反应及代偿功能受到严重削弱,全身抵抗力很快降低,其降低程度取决于第 2 次损伤的大小和作用时间。如在 A 的位置上同时给以较小的刺激,则仅有轻微的加重作用;如在 B 的位置上给以第 2 次损伤,则会出现严重的加重效应,这种加重效应可延长数天甚至数周;如第 2 个刺激加在 C 的位置上,则又会出现轻微的加重效应;如在 D 的位置上给予,则无加重效应。

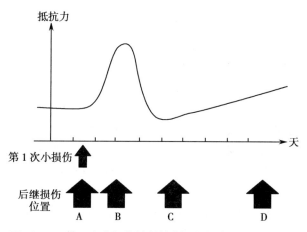

图 116-3　第一次小损伤继以较大损伤机体抵抗力的变化

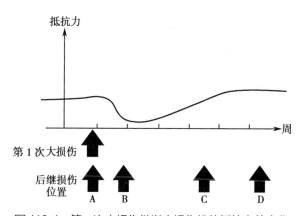

图 116-4　第一次大损伤继以小损伤机体抵抗力的变化

有关病程阶段性与相互加重的关系,近来又有一些新的资料。有学者在研究家兔放射复合伤(照射 5.90Gy 后立即造成肋骨骨折或闭合性气胸)时看到,非照射因子(创伤)对受照机体的作用具有阶段性:在放射病早期具有加重作用,在较晚期则对存活动物具有刺激作用。国内新近的研究表明,给小鼠造成 15% Ⅲ度皮肤烧伤后半小时再全身照射 12.00Gy γ 射线(轻度肠型放射病),早期(48 小时内)有加重效应,表现在死亡率较单纯照射或烧伤组明

显增高(22.99%:2.30%:11.76%);稍后期(49~96小时)反有所减轻,表现在死亡率较单纯照射组为低(31.03%:48.28%),肠上皮再生修复较活跃。这就是说,即使动物接受这样大的照射剂量和较大面积的深度烧伤,也不是在病程的各个阶段都出现加重效应。

肠上皮效应:肠道在放射损伤和烧伤等情况下可发生明显病变,而放烧复合伤时,其变化又有其新的特点。分别以变动照射剂量(8~26Gy,8个剂量)和固定烧伤伤情(15%面积Ⅲ度),变动烧伤伤情(5%、10%、25%Ⅲ度)和固定照射剂量(12Gy),造成多种伤情的放烧复合伤,与同剂量单纯放射损伤组比较,以肠隐窝计数和(^{3}H)TdR参入量为基本指标,结果表明放射损伤和放烧复合伤时肠上皮效应与致伤因素(照射量)之间存在显著的量效关系。12、15Gy合并三种伤情烧伤后,进入肠上皮再生期(伤后72小时)均显示肠上皮再生修复好于同剂量单纯放射损伤,剂量修饰系数(DMF)为1.20(相当于同等程度的肠上皮修复所需的受照剂量,若单纯放射病为1,放烧复合伤提高为1.2)。这些量效关系进一步说明一定程度烧伤有促进放射损伤肠上皮再生修复的作用。18~26Gy照射后,由于肠上皮干细胞几无存留,不能对烧伤因素再产生反应,故未显示上述效应。

2. 烧冲复合伤的临床病理特点 十万吨级以上的核武器爆炸时,烧冲复合伤是主要的伤类。其临床病理特点如下:

(1)临床经过较严重,死亡率较高:重度以上的烧冲复合伤伤员,其一般情况较单一伤为差,伤员临床征象的严重性常难以用体表烧伤来解释;如内脏冲击伤较严重,则死亡率将显著增高。

(2)休克较多见,且较重:稍重的烧冲复合伤员,较易发生休克,经过严重,持续时间较长。伤员即使度过了休克期,其临床经过亦显得不很平稳,从而增加了后期治疗的困难。早期手术时,较易发生出血,对手术的耐受能力也较差,有时即使是小的植皮手术也可导致严重后果。

(3)心肺损伤较重:烧冲复合伤时,常发生肺出血和肺水肿(表116-9,表116-10)。肺功能障碍亦很显著,且易引起呼吸窘迫综合征。有的实验显示,烧冲复合伤狗的肺水肿发生率与单伤组无明显差别,但严重水肿和以肺泡腔水肿为主的例数有所增加(表116-11)。肺心指数(肺重/心重)可反映肺重量的变化,单冲、烧冲各与单烧及正常狗相比,均差别显著($P<0.05$);单烧与正常、烧冲与单冲间则差别不显著(表116-12)。肺出血方面,烧冲组与单冲组相似,但比单烧组严重。肺部感染(肺炎和肺脓肿)的发生率,烧冲组多于单烧组,更多于单冲组。

表116-9 155例核爆炸烧冲复合伤狗肺出血发生情况

伤情	观察例数	发生例数				发生率/%			
		轻	中	重	合计	轻	中	重	合计
现场死亡	26	4	9	12	25	15.3	34.6	46.2	96.1
极重度	46	16	17	8	41	34.8	36.9	17.4	89.1
重度	43	10	14	6	30	23.3	32.6	13.9	69.8
中度	25	13	10	0	23	52.0	40.0	0	92.0
轻度	15	8	1	0	9	53.4	6.6	0	60.0
合计	155	51	51	26	128	32.9	32.9	16.8	82.6

表116-10 155例核爆炸烧冲复合伤狗肺水肿发生情况

伤情	观察例数	发生例数				发生率/%			
		轻	中	重	合计	轻	中	重	合计
现场死亡	26	2	6	17	25	7.7	23.1	65.4	96.2
极重度	46	11	3	5	19	23.9	6.5	10.8	41.2
重度	43	13	8	1	22	30.2	18.6	2.3	51.1
中度	25	10	0	0	10	40.0	0	0	40.0
轻度	15	2	0	0	2	13.3	0	0	13.3
合计	155	38	17	23	78	24.5	11.0	14.8	50.3

表 116-11　单烧、单冲和烧冲狗肺水肿发生情况

组别	观察例数	发生例数及百分比					发生部位	
		轻	中	重	总例数	百分比/%	间质为主	肺泡腔为主
单烧	12	5	2	1	8	66.7	4	4
单冲	16	10	3	0	13	81.2	10	3
烧冲	12	2	2	5	9	75.0	2	7

表 116-12　几组动物肺心指数的比较

组别	观察例数	肺心指数
正常对照	5	1.44 ± 0.07
单烧	7	2.37 ± 0.34
单冲	9	1.97 ± 0.17
烧冲	9	3.24 ± 0.53

实验表明,烧冲复合伤后,肺含水量及支气管肺泡灌洗液中的清蛋白含量增加,肺泡巨噬细胞被激活,释放 H_2O_2 增加,伤后 6~12 小时达到高峰,其变化幅度高于单纯烧伤组和单纯创伤组。与此同时,肺组织匀浆和血浆中脂质过氧化物(LPO)也有所增高。这些改变可能都与肺损伤有关。

心脏损伤主要表现为心肌断裂、变性坏死和出血(表 116-13,表 116-14,表 116-15)。电镜下常见肌原纤维排列紊乱、粗细不均、断裂或溶解消失;线粒体肿胀或空泡化;有时可见闰盘解离。实验室致伤狗中,烧冲组心肌变性和坏死的发生情况与单烧组相似,但重于单冲组(表 116-16)。

(4)感染较严重:烧冲复合伤时,发热和全身感染的发生率均较高。发热出现较早,持续时间较长,严重者可出现低体温。据 61 例烧冲复合伤狗血培养资料,开始出现阳性的时间为伤后 2.2 天,即休克期内已发生全身感染,感染期中低体温的发生率在极重度和重度的伤情中分别为 75% 和 50%。观察表明,凡有胃肠破裂或严重肺损伤者,感染常更

严重。烧冲复合伤多为外源性感染,细菌主要来自创面,如伤情严重,也可同时有内源性感染,此时中性粒细胞反应多较轻,而代之以大量形态各异的单核细胞。

(5)血液和造血组织变化显著:烧冲复合伤时,白细胞的变化与伤情有关,如损伤较轻,则白细胞总数增高,反之则可能降低。据统计,在狗的重度和极重度烧冲复合伤中,白细胞总数下降者分别占 35% 和 75%。尽管如此,中性粒细胞的百分比并不下降,因而可与放射复合伤相鉴别。实验还表明,烧冲复合伤狗在伤后 3 天内的白细胞数降至伤前的 50% 以下或升高至伤前的 400% 以上者,全部死亡,其中低于 10% 和高于 900% 者,均在 2 天内死亡。烧冲复合伤较轻时,造血组织多以增生反应为主,伤情严重者有成熟抑制或延缓现象。这是外周血中白细胞下降的主要原因。此外,肺、脾、肝等血管床内有成熟和幼稚的粒细胞积聚。如数量相当多,可影响外周血中的白细胞数,还会增加血液循环阻力。

表 116-13　195 只核爆炸烧冲复合伤狗的心肌断裂发生情况

伤情	观察数	原发性心肌断裂[*]					继发性心肌断裂[*]		总计	百分比/%
		轻	中	重	合计	百分比/%	例数	百分比/%		
极重度	96	27	5	3	35	36.5	10	10.4	45	46.9
重度	58	11	1	1	13	22.4	9	15.5	22	37.9
中度	26	1	0	0	1	3.8	1	3.8	2	7.6
轻度	15	0	0	0	0	0	0	0	0	0
合计	195	39	6	4	49	25.1	20	10.3	69	35.4

[*]. 断裂处无明显心肌变性坏死者属原发性心肌断裂;反之属继发性心肌断裂,即在心肌有病变的基础上发生的继发断裂

表 116-14 195 只核爆炸烧冲复合伤狗心肌变性坏死发生情况

伤情	观察数	心肌变性					心肌坏死				
		轻	中	重	合计	百分比/%	轻	中	重	合计	百分比/%
极重度	96	17	23	4	44	45.8	7	14	4	25	26.0
重度	58	20	14	5	39	67.2	3	11	4	18	31.0
中度	26	5	1	1	7	26.9	1	1	0	2	7.7
轻度	15	1	1	0	2	13.3	0	0	0	0	0
合计	195	43	39	10	92	47.2	11	26	8	45	23.1

表 116-15 核爆炸烧冲复合伤心壁出血发生率(%)

伤情	出血程度			合计
	轻度	中度	重度	
极重度	47.7	14.9	10.2	72.8
重度	47.9	11.6	0	59.5
中度	43.3	13.9	0	57.2
轻度	33.3	0	0	33.3

表 116-16 40 只实验室致伤狗心肌变性坏死发生情况

组别	动物数	右心肌变性					左心肌变性				右心肌坏死				左心肌坏死	
		重	中	轻	合计	百分比/%	中	轻	合计	百分比/%	中	轻	合计	百分比/%	轻	百分比/%
单冲	16	0	2	8	10	60.1	0	11	11	68.8	0	2	2	12.5	0	0
单烧	12	1	5	6	12	100.0	2	8	10	83.3	1	5	6	50.0	2	16.6
烧冲	12	0	6	6	12	100.0	3	8	11	91.6	0	4	4	33.3	1	8.3

实验证明,烧冲复合伤后,多形核白细胞易被激活。重度复合伤时,多形核白细胞出现短暂而明显的功能增强,继而转为抑制。刀豆蛋白 A(ConA)戴帽实验证明,烧冲复合伤后 ConA 帽形成迅速增加,提示多形核白细胞活性氧产量大量增加,发生自身氧化作用,可能因细胞内微管蛋白巯基末端被氧化,还原型谷胱甘肽(GSH)量减少,使微管集聚功能发生障碍,多形核白细胞的运动功能也随之出现抑制。

(6)易发生肾衰竭:烧冲复合伤,即使烧伤不很严重,也可出现少尿、血尿、BUN 持续增高而发生肾衰竭。其原因主要为肾小球病变(毛细血管缺血、管腔皱缩、内皮细胞脱落坏死等),少数为严重的肾小管坏死(主要为远曲管坏死)。休克期发生急性肾衰竭时还要考虑到血流量减少或血压降低等全身循环不良因素。

【诊断】

核战争时,会在短时间内出现大批复合伤伤员,因此,对复合伤的诊断不仅限于个体,还要着眼于群体。诊断的重点和难点是内脏冲击伤和放射损伤。

1. 伤员周围 环境从周围环境破坏的情况可推断冲击波压力值及人员冲击伤伤情。例如,一般住房发生严重破坏处的冲击波压力,可使人员发生轻度原发冲击伤;办公大楼发生严重破坏处,人员可能发生中度原发冲击伤;汽车破坏程度与人员原发冲击伤伤情大体一致等等(表 116-17)。

2. 体表烧伤 从体表烧伤程度可大致推断出冲击伤的伤情。一般地说,万吨以下核武器爆炸时,冲击伤的伤情较烧伤略重;十万吨级核武器爆炸时,冲击伤伤情较烧伤略轻;百万吨级核武器爆炸时,冲击伤伤情较烧伤更轻(表 116-18)。简言之,凡地面暴露人员发生中度以上烧伤,就要考虑可能复合有某种程度的冲击伤。尤其当全身情况较差,难以用体表烧伤的程度来解释时,更应考虑有内脏冲击伤的可能。在防护和有屏蔽条件下,所发生的烧伤大多是间接烧伤,复合损伤的发生概率较低。

表 116-17 人员原发冲击伤伤情和建筑物等破坏程度对比

目标	超压峰值 /kPa			
	19.6~29.4	29.4~58.8	58.8~98.1	>98.1
人员损伤程度	轻	中	重	极重
工事、建筑物破坏程度				
露天堑壕			轻~中	重
崖孔				轻以上
一般住房	重			
办公大楼	中	中~重		
物件破坏程度				
步枪	轻	中	中	中~重
汽车	轻	中	重	

表 116-18 不同当量核爆炸时烧伤与冲击伤伤情对比

当量	烧伤伤情	冲击伤伤情
万吨级以下	轻	无~中
	中	中~重
	重	重~极重
	极重	极重
十万吨级	轻	无~轻
	中	轻~中
	重	中~重
	极重	重~极重
百万吨级	轻	无
	中	无~轻
	重	轻~中
	极重	中~重

3. 早期症状　下列症状和体征有助于复合伤的诊断：烧伤伴有耳鸣、耳聋或伴有胸闷、咳嗽以至呼吸困难，出现血性泡沫痰者，表明烧伤复合有听器或肺冲击伤；早期出现恶心、呕吐、腹泻者，可能是以放射损伤为主的复合伤，如佩带个人剂量仪，更易帮助确诊；伴有颅脑症状或急腹症时，很可能复合有颅脑或腹腔脏器损伤。

4. 其他检查　据白细胞检查结果，结合烧伤情况，常可做出正确的诊断。白细胞总数增加，淋巴细胞绝对数不减少者，多为烧冲型；白细胞总数增加，淋巴细胞绝对数减少者，多为烧放冲型；白细胞总数减少，而中性粒细胞不减少者，多为严重的烧冲型或烧放冲型；白细胞总数及中性粒细胞均减少者，多为放烧冲型。

据此，可以大致确定复合伤类型，而损伤程度和部位，需根据每个伤员的受伤史、症状、体征、血液、生化、剂量检查和其他辅助检查，方可做出最后诊断。

【防护】

对于防守的人员或非战斗人员来说，工事是最好的防护手段；对于进攻中的战斗人员来说，利用地形地物和采取某些防护动作，也可收到一定的效果。

1. 工事防护　地下永备工事及各种人防工事均有良好的防护效果。覆盖的砾质砂土层达 3m 厚时，可使冲击波削弱 60%，放射线剂量减至百万分之一，光辐射可完全消除；如覆土层更厚，则防护效果更好。各种野战工事，如堑壕、交通壕和单人掩体等,防护效果较人防工事为差,三种杀伤因素对野战工事内人员的综合杀伤半径为开阔地面上人员的 1/2~1/3。其他各种工事,如崖孔、掩蔽部、避弹所等,综合杀伤半径相当于开阔地面人员的 1/3~1/6。

2. 兵器防护 坦克、舰艇等,因钢板的屏蔽和本身的密闭性能,故有一定的防护作用,但坦克和舰艇内人员有可能发生间接烧伤、间接冲击伤或固体传导的冲击伤。

3. 简易防护 利用地形地物(如凹地、土坎等隐蔽区),可不同程度地削弱三种瞬时杀伤因素的致伤效应。如核武器为百万吨级,爆炸时光辐射作用持续十几秒以上;若距爆心较远,冲击波须经一定时间后方能到达(如 100 万吨核武器空爆时,冲击波到达距爆心投影点 3km 处的时间约在爆后 5.2 秒,到达 8km 处约为 18 秒,10km 处约为 24 秒)。因此,如能在爆后数秒内进入近旁的工事内,可使冲击伤和烧伤的伤情减轻。简易防护材料各有一定的防护效果,如披穿雨衣可减轻烧伤和放射性沾染,戴上特制的防护眼镜可防止光辐射所致的眼烧伤及闪光盲,坦克乘员戴上坦克帽和穿上靴鞋可防止固体传导的冲击伤等。简易的防护动作也可具有一定的防护作用,如就地卧倒、闭眼、张嘴、塞耳等,均可能减轻烧伤和冲击伤。

【救治】

对各单一伤有效的救治措施,原则上也适用于复合伤。同时,在治疗中还应考虑到复合伤的伤情特点,重点解决主要损伤,兼顾次要损伤。

1. 急救 与一般战伤急救基本相同,包括止血、包扎、骨折固定、后送、保持呼吸道通畅等。此外,应注意防止体表或伤口有放射性物质沾染。伤员离开沾染区时,自己或相互拍打衣服,除去暴露部位的灰尘等。

2. 放射复合伤的治疗 重点应放在治疗急性放射损伤上,并积极进行抗休克和其他外科治疗。

(1)防治休克:参照烧伤和冲击伤抗休克方法对放射复合伤伤员及早作抗休克治疗,有可能发生休克者,应及时采取保温、止痛、止血、口服或静脉补液等措施,以预防休克发生。

(2)抗放治疗:复合中度以上放射病(受照剂量约在 2G_y 以上)者,按放射病治疗原则进行综合治疗。初期给予镇静、止吐、抗过敏药物,如苯海拉明、甲丙氨酯(眠尔通)、维生素 B_6 等;假愈期中要注意保护造血功能,预防出血,如给予叶酸、维生素 C、P、B_{12} 等,血液有形成分急剧下降者,可酌情输注白

细胞悬液或全血;极期中重点是防治感染和出血,减轻造血组织损伤,补充营养,纠正水电解质失衡;恢复期中注意促进造血组织再生和创面修复,加用强壮补血的中药。实验证明,如早期给予雌三醇、硫辛酸二乙氨基乙酯柠檬酸钠盐等抗放药物,可提高重度放射复合伤动物的活存率。因此,在治疗放射复合伤伤员时可酌情采用。

(3)控制感染:放射复合伤感染较单一伤严重,发生较早。因此,伤后早期就应开始抗感染治疗,如给予青霉素等,极期来到时,要选用多种敏感的抗菌药物交替使用。如感染严重未得到控制,可考虑给予较大剂量的肾上腺皮质激素类药物,待病情稳定后逐渐减量,停药。

(4)外科治疗:放射复合伤手术时应注意以下几点。

手术时机:除伤后因严重休克需进行复苏外,原则上应尽早手术,争取在极期来到前伤口愈合;极期中手术易加重出血和感染,伤口又不易愈合,故仅限于做紧急救治手术;如需要做的手术较大,伤情又较严重,则不应勉强做早期手术,待恢复期病情较为稳定时进行。

麻醉选择:局麻和硬膜外麻醉在整个病程中均可应用。硫喷妥钠静脉麻醉在初期和假愈期中应用较安全。

烧伤创面的处理:处理基本原则和方法与一般烧伤同(详见第七章第一节烧伤)。但应尽一切努力,在极期来到前消灭创面。面积较大的Ⅲ度烧伤,早期未及将焦痂全部切除植皮,所余创面在极期时宜采用碘伏等抗菌药物,尽量保持焦痂干燥,肉芽创面先用异体皮覆盖,待恢复期后再行手术植皮。

骨折的处理:放射损伤复合骨折的愈合缓慢,故固定时间常较单纯骨折延长 1/4~1/2 倍。骨牵引和大型石膏固定时要注意防止褥疮;在有放射性沾染时,髓内钉固定易引起感染和骨坏死,故不宜采用。开放性骨折,特别是创面有放射性沾染时,应尽早做初期外科处理,彻底清除血块、异物和坏死组织,伤口做延期缝合。其余处理的原则与单纯骨折时相同。

(5)放射性沾染创面的处理:除有严重休克或需作其他紧急处理外,原则上应优先和尽早处理有沾染的创伤或烧伤创面,其关键是做好创面的洗消和清创。具体方法如下。

洗消:先覆盖伤口,用肥皂水及清水擦洗伤口周围皮肤,擦干后用碘伏、酒精作皮肤常规手术前灭菌。避免用促进放射性物质溶解和吸收的有机

溶剂(如乙醚、苯、汽油等)擦拭皮肤。伤口及创面用肥皂水、等渗盐水或乙二胺四醋酸盐溶液冲洗,并用纱布或棉球在伤口轻轻擦拭,擦干后如查出放射性物质仍未消除时,可反复冲洗擦拭。清除伤口放射性沾染主要依靠擦洗的机械作用,愈早进行,效果愈好。如擦洗后仍残留有放射性物质时,应及早做清创术。

清创:早期清创是彻底清除沾染的有效措施。清创的方法与一般单纯创伤时相同,但要更广泛些。除尽可能清除或切除所有异物、失活或无生机的组织外,如剂量检查表明仍有超过允许水平的放射性物质时,还可适当扩大清创的范围及深度;对不便彻底清创的部位(如大血管周围及体腔受沾染),可大量液体反复冲洗,伤口延期缝合,缝合前每隔2~3天更换敷料1次,以吸附残存的放射性物质。

3. 烧冲复合伤的治疗 与一般单纯烧伤和冲击伤的治疗相同,但需特别注意以下几点:

(1)补液:大面积烧伤时,早期需静脉输注大量的电解质溶液或胶体液,复合冲击伤时,液体丢失更多,因此补液量要比单纯烧伤时更多些。补液时原则上不要过量,速度不要过快,电解质溶液与胶体液量之比以1:1为宜。在实际处理烧冲复合伤伤员时,常易发生的倾向是不敢补给足量的液体以致伤员不能平稳地渡过休克期。

笔者等曾对64只40% Ⅱ度烧伤合并不同程度肺冲击伤的狗进行早期静脉输液的研究。结果表明,按国内一般的烧伤输液公式静脉补液(第1个24小时为每公斤体重、每百分之一烧伤面积补

给胶体0.5ml,电解质溶液1~1.5ml,5%葡萄糖液每公斤体重40ml;第2个24小时胶体和电解质溶液量减半),输液速度每分钟6~10ml以上时,对中度以下肺损伤的动物无任何不良影响,对于重度以上肺损伤的动物,可能会促使发生或加重肺水肿。临床上也曾看到,合并有烧伤或其他创伤的肺冲击伤伤员,在严密观察病情变化和注意保护心肺功能的情况下,伤后数天内,每天都静脉输注数千毫升的液体,输液后并未发生肺水肿,原有肺出血征象亦于伤后3天消失。因此,如伤员心肾功能较好,肺冲击伤不很严重,可在监测肺部变化(如湿啰音是否出现或增多、胸片上是否出现异常阴影)的条件下补给足量的液体。

(2)保护心肺功能:证实有心功能不全时,可静脉缓注25%~50%葡萄糖液稀释的毒毛花苷K和毛花苷C,必要时也可洋地黄化,以改善循环状态。伤员如发生躁动不安,给哌替啶药物也无济于事时,很可能是呼吸不畅引起脑缺氧的结果,此时应给予氧气吸入,或采用呼吸机辅助吸入较高浓度的氧气。镇静、止痛剂宜慎用,以免抑制呼吸。

(3)防治感染:烧冲复合伤伤员易发生感染,故抗感染措施要有力、及时。据细菌敏感情况大量使用各种抗菌药物,同时,要及时处理创面,以减少感染源。

(4)保护肾功能:早期抗休克时要补充足量的液体,以免长时间低血压;对少尿伤员可酌情给予扩张肾血管的药物,如多巴胺等,以增加肾血流量,或应用呋塞米等药物进行利尿。

(王正国)

第二节 毒剂复合伤

各种创伤,伤口伴有毒剂局部损伤或吸收中毒者,称为毒剂复合伤(combined injuries of chemical warfare agents)。

【临床病理特点】

1. 毒剂中毒合并创伤 毒剂中毒合并创伤时,两种致伤因素相互加重,使机体抵抗力降低,不仅较少量毒剂可引起较重的中毒,而且中毒严重时,可影响整个机体及创伤过程,其总的特点是容易发生休克(中毒性或创伤性休克);创伤部位容易出血及再生修复过程延缓,伤口愈合慢;容易继发感染(局部或全身性)和各种并发症(如骨折不易愈

合或畸形)等。中等剂量以上的毒剂中毒时,易引起伤口出血、感染和组织坏死,软组织愈合缓慢,骨折愈合延缓或畸形;严重创伤可使毒剂的致死剂量减至无创伤时的1/10~1/15。

临床上对毒剂复合伤的处理也比较复杂,例如,由于中毒出现的惊厥、肺水肿、呼吸循环功能紊乱或造血抑制等严重征象,使手术时机不易掌握,创伤不易得到及时处理。

2. 伤口染毒 伤口染毒时,毒剂可迅速经伤口吸收。如吸收剂量大,则伤情发展迅速。若急救不及时易引起严重全身中毒甚至死亡。这种复合

伤的病情变化快而严重。有时创伤虽不重,但可在短时间内危及伤员生命。

(1)神经性毒剂(沙林、梭曼、VX 等):此类毒剂经伤口吸收后不久,局部出现持续性肌颤,数分钟至半小时内出现全身中毒症状,如流涎、出汗、呼吸困难、惊厥、昏迷等;血液检查可发现胆碱酯酶活力明显下降。此种复合伤如不及时处理,可有生命危险。

(2)糜烂性毒剂(芥子气、路易斯剂):此类毒剂可直接引起皮肤或黏膜化学性烧伤,并可吸收引起全身中毒。

芥子气染毒的伤口,最初可见油状液滴,有大蒜样气味。数小时后发生红斑水肿,1 天后伤口周围皮肤出现水疱;以后数日,组织坏死逐渐扩大,由表面糜烂而致深层溃疡,并常发生感染,伤口愈合缓慢,愈合后常有瘢痕形成和色素沉着。

毒剂经伤口进入体内后,数小时可引起全身中毒,出现神经、消化、造血、呼吸、循环等系统的症状和体征,其致死剂量可减少到皮肤完整时的 1/4~1/5。

路易斯剂染毒的伤口,染毒当时立即发生局部剧痛,染毒处可见有液滴,并有天竺葵叶汁气味,伤口组织常有青灰色斑点,肌肉如煮熟状;几十分钟后伤口发生出血和水肿,组织坏死严重;伤口愈合延缓,但较芥子气略快。路易斯剂全身吸收作用比芥子气强烈,症状发展快,常出现休克、体温下降、肺水肿和中枢神经抑制征象。

(3)窒息性毒剂(双光气):双光气伤口染毒时,局部疼痛较剧烈,易出血。数小时内可出现明显肺水肿。

【诊断】

1. 中毒史 怀疑或确定敌人使用化学武器后,就应考虑到有发生毒剂复合伤的可能性。在此基础上,进一步了解敌人施用化学毒剂的时间、地点和种类,并弄清伤员受伤的地点、伤口有无液滴和特殊气味。

2. 症状体征 仔细检查伤口局部的变化,如出血、水肿、水疱、肌颤和色泽等,注意全身性中毒的临床表现。

3. 化验检查 有目的地进行有关毒剂中毒的化验检查,如神经性毒剂中毒时测血液胆碱酯酶活性,芥子气中毒时测血液化学和血常规变化,路易斯剂中毒时测尿中砷含量等。

4. 毒剂检验 从敷料和伤口分泌物取样做毒剂鉴定,如能在鉴定前了解到防化分队现场毒剂侦察的结果,则更有利于毒剂的鉴定。

【救治】

战时如发生毒剂复合伤,伤员数量可能较多。由于毒剂吸收快,伤情发展迅速,故应及早救治。

1. 急救 对中毒者,特别是神经性毒剂和氢氰酸等速效性毒剂中毒时,要强调自救、互救。使用制式防毒面具或就便防护器材,迅速撤离染毒区。如发现眼睛、皮肤或服装染毒时,应尽快消毒。对伤口及周围皮肤上的毒剂液滴,可用纱布等敷料蘸吸,然后包扎后送。四肢的伤口,尤其是怀疑有染毒时,应在其近侧端扎上止血带,以防毒剂进一步吸收。发现有全身中毒症状时,应及时给予相应的抗毒剂和其他急救措施。例如,如发觉伤员有呼吸紧迫、瞳孔缩小、肌颤等征象时,应立即注射神经毒急救针,如已出现呼吸停止,应及时做人工呼吸,同时给予阿托品;发觉伤员的皮肤黏膜呈鲜红色,并有步态不稳、意识紊乱、惊厥、瞳孔散大、呼吸困难而致减弱等氢氰酸中毒征象时,应行人工呼吸,并尽快吸入亚硝酸异戊酯;伤员如出现心搏停止,应立即做体外心脏按压。

2. 治疗 对有全身中毒症状者应继续治疗,除采取各种对症性措施外,特别要注意保持呼吸道通畅,保护心肺功能。对路易斯剂和窒息性毒剂中毒的伤员,要积极防治肺水肿,如给予氨茶碱、甘露醇、高渗葡萄糖等;心功能减弱者可给予毒毛花苷 K 等强心剂,以增加心肌收缩力。大面积芥子气烧伤时要早期补充足量液体,输注全血。

复合有神经性毒剂的损伤,要积极治疗神经性毒剂所致的中毒。目前普遍认为,神经性毒剂抑制机体胆碱酯酶,造成乙酰胆碱蓄积,导致胆碱能系统功能严重紊乱而死亡,因而以此作为寻找神经性毒剂防治药物的理论依据。现已证明,HI-6 有较强的救治梭曼中毒的效果。人体药物代谢动力学研究结果表明,肌注 HI-6 500mg 后 3.5 分钟,血药浓度达 4μg/ml,维持 4 小时,随后约 60% HI-6 以原型由肾脏排出。HI-6 粉剂性能十分稳定,可将其与阿托品溶液分别存放,注射前混在一起。此外,国外正在研究对四种神经性毒剂沙林、梭曼、塔崩和 VX 以及丙氟磷均有效的 HLO-7,有可能成为神经性毒剂有效通用型抗毒剂,其粉剂性能也很稳定。

对各种复合的创伤进行外科手术时要加强防护,备有橡皮或塑料围裙、手套等皮肤防护用品,并使用消毒剂,以防再度染毒。染毒伤口术前再次冲洗,并用消毒棉球擦拭。手术时机以毒剂中毒急性期过后为宜(挽救生命的紧急手术除外)。切口尽可能通过周围的健康皮肤。清创时应彻底清除染毒伤口处的坏死组织，不做初期缝合。止血要彻底；路易斯剂或窒息性毒剂中毒时，血液凝固性增高，可因形成血栓而暂时止血，但以后复又出血；氰类毒剂中毒时血液凝固性降低，手术时易发生出血；前一种情况时要确实做好结扎止血，后一种情况时手术中可给予止血药。麻醉的选择亦应注意，有中枢神经系统和呼吸循环功能障碍时，禁用全麻和腰麻，可用局部浸润麻醉或神经干阻滞麻醉；呼吸道损伤或肺水肿的伤员也可采用同样方法麻醉；糜烂性毒剂皮肤染毒部位禁用浸润麻醉，可用神经干阻滞麻醉。

（王正国）

参 考 文 献

[1] 程天民，邹仲敏．放射复合伤的研究进展 [J]．中华放射医学与防护杂志，1998, 18(5): 299-304.

[2] 曾昭铸，罗成基，郭朝华，等．放烧复合伤小鼠骨髓基质细胞的变化及其对粒系祖细胞增殖的影响 [J]．中华放射医学与防护杂志，2000, 20(2): 111-112.

[3] 黄定德，程绍钧，罗成基，等．放烧复合伤小鼠骨髓细胞 IL 3R 与造血调控的研究 [J]．中华放射医学与防护杂志，2000, 20(1): 36-39.

[4] 施炎，郭朝华，刘贤华，等．几种抗放药物对单纯放射病和放烧复合伤防治作用的对比观察 [J]．中华放射医学与防护杂志，1999, 19(4): 280-281.

[5] 艾国平、粟永萍，刘晓宏．放烧复合伤小鼠小肠黏膜免疫变化与肠源性感染关系的研究 [J]．中华放射医学与防护杂志，1999, 19(1): 15-17.

[6] 屈纪富，郑怀恩，林远，等．内皮素和一氧化氮在烧冲复合伤肺损伤中作用的研究 [J]．第三军医大学学报，2000, 22(4): 376-378.

[7] 谷庆阳，王德文，崔彩彬，等．不同剂量照射对大鼠伤口愈合影响规律的分子病理学研究 [J]．中华放射医学与防护杂志，1998, 18(3): 166-169.

[8] 宋述强，程天民．电离辐射对伤口巨噬细胞的影响及苯妥英钠的促愈合作用 [J]．中华医学杂志，1997, 77(1): 54-56.

[9] 冉新泽，阎永堂，程天民，等．小面积Ⅲ度放烧复合伤创面处理的实验研究 [J]．中华医学杂志，1997, 77(2): 154-156.

索 引

Y

Z

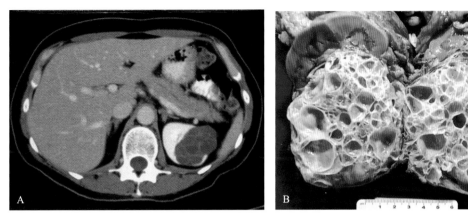

图 74-4　多房囊性肾瘤影像及组织标本

A. 增强 CT 提示左肾多房囊性占位；B. 手术大体标本，病理诊断为多房囊性肾瘤

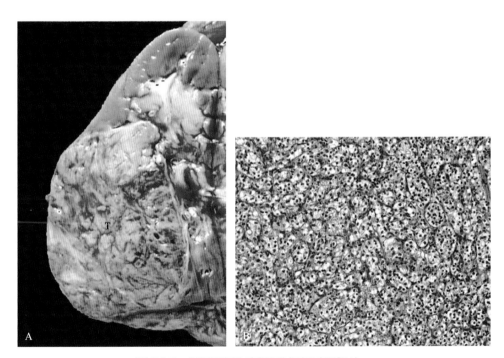

图 74-5　肾透明细胞癌组织剖面及病理切片

A. ccRCC 大体标本肿瘤剖面（T：肿瘤）；B. ccRCC 病理切片

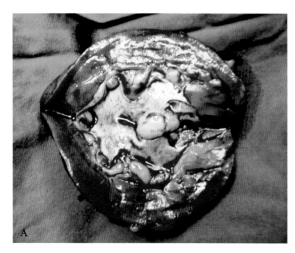 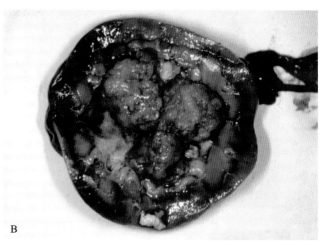

图 74-11　肾盂、输尿管肿瘤大体标本

A. 肾盂肿瘤的大体标本,其内可见三处;B. 输尿管肿瘤,可见肿瘤位于管腔内,
单发肿瘤组织,几乎充满肾盂

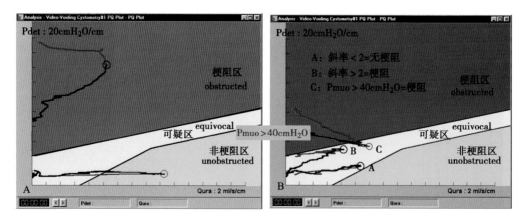

图 77-10　压力流率分析

A 所示蓝线代表上升支,黑线代表下降支,两线连接处的圆圈即为 Pdet at Qmax;该圆圈位于非梗阻区提示
膀胱出口无梗阻,位于梗阻区则为膀胱出口梗阻;若圆圈位于可疑区,如 B 所示可分三种情况判断,目前的
尿动力学已均可给出以上参数用于进一步分析

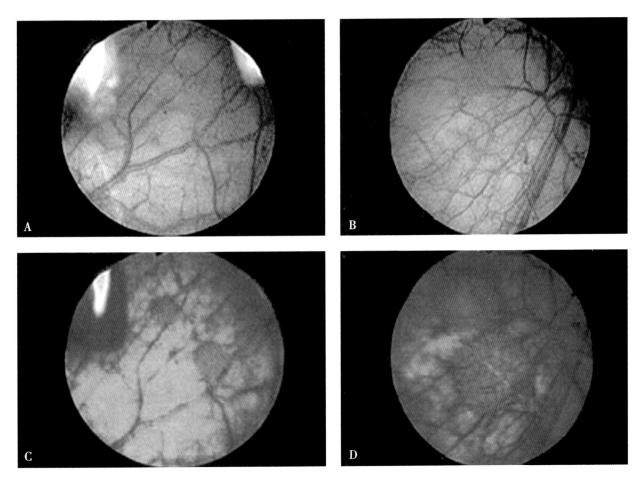

图 78-2　普通膀胱镜及荧光膀胱镜下肿瘤的表象

A、B. 白光；C、D. 蓝光

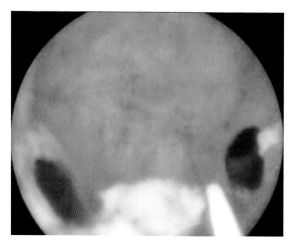

图 78-3　精阜腔及双侧射精管口

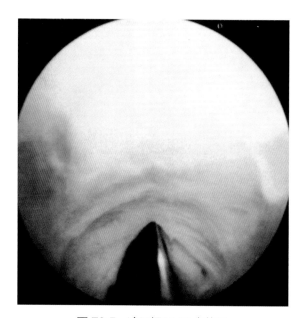

图 78-5　冷刀切开 12 点位置

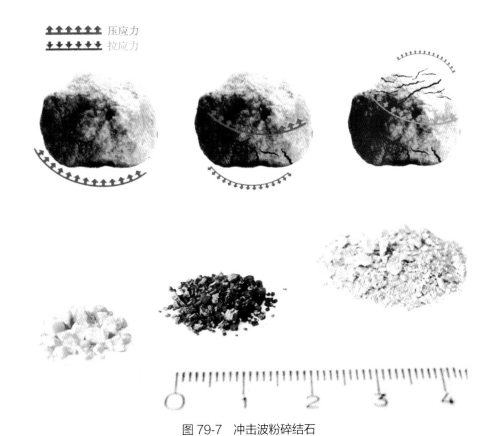

压应力
拉应力

图 79-7　冲击波粉碎结石

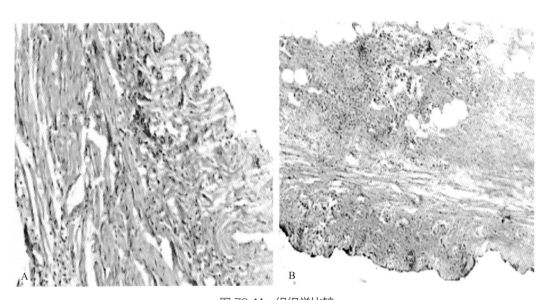

图 79-11　组织学比较
A. 复式脉冲:左输尿管 1 000 次未见损伤及出血,10×10；
B. 单式脉冲:右输尿管 1 000 次黏膜出血点,浆膜下出血,肌层未见出血,4×10

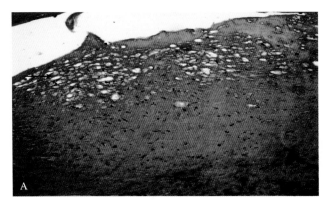
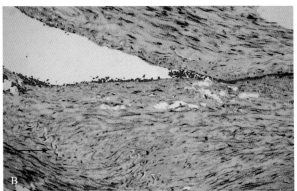
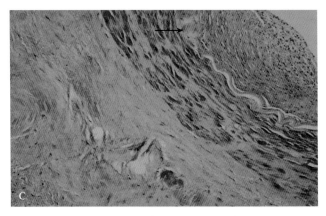

图 80-4　肾血管疾病的主要病理类型

A. 动脉粥样硬化:镜下显示凸于内膜表面的纤维帽中含有大量脂质、胆固醇结晶及泡沫细胞(箭头所示),动脉内膜增厚管腔狭窄。HE 染色(×100);B. 肌纤维增生:与正常侧相比,病变侧中膜平滑肌与纤维组织明显增生(箭头所示)。HE 染色(×100);C. 大动脉炎:动脉壁内、外膜纤维性肥厚,中膜弹力纤维破坏(箭头所示)、纤维瘢痕形成,并于动脉各层见到灶性慢炎细胞浸润。HE 染色(×100)

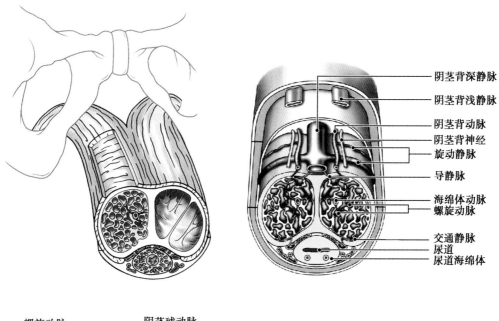

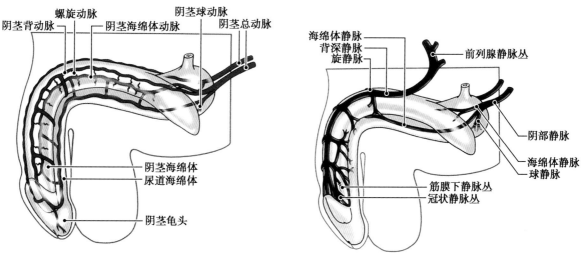

图 82-1　阴茎海绵体结构与动脉和静脉血管示意图

（摘自　郭应禄,辛钟成.勃起功能障碍手术治疗学,北京医科大学出版社。2000,P2,5,8.）

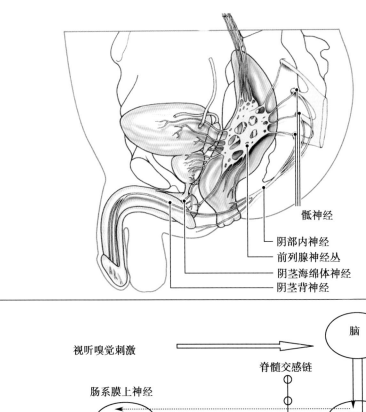

骶神经

阴部内神经

前列腺神经丛

阴茎海绵体神经

阴茎背神经

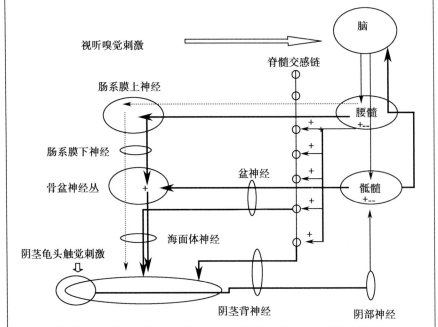

图82-2 阴茎神经分布示意图

（摘自 郭应禄，辛钟成．勃起功能障碍手术治疗学，北京医科大学出版社。2000，P2，5，8.）

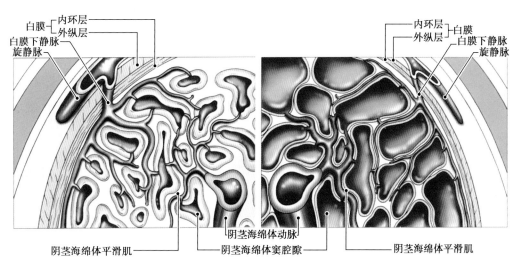

图 82-4　阴茎勃起和疲软机制示意图

左:阴茎疲软状态阴茎海绵体动脉和阴茎海绵体窦处于收缩状态,白膜下静脉通道开放状态。右:勃起状态阴茎海绵体动脉和阴茎海绵体窦处于松弛状态,白膜下静脉受压而闭锁,阴茎充血膨胀。

（摘自　郭应禄,辛钟成.男子生殖医学,北京医科大学出版社。2000,P30.）

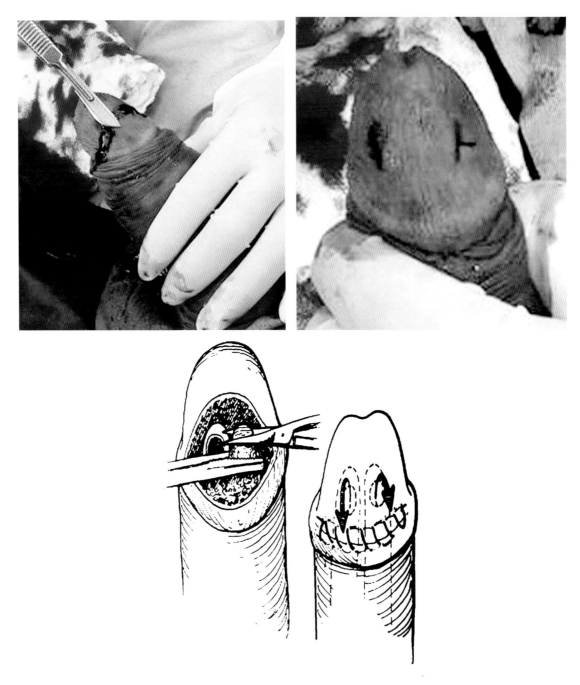

图 82-13　Winter 式分流术和 Al-Ghorat 分流术治疗缺血性阴茎异常勃起

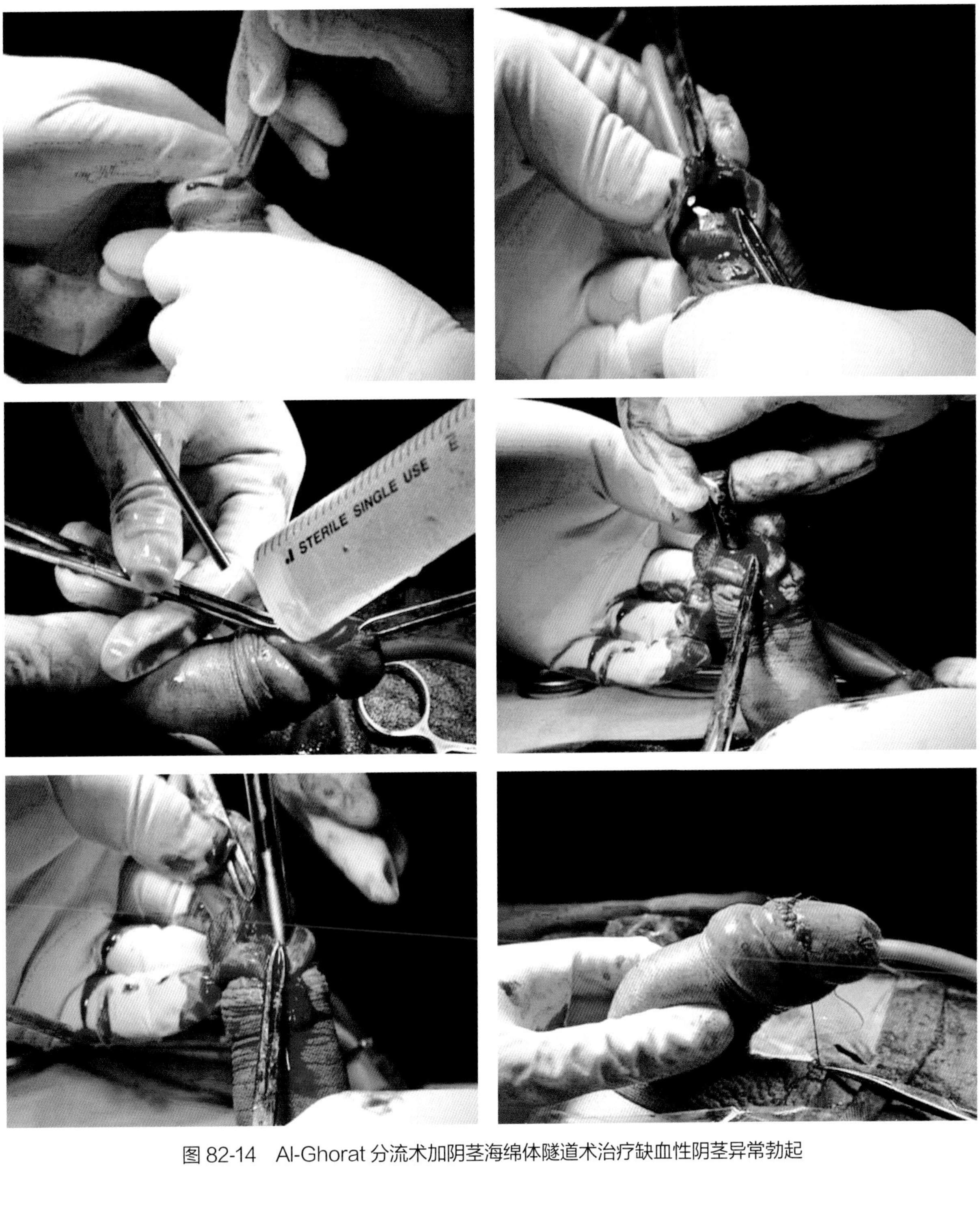

图 82-14　Al-Ghorat 分流术加阴茎海绵体隧道术治疗缺血性阴茎异常勃起

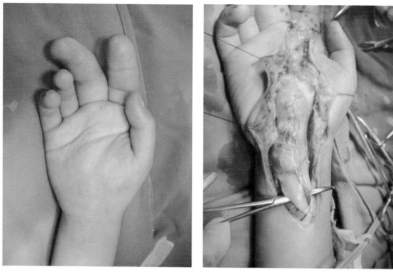

图 87-22　食、中指巨指,正中神经神经脂肪浸润

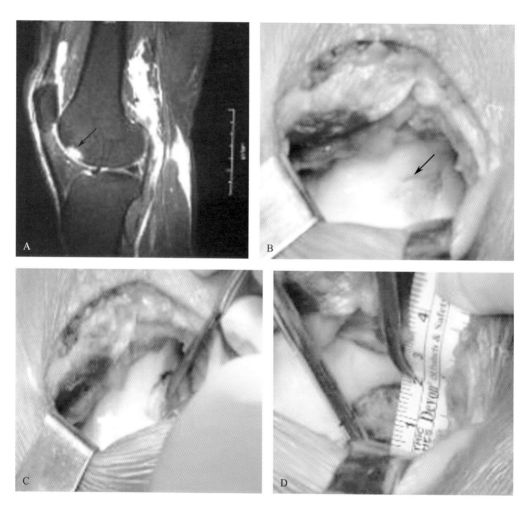

图 88-7　修复软骨损伤

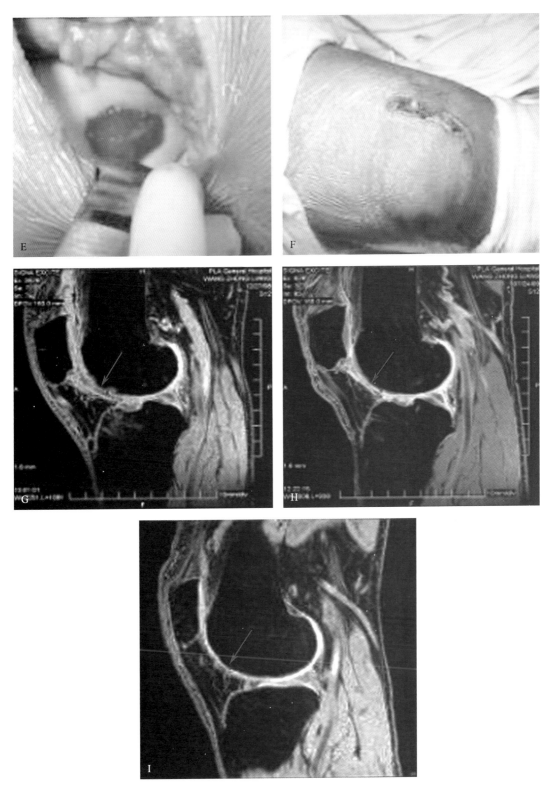

图 88-7　修复软骨损伤

A. 术前 MRI 可见软骨损伤明显；B. 术中损伤位置和影像一致；C. 术中清创软骨损伤区；D. 测量软骨损伤大小；
E. 植入组织工程软骨；F. 微创手术切口；G. 术后 3 个月 MRI 复查；H. 术后 8 个月 MRI 复查；I. 术后 16 个月 MRI 复查

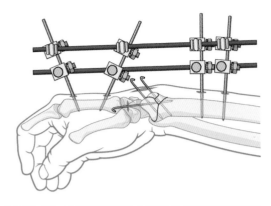

图 90-37　有限切开复位内固定外支架固定示意图

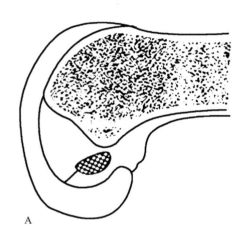

A

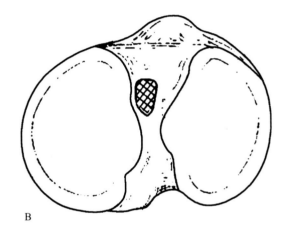

B

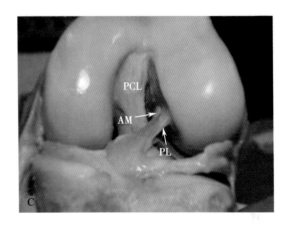

C

图 91-32　前交叉韧带
A. 前交叉韧带股骨附着点示意图；B. 前交叉韧带胫骨止点示意图；C. 前交叉韧带解剖图（PCL 后交叉韧带，AM 前内束，PL 后外束）

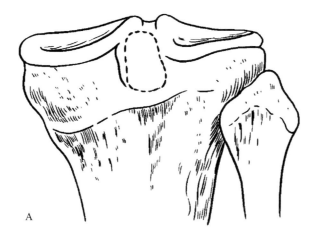

A

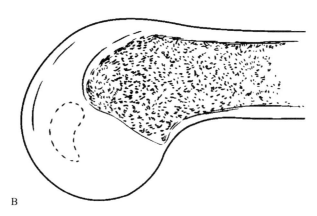

B

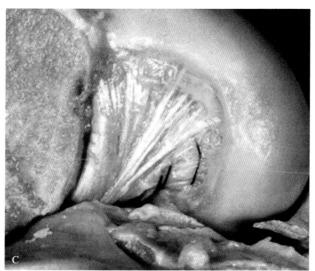

C

图 91-34　后交叉韧带

A. 后交叉韧带胫骨附着点示意图；B. 后交叉韧带股骨止点
示意图；C. 后交叉韧带解剖图（分为前外束，后内束）

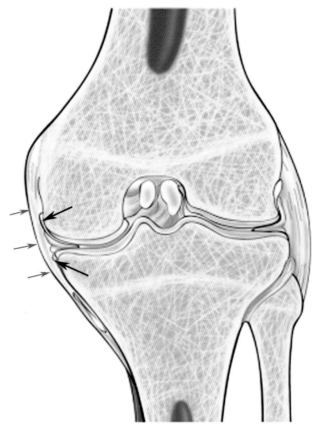

图 91-35　内侧副韧带解剖示意图
（红箭头 : 浅层 ; 黑箭头 : 深层）